Arzneiverordnungs-Report 2025

Wolf-Dieter Ludwig · Bernd Mühlbauer · Roland Seifert

Hrsg.

Arzneiverordnungs-Report 2025

Aktuelle Daten, Kosten, Trends und Kommentare

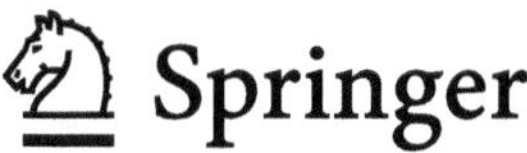 Springer

Hrsg.
Prof. Dr. med. Wolf-Dieter Ludwig
Arzneimittelkommission der deutschen
Ärzteschaft (AkdÄ)
Berlin, Deutschland

Prof. Dr. med. Roland Seifert
Institut für Pharmakologie
Medizinische Hochschule Hannover
Hannover, Deutschland

Prof. Dr. med. Bernd Mühlbauer
Pharmakologie und Toxikologie
Bremen, Deutschland

ISBN 978-3-662-72737-9
https://doi.org/10.1007/978-3-662-72738-6

ISBN 978-3-662-72738-6 (eBook)

Die Deutsche Nationalbibliothek verzeichnet diese Publikation in der Deutschen Nationalbibliografie; detaillierte bibliografische Daten sind im Internet über https://portal.dnb.de abrufbar.

Vorwort der Herausgeber

Erklärtes Ziel des 1985 von Ulrich Schwabe und Dieter Paffrath erstmalig herausgegebenen Arzneiverordnungs-Reports war es, eine unabhängige Informationsmöglichkeit über die verschiedenen Segmente des Arzneimittelmarktes sowie die Arzneimittelverordnungen in Deutschland zu schaffen und dadurch einen Beitrag zu einer zweckmäßigen, sicheren und wirtschaftlichen Arzneimitteltherapie zu leisten.

Die aktuellen Herausgeber des Arzneiverordnungs-Reports 2025, die Professoren Wolf-Dieter Ludwig (Innere Medizin und Arzneimittelkommission der deutschen Ärzteschaft, AkdÄ), Bernd Mühlbauer (Pharmakologie Bremen und AkdÄ) sowie Roland Seifert (Pharmakologie der Medizinischen Hochschule Hannover) halten an dieser Tradition fest, zusammen mit zahlreichen Autorinnen und Autoren aus unterschiedlichen Bereichen der wissenschaftlich-basierten Medizin, der Pharmakoökonomie sowie der gesetzlichen Krankenversicherung (GKV). Auch im Jahr 2025 soll dieses Buch anhand einer unabhängigen und kritischen Analyse der Verordnungen und Umsätze von Arzneimitteln wegweisende Hilfestellung geben bei der Verordnung einer rationalen, kostengünstigen und sicheren Arzneitherapie.

Die Herausgeber verfügen über langjährige Erfahrungen in klinischer Pharmakotherapie sowie in der Veröffentlichung wissenschaftlich relevanter medizinischer Informationen in Fachzeitschriften (z. B. Arzneimittelbrief, Arzneimittelverordnungen für die Praxis, AVP) und Lehrbüchern (Basiswissen der Pharmakologie; Medikamente leicht erklärt).

Die Analysen im Arzneiverordnungs-Report 2025 basieren wie in allen Vorjahren auf den Verordnungsdaten des GKV-Arzneimittelindex für ambulante Patienten, der in der Trägerschaft des AOK Bundesverbandes vom Wissenschaftlichen Institut der AOK (WIdO) erstellt wurde. Ein Beirat, in dem alle relevanten Institutionen im Gesundheitswesen vertreten sind, begleitet den GKV-Arzneimittelindex. In bewährter Weise wurden die Daten zu Verordnungen, Umsätzen, Nettokosten und definierten Tagesdosen (DDD) von Arzneimitteln in den Tabellen und Abbildungen vom WIdO zusammengestellt nach den Vorgaben der Herausgeber sowie der Autorinnen und Autoren in Bezug auf Arzneimittelklassifikation und Patentstatus. Informationen über die Datenbasis, die zugrundeliegende Methodik, die Klassifikationen wie auch die Ergebnisse über den Arzneimittelmarkt 2024 werden vom WIdO als eigene Online-Publikation zur Verfügung gestellt (Der GKV-Arzneimittelmarkt: Klassifikation, Methodik und Ergebnisse 2024. ► https://www.wido.de/publikationen-produkte/publikationsdatenbank/?L=0&tx_publicationdatabase_search%5Baction%5D=search&tx_publicationdatabase_search%5Bcontroller%5D=Search&cHash=f69ac9ef97283b8874682e4a904abe58).

Unser herzlicher Dank gilt allen Autorinnen und Autoren sowie Beraterinnen und Beratern aus Pharmakologie, ärztlicher Praxis, Klinik, Gesundheitsökonomie und Krankenversicherung. Darüber hinaus danken wir ebenso herzlich allen Mitarbeiterinnen und Mitarbeitern des WIdO, insbesondere Frau S. Enners, Frau V. Paschke, Herrn H. Schröder und Herrn Prof. Dr. M. Thiede, die an der Datenbereitstellung für den Arzneiverordnungs-Report 2025 beteiligt waren und wichtige Anregungen für das Gesamtwerk geliefert haben.

Abschließend gilt unser Dank dem Springer-Verlag, insbesondere Frau B. Karg und Frau Dr. C. Lerche, wie den Mitarbeitern von le-tex publishing services GmbH in Leipzig für die engagierte und professionelle Begleitung der Herausgeber im Rahmen der Erstellung des Arzneiverordnungs-Reports 2025.

Wolf-Dieter Ludwig
Bernd Mühlbauer
Roland Seifert
Berlin, Bremen, Hannover
19.12.2025

Inhaltsverzeichnis

VI   Infektionserkrankungen

VII   Schmerz, Entzündung und Immunsystem

VIII   Erkrankungen des Nervensystems und der Augen

IX Erkrankungen der Lungen und der Luftwege

X Erkrankungen der Nieren und der ableitenden Harnwege

XI Hauterkrankungen und Allergien

XII Hormonsystem

XIII   Erkrankungen des Mundes und der Zähne

Verzeichnis der Herausgeber, Autoren und Berater der Herausgeber

Herausgeber

Prof. Dr. med. Wolf-Dieter Ludwig Arzneimittelkommission der deutschen Ärzteschaft (AkdÄ), Berlin, Deutschland

Prof. Dr. med. Bernd Mühlbauer Pharmakologie und Toxikologie, Bremen, Deutschland

Prof. Dr. med. Roland Seifert Institut für Pharmakologie, Medizinische Hochschule Hannover, Hannover, Deutschland

Autoren

Prof. Dr. med. Stefan Bleich Klinik für Gastroenterologie, Hepatologie, Infektiologie und Endokrinologie, Medizinische Hochschule Hannover, Hannover, Deutschland

Dr. med. Kilian Bock Klinik für Gastroenterologie, Hepatologie, Infektiologie und Endokrinologie, Medizinische Hochschule Hannover, Hannover, Deutschland

Prof. Dr. med. Christian Brandt Epilepsie-Zentrum Bethel, Krankenhaus Mara gGmbH, v. Bodelschwinghsche Stiftungen Bethel, Universitätsklinikum OWL der Universität Bielefeld, Bielefeld, Deutschland

Dr. med. Erik Chankiewitz Augenklinik, Städtisches Klinikum Braunschweig gGmbH, Braunschweig, Deutschland

Prof. Dr. med. Dr. med. dent. Monika Daubländer Mainz, Deutschland

Prof. Dr. med. Thomas Eschenhagen Institut für Experimentelle Pharmakologie und Toxikologie, Universitätsklinikum Hamburg-Eppendorf, Hamburg, Deutschland

Prof. Dr. med. Marc Freichel Pharmakologisches Institut, Universität Heidelberg, Heidelberg, Deutschland

Prof. Dr. med. Arnold Ganser Klinik für Hämatologie, Hämostaseologie, Onkologie und Stammzelltransplantation, Medizinische Hochschule Hannover, Hannover, Deutschland

Prof. Dr. med. Klaus Hager Institut für Allgemeinmedizin und Palliativmedizin, Medizinische Hochschule Hannover, Hannover, Deutschland

Prof. Dr. med. Bernd Hertenstein Bremen, Deutschland

Prof. Dr. rer. nat. Klaus Höcherl Institut für medizinische und pharmazeutische Prüfungsfragen, Mainz, Deutschland

Prof. Dr. med. Günter Höglinger Neurologische Klinik und Poliklinik der Ludwig-Maximillians-Universität München, Klinikum Campus Großhadern, München, Deutschland

Prof. Dr. med. Winfried V. Kern Innere Medizin II/Infektiologie, Universitätsklinikum Freiburg, Freiburg, Deutschland

Dr. med. Andreas Klinge Diabetes Schwerpunktpraxis Eidelstedt, Hamburg, Deutschland

Dr. med. Agnes Krause Institut für Allgemeinmedizin und Palliativmedizin, Medizinische Hochschule Hannover, Hannover, Deutschland

PD Dr. med. Dr. Stephan R. Künzel, MBA Institut für Pharmakologie und Toxikologie, Technische Universität Dresden, Dresden, Deutschland

PD Dr. med. Stefan Lange Leiter Bereich Evidenzbasierte Medizin, Medizinischer Dienst Bund, Essen, Deutschland

Prof. Dr. med. Wolf-Dieter Ludwig Arzneimittelkommission der deutschen Ärzteschaft (AkdÄ), Berlin, Deutschland

Prof. Dr. med. Renke Maas Lehrstuhl für Klinische Pharmakologie und Klinische Toxikologie, Institut für Experimentelle und Klinische Pharmakologie und Toxikologie, Friedrich-Alexander-Universität Erlangen-Nürnberg, Erlangen, Deutschland

Prof. Dr. med. Jan Matthes Zentrum für Pharmakologie, Universität zu Köln, Köln, Deutschland

Prof. Dr. med. Hans Merk Klinik für Dermatologie und Allergologie, RWTH Aachen, Aachen, Deutschland

Prof. Dr. med. Bernd Mühlbauer Pharmakologie und Toxikologie, Bremen, Deutschland

Prof. Dr. med. Hartmut Oßwald Emmendingen, Deutschland

Prof. Dr. med. Friedemann Paul Experimental and Clinical Research Center, Max Delbrück Centrum für Molekulare Medizin und Charité – Universitätsmedizin Berlin, Berlin, Deutschland

Prof. Dr. med. Susanne Petri Klinik für Neurologie, Medizinische Hochschule Hannover, Hannover, Deutschland

Prof. Dr. med. Bernhard H. Rauch Fakultät VI Medizin und Gesundheitswissenschaften, Carl von Ossietzky Universität Oldenburg, Oldenburg, Deutschland

Prof. Dr. med. Bertold Renner Institut für Klinische Pharmakologie, Technische Universität Dresden, Dresden, Deutschland

Prof. Dr. med. Tom Schaberg Rotenburg, Deutschland

Dr. med. Bastian Schirmer Institut für Pharmakologie, Medizinische Hochschule Hannover, Hannover, Deutschland

Dr. med. Jochen Schuler Salzburg, Österreich

PD Dr. med. Johanna Seifert Klinik für Psychiatrie, Sozialpsychiatrie und Psychotherapie, Medizinische Hochschule Hannover, Hannover, Deutschland

Prof. Dr. med. Roland Seifert Institut für Pharmakologie, Medizinische Hochschule Hannover, Hannover, Deutschland

Prof. Dr. med. Dr. h.c. Thomas Strowitzki Gynäkologische Endokrinologie und Fertilitätsstörungen, Universitäts-Frauenklinik, Heidelberg, Deutschland

Prof. Dr. med. Joachim Weil Medizinische Klinik II, Sana Kliniken Lübeck, Lübeck, Deutschland

Prof. Dr. med. Jürgen Windeler Ratingen, Deutschland

Prof. Dr. med. Leszek Wojnowski Institut für Pharmakologie, Universitätsmedizin Mainz, Mainz, Deutschland

Dr. rer. nat. Anette Zawinell Wissenschaftliches Institut der AOK, Berlin, Deutschland

Allgemeine Verordnungs- und Marktentwicklung

Inhaltsverzeichnis

Arzneiverordnungen 2024 im Überblick

Bernd Mühlbauer, Roland Seifert und Wolf-Dieter Ludwig

Auf einen Blick

Im Jahr 2024 sind die Arzneimittelnettoausgaben der Gesetzlichen Krankenversicherung (GKV) deutlich gestiegen auf 59,3 Mrd. € (◻ Abb. 1.1). Den Einnahmen der GKV in Höhe von ca. 321 Mrd. € standen 2024 Ausgaben in Höhe von ca. 327 Mrd. € gegenüber. Die Arzneimittelausgaben erhöhten sich um weit über 5 Mrd. €, nicht zuletzt durch den Auslauf der einmaligen Anhebung des Herstellerrabattes im Jahr 2023. Bei nicht rabattierten Arzneimitteln stiegen die Brutto-Aufwendungen um etwa 7 % (+4,2 Mrd. €). Dies stellt den stärksten Anstieg seit über zehn Jahren dar (Bundesministerium für Gesundheit 2025). Schon seit Jahren verursachen die Kosten für Krankenhausbehandlung den größten Teil der GKV-Ausgaben. Im Jahr 2024 betrugen sie 102,2 Mrd. €. Der zweitgrößte Posten sind erstmals seit Erhebung dieser Zahlen die Arzneimittelausgaben, danach erst folgen mit 47 Mrd. € die vertragsärztliche Versorgung, mit 23 Mrd. € die Heil- und Hilfsmittel sowie mit knapp 18 Mrd. € die zahnärztliche Behandlung (Bundesministerium für Gesundheit 2025).

An der Spitze der umsatzstärksten Arzneimittelgruppen stehen wie in den Vorjahren mit deutlichem Abstand die Onkologika. Im Jahr 2024 waren es fast 11,4 Mrd. € und damit fast 20 % des GKV-Gesamtarzneimittelmarktes (◻ Tab. 1.2). Die Nettokosten für patentgeschützte Arzneimittel betrugen in 2024 31,9 Mrd. € und verblieben damit bei einem Umsatzanteil von etwa der Hälfte des Gesamtmarktes (◻ Tab. 1.1).

Trotz des mit nur 38 Mio. DDD sehr geringen Verordnungsvolumens verzeichneten Orphan-Arzneimittel mit 7,6 % auch 2024 wieder ein überproportionales Umsatzvolumen (◻ Abb. 1.5). Demgegenüber fiel bei den Generika (ohne patentfreie generikafähige Erstanbieterpräparate) trotz ihres mit 78,3 % im Vorjahresvergleich weiter gesteigerten Verordnungsanteils ihr Umsatzanteil am Gesamtmarkt mit 26,3 % wie in den Vorjahren weiter ab (◻ Abb. 1.4).

1.1 Segmente des Arzneimittelmarktes

Die Marktsegmente des GKV-Arzneimittelmarktes gliedern sich in die beiden Hauptbereiche Patentarzneimittel und Nicht-Patentarzneimittel. Wie in den Vorjahren überwiegen 2024 die Kosten für Patentarzneimittel (Nettokosten 31,98 Mrd. €) gegenüber den patentfreien Arzneimitteln (Nettokosten 24,11 Mrd. €; ◻ Tab. 1.1). Diese Verteilung der beiden Marktsegmente erscheint jedoch nur auf den ersten Blick halbwegs ausgeglichen. Die Verordnungsvolumina definierter Tagesdosen (DDD) ergeben einen sehr viel deutlicheren Unterschied, da hierbei die patentfreien Arzneimittel mit 44,04 Mrd. DDD

◘ Tab. 1.1 Marktsegmente des GKV-Arzneimittelmarktes 2024. Angegeben sind Umsatz (Fertigarzneimittel plus Rezepturarzneimittel), Nettokosten (Umsatz abzüglich gesetzliche Hersteller- und Apothekenabschläge ohne vertragliche Rabatte nach § 130a Abs. 8 SGB V), definierte Tagesdosen (DDD) sowie die jeweiligen Veränderungsraten gegenüber 2023 (in %) und DDD-Kosten

Marktsegmente	Umsatz	Änderung	Netto-kosten	Änderung	DDD	Änderung	DDD-Kosten
	Mrd. €	%	Mrd. €	%	Mrd.	%	€
Arzneimittel (Fertigarzneimittel und Rezepturen)							
Patentarzneimittel	33,29	8,01	31,98	12,57	3,54	9,07	9,03
Nicht-Biologika	17,11	12,63	16,49	17,15	2,70	11,01	6,11
Biologika	16,18	3,52	15,49	8,07	0,84	3,29	18,38
Nicht Patentarzneimittel	26,07	6,00	24,11	6,58	44,04	2,88	0,55
Generika	15,59	1,03	14,23	0,74	40,93	3,60	0,35
Generikafähige Erstanbieterpräparate	4,76	1,07	4,40	1,74	2,45	−8,31	1,80
Biosimilars	2,79	15,18	2,70	17,55	0,18	8,87	14,68
Biosimilarfähige Erstanbieterpräparate*	2,92	44,41	2,77	48,56	0,48	4,26	5,83
Unklassifizierte Arzneimittel**	3,56	5,44	3,21	8,69	2,26	−1,65	1,42
Rezepturen und Fertigarzneimittel	**62,92**	**7,04**	**59,30**	**9,89**	**49,84**	**3,08**	**1,19**
Nicht-Fertigarzneimittel*							
Rezepturen****	7,12						
In-vitro-Diagnostika	0,37						
Sonstige Apothekenprodukte	1,98						
Nicht-Fertigarzneimittel ohne	**2,34**						
Rezepturen							
Gesamtmarkt	**65,26**						

* Einschließlich weiterer Biologika, die weder Referenzarzneimittel noch Biosimilar sind.
** Arzneimittel ohne Informationen zu Patent- bzw. Schutzfristen, die weder dem geschützten noch dem generikafähigen Markt zugeordnet werden können. Dazu gehören beispielsweise Mineralstoffe und homöopathische Arzneimittel.
*** Neben den Rezepturen und In-vitro-Diagnostika sind unter anderem Pflaster und Verbandsstoffe oder Hilfsmittel enthalten.
**** Individuell hergestellte parenterale Lösungen, Zytostatikazubereitungen, Auseinzelungen und aus Fertigarzneimitteln entnommene, patientenindividuelle Teilmengen, die in allen Arzneimittelgruppen (Rezepturen und Fertigarzneimittel) enthalten sind.

bei weitem überwiegen, während die noch unter Patentschutz stehenden Arzneimittel einen Anteil von gerade einmal 3,54 Mrd. DDD ausmachen und somit (bei insgesamt 49,84 Mrd.) nur 6,5 % am DDD-Gesamtvolumen haben (◘ Abb. 1.2). Dementsprechend liegen die durchschnittlichen DDD-Kosten für die unter Patentschutz stehenden Arzneimittel fast 16-fach höher als die der patentfreien Arzneimittel (◘ Tab. 1.1).

Eine weitere wichtige Differenzierung des Arzneimittelmarktes ist die Unterscheidung zwischen monoklonalen Antikörpern (auch als „Biologika" bezeichnet) und chemisch definierten Arzneistoffen. Letztere sind niedermolekulare Wirkstoffe, die überwiegend chemisch synthetisiert werden und biologisch relativ stabil sind. Eine spezielle Untergruppe sind komplexe Nicht-Biologika („Non-Biological-Complex-Drugs", NBCD) die aus mehreren Elementen bestehen und aufgrund ihrer komplexen Struktur nicht vollständig physikochemisch charakterisierbar sind (z. B. liposomale Arzneimittel, Eisen-Zucker-Komplexe, Glatiramoide; Übersicht bei Schellekens et al. 2014). „Biologika" sind hochmolekulare Wirkstoffe, die rekombinant in Expressionssystemen (kultivierten Zellen) hergestellt werden und vorwiegend aus Polypeptiden (Antikörper, Zytokine, Hormone) bestehen. Als Impfstoffe werden Biologika schon seit mehr als 200 Jahren angewendet (Übersicht bei Freissmuth 2016).

Die unterschiedlichen Moleküleigenschaften und Herstellungsverfahren der beiden Arzneimittelgruppen bestimmen auch wesentlich den Status nach Ablauf des Patentschutzes. Patentfreie chemisch definierte Arzneimittel werden als Generika oder generikafähige Erstanbieterpräparate bezeichnet und weisen eine dem ursprünglich patentgeschützten Arzneistoff identische molekulare Struktur auf. Patentfreie „biologische" Arzneimittel werden als sogenannte „Biosimilars" bezeichnet. Sie sind in Bezug auf Struktur, Funktion, Qualität sowie klinische Wirksamkeit und Sicherheit einem zugelassenen Originalprodukt sehr ähnlich, aber nicht identisch (Ausnahme: „Bioidenticals"; Declerck et al. 2016; Arzneimittelkommission der deutschen Ärzteschaft 2021; siehe auch Arzneiverordnungs-Report 2021, Kap. 5).

Bei generikafähigen und biosimilarfähigen Erstanbieterpräparaten handelt es sich um ehemals patentgeschützte Arzneimittel, die trotz Verfügbarkeit von generischen Alternativen oder Biosimilars weiterhin in Form der teuren Originalpräparate verordnet werden. Änderungen gegenüber den im Vorjahr publizierten Zahlen ergeben sich zum größten Teil daraus, dass bisher unklassifizierte Arzneimittel den einzelnen Marktsegmenten zugeordnet werden konnten.

Im Gesamtumsatz der Patentarzneimittel haben die sogenannten Biologika mit 16,18 Mrd. € inzwischen fast die Hälfte des Umsatzes erreicht. Im Nicht-Patentmarkt dominieren dagegen die chemisch definierten Arzneistoffe („Nicht-Biologika") mit 20,1 Mrd. €, die überwiegend in Form von Generika (15,59 Mrd. €) verordnet wurden und zu einem geringeren Anteil als generikafähige Erstanbieterpräparate (4,76 Mrd. €; ◘ Tab. 1.1).

Wiederum sind in allen Arzneimittelgruppen wie im vergangenen Jahr Rezepturarzneimittel enthalten, auf die mit 7,1 Mrd. € ein Umsatzvolumenanteil von über 12 % des gesamten GKV-Arzneimittelmarktes entfällt. Erst seit Einführung der gesetzlichen Auskunftspflicht für die Herstellung von Rezepturarzneimitteln 2010 ist es möglich, auch den Bereich der Rezepturarzneimittel zu analysieren. Dies betrifft in erster Linie die Onkologika (siehe ▶ Kap. 5).

Die pharmakologisch-therapeutischen Analysen werden im AVR auf Basis der Arzneimittelnettokosten (Bruttoumsatz minus gesetzliche Hersteller- und Apothekenabschläge) durchgeführt. Im Jahre 2024 betrugen sie fast 60 Mrd. € (◘ Tab. 1.1). Die von den Krankenkassen ausgehandelten Herstellerrabatte von über 5 Mrd. € sind im Einzelnen nicht öffentlich zugänglich. Somit weisen die Arzneimittelnettokosten gegenüber den GKV-Arzneimittelausgaben nach Gesundheitsberichterstattung gewisse Differenzen auf, weil Ausgaben berücksichtigt werden, die in den Statistiken des Bundesministeriums für Gesundheit nicht enthalten sind (WIdO 2023).

Im GKV-Arzneimittelmarkt hat sich der Gesamtumsatz seit 2004 von 22 Mrd. € auf knapp 55,2 Mrd. € im Jahre 2024 fast verdreifacht. Dass seit 2012 zusätzlich zu den Fertigarzneimitteln auch die Umsätze der Rezepturarzneimittel einbezogen werden, ver-

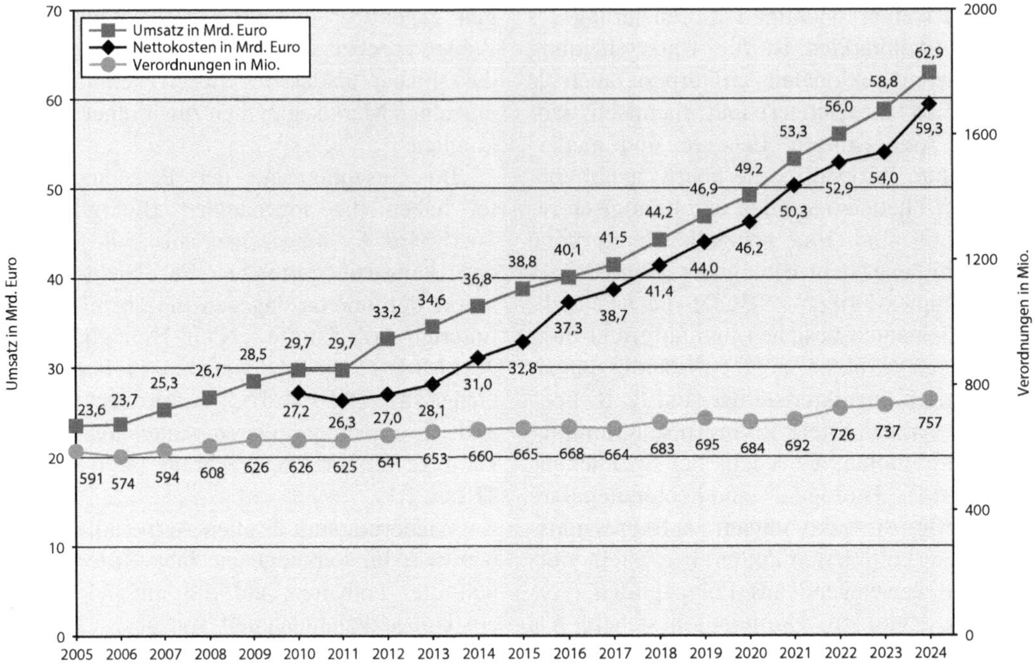

◘ Abb. 1.1 Verordnungen und Umsatz 2005 bis 2024 im GKV-Arzneimittelmarkt (seit 2012 Fertigarzneimittel und Rezepturarzneimittel)

ändert diese Feststellung nicht wesentlich (◘ Abb. 1.1). Seit 2003 gab es mit dem GKV-Modernisierungsgesetz (2003), dem Gesetz zur Verbesserung der Wirtschaftlichkeit in der Arzneimittelversorgung (2006) und dem GKV-Änderungsgesetz (2010a) mehrere regulatorische Versuche, den überproportionalen Anstieg der Arzneimittelausgaben zu begrenzen. Diese gesetzlichen Maßnahmen bewirkten jedoch nur marginale Reduktionen der Arzneimittelkosten; die grundsätzlichen Kostenprobleme wurden durch diese Maßnahmen nie längerfristig in den Griff bekommen. Mit dem GKV-Änderungsgesetz 2010 wurde durch die temporäre Erhöhung des gesetzlichen Herstellerabschlages für verschreibungspflichtige Nichtfestbetragsarzneimittel von 6 auf 16 % eine kurzfristige Stabilisierung der Arzneimittelnettokosten erreicht, die aber bereits 2012 durch einen relevanten Anstieg kompensiert war (◘ Abb. 1.1). Dieses Gesetz war eine flankierende Maßnahme zur Vorbereitung des

2011 in Kraft getretenen Gesetzes zur Neuordnung des Arzneimittelmarktes (AMNOG), das zu jährlichen Einsparungen von 2 Mrd. € führen sollte. Die Steigerung der GKV-Arzneimittel-Nettoausgaben von 2012 auf 2024 zeigt allerdings, dass das AMNOG eine ausgesprochen schwache Dämpfung der Kostenentwicklung bewirkt (◘ Abb. 1.1), auch wenn der VFA dies anders sieht (VFA 2024b).

Für den ungebremsten Kostenanstieg ist seit vielen Jahren in erster Linie verantwortlich das überproportionale Umsatzwachstum der Patentarzneimittel (siehe ▶ Abschn. 1.4). Dem sollte das AMNOG entgegenwirken. Es erfuhr aber eine wesentliche Einschränkung des erreichbaren Kostendämpfungseffektes durch die Abschaffung der Bestandsmarktüberprüfung. Die ursprüngliche Intention des Gesetzgebers zielte nicht nur darauf ab, den Zusatznutzen neuer patentgeschützter Arzneimittel zu bewerten; es sollte vielmehr auch der Nutzen versorgungsrelevanter Patentarzneimittel des Bestandsmarkts auf den Prüfstand gestellt werden. Trotz der Abweisung der Klage eines großen pharmazeutischen Unternehmens gegen die Nutzenbewertung eines seiner Bestandsmarktprodukte (Landessozialgericht Berlin-Brandenburg 2013) wurde diese für die Versorgungsqualität so wichtige Überprüfung leider bereits ein Jahr später mit dem 14. SGB V-Änderungsgesetz durch Streichung des § 35a Absatz 6 SGB V nach nur sechs abgeschlossenen Verfahren in einer Indikationsgruppe (DPP-4-Inhibitoren, Typ 2-Diabetes mellitus) wieder aufgehoben.

Der enorme Kostenanstieg ist umso bemerkenswerter, da die Zahl der ärztlichen Verordnungen patentgeschützter Arzneimittel seit 2004 fast stetig abgenommen hat. Seit 2012 beträgt die Gesamtzahl von Verordnungen patentgeschützter Arzneimittel weniger als 50 Mio. Verordnungen (◘ Abb. 1.3). Auch die Gesamtzahl aller ärztlichen Verordnungen ist in demselben Zeitraum nur unwesentlich angestiegen: Mit 757 Mio. € lag sie 2024 gerade einmal 25 % höher als im Jahr 2005 (◘ Abb. 1.1). Die Zahl der GKV-Versicherten ist in diesem Zeitraum jedoch nicht zurückge-

gangen, sondern sie hat um etwa 4 % zugenommen.

Ganz anders als die Umsatzvolumina hat sich das DDD-Volumen in den einzelnen Segmenten des GKV-Arzneimittelmarktes entwickelt. Hier stehen bei den Nicht-Patentarzneimitteln die Generika (einschließlich generikafähige Erstanbieterpräparate) mit ca. 43 Mrd. DDD an der Spitze und haben mit 88 % einen ähnlich überwiegenden Verordnungsanteil wie im Vorjahr (◘ Tab. 1.1). Den Rest teilen sich Patentarzneimittel, Biosimilars bzw. biosimilarfähige Erstanbieterpräparate und unklassifizierte Arzneimittel mit allerdings deutlich kleineren DDD-Volumina (◘ Abb. 1.2). Seit 2005 ist das Verordnungsvolumen der Generika auf das fast 3-fache angestiegen und liegt wie im Vorjahr 13-fach höher als das Verordnungsvolumen der patentgeschützten Arzneimittel. Aus der gegenläufigen Entwicklung der Verordnungsvolumina ergibt sich 2024 erneut ein enormer Unterschied der mittleren DDD-Nettokosten der patentgeschützten Arzneimittel. Sie betrugen durchschnittlich 9,03 € und damit ein Vielfaches der DDD-Kosten von 0,55 €, die für Generika und Biosimilars

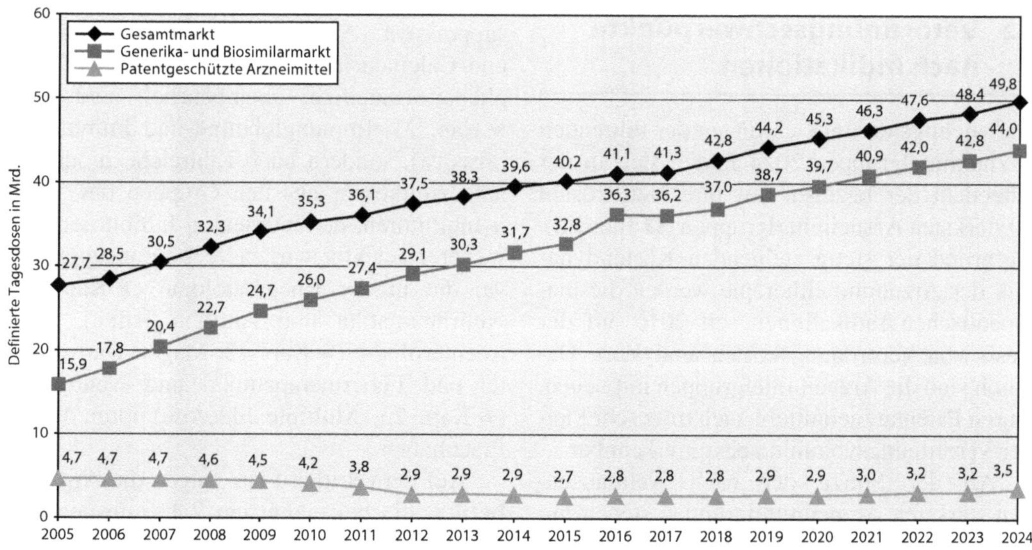

◘ **Abb. 1.2** Verordnungsvolumen nach definierten Tagesdosen für Gesamtmarkt, den Generikamarkt und patentgeschützte Arzneimittel von 2005 bis 2024

inklusive Erstanbieterpräparaten aufgewendet werden müssen (◘ Tab. 1.1). Der Vergleich der DDD-Kosten offenbart das wesentliche Problem der Kostenentwicklung der Arzneimittel im deutschen GKV-Versorgungsalltag.

Auch wenn das DDD-Volumen der patentgeschützten Arzneimittel 2024 gegenüber dem Vorjahr gleichblieb, hat es gemessen an der Verordnungshäufigkeit insgesamt mit knapp 7 % einen nur geringen Anteil an der Arzneimittelversorgung (◘ Tab. 1.1).

Im Generikamarkt scheint der Wettbewerb zumindest teilweise zu funktionieren, während im Patentmarkt die sinkenden Marktanteile vorwiegend durch Preiserhöhungen kompensiert wurden. Seit dem Inkrafttreten des Preismoratoriums von 2010, das zuletzt im Mai 2017 durch das GKV-Arzneimittelversorgungsstärkungsgesetz (AMVSG) bis zum 31. Dezember 2022 verlängert wurde, sind Umsatzsteigerungen durch höhere Preise allein bei neu eingeführten Produkten möglich. Die pharmazeutischen Unternehmer haben auch 2024 diese Strategie konsequent verfolgt. Sie erzielten vor allem durch die „Biologika" eine Steigerung des Bruttoumsatzes um 6,4 % im Vergleich zum Vorjahr (◘ Tab. 1.1).

1.2 Verordnungsschwerpunkte nach Indikationen

Die wichtigsten Entwicklungen der führenden Arzneimittelgruppen 2024 finden sich in der Übersicht der bezogen auf ihre Nettokosten 40 stärksten Arzneimittelgruppen (◘ Tab. 1.2). Aufgrund der stetig steigenden Kostendynamik der Arzneimitteltherapie werden die therapeutischen Indikationen seit 2016 auf der Basis von Verordnungskosten analysiert. Dadurch sind die Arzneimittelgruppen mit neuen, teuren Patentarzneimitteln auch trotz sehr kleiner Verordnungsvolumina besser erkennbar.

An der Spitze der nach Nettoausgaben stärksten Arzneimittelgruppen stehen mit großem Abstand weiterhin die **Onkologika**, die seit 2012 neben den Fertigarzneimitteln einen relevanten Anteil in Form von Rezepturarzneimitteln enthalten (◘ Tab. 1.2). Allerdings sind ihre Nettokosten gegenüber den Vorjahren nur geringfügig angestiegen und liegen 2024 bei 11,4 Mrd. € gegenüber 10,25 Mrd. € im Jahr 2023. Ihr Kostenanteil am GKV-Gesamtarzneimittelmarkt (◘ Tab. 1.1) verbleibt bei ca. 20 %.

Der größte Umsatzanteil entfällt mit ca. 5 bzw. 3 Mrd. € auf monoklonale Antikörper bzw. Proteinkinaseinhibitoren (vgl. ◘ Tab. 5.8 und 5.9). Hohe Kosten verursachten auch wieder spezielle Arzneimittel zur Behandlung des multiplen Myeloms (vgl. ▶ Kap. 5, ◘ Tab. 5.7 und 5.9). Das mit einem Anteil von über 60 % deutlichem größte DDD-Verordnungsvolumen der Onkologika entfällt weiterhin auf die Gruppe der Hormonantagonisten (Antiöstrogene, Aromatasehemmer, Gonadorelinanaloga und Antiandrogene), die zur Behandlung des Mammakarzinoms und des Prostatakarzinoms eingesetzt werden (▶ Kap. 5, ◘ Tab. 5.10, 5.11 und 5.12).

Auf dem zweiten Rang stehen wie im Vorjahr die **Immunsuppressiva**, die durch deutlich höhere Nettokosten (+15,8 %) als auch Anstieg des DDD-Volumens (+13,2 %) gekennzeichnet sind (◘ Tab. 1.2). Zu dieser Gruppe gehören gemäß der ATC-Kodierung nicht nur die bekannten zytotoxischen Immunsuppressiva (Azathioprin, Mycophenolsäure) und Calcineurininhibitoren, die in der Transplantationsmedizin unentbehrlich sind (vgl. ▶ Kap. 21, Immunglobuline und Immunsuppressiva), sondern auch zahlreiche monoklonale Antikörper aus den Gruppen der TNF-α-Inhibitoren, der Interleukin-Inhibitoren und weiterer selektiv wirkender Immunsuppressiva, die in der Rheumatologie (▶ Kap. 17, Antirheumatika und Antiphlogistika), Gastroenterologie (▶ Kap. 12, Magen-Darm-Mittel und Lebertherapeutika) und Neurologie (▶ Kap. 23, Multiple Sklerose) ihren festen Platz haben.

Auf dem dritten Platz folgen die **Antidiabetika**, die bei einem um 7,2 % gestiegenen DDD-Verordnungsvolumen eine fast 20-prozentige Steigerung der Nettokosten als Folge des weiteren Vordringens teurer Patentarz-

◘ Tab. 1.2 Nettokostenstärkste Arzneimittelgruppen 2024

Rang	Arzneimittelgruppe	Nettokosten		Verordnungen		DDD	
		Mio.	% Änd.	Mio.	% Änd.	Mio.	% Änd.
1	Onkologika	11.395,31	11,10	8,91	2,35	292,89	1,38
2	Immunsuppressiva	6.963,03	15,80	3,82	9,12	215,04	13,18
3	Antidiabetika	4.439,63	19,38	39,46	7,32	3.064,41	7,18
4	Dermatika	3.976,59	20,20	26,86	3,84	895,75	5,57
5	Antithrombotika	3.552,15	10,78	21,53	−13,73	1.657,21	−15,29
6	Antiasthmatika	2.427,46	6,77	29,30	7,81	1.493,33	3,45
7	Analgetika	2.049,62	−4,10	66,35	2,40	1.011,11	2,34
8	Angiotensinhemmstoffe	1.953,30	3,95	71,07	3,75	11.345,20	3,66
9	Psychopharmaka	1.856,57	3,00	53,50	3,69	2.773,85	5,80
10	Ophthalmika	1.769,25	6,58	21,07	2,82	933,94	3,50
11	Virostatika	1.248,89	6,82	2,04	2,26	67,29	4,13
12	Lipidsenker	1.084,29	14,02	36,73	9,58	4.416,50	11,35
13	Antihämorrhagika	1.058,26	−1,58	0,68	−5,52	4,79	1,01
14	Enzymersatzmittel	993,14	13,01	0,15	12,40	1,39	4,28
15	Immunsera und Immunglobuline	950,11	22,46	0,57	41,91	6,45	2,10
16	Andere Mittel für das Nervensystem	821,31	26,10	4,81	−1,74	198,57	−0,97
17	Immunstimulanzien	804,16	−0,85	0,44	−3,63	16,80	−3,74
18	Antibiotika	744,24	3,52	37,04	3,61	328,73	3,66
19	Antiphlogistika und Antirheumatika	631,00	−0,84	39,86	0,34	1.153,65	2,77
20	Zystische Fibrose-Modulatoren	609,20	14,64	0,08	10,29	1,90	9,39
21	Betarezeptorenblocker	573,63	−3,06	44,06	1,50	2.051,29	−0,06
22	Osteoporosemittel	563,80	15,01	2,86	4,28	253,46	6,27
23	Ulkustherapeutika	560,69	−1,99	31,98	−0,08	3.904,07	1,45
24	Allergene	535,80	14,50	1,05	6,08	164,19	1,27
25	Diuretika	526,96	0,68	25,65	2,62	2.033,28	1,27
26	Antianämika	475,98	4,87	5,12	−0,47	326,92	−2,00
27	Hypophysen- und Hypothalamushormone	471,74	8,36	0,50	5,21	20,98	15,09
28	Antiparkinsonmittel	452,91	5,46	6,50	2,59	159,25	1,93
29	Antiepileptika	430,47	−1,11	6,93	2,46	339,03	3,08
30	Sexualhormone	418,62	10,96	11,76	7,61	1.236,90	8,82
31	Blutersatzmittel	415,56	8,46	2,51	−2,34	30,98	1,55
32	Schilddrüsentherapeutika	392,99	−4,19	30,24	1,01	1.880,85	0,66

◘ Tab. 1.2 (Fortsetzung)

Rang	Arzneimittelgruppe	Nettokosten		Verordnungen		DDD	
		Mio.	% Änd.	Mio.	% Änd.	Mio.	% Änd.
33	Urologika	351,88	2,95	9,72	4,09	856,10	4,21
34	Antidiarrhoika	317,86	12,24	3,13	−0,07	119,16	2,61
35	Antihypertonika	310,76	4,98	5,83	3,45	397,12	2,27
36	Calciumantagonisten	299,96	−1,24	25,59	4,29	2.846,69	4,11
37	Muskelrelaxanzien	289,01	13,60	4,40	7,39	230,15	8,69
38	Herztherapeutika	253,82	9,19	5,15	−2,56	257,28	−3,28
39	Corticosteroide (systemisch)	220,70	17,54	9,78	3,17	449,28	1,43
40	Calciumhomöostase	145,80	22,00	0,40	9,28	13,33	15,51
	Summe Rang 1–40	**57.336,42**	**10,17**	**697,41**	**2,84**	**47.449,11**	**3,33**
	Summe GKV-Gesamtarzneimittelmarkt	**59.296,46**	**9,89**	**756,69**	**2,63**	**49.839,41**	**3,08**

neimittel zeigen. Zu dem Kostenanstieg trugen vor allem die SGLT2-Inhibitoren und die GLP-1-Agonisten bei, die in Leitlinien und in der Nationalen Versorgungsleitlinie aufgrund positiver renaler und kardiovaskulärer Endpunktstudien neben Sulfonylharnstoffen als gleichberechtigte Zusatztherapie zu Metformin bei Typ-2-Diabetespatienten mit renalen und kardiovaskulären Risiken empfohlen werden (▶ Kap. 28).

Die **Dermatika** haben sich mit erneutem Verordnungszuwachs (DDD +5,57 %) und Nettokostenanstieg (+20 %) auf Rang 4 der teuersten Indikationsgruppen vorgeschoben (◘ Tab. 1.2). Das therapeutische Spektrum der Dermatika wurde über Jahrzehnte durch preisgünstige Lokaltherapeutika geprägt. Das hat sich seit 2018 rasant geändert: Die Ausgaben für Dermatika sind extrem angestiegen durch die Kosten von „Biologika" zur systemischen Behandlung der atopischen Dermatitis und der Psoriasis (Dupilumab, Ustekinumab, Secukinumab, Guselkumab), die weit über die Hälfte der gesamten dermatologischen Verordnungskosten 2024 von etwa 3,9 Mrd. € verursachen (◘ Tab. 1.2, 35.10 und 35.14). Die Zulassung weiterer monoklonaler Antikörper in diesem Indikationsgebiet wird diese Kostenexplosion weiter verschärfen (vgl. ▶ Kap. 35, Dermatika).

Aufgrund eines erneuten Rückgangs bei den Verordnungen (DDD −13,7 %) erreichten die **Antithrombotika** mit einem Nettokostenanstieg von knapp 11 % im Jahr 2024 nur Rang 5 der nettokostenstärksten Indikationsgruppen. Mit 3,5 Mrd. € tragen sie aber immer noch erheblich zu den Arzneimittelnettoausgaben der GKV bei. Die inzwischen eingetretene Verfügbarkeit von generischen Arzneistoffen lässt hier auf eine baldige finanzielle Entlastung hoffen.

Auf Rang 6 liegen die **Antiasthmatika und COPD-Medikamente**. Trotz fast unveränderter Verordnungszahlen weisen sie steigende Nettokosten auf (+2,9 %). Das ist einerseits durch die zunehmende Verordnung von Muskarinrezeptor-Antagonisten und ihren zum Teil sehr teuren Kombinationspräparaten bedingt. Ein wesentlicher Anteil der Mehrkosten wird durch den verstärkten Einsatz monoklonaler Antikörper wie Omalizumab und Dupilumab bei bestimmten Formen des Asthma bronchiale (▶ Kap. 31, Bronchospasmolytika und Antiasthmatika, ◘ Tab. 31.6) verursacht.

Auf Rang 7 liegen die **Analgetika**, die nach Pandemie-bedingtem Umsatzeinbruch in den letzten Jahren nach und nach aufgeholt haben (❑ Tab. 1.2).

Ähnlich wie im Vorjahr sind DDD-Volumina und Nettokosten von Hemmstoffen des Renin-Angiotensin-Systems (RAS; ACE-Inhibitoren, Angiotensin-AT$_1$-Rezeptor-Antagonisten). Hier ist offensichtlich eine Sättigung des generischen Marktes erreicht. Diese Arzneimittelgruppe verzeichnet seit vielen Jahren die höchsten Verordnungszahlen. Auch in 2024 entfallen auf diese Arzneistoffe mit etwas mehr als 11,3 Mrd. DDD etwa 20 % aller im GKV-Bereich verordneten Arzneimittel. Sie gehören zu den erfolgreichsten Arzneimitteln in der Behandlung von Hypertonie sowie Herz- und Nierenkrankheiten.

Im Vergleich zu den Vorjahren ergaben sich auch im Jahr 2024 wenig Änderungen bei den nach Nettokosten immer noch recht teuren **Ophthalmika, Virostatika und Antihämorrhagika** (Ränge 10 bis 12). Der bereits in den Vorjahren beobachtete Rückgang von Verordnungen (nach DDD) bzw. Nettoumsatz der **Immunstimulanzien** setzte sich auch abgeschwächt im Jahr 2024 fort (−3,7 % bzw. −0,9 %; ❑ Tab. 1.2). Zu dieser Gruppe gehören gemäß der ATC-Kodierung vor allem koloniestimulierende Faktoren (Filgrastim, Lenograstim), Interferone und Glatirameracetat.

Erwähnenswert sind die **Lipidsenker**, weil sie mit mehr als 4,4 Mrd. DDD das zweitgrößte Verordnungsvolumen insgesamt besitzen und Antidiabetika und Ulkustherapeutika überholt haben. Die DDD-Verordnungen haben im Jahr 2024 erneut deutlich zugenommen (+11,4 %), was auf immer niedrigere LDL-Zielwerte verschiedener Fachgesellschaften zurückzuführen sein dürfte. Der unproportional höhere Anstieg der Nettokosten (+14 %) dieser Arzneimittelgruppe (❑ Tab. 1.2) beruht auf zunehmendem Einsatz der preistreibenden neuen Lipidsenker wie Bempedoinsäure und PCSK9-Inhibitoren (❑ Tab. 11.4), deren therapeutischer Stellenwert bisher nicht geklärt ist.

1.3 Verordnung führender Arzneimittel

Die aktuelle Entwicklung der 30 nach Nettokosten führenden Arzneimittel (Präparate) verdeutlicht auch 2024 die aktuellen Schwerpunkte der Ausgabendynamik des Arzneimittelmarktes. Die Nettokosten dieser Arzneistoffe sind 2024 mit knapp 19 % wieder stärker angestiegen als die Kosten des Gesamtmarktes (+9,9 %). Sie verursachten gegenüber dem Vorjahr Mehrausgaben von ca. 2,7 Mrd. €, obwohl sie im Jahr 2024 für gerade einmal 29 % der gesamten Kosten des GKV-Arzneimittelmarkts verantwortlich waren (❑ Tab. 1.3).

Die Onkologika sind mit 9 Arzneimitteln (*Keytruda, Darzalex, Xtandi, Opdivo, Imbruvica, Jakavi, Revlimid, Erleada, Tecentriq*) weiterhin die mit Abstand größte Indikationsgruppe unter den 30 führenden Arzneimitteln in Bezug auf Nettokosten. Es fällt aber auf, dass ihr Anteil zurückgeht im Vergleich zu anderen Arzneimitteln, v. a. „Biologika" in durch Autoimmunerkrankungen verursachten Indikationen sowie neue Antidiabetika (SGLT2-Inhibitoren), die auch in anderen Indikationen (Herz- und Niereninsuffizienz, Adipositas) eingesetzt werden.

Mit 1,57 Mrd. € ist erstmals Apixaban (*Eliquis*), der direkte orale Faktor-Xa-Inhibitor zur Prophylaxe von Thromboembolien, Schlaganfällen und zur Behandlung von Venenthrombosen und Lungenembolie am umsatzstärksten vor dem in den Vorjahren führenden PD-1-Rezeptorantikörper Pembrolizumab (*Keytruda*), mit Nettokosten von 15,5 Mrd. €. Mit Nettokosten von 914 Mio. € ist inzwischen Daratumumab (*Darzalex*) der zweitteuerste monoklonale Antikörper. Er wird sowohl als Monotherapie als auch in Kombination mit Lenalidomid und Dexamethason oder Bortezomib und Dexamethason zur Behandlung des Multiplen Myeloms eingesetzt (▶ Kap. 5, ❑ Tab. 5.9). Sein Nettokostenzuwachs betrug im Jahr 2024 14 % und wurde wie bereits im Jahr 2023 deutlich übertroffen von Apalutamid (*Erleada*) zur Behandlung des hormonrefraktären Prostatakarzinoms mit einem An-

1

◘ Tab. 1.3 Führende 30 Arzneimittel 2024 nach Nettokosten. Angegeben sind die Nettokosten im Jahr 2024 mit der prozentualen Änderung und der Änderung in Mio. € im Vergleich zu 2023

Rang	Präparat	Wirkstoff	Nettokosten Mio. €	Änderung %	Änderung Mio. €
1	Eliquis	Apixaban	1.574,79	17,62	235,87
2	Keytruda	Pembrolizumab	1.550,85	7,37	106,49
3	Darzalex	Daratumumab	914,50	14,05	112,69
4	Jardiance	Empagliflozin	913,25	33,66	229,96
5	Xarelto	Rivaroxaban	901,96	14,10	111,49
6	Stelara	Ustekinumab	869,22	0,55	4,75
7	Forxiga	Dapagliflozin	814,24	35,75	214,43
8	Dupixent	Dupilumab	638,30	28,10	140,01
9	Entresto	Valsartan und Sacubitril	622,69	22,51	114,41
10	Eylea	Aflibercept	570,58	10,22	52,92
11	Xtandi	Enzalutamid	556,77	14,03	68,51
12	Lixiana	Edoxaban	508,53	10,53	48,46
13	Opdivo	Nivolumab	470,02	4,35	19,57
14	Erleada	Apalutamid	464,47	33,08	115,45
15	Cosentyx	Secukinumab	460,73	23,01	86,18
16	Vyndaqel	Tafamidis	446,43	39,16	125,62
17	Jakavi	Ruxolitinib	410,89	12,29	44,96
18	Ocrevus	Ocrelizumab	394,64	12,06	42,46
19	Skyrizi	Risankizumab	391,44	84,09	178,81
20	Entyvio	Vedolizumab	388,80	11,56	40,28
21	Lucentis	Ranibizumab	381,80	−6,50	−26,53
22	Rinvoq	Upadacitinib	379,58	44,59	117,06
23	Kaftrio	Ivacaftor, Tezacaftor und Elexacaftor	378,40	22,00	68,23
24	Imbruvica	Ibrutinib	355,05	−5,56	−20,90
25	Tremfya	Guselkumab	347,50	26,72	73,28
26	Remsima	Infliximab	345,59	18,39	53,69
27	Ultomiris	Ravulizumab	333,88	11,09	33,32
28	Foster	Formoterol und Beclometason	314,93	0,58	1,83
29	Mounjaro	Tirzepatid	292,37	16.785,71	290,64
30	Ozempic	Semaglutid	272,86	11,81	28,83
Summe Rang 1–30			**17.265,06**	**18,64**	**2.712,76**
Anteil am Gesamtmarkt			**29 %**		
Gesamtmarkt			**59296,46**	**9,89**	**5338,09**

▣ Tab. 1.4 Führende 30 Arzneimittel 2024 nach Verordnungen. Angegeben sind die Verordnungen und Nettokosten im Jahr 2024 mit der prozentualen Änderung im Vergleich zu 2023

Rang	Präparat	Wirkstoff	Verordnungen in Mio.	Änderung %	Nettokosten in Mio. €	Änderung %
1	Ibuflam/-Lysin	Ibuprofen	17,20	3,51	182,96	−5,85
2	Novaminsulfon Lichtenstein	Metamizol-Natrium	14,80	65,57	139,66	25,45
3	RamiLich	Ramipril	11,40	−3,34	113,86	−23,37
4	Metamizol Zentiva	Metamizol-Natrium	9,09		111,06	
5	L-Thyroxin Henning	Levothyroxin-Natrium	9,08	0,91	109,61	−7,17
6	Panto/Pantoprazol Aristo	Pantoprazol	8,47	48,96	127,63	45,72
7	Novaminsulfon-1 A Pharma	Metamizol-Natrium	8,00	71,63	99,88	71,30
8	Biso Lich	Bisoprolol	7,66	2,35	80,51	−8,71
9	Torasemid AL	Torasemid	6,98	−8,87	97,42	−11,61
10	Pantoprazol BASICS	Pantoprazol	6,90	81,27	113,74	83,05
11	Ramipril-1 A Pharma	Ramipril	6,72	0,72	79,18	0,66
12	Eliquis	Apixaban	6,60	10,37	1.574,79	17,62
13	L-Thyrox HEXAL	Levothyroxin-Natrium	6,58	1,74	81,55	−1,98
14	Lercanidipin Omniapharm	Lercanidipin	6,25	9,22	70,47	−1,08
15	Candesartan Zentiva	Candesartan	5,15	18,11	97,65	6,15
16	MetoHEXAL/MetoHEXAL succ	Metoprolol	4,92	−7,36	68,85	−10,71
17	Ibu-1 A Pharma	Ibuprofen	4,84	−7,05	58,05	−6,61
18	Metformin Lich	Metformin	4,68	−16,95	68,86	−17,13
19	Amlodipin besilat AbZ	Amlodipin	4,47	19,07	47,26	19,04
20	BisoHEXAL	Bisoprolol	4,45	1,77	51,24	0,46
21	Amlodipin Dexcel	Amlodipin	4,42	−17,03	46,81	−16,96
22	Bisoprolol-1 A Pharma	Bisoprolol	4,36	3,04	49,84	1,87
23	Jardiance	Empagliflozin	4,34	25,89	913,25	33,66
24	Candecor	Candesartan	4,25	243,45	92,20	228,46
25	Atorvastatin-ratiopharm	Atorvastatin	4,00	2,52	65,73	0,11
26	Amlodipin HEXAL	Amlodipin	3,90	15,88	41,92	−0,35
27	Forxiga	Dapagliflozin	3,63	34,75	814,24	35,75
28	Foster	Formoterol und Beclometason	3,58	2,46	314,93	0,58
29	Prednisolon Galen	Prednisolon	3,51	28,37	42,84	27,12
30	Ramipril AbZ	Ramipril	3,49	25,30	40,02	25,33
Summe Rang 1–30			**193,74**	**8,40**	**5.796,01**	**14,49**

stieg der Nettokosten um 33 % auf 464 Mio. €
(◘ Tab. 1.3).

Insgesamt erreichen die direkten oralen Antikoagulantien Apixaban (*Eliquis*), Rivaroxaban (*Xarelto und Generika*), Edoxaban (*Lixiana*) und Dabigatran (*Pradaxa und Dabigatranetexilat AL*, siehe ▶ Kap. 9, ◘ Tab. 9.1) 2024 Nettokosten von über 3 Mrd. € und damit nahezu 5 % des gesamten Umsatzes im Arzneimittelmarkt.

Die kostenintensive Gruppe der TNFα-Inhibitoren ist wie bereits 2023 mit einem Biosimilar von Infliximab (*Remsima*) vertreten, der erneut eine Kostensteigerung von 18,4 % verzeichnete. Dies könnte für ein zunehmendes Kostenbewusstsein der verordnenden Ärzte in Deutschland sprechen, das zu einem verstärkten Einsatz von „Biosimilars" statt „Biologicals" führt.

Wie auch in den Vorjahren ist auch in 2024 kein chemisch definiertes Generikum auf der Liste der 30 kostenintensivsten Präparate zu finden (◘ Tab. 1.3). Dies steht in eklatantem Missverhältnis zu den Verordnungszahlen. Unter den 30 am häufigsten verordneten DDD im Jahr 2024 finden sich mit einer Ausnahme ausschließlich Generika. Diese Ausnahme ist Apixaban (*Eliquis*), das dann aber auch gleich für über ein Viertel Drittel der Kosten der Arzneimittel dieser Liste verantwortlich ist (◘ Tab. 1.4). Dies unterstreicht einmal mehr die Rolle des Patentmarktes als Kostentreiber bei den GKV-Arzneimittelausgaben.

1.4   Patentgeschützte Arzneimittel

Patentgeschützte Arzneimittel sind seit vielen Jahren Hauptursache der steigenden GKV-Ausgaben für Arzneimittel. Ihre Gesamtumsätze sind von 9 Mrd. € im Jahr 2001 auf 33,3 Mrd. € im Jahr 2024 gestiegen. Sie erreichen somit inzwischen einen Umsatzanteil am Gesamtmarkt von 51,7 % (◘ Tab. 1.1, ◘ Abb. 1.3). Damit wurde 2024 mehr als jeder zweite Euro in diesem Versorgungsbereich für patengeschützte Arzneimittel ausgegeben.

1.4.1   Kosten neuer Patentarzneimittel

Die hohen Preise neuer Arzneimittel sind kein deutsches Phänomen, sondern werden in vielen Ländern als Belastung für Patienten und deren Gesundheitssysteme angesehen (Schumock und Vermeulen 2017; Ward et al. 2019; Khullar et al. 2020). Auch in den USA sind Ausgaben für neue Produkte der wesentliche kostentreibende Faktor für die gestiegenen Arzneimittelausgaben (Tichy et al. 2020). Insbesondere kritisiert wurden die immens gestiegenen Kosten neuer Onkologika, weil sie nicht nur sehr teuer sind, sondern ihr (Zusatz)-Nutzen vielfach unsicher ist, da vor der häufig beschleunigten Zulassung lediglich eine Beeinflussung von Surrogatendpunkten (z. B. Ansprechrate der Tumorerkrankung, progressionsfreies Überleben) gezeigt werden konnte (Bach 2019; Vokinger et al. 2020; Gyawali et al. 2021; Ludwig und Vokinger 2021; Jenei 2022; Akhade et al. 2022; Vokinger 2023; Obst und Seifert 2023; Obst und Seifert 2025). Aktuelle Untersuchungen aus den USA belegen zudem, dass die von der FDA beschleunigt zugelassenen Onkologika trotz negativer Ergebnisse in Studien nach der Zulassung häufig über mehrere Jahre ihre formale Zulassung behalten und auch in Leitlinien trotz der nicht erbrachten Nutzenbelege oft weiterhin empfohlen werden (Gyawali et al. 2021). International werden deshalb auch zunehmend Lösungsansätze diskutiert, die erschwingliche und am Nutzen der Onkologika orientierte Preisfestsetzungen ermöglichen, auch um die Finanzierbarkeit der Gesundheitssysteme nicht zu gefährden (Godman et al. 2021a, 2021b; Vogler 2021a).

Arzneimittel mit neuen Arzneistoffen im Jahr 2024 hatten im Rahmen der frühen Nutzenbewertung durch den Gemeinsamen Bundesausschuss nur in 6,8 % der neuen Arzneimittel (3 von 38) einen beträchtlichen Zusatznutzen (siehe ▶ Kap. 2). Dies zeigt deutliche Defizite im Sinne einer nicht durch wissenschaftliche Evidenz getriebenen Arzneimittelzulassung dar und verlangt nach Reformen im Zulassungsprozess.

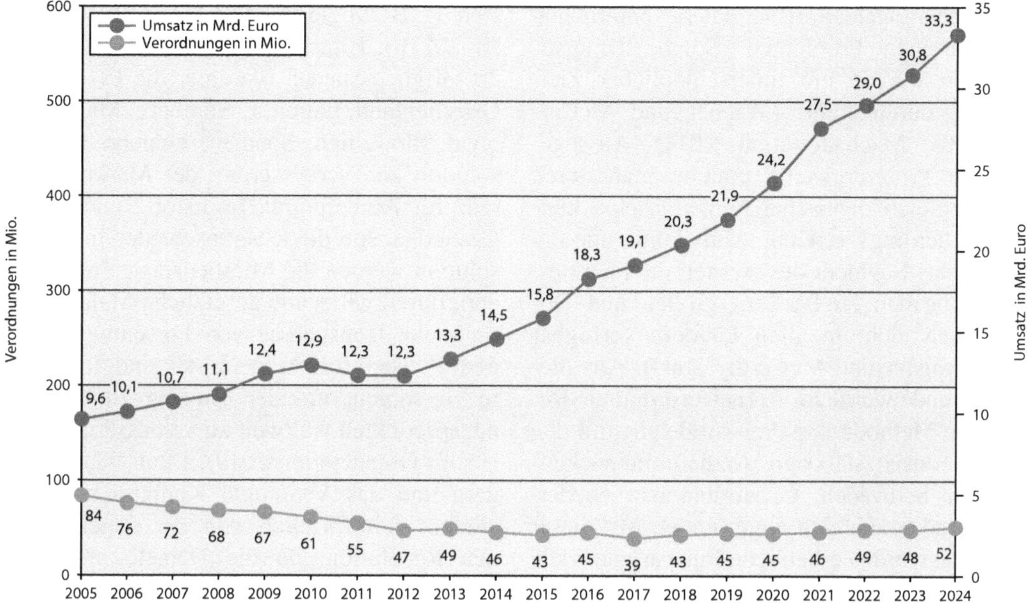

□ Abb. 1.3 Verordnungen und Umsatz patentgeschützter Arzneimittel 2005 bis 2024 im GKV-Fertigarzneimittelmarkt (ab 2016 ergänzt um Zubereitungen)

Die Jahrestherapiekosten neu eingeführter Arzneimittel sind ein wichtiges Signal für die zukünftige Kostenentwicklung. Wie sich die hohen Jahrestherapiekosten je Patienten auf das reale jährliche Gesamtvolumen der Arzneimittelausgaben auswirken, hängt aber entscheidend von der Anzahl der Patienten ab, die tatsächlich mit einem neuen Arzneimittel behandelt werden.

1.4.2 Internationale Preisvergleiche

Seit vielen Jahren ist bekannt, dass die Arzneimittelpreise für Patentarzneimittel in Deutschland höher als in anderen Ländern sind (Simoens 2007; Garattini et al. 2008; Jönsson et al. 2008; Europäisches Parlament 2011; Kanavos et al. 2011; Vogler et al. 2014, 2017; Vogler 2021b). Hauptgrund für die großen Preisunterschiede ist die Tatsache, dass in Deutschland bis 2010 keinerlei Preiskontrollen bei der Markteinführung patentgeschützter

Arzneimittel durchgeführt wurden. Die Hersteller konnten deren Marktpreis generell frei festlegen. Das hat sich mit Inkrafttreten des AMNOG zu Beginn des Jahres 2011 geändert. Für Arzneimittel mit neuen Arzneistoffen, die keiner Festbetragsgruppe zugeordnet wurden, vereinbart der GKV-Spitzenverband mit pharmazeutischen Unternehmen innerhalb eines Jahres nach der Markteinführung Erstattungsbeträge gemäß AMNOG (§ 130b Absatz 1 SGB V). Der freie Marktzugang bleibt jedoch erhalten, da neue Arzneimittel im ersten Jahr weiterhin zum geforderten Preis vermarktet werden können. Bei der Festlegung von Erstattungsbeträgen soll auch die Höhe des tatsächlichen Abgabepreises in anderen europäischen Ländern berücksichtigt werden (§ 130b, Absatz 9, SGB V). Im Sinne einer fairen Preisverhandlung ist es allerdings nicht zielführend, wenn seitens der pharmazeutischen Unternehmen lediglich Listenpreise ohne die auf nationaler Ebene verhandelten, oft hohen Preisabschläge angegeben werden.

1

Internationale Preisvergleiche unterliegen methodischen Problemen. Solche Untersuchungen werden mit unterschiedlicher Zielsetzung durchgeführt (Wagner und McCarthy 2004; Machado et al. 2011). Aussagekräftige Preisvergleiche erhielte man durch den Vergleich identischer Arzneimittelpackungen. Allerdings erreicht man damit nur ein begrenztes Segment des Arzneimittelmarktes, weil Angaben zu Packungsgrößen und Dosisstärken nicht in allen Ländern verfügbar sind (Wagner und McCarthy 2004). Aus diesem Grunde wurde im Arzneiverordnungs-Report die Methode des Preisvergleichs mit den jeweils umsatzstärksten Arzneimittelpackungen für Schweden, Großbritannien, Niederlande und Frankreich angewendet. Mit dieser Methode wurden erhebliche Einsparpotenziale für den deutschen Patent- und Generikamarkt berechnet. Auch der Vergleich mit Bruttoinlandsprodukt-adjustierten Herstellerabgabepreisen aus 8 europäischen Ländern ergab im deutschen Markt für Patentarzneimittel nach Berücksichtigung des gesetzlichen Herstellerabschlags und der Einsparungen durch Erstattungsbeträge für AMNOG-Arzneimittel ein theoretisches Einsparpotenzial, das für die Jahre 2015 und 2016 1,44 Mrd. € bzw. 1,50 Mrd. € und damit 13 % des Herstellerumsatzes betrug (Arzneiverordnungs-Report 2016 und 2017, Kap. 7, Europäischer Preisvergleich für patentgeschützte Arzneimittel).

Der im Rahmen des AMNOG-Verfahrens zwischen GKV-Spitzenverband und pharmazeutischem Unternehmer vereinbarte Erstattungsbetrag für neue Arzneimittel gilt erst ein Jahr nach der Markteinführung und nicht rückwirkend. Diese im ersten Jahr zu viel gezahlten Arzneimittelkosten müssen nicht an die GKV zurückerstattet werden. Angesichts der erbittert geführten öffentlichen Diskussion ist unter Berücksichtigung verfassungsrechtlicher Bedenken allenfalls eine Gültigkeit der Erstattungsbeträge ab dem Beschluss des G-BA zur frühen Nutzenbewertung zu erwarten (Deutsches Ärzteblatt 2016).

Die mangelhafte Transparenz von Arzneimittelpreisen wird seit vielen Jahren kritisiert (z. B. Vogler und Paterson 2017; Vogler 2021b). Kürzlich hat die WHO eine von 20 Mitgliedsstaaten (darunter die EU-Staaten Griechenland, Italien, Luxemburg, Malta, Portugal, Slowenien, Spanien) eingebrachte Resolution zur Verbesserung der Markttransparenz für Arzneimittel, Impfstoffe und andere Gesundheitsprodukte verabschiedet. In der Resolution werden die Mitgliedstaaten aufgefordert, durch wirksame gesetzliche Maßnahmen für mehr Transparenz von Forschungskosten und Preisen für Arzneimittel und Impfstoffe zu sorgen, um den Zugang zu Gesundheitsprodukten weltweit zu verbessern (World Health Organization 2019). Deutschland, Ungarn und das Vereinigte Königreich distanzierten sich förmlich von der angenommenen Resolution, da die Debatte nicht alle möglichen Auswirkungen vollständig berücksichtigt habe. Nach Darstellung des Bundesministeriums für Gesundheit sind die Arzneimittelpreise in Deutschland transparent. Die zwischen pharmazeutischen Unternehmern und Krankenkassen ausgehandelten Arzneimittelrabatte werden dabei als Geschäftsgeheimnisse anerkannt. Diese Position hat für heftigen Streit im deutschen Gesundheitssystem geführt, insbesondere angesichts der zuletzt dramatisch zunehmenden Lieferengpässe.

1.5 Generika

Der Verordnungsanteil der Generika ohne patentfreie generikafähige Erstanbieterpräparate am Gesamtmarkt ist seit 2001 von etwa 50 % kontinuierlich angestiegen und liegt aktuell bei 78,4 % (◘ Abb. 1.4). Ein wesentliches Hemmnis für eine zügige Bildung von Festbetragsgruppen ist die recht lange Dauer des Verfahrens und die gesetzliche Vorgabe, dass mindestens ein Fünftel aller Verordnungen und mindestens ein Fünftel aller Packungen zum Festbetrag verfügbar sein müssen (§ 35 Absatz 5 SGB V). So hatten von den 33 Arzneistoffen, die 2017 patentfrei wurden, in 2018 13 Arzneistoffe immer noch einen Verordnungsanteil

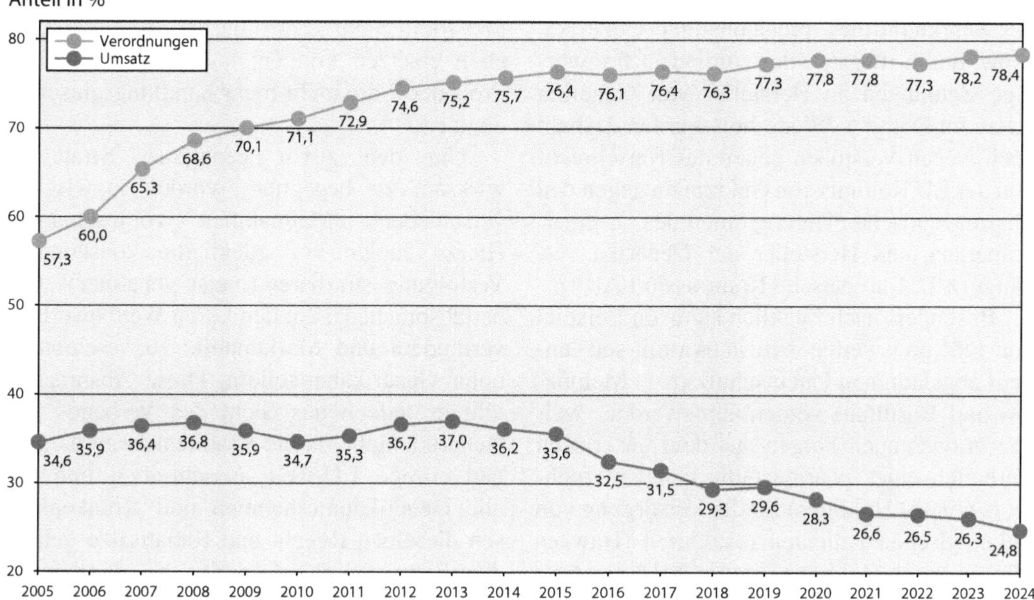

■ **Abb. 1.4** Anteil der Generika am Gesamtmarkt 2005 bis 2024 (ab 2016 einschließlich der [v. a. onkologischen] Zubereitungen)

von weniger als 20 % (Arzneiverordnungs-Report 2019, Kap. 6, Tab. 6.4) und konnten daher nicht unter Festbetrag genommen werden. Aus Sicht des Verbands der Generika- und Biosimilar-Hersteller in Deutschland (Pro Generika) ist ein Problem der Festbeträge, dass diese im Regelfall immer sinken, da es keinen inhärenten Mechanismus gibt, wenn beispielsweise Herstellkosten steigen (z. B. Energiekosten, Rohstoffkosten etc.). Die Konsequenzen hiervon (z. B. Lieferengpässe) waren am Beispiel Tamoxifen im Jahr 2022 zu sehen, einem versorgungsrelevanten Arzneimittel für Patientinnen mit Estrogenrezeptor-positiven Mammakarzinom (BfArM 2023).

Die größte Zunahme der Generikaanteils der Verordnungen gab es im Rahmen des Arzneimittelversorgungs-Wirtschaftlichkeitsgesetzes (AVWG) im Jahr 2007 (■ Abb. 1.4). Im Jahr 2004 war der Anteil der Generika am Gesamtmarktumsatz als Folge der geänderten Arzneimittelpreisverordnung kräftig angestiegen. Nach einem Maximum des Umsatzanteils von 37 % im Jahr

2013 war der Anteil der Generika am Gesamtmarktumsatz in den letzten 10 Jahren allerdings konstant rückläufig und betrug 2024 nur noch 24,8 % (■ Abb. 1.4).

Die Verordnung von Generika trägt somit grundsätzlich zur Dämpfung der Arzneimittelausgaben bei. Diese prinzipiell positive Entwicklung wurde allerdings in den letzten Jahren durch unterschiedliche Strategien der pharmazeutischen Unternehmen konterkariert, um die negativen Auswirkungen der Beendigung des Patentschutzes für ihre Medikamente zu umgehen (Der Arzneimittelbrief 2013; Vernaz et al. 2013; Jones et al. 2016). Hierzu zählen insbesondere: (a) die Verlängerung des Patentschutzes durch Beantragung neuer Anwendungsgebiete, z. B. für pädiatrische Patienten; (b) „Evergreening"-Strategien wie die Beantragung neuer Patente für Medikamente mit nur geringfügig veränderten chemischen Eigenschaften (z. B. Esomeprazol als aktivem Enantiomer von Omeprazol oder Metabolite; sog. Analog- oder „Me-too"-Präparate) bzw. für eine andere (z. B. retardierte) Arzneiform des Originalpräparates; (c) die Verhinderung des Markteintrittes preisgünstiger Generika, bspw. durch illegale oder zumindest fragwürdige Zahlungen an Hersteller von Generika („Pay for Delay"). Wiederholt wurden deshalb auch wegen Verstößen gegen das Kartellrecht von der EU Kommission Geldbußen gegen den Pharmazeutischen Unternehmen des Originalpräparates und Hersteller der Generika verhängt (z. B. Europäische Kommission 2014).

Besonders nachdrücklich kann am Beispiel von fünf preiswerten Zytostatika mit seit langem abgelaufenen Patentschutz (u. a. Melphalan und Busulfan) verdeutlicht werden, welche gravierenden Folgen aus dem unseriösen Verhalten eines pharmazeutischen Unternehmers (Aspen Holdings) für die Versorgung von onkologischen Patienten resultieren (Hawkes 2017). Aspen Holdings stoppte 2014 die Auslieferung dieser essenziellen Onkologika (z. B. Melphalan für die Konditionierung vor autologer Blutstammzelltransplantation), um durch diese künstliche Verknappung Preissteigerungen bis auf das 40-fache zu realisieren. Ähnliche Strategien mit dem Ziel, weiterhin maximalen Profit nach Ablauf des Patentschutzes für einen Wirkstoff zu erzielen, verfolgten bspw. Anbieter von einem Arzneimittel zur Behandlung der Toxoplasmose (Pyrimethamin) bzw. der Epilepsie (Phenytoin; Alpern et al. 2014). Verschiedene Faktoren können deutliche Preisanstiege von Generika auslösen (Dave et al. 2017a; Dyer 2019). Hierzu zählen neben künstlicher Verknappung (Arznei Telegramm 2017) vor allem Störungen in der Herstellung bzw. Lieferung von Arzneimitteln und vor allem Konsolidierung durch Fusionen von pharmazeutischen Unternehmern im Markt der Generikahersteller, da der Preis von Generika abhängt von der Zahl der konkurrierenden pharmazeutischen Hersteller (Dave et al. 2017b).

Aber auch als Geschäftsgeheimnis unveröffentlichte Rabattverträge zwischen Warenanbietern und Kostenträgern können dazu dienen, den offenen marktwirtschaftlichen Wettbewerb von Produkten zu beeinträchtigen, weil sie den nachvollziehbaren transparenten Preiswettbewerb der Anbieter durch intransparente und somit nicht kontrollierbare Rabattabsprachen ersetzen können, sodass der offizielle Preis der Ware nicht mehr handlungsentscheidend ist.

Um den zuvor genannten Strategien wirksam zu begegnen, wurden inzwischen verschiedene Maßnahmen vorgeschlagen. Hierzu zählen vor allem die konsequente Verfolgung strafbarer (meist geheimer) „Rabattabsprachen", um den fairen Wettbewerb zu verhindern und Marktanteile zu vereinbaren unter Generikaherstellern. Diese Absprachen gibt es jedoch aus Sicht des Verbands Pro Generika nicht, da die Krankenkassen die Rabattverträge EU-weit ausschreiben und für alle Generikaunternehmen und Krankenkassen dieselben Regeln und Rabattsätze gelten. Aus Sicht von Pro Generika hat darüber hinaus das BMG inzwischen verstanden, dass es weniger darum geht, die „Daumenschrauben bei Generika durch Festbeträge noch fester anzuziehen", sondern aufgrund der fehlenden Flexibilität des Festbetragssystems auf externe Faktoren der Preisentwicklung (z. B. steigende Energie- und Rohstoffkosten) adäquat zu reagieren. Da Festbeträge im Regelfall nur eine Richtung kennen (nämlich zu sinken), führt dies dazu, dass Generikaunternehmen sich nicht mehr beteiligen. Mit dem Arzneimittel-Lieferengpassbekämpfungs- und Versorgungsverbesserungsgesetz (ALBVVG) hat das BMG versucht, auf diese Entwicklung zu reagieren (z. B. durch Änderung der Zuzahlungsbefreiungsgrenzen) – bisher allerdings mit zu wenig Durchschlagskraft und dementsprechend nicht mit der erhofften Wirkung. Konkret hatte man die Grenze für die Befreiung von der Zuzahlung von 30 % auf 20 % abgesenkt, um dadurch explizit den Kostendruck im Festbetragssystem etwas abzumildern. Erwähnenswert ist darüber hinaus die staatliche Unterstützung inländischer Produktion dringend benötigter Arzneistoffe und insbesondere die Förderung des Wettbewerbs im Markt der Generika (Dave et al. 2017a; Hill et al. 2017).

Inzwischen liegen aus England von Pharmakologen und Ökonomen Berechnungen für hochpreisige onkologische Originalpräparate (Bortezomib, Dasatinib und Everolimus; siehe ▶ Kap. 5 Onkologika) vor, die belegen, dass auch neue teure Onkologika mittels generischer Herstellung zu erschwinglichen Preisen für Patienten produziert und dann weltweit verfügbar sein könnten.

Seit 2003 haben die Krankenkassen die Möglichkeit, mit Arzneimittelherstellern Rabattverträge abzuschließen, die 2007 mit der Verpflichtung der Apotheker zur bevorzugten Abgabe rabattierten Arzneimittel noch effektiver wurden. Bereits 2012 überschritten die Rabatterlöse der Krankenkassen die Grenze von 2 Mrd. € und lagen damit weitaus höher als die seit Jahren stagnierenden Einsparungen durch Generika. Im Jahr 2022 belief sich das Volumen der Rabatterlöse auf rund 5,5 Mrd. € (Vorjahr 5,11 Mrd. €; Bundesministerium für Gesundheit 2022; Statista 2023).

1.6 Biosimilars

Der Markt der Biosimilars war seit 2010 sprunghaft gewachsen, erkennbar an einer mehr als 30-fachen Zunahme der Nettokosten von 75 Mio. € (siehe Arzneiverordnungs-Report 2020, Kap. 3, Biosimilars, Abb. 3.1) auf 2,30 Mrd. € im Jahre 2023 (Arzneiverordnungs-Report 2024, Kap. 1, Tab. 1.1). Im Jahr 2024 sind die Nettokosten der Biosimilars auf 2,70 Mrd. € gestiegen (◘ Tab. 1.1). Sie lagen auch 2024 im Bereich der Nettokosten der biosimilarfähigen Erstanbieterpräparate mit 2,77 Mrd. € (◘ Tab. 1.1). Das Volumen der definierten Tagesdosen (DDD) der Biosimilars liegt mit 0,18 Mrd. DDD minimal höher als 2023 (0,17 Mrd. DDD; ◘ Tab. 1.1).

Biosimilars gelten heute als ein vielversprechender Ansatz, um den nachhaltigen Zugang zu biologischen Arzneimitteln zu ermöglichen. Im Kap. 4 des Arzneiverordnungs-Reports 2023 (Überblick über Maßnahmen zur Förderung des Einsatzes von Biosimilars in europäischen Ländern) wurden detailliert unterschiedliche Marktsteuerungsmechanismen in europäischen Ländern hinsichtlich

der Verordnung von Biosimilars dargestellt und sowohl angebotsseitige Maßnahmen (z. B. „Preis-Links", Ausschreibungen, Festbetragssystem) als auch nachfrageseitige Maßnahmen (z. B. Verordnungsvorgaben für Ärzte; Substitution bei Biologika, d. h. Abgabe eines Biosimilars anstelle des Referenzarzneimittels) ausführlich besprochen. Darüber hinaus wurde anhand eines europäischen Preisvergleichs von Biosimilars mit 10 in den deutschen Markt eingeführten Arzneistoffen auf die weiterhin relativ hohen Preise der Biosimilars in Deutschland sowie auf die geringen Preisabstände zwischen dem Referenz-Arzneimittel und den Biosimilars hingewiesen (siehe auch Arzneiverordnungs-Report 2020, Kap. 5).

1.7 Orphan-Arzneimittel

Orphan-Arzneimittel werden zur Behandlung seltener Krankheiten eingesetzt. Nach europäischer Definition ist eine seltene Krankheit ein lebensbedrohendes oder chronisch verlaufendes Leiden, von dem nicht mehr als fünf von 10.000 Menschen betroffen sind (Europäisches Parlament 2000). Nach dieser Definition gilt eine Krankheit in Deutschland als selten, wenn weniger als 40.000 Patienten daran erkrankt sind. In der EU leben etwa 30 Mio. Menschen, die von mehr als 6.000 unterschiedlichen seltenen Krankheiten betroffen sind (Kranz et al. 2023). Lange Zeit wurde die Entwicklung von Arzneimitteln zur Behandlung seltener Krankheiten von der pharmazeutischen Industrie wegen hoher Kosten und geringer Umsatzerwartungen vernachlässigt (Schieppati et al. 2008). Das änderte sich in den USA 1983 mit dem ersten Orphan-Arzneimittelgesetz und in Europa im Jahre 2000 mit der Verordnung des Europäischen Parlaments und des Europäischen Rates über Arzneimittel für seltene Leiden grundlegend (Orphan Drug Act 1983; Europäisches Parlament 2000). Regulatorische und ökonomische Anreize sowie erleichterte Zulassung ohne überzeugenden Nachweis der Wirksamkeit und Marktexklusivität für 10 Jahre haben bewirkt, dass bis Ende 2024 mehr als 240 Arzneimittel als Orphan Drugs gegen mehr als 170 Krankheiten in der EU zugelassen wurden. Davon haben aktuell 148 noch einen aktiven Orphan Drug Status (VFA 2024a). Der Rest besitzt diesen Status nicht mehr, da er nach 10 Jahren abläuft. Mehr als ein Fünftel dieser Orphan-Arzneimittel werden bei Krankheiten eingesetzt, an denen in der EU sogar weniger als einer von 5.000 Bürgern leiden.

Angesichts sowohl der ökonomischen Anreize und Erleichterungen im Rahmen der Zulassung als auch der hohen Preise für Orphan-Arzneimittel haben pharmazeutische Unternehmer bereits seit etlichen Jahren Arzneimittel zur Behandlung seltener Krankheiten als lukratives Geschäftsfeld entdeckt, das durch hohe Wachstumsraten und ständig steigende Umsätze geprägt wird (Viciano und Catanzaro 2021; Evaluate 2022; Evaluate 2023; siehe auch Arzneiverordnungs-Report 2019, Kap. 5 bzw. Arzneiverordnungs-Report 2020, Kap. 1).

Gleichzeitig haben pharmazeutische Unternehmer diese Anreize genutzt, um für ältere Arzneimittel ohne Patentschutz neue Anwendungsgebiete zu generieren oder Marktmonopole mit Marktexklusivität weit hinaus über 10 Jahre zu erreichen, insbesondere auf dem Gebiet der Onkologika. Beispiele hierfür sind Lenalidomid (Celgene) oder Imatinib (Novartis). Diese Strategie – Nichebuster anstelle von Blockbuster – wurde bereits ausführlich analysiert und zu Recht kritisiert (Marselis und Hordijk 2020).

Auch in Deutschland haben Orphan-Arzneimittel im AMNOG besondere Beachtung gefunden. Das Gesetz hat festgelegt, dass der medizinische Zusatznutzen von Orphan-Arzneimitteln bereits durch die europäische Zulassung als belegt gilt (§ 35a Absatz 1 SGB V). Die Arzneimittelkommission der deutschen Ärzteschaft und das Institut für Qualität und Wirtschaftlichkeit im Gesundheitswesen haben sich gegen diese Ausnahmeregelung ausgesprochen, die erst in der Schlussphase des Gesetzgebungsverfahrens eingebracht wurde (Windeler et al. 2010). Diese Kritik hat dazu beigetragen, dass schließlich eine Umsatzobergrenze für die Freistellung von der nationalen Nutzenbewertung in das Gesetz aufgenommen wurde. Übersteigt der Umsatz eines Orphan-Arzneimittels in den letzten 12 Kalendermonaten den Betrag von 50 Mio. €, muss der Zusatznutzen auch für Orphan-Arzneimittel nachgewiesen werden. Die Zweifel an der Eignung der europäischen Zulassung als Basis für den Nutzennachweis von Orphan-Arzneimitteln haben sich in der praktischen Umsetzung voll und ganz bestätigt. So hat der G-BA bei etwa der Hälfte der Orphan-Neuzulassungen einen Zusatznutzen als nicht quantifizierbar und nur bei einem kleinen Anteil als nachgewiesen gesehen. Ein wichtiger Schritt in Richtung einer fairen Nutzenbewertung von Orphan-Arzneimitteln wurde bereits durch das Gesetz zu mehr Sicherheit in der Arzneimittelversorgung (GSAV) im § 35a Absatz 1 Satz 12 unternommen, da in die Berechnung der Schwellenwerte für den Umsatz eines Orphan-Arzneimittels künftig auch die stationären Kosten einzubeziehen sind.

Unter den 38 Arzneimitteln mit neuen Arzneistoffen im Jahr 2024 befanden sich 11 Orphan-Arzneimittel (28,9 %; ► Kap. 2, ◘ Tab. 2.1). Orphan-Arzneimittel (ohne Arzneimittel nach Rückzug der Orphan-Designation durch den pharmazeutischen Unternehmer) haben naturgemäß nur kleine Verordnungsvolumina. Sie erreichten 2024 in Deutschland insgesamt nur 38 Mio. DDD (◘ Abb. 1.5). Das sind weniger als 0,1 % des gesamten Verordnungsvolumens von 4984 Mrd. DDD (◘ Tab. 1.1). Trotz dieses geringen Verordnungsvolumens haben Orphan-Arzneimittel 2024 ein Umsatzvolumen von 8,47 Mrd. € erreicht. Damit ist seit 2010 der Umsatz aufgrund einer besonders dynamischen Preissteigerung siebenfach angestiegen (◘ Abb. 1.5). Im Jahr 2024 erreichte die in ihren Verordnungszahlen mit 38 Mio. DDD eigentlich zu vernachlässigende Gruppe der Orphan-Arzneimittel mit 8,5 Mrd. € etwa 13 % des Bruttoumsatzes des gesamten GKV-Arzneimittelmarktes (◘ Tab. 1.1).

Wissenschaftler und Organisationen haben Reformen zu Arzneimitteln für seltene

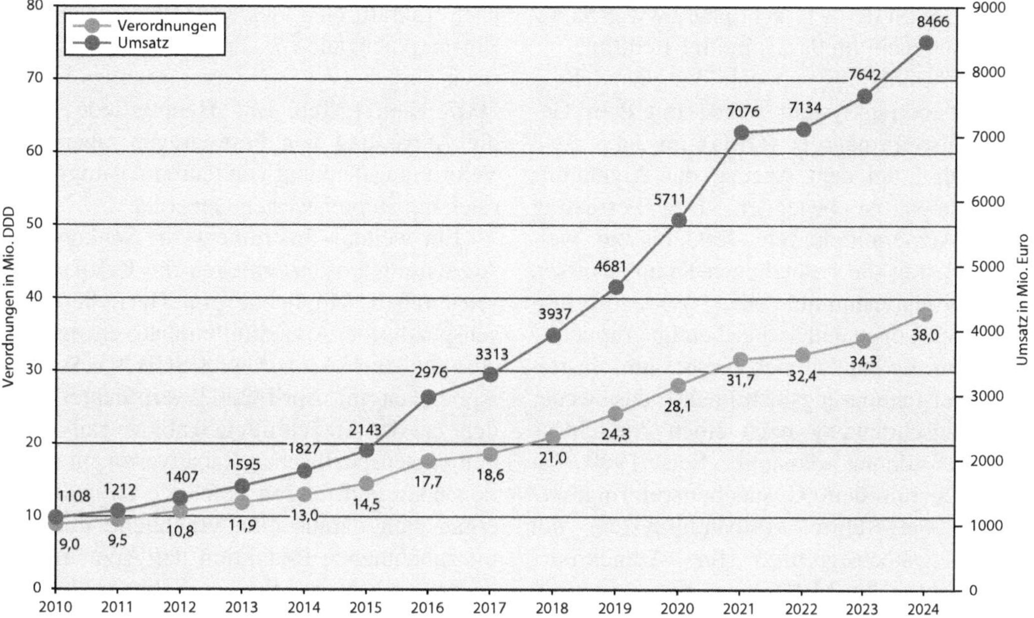

◘ Abb. 1.5 Verordnungsvolumen (DDD) und Umsatz von Orphan-Arzneimitteln von 2010 bis 2024

Leiden gefordert und zum Teil bereits Vorschläge unterbreitet, um einen weiteren Missbrauch bestehender Regularien zu vermeiden (Kranz et al. 2023). Inzwischen wurde auch im April 2023 durch die Europäische Kommission die bereits lange erwartete Aktualisierung der „Regulation (EC) No. 726/2004 bzw. 141/2000" und der „Paediatric Regulation 1901/2006" veröffentlicht, die vor allem verstärkt Anreize für pharmazeutische Unternehmer hinsichtlich der Entwicklung und Verfügbarkeit von Arzneimitteln zur Behandlung seltener Leiden beinhaltet (Europäische Kommission 2018).

Als wichtigste Erkenntnisse wurden die stärkere Förderung hinsichtlich der Entwicklung und Verfügbarkeit von Arzneimitteln für Patienten mit seltenen Leiden und Kindern genannt. Gleichzeitig wurde aber auch zu Recht kritisiert, dass es infolge ineffizienter Mechanismen und unerwünschter Auswirkungen nicht gelungen ist, die Entwicklung in jenen Bereichen zu fördern, in denen der Bedarf an Arzneimitteln am größten ist. Angeregt wurde deshalb ein Kompromiss zwischen der erforderlichen Innovationsförderung und der Verfügbarkeit von Arzneimitteln für Patienten mit seltenen Leiden und für Kinder (EC 11.08.2009). Inzwischen wurde am 26.04.2023 im Rahmen der Überarbeitung der „EU pharmaceutical legislation" auch ein Gesetzesentwurf vorgestellt, der sowohl die „Orphan Medicines Regulation 141/2000" als auch die „Paediatric Regulation 1901/2006" überarbeiten und aktualisieren soll (Europäische Kommission 2023). Darüber hinaus wird derzeit von der EU-Kommission die „Orphan Drug Regulation" auf den Prüfstand gestellt und mehr als 20 Jahre nach ihrem Inkrafttreten eine Novellierung dieses Regelwerks geplant (Piachaud-Moustakis 2023).

1.8 Wirtschaftlichkeitsreserven von Arzneimitteln

Ein sehr wirkungsvolles Instrument zur Ausschöpfung von Wirtschaftlichkeitsreserven ist die Neubildung und Aktualisierung von Festbetragsgruppen für Arzneimittel (§ 35 SGB V) ► https://www.g-ba.de/themen/arzneimittel/arzneimittel-richtlinie-anlagen/festbetragsgruppenbildung/handelt.

Das Festbetragssystem wurde mit dem Gesundheitsreformgesetz (GRG) im Jahr 1988 eingeführt, um dem Anstieg der Arzneimittelausgaben zu begegnen. Der Festbetrag eines Arzneimittels legt fest, bis zu welchem Betrag die gesetzlichen Krankenkassen ein Fertigarzneimittel einer Wirkstoffgruppe – den sogenannten Festbetragsgruppen – bezahlen. Es handelt sich hierbei um ein reines Preisregulierungsinstrument, das weder eine Einschränkung noch einen Ausschluss der Verordnung darstellt. Seit 1989 hat sich das mit dem Gesundheitsreformgesetz (GRG) eingeführte Festbetragssystem mit Erstattungshöchstgrenzen für Arzneimittel als erfolgreiche Maßnahme zur Kostenstabilisierung etabliert. Der G-BA bestimmt die einzelnen Arzneimittelgruppen, für die Festbeträge festgesetzt werden können. Festbeträge stellen dabei eine indirekte Form der Preissteuerung dar, da sie nicht direkt in die Preisfestlegung eingreifen, sondern Erstattungshöchstgrenzen setzen (Bundesinstitut für Arzneimittel und Medizinprodukte 2025). Referenzpreissysteme werden dabei allgemein als weniger restriktiv angesehen als direkte Preiskontrollen, weil mit diesem Instrument ein wirksamer Preiswettbewerb gefördert wird, ohne dass die therapeutisch notwendige Arzneimittelauswahl und die Versorgungsqualität eingeschränkt werden. Deutschland international zu den Pionieren bei der Etablierung von Referenzpreissystemen. Festbeträge tragen wesentlich zur Begrenzung der Ausgabensteigerung im deutschen Arzneimittelmarkt bei (Kanavos und Reinhardt 2003). Durch die Festbeträge erzielen die Krankenkassen jährliche Einsparungen von über 8 Mrd. € (GKV-Spitzenverband 2019).

Ebenfalls ein Erfolg war das Gesetz zur Verbesserung der Wirtschaftlichkeit in der Arzneimittelversorgung (AVWG) aus dem Jahr 2006, das Defizite bei der Steuerung der Arzneimittelausgaben beseitigte. Schon bald nach Inkrafttreten des Gesetzes gingen die Einsparpotenziale vor allem von Analogpräparaten zurück (vgl. Arzneiverordnungs-Report 2007, Kap. 1, Tab. 1.8). Hauptgründe waren die Anpassung von Festbeträgen, aber auch Verordnungslenkung von teuren Analogpräparaten hin zu preiswerten Generika.

Ein weiteres Instrument zur Senkung der Arzneimittelkosten erhielten die Krankenkassen durch die Möglichkeit, mit Herstellern kassenspezifische Arzneimittelrabattverträge abzuschließen (§ 130a Abs. 8 SGB V). Seit die Apotheken im April 2007 verpflichtet wurden, bei der Arzneimittelabgabe vorrangig die den kassenspezifischen Rabattverträgen unterliegenden günstigeren Präparate zu bedienen, ergab sich daraus eine erhebliche und stetig zunehmende Reduktion der Arzneimittelausgaben; sie erreichte im Jahr 2022 nahezu 5,6 Mrd. € und damit ca. 10 % des jährlichen Arzneimittelumsatzes in Deutschland insgesamt (Bundesministerium für Gesundheit 2023; ◘ Tab. 1.1). Zu kritisieren ist allerdings die völlig fehlende Transparenz, da die rabattierten Arzneimittelpreise nicht zugänglich und somit rechtlich wie auch wissenschaftlich nicht überprüfbar sind. Wesentlich gravierender ist, dass dieses in seinem Einspareffekt hochwirksame Instrument mitverantwortlich sein könnte für die inzwischen omnipräsenten Lieferengpässe vor allem bei niedrigpreisigen Generika, aber auch bei Onkologika, und damit für die regelmäßigen Versorgungsnotstände in Deutschland. Im Oktober 2023 wurden in der Lieferengpass-Datenbank des Bundesinstituts für Arzneimittel und Medizinprodukte (BfArM) 500 solcher Präparate aufgeführt, mit steigender Tendenz (PharmNet Bund 2023). Aufgrund der beschriebenen Intransparenz ist der Zusammenhang mit den Rabattverträgen aber nicht schlüssig zu belegen. Angesichts der Tatsache, dass das Preisniveau patentgeschützter Arzneimittel in Deutschland zu den höchsten im europäischen Vergleich zählt (Vogler 2021b), stellt sich die Frage, ob bei der Ausschöpfung von Wirtschaftlichkeitsreserven durch Rabattverträge nicht am falschen Ende gespart wird.

Mit dem Inkrafttreten des AMNOG wurde erstmals eine verpflichtende Bewertung des Zusatznutzens neu zugelassener Arzneimittel in Deutschland eingeführt und eine jahrzehntelange Sonderstellung des deutschen Arzneimittelmarktes beendet. Die maßgebende Grundlage für die angestrebten Einsparungen waren internationale Preisvergleiche von patentgeschützten Arzneimitteln, mit denen eine Gesamtentlastung von rund 2 Mrd. € pro Jahr für die GKV geschätzt wurde (Deutscher Bundestag 2010b). In den ersten vier Jahren lagen die erzielten Sparerfolge unter dieser Erwartung, weil nachträgliche gesetzliche Änderungen zu verschiedenen Abschwächungen des Nutzenbewertungsverfahrens geführt hatten. Dennoch stiegen die erreichten Einsparvolumina durch die auf den Ergebnissen der frühen Nutzenbewertung basierenden Preisverhandlungen stetig an.

Literatur

Akhade A, Sirohi B, Gyawali B (2022) Global consequences of the US FDA's accelerated approval of cancer drugs. Lancet Oncol. https://doi.org/10.1016/S1470-2045

Alpern JD, Stauffer WM, Kesselheim AS (2014) High-cost generic drugs – implications for patients and policymakers. N Engl J Med 371:1859–1862

Arznei Telegramm (2017) Künstliche Verknappung … skrupellose Preissteigerungen bei patentfreien Krebsmitteln u.a. Arzneimitteln. Arznei Telegr 48:41–42

Arzneimittelkommission der deutschen Ärzteschaft (2021) Leitfaden „Biosimilars", 2. Auflage. https://www.akdae.de/Arzneimitteltherapie/LF/PDF/Biosimilars.pdf

Bach PB (2019) Insights into the increasing costs of cancer drugs. Clin Adv Hematol Oncol 17:287–298

BfArM (2023) Aktuelle Informationen des BfArM zur eingeschränkten Verfügbarkeit von tamoxifenhaltigen Arzneimitteln. https://www.bfarm.de/DE/Arzneimittel/Arzneimittelinformationen/Lieferengpaesse/Archiv/ Tamoxifen/_artikel.html

Bundesinstitut für Arzneimittel und Medizinprodukte (2025) Arzneimittel-Festbeträge. https://www.bfarm.de/DE/Arzneimittel/Arzneimittelinformationen/Festbetraege-und-Zuzahlungen/Festbetraege/_node.html

Bundesministerium für Gesundheit (2022) Gesetzliche Krankenversicherung – Endgülti-ge Rechnungsergebnisse 2021. https://www.bundesgesundheitsministerium.de/fileadmin/Dateien/3_Downloads/Statistiken/GKV/Finanzergebnisse/KJ1_2021_KA_bf.pdf

Bundesministerium für Gesundheit (2023) Gesetzliche Krankenversicherung – Endgülti-ge Rechnungsergebnisse 2022. https://www.bundesgesundheitsministerium.de/fileadmin/Dateien/3_Downloads/Statistiken/GKV/Finanzergebnisse/KJ1_2022_Internet.pdf

Bundesministerium für Gesundheit (2025) Finanzergebnisse der Gesetzlichen Krankenversicherung. Endgültige Rechnungsergebnisse KJ1. https://www.bundesgesundheitsministerium.de/fileadmin/Dateien/3_Downloads/Statistiken/GKV/Finanzergebnisse/KJ1_2024_Internetauftritt.pdf

Dave CV, Kesselheim AS, Fox ER, Qiu P, Hartzema A (2017a) High generic prices and market competition. A retrospective cohort study. Ann Intern Med 167:145–151

Dave CV, Hartzema A, Kesselheim AS (2017b) Prices of generic drugs associated with numbers of manufacturers. N Engl J Med 377:2597–2598

Declerck P, Danesi R, Petersel D, Jacobs I (2016) The language of biosimilars: clarification, definitions, and regulatory aspects. Drugs 77:671–677

Der Arzneimittelbrief (2013) „Evergreening"-Strategien pharmazeutischer Unternehmer kurz vor oder nach Ablauf der Patente umsatzstarker Wirkstoffe. AMB 47:64DB01

Deutsches Ärzteblatt (2016) Pro-und-Contra Erstattungsbeträge rückwirkend ab dem ersten Tag. https://www.aerzteblatt.de/nachrichten/65866

Deutscher Bundestag (2003) Gesetz zur Modernisierung der gesetzlichen Krankenversicherung (GKV-Modernisierungsgesetz –GMG). Bundesgesetzblatt 2003 Teil I Nr. 55, 2190–2258

Deutscher Bundestag (2006) Gesetz zur Verbesserung der Wirtschaftlichkeit in der Arzneimittelversorgung. Bundesgesetzblatt2006 Teil I Nr. 21, S. 984–987

Deutscher Bundestag (2010a) Gesetz zur Änderung krankenversicherungsrechtlicher und anderer Vorschriften. Bundesgesetzblatt2010 Teil I Nr. 39, 983–993

Deutscher Bundestag (2010b) Gesetz zur Neuordnung des Arzneimittelmarktes in der gesetzlichen Krankenversicherung(Arzneimittelmarktneuordnungsgesetz – AMNOG). Bundesgesetzblatt 2010 Teil I Nr. 67, 2262–2277

Dyer O (2019) Dozens of US states sue 20 generic drug companies over „industry wide conspiracy" to drive up prices. BMJ 365:I2215. https://doi.org/10.1136/bmj.2215

Europäische Kommission (2014) Zehn Jahre Kartellrechtsdurchsetzung auf der Grundlage der Verordnung (EG) Nr. 1/2002 – Ergebnisse und Ausblick. https://eur-lex.europa.eu/legal-content/DE/TXT/PDF/

Europäische Kommission (2018) Evaluation of the legislation on medicines for children and rare diseases (medicines for special populations). https://ec.europa.eu/info/law/better-regulation/have-your-say/initiatives/1248-Evaluation-of-the-legislation-on-medicines-for-children-and-rare-diseases-medicines-for-special-populations-/public-consultation_de

Europäische Kommission (2023) Überarbeitung der allgemeinen EU-Arzneimittelvorschriften. https://ec.europa.eu/info/law/better-regulation/have-your-say/initiatives/12963-Uberarbeitung-der-allgemeinen-EU-Arzneimittelvorschriften_de

Europäisches Parlament (2000) Verordnung (EG) Nr. 141/2000 des Europäischen Parlaments und des Rates vom 16. Dezember 1999 über Arzneimittel für seltene Leiden. Amtsblatt der Europäischen Gemeinschaften L18/1 vom 22.01.2000. http://eur-lex.europa.eu/LexUriServ/LexUriServ.do

Europäisches Parlament (2011) Arzneimittel in der EU – Unterschiede bei Kosten und Zugänglichkeit. http://www.europarl.europa.eu/committees/en/studiesdownload.html (Die Studie wurde vom Ausschuss für Umweltfragen, Volksgesundheit und Lebensmittelsicherheit des Europäischen Parlaments angefordert und von der Generaldirektion interne Politikbereiche, Fachabteilung Wirtschafts- und Wissenschaftspolitik herausgegeben)

Evaluate (2022) Orphan drug report 2022. Niche no longer. https://www.evaluate.com/thought-leadership/orphan-drug-2022-report/

Evaluate (2023) Orphan drugs 2023–2028. A flattening curve. https://www.evaluate.com/thought-leadership/orphan-drug-2023-report/

Freissmuth M (2016) Biologika. In: Pharmakologie und Toxikologie. Springer, Berlin, Heidelberg

Garattini L, Motterlini N, Cornago D (2008) Prices and distribution margins of in-patent drugs in pharmacology: a comparison in seven European countries. Health Policy 85:305–313

GKV-Spitzenverband (2019) Pressemitteilung. Erfolgsmodell: Seit 30 Jahren sichern Arzneimittel-Festbeträge bezahlbare und hochwertige Versorgung. https://www.gkv-spitzenverband.de/gkv_spitzenverband/presse/pressemitteilungen_und_statements/pressemitteilung_864192.jsp

Godman B, Simoens S, Kurdi A et al (2021a) Variation in the prices of oncology medicines across Europe and the implications for the future. GaBi. http://gabi-journal.net/pricing-of-oral-generic-cancer-medicines-in-25-european-countries-findings-and-implications.html

Godman B, Hill A, Simoens S et al (2021b) Potential approaches for the pricing of cancer medicines across Europe to enhance the sustainability of healthcare systems and the implications. Expert Rev Pharmacoecon Outcome Res 21:527–540

Gyawali B, Rome BN, Kesselheim AS (2021) Regulatory and clinical consequences of negative confirmatory trials of accelerated approval cancer drugs: retrospective observational study. BMJ 374:n1959

Hawkes N (2017) Drug company Aspen faces probe over hiking generic prices. BMJ 357:j2417

Hill A, Redd C, Gotham D, Erbacher I, Meldrum J, Harada R (2017) Estimated generic prices of cancer medicines deemed cost-ineffective in England: a cost estimation analysis. BMJ Open 7:e11965

Jenei K (2022) The timing of cancer drug approvals in the United States and Europe. JAMA Netw Open 2022(5):e2216191. https://doi.org/10.1001/jamanetworkopen.2022.16191

Jones GH et al (2016) Strategies that delay or prevent the timely availability of affordable generic drugs in the United States. Blood 127:1398–1402

Jönsson B, Kobelt G, Smolen J (2008) The burden of rheumatoid arthritis and access to treatment: uptake of new therapies. Eur J Health Econ 8(Suppl 2):61–86

Kanavos P, Reinhardt U (2003) Reference pricing for drugs: is it compatible with U.S. health care? Health Aff 22:16–30

Kanavos P, Schurer W, Vogler S (2011) The pharmaceutical distribution chain in the European Union: structure and impact on pharmaceutical prices. http://ec.europa.eu/enterprise/sectors/healthcare/files/docs/structimpact_pharmaprices_032011_en.pdf

Khullar D, Ohn JA, Trusheim M, Bach PB (2020) Understanding the rewards of successful drug development – Thinking inside the box. N Engl J Med 382:473–480

Kranz P, McGauron N, Banzi R, Ünal C, Lotz F, Kaiser T (2023) Reforming EU and national orphan drug regulations to improve outcomes for patients with rare diseases. BMJ 381:e72796

Landessozialgericht Berlin-Brandenburg (2013) Urteil 15.05.2013. Az.: L 7 KA 105/12 KL. https://sg-cottbus.brandenburg.de/sixcms/media.php/9/l7ka105-12kl.pdf

Ludwig WD, Vokinger KN (2021) Hochpreisigkeit bei Onkologika. In: Schröder H, Thürmann P, Telschow C, Schröder M, Busse R (Hrsg) Arzneimittel-Kompass 2021. Springer, Berlin, Heidelberg, S 79–92

Machado M, O'Brodovich R, Krahn M, Einarson TR (2011) International drug price comparisons: quality assessment. Rev Panam Salud Publica 29:46–51

Marselis D, Hordijk L (2020) From blockbuster to „nichebuster": how a flawed legislation helped create a new profit model for the drug industry. BMJ 370:m2983. https://doi.org/10.1136/bmj.m2983

Obst CS, Seifert R (2023) Critical analysis of the prescription and evaluation of protein kinase inhibitors for oncology in Germany. Naunyn Schmiedebergs Arch Pharmacol 396(10):2529–2543. https://doi.org/10.1007/s00210-023-02475-9 (PMID: 37014400; PMCID: PMC10497443)

Obst CS, Seifert R (2025) Updated analysis of the prescription and evaluation of protein kinase inhibitors for oncology in Germany. Naunyn Schmiedebergs Arch Pharmacol 398(2):1799–1813. https://doi.org/10.1007/s00210-024-03377-0 (PMID: 39177786; PMCID: PMC11825581)

Orphan Drug Act (1983) An act to amend the federal food, drug, and cosmetic act to facilitate the development of drugs for rare diseases and conditions, and for other purposes. 97th Congress, Jan. 41 1983. Public law, Bd 97–414 (http://history.nih.gov/research/downloads/PL97-414.pdf)

PharmNet Bund (2023) https://anwendungen.pharmnet-bund.de/lieferengpassmeldungen/faces/public/meldungen.xhtml

Piachaud-Moustakis B (2023) Revision of the orphan medicines regulation. Pharm Technol Eur 35(1):7–8

Schellekens H, Stegemann S, Weinstein V, de Vlieger JS, Flühmann B, Mühlebach S, Gaspar R, Shah VP, Crommelin DJ (2014) How to regulate nonbiological complex drugs (NBCD) and their follow-on versions: points to consider. AAPS J 16:15–21

Schieppati A, Henter JI, Daina E, Aperia A (2008) Why rare diseases are an important medical and social issue. Lancet 371:2039–2041

Schumock GT, Vermeulen LC (2017) The rising cost of prescription drugs: causes and solutions. Pharmacotherapy 37:9–11

Simoens S (2007) International comparison of generic medicine prices. Curr Med Res Opin 23:2647–2654

Statista (2023) https://de.statista.com/statistik/daten/studie/309731/umfrage/rabatterloese-und-arzneimittelumsatz-der-gkv-nach-patentstatus/

Tichy EM, Schumock GT, Hoffman JM, Suda KJ, Rim MH, Tadrous M, Stubbings J, Cuellar S, Clark JS, Wiest MD, Matusiak LM, Hunkler RJ, Vermeulen LC (2020) National trends in prescription drug expenditures and projections for 2020. Am J Health Syst Pharm. https://doi.org/10.1093/ajhp/zxaa116

Vernaz N, Haller G, Girardin F, Huttner B, Combescure C, Dayer P, Muscionico D, Salomon J-L, Bonnabry P (2013) Patented drug extension strategies on healthcare spending: a cost-evaluation analysis. PLoS Med 10:e1001460

VFA (2024a) Die Orphan-Drug-Verordnung ist ein Erfolg. https://www.vfa.de/de/arzneimittel-forschung/seltene-erkrankungen/die-orphan-drug-verordnung-ist-ein-erfolg

VFA (2024b) Einsparungen addieren sich auf gut 45 Milliarden Euro. https://www.vfa.de/de/wirtschaft-politik/politik/amnog-einsparungen

Viciano A, Catanzaro M (2021) Von 59 auf 27.513 Euro. https://www.zeit.de/zustimmung

Vogler S (2021a) Can we achieve affordable cancer medicine prices? Developing a pathway for change. Expert Rev Pharmacoecon Outcomes Res 21:321–325

Vogler S (2021b) Preisregulierungen im internationalen Vergleich. In: Schröder H, Thürmann P, Telschow C, Schröder M, Busse R (Hrsg) Arzneimittel-Kompass 2021. Springer, Berlin, Heidelberg, S 125–138 https://doi.org/10.1007/978-3-662-63929-0

Vogler S, Paterson KR (2017) Can price transparency contribute to more affordable patient access to medicines? Pharmacoecon Open 1:145–147

Vogler S, Zimmermann N, Habl C (2014) Kostenintensive Arzneispezialitäten im europäischen Preisvergleich. Wissenschaftlicher Ergebnisbericht. Gesundheit Österreich

Vogler S, Paris V, Ferrario A, Wirtz VJ, de Joncheere K, Schneider P, Pedersen HB, Dedet G, Babar ZU (2017) How can pricing and reimbursement policies improve affordable access to medicines? Lessons learned from European countries. Appl Health Econ Health Policy 15:307–321

Vokinger K (2023) Determinants of cancer drug pricing and how to overcome the cancer premium. Cell 186:1528–1531

Vokinger KN, Hwang TJ, Grischott T, Reichert S, Tibau A, Rosemann T, Kesselheim AS (2020) Prices and clinical benefit of cancer drugs in the USA and Europe: a cost-benefit analysis. Lancet Oncol 21:664–670

Wagner JL, McCarthy E (2004) International differences in drug prices. Ann Rev Public Health 25:475–495

Ward DJ, Doos L, Stevens A (2019) Trends in the costs of drugs launched in the UK between 1981 and 2015: an analysis of the launch price of drugs in five disease areas. BMJ Open. https://doi.org/10.1136/bmjopen-2018-027625

WIdO (2023) Der GKV-Arzneimittelmarkt: Klassifikation, Methodik und Ergebnisse 2023. https://www.wido.de/fileadmin/Dateien/Dokumente/Forschung_Projekte/Arzneimittel/wido_arz_gkv_arzneimittelmarkt_klassifikation_methodik_ergebnisse_2023.pdf

Windeler J, Koch K, Lange S, Ludwig WD (2010) Zu guter Letzt ist alles selten. Dtsch Ärztebl 107:A2032–A2034

World Health Organization (2019) Improving the transparency of markets for medicines, vaccines, and other health products. http://apps.who.int/gb/ebwha/pdf_files/WHA72/A72_ACONF2Rev1-en.pdf

Neue Arzneimittel 2024

Roland Seifert und Bernhard H. Rauch

Auf einen Blick

Trend Im Jahr 2024 wurden 38 neue Arzneimittel in Deutschland auf den Markt gebracht und damit etwas weniger als im Vorjahr (39 Arzneimittel). Die Neueinführungen im Indikationsbereich maligne Erkrankungen haben leicht zugenommen (von 9 auf 10 Arzneimittel). Der quantitative Fokus der Arzneimittelzulassungen lag 2023 bei den monoklonalen Antikörpern (8 Arzneimittel) und Proteinkinase-Inhibitoren (7 Arzneimittel). Exemplarisch werden von den neu zugelassenen Arzneimitteln Capivasertib (Mammakarzinom), (^{117}Lu) Lutetium-vipivotid-tetraxetan (Prostatakarzinom), Rozanolixizumab (Myasthenia gravis) und Sotatercept (pulmonale Hypertonie) genauer vorgestellt.

Bewertung Nur für Capivasertib (Mammakarzinom), (^{117}Lu)Lutetium-vipivotid-tetraxetan (Prostatakarzinom) und Rozanolixizumab (Myasthenia gravis) wurde ein beträchtlicher Zusatznutzen festgestellt (6,8 % aller GB-A-Bewertungen). Kein einiges Arzneimittel erreichte die Kategorie eines erheblichen Zusatznutzens. Das sehr niedrige Niveau der überzeugend positiven Bewertungen ist besorgniserregend. Dies ist schwer zu akzeptieren, da eigentlich jedes neu zugelassene Arzneimittel einen Zusatznutzen aufweisen sollte, im besten Fall in erheblichem oder beträchtlichem Ausmaß. Dieses Ziel kann nur durch Entwicklungsstrategien erreicht werden, die am patientenrelevanten Outcome orientiert sind, und durch besser angelegte, umfangreichere klinische Zulassungsstudien. Der Automatismus einer Neuzulassung eines Arzneimittels auch bei fehlendem Zusatznutzen muss gestoppt werden. Um die finanziellen Ressourcen der GKV zu schonen, spielt in der jetzigen Konstellation ein sehr zurückhaltendes Verordnungsverhalten der im GKV-System tätigen Ärzte für Arzneimittel ohne nachgewiesenen Zusatznutzen die Schlüsselrolle.

2.1 Übersicht

Im Jahr 2024 wurden in Deutschland 38 neue Arzneimittel in den Markt eingeführt (❏ Tab. 2.1). Dies ist eines weniger im Vergleich zu 2023 (siehe Kap. 2, AVR 2024). Nach Inkrafttreten des Arzneimittelmarkt-Neuordnungsgesetzes (AMNOG) im Jahre 2011 werden die Ergebnisse der frühen Nutzenbewertungen durch den Gemeinsamen Bundesausschuss (G-BA; ▶ https://www.g-ba.de/beschluesse/zum-unterausschuss/2/) in dieses Kapitel als zentrales Element zur Interpretation der Neuzugänge einbezogen.

Über die im Jahr 2024 neu eingeführten Arzneimittel im Bereich der US-amerikanischen Food and Drug Administration (FDA) existieren sehr gute englischsprachige Zusammenstellungen (Aksoyalp et al. 2025; Mullard 2025). Eine englischsprachige Zusammenfassung der Zulassungen im Jahr 2024 sowohl im Bereich der FDA als auch der European Medicines Agency wurde von Topouzis et al. (2025) vorgelegt. Der Zweck dieser Übersicht ist eine Trendanalyse der Zulassungen des Jahres 2024

◘ Tab. 2.1 Arzneimittel mit neuen Arzneistoffen 2024. Zusatznutzen gemäß Nutzenbewertung des Gemeinsamen Bundesausschusses (G-BA). Zulassungsstatus: O = Orphan-Arzneimittel. Einige Arzneimittel, die bereits 2023 zugelassen wurden, sind ebenfalls in der ◘ Tab. 2.1 dargestellt, da sie aus redaktionellen Gründen nicht in Kapitel 2 des AVR 2024 behandelt werden konnten. Impfstoffe und Kontrastmittel werden in dieser Tabelle nicht behandelt

	Arzneistoff	Wirkmechanismus, Zielstruktur	Handelsname, Einführung	Zulassungs-inhaber	Indikation	Übergeordnetes Indikationsgebiet entsprechend AVR	Zusatznut-zen (G-BA)
						Hämatologische Neoplasien und solide Tumore (Kap. II)	
1	**Capivasertib**	Enzyminhibitor (Serin/ Threoninkinase AKT1, 2 und 3)	Truqap, 01.10.2024	AstraZeneca	Frauen mit Östrogenrezeptor(ER)-positivem, humanen epidermalen Wachstumsfaktor-Rezeptor-2 (HER2)-negativem, lokal fortgeschrittenem oder metastasiertem Mammakarzinom mit PIK3CA/AKT1/PTEN-Alteration(en), nach Wiederauftreten der-Erkrankung während oder nach einer (neo-) adjuvanten endokrinen Therapie, bisher keine Behandlung im lokal fortgeschrittenen oder metastasierten Stadium		Nicht belegt
					Frauen mit Östrogenrezeptor(ER)-positivem, humanen epidermalen Wachstumsfaktor-Rezeptor-2 (HER2)-negativem, lokal fortgeschrittenem oder metastasiertem Mammakarzinom mit PIK3CA/AKT1/PTEN-Alteration(en), mit einer Progression der Erkrankung während oder nach einer endokrinen Therapie, welche im lokal fortgeschrittenen oder metastasierten Stadium erfolgte		Beträchtlich

◻ Tab. 2.1 (Fortsetzung)

	Arzneistoff	Wirkmechanismus, Zielstruktur	Handelsname, Einführung	Zulassungs-inhaber	Indikation	Übergeordnetes Indikationsgebiet entsprechend AVR	Zusatznut-zen (G-BA)
2	Elranatamab	Antikörper (bispe-zifischer Antikörper gegen BCMA und CD3)	Elrexfio, 15.01.2024	Pfizer Pharma	Erwachsene mit rezidiviertem und refraktärem multiplen Myelom, die drei vorangegangene Therapien erhalten haben, darunter einen immunmodulatorischen Wirkstoff, einen Proteasom-Inhibitor und einen Anti-CD38-Antikörper, und die während der letzten The-rapie eine Krankheitsprogression gezeigt haben		Nicht belegt
3	Fruquitinib	Enzyminhibitor (VEGFR-Tyrosin-kinase-Inhibitor)	Fotivda, 15.07.2024	Takeda Phar-maceuticals	Erwachsene mit metastasiertem kolorektalem Karzinom (mKRK), die bereits mit verfüg-baren Standardtherapien behandelt wurden, einschließlich Fluoropyrimidin-, Oxaliplatin- und Irinotecan-basierter Chemotherapie, Anti-VEGF-Substanzen und Anti-EGFR-Substan-zen, und die ein Fortschreiten der Erkrankung unter oder eine Unverträglichkeit gegenüber der Therapie mit Trifluridin/Tipiracil oder Regorafenib aufweisen		Gering
4	Futibatinib	Enzyminhibitor (FGF-Rezeptor-1-4-Inhibitor)	Lytgobi, 01.06.2024	Taiho Pharma Netherlands	Monotherapie angewendet zur Behand-lung von erwachsenen Patienten mit lokal fortgeschrittenem oder metastasiertem Cho-langiokarzinom mit einer Fibroblasten-Wachstumsfaktor-Rezeptor-2 (fibroblast growth factor receptor 2, FGFR2)-Fusion oder einem FGFR2-Rearrangement, das nach mindestens einer vorherigen systemischen Therapielinie fortgeschritten ist		Nicht belegt

◧ Tab. 2.1 (Fortsetzung)

	Arzneistoff	Wirkmechanismus, Zielstruktur	Handelsname, Einführung	Zulassungs-inhaber	Indikation	Übergeordnetes Indikationsgebiet entsprechend AVR	Zusatznut-zen (G-BA)
5	(^{177}Lu)Lute-tium-vipivotid-tetraxetan	Chelatbildner + β-Strahler	Pluvicto, 01.06.2024	GlaxoSmith-Kline	Erwachsene mit einem PSMA-positiven, metastasierten, kastrationsresistenten Prostatakarzinom (mCRPC), nach vorheriger Behandlung mit ARDT (androgen receptor-directed therapy) und einer taxanhaltigen Chemotherapie		Beträchtlich
6	Momelotinib	Enzyminhibitor (JAK 2- und FLT3-Inhibitor)	Omjjara (O), 15.02.2024	GlaxoSmith-Kline	Erwachsene mit moderater oder schwerer Anämie mit primärer Myelofibrose, Post-Polycythaemia Vera-Myelofibrose oder Post-Essentielle Thrombozythämie-Myelofibrose, die mit Ruxolitinib behandelt wurden; zur Behandlung krankheitsbedingter Splenomegalie oder Symptome		Gering
					Erwachsene mit moderater oder schwerer Anämie mit primärer Myelofibrose, Post-Polycythaemia Vera-Myelofibrose oder Post-Essentielle Thrombozythämie-Myelofibrose, die nicht mit Janus-Associated-Kinase-Inhibitoren (JAK-Inhibitoren) therapiert wurden; zur Behandlung krankheitsbedingter Splenomegalie oder Symptome		Nicht-quan-tifizierbar

◘ Tab. 2.1 (Fortsetzung)

	Arzneistoff	Wirkmechanismus, Zielstruktur	Handelsname, Einführung	Zulassungs-inhaber	Indikation	Übergeordnetes Indikationsgebiet entsprechend AVR	Zusatznut-zen (G-BA)
7	Pirtobrutinib	Enzyminhibitor (Bruton-Tyrosinki-nase-Inhibitor)	Jaypirca, 15.09.2024	Eli Lilly	Erwachsene mit rezidiviertem oder refraktärem Mantelzell-Lymphom, welche mindestens eine Vortherapie mit einem Bruton-Tyrosinki-nase (BTK)-Inhibitor erhalten haben		Nicht belegt
8	Quizartinib	Enzyminhibitor (FLT3-ITD-Muta-tions-Inhibitor)	Vanflyta, 01.2.2024	Daiichi Sankyo Europe	Erwachsene mit neu diagnostizierter akuter myeloischer Leukämie (AML), die FLT3-ITD positiv ist		Nicht belegt
9	Tiselizumab	Antikörper (ant-PD-1-Rezeptor)	Tevimbra, 01.09.2024	BeiGene Ireland	Erwachsene mit einem nicht resezierbaren, lokal fortgeschrittenen oder metastasierten Plattenepithelkarzinom des Ösophagus nach vorheriger platinbasierter Chemotherapie		Nicht belegt
					Erwachsene mit lokal fortgeschrittenem nicht-plattenepithelialem nicht-kleinzelligen Lungenkarzinom (non-small cell lung cancer, NSCLC), die nicht für eine chirurgische Resektion oder platinbasierte Radiochemotherapie infrage kommen, oder mit metastasiertem nicht-plattenepithelialem NSCLC, mit einer PD-L1-Expression $\geq 50\,\%$, ohne EGFR- oder ALK-Aberrationen; Erstlinientherapie		Nicht belegt

◻ Tab. 2.1 (Fortsetzung)

Arzneistoff	Wirkmechanismus, Zielstruktur	Handelsname, Einführung	Zulassungs-inhaber	Indikation	Übergeordnetes Indikationsgebiet entsprechend AVR	Zusatznut-zen (G-BA)
				Erwachsene mit lokal fortgeschrittenem plattenepithelialem nicht-kleinzelligem Lungenkarzinom (non-small cell lung cancer, NSCLC), die nicht für eine chirurgische Resektion oder platinbasierte Radiochemotherapie infrage kommen, oder mit metastasiertem plattenepithelialem NSCLC, mit einer PD-L1-Expression $\geq$ 50 %; Erstlinientherapie		Nicht belegt
				Erwachsene mit einem nicht-resezierbaren, lokal fortgeschrittenen oder metastasierten, nicht kurativ behandelbaren Plattenepithelkarzinom des Ösophagus, deren Tumore eine PD-L1-Expression mit einem TAP-Score von $\geq$ 5 % und zudem eine Tumorzell-PD-L1 Expression $\geq$ 1 % oder einen Combined Positive Score (CPS) $\geq$ 10 aufweisen; Erstlinientherapie		Nicht belegt
				Erwachsene mit lokal fortgeschrittenem, nicht resezierbarem oder metastasiertem HER2-negativem Adenokarzinom des Magens oder des gastroösophagealen Übergangs mit einer Tumor-PD-L1-Expression von $\geq$ 5 % (Tumor Area Positivity; TAP-Score); Erstlinientherapie		Nicht belegt

◘ Tab. 2.1 (Fortsetzung)

	Arzneistoff	Wirkmechanismus, Zielstruktur	Handelsname, Einführung	Zulassungs-inhaber	Indikation	Übergeordnetes Indikationsgebiet entsprechend AVR	Zusatznut-zen (G-BA)
10	Zolbetuximab	Antikörper (anti-Claudin-18.2)	Vyloy, 01.11.2024	Astellas Pharma Europe	In Kombination mit Fluoropyrimidin- und Platin-haltiger Chemotherapie zur Erstlinienbehandlung von erwachsenen Patienten mit lokal fortgeschrittenem inoperablem oder metastasiertem HER2-negativem Adenokarzinom des Magens oder des gastroösophagealen Übergangs (gastro-oesophageal junction, GEJ) angezeigt, deren Tumore Claudin (CLDN) 18.2 positiv sind	Herz-Kreislauf-Erkrankungen (Kap. III)	Gering
11	Sotatercept	Antikörper (anti-Aktivin A)	Winrevair (O), 15.09.2024	Merck Sharp & Dohme	Erwachsene mit pulmonaler arterieller Hypertonie (PAH) der WHO-Funktionsklasse (WHO-FK) II bis III		Gering
12	Sparsentan	GPCR-Antagonist (Endothelin-A- und Angiotensin II-Rezeptor-Antagonist)	Filspari (O), 01.08.2024	Vifor France	Erwachsene mit primärer Immunglobulin A – Nephropathie (IgAN) mit einer Ausscheidung von Eiweiß im Urin von $\geq$ 1,0 g/Tag (oder einem Protein/Kreatinin-Quotienten im Urin von $\geq$ 0,75 g/g)		Gering

Tab. 2.1 (Fortsetzung)

	Arzneistoff	Wirkmechanismus, Zielstruktur	Handelsname, Einführung	Zulassungs-inhaber	Indikation	Übergeordnetes Indikationsgebiet entsprechend AVR	Zusatznut-zen (G-BA)
						Blut und Gerinnung (Kap. IV)	
13	Crovalimab	Antikörper (ani-C5)	Piasky, 15.09.2024	Roche Registration	Erwachsene und pädiatrische Patientinnen und Patienten ab 12 Jahren mit einem Körpergewicht von $\geq 40\,$kg mit paroxysmaler nächtlicher Hämoglobinurie (PNH) mit einer hohen Krankheitsaktivität, gekennzeichnet durch klinische Symptome einer Hämolyse		Nicht belegt
					Erwachsene und pädiatrische Patientinnen und Patienten ab 12 Jahren mit einem Körpergewicht von $\geq 40\,$kg mit paroxysmaler nächtlicher Hämoglobinurie (PNH), die einen C5- Inhibitor seit ≥ 6 Monaten erhalten und klinisch stabil sind		Nicht belegt
14	Danicopan	Enzyminhibitor (Komplement Faktor D-Inhibitor)	Voydeya (O), 01.06.2024	Alexion Europe	Zusatztherapie zu Ravulizumab oder Eculizumab zur Behandlung von erwachsenen Patienten mit paroxysmaler nächtlicher Hämoglobinurie (PNH), die eine residuale hämolytische Anämie haben		Nicht quanti-fizierbar
15	Efanescotocog alfa	Modifizierter Blutgerinnungsfaktor VIII	Altuvoct, 15.07.2024	Swedish Orphan Bio-vitrum AB	Hämophilie A		Nicht ver-fügbar
16	Efbemaleno-grastim	Modifizierter Granulozytenkolonie-stiulierender Faktor	Ryzneuta, 01.08.2024	Apogepha Arzneimittel	Febrile Neutropenie infolge Chemotherapie		Nicht belegt

◘ Tab. 2.1 (Fortsetzung)

	Arzneistoff	Wirkmechanismus, Zielstruktur	Handelsname, Einführung	Zulassungs-inhaber	Indikation	Übergeordnetes Indikationsgebiet entsprechend AVR	Zusatznut-zen (G-BA)
17	Iptacopan	Enzyminhibitor (Komplement Faktor B-Inhibitor)	Fabhalta, 01.07.2024	Novartis	Monotherapie zur Behandlung erwachsener Patienten mit paroxysmaler nächtlicher Hämoglobinurie (PNH), die eine hämolytische Anämie aufweisen		Nicht quanti-fizierbar
18	rADAMTS13	Enzym (ADAMTS13)	Adzynma (O), 01.09.2024	Takeda Manufactoring Austria	Enzymersatztherapie (EET) zur Behandlung eines ADAMTS13-Mangels bei Kindern und Erwachsenen mit kongenitaler thrombotisch-thrombozytopenischer Purpura (cTTP). Adzynma ist für alle Altersgruppen geeignet		Nicht quanti-fizierbar
						Erkrankungen des Stoffwechsels und des Gastrointestinal-traktes (Kap. V)	
19	Abaloparatid	GPCR-Agonist (PTH-related Protein-Rezeptor)	Eladynos, 15.04.2024	Theramex Ireland Limited	Behandlung der Osteoporose bei postmenopausalen Frauen mit erhöhtem Frakturrisiko		Nicht belegt
20	Elafibranor	Agonist an nukleären Rezeptoren (PPAR α)	Iqirvo, 15.10.2024	Ipsen Pharma	Behandlung der primär biliären Cholangitis (PBC) in Kombination mit Ursodeoxycholsäure (UDCA) bei Erwachsenen, die nicht ausreichend auf UDCA ansprechen, oder als Monotherapie bei Patienten, die UDCA nicht vertragen		Gering
21	Insulin icodec	Insulinanalogon (langwirkend)	Awiqli, 01.09.2024	Novo Nordisk	Basisinsulin bei Diabetes mellitus bei Erwachsenen		Nicht ver-fügbar

◘ Tab. 2.1 (Fortsetzung)

	Arzneistoff	Wirkmechanismus, Zielstruktur	Handelsname, Einführung	Zulassungsinhaber	Indikation	Übergeordnetes Indikationsgebiet entsprechend AVR	Zusatznutzen (G-BA)
22	Palopegteriparatid	GPCR-Agonist (PTH-Rezeptor-Agonist)	Yorvipath (O), 01.01.2024	Ascendis Pharma Bone Diseases	Parathormon (PTH)-Substitutionstherapie, die für die Behandlung von Erwachsenen mit chronischem Hypoparathyreoidismus indiziert ist		Nicht belegt
23	Pegzilarginase	Enzym (Arginase-1)	Loargys (O), 15.01.2024	Unimedic AB	Behandlung von Arginase-1-Mangel (ARG1-D), auch bekannt als Hyperargininämie, bei Erwachsenen, Jugendlichen und Kindern im Alter ab 2 Jahren		Nicht quantifizierbar
24	Vadadustat	Allosterischer Proteinmodulator (HIF-Stabilisator)	Vafseo, 01.06.2024	Medici Arzneimittel Pütter	Wird angewendet bei Erwachsenen zur Behandlung von symptomatischer Anämie infolge chronischer Nierenerkrankung (CKD, chronic kidney disease), die eine chronische Erhaltungsdialyse erhalten		Nicht belegt
						Infektionserkrankungen (Kap. VI)	
25	Artesunat	Radikalbildner	Artesunate Amivas (O), 01.11.2024	MIAS Pharma Limited	Initiale Behandlung von schwerer Malaria bei Erwachsenen und Kindern		Nicht quantifizierbar
26	Rezafungin	Enzym-Inhibitor (1,3-β-Glucansynthase-Inhibitor)	Rezzayo, 01.02.2024	Mundipharma	Behandlung der invasiven Candidainfektion bei Erwachsenen		Nicht quantifizierbar

Tab. 2.1 (Fortsetzung)

	Arzneistoff	Wirkmechanismus, Zielstruktur	Handelsname, Einführung	Zulassungs-inhaber	Indikation	Übergeordnetes Indikationsgebiet entsprechend AVR	Zusatznutzen (G-BA)
						Schmerz, Entzündung und Immunsystem (Kap. VII)	
27	**Etrasimod**	GPCR-Antagonist (S1P-Rezeptor-Antagonist)	Velsipity, 15.04.2024	Almac Pharma Services Limited	Erwachsene und Jugendliche ab 16 Jahren mit mittelschwerer bis schwerer aktiver Colitis ulcerosa, die auf eine konventionelle Therapie unzureichend angesprochen haben, nicht mehr darauf ansprechen oder eine Unverträglichkeit zeigen		Nicht belegt
						Erkrankungen des Nervensystems und der Augen (Kap. VIII)	
28	**Foslevodopa/ Foscarbidopa**	Neurotransmitter-Vorläufer + Enzym-inhibitor	Produodopa, 01.12.2023	Abbvie	Patienten vorbehalten, die an einer fortgeschrittenen, auf Levodopa-reaktiven Parkinson-Krankheit mit schweren motorischen Fluktuationen und Hyperkinesie oder Dyskinesie erkrankt sind, wenn verfügbare Kombinationen von Antiparkinsonmitteln nicht die gewünschten Ergebnisse erzielt haben		Nicht verfügbar
29	**Omaveloxolon**	Allosterischer Proteinmodulator (Bindung an Keap1-Protein)	Skyclarys (O), 15.03.2024	Reata Ireland Limited	Behandlung der Friedreich-Ataxie bei Erwachsenen und Jugendlichen ab 16 Jahren		Nicht quantifizierbar

◘ Tab. 2.1 (Fortsetzung)

	Arzneistoff	Wirkmechanismus, Zielstruktur	Handelsname, Einführung	Zulassungsinhaber	Indikation	Übergeordnetes Indikationsgebiet entsprechend AVR	Zusatznutzen (G-BA)
30	Rozanolixizumab	Antikörper (anti-Fc-Rezeptor-neonatal)	Rystiggo (O), 01.03.2024	UCB Pharma S. A.	Zusatzbehandlung zur Standardtherapie von generalisierter Myasthenia gravis (gMG) bei erwachsenen Patienten, die Antikörper-positiv bezüglich Anti-AChR (Acetylcholin-Rezeptor) sind		Beträchtlich
					Zusatzbehandlung zur Standardtherapie von generalisierter Myasthenia gravis (gMG) bei erwachsenen Patienten, die Antikörper-positiv bezüglich Anti-MuSK (Muskelspezifische Tyrosinkinase) sind		Nicht quantifizierbar
31	Ublituximab	Antikörper (anti-CD20)	Briumvi, 01.02.2024	Neuraxpharm Pharmaceuticals, S. L.	Erwachsene mit schubförmiger Multipler Sklerose (RMS), die bislang noch keine krankheitsmodifizierende Therapie erhalten haben und keine Hinweise für einen schweren Krankheitsverlauf aufweisen		Gering
					Erwachsene mit schubförmiger Multipler Sklerose (RMS), die bislang noch keine krankheitsmodifizierende Therapie erhalten haben und Hinweise für einen schweren Krankheitsverlauf aufweisen, sowie Erwachsene, die trotz Behandlung mit einer krankheitsmodifizierenden Therapie einen aktiven Krankheitsverlauf zeigen		Nicht belegt
32	Vamorolon	Agonist an nukleären Rezeptoren (dissoziativer GR-Ligand)	Agamree (O), 15.01.2024	Santhera Pharmaceuticals	Patienten ab einem Alter von 4 Jahren mit Duchenne-Muskeldystrophie		Nicht quantifizierbar
33	Zilucoplan	Allosterisch wirkendes Peptid (verhindert Aktivierung von C5a)	Zilbrysq, 01.03.2024	UCB Pharma	Erwachsene mit Anti-Acetylcholinrezeptor-Antikörper-positiver generalisierter Myasthenia gravis, die für eine Zusatztherapie zu einer Standardbehandlung in Frage kommen		Nicht belegt

◘ Tab. 2.1 (Fortsetzung)

	Arzneistoff	Wirkmechanismus, Zielstruktur	Handelsname, Einführung	Zulassungsinhaber	Indikation	Übergeordnetes Indikationsgebiet entsprechend AVR	Zusatznutzen (G-BA)
						Erkrankungen der Lungen und der Luftwege (Kap. IX)	
						Urologische Erkrankungen (Kap. X)	
34	Vibegron	GPCR-Agonist (β_3-Adrenozeptoragonist)	Obgemsa, 01.10.2024	Pierre Fabre Medicament	Angewendet bei Erwachsenen zur symptomatischen Therapie bei überaktiver Blase (ÜAB-Syndrom)		Nicht belegt
						Hauterkrankungen und Allergien (Kap. XI)	
35	Delgocitinib	Enzyminhibitor (JAK-Inhibitor)	Anzupgo, 15.10.2024	Leo Pharma A/S	Behandlung von mittelschwerem bis schwerem chronischem Handekzem (CHE) bei Erwachsenen, bei denen topische Kortikosteroide nicht ausreichen oder nicht geeignet sind		Nicht belegt
36	Lebrikizumab	Antikörper (anti-IL-13)	Ebglyss, 15.12.2023	Almirall S. A.	Erwachsene und Jugendliche ab 12 Jahren mit mittelschwerer bis schwerer atopischer Dermatitis, die für eine systemische Therapie infrage kommen		Nicht belegt

◻ Tab. 2.1 (Fortsetzung)

	Arzneistoff	Wirkmechanismus, Zielstruktur	Handelsname, Einführung	Zulassungs-inhaber	Indikation	Übergeordnetes Indikationsgebiet entsprechend AVR	Zusatznut-zen (G-BA)
						Hormonsystem (Kap. XII)	
37	**Fezolinetant**	GPCR-Antagonist (NK3-Rezeptor-Antagonist)	Veoza, 01.02.2024	Astellas Pharma Europe	Frauen in der Menopause mit moderaten bis schweren vasomotorischen Symptomen, die für eine Hormontherapie nicht in Frage kommen oder die sich nach individueller Nutzen-Risiko-Abwägung gegen eine Therapie entschieden haben		Gering
38	**Linzagolix**	GPCR-Antagonist (GnRH-Rezeptor-Antagonist)	Yselty, 15.09.2024	Theramex Ireland Limited	Erwachsene Patientinnen im gebärfähigen Alter mit Endometriose, die zuvor medizinisch oder chirurgisch behandelt wurden, zur symptomatischen Behandlung		Nicht belegt
						Erkrankungen des Mundes und der Zähne (Kap. XIII)	

und Bewertung für die Verordnung im GKV-Bereich. Historisch bedingt wurden in diesem Kapitel nicht immer exakt die Jahresabschnitte eingehalten. Um jedoch zu vermeiden, dass bestimmte Arzneimittel doppelt im AVR vorgestellt werden, wird diese Praxis auch in diesem Jahr fortgeführt.

Wie bereits im AVR 2022, 2023 und 2024 sind auch im AVR 2024 die neu eingeführten Arzneimittel in ◘ Tab. 2.1 entsprechend den Indikationsgebieten gelistet (Kapitel II-XIII). Dadurch wird eine gute Übersicht darüber erzielt, in welchen Indikationsgebieten viele Neuzulassungen bzw. wenige oder sogar keine Neuzulassungen erfolgen. Außerdem können so Zulassungstrends über die Zeit gut erfasst werden.

Wie bereits in den Vorjahren ist das Indikationsgebiet der malignen Erkrankungen am stärksten vertreten (◘ Tab. 2.1, **1–10**, Kapitel II). Im Vergleich zu 2023 wurde ein Anstieg um eine Zulassung auf nunmehr 10 Zulassungen registriert. In ◘ Tab. 2.1. findet sich 6 Proteinkinase-Inhibitoren und 3 Antikörper. Platz 2 im Jahr 2024 mit jeweils 6 Neuzulassungen belegen die Indikationsgebiete Blut und Gerinnung (Kapitel IV; **13–18**), Erkrankungen des Stoffwechsels und des Gastrointestinaltraktes (Kapitel V; **19–24**) sowie Erkrankungen des Nervensystems und der Augen (Kapitel VIII; **28–33**). Alle anderen Indikationsgebiete sind mit 1-2 Neuzulassungen vertreten. Wie schon seit Jahren gibt es keine Neuzulassungen für Erkrankungen des Mundes und der Zähne (Kapitel XIII).

Das Gebiet der seltenen Erkrankungen (*orphan diseases*) ist im Vergleich zum Jahr 2023 (8 Arzneimittel) im Jahr 2024 deutlich stärker repräsentiert (11 Arzneimittel; **6, 11, 12, 14, 18, 22, 23, 25, 29, 30, 32**). Bei den seltenen Erkrankungen werden die Indikationsgebiete maligne Erkrankungen (**6**, Kapitel II), Herz-Kreislauf-Erkrankungen (**11, 12**, Kapitel III), Erkrankungen des Blutes und Gerinnungssystems (**14, 18**, Kapitel IV), Erkrankungen des Stoffwechsels und des Gastrointestinaltraktes (**22, 23**, Kapitel V), Infektionserkrankungen (**25**, Kapitel VI) sowie Erkrankungen des Nervensystems und der Augen (**29, 30, 32**, Kapitel XVIII) erfasst.

In den Indikationsgebieten maligne Erkrankungen, *orphan diseases* und Autoimmunerkrankungen lassen sich regelmäßig sehr hohe Arzneimittelpreise durchsetzen (Kap. 1, AVR 2021, 2022 und 2023). Daher liegt es nahe anzunehmen, dass die Fokussierung der pharmazeutischen Industrie auf diese Indikationsgebiete auch entsprechende Renditepotenziale reflektiert, die in anderen Gebieten nicht realisiert werden können, unabhängig vom „*medical need*".

Wie schon in den Vorjahren ist die Zuordnung eines Arzneistoffs zu einem bestimmten Indikationsgebiet nicht immer eindeutig. So wird im AVR 2025 Sparsentan (**12**) Kapitel III zugeordnet; es könnte aber genauso gut im Kapitel X verortet werden.

Die Zulassungen im Bereich der monoklonalen therapeutischen Antikörper dominieren mit 8 neuen Arzneimitteln (**2, 9, 10, 11, 13, 30, 31, 36**) auch im Jahr 2024 das Zulassungsgeschehen. Es sind wie schon in den Vorjahren viele verschiedene Indikationsgebiete vertreten.

Die 2023 nicht vertretenen Proteinkinase-Inhibitoren stehen 2024 mit 7 Neuzulassungen (**1, 3, 4, 6, 7, 8, 35**) auf Platz 2. Dabei sticht der insgesamt enttäuschende Zusatznutzen der Proteinkinase-Inhibitoren ins Auge, der offenbar einen länger anhaltenden Trend darstellt (Obst und Seifert 2023, 2025). Nur bei **1**, **3** und **6** konnte ein Zusatznutzen festgestellt werden. Lediglich bei einer Indikation von **1** war der Zusatznutzen beträchtlich. Dies ist sehr kritisch zu sehen, weil die Jahrestherapiekosten mit neu zugelassenen Proteinkinase-Inhibitoren sehr hoch sind und € 100.000 leicht überschreiten können.

In Deutschland betrug der Anteil von GPCR-Liganden an Arzneimittelzulassungen in den letzten 40 Jahren um die 20 % (Schröer und Seifert, 2025). Das Jahr 2025 passt sehr gut zum Trend der Vorjahre: 18 % aller Neuzulassungen waren GPCR-Liganden; 8 % Agonisten (**19, 22, 34**), und 10 % Antagonisten (**12, 27, 37, 38**).

Im Jahr 2024 waren auch wieder neue Wirkprinzipien wie Chetabildner $+$ β-Strahler (**5**) sowie allosterische Proteinmodulatoren (**29, 33**) vertreten.

Eine weitere wichtige und seit Jahren beobachtete und stetig voranschreitende Entwicklung ist die Diversifizierung der Zulassungsinhaber. Im Jahr 2024 waren 33 Zulassungsinhaber vertreten; ein Plus von 4 Firmen. Parallel dazu zeigt sich ein Trend zur Reduktion der Zulassungen einer Firma pro Jahr. Im Jahr 2023 gab es noch drei Firmen mit jeweils 3 Zulassungen; im Jahr 2024 keine einzige. Jeweils zwei Zulassungen verzeichneten Astellas (**10, 37**), GlaxoSmithKline (**5, 6**), USB (**30, 33**) und Takeda (**3, 18**). Alle übrigen Firmen, darunter auch große Konzerne wie Novartis, Roche, Novo Nordisk und Abbvie waren 2024 mit nur einem neuen Arzneimittel vertreten. Von den großen internationalen Firmen nicht vertreten sind Janssen-Cilag und Bristol Myers Squibb. Die klassischen großen deutschen Pharmafirma Boehringer Ingelheim und Bayer waren 2024 bei den Neuzulassungen nicht vertreten. Für Bayer ist das nun schon das zweite Jahr in Folge ohne Neuzulassung, was auf ein erhebliches Innovationsdefizit hindeutet. Erfreulich hingegen ist, dass Deutschland mit vier mittelständischen Firmen bei den Neuzulassungen vertreten war (Apogepha, **16**; Medici Arzneimittel Pütter, **24**; Munipharma, **26** sowie Neuraxpharm, **31**).

Bereits für die Jahre 2021–2023 wurde beobachtet, dass die Indikationen für die neu zugelassenen Arzneimittel immer kleinteiliger und spezieller werden. Dieser Trend hat sich im Jahr 2024 nochmals verschärft und ist inzwischen nicht nur bei den malignen Erkrankungen erkennbar, sondern erfasst inzwischen fast alle Indikationsgebiete. Aus diesem Grund sind die Beschreibungen der Indikationen in ◘ Tab. 2.1 meist auch sehr detailliert und entsprechen den Formulierungen der GB-A-Beschlüsse. In einigen Fällen werden gleich mehrere hochspezialisierte Indikationen zu ähnlichen Indikationen formuliert (**1, 6, 9, 13, 30, 31**). Teilweise (**1, 31**) gibt es auch für unterschiedliche (aber doch verwandte) Indi-

kationen unterschiedliche Bewertungen, was die Situation für den Verschreiber unübersichtlich gestaltet. In einem Fall (**9**) gibt es zu 6 verschiedenen Indikationen eines Arzneistoffs keine einzige Bewertung mit belegtem Zusatznutzen. Dies zeigt schlaglichtartig die Problematik im aktuellen Zulassungsgeschehen auf.

Schon lange wurde kritisiert, dass es auf dem Gebiet der antibakteriellen Arzneistoffe zu wenig Innovationen gebe und damit der Resistenzentwicklung Vorschub geleistet werde (Gregory und Martin 2022). Das Jahr 2024 blieb wie 2023 ohne Zulassung in diesem wichtigen Indikationsbereich. Dafür gab es 2024 eine Zulassung im Bereich Pilzinfektionen (**26**) und Protozoeninfektionen (**25**).

Wichtige psychiatrische Erkrankungen wie Angststörungen und Schizophrenie blieben wie in den Vorjahren auch 2024 ohne Neuzulassung. Gerade im Bereich der psychiatrischen Erkrankungen ist es sehr schwierig, wirksame Arzneimittel zu entwickeln (Howes et al. 2022), obwohl der „*medical need*" groß ist. Möglicherweise wird eine Neuklassifikation psychiatrischer Erkrankungen auf der Basis der Wirksamkeit von Arzneistoffen hier eine Verbesserung der derzeit unbefriedigenden Situation erbringen (Seifert et al. 2024).

Besonders problematisch im Zulassungsjahr 2024 ist der geringe Zusatznutzen der neu zugelassenen Arzneimittel. Dieses Problem wurde bereits im AVR 2023 und AVR 2024 jeweils im Kapitel 2 diskutiert (◘ Tab. 2.1). Im Jahr 2025 zeigten lediglich 3 Arzneimittel (**1, 5** und **30**) einen beträchtlichen Zusatznutzen. Dies entspricht einem Anteil von nur 6,8 % aller GB-A-Bewertungen des Analysezeitraumes. Kein einziger Arzneistoff erreichte die Bewertung „erheblicher Zusatznutzen". 55 % aller GB-A-Bewertungen fielen in die Kategorie „Zusatznutzen nicht belegt". Bei den übrigen Arzneimitteln war der Zusatznutzen entweder gering oder nicht quantifizierbar. Diese sehr unbefriedigenden Zahlen zeigen, dass die Zulassungsinhaber immer früher Arzneimittel auf den Markt bringen, deren Wirksamkeit nur unzureichend dokumentiert ist und dadurch der mögliche Wirksamkeitsnachweis in die Nachzulassungsphase verlegt wird. Aus Sicht der GKV und eines effektiven Einsatzes finanzieller Ressourcen wäre es sehr wünschenswert, wenn diese Praxis ein Ende nähme und neue Arzneimittel umfassender in klinischen Studien vor der Zulassung geprüft würden. Aus Sicht der verordnenden Ärzte im GKV-System sollten daher neu zugelassen Arzneimittel ohne überzeugenden Zusatznutzen nicht eingesetzt werden, und solche mit einem Zusatznutzen sollten nur dann eingesetzt werden, wenn eine klare Indikation vorliegt.

Letztlich wäre es sinnvoll, die Hürden für eine Marktzulassung zu erhöhen, damit Ärzte bessere Therapieentscheidungen fällen können und der Nutzen für die Patienten besser definiert ist. Ein Kompromiss könnte sein, nur solchen Arzneimitteln den Zugang zum Arzneimittelmarkt zu gewähren, die zumindest einen geringen Zusatznutzen dokumentieren können. Letztlich würden alle am Arzneimittelmarkt beteiligten Teilnehmer von einer solchen Evidenz-getriebenen Zulassungspolitik profitieren. Hier besteht aus Sicht der Autoren des Kapitels erheblicher politischer Handlungsbedarf, zumal neu zugelassene Arzneimittel oft auch sehr hohe Jahrestherapiekosten verursachen und dies das GKV-Budget erheblich belastet.

2.2 Unterschiedliche Wirkprinzipien und Indikationsgebiete

Exemplarisch werden im Folgenden vier unterschiedliche Wirkprinzipien und Indikationsgebiete von im Jahr 2024 eingeführten Arzneimitteln vorgestellt. Ein vertieftes Verständnis der Wirkmechanismen von Arzneistoffen ist wichtig, um Indikationsgebiete, unerwünschte Wirkungen und Interaktionen besser zu verstehen.

In diesem Jahr werden Arzneistoffe aus den Indikationsgebieten maligne Erkrankungen (Capivasertib, ◘ Tab. 2.1, **1** und (117Lu) Lutetium-vipivotid-tetraxetan, ◘ Tab. 2.1, **5**),

Myasthenia gravis (Rozanolixizumab, ◘ Tab. 2.1, **30**) und pulmonaler arterieller Hypertonie (Sotatercept, ◘ Tab. 2.1, **11**) hinsichtlich Wirkmechanismus, klinischer Wirksamkeit, unerwünschter Wirkungen sowie möglichem Interaktionspotential und Pharmakoökonomie analysiert. Dabei ist ein neuer molekularer Wirkmechanismus nicht automatisch mit einem substanziellen klinisch-therapeutischen Fortschritt gleichzusetzen. Erfreulicherweise wurde aber für die ersten drei Wirkstoffe jeweils ein beträchtlicher Zusatznutzen durch den G-BA beschlossen (s. o.). Für Sotatercept wurde nur ein einen Anhaltspunkt für einen geringen Zusatznutzen gegenüber der zweckmäßigen Vergleichstherapie durch den G-BA gesehen. Da Sotatercept aber als erster zugelassener Aktivin-Inhibitor ein neues Wirkprinzip darstellt, wird es ebenfalls hier im Detail vorgestellt.

Obwohl die neu eingeführten und hier diskutierten Arzneimittel alle wirksam sind, so haben sie doch alle auch unerwünschte Wirkungen, die sich in großen Teilen recht gut über den Wirkmechanismus oder über eine teils komplexe Pharmakokinetik mit einem damit einhergehenden Risiko für Interaktionen erklären lassen. Die molekularen Wirkmechanismen von Arzneistoffen werden in Fachinformationen bedauerlicherweise nur selten gut erläutert.

2.2.1 Capivasertib

Capivasertib (Truqap®) wurde 2024 in der EU als erster Vertreter der Klasse der AKT-Inhibitoren zugelassen [Eckert, 2024]. Das Präparat ist in Kombination mit Fulvestrant indiziert für die Behandlung erwachsener Patientinnen und Patienten mit östrogenrezeptorpositivem, HER2-negativem, lokal fortgeschrittenem oder metastasiertem Mammakarzinom, sofern eine oder mehrere genetische Alterationen in PIK3CA, AKT1 oder PTEN nachgewiesen wurden und ein Rezidiv oder eine Progression unter endokriner Therapie eingetreten ist [AstraZeneca GmbH, o. J.; Institut für Qualität

2

und Wirtschaftlichkeit im Gesundheitswesen, 2024a]. Die Zulassung ist somit biomarkerbasiert und setzt eine molekulare Testung vor Therapiebeginn voraus [Institut für Qualität und Wirtschaftlichkeit im Gesundheitswesen, 2024a].

Molekular greift Capivasertib in die PI3K-AKT-mTOR-Signalkaskade ein, die in vielen Tumoren durch Mutationen oder Verlust von Regulatoren wie PTEN hyperaktiviert ist[Eckert, 2024; Luboff und DeRemer 2024] (◘ Abb. 2.1). Diese Signalkette steuert Zellproliferation, Überleben, Wachstum und Stoffwechsel. Capivasertib hemmt als ATP-kompetitiver Inhibitor die katalytische Aktivität der Isoformen AKT1-3, reduziert nachgeschaltete Phosphorylierungen und blockiert so tumorfördernde Signalwege. In Kombination mit Fulvestrant wird ein synergistischer Effekt erzielt, da Capivasertib Resistenzmechanismen gegen die endokrine Therapie über AKT-abhängige Signalwege durchbrechen kann [G-BA Capivasertib, 2024]. Kritisch zu sehen ist jedoch, dass AKT nicht tumorspezifisch, sondern in zahlreichen physiologischen Geweben breit exprimiert ist, sodass Off-Target-Effekte und substanzspezifische Nebenwirkungen, insbesondere auf den Glukose- und Fettstoffwechsel, zu erwarten sind. Dies ist vor dem Hintergrund der physiologischen Rolle von AKT in der Insulin-Signaltransduktion plausibel. Patienten mit präexistentem Diabetes mellitus oder Risikofaktoren für eine gestörte Glukosetoleranz sind daher besonders gefährdet und müssen engmaschig metabolisch überwacht werden. Daten aus der CAPItello-291-Studie (s. u.) belegen, dass Hyperglykämie zu den häufigsten Nebenwirkungen zählt [Turner et al., 2023].

Die Anwendung erfolgt oral in Tablettenform (160 mg und 200 mg) in einem intermittierenden Schema (vier Tage Behandlung, drei Tage Pause), kombiniert mit Fulvestrant in Standarddosierung. Bei Männern mit ER-positivem Brustkrebs ist zusätzlich ein LHRH-Agonist empfohlen [G-BA Capivasertib, 2025]. Typische unerwünschte Wirkungen umfassen Durchfall, Hyperglykämie, Hautreaktionen, Übelkeit und Fatigue, die häufig Do-

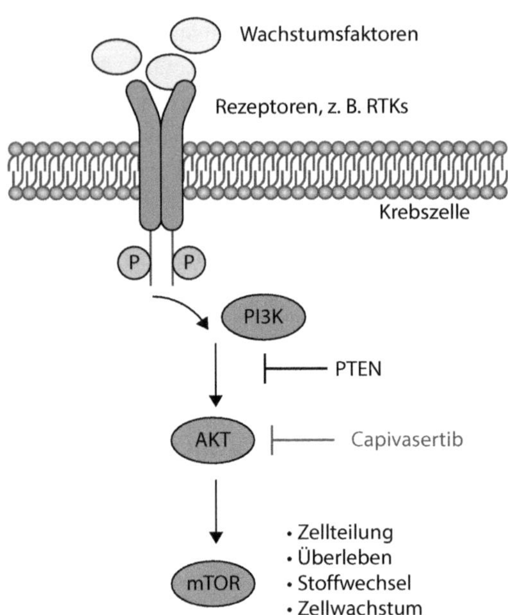

◘ **Abb. 2.1 Molekularer Wirkmechanismus von Capivasertib.** Capivasertib wirkt als potenter, selektiver, niedermolekularer Inhibitor aller drei Isoformen der AKT-Serin/Threonin-Kinase. Diese wird durch die Rezeptoren verschiedener Wachstumsfaktoren, z. B. Rezeptor-Tyrosinkinasen (RTKs), aktiviert. Durch die Bindung an die aktive Stelle von AKT verhindert es die Phosphorylierung von nachgeschalteten AKT-Substraten wie mTOR, was für Prozesse wie Zellteilung, Überleben und Stoffwechsel entscheidend ist. Diese Störung des AKT-Signalwegs kann das Wachstum von Krebszellen hemmen, insbesondere solchen mit einem überaktiven AKT-Signalweg, der durch Mutationen mit Verlust der PTEN-Funktion verursacht wird. mTOR: Mechanistic target of rapamycin; PTEN. hosphatase and tensin homolog. (Modifiziert nach Aboud et al., 2025)

sisreduktionen oder Therapiepausen notwendig machen. Pharmakokinetisch weist Capivasertib eine Halbwertszeit von rund acht bis zwölf Stunden auf, wird überwiegend über CYP3A4 und UGT2B7 metabolisiert und hepatisch eliminiert [AstraZeneca GmbH; Luboff und DeRemer 2024]. In vivo ist Capivasertib ein schwacher, zeitabhängiger CYP3A-Inhibitor [AstraZeneca GmbH]. Interaktionen mit CYP-Inhibitoren und -Induktoren sind zu beachten; ein Einfluss von Nahrungsaufnahme auf die Bioverfügbarkeit ist moderat [G-

BA Capivasertib, 2024]. Daten zu Patientinnen und Patienten mit Organfunktionsstörungen liegen bislang nur begrenzt vor.

Die Zulassung basiert vor allem auf der Phase-III-Studie CAPItello-291 [Turner et al., 2023]. Eingeschlossen in diese Studie waren mehr als 700 Patientinnen mit HR-positivem, HER2-negativem fortgeschrittenem Brustkrebs nach endokriner Progression. Hier zeigte Capivasertib plus Fulvestrant gegenüber Placebo plus Fulvestrant eine signifikante Verlängerung des progressionsfreien Überlebens: In der Gesamtpopulation betrug das mediane progressionsfreie Überleben in der Capivasertib-Fulvestrant-Gruppe 7,2 Monate, verglichen mit 3,6 Monaten in der Placebo-Fulvestrant-Gruppe (Hazard Ratio für Progression oder Tod 0,60; 95%-Konfidenzintervall [KI] 0,51 bis 0,71; P < 0,001) [Turner et al., 2023]. In der Population mit veränderter AKT-Signalübertragung betrug das mediane progressionsfreie Überleben in der Capivasertib-Fulvestrant-Gruppe 7,3 Monate, verglichen mit 3,1 Monaten in der Placebo-Fulvestrant-Gruppe (Hazard Ratio 0,50; 95 % KI 0,38 bis 0,65; P < 0,001) [Turner et al., 2023]. Auch erste Signale für einen Vorteil im Gesamtüberleben wurden berichtet. Bereits zuvor hatte die Phase-II-Studie FAKTION ähnliche Ergebnisse gezeigt [Jones et al., 2020]. Weitere Studien, darunter CAPItello-292, prüfen derzeit eine Kombination mit CDK4/6-Inhibitoren.

Das Institut für Qualität und Wirtschaftlichkeit im Gesundheitswesen (IQWiG) stellte im Rahmen seiner Dossierbewertung mehrere klinisch relevante Aspekte heraus [Institut für Qualität und Wirtschaftlichkeit im Gesundheitswesen, 2024a]. Neben dem deutlich verlängerten progressionsfreien Überleben zeigten sich Vorteile in patientenrelevanten Endpunkten: Für die biomarkerpositive Subgruppe ergaben sich Hinweise auf eine Verzögerung tumorbedingter Symptome, insbesondere bei Schmerzen und beim Auftreten neuer Metastasen. Auch bei der gesundheitsbezogenen Lebensqualität, gemessen mit patientenberichteten Instrumenten, deutete sich ein Vorteil an. Hinsichtlich Nebenwirkungen war das Sicherheitsprofil insgesamt beherrschbar, jedoch kam es vermehrt zu gastrointestinalen Beschwerden, Hyperglykämie und Hauttoxizitäten [Institut für Qualität und Wirtschaftlichkeit im Gesundheitswesen, 2024a]. Schwerwiegende Nebenwirkungen und Therapieabbrüche traten häufiger auf als unter Placebo, wurden jedoch überwiegend durch Dosisanpassungen kontrolliert. Insgesamt bewertete das IQWiG den Zusatznutzen bei biomarkerpositiven Patientinnen und Patienten als belegt, auch wenn Einschränkungen aufgrund von Nebenwirkungen berücksichtigt werden müssen.

Im Rahmen der frühen Nutzenbewertung nach § 35a SGB V hat der Gemeinsame Bundesausschuss Capivasertib beurteilt. Für die Patientengruppe mit nachgewiesener PIK3CA-, AKT1- oder PTEN-Alteration stellte der G-BA in seinem Beschluss fest: „Anhaltspunkt für einen beträchtlichen Zusatznutzen." Für die Population ohne entsprechende genetische Alterationen lautete die Bewertung hingegen: „Zusatznutzen nicht belegt." Damit ist der Zusatznutzen klar auf die biomarkerpositive Zielgruppe begrenzt. Die Berechnung der Kosten anhand des Verbrauchs und benötigter Anzahl an Packungen nach Wirkstärke ergab für Capivasertib alleine (200 mg Dosierung) Jahrestherapiekosten i. H. v. 7064,17 € [G-BA Capivasertib, 2025].

Fazit: Capivasertib stellt eine relevante Innovation in der Therapie des HR-positiven, HER2-negativen Mammakarzinoms dar. Der nachgewiesene Fortschritt im progressionsfreien Überleben, insbesondere bei genetisch definierten Subgruppen, und die Vorteile in Symptomen und Lebensqualität machen es zu einem wichtigen neuen Baustein nach endokriner Resistenz. Gleichzeitig ist das Nebenwirkungsprofil durch gastrointestinale, dermatologische und insbesondere metabolische Toxizitäten gekennzeichnet, die auf die ubiquitäre Rolle von AKT in physiologischen Prozessen zurückzuführen sind. Besonders die häufigen Hyperglykämien, teils mit klinisch relevanter Verschlechterung eines vorbestehenden Diabetes, erfordern ein konsequentes Monitoring. Der G-BA bestätigt einen beträchtlichen Zusatznutzen in der biomarkerpositiven Population, womit die klinische Bedeutung dieser zielgerichteten Therapieoption nochmals unterstrichen wird.

2.2.2 Lutetium-(^{177}Lu)-vipivotid-tetraxetan

Lutetium-(^{177}Lu)-vipivotid-tetraxetan (Pluvicto®) wurde 2022 von der EMA erstmals zugelassen und 2024 auch für eine frühere Therapielinie erweitert. Es ist indiziert für die Behandlung erwachsener Patienten mit Prostata-spezifischem Membranantigen (PSMA)-positivem, metastasiertem kastrationsresistentem Prostatakarzinom (mCRPC), die zuvor mit einer Androgenrezeptor-gerichteten Therapie (ARPI) und einer taxanbasierten Chemotherapie behandelt wurden [Fallah et al., 2023]. Mit der späteren Zulassungsausweitung kann Pluvicto bereits vor einer taxanbasierten Therapie eingesetzt werden. Voraussetzung ist eine positive PSMA-Bildgebung (z. B. PET/CT) [IQWiG Lutetiumvipivotidtetraxetan, 2023].

Der Wirkmechanismus beruht auf einem Radioligandenkonzept: Das Molekül besteht aus einem kleinen PSMA-bindenden Liganden (vipivotid-tetraxetan), der das Radionuklid Lutetium-177 trägt [Keam, 2022] (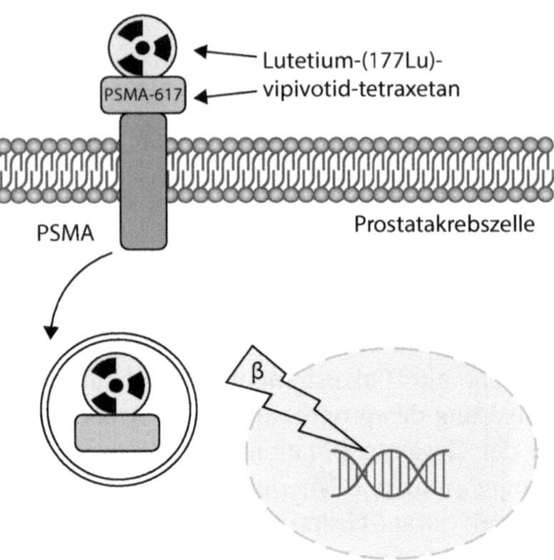 Abb. 2.2). Nach Bindung an PSMA exprimierende Tumorzellen wird das Radionuklid internalisiert und gibt β-Strahlung ab, die Doppelstrangbrüche der DNA verursacht und die Zielzellen irreversibel schädigt. Die Reichweite der Strahlung (bis zu wenige Millimeter) bewirkt zudem einen „crossfire-effect", der auch benachbarte Tumorzellen trifft. Gleichzeitig ermöglicht die schwache γ-Emission eine Bildgebung und Therapiekontrolle [Hofman et al., 2019].

Die Anwendung erfolgt intravenös in spezialisierten nuklearmedizinischen Zentren. Die empfohlene Dosis beträgt 7,4 GBq alle 6 Wochen für bis zu 6 Zyklen [Novartis Pharma, 2025]. Eine Hydratation zur Reduktion der Strahlenexposition der Nieren ist obligat. Die häufigsten Nebenwirkungen sind hämatologische Toxizitäten (Anämie, Thrombozytope-

◘ Abb. 2.2 Molekularer Wirkmechanismus von Lutetium-(^{177}Lu)-vipivotid-tetraxetan. Der mit (^{177}Lu) radioaktiv markierte Ligand PSMA-617 bindet an das PSMA-Molekül auf der Membran von Prostatakrebszellen. Der Komplex wird internalisiert, das ^{177}Lu-Atom setzt β- und γ-Partikel frei. Dies führt zu einer DNA-Schädigung und zum Zelltod. ^{177}Lu: Lutetium-177; PSMA: prostataspezifisches Membranantigen. (Modifiziert nach Heidegger et al., 2022)

nie, Leukopenie), gastrointestinale Symptome (Übelkeit, Erbrechen, Appetitverlust), Fatigue sowie Xerostomie infolge einer Akkumulation in den Speicheldrüsen. Pharmakokinetisch wird Lutetium-177 größtenteils renal ausgeschieden [Novartis Pharma, 2025]. Die biologische Halbwertszeit liegt im Bereich von 40–50 h, die physikalische Halbwertszeit des Radionuklids beträgt 6,65 Tage. Daten zu Patienten mit schwerer Niereninsuffizienz oder eingeschränkter Knochenmarkreserve sind limitiert.

Zulassungsrelevant war vor allem die Phase-III-Studie VISION, in der Pluvicto plus „best standard of care" gegenüber Standardtherapie allein geprüft wurde [Sartor et al., 2021]. Das mediane Gesamtüberleben verlängerte sich signifikant (15,3 vs. 11,3 Monate; HR 0,62), ebenso das radiographische progressionsfreie Überleben (8,7 vs. 3,4 Monate; HR 0,40) [Sartor et al., 2021]. Symptomatische Verbesserungen wie Schmerzreduktion und

Verzögerung der Lebensqualitätsverschlechterung wurden dokumentiert. Die Phase-III-Studie PSMAfore aus dem Jahr 2024 evaluierte den Einsatz in einer früheren Therapielinie vor Chemotherapie: auch hier ergab sich eine signifikante Verlängerung des progressionsfreien Überlebens im Vergleich zur ARPI-Umstellung und wies ein günstiges Sicherheitsprofil auf [Morris et al., 2024].

Im Rahmen der frühen Nutzenbewertung nach § 35a SGB V hat der Gemeinsame Bundesausschuss Pluvicto beurteilt [G-BA (^{177}Lu) Lutetiumvipivotidtetraxetan, 2023]. Für Patienten mit PSMA-positivem mCRPC nach ARPI und Taxan-Chemotherapie stellte der G-BA fest: „Anhaltspunkt für einen beträchtlichen Zusatznutzen." Für den Einsatz vor Taxan-Therapie kam der G-BA zu dem Ergebnis: „Anhaltspunkt für einen beträchtlichen Zusatznutzen." In anderen Patientengruppen, bei fehlender PSMA-Expression oder außerhalb der geprüften Indikationen, lautet die Bewertung: „Zusatznutzen nicht belegt".

Die Jahrestherapiekosten für Lutetium-177 in Kombination mit einer Androgendeprivationstherapie pro Patient wurden i. H. v. 27.464,08 € (ohne Hemmung des AR-Signalwegs und bei 1 Gabe von Lutetium-177) bis 200.915,50 € (mit Hemmung des AR-Signalwegs und bei 6 Gaben von Lutetium-177) ermittelt [IQWiG Lutetiumvipivotidtetraxetan, 2023]. Damit sind die Kosten der Therapie als hoch bis sehr hoch einzuordnen.

Fazit: Mit Lutetium-(^{177}Lu)-vipivotid-tetraxetan steht erstmals ein Radioligand zur Verfügung, der selektiv PSMA-positive Prostatakarzinomzellen adressiert. Die randomisierten Phase-III-Studien belegen deutliche Überlebensvorteile und eine relevante Symptomkontrolle. Die Therapie ist jedoch durch strahlenbiologische Sicherheitsauflagen sowie ein spezifisches Nebenwirkungsprofil gekennzeichnet. Der G-BA erkennt einen beträchtlichen Zusatznutzen in der zugelassenen Population an und bestätigt damit die hohe klinische Relevanz dieses innovativen Ansatzes.

2.2.3 Rozanolixizumab

Rozanolixizumab (Rystiggo®) ist seit 2023 in der EU zur Behandlung erwachsener Patientinnen und Patienten mit generalisierter Myasthenia gravis (gMG) zugelassen, wenn ein Nachweis von Autoantikörpern gegen den nikotinischen Acetylcholinrezeptor (nAChR) oder gegen Muskel-spezifische Tyrosinkinase (MuSK) vorliegt [Hoy, 2023]. Eingesetzt wird es zusätzlich zu einer bestehenden Standardtherapie. Rozanolixizumab ist ein humanisierter monoklonaler Antikörper der IgG4-Subklasse und hemmt den neonatalen Fc-Rezeptor (FcRn) [G-BA Dossier Rozanolixizumab, 2024] (◐ Abb. 2.3). Dieser ist physiologisch für die Wiederaufnahme und den Recyclingprozess von Immunglobulin G (IgG) zuständig. Durch die Blockade des FcRn kommt es zu einer vermehrten lysosomalen Degradation von IgG und damit zu einer deutlichen Absenkung der IgG-Konzentration im Serum. Bei gMG bedeutet dies eine Reduktion pathogener Autoantikörper gegen die neuromuskuläre Endplatte, was die gestörte Signalübertragung verbessern und die Muskelschwäche verringern kann [Hoy, 2023].

Rozanolixizumab wird als subkutane Injektion verabreicht, gewichtsadaptiert in einer Dosis zwischen 280 mg und 840 mg einmal wöchentlich über einen Zeitraum von sechs Wochen [ucb Fachinformation Rystiggo, 2025]. Wiederholungszyklen sind abhängig vom klinischen Verlauf möglich. Als Antikörper („Biologikum") wird es proteolytisch abgebaut; eine relevante renale oder hepatische Elimination besteht nicht [ucb Fachinformation Rystiggo, 2025]. Der Antikörper hat ein überwiegend extravaskuläres Verteilungsvolumen. Die wichtigsten unerwünschten Wirkungen umfassen Kopfschmerzen, Infektionen der oberen Atemwege, Durchfall, Fieber und Überempfindlichkeitsreaktionen. Aufgrund des durch die IgG-Senkung erhöhten Infektionsrisikos sind Impfstatus und bestehende Infektionen vor Therapiebeginn sorgfältig zu

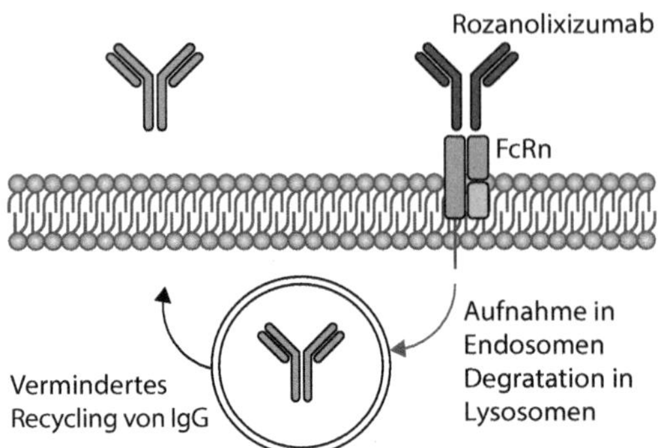

◘ Abb. 2.3 Molekularer Wirkmechanismus von Rozanolixizumab. Rozanolixizumab ist ein humanisierter monoklonaler Antikörper der Subklasse IgG4 und hemmt den neonatalen Fc-Rezeptor (FcRn). Dieser ist für die Wiederaufnahme und den Recyclingprozess von Immunglobulin G (IgG) zuständig. Durch die Blockade des FcRn kommt es zu einer vermehrten lysosomalen Degradation von IgG und damit zu einer deutlichen Absenkung der IgG-Konzentration im Serum. Bei generalisierter Myasthenia gravis bedeutet dies eine Reduktion pathogener Autoantikörper gegen die neuromuskuläre Endplatte, was die gestörte Signalübertragung verbessern und die Muskelschwäche verringern kann. (Modifiziert nach Matic und Bril 2025)

prüfen; Lebendimpfstoffe sind während der Behandlung kontraindiziert [ucb Fachinformation Rystiggo, 2025].

Zulassungsrelevant war die randomisierte, placebokontrollierte Studie MG0003 [Bril et al., 2023; Vissing et al., 2023]. Eingeschlossen waren Patientinnen und Patienten mit gMG und nachgewiesenen AChR- oder MuSK-Antikörpern. Rozanolixizumab zeigte eine signifikante Überlegenheit gegenüber Placebo bei patientenrelevanten Endpunkten wie dem MG Symptoms PRO und im Quantitative Myasthenia Gravis Score (QMG). Bereits nach wenigen Wochen wurde eine klinisch relevante Symptomverbesserung dokumentiert. Es wurden Ad-hoc-Analysen und Subgruppenbetrachtungen durchgeführt, z. B. bei MuSK-positiven Patienten; jedoch war die Aussagekraft dort oft eingeschränkt [G-BA Dossier Rozanolixizumab, 2024].

Als Orphan Drug gilt der Zusatznutzen von Rozanolixizumab mit der Zulassung zunächst als belegt [G-BA Rozanolixizumab, 2024]. Der Gemeinsame Bundesausschuss (G-BA) stellte in seinem Beschluss vom 15. August 2024 für die Subgruppe der AChR-positiven Patientinnen und Patienten einen Anhaltspunkt für einen beträchtlichen Zusatznutzen fest. Für die Subgruppe mit MuSK-Antikörpern sah der G-BA den Zusatznutzen als nicht quantifizierbar an, da die Datenlage eingeschränkt war. Für andere Patientengruppen ist der Zusatznutzen nicht belegt.

Die Jahrestherapiekosten für die Behandlung mit Rozanolixizumab variieren entsprechend der jeweils veranschlagten Zykluszahl und liegen nach Angaben des IQUIQ zwischen 117.864,84–612.897,17 € [IQWIG Rozanolixizumab, 2024]. Damit sind die Kosten der Therapie als hoch bis sehr hoch einzuordnen.

Fazit: Rozanolixizumab stellt eine neue, zielgerichtete Therapieoption bei generalisierter Myasthenia gravis dar, die über den Mechanismus der FcRn-Blockade zu einer deutlichen Absenkung pathogener IgG-Antikörper führt. Die Studien zeigen eine relevante klinische Wirksamkeit bei akzeptablem Sicherheitsprofil. Für AChR-positive Patientinnen und Patienten sieht der G-BA einen beträchtlichen Zusatznutzen, für MuSK-positive Patienten bleibt dieser nicht quantifizierbar. Trotz hoher Therapiekosten eröffnet die Substanz für betroffene Patientinnen und Patienten eine wirksame Erweiterung der Behandlungsoptionen.

2.2.4 Sotatercept

Sotatercept (WINREVAIR®) ist zugelassen zur Behandlung erwachsener Patientinnen und Patienten mit pulmonaler arterieller Hypertonie (PAH) in Kombination mit anderen zugelassenen PAH-Therapien zur Verbesserung der körperlichen Belastbarkeit bei Menschen mit funktioneller Klasse II–III [EMA-Winrevair, 2024]. Die Zulassung durch die EMA erfolgte 2024 nach positiver CHMP-Empfehlung; die Substanz wurde zuvor auch von der FDA genehmigt [Institut für Qualität und Wirtschaftlichkeit im Gesundheitswesen, 2024b].

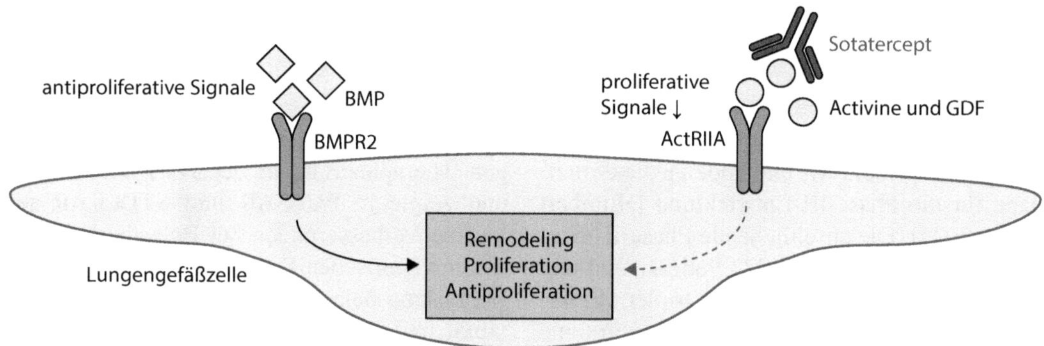

◘ Abb. 2.4 Molekularer Wirkmechanismus von Sotatercept. Sotatercept wirkt als ein „Decoy"-Rezeptor für ActRIIA-Liganden (Activin und GDF) und verhindert, dass diese an ihre Rezeptoren binden. Dadurch wird das Gleichgewicht zwischen antiproliferativen und proliferationsfördernden Signalen wiederhergestellt, was apoptotische und antiproliferative Effekte begünstigt. ALK: anaplastische Lymphomkinase; BMP: knochenmorphogenes Protein; BMPR2: knochenmorphogener Proteinrezeptor Typ 2; GDFs: Wachstumsdifferenzierungsfaktoren; ActRIIA: Activin-Rezeptor Typ 2A. (Modifiziert nach Mahmoud et al., 2023)

Sotatercept ist ein Fusionsprotein („ligand trap"), das die extrazelluläre Domäne des Activin-Rezeptors IIA mit einem Fc-Fragment des humanen IgG1 verbindet. Es bindet selektiv pro-proliferative Liganden der TGF-β-Superfamilie (transforming growth factor-β), vor allem Activin A und B sowie GDFs (Wachstumsdifferenzierungsfaktoren), und neutralisiert diese [Madonna und Biondi 2024] (◘ Abb. 2.4). Eine hoher Selektivität besteht insbesondere für Activin A. Molekular wirkt es als lösliches, quervernetztes Rezeptor-Fc-Fusionsprotein, das pro-proliferative Liganden bindet und damit die Balance zwischen pro-proliferativen und anti-proliferativen Signalen im vaskulären Wandgewebe wiederherstellt (Rebalancing von Activin/BMP-Signalen). Durch diese Modulation werden pathologische vaskuläre Remodellierungsprozesse in den pulmonalen Arteriolen gehemmt, der pulmonale Gefäßwiderstand sinkt und die hämodynamische Belastung des rechten Herzens nimmt ab [Madonna und Biondi 2024].

Sotatercept wird einmal alle 3 Wochen als subkutane Einzelinjektion in Abhängigkeit vom Körpergewicht des Patienten gegeben [MSD Fachinformation Winrevair, 2025]. Die Substanz wirkt über Bindung an extrazelluläre Liganden; klassische CYP-vermittelte Arzneimittelinteraktionen spielen nach derzeitigem Kenntnisstand keine Rolle. Es ist nicht zu erwarten, dass eine Beeinträchtigung der Leber den Metabolismus von Sotatercept beeinflusst, da Sotatercept über einen zellulären Katabolismus metabolisiert wird. Klinisch relevant sind Wirkungen auf hämatologische Parameter (z. B. Hämatokrit/Hämoglobin) und mögliche Effekte auf Blutdruck und Volumenstatus, die monitoriert werden müssen, da Sotatercept über Aktivierung hämatopoetischer Prozesse bzw. Gefäßremodellierung indirekt hämatologische Veränderungen induzieren kann. Zudem sind bei PAH-Patienten Standard-Monitoringmaßnahmen (Echokardiographie, NT-proBNP, Laborparameter) vor und während der Therapie empfohlen [Institut für Qualität und Wirtschaftlichkeit im Gesundheitswesen, 2024b].

Die klinische Wirksamkeit von Sotatercept wurde zunächst in der Phase-II-Studie PULSAR untersucht. In dieser randomisierten, doppelblinden, placebokontrollierten Studie wurden 106 Patientinnen und Patienten mit PAH (WHO-Funktionsklasse II–III) zusätzlich zu einer stabilen Hintergrundtherapie behandelt. Nach 24 Wochen zeigte sich unter Sotatercept eine signifikante Abnahme des pulmonalen Gefäßwiderstands (−34 % gegenüber

−1 % unter Placebo) sowie ein Zugewinn in der 6-Minuten-Gehstrecke von durchschnittlich +58 Metern im Vergleich zu +6 Metern in der Kontrollgruppe. Diese Ergebnisse belegten erstmals das klinische Potenzial des Ligand-Traps bei PAH und bildeten die Grundlage für die Phase-III-Entwicklung [Humbert et al., 2021]. Die anschließende Phase-III-Studie STELLAR umfasste 323 Patientinnen und Patienten, die trotz dualer oder tripler Hintergrundtherapie persistierende PAH-Symptome aufwiesen. Sie wurden im Verhältnis 1:1 randomisiert und erhielten entweder Sotatercept oder Placebo zusätzlich zur Standardtherapie. Primärer Endpunkt war die Veränderung der 6-Minuten-Gehstrecke nach 24 Wochen. Unter Sotatercept kam es zu einer mittleren Verbesserung um +40,8 m gegenüber Placebo (p < 0,001). Darüber hinaus wurden signifikante Vorteile bei sekundären Endpunkten erzielt, darunter eine Reduktion des pulmonalen Gefäßwiderstands, ein Abfall des NT-proBNP-Spiegels, Verbesserungen im WHO-Funktionsstatus und eine deutliche Senkung des Risikos für Morbiditäts- und Mortalitätsereignisse (Hazard Ratio 0,16; 95%-KI 0,08–0,35). Besonders bemerkenswert war der Zusatznutzen auch bei Patienten mit bereits intensiver Dreifachtherapie. Damit bestätigte STELLAR die klinische Relevanz von Sotatercept in einem hoch vorbehandelten Kollektiv [Hoeper et al., 2023]. Zusammenfassend zeigen die bisherigen Daten, dass Sotatercept nicht nur funktionelle Verbesserungen (6MWD), sondern auch hämodynamische Effekte (PVR) und harte klinische Endpunkte (Morbidität/Mortalität) günstig beeinflusst. Die Ergebnisse positionieren den Wirkstoff als ersten Vertreter einer neuen Klasse mit potenziell krankheitsmodifizierendem Ansatz bei PAH.

In seiner Nutzenbewertung kommt der G-BA zu dem Schluss, dass für Erwachsene mit pulmonaler arterieller Hypertonie der WHO-Funktionsklasse II bis III für Sotatercept ein Anhaltspunkt für einen geringen Zusatznutzen gegenüber der zweckmäßigen Vergleichstherapie vorliegt [G-BA Sotatercept, 2025]. Die Jahrestherapiekosten für Sotatercept werden mit etwa 172.000 € beziffert [Institut für Qualität und Wirtschaftlichkeit im Gesundheitswesen, 2024b]. Sie sind damit als sehr hoch einzuordnen.

Fazit: Sotatercept eröffnet einen neuartigen Therapieansatz in der PAH-Behandlung und zeigte in PULSAR und STELLAR relevante Verbesserungen bei Belastbarkeit und hämodynamischen Parametern. Dennoch fehlen bislang belastbare Langzeitdaten zu Mortalität und Sicherheit, und methodische Einschränkungen begrenzen die Aussagekraft der bisherigen Studien. Der G-BA sah im Rahmen der frühen Nutzenbewertung „einen Anhaltspunkt für einen geringen Zusatznutzen gegenüber der zweckmäßigen Vergleichstherapie". Damit ist Sotatercept eine vielversprechende, aber noch nicht abschließend zu bewertende Option, deren endgültiger Stellenwert von weiteren Daten und der wirtschaftlichen Einordnung abhängen wird.

Literatur

Aboud K, Meissner M, Jones R (2025) Capivasertib/Fulvestrant in patients with HR+, HER2-low or HER2-negative locally advanced or metastatic breast cancer. Ther Adv Med Oncol 17:17588359251358947

Aksoyalp ZS, Kayki-Mutlu G, Wojnowski L, Michel MC (2025) A year in pharmacology: new drugs approved by the US Food and Drug Administration in 2024. Naunyn Schmiedebergs Arch Pharmacol 398:5077–5099

AstraZeneca Gmb H Fachinformation Capivasertib (TRUQAP®). https://www.fachinfo.de/fi/pdf/024374

Bril V, Drużdż A, Grosskreutz J et al (2023) Safety and efficacy of rozanolixizumab in patients with generalised myasthenia gravis (MycarinG): a randomised, double-blind, placebo-controlled, adaptive phase 3 study. Lancet Neurol 22:383–394

Eckert N (2024) Fortgeschrittener Brustkrebs mit Alterationen im PI3K/AKT-Signalweg: AKT-Inhibitor Capivasertib verbessert progressionsfreies Überleben. Dtsch Ärztebl 26:8262

EMA-Winrevair (2024) Winrevair (Sotatercept) – Summary of product characteristics. https://www.ema.europa.eu/en/documents/product-information/winrevair-epar-product-information_en.pdf

Fallah J, Agrawal S, Gittleman H et al (2023) FDA approval summary: lutetium Lu 177 Vipivotide Tetraxetan for patients with metastatic castration-resistant prostate cancer. Clin Cancer Res 29:1651–1657

G-BA (177Lu) Lutetiumvipivotidtetraxetan (2023) Zusammenfassende Dokumentation (177Lu) Lutetiumvipivotidtetraxetan. https://www.g-ba.de/downloads/40-268-9843/2023-07-06_AM-RL-XII_%28177Lu%29Lutetiumvipivotidtetraxetan_D-894_ZD.pdf

G-BA Capivasertib (2024) Dossier zur Nutzenbewertung Capivasertib (Truqap®). https://www.g-ba.de/downloads/92-975-8033/2024_09_30_Modul3A_Capivasertib.pdf

G-BA Capivasertib (2025) Zusammenfassende Dokumentation Capivasertib. https://www.g-ba.de/downloads/40-268-11886/2025-04-03_AM-RL-XII_Capivasertib_D-1110_ZD.pdf

G-BA Dossier Rozanolixizumab (2024) Dossier zur Nutzenbewertung (Modul 4B) – Rozanolixizumab (RYSTIGGO®). https://www.g-ba.de/downloads/92-975-7544/2024_02_28_Modul4B_Rozanolixizumab.pdf

G-BA Rozanolixizumab (2024) Nutzenbewertung Rozanolixizumab. https://www.g-ba.de/downloads/92-975-7545/2024-03-01_Nutzenbewertung-G-BA_Rozanolixizumab_D-1042.pdf

G-BA Sotatercept (2025) Zusammenfassende Dokumentation über eine Änderung der Arzneimittel-Richtlinie (AM-RL): Anlage XII – Sotatercept (Pulmonale arterielle Hypertonie). https://www.g-ba.de/downloads/40-268-11646/2025-03-06_AM-RL-XII-XIIa_Sotatercept_D-1104_ZD.pdf

Gregory E, Martin C (2022) The intersection of antimicrobial stewardship, the pharmaceutical industry, and the federal legislature. Open Forum Infect Dis 9:ofac404

Heidegger I, Kesch C, Kretschmer A et al (2022) Biomarkers to personalize treatment with 177Lu-PSMA-617 in men with metastatic castration-resistant prostate cancer – a state of the art review. Ther Adv Med Oncol 14:17588359221081922

Hoeper MM, Badesch DB, Ghofrani HA et al (2023) Phase 3 trial of sotatercept for treatment of pulmonary arterial hypertension. N Engl J Med 388:1478–1490

Hofman MS, Emmett L, Violet J et al (2019) TheraP: a randomized phase 2 trial of 177 Lu-PSMA-617 theranostic treatment vs cabazitaxel in progressive metastatic castration-resistant prostate cancer (Clinical Trial Protocol ANZUP 1603). BJU Int 124(Suppl 1):5–13

Howes OD, Thase ME, Pillinger T (2022) Treatment resistance in psychiatry. Mol Psychiatry 27:58–72

Hoy SM (2023) Rozanolixizumab: first approval. Drugs 83:1341–1347

Humbert M, McLaughlin V, Gibbs JSR et al (2021) Sotatercept for the treatment of pulmonary arterial hypertension. N Engl J Med 384:1204–1215

Institut für Qualität und Wirtschaftlichkeit im Gesundheitswesen (2024a) Capivasertib (Mammakarzinom); Nutzenbewertung gemäß § 35a SGB V. IQWiG

Institut für Qualität und Wirtschaftlichkeit im Gesundheitswesen (2024b) Sotatercept (pulmonale arterielle Hypertonie); Nutzenbewertung gemäß § 35a SGB V. IQWiG

IQWiG Lutetiumvipivotidtetraxetan (2023) (177Lu)Lutetiumvipivotidtetraxetan (Prostatakarzinom) – Nutzenbewertung gemäß § 35a SGB V. https://www.g-ba.de/downloads/92-975-6355/2023-01-15_Nutzenbewertung-IQWIG_Lutetiumvipivotidtetraxetan-D-894.pdf

IQWIG Rozanolixizumab (2024) Rozanolixizumab (generalisierte Myasthenia gravis) Bewertung gemäß § 35a Abs. 1 Satz 11 SGB V. https://www.g-ba.de/downloads/92-975-7546/2024-03-01_Bewertung-Therapiekosten-Patientenzahlen-IQWiG_Rozanolixizumab_D-1042.pdf

Jones RH, Casbard A, Carucci M et al (2020) Fulvestrant plus capivasertib versus placebo after relapse or progression on an aromatase inhibitor in metastatic, oestrogen receptor-positive breast cancer (FAKTION): a multicentre, randomised, controlled, phase 2 trial. Lancet Oncol 21:345–357

Keam SJ (2022) Lutetium Lu 177 Vipivotide Tetraxetan: first approval. Mol Diagn Ther 26:467–475

Luboff AJ, DeRemer DL (2024) Capivasertib: a novel AKT inhibitor approved for hormone-receptor-positive, HER-2-negative metastatic breast cancer. Ann Pharmacother 58:1229–1237

Madonna R, Biondi F (2024) Perspectives on Sotatercept in pulmonary arterial hypertension. J Clin Med 13(21):6463. https://doi.org/10.3390/jcm13216463

Mahmoud AK, Abbas MT, Kamel MA et al (2023) Current management and future directions for pulmonary arterial hypertension associated with congenital heart disease. J Pers Med 14(1):5. https://doi.org/10.3390/jpm14010005

Matic A, Bril V (2025) Rozanolixizumab for Myasthenia Gravis: a breakthrough treatment and future prospects. Immunotherapy 17:309–316

Morris MJ, Castellano D, Herrmann K et al (2024) 177Lu-PSMA-617 versus a change of androgen receptor pathway inhibitor therapy for taxane-naive patients with progressive metastatic castration-resistant prostate cancer (PSMAfore): a phase 3, randomised, controlled trial. Lancet 404:1227–1239

MSD Fachinformation Winrevair (2025) Fachinformation Winrevair® 45 mg/- 60mg Pulver und Lösungsmittel zur Herstellung einer Injektionslösung. https://www.fachinfo.de/fi/pdf/024441/winrevair-r-45-mg-60mg-pulver-und-loesungsmittel-zur-herstellung-einer-injektionsloesung

Mullard A (2025) 2024 FDA approvals. Nat Rev Drug Discov 24:75–82

Novartis Pharma (2025) Pluvicto® 1 000 MBq/ml Injektions-/Infusionslösung. https://www.fachinfo.de/fi/pdf/023943

Obst CS, Seifert R (2023) Critical analysis of the prescription and evaluation of protein kinase inhibitors for oncology in Germany. Naunyn Schmiedebergs Arch Pharmacol 396:2529–2543

Obst CS, Seifert R (2025) Updated analysis of the prescription and evaluation of protein kinase inhibitors for oncology in Germany. Naunyn Schmiedebergs Arch Pharmacol 398:1799–1813

Sartor O, de Bono J, Chi KN et al (2021) Lutetium-177-PSMA-617 for metastatic castration-resistant prostate cancer. N Engl J Med 385:1091–1103

Schröer S, Seifert R (2025) Do GPCRs constitute 30% oft he newly approved drugs in Germany? Naunyn Schmiedebergs Arch Pharmacol. https://doi.org/10.1007/s00210-025-04548-3

Seifert R, Schirmer B, Seifert J (2024) How pharmacology can aid in the diagnosis of mental disorders. Naunyn Schmiedebergs Arch Pharmacol. https://doi.org/10.1007/s00210-03413-z

Topouzis S, Papapetropoulos A, Alexander SPH et al (2025) Novel drugs approved by the EMA, the FDA, and the MHRA in 2024: A year in review. Br J Pharmacol 182:1416–1445

Turner NC, Oliveira M, Howell SJ et al (2023) Capivasertib in hormone receptor-positive advanced breast cancer. N Engl J Med 388:2058–2070

ucb Fachinformation Rystiggo (2025) Fachinformation Rystiggo® 140 mg/ml Injektionslösung. https://www.fachinfo.de/fi/pdf/024268/rystiggo-140-mg-ml-injektionsloesung

Vissing J, Drużdż A, Grosskreutz J et al (2023) P275 Response to rozanolixizumab in patients with generalized myasthenia gravis (gMG) from the Phase 3 MycarinG study. Neuromuscul Disord 33:S178–S179

Rationale Antibiotikaverordnung in der Humanmedizin – Antibiotic Stewardship und ABS-Netzwerke

Winfried V. Kern

Auf einen Blick

Rationale Antibiotikaverordnung ist zu einer Priorität in der medizinischen Fort- und Weiterbildung und Qualitätssicherung geworden. Optimierungsbereiche liegen vor allem in der kritischen Indikationsstellung, der vermehrten gezielten Therapie und Vermeidung empirischer Breitspektrumantibiotika und Therapiedauerverkürzung. Sie betreffen niedergelassene Ärzte und auch die Krankenhausmedizin. *„Antibiotic stewardship"* (abgekürzt ABS)-Programme auf verschiedenen Ebenen können Maßnahmen zur Verbesserung der Antibiotika-Verordnungsqualität bündeln. ABS ist sowohl im ambulanten Bereich, mehr aber noch im stationären Bereich in Deutschland präsent, aber immer noch wenig strukturiert. Im europäischen Vergleich ist die Gesamtverbrauchsdichte von Antibiotika in der Humanmedizin im unteren Drittel. Vor allem bei Kindern wurde eine deutliche Reduktion der ambulanten Verschreibungsrate erreicht. Mehr als quantitative Ziele kann und sollte die Verschreibungsqualität im Vordergrund stehen – auch vor dem Hintergrund der Ergebnisse bisheriger Studien im ambu-

lanten Sektor, der geringer werdenden stationären Behandlungskapazitäten und damit einhergehender zukünftigen Verschiebung der Verschreibungen in den ambulanten Bereich. Regionale intersektorale ABS-Netzwerke können in einem solchen Kontext eine sehr wichtige Rolle spielen.

Der Zusammenhang zwischen intensivem Antibiotikaeinsatz und ansteigenden bakteriellen Resistenzraten ist unzweifelhaft (Bell et al. 2014). Zu den diesbezüglich eindrücklichen und für die Humanmedizin relevantesten Arbeiten gehören die Beobachtungen zur Penicillin-Unempfindlichkeit von Pneumokokken in Relation zur Antibiotikaverordnungsdichte im ambulanten Setting in verschiedenen Ländern (Albrich et al. 2014). Die Regel ist fast trivial: je intensiver die Anwendung, umso höher sind Selektionsdruck und die Wahrscheinlichkeit der Resistenzentstehung. Diese kann unterschiedlich rasch und andauernd bis hin zu irreversibel sein. Grundsätzlich müssen auch so genannte Ko-Selektionseffekte berücksichtigt werden – oft bedingt durch die Übertragung zwischen Bakterien von ganzen Kassetten mit Resistenz-Genen für verschiedene Wirkstoffe oder gar Wirkstoffklassen. Wirkstoff A (beispielsweise) kann dann Resistenz gegenüber A, B und C (beispielsweise) induzieren, und der Wechsel von Wirkstoff A auf B oder C führt nicht zur Reduktion der Resistenz, sondern zu weiterem Anstieg. Grundsätzlich muss auch auf den teilweise sehr erheblichen Einsatz von Antibiotika außerhalb der Humanmedizin geachtet werden. Dies trägt zum Selektionsdruck bei – vor allem im Fall von lebensmittelliefernden Nutztieren hat dies Bedeutung für das Infektionsrisiko beim Menschen durch antibiotikaresistente Bakterien. Ein weiterer wichtiger Aspekt ist – neben Resistenzentwicklung und Ressourcenverbrauch – die erst allmählich verstandene Wirkung auf die komplexen Interaktionen zwischen körpereigener Mikroflora, ihrer Beeinflussung durch Antibiotika und Pathogenese-Prozessen.

„*Antibiotic stewardship*" (abgekürzt ABS – oder AMS für „*Antimicrobial stewardship*") ist vor allem eine Reaktion auf eine suboptimale Verordnungsqualität in der Humanmedizin mit ihren verschiedenen ungünstigen Folgen (BMG 2024; Clarici 2025; de With et al. 2017; Kern 2018; Kern und de With 2012). Das Bestreben und Bemühen um programmatische Verbesserung und Sicherstellung einer rationalen Antibiotika-Verordnung sind inzwischen aber auch in der Tiermedizin und Lebensmittelproduktion präsent. Welche Fortschritte sind aus humanmedizinischer Sicht in Deutschland zu beobachten? Welche wesentlichen Änderungen gibt es bei den Antibiotika-Verordnungen?

3.1 Antibiotikaverordnungsdichte in Deutschland

Deutschland gehört mit seinen Verbrauchsmengen in der Humanmedizin nicht zu den Hochverbraucherregionen (ECDC 2020; ECDC 2023; ECDC 2024a). Über alle Wirkstoffklassen hinweg und auf die gesamte Bevölkerung bezogen liegt die geschätzte Verbrauchsdichte im unteren europäischen Drittel. Dies bezieht sich auf das ambulante Setting, im stationären Bereich sind die Werte im Mittelfeld. Nach den jüngsten Schätzungen liegt die Verordnungsdichte im ambulanten Bereich bei 11,7 DDD pro 1.000 Einwohner und Tag (Daten für 2023; ◘ Abb. 3.1), der Verbrauch in Krankenhäusern wurde – auf die Bevölkerung bezogen auf 1,65 DDD pro 1.000 Einwohner und Tag geschätzt (◘ Abb. 3.1; ECDC 2024a).

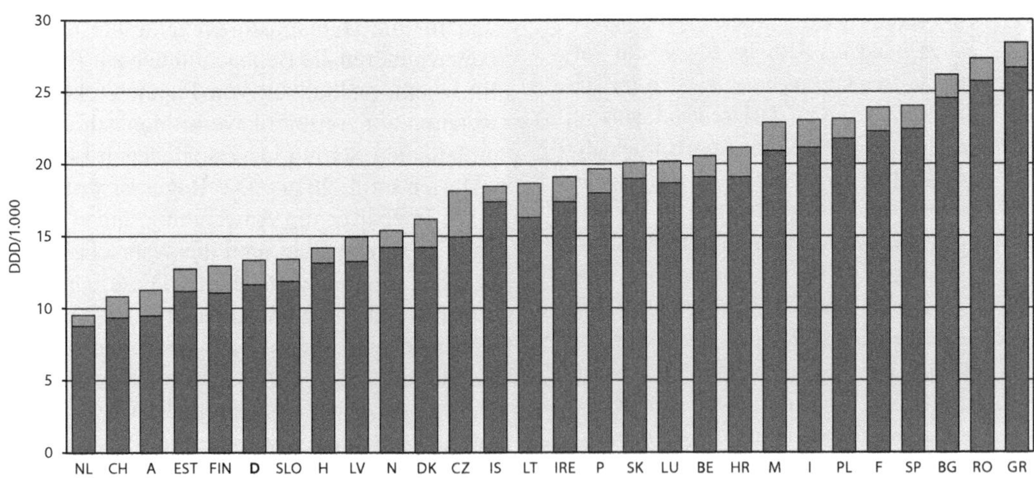

◘ **Abb. 3.1** Antibiotikaverordnungsdichte im ambulanten (*dunkelgrau*) und stationären (*hellgrau*) Bereich (DDD pro 1.000 Einwohner bzw. GKV-Versicherte und Tag) im europäischen Vergleich (Daten für 2023). (Quelle: ECDC 2024a, BAG 2025)

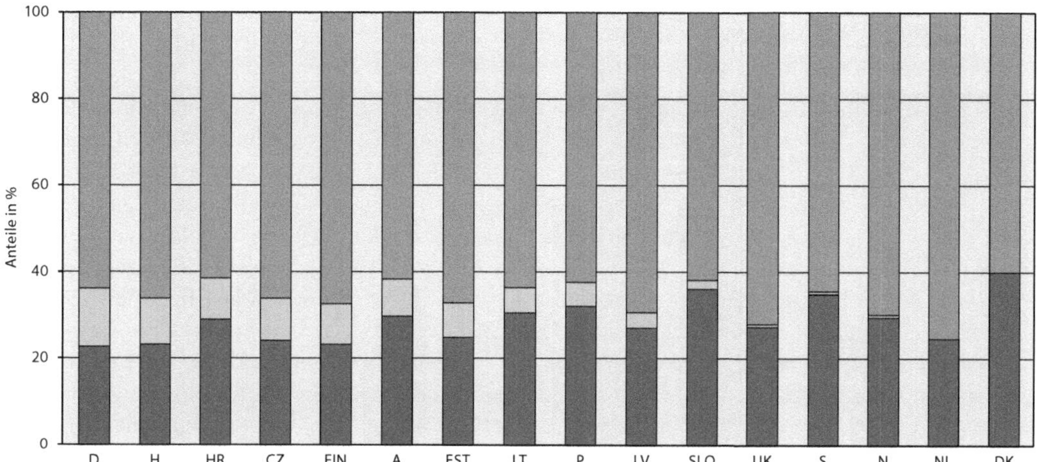

◘ Abb. 3.2 Anteil von Oralcephalosporinen (*hellgrau*) und Penicillinen (*dunkelgrau*) an allen ambulant (GKV-Bereich) verordneten Antibiotikadosen (DDD) in Deutschland und anderen europäischen Niedrigverbraucherländern (entsprechend einem Gesamtverbrauch unter dem EU/EEA-Durchschnitt; Daten für 2019). (Quelle ECDC 2020)

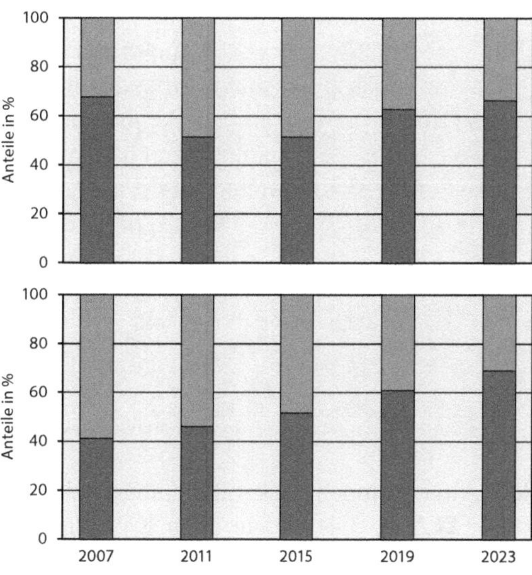

◘ Abb. 3.3 Entwicklung der Relation Penicillin-Derivate zu Cephalosporinen (verordnete Tagesdosen) im ambulanten (*obere Grafik*) und stationären (*untere Grafik*) Bereich zwischen 2007 und 2023 (Tagesdosen im ambulanten Bereich = DDD, Tagesdosen im stationären Bereich = für Krankenhausbehandlungen adaptierte Tagesdosen gemäß ADKA-if-DGI-Surveillance-Projekt). (Quelle: ESAC-Net Antimicrobial consumption dashboard [► https://qap.ecdc.europa.eu/public/extensions/AMC2_Dashboard/AMC2_Dashboard.html#eu-consumption-tab] und ADKA-if-DGI-Surveillance [► https://www.antiinfektiva-surveillance.de/ergebnisse/])

Präpandemisch waren diese Werte bei 11,4 (ambulant) versus 2,1 (stationär) DDD pro 1.000 Einwohner und Tag (Daten für 2019; ECDC 2020; Kern et al. 2025). Zwischen 85 und 90 % aller Antibiotika-Tagesdosen werden also im ambulanten Bereich verordnet.

Besonderheit – verglichen mit anderen Niedrigverbraucherländern in Europa – ist der relativ hohe Anteil von Oralcephalosporinen (◘ Abb. 3.2) – speziell auch bereits im Kindesalter. Maßgeblich war es Cefuroxim-Axetil, was diesen Anstieg im ambulanten Setting verursacht hat: in den 20 Jahren bis 2016 kam es in Deutschland zu einem fast 10-fachen Anstieg der verordneten Tagesdosen dieses Wirkstoffes (Bindel und Seifert 2025; Kern 2018). Erst 2018 wurde ein allmählicher Rückgang beobachtet, der sich dann in den Pandemiejahren (bei in dieser Zeit allgemein geringeren Verordnungsraten ambulant) weiter fortsetzte. Bis heute ist die Relation Penicillin-Derivate zu Cephalosporinen im europäischen Vergleich relativ niedrig, sie steigen aber – ähnlich wie in deutschen Akutkliniken (◘ Abb. 3.3; Kern et al. 2025).

Eine deutliche Entwicklung der letzten Jahre ist auch der stetige Rückgang der ambulanten Verordnung von Fluorchinolonen (Bät-

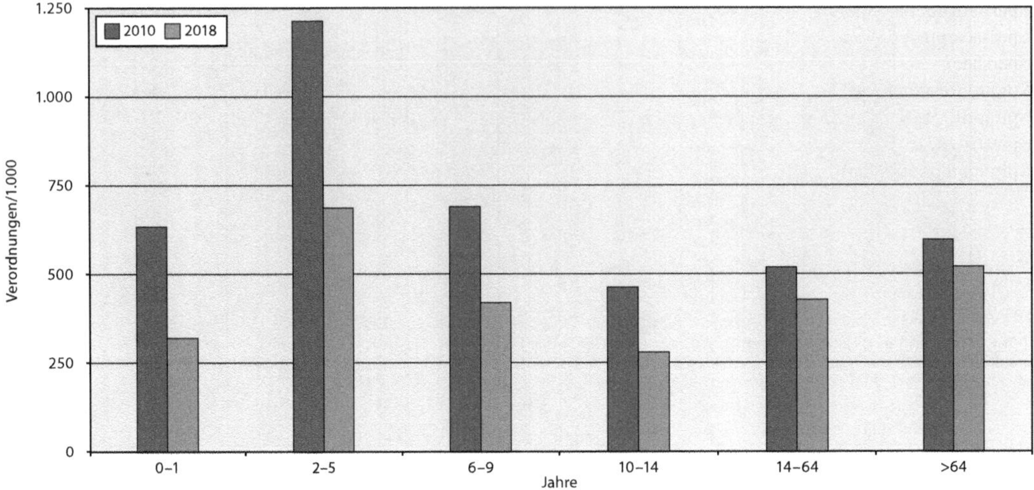

◘ Abb. 3.4 Altersgruppenspezifische Verordnungsraten systemischer Antibiotika (jährliche Verordnungen pro 1.000 GKV-Versicherte) in den Jahren 2010 und 2018. (Quelle: Holstiege et al. 2019)

◘ Tab. 3.1 Verordnungen (in Mio. DDD) von verschiedenen Wirkstoffgruppen/Wirkstoffen im ambulanten Bereich (GKV) – Änderungen zwischen 2019 und 2024. (Quelle: Arzneiverordungsreport 2020 und 2025)

	2019	2024	Änderung [%]
Penicilline	108,8	137,9	+27
– Amoxicillin	64,8	73,3	+13
– Amoxicillin-Clavulansäure	20,0	43,4	+217
Oralcephalosporine	62,3	53,8	−14
Fluorchinolone	16,2	11,4	−30
Makrolide	32,0	37,0	+16
Clindamycin	15,7	15,2	−3

zing-Feigenbaum et al. 2016; Bindel und Seifert 2025; Holstiege et al. 2019; Holstiege et al. 2020; Holstiege et al. 2022). Zwischen 2010 und 2018 ging die Verordnungsrate von 101 auf 60 Verordnungen pro 1.000 GKV-Versicherte und Jahr zurück – entsprechend einer Abnahme um 40 %. Zum Vergleich: die Gesamtverordnungsrate für Antibiotika ambulant ging im selben Zeitraum um 20 % zurück, die Cephalosporin-Verordnungen um 18 % und die Verordnungen von Penicillinen um 2 %. Wichtig zu bemerken ist, dass der Rückgang der Gesamtverordnungsrate in al-len Altersgruppen (vor allem aber bei Kindern; ◘ Abb. 3.4) und in allen KV-Regionen beobachtet wurde. Zwischen 2019 und 2024 sind die Verordnungen von Fluorchinolonen wie auch die von Oralcephalosporinen weiter zurückgegangen – zugunsten der Penicilline (◘ Tab. 3.1). Wichtig zu bemerken ist allerdings auch, dass die lange bekannten Unterschiede im Antibiotikaverbrauch zwischen den verschiedenen Regionen in Deutschland bis heute persistieren (Augustin et al. 2015; Bätzing-Feigenbaum et al. 2016; Holstiege et al. 2022; Scholle et al. 2022).

3.2 Interventionelle Studien zur Antibiotika-Verordnungsqualität im ambulanten Bereich

Eine ganze Reihe von Studien hat sich mit Möglichkeiten der Verbesserung der Antibiotika-Verordnungsqualität in Deutschland – meist im Sinne Reduktion unnötiger Verordnungen – beschäftigt. Nicht alle der Studien wurden zu Ende geführt bzw. sind bezüglich des Endpunktes Verordnungsraten abschließend ausgewertet (DLR 2021). Die Art der Interventionen ist unterschiedlich. Meist sind es multimodale Konzepte, die ganz überwiegend in allgemeinärztlichen Praxen getestet wurden; bewährt hat sich „Audit & Feedback" (Rückmeldung der eigenen Verbrauchsdaten im Vergleich) als wichtige und vielleicht zentrale Interventionskomponente (Xu et al. 2025). Eine der älteren Studien aus Deutschland zeigte, dass Kommunikationstraining (alleine) für die Arzt-Patienten-Interaktion und Aufklärung enorme Effekte haben kann (Altiner et al. 2007). Es wurde eine Reduktion der Verordnungshäufigkeit um 40 % im Interventionsarm erzielt. Die Effektstärken in jüngeren Studien waren meist weniger ausgeprägt (Strumann et al. 2020; Lescure et al. 2024).

In der so genannten „ARena"-Studie (überwiegend in Bayern durchgeführt; Projektlaufzeit 1/2017 bis 9/2020) wurde in der Behandlung unkomplizierter Infektionen ein signifikanter Rückgang der Antibiotika-Verordnungsraten nach einem Bündel von Interventionskomponenten gezeigt, das sich sowohl an Ärzte als auch die Öffentlichkeit wendete: Qualitätszirkel, Fortbildung über E-Learning, Information über das eigene Verordnungsverhalten im Vergleich, kontaktabhängige und ergebnisabhängige Vergütung sowie zielgruppenadaptierte Patienteninformationen (Poß-Doering et al. 2021). Andere bzw. zusätzliche Interventionskomponenten wie die Einbindung des Praxisteams, Einbindung des Praxispersonals in die Qualitätszirkel und IT-basierte Entscheidungsunterstützung im Praxisverwaltungssystem führten nicht zu einer zusätzlichen nachweisbaren Verbesserung der Versorgungsqualität. Die Effekte waren bei Kindern stärker und bei Erwachsenen stark abhängig vom Vorliegen von Komorbiditäten.

In der so genannten „CHANGE-3"-Studie (in Baden-Württemberg und Mecklenburg-Vorpommern durchgeführt; Projektlaufzeit 2/2017 bis 6/2020) wurde Aufklärung der Öffentlichkeit/Patienten und Sensibilisierung für das Thema mittels diverser Komponenten (Internet mit interessanten Angeboten – auch heute noch, Plakate, Ausmalbuch bzw. Comic für Kinder/Jugendliche, Magazin „Cold" für die Arztpraxen) als Intervention studiert (Poß-Doering et al. 2020; Feldmeier et al. 2023). Zusätzlich wurde der Effekt der Verfügbarkeit eines Tablets mit den Informationen der Website im Wartezimmer, eines praxisindividuellen, datenbasierten Feedback-Berichts sowie eines E-Learning-Angebots geprüft. Hier wurde zwar eine signifikant (leicht) reduzierte Verordnungsrate (bei Atemwegsinfektionen) beobachtet, es fanden sich jedoch keine zusätzlichen Effekte in den Interventionsgruppen.

Im so genannten „RESIST"-Projekt (mehrere KV-Regionen; Hausarzt-, Kinderarzt- und HNO-Praxen; Projektlaufzeit 12/2016 bis 4/2020) wurde die Thematisierung der Arzt-Patienten-Kommunikation (über Online-Fortbildung und verschiedene Praxismaterialien) als Intervention geprüft – daneben wurde auch eine temporäre, projektbezogene Incentivierung implementiert (GBA 2021a, 2021b). Die Reduktion der Verordnungsrate bei Atemwegsinfektionen war mit minus 3,1 % bescheiden – die Verordnungsraten insgesamt wurden lediglich um 0,5 % reduziert, was nicht signifikant unterschiedlich zu den Entwicklungen in den Kontrollpraxen war. Günstiger Nebeneffekt war die nach Intervention vermehrte Zurückhaltung bei der Verordnung von Fluorchinolonen. Weniger Zweitlinien-Präparate für unkomplizierte Harnwegsinfektionen war das Ziel einer weiteren interventionellen Studie („RedAres"; mehrere KV-Regionen; Projektlaufzeit 4/2021 bis 3/2022). Die Hypothese war, die leitliniengerechte Behandlung im Sinne der vermehrten Verordnung von Erstlinien-Präparaten zu verbessern mittels Bekanntmachung/Schulung zu Leitlinienempfehlungen, Information über die regionale Resistenzsituation (über Daten des RKI) und individuelle Rückmeldung zum Verordnungsverhalten (Gágyor et al. 2021). Tatsächlich war ein signifikanter Effekt (−13 % – entsprechend einer relativen Reduktion von 40 %) zu erzielen – bei einer relativen Reduktion der Gesamtverordnungsrate bei Harnwegsinfektionen um immerhin 10 % (Schmiemann et al. 2023). Die geringere Verordnung von Zweitlinienpräparaten betraf – wie zu erwarten – Cotrimoxazol und Fluorchinolone (zugunsten von Fosfomycin-Trometamol und Pivmecillinam).

Die jüngste Interventionsstudie ist „ELEKTRA" (mehrere KV-Regionen; Projektlaufzeit 1/2021 bis 12/2024). Indikation waren hier Atemwegs- und Harnwegsinfektionen. Besonderheit war, dass Praxen mit außergewöhnlich hohem Antibiotikaverbrauch eingeladen wurden – eines der Ergebnisse aus der „RESIST"-Studie. Als Interventionen wurden i) lediglich ein Anschreiben mit Informationsgrafik zum Verordnungsverhalten, ii) zusätzliches E-Learning-Angebot bzw. iii) zusätzliches Angebot einer Peer-moderierten Fortbildung im Vergleich zu einer Kontrollgruppe geprüft (Löffler et al. 2022). Die tatsächliche Teilnahme an einer der Fortbildungen wurde mit einer projektbezogenen Aufwandsentschädigung incentiviert. Die Ergebnisse bezüglich der Gesamtverordnungsrate zeigten eine signifikante (leichte) Reduktion in allen drei Interventionsarmen, die jedoch stärker nach Teilnahme an den Fortbildungen war (ZI 2025). Die Bereitschaft zur Teilnahme an den Fortbildungen war in dieser Gruppe von Ärztinnen und Ärzten mit erhöhtem Antibiotikaeinsatz jedoch gering: lediglich rund 12 % der Eingeladenen nahmen tatsächlich an den Fortbildungen teil. Mit einem ähnlichen Konzept in der Schweiz – ebenfalls eine relative Niedrigverbrauchregion – wurden bei reinem „Audit & Feedback" keine

Effekte auf die ambulanten Verordnungsraten erzielt (Hemkens et al. 2016; Aghlmandi et al. 2023).

Zu weiteren interventionellen Studien im ambulanten Bereich zum Thema sind die Wirkungen auf die tatsächliche Verordnungspraxis nicht weiter analysiert oder noch nicht veröffentlicht worden (Altiner et al. 2012: Gornyk et al. 2021; Petruschke et al. 2021).

3.3 ABS-Netzwerke

Während die oben dargestellten Projekte geförderte kontrollierte Interventionsstudien darstellen, deren Weiterführung bzw. breitere Umsetzung in die Praxis – auch soweit vom Innovationsfonds gefördert – noch unklar ist, gibt es seit geraumer Zeit regionale Initiativen, die unter dem Überbegriff ABS-Netzwerke zusammenfassbar sind. Das bekannteste dieser ambulanten Netzwerke ist AnTiB (Abkürzung für „Antibiotische Therapie in Bielefeld"). Es wurde 2016 gestartet und wird organisiert vom Ärztenetz Bielefeld (Bornemann und Tillmann 2019). Partner sind auch einige Krankenhäuser sowie Labore in der Region. Obwohl primär ohne Forschungsinteresse, gibt es zu den Effekten einige interessante versorgungswissenschaftliche Auswertungen in Kooperation mit der Fakultät für Gesundheitswissenschaften der Universität Bielefeld (Bornemann und Tillmann 2020; Bornemann et al. 2024). Sehr auffällig ist bei einer der Auswertungen der Daten von Kinderarztpraxen für die Jahre 2015 bis 2018 der sehr niedrige Verbrauch von Cefuroxim-Axetil.

AnTiB ist zugleich Teil des so genannten ABS-Netzwerks Bielefeld/Ostwestfalen-Lippe. Hauptziel ist die strukturierte Etablierung lokaler ambulanter Therapieempfehlungen unter Einbeziehung der Schnittstellen ambulant/stationär und in Kooperation mit infektiologischen Fachgesellschaften. Letztlich sollen diese lokalen konsentierten Therapieempfehlungen verbindlich sein für Praxen und auch Notfallpraxen der Krankenhäuser. Zu-

❏ **Tab. 3.2** Regionale/lokale ABS-Netzwerke in Deutschland
ABS Netzwerk Nord (nur Kliniken)
ABS-Netzwerk Osnabrück/West-Niedersachsen (nur Kliniken)
ABS-Netzwerk Westfalen-Lippe mit ABS-Netzwerk Bielefeld/Ostwestfalen-Lippe und AnTiB
ABS-Netzwerk West (nur Kliniken)
AMS-Netzwerk Mainfranken (nur Kliniken)
ABS-Netzwerk Rhein-Neckar (nur Kliniken)
ABS-Netzwerk München (Kliniken + ÖGD)

sätzlich wurden Fortbildungsveranstaltungen incl. Qualitätszirkel sowie eine Rückmeldung des Antibiotikaverbrauchs an die beteiligten Praxen über die zuständige kassenärztliche Vereinigung etabliert. Das Netzwerk ist inzwischen weiterentwickelt worden zu einem geographisch weitere Gebiete umfassenden ABS-Netzwerk Westfalen-Lippe mit weiteren Kliniken (beispielsweise die Universitätskliniken Bochum und Münster) als Kooperationspartner (Lanckohr et al. 2025).

Weitere ABS-Netzwerke sind in anderen Regionen aktiv (❏ Tab. 3.2). Das Netzwerk Westfalen-Lippe ist jedoch einzigartig, da es primär von der niedergelassenen Ärzteschaft ausgeht und getragen wird. Demgegenüber sind die anderen ABS-Netzwerke ausschließlich oder zumindest ganz überwiegend Klinik-Kooperationen (❏ Tab. 3.2). Nicht zu verwechseln damit sind die so genannten regionalen MRE-Netzwerke, die sich unter Federführung des ÖGD primär um Hygienefragen kümmern und praktische Hilfen im Bereich des Hygienemanagements von Patienten und Patientinnen mit MRSA-Nachweis oder Nachweis eines anderen multiresistenten Bakteriums erarbeiten und anbieten. Diese MRE-Netzwerke haben vollkommen andere Aufgaben, sind jedoch in vielen Regionen mit zahlreichen Kooperationspartnern formal etabliert.

3.4 ABS im Akutkrankenhaus – Schnittstellen

Die ABS-Initiative in Deutschland war ursprünglich eine Initiative der Infektiologie mit dem Ziel der verbesserten Antibiotikaverschreibungsqualität in Akutkrankenhäusern (Kern et al. 2015; Kern 2018; Kern et al. 2020; Kern 2021). Ihr oberstes Ziel war die Fortbildung von ärztlichem Personal und Apothekern und Apothekerinnen in kleineren Krankenhäusern, in denen es schwierig sein dürfte, Fachpersonal zu akquirieren und zu finanzieren. Die Initiative wurde für diesen Zweck auch in den ersten vier Jahren vom BMG kofinanziert, hat sich dann aber verselbständigt und eine erstaunlich hohe Zahl von Absolventen nicht nur der so genannten Basis-Kurse (Präpädeutik mit infektiologischen, mikrobiologischen und pharmakologischen Themen), sondern auch der Kurse für Fortgeschrittene (so genannte „Fellow"-, „Advanced"- und „Expert"-Kurse). Neben der Deutschen Gesellschaft für Infektiologie (über deren Akademie für Infektionsmedizin) gibt es inzwischen weitere Anbieter. Auch gab es zuletzt über das Krankenhausentgeltgesetz wieder eine finanzielle Förderung des Kursbesuches, die von den Krankenhäusern im Rahmen der Budgetverhandlungen bei Teilnahme eigener Mitarbeiter und Mitarbeiterinnen geltend gemacht werden konnte, während andererseits auch zahlreiche Kursteilnehmer und Kursteilnehmerinnen ihre Teilnahme selbst finanziert haben. Die Warteliste auf einen Platz im ABS-Fellow-Kurs der Deutschen Gesellschaft für Infektiologie beträgt auch heute noch mehrere Tausend – inzwischen sind es vor allem Internisten und (internistische und anästhesiologische) Intensivmediziner, die auf eine Kursteilnahme warten. Die Nachfrage ist also sehr hoch – auch mitbedingt durch die beschränkte Gruppengröße der Fortbildungsseminare, die eine optimale Interaktion zwischen Teilnehmenden und Referierenden ermöglicht.

Dennoch bleiben im Akutklinikbereich strukturelle Defizite, die eine Qualitätsverbesserung der Antibiotikaverordnung behindern. Zwar sind die Instrumente, Maßnahmen und auch Ausstattung für erfolgreiches ABS im Akutkrankenhaus in Leitlinien und Empfehlungen wiederholt beschrieben und begründet (Kern 2018; Kern 2021). Umfragen und der Blick zu Vergleichszwecken in die internationale Literatur bestätigen, dass es in erster Linie an Personalfreistellungen fehlt, und es in den Kliniken für den Bereich rationale Antiinfektivaverordnung außerhalb der Arzneimittelkommissionen keine oder kaum übergeordnete Verantwortlichkeiten gibt – trotz des inzwischen verfügbaren, speziell ABS-fortgebildeten Personals und auch den zunehmend verfügbaren Fachärztinnen und Fachärzten für Infektiologie und Ärztinnen und Ärzten mit der Zusatzbezeichnung Infektiologie (Kern 2018; Kern 2021; ECDC 2024b). Beklagt werden neben zu geringer/fehlender Personalkapazität auch hohe Fluktuation, zu geringe Bereitschaft zum interdisziplinären Arbeiten und fehlende Anerkennung der Fachexpertise – sie stellen große Hindernisse bei der Umsetzung von ABS-Maßnahmen vor Ort.

Mit der weitergehenden Reduktion von Krankenhausbetten in Deutschland wird in diesem Zusammenhang folgendes Szenario planerisch relevant: ein Teil der Antibiotika-Behandlungen wird sich in den ambulanten Bereich verschieben, und die Verbrauchsdichte wird dort zwangsläufig zunehmen; die Anforderungen dort bezüglich Monitoring von komplexen Patienten mit weiterzuführender Therapie werden zunehmen; die Schnittstellenproblematik wird kritisch – wer mit welcher Expertise und Entscheidungskompetenz empfiehlt und setzt die (auch parenterale) Fortführung der in der Klinik begonnene Behandlung um? Bekannte Herausforderungen dabei sind unter anderem erhöhter Arbeitsaufwand, Wirtschaftlichkeit, Rabattverträge, Regresssorgen, Verschieben von Verschreibungen (Greißing et al. 2016; Lang et al. 2019; Zeschick et al. 2022). Braucht es zukünftig ABS-Strukturen in den Akutkliniken, die die Schnittstellenproblematik angehen sollen und können durch optimierte und systematisierte Interaktion mit der niedergelassenen Ärzteschaft – im Sinne von intersektoralen regionalen Zentren für Infektiologie/ABS? Modell hierfür könnte das ABS-Netzwerk Westfalen-Lippe werden. Modell könnten auch einzelne in Frankreich (erst kürzlich) etablierte regionale Zentren („Centre régional en Antibiothérapie" – CRAbt; Ministère de la Santé et de la Prévention 2022; Conlin et al. 2023) oder das sehr umfangreiche andalusische „PIRASOA"-Programm sein, das bevölkerungsorientiert und integriert stationäre und ambulante Versorgungs- und Qualitätssicherungsbedarfe berücksichtigt (Peñalva et al. 2020; Rodríguez-Baño et al. 2020; Peñalva et al. 2023). Es ist von Interesse, dass die Ärzteschaft in Hochverbraucherregionen jetzt schon den Mangel an intersektoraler Interaktion und Kommunikation als Barriere für bessere Verschreibungsqualität nennt (Bornemann et al. 2024).

3.5 Fazit

ABS ist sowohl im ambulanten Bereich, mehr aber noch im stationären Bereich in Deutschland präsent, aber immer noch wenig strukturiert. Dennoch sind sowohl beim Antibiotikaverbrauch als auch bezüglich Verschreibungsqualität einige günstige Effekte zu beobachten. Es werden – vor allem bei Kindern – weniger Antibiotika eingesetzt. Bestimmte Entwicklungen wie beispielsweise die inadäquat und extrem hohe Verordnungsrate von Cefuroxim-Axetil im ambulanten Sektor und die Fluorchinolon-Verordnungen ambulant und stationär wurden korrigiert. Im stationären Bereich werden zudem – anders als noch vor 10–20 Jahren – mehr Penicilline als Cephalosporine eingesetzt. Das Bemühen um weitere Reduktion des ambulanten Antibiotikaverbrauchs wird zunehmend schwierig – die Verordnungsraten sind bereits relativ niedrig, die geringer werdenden stationären Behandlungskapazitäen werden sich gegenläufig auswirken und die Bereitschaft und Fähigkeit der Praxen, weitere Instrumente einzusetzen, sind begrenzt und wären realistisch nur bei mehr strukturellen Investitionen und Hilfen. Regionale ABS-Netzwerke – intersektoral organisiert – könnten eine Hilfe darstellen und die zunehmend relevante Schnittstellenproblematik bei vermehrt abgestufter stationärer Versorgung und weiterer Bettenreduktion adressieren. Die vom BMG angekündigte Prüfung, wie der ambulante Bereich im Rahmen von DART 2030 hinsichtlich infektiologischer Expertise gestärkt werden kann, sollte solche Konzepte berücksichtigen (Clarici 2025). Nicht zuletzt wird es notwendig sein, die quantitativen Ziele zum Antibiotikaverbrauch in der Humanmedizin insgesamt zugunsten qualitativer Ziele (und Qualitätsindikatoren) zu hinterfragen (Schulz et al. 2014; Kern 2018; Kern 2021; GBA 2021b; Arens et al. 2025).

Literatur

Aghlmandi S, Halbeisen FS, Saccilotto R et al (2023) Effect of Antibiotic prescription audit and feedback on antibiotic prescribing in primary care: a randomized clinical trial. JAMA Intern Med 183:213–220. https://doi.org/10.1001/jamainternmed.2022.6529

Albrich WC, Monnett DL, Harbarth S (2014) Antibiotic selection pressure and resistance in Streptococcus pneumoniae and Streptococcus pyogenes. Emerg Infect Dis 10:514–517

Altiner A, Sielk M, Brockmann S et al (2007) Reducing antibiotic prescriptions for acute cough by motivating GPs to change their attitudes of communication and empowering patients: a cluster randomized intervention study. J Antimicrob Chemother 60:638–644. https://doi.org/10.1093/jac/dkm254

Altiner A, Berner R, Diener A et al (2012) Converting habits of antibiotic prescribing for respiratory tract infections in German primary care – the cluster-randomized controlled CHANGE-2 trial. BMC Fam Pract 13:124. https://doi.org/10.1186/1471-2296-13-124

Arens B, L'Hoest H, Wolf A et al (2025) Antibiotikaverordnungsraten bei ambulant behandelten Infektionen der oberen Atemwege anhand von Routinedaten einer deutschen Krankenkasse. Gesundheitswesen 87:424–431. https://doi.org/10.1055/a-2321-8275

Augustin J, Mangiapane S, Kern WV (2015) A regional analysis of outpatient antibiotic prescribing in Germany in 2010. Eur J Public Health 25:397–399. https://doi.org/10.1093/eurpub/ckv050

BAG – Federal Office of Public Health and Federal Food Safety and Veterinary Office (2024) Swiss Antibiotic Resistance Report 2024. Usage of Antibiotics and Occurrence of Antibiotic Resistance in Switzerland. https://backend.star.admin.ch/fileservice/sdweb-docs-prod-staradminch-files/files/2024/12/20/3b96fc96-5251-4466-aaa6-a0c7179fcf17.pdf (Erstellt: 11.2024). Zugegriffen: 2. Aug. 2025

Bätzing-Feigenbaum J, Schulz M, Schulz M et al (2016) Outpatient antibiotic prescription: a population-based study on regional age-related use of cephalosporins and fluoroquinolones in Germany. Dtsch Ärztebl Int 113:454–459. https://doi.org/10.3238/arztebl.2016.0454

Bell BG, Schellevis F, Stobberingh E et al (2014) A systematic review and meta-analysis of the effects of antibiotic consumption on antibiotic resistance. BMC Infect Dis 14:13. https://doi.org/10.1186/1471-2334-14-13

Bindel LJ, Seifert R (2025) Similarities in the consumption trajectory of antibacterial drugs in the outpatient care sector in Germany from 1986 to 2022: identification of shared patterns, correlation analysis of prescribed defined daily dose and assessment of underlying influences. Naunyn-schmiedeberg's Arch Pharmacol. https://doi.org/10.1007/s00210-025-04165-0

BMG Bundesministerium für Gesundheit (2024) 1. Aktionsplan zur DART 2030 (2024–2026). BMG Berlin. https://www.bundesgesundheitsministerium.de/fileadmin/Dateien/3_Downloads/A/Antibiotika-ResistenzStrategie/240510_1._Aktionsplan_zur_DART_2030.pdf. Zugegriffen: 25. Aug. 2025

Bornemann R, Tillmann R (2019) Antibiotische Therapie in Bielefeld (AnTiB) – Ein lokales Projekt zur Forderung der rationalen Verordnung von Antibiotika in der ambulanten Kinder- und Jugendheilkunde. Bundesgesundheitsbl 62:952–959. https://doi.org/10.1007/s00103-019-02978-y

3

Bornemann R, Tillmann R (2020) Entwicklung der Antibiotikaverordnungen im ambulanten pädiatrischen Sektor in Bielefeld 2015–2018: Nutzung von KV-Routinedaten als Grundlage für Antibiotic Stewardship in der ambulanten Medizin. Monatsschr Kinderheilkd 170:379–391. https://doi.org/10.1007/s00112-020-00895-y

Bornemann R, Heidenreich A, Hoyer A et al (2024) Analyse von Einflussfaktoren auf ambulante pädiatrische Antibiotikaverordnungen in Bielefeld 2015–2018. Bundesgesundheitsbl 67:1010–1020. https://doi.org/10.1007/s00103-024-03891-9

Clarici A (2025) Strategien zur Eindämmung von Antibiotikaresistenzen in der Humanmedizin aus Sicht des Bundesministeriums für Gesundheit. Bundesgesundheitsbl 68:593–599. https://doi.org/10.1007/s00103-025-04049-x

Conlin M, Leroy AG, Asquier-Khati A et al (2023) Qualitative assessment of the national initiative to implement antimicrobial stewardship centres in French administrative regions. Antimicrob Resist Infect Control 12:41. https://doi.org/10.1186/s13756-023-01245-9

DLR Projektträger (2021) Workshop des Bundesministeriums für Gesundheit. Rationaler Antibiotikaeinsatz im ambulanten Sektor – Möglichkeiten und Potenziale für Veränderungen. 18.11.2021, virtuelle Veranstaltung. https://projekttraeger.dlr.de/sites/default/files/2021-11/documents/Projektsteckbriefe_Antibiotika-Workshop_2021_0.pdf. Zugegriffen: 31. Juli 2025

ECDC European Centre for Disease Prevention and Control (2024b) Point prevalence survey of healthcare-associated infections and antimicrobial use in European acute care hospitals 2022–2023. Annex 2. Country summary sheets – Point prevalence survey of healthcare-associated infections and antimicrobial use in European acute care hospitals, 2022–2023. https://www.ecdc.europa.eu/sites/default/files/documents/healthcare-associated-acute-care-hospitals-point-prevalence-survey-annex-country-summary-sheets-2022-2023.xlsx. Zugegriffen: 2. Aug. 2025

ECDC European Centre for Disease Prevention and Control (2020) Antimicrobial consumption in the EU/EEA (ESAC-Net) – Annual Epidemiological Report 2019. ECDC Stockholm. https://www.ecdc.europa.eu/en/publications-data/surveillance-antimicrobial-consumption-europe-2019. Zugegriffen: 28. Aug. 2025

ECDC European Centre for Disease Prevention and Control (2023) Antimicrobial consumption in the EU/EEA (ESAC-Net) – Annual Epidemiological Report 2022. ECDC Stockholm. https://www.ecdc.europa.eu/en/publications-data/surveillance-antimicrobial-consumption-europe-2022. Zugegriffen: 28. Aug. 2025

ECDC European Centre for Disease Prevention and Control (2024a) Antimicrobial consumption in the EU/EEA (ESAC-Net) – Annual Epidemiological Report 2023. ECDC Stockholm. https://www.ecdc.europa.eu/en/publications-data/antimicrobial-consumption-eueea-esac-net-annual-epidemiological-report-2023. Zugegriffen: 28. Aug. 2025

Feldmeier G, Löffler C, Altiner A et al (2023) Optimizing antibiotic prescribing for acute respiratory tract infections in German primary care: results of the regional intervention study CHANGE-3 and the nested cRCT. Antibiotics 12:850. https://doi.org/10.3390/antibiotics12050850

Gágyor I, Greser A, Heuschmann P et al (2021) REDuction of Antibiotic RESistance (REDARES) in urinary tract infections using treatments according to national clinical guidelines: study protocol for a pragmatic randomized controlled trial with a multimodal intervention in primary care. BMC Infect Dis 21:990. https://doi.org/10.1186/s12879-021-06660-0

GBA Gemeinsamer Bundesausschuss Innovationsausschuss (2021a) Iwen J, Liebrenz C: RESIST Ergebnisbericht. GBA Berlin. https://innovationsfonds.g-ba.de/downloads/beschluss-dokumente/61/2021-04-16_RESIST_Ergebnisbericht.pdf. Zugegriffen: 10. Aug. 2025

GBA Gemeinsamer Bundesausschuss Innovationsausschuss (2021b) Krüger A, Wollny A, Schulz M, Daubmann A, Wegscheider K, Löffler C, Altiner A: RESIST Evaluationsbericht. GBA Berlin. https://innovationsfonds.g-ba.de/downloads/beschluss-dokumente/62/2021-04-16_RESIST_Evaluationsbericht.pdf. Zugegriffen: 10. Aug. 2025

Gornyk D, Scharlach M, Buhr-Riehm B et al (2021) Effectiveness of trainings of general practitioners on antibiotic stewardship: methods of a pragmatic quasi-experimental study in a controlled before-after design in South-East-Lower Saxony, Germany (WASA). Front Pharmacol 12:533248. https://doi.org/10.3389/fphar.2021.533248

Greißing C, Buchal P, Kabitz HJ et al (2016) Medication and treatment adherence following hospital discharge. Dtsch Ärztebl Int 113:749–756

Hemkens LG, Saccilotto R, Reyes SL et al (2016) Personalized prescription feedback to reduce antibiotic overuse in primary care: rationale and design of a nationwide pragmatic randomized trial. BMC Infect Dis 16:421. https://doi.org/10.1186/s12879-016-1739-0

Holstiege J, Schulz M, Akmatov MK et al (2019) Update: Die ambulante Anwendung systemischer Antibiotika in Deutschland im Zeitraum 2010 bis 2018 – eine populationsbasierte Studie. ZI Versorgungsatlas-Bericht Nr. 19/07. ZI, Berlin https://doi.org/10.20364/VA-19.07

Holstiege J, Schulz M, Akmatov MK et al (2020) The decline in outpatient antibiotic use – an analysis of nationwide prescription data from 2010 to 2018. Dtsch Ärztebl Int 117:679–686. https://doi.org/10.3238/arztebl.2020.0679

Holstiege J, Bätzing J, Akmatov MK et al (2022) Rückgang der ambulanten Antibiotikaverordnungen bei Kindern und Jugendlichen in Deutschland 2010–2019 – regionale Entwicklung in den deutschen KV-Regionen. Monatsschr Kinderheilkd 170:392–402. https://doi.org/10.1007/s00112-021-01276-9

Kern WV (2018) Rationale Antibiotikaverordnung in der Humanmedizin. Bundesgesundheitsbl 61:580–588. https://doi.org/10.1007/s00103-018-2727-x

Kern WV (2021) Organization of antibiotic stewardship in Europe: the way to go. Wien Med Wochenschr 171:4–8. https://doi.org/10.1007/s10354-020-00796-5

Kern WV, de With K (2012) Rationale Antibiotikaverordnung – mehr Herausforderungen als Erfolge. Bundesgesundheitsbl 55:1418–1426. https://doi.org/10.1007/s00103-012-1557-5

Kern WV, Fätkenheuer G, Tacconelli E et al (2015) Klinische Infektiologie in Deutschland und Europa. Z Evid Fortbild Qual Gesundhwes 109:493–499. https://doi.org/10.1016/j.zefq.2015.09.015

Kern WV, Horn S, Fink G (2020) Aktuelle Entwicklungen im Bereich Antibiotic Stewardship. Dtsch Med Wochenschr 145:1758–1763. https://doi.org/10.1055/a-0982-8842

Kern WV, Steib-Bauert M, Fellhauer M et al (2025) Antibiotikaanwendung 2012/13 bis 2021/22 in deutschen Akutkrankenhäusern. Dtsch Med Wochenschr 150:e1–e10. https://doi.org/10.1055/a-2445-3397

Lanckohr C, Anders A, Hildebrandt A et al (2025) DART 2030 und die sektorübergreifende Umsetzung – ein Anwendungsfall für lokale ABS-Netzwerke? Epid Bull 8:3–9. https://doi.org/10.25646/13032

Lang C, Gottschall M, Sauer M et al (2019) „Da kann man sich ja totklingeln, geht ja keiner ran" – Schnittstellenprobleme zwischen stationärer, hausärztlicher und ambulant-fachspezialisierter Patientenversorgung aus Sicht Dresdner Hausärzte. Gesundheitswesen 81:822–830

Lescure DLA, Erdem Ö, Nieboer D et al (2024) Communication training for general practitioners aimed at improving antibiotic prescribing: a controlled before-after study in multicultural Dutch cities. Front Med 11:1279704. https://doi.org/10.3389/fmed.2024.1279704

Löffler C, Buuck T, Iwen J et al (2022) Promoting rational antibiotic therapy among high antibiotic prescribers in German primary care-study protocol of the ElektRA 4-arm cluster-randomized controlled trial. Implement Sci 17:69. https://doi.org/10.1186/s13012-022-01241-4

Ministère de la Santé et de la Prévention (2022) République Française – Arrêté du 18 novembre 2022 fixant le cahier des charges des centres régionaux en antibiothérapie. Journal officiel électronique authentifié n° 0269 du 20/11/2022. https://www.legifrance.gouv.fr/download/pdf?id=7z1KDpHASRtKEc38brbgoGALoKttP2TeR592UHmPykU=. Zugegriffen: 28. Aug. 2025

Peñalva G, Fernández-Urrusuno R, Turmo JM et al (2020) Long-term impact of an educational antimicrobial stewardship programme in primary care on infections caused by extended-spectrum β-lactamase-producing Escherichia coli in the community: an interrupted time-series analysis. Lancet Infect Dis 20:199–207. https://doi.org/10.1016/S1473-3099(19)30573-0

Peñalva G, Crespo-Rivas JC, Guisado-Gil AB et al (2023) Clinical and ecological impact of an educational program to optimize antibiotic treatments in nursing homes (PROA-SENIOR): a cluster, randomized, controlled trial and interrupted time-series analysis. Clin Infect Dis 76:824–832. https://doi.org/10.1093/cid/ciac834

Petruschke I, Salm F, Kaufmann M et al (2021) Evaluation of a multimodal intervention to promote rational antibiotic use in primary care. Antimicrob Resist Infect Control 10:66. https://doi.org/10.1186/s13756-021-00908-9

Poß-Doering R, Kuehn L, Kamradt M et al (2020) Converting habits of antibiotic use for respiratory tract infections in German primary care (CHANGE-3) – process evaluation of a complex intervention. BMC Fam Pract 21:274. https://doi.org/10.1186/s12875-020-01351-2

Poß-Doering R, Kronsteiner D, Kamradt M et al (2021) Assessing reduction of antibiotic prescribing for acute, non-complicated infections in primary care in Germany: multi-step outcome evaluation in the cluster-randomized trial ARena. Antibiotics 10:1151. https://doi.org/10.3390/antibiotics10101151

Rodríguez-Baño J, Pérez-Moreno MA, Peñalva G et al (2020) Outcomes of the PIRASOA programme, an antimicrobial stewardship programme implemented in hospitals of the public health system of Andalusia, Spain: an ecologic study of time-trend analysis. Clin Microbiol Infect 26:358–365. https://doi.org/10.1016/j.cmi.2019.07.009

Schmiemann G, Greser A, Maun A et al (2023) Effects of a multimodal intervention in primary care to reduce second line antibiotic prescriptions for urinary tract infections in women: parallel, cluster randomised, controlled trial. Brit Med J 383:e76305. https://doi.org/10.1136/bmj-2023-076305

Scholle O, Asendorf M, Buck C et al (2022) Regional variations in outpatient antibiotic prescribing in Germany: a small area analysis based on claims data. Antibiotics 11:836. https://doi.org/10.3390/antibiotics11070836

Schulz M, Kern WV, Hering R et al (2014) Antibiotikaverordnungen in der ambulanten Versorgung in Deutschland bei bestimmten Infektionserkrankungen in 2009 – Teil 1 und 2. ZI Versorgungsatlas-Bericht

Nr. 14/04. ZI Berlin. http://www.versorgungsatlas. de/themen/versorgungsprozesse/?tab=6&uid=46. Zugegriffen: 1. Dez. 2017

Strumann C, Steinhaeuser J, Emcke T et al (2020) Communication training and the prescribing pattern of antibiotic prescription in primary health care. PLoS ONE 15:e233345. https://doi.org/10.1371/ journal.pone.0233345

de With K, Wilke K, Först G et al (2017) Antibiotic Stewardship (ABS) in Akutkrankenhäusern – neue Erfahrungen und Empfehlungen. Dtsch Med Wochenschr 142:177–182. https://doi.org/10.1055/s-0042-121745

Xu AXT, Brown K, Schwartz KL et al (2025) Audit and feedback interventions for antibiotic prescribing in primary care: a systematic review and meta-analysis. Clin Infect Dis 80:253–262. https://doi.org/10.1093/ cid/ciae604

Zeschick N, Gollnick J, Muth J et al (2022) Verordnungsverhalten von bayerischen Hausärzt*innen an der stationär-ambulanten Schnittstelle vor dem Hintergrund der Bayerischen Wirkstoffvereinbarung – qualitative Ergebnisse der WirtMed-Studie. Bundesgesundheitsbl 65:900–908. https://doi.org/10.1007/ s00103-022-03563-6

ZI Zentralinstitut für die kassenärztliche Versorgung in der Bundesrepublik Deutschland (2025) Rational verordnen, Resistenzen verhindern – Impulse aus dem Projekt ElektRA zur Antibiotikatherapie. ZI Berlin. https://www.zi.de/fileadmin/Downloads/Service/ Veranstaltungen/Zi_insights/Zi_insights_ElektRA_ 2025-05-14_Iwen_Schmidt_Below.pdf (Erstellt: 14. Mai 2025). Zugegriffen: 28. Aug. 2025

„Real World" und RCT – Gegen- oder Miteinander?

Jürgen Windeler und Stefan Lange

Auf einen Blick

Real World Evidence (RWE) ist in den letzten 10 Jahren zu einer überaus attraktiven Idee für die Nutzenbewertung geworden. In der Regel wird dieses Schlagwort mit Kritik an randomisierten Studien (RCT) verbunden. Die Argumente sind allerdings dürftig und die Versprechen, die mit „Real World" ohne RCT verbunden sind, blieben, sowohl was die methodische Qualität als auch die praktische Bedeutung angeht, bisher unerfüllt. Es wird dargelegt, dass „externe Validität", „Übertragbarkeit", „Alltags"nähe und allein große Fallzahlen keine Qualitätskriterien von Studien zur Nutzenbewertung sind. Die Verwendung methodisch unzureichender Ansätze verschwendet vielmehr Ressourcen und verzögert Antworten.

Mit pragmatischen RCT stehen dagegen seit Jahrzehnten bewährte Instrumente zur Verfügung, um Fragen zum Nutzen medizinischer Interventionen in der Versorgung zu beantworten. Sie können auch unter Verwendung von versorgungsnahen Daten durchgeführt werden und damit der Forschung in der und für die Versorgung zu dem in Deutschland dringend erforderlichen Schub verhelfen.

4.1 Einleitung

Der Begriff „Real World Evidence" (RWE) ist wohl eine der einflussreichsten „Wortentdeckungen" der letzten 10 Jahre mit einer bemerkenswerten Dynamik: Während der Begriff bis 2012 jährlich mit nur einstelliger Häufigkeit in PubMed zu finden ist, waren es 2017 300 Quellen und 2024 2.150 – quasi eine exponentielle Zunahme. Wohl jedes Pharmaunternehmen hat in den letzten Jahren Abteilungen für „Real World" geschaffen und damit seine Erwartungen zum Ausdruck gebracht, dass dies ein vielversprechender Trend sei, der wirtschaftlichen Erfolg bedeute.

Als ein wichtiger Trigger dieser Entwicklung kann die Initiative der European Medicines Agency (EMA) angesehen werden, die unter dem Begriff des Adaptive Pathway (vorher: Adaptive Licensing) bekannt ist. Der Begriff, der eigentlich für die Anpassungsfähigkeit von Organismen an wechselnde, insbesondere Umweltbedingungen verwendet wird, wurde von dem früheren Chief Medical Officer der EMA, Hans-Georg Eichler, umgedeutet (Eichler et al. 2012, 2015). Die Anpassung eines neuen Arzneimittels an „Umweltbedingungen" sollte so ablaufen, dass die Zulassung auf der Basis von eher spärlichen Studienergebnissen erfolgte, worauf dann nach der Zulassung ergänzende umfassende Evidenz aus der breiten Anwendung zusammengetragen würde. Das Konzept hatte abgesehen von anderen Kritikpunkten von allem Anbeginn einen entscheidenden Webfehler. Mit der erteilten Zulassung verliert der pharmazeutische Unterneh-

4

mer akut das Interesse an weiterer Forschung. Das ist durchaus nachvollziehbar, denn mit der Zulassung ist das Hauptziel – der Marktzugang und speziell in Deutschland die Verordnungsfähigkeit – gesichert, und neue Daten können dann eher stören. Das deutsche System kennt auch faktisch keine Druckmittel, mit denen Firmen dazu gebracht werden könnten, ergänzende Studien und damit die erforderliche zusätzliche Evidenz vorzulegen. Dieser Sachstand war dem damals Verantwortlichen offensichtlich unbekannt, wie sich auf dem IQWiG-Herbstsymposium 2015 herausstellte.

Das Konzept wurde u. a. als „Deregulierung unter dem Deckmantel eines frühen Zugangs" umfassend kritisiert (Health Action International 2015), zumal damit (insbesondere für Deutschland) die wesentliche Hürde geschleift werden sollte, die in der Vergangenheit eine sorgsame, patienten-orientierte Bewertung von Arzneimitteln vor ihrer breiten Verwendung ermöglichte. Über eine Konzept- und nicht sehr erfolgreiche Pilotphase ist diese Idee kaum hinausgekommen – das aktuellste Dokument auf den Seiten der EMA stammt aus 2017, die aktuellste auffindbare Publikation aus 2019 (Nicotera et al. 2019). Die Anforderungen für die Zulassung sind zwar schleichend abgesenkt worden, aber die Kompensation durch nach der Zulassung beizubringende Evidenz ist nicht erfolgt. Der Attraktivität des Begriffes RWE hat dies allerdings keinen Abbruch getan.

Parallel zu dieser Entwicklung wurden randomisierte Studien (RCT) geradezu zu einem Reizwort – und u. a. durch die Aktivitäten der EMA und der FDA in ihrer Bedeutung konsequent geschwächt (Wieseler et al. 2023). In Diskussionen und Artikeln wird zwar unablässig betont, dass RWE RCT nicht ersetzen, sondern nur ergänzen solle. In der Praxis findet das Gegenteil statt und worin die Ergänzung genau bestehen soll, bleibt ohnehin nebulös.

Die Wertschätzung von RWE steht in ganz bemerkenswertem Widerspruch sowohl zur theoretischen Fundierung und Bedeutung des Begriffes als auch zu dem praktischen Einfluss dieses Konzeptes.

4.2   Was soll RWE sein?

Mit „Real World Data" (RWD) werden Daten bezeichnet, die aus den verschiedensten Quellen Informationen über medizinische Aspekte von Patienten (oder auch Noch-nicht-Patienten) liefern. Dazu können Daten der Krankenkassen, aus Registern, aus Arzt- oder Krankenhaus-Informationssystemen, aus der (elektronischen) Patientenakte (ePA) und vielem mehr gehören. Man könnte sagen: alle Daten.

Alle? Wie in der berühmten Beschreibung eines kleinen gallischen Dorfes soll für die meisten Protagonisten ein Bereich von Daten nicht zu dieser Sammlung gehören, nämlich randomisierte kontrollierte Studien (RCT), wobei anscheinend ganz egal ist, in welcher „Realität" sie durchgeführt werden.

Mit RWE wird dann in der Steigerung der Anspruch verbunden, aus den Daten qualifizierte Entscheidungsgrundlagen – Evidenz – liefern zu wollen und zu können. Dieser Anspruch stößt allerdings auf das Problem, dass mit ihm außer der Ablehnung von RCT keine methodischen Anforderungen verbunden sind. Menge und „Alltagsnähe" sind keine Qualitätskriterien. Man könnte vielleicht noch die Anforderung nachvollziehen, dass die zugrundeliegenden Daten qualitativ gut und geeignet sein müssen, was sich aber in der bisherigen Realität als Utopie erweist. Man könnte sich auch durch die durchgeführten Projekte von der methodischen Qualität und Belastbarkeit der Ergebnisse überzeugen lassen, hat hier in der „Real World" jedoch äußerste Mühe.

Es ist daher festzustellen, dass der Begriff RWE zuvorderst als Narrativ dient. Es soll die Botschaft vermittelt werden, Bisheriges sei veraltet, verstaubt, verkrustet, künstlich, weit entfernt vom „wahren" Leben. Ob das Neue wirklich taugt, spielt keine Rolle. Und von der Botschaft, dass dies die wahre Welt abbilde, ist es zu der Überzeugung, dass man (nur) so der „Wahr"heit auf die Spur kommen könne, nur noch ein kleiner Schritt.

4.3 Das angebliche „Efficacy-Effectiveness-Gap"

Sieht man von interessegeleiteten Aussagen wissenschaftlicher Gruppierungen oder aus Industrieunternehmen ab, dann liegt der Kern der Abgrenzung zwischen Künstlichkeit/Labor und „Realität" darin, dass man der Meinung ist, die Ergebnisse randomisierter Studien seien auf die Versorgungssituation in einem sogenannten „Alltag" nicht übertragbar. Die behauptete Diskrepanz wird oft als „Efficacy-Effectiveness-Gap" bezeichnet. Als Gründe werden u. a. die spezielle Situation der Randomisierung, die besonderen Qualitätsanforderungen solcher Studien, die Versuche, in solchen Studien die Adhärenz der beteiligten Patienten möglichst zu sichern, sowie auch die speziellen Ein- und Ausschlusskriterien für Patienten genannt, die zum Beispiel oft alte oder multimorbide Patienten ausschließen.

Diese Aufzählung mag mehr oder weniger zutreffen und findet sich ähnlich z. B. auch im aktuellen Gutachten des Sachverständigenrates Gesundheit & Pflege (Sachverständigenrat zur Begutachtung der Entwicklung im Gesundheitswesen und in der Pflege 2025). Die entscheidende Frage ist aber, ob daraus die fehlende oder eine unzureichende Übertragbarkeit resultiert, heißt, wie groß die Abweichungen („Gap") zwischen randomisierten Studien und dem sogenannten Alltag tatsächlich sind. Und weiter stellt sich die Frage, inwieweit mögliche Abweichungen durch Daten aus der „Real World" beseitigt werden können.

Zum ersten ist festzustellen, dass die Evidenz dafür, dass es relevante quantitative oder gar qualitative Unterschiede zwischen den Ergebnissen aus randomisierten, speziell Zulassungs-Studien und dem Nutzen in der späteren Anwendung gibt, äußerst spärlich ist.

Betrachtet man etwa Auswertungen aus größeren, gut geführten Registern, zum Beispiel dem deutschen Rheumaregister (Zink et al. 2006) oder dem Deutschen Mukoviszidose-Register (Sutharsan et al. 2023), dann stellen die Autoren – manchmal spürbar erstaunt – fest, dass die Ergebnisse im Wesentlichen die Ergebnisse der randomisierten Zulassungsstudien widerspiegeln. Ebenso wurde z. B. in einer großen pragmatischen „Effectiveness"-Studie, die sich ausdrücklich von den „Efficacy"studien abzusetzen versucht („Most randomized trials of treatment for asthma study highly selected patients under idealized conditions") gefunden, dass die Ergebnisse dieser Studien reproduziert werden konnten (Price et al. 2011). In einem anderen aktuellen Beispiel – Titel: „Efficacy versus Effectiveness" – fand sich bei der Anwendung von Zoledronsäure kein Unterschied zwischen RCT und „Real World"-Daten (D'Andrea et al. 2025).

Es geht hier nicht darum, ob bei der Anwendung in der täglichen Praxis Probleme auftreten, sondern um die Frage, ob im „Alltag" die, insbesondere relativen, Effekte andere und zwar deutlich andere sind als die, die in den randomisierten Studien gefunden worden sind.

Es soll daher noch einmal daran erinnert werden, dass Nutzen nicht darin besteht, ob Menschen „profitiert" haben, sondern sich einzig und allein aus dem Vergleich von Anwendung und Nicht-Anwendung ableiten lässt. Aus diesem Grund ist es sinnlos, aus Routine-Datensammlungen bewerten zu wollen, ob die Verläufe von Patienten unter einer bestimmten Therapie denen der Verläufe unter dieser Therapie in einer randomisieren Studie entsprechen. Informationen über die Therapiegruppe bedeuten wenig, solange nicht die Daten der Patienten ohne diese Therapie in den Routinedaten verfügbar sind und ein entsprechender Vergleich angestellt wird, umso mehr, wenn gleichzeitig argumentiert wird, dass sich die Routine und die dort behandelten Patienten so sehr von den randomisierten Studien unterscheiden.

In einer umfangreichen Arbeit, die sich mit der Historie und dem Konzept des „Efficacy-Effectiveness-Gap" befasst (Nordon et al. 2016), finden sich tiefschürfende Betrachtungen und ausführliche Darlegungen, warum RCT-Ergebnisse nicht „generalisierbar" seien. Im Kern geht es um die Feststellung, dass RCT Elemente umfassen, die man in der täglichen Praxis nicht vorfindet – und gar nicht braucht („Many aspects of the traditional RCT design do not represent routine clinical practice"). Aber solange offen – und zweifelhaft – ist, ob dies auf die Effekte einen relevanten Einfluss hat, wie groß der „Gap" also eigentlich ist, und offen bleibt, wie denn die Effekte in der „Routine" zuverlässig bestimmt werden können, führen solche Aussagen – so richtig und trivial sie sind – nirgendwo hin.

Da es sich bei Efficacy und Effectiveness um kausale Beziehungen handelt, liegt es nahe, für ihre Untersuchung die besten methodischen Lösungen zu wählen. Dabei ist immer der Sicherung der internen Validität der Vorzug vor „Übertragbarkeit" (externe Validität) zu geben. Denn bei letzterer handelt es sich ohnehin um keine Studieneigenschaft, sondern um ein situativ abhängiges Ermessen (Windeler 2008). Externe Validität ist gerade kein Qualitätskriterium einer Studie, wie es offenbar auch der SVR meint („Ein zweites grundlegendes Bewertungskriterium für Studienevidenz ist die externe Validität, also die Übertragbarkeit der Studienergebnisse auf die Zielpopulation"). Das inhaltliche Ermessen aber auf Studienergebnissen mit schwacher interner Validität, also verzerrten, bzw. nicht ausreichend bzgl. Störfaktoren kontrollierten Ergebnissen aufzusetzen, ist grundsätzlich keine gute Idee.

Bemerkenswert ist, dass offenbar sehr unterschiedliche Vorstellungen dazu bestehen, in welche Richtung sich der „Alltag" von den Ergebnissen der RCT unterscheidet. Die Pharmaindustrie würde kaum viel Geld in ihre RWE-Abteilungen investieren, wenn sie sich davon nicht Vorteile verspräche, also die Erwartung, dass RWE für ihre Arzneimittel bessere Ergebnisse zutage fördere als die RCT. Mediziner, die sich um die Alltagstauglichkeit von Arzneimitteln sorgen und sich für das Thema interessieren, gehen dagegen oft davon aus, dass die Ergebnisse im Alltag schlechter sind als in den Studien, und dass deshalb Ergebnisse aus dem Alltag wichtig seien. Die beiden Thesen sind offensichtlich nicht kompatibel, aber genauso offensichtlich bisher nicht entschieden,

was zu der Annahme führt, dass die Unterschiede nicht sehr ausgeprägt sein können.

Der Antwort auf diese Frage etwas näher kommen zwei Meta-Analysen, die die Ergebnisse von RCT unter „engen" Bedingungen und eher pragmatischen RCT (!), bei denen die Outcomes aus „Real World"-Quellen erhoben wurden, verglichen haben (Mathes et al. 2019; McCord et al. 2021). Für Studien, deren Outcomes aus Registern erhoben wurden, ergaben sich keine Unterschiede zu den „traditionellen" RCT. Wenn ein breites Spektrum an Outcome-Quellen herangezogen wurde, wiesen die pragmatischen Studien kleinere Effekte auf (OR 0,8), was die eher skeptische Position unterstützt, aber sicher nicht so ausgeprägt ist, um nicht mit der Haltung „etwas kleinerer Nutzen" im Regelfall eine Übertragung von Ergebnissen zu rechtfertigen. Beide Ergebnisse liefern weder Argumente, generell von einer unzureichenden Übertragbarkeit auszugehen, noch unterstreichen sie die Notwendigkeit und den Wert von RWE.

Zum zweiten stellt sich die Frage, ob das Übertragungsproblem, das darin besteht, die Ergebnisse einer Studie auf eine spezielle Situation, in der Regel die Behandlung eines Patienten anzuwenden, mit Daten und d. h. neuen, weiteren Daten aus dem „wirklichen Leben" überhaupt zu lösen ist. Johann Behrens hat hierzu eine umfassende Analyse vorgelegt (Behrens 2017, 2019), in der er überzeugend darlegt, dass das Übertragungsproblem eben gerade kein methodisch statistisches und nicht vorrangig ein Datenmangelproblem ist, sondern eine medizinisch-inhaltliche Abwägung erfordert, in die selbstverständlich die Einschätzungen und Präferenzen der Patienten einzubeziehen sind. Wir selbst haben an anderer Stelle dargelegt, dass die Idee, mit Daten aus dem „Alltag" das Übertragungsproblem zu lösen oder ihm auch nur näher zu kommen, scheitern muss, da es eben nicht einen Alltag, sondern viele Alltage gibt, die sich unter Umständen von Woche zu Woche oder Monat zu Monat ändern können (Windeler und Lange 2015). Die problematisierte Übertragung („Gap") und ihre angebliche Lösung durch

Alltagsdaten zu Ende gedacht müsste für jede, d. h. persönliche, zeitliche und örtliche Änderung einer Entscheidungssituation eine neue umfassende Studie gemacht werden, deren Ergebnisse, so wird man dann auch feststellen müssen, am Ende zu keinem existierenden Alltag mehr passen. Um das Übertragungs-/Anwendungsproblem zu lösen, bedarf es vielmehr inhaltlicher Abwägungen, die unter anderem von Rothwell detailliert und anwendbar dargelegt worden sind. Die grundlegende Idee dabei ist, dass man so lange von einer Übertragbarkeit ausgehen sollte, wie nicht gravierende Argumente dagegensprechen (Rothwell 2005). Und natürlich betrifft die Übertragung immer die Anwendung von Studienergebnissen auf eine mehr oder weniger spezifische Situation. Der (u. a. im SVR-Gutachten) hierfür benutzte Begriff der „Generalisierbarkeit" vermittelt einen vollkommen falschen Eindruck.

4.4 Ergänzung durch RWE?

Wenn trotz dieser Einwände etwas unspezifisch davon die Rede ist, dass RWE die Ergebnisse von RCT „ergänzen" könne, dann stellt sich die Frage, worin diese Ergänzung bestehen könnte. Dabei kann es um drei Bereiche gehen, in denen nach einer Zulassung offene Fragen bestehen, auch dann, wenn für die Zulassung RCT in angemessener Ausgestaltung gefordert und gemacht worden sind.

Da geht es zunächst um die Frage, ob für die Evaluierung sehr seltener Nebenwirkungen medizinischer Interventionen oder von Effekten, die erst nach einer langen Behandlungs- oder Latenzzeit auftreten, RWE einen nützlichen Beitrag liefern kann. Diese Frage ist allerdings nicht neu, sondern wird schon seit Jahrzehnten mit den Instrumenten von Beobachtungsdaten beantwortet (z. B. Pharmakovigilanz bei Arzneimitteln). Solche Daten können in der Regel lediglich Signale aufspüren, vor allem, wenn eine besonders große Risikoerhöhung beobachtet wird. Aber auch für diese (Beobachtungs-)Studien sind Qualitäts-

vorgaben essenziell, die die meisten Quellen für RWE nicht erfüllen.

Langzeitauswirkungen kann man sicher nicht in jeder Zulassungsstudie untersuchen, aber – wie UK-PDS gezeigt hat – sind solche Studien als RCT möglich und durch sie kann der Grundstein gelegt werden, z. B. über Surrogatkriterien auch in kürzeren Studien Aussagen zu treffen. Ebenso kann man über nicht-randomisierte vergleichende Studien nachdenken, aber immer kommt es auf das belastbare Design an, weniger darauf, wo die Daten herkommen. Und entscheidend ist: Alle Fragen, die für eine breite Anwendung von wesentlicher Bedeutung sind, müssen mit der Zulassung beantwortet sein.

Zum Zweiten stellt sich die Frage nach dem Nutzen eines Arzneimittels für Patientengruppen oder Situationen, die durch die Zulassungsstudien nicht ausreichend abgebildet worden sind (also z. B. die alten und multimorbiden Menschen) und – wesentlich! – für die eine Übertragung der Ergebnisse als nicht vertretbar angesehen wird. Falls hier also eine offene Frage vorliegt oder gesehen wird, dann handelt es sich offenbar um einen Nutzenfrage, damit um die Anforderung eines aussagefähigen Vergleichs und damit optimal um die Durchführung einer randomisierten Studie, um zu zuverlässigen Ergebnissen zu kommen. „Real World" hilft hier nicht, schon gar nicht, wenn die Patientengruppen, um die es hier geht, durch das zugelassene Anwendungsgebiet gar nicht umfasst sind, diese Anwendung also in den herangezogenen Datenquellen kaum vorkommen kann.

Es könnte auch um die bedeutsame Frage gehen, den Nutzen einer neuen Therapie im Vergleich zu den bisherigen Therapieoptionen zu untersuchen, also das, was im Verfahren der frühen Nutzenbewertung (§ 35a SGB V; „AMNOG") die zweckmäßige Vergleichstherapie genannt wird. Wiederum wird man aber bei einer Nutzenfrage nach einem aussagefähigen Vergleich suchen, der durch randomisierte Studien optimal und durch „Real World" nur unzureichend hergestellt werden kann. Generell wird man feststellen müssen, dass für Nutzenfragestellungen, und dem würden selbst „Real-World"-Protagonisten nicht wirklich widersprechen, randomisierte Studien das Mittel der Wahl sind. Zu „ergänzen" durch Studien mit bekannt unzureichender Methodik gibt es da wenig.

Für die bessere Einschätzung von Übertragbarkeitsfragen wäre es im Übrigen sehr wichtig, zu beforschen, durch welche Faktoren die Effekte einer Therapie stark verändert werden (zum Beispiel durch Alter, Geschlecht oder auch Krankheitsstadium). Die Forschung zu solchen Effektmodifikatoren, d. h. Wechselwirkungen zwischen Einflussfaktoren und den Effekten einer Therapie ist überaus vernachlässigt. Sie ist allerdings nur auf der Basis von zuverlässig ermittelten Effekten und damit möglichst randomisierten Studien sinnvoll und würde der Übertragbarkeitsfrage mehr Nutzen bringen als das Stöbern in großen Datenmengen.

Ein dritter großer Forschungsbereich, der direkt nach der Zulassung noch nicht bearbeitet sein kann, sind die Anwendungsmodalitäten von neuen Arzneimitteln, d. h. die Zuverlässigkeit der Indikationsstellung, die Einhaltung von Dosierungen, die Einhaltung von Überwachungsmaßnahmen und ähnliche Punkte (z. B. Papukchieva et al. 2024). Für diese Fragestellungen sind qualitativ hochwertige Daten aus der Versorgung – die die üblichen Datenquellen nur eingeschränkt liefern – wichtig, jedenfalls aber braucht man für solche Fragen in aller Regel weder Vergleiche noch eine Randomisierung. Eine Konkurrenz zwischen RCT und „Real World" besteht also tatsächlich nicht, da die unterschiedlichen Fragen mit unterschiedlichen Daten und Methoden bearbeitet werden müssten. Besser gesagt: die Konkurrenz bestünde nicht, wenn nicht „Real World"-Apologeten unermüdlich den Eindruck erwecken würden, belastbare Nutzenaussagen ohne angemessene Methodik machen zu können.

Diese Überlegungen führen zu dem Ergebnis, dass man für relevante Fragen, für die man qualitativ hochwertige Aussagen anstrebt, entweder, wenn es sich um Nutzenfragen handelt, randomisierte Studien machen sollte oder, wenn es sich nicht um Nutzenfragen, sondern z. B. um die Beschreibung der Versorgung handelt, keine randomisierten Studien braucht, weil keine kausalen Schlüsse gezogen werden sollen.

4.5 Nutzenaussagen ohne Randomisierung?

Das Problem, mit unzureichenden Methoden Forschung zu Nutzenfragen zu betreiben beziehungsweise auf ihrer Basis Nutzenaussagen zu machen, betrifft natürlich die Unzulänglichkeit der Antworten selbst, betrifft auch die unangemessene Verwendung von Forschungsgeldern, aber das entscheidende Problem liegt woanders: Mit einer unzulänglichen Methodik bleiben die für relevant erachteten Fragen letztlich unbeantwortet, was ein gravierendes und weitgehend unterschätztes ethisches Problem darstellt.

Das Problem kann an den folgenden zwei Beispielen verdeutlicht werden, wobei vorausgeschickt werden soll, dass es sich um vergleichsweise methodisch herausragende Projekte handelt.

Die schwedischen Register und generell die schwedischen beziehungsweise auch skandinavischen Gesundheitsdaten gelten, was die Qualität und auch die Vernetzbarkeit angeht, als beispielhaft. In einer umfangreichen und methodisch sehr sorgfältigen Auswertung von Daten aus dem nationalen, schwedischen Register zu koronaren Interventionen (SCAAR) sollten unterschiedliche Koronarstents bezüglich ihres Nutzens verglichen werden (Sarno et al. 2012). Der Fokus lag darauf, ergänzend zu den Ergebnissen randomisierter Studien Aussagen zur Langzeitsicherheit zu machen. In die Studie wurden fast 95.000 Stent-Implantationen eingeschlossen. Das Ergebnis lautete: „Percutaneous coronary intervention with n–DES is associated with a 38 % lower risk of clinically meaningful restenosis". Das liest sich als klares und belastbares Ergebnis und nur dem epidemiologisch sensibilisierten

Fachmenschen fällt vielleicht das Wort „associated" auf. In der Diskussion findet sich dann die – in keiner Weise überraschende – Auflösung: Es wird festgestellt, dass dieses Ergebnis durchaus auch durch die „absence of randomisation" beeinflusst worden sein könnte und unter der Überschrift „Limitations" wird auf „intrinsic limitations to registry data" hingewiesen. Die nahe liegende Konsequenz folgt im allerletzten Satz der Publikation: „Large-scale randomized studies are needed to confirm these findings." Dies bedeutet nichts anderes, als dass das Projekt die anfangs gestellte Frage mangels angemessener Methodik nicht beantworten konnte. Die genannten Caveats konnten – und mussten – aber alle Beteiligten vorher kennen. Es ist Zeit (und Geld) verschwendet worden, die Klärung einer relevanten Frage wurde schuldhaft verzögert. Die am Ende geforderten randomisierten Studien hätten gleich gemacht werden sollen.

In einem anderen Projekt, an dem 26 Autoren aus 20 französischen Institutionen beteiligt waren, sollte ein Vergleich zwischen zwei Chemotherapien bei einer bestimmten Form von Brustkrebs untersucht werden (Bevacizumab/Paclitacel vs Paclitacel; die weiteren medizinischen Details sind hier nicht von Bedeutung). Auch hier wird in der Einleitung ausdrücklich auf die Ergebnisse randomisierter Studien hingewiesen, die nicht ganz einheitlich seien, und es wird ausgeführt: „Real life data could help in assessing the value of this combination" (Delaloge et al. 2016). Die Studie basierte auf Routinedaten, umfasste 10.000 Frauen mit Brustkrebs und bediente sich einer sehr sorgfältigen und ambitionierten Methodik. Sie kommt zu dem Ergebnis: „In this large-scale, real-life setting, patients with HER2-negative MBC who received paclitaxel plus bevacizumab as first-line chemotherapy had a significantly better OS and PFS than those receiving paclitaxel". Eine unmissverständliche Aussage, die allerdings im unmittelbar folgenden Satz „kassiert" und quasi in ihr Gegenteil gewendet wird: „Despite robust methodology, real-life data are exposed to important potential biases, and therefore, results

need to be treated with caution. Our data cannot therefore support extension of current use of bevacizumab in MBC."

Auch hier ist klar, dass die Autoren die „important potential biases" vorher kannten oder kennen mussten. Ein Großteil der „Limitations" betrifft ebenfalls Aspekte, die vor Beginn des Projektes bekannt sein mussten. Ganz besonders aber ist bei einer nicht-randomisierten Studie die Erkenntnis keine Überraschung, „whether the observed difference is linked to the treatment itself … cannot be ascertained". Das aber war die entscheidende Frage der Studie.

Auch diese Studie war Zeit- und Geldverschwendung. Wenn die gestellte Frage relevant ist, dann muss sie mit den Methoden angegangen werden, die am Ende eine belastbare Antwort zulassen.

Neben vielen anderen Störeinflüssen stellt bei nicht-randomisierten Vergleichen das sogenannte „Confounding by indication" eine ganz besondere Herausforderung dar. Damit ist gemeint, dass Entscheidungen für eine bestimmte Behandlung eben nicht zufällig, sondern begründet getroffen werden, was in den Vergleichen zu Verzerrungen führt. Die besondere Herausforderung liegt darin, dass diese Entscheidungsgründe selbst kaum dokumentiert werden. Für einen belastbaren Vergleich müsste daher das Entscheidungsverhalten (von behandelnden und zu behandelnden Personen) für oder wider eine bestimmte Intervention durch die richtige Auswahl und Berücksichtigung der eine solche Entscheidung beeinflussenden Merkmale statistisch „nachgeahmt" werden.

Dafür müssen aber erstens diese Merkmale bekannt sein, sie zweitens vollständig erhoben werden und sie drittens in einem adäquaten statistischen Modell zur Schätzung von Behandlungseffekten abgebildet sein. Richard Peto hatte seinerzeit genau dieses Problem für das Scheitern des „Outcomes-Research"-Projekts verantwortlich gemacht: „Peto argues that researchers cannot correct for the subtle reasons doctors choose one treatment over another for a particular patient. That bias, in turn, can undermine the entire premise of outcomes research" (Anderson 1994). Die Aussage lässt sich 1:1 auf RWE übertragen.

Den Autoren der als Beispiele zitierten Arbeiten ist hoch anzurechnen, dass sie selbst die Frage nach der Validität ihrer Ergebnisse thematisieren und sie in beschriebener Weise relativieren. Denn in den zahllosen Arbeiten, die – mit in der Regel schlechterer Methodik – höchst fragwürdige Ergebnisse in die Welt setzen, ohne sich um Validität oder „limitations" zu kümmern, wird man diese selbstkritischen Äußerungen vergeblich suchen.

In der Zwischenzeit sind interessante Ansätze entwickelt worden, um Beobachtungsdaten so gut wie möglich RCTs anzunähern. Im grundlegenden Konzeptpapier des IQWiG aus 2020 und in seinen nachfolgenden spezifischen Einzelkonzepten wird insbesondere das Prinzip der „Target Trial Emulation" (TTE) favorisiert. Eine TTE hat sehr vereinfacht ausgedrückt zum Ziel, eine Beobachtungsstudie so wie eine passende RCT (den Target Trial) zu gestalten, um im besten Fall „nur" die Randomisierung wegzulassen (Hernán et al. 2016; Matthews et al. 2022; Wang et al. 2023). Dass der Aufwand für belastbare Ergebnisse allerdings – abhängig von den verfügbaren Daten – enorm sein kann, zeigt eindrucksvoll der Bericht zur Evaluation des Deutschen Mammographie-Screeningprogramms (Karch et al. 2025). Dieser Bericht demonstriert auch, dass Fragen u. U. sehr stark eingeschränkt werden (müssen) – der Bericht befasst sich ausschließlich mit der Brustkrebssterblichkeit – und dass die äußerst komplexe Methode dazu führt, dass die Auswertung faktisch nicht kontrollierbar ist und die Ableitung wichtiger Informationen, z. B. zu absoluten Risiken nicht erlaubt (Karch, pers. Kommunikation). „Trial Emulation" ist ein höchst anspruchsvolles Konzept, das schnell Gefahr läuft, zu einem Schlagwort zu verkümmern (Hansford et al. 2023).

4.6 Was geht?

Unabhängig von der Frage, wodurch der konstruierte Gegensatz zwischen RCT und „Real World"-Daten begründet wird, stellt sich die Frage, ob er überhaupt berechtigt ist. Die Frage wäre dann mit Ja zu beantworten, wenn randomisierte Studien in der sogenannten Versorgungsrealität nicht machbar sind oder noch nie gemacht worden sind. Beides trifft nicht zu. Eine Aufzählung solcher Studien würde vielmehr mehrere Seiten füllen. Prominente Beispiele sind etwa die WHI-Studie zur Hormonsubstitution, die UK-PDS zur Diabetes-Therapie, die Studien zur Albumingabe bei Schockpatienten (Finfer et al. 2004), alle großen Studien zur Krebsfrüherkennung, natürlich RECOVERY zur Intensivbehandlung von COVID-19, aber auch viele Studien, die einfache Fragen der täglichen Praxis adressieren.

■■ Vier Beispiele
In der Salford Lung Study (Vestbo et al. 2016) wurde in einer zweiarmigen Studie untersucht, ob bei Patienten mit COPD der Nutzen einer Arzneimittel-Kombination größer ist als die übliche Behandlung („usual care"). Dazu wurden 2.800 Patienten aus 75 Hausarztpraxen in UK randomisiert, und zwar innerhalb von 2,5 Jahren. Im Ergebnis zeigte sich die Medikamentenkombination überlegen. Ein eindrucksvolles Beispiel dafür, dass Arzneimittelstudien nach der Zulassung sinnvoll und machbar sind.

In einer dänischen Studie wurde die Frage – randomisiert – untersucht, ob Patienten, für die eine Indikation zur Knie-Totalendoprothese bestand, mit der Operation bessere Ergebnisse hatten als bei einer intensiven konservativen Behandlung. (Skou et al. 2015). In 2 Jahren wurden 100 Patienten randomisiert. Nach 12 Monaten waren die Funktions- und Schmerzergebnisse in der Operationsgruppe besser, schwere unerwünschte Ereignisse aber deutlich häufiger. 13 der 50 Patienten in der Vergleichsgruppe erhielten innerhalb des Beobachtungszeitraums eine Knie-TEP.

In zwei pragmatischen randomisiert kontrollierten Studien untersuchten niederländische Wissenschaftler die Frage, ob nach einer einfachen Kniegelenksspiegelung oder bei einem Unterschenkel-Gips eine Thromboseprophylaxe erforderlich ist (van Adrichem et al. 2017). Jede der beiden Studien umfasste fast 1.500 Patienten, die zu einer Gruppe mit (über acht Tage) und einer Gruppe ohne Thromboseprophylaxe randomisiert wurden. Die Ergebnisse der jeweils zwei Gruppen unterschieden sich in der Häufigkeit von Beinvenenthrombosen nicht, so dass die Autoren zu der Interpretation kommen, dass eine Thromboseprophylaxe in diesen Situationen „not effective" ist – mit unmittelbarer Auswirkung auf die „reale" Versorgung.

Was an guten, aussagekräftigen Studien in der breiten Versorgung, zudem mit öffentlichen Mitteln gefördert, möglich ist, zeigt eine 2024 publizierte Studie aus England (Little et al. 2024). Hier wurde die Frage bearbeitet, welche von vier einfachen Maßnahmen bei Erkältungskrankheiten erfolgversprechend sind. In die Studie konnten 14.000 Patienten in 332 Allgemeinarztpraxen in UK eingeschlossen werden. Sie wurden randomisiert auf eine kurze Beratung, ein Gel basiertes Nasenspray, ein Kochsalzspray oder ein kurzes Programm zur Stressbewältigung. Die Studie war sogar teilweise verblindet, einerseits in Bezug auf die beiden Medikamentengruppen, andererseits bezogen auf die Bewertung der Erfolgskriterien sowie die statistische Auswertung. Von den vier Optionen schnitten die beiden Nasensprays am besten – und gleich gut – ab.

Und dann gibt es natürlich viele weitere „Real World"-RCT, also randomisierte Studien, bei denen Outcomes aus in der Routine anfallenden Daten erhoben werden. Die oben genannte Meta-Analyse (McCord et al. 2021) enthält allein 84 solche Studien. Als Outcomes sehr gut geeignet ist dabei insbesondere die Mortalität, während andererseits Patient Reported Outcomes (PRO), z. B. auch die Lebensqualität, kaum in Routinedaten abgebildet sind.

Als Klassiker kann hier die TASTE-Studie gelten, deren Ergebnisse 2013 veröffentlicht wurden (Fröbert et al. 2013). Auch diese hatte als Basis das schon erwähnte schwedische Register SCAAR, aber es handelte sich eben um eine randomisierte Studie, für die „nur" die Outcome-Daten aus dem Register gezogen wurden. Von den mehr als 7.000 randomisierten Patienten fehlte von keinem einzigen die Outcome-Information (30-Tage-Mortalität).

Es sind dies die Studien, die geeignet sind, relevante Fragen aussagefähig und belastbar zu beantworten. Sie sind Zeit und Geld wert. Solche Studien haben sehr oft unmittelbaren Impact auf die Versorgung, die in ▶ Abschn. 4.5 genannten zwei Beispiele schon nach Meinung der Autoren nicht. Ein Zeichen dafür, dass solche Forschungsergebnisse wirklich ernst genommen werden, ist, dass ihre Ergebnisse eben nicht in drittklassigen Journals versenkt werden müssen, sondern in höchstrangigen Zeitschriften publiziert werden können.

4.7 RWE im deutschen Gesundheitssystem – AbD

Genau genommen stellen schon die sogenannten Anwendungsbeobachtungen nach § 67 Absatz 6 Arzneimittelgesetz eine Form von RWE dar. Ihr Marketing-Charakter, ihr marginaler Erkenntniswert und die Rahmenbedingungen, die manche Kritiker als „legale Korruption" bezeichnet haben, haben sie über Jahrzehnte begleitet und in Verruf gebracht. Hier wurden Verordnungen stimuliert, aber der Beitrag zum Wissen über Arzneimittel tendiert gegen Null.

Neue Wertschätzung erreichte RWE dann 2019 unter Minister Spahn im deutschen Sozialgesetzbuch V. Am 16. August trat das „Gesetz für mehr Sicherheit in der Arzneimittelversorgung" (GSAV) in Kraft. Es regelt durch einen neuen Absatz § 35a (3b), dass die gegebenenfalls für eine Nutzenbewertung unzureichende Datenlage aus bestimmten Zulassungsverfahren (Orphan drugs, bedingte Zulassungen und Zulassungen unter außergewöhnlichen Umständen) durch Daten aus der Versorgung nachträglich „gerettet" werden soll. Konkret ist der Gemeinsame Bundesausschuss (G-BA) durch dieses Gesetz ermächtigt, von pharmazeutischen Unternehmen die Durchführung einer sogenannten Anwendungsbegleitenden Datenerhebung (AbD) zu fordern, um anhand deren Ergebnis eine Quantifizierung des Zusatznutzens als wesentliche Grundlage für Preisverhandlungen zwischen dem GKV-Spitzenverband und den jeweiligen Unternehmen zu ermöglichen.

Passend zum vorherrschenden Verständnis von RWE soll das Ziel durch „indikationsbezogene Datenerhebungen ohne Randomisierung" erreicht werden. Der beste und einfachste „Rettungsring", die Randomisierung, wurde also für die Durchführung der AbDs verboten, nicht einmal die Option wurde zugelassen. Wie dumm diese Entscheidung war, zeigte sich sehr kurze Zeit später, als im Oktober 2019 drei Armutsforscherinnen und -forscher den Wirtschaftsnobelpreis für die Anwendung der Randomisierung in der (ökonomischen) Feldforschung erhielten, für ihren „experimentellen Ansatz zur Linderung von Armut" (Menkhoff und Seitz 2020).

Seit Inkrafttreten des Gesetzes vor knapp sechs Jahren sind durch den G-BA insgesamt 21 Beschlüsse zur Einleitung einer AbD als erstem Verfahrensschritt gefasst worden. Daraus resultierten bis dato 11 Forderungen nach einer AbD. Diese Zahl ist deutlich geringer als durch den Gesetzgeber seinerzeit angenommen: „Es wird davon ausgegangen, dass circa 9 bis 10 anwendungsbegleitende Datenerhebungen pro Jahr vom G-BA gefordert werden" [Dt. Bundestag]. In Summe hätte man also innerhalb von nunmehr etwa fünf Jahren (die erste Einleitung erfolgte im Juli 2020) 45 bis 50 Erhebungen erwarten können. Noch dünner wird die Bilanz, wenn man sich die Zahl der gegenwärtig laufenden AbDs anschaut: Es sind gerade einmal fünf!

Dieses magere Ergebnis hat ihre Ursache keineswegs im mangelnden Gestaltungswillen von G-BA und dem Institut für Qualität und Wirtschaftlichkeit im Gesundheitswesen (IQWiG). Sehr zügig wurde das IQWiG vom G-BA mit einer grundlegenden Konzepterstellung für AbDs beauftragt. Und es erarbeitete genauso zügig dieses Konzept (IQWiG 2020), sodass bereits im Juli 2020 das erste Verfahren eingeleitet und im Februar 2021 die erste AbD vom G-BA gefordert wurde. Allerdings erscheint der gesamte Verfahrensablauf sehr mühselig und zu großen Teilen auch frustran, was aus der transparenten Darstellung des G-BA zu den AbDs auf seiner Website gut zu erkennen ist (▶ https://www.g-ba. de/anwendungsbegleitende-datenerhebung-verfahren).

4.7.1 Zur Mühsal

Bis zum Start einer AbD müssen drei grundlegende Beschlüsse durch den G-BA getroffen werden: Das Verfahren wird eingeleitet, es wird die Forderung nach der AbD erhoben und schließlich der Start der AbD festgestellt, sobald die Anforderungen des G-BA an das Studienprotokoll und den Statistischen Analyseplan (SAP) durch den pharmazeutischen Unternehmer als erfüllt betrachtet werden. Der G-BA beauftragte in der Vergangenheit stets das IQWiG mit der Konzeptentwicklung für eine AbD sowie mit Addenda, um die von den Unternehmen vorgelegten Dokumente zu prüfen. Im Vorfeld der bislang gestarteten fünf AbDs hat das IQWiG in vier Fällen vier und in einem Fall drei Addenda erstellt; manche Addenda sind allerdings nicht veröffentlicht, sodass sich vermutlich nicht alle 19 Addenda auf die Prüfung von Studienprotokoll und SAP beziehen. Daneben ist das Zusammenspiel aller Beteiligten (inkl. IQWiG und G-BA sowie weiterer Akteure) nicht trivial, da über viele Schleifen Dokumente erstellt, geprüft und dazu Beschlüsse gefasst werden müssen, und das dann in mehreren Runden.

Aus den vielen Dokumenten wird deutlich, dass die Beteiligten aus der pharmazeutischen Industrie, (teilweise) von Auftragsforschungsinstituten und von Registerbetreibern offenbar erst einmal lernen müssen, worauf es ankommt und welchen Aufwand es bedeutet, aus Beobachtungsdaten interpretierbare Ergebnisse für eine Nutzenbewertung zu generieren.

So bestechend daher auch das Konzept der TTE erscheint, so schwierig erweist sich dann aber doch ihre Ausgestaltung, jedenfalls in Zusammenhang mit der konkreten Planung einer AbD, was durch die Vielzahl der Addenda des IQWiG zur Prüfung der Studienprotokolle und SAPs eindrucksvoll belegt wird. Bei den fünf bisher gestarteten AbDs vergingen zwischen Einleitung des Verfahrens und Start 19 bis 37 Monate. Das Vorliegen des Studienberichts der ersten AbD (zu Onasemnogen Abeparvovec) ist laut Studienprotokoll für Mitte 2027 avisiert, etwa 9 Jahre nach dem GSAV, und, noch bedeutsamer, 7 Jahre, nachdem das Arzneimittel in die deutsche Versorgung kam. Angesichts dieser Zeiträume stellt sich die Frage, ob mit einem solchen Ansatz das Ziel, für die Versorgung relevante, als erforderlich erachtete Evidenz zu schaffen, erreicht werden kann.

Es ist daher gut nachvollziehbar, dass der G-BA im Januar 2025 das IQWiG mit einer weiteren Expertise beauftragt hat, um insbesondere für folgende Themenbereiche eine weitergehende wissenschaftliche Aufarbeitung der Methodik vorzunehmen: Confounderidentifikation und -auswahl, Schätzung notwendiger Fallzahlen vor dem Hintergrund unzureichender Vorabinformationen, Behandlungswechsel, Beobachtungsstart, Fehlende Werte, Patientenberichtete Endpunkte, Propensity Score Analysen in Anwendungsgebieten mit kleinen Patientenkollektiven.

4.7.2 Zum Frust

Acht Verfahren wurden noch vor der Forderung nach einer AbD wieder eingestellt. In vier dieser acht Fälle stellte sich im weiteren Verlauf heraus (im Wesentlichen durch Informationen aus einem Fachaustausch im Unterausschuss Arzneimittel des G-BA), dass die für eine AbD als notwendig erachtete Fallzahl nicht realisierbar sei (G-BA 7, 10, 13, 15 – jeweils Tragende Gründe). In drei weiteren Fällen war zwischenzeitlich durch Änderungen bei den jeweiligen Zulassungen die gesetzliche Grundlage für die Forderung einer

AbD entfallen (G-BA 16, 18, 22); beim achten Fall schließlich erwies sich das als Plattform für die Durchführung einer AbD identifizierte Register als nicht geeignet, u. a. wegen fehlender wissenschaftlicher Unabhängigkeit und zu strikten Vertraulichkeitsregelungen, die Vergleiche innerhalb des Registers unmöglich machten (G-BA 17).

Zwei Verfahren wurden erst nach der Forderung einer AbD durch den G-BA wieder beendet, da die jeweiligen pharmazeutischen Unternehmen nicht den ihnen damit verbundenen Pflichten zur Vorlage eines Studienprotokolls und SAPs innerhalb der gesetzten Frist nachkamen (G-BA 6, 12). In einem dieser beiden Fälle hat das pharmazeutische Unternehmen immerhin begründet, warum es kein Studienprotokoll und keinen SAP vorlegen wollte, aus seiner Sicht sei die Rekrutierung der erforderlichen Fallzahl nicht realistisch. Der G-BA war jedoch von dieser Begründung nicht überzeugt (G-BA 12).

Zur Vorbereitung und Initiierung dieser zusammen zehn Verfahren sind allein durch die Erstellungen der Konzepte und die Beratungen innerhalb des G-BA sowie den Einbezug zahlreicher weiterer Akteure (z. B. Bundesoberbehörden, andere sachverständige Stellen) nennenswerte Ressourcen aufgebracht worden, die nun verpufft sind.

Das IQWiG hat inzwischen seine zweite Expertise vorgelegt, die – obschon ein Rapid Report – auftragsgemäß einem Stellungnahmeverfahren unterzogen wird. Im Fazit dieses Berichts heißt es am Ende: „Propensity-Score-Verfahren sind auch **in kleinen Patientenkollektiven** unter bestimmten Bedingungen anwendbar und können zu interpretierbaren Ergebnissen führen. Die in den identifizierten Simulationsstudien untersuchten Szenarien bilden die Situationen, wie sie in den laufenden AbD-Verfahren absehbar auftreten werden, in Teilen jedoch nicht ab. Zum jetzigen Zeitpunkt bleibt daher **unklar, in welchen Fällen (und unter welchen Voraussetzungen) Propensity-Score-Analysen in einer AbD zu interpretierbaren Ergebnissen führen werden**" (IQWiG-Projekt A25-13; eigene Hervorhebung). Da AbD insbesondere bei Orphan-Drug-Zulassungen, also zumeist kleinen Patientenpopulationen, zum Zuge kommen sollen, wirkt dieses Fazit ernüchternd.

Verkomplizierend kommt hinzu, dass Zulassung und Versorgung nicht statisch sind. So sind zum Beispiel nach der Forderung einer AbD für Odronextamab im Anwendungsgebiet des Diffusen Großzelligen B-Zell Lymphoms innerhalb kurzer Zeit drei weitere Arzneimittel in dieser Indikation zugelassen worden, für die eine AbD eingeleitet (und bei einem wieder eingestellt) wurde.

Zusammenfassend bestätigen die aktuell vorliegenden Erfahrungen mit den AbDs, dass es sehr aufwändig, schwer und teilweise unmöglich ist, aussagekräftige, vergleichende Studien nach dem Zeitpunkt der allgemeinen Verfügbarkeit von medizinischen Interventionen in der Versorgung durchzuführen. Die Verheißungen zu „Real World" sind dabei nicht die Lösung, sondern Teil des Problems.

Die bisherigen Erfahrungen finden denn auch ihren Niederschlag in aktuellen Bewertungen. Der unparteiische Vorsitzende des G-BA, Josef Hecken, hat im letzten AMNOG-Report der DAK die AbD „in ihrer derzeitigen gesetzgeberischen Ausgestaltung" diplomatisch als „nicht effizient nutzbar" bezeichnet (Hecken 2025). Der SVR nennt die Regelungen schlicht „dysfunktional".

Skepsis und Kritik sind an dieser Stelle sehr berechtigt, aber leicht gerät der eigentliche Grund für das so kaum befriedigend lösbare Problem aus dem Fokus: Die für die Versorgung als erforderlich erachtete Bewertung von Arzneimitteln (und Interventionen ganz allgemein) sollte vor breitem Eintritt in die Versorgung erfolgt sein – hinterher ist es zu spät.

4.8   RWE im aktuellen SVR-Gutachten

Der Sachverständigenrat Gesundheit & Pflege hat sich in seinem aktuellen Gutachten „Preise innovativer Arzneimittel in einem ler-nenden Gesundheitssystem" auch mit „Studienevidenz" befasst (Abschn. 4.2). In einer Fußnote (S. 80) weist er darauf hin, dass „die Bezeichnung real world data … eine Überlegenheit von ‚real world evidence' gegenüber klinischen Studien (suggeriert), was irreführend sein kann, da Datengrundlage und Studiendesign hierdurch vermischt werden". Dem ist uneingeschränkt zuzustimmen. Der SVR benutzt (und plädiert damit für) den Begriff „versorgungsnahe Daten". Dieser soll aber nur „Real World Data" ersetzen, was mit RWE passiert, ist damit noch nicht gesagt. Sinnvoll, aber vermutlich utopisch ist, diesen inhaltsleeren Begriff einfach zu streichen (Pacheco et al. 2022). Denn auch der SVR ist auf dem Gleis des angeblichen Efficacy-Effectiveness-Gaps unterwegs. Da ist die Rede von „experimenteller Wirksamkeit (*efficacy*)", die durch „Studien im Versorgungskontext" ergänzt werden soll. „So ist davon auszugehen, dass u. a. das Verhalten der Patient*innen und der behandelnden Akteure im Alltag von der stark kontrollierten Studiensituation abweicht. Hierdurch werden die Anwendung und damit verbunden die Wirkung eines Arzneimittels beeinflusst." Aber entweder kann man aus der abweichenden Anwendung ableiten, wie sich diese auswirkt (halbe Dosis = halber Nutzen?) oder man kennt die Auswirkung (den vielleicht geänderten Nutzen) nicht. Wenn man aber meint, dass man den Nutzen nicht kennt, braucht man entsprechende gute Studien. Statt dessen „geht die Durchführung klinischer Studien mit einem hohen bürokratischen, zeitlichen und finanziellen Aufwand einher und führt gerade bei zeitkritischen Fragestellungen zu einer ggf. nicht ausreichend schnellen Verfügbarkeit der benötigten Evidenz" – nach RECOVERY darf man letztere Aussage als abschließend falsifiziert betrachten.

Nach Auffassung des SVR sollen versorgungsnahe Daten (VeDa) herangezogen werden. Dieser Idee ist nicht zu widersprechen, allerdings hätte man sich von diesem Expertengremium gewünscht, dass es nicht auch dem Kurzschluss verfällt, solche Daten und Randomisierung zu trennen. „Da VeDa …

ohne Randomisierung erhoben werden, …". Selbstverständlich können aber RCT versorgungsnah gemacht werden – jedenfalls im benachbarten Ausland. Und es gibt überhaupt keinen Grund, nicht RCT mit Hilfe von Daten aus der Versorgung, insbesondere aus Registern durchzuführen. Hier ist leider eine große Chance wegweisender Aussagen vertan worden.

4.9 Schluss

Es ist jetzt mehr als 35 Jahre her, dass in den USA unter dem ebenfalls schillernden Begriff „Outcomes Research" der Versuch unternommen wurde, mit Beobachtungsdaten aus der Versorgung, also jenseits der kontrollierten Bedingungen klinischer Studien, den Nutzen von medizinischen Interventionen untersuchen zu wollen. Der Versuch ist gescheitert, wie der Medizinstatistiker Richard Peto feststellte: „A lot of money has been spent on nonrandomized outcomes research because the claim was made that it was going to give us reliable comparisons between the main effects of different treatments … It has utterly, totally, and predictably failed to do so" (Anderson 1994). Dabei ist „predictably" eigentlich der wichtigste Begriff.

Auch die Versprechen und Erwartungen, die mit dem Schlagwort „Real World" verbunden sind, sind vollkommen unrealistisch, die Glorifizierung solcher Daten unangebracht – und in nicht geringem Maß interessengeleitet. Zur Beantwortung von Fragen kommt es nicht darauf an, in welchem Setting (kontrolliert vs. weniger kontrolliert) die Daten erhoben worden sind (und „real" sind übrigens beide Settings) sondern maßgeblich ist, wie geeignet Daten und Methodik für belastbare Antworten sind. Abgesehen von sehr gut geführten (selten anzutreffenden) Registern ist jedoch die Datengrundlage allgemein schlecht und die angewandte Methodik unzureichend. Antworten auf die eigentlich relevanten und auch explizit angestrebten Fragen sind nicht zu erwarten, zumal auch noch allgemein für

bedeutsam erachtete Endpunkte fehlen, etwa aus den Bereichen Lebensqualität und weitere PROs.

Für Nutzenaussagen ist das Entscheidende ein fairer, aussagefähiger Vergleich. Ob man dies mit randomisierten Studien oder mit anderen Verfahren realisiert, ist zweitrangig, und selbstverständlich gibt es Situationen, in denen eine Randomisierung nicht möglich ist. Die Randomisierung jedoch als Königsweg und ohne irgendeinen Zweifel beste Option für faire Vergleiche zu diskreditieren, mit falschen Argumenten zu entwerten oder gar gesetzlich zu verbieten, ist eine absurde Idee. Sie führt neben vielen anderen Nachteilen dazu, dass Fragen, die die Versorgung der Menschen betreffen und sie verbessern sollen, nicht beantwortet werden. Versorgungsnahe Daten bzw. die für ihre Dokumentation etablierten Strukturen können dagegen genutzt werden, in pragmatischen randomisierten Studien zu schnelleren und (!) belastbaren Ergebnissen zu kommen.

Literatur

van Adrichem RA, Nemeth B, Algra A, le Cessie S, Rosendaal FR, Schipper IB, Nelissen RGHH, Cannegieter SC (2017) POT-KAST and POT-CAST Group. Thromboprophylaxis after Knee Arthroscopy and Lower-Leg Casting. N Engl J Med 376(6):515–525. https://doi.org/10.1056/NEJMoa1613303 (PMID: 27959702)

Anderson C (1994) Measuring what works in health care. Science 263:1080–1082

Behrens J (2017) Der Nutzen meiner Behandlung. IQWiG-Herbstsymposium. (Vortragsmanuskript)

Behrens J (2019) Theorie der Pflege und der Therapie. Hogrefe, Bern, Göttingen, Oxford

D'Andrea E, Schneeweiss S, Franklin JM, Kim SC, Glynn RJ, Lee SB, Wang SV (2025) Efficacy versus effectiveness: the HORIZON-pivotal fracture trial and its emulation in claims data. Arthritis Rheumatol 77(1):12–21. https://doi.org/10.1002/art.42968 (PMID: 39129266)

Delaloge S, Pérol D, Courtinard C, Brain E, Asselain B, Bachelot T, Debled M, Dieras V, Campone M, Levy C, Jacot W, Lorgis V, Veyret C, Dalenc F, Ferrero JM, Uwer L, Kerbrat P, Goncalves A, Mouret-Reynier MA, Petit T, Jouannaud C, Vanlemmens L,

Chenuc G, Guesmia T, Robain M, Cailliot C (2016) Paclitaxel plus bevacizumab or paclitaxel as first-line treatment for HER2-negative metastatic breast cancer in a multicenter national observational study. Ann Oncol 27(9):1725–1732. https://doi.org/10.1093/annonc/mdw260 (PMID: 27436849)

Eichler HG, Oye K, Baird LG, Abadie E, Brown J, Drum CL, Ferguson J, Garner S, Honig P, Hukkelhoven M, Lim JC, Lim R, Lumpkin MM, Neil G, O'Rourke B, Pezalla E, Shoda D, Seyfert-Margolis V, Sigal EV, Sobotka J, Tan D, Unger TF, Hirsch G (2012) Adaptive licensing: taking the next step in the evolution of drug approval. Clin Pharmacol Ther 91(3):426–437. https://doi.org/10.1038/clpt.2011.345 (PMID: 22336591)

Eichler HG, Baird LG, Barker R, Bloechl-Daum B, Børlum-Kristensen F, Brown J, Chua R, Del Signore S, Dugan U, Ferguson J, Garner S, Goettsch W, Haigh J, Honig P, Hoos A, Huckle P, Kondo T, Le Cam Y, Leufkens H, Lim R, Longson C, Lumpkin M, Maraganore J, O'Rourke B, Oye K, Pezalla E, Pignatti F, Raine J, Rasi G, Salmonson T, Samaha D, Schneeweiss S, Siviero PD, Skinner M, Teagarden JR, Tominaga T, Trusheim MR, Tunis S, Unger TF, Vamvakas S, Hirsch G (2015) From adaptive licensing to adaptive pathways: delivering a flexible life-span approach to bring new drugs to patients. Clin Pharmacol Ther 97(3):234–246. https://doi.org/10.1002/cpt.59 (PMID: 25669457)

Finfer S, Bellomo R, Boyce N, French J, Myburgh J, Norton R, SAFE Study Investigators (2004) A comparison of albumin and saline for fluid resuscitation in the intensive care unit. N Engl J Med 350(22):2247–2256. https://doi.org/10.1056/NEJMoa040232 (PMID: 15163774)

Fröbert O, Lagerqvist B, Olivecrona GK, Omerovic E, Gudnason T, Maeng M, Aasa M, Angerås O, Calais F, Danielewicz M, Erlinge D, Hellsten L, Jensen U, Johansson AC, Kåregren A, Nilsson J, Robertson L, Sandhall L, Sjögren I, Ostlund O, Harnek J, James SK, TASTE Trial (2013) Thrombus aspiration during ST-segment elevation myocardial infarction. N Engl J Med 369(17):1587–1597. https://doi.org/10.1056/NEJMoa1308789 (Erratum in: N Engl J Med. 2014 Aug 21;371(8):786)

Hansford HJ, Cashin AG, Jones MD, Swanson SA, Islam N, Douglas SRG, Rizzo RRN, Devonshire JJ, Williams SA, Dahabreh IJ, Dickerman BA, Egger M, Garcia-Albeniz X, Golub RM, Lodi S, Moreno-Betancur M, Pearson SA, Schneeweiss S, Sterne JAC, Sharp MK, Stuart EA, Hernán MA, Lee H, McAuley JH (2023) Reporting of observational studies explicitly aiming to emulate randomized trials: a systematic review. JAMA Netw Open 6(9):e2336023. https://doi.org/10.1001/jamanetworkopen.2023.36023 (PMID: 37755828)

Health Action International (2015) https://haiweb.org/publication/adaptive-licensing-or-adaptive-pathways-deregulation-under-the-guise-of-earlier-access/

Hecken J (2025) Innovationsförderung und Kostendämpfung: Ein Widerspruch? Die Perspektive des G-BA. In: AMNOG-Report 2025. Innovationsförderung und Kostendämpfung: Ein Widerspruch? Beiträge zur Gesundheitsökonomie und Versorgungsforschung, Bd 53. medhochzwei, Heidelberg. ISBN 978-3-9880015-5-9

Hernán MA, Sauer BC, Hernández-Díaz S, Platt R, Shrier I (2016) Specifying a target trial prevents immortal time bias and other self-inflicted injuries in observational analyses. J Clin Epidemiol 79:70–75. https://doi.org/10.1016/j.jclinepi.2016.04.014

IQWiG (2020) Wissenschaftliche Ausarbeitung von Konzepten zur Generierung versorgungsnaher Daten und deren Auswertung zum Zwecke der Nutzenbewertung von Arzneimitteln nach § 35a SGB V (2020). https://www.iqwig.de/projekte/a19-43.html

Karch A, Böhnke J, Bonberg N, Braitmaier M, Buschmann L, Czwikla J, Eppe S, Haug U, Heinig M, Minnerup H, Stang A, Wellmann J (2025) Evaluation der Brustkrebsmortalität im deutschen Mammographie-Screening-Programm. Bundesamt für Strahlenschutz (BfS) (https://doris.bfs.de/jspui/handle/urn:nbn:de:0221-2025062052653)

Little P, Vennik J, Rumsby K, Stuart B, Becque T, Moore M, Francis N, Hay AD, Verheij T, Bradbury K, Greenwell K, Dennison L, Holt S, Denison-Day J, Ainsworth B, Raftery J, Thomas T, Butler CC, Richards-Hall S, Smith D, Patel H, Williams S, Barnett J, Middleton K, Miller S, Johnson S, Nuttall J, Webley F, Sach T, Yardley L, Geraghty AWA (2024) Nasal sprays and behavioural interventions compared with usual care for acute respiratory illness in primary care: a randomised, controlled, open-label, parallel-group trial. Lancet Respir Med 12(8):619–632. https://doi.org/10.1016/S2213-2600(24)00140-1

Mathes T, Klaßen P, Pieper D (2019) No differences were found between effect estimates from conventional and registry-based randomized controlled trials. J Clin Epidemiol 105:80–91. https://doi.org/10.1016/j.jclinepi.2018.09.011

Matthews AA, Dahabreh IJ, Fröbert O, Lindahl B, James S, Feychting M, Jernberg T, Berglund A, Hernán MA (2022) Benchmarking observational analyses before using them to address questions trials do not answer: an application to coronary thrombus aspiration. Am J Epidemiol 191(9):1652–1665. https://doi.org/10.1093/aje/kwac098

McCord KA, Ewald H, Agarwal A, Glinz D, Aghlmandi S, Ioannidis JPA, Hemkens LG (2021) Treatment effects in randomised trials using routinely collected data for outcome assessment versus traditional trials:

meta-research study. BMJ 372:n450. https://doi.org/10.1136/bmj.n450

Menkhoff L, Seitz H (2020) Was die Wirtschaftspolitik vom Wirtschaftsnobelpreis des Jahres 2019 lernen kann. Wirtschaftsdienst 100(2):133–137

Nicotera G, Sferrazza G, Serafino A, Pierimarchi P (2019) The iterative development of medicines through the European medicine agency's adaptive pathway approach. Front Med 27(6):148. https://doi.org/10.3389/fmed.2019.00148

Nordon C, Karcher H, Groenwold RH, Ankarfeldt MZ, Pichler F, Chevrou-Severac H, Rossignol M, Abbe A, Abenhaim L (2016) GetReal consortium. The „Efficacy-Effectiveness Gap": Historical Background and Current Conceptualization. Value Health 19(1):75–81. https://doi.org/10.1016/j.jval.2015.09.2938

Pacheco RL, Martimbianco ALC, Riera R (2022) Let's end „real-world evidence" terminology usage: a study should be identified by its design. J Clin Epidemiol 142:249–251. https://doi.org/10.1016/j.jclinepi.2021.11.013

Papukchieva S, Kim HD, Stratil AS, Magurne E, Jonckheere A, Kahn M, Schneeweiss S, Ziemssen T, Friedrich B (2024) Real-world evidence from Germany and the United States: Treatment initiation on low-efficacy versus high-efficacy therapies in patients with multiple sclerosis. Mult Scler Relat Disord 88:105751. https://doi.org/10.1016/j.msard.2024.105751

Price D, Musgrave SD, Shepstone L, Hillyer EV, Sims EJ, Gilbert RF, Juniper EF, Ayres JG, Kemp L, Blyth A, Wilson EC, Wolfe S, Freeman D, Mugford HM, Murdoch J, Harvey I (2011) Leukotriene antagonists as first-line or add-on asthma-controller therapy. N Engl J Med 364(18):1695–1707. https://doi.org/10.1056/NEJMoa1010846

Rothwell PM (2005) External validity of randomised controlled trials: „to whom do the results of this trial apply?". Lancet 365(9453):82–93. https://doi.org/10.1016/S0140-6736(04)17670-8

Sachverständigenrat zur Begutachtung der Entwicklung im Gesundheitswesen und in der Pflege (2025) Preise innovativer Arzneimittel in einem lernenden Gesundheitssystem. Gutachten 2025 https://doi.org/10.4126/FRL01-006510673 (http://www.svr-gesundheit.de)

Sarno G, Lagerqvist B, Fröbert O, Nilsson J, Olivecrona G, Omerovic E, Saleh N, Venetzanos D, James S (2012) Lower risk of stent thrombosis and restenosis with unrestricted use of ‚new-generation' drug-eluting stents: a report from the nationwide Swedish Coronary Angiography and Angioplasty Registry (SCAAR). Eur Heart J 33(5):606–613. https://doi.org/10.1093/eurheartj/ehr479

Skou ST, Roos EM, Laursen MB, Rathleff MS, Arendt-Nielsen L, Simonsen O, Rasmussen S (2015) A randomized, controlled trial of total knee replacement. N Engl J Med 373(17):1597–1606. https://doi.org/10.1056/NEJMoa1505467

Sutharsan S, Dillenhoefer S, Welsner M, Stehling F, Brinkmann F, Burkhart M, Ellemunter H, Dittrich AM, Smaczny C, Eickmeier O, Kappler M, Schwarz C, Sieber S, Naehrig S, Naehrlich L (2023) Impact of elexacaftor/tezacaftor/ivacaftor on lung function, nutritional status, pulmonary exacerbation frequency and sweat chloride in people with cystic fibrosis: real-world evidence from the German CF Registry. Lancet Reg Health Eur 28(32):100690. https://doi.org/10.1016/j.lanepe.2023.100690 (German CF Registry of the Mukoviszidose e. V. and participating CF sites)

Vestbo J, Leather D, Diar Bakerly N, New J, Gibson JM, McCorkindale S, Collier S, Crawford J, Frith L, Harvey C, Svedsater H, Woodcock A (2016) Effectiveness of Fluticasone Furoate-Vilanterol for COPD in clinical practice. N Engl J Med 375(13):1253–1260. https://doi.org/10.1056/NEJMoa1608033 (Salford Lung Study Investigators.)

Wang SV, Schneeweiss S (2023) Emulation of randomized clinical trials with Nonrandomized database analyses: results of 32 clinical trials. JAMA 329(16):1376–1385. https://doi.org/10.1001/jama.2023.4221 (RCT-DUPLICATE Initiative)

Wieseler B, Neyt M, Kaiser T, Hulstaert F, Windeler J (2023) Replacing RCTs with real world data for regulatory decision making: a self-fulfilling prophecy? BMJ 380:e73100. https://doi.org/10.1136/bmj-2022-073100

Windeler J (2008) Externe Validität. Z Evid Fortbild Qual Gesundhwes 102(4):253–259. https://doi.org/10.1016/j.zefq.2008.04.006

Windeler J, Lange S (2015) Nutzenbewertung medizinischer Leistungen im deutschen Gesundheitswesen – rechtlicher Rahmen, historische und internationale Perspektive. Bundesgesundheitsblatt Gesundheitsforschung Gesundheitsschutz 58(3):220–226. https://doi.org/10.1007/s00103-014-2104-3 (German)

Zink A, Strangfeld A, Schneider M, Herzer P, Hierse F, Stoyanova-Scholz M, Wassenberg S, Kapelle A, Listing J (2006) Effectiveness of tumor necrosis factor inhibitors in rheumatoid arthritis in an observational cohort study: comparison of patients according to their eligibility for major randomized clinical trials. Arthritis Rheum 54(11):3399–3407. https://doi.org/10.1002/art.22193

Maligne Erkrankungen

Inhaltsverzeichnis

Hämatologische Neoplasien und solide Tumore

Arnold Ganser, Bernd Hertenstein und Wolf-Dieter Ludwig

Auf einen Blick

Verordnungsprofil Das höchste Verordnungsvolumen unter den Onkologika haben, wie bereits 2023, die monoklonalen Antikörper (2,9 Mio.), gefolgt von den Hormonantagonisten zur Behandlung des Mamma- und des Prostatakarzinoms (2,7 Mio.; 187,1 Mio. DDD; ◼ Tab. 5.1). An dritter Stelle stehen die klassischen Zytostatika (1,8 Mio. Verordnungen von insgesamt 8,9 Mio.) mit der weiterhin führenden Gruppe der Antimetaboliten (1,0 Mio. Verordnungen), was vor allem auf den häufigen Verordnungen von 5-Fluorouracil beruht. Als nächste Gruppen folgen Proteinkinaseinhibitoren (0,9 Mio. Verordnungen), deren Verordnungsvolumen erneut leicht um 9,1 % gegenüber 2024 zugenommen hat. Führende Gruppe der monoklonalen Antikörper sind erneut die PD-1-Rezeptorantikörper (11,2 Mio. DDD), die für ein stetig wachsendes Spektrum von onkologischen Indikationen zugelassen sind, gefolgt von HER2-Antikörpern zur Behandlung des HER2-positiven Mammakarzinoms (5,7 Mio. DDD). Die inzwischen verfügbaren, 6 Biosimilars zu Trastuzumab übertreffen wie auch bereits 2023 zumeist deutlich das Verordnungsvolumen des Originalpräparats (*Herceptin*). Führende Vertreter der Proteinkinaseinhibitoren hinsichtlich ihres Verordnungsvolumens sind die CDK-Inhibitoren für die Behandlung des hormonrezeptorpositiven, fortgeschrittenen Mammakarzinoms (5,4 Mio. DDD), gefolgt von den Rezeptor-Tyrosinkinaseinhibitoren mit 39 Mio. DDD zur Behandlung u. a. des nicht-kleinzelligen Lungenkarzinoms, des Nierenzellkarzinoms, von gynäkologischen Tumoren (Mamma- bzw. Ovarialkarzinom) und Weichteilsarkomen, aber auch von nicht-malignen Erkrankungen (z. B. idiopathische Lungenfibrose, interstitielle Lungenerkrankung), sowie den Bruton-Tyrosinkinaseinhibitoren (3,5 Mio. DDD), der vor allem aus einer deutlichen Zunahme der Verordnungen von Acalabrutinib und Zanubrutinib zur Behandlung der chronischen lymphatischen Leukämie bzw. niedrig-malingner Lymphome (z. B. Morbus Waldenström) resultiert. Es folgen die BCR-ABL-Tyrosinkinaseinhibitoren zur Behandlung der chronischen myeloischen Leukämie (3,3 Mio. DDD). Einen, allerdings mitunter geringen Anstieg der Verordnungen zeigen auch der Januskinaseinhibitor Ruxolitinib (Jakavi; 2,7 Mio. DDD, +7,3 %), der zur Behandlung, der Myelofibrose (MF), Polycythaemia vera (PV) und Graft-versus-Host Erkrankung (GvHD) verordnet wird, ebenso wie der CDK-Inhibitor Ribociclib (Anwendungsgebiet: Mamma-Karzinom; +25,7 %) und der BCL-2-Inhibitor Venetoclax (+1,0 %). Eine meist geringe Abnahme hinsichtlich der DDD zeigen der m-TOR Inhibitor Everolimus (−3,6 %) und der ALK-Inhibitor Alectinib (−7,1 %). Für die neueren Tyrosinkinase-

© Der/die Autor(en), exklusiv lizenziert an Springer-Verlag GmbH, DE, ein Teil von Springer Nature 2026
W.-D. Ludwig, B. Mühlbauer, R. Seifert (Hrsg.), *Arzneiverordnungs-Report 2025*,
https://doi.org/10.1007/978-3-662-72738-6_5

Inhibitoren Fedratinib und Momelotinib zur Behandlung der Myelofibrose liegen noch keine Angaben zu den Verordnungen im Jahr 2024 vor.

Kosten Onkologika sind auch 2024 mit einem Nettoumsatz von 11,39 Mrd. € die mit deutlichem Abstand umsatzstärkste Indikationsgruppe im GKV-Arzneimittelmarkt, obwohl ihr Anteil am GKV-Arzneimittelmarkt auch im Jahr 2024 nur 1,2 % aller Verordnungen ausmacht. Die höchsten Kosten verursachen weiterhin monoklonale Antikörper (5317 Mio. €), gefolgt von Proteinkinaseinhibitoren (3182 Mio. €), Hormonantagonisten (1667 Mio. €) und Zytostatika (1.228,7 Mio. €). Deutlich geringere Kosten entfallen auf die einzelnen Wirkstoffklassen der klassischen Zytostatika.

In der medikamentösen Therapie onkologischer Erkrankungen werden heutzutage zahlreiche Arzneistoffklassen mit unterschiedlichen Wirkmechanismen eingesetzt. Die wichtigsten Gruppen der Onkologika sind Zytostatika, Hormone, Hormonantagonisten und zahlreiche Arzneimittel für sog. zielgerichtete Therapien (DKFZ 2024), zu denen vor allem Proteinkinaseinhibitoren, monoklonale Antikörper und in den letzten Jahren zunehmend auch Immuntherapien (z. B. Checkpointinhibitoren) und Arzneimittel für neuartige Therapien, wie z. B. CAR-T-Zellen gehören (Übersicht bei June und Sadelain 2018; Tang et al. 2018; Schubert et al. 2025).

Zytostatika waren die ersten Arzneimittel, die vor mehr als 70 Jahren die Ära der antineoplastischen Chemotherapie einleiteten (Devita und Rosenberg 2012). Auch heute sind sie weiterhin häufig angewendete Arzneimittel in der Krebstherapie. Durch ihren Einsatz als Monotherapie, vor allem aber in empirisch entwickelten Polychemotherapien, wurden große Fortschritte in der Behandlung von hämatologischen Neoplasien (z. B. akute Leukämien, maligne Lymphome) erzielt. Auch bei fortgeschrittenen soliden Tumoren können heute mit alleiniger Polychemotherapie Heilungen erzielt werden, so beispielsweise bei Keimzell- bzw. Hodentumoren. Darüber hinaus sind Zytostatika weiterhin ein unverzichtbarer Bestandteil im Rahmen (neo-)adjuvanter multimodaler Therapiestrategien – meist in Kombination mit operativen und strahlentherapeutischen Verfahren. Zu den klassischen Zytostatika zählen vor allem alkylierende Substanzen, Antimetaboliten, Alkaloide und sonstige Naturstoffe (z. B. Podophyllotoxinderivate, Taxane), Anthrazykline, Platinverbindungen, Camptothecinderivate sowie sonstige Wirkstoffe (z. B. Bleomycin, Mitomycin). Die Nebenwirkungen der Zytostatika resultieren aus ihren pharmakologischen Wirkungen (z. B. zytotoxische Effekte durch Beeinträchtigung der DNA-, RNA- oder Proteinsynthese; Hemmung der Zellteilung; Auslösung von Apoptose). Da die zytostatische Wirkung unspezifisch ist und auch schnell proliferierende normale Zellen schädigt, betreffen früh auftretende Nebenwirkungen vor allem das Knochenmark (Myelosuppression mit infektiösen Komplikationen) sowie Schädigung der Schleimhäute (Mukositis) im Bereich der Mundhöhle und des Gastrointestinaltrakts (z. B. Stomatitis, Diarrhö). Zytostatika gehören zu den Arzneimitteln mit der geringsten therapeutischen Breite und bei Überdosierung besteht die Gefahr vermehrter, mitunter lebensbedrohlicher Nebenwirkungen.

Große Fortschritte auf dem Gebiet der Grundlagenforschung – vor allem in den beiden letzten Jahrzehnten – waren Voraussetzung für ein besseres Verständnis der (molekular-)genetischen Heterogenität von Tumorerkrankungen und ermöglichten dadurch die Einteilung von morphologisch bzw. histologisch homogen erscheinenden Tumorerkrankungen in klinisch relevante, molekular definierte Subgruppen (Vogelstein et al. 2013). Dadurch wurde die Entwicklung neuer Arzneistoffe ermöglicht, die sich speziell gegen molekulare Mechanismen richten, die für die Pathogenese der Tumorentstehung und des Tumorwachstums relevant sind (Hanahan 2014), und gleichzeitig eine neue Ära in der medikamentösen Behandlung von Tumorerkrankungen einleiteten (Dobbelstein und Moll 2014). Hierzu zählen neben neuartigen Hormonantagonisten vor allem Proteinkinaseinhibitoren, die charakteristische, das Tumorwachstum beeinflussende Merkmale (z. B. Onkoproteine, resultierend aus Mutationen oder Überexpression) ausschalten sollen, sowie monoklonale Antikörper, die heute auch teilweise gekoppelt mit zytotoxischen Wirkstoffen als Antikörper-Wirkstoff-Konjugate (Thomas et al. 2016) eingesetzt werden.

Außerdem stehen inzwischen verschiedene Immuntherapien zur Verfügung (Cleveland Clinic 2022; AIM Foundation 2025), wie beispielsweise monoklonale Antikörper, bispezifische T-Zell-aktivierende Antikörper (z. B. Blinatumomab) (Kantarjian et al. 2017), Antikörper-Wirkstoff-Konjugate (z. B. Brentuximab Vedotin) zur Behandlung maligner Lymphome und als erste Vertreter neuartiger Therapien CAR-T-Zellen (siehe Arzneiverordnungs-Report 2019, Kap. 2, Zulassungsverfahren für neue Arzneimittel in Europa, Abschn. 2.2.4), die in klinischen Studien bei einigen hämatologischen Neoplasien und inzwischen auch bei soliden Tumoren erfolgreich eingesetzt werden (Übersicht bei June und Sadelain 2018). Grundlage dieser neuen therapeutischen Prinzipien in der Onkologie sind große Fortschritte im Verständnis der Funktion tumorreaktiver T-Lymphozyten im Rahmen der Tumorimmunologie und der Nachweis von Tumorrückbildung durch Checkpointinhibitoren. Als Zielstrukturen werden derzeit vor allem das „Cytotoxic T-lymphocyte-associated molecule-4" (CTLA-4), der PD-1-(programmed-[cell-]death-1-) Rezeptor und PD-L1 (PD-Ligand 1) therapeutisch genutzt (Marin-Acevedo et al. 2018). Diese neuartigen Immuntherapien haben teilweise jedoch auch schwere Nebenwirkungen, die vor allem durch die nicht gegen Tumorzellen, sondern gegen körpereigene Strukturen gerichtete Aktivierung des Immunsystems (off-target) erklärt werden (Übersichten bei Wang et al. 2018 und Baraibar et al. 2019). Durch die Kombination von Arzneistoffen mit unterschiedlichen Angriffspunkten (z. B. Zytostatika plus monoklonale Antikörper oder Proteinkinaseinhibitoren; Checkpoint- plus Proteinkinaseinhibitoren) sollen synergistische antineoplastische Wirkungen erzielt, Resistenzentwicklungen verzögert und unerwünschte zytotoxische Wirkungen reduziert werden (Marin-Acevedo et al. 2018).

Die Entwicklung einer Vielzahl neuer „zielgerichteter" Arzneistoffe sowie die Identifizierung von prädiktiven Biomarkern (Lyman und Moses 2016), die das Ansprechen individueller Patienten auf spezielle Arzneistoffe vorhersagen, haben dazu beigetragen, dass heute die Onkologie eine Vorreiterrolle in der Präzisionsmedizin einnimmt (Collins und Varmus 2015; Tannock und Hickman 2016; DKFZ 2024). Das Potenzial der Onkologika wird auch daran erkennbar, dass sie seit 2017 die umsatzstärkste Arzneimittelgruppe unter den jährlichen Neuzulassungen bilden (Franzen et al. 2020; IQVIA 2021; Mullard 2021). Unter den 46 neuen Arzneistoffen des Jahres 2022 sind die Onkologika mit 17 neuen Arzneistoffen (10 für die Behandlung von soliden Tumoren und 7 für hämatologische Neoplasien) vertreten, darunter erneut zahlreiche Proteinkinaseinhibitoren und monoklonale Antikörper (vgl. ▶ Kap. 2, ◘ Tab. 2.1; VFA 2022).

5.1 Verordnungsspektrum

Die Auswertung der Verordnungen von Onkologika zeigt schon in der Übersicht einige bedeutsame Ergebnisse. Für GKV-Patienten wurden 2024, ähnlich wie 2023, insgesamt 8,9 Mio. Verordnungen von Onkologika ausgestellt. Dies entspricht hinsichtlich aller im GKV-Arzneimittelmarkt verordneten Arzneimittel erneut nur einem Anteil von 1,2 % (◘ Tab. 5.1). Demgegenüber verursachen die Onkologika mit 11,39 Mrd. € und einem Umsatzanteil von 19,2 % die höchsten Nettokosten des GKV-Arzneimittelmarktes (◘ Tab. 5.1). Sie liegen damit deutlich

◘ Tab. 5.1 Verordnungen von Onkologika 2024. Angegeben sind Gesamtverordnungen, definierte Tagesdosen (DDD) und Nettoumsatz 2024

Arzneimittelgruppe	Verordnungen	Änderung	DDD	Änderung	Nettoumsatz	Änderung
	Mio.	%	Mio.	%	Mio. Euro	%
Alkylanzien	0,3	−4,9	3,4	−2,5	107,0	0,2
Antimetabolite	1,0	−9,3	24,6	−23,8	340,9	−3,4
Platinverbindungen	0,3	−3,9	4,9	−4,2	58,2	−3,7
Anthracycline	0,1	−7,0	1,8	−4,2	25,6	−16,7
Topoisomerasehemmstoffe	0,1	−4,9	1,6	−5,7	56,0	3,4
Taxane	0,3	−5,2	4,5	−3,4	123,8	−3,4
Vincaalkaloide	0,1	−14,7	0,4	−16,8	16,8	−12,9
Proteinkinaseinhibitoren	0,9	9,1	24,1	9,0	3.182,3	13,7
Monoklonale Antikörper	2,9	5,5	30,2	5,5	5.317,0	10,7
Hormonantagonisten	2,4	6,3	187,1	4,7	1.667,3	22,5
Weitere Zytostatika	0,5	1,6	10,3	5,3	500,5	−7,5
Summe	**8,9**	**2,3**	**292,9**	**1,4**	**11.395,3**	**11,1**
Anteil am GKV-Arzneimittelmarkt	1,2 %	–	0,6 %	–	19,2 %	–
GKV-Arzneimittelmarkt	**756,7**	**–**	**49.839,4**	**–**	**59.296,5**	**–**

höher als die Kosten der Immunsuppressiva (6,01 Mrd. €), Antidiabetika (3,72 Mrd. €), Dermatika (3,31 Mrd. €) und Antithrombotika (3,27 Mrd. €; ► Kap. 1, Arzneiverordnungen 2022 im Überblick, ◘ Tab. 1.2).

Die Zusammenstellung der einzelnen Arzneimittelgruppen der Onkologika zeigt, dass die traditionellen Hormonantagonisten, die vor allem beim Mamma- und Prostatakarzinom eingesetzt werden, mit 1.667,3 Mio. DDD das mit großem Abstand höchste Verordnungsvolumen haben (◘ Tab. 5.1, 5.10 und 5.11). Wesentlich geringere DDD-Volumina zeigen alle übrigen onkologischen Arzneimittel (◘ Abb. 5.1). Verordnungsstärkste Gruppe der klassischen Zytostatika sind erneut die Antimetabolite (24,6 Mio. DDD), was vor allem auf die häufigen Verordnungen von 5-Fluorouracil zurückzuführen ist (◘ Tab. 5.3).

Monoklonale Antikörper, Proteinkinaseinhibitoren und Hormonantagonisten (infolge allerdings deutlich höheren DDD als bspw. die anderen Onkologika) sind auch 2024 mit deutlichem Abstand die umsatzstärksten Onkologika. Die seit langer Zeit angewendeten Hormonantagonisten und klassischen Zytostatika weisen dagegen trotz teilweise sehr viel höherer DDD-Volumina niedrigere Nettokosten auf als monoklonale Antikörper und Proteinkinaseinhibitoren und (◘ Tab. 5.1).

Eine Untersuchung der in den USA zwischen 2009 und 2013 von der FDA zugelassenen Onkologika ergab keine Korrelation zwischen Innovationsgrad bzw. klinischem Nutzen und den Preisen, die von pharmazeutischen Unternehmern bei Markteintritt für die neuen Wirkstoffe verlangt werden. Diese fehlende Korrelation zwischen Nutzen und Preis

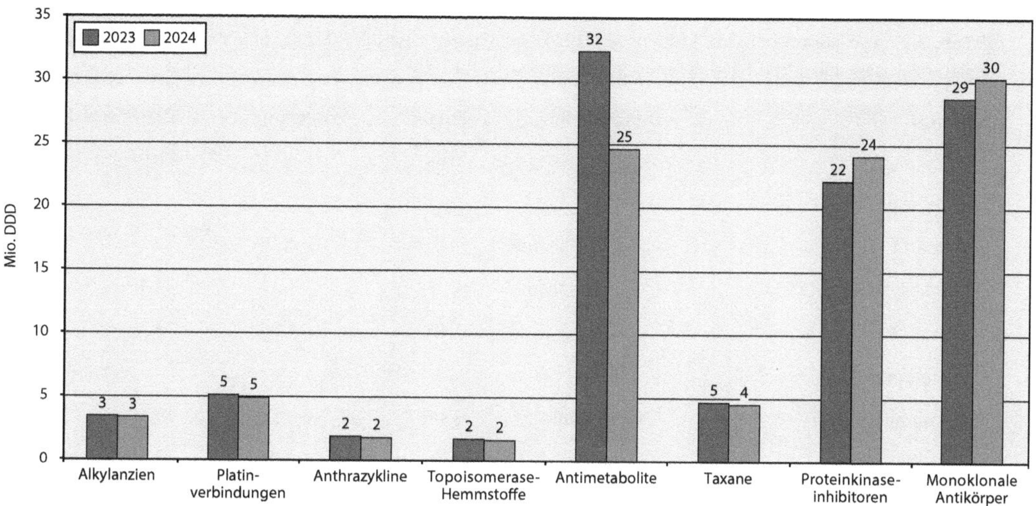

■ Abb. 5.1 Verordnungen von Onkologika. Gesamtverordnungen nach definierten Tagesdosen (DDD)

bei neuen Onkologika wurde inzwischen in mehreren Publikationen aus den USA und Europa bestätigt, wobei allerdings die Preise in den USA für Onkologika weiterhin deutlich höher sind als in Europa. Diese sehr hohen Kosten der Onkologika belasten jedoch zunehmend solidarisch finanzierte Gesundheitssysteme. Anhand aktueller Untersuchungen konnte zudem gezeigt werden, dass die Kosten für Forschung und Entwicklung, die von pharmazeutischen Unternehmern häufig als Begründung für die sehr hohen Preise genannt wurden (VFA 2022), deutlich niedriger liegen (im Median ca. 548 Mio. €) und somit die durch Onkologika erzielten Erträge die Kosten für Forschung und Entwicklung bei weitem übersteigen (Prasad und Mailankody 2017; Tay-Teo und Hill 2019; Vokinger et al. 2021). Die immens gestiegenen Kosten neuer Onkologika werden vor allem deshalb kritisiert, weil ihr Nutzen im Rahmen beschleunigter Zulassungsverfahren gewöhnlich nur anhand einer Beeinflussung von Surrogatendpunkten gezeigt werden konnte und somit unsicher ist (Gellad und Kesselheim 2017; Vokinger et al. 2020; Ludwig und Vokinger 2021; Franzen et al. 2022; Vokinger 2022; Vokinger et al. 2022). Eine 2022 gegründete Initiative („Com-

mon Sense Oncology") hat angesichts der zunehmenden Entwicklung von neuen, teuren Onkologika mit fragwürdigem Zusatznutzen, insbesondere für die Behandlung solider Tumoren, kürzlich Leitsätze formuliert, die u. a. eine gemeinsame Entscheidungsfindung – von Patienten und den sie behandelnden Onkologen – ermöglichen sollen und auf Prinzipien der evidenzbasierten Medizin basieren (Booth et al. 2023).

Die Verordnungsdaten der Onkologika des Jahres 2024 wurden auf der Basis einer Vollerfassung von 8,9 Mio. Verordnungen mit 292,9,9 Mio. definierten Tagesdosen (DDD) pharmakologisch-therapeutisch analysiert (■ Tab. 5.1). Seit 2014 werden die Verordnungsdaten der Onkologika als Fertigarzneimittel und Rezepturarzneimittel gemeinsam dargestellt. Ein besonderes Merkmal der Onkologika besteht darin, dass über 50 % der Nettokosten auf Rezepturarzneimittel für die intravenöse Infusion entfallen, die zeitnah zur Anwendung hergestellt werden müssen. Die Berechnung der angegebenen Nettokosten erfolgte mit den zwischen GKV-Spitzenverband und Deutschem Apothekerverband vereinbarten Abrechnungspreisen der Apothekenzuschläge für Zubereitungen aus Stoffen

◘ Tab. 5.2 Verordnungen von Alkylanzien 2024. Angegeben sind die 2024 verordneten Tagesdosen, die Änderungen gegenüber 2023 und die mittleren Kosten je DDD 2024

Präparat	Bestandteile	DDD	Änderung	DDD-Nettokosten
		Mio.	%	Euro
Cyclophosphamid				
Endoxan	Cyclophosphamid	0,31	(−2,7)	21,14
Cyclophosphamid HEXAL	Cyclophosphamid	0,15	(−8,3)	29,46
		0,46	**(−4,5)**	**23,79**
Temozolomid				
Temozolomid Accord	Temozolomid	0,45	(−6,5)	59,10
Temomedac	Temozolomid	0,21	(+8,2)	63,52
Temozolomide Sun	Temozolomid	0,11	(+33,2)	63,75
		0,77	**(+1,7)**	**60,97**
Mitomycin				
Mitomycin medac/Mito medac	Mitomycin	0,59	(−10,5)	30,08
Urocin Apogepha	Mitomycin	0,10	(+169,9)	32,16
		0,69	**(−0,7)**	**30,38**
Weitere Alkylanzien				
Cecenu	Lomustin	0,50	(−4,4)	3,00
Bendamustin medac	Bendamustin	0,07	(+6,5)	29,35
		0,58	**(−3,2)**	**6,28**
Uroprotektor				
Uromitexan	Mesna	0,09	(+0,5)	15,23
Summe		**2,6**	**(−1,3)**	**32,46**

der Arzneimittelpreisverordnung (§ 5 Abs. 4 und 5 AMPreisV). Dabei wurden auch weitere Bestandteile der Rezepturen (Trägerlösungen, Behältnisse, weitere Hilfsmittel) und die in der Arzneimittelpreisverordnung ausgewiesenen Apothekenaufschläge für die verschiedenen parenteralen Lösungen berücksichtigt. In einigen Fällen ohne vereinbarte Abrechnungspreise wurden ersatzweise der Apothekeneinkaufspreis verwendet oder ggf. ein von der abrechnenden Apotheke niedrigerer angegebener Preis.

5.2 Zytostatika, Proteinkinaseinhibitoren, monoklonale Antikörper, Hormonantagonisten

Die verschiedenen Arzneistoffgruppen der Zytostatika, Proteinkinaseinhibitoren, monoklonalen Antikörper und Hormonantagonisten wurden ausführlich in den vergangenen Jahren im Arzneiverordnungs-Report besprochen, zuletzt im Arzneiverordnungs-Report 2024 (siehe Kap. 5, Hämatologische Neoplasien und

�‍◻ Tab. 5.3   Verordnungen von Antimetaboliten 2024. Angegeben sind die 2024 verordneten Tagesdosen, die Änderungen gegenüber 2023 und die mittleren Kosten je DDD 2024

Präparat	Bestandteile	DDD	Änderung	DDD-Nettokosten
		Mio.	%	Euro
5-Fluorouracil				
5-FU medac	Fluorouracil	11,0	(−34,9)	8,05
Fluorouracil Accord	Fluorouracil	0,29	(−68,2)	8,31
Fluorouracil Hikma	Fluorouracil	0,21	(−74,2)	7,52
		11,5	**(−38,3)**	**8,05**
Folinate				
Calciumfolinat Kabi	Calciumfolinat	1,1	(−27,4)	12,09
Bendafolin	Calciumfolinat	0,39	(+16,4)	15,18
Ribosofol	Natriumfolinat	0,35	(−38,2)	33,09
Oncofolic	Natriumfolinat	0,24	(−28,2)	36,65
Ribofolin	Calciumfolinat	0,23	(−34,8)	15,20
FOLI-cell	Calciumfolinat	0,21	(+600,7)	16,21
Calciumfolinat-GRY	Calciumfolinat	0,12	(+17,9)	16,17
Folinsäure Aurobindo	Calciumfolinat	0,10	(+216,1)	15,06
		2,8	**(−16,2)**	**18,23**
Gemcitabin				
Gemcitabin HEXAL	Gemcitabin	0,77	(−7,2)	18,95
Capecitabin				
Capecitabin Accord	Capecitabin	0,91	(−8,6)	7,56
Capecitabin beta	Capecitabin	0,19	(+109,5)	6,79
Capecitabin Glenmark	Capecitabin	0,17	(+318,6)	6,78
		1,3	**(+12,7)**	**7,34**
Folsäureantagonisten				
Methotrexat Lederle Tabl.	Methotrexat	0,62	(−11,2)	0,34
Pemetrexed NeoCorp	Pemetrexed	0,15	(−16,8)	17,65
Pemetrexed Zentiva	Pemetrexed	0,11	(+43,9)	17,40
		0,88	**(−8,0)**	**5,35**

◘ Tab. 5.3 (Fortsetzung)

Präparat	Bestandteile	DDD	Änderung	DDD-Nettokosten
		Mio.	%	Euro
Hydroxycarbamid				
Hydroxycarbamid Devatis	Hydroxycarbamid	3,2	(+7,2)	2,82
Syrea	Hydroxycarbamid	1,4	(−15,6)	5,05
Litalir	Hydroxycarbamid	0,42	(+52,2)	3,07
Hydroxycarbamid-1 A Pharma	Hydroxycarbamid	0,23	(+5,4)	5,63
Siklos	Hydroxycarbamid	0,14	(+12,5)	19,37
		5,3	**(+2,6)**	**3,96**
Weitere Antimetabolite				
Lonsurf	Trifluridin Tipiracil	0,30	(+23,6)	118,64
Puri-Nethol	Mercaptopurin	0,18	(−6,1)	3,26
Azacitidin HEXAL	Azacitidin	0,14	(−38,7)	104,33
Azacitidin Tillomed	Azacitidin	0,13	(+160,1)	100,64
Azacitidin betapharm	Azacitidin	0,08	(−6,3)	99,53
Azacitidin Seacross	Azacitidin	0,08	(+245,5)	102,60
		0,92	**(+11,0)**	**87,86**
Summe		**23,4**	**(−24,1)**	**11,66**

solide Tumore, Ludwig et al. 2024). Die Wirkmechanismen, Verordnungen und Kosten der Onkologika, die für die Behandlung der im Folgenden besprochenen hämatologischen Neoplasien und soliden Tumoren relevant sind, werden indikationsbezogen in den jeweiligen Abschnitten (hämatologische Neoplasien: ▶ Abschn. 5.3.1–5.3.6; solide Tumoren: ▶ Abschn. 5.4.1–5.4.8) dargestellt. In den ◘ Tab. 5.2–5.12 finden sich Übersichten zu den Verordnungen in onkologischen Arzneistoffgruppen, jeweils mit Angabe der 2024 verordneten Tagesdosen („defined daily dose", DDD), die Änderungen gegenüber 2023 und die mittleren Kosten je DDD 2024. Die Verordnung von Präparaten mit fragwürdiger bzw. unbewiesener Wirksamkeit (z. B. Mistelektrakte) ist deutlich rückläufig (◘ Tab. 5.13).

5.3 Chronische myeloproliferative Neoplasien (CMPN)

5.3.1 Polycythaemia vera und primäre Myelofibrose

Die Polycythaemia vera (PV) und die primäre Myelofibrose (PMF) sind chronische klonale Erkrankungen der hämatopoetischen Stammzellen. Bei PV ist zu 98 % eine Mutation des *JAK-2*-Gens nachweisbar; therapeutisch stehen Aderlass, niedrig dosierte Acetylsalicylsäure (100 mg/Tag) und eine zytoreduktive Therapie mit Hydroxycarbamid im Vordergrund. Bei der PMF finden sich eine *JAK-2*-Mutation bei 60 %, eine *Calreticulin*-Mutation bei 25 % und eine *MPLW515*-Mutation bei

☐ Tab. 5.4 Verordnungen von Platinverbindungen 2024. Angegeben sind die 2024 verordneten Tagesdosen, die Änderungen gegenüber 2023 und die mittleren Kosten je DDD 2024

Präparat	Bestandteile	DDD Mio.	Änderung %	DDD-Nettokosten Euro
Cisplatin				
Cisplatin Neocorp	Cisplatin	0,39	(+1,6)	12,34
Carboplatin				
Carbomedac	Carboplatin	0,66	(+19,4)	11,09
Neocarbo	Carboplatin	0,66	(+3,5)	11,67
Carboplatin Hikma	Carboplatin	0,50	(−0,4)	11,13
Carboplatin Kabi	Carboplatin	0,27	(−23,8)	11,41
Carboplatin Accord	Carboplatin	0,13	(−53,7)	12,11
		2,2	**(−4,5)**	**11,37**
Oxaliplatin				
Oxaliplatin HEXAL	Oxaliplatin	0,40	(−0,7)	12,72
Medoxa	Oxaliplatin	0,38	(+26,3)	12,69
Oxaliplatin Kabi	Oxaliplatin	0,32	(−17,3)	12,47
Oxaliplatin Hikma	Oxaliplatin	0,24	(+15,0)	12,32
Oxaliplatin Accord	Oxaliplatin	0,21	(−27,6)	11,99
Oxaliplatin sun	Oxaliplatin	0,13	(+144,8)	12,44
		1,7	**(+2,1)**	**12,50**
Summe		**4,3**	**(−1,5)**	**11,90**

6 %. Die einzige kurative Therapie ist die allogene Stammzelltransplantation (Übersicht bei Kröger et al. 2015).

Ruxolitinib (*Jakavi*) wurde 2012 als erster Januskinaseinhibitor (JAK-Inhibitor) als Orphan-Arzneimittel zugelassen für die Behandlung von krankheitsbedingter Splenomegalie oder anderen krankheitsbezogenen Symptomen bei PMF und Post-PV-Myelofibrose bzw. Post-ET-(essenzielle-Thrombozythämie-)Myelofibrose (Übersicht bei Cervantes 2014). Als selektiver JAK-1/JAK-2-Inhibitor hemmt Ruxolitinib inflammatorische Zytokinsignale und wirkt sowohl antiproliferativ als auch proapoptotisch, führt jedoch nicht zu anhaltenden molekularen oder pathologischen Remissionen bei Myelofibrose (Übersicht bei Pardanani und Tefferi 2018). In einer placebokontrollierten Phase-III-Studie an Patienten mit fortgeschrittener Myelofibrose und stark vergrößerter Milz erreichten 41,9 % der mit Ruxolitinib behandelten Patienten in Woche 24 den primären Endpunkt, eine 35%ige Abnahme des Milzvolumens im Vergleich zu 0,7 % unter Placebo (Verstovsek et al. 2012). Weiterhin verbesserte Ruxolitinib Allgemeinsymptome (50 % Besserung von Nachtschweiß, Juckreiz, Völlegefühl, Bauchschmerzen, Inaktivität) stärker als Placebo (45,9 vs. 5,3 %). Das Risiko hämatologischer Nebenwirkungen (Anämie, Thrombozytopenie) und nicht-hämatologischer Toxizitäten (Neuropathie, In-

◘ Tab. 5.5 **Verordnungen von Anthrazyklinen und Topoisomerasehemmstoffen 2024.** Angegeben sind die 2024 verordneten Tagesdosen, die Änderungen gegenüber 2023 und die mittleren Kosten je DDD 2024

Präparat	Bestandteile	DDD	Änderung	DDD-Nettokosten
		Mio.	%	Euro
Doxorubicin				
Doxorubicin HEXAL	Doxorubicin	0,20	(−8,2)	9,43
Caelyx	Doxorubicin	0,14	(+9,8)	66,25
Adrimedac	Doxorubicin	0,14	(+0,9)	9,01
Ribodoxo	Doxorubicin	0,13	(+143,3)	8,92
		0,61	**(+13,5)**	**22,59**
Epirubicin				
Epimedac	Epirubicin	0,32	(+4,0)	7,67
Epirubicin HEXAL	Epirubicin	0,25	(−18,2)	7,88
Epirubicin Hikma	Epirubicin	0,19	(+14,9)	7,67
		0,76	**(−2,3)**	**7,74**
Irinotecan				
Irinotecan Kabi	Irinotecan	0,33	(−1,0)	21,13
Irinotecan Hikma	Irinotecan	0,23	(+5,0)	20,62
Irinotecan Accord	Irinotecan	0,14	(−12,2)	21,64
Irinomedac	Irinotecan	0,12	(+40,2)	21,37
Onivyde	Irinotecan	0,11	(+5,0)	223,49
		0,92	**(+3,2)**	**44,85**
Etoposid				
Etoposid HEXAL	Etoposid	0,26	(−4,3)	17,97
Summe		**2,5**	**(+2,9)**	**25,78**

fektionen) war jedoch erhöht (Übersicht bei Pardanani und Tefferi 2018).

Die Nutzenbewertung von Ruxolitinib durch den G-BA ergab einen Anhaltspunkt für einen beträchtlichen Zusatznutzen, da das Gesamtüberleben teilweise signifikante Ergebnisse zugunsten von Ruxolitinib zeigte (G-BA 2014a). Eine gepoolte Analyse der beiden COMFORT-Studien bestätigte, dass Ruxolitinib das Gesamtüberleben im Vergleich zur Kontrollgruppe verlängert (5,3 vs. 3,8 Jahre; Verstovsek et al. 2017).

Inzwischen wurde Ruxolitinib 2015 auch für die Behandlung der PV bei Resistenz oder Intoleranz gegen Hydroxycarbamid zugelassen. In einer Phase-III-Studie an 222 Patienten wurde gezeigt, dass Ruxolitinib gegenüber einer Standardtherapie bei Patienten mit unzureichendem Ansprechen oder inakzeptablen Nebenwirkungen von Hydroxycarbamid den Hämatokritwert besser kontrollierte, das Milzvolumen verkleinerte und Symptome verbesserte (Vannucchi et al. 2015). Seit Mai 2022 besteht außerdem eine Zulas-

◘ Tab. 5.6 Verordnungen von Taxanen und Vincaalkaloiden 2024. Angegeben sind die 2024 verordneten Tagesdosen, die Änderungen gegenüber 2023 und die mittleren Kosten je DDD 2024

Präparat	Bestandteile	DDD	Änderung	DDD-Nettokosten
		Mio.	%	Euro
Paclitaxel				
NeoTaxan	Paclitaxel	1,5	(−10,4)	17,96
Pazenir	Paclitaxel	0,51	(+2,7)	93,75
Paclitaxel Kabi	Paclitaxel	0,49	(+16,9)	17,51
Abraxane	Paclitaxel	0,17	(−29,6)	84,14
Paclitaxel Onkovis	Paclitaxel	0,11	(−7,8)	17,80
		2,8	**(−5,9)**	**35,55**
Docetaxel				
Docetaxel Hikma	Docetaxel	0,33	(+60,7)	12,07
Docetaxel Zentiva	Docetaxel	0,27	(+29,1)	12,55
Docetaxel Accord	Docetaxel	0,21	(−28,1)	11,27
Docetaxel Ever Valinject	Docetaxel	0,19	(−22,9)	11,93
		1,0	**(+5,0)**	**12,01**
Summe		**3,8**	**(−3,2)**	**29,36**

sung von *Jakavi* zur Behandlung von Patienten ab 12 Jahren mit **akuter Graft-versus-Host-Erkrankung** oder chronischer Graft-versus-Host-Erkrankung, die unzureichend auf Kortikosteroide oder andere systemische Therapien ansprechen. *Jakavi* wurde 2024 erneut mehr verordnet (◘ Tab. 5.8) und ist auch 2024 mit 410,89 Mio. € unter den 30 führenden Arzneimitteln nach Nettokosten auf Position 17 vertreten (◘ Tab. 1.3).

Pegyliertes Interferon-alpha (**Ropeginterferon alfa-2b**; *Besremi*) ist seit November 2021 für PV-Patienten ohne symptomatische Splenomegalie ohne Altersbegrenzung alternativ zu Hydroxycarbamid zur Zytoreduktion zugelassen. Es wird 14-täglich appliziert. In einer randomisierten Phase-III-Studie bei unbehandelten oder mit Hydroxycarbamid vorbehandelten Hochrisikopatienten mit einer Nachverfolgung über 5 Jahre zeigte sich eine Überlegenheit gegenüber Hydroxyurea oder bester verfügbarer Therapie mit komplettem hämatologischem Ansprechen bei 71 vs. 51 % (Gisslinger et al. 2020).

Mit **Fedratinib** (*Inrebic*) wurde 2021 ein weiterer JAK-Inhibitor zugelassen für die Behandlung von krankheitsbedingter Splenomegalie oder von Symptomen bei erwachsenen Patienten mit PMF, Post-PV- oder Post-ET-Myelofibrose als Erstbehandlung oder nach Behandlung mit Ruxolitinib (Pardanani et al. 2021). Unter der Therapie wurden Enzephalopathien beobachtet, sodass vor Therapiebeginn der Thiamin-Blutspiegel normalisiert sein muss. Die Nutzenbewertung durch den G-BA ergab 2021 Anhaltspunkte für einen nichtquantifizierbaren Zusatznutzen, mit G-BA-Beschluss von August 2025 wurde die Anwendung auf Patienten nach Behandlung mit Ruxolitinib eingeschränkt (G-BA 2025a).

Im Januar 2024 wurde als weiterer JAK-Inhibitor **Momelotinib** (*Omjjara*) zur Behand-

□ Tab. 5.7 Verordnungen von weiteren Zytostatika 2024. Angegeben sind die 2024 verordneten Tagesdosen, die Änderungen gegenüber 2023 und die mittleren Kosten je DDD 2024

Präparat	Bestandteile	DDD	Änderung	DDD-Nettokosten
		Mio.	%	Euro
Medikamente zur Behandlung der essentiellen Thrombozythämie				
Anagrelid AbZ	Anagrelid	0,27	(+12,8)	10,20
Anagrelid-ratiopharm	Anagrelid	0,26	(+0,5)	8,61
Anagrelid Ribosepharm	Anagrelid	0,22	(+25,8)	9,40
Anagrelid Heumann	Anagrelid	0,19	(−17,7)	7,90
		0,94	**(+4,2)**	**9,12**
Imide				
Lenalidomid Basics	Lenalidomid	0,77	(+169,1)	3,48
Lenalidomid AbZ	Lenalidomid	0,64	(−0,2)	2,96
Lenalidomid Zentiva	Lenalidomid	0,46	(+6,3)	3,49
Lenalidomid Mylan	Lenalidomid	0,43	(+29,0)	2,45
Lenalidomid STADA	Lenalidomid	0,37	(+82,2)	2,44
Lenalidomid PUREN	Lenalidomid	0,28	(+23,4)	3,16
Imnovid	Pomalidomid	0,16	(−33,7)	400,15
Lenalidomid-ratiopharm	Lenalidomid	0,11	(−34,0)	2,18
Lenalidomid Ethypharm	Lenalidomid	0,11	(−62,8)	3,16
		3,3	**(+18,0)**	**22,37**
Proteasom-Inhibitoren				
Kyprolis	Carfilzomib	0,41	(+1,7)	181,35
Bortezomib STADA	Bortezomib	0,19	(+4,2)	36,82
		0,59	**(+2,5)**	**136,29**
Summe		**4,9**	**(+13,0)**	**33,69**

lung von krankheitsbedingter Splenomegalie oder Symptomen bei erwachsenen Patienten mit moderater bis schwerer Anämie, die an PMF, Post-PV-Myelofibrose oder Post-ET-Myelofibrose erkrankt sind, und die nicht mit einem JAK-Inhibitor vorbehandelt sind oder die mit Ruxolitinib behandelt wurden, zugelassen. Momelotinib bekämpft nicht nur Symptome wie die Vergrößerung der Milz, sondern auch Anämie (Blutarmut), indem es die Eisenverfügbarkeit für die Blutbildung erhöht. Momelotinib führt im Vergleich zu Ruxolitinib zu einer doppelt so hohen Rate an Transfusionsfreiheit; Vergleichsdaten zu Fedratinib liegen nicht vor (Bose 2024). Der G-BA sieht für Ruxolitinib-vorbehandelte Patienten einen geringen Zusatznutzen, ansonsten fehlen zu einer Quantifizierung die wissenschaftlichen Datengrundlagen (G-BA 2024p).

◘ Tab. 5.8 **Verordnungen von Proteinkinaseinhibitoren und weiteren antineoplastischen Wirkstoffen 2024.** Angegeben sind die 2024 verordneten Tagesdosen, die Änderungen gegenüber 2023 und die mittleren Kosten je DDD 2024

Präparat	Bestandteile	DDD	Änderung	DDD-Nettokosten
		Mio.	%	Euro
BCR-ABL-Tyrosinkinaseinhibitoren				
Tasigna	Nilotinib	0,80	(−4,8)	147,95
Imatinib Accord	Imatinib	0,70	(+3,5)	5,49
Imatinib Amarox	Imatinib	0,46	(+232,3)	2,93
Imatinib-ratiopharm	Imatinib	0,36	(−50,6)	3,56
Dasatinib-1 A Pharma	Dasatinib	0,19	(+326,1)	31,68
Scemblix	Asciminib	0,19	(+81,1)	176,73
Bosulif	Bosutinib	0,14	(−11,6)	87,23
Dasatinib-ratiopharm	Dasatinib	0,13	(+58,5)	37,47
Imatinib Denk	Imatinib	0,12	(+43,8)	3,54
Sprycel	Dasatinib	0,12	(−45,0)	167,00
Imatinib BASICS	Imatinib	0,10	(+68,9)	3,95
		3,3	**(+5,6)**	**60,81**
Bruton-Tyrosinkinaseinhibitoren				
Imbruvica	Ibrutinib	1,7	(−8,4)	206,31
Calquence	Acalabrutinib	0,97	(+27,9)	205,97
Brukinsa	Zanubrutinib	0,77	(+118,6)	185,34
		3,5	**(+15,8)**	**201,55**
Januskinaseinhibitoren				
Jakavi	Ruxolitinib	2,7	(+7,3)	154,73
Omjjara	Momelotinib	0,12	(neu)	221,45
		2,8	**(+12,3)**	**157,72**
Rezeptor-Tyrosinkinaseinhibitoren				
Ofev	Nintedanib	1,9	(+15,7)	102,39
Tagrisso	Osimertinib	0,86	(+3,5)	204,27
Cabometyx	Cabozantinib	0,30	(+6,1)	265,39
Inlyta	Axitinib	0,28	(−13,6)	96,54
Lenvima	Lenvatinib	0,19	(+10,3)	115,38
Kisplyx Eisai	Lenvatinib	0,18	(+25,9)	102,09
Votrient	Pazopanib	0,14	(−11,2)	161,06
		3,9	**(+8,4)**	**140,19**

◻ Tab. 5.8 (Fortsetzung)

Präparat	Bestandteile	DDD Mio.	Änderung %	DDD-Nettokosten Euro
BRAF- und MEK-Inhibitoren				
Mekinist	Trametinib	0,38	(−0,9)	146,65
Tafinlar	Dabrafenib	0,36	(−1,7)	194,46
Braftovi	Encorafenib	0,17	(+13,9)	222,92
Mektovi	Binimetinib	0,13	(+14,5)	103,24
		1,0	**(+2,8)**	**170,29**
m-TOR-Inhibitoren				
Votubia	Everolimus	0,14	(−3,6)	238,53
ALK-Inhibitoren				
Alecensa	Alectinib	0,22	(−7,1)	201,30
Lorviqua	Lorlatinib	0,11	(+43,0)	170,19
		0,33	**(+5,1)**	**190,96**
CDK-Inhibitoren				
Ibrance	Palbociclib	1,9	(−12,6)	77,86
Verzenios	Abemaciclib	1,8	(+45,2)	96,07
Kisqali	Ribociclib	1,8	(+25,7)	93,26
		5,4	**(+13,5)**	**88,84**
PARP-Inhibitoren				
Lynparza	Olaparib	1,1	(+8,0)	162,84
Zejula	Niraparib	0,23	(+5,6)	200,89
		1,3	**(+7,6)**	**169,66**
BCL-2-Inhibitoren				
Venclyxto	Venetoclax	0,88	(+1,0)	211,94
KRAS-Inhibitoren				
Lumykras	Sotorasib	0,13	(+8,3)	151,04
Weitere antineoplastische Wirkstoffe				
BCG medac	BCG-Impfstoff	2,9	(+11,4)	5,69
Reblozyl	Luspatercept	0,41	(+44,7)	147,64
		3,3	**(+14,7)**	**23,42**
Summe		**26,0**	**(+10,5)**	**120,85**

�‍ Tab. 5.9 Verordnungen von monoklonalen Antikörpern 2024. Angegeben sind die 2024 verordneten Tagesdosen, die Änderungen gegenüber 2023 und die mittleren Kosten je DDD 2024

Präparat	Bestandteile	DDD	Änderung	DDD-Nettokosten
		Mio.	%	Euro
HER2-Antikörper				
Perjeta	Pertuzumab	1,5	(−5,2)	125,51
Herzuma	Trastuzumab	1,1	(+6,7)	33,47
Trazimera	Trastuzumab	0,83	(+49,1)	33,53
Enhertu	Trastuzumab deruxtecan	0,65	(+28,3)	304,42
Kadcyla	Trastuzumab emtansin	0,45	(−7,4)	214,68
Kanjinti	Trastuzumab	0,44	(−22,4)	33,18
Herceptin	Trastuzumab	0,31	(−13,9)	124,32
Phesgo	Pertuzumab Trastuzumab	0,26	(+26,1)	220,22
Ontruzant	Trastuzumab	0,16	(−63,5)	33,91
		5,7	**(−0,7)**	**116,13**
VEGF-Antikörper				
Zirabev	Bevacizumab	0,80	(−23,0)	70,31
Vegzelma	Bevacizumab	0,68	(+181,1)	68,52
Mvasi	Bevacizumab	0,53	(−31,0)	69,93
Oyavas	Bevacizumab	0,39	(+84,9)	70,09
Cyramza	Ramucirumab	0,36	(+1,0)	162,84
		2,8	**(+5,6)**	**81,72**
EGFR-Antikörper				
Vectibix	Panitumumab	0,33	(−1,3)	206,43
Erbitux	Cetuximab	0,28	(−5,7)	204,98
		0,61	**(−3,4)**	**205,76**
CD20-Antikörper				
Rixathon	Rituximab	1,1	(+3,0)	50,61
Truxima	Rituximab	0,89	(+22,4)	51,72
Gazyvaro	Obinutuzumab	0,48	(+11,4)	121,20
Ruxience	Rituximab	0,21	(−4,1)	47,11
Mabthera	Rituximab	0,17	(−15,4)	127,11
		2,9	**(+7,6)**	**66,94**

□ Tab. 5.9 (Fortsetzung)

Präparat	Bestandteile	DDD	Änderung	DDD-Nettokosten
		Mio.	%	Euro
PD-1-Rezeptorantikörper				
Keytruda	Pembrolizumab	6,2	(+6,9)	250,98
Opdivo	Nivolumab	2,3	(−0,1)	203,17
Tecentriq	Atezolizumab	1,4	(−4,3)	183,68
Imfinzi	Durvalumab	1,0	(+30,3)	199,36
Libtayo	Cemiplimab	0,31	(+21,1)	222,67
		11,2	**(+5,9)**	**227,36**
Weitere monoklonale Antikörper				
Darzalex	Daratumumab	4,7	(+8,8)	196,29
Yervoy	Ipilimumab	0,36	(+3,0)	286,68
Bavencio	Avelumab	0,26	(+3,8)	221,99
Empliciti	Elotuzumab	0,20	(+0,7)	182,32
Polivy	Polatuzumab vedotin	0,20	(+30,6)	444,84
Padcev	Enfortumab vedotin	0,18	(+135,6)	262,55
Trodelvy	Sacituzumab govitecan	0,18	(+34,1)	388,56
Sarclisa	Isatuximab	0,16	(+18,3)	154,10
Adcetris	Brentuximab vedotin	0,13	(+44,2)	372,19
Minjuvi	Tafasitamab	0,07	(+15,2)	182,78
		6,4	**(+11,7)**	**219,23**
Summe		**29,6**	**(+5,6)**	**174,30**

5.3.2 Essenzielle Thrombozythämie

Die essenzielle Thrombozythämie (ET) ist eine myeloproliferative Neoplasie, die durch die Proliferation von klonalen Megakaryozyten im Knochenmark und durch eine erhöhte Thrombozytenzahl im peripheren Blut gekennzeichnet ist. Standardtherapie ist bei allen Patienten mit Niedrig- oder Intermediärrisiko „Watchful Waiting" oder bei Mikrozirkulationsstörungen niedrig dosierte Acetylsalicylsäure (50–100 mg/Tag; Übersicht bei Spivak 2017 sowie bei Tefferi und Pardanani 2019). Nur bei Hochrisikopatienten (anamnestisch bekannte thromboembolische Komplikationen oder schwere Blutungen; Alter > 60 Jahre; Thrombozyten > 1.500.000/µl) wird die Einleitung einer zytoreduktiven Therapie mit Hydroxycarbamid oder bei dessen Unverträglichkeit bzw. bei Nichtansprechen Anagrelid empfohlen (Onkopedia-Leitlinie 2023a: Essenzielle [oder primäre] Thrombozythämie [ET]; Übersicht bei Guglielmelli und Vannucchi 2020).

Hydroxycarbamid wird als älterer Antimetabolit vorwiegend eingesetzt zur Be-

◻ Tab. 5.10   Verordnungen von Antiöstrogenen 2024. Angegeben sind die 2024 verordneten Tagesdosen, die Änderungen gegenüber 2023 und die mittleren Kosten je DDD 2024

Präparat	Bestandteile	DDD	Änderung	DDD-Nettokosten
		Mio.	%	Euro
Tamoxifen				
Tamoxifen AL	Tamoxifen	16,4	(+94,2)	0,17
Tamoxifen HEXAL	Tamoxifen	15,9	(−42,2)	0,21
Tamoxifen AbZ	Tamoxifen	3,0	(+50,3)	0,19
Tamoxifen Heumann	Tamoxifen	1,2	(+334,1)	0,20
Tamoxifen-ratiopharm	Tamoxifen	0,76	(+51,1)	0,21
		37,3	**(−3,9)**	**0,19**
Fulvestrant				
Fulvestrant Ever Pharma	Fulvestrant	1,1	(+41,0)	7,99
Fulvestrant beta	Fulvestrant	0,33	(−38,8)	5,79
Fulvestrant Ribosepharm	Fulvestrant	0,26	(+244,5)	6,12
Fulvestrant HEXAL	Fulvestrant	0,21	(−58,1)	7,56
Fulvestrant Zentiva	Fulvestrant	0,14	(+5,8)	4,40
Fulvestrant Mylan	Fulvestrant	0,11	(−5,9)	4,93
Fulvestrant Heumann	Fulvestrant	0,10	(+370,8)	4,67
		2,3	**(+4,5)**	**6,89**
Summe		**39,6**	**(−3,4)**	**0,58**

handlung chronischer myeloproliferativer Erkrankungen sowie zur raschen Zytoreduktion bei Hyperleukozytose im Rahmen chronischer und akuter myeloischer Leukämien. Bei PV und ET ist Hydroxycarbamid weiterhin die am häufigsten eingesetzte Erstlinientherapie, durch die zumeist eine Zytoreduktion bei gesteigerter Myeloproliferation erreicht wird (Übersicht bei Guglielmelli und Vannucchi 2020). Die hydroxycarbamidhaltigen Arzneimittel sind in ◻ Tab. 5.3 dargestellt. Ein Präparat (*Siklos*) ist deutlich teurer, da es speziell für die Behandlung der Sichelzellanämie auch bei Kindern zugelassen ist und einen Orphan-Drug-Status besitzt.

Anagrelid (*Xagrid*) ist ein Imidazochinazolinderivat, das bei Risikopatienten mit ET eingesetzt wird, wenn diese ihre bisherige Therapie nicht vertragen oder nicht ausreichend darauf ansprechen. Anagrelid senkt die erhöhte Thrombozytenzahl durch Hemmung der Reifung von Megakaryozyten. Im direkten Vergleich mit der Standardtherapie war es weniger wirksam (Harrison et al. 2005). Daher ist Hydroxycarbamid in Kombination mit niedrig dosierter Acetylsalicylsäure weiterhin die Primärtherapie von Hochrisikopatienten mit ET (Übersicht bei Tefferi und Pardanani 2019). Eine neuere Untersuchung hat verdeutlicht, dass auch 10 Jahre nach der Zulassung durch die EMA unklar ist, ob Anagrelid erhöhte Thrombozytenwerte besser senkt bzw. thrombotische oder hämorrhagische Komplikationen wirksamer verhindert als Hydroxycarbamid (Jop-

◘ Tab. 5.11 Verordnungen von Aromatasehemmern 2024. Angegeben sind die 2024 verordneten Tagesdosen, die Änderungen gegenüber 2023 und die mittleren Kosten je DDD 2024

Präparat	Bestandteile	DDD	Änderung	DDD-Nettokosten
		Mio.	%	Euro
Anastrozol				
Anastrozol Accord	Anastrozol	4,5	(−44,3)	0,40
Anastrozol Glenmark	Anastrozol	3,8	(−0,8)	0,43
Anastrozol Amarox	Anastrozol	2,9	(+137,0)	0,31
Anastrozol Heumann	Anastrozol	2,9	(+24,1)	0,43
Anastrozol Devatis	Anastrozol	2,7	(+139,0)	0,31
Anastropuren	Anastrozol	1,4	(> 1.000)	0,31
Anastrozol-1 A Pharma	Anastrozol	0,28	(−40,8)	0,43
Anastrozol Denk	Anastrozol	0,22	(+154,9)	0,30
Anastrozol Aristo	Anastrozol	0,15	(−28,2)	0,45
		18,9	**(+8,8)**	**0,38**
Letrozol				
Letrozol Sun	Letrozol	16,1	(+30,3)	0,52
Letrozol Amarox	Letrozol	9,7	(+139,0)	0,35
Letrozol Devatis	Letrozol	8,6	(−24,9)	0,36
Letrozol Bluefish	Letrozol	3,1	(−41,9)	0,40
Letrozol AbZ	Letrozol	2,3	(−21,3)	0,52
Letrozol Heumann	Letrozol	2,2	(−20,6)	0,38
Letrozol Accord	Letrozol	1,9	(+120,3)	0,34
Letropuren/Letrozol-PUREN	Letrozol	1,8	(+252,6)	0,36
Letrozol Denk	Letrozol	0,84	(+66,0)	0,34
Letrozol beta	Letrozol	0,77	(+45,3)	0,35
Letrozol-1 A Pharma	Letrozol	0,49	(+4,5)	0,49
Letrozol STADA	Letrozol	0,43	(+74,0)	0,34
Letrozol Glenmark	Letrozol	0,32	(−35,3)	0,52
LetroHEXAL	Letrozol	0,25	(−1,5)	0,49
Letrozol Aristo	Letrozol	0,23	(−18,8)	0,49
		49,1	**(+13,9)**	**0,42**

◘ Tab. 5.11 (Fortsetzung)

Präparat	Bestandteile	DDD	Änderung	DDD-Nettokosten
		Mio.	%	Euro
Exemestan				
Exemestan Accord	Exemestan	2,9	(+1,9)	1,02
Exemestan Heumann	Exemestan	2,2	(+32,3)	0,96
Exemestan Pfizer	Exemestan	0,70	(−45,0)	1,20
Exemestan beta	Exemestan	0,68	(+27,0)	0,95
Exemestan Devatis	Exemestan	0,33	(+84,5)	0,89
Exemestan Winthrop	Exemestan	0,33	(−32,9)	0,96
Exemestan AL	Exemestan	0,12	(−21,0)	0,87
Exemestan STADA	Exemestan	0,11	(−42,8)	0,95
		7,4	**(+0,6)**	**1,00**
Summe		**75,4**	**(+11,2)**	**0,47**

◘ Tab. 5.12 Verordnungen von Gonadorelinanaloga und Antiandrogenen 2024. Angegeben sind die 2024 verordneten Tagesdosen, die Änderungen gegenüber 2023 und die mittleren Kosten je DDD 2024

Präparat	Bestandteile	DDD	Änderung	DDD-Nettokosten
		Mio.	%	Euro
Leuprorelin				
Trenantone	Leuprorelin	18,2	(+4,1)	5,64
Leupro-Sandoz	Leuprorelin	5,4	(+75,0)	4,01
Eligard	Leuprorelin	4,4	(+6,9)	5,35
Leuprone HEXAL	Leuprorelin	3,8	(−38,3)	4,78
Leugon	Leuprorelin	3,3	(+57,5)	4,65
Leuprolin-ratiopharm	Leuprorelin	2,6	(+9,4)	4,16
Sixantone	Leuprorelin	0,78	(+0,5)	5,18
Enantone/Enantone-Paed	Leuprorelin	0,59	(−11,3)	5,66
Lutrate depot	Leuprorelin	0,18	(−12,0)	4,57
Leuprostin	Leuprorelin	0,10	(+224,4)	4,55
		39,4	**(+6,3)**	**5,11**
Weitere Gonadorelinanaloga				
Pamorelin	Triptorelin	4,3	(−6,7)	6,15
Zoladex	Goserelin	3,6	(+19,1)	6,45
Profact	Buserelin	1,9	(−25,9)	5,51
		9,8	**(−4,0)**	**6,13**

❏ Tab. 5.12 (Fortsetzung)

Präparat	Bestandteile	DDD Mio.	Änderung %	DDD-Nettokosten Euro
Gonadorelinantagonisten				
Firmagon	Degarelix	0,64	(−6,9)	5,84
Bicalutamid				
Bicalutamid Heumann	Bicalutamid	4,0	(+67,8)	2,41
Bicalutamid TEVA	Bicalutamid	0,60	(+60,3)	3,04
Bicalutamid Winthrop	Bicalutamid	0,50	(−40,6)	2,86
Bicalutin	Bicalutamid	0,30	(−18,5)	3,21
Bicalutamid-1 A Pharma	Bicalutamid	0,29	(−1,5)	3,51
Bicalutamid Bluefish	Bicalutamid	0,27	(−88,2)	2,74
Bicalutamid medac	Bicalutamid	0,11	(−35,5)	3,32
		6,1	**(−9,5)**	**2,63**
Weitere Antiandrogene				
Xtandi	Enzalutamid	5,0	(+11,5)	111,47
Erleada	Apalutamid	4,7	(+30,4)	99,00
Nubeqa	Darolutamid	1,1	(+135,4)	129,38
Abirateron Zentiva	Abirateron	0,87	(+129,8)	52,72
Orgovyx	Relugolix	0,86	(+305,7)	6,19
Abibam	Abirateron	0,43	(−22,2)	32,40
Abiratel	Abirateron	0,41	(+35,0)	24,82
Abirateron Heumann	Abirateron	0,30	(+376,7)	22,68
Abirasolon	Abirateron Prednisolon	0,27	(+17,9)	33,80
Abirateron Glenmark	Abirateron	0,13	(+58,6)	16,01
Zytiga	Abirateron	0,13	(−45,7)	114,74
Abirateron HEXAL	Abirateron	0,12	(−47,9)	73,69
Abirateron Accord	Abirateron	0,11	(−61,4)	31,48
		14,4	**(+29,8)**	**89,14**
Summe		**70,3**	**(+6,9)**	**22,27**

Tab. 5.13 Verordnungen weiterer in der Onkologie eingesetzter Präparate 2024. Angegeben sind die 2024 verordneten Tagesdosen, die Änderungen gegenüber 2023 und die mittleren Kosten je DDD 2024

Präparat	Bestandteile	DDD	Änderung	DDD-Nettokosten
		Mio.	%	Euro
Koloniestimulierende Faktoren				
Pelgraz	Pegfilgrastim	0,59	(+1,9)	46,74
Neulasta	Pegfilgrastim	0,36	(−23,1)	50,46
Ziextenzo	Pegfilgrastim	0,31	(+18,8)	47,87
Filgrastim HEXAL	Filgrastim	0,11	(−13,5)	118,70
Zarzio	Filgrastim	0,11	(+22,5)	71,80
		1,5	**(−2,9)**	**55,26**
Mistelkraut				
Helixor	Mistelkrautextrakt	0,81	(−6,7)	2,72
Iscador	Mistelkrautextrakt	0,72	(−10,6)	2,34
Abnobaviscum	Mistelkrautextrakt	0,32	(−5,7)	3,74
		1,8	**(−8,1)**	**2,75**
Summe		**3,3**	**(−5,9)**	**26,14**

pi et al. 2016). Nach dem Patentablauf von *Xagrid* sind inzwischen vier Generika von Anagrelid vertreten, deren Verordnungen gegenüber 2023 erneut um 4,3 % angestiegen sind (Tab. 5.7).

Pegyliertes Interferon-alpha (Ropeginterferon alfa-2b, *Besremi*), zugelassen für die PV, wird „off-label" vorwiegend bei jüngeren Hochrisikopatienten mit ET und in der Schwangerschaft eingesetzt oder bei unzureichendem Ansprechen bzw. Unverträglichkeit auf die zuvor genannten Wirkstoffe.

5.3.3 Chronische myeloische Leukämie

Die chronische myeloische Leukämie (CML) gehört ebenfalls zu den CMPN mit erworbener Fusion des *ABL-*(*Abelson-Murine-Leukemia-*)Gens auf Chromosom 9 mit dem *BCR-*(*Breakpoint-Cluster-Region-*)Gen auf Chromosom 22, woraus das Fusionsgen *BCR::ABL1*, das eine konstitutiv aktive BCR-ABL-Tyrosinkinase kodiert, entsteht (Arber et al. 2016).

Imatinib (*Glivec*) wurde 2001 zur Behandlung von Patienten mit Philadelphia-Chromosom-positiver CML eingeführt, für die damals eine allogene Stammzelltransplantation als Erstbehandlung nicht in Betracht kam. Als potenter kompetitiver Inhibitor der BCR-ABL-Tyrosinkinase erzielte Imatinib bei Patienten mit CML erstmals stabile, komplette zytogenetische und molekulare Remissionen (O'Brien et al. 2003). Nach einer medianen Beobachtungsdauer von 10,9 Jahren bestätigte sich die sehr gute Wirksamkeit von Imatinib (Gesamtüberlebensrate 83,3 %, komplette zytogenetische Remission 82,8 %) ohne schwerwiegende kumulative Toxizität oder spät auftretende Nebenwirkungen (Hochhaus et al. 2017). Seit der Einführung von Imatinib ist die jährliche Mortalität der CML von 10–20 % auf 1–2 % gesunken. Inzwischen haben die meisten Patienten mit CML eine normale Lebenserwartung, sodass die Lebensqualität eine zusätzliche Bedeutung bekommen hat. Ein wichtiger Schritt in diese Richtung ist das Absetzen der Imatinibtherapie nach Erreichen einer stabilen tiefen molekularen Remission. Die erste prospektive Studie zum weiteren klinischen und molekularen Verlauf nach Beendigung der Therapie mit Imatinib zeigte nach 77 Monaten bei 38 % der Patienten eine stabile molekulare Remission ohne weitere Therapie (Etienne et al. 2017). Bei Patienten mit einem molekularen Rückfall wurde die Therapie mit Imatinib erneut begonnen. Fast alle Patienten (96 %) erreichten wiederum eine tiefe molekulare Remission und bei keinem Patienten kam es zu einer Progression der CML in eine akzelerierte Phase oder Blastenkrise. Nach den aktuellen Empfehlungen des European LeukemiaNet kann daher bei Patienten mit dauerhafter tiefer molekularer Remission als weiteres Ziel ein Absetzversuch in Betracht gezogen werden (Hochhaus et al. 2020a). Der wichtigste prädiktive Parameter ist die Dauer der tiefen molekularen Remission (Saussele et al. 2018). Neben der Zulassung bei der CML in chronischer oder akzelerierter Phase oder im Blastenschub ist Imatinib auch bei neudiagnostizierter Ph+ akuter lymphatischer Leukämie (ALL) in Kombination mit Zytostatika, als Monotherapie bei refraktärer oder rezidivierter Ph+ ALL, bei myelodysplastischen/myeloproliferativen Erkrankungen (MDS/MPD) mit PDGFR-Genumlagerungen, bei hypereosinophilem Syndrom (HES)/chronisch eosinophiler Leukämie (CEL) bei Nachweis einer FIP1L1-PDGFRα-Rearrangement sowie bei bestimmten Formen der aggressiven systemischen Mastozytose zugelassen.

Dasatinib (*Sprycel*) und **Nilotinib** (*Tasigna*) wurden 2006 bzw. 2007 ebenfalls für die Erstlinienbehandlung der CML sowie zusätzlich für Patienten mit Resistenz gegenüber oder Unverträglichkeit von Imatinib zugelassen. Mit beiden Tyrosinkinaseinhibitoren (TKI) wurden in klinischen Studien rascher als mit Imatinib tiefe molekulare Remissionen erreicht. **Bosutinib** (*Bosulif*) wurde 2013 als weiterer TKI zur Behandlung der CML in der chronischen, der akzelerierten und der Blastenkrise zugelassen für Patienten, die mindestens mit einem TKI vorbehandelt wurden und bei denen Imatinib, Dasatinib und Nilotinib nicht als geeignete Behandlungsoption angesehen wurden. Seit 2018 ist Bosutinib auch zur Erstlinienbehandlung der CML zugelassen. Das Nebenwirkungsprofil dieser drei TKI unterscheidet sich von Imatinib. Dasatinib sollte nicht bei Patienten eingesetzt werden, bei denen ein Risiko besteht, Pleuraergüsse zu entwickeln (z. B. Herzinsuffizienz, Lungenerkrankungen) und Nilotinib infolge der Auslösung von Hyperglykämien nicht bei Patienten mit Diabetes mellitus (Rassaf et al. 2020; Steegmann et al. 2016). Bosutinib führt häufig zu vorübergehenden Diarrhöen und Erhöhung der Transaminasen. Auch aus diesem Grund wird empfohlen, die neuen TKI nur bei Patienten einzusetzen, die nicht optimal auf Imatinib ansprechen oder schon bei der Diagnose hohe Risikoscores aufweisen (Übersicht bei Jabbour und Kantarjian 2018). Im Jahr 2024 haben erneut die Verordnungen der Originalpräparate von Nilotinib (*Tasigna*) leicht bzw. von Dasatinib (*Sprycel*) deutlich abgenommen, demgegenüber sind die Verordnungen von Generika von Dasatinib erneut gestiegen (❏ Tab. 5.8).

Standard in der Erstlinienbehandlung der CML ist derzeit die Gabe von Imatinib oder einem der bisher zugelassenen TKI der zweiten Generation (Dasatinib, Nilotinib, Bosutinib). Die TKI der zweiten Generation sind hinsichtlich des Erreichens einer tiefen molekularen Remission wirksamer als Imatinib, verbessern aber das Zehnjahresüberleben (unter Imatinib etwa 83 %) bisher nicht. Die Auswahl der Erstlinientherapie erfolgt individuell und orientiert sich vor allem am Patientenwunsch (z. B. rasches Erreichen einer tiefen molekularen Remission), am unterschiedlichen Nebenwirkungsspektrum, individuellen Risikofaktoren und Begleiterkrankungen. TKI der zweiten Generation werden heute vor allem bei Hochrisikopatienten (Pfirrmann et al. 2020) sowie bei Resistenz oder Unverträglichkeit gegenüber Imatinib verabreicht. Bei Patienten mit niedrigem Risiko gilt Imatinib weiterhin als Standard in der Erstlinientherapie, da es bei der Mehrzahl der Patienten wirksam ist, 20 Jahre therapeutische Erfahrungen mit Imatinib vorliegen und schwere oder späte unerwartete toxische Effekte nicht aufgetreten sind. Generika von Imatinib sind derzeit die kostengünstigste Erstbehandlung bei CML (Übersicht bei Hochhaus et al. 2020a). Sowohl bei der Therapie von neu diagnostizierten Patienten mit CML mit einem Generikum wie auch beim Wechsel von *Glivec* auf ein Imatinibgenerikum besteht kein Unterschied in der Wirksamkeit und im Nebenwirkungsprofil (Erkaliskan et al. 2021). Die bei der Entwicklung der TKI führenden Forscher haben 2023 vorgeschlagen, die Tagesdosierung der TKI zu senken, um ihre Tolerabilität zu verbessern sowie die Inzidenz und Schwere von unerwünschten Ereignissen zu senken, ohne dass dies einen Einfluss auf die Lebenserwartung hätte. Bei jährlichen Therapiekosten über 30.000–40.000 US$ seien auch alternative Therapieverfahren wie die allogene Stammzelltransplantation zu erwägen (Kantarjian et al. 2023). Mittlerweile werden mehrere Imatinibgenerika verordnet, von denen 2023 bei drei die Verordnungen deutlich gestiegen sind (◨ Tab. 5.8). Auch für Dasatinib gibt es mittlerweile zwei Generika, sodass die Zahl der Verordnungen von *Sprycel* gegenüber 2023 um 45 % gefallen ist (◨ Tab. 5.8).

Ponatinib (*Iclusig*), ein TKI der dritten Generation mit breitem Wirkungsspektrum, wurde 2013 zugelassen für Patienten mit BCR-ABL1-T315I-Mutation und für Patienten, die resistent sind gegenüber Dasatinib bzw. Nilotinib oder diese TKI nicht vertragen (Cortes et al. 2018; Übersicht bei Hochhaus et al. 2020b). Verordnungsvolumina wurden 2024 nicht in relevanter Größenordnung dokumentiert.

Im Juni 2022 wurde **Asciminib** (*Scemblix*) zur Behandlung von erwachsenen Patienten mit Philadelphia-Chromosom-positiver CML in der chronischen Phase, die zuvor mit zwei oder mehr TKI behandelt wurden, zugelassen. Anders als Imatinib, Nilotinib, Dasatinib, Bosutinib und Ponatinib hemmt Asciminib die ABL1-Kinase-Aktivität des BCR-ABL1-Fusionsgens, indem es an die ABL1-Myristoyltasche bindet, wodurch die Wirkung von Asciminib auch nicht durch bekannte Mutationen der ATP-Bindungsstelle beeinflusst wird. In der zulassungsrelevanten Phase-III-Studie ASCEMBL an CML-Patienten in chronischer Phase, die zuvor mit mindestens zwei anderen TKI behandelt worden waren, zeigte Asciminib eine Überlegenheit bei der molekularen Ansprechrate gegenüber Bosutinib (25 vs. 13 %) nach 24 Wochen (= primärer Endpunkt; Réa et al. 2021). Auch in der Primärtherapie zeigt sich diese Überlegenheit von Asciminib gegenüber Imatinib und den anderen TKI (Hochhaus et al. 2024). Vom G-BA wurde 2023 ein geringer Zusatznutzen nach Vorbehandlung mit zwei oder mehr Tyrosinkinaseinhibitoren bestätigt (G-BA 2023g). Gegenüber 2023 ist die Zahl der Verordnungen von *Scemblix* um 81 % gestiegen (◨ Tab. 5.8).

5.3.4 Multiples Myelom

Etwa seit 20 Jahren werden beim multiplen Myelom (MM) durch die Behandlung mit neuen Arzneistoffen deutliche Fortschritte erzielt mit Verlängerung der medianen Überlebensdauer der transplantierbaren Patienten auf über 10 Jahre und der Patienten > 75 Jahre auf 5 Jahre (Rajkumar 2024). Da bislang kein kurativer Therapieansatz zur Verfügung steht, wird mit der Behandlung erst begonnen, wenn international konsentierte Kriterien der Behandlungsbedürftigkeit („SLiM-CRAB") erfüllt sind (Onkopedia-Leitlinie 2024c).

Wesentliche Therapieziele bei der Behandlung des MM sind Symptomlinderung, Verhinderung von Organkomplikationen und Lebenszeitverlängerung. Um eine länger andauernde komplette oder sehr gute partielle Remission zu erzielen, erhalten jüngere Patienten ohne gravierende Begleiterkrankungen zunächst eine Induktionstherapie (z. B. mit der Kombination von Daratumumab, Bortezomib, Lenalidomid und Dexamethason) und anschließend eine hoch dosierte Chemotherapie mit Melphalan und nachfolgender autologer Stammzelltransplantation (ASZT) (Rajkumar 2024), obwohl der G-BA keinen Vorteil gegenüber einer zweckmäßigen Vergleichstherapie sieht (G-BA 2025b). Bei nicht für eine Hochdosistherapie geeigneten Patienten werden vorzugsweise Daratumumab, Lenalidomid und Dexamethason oder Bortezomib, Lenalidomid und Dexamethason eingesetzt, bei weniger gebrechlichen Patienten auch die Vierfachkombination Kombination von Daratumumab, Bortezomib, Lenalidomid und Dexamethason. Bei Patienten mit dialysepflichtigem Nierenversagen werden am ehesten Daratumumab, Bortezomib, Cyclophosphamid und Dexamethason zur Primärtherapie verwendet. Nach der autologen SZT wird eine Erhaltungstherapie mit Lenalidomid empfohlen, bei Patienten ohne Hochdosistherapie und autologe SZT wird auch Lenalidomid in Kombination mit Daratumumab und niedrig dosiertem Dexamethason empfohlen. Bei rezidivierter oder refraktärer Erkrankung hängt die Wahl der Zweitlinientherapie sowie der nachfolgenden Optionen jeweils von der zuvor eingesetzten Therapie und dem Zulassungsstatus ab, sodass eine Vielzahl von Medikamentenkombinationen zum Einsatz kommt. Sowohl ein Wechsel des Medikamentes innerhalb einer Arzneistoffklasse (z. B. Carfilzomib oder Ixazomib nach Bortezomib, Pomalidomid nach Lenalidomid oder Isatuximab nach Daratumumab) als auch neue Arzneistoffe bzw. Therapieverfahren kommen hier zum Einsatz. Zur Rezidivtherapie wurde im Jahr 2021 erstmals auch ein Antikörper gegen das BCMA („B-cell maturation antigen") gekoppelt mit einem zytotoxischen Arzneistoff zugelassen (Belantamab-Mafodotin), seit 2022 auch ein bispezifischer Antikörper, Teclistamab (Anti-CD3 × BCMA). Mittlerweile sind auch Elranatamab und Talquetamab als bispezifische Antikörper zugelassen. Seit 2021 wurden auch zwei Verfahren zur chimären Antikörper-Rezeptor-T-Zell-Therapie (CAR-T) eingeführt (Idecabtagen vicleucel und Ciltacabtagen autoleucel). Für intensiv vorbehandelte Patienten wurde ab der 5. Therapielinie der gegen das nukleäre Exportprotein XPO1 gerichtete Wirkstoff Selinexor zugelassen. Neu verfügbar ist auch Melphalanflufenamid (Melflufen; *Pepaxti*), ein Melphalan-Peptid-Konjugat, welches zu einer höheren intrazellulären Melphalankonzentration führt. Dieser Arzneistoff, zugelassen nur für Patienten nach ≥ 3 Therapielinien bzw. ≥ 3 Jahren anhaltender Remission nach autologer Stammzelltransplantation, wurde bereits 2022 in den USA wegen überhöhter Sterblichkeitsraten wieder vom Markt genommen. Die Bewertung des G-BA ergab für Melphalanflufenamid keinen Zusatznutzen (G-BA 2023a) und es spielt deshalb bislang in der Therapie des MM keine relevante Rolle.

Lenalidomid gehört neben Thalidomid und Pomalidomid zur Gruppe der immunmodulatorischen Arzneimittel und hat gegenüber Thalidomid stärkere antiangiogene und tumorhemmende Wirkungen. In einer Metaanalyse verbesserte Lenalidomid als Erhaltungstherapie beim MM nicht nur das progressionsfreie Überleben (52,8 vs. 23,5 Monate), sondern auch das Gesamtüberleben um 25 % (McCarthy et al. 2017). Lenalidomid ist auch zur Behandlung von myelodysplastischen Syndromen, Mantelzelllymphomen und follikulären Lymphomen zugelassen. Inzwischen sind nach Patentablauf mehrere Generika mit dem Arzneistoff Lenalidomid verfügbar, was zu einem deutlichen Preisrückgang geführt hat. Im Jahr 2024 lag das Verordnungsvolumen der verfügbaren Lenalidomidpräparate unverändert bei 3,2 Mio. DDD (◘ Tab. 5.7).

Pomalidomid (*Imnovid*) ist ebenfalls ein immunmodulatorischer Wirkstoff (IMiD). Er verlängert in Kombination mit Dexamethason die Gesamtüberlebenszeit im Vergleich mit Dexamethason (12,7 vs. 8,1 Monate; San Miguel et al. 2013). Nach der frühen Nutzenbewertung des G-BA war das Ausmaß des Zusatznutzens von Pomalidomid beträchtlich. Bei besonders hohen Jahrestherapiekosten (147.000 €, G-BA-Angaben) sind die Verordnungen 2024 gegenüber 2023 erstmals deutlich um 33,7 % auf ein Volumen von nun 0,16 Mio. DDD gefallen (◘ Tab. 5.7).

Bortezomib ist ein Proteasominhibitor. Im Vergleich zum klassischen MP-Schema (Melphalan, Prednisolon) verlängert die zusätzliche Gabe von Bortezomib bei zuvor unbehandelten, älteren Patienten das Gesamtüberleben (56,4 vs. 43,1 Monate) und senkt das Mortalitätsrisiko um 31 % (Palumbo und Mina 2013). Die heute bevorzugte Dreifachkombination bei Patienten mit neu diagnostiziertem MM besteht aus Bortezomib, Lenalidomid, Dexamethason (VRd), die das Gesamtüberleben im Vergleich mit Lenalidomid plus Dexamethason signifikant verbesserte (75 vs. 64 Monate) und trotz höherer Abbruchraten (23 vs. 10 %) ein akzeptables Nutzen-Risiko-Profil hatte (Durie et al. 2017). Vorteil von VRd ist die begrenzte Therapiedauer von 8–12 Zyklen mit anschließender Lenalidomid-Erhaltungstherapie.

Ixazomib (*Ninlaro*) ist ein oraler Proteasominhibitor. Im placebokontrollierten Vergleich zu Lenalidomid und Dexamethason führte Ixazomib zu einer Verlängerung des progressionsfreien Überlebens (Moreau et al. 2016), aber nicht des Gesamtüberlebens (Richardson et al. 2021). Als eine der wesentlichen Nebenwirkungen wird eine periphere Neuropathie bei 25 % der mit Ixazomib behandelten Patienten angegeben. Der G-BA konstatierte in einer Neubewertung 2022 (G-BA 2022a) einen Anhaltspunkt für einen nicht quantifizierbaren Zusatznutzen, weil die wissenschaftliche Datengrundlage eine Quantifizierung damals nicht zuließ. Verordnungsvolumina wurden auch 2024 nicht in relevanter Größenordnung dokumentiert.

Carfilzomib (*Kyprolis*) ist ebenfalls ein Proteasominhibitor. Die Dreifachkombination mit Lenalidomid und Dexamethason führte im Vergleich zur Zweifachkombination Lenalidomid mit Dexamethason zur Verbesserung des PFS und des OS (Siegel et al. 2018), war jedoch im Vergleich mit der Dreifachkombination Bortezomib, Lenalidomid, Dexamethason nicht wirksamer (Kumar et al. 2020). Kardiovaskuläre Nebenwirkungen Grad $\geq$ 3 treten bei 18,1 % der mit Carfilzomib behandelten Patienten mit MM auf, insbesondere eine ausgeprägte Blutdruckerhöhung (Dimopoulos et al. 2016; Dimopoulos et al. 2017; Waxman et al. 2018). Eine erneute Nutzenbewertung des G-BA ergab einen Anhaltspunkt für einen beträchtlichen Zusatznutzen gegenüber Lenalidomid mit Dexamethason bzw. Bortezomib mit Dexamethason (G-BA 2021a). Die Verordnungen von Carfilzomib sind 2024 gegenüber 2023 um 1,7 % angestiegen auf ein Volumen von 0,41 Mio. DDD (◘ Tab. 5.7).

Daratumumab (*Darzalex*) ist der erste humane CD38-Antikörper zur Behandlung des MM. Der Antikörper ist auch bei stark vorbehandelten Patienten wirksam und sowohl als Monotherapie als auch in Dreifach- oder Vierfachkombinationen zugelassen (Palumbo et al. 2016; Varga et al. 2018). Seit August 2018 besteht auch eine Zulassung zur Behandlung von Patienten mit neu diagnostiziertem MM. Die frühe Nutzenbewertung der neuen Indikation ergab einen Anhaltspunkt für einen beträchtlichen Zusatznutzen, da das Gesamtüberleben im Vergleich zur zweckmäßigen Vergleichstherapie verlängert werden konnte (G-BA 2019a). *Darzalex* ist, basierend auf Daten einer prospektiv randomisierten Studie, die nach einer medianen Nachbeobachtungszeit von 65,2 Monaten eine Verbesserung des PFS um 51 % zeigte (PFS nach 5 Jahren 63,1 % mit Daratumumab versus 40,8 % bei aktivem Monitoring; P < 0,001) und einem OS von 93,0 % mit Daratumumab versus 86,9 % in der Kontrollgruppe (Dimopoulos et al. 2025), als Monotherapie zugelassen für die Behandlung erwachsener Patienten mit schwelendem multiplen Myelom, die ein hohes Risiko zur Entwicklung eines multiplen Myeloms haben. Außerdem ist es in Kombination mit Cyclophosphamid, Bortezomib und Dexamethason für die Behandlung erwachsener Patienten mit neu diagnostizierter systemischer AL-Amyloidose zugelassen. Auch für Daratumumab zeigte auch 2024 mit 4,7 Mio. DDD eine weitere Zunahme der Verordnungen um 8,8 % gegenüber 2023 (◘ Tab. 5.9). Daratumumab liegt nun mit Nettokosten von 914,5 Mio. € bereits an Position 3 der führenden 30 Arzneimittel nach Nettokosten (◘ Tab. 1.3).

Isatuximab (*Sarclisa*) wurde 2021 als zweiter CD38-Antikörper zur Behandlung in Dreifachkombinationen bei Patienten mit rezidiviertem Myelom zugelassen. In der IKE-MA-Studie (Moreau et al. 2021) wurde unter der Kombination Isatuximab plus Carfilzomib und Dexamethason im Vergleich zu Carfilzomib plus Dexamethason eine Verlängerung des progressionsfreien Überlebens von 19,2 auf 35,7 Monate erreicht. Daten zum Gesamtüberleben liegen jedoch weiterhin nicht vor. In der ICARIA-MM-Studie wurde durch Isatuximab in Kombination mit Pomalidomid und Dexamethason im Vergleich zu Pomalidomid plus Dexamethason eine Verlängerung des Gesamtüberlebens von 17,7 auf 24,6 Monate erreicht (Richardson et al. 2022). Die Zulassung gilt in Kombination mit Pomalidomid und Dexamethason zur Behandlung des rezidivierten und refraktären MM nach mindestens zwei vorausgegangenen Therapien, darunter Lenalidomid und ein Proteasominhibitor, sowie in Kombination mit Carfilzomib und Dexamethason zur Behandlung des MM bei Erwachsenen, die mindestens eine vorausgegangene Therapie erhalten haben. Für die erste Indikation wurde durch den G-BA ein geringer Zusatznutzen konstatiert (G-BA 2021b), für die zweite Indikation konnte jedoch kein Zusatznutzen gegenüber einer zweckmäßigen Vergleichstherapie festgestellt werden (G-BA 2021c). In der IMROZ-Studie wurden erwachsene Patienten bis 80 Jahre mit neu diagnostiziertem MM, die nicht für eine ASZT geeignet waren, mit Isatuximab plus VRd oder mit VRd alleine behandelt. Nach einer medianen Nachbeobachtung von 59,7 Monaten betrug das PFS nach 60 Monaten 63,2 % unter Isatuximab-VRd und 45,2 % unter VRd (HR 0,60; P < 0,001; Facon et al. 2024). Seit Januar 2025 besteht für *Sarclisa* eine Zulassung in der Kombination mit Bortezomib, Lenalidomid und Dexamethason zur Behandlung des neu diagnostizierten Multiplen Myeloms bei Erwachsenen, die für eine autologe Stammzelltransplantation nicht geeignet sind. Der G-BA sieht Anhaltspunkte für einen geringen Zusatznutzen im Vergleich zu Bortezomib, Lenalidomid und Dexamethason (G-BA 2025c). Die Verordnungsvolumina lagen 2024 mit 0,16 Mio. DDD um 18,3 % höher als 2023.

Elotuzumab (*Empliciti*) ist ein humanisierter monoklonaler Antikörper gegen SLAMF7 („signaling lymphocytic activation molecule family member 7"). Der Wirkmechanismus beruht sowohl auf einer antikörperabhängigen, zellvermittelten Zytotoxizität sowie auf einer Aktivierung von natürlichen Killerzellen (NK-Zellen). Im Gegensatz zu Daratumomab ist es als Einzelsubstanz weitgehend wirkungslos. In einer Phase-III-Studie (ELOQUENT 2) an Patienten mit MM und 1–3 vorangegangenen Therapien wurde für Elotuzumab in Kombination mit Lenalidomid und Dexamethason eine Verlängerung des progressionsfreien Überlebens sowie eine Verlängerung des medianen Gesamtüberlebens (48,3 vs. 39,6 Monate) gezeigt (Dimopoulos et al. 2020). Die Nutzenbewertung des G-BA ergab 2021 einen Anhaltspunkt für einen beträchtlichen Zusatznutzen (G-BA 2021d). Das Verordnungsvolumen von Elotuzumab ist 2024 gegenüber 2023 nahezu unverändert und liegt bei 0,20 Mio. DDD (◘ Tab. 5.9).

Belantamab-Mafodotin (*Blenrep*) ist ein Konjugat aus dem BCMA-Antikörper Belantamab und dem zytotoxischen Wirkstoff Maleimidocaproyl-Monomethylauristatin F (mcMMAF). Es wurde 2020 zugelassen zur Monotherapie des MM bei Patienten, die mindestens vier vorausgehende Therapien erhalten haben und deren Erkrankung refraktär gegenüber mindestens einem Proteasominhibitor, einem Immunmodulator und einem monoklonalen CD38-Antikörper ist und die während der letzten Therapie eine Krankheitsprogression zeigten. Nach epidemiologischen Daten aus Europa (Raab et al. 2016) erreichen 1 % der Myelompatienten diese fünfte oder weitere Therapielinien. In einer „Real-World"-Analyse von 106 multipel vorbehandelten Patienten wurde ein Ansprechrate von 45,5 %, ein PFS von 4,7 Monaten und ein Gesamtüberleben von 14,5 Monaten im Median beobachtet (Shragai et al. 2023). Eine gravierende Nebenwirkung dieses Konjugates ist eine okuläre Keratopathie, die bei 72 % der Patienten dokumentiert wurde (Lonial et al. 2021). Deshalb wurde der Hersteller zur Bereitstellung spezieller Schulungsunterlagen für die behandelnden Ärzte verpflichtet (Paul-Ehrlich-Institut 2021). Der G-BA hat Belantamab-Mafodotin 2020 einen „nicht quantifizierbaren Zusatznutzen" bescheinigt, weil die wissenschaftliche Datengrundlage eine Quantifizierung nicht zulässt (G-BA 2021e). Relevante Verordnungsvolumina liegen für 2024 nicht vor. Da eine Ende 2023 publizierte Phase-III-Studie zum Vergleich von Belantamab-Mafodotin mit Pomalidomid und Dexamethason (DREAMM-3) keinen Vorteil des Antikörperkonjugates gezeigt hat (Dimopoulos et al. 2023), wurde die Zulassung in den USA im Februar 2023 und von der EMA im Februar 2024 wieder zurückgezogen. Allerdings erfolgte im Juli 2025 von der EMA die erneute Zulassung für Patienten mit rezidiviertem oder refraktärem MM. Der G-BA hat den Beschluss zu Belantamab-Mafodotin vom 05. Oktober 2023 aufgehoben (G-BA 2023o).

Idecabtagen vicleucel (*Abecma*) ist die erste für rezidivierte und refraktäre MM zugelassene CAR-T-Zell-Therapie. Hier werden autologe T-Zellen *ex vivo* durch Gentransfer mit einem Rezeptor ausgestattet, der das B-Zell-Reifungsantigen (BCMA) auf der Oberfläche von Myelomzellen erkennt und eine zytotoxische T-Zell-Reaktion induziert (CART-Therapie). In der zulassungsrelevanten Phase-II-Studie KarMMa (Munshi et al. 2021) zeigten Patienten, die nach $\geq$ 3 vorherigen Therapielinien (inkl. Proteasominhibitor, Immunmodulatoren und CD38-Antikörper) rezidiviert und refraktär waren, zu 73 % ein Ansprechen, dabei 33 % eine komplette Remission, und zu 26 % eine Negativität für die messbare residuelle Resterkrankung (MRD). Patienten, die nur eine partielle Remission erreichten, hatten mit einer medianen Überlebenszeit von 4,5 Monaten keinen Nutzen von dieser Therapie. Die hauptsächlichen Nebenwirkungen waren eine Neutropenie in 91 % und ein Zytokinfreisetzungssyndrom (CRS) in 84 %, nach deren Überwindung ein signifikanter Anstieg der Lebensqualität dokumentiert wurde (Delforge et al. 2022). Die Nutzenbewertung ergab 2022 einen nicht quantifizierbaren Zu-

satznutzen (G-BA 2022b). Die erneute Nutzenbewertung zum Einsatz nach mindestens 2 Vortherapien im September 2024 zeigte keinen Zusatznutzen gegenüber zweckmäßigen Vergleichstherapien (G-BA 2024q).

Ciltacabtagen autoleucel (*Carvykti*) wurde 2022 als zweite gentherapeutische CAR-T-Zell-Therapie zur Behandlung rezidivierter und refraktärer MM zugelassen. Die Ansprechrate bei 113 Patienten mit $\geq$ 3 Therapielinien Vorbehandlung in der Phase-Ib/II-Studie CARTITUDE-1 lag bei 97,9 %, das Gesamtüberleben und das progressionsfreie Überleben nach 27 Monaten Nachbeobachtung lagen bei 70,4 bzw. 54,9 %; ein CRS tritt bei 95 % der Patienten auf (Martin et al. 2023). Bei einer medianen Nachbeobachtungszeit von über 60 Monaten beträgt das mediane OS 60,7 Monate, 33 % der Patienten leben ohne weitere Therapie progressionsfrei (Jagannath et al. 2025). Bei der Nutzenbewertung des G-BA wurde betont, dass die Ergebnisse aufgrund der offenen, einarmigen Studie insbesondere hinsichtlich der subjektiven, patientenberichteten Endpunkte als potenziell hochverzerrt anzusehen sind. Der Effekt von *Carvykti* auf die Morbidität kann auf Grundlage der vorgelegten Daten deshalb nicht beurteilt werden (G-BA 2023b). Seit April 2024 ist *Carvykti* zugelassen für die Behandlung erwachsener Patienten mit rezidiviertem oder refraktärem multiplem Myelom, die zuvor bereits mindestens eine Therapie erhalten haben, darunter einen Immunmodulator und einen Proteasom-Inhibitor, und die während der letzten Therapie eine Krankheitsprogression zeigten und gegenüber Lenalidomid refraktär sind. Diese Daten basieren auf den Ergebnissen der randomisierten Phase-III-Studie CARTITUDE-4, in der nach 12 Monaten das PFS 75,9 % (95 % CI, 69,4–81,1) in the Cilta-cel Gruppe und 48,6 % (95 % CI, 41,5–55,3) in der Standardtherapie-Gruppe betrug. (San-Miguel et al. 2023). Der-G-BA sieht für die Ciltacaptagen-autolecel-Therapie nach mindestens 1–3 Vortherapien einen beträchtlichen Zusatznutzen, nicht aber einen solchen nach mindestens 4 Vortherapien (G-BA 2025d).

Talquetamab (*Talvey*) ist ein subkutan zu verabreichender, bispezifischer (Anti-GPRC5D × CD3) Antikörper, der in einer Phase-II-Studie ohne Kontrollarm („MonumenTAL-1") bei 60–70 % der Behandelten mit multiplen Vortherapien und refraktärer Erkrankung ein Ansprechen zeigte (Chari et al. 2022). Talquetamab kann nützlich für Patienten sein, die bereits eine Therapie gegen BCMA erhalten haben, sowie als Brückentherapie zur CAR-T-Zell-Therapie (Dhakal et al. 2024). Eine häufige Nebenwirkung ist das CRS, das bei bis zu 80 % der Patienten, teilweise mit zentralnervöser Beteiligung (Immuneffektorzellassoziiertes Neurotoxizitätssyndrom, ICANS) auftritt. Deren Behandlung mit Glukokortikoiden und anderen Immunsuppressiva ist mit einer erhöhten Infektionsanfälligkeit assoziiert (Jourdes et al. 2024). Nur bei Talquetamab auftretende Nebenwirkungen sind Dysgeusie, Hauttoxizität und Gewichtsverlust. Die Zulassung erfolgte im August 2023 für Patienten mit MM nach mindestens 3 Vortherapien (darunter ein Immunmodulator, ein Proteasominhibitor und ein gegen CD38 gerichteter, monoklonaler Antikörper). Das Nutzenbewertungsverfahren beim G-BA ergab einen nicht quantifizierbaren Zusatznutzen, da die wissenschaftliche Datengrundlage eine Quantifizierung nicht zuließ (G-BA 2023e). Verbrauchszahlen für 2024 liegen nicht vor.

Elranatamab (*Elrexfio*) ist ein subkutan zu verabreichender, bispezifischer Anti-BCMA × CD3-Antikörper. In einer Phase-II-Studie („MagnetisMM-3") bei 123 Patienten nach mindestens 3 vorherigen Therapielinien (Immunmodulator, Proteasominhibitor, CD38-Antikörper, jedoch keine gegen BCMA gerichtete Therapie) wurde eine Ansprechrate von 61 % und eine komplette Remissionsrate von 35 % erreicht (Lesokhin et al. 2023). Unter den Nebenwirkungen steht das CRS mit 56 % im Vordergrund, eine erhebliche Zahl infektiöser Komplikationen wird vor allem dem Einsatz von Immunsuppressiva wie Glukokortikoiden zur CRS-Behandlung zugeschrieben (Jourdes et al. 2024). Eine Zulassung besteht seit Dezember 2023 zur Myelombehandlung bei Patienten nach mindestens 3 Vortherapien inkl. Immunmodulator, Proteasominhibitor und CD38-Antikörper. Die Nutzenbewertung 2024 ergab einen nicht belegten Zusatznutzen, weder für Patienten mit 3 noch für solche mit 4 Vortherapien (G-BA 2024n). Verbrauchszahlen für 2024 liegen nicht vor.

Teclistamab (*Tecvaily*) ist ein bispezifischer, subkutan applizierbarer, gegen CD3 und BCMA gerichteter, monoklonaler Antikörper, der bei 165 Patienten mit MM und Vorbehandlung mit ≥ 3 Therapielinien zu einer Ansprechrate von 63 % mit einer medianen progressionsfreien Überlebenszeit von 11,3 Monaten geführt hat (Moreau et al. 2022).

Wesentliche Nebenwirkungen waren CRS (72 % der Patienten), neurologische Störungen (14,5 %), Infektionen (76 %) und Myelosuppression (71 %). Die Zulassung erfolgte 2022 als Monotherapie zur Behandlung von Patienten mit rezidiviertem und refraktärem MM, die zuvor bereits mindestens drei Therapielinien erhalten haben, darunter einen immunmodulatorischen Wirkstoff, einen Proteasominhibitor und einen Anti-CD38-Antikörper, und während der letzten Therapie eine Krankheitsprogression gezeigt haben. Das Nutzenbewertungsverfahren zu Teclistamab (MM, mindestens 3 Vortherapien) hat 2024 keinen Beleg für einen Zusatznutzen ergeben, da die dazu erforderlichen Daten nicht vorlagen (G-BA 2024m). Verbrauchszahlen liegen für 2024 nicht vor.

Selinexor (*Nexpovio*) ist ein reversibler, kovalenter, selektiver Inhibitor des nukleären Exports (SINE), der spezifisch Exportin 1 (XPO1) blockiert und Zellzyklusarrest und Apoptose fördert. Als erster Vertreter dieser Arzneistoffklasse wurde Selinexor 2021 in Kombination mit Dexamethason zur Behandlung des MM bei Patienten zugelassen, die mindestens vier vorangegangene Therapien erhalten haben und deren Erkrankung gegenüber mindestens zwei Proteasominhibitoren, zwei immunmodulatorisch wirkenden Arzneitherapien und einem monoklonalen Anti-CD38-Antikörper refraktär ist und die ein Fortschreiten der Erkrankung unter der letzten

Therapie gezeigt haben. In der Phase-II-Studie „STORM" wurde ein medianes progressionsfreies Überleben von 3,7 Monaten und ein medianes Gesamtüberleben von 8,6 Monaten erreicht (Chari et al. 2019). Eine randomisierte Phase-III-Studie („BOSTON") zum Vergleich von Selinexor plus Bortezomib und Dexamethason (SVd) mit Bortezomib plus Dexamethason (Vd) bei Patienten mit 1–3 vorherigen Therapielinien ergab eine Verlängerung des progressionsfreien Überlebens von 9,46 auf 13,93 Monate (Grosicki et al. 2020). Die Zulassung wurde 2022 erweitert auf die Behandlung des MM in Kombination mit einmal wöchentlich verabreichtem Bortezomib und niedrig dosiertem Dexamethason bei Erwachsenen, die mindestens eine vorherige Therapie erhalten haben. Als hauptsächliche Nebenwirkungen in der Kombinationstherapie mit Dexamethason werden Übelkeit, Thrombozytopenie, Müdigkeit, Anämie, Appetitlosigkeit, angegeben. Die Nutzenbewertung durch den G-BA im März 2023 ergab keinen belegten Zusatznutzen (G-BA 2023f). Relevante Verordnungsvolumina für 2023 sind nicht bekannt.

5.3.5 Maligne Lymphome und akute lymphatische Leukämie

Die Strategien für die medikamentöse Behandlung der **chronischen lymphatischen Leukämie** (CLL) haben sich in den letzten 5 Jahren deutlich verändert (Onkopedia-Leitlinie 2020, 2023b). Grund hierfür ist die Zulassung neuer Arzneistoffe (Ibrutinib, Acalabrutinib, Zanubrutinib, Pirobrutinib, Idelalisib), die durch Hemmung von Kinasen die Signalübertragung über den B-Zell-Rezeptor bei Patienten mit CLL unterbrechen bzw. das antiapoptotisch wirkende Protein BCL-2 hemmen (Venetoclax) (AWMF 2018; NCCN 2020). Diese neuen Arzneimittel wurden zunächst bei Patienten mit rezidivierter bzw. refraktärer CLL untersucht, inzwischen aber auch bei Patienten in der Erstlinientherapie verglichen mit der bisherigen Standardtherapie (Chemoimmunthe-

rapie: Kombination verschiedener Zytostatika mit den monoklonalen Antikörpern Rituximab und Obinutuzumab, die gegen das CD20-Antigen auf B-Lymphozyten gerichtet sind; Übersicht bei Dreger et al. 2018; Der Arzneimittelbrief 2019).

Ibrutinib (*Imbruvica*) ist ein selektiver, potenter und irreversibler Inhibitor der Bruton-Tyrosinkinase (BTK), der 2014 als Orphan-Arzneimittel zunächst zur Zweitlinientherapie der CLL sowie zur Erstlinientherapie bei 17p-Deletion oder *TP53*-Mutation eingeführt wurde. Inzwischen ist Ibrutinib auch in der Erstlinienbehandlung der CLL als Monotherapie uneingeschränkt zugelassen (Der Arzneimittelbrief 2019). Ibrutinib ist auch in Kombination mit Rituximab oder Obinutuzumab oder Venetoclax zur Behandlung erwachsener Patienten mit nicht vorbehandelter CLL oder in Kombination mit Bendamustin und Rituximab zur Behandlung erwachsener Patienten mit CLL, die mindestens eine vorangehende Therapie erhalten haben, zugelassen. Der G-BA sieht allerdings keinen Zusatznutzen für die Kombinationstherapie von Ibrutinib mit Venetoclax in fester Therapiedauer in der Erstlinientherapie der CLL (G-BA 2023k). Ibrutinib wurde inzwischen auch als Monotherapie für die Behandlung des rezidivierten oder refraktären Mantelzelllymphoms und für Patienten mit Morbus Waldenström zugelassen, die mindestens eine vorangehende Therapie erhalten haben, oder zur Erstlinientherapie bei Patienten, die für eine Chemoimmuntherapie nicht geeignet sind. Bei Patienten mit Morbus Waldenström ist die Kombination von Ibrutinib mit Rituximab ebenfalls zugelassen. Im Juli 2025 ist die Erstlinientherapie bei MCL in Kombination mit R-CHOP, alternierend mit R-DHAP, gefolgt von Ibrutinib-Monotherapie für vorher unbehandelte Patienten, für die eine ASZT infrage kommt, zugelassen. Dem liegen die Daten der Phase-III-Studie TRIANGLE zugrunde (Dreyling et al. 2024). Beim Einsatz von Ibrutinib zur Behandlung von Patienten mit nicht vorbehandelter B-CLL ist jedoch zu berücksichtigen, dass inzwischen neue Ergebnisse zu teilweise schweren kardiovaskulären

Nebenwirkungen unter „Real-World"-Bedingungen (Übersicht bei Salem et al. 2019; Der Arzneimittelbrief 2020) publiziert wurden, die bei dem Einsatz dieses BTK-Inhibitors zur Behandlung der häufig älteren Patienten mit B-CLL und kardiovaskulären Risikofaktoren bedacht werden müssen. Die Rate an klinisch signifikantem Vorhofflimmern verdoppelte sich in einer dreijährigen Beobachtungsperiode unter Ibrutinib im Vergleich zu nicht mit Ibrutinib behandelten CLL-Patienten von 11,7 auf 22,7 %, die der Herzinsuffizienz von 3,6 auf 7,7 %, wogegen die Rate an Herzinfarkten und Schlaganfällen sich nicht erhöhte (Übersicht bei Abdel-Qadir et al. 2021). Außerdem muss beachtet werden, dass Blutungsereignisse, manche mit tödlichem Ausgang, beobachtet worden sind. Bei gleichzeitiger Einnahme von *Imbruvica* mit gerinnungshemmenden Substanzen oder Thrombozytenaggregationshemmern wird dieses Risiko erhöht. Obwohl die Verordnungen (DDD) von *Imbruvica* 2024 bei Jahrestherapiekosten von 99.965 € erneut leicht abnahmen (−8,4 %; ❏ Tab. 5.8), bleibt *Imbruvica* trotzdem der umsatzstärkste BTK-Inhibitor und steht bei leicht abnehmenden Nettokosten in Höhe von 355,05 Mio. € (−5,56 %) noch an Position 24 der 30 umsatzstärksten Arzneimittel (❏ Tab. 1.3).

Acalabrutinib (*Calquence*) ist ebenfalls ein kovalent bindender BTK-Inhibitor und als Monotherapie oder in Kombination mit Obinutuzumab zur Behandlung von erwachsenen Patienten mit nicht vorbehandelter CLL zugelassen, wie auch als Monotherapie zur Behandlung von erwachsenen Patienten mit CLL, die mindestens eine Vorbehandlung erhalten haben. Acalabrutinib ist seit dem 01.01.2020 in den deutschen Markt eingeführt (siehe ▶ Kap. 2, ❏ Tab. 2.1) und sein Zusatznutzen wurde – abhängig von der zweckmäßigen Vergleichstherapie – als nicht belegt, gering oder beträchtlich bewertet (G-BA 2021f). Bei vorbehandelter CLL ist Acalabrutinib einer Kombinationstherapie mit Idelalisib/Rituximab oder Bendamustin/Rituximab bezüglich des progressionsfreien Überlebens signifikant überlegen (Ghia et al. 2020). Auch unter Therapie mit Acalabrutinib wurden schwere Blutungen beschrieben. In einem direkten, randomisierten Vergleich von Ibrutinib und Acalabrutinb bei 533 vorbehandelten CLL-Patienten zeigte sich für Acalabrutinib keine Unterlegenheit bezüglich des progressionsfreien Überlebens (im Median 38,4 Monate in beiden Armen); allerdings traten unter Acalabrutinib kardiale Ereignisse (überwiegend Vorhofflimmern; 24,1 vs. 30,0 %), Hypertonie (9,4 vs. 23,2 %) und Blutungen (38,0 vs. 51,3 %) seltener auf (Byrd et al. 2021). *Calquence* erreichte auch 2024 einen deutlichen Zuwachs an Verordnungen (+27,9 %).

Zanubrutinib (*Brukinsa*) ist ein weiterer kovalent bindender BTK-Inhibitor und seit November 2021 als orale Monotherapie zur Behandlung erwachsener Patienten mit Morbus Waldenström (MW), die mindestens eine vorherige Therapie erhalten haben, oder zur Erstlinientherapie bei Patienten, die für eine Chemoimmuntherapie nicht geeignet sind, zugelassen. Die Zulassung als Monotherapie wurde erweitert auf die Behandlung erwachsener Patienten mit Marginalzonenlymphom (MZL), die mindestens eine vorherige Therapie mit einem Anti-CD20-Antikörper erhalten haben, sowie auf die Behandlung erwachsener Patienten mit CLL. In der Nutzenbewertung durch den G-BA wurde für erwachsene Patienten mit MW, die mindestens eine vorherige Therapie erhalten haben, oder zur Erstlinientherapie bei Patienten, für die eine Chemoimmuntherapie nicht geeignet ist, der Zusatznutzen als nicht belegt bewertet (G-BA 2022c). Seit November 2023 ist Zanubrutinib in Kombination mit Obinutuzumab zur Behandlung von Patienten mit refraktärem oder rezidiviertem FL, die mindestens zwei vorherige systemische Therapien erhalten haben, zugelassen, wobei der G-BA keinen Zusatznutzen sieht (G-BA 2024a). *Brukinsa* erreichte 2024 erneut einen deutlichen Zuwachs an Verordnungen (+118,6 %).

Pirtobrutinib (*Jaypirca*), ein nicht-kovalenter BTK-Inibitor, ist seit März 2025 als Monotherapie zur Behandlung von erwachsenen Patienten mit rezidivierter oder refraktärer

CLL sowie mit rezidiviertem oder refraktärem MCL, die zuvor mit einem BTK-Inhibitor behandelt wurden, zugelassen. In einer Phase-I/II-Studie (BRUIN) zeigten von 247 mit BTK-Inhibitoren vorbehandelten CLL-Patienten 73,3 % ein Ansprechen auf Pirtobrutinib mit einem medianen PFS von 19,6 Monaten (Mato et al. 2023). Bei den 90 Patienten mit vorbehandeltem MCL betrug die Ansprechrate 57,8 % einschließlich 20 % CR (Wang et al. 2023). Bei Jahrestherapiekosten von 143.363,92 € sieht der G-BA derzeit keinen Zusatznutzen für Pirtobrutinib in der Behandlung von Patienten mit rezidiviertem MCL (G-BA 2025e).

Venetoclax (*Venclyxto*) ist der erste Inhibitor des antiapoptotisch wirkenden B-Zell-Lymphom-2-Proteins (BCL-2), der zuerst 2016 für die Monotherapie von Patienten mit einer B-CLL zugelassen wurde (siehe Arzneiverordnungs-Report 2018, Kap. 3, Abschn. 3.1.34; Übersicht bei Hallek et al. 2018). In den Zulassungsstudien zeigte Venetoclax eine gute Wirksamkeit, auch bei gegenüber Chemotherapie refraktären Patienten und in molekulargenetischen CLL-Hochrisikogruppen. Venetoclax ist zugelassen in Kombination mit Obinutuzumab zur Behandlung erwachsener Patienten mit nicht vorbehandelter CLL, sowie in Kombination mit Rituximab zur Behandlung erwachsener Patienten mit CLL, die mindestens eine vorherige Therapie erhalten haben. Venetoclax wird als Monotherapie außerdem angewendet bei Erwachsenen zur Behandlung einer CLL, die eine 17p-Deletion oder TP53-Mutation aufweisen und die für eine Behandlung mit einem Inhibitor des B-Zell-Rezeptor-Signalwegs nicht geeignet sind oder ein Therapieversagen zeigten, oder die keine 17p-Deletion oder TP53-Mutation aufweisen und bei denen sowohl unter einer Chemoimmuntherapie als auch unter einem Inhibitor des B-Zell-Rezeptor-Signalwegs ein Therapieversagen auftrat. In einer großen offenen Phase-III-Studie mit 926 randomisierten fitten CLL-Patienten ohne *TP53*-Aberration zeigte sich die Kombination von Venetoclax und Obinotuzumab (mit oder ohne Ibrutinib) der Chemoimmuntherapie (Fludarabin, Cyclophosphamid, Rituximab oder Bendamustin, Rituximab) bzgl. des progressionsfreien Überlebens nach 36 Monaten überlegen (Eichhorst et al. 2023). Der G-BA hat allerdings in seinem Beschluss von 2020 festgestellt, dass ein Zusatznutzen nicht belegt ist (G-BA 2020j). Venetoclax wurde 2024 erneut etwas häufiger verordnet (+1,0 %) als 2023 und die DDD-Nettokosten sind mit 212 € sehr hoch, was zu Jahrestherapiekosten von 209.501 € führt (◘ Tab. 5.8).

Idelalisib (*Zydelig*) ist ein selektiver Inhibitor der Phosphatidylinositol-3-Kinase (PI3Kδ), die eine wichtige Rolle bei der B-Zell-Rezeptor-induzierten Signalübertragung in reifen B-Lymphozyten spielt. Seit 2014 ist Idelalisib in Kombination mit Rituximab zur Behandlung von erwachsenen Patienten mit CLL zugelassen, die mindestens eine vorangehende Therapie erhalten haben, oder als Erstlinientherapie bei Vorliegen einer 17p-Deletion oder einer *TP53*-Mutation bei CLL-Patienten, für die keine anderen Therapien geeignet sind. Idelalisib wird außerdem als Monotherapie zur Behandlung von erwachsenen Patienten mit follikulärem Lymphom (FL), das refraktär nach zwei vorausgegangenen Therapielinien ist, angewendet (Furman et al. 2014). Schwere Nebenwirkungen der Therapie mit Idelalisib können Diarrhö, Kolitis und infektiöse Pneumonien, u. a. mit Pneumocystis jirovecii, sein, sodass eine antibiotische Prophylaxe und Monitoring einer möglichen CMV-Infektion notwendig sind.

Mogamulizumab (*Poteligeo*) ist als humanisierter Antiköper gegen den Chemokinrezeptor-4 (CCR4) gerichtet, der auf der Oberfläche maligner T-Lymphozyten überexprimiert wird. Er ist seit 2018 als Orphan Drug zur Behandlung von erwachsenen Patienten mit Mycosis fungoides oder Sézary-Syndrom, die mindestens eine vorherige systemische Therapie erhalten haben, zugelassen, basierend auf Phase-III-Studiendaten, die eine Verlängerung des medianen PFS auf 7,7 Monate gegenüber 3,1 Monaten unter Vorinostat gezeigt haben (Kim et al. 2018). In der Bewertung des G-BA wurde kein Zusatznutzen gegenüber Vorinostat festgestellt (G-BA 2020k).

In der Behandlung der **hochmalignen Non-Hodgkin-Lymphome (NHL)** wird heutzutage in Abhängigkeit von der Expression bestimmter Zelloberflächenmoleküle auf den malignen Zellen die Chemotherapie kombiniert mit monoklonalen Antikörpern, die eine spezifische Aktivität gegen diese Zelloberflächenmoleküle besitzen (Chemoimmuntherapie). Die bisherige Standardtherapie besteht aus Rituximab-CHOP (Cyclophosphamid, Doxorubicin, Vincristin, Prednisolon) mit einer Heilungsrate von 60–70 % (Coiffier et al. 2002, 2010). Die Kombination von Polatuzumab Vedotin mit Rituximab, Cyclophosphamid, Doxorubicin, Prednisolon zeigte in einer randomisierten Studie mit 879 Patienten bei gleicher Toxizität eine signifikante Verbesserung des progressionsfreien Überlebens nach 2 Jahren (76,7 vs. 70,2 %), allerdings keinen signifikanten Unterschied im Gesamtüberleben nach einer medianen Beobachtungszeit von 28 Monaten (p = 0,75) (Tilly et al. 2022). Der G-BA sieht für diese Kombinationstherapie in einer Neubewertung keinen Zusatznutzen (G-BA 2024b). Auch in der Therapie der Patienten mit fortgeschrittenem **klassischen Hodgkin-Lymphom** haben sich zwei Standardtherapien durchgesetzt, die durch sehr hohe Raten an PFS und OS gekennzeichnet sind: PFS über 90 % nach 2 Jahren für N-AVD (Nivolumab, Doxorubicin, Vinblastin, Dacarbazin; Herrera et al. 2024), bzw. PFS > 94 % und OS > 98 % nach 4 Jahren für BrECADD (Brentuximab Vedotin, Etoposid, Cyclophosphamid, Doxorubicin, Dacarbazin und Ddexamethason; Borchmann et al. 2024).

Rituximab (*MabThera*) wurde 1997 als erster gentechnisch hergestellter, chimärer, monoklonaler Antikörper in die Onkologie eingeführt für die Behandlung von Non-Hodgkin-Lymphomen (FL, diffuses großzelliges B-Zell-Lymphom [DLCBL]; Übersicht bei Cheson und Leonard 2008). Rituximab ist gegen das Oberflächenantigen CD20 auf B-Lymphozyten gerichtet, welches die frühen Schritte im Aktivierungsprozess des Zell-

zyklus und der Zelldifferenzierung reguliert. CD20 kommt auf allen B-Lymphozyten und auf der Mehrzahl der B-Zell-Non-Hodgkin-Lymphome vor. Durch Bindung an CD20 fördert Rituximab komplementvermittelte sowie antikörperabhängige zelluläre Zytotoxizität und induziert Zelllyse sowie Apoptose.

Bei älteren, zuvor unbehandelten Patienten mit DLCBL erhöhte die zusätzliche Gabe von Rituximab zur Chemotherapie mit CHOP (Cyclophosphamid, Doxorubicin, Vincristin, Prednison) das Zweijahresüberleben (70 vs. 57 %) ohne Zunahme einer klinisch relevanten Toxizität (Coiffier et al. 2002). Bei unterschiedlichen Subtypen des Non-Hodgkin-Lymphoms wurde in zahlreichen Studien bestätigt, dass Rituximab die Krankheitskontrolle und das Gesamtüberleben im Vergleich zu alleiniger Chemotherapie verbessert (Übersicht bei Shankland et al. 2012). Die Verordnungen von Rituximab haben sich auch 2024 weiter zu den Biosimilars verlagert (◨ Tab. 5.9; vgl. Arzneiverordnungs-Report 2023; ▶ Kap. 4 Maßnahmen zur Förderung des Einsatzes von Biosimilars). Allerdings sind die Unterschiede der DDD-Kosten zum Originalpräparat zum Teil erheblich (63 % für *Ruxience*).

Neue CD20-Antikörper wie **Obinutuzumab** (*Gazyvaro*) konnten die in randomisierten kontrollierten Studien beim DLBCL mit Rituximab erzielten Behandlungsergebnisse nicht signifikant verbessern (Vitolo et al. 2017). *Gazyvaro* ist jedoch seit 2014 in Kombination mit Chlorambucil bei erwachsenen Patienten mit nicht vorbehandelter CLL zugelassen, bei denen aufgrund von Begleiterkrankungen eine Therapie mit einer vollständigen Dosis von Fludarabin nicht geeignet ist. Seit 2017 besteht eine Zulassung zur Behandlung des FL in Kombination mit Chemotherapie, gefolgt von einer *Gazyvaro*-Erhaltungstherapie bei Patienten mit einem Therapieansprechen. Trotz der nicht eindeutigen therapeutischen Überlegenheit gegenüber Rituximab und hoher DDD-Nettokosten (121 €) wurde Obinutuzumab 2024 erneut leicht zunehmend verordnet (+11,4 %; siehe ◨ Tab. 5.9) im Vergleich zu 2023, möglichweise aufgrund einer Empfehlung in der Onkopedia-Leitlinie 2023 zur Behandlung der CLL (Onkopedia-Leitlinie 2023b). Laut Beschluss des G-BA vom November 2021 ist ein Zusatznutzen von Obinutuzumab weder für die Erstlinientherapie der CLL noch das Rezidiv des FL belegt (G-BA 2021g, 2021h, 2021i).

Polatuzumab Vedotin (*Polivy*) ist ein Antikörper-Wirkstoff-Konjugat, das 2019 in Europa zugelassen und 2020 in den deutschen Markt eingeführt wurde. *Polivy* besteht aus dem Mitosehemmstoff Monomethylauristatin E (MMAE), der über einen Peptidlinker kovalent an einen gegen CD79b gerichteten monoklonalen Antikörper gebunden ist. *Polivy* in Kombination mit Bendamustin und Rituximab ist seit Januar 2020 zur Behandlung erwachsener Patienten mit rezidiviertem oder refraktärem DLBCL, die nicht für eine hämatopoetische Stammzelltransplantation infrage kommen, zugelassen (siehe ▶ Kap. 2, ◧ Tab. 2.1). In der Zulassungsstudie an 80 Patienten mit rezidiviertem/refraktären DLBCL führte *Polivy* in Kombination mit Bendamustin/Rituximab zu einer Steigerung der kompletten Remission (40 vs. 17,5 %) und einer Verlängerung des progressionsfreien Überlebens (HR 0,36; Median 5,8 Monate) und der Gesamtüberlebenszeit (HR 0,42; Median 7,7 Monate) (Sehn et al. 2020). Der G-BA (G-BA 2020a) bewertete den Zusatznutzen von Polatuzumab (in Kombination mit Bendamustin und Rituximab) als nicht quantifizierbar, weil die wissenschaftliche Datengrundlage eine Quantifizierung nicht zuließ. Polatuzumab Vedotin ist seit Mai 2022 von der EMA in Kombination mit Rituximab, Cyclophosphamid, Doxorubicin und Prednisolon zur Erstlinienbehandlung erwachsener Patienten mit DLBCL zugelassen. Ein Zusatznutzen im Vergleich zu R-CHOP ist jedoch nicht belegt (G-BA 2024b). Trotzdem wurde *Polivy* 2024 erneut häufiger verordnet (+30,6 %) als 2023, und die DDD-Nettokosten sind mit 445 € sehr hoch (◧ Tab. 5.9; G-BA 2022m).

Mit dem Fusionsantikörper **Brentuximab Vedotin** (*Adcetris*) steht inzwischen auch ein gegen das Zelloberflächenmolekül CD30 gerichtetes Antikörper-Arzneistoff-Konjugat zur Verfügung, das zusammengesetzt ist aus einem gegen CD30 gerichteten, monoklonalen Antikörper, an den kovalent der Antimikrotubuliarzneistoff Monomethylauristatin E (MMAE) gebunden ist. Brentuximab Vedotin (BV) ist zugelassen zur Behandlung des CD30-positiven Hodgkin-Lymphoms sowie der CD30-exprimierenden T-Zell-Lymphome bzw. des systemischen anaplastischen großzelligen Lymphoms (ALCL), sowie kutane CD30-positive T-Zell-Lymphome nach mindestens einer Vortherapie. In einer randomisierten kontrollierten Phase-III-Studie (ECHELON-2) wurden bei 452 Patienten mit CD30-positivem, peripherem T-Zell-Lymphom (PTCL) und einem Altersmedian von 58 Jahren (45–67 Jahre) Wirksamkeit und Sicherheit von BV plus CHP (Cyclophosphamid, Doxorubicin, Prednisolon) mit einer CHOP-Therapie verglichen (Horwitz et al. 2019). Es zeigten sich eine signifikante Verbesserung der CR-Rate für die BV-CHP-Therapie (68 %) gegenüber CHOP (56 %), eine Verlängerung des medianen progressionsfreien Überlebens von 20,8 auf 48,8 Monate, jedoch keine signifikante Verbesserung der Überlebenszeit nach 5 Jahren. Gegenwärtig besteht eine EMA-Zulassung für BV in Kombination mit CHP in der Erstlinie für systemische ALCL (ALK+ und ALK−). Der G-BA sieht einen geringen Zusatznutzen (G-BA 2021j). Daten zum Vergleich mit dem in Deutschland für geeignete Patienten häufig eingesetzten CHOEP-Regime liegen nicht vor. Adcetris wurde 2024 gegenüber 2023 erneut häufiger verschrieben (+44,2 %; ◧ Tab. 5.9).

Tafasitamab (*Minjuvi*) ist ein humanisierter, gegen CD19 gerichteter, Fc-modifizierter, zytotoxischer Antikörper, der zusammen mit Lenalidomid in einer Phase-II-Studie (L-MIND) bei Patienten mit rezidiviertem oder refraktärem DLBCL geprüft worden ist und eine objektive Ansprechrate von 56,8 %, darunter 39,5 % CR, mit einer medianen Ansprechdauer von 43,9 Monaten gezeigt hat (Duell et al. 2021). Er ist seit August 2021 in Kombination mit Lenalidomid, gefolgt von einer Tafasitamab-Monotherapie für die Behandlung bei erwachsenen Patienten mit rezidiviertem oder refraktärem DLBCL, für die eine autologe Stammzelltransplantation (ASZT) nicht infrage kommt, zugelassen. Eine Bewertung des Zusatznutzens ist laut Beschluss des G-BA vom März 2022 derzeit nicht möglich (G-BA 2022e). *Minjuvi* erreichte 2024 erneut einen deutlichen Zuwachs der Verordnungen (+15,2 %; ◼ Tab. 5.9).

Loncastuximab tesirin (*Zynlonta*) ist ein Antikörper-Wirkstoff-Konjugat aus einem auf CD19 abzielenden Antikörper und einem alkylierenden Wirkstoff. Der Antikörper ist ein humanisierter monoklonaler IgG 1-Kappa-Antikörper. Das Konjugat ist SG3199, ein PBD-(Pyrrolobenzodiazepin-) Dimer, das als zytotoxisches Alkylans wirkt. In einer Phase-II-Studie mit 145 Patienten mit rezidiviertem oder refraktärem DLBCL oder hochmalignem B-Zell-Lymphom (HGBL) nach mindestens zwei systemischen Vortherapien zeigten 35 eine CR und 35 eine PR mit einer Gesamtansprechrate von 48 % und medianer Ansprechdauer von 10,3 Monaten (Caimi et al. 2024). Loncastuximab tesirin wird angewendet als Monotherapie bei Erwachsenen zur Behandlung des rezidivierten oder refraktären DLBCL und des HGBL nach mindestens zwei systemischen Behandlungslinien, für die eine CAR-T-Zelltherapie und Stammzelltransplantation nicht infrage kommt. Laut G-BA-Beschluss besteht für Loncastuximab tesirin kein Zusatznutzen im Vergleich zu etablierten Vergleichstherapien (G-BA 2023l). Der monoklonale bispezifische CD20 x CD3 Antikörper **Mosunetuzumab** (*Lonsumeo*) ist seit 2022 als Monotherapie zur Behandlung des FL ab dem zweiten Rezidiv zugelassen, basierend auf Ergebnissen einer Phase-I/II-Studie, für die auch eine Nachbeobachtung publiziert wurde (Budde et al. 2022; Sehn et al. 2025). Der G-BA sieht Anhaltspunkte für einen nicht quantifizierbaren Zusatznutzen, weil die wissenschaftliche Datengrundlage eine Quantifizierung nicht zulässt (G-BA 2022d).

Glofitamab (*Columvi*) ist ein T-Zell-aktivierender, bispezifischer CD20 x CD3-Antikörper mit einer 2:1-Bindungsstruktur, der seit

Juli 2023 von der EMA als Monotherapie zur Behandlung erwachsener Patienten mit rezidiviertem oder refraktärem DLBCL nach mindestens zwei vorangegangenen systemischen Therapien zugelassen ist, für die eine CAR-T-Zelltherapie und Stammzelltransplantation nicht infrage kommt. Das komplette Ansprechen lag in der Phase-I/II-Zulassungsstudie bei 39,4 % (Dickinson et al. 2022). Für die gleiche Indikation wurde im September 2023 von der EMA der bispezifische CD20 x CD3-Antikörper **Epcoritamab** (*Tepkinly*) zugelassen; die komplette Ansprechrate betrug in der Phase-I/II-Zulassungsstudie 45 % (Hutchings et al. 2019). Im August 2024 wurde die Zulassung von *Tepinkly* auf die die Monotherapie zur Behandlung von erwachsenen Patienten mit einem rezidivierenden oder refraktären follikulären Lymphom (FL) nach mindestens 2 Linien einer systemischen Therapie erweitert. Sowohl für Glofitamab als auch für Epcoritamab sah der G-BA Anhaltspunkte für einen nicht quantifizierbaren Zusatznutzen, da derzeit die Datengrundlage nicht ausreichend ist (G-BA 2024c; G-BA 2024d). Für Epcoritamab sieht der G-BA mittlerweile aber keinen Zusatznutzen mehr (G-BA 2025f); dies gilt auch für die Monotherapie rezidivierter FL (G-BA 2025g).

Odronextamab (*Ordspono*) ist ein bispezifischer CD20 x CD3 monoklonaler Antikörper und seit August 2024 als Monotherapie zur Behandlung von erwachsenen Patienten mit rezidiviertem oder refraktärem DLBCL bzw. FL nach zwei oder mehr systemischen Therapielinien zugelassen (Kim et al. 2025).

Mit **Nivolumab** (*Opdivo*) und **Pembrolizumab** (*Keytruda*) stehen zwei humanisierte, monoklonale Antikörper gegen PD-1 zum Einsatz beim klassischen Hodgkin-Lymphom zur Verfügung. Nivolumab ist als Monotherapie zur Behandlung des rezidivierenden oder refraktären klassischen Hodgkin-Lymphoms bei Erwachsenen nach einer autologen Stammzelltransplantation (ASZT) und Behandlung mit Brentuximab Vedotin zugelassen. Pembrolizumab ist indiziert als Monotherapie bei rezidivierendem oder refraktärem klassischem

Hodgkin-Lymphom bei Kindern und Jugendlichen ab 3 Jahren und Erwachsenen nach Versagen einer ASZT oder nach mindestens zwei vorangegangenen Therapien, wenn eine ASZT nicht infrage kommt. Für beide monoklonale Antikörper sind die DDD-Nettokosten 2024 etwa gleichgeblieben (◘ Tab. 5.9).

Die adoptive Zelltherapie mit genetisch modifizierten, autologen, zytolytischen T-Zellen, die einen chimären Antigenrezeptor (CAR) mit spezifischer Bindedomäne besitzen (**CAR-T-Zell-Therapie**), wird in Zukunft die zellbasierte Immuntherapie bestimmen (Übersicht bei G-BA 2022f; June und Sadelain 2018; Niebling et al. 2022). Zugelassen zur Behandlung rezidivierter und refraktärer DLBCL und mehrfach rezidiviertem FL sind **Tisagenlecleucel** (*Kymriah*), **Axicabtagen Ciloleucel** (*Yescarta*) und **Lisocabtagen Maraleucel** (*Breyanzi*). Tisagenlecleucel hat außerdem noch eine Zulassung zur Behandlung von Patienten im Alter bis 25 Jahre mit refraktärer oder rezidivierter akuter lymphatischer Leukämie der B-Zell-Reihe und Axicabtagen Ciloleucel und Lisocabtagen Maraleucel für primär mediastinale B-Zell-Lymphome (PMBCL). Für Axicabtagen Ciloleucel und Lisocabtagen Maraleucel wurde die Indikation erweitert auf Patienten, die innerhalb von 12 Monaten nach Abschluss einer Erstlinienchemoimmuntherapie rezidivieren oder gegenüber dieser refraktär sind. **Brexucabtagen Autoleucel** (*Tecartus*) ist für die auf Bruton-Tyrosinkinase-Inhibitoren refraktären Mantelzelllymphome zugelassen sowie zur Behandlung von erwachsenen Patienten ab einem Alter von 26 Jahren mit rezidivierter oder refraktärer B-Zell-Vorläufer-ALL. Wegen der spezifischen Nebenwirkungsprofile ist die CAR-T-Zell-Therapie zertifizierten Behandlungszentren vorbehalten, die auch über ausreichende Erfahrungen mit der allogenen Stammzelltransplantation verfügen. Der G-BA sieht für Axicabtagen Ciloleucel keinen Zusatznutzen gegenüber Tisagenlecleucel und Lisocabtagen Maraleucel in der Behandlung rezidivierter DLBCL und PMBCL nach mindestens zwei Vortherapien bzw. für rezidivierte FL im Ver-

gleich zu üblichen Therapien (G-BA 2023c, p). In einer Bewertung von Lisocabtagen Maraleucel sieht der G-BA im November 2023 einen beträchtlichen Zusatznutzen gegenüber Hochdosis-Chemoimmuntherapie mit autologer Stammzelltransplantation, nicht jedoch für Patienten, die für diese intensive Vergleichstherapie nicht geeignet sind (G-BA 2023m). Für Axicabtagen Ciloleucel fehlen dem G-BA die Daten für eine solche Empfehlung (G-BA 2024l), allerdings sieht er einen geringen Zusatznutzen bei Erwachsenen mit DLBCL und HGBL, die für eine Hochdosistherapie infrage kommen und innerhalb von 12 Monaten nach Beendigung der Erstlinientherapie rezidivieren oder auf diese refraktär sind (G-BA 2024r). Bei der Neubewertung des Nutzens von Tisagenlecleucel bei rezidiviertem oder refraktärem DLBCL nach mindestens zwei systemischen Vortherapien sieht der G-BA weiterhin nur Anhaltspunkte für einen nicht quantifizierbaren Zusatznutzen (G-BA 2024e).

Als erstes allogenes CAR-T-Zell-Therapeutikum wurde im Dezember 2022 **Tabelecleucel** (*Ebvallo*) zugelassen, das sich gegen CD19+-B-Zellen richtet, und zwar zur Behandlung der seltenen Epstein-Barr-Virus-positiven posttransplantationslymphoproliferativen Erkrankung (EBV+ PTLD); der G-BA sieht einen nicht quantifizierbaren Zusatznutzen (G-BA 2023d).

Für die Behandlung rezidivierter und refraktärer B-Vorläuferzell-ALL sind bisher zwei Antikörper zugelassen. **Blinatumomab** (*Blincyto*) ist ein bispezifischer CD19 x CD3 monoklonaler Antikörper (Kantarjian et al. 2017). Blinatumomab wird wegen seiner kurzen Halbwertszeit als Vier-Wochen-Dauerinfusion appliziert. Erstmals beinhaltet die Zulassung auch den Einsatz bei molekularer Resterkrankung („minimal residual disease", MRD) von mindestens 0,1 %. Seit Januar 2025 ist *Blincyto* auch als Monotherapie zur Behandlung von erwachsenen Patienten mit neu diagnostizierter Ph-negativer, CD19-positiver B-Zell-Vorläufer ALL im Rahmen der Konsolidierungstherapie zugelassen. Der G-BA hat für diese Anwendung einen beträchtlichen

Zusatznutzen anerkannt (G-BA 2025h). Das CD22-Antikörper-Wirkstoff-Konjugat **Inotuzumab Ozogamicin** (*Besponsa*) enthält das Zellgift Calicheamicin. Die Substanz ist zugelassen für Erwachsene mit rezidivierter oder refraktärer CD22-positiver B-Vorläuferzell-ALL (Kantarjian et al. 2016). Wegen der spezifischen und mitunter schwerwiegenden ZNS-Nebenwirkungen ist die Therapie spezialisierten onkologischen Zentren vorbehalten. Bei der Ph+ ALL sind außerdem **Imatinib** und **Dasatinib** zugelassen, letzteres bei Resistenz oder Intoleranz gegenüber vorangegangener Therapie. **Ponatinib** ist zugelassen für Ph+ ALL-Patienten, die resistent oder intolerant gegen Dasatinib sind und für die eine Therapie mit Imatinib klinisch nicht geeignet ist, oder bei Vorliegen einer T315I-Mutation.

5.3.6 Myelodysplastische Syndrome (MDS) und akute myeloische Leukämie (AML)

Die Therapie der MDS erfolgt risikoadaptiert, wobei die Unterscheidung in Risikogruppen nach Zahl und Ausmaß der Blutbildveränderungen sowie zytogenetischen Veränderungen erfolgt (Greenberg et al. 2012). Basistherapie ist die supportive Therapie vor allem mit Gabe von erythropoesestimulierenden Faktoren (ESF), Erythrozytenkonzentraten (EK) und ggf. notwendig werdender Eisenchelation. Für Patienten mit fortgeschrittenem MDS, welche für die Durchführung einer allogenen Stammzelltransplantation (all-HSZT) nicht geeignet sind, stellt Azacitidin eine wirksame und verträgliche Therapie dar, die ambulant durchführbar ist (Onkopedia-Leitlinie 2024a).

Die Therapie der AML berücksichtigt leukämie- und patientenspezifische Parameter (Übersicht bei Heuser et al. 2020). Ist der Patient für eine intensive Chemotherapie geeignet, erfolgt heutzutage meist eine Chemotherapie mit einem Anthrazyklin und Ara-C („3 + 7-Schema"); nach Erreichen einer kompletten Remission folgt eine Konsolidierungstherapie aus mittelhoch dosiertem Ara-C oder eine allo-

HSZT. Die Wahl der Konsolidierungstherapie wie auch zusätzlicher zielgerichteter Medikamente richtet sich nach zyto- und molekulargenetischen Parametern, der Expression bestimmter Oberflächenantigene (z. B. CD33) sowie dem Ansprechen auf die Induktionstherapie (Onkopedia-Leitlinie 2023c). Die Therapie der Wahl für AML-Patienten, die für eine intensive Chemotherapie nicht geeignet sind, ist mittlerweile die Kombinationstherapie mit Azacitidin und Venetoclax (Onkopedia-Leitlinie 2023c).

Lenalidomid (*Revlimid*), ein Wirkstoff aus der Klasse der Immunmodulatoren, ist als Monotherapie auf Basis einer randomisierten Studie zugelassen für die Behandlung von erwachsenen Patienten mit transfusionsabhängiger Anämie infolge myelodysplastischer Syndrome mit Niedrig- oder Intermediär-1-Risiko in Verbindung mit einer isolierten Deletion 5q als zytogenetische Anomalie, wenn andere Behandlungsoptionen nicht ausreichend oder nicht angemessen sind. Bei etwa 60 % der Patienten kommt es zur Transfusionsunabhängigkeit, die im Median 2 Jahre anhält, sowie bei einem Teil der Patienten zu einer zytogenetischen Remission (Fenaux et al. 2011).

Luspatercept (*Reblozyl*) wurde 2020 von der EMA zugelassen für die Behandlung erwachsener Patienten mit transfusionsabhängiger Anämie aufgrund von MDS mit Ringsideroblasten mit sehr niedrigem, niedrigem oder intermediärem Risiko; sie dürfen auf eine erythropoetinbasierte Therapie nicht zufriedenstellend angesprochen haben oder dafür nicht geeignet sein (siehe ▶ Kap. 2, ◻ Tab. 2.1). Luspatercept ist ein rekombinantes Fusionsprotein und vom humanen Aktivinrezeptor III abgeleitet. Es bindet an Liganden der TGFβ-Superfamilie und steigert hierdurch die Ausreifung der Erythrozyten. *Reblozyl* wird dreiwöchentlich in einer Dosierung von 1–1,75 mg/kg Körpergewicht infundiert und führt bei 38 % der Patienten mit MDS zur einer länger als 8 Wochen anhaltenden Transfusionsfreiheit gegenüber 13 % in der Placebogruppe (Fenaux et al. 2020). Allerdings wurden häufig Infektionen der Atem-

und Harnwege, Ermüdung, Asthenie, Diarrhö und Rückenschmerzen berichtet. In einer prospektiv-randomisierten Phase-III-Studie bei transfusionsabhängigen Patienten mit Niedrigrisiko-MDS war Luspatercept einer Therapie mit ESF bezüglich des kombinierten Endpunktes von Transfusionsunabhängigkeit für mindestens 12 Wochen und Hb-Anstieg um 1,5 g/dl signifikant überlegen (59 vs. 31 %) (Platzbecker et al. 2023). *Reblozyl* wurde am 01.08.2020 in den deutschen Markt eingeführt und sein Zusatznutzen vom G-BA als nicht quantifizierbar beurteilt, weil die wissenschaftliche Datengrundlage eine Quantifizierung nicht zuließ (G-BA 2021k). In einem Beschluss vom 02.11.2023 sieht der G-BA gegenüber einer bedarfsgerechten Transfusionstherapie mit Erythrozytenkonzentraten in Kombination mit einer Chelattherapie gemäß der Zulassung keinen Zusatznutzen für die Behandlung der transfusionsabhängigen Anämie bei β-Thalassämie (G-BA 2023i). Das IQWiG sah in seiner Stellungnahme zu Luspatercept in der Indikation „Erwachsene mit transfusionsabhängiger Anämie aufgrund von myelodysplastischem Syndrom" anhand der vorliegenden Ergebnisse den Zusatznutzen als nicht belegt an (IQWiG 2023), der G-BA sah in seiner Entscheidung von November 2023 dementsprechend keinen Zusatznutzen gegenüber der Transfusion von Erythrozyten und Eisenchelattherapie (G-BA 2023n). In einer erneuten Entscheidung vom Oktober 2024 gibt der G-BA eine differenziertere Entscheidung ab: Für Erwachsene mit transfusionsabhängiger Anämie aufgrund von MDS mit sehr niedrigem, niedrigem oder intermediärem Risiko, die bisher ESF-basierte Therapie erhalten haben und dafür geeignet sind, sieht er Anhaltspunkte für einen geringen Zusatznutzen, dagegen keinen für Erwachsene mit transfusionsabhängiger Anämie aufgrund von MDS ohne Ringsideroblasten, mit sehr niedrigem, niedrigem oder intermediärem Risiko, die auf eine ESF-basierte Therapie nicht zufriedenstellend angesprochen haben oder dafür nicht geeignet sind (G-BA 2024s). Im Vergleich zu 2023 hat die Verordnung von *Reblozyl* 2024 bei hohen DDD-Nettokosten (148 €) erneut deutlich zugenommen (+44,7 %; ◘ Tab. 5.8).

Azacitidin (*Vidaza*) ist ein Pyrimidinanalogon, das anstelle von Cytosin in die DNA eingebaut wird. Es ist somit direkt zytotoxisch für proliferierende Zellen und verhindert zudem die Methylierung von CpG-Abschnitten in der DNA durch Hemmung der DNA-Methyltransferase (DNMT). Eine Behandlung mit Azacitidin bei Patienten mit Hochrisiko-MDS konnte in zwei unabhängigen, randomisierten, kontrollierten Studien einen Vorteil gegenüber einer alleinigen Supportivtherapie aufweisen (Silverman et al. 2002; Fenaux et al. 2009). Das mediane Überleben wurde in der randomisierten AZA-001-Studie signifikant von 15,0 auf 24,5 Monate verlängert gegenüber einer Standardtherapie mit alleiniger Supportivbehandlung oder mit niedrig dosiertem Cytosinarabinosid („low-dose"-Ara-C) oder intensiver anthrazyklinbasierter Chemotherapie. Allerdings war die Zahl der in den Subgruppen der Standardtherapie behandelten Patienten zu niedrig, um in der Subgruppenanalyse eine signifikante Verbesserung gegenüber niedrig dosiertem Ara-C oder intensiver Chemotherapie zeigen zu können. Etwa die Hälfte der Patienten erreicht ein Ansprechen im Sinne einer Verbesserung der peripheren Blutwerte oder einer Remission im Knochenmark. Bei Ansprechen (mindestens Verbesserung der peripheren Blutwerte) sollte die Therapie bis zum Verlust des Ansprechens fortgeführt werden. Azacitidin ist seit 2008 zugelassen zur Behandlung von erwachsenen Patienten, die für eine alloHSZT nicht geeignet sind und erkrankt sind entweder an einem MDS mit intermediärem Risiko 2 oder hohem Risiko nach IPSS („International Prognostic Scoring System") oder an einer chronischen myelomonozytären Leukämie mit 10–29 % Knochenmarkblasten ohne myeloproliferative Störung bzw. einer AML mit 20–30 % Blasten und Mehrliniendysplasie oder einer AML mit > 30 % Blasten im Knochenmark gemäß WHO-Klassifikation (Greenberg et al. 2012; Arber et al. 2016). Mittlerweile stehen vier Azacitidingenerika zur Verfügung, deren DDD-Nettokosten mit ∼100 € etwa 35 % unter dem früher verordneten Originalpräparat liegen (◘ Tab. 5.3).

Ähnlich wie Azacitidin wirkt **Decitabin** (*Dacogen*; Übersicht bei Ma et al. 2019). Es ist zugelassen zur Behandlung erwachsener Patienten mit neu diagnostizierter *de novo* oder sekundärer akuter myeloischer Leukämie (AML) gemäß WHO-Klassifikation, für die eine Standard-Induktionstherapie nicht infrage kommt. Der G-BA sieht einen geringen Zusatznutzen (G-BA 2013). Direkt vergleichende Studien der beiden Antimetaboliten Azacitidin und Decitabin in der Behandlung myelodysplastischer Syndrome liegen jedoch nicht vor. Verbrauchszahlen liegen für 2024 nicht vor. Die DDD-Nettokosten liegen deutlich über dem Bereich von Azacitidin, somit ist Azacitidin deutlich kosteneffizienter als *Dacogen*.

Orales Azacitidin (*Onureg*) ist seit Juni 2021 zugelassen für die Erhaltungstherapie bei Erwachsenen mit akuter myeloischer Leukämie (AML), die eine komplette Remission („complete remission", CR) oder eine komplette Remission mit unvollständiger Regeneration des Blutbildes („complete remission with incomplete blood count recovery", CRi) nach einer Induktionstherapie mit oder ohne Konsolidierungstherapie erreicht haben und die nicht für eine allo-HSZT geeignet sind, einschließlich derer, die sich dagegen entschieden haben. Die Zulassung basiert auf den Daten der QUAZAR-AML001-Studie (Wei et al. 2020). Durch Erhaltungstherapie mit oralem Azacitidin konnte das mediane Überleben bei insgesamt 472 randomisierten Patienten über 55 Jahre von 14,8 auf 24,7 Monate verlängert werden (P < 0,001) und gilt als Standard in dieser Indikation.

Seit September 2023 ist auch **Decitabin/Cedazuridin** (*Inaqovi*) als oral wirksames Medikament zugelassen. Die Wirkung ist äquivalent zu intravenösem Decitabin (Garcia-Manero et al. 2024). *Inaqovi* wird angewendet als Monotherapie bei der Behandlung von erwachsenen Patienten mit neu diagnostizierter akuter myeloischer Leukämie (AML), für die eine Standard-Induktionstherapie nicht infrage kommt. Die Einnahme erfolgt an den Tagen 1–5 eines 28-Tage-Zyklus; mindestens 4 Zyklen müssen appliziert werden, bevor der Therapieerfolg beurteilt werden kann. Laut G-BA-Beschluss ist ein Zusatznutzen gegenüber den möglichen Vergleichstherapien nicht belegt (G-BA 2024f). Die Jahrestherapiekosten betragen laut G-BA für Decitabin/Cedazuridin 88.571 € im Vergleich zu 43.433 € für das intravenös applizierte und gleich wirksame Azacitidin (G-BA 2025i).

Seit Mai 2021 können die hypomethylierenden Arzneistoffe Azacitidin und Decitabin in Kombination mit **Venetoclax** (*Venclyxto*) angewendet werden zur Behandlung erwachsener Patienten mit neu diagnostizierter AML, die für eine Standard-Induktionstherapie nicht geeignet sind. Die Zulassung basiert auf Daten der VIALE-A-Studie, bei der Patienten mit neu diagnostizierter AML, die ≥ 75 Jahre alt waren oder Begleiterkrankungen hatten, die eine intensive Standard-Induktionstherapie ausschlossen, Venetoclax in Kombination mit Azacitidin oder Azacitidin allein erhielten. Venetoclax plus Azacitidin zeigte im Vergleich zu Placebo plus Azacitidin eine Verringerung des Mortalitätsrisikos um 34 % (p < 0,001) (DiNardo et al. 2020). Mittlerweile gilt diese Kombination als Behandlungsstandard erster Priorität in der Erstlinientherapie nicht intensiv therapierbarer Patienten mit AML (Onkopedia-Leitlinie 2023c). Der G-BA sieht in seinem Beschluss vom Dezember 2021 Anhaltspunkte für einen beträchtlichen Zusatznutzen im Vergleich zu einer zweckmäßigen Vergleichstherapie mit hypomethylierenden Substanzen – Azacitidin oder Decitabin – allein oder Glasdegib in Kombination mit niedrig dosiertem Cytarabin (G-BA 2021l).

Ebenfalls seit 2020 zugelassen für die Behandlung von neu diagnostizierter *de novo* oder sekundärer AML bei erwachsenen Patienten, die nicht für eine Standard-Induktionstherapie infrage kommen, ist der Hedgehog-Signalweg-Inhibitor **Glasdegib** (*Daurismo*), der in Kombination mit „low-dose"-Ara-C (LDAC) verabreicht wird. In einer 2:1-Randomisierung von 132 Patienten betrug das mediane Überleben der mit der Kombination behandelten Patienten 8,8 gegenüber 4,9 Monate in der LDAC-Kohorte (Cortes et al. 2019) *Daurismo* wurde am 2020 in den deutschen Markt eingeführt und sein Zusatznutzen vom G-BA mit beträchtlich beurteilt (G-BA 2021m; siehe ▶ Kap. 2, ◨ Tab. 2.1).

Midostaurin (*Rydapt*) wurde 2017 für die Kombination mit Standard-Induktionstherapie, Chemokonsolidierung und als Erhaltungstherapie für 12 28-Tage-Zyklen bei Patienten mit neudiagnostizierter *FLT3*-mutierter AML zugelassen. Patienten mit *FLT3*-ITD- oder *FLT3*-TKD-Mutation sollten von Tag 8–21 der Induktionstherapie Midostaurin erhalten. Nach den Daten einer randomisierten, placebokontrollierten Studie verlängert Midostaurin in Kombination mit Standard-Induktionstherapie bei *FLT3*-mutierten AML-Patienten bis 60 Jahre das mediane Überleben signifikant von 25,6 auf 74,7 Monate (Stone et al. 2017). Der G-BA sieht einen beträchtlichen Zusatznutzen (G-BA 2018b). Allerdings sieht der G-BA in einem Beschluss von Mai 2024 bei der Neubewertung nach Überschreitung der 30-Mio.-€-Grenze im Rahmen der Induktions- und Erhaltungstherapie wegen neuer Vergleichstherapien keinen Zusatznutzen mehr. Neue Vergleichstherapien in der Erhaltung sind orales Azacitidin bei Patienten ohne allo-HSZT, Sorafenib bei Patienten mit allo-HSZT und beobachtendes Abwarten nach allo-HSZT für Patienten, bei denen keine *FLT3*-Mutation mehr nachweisbar ist (G-BA 2024g). Midostaurin ist seit 2017 als Monotherapie auch zur Behandlung erwachsener Patienten mit aggressiver systemischer Mastozytose (ASM), systemischer Mastozytose mit assoziierter hämatologischer Neoplasie (SM-AHN) oder Mastzellleukämie (MCL) zugelassen; Gleiches gilt seit September 2020 für den Kinaseinhibitor **Avapritinib** (*Ayvakyt*) nach zumindest einer systemischen Therapie. Der G-BA sieht in seinem Beschluss von Mai 2024 keinen Beleg für einen Zusatznutzen von Midostaurin bei SM im Vergleich zur zweckmäßigen Vergleichstherapie (Avapritinib bei mindestens einer systemischen Vortherapie, Cladribin oder Imatinib; G-BA 2024h). Für die

Behandlung von Erwachsenen mit indolenter SM mit mittelschweren bis schweren Symptomen, bei denen mit einer symptomatischen Behandlung keine ausreichende Kontrolle erzielt werden kann, sieht der G-BA für Avapritinib einen geringen Zusatznutzen (G-BA 2024i).

Als weiterer TKI ist seit November 2023 **Quizartinib** (*Vanflyta*) in Kombination mit einer Standard-Cytarabin- und -Anthrazyklin-Induktionstherapie und einer Standard-Cytarabin-Konsolidierungstherapie, gefolgt von einer Erhaltungstherapie mit Quizartinib als Monotherapie bei erwachsenen Patienten mit neu diagnostizierter AML, die *FLT3*-ITD-positiv ist, zugelassen. Das mediane Gesamtüberleben war im Quizartinib-Arm mit 31,9 Monaten signifikant länger als im Plazebo-Arm mit 15,1 Monaten; Patienten über 60 Jahre scheinen allerdings nicht zu profitieren (Erba et al. 2023). Im Vergleich zu Midostaurin benötigt Quizartinib ein engmaschigeres Monitoring der QT-Zeit und zeigt eine erhöhte Myelosuppression bei gleichzeitiger Gabe von CYP3A4-Inhibitoren. Direkte Vergleichsdaten von Quizartinib und Midostaurin liegen nicht vor. Der G-BA sieht für Quizartinib keinen Zusatznutzen gegenüber Midostaurin in der Induktionstherapie bzw. gegenüber Midostaurin oder oralem Azacitidin in der Erhaltungstherapie ohne allo-HSZT bzw. Sorafenib nach allo-HSZT (G-BA 2024j).

Sorafenib ist vom G-BA zur „off-label" Erhaltungstherapie bei AML mit *FLT3*-ITD-Mutation in kompletter hämatologischer Remission nach allo-HSCT ohne Zeichen von Graft-versus-Host-Disease („Spender gegen-Wirt-Erkrankung", GvHD) > Grad 1 und ohne Vortherapie mit Quizartinib oder Gilteritinib mit dem Ziel, ein AML-Rezidivs nach allo-HSZT zu verhindern und das Rückfall-freie Überleben (RFS) bzw., das OS zu verbessern, zugelassen (G-BA 2025j).

Für erwachsene Patienten mit therapieassoziierter AML (tAML) oder AML mit MDS-charakteristischen Veränderungen ist seit 2018 **CPX-351** (*Vyxeos liposomal*) in der Induktionstherapie zugelassen, eine fixe Kombination aus liposomalem Daunorubicin und Ara-C als

Ersatz für die klassische Kombination aus Anthrazyklin und Ara-C. Es wird erwartet, dass die Liposomen länger als herkömmliche Arzneimittel mit Ara-C und Daunorubicin im Körper verbleiben und sich im Knochenmark des Patienten anreichern. Die Liposomen schützen die Zytostatika vor einem frühen Abbau. Die Zulassung basiert auf einem signifikanten Überlebensvorteil von 9,6 gegenüber 5,9 Monaten nach „7 + 3" in der randomisierten Zulassungsstudie für Patienten über 60 Jahren (HR 0,69) (Lancet et al. 2018). Der G-BA sieht einen beträchtlichen Zusatznutzen (G-BA 2018c).

Gemtuzumab Ozogamicin (*Mylotarg*) ist ein Antikörper-Wirkstoff-Konjugat und besteht aus einem kovalent an den zytotoxischen Wirkstoff Calicheamicin gebundenen und gegen CD33 gerichteten, monoklonalen Antikörper. Es ist seit 2018 zugelassen für die Kombinationstherapie mit Daunorubicin und Ara-C zur Behandlung von Patienten ab 15 Jahren mit nicht vorbehandelter *de novo* CD33-positiver AML, ausgenommen akuter Promyelozytenleukämie (Lambert et al. 2019). Metaanalysen zeigen, dass Gemtuzumab Ozogamicin vor allem bei CD33-positiver „Core-Binding-Factor"-AML (CBF-AML) und CD33-positiver AML mit *NPM1*-Mutation, aber ohne *FLT3*-Mutation wirksam ist (Thol und Schlenk 2014).

Gilteritinib (*Xospata*) ist seit 2019 zugelassen als Monotherapie zur Behandlung von erwachsenen Patienten mit rezidivierter oder refraktärer akuter myeloischer Leukämie (AML) mit einer *FLT3*-Mutation (Perl et al. 2019). Der G-BA sieht einen beträchtlichen Zusatznutzen (G-BA 2020l). Gilteritinib scheint auch bei molekularem Nachweis der *FLT3*-Mutation vor bzw. kurz nach allo-HSZT das rezidivfreie Überleben zu verbessern (HR = 0,52, p < 0,01), allerdings fand sich der Unterschied nur in Nordamerika, nicht aber in Europa (Levis et al. 2024).

Ivosidenib (*Tibsovo*) in Kombination mit Azacitidin ist seit 2023 zugelassen zur Behandlung von erwachsenen Patienten mit neu diagnostizierter AML mit einer Isocitrat-Dehydrogenase-1-(*IDH1*)-R132-Mutation, die für eine Standard-Induktionstherapie nicht geeignet sind. In der multizentrischen Phase-III-Studie wurde das mediane Gesamtüberleben von 7,9 auf 24 Monate verlängert (Montesinos et al. 2022). Der G-BA sieht einen erheblichen Zusatznutzen für die Patienten (G-BA 2024k).

Für eine seltene, aber sehr aggressive Unterform der akuten Leukämie mit häufig starkem Hautbefall, die blastische plasmacytoide dentrische Zellneoplasie (BPDCN), ist seit Januar 2021 **Tagraxofusp** (*Elzonris*) als Monotherapie zur Erstbehandlung erwachsener Patienten zugelassen. Tagraxofusp ist ein Diphtherietoxin-Interleukin-3-Fusionsprotein (Pemmaraju et al. 2019). Die Jahrestherapiekosten liegen in den USA etwa bei 2 Mio. $, für Deutschland liegen keine Daten vor. Der G-BA kann derzeit einen Zusatznutzen nicht quantifizieren (G-BA 2021n).

Trotz eines mit 24,1 Mio. DDD nur geringen Anteils am Verordnungsvolumen der Onkologika erreichten die in der Tumortherapie eingesetzten Proteinkinaseinhibitoren 2024 mit 3,18 Mrd. € nach monoklonalen Antikörpern mit 5,32 Mrd. € die zweitgrößten Nettokosten und hatten von allen Onkologika nach den Hormonantagonisten die zweithöchste Zuwachsrate des DDD-Volumens (+13,7 %; ◘ Tab. 5.1), noch vor den monoklonalen Antikörpern. Wegen der zahlreichen Arzneistoffe werden die Arzneimittel dieser Gruppe in einer indikationsbezogenen Gliederung dargestellt. CDK-Inhibitoren werden ausschließlich zur Behandlung des Mammakarzinoms eingesetzt und deshalb zusammen mit den Hormonantagonisten dargestellt.

5.4 Solide Tumoren

5.4.1 Kleinzelliges und nicht-kleinzelliges Lungenkarzinom (SCLC, NSCLC)

Die Behandlung des Lungenkarzinoms ist durch die Charakterisierung zahlreicher molekular definierten Untergruppen, die interdisziplinäre Therapie, die nach Stadien differenzierte Vorgehensweisen, den unterschiedlichen Zulassungsstatus der verfügbaren Medikamente etc. hochkomplex geworden und einem raschen Wandel unterworfen. Daher sei hier im Detail auf die aktuellen Leitlinien der Fachgesellschaften verwiesen (Onkopedia-Leitlinie 2025a, 2025b; AWMF 2025a).

Für die Behandlung des **nicht-kleinzelligen Lungenkarzinoms (NSCLC)** wurden in den letzten Jahren verschiedene neue medikamentöse Therapieoptionen entwickelt. Bei den nicht-metastasierten Erkrankungen wird heute ein kurativer Therapieanspruch verfolgt, bei dem neben Operation und Radiotherapie ab dem Stadium IB je nach Studienlage und Zulassungsstatus eine neoadjuvante und/oder adjuvante Systemtherapie eingesetzt wird (Onkopedia-Leitlinie 2025a). Für Patienten mit EGFR- oder ALK-Mutation stehen adjuvant die Osimertinib (EGFR) bzw. Alectinib (ALK) zur Verfügung, welche für einen begrenzten Zeitraum nach OP eingesetzt werden.

In der metastasierten Situation ist der frühere Standard der platinbasierten Chemotherapie bereits seit etlichen Jahren nun in zahlreichen histologisch und molekular definierten Subgruppen durch zielgerichtete Wirkstoffe und Immuntherapien ergänzt oder abgelöst worden. Wichtig ist daher die frühzeitige, standardisierte Testung auf molekular therapierbare Alterationen sowie den PDL1-Status (TPS und IC).

Eingesetzte Immuntherapeutika sind PD- bzw. PD-L1 gerichtete (Nivolumab, Pembrolizumab, Atezolizumab, Durvalumab, Tislelizumab) sowie in Kombination mit PD(L)1-Antikörpern CTLA4 gerichtete Antikörper (Ipilimumab, Tremelimumab) (Onkopedia-Leitlinie 2025a). Sie werden abhängig von der PD-L1-Expression als Monotherapie oder in Kombination mit platinbasierter Chemotherapie genutzt.

Für molekular definierte Subgruppen stehen etliche Optionen zur Verfügung. Dazu gehören die EGFR-(epidermal growth factor receptor-)TKI (Erlotinib, Gefitinib, Afatinib, Nintedanib, Osimertinib, Lazertinib) und die ALK-(Anaplastische-Lymphomkina-se-)Inhibitoren (Crizotinib, Alectinib, Brigatinib, Lorlatinib). Bei *RET*-Rezeptortyrosinkinase-Mutation steht der TKI Selpercatinib in der ersten Therqpielinie zur Verfügung, Pralsertinib wurde bei nicht belegtem Zusatznutzen 2024 vom Markt genommen. Bei *ROS*- und *NTRK*-Translokationen stehen verschiedene Generationen von Multikinase-Inhibitoren zur Verfügung: Crizotinib (nur ROS), Entrectinib und Repotrectinib und Larotrectinib (nur NTRK). Im klinischen Alltag bedeutsam ist die *KRAS*-Mutation G12C, die bei ca. 13 % der NSCLC auftritt (Drilon et al. 2020; Gainor et al. 2021; Skoulidis et al. 2021). Hier steht nach Einsatz von Chemotherapie in der zweiten Therapielinie Sotorasib zur Verfügung. Ebenfalls hinzugekommen ist Tepotinib zur Behandlung des NSCLC mit *MET*-Exon 14-Skipping-Mutation ab der zweiten Therapielinie, die Zulassung von Capmatinib wurde 2023 zurückgenommen.

NSCLC mit *BRAF*-V600E-Mutation können mit Dabrafenib oder Encorafenib (gegen BRAF gerichtete TKI) in Kombination mit Trametinib oder Binitinib (gegen MEK gerichteter TKI) in der ersten oder zweiten Therapielinie behandelt werden.

Der bispezifische, gegen EGFR und MET gerichtete Antikörper Amivantamab (*Rybrevant*) wurde zwischenzeitlich vom Markt genommen, steht jetzt jedoch wieder zur Verfügung für *EGFR*-mutierte NSCLC (hier in Kombination mit Lazertinib) oder Patienten mit *EGFR-Exon 20*-Insertion (in Kombination mit Chemotherapie).

Beim **kleinzelligem Lungenkarzinom (SCLC)** hat sich in den letzten Jahren der Therapiestandard im nicht kurativ behandelbaren Stadium IV geändert. Hier wird zur Erstlinientherapie mit Cisplatin/Carboplatin und Etoposid nun ein PD-L1-gerichteter Antikörper (Atezolizumab oder Durvalumab) hinzugefügt und bei positivem Ansprechen als Erhaltungstherapie weitergeführt (Onkopedia-Leitlinie 2025b).

Nachfolgend sind die einzelnen Substanzen detaillierter dargestellt. Molekular stratifizierte Therapien stehen heute für Lungenkarzinome mit *ALK-, BRAF-, EGFR-, HER-2-, KRAS G12C-, cMET-, NTKR-, RET-* und *ROS1*-Mutationen zur Verfügung.

Unter den molekular gerichteten Substanzen waren **Gefitinib** und **Erlotinib** die ersten zugelassenen, gegen EGFR gerichteten TKI. Sie sind in ihrem Verordnungsvolumen inzwischen unter die zur Erfassung relevante Schwelle gesunken.

Führender Vertreter der gegen EGFR gerichteten TKI ist **Osimertinib** (*Tagrisso*). Osimertinib ist ein oraler EGFR Tyrosinkinase-Inhibitor der dritten Generation. Die Zulassung umfasst die adjuvante Therapie bei NSCLC im Stadium IB-III bei Nachweis einer *EGFR*-Mutation del19 oder L858R, bei lokal fortgeschrittenem, inoperablem NSCLC und Nachweis einer *EGFR*-Mutation del19 oder L858R, deren Erkrankung während oder nach einer platinhaltigen Radiochemotherapie nicht fortgeschritten ist, die Erstlinientherapie bei lokal fortgeschrittenem oder metastasiertem NSCLC mit aktivierenden *EGFR*-Mutationen und bei lokal fortgeschrittenem oder metastasiertem NSCLC und Nachweis einer *EGFR T790M*-Mutation. Osimertinib wird in diesen Indikationen oral als Monotherapie appliziert. Bei Hochrisikopatienten im metastasierten Stadium kann eine Kombination mit einer Chemotherapie erfolgen. In einer Phase-III-Studie an 556 Patienten mit fortgeschrittenem oder metastasiertem NSCLC mit aktivierender *EGFR*-Mutation wurde das Gesamtüberleben durch Osimertinib im Vergleich zu zwei anderen EGFR-TKI (Gefitinib, Erlotinib) signifikant verlängert (38,6 vs. 31,8 Monate) (Ramalingam et al. 2020). In der aktualisierten Nutzenbewertung erhielt Osimertinib deshalb einen Anhaltspunkt für einen beträchtlichen Zusatznutzen (G-BA 2019b, 2024t), aber nicht die Kombinationstherapie von Osimertinib mit Pemetrexed und platinhaltiger Chemotherapie (G-BA 2024u).

Osimertinib-assoziierte Nebenwirkungen im CTCAE Grad 3/4 traten in den Zulassungsstudien bei mehr als 13 % der Pat. auf. Die häufigsten Nebenwirkungen aller Schweregrade unter Osimertinib sind Diarrhoe (42 %),

Exanthem (24 %), Übelkeit (17 %) und Appetitlosigkeit (16 %) und Obstipation (15 %). Unter Osimertinib wurde eine Verschlechterung der linksventrikulären Ejektionsfraktion beobachtet. Dies soll bei Indikationsstellung und Behandlung vorbelasteter Pat. berücksichtigen werden. Weiterhin sind schwere, immunvermittelte Nebenwirkungen wie Pneumonitiden bei Einsatz von Osimertinib nach einer Therapie mit PD-(L)1-Inhibitoren beschrieben. Diese Nebenwirkungen wurden nicht vermehrt beim Einsatz von TKI vor PD-(L)1-Inhibitoren beobachtet. Das Verordnungsvolumen von Osimertinib betrug 2024 0,86 Mio. DDD und ist damit gegenüber dem Vorjahr um 3,5 % gestiegen.

Afatinib (*Giotrif*) ist ein Zweitgenerations EGFR-TKI und ein irreversibler Inhibitor der EGFR Tyrosinkinasen. Afatinib zeigte auch bei den seltenen *EGFR*-Mutationen G719X, L861Q und S768I Wirksamkeit. Die Zulassung in der EU ist nicht auf spezifische Mutationen beschränkt. Afatinib ist zur Erstlinienbehandlung des lokal fortgeschrittenen oder metastasierten NSCLC mit aktivierenden *EGFR*-Mutationen und zur Zweitlinientherapie bei NSCLC vom Plattenepitheltyp nach Vorbehandlung mit platinbasierter Chemotherapie zugelassen. Bei Patienten mit Adenokarzinom im Stadium IIIB oder IV und aktivierenden *EGFR*-Mutationen verlängerte Afatinib im Vergleich zur Chemotherapie mit Cisplatin und Pemetrexed das progressionsfreie Überleben (13,9 vs. 6,9 Monate), aber nicht das Gesamtüberleben (Yang et al. 2015). In der Zweitlinientherapie bei Plattenepithelkarzinom nach primärer Chemotherapie führte Afatinib im randomisierten Vergleich mit Erlotinib zu einer marginalen Verlängerung des progressionsfreien Überlebens von 1,9 auf 2,4 Monate und einer Verlängerung des Gesamtüberlebens von 6,8 auf 7,8 Monate (Soria et al. 2015; Goss et al. 2021). Relevante Nebenwirkungen im CTCAE Grad 3/4, sind Diarrhoe (5–14 %), Hautexanthem/Akne (6–16 %), und Stomatitis/Mukositis (4–11 %). Die Verordnungen von Afatinib lagen 2024 unterhalb der Relevanzschwelle zur Erfassung.

Dacomitinib (*Vizimpro*) ist ein weiterer irreversibler Zweitgenerations-Inhibitor der EGFR Tyrosinkinasen. Dacomitinib ist für die Erstlinientherapie von Pat. mit fortgeschrittenem NSCLC und Nachweis einer aktivierenden *EGFR*-Mutation zugelassen. Schwere Nebenwirkungen im CTCAE Grad 3/4 traten in der Zulassungsstudie bei 53 % der Pat. unter Dacomitinib. Schwere Nebenwirkungen, die bei mehr als 5 % der Pat. auftraten, waren Akne (14 %), Diarrhoe (8 %) und Paronychie (7 %).

Amivantamab (*Rybrevant*) ist ein bispezifischer Antikörper gegen MET und EGFR. Er ist zugelassen für Patienten mit *EGFR*-Mutation *del19/L858R* in Kombination mit dem TKI **Lazertinib** (*Lazcluze*) für nicht vorbehandelte Patienten, und in Kombination mit Carboplatin/Pemetrexed bei vorbehandelten Patienten, sowie als Monotherapie bei fortgeschrittenem NSCLC mit Exon 20 *EGFR*-Mutation nach Versagen einer platinbasierten Therapie. Besondere Nebenwirkungen von Amivantamab sind die erhöhte Rate an Infusionsreaktionen, Hautreaktionen und venösen Thromboembolien. In der MARIPOSA-Studie lag die Rate schwerer unerwünschter Ereignisse im CTCAE Grad $\geq$ 3 unter Amivantamab + Lazertinib bei 75 %, unter Amivantamab + Chemotherapie bei 72 % (Cho et al. 2024). Bei 37 % der Pat. im Amivantamab/Lazertinib-Arm traten thromboembolische Ereignisse auf, Lungenembolien bei 17 %. Daher wird für die ersten 4 Monate der Therapie wird eine medikamentöse Thromboseprophylaxe mit einem oralen DOAK oder niedermolekularem Heparin empfohlen. Häufig sind infusionsassoziierte Reaktionen. In MARIPOSA 2 wurden sie bei 58 % der Patienten dokumentiert, die große Mehrzahl dieser Reaktionen trat im ersten Therapiekurs auf. Der GBA beschreibt Hinweise für einen geringen Zusatznutzen in der Kombination von Amivantamab mit Lazertinib (G-BA 2025k), jedoch keinen Zusatznutzen als Monotherapie (G-BA 2022o) oder in der Kombination mit Carbaplatin und Pemetrexet (G-BA 2025l).

Selpercatinib (*Retsevmo*) ist ein selektiver RET-Inhibitor. Selpercatinib ist zugelassen zur Behandlung der RET-Fusions-positiven, fortgeschrittenen NSCLC, die eine systemische Therapie nach Platin-basierter Chemotherapie und/oder einer Behandlung mit Immuntherapie benötigen. Selpercatinib hat auch eine Zulassung beim fortgeschrittenem RET-Fusions-positiven Schilddrüsenkarzinom. Es wird oral als Monotherapie appliziert. Die häufigsten Nebenwirkungen waren arterielle Hypertonie (14 %), Anstieg der Transaminasen (13 %), Hyponatriämie (6 %) und Lymphozytopenie (6 %). Die QTc-Zeit kann verlängert werden. Bei 30 % der Patienten musste eine Dosisreduktion durchgeführt werden. Im G-BA-Nutzenbewertungsverfahren im Vergleich zu diversen zweckmäßigen Vergleichstherapien wurde mangels aussagekräftiger Daten kein belegter Zusatznutzen bescheinigt (G-BA 2021o). Eine erneute, die Entitäten übergreifende Nutzenbewertung 2024 zeigte ebenfalls keinen belegten Zusatznutzen (G-BA 2024v). Die Verordnungsvolumina 2024 lagen unterhalb der Relevanzschwelle zur Erfassung. Der ebenfalls zugelassene RET-Inhibitor Pralsetinib wurde 2023 wegen fehlenden Zusatznutzens vom Markt genommen (G-BA 2022g; Griesinger et al. 2022).

Capmatinib (*Tabrecta*) ist ebenfalls ein Proteinkinasehemmer, der zugelassen ist zur Behandlung des fortgeschrittenen NSCLC mit Mutationen, die zum *METex14*-Skipping führen, die eine systemische Therapie nach platinbasierter Chemotherapie und/oder einer Behandlung mit Immuntherapie benötigen. In einer Phase-II-Studie bei 364 Patienten mit *METex14*-Skipping oder *MET*-Amplifikation wurden Ansprechraten von 68 % bei nicht vorbehandelten und von 41 % bei vorbehandelten Patienten und eine mediane Remissionsdauer von 12,6 bzw. 9,7 Monaten beobachtet (Wolf et al. 2020). Die mediane OS liegt bei nicht vorbehandelten Patienten bei 20 Monaten. Der G-BA stellte im Februar 2023 für Capmatinib im Vergleich zu Chemo- und Immuntherapien keinen belegten Zusatznutzen fest (G-BA 2023h). Die Verbrauchszahlen für 2024 lagen unterhalb der Relevanzschwelle zur Erfassung.

Tepotinib (*Tepmetko*) ist ein TKI, der zugelassen ist zur Behandlung des fortgeschrittenem NSCLC mit Mutationen, die zum *MET-Tex14*-Skipping führen, die eine systemische Therapie nach platinbasierter Chemotherapie und/oder einer Behandlung mit Immuntherapie benötigen. Diese Mutation findet sich bei 3–4 % der NSCLC. In einer Phase-II-Studie bei 152 Patienten mit dieser Mutation (und ohne aktivierende *EGFR*- oder *ALK*-Mutation) ergab sich eine Ansprechrate von 46 % mit einer medianen Remissionsdauer von 11,1 Monaten (Paik et al. 2020). Neben gastrointestinalen Nebenwirkungen wurden bei den Patienten insbesondere Ödeme (63 %) und eine Hypalbuminämie (16 %) beobachtet. Die mediane Überlebensdauer wurde mit ca. 17 Monaten angegeben. Der G-BA stellte 2022 für Tepotinib im Vergleich zu Chemo- oder Immuntherapien unabhängig von der Behandlungsphase keinen Zusatznutzen fest (G-BA 2022l). Die Verbrauchszahlen für 2024 lagen unterhalb der Relevanzschwelle zur Erfassung.

Alectinib (*Alecensa*) ist ein Zweitgenerations ALK-Inhibitor und inhibiert ALK und RET. Alectinib ist zur Erstlinientherapie sowie zur Zweitlinientherapie nach Vorbehandlung mit Crizotinib von Patienten mit einem ALK-positiven, fortgeschrittenen NSCLC zugelassen. Vorteil im Vergleich mit Crizotinib ist eine höhere ZNS-Wirksamkeit, da es kein Substrat des Effluxtransporters P-Glykoprotein an der Blut-Hirn-Schranke ist. In einer Phase-III-Studie an zuvor unbehandelten Patienten mit fortgeschrittenem ALK-positivem NSCLC war das mediane progressionsfreie Überleben unter Alectinib höher als unter Crizotinib (34,8 vs. 10,9 Monate), ebenso wie die Fünfjahresüberlebensrate (62,5 vs. 45,5 %). Die Progressionsrate von Hirnmetastasen war mit Alectinib niedriger als mit Crizotinib (12 vs. 45 %) (Mok et al. 2020). In der aktuellen Onkopedia-Leitlinie wird Alectinib neben anderen ALK-TKI zur Erstlinientherapie ALK-positiver NSCLC empfohlen. Schwere Nebenwirkungen im CTCAE Grad 3–5 traten in der Zulassungsstudie zur Erstlinientherapie bei 41 % der Pat. auf. Hierzu gehören Anämie, Myalgie,

erhöhtes Bilirubin, erhöhte Transaminasen, erhöhte CPK, Gewichtszunahme, muskuloskelettale Schmerzen und Photosensibilität. Die Nutzenbewertung ergab einen Anhaltspunkt für einen nicht quantifizierbaren Zusatznutzen von Alectinib für die Erstbehandlung von Patienten mit fortgeschrittenem ALK-positivem NSCLC (G-BA 2018d). Darüber hinaus ist Alectinib seit 2024 in der adjuvanten Therapie des ALK-positiven NSCLC nach vollständiger Resektion und bei hohem Rezidivrisiko zugelassen. Der GBA fand hier Anhaltspunkte für einen beträchtlichen Zusatznutzen bei Gabe von Alectinib nach einer adjuvanten Chemotherapie mit Cisplatin und Vinorelbin oder Pemetrexet (G-BA 2025m). Das Verordnungsvolumen ist 2024 im Vergleich zu 2023 um 7,1 % auf 0,22 Mio. DDD zurückgegangen (◘ Tab. 5.8).

Brigatinib (*Alunbrig*) ist ein weiterer ALK-TKI, der bei ALK-positivem NSCLC zur Erstlinienbehandlung sowie nach Versagen von Crizotinib zugelassen ist. Auch Brigatinib weist eine deutlich bessere ZNS-Gängigkeit und dementsprechend höhere Ansprechrate bei Hirnmetastasen im Vergleich zu Crizotinib auf (Camidge et al. 2018, 2021). In der Erstlinientherapie wird gegenüber Crizotinib eine Verlängerung des medianen progressionsfreien Überlebens von 11,1 auf 24,0 Monate erreicht, eine Verbesserung des Gesamtüberlebens ist bislang noch nicht nachgewiesen (Camidge et al. 2021). Schwere Nebenwirkungen im CTCAE Grad 3/4 traten in den Zulassungsstudie bei 61–69 % der Patienten unter Brigatinib auf. Hierzu gehörten gastrointestinale Nebenwirkungen mit Übelkeit und Diarrhoe, arterielle Hypertonie, Erhöhung der CK, Erhöhung von Amylase und Lipase, Erhöhung der Transaminasen, Bradykardie, Verlängerung der QTc-Zeit, Fatigue, Sehstörungen, Exanthem und Photosensibilität. Pulmonale Nebenwirkungen Grad 3 und 4 traten früh in der Behandlung in 2,7 % der Pat. auf, besonders zu beachten ist das Risiko einer interstitiellen Lungenerkrankung. Der G-BA bescheinigte 2020 Brigatinib im Vergleich zu Crizotinib einen beträchtlichen Zusatznutzen

(G-BA 2020b). Die DDD lagen im Jahr 2024 unterhalb der Relevanzschwelle zur Erfassung.

Lorlatinib (*Lorquiva*) ist zugelassen als Monotherapie zur Behandlung erwachsener Patienten mit ALK-positivem, fortgeschrittenem NSCLC, die zuvor nicht mit einem ALK-Inhibitor behandelt wurden, sowie auch zur Zweitlinientherapie nach Versagen eines anderen ALK-TKI. Es wurde in einer Phase-III-Studie mit Crizotinib verglichen und führte zu einer Ansprechrate von 76 vs. 58 % und einem Dreijahres-PFS von 64 vs. 19 % (Solomon et al. 2023). Lorlatinib hat eine hohe Wirksamkeit sowohl zur Verhinderung als auch zur Behandlung von Hirnmetastasen, jedoch auch eine besonders hohe Rate an neuropsychiatrischen Nebenwirkungen. Weitere Nebenwirkungen sind Hypercholesterinämie (81 %), Hypertriglyceridämie (60 %), Ödeme, Gewichtszunahme (nicht Wassereinlagerungen) und periphere Neuropathie, Da zum Gesamtüberleben sowie zum direkten Vergleich mit Brigatinib keine Daten vorliegen, wurde Lorlatinib vom G-BA kein belegter Zusatznutzen bescheinigt (G-BA 2022h). Die Verbrauchszahlen lagen 2024 bei 0,11 Mio. DDD und damit um 43 % höher als 2023.

Crizotinib (*Xalkori*) ist ein Inhibitor der Phosphorylierung von Tyrosinkinasen wie ALK, MET und ROS1 und gehört zu den Erstgenerations-TKI in dieser Indikation. Inzwischen wird in der Erstlinientherapie des *ALK*-translozierten NSCLC die Anwendung eines Zweitgenerations TKI empfohlen. Crizotinib wird jedoch weiterhin zur Erstlinienbehandlung des *ROS-1*-translozierten NSCLC empfohlen (Onkopedia-Leitlinie 2025a). Nebenwirkungen im CTCAE Grad 3/4, die bei mehr als 5 % der mit Crizotinib behandelten Patienten auftreten, sind Transaminasenanstieg (14–16 %), Neutropenie (11–13 %) und Lungenembolie (5 %). Charakteristische Nebenwirkungen von Crizotinib sind Sehstörungen und Geschmacksveränderungen. Da *ROS-1*-translozierten NSCLC aber nur ca. 0,014 % aller NSCLC ausmachen (Moro-Sibilot et al. 2019) und mittlerweile auch der TKI Entrectinib für diese Indikation zugelassen ist, ist

das Verordnungsvolumen für Crizotinib nicht mehr unter den meistverordneten Onkologika vertreten. Gleiches gilt für **Ceritinib** (*Cycadia*).

Sotorasib (*Lumykras*) ist ein selektiver KRAS-G12C-Inhibitor. Die Zulassung ist (Januar 2022) beschränkt auf die Therapie von NSCLC mit *KRAS-G12C*-Mutation ab der Zweitlinienbehandlung. In einer Phase-II-Studie wurde eine Ansprechrate von 41 % von 124 Patienten dokumentiert (Skoulidis et al. 2021). Die mediane Dauer des Ansprechens betrug 12,5 Monate und die Zweijahresüberlebensrate 33 % (Dy et al. 2023). Die häufigsten schweren unerwünschten Ereignisse unter Sotorasib waren Diarrhoe (12 %) und ein Anstieg der Transaminasen (8 %). Das G-BA-Verfahren zur Bewertung des Zusatznutzens im Vergleich mit verschiedenen anderen Zweitlinienoptionen (Docetaxel ± Nintedanib, Pemetrexed, PD-1/PD-L1-Antikörper) erbrachte keinen belegten Zusatznutzen (G-BA 2022n). Die Verordnungsvolumina lagen 2024 bei 0,13 Mio. DDD, entsprechend einem Anstieg um 8,3 % gegenüber 2023 (◘ Tab. 5.8).

Entrectinib (*Rozlytrek*) und **Larotrectinib** (*Vitrakvi*) sind wirksam bei NSCLC mit *NTRK*-Genfusion (Doebele et al. 2020). Ein weiterer NTKR-Inhibitor, auch in der Zweitlinie, ist **Repotrectinib** (*Augtyro*). Eine *NTRK*-Fusion kommt bei soliden Tumoren mit einer Häufigkeit von 0,0026 % (Solomon et al. 2020) und bei NSCLC von < 0,5 % (Hanna et al. 2021) vor. Kontrollierte randomisierte Studien zur Behandlung von NSCLC liegen nicht vor, sondern nur Ergebnisse entitätenübergreifender Studien (Doebele et al. 2020; Hong et al. 2020). Der G-BA hat aufgrund der spärlichen Datenlage keinen Zusatznutzen dieser NTRK-gerichteten Substanzen festgestellt (G-BA 2020d, 2021q). Die Verordnungsvolumina 2024 lagen für beide Wirkstoffe unterhalb der Relevanzschwelle zur Erfassung.

Trastuzumab Deruxtecan (*Enhertu*) ist ein Konjugat aus einem Anti-HER2-Antikörper und dem Topoisomerase-Hemmer SN38, dem aktiven Metaboliten von Irinotecan. Trastuzumab Deruxtecan ist für die Therapie des fortgeschrittenen NSCLC zugelassen, das eine aktivierende *HER2(ERBB2)*-Mutation aufweist und nach einer platin-basierten Chemotherapie mit oder ohne Immuntherapie eine systemische Therapie benötigt. Trastuzumab Deruxtecan ist auch zugelassen beim HER2+ und beim HER2low Mammakarzinom sowie bei Patienten mit HER2+ Adenokarzinom von Magen oder gastroösophagealem Übergang. Die häufigsten, schweren UE waren Neutropenie und Anämie. Von besonderem Interesse bei *Enhertu* sind interstitielle Lungenerkrankung/Pneumonitis und linksventrikuläre Dysfunktion. In der Zulassungsstudie trat in 12,9 % eine interstitielle Lungenerkrankung/Pneumonitis, bei einem Patienten eine linksventrikuläre Dysfunktion (Grad < 3) auf. Der GBA sieht keinen belegten Zusatznutzen für den Einsatz von Trastuzumab Deruxtecan beim fortgeschrittenen NSCLC (G-BA 2024w).

Immuntherapeutika (Checkpointinhibitoren, CPI) spielen in der Behandlung des Lungenkarzinoms und zahlreichen anderen Tumorerkrankungen eine herausragende Rolle. Aktuelle Entwicklungen betreffen dabei neben adjuvanten Therapien und Erhaltungstherapien insbesondere neoadjuvante Therapieansätze. Das Vorhandensein des Tumors und die damit verbundene Antigenexpression in dieser Situation verstärkt die Immunstimulation und damit potentiell auch die therapeutische Wirkung. Anwendung und Zulassung der Immuntherapeutika sind von der PD-(L)1 Expression abhängig. Bei hoher Expression kann in bestimmten Situationen eine alleinige Immuntherapie erfolgen, bei niedrigerer Expression werden CPI häufig mit einer klassischen Chemotherapie kombiniert. Bezüglich der Details der Indikationsstellung in den verschieden Therapiesituation sei erneut auf die Leitlinien der Fachgesellschaften verwiesen (Onkopedia-Leitlinie 2025a. 2025b; AWMF 2025a).

Die Nebenwirkungen der CPI sind substanzklassenspezifisch und umfassen im Wesentlichen die Induktion von Autoimmunreaktionen (immune-related adverse events, irAEs). Bei 17–59 % der Betroffenen sind diese schwer oder lebensbedrohlich. CPI-induzierte irAEs manifestieren sich am häufigsten als dermatologische Symptome (46–62 %), Kolitiden (22–48 %), Hepatitiden (7–33 %) und als endokrinologische Erkrankungen (12–34 %) wie Thyreoiditis, Hypophysitis, Adrenalitis oder Diabetes mellitus. Zu den eher selteneren unerwünschten Wirkungen zählen Pneumonitiden (3–8 %), Nephritiden (1–7 %), kardiale Nebenwirkungen (5 %) und neurologische Nebenwirkungen (1–5 %) (Lenzen-Schulte 2024).

Nivolumab (*Opdivo*) ist ein humanisierter monoklonaler Antikörper gegen PD-1, der neben zahlreichen anderen Indikationen auch zur Behandlung des NSCLC zugelassen ist, und zwar in Kombination mit Ipilimumab und 2 Zyklen platinbasierter Chemotherapie für die Erstlinientherapie des metastasierten NSCLC bei Erwachsenen, deren Tumoren keine sensitivierende *EGFR*-Mutation oder *ALK*-Translokation aufweisen, als Monotherapie zur Behandlung des lokal fortgeschrittenen oder metastasierten NSCLC nach vorheriger Chemotherapie und in Kombination mit platinbasierter Chemotherapie für die neoadjuvante Behandlung des resezierbaren NSCLC mit Tumorzell-PD-L1-Expression $\geq$ 1 % bei Erwachsenen mit hohem Rezidivrisiko. Das Verordnungsvolumen für alle zugelassenen Indikationen ist 2024 gegenüber 2023 mit −0,1 % nahezu gleichgeblieben und liegt bei 2,3 Mio. DDD.

Pembrolizumab (*Keytruda*) ist ein humanisierter monoklonaler Antikörper gegen PD-1, der neben zahlreichen anderen Indikationen auch zur Behandlung von Patienten mit NSCLC als Monotherapie zugelassen ist, und zwar in der Erstlinientherapie bei PD-L1-Expression-Tumor-Proportion-Score $\geq$ 50 % ohne *EGFR*- oder *ALK*-Mutation, in Kombination mit Cisplatin/Carboplatin und Pemetrexed oder Carboplatin und Paclitaxel/nab-Paclitaxel, als Monotherapie im Rezidiv nach anderweitiger Primärtherapie bei einem TPS $\geq$ 1 % sowie zur neoadjuvanten und adjuvanten Therapie. Die Verordnungen von Pembrolizumab für alle zugelassenen Indikationen haben 2024 gegenüber 2023 um weitere 6,9 % zugenommen auf 6,2 Mio. DDD (◨ Tab. 5.9). Pembrolizumab steht auch 2024 mit Nettokosten in Höhe von 1550 Mio. € und einer prozentualen Zunahme von 7,37 % im Vergleich zu 2023 an Position 2 der führenden 30 Arzneimittel (◙ Tab. 1.3).

Atezolizumab (*Tecentriq*) ist ein im Fc-Teil modifizierter, humanisierter monoklonaler Antikörper gegen PD-L1. Er ist als Monotherapie zugelassen bei erwachsenen Patienten zur Behandlung des lokal fortgeschrittenen oder metastasierten Urothelkarzinoms und zur adjuvanten Behandlung des NSCLC mit einer PD-L1-Expression auf $\geq$ 50 % der Tumorzellen nach vollständiger Resektion und platinbasierter Chemotherapie bei erwachsenen Patienten mit hohem Risiko für ein Rezidiv. Darüber hinaus wird Atezolizumab angewendet in unterschiedlichen Kombinationstherapien (mit Bevacizumab, Paclitaxel, Carboplatin) in der Behandlung des lokal fortgeschrittenen oder metastasierten NSCLC. Weitere zugelassene Anwendungsgebiete von Atezolizumab sind das kleinzellige Lungenkarzinom (SCLC) in fortgeschrittenem Stadium (in Kombination mit Carboplatin und Etoposid), das nichtresezierbare, lokal fortgeschrittene oder metastasierte triple-negative Mammakarzinom (in Kombination mit nab-Paclitaxel) mit einer PD-L1-Expression $\geq$ 1 % (ohne vorherige Chemotherapie) und das hepatozelluläre Karzinom in Kombination mit Bevacizumab.

In einer doppelblinden, placebokontrollierten, randomisierten Phase-III-Studie (IMpassion131) bei Frauen mit nicht-resezierbarem, lokal fortgeschrittenem oder metastasiertem „triple-negativem" Mammakarzinom konnte in der finalen Auswertung jedoch weder hinsichtlich des progressionsfreien noch des Gesamtüberlebens eine Verbesserung der Kombination Atezolizumab plus Paclitaxel gegenüber Paclitaxel allein gezeigt werden (Miles et al. 2021). Auf der Basis der Ergebnisse der IMpower133-Studie (Liu et al. 2021) wurde Atezolizumab für die Therapie bei Patienten mit kleinzelligem Lungenkarzinom (SCLC) in gutem Allgemeinzustand zur Primärtherapie in Kombination mit Carboplatin und Etoposid zugelassen (Onkopedia-Leitlinie 2025b). Die

Evidenz dafür ist jedoch schwach und die Nutzenbewertung des G-BA stellte 2020 einen Anhaltspunkt für einen nur geringen Zusatznutzen fest (G-BA 2020c).

Hinsichtlich der adjuvanten Behandlung des NSCLC mit einer PD-L1-Expression auf $\geq$ 50 % der Tumorzellen nach vollständiger Resektion und platinbasierter Chemotherapie bei erwachsenen Patienten mit hohem Risiko für ein Rezidiv hat der GBA eine Neubewertung vorgenommen und sieht hier Anhaltspunkte für einen beträchtlichen Zusatznutzen (G-BA 2025n).

In einer offenen Studie am US National Cancer Institute wurde bei 52 Patienten (medianes Alter: 33 Jahre) mit alveolärem Weichteilsarkom, einem ausgesprochen seltenen Tumor, eine vollständige Remission und bei 18 Patienten eine partielle Remission erzielt. Die US-Arzneimittelbehörde (FDA) hat daraufhin die Indikation von Atezolizumab auf die Behandlung von Patienten mit alveolärem Weichteilsarkom ausgedehnt (Chen et al. 2023). Da Atezolizumab mittlerweile eine Zulassung für die Behandlung anderer Krebserkrankungen wie fortgeschrittener/metastasierter Urothelkarzinome, triple-negativer Mammakarzinome oder hepatozellulärer Karzinome erhalten hat, sind die Verordnungen 2024 gegenüber 2023 um 4,3 % auf 1,4 Mio. DDD gefallen (◙ Tab. 5.9). Atezolizumab gehörte 2023 mit Nettokosten in Höhe von 261 Mio. € erstmalig zu den führenden 30 Arzneimitteln nach Nettokosten (◙ Tab. 1.3; Position 29). Am Beispiel von Atezolizumab wurden aufgrund des Rückzugs der Indikation Brustkrebs in den USA durch den pharmazeutischen Unternehmer (Roche) kürzlich in Nature von einem Wissenschaftsjournalisten die Probleme diskutiert (Madhusoodanan 2023), die zunehmend häufig aus beschleunigten Zulassungen durch die FDA resultieren.

Durvalumab (*Imfinzi*) ist ein weiterer monoklonaler Antikörper gegen PD-L1, der in Kombination mit dem CTLA4-Antikörper Tremelimumab zur Erstlinienbehandlung, als Monotherapie zur Weiterbehandlung des lokal fortgeschrittenen, inoperablen NSCLC mit

PD-L1 $\geq$ 1 % nach platinbasierter Radiochemotherapie sowie für die Erstlinientherapie von SCLC in Kombination mit Cisplatin/Carboplatin und Etoposid zugelassen ist. Daneben besteht eine Zulassung zur Therapie bei biliären Karzinomen, beim hepatozellulären Karzinom und beim Endometriumkarzinom. Im Vergleich zur Chemotherapie mit Platin plus Etoposid allein wurde bei SCLC eine Verlängerung des medianen OS von 10,5 auf 12,9 Monate erreicht (Goldman et al. 2021). Die ADRIATIC-Studie bei SCLC I-III zeigten, dass Durvalumab als Konsolidierungstherapie nach cCRT und fehlendem Progress im Vergleich zu Placebo zu einer statistisch signifikanten Verbesserung sowohl des PFS als auch des OS führte. Das mediane OS betrug im Durvalumab-Arm 55,9 Monate gegenüber 33,4 Monaten im Placebo-Arm. Die Sicherheitsanalyse ergab, dass die Rate an Pneumonitiden unter Durvalumab leicht erhöht war (38 % vs. 30 % im Placebo-Arm). (Cheng et al. 2024) Der G-BA stellte in dieser Indikation einen Anhaltspunkt für einen geringen Zusatznutzen fest (G-BA 2021p). 2024 wurden von Durvalumab 1,0 Mio. DDD verordnet. Dies entspricht einem Anstieg von 30,3 % gegenüber 2023 (◗ Tab. 5.9).

Cemiplimab (*Libtayo*) ist ein weiterer PD-1-Antikörper, der zugelassen ist zur palliativen Monotherapie des NSCLC mit $\geq$ 50 % PD-L1-Expression sowie in Kombination mit platinbasierter Chemotherapie als Erstlinientherapie bei Erwachsenen mit fortgeschrittenem NSCLC ohne *EGFR*-, *ALK*- oder *ROS1*-Aberrationen und einer PD-L1-Expression von $\geq$ 1 %. Sein Haupteinsatzgebiet jedoch bei der Immuntherapie kutaner Plattenepithel- und Basalzellkarzinome. Zudem besteht eine Zulassung zur Therapie des Zervixkarzinoms. Im Vergleich zu einer platinbasierten Chemotherapie wurde in einer Phase-III-Studie bei 563 Patienten mit NSCLC eine Ansprechrate von 36,5 vs. 20,6 % und eine mediane Überlebenszeit von 26,1 vs. 13,3 Monaten erreicht (Özgüroğlu et al. 2023). Der G-BA hat 2022 in der Nutzenbewertung im Vergleich zu Pembrolizumab keinen belegten Zusatznutzen konstatiert (G-BA 2022i). Das Verordnungsvolumen (einschließlich Zervix- und kutaner Karzinome) ist 2024 gegenüber 2023 um weitere 21,9 % auf 0,31 Mio. DDD angestiegen (◗ Tab. 5.9).

Tremelimumab (*Imjudo*) ist ein gegen CTLA4 gerichteter CPI, der zugelassen ist in Kombination mit Durvalumab und einer platinbasierten Chemotherapie zur Erstlinienbehandlung des metastasierten NSCLC ohne sensibilisierende *EGFR*-Mutationen oder ALK-positive Mutationen sowie zur Behandlung des hepatozellulären Karzinoms in Kombination mit Durvalumab. In einer Phase-III-Studie zum randomisierten Vergleich mit Chemotherapie allein bei Patienten mit NSCLC wurde durch die Hinzunahme der Kombination Durvalumab/Tremelimumab das mediane PFS von 4,8 auf 6,2 Monate und das mediane OS von 11,7 auf 14,0 Monate jeweils signifikant verbessert (Johnson et al. 2023). Das Nutzenbewertungsverfahren des G-BA zu der genannten Indikation ergab im Oktober 2023 keinen belegten Zusatznutzen (G-BA 2023j). Das Verordnungsvolumen lag 2023 unterhalb der Relevanzschwelle zur Erfassung.

Tislelizumab (Tizveni, Tevimbra) ist ein monoklonaler Anti-PD-1 Antikörper und gehört zur Substanzklasse der CPI. Tislelizumab ist neben dem NSCLC auch beim Magen- und beim Ösophaguskarzinom zugelassen. Beim NSCLC wird es in der nicht-kurativen Situation zur Erstlinientherapie bei Pat. mit nicht-plattenepithelialem NSCLC und einer PD-L1-Expression $\geq$ 50 % in Kombination mit Chemotherapie sowie bei Pat. mit plattenepithelialem NSCLC unabhängig von der PD-L1-Expression eingesetzt. Tislelizumab ist ebenfalls zugelassen als Monotherapie nach vorheriger Platin-basierter Therapie. Der GBA konnte in den obigen Indikationen bei NSCLC keinen Zusatznutzen feststellen (G-BA 2025o, p, q). Das Verordnungsvolumen lag 2024 unterhalb der Relevanzschwelle zur Erfassung.

Ipilimumab (*Yervoy*) ist ein gegen CTLA4 gerichteter CPI, der in Kombination mit Nivolumab und 2 Zyklen platinbasierter Chemotherapie zugelassen ist für die Erstlinientherapie von Patienten mit NSCLC ohne sensitivierende *EGFR*-Mutationen oder *ALK*-Fusionen. Da das Haupteinsatzgebiet die Melanomtherapie ist, wird auf den folgenden ► Abschn. 5.4.2 („Fortgeschrittenes Melanom") verwiesen, ebenso wie für die gegen BRAF-600 bzw. MEK gerichteten TKI Dabrafenib und Trametinib.

5.4.2 Fortgeschrittenes Melanom

Dabrafenib (*Tafinlar*) ist nach Vemurafenib (*Zelboraf*) der zweite BRAF-Inhibitor und ist zugelassen als Monotherapie oder in Kombination mit Trametinib zur Behandlung von erwachsenen Patienten mit nicht-resezierbarem oder metastasiertem Melanom mit einer *BRAF-V600*-Mutation sowie in Kombination mit Trametinib zur adjuvanten Behandlung von erwachsenen Melanompatienten im Stadium III mit einer *BRAF-V600*-Mutation nach vollständiger Resektion (Hauschild et al. 2012). Dabrafenib wurde 2024 gegenüber 2023 um 1,7 % weniger verordnet und lag bei 0,36 Mio. DDD (◘ Tab. 5.8).

Trametinib (*Mekinist*) ist ein MEK-Inhibitor und zugelassen als Monotherapie oder in Kombination mit Dabrafenib zur Behandlung von erwachsenen Patienten mit nicht-resezierbarem oder metastasiertem Melanom mit einer *BRAF-V600*-Mutation sowie in Kombination mit Dabrafenib zur adjuvanten Behandlung von erwachsenen Melanompatienten im Stadium III mit einer *BRAF-V600*-Mutation nach vollständiger Resektion. Diese kombinierte Behandlung erhielt bei der Nutzenbewertung einen beträchtlichen Zusatznutzen (G-BA 2019c). Dabrafenib und Trametinib sind auch zur Behandlung des *BRAF-V600*-mutierten NSCLC zugelassen. Trametinib wurde 2024 gegenüber 2023 um 0,9 % weniger verordnet und lag weiter bei 0,38 Mio. DDD (◘ Tab. 5.8).

Immuncheckpointinhibitoren (CPI) sind beim fortgeschrittenen Melanom zugelassen sowohl in der Metastasierung bzw. bei nicht-resezierbarer Ausbreitung (**Nivolumab** als Monotherapie oder in Kombination mit **Ipilimumab**, Ipilimumab sowie **Pembrolizumab** jeweils als Monotherapie) als auch zur adjuvanten Therapie nach Resektion von (Lymphknoten-)Metastasen (Ipilimumab in Kombination mit Nivolumab, Nivolumab sowie Pembrolizumab jeweils als Monotherapie) und zunehmend in neoadjuvanten Konzepten. Das Vorhandensein des Primärtumors in dieser Situation und die damit verbundenen Antigenpräsentation kann die Wirksamkeit einer Immunstimulation gegen den Tumor unterstützen. Der adjuvanten Therapie mit Nivolumab wurde vom G-BA ein beträchtlicher Zusatznutzen bescheinigt (G-BA 2021r); für Pembrolizumab wurde in dieser Indikation ein nicht quantifizierbarer Zusatznutzen konstatiert (G-BA 2019d). Der **Kombination von Nivolumab und Ipilimumab** wurde im Vergleich zur Monotherapie mit Nivolumab oder Pembrolizumab beim nicht-resezierbaren oder metastasierten Melanom vom G-BA ein geringer Zusatznutzen bescheinigt (G-BA 2019e).

Ipilimumab (*Yervoy*) ist ein monoklonaler Antikörper gegen CTLA4 (cytotoxic T-lymphocyte-associated antigen 4), der zugelassen ist zur Therapie des Melanoms (metastasiert und adjuvant) sowie anderer Krebserkrankungen wie des fortgeschrittenen Nierenzellkarzinoms, des metastasierten nicht-kleinzelligen Lungenkarzinoms (in Kombination mit Nivolumab und 2 Zyklen platinbasierter Chemotherapie), des fortgeschrittenen Pleuramothelioms, des ösophagealen Plattenepithelkarzinoms oder des rezidivierten/metastasierten Kolorektalkarzinoms mit Mikrosatelliteninstabilität (jeweils in Kombination mit Nivolumab). Für die **Monotherapie mit Ipilimumab** wurde im Vergleich zur Chemotherapie mit Dacarbazin kein belegbarer Zusatznutzen festgestellt (G-BA 2014b). Aufgrund der breiten Zulassung der Kombinationstherapie mit Nivolumab ist das Verordnungsvolumen von Ipilimumab 2024 gegenüber 2023 um weitere 3,0 % auf 0,36 Mio. DDD angestiegen.

Zu den Verordnungsvolumina von **Nivolumab und Pembrolizumab** siehe Abschnitt „Lungenkarzinome".

Tebentafusp (*Kimmtrak*) ist seit 2022 als Monotherapie bei der Behandlung von HLA (humanes Leukozyten-Antigen)-A*02:01-positiven erwachsenen Patienten mit inoperablem oder metastasiertem uvealem Melanom zugelassen. Tebentafusp zählt zu den „*bi*-specific *T*-cell *e*ngagers (BiTe)". Es ist ein bispezifisches Protein, das aus einem löslichen T-Zell-Rezeptor (TCR) besteht, der mit einer Anti-CD3-Immuneffektorfunktion fusioniert ist. Der T-Zell-Rezeptor von Tebentafusp zielt spezifisch auf gp100 ab, ein Antigen, das in Melanozyten und Melanomen exprimiert wird. Die Effektordomäne bindet an den CD3-Rezeptor der polyklonalen T-Zellen. Gp100 muss dabei von einem spezifischen HLA-Molekül präsentiert werden und ist daher auch nur für Patienten mit diesem HLA-Merkmal, die allerding > 50 % der Bevölkerung ausmachen zugelassen. Wichtige Nebenwirkungen sind die Möglichkeit eines Cytokin Release Syndroms (CRS) innerhalb weniger Tage nach Applikation und eine Hauttoxizität. Der GBA hat Hinweise für einen erheblichen Zusatznutzen in dieser seltenen Tumorentität festgestellt (G-BA 2024x).

Die AWMF S3 Leitlinie zum malignen Melanom wird derzeit aktualisiert.

5.4.3 Gastrointestinale Tumoren

In der Therapie gastrointestinaler Malignome spielen klassische zytotoxische Chemotherapeutika weiterhin eine wesentliche Rolle. Die Bedeutung von Immuntherapeutika in speziellen Konstellationen und von einigen Neuzulassungen nimmt jedoch zu. Bezüglich der detaillierten Indikationen und Kombinationstherapien sei erneut auf die aktuellen Leitlinien verwiesen (Onkopedia-Leitlinie 2024b, 2025c, 2025d, 2025e, 2025f, 2025g).

Bei lokal fortgeschrittenen plattenepithelialen Karzinomen des oberen und mittleren **Ösophagus** bilden Cis- oder Carboplatin in Kombination mit einem Fluoropyrimidin wie 5-Fluorouracil (5-FU) oder einem Taxan die Grundlage für die palliative Systemtherapie

sowie für die neoadjuvante Radiochemotherapie („CROSS") mit dem Ziel der sekundären R0-Resektion in kurativer Intention. Nivolumab ist als adjuvante Therapie zugelassen, wenn histologisch im Resektat nach Radiochemotherapie noch Tumorgewebe nachweisbar ist. Für den Einsatz dieser Therapieregime zur palliativen Therapie ist jedoch keine Verbesserung des Gesamtüberlebens gesichert. In der palliativen Therapiesituation ist **Tislelizumab** für Adeno-GEJ- und Plattenepithelkarzinome mit einem TAP-(Tumor Area Positivity) Score von $\geq$ 5 in Kombination mit einer platinhaltigen Chemotherapie zugelassen, bei Plattenepithelkarzinon auch nach vorheriger platinhaltiger Chemotherapie. Der GBA konnte in diesen Situationen allerdings keinen Zusatznutzen gegenüber eine Vergleichstherapie u. a. mit Nivolumab oder Pembrolizumab erkennen (G-BA 2025r; G-BA 2025s) Bei resektablen Adenokarzinomen des unteren **Ösophagus** und des **ösophagogastralen Übergangs** im Stadium IB–III wird typischerweise eine prä- und postoperative Chemotherapie mit je 4 Zyklen nach dem FLOT-Protokoll (5-FU, Calciumfolinat, Oxaliplatin und Docetaxel, siehe Onkopedia-Leitlinie 2025c) verabreicht. In palliativer Zielsetzung wird ebenfalls ein Fluoropyrimidin (5-FU oder Capecitabin) in Kombination mit Cis- oder Oxaliplatin eingesetzt, in Einzelfällen auch unter Hinzunahme eines Taxans (Onkopedia-Leitlinie 2025c). Dies gilt insbesondere für den Fall, dass das Tumorgewebe keine Überexpression des humanen epidermalen Wachstumsfaktors HER2 aufweist (Onkopedia-Leitlinie 2025c). In gleicher Weise gilt dies auch für das Adenokarzinom des **Magens**. Bei HER2-positivem Adenokarzinom wird in der Erstlinientherapie **Trastuzumab** zusätzlich zur Chemotherapie verabreicht; ab der zweiten Linie ist hier nun auch das Wirkstoffkonjugat **Trastuzumab deruxtecan** zugelassen. In der perioperativen Therapie führte die zusätzliche Behandlung mit einem PD-L1- oder PD-1 gerichteten CPI zur FLOT-Chemotherapie zu einer erhöhten histopathologischen Ansprechrate. In der Phase-III-MATTERHORN-Studie wurde eine Verbesserung des EFS nachgewiesen, wenn der PD-L1-Inhibitor **Durvalumab** zur perioperativen FLOT-Chemotherapie hinzugefügt wird und im Anschluss an die kombinierte Chemo-Immuntherapie bis zu einer Gesamtdauer von einem Jahr weiter verabreicht wird. Die zweijährige EFS (Kaplan-Meier-Schätzung) betrug 67,4 % in der Durvalumab-Gruppe und 58,5 % in der Placebo-Gruppe (HR für Ereignis oder Tod: 0,71; 95%-Konfidenzintervall [KI] 0,58-0,86; p < 0,001) (Janjigian et al. 2025). Eine Hinzunahme von Durvalumab zur perioperativen Therapie mit FLOT ist aktuell noch nicht zugelassen, sollte aber gemäß der Onkopedia-Leitlinie als off-label use beantragt werden (Onkopedia-Leitlinie 2025c). Bei rezidivierten oder refraktären Ösophagus- oder Magenkarzinomen kommen neben Zytostatika wie Irinotecan oder Pacli-/Docetaxel auch der gegen den VEGF-(„vascular endothelial growth factor"-) Rezeptor 2 gerichtete monoklonale Angiogenesehemmer **Ramucirumab** und an PD-1 bindende CPI (**Nivolumab**, **Pembrolizumab**), zum Einsatz. Letztere sind bei nachweisbarer PD-L1-Expression auch zur Erstlinientherapie in Kombination mit Chemotherapie indiziert. Alternativ kann bei metastasierten Plattenepithelkarzinomen des Ösophagus auch die Kombination von Nivolumab und Ipilimumab verwendet werden. Ab der zweiten Therapielinie kommt auch eine Monotherapie mit Nivolumab (unabhängig von der PD-L1-Expression) oder Pembrolizumab (bei nachgewiesener hoher Mikrosatelliteninstabilität) in Betracht.

Im September 2024 wurde **Zolbetuximab** in Kombination mit einer Chemotherapie, die ein Fluoropyrimidin und ein Platinanalogon enthält, für die Erstlinienbehandlung von erwachsenen Patienten mit lokal fortgeschrittenem, inoperablem oder metastasiertem HER2-negativem Adenokarzinom des Magens oder des ösophago-gastralen Übergangs, deren Tumore Claudin18.2-positiv sind, zugelassen. Laut GBA bestehen hier Hinweise für einen geringen Zusatznutzen. (G-BA 2025t).

Die systemische Standardtherapie des nicht kurativ resezierbaren Adenokarzinoms des **Pankreas** besteht, je nach Allgemeinzustand und Belastbarkeit der betroffenen Patienten, aus Gemcitabin, der Kombination von Gemcitabin mit nanoalbumingebundenem (nab-)Paclitaxel oder der Kombination aus 5-FU, Calciumfolinat, Irinotecan und Oxaliplatin (FOLFIRINOX) mit einer Ansprechrate von ca. 8, 23 bzw. 32 %. Als Alternative zu FOLFIRINOX kann auch das allerdings erheblich teurere NALIRIFOX-Regime (liposomales Irinotecan, 5-FU, Leukovorin, Oxaliplatin) angewendet werden (AWMF 2024a). Bei Therapieversagen nach Gemcitabin/nab-Paclitaxel oder FOLFIRINOX wird im Einzelfall ein weiterer Therapieversuch mit dem jeweils anderen der beiden Regime unternommen. Checkpointinhibitoren oder molekular zielgerichtete Therapiekonzepte waren bisher in der Therapie von nicht kurativ resezierbaren Pankreas-Adenokarzinomen nicht erfolgreich. In der adjuvanten Therapie nach R0- oder R1-Resektion hat sich (modifiziertes) FOLFIRINOX oder Gemcitabin in Kombination mit Capecitabin (Conroy et al. 2018; Neoptolemos et al. 2017) als Standard etabliert. Capecitabin und Gemcitabin sind für diese Indikation jeweils nicht zugelassen (Stand August 2025).

Beim lokal nicht kurativ behandelbaren **hepatozellulären Karzinom (HCC)** ist der Tyrosinkinasehemmer Sorafenib als langjähriger Standard der palliativen Systemtherapie 2020 abgelöst worden durch die Kombination aus dem Angiogenesehemmer Bevacizumab mit dem PD-L1-Inhibitor Atezolizumab (Finn et al. 2020). Die Zwölfmonatsüberlebensrate wurde von 54,6 auf 67,2 % verbessert. Zu beachten ist hier, dass Atezolizumab/Bevacizumab nur bei mäßiger Leberfunktionseinschränkung entsprechend einem Child-Pugh-Score von ≤ 1 zugelassen ist, während Sorafenib im Einzelfall auch bei einem Score von 2 gegeben werden kann. Hinzugekommen ist die Zulassung von Durvalumab als Monotherapie oder in Kombination mit Tremelimumab als palliative Erstlinientherapie. Im randomisierten Vergleich mit Sorafenib bei 782 Patienten wurde durch Durvalumab plus

Tremelimumab eine signifikante Verlängerung der medianen Gesamtüberlebenszeit von 13,8 auf 16,4 Monate erreicht (Abou-Alfa et al. 2022). Diese zulassungsrelevante Studie („HIMALAYA") hat zu > 99 % Patienten im Child-Pugh-Stadium A eingeschlossen. Die Zulassung ist (ebenso wie die von Tremelimumab) aber nicht darauf beschränkt. Als dritte systemische Erstlinientherapie bei nicht kurativ behandelbaren Patienten im Zirrhose-Stadium Child-Pugh A ist auch die Kombination von Nivolumab und Ipilimumab zugelassen. Die Kombination von Nivolumab plus Ipilimumab (CheckMate-9DW Studie), getestet gegen Lenvatinib oder Sorafenib, zeigte eine Ansprechrate von 36 % vs. 13 %, ein PFS von 7,5 Mo. vs. 7,5 Mo. (HR 0,72) und ein OS von 23,7 Mo. vs. 20,6 Mo (HR 0,79; p = 0,018) (Yau et al. 2025).

Für Patienten mit Kontraindikationen gegen eine Immuntherapie oder Child-Pugh B empfiehlt die aktuelle Onkopedia-Leitlinie in der palliativen Therapiesituation die Therapie mit Lenvatinib oder Sorafenib, bei Progress eine Therapie mit Cabozantinib, Regorafenib oder Ramucirumab (Onkopedia-Leitlinie 2025g). Der randomisierte Vergleich zwischen Lenvatinib und Sorafenib ergab eine Verbesserung des medianen PFS von 3,7 auf 7,4 Monate unter Lenvatinib, jedoch ohne signifikante Verlängerung des OS (Kudo et al. 2018).

Die systemische Therapie fortgeschrittener **biliärer Karzinome** erfolgt bei Patienten in ausreichendem Allgemeinzustand mit einer Kombination aus Gemcitabin und Cisplatin (Valle et al. 2010) oder Gemcitabin und Oxaliplatin (Sharma et al. 2010). Gegenüber der alleinigen Supportivtherapie wird unter Gemcitabin/Oxaliplatin eine Verlängerung des medianen OS von 4,5 auf 9,6 Monate (Sharma et al. 2010) erreicht. Neu ist hier die Hinzunahme des PD-L1-Inhibitors Durvalumab zu Cisplatin/Gemcitabin mit anschließender Durvalumab-Erhaltungstherapie, worunter in einer Phase-III-Studie bei 685 Patienten eine Verbesserung des medianen OS von 11,5 auf 12,8 Monate gegenüber der Chemotherapiekombination allein erreicht wurde (Oh

et al. 2022). Hinzugekommen ist die Zulassung für Cisplatin/Gemcitabin in Kombination mit Pembrolizumab, unter der im Vergleich zur Chemotherapie allein eine Verbesserung der medianen OS von 10,9 auf 12,7 Monate erreicht wurde (Kelley et al. 2023). Im Falle einer primären Operabilität wird nach R0- oder R1-Resektion eine adjuvante Chemotherapie mit Capecitabin über 6 Monate als Standard betrachtet (Shroff et al. 2019), wobei allerdings die dieser Empfehlung zugrunde liegende klinische Studie keine signifikante Verlängerung des OS gegenüber alleiniger onkologischer Nachsorge ergeben hatte (Primrose et al. 2019). Capecitabin ist für diese Indikation nicht zugelassen (Stand August 2025). Die Onkopedia-Leitlinie 2024 (Onkopedia-Leitlinie 2024b) empfiehlt auch, eine Zweitlinientherapie anzubieten, beispielsweise mit FOLFOX, oder die Konsultation eines molekularen Tumorboards. Zugelassen für die Zweitlinienmonotherapie von lokal fortgeschrittenen oder metastasierten Cholangiokarzinomen mit einer *FGFR2*-(Fibroblasten-Wachstumsfaktor-Rezeptor-2-)Fusion oder einem *FGFR2*-Rearrangement ist auch der FGFR1-3-Inhibitor Pemigatinib. Für das in dieser Indikation ebenfalls zugelassene **Futibatinb** (*Lytgobi*) konnte der GBA keine Hinweise auf einen Zusatznutzen im Vergleich zu Pemigatinib feststellen (G-BA 2024y).

In der adjuvanten Therapie R0-resezierter **Kolonkarzinome** im Stadium III (Onkopedia-Leitlinie 2025e) hat sich auf der Basis der 6 weltweite Studien umfassenden IDEA-Studie (André et al. 2020a) mittlerweile für einen Großteil der Patienten eine auf 3 Monate verkürzte Therapie aus Capecitabin und Oxaliplatin (CAPOX) durchgesetzt, während eine 6-monatige Therapie mit dieser Kombination oder 5-FU, Folinsäure und Oxaliplatin (FOLFOX) bei Patienten mit pT4-Tumoren oder ausgeprägter regionaler Lymphknotenbeteiligung (pN2) zum Einsatz kommt. Im Stadium II wird in der Regel auf dem Boden des Nachweises einer Mikrosatellitenstabilität zu einer adjuvanten Systemtherapie geraten. Bei Patienten > 70 Jahre wird die adjuvante Therapie nur mit Capecitabin als Monotherapie durchgeführt. In die adjuvante Therapie haben weder die gegen EGFR/VEGFR gerichteten monoklonalen Antikörper noch die Checkpointinhibitoren bislang Eingang gefunden, da Nachweise für ihre klinische Wirksamkeit bisher fehlen.

Beim nicht primär kurativ resezierbaren Kolonkarzinom besteht die Standardtherapie aus einer Kombination von 5-FU und Calciumfolinat mit Oxaliplatin (FOLFOX) oder mit Irinotecan (FOLFIRI), meist unter Zusatz eines monoklonalen Antikörpers gegen den EGFR-Rezeptor (Cetuximab oder Panitumumab) oder gegen den VEGF-Rezeptor (Bevacizumab). Ein EGFR-Antikörper kommt jedoch nur infrage, wenn das Tumorgewebe keine *RAS*-Mutation aufweist und der Tumor nicht im rechten Hemikolon lokalisiert ist. Bei Therapieversagen wird ein Wechsel auf das jeweils andere Chemotherapieregime vorgenommen. Nachdem eine Ende 2020 publizierte Studie bei Patienten mit hochgradig mikrosatelliteninstabilen (MSI-high-)Kolonkarzinomen einen Überlebensvorteil unter Behandlung mit dem PD-1-Inhibitor Pembrolizumab gegenüber der Standard-Chemotherapie gezeigt hat (André et al. 2020b), ist die Bestimmung des Mikrosatellitenstatus und die Primärbehandlung mit Pembrolizumab bei MSI-high auch in die klinischen Leitlinien aufgenommen worden (Onkopedia-Leitlinie 2025e). Für unterschiedliche molekular definierte Subgruppen des Kolonkarzinoms, z. B. *HER-2-* oder *BRAF*-mutierte, gelten zumindest ab der Zweitlinientherapie spezielle Empfehlungen. Nach Versagen der erwähnten Chemotherapie-, Immuntherapie- und zielgerichteten Therapieoptionen wird die Kombination aus Tipiracil/Trifluridin und Bevacizumab oder die Monotherapie mit Regorafenib empfohlen (Onkopedia-Leitlinie 2025e). Neu zugelassen für die Behandlung nach Versagen aller etablierten Therapieoptionen ist der orale Multikinaseinhibitor Fruquintinib.

In der neoadjuvanten Therapie lokal fortgeschrittener, aber perspektivisch kurativ resezierbarer **Adenokarzinome des mittleren und unteren Rektumdrittels** (Onkopedia-Leitlinie 2025f) basiert das Standardvorgehen seit vielen Jahren auf einer Kombination von Strahlentherapie und der Gabe eines Fluoropyrimidins (5-FU, Capecitabin). Hier hat sich als Alternative die „totale neoadjuvante Therapie (TNT)" mit neoadjuvanter Radiochemo- und Chemotherapie etabliert, zudem die Option des abwartenden Beobachtens und Verzichts auf die Operation bei Erreichen einer klinischen Vollremission nach Neoadjuvanz. Die adjuvante Gabe von 5-FU nach erfolgreicher R0-Resektion ist, obwohl Bestandteil der zugrunde liegenden Studie (Sauer et al. 2004), in ihrem Stellenwert gegenüber alleiniger onkologischer Nachsorge nicht gesichert (Onkopedia-Leitlinie 2025f). Als neue Therapieoption bei Patienten mit Rektumkarzinom Stadium II–III, deren Tumor einen defizienten Mismatchreparaturstatus (dMMR) aufweist, wurde eine primäre systemische Immuntherapie mit einem Checkpointinhibitor eingeführt. Hier wurde mit einer alleinigen Therapie mit dem gegen PD-1 gerichteten Antikörper Dostarlimab (siehe weiter unten) ein sehr hohes und anhaltendes Ansprechen ohne weiteren Interventionsbedarf beobachtet (Cercek et al. 2022, 2024). Das perioperative Vorgehen bei hochsitzenden Rektumkarzinomen ($\geq$ 12 cm ab ano) entspricht in wesentlichen Zügen dem beim Kolonkarzinom.

Beim **Analkarzinom** besteht der Therapiestandard seit vielen Jahren in einer primären Radiochemotherapie unter Verwendung der Zytostatika 5-FU und Mitomycin C. Bei Inoperabilität kommen Therapiekonzepte wie Carboplatin/Paclitaxel oder FOLFOX infrage. Erst nach Ausschöpfung dieser Optionen werden individuelle Behandlungsversuche mit PD-1-Inhibitoren empfohlen (NCCN 2023). Eine Zulassung für diese Indikation besteht aber bislang nicht.

Mitomycin, ein alkylierendes Antibiotikum, ist als Monotherapie oder in Kombination mit anderen Zytostatika zur Therapie eines breiten Spektrums fortgeschrittener Tumoren zugelassen, z. B. beim Ösophaguskarzinom, Leberzellkarzinom, Magenkarzinom, Pankreaskarzinom, kolorektalen Karzinom (KRK) oder beim Analkanalkarzinom, daneben auch für Mamma- und Zervixkarzinome. Darüber hinaus wird es auch zur Radiochemotherapie bei fragilen Patienten mit Kopf-Hals-Tumoren eingesetzt. Beim nicht-muskelinvasiven Harnblasenkarzinom wird es als Alternative zum BCG-Impfstoff intravesikal verabreicht. Das Verordnungsvolumen 2024 betrug 0,69 Mio. DDD und ist gegenüber 2023 um 0,7 % zurückgegangen (◘ Tab. 5.2), wobei allerdings zu den Verordnungsvolumina der intravesikal zu verabreichenden Präparaten keine Zahlen zur Verfügung stehen.

5-Fluorouracil (5-FU) ist ein essenzieller Bestandteil der Zytostatikatherapie zahlreicher solider Tumoren, insbesondere der adjuvanten Therapie des Kolonkarzinoms und der fortgeschrittenen oder metastasierten Erkrankung. Es ist ein Antimetabolit des endogenen Uracils, der nach intrazellulärer Phosphorylierung die Thymidilatsynthetase hemmt und somit auch die DNA-Synthese blockiert. 5-FU wird zusammen mit **Calciumfolinat (Folinsäure)** infundiert, welches die Bindung von 5-FU an die Thymidilatsynthetase stabilisiert und dadurch die Blockade der DNA-Synthese verstärkt. Bei Patienten mit fortgeschrittenem KRK verlängert die Kombination das mediane OS von 6 auf 11 Monate. Auch neuere Kombinationstherapien mit Oxaliplatin (◘ Tab. 5.4) und Irinotecan (◘ Tab. 5.5) sowie den monoklonalen Antikörpern Bevacizumab, Cetuximab oder Panitumumab (◘ Tab. 5.9) enthalten 5-FU und Folinsäure als wesentliche Bestandteile. Bei der adjuvanten Behandlung des Kolonkarzinoms mit Kombinationstherapien wie FOLFOX oder CAPOX liegt inzwischen das erkrankungsfreie Überleben nach 3 Jahren bei 75 % (Schilsky 2018). Mit den Kombinationstherapien beträgt das mediane OS von Patienten mit metastasiertem KRK heute $\geq$ 30 Monate und ist damit mehr als doppelt so lang wie vor 20 Jahren (Van Cutsem et al. 2016). Die drei zur systemischen Therapie verfügbaren 5-FU-Präparate, die die Relevanzschwelle zur Erfassung überschritten haben, erreichten 2024 ein Verordnungsvolumen von 11,5 Mio. DDD, das entspricht einem Rückgangum 38,3 % gegenüber 2023 (◘ Tab. 5.3).

Capecitabin ist ein oral einzunehmendes Prodrug von 5-FU, das nach der Resorption in drei enzymatischen Stufen in Leber- und Tumorzellen zu 5-FU aktiviert wird. Die letzte Stufe wird durch eine Thymidinphosphorylase katalysiert, die im Tumor deutlich aktiver als im gesunden Gewebe ist und dadurch im Tumor dreifach höhere 5-FU-Spiegel erzeugt. Capecitabin ist zugelassen zur adjuvanten Behandlung von Patienten nach Operation eines Kolonkarzinoms im Stadium III, zur Behandlung des metastasierten Kolorektalkarzinoms, in Kombination mit einem platinhaltigen Regime als Erstlinientherapie des fortgeschrittenen Magenkarzinoms sowie als Monotherapie oder in Kombination mit Docetaxel zur Behandlung von Patienten mit lokal fortgeschrittenem oder metastasiertem Mammakarzinom nach Versagen einer zytotoxischen Chemotherapie mit Taxanen und Anthrazyklinen oder wenn eine weitere Anthrazyklinbehandlung nicht angezeigt ist. Vergleichende Studien bei Patienten mit metastasiertem KRK haben gezeigt, dass Capecitabin gegenüber infundiertem 5-FU plus Calciumfolinat bezüglich des Gesamtüberlebens gleichwertig. Die Nebenwirkungen sind ähnlich, wobei unter Capecitabin häufiger ein Hand-Fuß-Syndrom und seltener Neutropenien auftreten. Die drei erfassten Capecitabinarzneistoffe haben gegenüber 2023 insgesamt um 12,7 % zugenommen und liegen nun bei 1,3 Mio. DDD (◘ Tab. 5.3).

Vor dem Einsatz von 5-FU oder Capecitabin ist seit 2020 eine genetische Testung auf einen Mangel an Dihydropyrimidin-Dehydrogenase (DPD) erforderlich. Ca. 9 % der Normalbevölkerung weisen eine Variante mit verminderter DPD-Aktivität auf, die je nach Ausprägung zur Vermeidung oder Dosisreduktion führt (DGHO 2020).

Gemcitabin hemmt nach intrazellulärer Umwandlung in Gemcitabintriphosphat die DNA-Synthese und wirkt wie 5-FU spezifisch in der S-Phase, aber auch in der G_1-/S-Phase des Zellzyklus. Die Kombination mit Nanopartikel-Albumin-gebundenem (nab-)Paclitaxel wird beim metastasierten Pankreaskarzinom als Alternative zu FOLFIRINOX eingesetzt und ist bei einer breiteren Patientenpopulation anwendbar. Gemcitabin ist, teils in Kombination mit anderen Zytostatika, auch zur Behandlung verschiedener fortgeschrittener solider Tumoren zugelassen (Urothelkarzinom, NSCLC, Ovarialkarzinom, Mammakarzinom). Das in seinem Verbrauchsvolumen erfasste generische Gemcitabinpräparat erzielte 2024 ein Verordnungsvolumen von 0,77 Mio. DDD (−7,2 % gegenüber 2023; ◘ Tab. 5.3).

Das Kombinationspräparat **Trifluridin/Tipiracil** (*Lonsurf*) ist zugelassen als Monotherapie oder in Kombination mit Bevacizumab zur Behandlung von erwachsenen Patienten mit metastasiertem kolorektalem Karzinom, die bereits mit verfügbaren Therapien behandelt wurden oder die für diese nicht geeignet sind (fluoropyrimidin-, oxaliplatin- und irinotecanbasierte Chemotherapien, Anti-VEGF- und Anti-EGFR-Substanzen). Beim Magenkarzinom besteht eine Zulassung als Monotherapie zur Behandlung von erwachsenen Patienten mit metastasiertem Magenkarzinom einschließlich Adenokarzinom des gastroösophagealen Übergangs, die bereits mit ≥ 2 systemischen Therapieregimen für die fortgeschrittene Erkrankung behandelt worden sind. In dieser Indikation sieht der G-BA einen Hinweis auf einen geringen Zusatznutzen gegenüber einer zweckmäßigen Vergleichstherapie (G-BA 2021t). Das Präparat besteht aus der zytostatischen Komponente Trifluridin und dem Thymidinphosphorylaseinhibitor Tipiracil, der den Abbau von Trifluridin hemmt und über den dadurch erhöhten Plasmaspiegel eine gesteigerte Phosphorylierung zu dem zytostatisch wirkenden Trifluridintriphosphat ermöglicht. Bei mehrfach vorbehandelten Patienten mit metastasiertem kolorektalem Karzinom erhöhte die Trifluridinkombination das mediane OS im Vergleich zu Placebo (7,1 vs. 5,3 Monate) (Mayer et al. 2015). Die Nutzenbewertung von Trifluridin/Tipiracil beim metastasierten kolorektalen Karzinom ergab einen Anhaltspunkt für einen geringen Zusatznutzen (G-BA 2021t). Bei Gabe nach 2 Vortherapien und in

Kombination mit Bevazizumab ergaben sich laut G-BA Hinweise für einen beträchtlichen Zusatznutzen (G-BA 2024z). Vor dem Einsatz von Trifluridin/Tipiracil ist keine DPD-Testung erforderlich. Das Verordnungsvolumen von Trifluridin/Tipiracil ist 2024 gegenüber 2023 um 23,6 % gestiegen und liegt nun bei 0,30 Mio. DDD (◘ Tab. 5.3).

Oxaliplatin ist zugelassen in Kombination mit einem Fluoropyrimidin (5-FU oder Capecitabin) zur adjuvanten Behandlung des operierten wie des metastasierten kolorektalen Karzinoms sowie des Pankreaskarzinoms. Bei fortgeschrittenem kolorektalem Karzinom werden FOLFOX/CAPOX in Kombination mit Cetuximab oder Panitumumab zur Erstbehandlung von Patienten mit *RAS*- und *BRAF*-Wildtyp empfohlen (AWMF 2024a; Onkopedia-Leitlinie 2025e); bei *RAS*-Mutation wird statt Cetuximab/Panitumumab der VEGF-Antikörper Bevacizumab eingesetzt. Das Verordnungsvolumen der 6 verfügbaren Oxaliplatingenerika lag 2024 bei 1,7 Mio. DDD mit einem Anstieg von 2,1 % gegenüber 2023 (◘ Tab. 5.4).

Das Camptothecinderivat **Irinotecan** ist beim metastasierten KRK als Erstlinientherapie in Kombination mit 5-FU und Folinsäure (FOLFIRI) sowie mit (V)EGF-Antikörpern (Cetuximab, Bevacizumab) zugelassen und in gültigen Leitlinien als Alternative zu FOLFOX empfohlen (Onkopedia-Leitlinie 2025e). Die 5 verfügbaren Irinotecanpräparate haben 2023 Verordnungsvolumina von 0,92 Mio. DDD erzielt. Dies entspricht einem Anstieg von 3,2 % gegenüber 2022 (◘ Tab. 5.5).

Das **pegylierte liposomale Irinotecan** (*Onivyde*) ist zugelassen zur Behandlung des metastasierten Adenokarzinoms des Pankreas in Kombination mit Oxaliplatin, 5-Fluorouracil und Folinsäure, sowie in Kombination mit 5-Fluorouracil und Folinsäure bei Patienten, deren Erkrankung unter einer gemcitabinbasierten Therapie fortgeschritten ist. Das Verordnungsvolumen lag 2024 bei 0,11 Mio. DDD (+5,0 % im Vergleich zu 2023).

Taxane sind antimikrotubuläre Wirkstoffe, die den Aufbau der Mikrotubuli fördern und deren Depolymerisierung verhindern. Dadurch kommt es zu einer Störung der Mitose in proliferierenden Zellen mit einer Blockade am Übergang der Meta- zur Anaphase. Dosislimitierender Faktor der Taxane ist die Myelosuppression. Als persistierende Hauptnebenwirkung verursachen sie in Abhängigkeit von der kumulativen Dosis eine periphere Neuropathie (PNP). Überempfindlichkeitsreaktionen treten ohne medikamentöse Prophylaxe bei 30 % und mit Prophylaxe bei ca. 1–3 % der Patienten auf.

Paclitaxel wird für ein breites Spektrum solider Tumoren eingesetzt, etwa beim Ösophaguskarzinom, dem nicht-kleinzelligen Lungenkarzinom, dem Urothelkarzinom oder dem Mammakarzinom. Das Verordnungsvolumen der 5 verfügbaren Paclitaxelarzneistoffe lag 2024 bei 2,8 Mio. DDD, entsprechend einem Rückgang gegenüber 2023 von ca. 5,9 % (◘ Tab. 5.6).

Das Nanopartikel-Albumin-gebundene **(nab-)Paclitaxel** (*Abraxane*) ist für die Erstlinienbehandlung des metastasierten Pankreaskarzinoms in Kombination mit Gemcitabin zugelassen als Alternative zu FOLFIRINOX. In Kombination mit Carboplatin für die Erstlinienbehandlung des NSCLC führt es im Vergleich mit Paclitaxel zu einem vergleichbaren Gesamtüberleben. Zudem besteht eine Zulassung für die Behandlung des metastasierten Mammakarzinoms ab der zweiten Therapielinie bei anthrazyklinungeeigneten Patienten (s. dort). Das Präparat hatte 2024 ein Verordnungsvolumen von 0,17 Mio. DDD mit einem Abfall gegenüber 2023 von 29,0 %.

Docetaxel ist zugelassen zur Behandlung des Kardia- und des Magenkarzinoms sowie für die Therapie des Mammakarzinoms, des NSCLC, des Prostatakarzinoms und der Kopf-Hals-Plattenepithelkarzinome (Montero et al. 2005). Obwohl die zytostatischen Wirkungen von Paclitaxel und Docetaxel sehr ähnlich sind, bestehen Unterschiede bezüglich der Kreuzresistenz, denn Docetaxel kann als Zweitlinienbehandlung auch bei Patienten mit paclitaxelresistenten Tumoren eingesetzt werden. Das Verordnungsvolumen der 4 verfügbaren Docetaxelarzneistoffe lag 2024 bei 1,0 Mio. DDD

gegenüber 2023. Dies entspricht einem Anstieg um 5 % gegenüber 2023 (◘ Tab. 5.6).

Der chimäre EGFR-Antikörper **Cetuximab** (*Erbitux*) ist zugelassen zur Behandlung des EGFR-exprimierenden metastasierten kolorektalen Karzinoms mit Wildtyp-*RAS*-Gen in Kombination mit verschiedenen Chemotherapieprotokollen sowie des Plattenepithelkarzinoms im Kopf- und Halsbereich in Kombination mit Strahlentherapie oder platinbasierter Chemotherapie. Bei Erstlinienbehandlung metastasierter kolorektaler Karzinome mit Cetuximab in Kombination mit FOLFIRI wird das mediane OS im Vergleich zu FOLFIRI allein verlängert (23,5 vs. 20,0 Monate) (Van Cutsem et al. 2011). In Kombination mit FOLFOX konnte Cetuximab jedoch das OS im Vergleich zu FOLFOX nicht verbessern. In aktuellen Leitlinien werden Kombinationen von Cetuximab oder Panitumumab (siehe unten) mit FOLFOX oder FOLFIRI als Optionen für die Erstbehandlung von *RAS*- und *BRAF*-Wildtyp-Patienten empfohlen. Das Verordnungsvolumen von Cetuximab ist 2024 gegenüber 2023 um 5,7 % zurückgegangen und beträgt 0,28 Mio. DDD.

Panitumumab (*Vectibix*) ist ein humaner monoklonaler EGFR-Antikörper, der zur Behandlung des metastasierten kolorektalen Karzinoms mit nicht-mutiertem *RAS* in mehreren Therapiemodalitäten zugelassen ist. Bei Patienten mit *RAS*-Wildtyp-Tumoren wird eine Verlängerung des OS mit der Panitumumab-FOLFOX-4-Kombination im Vergleich zur alleinigen Chemotherapie mit FOLFOX-4 (26,0 vs. 20,2 Monate) erreicht (Douillard et al. 2013). Das Verordnungsvolumen von Panitumumab ist 2024 gegenüber 2023 um 1,3 % gesunken und liegt bei 0,33 Mio. DDD.

Bevacizumab ist ein rekombinanter humanisierter Antikörper gegen den vaskulären endothelialen Wachstumsfaktor (VEGF), der zur Erstlinienbehandlung des metastasierten kolorektalen Karzinoms in Kombination mit einer fluoropyrimidinbasierten Chemotherapie (FOLFIRI, FOLFOX, CAPOX, CAPIRI) sowie für die Kombinationsbehandlung bei anderen fortgeschrittenen soliden Tumoren

(Mammakarzinom, NSCLC, Nierenzellkarzinom, Ovarialkarzinom, Zervixkarzinom) zugelassen ist. Hauptsächliche Nebenwirkungen sind arterielle Hypertonie, Fatigue, Schwäche und abdominelle Beschwerden, zu den schweren Nebenwirkungen gehören Blutungen, Magen-Darm-Perforationen/Fisteln, Herzinsuffizienz und Thromboembolien. In einer Metaanalyse klinischer Studien wurde gezeigt, dass Bevacizumab bei der Erstlinienbehandlung des metastasierten KRK in Kombination mit FOLFOX oder FOLFIRI das progressionsfreie Überleben, aber nicht das Gesamtüberleben verlängert (Baraniskin et al. 2019). Die 4 verfügbaren Bevacizumabarzneistoffe haben 2024 im Verordnungsvolumen gegenüber 2023 um 15 % abgenommen bei 2,44 Mio. DDD.

Dostarlimab (*Jemperli*) ist ein gegen PD-1 gerichteter monoklonaler Antikörper aus der Wirkstoffklasse der CPI, der zugelassen ist zur Behandlung des Endometriumkarzinoms. Bei Patienten mit einem Mismatchreparatur-defizienten Rektumkarzinom im Stadium II–III wurden durch eine alleinige 6-monatige Dostarlimabbehandlung komplette Remissionen von 100 % erzielt (Cercek et al. 2022). Von mittlerweile 41 im Rahmen dieser Studie behandelten Patienten blieben 20 auch nach einer medianen Nachbeobachtungszeit von 28,9 Monaten ohne Krankheitsaktivität (Cercek et al. 2024). Die Verordnungszahlen von Dostarlimab 2024 lagen unterhalb der Relevanzschwelle zur Erfassung.

Trastuzumab deruxtecan (*Enhertu*) ist als Wirkstoffkonjugat neben seinem Haupteinsatzgebiet beim Mammakarzinom auch zugelassen als Monotherapie zur Behandlung von erwachsenen Patienten mit fortgeschrittenem HER2-positivem Adenokarzinom des Magens oder des gastroösophagealen Übergangs, die bereits ein vorhergehendes trastuzumabbasiertes Therapieschema erhalten haben. Im randomisierten Vergleich mit einer Chemotherapie wurden hier bei 187 Patienten Ansprechraten von 51 vs. 14 % und ein medianes OS von 12,5 vs. 8,4 Monaten beobachtet (Shitara et al. 2020). Als besondere Nebenwirkung wird eine interstitielle Lungenentzündung (Pneumonitis)

beschrieben, die bei 6–24 % der mit Trastuzumab deruxtecan behandelten Patienten auftritt. Das Präparat erzielte 2023 ein Verordnungsvolumen von 0,65 Mio. DDD, entsprechend einem Anstieg um 28,3 %.

Aflibercept (*Zaltrap*) ist ein rekombinantes Fusionsprotein gegen die VEGFR-Rezeptoren 1 und 2, welches in Kombination mit FOLIFIRI zur Zweitlinientherapie metastasierter kolorektaler Karzinome nach Versagen einer oxaliplatinhaltigen Therapie zugelassen ist. Relevante Verordnungsvolumina wurden 2024 in dieser Indikation nicht verzeichnet. In einer weiteren (ophthalmologischen) Indikation ist es unter dem Handelsnamen *Eylea* zugelassen und hat dort 2024 mit 30,8 Mio. DDD sehr hohe Verordnungsvolumina erzielt.

Ramucirumab (*Cyramza*) ist ein humaner monoklonaler VEGF-Rezeptor-2-Antagonist, der für die Zweitlinientherapie des fortgeschrittenen Adenokarzinoms des Magens und des gastroösophagealen Übergangs mit Tumorprogress nach vorausgegangener platin- und fluoropyrimidinhaltiger Chemotherapie zugelassen ist. Die Monotherapie und die Kombinationstherapie mit Paclitaxel verlängerten hier das OS geringfügig (1,4 bzw. 2,2 Monate) und zeigen die typischen Nebenwirkungen einer Angiogenesehemmung. Die frühe Nutzenbewertung durch den G-BA ergab für beide Indikationen einen geringen Zusatznutzen. Seitdem wurde Ramucirumab für weitere Indikationen (metastasiertes kolorektales Karzinom, lokal fortgeschrittenes oder metastasiertes nicht-kleinzelliges Lungenkarzinom, fortgeschrittenes hepatozelluläres Karzinom) zugelassen. Die frühe Nutzenbewertung für das fortgeschrittene hepatozelluläre Karzinom ergab einen Beleg für einen geringen Zusatznutzen aufgrund eines geringen Überlebensvorteils gegenüber Placebo (G-BA 2020e). Bei allen anderen Indikationen war ein Zusatznutzen nicht belegt. Das Verordnungsvolumen von Ramucirumab ist 2024 gegenüber 2023 um 1,0 % gestiegen und liegt nun bei 0,36 Mio. DDD.

Fruquintinib (*Fruzaqla*) ist ein oraler Multikinaseinhibitor gegen die VEGF-Rezeptoren 1–3, der in einer randomisierten Phase-III-Studie bei refraktären metastasierten Kolorektalkarzinomen im Vergleich zu Placebo zu einer signifikanten Verlängerung des medianen Gesamtüberlebens von 4,8 auf 7,4 Monate geführt hat (Dasari et al. 2023). Der Arzneistoff ist seit Juni 2024 zugelassen zur Monotherapie bei metastasiertem Kolorektalkarzinom nach Versagen aller etablierten Therapieoptionen. Im Nutzenbewertungsverfahren beim G-BA wurden Hinweise auf einen geringen Zusatznutzen gefunden (G-BA 2025x), Verbrauchszahlen 2024 liegen noch nicht vor.

Pemigatinib (*Pemazyre*), ein oral verabreichbarer FGFR1–3-Inhibitor, ist zugelassen für die Zweitlinienmonotherapie von lokal fortgeschrittenen oder metastasierten Cholangiokarzinomen mit einer *FGFR2*-Mutation (Fusion oder Rearrangement). In der FIGHT-202-Studie wurde bei 107 Patienten mit dieser *FGFR2*-Mutation eine Ansprechrate von 35,5 % erzielt (Abou-Alfa et al. 2020) und das mediane PFS betrug 7,0 Monate (Bibeau et al. 2022). Als besondere Toxizität wurde eine Hyperphosphatämie bei 60 % der Patienten beobachtet. Die frühe Nutzenbewertung durch den G-BA ergab einen Anhaltspunkt für einen nicht quantifizierbaren Zusatznutzen, weil die wissenschaftliche Datengrundlage eine Quantifizierung nicht zulässt (G-BA 2021s). Die Verbrauchszahlen lagen 2024 unterhalb der Relevanzschwelle zur Erfassung.

Sorafenib ist ein multimodaler Proteinkinaseinhibitor, der zur oralen Behandlung des Leberzellkarzinoms, für die Zweitlinientherapie des fortgeschrittenen Nierenzellkarzinoms nach Versagen einer zytokinbasierten Therapie sowie des metastasierten, differenzierten, jodrefraktären Schilddrüsenkarzinoms zugelassen ist. Sein Nebenwirkungsspektrum ist infolge der Hemmung zahlreicher Tyrosinkinasen sehr breit, wobei im Vordergrund Fatigue, gastrointestinale Beschwerden (Durchfall, Obstipation, Übelkeit, Erbrechen), Schleimhautentzündungen, Hautausschläge und das Hand-Fuß-Syndrom stehen. Das Verordnungsvolumen von Sorafenib ist 2024 unter die Relevanzschwelle zur Erfassung zurückgegangen.

Zolbetuximab (*Vyloy*) wurde 2024 in Kombination mit einer Chemotherapie, die ein Fluoropyrimidin und ein Platinanalogon enthält, für die Erstlinienbehandlung von erwachsenen Patienten mit lokal fortgeschrittenem, inoperablem oder metastasiertem HER2-negativem Adenokarzinom des Magens oder des ösophago-gastralen Übergangs, deren Tumore Claudin18.2-positiv sind, zugelassen. Zolbetuximab ist ein chimärer monoklonaler, gegen Claudin18.2 gerichteter IgG1-Antikörper. Daten aus der multinationalen-Phase-III-Spotlight-Studie zeigen, dass bei Pat. mit fortgeschrittenem irresektablem Magenkarzinom und einer Tumor-Claudin18.2 Expression in $\geq$ 75 % der Tumorzellen die Kombination von Zolbetuximab mit einer FOLFOX-Chemotherapie das OS verlängert (median 18,23 vs. 15,54 Monate, HR 0,750, p = 0,0053). Die Ergebnisse der Phase-III-Spotlight-Studie werden in weiten Teilen durch die multinationale Phase-III-GLOW-Studie bestätigt. Aggregierte Daten aus Spotlight und Glow zeigen eine Verbesserung des PFS (9,2 versus 8,2 Monate, HR 0,71 (95 % KI 0,61–0,83)) und eine Verbesserung des OS (16,4 versus 13,4 Monate, HR 0,77 (95 % KI 0,67–0,89)) (Onkopedia-Leitlinie 2025c; Shitara et al. 2024). Die Hauptnebenwirkungen von Zolbetuximab sind ausgeprägte Übelkeit und Erbrechen, vor allem im Zuge der ersten Anwendungen, in welcher die Chemotherapie-Doublette als Kontrolltherapie bzw. Kombinationspartner für Zolbetuximab zur Anwendung kam. Laut GBA bestehen für Zolbetuximab Hinweise für einen geringen Zusatznutzen (G-BA 2025t).

Nivolumab, Pembrolizumab, Atezolizumab, Durvalumab, Tremelimumab und **Tislelizumab** siehe Abschnitt „Lungenkarzinome".

5.4.4 Nierenzellkarzinom

Für die Erst- und Zweitlinientherapie des fortgeschrittenen oder metastasierten Nierenzellkarzinoms (RCC) werden heute vor allem Tyrosinkinaseinhibitoren (TKI; Cabozantinib, Sunitinib, Sorafenib, Pazopanib, Axitinib), mTOR-Inhibitoren (Temsirolimus, Everolimus), VEGF-Inhibitoren (Bevacizumab, evtl. plus Interferon) und PD-1-Antikörper (Pembrolizumab, Nivolumab) oder PD-L1-Antikörper (Avelumab) und der CTLA4-Antikörper Ipilimumab eingesetzt. Das Gesamtüberleben der betroffenen Patienten ist darunter auch in umfangreichen studienübergreifenden Analysen im Vergleich zur Prognose vor 10 Jahren deutlich verbessert worden (Chakiryan et al. 2021). Als Primärtherapie wird in Leitlinien (AWMF 2024b; NCCN 2024; Onkopedia-Leitlinie 2022) für alle Risikogruppen eine Kombination aus Pembrolizumab plus Axitinib (Plimack et al. 2023) oder Pembrolizumab plus Lenvatinib (Motzer et al. 2024) oder Nivolumab plus Cabozantinib (Motzer et al. 2022) empfohlen. Als Alternative werden Avelumab plus Axitinib oder Nivolumab plus Ipilimumab (Tannir et al. 2024) genannt. Für Patienten, die nicht für eine Therapie mit einem der genannten Therapieregime geeignet sind, werden je nach ihrer Risikogruppenzuordnung TKI (Pazopanib, Sunitinib, Tivozanib, Cabozantinib) als Monotherapie empfohlen. Die Kombination Pembrolizumab plus Lenvatinib wurde 2021 neu für die Erstlinienbehandlung zugelassen. Im randomisierten Vergleich zum früheren Standard Sunitinib hat die Kombination aus Pembrolizumab plus Axitinib bei 861 Patienten einen signifikanten Überlebensvorteil (Median 45,7 vs. 40,1 Mo.) gezeigt (Powles et al. 2020; Plimack et al. 2023). Der G-BA hat dieser Kombination im Vergleich zur Monotherapie mit Sunitinib einen beträchtlichen Zusatznutzen bescheinigt (G-BA 2020f). Die Studienergebnisse der letzten Jahre beziehen sich überwiegend auf klarzellige RCC, welche bis zu 80 % der RCC repräsentieren, und sind weniger fundiert für die diverse Gruppe der nicht-klarzelligen RCC (Barthélémy et al. 2021). Für die Zweitlinientherapie wird der Einsatz eines zuvor nicht verabreichten TKI wie Cabozantinib empfohlen, während mTOR-Inhibitoren wie Everolimus oder Temsirolimus sowie hoch dosiertes Interferon-alpha nur in individuellen Indikatio-

nen eingesetzt werden (AWMF 2024b; NCCN 2024; Onkopedia-Leitlinie 2022).

Als wichtige Neuerung beim Nierenzellkarzinom ist die adjuvante Therapie mit dem gegen PD-1 gerichteten Immuncheckpointinhibitor Pembrolizumab nach partieller oder radikaler Nephrektomie bei lokal begrenzten und auch bei oligometastasierten Erkrankungen (nach Metastasenresektion) hervorzuheben. Bei 994 Patienten in der Phase-III-Studie KEYNOTE-564 wurde ein signifikant besseres, krankheitsfreies Überleben und Gesamtüberleben beobachtet (Choueiri et al. 2024). Pembrolizumab ist in dieser Indikation zugelassen. Bemerkenswerterweise sind Studien mit Nivolumab/Ipilimumab, Sorafenib, Sunitinib, Axitinib, Pazopanib und Everolimus in dieser Indikation gescheitert.

Bei RCC-Patienten mit einem hereditären Von-Hippel-Lindau-Syndrom (VHL) hat der gegen den Hypoxie-induzierbaren Faktor 2-alpha (HIF-2a) gerichtete Inhibitor Belzutifan bei 49 % ein komplettes oder partielles Ansprechen gezeigt (Jonasch et al. 2021). Diese Konstellation betrifft ca. 4 % der RCC-Patienten. Belzutifan wurde 2025 für diese Indikation und zusätzlich für die Behandlung des fortgeschrittenen RCC nach zwei oder mehreren Therapien, darunter ein PD-(L)1-Inhibitor und mindestens zwei zielgerichtete VEGF-Therapien, zugelassen (s. u.).

Sunitinib (*Sutent*) ist als multimodaler TKI für die Erstlinientherapie von fortgeschrittenen/metastasierten RCC zugelassen und verbesserte das Gesamtüberleben im Vergleich zu Interferon-alpha von 21,8 auf 26,4 Monate (Motzer et al. 2009). Es gehört nach wie vor zur Standardtherapie für diese Indikation, wenn die o. g. Erstlinientherapie nicht gegeben werden kann (AWMF 2024b; NCCN 2024). Ein randomisierter Vergleich zwischen Sunitinib/Checkpointinhibitor und Axitinib/Checkpointinhibitor existiert nicht. Es ist anzunehmen, dass diese beiden Kombinationen hinsichtlich des Gesamtüberlebens keinen signifikanten Unterschied zeigen (Hofmann et al. 2020). Es besteht für Sunitinib zudem eine Zulassung zur Behandlung gastrointestinaler Stromatumoren (GIST) und pankreatischer neuroendokriner Tumoren. Das Verordnungsvolumen von Sunitinib lag auch 2024 unter der Relevanzschwelle zur Erfassung.

Sorafenib siehe Abschnitt „Gastrointestinale Tumoren".

Ein weiterer multimodaler TKI beim fortgeschrittenen RCC ist **Pazopanib** (*Votrient*), das in einer placebokontrollierten Studie als Erstlinientherapie oder an zytokinvorbehandelten Patienten eine deutliche Verlängerung des PFS zeigte (11,1 vs. 2,8 Monate). Der direkte Vergleich mit Sunitinib ergab keine Unterschiede im Gesamtüberleben, aber Vorteile für Pazopanib bei Verträglichkeit und Lebensqualität (Motzer et al. 2013a). Das Arzneimittel ist zugelassen zur Erst- und Zweitlinientherapie des RCC sowie zur Behandlung von Patienten mit speziellen Subtypen von Weichteilsarkomen. Das Verordnungsvolumen von Pazopanib ist 2024 gegenüber 2023 um weitere 11,2 % zurückgegangen auf 0,14 Mio. DDD.

Cabozantinib (*Cabometyx*), ein weiterer multimodaler TKI, ist als Monotherapie oder in Kombination mit Nivolumab zur Erstlinientherapie sowie als Monotherapie zur Zweitlinientherapie nach Versagen einer VEGF-gerichteten Therapie beim Nierenzellkarzinom zugelassen. Daneben besteht eine Zulassung zur Behandlung des radiojodrefraktären differenzierten Schilddrüsenkarzinoms sowie zur Behandlung des Leberzellkarzinoms nach Vorbehandlung mit Sorafenib. Im randomisierten Vergleich mit Sunitinib in der Erstlinientherapie des RCC mit intermediärem oder ungünstigen Risikoprofil wurde das mediane OS durch Cabozantinib von 21,2 auf 26,6 Monate verlängert, was bei einer Patientenzahl von 79 vs. 78 nicht signifikant war (Choueiri et al. 2018). Die Nutzenbewertung durch den G-BA ergab keinen belegbaren Zusatznutzen im Vergleich zu Sunitinib, Pazopanib oder Temsirolimus (G-BA 2019f). In einer randomisierten Phase-III-Studie bei 658 Patienten mit Therapieversagen unter einem Erstlinien-TKI führte Cabozantinib im Vergleich mit Everolimus an 658 Patienten zu einer Verlängerung des OS auf 21,4 vs. 16,5 Monate (Choueiri et al.

2016). Die Nutzenbewertung von Cabozantinib zur Behandlung des fortgeschrittenen RCC ergab jedoch nur einen geringen Zusatznutzen, weil es im Vergleich zu Everolimus eine Zunahme schwerer unerwünschter Ereignisse zeigte. In der Indikation Monotherapie des Leberzellkarzinoms erhielt Cabozantinib trotz eines positiven Effekts auf das Gesamtüberleben wegen negativer Effekte (schwere Nebenwirkungen, fehlende Daten zur Lebensqualität) nur einen geringen Zusatznutzen gegenüber *best supportive care* attestiert (G-BA 2019l). Das Präparat wurde 2024 mit einem Zuwachs von 6,1 % gegenüber 2023 in einem Verordnungsvolumen von 0,30 Mio. DDD eingesetzt.

Axitinib (*Inlyta*) ist ein Inhibitor der VEGF-Rezeptoren 1–3 und als Monotherapeutikum zugelassen für die Behandlung des RCC nach Versagen von Sunitinib oder einem anderen TKI. In Kombination mit Pembrolizumab ist Axitinib zur RCC-Erstlinientherapie zugelassen, basierend auf den Ergebnissen der Studie KEYNOTE-426. Hier wurde (trotz eines Wechsels von Sunitinib auf ein anderes Therapieregime wegen Therapieversagens bei 73 % der Patienten) eine mediane Überlebensverlängerung von 5,6 Monaten durch die Kombinationstherapie erzielt (Plimack et al. 2023). Als eine der häufigsten Nebenwirkungen wurde eine teils schwergradige arterielle Hypertonie bei 45 % der Patienten in beiden Therapiearmen dokumentiert (Plimack et al. 2023). Das Verordnungsvolumen von Axitinib ist 2024 im Vergleich zu 2023 um 13,6 % auf 0,28 Mio. DDD zurückgegangen.

Der VEGF-Inhibitor **Tivozanib** (*Fotivda*) ist zugelassen zur Erstlinientherapie des RCC. Im randomisierten Vergleich mit Sorafenib zur Dritt- oder Viertlinientherapie bei 350 Patienten wurde das mediane PFS signifikant von 3,9 auf 5,6 Monate verbessert, das OS jedoch nicht (Rini et al. 2020). Auch in der Erstlinientherapie zeigte sich eine knapp signifikante Verbesserung des PFS gegenüber Sorafenib von 9,1 auf 11,9 Monate ohne Verbesserung des OS (Motzer et al. 2013b). Das Verordnungsvolumen lag 2024 unterhalb der Relevanzschwelle zur Erfassung.

Lenvatinib (*Lenvima* und *Kisplyx*) ist ein Inhibitor der VEGF-Rezeptoren 1–3 sowie FGFR1–4, PDGFR α, RET und KIT. *Kisplyx* ist in Kombination mit Pembrolizumab zur Erstlinienbehandlung und in Kombination mit Everolimus ab der zweiten Therapielinie zugelassen beim fortgeschrittenen RCC. *Lenvima* ist als Monotherapeutikum zur Erstlinienbehandlung hepatozellulärer Karzinome und differenzierter Schilddrüsenkarzinome sowie in Kombination mit Pembrolizumab zur Therapie fortgeschrittener oder rezidivierter Endometriumkarzinome nach platinbasierter Vorbehandlung zugelassen. Im Vergleich zu anderen Kombinationstherapien wie Pembrolizumab plus Axitinib wurde der Kombination Pembrolizumab plus Lenvatinib zur Therapie des RCC im Nutzenbewertungsverfahren vom G-BA kein Zusatznutzen bescheinigt (G-BA 2022j). Im randomisierten Vergleich zu Sunitinib wurde unter dieser Kombination eine Verbesserung des PFS und des OS (Motzer et al. 2024) bei einer schlechteren gesundheitsbezogenen Lebensqualität (Motzer et al. 2022) festgestellt. Das Verordnungsvolumen von Lenvatinib ist 2024 im Vergleich zu 2023 um 10,3 % (*Lenvima*) bzw. 25,9 % (*Kisplyx*) angestiegen auf 0,37 Mio. DDD.

Everolimus (*Afinitor, Everolimus ratiopharm, Everolimus Mylan*) ist ein Inhibitor von mTOR (mammalian target of rapamycin), der zur Zweitlinientherapie des fortgeschrittenen RCC nach Versagen einer Anti-VEGF-Therapie zugelassen wurde. Es ist außerdem zugelassen (in Kombination mit Exemestan) zur Behandlung des hormonrezeptorpositiven Mammakarzinoms nach Versagen einer Behandlung mit einem nicht-steroidalen Aromataseinhibitor sowie zur Behandlung inoperabler und nicht endokrin aktiver neuroendokriner Tumoren. Das Verordnungsvolumen der genannten Arzneistoffe mit Everolimus für 2023 lag unterhalb der Relevanzschwelle zur Erfassung. Als (*Votubia*) ist Everolimus zur Behandlung von erwachsenen Patienten mit renalem Angiomyolipom, assoziiert mit tuberöser Sklerose (TSC, Tuberous sclerosis Complex) zugelassen. 2024 wurden 0,14 Mio. DDD verabreicht (−3,6 im Vergleich zu 2023).

Temsirolimus (*Torisel*) ist ebenfalls ein mTOR-Inhibitor, der für die Erstlinienbehandlung des RCC mit ungünstigem Risikoprofil zugelassen ist. Im randomisierten Vergleich mit Interferon-alpha zeigte sich ein Überlebensvorteil (7,3 vs. 10,9 Monate), der durch die Kombination von Temsirolimus mit IFN-alpha nicht weiter verbessert wurde (Hudes et al. 2007). Für die Therapie des RCC wird Temsirolimus heute nur noch in wenigen Ausnahmeindikationen in Betracht gezogen. Obwohl mit der Therapie rezidivierter Mantelzelllymphome noch eine weitere Zulassung für Temsirolimus besteht, ist es für die Verordnungsvolumina von Onkologika 2023 nicht mehr relevant.

Belzutifan (*Welireg*) wurde im Februar 2025 als Monotherapie zur Behandlung des Hippel-Lindau-Syndroms bei Erwachsenen, die eine Therapie für assoziierte lokale Nierenzellkarzinome (RCC), Hämangioblastome des Zentralnervensystems (ZNS) oder neuroendokrine Pankreastumoren (pNET) benötigen und die für eine lokale Therapien ungeeignet sind, zugelassen sowie als Monotherapie zur Behandlung des fortgeschrittenen klarzelligen Nierenzellkarzinoms nach zwei oder mehreren Therapien, darunter ein PD-(L)1-Inhibitor und mindestens zwei zielgerichtete VEGF-Therapien. Belzutifan ist ein selektiver Inhibitor des Hypoxie-induzierten Faktors 2α. Belzutifan blockiert die Dimerisierung von HIF-2α mit HIF-1β. Dadurch kann HIF-2α seine Zielgene nicht mehr aktivieren. Verbrauchsdaten zu 2024 liegen entsprechend des Zeitpunkts der Zulassung nicht vor. Der GBA sieht in zwei aktuellen Beschlüssen u. a. aufgrund des Fehlens randomisierter Studien keinen belegbaren Zusatznutzen (G-BA 2025u, 2025v).

Avelumab (*Bavencio*) ist ein gegen PD-L1 gerichteter Antikörper, der in Kombination mit Axitinib zugelassen ist zur Erstlinientherapie bei Patienten mit fortgeschrittenem RCC, als Monotherapie zur Behandlung des metastasierten Merkelzellkarzinoms und als Monotherapie in der Erstlinienerhaltungstherapie bei lokal fortgeschrittenem oder metastasiertem Urothelkarzinom nach Ansprechen auf eine platinbasierte Chemotherapie. Beim RCC führte die Kombination mit Axitinib gegenüber Sunitinib zu einer höheren Ansprechrate (51,4 vs. 25,7 %) und einer Verlängerung des PFS (13,8 vs. 8,4 Monate) (Choueiri et al. 2020). Eine Verbesserung des medianen OS wurde auch nach 5 Jahren nicht festgestellt (Choueiri et al. 2025). Das Verordnungsvolumen ist 2024 gegenüber 2023 um 3,8 % angestiegen auf nunmehr 0,26 Mio. DDD.

Weitere Immuntherapeutika (Nivolumab, Pembrolizumab, Ipilimumab) siehe Abschnitt „Lungenkarzinome" und „fortgeschrittenes Melanom".

5.4.5 Ovarialkarzinom

Bei epithelialen Ovarialkarzinomen besteht der kurative Therapieeinsatz in einer R0-Resektion. Bei Patientinnen mit lokal fortgeschrittenem Ovarialkarzinom (jenseits Stadium IA, Grad 1) wird im Anschluss daran eine platinbasierte Chemotherapie in der Regel mit Carboplatin und Paclitaxel als adjuvante systemische Therapie verabreicht. Etwa 75 % der Ovarialkarzinome werden in fortgeschrittenen Stadien (FIGO III/IV) diagnostiziert, was die Prognose erheblich beeinflusst. Ab Stadium „FIGO (Fédération Internationale de Gynécologie et d'Obstétrique) III high-grade" (der Tumor wächst außerhalb des Beckens oder Lymphknoten im Becken sind befallen) wird eine Kombination dieser Chemotherapie mit dem VEGF-Antagonisten Bevacizumab empfohlen (Onkopedia-Leitlinie 2023d; AWMF 2024c).

Je nach Tumorstadien kommen auch Kombinationstherapien zur Anwendung. Nach Abschluss der Chemotherapie sollte bei Patientinnen mit fortgeschrittenen Stadien von Eierstockkrebs (III–IV) eine zusätzliche Erhaltungstherapie erfolgen. Folgende 2 Arzneistoffklassen kommen hierbei zum Einsatz: Antikörper, die die Neubildung von Blutge-

fäßen und damit das Tumorwachstum hemmen oder PARP-(Poly-ADP-RibosePolymerase-)Inhibitoren, die DNA-Reparaturmechanismen bei durch Zytostatika vorgeschädigten Karzinomzellen hemmen – in manchen Fällen auch eine Kombination dieser Arzneistoffe.

Bei Patientinnen mit weit fortgeschrittenen Stadien des Ovarialkarzinoms (jenseits Stadium IA, Grad 1) wird eine platinbasierte Chemotherapie (in der Regel Carboplatin und Paclitaxel) als adjuvante systemische Therapie eingesetzt. Ab dem Stadium FIGO III high-grade wird eine Kombination dieser Chemotherapie mit dem VEGF-Antagonisten Bevacizumab empfohlen (Onkopedia-Leitlinie 2023d; AWMF 2024c). Hinsichtlich des progressionsfreien Überlebens hat sich eine anschließende Erhaltungstherapie mit Olaparib, einem PARP-(Poly-ADP-Ribose-Polymerase-) Inhibitor, als erfolgreich erwiesen, der dieses für die DNA-Reparatur zuständige Enzym hemmt. Bei Patientinnen mit einer *BRCA*-Mutation wurde eine Verbesserung des Gesamtüberlebens durch eine Olaparib-Erhaltungstherapie mit einer Hazard Ratio von 0,55 in der Langzeitnachbeobachtung einer doppelblind-placebokontrollierten Studie berichtet (DiSilvestro et al. 2023). Bei Patientinnen ohne nachgewiesene *BRCA*-Mutation führt eine Niraparib-Erhaltungstherapie zur Verlängerung des progressionsfreien Überlebens, bislang aber ohne nachweisbare Verlängerung des Gesamtüberlebens (González-Martín et al. 2023). Im Rezidiv wird erneut Carboplatin/Paclitaxel (alternativ Gemcitabin oder liposomales Doxorubicin statt Paclitaxel) verabreicht, wenn die rezidivfreie Zeit zuvor mehr als 6 Monate betragen hat. Bei Rezidiv oder Progress innerhalb von 6 Monaten nach platinhaltiger Therapie erfolgt eine Zweitlinientherapie, in der Regel als Monotherapie mit pegyliertem liposomalem Doxorubicin, Gemcitabin, Topotecan oder oralem Treosulfan. Die aktuelle Onkopedia-Leitlinie (2023d) empfiehlt nach erfolgreicher platinbasierter Primärtherapie eine Erhaltungstherapie mit Niraparib unabhängig vom *BRCA*-Mutationsstatus oder Olaparib (bei

Vorliegen einer somatischen oder Keimbahn-*BRCA*-Mutation). Bei Rezidiv nach erfolgreicher platinbasierter Therapie wird die Gabe eines PARP-Inhibitors unabhängig vom *BRCA*-Mutationsstatus empfohlen, sofern nicht zuvor schon eine Behandlung mit einem PARP-Inhibitor erfolgt war.

Olaparib (*Lynparza*) ist ein PARP-Inhibitor, der für die Erhaltungstherapie von Patientinnen mit einem platinsensitiven Ovarialkarzinom, Eileiterkarzinom oder primären Peritonealkarzinom, in der Primärtherapie bei Patientinnen mit *BRCA*-Mutation (Keimbahn oder somatisch) sowie in der Rezidivsituation ebenfalls nach Ansprechen auf eine platinbasierte Rezidivtherapie unabhängig vom *BRCA*-Status zugelassen ist. Bei vorliegender Defizienz der homologen Rekombination (HRD) besteht zudem eine Zulassung in Kombination mit Bevacizumab. Im platinsensitiven Rezidiv wird bei Vorliegen einer *BRCA*-Keimbahnmutation durch Olaparib auch eine Verlängerung des Gesamtüberlebens erreicht (Pujade-Lauraine et al. 2017). Das Nutzenbewertungsverfahren durch den G-BA ergab 2020 im Vergleich zu abwartendem Verhalten keinen belegten Zusatznutzen (G-BA 2020m) und 2023 im Vergleich zu Niraparib in dieser Indikation ebenfalls keinen belegten Zusatznutzen (G-BA 2023q). Das Verordnungsvolumen ist 2024 gegenüber 2023 um weitere 8,0 % auf nunmehr 1,1 Mio. DDD angestiegen (◘ Tab. 5.8).

Niraparib (*Zejula*) ist ein weiterer PARP-Inhibitor, der für die Erhaltungstherapie bei Patientinnen mit platinsensitivem Ovarial-, Peritoneal- oder Tubenkarzinom in der Erstlinientherapie und in der Rezidivsituation zugelassen ist. Die zulassungsrelevante Studie war eine placebokontrollierte Phase-III-Studie an 553 Patientinnen mit platinsensitivem Ovarialkarzinom, Tubenkarzinom oder primärem Peritonealkarzinom, die zuvor mindestens zwei platinbasierte Behandlungen mit partiellem oder komplettem Ansprechen erhalten hatten und in über 50 % eine *BRCA*-Mutation in der Keimbahn oder im Tumor aufwiesen (González-Martín et al. 2023). Niraparib verlängerte das PFS bei Patientinnen mit und ohne *BRCA*-Mutation im Vergleich zu Placebo, verbesserte aber nicht das OS. Der G-BA hat keinen Zusatznutzen von Niraparib im Vergleich zu einer Erhaltungstherapie mit Bevacizumab festgestellt (G-BA 2021u). Das Verordnungsvolumen lag 2024 bei 0,23 Mio. DDD, der Anstieg gegenüber 2023 betrug 5,6 % (◘ Tab. 5.8).

Rucaparib (*Rubraca*) ist ein weiterer PARP-Inhibitor, der zur Erhaltungstherapie nach gutem Ansprechen auf eine platinbasierte Chemotherapie sowie zur Drittlinientherapie bei nachgewiesener *BRCA*-Mutation zugelassen ist. Der G-BA hat 2024 Rucaparib zur Erhaltungstherapie im Vergleich zu Olaparib, Olaparib plus Bevacizumab, Bevacizumab oder Niraparib keinen Zusatznutzen zugebilligt (G-BA 2019g; G-BA 2024o). Gleiches gilt für die Drittlinientherapie im Vergleich zu Topotecan oder liposomalem Doxorubicin (G-BA 2019h). Nachdem eine Interimsanalyse der „ARIEL4-Studie" zum Vergleich von Rucaparib gegen eine Chemotherapie in der Drittlinie einen signifikanten Überlebens*nachteil* für Rucaparib ergeben hat, veröffentlichte die EMA im April 2022 einen entsprechenden Warnhinweis (EMA 2022), und Anfang Mai 2022 wurde ein Rote-Hand-Brief zum Einsatz von Rucaparib in dieser Indikation herausgegeben. Die Verordnungsvolumina für Rucaparib lagen auch 2024 unterhalb der Relevanzschwelle zur Erfassung.

Bei Patientinnen mit fortgeschrittenem Ovarialkarzinom erhöht **Bevacizumab** in Kombination mit der Standard-Chemotherapie das progressionsfreie Überleben bei Erst- und Zweitlinientherapie, nicht jedoch das Gesamtüberleben (Tewari et al. 2019). Zu Verordnungsvolumina und Kosten siehe Abschnitt „Gastrointestinale Tumoren".

Pegyliertes liposomales Doxorubicin (PLD; *Caelyx*) gehört zur Arzneistoffklasse der Anthrazykline, wobei es eine geringere Kardiotoxizität als Doxorubicin aufweist. Es wird beim rezidivierten Ovarialkarzinom als Monotherapie oder in Kombination mit Trabectedin eingesetzt. Dabei werden Ansprechraten von 15–20 % (vergleichbar mit

Topotecan) beobachtet. Das Präparat ist auch zur Behandlung beim Mammakarzinom, beim multiplen Myelom und beim AIDS-assoziierten Kaposi-Sarkom zugelassen und erzielte 2024 ein Verordnungsvolumen von 0,14 Mio. DDD und damit eine Zunahme um 9,8 % gegenüber 2023 (2023 Rückgang um 39,6 % gegenüber 2022; ◘ Tab. 5.5).

Trabectedin (*Yondelis*) ist ein synthetisches Alkaloid, das in Kombination mit pegyliertem liposomalem Doxorubicin bei rezidiviertem platinsensiblem Ovarialkarzinom zugelassen ist. Die Ansprechraten liegen bei ca. 28 %, das mediane PFS bei ca. 8 Monaten. Die Kombination ist nicht wirksamer als eine Kombination von PLD mit Carboplatin bei ungünstigerem Nebenwirkungsprofil. Das Verordnungsvolumen lag auch 2024 unterhalb der Relevanzschwelle zur Erfassung.

Neu zugelassen ist das Antikörper-Wirkstoff-Konjugat **Mirvetuximab-Soravtansin** (*Elahere*). Mirvetuximab-Soravtansin ist ein Antikörper-Arzneistoff-Konjugat aus dem Zytostatikum Maytansinoid DM4, das als Mikrotubuli-Gift wirkt, und Mirvetuximab, einem IgG-Antikörper, der an den Folat-Rezeptor alpha (FRα) bindet. Es ist zugelassen in der Behandlung von Folatrezeptor-alpha-positivem, platinresistentem, „high-grade" serösem epithelialem Ovarial-, Tuben- oder primärem Peritonealkarzinom. In der MIRA-SOL-Studie lagen die Ansprechraten in dieser Indikation bei 42,3 % vs. 15,9 % in der Chemotherapievergleichsgruppe und das OS bei 16,46 vs. 12,75 Monaten. Charakteristische Nebenwirkungen waren verschwommenes Sehen und Keratopathie in 40.8 bzw. 32,1 % (in 7,8 bzw. 9,2 % ≥ Grad III). Weitere Nebenwirkungen waren Bauchschmerzen in 30,3 %, Fatigue in 30,3 %, Diarrhoe in 29,4 %, Obstipation bei 27,1 % und periphere Neuropathie in 21,6 %. Nebenwirkungen ≥ Grad III *lagen* jeweils unter 3 % (Moore et al. 2023). Zu Mirvetuximab-Soravtansin liegt bereit eine Nutzenbewertung des G-BA vor. Der G-BA sieht hier Anhaltspunkte für einen beträchtlichen Zusatznutzen (G-BA 2025w).

5.4.6 Mammakarzinom

Die aktuelle „Interdisziplinäre S3-Leitlinie für die Früherkennung, Diagnostik, Therapie und Nachsorge des Mammakarzinoms" wurde im Mai 2025 in einer Konsultationsfassung (Version 5) veröffentlicht, wobei die Phase für Kommentare bereits im Juni 2025 abgelaufen ist. Eine „Kurzversion" für diese Leitlinie 2025 ist nicht verfügbar und deshalb gilt die vollständige Leitlinie als Basis. Wesentliche Neuerungen betreffen u. a. die Behandlung von Hirnmetastasen, überarbeitete Aspekte der Komplementärmedizin sowie die Berücksichtigung neuer Studienergebnisse mit präzisen Angaben zur Achselhöhlenchirurgie. Die offizielle Konsultationsfassung (Version 5) finden Sie auf der Website des Leitlinienprogramms Onkologie (AWMF 2025b).

Systemische onkologische Therapien wirken im gesamten Körper: Sie greifen nicht nur den ursprünglichen Tumor an, sondern auch die Metastasen sowie weitere Krebszellen, die vielleicht im Körper verstreut sind und dort zirkulieren. Als systemisch wirksame Therapien zur Behandlung des Mammakarzinoms gelten zum Beispiel:

- Antihormontherapie (**endokrine Therapie**): Sie eignet sich, wenn die Tumorzellen Andockstellen (Rezeptoren) für Östrogene und/oder Progesteron besitzen (der Brustkrebs ist HR-positiv). Zum Einsatz kommen verschiedene Wirkstoffgruppen: Selektive Östrogen-Rezeptor-Modulatoren (SERM), z. B. Tamoxifen; Selektive Östrogen-Rezeptor-Degrader (SERD) – dazu gehören die Wirkstoffe Fulvestrant und Elacestrant, welche den Östrogenrezeptoren (ERα) abbauen; Aromatasehemmer (zum Beispiel Letrozol, Anastrozol, Exemestan); Wirkstoffe aus der Gruppe der GnRH-Analoga.
- Anti-HER2-Therapie: Eine Behandlung, die auf den „humanen epidermalen Wachstumsfaktorrezeptor" HER2 abzielt. Dafür müssen die Krebszellen diese Rezeptoren vermehrt besitzen, also HER2-positiv

sein. Mögliche Wirkstoffe sind Trastuzumab und Pertuzumab.
- Chemotherapie: Es kommen verschiedene Zytostatika zum Einsatz, oft auch in Kombination, um deren Wirksamkeit zu erhöhen.
- **Antikörper-Wirkstoff-Konjugate**: Hier wird ein Antikörper mit einem Chemotherapeutikum gekoppelt. Der Antikörper dient als „Eintrittspforte" für die Zytostatika, die dann im Zellinneren ihre Wirksamkeit entfalten.
- **Knochenschützende Substanzen**: Dazu gehören zum Beispiel Bisphosphonate und der Wirkstoff Denosumab. Sie können bei Knochenmetastasen hilfreich sein und dazu beitragen, die Knochen wieder zu stabilisieren
- **Schmerzmedikamente**: Sie können bei Schmerzen helfen, zum Beispiel aufgrund von Knochenmetastasen. Zum Einsatz kommt in der Regel das WHO-Stufenschema zur Schmerztherapie.

Die Arzneistoffe werden allein (als Monotherapie) oder in verschiedenen Kombinationen angewendet. Die Dauer der Behandlung richtet sich danach, wie lange sie wirken und wie gut eine Frau sie verträgt. Manche Arzneistoffe verlieren nach einiger Zeit die erwünschte Wirkung (z. B. Hormomantagonisten) und erfordern dann eine Umstellung der medikamentösen Therapie.

Die systemische Therapie des nicht-metastasierten Mammakarzinoms ist abhängig vom Subtyp. Während Patientinnen mit hormonrezeptorpositivem Mammakarzinom (ER+/PgR+) eine antihormonelle Therapie erhalten und nur selten Chemotherapie benötigen, werden Patientinnen mit HER2/neu-positivem Mammakarzinom mit Antikörpern gegen HER2/neu (Trastuzumab, Pertuzumab) kombiniert mit Chemotherapie (z. B. Taxane, Platinverbindungen, Anthrazykline) und ggf. bei positivem Hormonrezeptorstatus Antiöstrogenen bzw. Aromatasehemmern behandelt. Aufgrund der meist ungünstigen Prognose des triple-negativen Mammakarzinoms erhalten alle Patientinnen mit diesem Subtyp und

einem Tumor > 5 mm eine Chemotherapie (z. B. Anthrazykline in Kombination mit Cyclophosphamid und/oder Taxanen).

Die **adjuvante Standardtherapie des Mammakarzinoms ist bei prä- und perimenopausalen Patientinnen mit positivem Hormonrezeptorstatus und negativem HER2/neu-Status** weiterhin eine endokrine Therapie, die ggf. kombiniert wird mit einer zielgerichteten Therapie. Die rein endokrine Monotherapie ist nicht indiziert bei Patientinnen, bei denen die Indikation für eine schnelle Remission zur Vermeidung ausgeprägter Symptome des betroffenen Organs besteht. Adjuvante endokrine Therapien wie Tamoxifen und Aromatasehemmer reduzieren signifikant die Wahrscheinlichkeit eines Rezidivs um ca. 40 % und die Wahrscheinlichkeit des Versterbens um ca. 30 % (AWMF 2025b). Für prä- oder perimenopausale Patientinnen wird **Tamoxifen** als Mittel der Wahl für eine Dauer von mindestens 5 Jahren empfohlen. Abhängig vom Rezidivrisiko und vom Wunsch der Patientin soll die antiöstrogene Therapie über 5 Jahre hinaus bis insgesamt 10 Jahre bzw. bis zum Rezidiv erfolgen. Diese Leitlinienempfehlung basiert auf neueren Langzeitdaten, die eine weitere Senkung der Mortalität durch eine Verlängerung der Tamoxifentherapie auf 10 Jahre gezeigt haben. Bei hohem Rezidivrisiko und prämenopausaler Situation nach adjuvanter Chemotherapie soll eine Ovarialsuppression (Gonadorelinanaloga, bilaterale Ovarektomie) zusätzlich zu Tamoxifen oder einem Aromatasehemmer erwogen werden. Die adjuvante endokrine Therapie wird in die initiale Therapie (Jahre 1–5) und die erweiterte adjuvante Therapie (EAT, Jahre 6–10+) eingeteilt. Postmenopausale Patientinnen, die zuvor 5 Jahre mit Tamoxifen behandelt wurden, sollte die Wahl einer über 5 Jahre fortgesetzten Therapie mit Tamoxifen oder ein Wechsel zu einem Aromatasehemmer (AI) angeboten werden (► https://www.ago-online.de/fileadmin/ago-online/downloads/_leitlinien/kommission_mamma/2024/Einzeldateien/AGO_2024D_10_Adjuvante_Endokrine_Therapie.pdf). Nach Metastasierung sollte bei postmenopausalen Patientinnen zunächst ein Aromatasehemmer eingesetzt werden, wenn adjuvant ausschließlich Tamoxifen eingesetzt wurde (AWMF 2025b). Die Verordnungen von Tamoxifen waren auch 2024 mit 37,3 Mio. DDD leicht rückläufig gegenüber denen von 2023 (◘ Tab. 5.10).

Die **systemische Therapie des metastasierten Mammakarzinoms** hat als wesentliche Ziele die Verlängerung der Lebenszeit und die Linderung krankheitsbedingter Symptome. Als ein metastasiertes Mammakarzinom wird Brustkrebs bezeichnet, der sich über den ursprünglichen Tumor hinaus in andere Organe – typischerweise in Knochen, Leber, Lunge und seltener ins Zentralnervensystem (ZNS) – ausgebreitet hat. Die systemische Therapie orientiert sich am Subtyp des Mammakarzinoms (Übersicht bei Waks und Winer 2019; Harbeck et al. 2019; AWMF 2025b; DKG 2022). Initial werden beim hormonrezeptorpositiven Mammakarzinom vor allem Aromatasehemmer plus CDK-4/6-Inhibitoren empfohlen, nicht jedoch eine Kombination von Chemo- und endokriner Therapie (AWMF 2025b). Beim metastasierten HER2/neu-positiven Mammakarzinom sollte in der Erstlinientherapie eine duale Blockade mit Trastuzumab und Pertuzumab und einem Taxan eingesetzt werden bzw. bei Positivität der Hormonrezeptoren auch eine Kombination von Antikörpern mit endokriner Therapie oder Trastuzumab Emtansin (AWMF 2025b; Denkert et al. 2022). Beim triple-negativen Mammakarzinom wird zunächst eine Monochemotherapie empfohlen mit Taxanen, Platinverbindungen oder Anthrazyklinen und als Zweitlinientherapie mit Capecitabin, Eribulin, Vinorelbin, Gemcitabin oder bei Vorliegen einer BRCA-1/2-Mutation mit Olaparib oder Talazoparib (Übersicht bei Waks und Winer 2019).

Hormonantagonisten. Als Hormonantagonisten werden in diesem Abschnitt Gonadorelinanaloga, Antiöstrogene (Tamoxifen, Fulvestrant), Aromatasehemmer, Antiandrogene (Bicalutamid, Flutamid, Enzalutamid, Apalutamid) und ein Androgensynthesehemmer (Abirateronacetat) für onkologische Indikationen dargestellt (vgl. auch ► Abschn. 5.4.7). Weitere Gonadorelinanaloga für gynäkologische Indikationen finden sich in ► Kap. 39 („Hypophysen- und Hypothalamushormone"). Das Verordnungsvolumen der Hormonantagonisten für die endokrine Therapie übertrifft mit 187,1 Mio. DDD deutlich alle anderen Arzneimittelgruppen der Onkologika und umfasst ähnlich wie im Jahr 2023 etwa 64 % aller onkologischen Verordnungen (◘ Tab. 5.1). Die beiden wesentlichen Indikationen der Hormonantagonisten sind das Prostatakarzinom und das Mammakarzinom, an denen sich die Verordnungsanalyse orientiert.

Fulvestrant ist der erste rein steroidale Östrogenrezeptorantagonist ohne die agonistische Restaktivität von Tamoxifen. Trotz seiner pharmakologischen Vorteile hatte Fulvestrant bei postmenopausalen Patientinnen mit fortgeschrittenem oder metastasiertem Mammakarzinom keinen klinischen Zusatznutzen im direkten Vergleich mit Tamoxifen (Howell et al. 2004) oder mit Anastrozol bei eingetretener Tamoxifenresistenz (Howell et al. 2002; Osborne et al. 2002). Seit 2009 ist Fulvestrant in einer doppelt so hohen Dosis (500 mg/Monat) wie bisher zugelassen, die aber gegenüber der 250-mg-Dosis das Gesamtüberleben nur wenig erhöhte (26,4 vs. 22,5 Monate) (Di Leo et al. 2014). Die Erstlinientherapie mit Fulvestrant (500 mg) oder Anastrozol (1 mg) zeigte in einer Phase-II-Studie an 205 postmenopausalen Patientinnen mit fortgeschrittenem hormonrezeptorpositivem Mammakarzinom zunächst nur eine ähnliche klinische Wirksamkeit (objektives Ansprechen plus stabiler Krankheitsverlauf) von 72,5 vs. 67,0 % (Robertson et al. 2009). Eine spätere Auswertung des medianen Gesamtüberlebens ergab einen geringen Vorteil für Fulvestrant (54,1 vs. 48,4 Monate) (Ellis et al. 2015). Auch in einem Cochrane-Review (9 Studien, 4.514 Frauen) war Fulvestrant (250 mg) für die Behandlung des fortgeschrittenen hormonsensitiven Mammakarzinoms bei postmenopausalen Patientinnen ähnlich wirksam wie die anderen drei endokrinen Standardtherapien. Nur in einer der 9 Studien wurde Fulvestrant in der neuen Standarddosis (500 mg) mit Anastrozol verglichen und zeigte Überlegenheit in Bezug auf die Zeit bis zur Progression und das Überleben (Übersicht bei Lee et al. 2017). Ein Vorteil für Kombinationstherapien von Fulvestrant plus eine andere endokrine Therapie war nicht nachweisbar. Die Verordnungen von Fulvestrant haben 2024 gegenüber 2023 leicht zugenommen um 4,5 % (■ Tab. 5.10).

Aromatasehemmer (■ Tab. 5.11) wurden auch 2024 deutlich häufiger als Tamoxifen (■ Tab. 5.10) verordnet und zeigen ähnlich wie in den Vorjahren (2022 und 2023) auch 2024 einen Verordnungszuwachs von 11,2 % (■ Tab. 5.11). Sie galten in den vergangenen Jahren als Standard der adjuvanten Therapie in der Postmenopause, da eine direkte Vergleichsstudie von Anastrozol und Tamoxifen bei postmenopausalen Patientinnen in der adjuvanten Situation Vorteile für den Aromatasehemmer Anastrozol gezeigt hatte. Die Zehnjahresergebnisse dieser Studie haben bestätigt, dass Anastrozol das krankheitsfreie Überleben verbessert und die Zahl der Rezidive vermindert. Unterschiede im Gesamtüberleben bestehen aber nicht (Goss et al. 2016). Die adjuvante endokrine Therapie für postmenopausale Patientinnen mit einem hormonrezeptorpositiven Mammakarzinom sollte daher einen Aromatasehemmer enthalten (AWMF 2025b).

Beim fortgeschrittenen Mammakarzinom war bisher eine Chemotherapie die erste Therapieoption. Mit der Einführung von Inhibitoren (Palbociclib, Ribociclib) der cyclinabhängigen Kinasen 4 und 6 (CDK4/6) stehen jetzt erstmals Arzneistoffe für eine weitere medikamentöse Behandlung vor einer Chemotherapie zur Verfügung, die bereits als neuer Standard in der Erstlinientherapie von Patientinnen mit fortgeschrittenem bzw. metastasiertem hormonrezeptorpositivem Mammakarzinom gesehen werden (Übersicht bei Morrison et al. 2024). **CDK4/6-Inhibitoren** blockieren die cyclinabhängigen Kinasen 4 und 6, die beim östrogenrezeptorpositiven Mammakarzinom infolge einer Überexpression von Cyclin D1 häufig verstärkt aktiviert werden und zu einer unkontrollierten Proliferation sowie einer Resistenzentwicklung gegen die endokrine Therapie des Mammakarzinoms führen. Als erster CDK4/6-Inhibitor wurde **Palbociclib** (*Ibrance*) zur Behandlung des östrogenrezeptorpositiven, ERBB2-negativen fortgeschrittenen Mammakarzinoms in Kombination mit einem Aromatasehemmer oder Fulvestrant zugelassen. In Kombination mit Palbociclib verlängerte Letrozol das progressionsfreie Überleben im Vergleich zur Monotherapie mit Letrozol (24,8 vs. 14,5 Monate), hatte aber wegen häufiger Therapieabbrüche infolge von Nebenwirkungen (Neutropenie) keinen signifikanten Effekt auf das Gesamtüberleben (Finn et al. 2016). Daher ergab die frühe Nutzenbewertung durch den G-BA keinen Beleg für einen Zusatznutzen in allen vier Subgruppen (siehe Arzneiverordnungs-Report 2017, Kap. 3, Neue Arzneimittel 2017, Abschn. 3.1.21). Auch in einer Phase-III-Studie erreichte Palbociclib in Kombination mit Fulvestrant keinen signifikanten Effekt auf das Gesamtüberleben (34,6 vs. 28,9 Monate; Turner et al. 2018), sodass auch für diese Kombination kein Zusatznutzen belegt war (G-BA 2019i). Wie bereits 2023 nahmen die Verordnungen von *Ibrance* (−12,6 %) auch 2024 ab (■ Tab. 5.8) und *Ibrance* gehörte deshalb auch 2024 nicht mehr zu den 30 umsatzstärksten Arzneimitteln (■ Tab. 1.3).

Ribociclib (*Kisqali*) ist der zweite CDK4/6-Inhibitor, der 2017 zur Behandlung von postmenopausalen Frauen mit einem hormonrezeptorpositiven, HER2-negativen, lokal fortgeschrittenen oder metastasierten Mammakarzinom zugelassen wurde. Für die Zulassung relevant war eine placebokontrollierte Phase-III-Studie an 668 postmenopausalen Frauen mit hormonrezeptorpositivem, HER2-negativem, rezidiviertem oder metastasiertem Brustkrebs, in der die Erstlinientherapie mit Ribociclib in Kombination mit Letrozol das progressionsfreie Überleben im Vergleich zur Kontrollgruppe (63,0 vs. 42,2 %) nach 18 Monaten verlängerte (Hortobagyi et al. 2016). Die frühe Nutzenbewertung durch den G-BA ergab keinen Zusatznutzen von Ribociclib, weil kein statistisch signifikanter Unterschied für das Gesamtüberleben zwischen den Studienarmen bestand (G-BA 2018a). Im Dezember 2018 wurde Ribociclib für eine erweiterte Indikation zur Behandlung von Frauen mit einem hormonrezeptorpositiven, ERBB2-negativen, lokal fortgeschrittenen oder metastasierten Mammakarzinom in Kombination mit einem Aromatasehemmer oder Fulvestrant als initiale endokrin basierte Therapie oder bei Frauen mit vorangegangener endokriner Therapie zugelassen. Die Kombination mit Fulvestrant wurde in einer Phase-III-Studie an 726 postmenopausalen Patientinnen mit einem hormonrezeptorpositiven, ERBB2-negativen, lokal fortgeschrittenen oder metastasierten Mammakarzinom untersucht, die Ribociclib in Kombination mit Fulvestrant oder Fulvestrant allein erhielten (Slamon et al. 2020). Nach 42 Monaten war das Gesamtüberleben (sekundärer Endpunkt) in der Gesamtpopulation im Vergleich zur Kontrollgruppe (57,8 vs. 45,9 %) signifikant verlängert, jedoch nicht in den beiden Subgruppen von Patientinnen ohne oder mit vorangegangener endokriner Therapie. Schwere Nebenwirkungen unter Ribociclib (Grad 3 oder 4) waren wiederum Neutropenie (57,1 vs. 0,8 %) und hepatobiliäre Störungen (13,7 vs. 5,8 %). Auch die frühe Nutzenbewertung der neuen Kombinationstherapie (Ribociclib in Kombination mit einem Aromatasehemmer) ergab daher zunächst in allen Subgruppen keinen Zusatznutzen (G-BA 2019j). In einem weiteren Nutzenbewertungsverfahren zu Ribociclib (HR+, HER2−, Kombination mit Fulvestrant) wurde dann ein Hinweis auf einen geringen Zusatznutzen gesehen (G-BA 2020g). Trotz des zunächst fehlenden bzw. geringen Zusatznutzens und der ähnlich wie bei Palbocilib hohen DDD-Nettokosten (93,26 €) zeigten die Verordnungen von *Kisqali* erneut einen deutlichen Anstieg um 25,7 % (◘ Tab. 5.8).

Abemaciclib (*Verzenios*) ist ein weiterer CDK4/6-Inhibitor, der 2018 zugelassen wurde zur Behandlung von Frauen mit hormonrezeptorpositivem, ERBB2-negativem, lokal fortgeschrittenem oder metastasiertem Brustkrebs in Kombination mit einem Aromatasehemmer oder Fulvestrant als initiale endokrine Therapie oder bei Frauen mit vorausgehender endokriner Therapie. Die erste Nutzenbewertung für Abemaciclib in Kombination mit verschiedenen Aromatasehemmern oder Fulvestrant ergab keinen Zusatznutzen. Nur für postmenopausale Frauen mit hormonrezeptorpositivem, ERBB2-negativem, lokal fortgeschrittenem oder metastasiertem Brustkrebs mit vorangegangener endokriner Therapie wurde in der Nutzenbewertung ein geringer Zusatznutzen festgestellt (G-BA 2019k). Die Verordnungen sind auch 2024 gegenüber 2023 erneut stark angestiegen (+45 %) und erreichen inzwischen die Verordnungen von Palbociclib und Ribociclib (◘ Tab. 5.8).

Im Jahr 2020 wurden zwei weitere Proteinkinaseinhibitoren, **Alpesilib** (*Piqray*) und **Talazoparib** (*Talzenna*), zugelassen zur Behandlung des hormonrezeptorpositiven, HER2-negativen, lokal fortgeschrittenen oder metastasierten Mammakarzinoms mit PIK3CA-Mutation (*Piqray*) bzw. des HER2-negativen, lokal fortgeschrittenen oder metastasierten Mammakarzinoms mit BRCA-1/2-Mutationen (*Talzenna*). Alpelisib ist ein Inhibitor der Phosphoinositid-3-Kinase (PI3K), der in Kombination mit dem Antiöstrogen Fulvestrant verabreicht werden sollte. Novartis hat jedoch *Piqray* bereits zum 01.05.2021 wieder vom Markt genommen und als Begründung angegeben, dass in den Preisverhandlungen mit dem GKV-SV kein vernünftiger Erstattungsbetrag gefunden wurde. Der G-BA hatte für Alpelisib keinen Zusatznutzen in der zuvor genannten Indikation gesehen (G-BA 2021v) und zudem auf die schweren Nebenwirkungen (u. a. erhöhte Blutzuckerwerte, Kreantininanstieg, erhöhte Leberenzyme) hingewiesen. Talazoparib ist ein PARP-Inhibitor, der zunächst für vorbehandelte Frauen und Männer mit einem fortgeschrittenen HER2-negativen Mammakarzinom mit BRCA-1/2-Mutationen in der Keimbahn (gBRCA1/2) zugelassen wurde und inzwischen als neues Anwendungsgebiet auch eine Zulassung für das metastasierte Prostatakarzinom in Kombination mit Enza-

5

lutamid erhalten hat (DGHO 2024). Dieser Proteinkinaseinhibitor unterliegt einer zusätzlichen Überwachung aufgrund möglicherweise schwerer Nebenwirkungen.

Seit 2021 ist **Sacituzumab Govitecan** (*Trodelvy*) zugelassen als Monotherapie zur Behandlung von erwachsenen Patienten mit nicht-resezierbarem oder metastasiertem triple-negativem Mammakarzinom („metastatic triple-negative breast cancer", mTNBC), die zuvor zwei oder mehr systemische Therapien erhalten haben, darunter mindestens eine gegen mTNBC. Sacituzumab Govitecan ist ein gegen das von vielen soliden Tumoren exprimierte Oberflächenprotein Trop-2 gerichtetes Antikörper-Wirkstoff-Konjugat, bei dem Sacituzumab als ein humanisierter monoklonaler Antikörper Trop-2 erkennt (Rugo et al. 2023). Das kleine zytotoxische Molekül Govitecan (SN-38) ist ein Topoisomerase-I-Inhibitor, der über einen hydrolysierbaren Linker kovalent an den Antikörper gebunden ist. Die in 2024 ermittelten Verordnungen betragen 0,18 Mio. DDD, einem Zuwachs von 34,1 % (◐ Tab. 5.9). Die Nutzenbewertung des G-BA ergab für die zuvor genannte Indikation von *Trodelvy* einen Anhaltspunkt für einen erheblichen Zusatznutzen (G-BA 2022k).

5.4.7 Prostatakarzinom

Neben dem Mammakarzinom und den Kolon- bzw. Rektumkarzinomen gehört das Prostatakarzinom (PCa) zu den häufigsten Krebsarten und ist das häufigste Karzinom bei Männern in Deutschland, wobei 3 von 4 Tumoren in einem lokalisierten Krankheitsstadium diagnostiziert werden (Robert Koch-Institut 2019; Knipper et al. 2021). Im Jahr 2024 gab es in Deutschland schätzungsweise 65.820 Neuerkrankungen an Prostatakrebs, was ihn mit rund einem Viertel aller Krebserkrankungen weiterhin zur häufigsten Tumorerkrankung bei Männern macht. Der Großteil der Erkrankungen tritt im höheren Alter auf, mit einem mittleren Erkrankungsalter von etwa 72 Jahren.

▪▪ Wichtige Risikofaktoren sind:
- Alter, ethnische Herkunft und genetische Faktoren: Männer schwarzafrikanischer Abstammung erkranken häufiger als Europäer, Asiaten seltener. Eine Häufung der Erkrankung in der Familie ist ein nachgewiesener Risikofaktor.
- Als weitere Faktoren gelten: Chronische Entzündungen der Prostata und sexuell übertragbare Erkrankungen, die ebenfalls das Risiko erhöhen können.

Das Risiko, an Prostatakarzinom zu erkranken, steigt mit dem Alter deutlich an, und Männer über 50 Jahre sind am häufigsten betroffen. Weltweit werden die Zahlen für das Jahr 2024 ebenfalls als hoch eingeschätzt.

Die Behandlungssequenz beim Prostatakrebs hängt stark vom Stadium und dem individuellen Risikoprofil ab. Sie kann von „aktiver Überwachung" bei frühen Stadien bis hin zu einer Kombination aus Operation, Strahlentherapie, Hormon- und Chemotherapie bei fortgeschrittenen oder aggressiven Tumoren reichen. Bei nicht heilbaren Formen kommen palliative Therapien zur Linderung der Symptome zum Einsatz. Bisher fehlt jedoch weiterhin ausreichende Evidenz für die optimale Behandlungssequenz des metastasierten PCa sowie die am besten geeignete Kombinationstherapie, die heute bei vielen Tumorkrankheiten erfolgreich angewendet wird (Übersicht bei Sartor und de Bono 2018).

In der aktualisierten S3-Leitlinie für das Prostatakarzinom (AWMF 2025c) unter der Federführung der Deutschen Gesellschaft für Urologie e. V. und unter Mitwirkung von 21 weiteren Fachgesellschaften wurden ergänzend zu den bestehenden Therapieempfehlungen neben Änderungen für die pathomorphologischen Untersuchungen und die aktive Überwachung für Patienten mit einem lokal begrenzten Niedrigrisiko-Prostatakarzinom auch Änderungen vorgenommen in der Therapie des hormonsensitiven, metastasierten Prostatakarzinoms (mHSPC) sowie des androgenunabhängigen oder kastrationsresistenten Prostatakarzinoms (CRPC). Für die Therapie des mHSPC wurden auch Dreifachkombinationen aus Docetaxel, Androgendeprivation (ADT) und Darolutamid bzw. Abirateron plus Prednison bzw. Prednisolon empfohlen. Auch die Therapie des CRPC wurde geprüft, aktualisiert und zusätzlich prädiktive histologische, bildgebende und genetische Diagnostik sowie Vortherapien und Ansprechen darauf als Faktoren für die Therapieentscheidung neu hinzugefügt. Die Ergebnisse dieser erweiterten Diagnostik steuern die systemische Therapie, insbesondere den Einsatz von PARP-Inhibitoren in Mono- und Kombinationstherapien (AWMF 2025c).

Insgesamt hat die Behandlung des Prostatakarzinoms in den letzten Jahren sehr von den Fortschritten profitiert, die zu einem besseren Verständnis der genomischen und biologischen Veränderungen geführt haben und sowohl für das primäre als auch für das metastasierte Prostatakarzinom von Bedeutung sind. Darüber hinaus haben genauere diagnostische Verfahren sowohl die Stadieneinteilung als auch die Überwachung der Therapiestrategie(n) deutlich verbessert. Auch für die Behandlung des Prostatakarzinoms existieren bereits personalisierte Therapieansätze, die vorwiegend auf genomische Veränderungen in den Tumorzellen abzielen.

Die medikamentöse Therapie des PCa orientiert sich an der Ausbreitung der Erkrankung, die entsprechend TNM-Klassifikation folgende Stadien unterscheidet: das lokal begrenzte PCa (T1–2 N0 M0), das lokal fortgeschrittene PCa (T3–4 N0 M0), das PCa mit Lymphknotenmetastasierung im kleinen Becken (T3–4 N1 M0) sowie das fortgeschrittene oder metastasierte PCa (M1) (Knipper et al. 2021). Die medikamentöse individuelle Therapie berücksichtigt neben dem Tumorstadium auch das Alter, die Komorbiditäten und die Patientenpräferenz. Falls sich Patienten mit lokal begrenztem PCa gegen eine kurativ intendierte Therapie (radikale Prostatektomie) entscheiden, sollten sie heute über „Watchful Waiting" als spezielle Behandlungsstrategie mit symptomabhängiger palliativer Intervention und über eine sofortige hormonablative Therapie aufgeklärt werden (AWMF 2025c). Als hormonablative Therapie stehen neben einer Therapie mit dem Ziel einer medikamentösen Kastration (Gonadorelinanaloga, Gonadorelinantagonisten) vor allem Antiandrogene (Bicalutamid, Abirateron, Enzalutamid, Flutamid, Apalutamid und seit 2020 auch Darolutamid) zur Verfügung (◘ Tab. 5.12).

Die Androgendeprivationstherapie (ADT) ist weiterhin das wichtigste Prinzip der systemischen Therapie nach einem biochemischen Rezidiv des fortgeschrittenen Prostatakarzinoms (Übersicht bei Kinsey et al. 2020; AWMF 2025c).

Wegen der besseren Verträglichkeit werden zwar hormonelle Mittel generell für die Erstlinientherapie bevorzugt, eine aktuelle Metaanalyse (8 Studien, 643 Patienten) hat jedoch einen ersten Hinweis auf ein verbessertes progressionsfreies Überleben für eine Abirateronacetat-Enzalutamid-Sequenz ergeben, nicht jedoch für das Gesamtüberleben (Mori et al. 2020).

In den letzten 10 Jahren haben sich die Behandlungsoptionen des Androgenentzugs durch die Einführung neuartiger Arzneimittel wesentlich verbessert. Bei Patienten mit neu diagnostiziertem metastasiertem kastrationsnaivem Prostatakarzinom hat deshalb die Therapie einen erheblichen Wandel erfahren, weil neben der alleinigen ADT neue Kombinationstherapien mit Androgendeprivation plus Docetaxel sowie selektiv wirkende Antiandrogene (Abirateronacetat, Enzalutamid, Apalutamid) in Kombination mit dem Androgenentzug einen Überlebensvorteil gezeigt haben. Obwohl keine direkten Vergleichsstudien durchgeführt wurden, scheint die Wirksamkeit dieser Arzneimittel ähnlich zu sein. Es gibt aber deutliche Unterschiede hinsichtlich ihrer Nebenwirkungsprofile (Übersicht bei Sartor und de Bono 2018; Hall et al. 2020; AWMF 2025c).

Für Patienten mit einem metastasierten kastrationsresistenten, asymptomatischen oder gering symptomatischen PCa stehen heute – falls sich der Patient gegen ein abwartendes Verhalten entscheidet – folgende medikamentöse Therapieoptionen zur Verfügung: Abirateron (in Kombination mit Prednison/Prednisolon), Docetaxel, Enzalutamid.

Gonadorelinanaloga werden am häufigsten eingesetzt für die Androgendeprivation beim hormonabhängigen PCa mit dem Ziel, das Serumtestosteron auf Kastrationsniveau zu senken. Führendes Arzneimittel für die Langzeittherapie des PCa ist auch 2022 Leuprorelin; deutlich geringere Verordnungsvolumina entfallen auf Triptorelin (*Pamorelin*), Buserelin (*Profact*) und Goserelin (*Zoladex*; ◻ Tab. 5.12). Leuprorelin und Goserelin sind Wirkstoffe mit einer relativ langen Halbwertszeit, die deshalb abhängig vom Arzneistoff als subkutane Depotimplantate im Abstand von 1–3 Monaten injiziert werden. Auch Buserelin (*Profact*) kann beim PCa als Depotimplantat alle 2–3 Monate gegeben werden. Insgesamt haben die Verordnungen der Gonadorelinanaloga 2024 gegenüber 2023 erneut nur geringfügig zugenommen (+6,9 %) bzw. wie bereits 2023 für weitere Gonadorelinanaloga (Triptorelin) sogar leicht (−6,7 %) bzw. für Buserelin deutlich abgenommen (−25,9 %; ◻ Tab. 5.12).

Der Gonadorelinantagonist **Degarelix** (*Firmagon*) wurde 2009 zur Behandlung des fortgeschrittenen hormonabhängigen PCa zugelassen (siehe Arzneiverordnungs-Report 2010, Kap. 2, Neue Arzneimittel 2009). Trotz theoretischer Vorteile spielt er im Vergleich zu den Gonadorelinanaloga weiterhin nur eine untergeordnete Rolle, und die DDD (0,69 Mio.) haben gegenüber 2023 erneut um 6,9 % abgenommen (◻ Tab. 5.12). Nach allerdings retrospektiven Ergebnissen soll Degarelix im Vergleich zu Gonadorelinanaloga Vorteile in Bezug auf Gesamtüberleben und kardiovaskuläre Risiken haben (Rosario et al. 2016).

Antiandrogene werden als Alternative zu den Gonadorelinanaloga oder Gonadorelinantagonisten als Monotherapie angewendet, wenn Patienten eine Erhaltung der Sexualfunktion anstreben und bereit sind, Nebenwirkungen (Gynäkomastie) und ggf. eine verkürzte Überlebenszeit zu akzeptieren (Übersicht bei National Institute for Health and Care Excellence

2019). Ein Cochrane-Review über 11 klinische Studien mit 3.060 Patienten mit fortgeschrittenem PCa hat bestätigt, dass nicht-steroidale Monotherapie mit Antiandrogenen (Bicalutamid, Flutamid) in Bezug auf Gesamtüberleben, klinische Progression und Therapieversagen weniger wirksam sind als die medikamentöse oder chirurgische Kastration (Übersicht bei Kunath et al. 2014). Auch die kombinierte Androgenblockade zusammen mit Gonadorelinanaloga hat kaum zusätzliche Effekte, aber negative Auswirkungen auf die Lebensqualität (AWMF 2025c).

Hauptvertreter der nicht-steroidalen Antiandrogene ist **Bicalutamid**, das 1996 zur Behandlung des lokal fortgeschrittenen PCa mit hohem Progressionsrisiko eingeführt wurde. Es leitet sich von Flutamid ab, hat aber eine deutlich längere Halbwertzeit (7 Tage) und ist besser verträglich als das nur noch eine untergeordnete Rolle einnehmende Flutamid (◻ Tab. 5.12). In einer großen Studie an über 8.000 Patienten mit lokal fortgeschrittenem PCa verbesserte Bicalutamid nach 9,7 Jahren das progressionsfreie Überleben, nicht aber das Gesamtüberleben (Iversen et al. 2010). Häufigste Nebenwirkungen waren Brustschmerzen und Gynäkomastie. Die Verordnungen von Bicalutamid (−9,5 %) waren wie bereits 2022 erneut leicht rückläufig (◻ Tab. 5.12).

Der Androgensynthesehemmer **Abirateronacetat** (*Zytiga*) wurde 2011 zunächst zur Behandlung des metastasierten kastrationsresistenten PCa in Kombination mit Prednison oder Prednisolon im Progress nach einer docetaxelhaltigen Chemotherapie zugelassen (Übersicht bei Sartor und de Bono 2018). Durch die Hemmung des Enzyms CYP17 wird auch die extragonadale Androgenbiosynthese in Tumor und Metastasen gehemmt (siehe Arzneiverordnungs-Report 2012, Kap. 2, Neue Arzneimittel 2011). Die Nutzenbewertung von Abirateronacetat durch den G-BA ergab für Patienten, die für eine erneute Behandlung mit Docetaxel nicht infrage kommen – im Vergleich mit bestmöglicher supportiver Therapie – einen Hinweis auf ei nen beträchtlichen Zusatznutzen. Im Januar 2013 wurde Abirateronacetat auch für Patienten mit metastasiertem kastrationsresistentem PCa und asymptomatischem oder mild symptomatischem Verlauf zugelassen, bei denen nach Versagen der Androgenentzugstherapie aus onkologischer Sicht eine Chemotherapie noch nicht indiziert ist. Eine klinische Studie an 1.088 Patienten ohne vorangehende Chemotherapie hatte in der finalen Analyse gezeigt, dass Abirateronacetat in Kombination mit Prednison das mediane Gesamtüberleben im Vergleich zu Prednison gering verbessert (34,7 vs. 30,3 Monate) (Ryan et al. 2015). Im Oktober 2017 wurde als dritte Indikation für Abirateron das neu diagnostizierte metastasierte hormonsensitive Hochrisiko-PCa in Kombination mit einer Androgenentzugstherapie zugelassen. Basis der Zulassung war eine Phase-III-Studie an 1.199 Patienten mit neu diagnostiziertem metastasierten Hochrisiko-PCa, in der Abirateron in Kombination mit einer Androgenentzugstherapie im Vergleich zu einer alleinigen Androgenentzugstherapie die Gesamtüberlebensrate nach 3 Jahren (66 vs. 49 %) erhöhte (Fizazi et al. 2017). Ähnliche Ergebnisse zeigte eine weitere Studie an 1917 Hochrisikopatienten (James et al. 2017). Die frühe Nutzenbewertung dieser Indikation von Abirateron ergab einen Hinweis auf einen beträchtlichen Zusatznutzen (siehe Arzneiverordnungs-Report 2018, Kap. 3, Neue Arzneimittel 2017, Abschn. 3.2.1). Die Verordnungen von *Zytiga* sind auch 2024 gegenüber 2023 erneut deutlich (45 %) gefallen, vermutlich infolge der Verfügbarkeit von inzwischen 7 Generika. Zytiga gehört deshalb wie bereits 2023 nicht mehr zu den führenden 30 Arzneimitteln nach Nettokosten (◘ Tab. 1.3).

Enzalutamid (*Xtandi*) ist ein reiner Androgenrezeptorantagonist, der eine 10-fach höhere Rezeptoraffinität als Bicalutamid hat und daher auch bei Überexpression des Rezeptors und bei Resistenz gegen andere Antiandrogene tumorhemmend wirkt. Enzalutamid wurde 2013 zunächst zur Behandlung von Patienten mit metastasiertem kastrationsresistentem PCa zugelassen, deren Krankheit während oder nach einer Chemotherapie mit Docetaxel fortschreitet. Grundlage waren die Ergebnisse einer placebokontrollierten Studie an 1.199 Patienten mit kastrationsresistentem metastasiertem PCa im Progress nach einer Chemotherapie mit Docetaxel, die eine Verlängerung des medianen Gesamtüberlebens (18,4 vs. 13,6 Monate) zeigte (Scher et al. 2012). In einer weiteren doppelblinden placebokontrollierten Studie vor einer Chemotherapie betrug nach 12 Monaten die Rate des radiologisch belegten progressionsfreien Überlebens 65 gegenüber 14 % nach Placebo und nach 22 Monaten wurde eine Senkung des Mortalitätsrisikos durch Enzalutamid um 29 % beobachtet (Beer et al. 2014). Mit diesen Daten wurde Enzalutamid auch für Patienten zugelassen, bei denen nach Versagen der medikamentösen Androgendeprivation eine Chemotherapie noch nicht indiziert ist. Für beide Indikationen hat die frühe Nutzenbewertung durch den G-BA einen Hinweis auf einen beträchtlichen Zusatznutzen ergeben (siehe Arzneiverordnungs-Report 2014, Kap. 2, Neue Arzneimittel 2013). Weiterhin verlängerte Enzalutamid als zusätzliche Gabe zur Testosteronsuppression nach 36 Monaten auch das Gesamtüberleben bei Patienten mit metastasiertem hormonsensitivem PCa im Vergleich zur Standardtherapie (80 vs. 72 %) (Davis et al. 2019; DGHO 2024). Die Verordnungen von Enzalutamid (*Xtandi*) 2024 zeigen wie bereits 2023 (11,8 %) einen leichten Anstieg der Verordnungen um 11,5 %% (◘ Tab. 5.12) bei fast identischen Nettokosten (2023: 109,01 €, 2024: 111,47 €) *Xtandi* gehört wie in den Vorjahren zu den 30 führenden Arzneimitteln nach Nettokosten und liegt auch im Jahr 2024 an Position 11 der führenden 30 Arzneimittel nach Nettokosten (◘ Tab. 1.3).

Apalutamid (*Erleada*) steht mit 464,47 Mio. nach Position 19 im Jahr 2023 im Jahr 2024 bereits an Position 14 der führenden 30 Arzneimittel nach Nettokosten (◘ Tab. 1.3) und ist der zweite, im Januar 2019 zugelassene selektive Androgenrezeptorantagonist, der erneut auch in 2024 einen Anstieg der Verordnungen auf 4,7 Mio. DDD (+30,4 %)

aufweist (◘ Tab. 5.12). Die Zulassung erfolgte für die Behandlung des nicht-metastasierten kastrationsresistenten PCa (nmCRPCa) mit einem hohen Risiko für die Entwicklung von Metastasen. Basis der Zulassung war eine Phase-III-Studie (Chi et al. 2019) an Patienten mit nmCRPCa und einer Verdopplungszeit des prostataspezifischen Antigens (PSA) von bis zu 10 Monaten. Durch Apalutamid wurde das metastasenfreie Überleben im Vergleich zu Placebo verlängert (40,5 vs. 16,2 Monate). Die frühe Nutzenbewertung durch den G-BA ergab einen Anhaltspunkt für einen geringen Zusatznutzen (Arzneiverordnungs-Report 2020, Kap. 2, Neue Arzneimittel 2019, Abschn. 2.1.3). Im Januar 2020 wurde eine erste Indikationserweiterung für Apalutamid zugelassen (metastasiertes hormonsensitives PCa in Kombination mit ADT). Für diese Indikation wurde 2020 in der frühen Nutzenbewertung im Vergleich mit Docetaxel und Androgenentzug ein Anhaltspunkt für einen beträchtlichen Zusatznutzen von Apalutamid und Androgenentzug festgestellt (G-BA 2020i; ◘ Tab. 5.12).

Darolutamid (*Nubeqa*) wurde 2020 als weiterer Androgenrezeptorantagonist der 2. Generation zur Behandlung erwachsener Männer mit nmCRPCa zugelassen, die ein hohes Risiko für die Entwicklung von Metastasen aufweisen. Die Wirksamkeit und Sicherheit von Darolutamid wurden in einer randomisierten doppelblinden, placebokontrollierten, multizentrischen Phase-III-Studie bei Patienten mit nicht-metastasiertem kastrationsresistentem PCa untersucht (Fizazi et al. 2019). Im Vergleich zu Placebo ergab diese Studie eine Verbesserung des primären Wirksamkeitsendpunkts (metastasenfreies Überleben) und einen positiven Trend hinsichtlich des Gesamtüberlebens. Die frühe Nutzenbewertung durch den G-BA ergab einen Anhaltspunkt für einen beträchtlichen Zusatznutzen (G-BA 2020n; ◘ Tab. 2.1). Darolutamid zeigte auch 2024, ebenso wie Apalutamid, einen prozentual allerdings noch deutlicheren Anstieg der Verordnungen auf 1,1 Mio. DDD (+135,4 %)

und war auch 2024 das Antiandrogen mit den höchsten DDD-Nettokosten (129,38 €).

5.4.8 Kopf-Hals-Karzinome

Eine medikamentöse Tumortherapie bei Kopf-Hals-Karzinomen ist in mehreren Konstellationen indiziert: a) als Induktionschemotherapie bei Nasopharynxkarzinomen, b) als primäre kombinierte Radiochemotherapie bei lokal fortgeschrittenen inoperablen Tumoren, c) als adjuvante Radiochemotherapie nach operativer R0- oder R1-Resektion und d) als palliative Therapie bei rezidivierter oder metastasierter Erkrankung.

Die in Leitlinien (Onkopedia-Leitlinie, AWMF, ESMO, NCCN) als Standardkonzepte ausgewiesenen Therapieregime (für (a) Gemcitabin plus Cisplatin, für (b) Cisplatin mono oder in Kombination mit 5-FU, Carboplatin statt Cisplatin, Cetuximab, für (c) Cis- oder Carboplatin mit oder ohne 5-FU oder Mitomycin C mit oder ohne 5-FU und für (d) Cisplatin, Pembrolizumab, Nivolumab, Cetuximab, Paclitaxel, Docetaxel, Methotrexat) sind in dieser Indikation nur teilweise zugelassen. 5-FU als Standard für eine adjuvante und palliative Therapie sowie als Kombinationspartner für eine Induktionstherapie ist für die Therapie von Kopf-Hals-Tumoren nicht für alle derzeit im Handel befindlichen Präparate zugelassen. Gleiches gilt für Carboplatin, während Paclitaxel und Nab-Paclitaxel in dieser Indikation nicht zugelassen ist.

Der PD-1-Inhibitor **Pembrolizumab** ist als Primärtherapie (mit oder ohne 5-FU und Cisplatin, je nach Expression von PD-L1 am Tumorgewebe) zugelassen. Basis dafür war ein Überlebensvorteil im Vergleich zur bisherigen Standard-Chemotherapie, dem „EXTREME"-Protokoll (Vermorken et al. 2008), in der randomisierten Studie KEYNOTE-048 (Burtness et al. 2019). In der KEYNOTE-689 Studie wurde Pembrolizumab neoadjuvant/adjuvant zusätzlich zur Standardtherapie vor und nach der operativen Resektion eingesetzt und führte zu einer signifikanten Verbesserung des EFS nach 3 Jahren (Uppaluri et al. 2025). Der PD-1-Inhibitor **Nivolumab** ist als Monotherapie für cisplatinvorbehandelte Patienten zugelassen und hat in einem randomisierten Vergleich mit MTX, Cetuximab oder Docetaxel (jeweils als Monosubstanz) in der Studie „CheckMate 141" einen Überlebensvorteil gezeigt (Ferris et al. 2018). Der G-BA hat Pembrolizumab als Erstlinientherapeutikum in der o. g. Indikation einen beträchtlichen Zusatznutzen bescheinigt (G-BA 2020h). Die Bewertung von Nivolumab ergab beim Vergleich mit MTX einen beträchtlichen Zusatznutzen, während jedoch im Vergleich zu einer erneuten platinbasierten Kombinationstherapie kein belegbarer Zusatznutzen festgestellt wurde (G-BA 2017). Als Chemotherapiealternative zum „EXTREME"-Protokoll hat sich das besser verträgliche „TPex"-Protokoll durchgesetzt, in dem anstelle von 5-FU Docetaxel verwendet wird (Guigay et al. 2021).

Der EGFR-Inhibitor **Cetuximab** ist in Kombination mit Radiotherapie oder für die rezidivierte/metastasierte Erkrankung in Kombination mit platinbasierter Therapie sowie als anschließende Erhaltungstherapie bis zur Tumorprogredienz als Monosubstanz zugelassen.

Die Umsatz- und Verordnungszahlen zu den genannten Immun- und Chemotherapeutika werden im Abschnitt gastrointestinale Tumoren bzw. Lungenkarzinome beschrieben.

Literatur

Abdel-Qadir H, Sabrie N, Leong D et al (2021) Cardiovascular risk associated with ibrutinib use in CLL. J Clin Oncol 39:3453–3462

Abou-Alfa GK, Lau G, Kudo M et al (2020) Pemigatinib for previously treated, locally advanced or metastatic cholangiocarcinoma: a multicentre, open-label, phase 2 study. Lancet Oncol 21:671–684

Abou-Alfa GK, Lau G, Kudo M et al (2022) Tremelimumab plus durvalumab in unresectable hepatocellular carcinoma. Nejm Evid 1(8):EVIDoa2100070

AIM Foundation (2025) https://aimwithimmunotherapy.org/de/

André T, Meyerhardt J, Iveson T et al (2020a) Effect of duration of adjuvant chemotherapy for patients with stage III colon cancer (IDEA collaboration): final results from a prospective, pooled analysis of six randomised, phase 3 trials. Lancet Oncol 21:1620–1629

André T, Shiu KK, Kim TW et al (2020b) Pembrolizumab in microsatellite-instability-high advanced colorectal cancer. N Engl J Med 383:2207–2218

Arber DA, Orazi A, Hasserjian R et al (2016) The 2016 revision to the World Health Organization classification of myeloid neoplasms and acute leukaemia. Blood 127:2391–2405

AWMF Arbeitsgemeinschaft der der wissenschaftlichen medizinischen Fachgesellschaften (2018) S3-Leitlinie zur Diagnostik, Therapie und Nachsorge für Patienten mit einer chronischen lymphatischen Leukämie. Langversion 1.0 – März 2018, AWMF-Registernummer: 018-032OL. https://www.leitlinienprogramm-onkologie.de/fileadmin/user_upload/Downloads/Leitlinien/CLL/LL_CLL_Langversion_1.0.pdf

AWMF Arbeitsgemeinschaft der Wissenschaftlichen Medizinischen Fachgesellschaften e.V (2024a) S3-Leitlinie zum exokrinen Pankreaskarzinom. Langversion 2.0 – Dezember 2021, AWMF-Registernummer: 032-010OL. https://www.awmf.org/uploads/tx_szleitlinien/032-010OL1_Exokrines-Pankreaskarzinom_2022-01.pdf

AWMF Arbeitsgemeinschaft der wissenschaftlichen medizinischen Fachgesellschaften e.V. (2024b) Registernummer: 043-017OL S3_Diagnostik-Therapie-Nachsorge-Nierenzellkarzinom S3-Leitlinie. http://www.leitlinienprogramm-onkologie.de/leitlinien/nierenzellkarzinom/

AWMF Arbeitsgemeinschaft der wissenschaftlichen medizinischen Fachgesellschaften e.V. (2024c) S3-Leitlinie Diagnostik, Therapie und Nachsorge maligner Ovarialtumoren. Version 6.0 Januar 2024, AWMF-Registernummer: 032-035OL. https://register.awmf.org/assets/guidelines/032-035OL1_S3_Ovarialkarzinom_2024-10.pdf

AWMF Arbeitsgemeinschaft der Wissenschaftlichen Medizinischen Fachgesellschaften e.V. (2025a) Interdisziplinäre S3-Leitlinie Prävention, Diagnostik, Therapie und Nachsorge des Lungenkarzinoms AWMF-Registernummer: 020-007OL

AWMF Arbeitsgemeinschaft der Wissenschaftlichen Medizinischen Fachgesellschaften e.V. (2025b) S3-Leitlinie Mammakarzinom – Konsultationsfassung der Version 5, AWMF-Registernummer: 032-045OL. https://www.awmf.org/uploads/tx_szleitlinien/032-045OL1_S3_Mammakarzinom_2021-07.pdf

AWMF Arbeitsgemeinschaft der Wissenschaftlichen Medizinischen Fachgesellschaften e.V. (2025c) Leitlinienprogramm Onkologie Prostatakarzinom Langversion 8.1 August 2025, AWMF-Registernummer: 043-

022OL. https://hub.leitlinienprogramm-onkologie.de/leitlinie/prostatakarzinom

Baraibar I, Melero I, Ponz-Sarvise M, Castanon E (2019) Safety and tolerability of immune checkpoint inhibitors (PD-1 and PD-L1) in cancer. Drug Saf 42:281–294

Baraniskin A, Buchberger B, Pox C et al (2019) Efficacy of bevacizumab in first-line treatment of metastatic colorectal cancer: a systematic review and meta-analysis. Eur J Cancer 106:37–44

Barthélémy P, Rioux-Leclercq N, Thibault C et al (2021) Non-clear cell renal carcinomas: review of new molecular insights and recent clinical data. Cancer Treat Rev 97:102191

Beer TM, Armstrong AJ, Rathkopf DE et al (2014) Enzalutamide in metastatic prostate cancer before chemotherapy. N Engl J Med 371:424–433

Bibeau K, Féliz L, Lihou CF et al (2022) Progression-free survival in patients with cholangiocarcinoma with or without FGF/FGFR alterations: a FIGHT-202 post hoc analysis of prior systemic therapy response. JCO Precis Oncol 6:e2100414

Booth CM, Sengar M, Goodman A et al (2023) Common sense oncology: outcomes that matter. Lancet Oncol 24:833–835

Borchmann P, Ferdinandus J, Schneider G et al (2024) Assessing the efficacy and tolerability of PET-guided BrECADD versus eBEACOPP in advanced-stage, classical Hodgkin lymphoma (HD21): a randomised, multicentre, parallel, open-label, phase 3 trial. Lancet 404(10450):341–352

Bose P (2024) Momelotinib for the treatment of myelofibrosis. Blood 144:708–713

Budde LE, Sehn LH, Matasar M et al (2022) Safety and efficacy of mosunetuzumab, a bispecific antibody, in patients with relapsed or refractory follicular lymphoma: a single-arm, multicentre, phase 2 study. Lancet Oncol 23:1055–1065

Burtness B, Harrington KJ, Greil R et al (2019) Pembrolizumab alone or with chemotherapy vs cetuximab with chemotherapy for recurrent or metastatic squamous cell carcinoma of the head and neck (KEYNOTE-048): a randomised, open-label, phase 3 study. Lancet 394:1915–1928

Byrd JC, Hillmen P, Ghia P et al (2021) Acalabrutinib versus ibrutinib in previously treated chronic lymphocytic leukemia: results of the first randomized phase III trial. J Clin Oncol 39:3441–3452

Caimi PF, Hamadani M, Carlo-Stella C, Nickaeen M, Jordie E, Utsey K, Knab T, Zammarchi F, Cucchi D, Pantano S, Havenith K, Wang Y, Boni J (2024) In relapsed or refractory diffuse large B-cell lymphoma, CD19 expression by immunohistochemistry alone is not a predictor of response to loncastuximab tesirine. EJHaem 5(1):76–83

Camidge DR, Kim HR, Ahn MJ et al (2018) Brigatinib versus crizotinib in ALK-positive non-small-cell lung cancer. N Engl J Med 379:2017–2039

Camidge DR, Kim HR, Ahn MJ et al (2021) Brigatinib versus crizotinib in ALK inhibitor-naive advanced ALK-positive NSCLC: final results of phase 3 ALTA-1L trial. J Thorac Oncol 16:2091–2108

Cercek A, Lumish M, Sinopoli J et al (2022) PD-1 blockade in mismatch repair-deficient, locally advanced rectal cancer. N Engl J Med 386:2363–2376

Cercek A, Cohen Sinopoli J, Shia J et al (2024) Durable complete responses to PD-1 blockade alone in mismatch repair deficient locally advanced rectal cancer. J Clin Oncol 42(17suppl):LBA3512

Cervantes F (2014) How I treat myelofibrosis. Blood 124:2635–2642

Chakiryan NH, Jiang DD, Gillis KA et al (2021) Real-world survival outcomes associated with first-line immunotherapy, targeted therapy, and combination therapy for metastatic clear cell renal cell carcinoma. JAMA Netw Open 4:e2111329

Chari A, Vogl DT, Gavriatopoulou M et al (2019) Oral selinexor-dexamethasone for triple-class refractory multiple myeloma. N Engl J Med 38:727–738

Chari A, Minnema MC, Berdeja JG et al (2022) Talquetamab, a T-cell-redirecting GPRC5D bispecific antibody for multiple myeloma. N Engl J Med 387:2232–2244

Chen AP, Sharon E, O'Sullivan-Coyne G et al (2023) Atezolizumab for advanced alveolar soft part sarcoma. N Engl J Med 389:911–992

Cheng Y, Spigel DR, Cho BC et al (2024) Durvalumab after chemoradiotherapy in limited-stage small-cell lung cancer. N Engl J Med 391:1313–1327

Cheson BD, Leonard JP (2008) Monoclonal antibody therapy for B-cell non-Hodgkin's lymphoma. N Engl J Med 359:613–626

Chi KN, Agarwal N, Bjartell A et al (2019) Apalutamide for metastatic, castration-sensitive prostate cancer. N Engl J Med 381:13–24

Cho BC, Lu S, Felip E, Spira AI et al (2024) Amivantamab plus Lazertinib in Previously Untreated *EGFR*-Mutated Advanced NSCLC. N Engl J Med 391:1486–1498

Choueiri TK, Escudier B, Powles T et al (2016) Cabozantinib vs everolimus in advanced renal cell carcinoma (METEOR): final results from a randomised, open-label, phase 3 trial. Lancet Oncol 17:917–927

Choueiri TK, Hessel C, Halabi S et al (2018) Cabozantinib versus sunitinib as initial therapy for metastatic renal cell carcinoma of intermediate or poor risk (Alliance A031203 CABOSUN randomised trial): Progression-free survival by independent review and overall survival update. Eur J Cancer 94:115–125

Choueiri TK, Motzer RJ, Rini BI et al (2020) Updated efficacy results from the JAVELIN Renal 101 trial: first-line avelumab plus axitinib versus sunitinib in pa-

5

tients with advanced renal cell carcinoma. Ann Oncol 31:1030–1039

Choueiri TK, Tomczak P, Park SH et al (2024) Overall survival with adjuvant pembrolizumab in renal-cell carcinoma. N Engl J Med 390:1359–1371

Choueiri TK, Penkov K, Uemura H et al (2025) Avelumab + axitinib versus sunitinib as first-line treatment for patients with advanced renal cell carcinoma: final analysis of the phase III JAVELIN Renal 101 trial. Ann Oncol 36:387–392

Clinic C (2022) How immunotherapy works to treat cancer. https://my.clevelandclinic.org/health/treatments/11582-immunotherapy

Coiffier B, Lepage E, Briere J et al (2002) CHOP chemotherapy plus rituximab compared with CHOP alone in elderly patients with diffuse large-B-cell lymphoma. N Engl J Med 346:235–242

Coiffier B, Thieblemont C, Van Den Neste E et al (2010) Long-term outcome of patients in the LNH-98.5 trial, the first randomized study comparing rituximab-CHOP to standard CHOP chemotherapy in DLBCL patients: a study by the Groupe d'Etudes des Lymphomes de l'Adulte. Blood 116:2040–2045

Collins FS, Varmus H (2015) A new initiative on precision medicine. N Engl J Med 372:793–795

Conroy T, Hammel P, Hebbar M et al (2018) FOLFIRINOX or gemcitabine as adjuvant therapy for pancreatic cancer. N Engl J Med 379:2395–2406

Cortes JE, Kim DW, Pinilla-Ibarz J et al (2018) Ponatinib efficacy and safety in Philadelphia chromosome-positive leukemia: final 5-year results of the phase 2 PACE trial. Blood 132:393–404

Cortes JE, Heidel FH, Hellmann A et al (2019) Randomized comparison of low dose cytarabine with or without glasdegib in patients with newly diagnosed acute myeloid leukemia or high-risk myelodysplastic syndrome. Leukemia 33:379–389

Dasari A, Lonardi S, Garcia-Carbonero R et al (2023) Fruquintinib versus placebo in patients with refractory metastatic colorectal cancer (FRESCO-2): an international, multicentre, randomised, double-blind, phase 3 study. Lancet 402:41–53

Davis ID, Martin AJ, Stockler MR et al (2019) Enzalutamide with standard first-line therapy in metastatic prostate cancer. N Engl J Med 381:121–131

Delforge M, Shah N, Miguel JSF et al (2022) Health-related quality of life with idecabtagene vicleucel in relapsed and refractory multiple myeloma. Blood Adv 6:1309–1318

Denkert C, Lebeau A, Schildhaus HU et al (2022) Neue Therapiemöglichkeiten beim metastasierten HER2-low-Mammakarzinom. Pathologie 43:457–466

Der Arzneimittelbrief (2019) Chronische lymphatische Leukämie: Erstlinientherapie mit neuen Wirkstoffen. AMB 53:49

Der Arzneimittelbrief (2020) Ibrutinib: neue Erkenntnisse zu kardiovaskulären Nebenwirkungen unter „Real-World"-Bedingungen. AMB 54:1

DKG (Deutsche Krebsgesellschaft) ONKO INTERNETPORTAL (2022) Tumorbiologie: Molekulare Charakterisierung des Brusttumors. https://www.krebsgesellschaft.de/onko-internetportal/basis-informationen-krebs/krebsarten/brustkrebs/tumorbiologie.html

DKFZ (Deutsches Krebsforschungszentrum) (2024) Zielgerichtete Krebstherapien: Wie funktionieren sie? https://www.krebsinformationsdienst.de/fileadmin/pdf-dateien/informationsblaetter/iblatt-zielgerichtete-krebstherapien.pdf

DeVita VT, Rosenberg SA (2012) Two hundred years of cancer research. N Engl J Med 366:2207–2214

DGHO Deutsche Gesellschaft für Hämatologie und Medizinische Onkologie (2020) Positionspapier Dihydropyrimidin-Dehydrogenase (DPD) – Testung vor Einsatz von 5-Fluorouracil, Capecitabin und Tegafur – Juni 2020. https://www.dgho.de/publikationen/stellungnahmen/gute-aerztliche-praxis/dpd-testung/dpd-positionspapier-2020-konsens_logos_final.pdf

DGHO Deutsche Gesellschaft für Hämatologie und Medizinische Onkologie (2024) Stellungnahme zur Nutzenbewertung des G-BA von Arzneimitteln gemäß § 35a SGB V: Talazoparib (neues Anwendungsgebiet, Prostatakarzinom, Kombination mit Enzalutamid). https://register.awmf.org/assets/guidelines/043-022OLk_S3_Prostatakarzinom_2024-06.pdf

Dhakal B, Akhtar OS, Cowan AJ et al (2024) Talquetamab bridging: paving the way to B-Cell maturation antigen (BCMA) CAR-T cell therapy in relapsed/refractory multiple myeloma (RRMM). Blood 144:931–931

Di Leo A, Jerusalem G, Petruzelka L et al (2014) Final overall survival: fulvestrant 500 mg vs 250 mg in the randomized CONFIRM trial. J Natl Cancer Inst 106:djt337

Dickinson MJ, Carlo-Stella C, Morschhauser F et al (2022) Glofitamab for relapsed or refractory diffuse large B-cell lymphoma. N Engl J Med 387:2220–2231

Dimopoulos MA, Oriol A, Nahi H et al (2016) Daratumumab, lenalidomide, and dexamethasone for multiple myeloma. N Engl J Med 375:1319–1331

Dimopoulos MA, Goldschmidt H, Niesvizky R et al (2017) Carfilzomib or bortezomib in relapsed or refractory multiple myeloma (ENDEAVOR): an interim overall survival analysis of an open-label, randomised, phase 3 trial. Lancet Oncol 18:1327–1337

Dimopoulos MA, Lonial S, White D et al (2020) Elotuzumab, lenalidomide, and dexamethasone in RRMM: final overall survival results from the phase 3 randomized ELOQUENT-2 study. Blood Cancer J 10:91

Dimopoulos MA, Hungria VTM, Radinoff A et al (2023) Efficacy and safety of single-agent belantamab mafodotin versus pomalidomide plus low-dose dexamethasone in patients with relapsed or refractory multiple myeloma (DREAMM-3): a phase 3, open-label, randomised study. Lancet Haematol 10:e801–e812

Dimopoulos MA, Voorhees PM, Schjesvold F et al (2025) Daratumumab or active monitoring for high-risk smoldering multiple myeloma. N Engl J Med 392:1777–1788

DiNardo CD, Jonas BA, Pullarkat V et al (2020) Azacitidine and venetoclax in previously untreated acute myeloid leukemia. N Engl J Med 383:617–629

DiSilvestro P, Banerjee S, Colombo N et al (2023) Overall survival with maintenance olaparib at a 7-year follow-up in patients with newly diagnosed advanced ovarian cancer and a BRCA mutation: the SOLO1/GOG 3004 trial. J Clin Oncol 41:609–617

Dobbelstein M, Moll U (2014) Targeting tumour-supportive cellular machineries in anticancer drug development. Nat Rev Drug Discov 13:179–196

Doebele RC, Drilon A, Paz-Ares L et al (2020) Entrectinib in patients with advanced or metastatic NTRK fusion-positive solid tumours: integrated analysis of three phase 1–2 trials. Lancet Oncol 21:271–282

Douillard JY, Oliner KS, Siena S et al (2013) Panitumumab-FOLFOX4 treatment and RAS mutations in colorectal cancer. N Engl J Med 369:1023–1034

Dreger P, Ghia P, Schetelig J et al (2018) High-risk chronic lymphocytic leukemia in the era of pathway inhibitors: integrating molecular and cellular therapies. Blood 132:892–902

Dreyling M, Doorduijn J, Giné E et al (2024) Ibrutinib combined with immunochemotherapy with or without autologous stem-cell transplantation versus immunochemotherapy and autologous stem-cell transplantation in previously untreated patients with mantle cell lymphoma (TRIANGLE): a three-arm, randomised, open-label, phase 3 superiority trial of the European Mantle Cell Lymphoma Network. Lancet 403(10441):2293–2306

Drilon A, Oxnard GR, Tan DSW et al (2020) Efficacy of selpercatinib in RET fusion-positive non-small-cell lung cancer. N Engl J Med 383:813–824

Duell J, Maddocks KJ, González-Barca E et al (2021) Long-term outcomes from the Phase II L-MIND study of tafasitamab (MOR208) plus lenalidomide in patients with relapsed or refractory diffuse large B-cell lymphoma. Haematologica 106:2417–2426

Durie BG, Hoering A, Abidi MH et al (2017) Bortezomib with lenalidomide and dexamethasone vs lenalidomide and dexamethasone alone in patients with newly diagnosed myeloma without intent for immediate autologous stem-cell transplant (SWOG S0777): a randomised, open-label, phase 3 trial. Lancet 389:519–527

Dy GK, Govindan R, Velcheti V et al (2023) Long-term outcomes and molecular correlates of sotorasib efficacy in patients with pretreated KRAS G12C-mutated non-small-cell lung cancer: 2-year analysis of CodeBreaK 100. J Clin Oncol 41:3311–3317

Eichhorst B, Niemann CU, Kater AP et al (2023) First-line venetoclax combinations in chronic lymphocytic leukemia. N Engl J Med 388:1739–1754

Ellis MJ, Llombart-Cussac A, Feltl D et al (2015) Fulvestrant 500 mg versus anastrozole 1 mg for the first-line treatment of advanced breast cancer: overall survival analysis from the phase II FIRST study. J Clin Oncol 33:3781–3787

Erba HP, Montesinos P, Kim HJ et al (2023) Quizartinib plus chemotherapy in newly diagnosed patients with FLT3-internal-tandem-duplication-positive acute myeloid leukaemia (QUANTUM-first): a randomised, double-blind, placebo-controlled, phase 3 trial. Lancet 401(10388):1571–1583 (Erratum in: Lancet 2023;402(10410)1328)

Erkaliskan A, Erdogan DS, Eskazan AE (2021) Current evidence on the efficacy and safety of generic imatinib in CML and the impact of generics on health care costs. Blood Adv 5:3344–3353

Etienne G, Guilhot J, Rea D et al (2017) Long-term follow-up of the french stop imatinib (STIM1) study in patients with chronic myeloid leukemia. J Clin Oncol 35:298–305

European Medicines Agency (2022) Rubraca (Rucaparib): interim data from Study CO-338-043 (ARIEL4) show a decrease in overall survival compared to standard of care. https://www.ema.europa.eu/en/documents/dhpc/direct-healthcare-professional-communication-dhpc-rucaparib-rubracar-interim-data-study-co-338-043_en.pdf

Facon T, Dimopoulos MA, Leleu XP et al (2024) Isatuximab, Bortezomib, Lenalidomide, and Dexamethasone for multiple myeloma. N Engl J Med 391:1597–1609

Fenaux P, Mufti GJ, Hellstrom-Lindberg E et al (2009) Efficacy of azacitidine compared with that of conventional care regimens in the treatment of higher-risk myelodysplastic syndromes: a randomised, open-label, phase III study. Lancet Oncol 10:223–232

Fenaux P, Giagounidis A, Selleslag D et al (2011) A randomised phase 3 study of lenalidomide versus placebo in RBC transfusion-dependent patients with low-/intermediate-1-risk myelodysplastic syndromes with del5q. Blood 118:3765–3776

Fenaux P, Platzbecker U, Mufti GJ et al (2020) Luspatercept in patients with lower-risk myelodysplastic syndromes. N Engl J Med 382:140–151

Ferris RL, Blumenschein G Jr, Fayette J (2018) Nivolumab vs investigator's choice in recurrent or metastatic squamous cell carcinoma of the head and neck: 2-year long-term survival update of CheckMate 141 with analyses by tumor PD-L1 expression. Oral Oncol 81:45–51

Finn RS, Martin M, Rugo HS et al (2016) Palbociclib and letrozole in advanced breast cancer. N Engl J Med 375:1925–1936

Finn RS, Qin S, Ikeda M et al (2020) Atezolizumab plus bevacizumab in unresectable hepatocellular carcinoma. N Engl J Med 382:1894–1905

Fizazi K, Tran N, Fein L et al (2017) Abiraterone plus prednisone in metastatic, castration-sensitive prostate cancer. N Engl J Med 377:352–360

Fizazi K, Shore N, Tammela TL et al (2019) Darolutamide in nonmetastatic, castration-resistant prostate cancer. N Engl J Med 380:1235–1246

Franzen N, Retel V, Schats W, van Harten WH (2020) Evidence underlying policy proposals for sustainable anticancer drug prices. JAMA Oncol 6:906–916

Franzen N, Romagnoli G, Ziegler A et al (2022) Improving the affordability of anticancer medicines demand evidence-based solutions. Cancer Discov 12:299–302

Furman RR, Sharman JP, Coutre SE et al (2014) Idelalisib and rituximab in relapsed chronic lymphocytic leukemia. N Engl J Med 370:997–1007

Gainor JF, Curigliano G, Kim DW et al (2021) Pralsetinib for RET fusion-positive non-small-cell lung cancer (ARROW): a multi-cohort, open-label, phase 1/2 study. Lancet Oncol 22:959–969

Garcia-Manero G, McCloskey J, Griffiths EA et al (2024) Oral decitabine-cedazuridine versus intravenous decitabine for myelodysplastic synromes and chronic myelomonocytic leukaemia (ASCERTAIN): a registrational, randomised, crossover, pharmacokinetics, phase 3 study. Lancet Haematol 11:e15–e26

Gellad WF, Kesselheim AS (2017) Accelerated approval and expensive drugs – A challenging combination. N Engl J Med 376:2001–2004

G-BA (Gemeinsamer Bundesausschuss) (2013) Nutzenbewertung Decitabin (Akute myeloische Leukämie). https://www.g-ba.de/bewertungsverfahren/nutzenbewertung/42/

G-BA (Gemeinsamer Bundesausschuss) (2014a) Nutzenbewertung Ruxolitinib. https://www.g-ba.de/downloads/39-261-2357/2015-10-15_AM-RL-XII_Ruxolitinib_Änderung_2014-05-15-D-108_BAnz.pdf

G-BA (Gemeinsamer Bundesausschuss) (2014b) Nutzenbewertung Ipilimumab (neues Anwendungsgebiet). https://www.g-ba.de/downloads/39-261-2002/2014-06-05_AM-RL-XII_Ipilimumab_nAwg_2013-12-15-D-090_BAnz.pdf

G-BA (Gemeinsamer Bundesausschuss) (2017) Nutzenbewertung Nivolumab (neues Anwendungsgebiet: Plattenepithelkarzinom im Kopf-Hals-Bereich). https://www.g-ba.de/downloads/39-261-3128/2017-11-17_AM-RL-XII_Nivolumab_D-291_BAnz.pdf

G-BA (Gemeinsamer Bundesausschuss) (2018a) Nutzenbewertung Ribociclib. https://www.g-ba.de/downloads/39-261-3253/2018-03-16_AM-RL-XII_Ribociclib_D-307_BAnz.pdf

G-BA (Gemeinsamer Bundesausschuss) (2018b) Nutzenbewertung Midostaurin. https://www.g-ba.de/downloads/92-975-2154/2017-10-15_Nutzenbewertung-G-BA-Teil-A_Midostaurin-D-319.pdf

G-BA (Gemeinsamer Bundesausschuss) (2018c) https://www.g-ba.de/downloads/92-975-2597/2018-09-05_Modul2_Liposomales_Daunorubicin_und_Cytarabin.pdf

G-BA (Gemeinsamer Bundesausschuss) (2018d) Nutzenbewertung zum Wirkstoff Alectinib (nicht-kleinzelliges Lungenkarzinom, ALK+, Erstlinie). https://www.g-ba.de/bewertungsverfahren/nutzenbewertung/339/

G-BA (Gemeinsamer Bundesausschuss) (2019a) Nutzenbewertung Daratumumab (neues Anwendungsgebiet: neu diagnostiziertes Multiples Myelom). https://www.g-ba.de/downloads/39-261-3724/2019-03-22_AM-RL-XII_Daratumumab_BAnz.pdf

G-BA (Gemeinsamer Bundesausschuss) (2019b) Nutzenbewertung Osimertinib (neues Anwendungsgebiet: lokal fortgeschrittenes oder metastasiertes nicht-kleinzelliges Lungenkarzinom, Erstlinientherapie). https://www.g-ba.de/downloads/39-261-3646/2019-01-17_AM-RL-XII_Osimertinib_D-369_BAnz.pdf

G-BA (Gemeinsamer Bundesausschuss) (2019c) Nutzenbewertung Dabrafenib (neues Anwendungsgebiet: Melanom, in Kombination mit Trametinib, BRAF-V600-Mutation, adjuvante Behandlung). https://www.g-ba.de/downloads/39-261-3721/2019-03-22_AM-RL-XII_Dabrafenib_D-383_BAnz.pdf

G-BA (Gemeinsamer Bundesausschuss) (2019d) Nutzenbewertung Pembrolizumab (neues Anwendungsgebiet: Melanom, adjuvante Therapie). https://www.g-ba.de/downloads/39-261-3962/2019-09-19_AM-RL-XII_Pembrolizumab_nAWG_D-446_BAnz.pdf

G-BA (Gemeinsamer Bundesausschuss) (2019e) Nutzenbewertung Nivolumab (Melanom; in Kombination mit Ipilimumab; Neubewertung nach Fristablauf). https://www.g-ba.de/downloads/39-261-3624/2018-12-20_AM-RL-XII_Nivolumab_D-370_BAnz.pdf

G-BA (Gemeinsamer Bundesausschuss) (2019f) Nutzenbewertung Cabozantinib. https://www.g-ba.de/downloads/39-261-3683/2019-02-21_AM-RL-XII_Cabozantinib_D-367_BAnz.pdf

G-BA (Gemeinsamer Bundesausschuss) (2019g) Nutzenbewertung Rucaparib (Erhaltungstherapie). https://www.g-ba.de/downloads/39-261-3927/2019-08-15_AM-RL-XII_Rucaparib_D-444_BAnz.pdf

G-BA (Gemeinsamer Bundesausschuss) (2019h) Nutzenbewertung Rucaparib (nach mind. 2 Vortherapien, mit BRCA-Mutationen). https://www.g-ba.de/downloads/39-261-3928/2019-08-15_AM-RL-XII_Rucaparib_D-438_BAnz.pdf

G-BA (Gemeinsamer Bundesausschuss) (2019i) Nutzenbewertung Palbociclib (Therapiekosten). https://www.g-ba.de/downloads/39-261-3884/2019-07-18_AM-RL-XII_Palbociclib_D-395_BAnz.pdf

G-BA (Gemeinsamer Bundesausschuss) (2019j) Nutzenbewertung Ribociclib (neues Anwendungsgebiet: Brustkrebs, in Kombination mit einem Aromatasehemmer). https://www.g-ba.de/downloads/39-261-3862/2019-07-04_AM-RL-XII_Ribociclib-Aromatasehemmer_D-430_BAnz.pdf

G-BA (Gemeinsamer Bundesausschuss) (2019k) Nutzenbewertung Abemaciclib (Mammakarzinom, HR+, HER2−, Kombination mit Fulvestrant). https://www.g-ba.de/bewertungsverfahren/nutzenbewertung/409/

G-BA (Gemeinsamer Bundesausschuss) (2019l) Nutzenbewertung Carbozantinib (neues Anwendungsgebiet: hepatozelluläres Karzinom). https://www.g-ba.de/downloads/39-261-3802/2019-06-06_AM-RL-XII_Cabozantinib_D-418_BAnz.pdf

G-BA (Gemeinsamer Bundesausschuss) (2020a) Nutzenbewertung Polatuzumab Vedotin (diffus großzelliges B-Zell-Lymphom, Kombination mit Bendamustin und Rituximab). https://www.g-ba.de/downloads/39-261-4429/2020-08-20_AM-RL-XII_Polatuzumab-Vedotin_D-507_BAnz.pdf

G-BA (Gemeinsamer Bundesausschuss) (2020b) Nutzenbewertung Brigatinib (neues Anwendungsgebiet: NSCLC, ALK+, ALK-Inhibitor-naive Patienten). https://www.g-ba.de/downloads/39-261-4498/2020-10-15_AM-RL_XII_Brigatinib_D-542_BAnz.pdf

G-BA (Gemeinsamer Bundesausschuss) (2020c) Nutzenbewertung Atezolizumab (neues Anwendungsgebiet: fortgeschrittenes, kleinzelliges Lungenkarzinom, Erstlinie, Kombination mit Carboplatin und Etoposid). https://www.g-ba.de/downloads/39-261-4238/2020-04-02_AM-RL-XII_Atezolizumab_nAWG_D-491_BAnz.pdf

G-BA (Gemeinsamer Bundesausschuss) (2020d) Nutzenbewertung Larotrectinib (solide Tumore, Histologie-unabhängig). https://www.g-ba.de/downloads/39-261-4242/2020-04-02_AM-RL-XII_Larotrectinib_D-495_BAnz.pdf

G-BA (Gemeinsamer Bundesausschuss) (2020e) Nutzenbewertung Ramucirumab (neues Anwendungsgebiet: hepatozelluläres Karzinom). https://www.g-ba.de/downloads/39-261-4168/2020-02-20_AM-RL-XII_Ramucirumab_D-474_BAnz.pdf

G-BA (Gemeinsamer Bundesausschuss) (2020f) Nutzenbewertung Pembrolizumab (neues Anwendungsgebiet: Nierenzellkarzinom, Erstlinie, Kombination mit Axitinib). https://www.g-ba.de/downloads/39-261-4289/2020-05-14_AM-RL-XII_Pembrolizumab-RCC_D-502_BAnz.pdf

G-BA (Gemeinsamer Bundesausschuss) (2020g) Nutzenbewertung Ribociclib (Neubewertung nach Fristablauf: Mammakarzinom, HR+, HER2−, Kombination mit Fulvestrant). https://www.g-ba.de/downloads/39-261-4428/2020-08-20_AM-RL-XII_Ribociclib_D-518_BAnz.pdf

G-BA (Gemeinsamer Bundesausschuss) (2020h) Nutzenbewertung Pembrolizumab (neues Anwendungsgebiet: Plattenepithelkarzinom Kopf-Hals-Bereich, Erstlinie, Monotherapie). https://www.g-ba.de/downloads/39-261-4284/2020-05-14_AM-RL-XII_Pembrolizumab_D-501_BAnz.pdf

G-BA (Gemeinsamer Bundesausschuss) (2020i) Nutzenbewertung Apalutamid (Prostatakarzinom, nicht metastasiert, hohes Metastasenrisiko). https://www.g-ba.de/bewertungsverfahren/nutzenbewertung/437/

G-BA (Gemeinsamer Bundesausschuss) (2020j) Nutzenbewertung Venetoclax (Neues Anwendungsgebiet: chronische lymphatische Leukämie, Erstlinie, in Kombination mit Obinutuzumab). https://www.g-ba.de/bewertungsverfahren/nutzenbewertung/544/

G-BA (Gemeinsamer Bundesausschuss) (2020k) Nutzenbewertung Mogamulizumab (Mycosis fungoides; Sézary Syndrom). https://www.g-ba.de/bewertungsverfahren/nutzenbewertung/558/letzte-aenderungen/

G-BA (Gemeinsamer Bundesausschuss) (2020l) Nutzenbewertung Gilterinib (Akute myeloische Leukämie, FLT3-Mutation). https://www.g-ba.de/bewertungsverfahren/nutzenbewertung/509/

G-BA (Gemeinsamer Bundesausschuss) (2020m) Nutzenbewertung Olaparib (neues Anwendungsgebiet: high-grade epitheliales Ovarialkarzinom, Eileiterkarzinom oder primäres Peritonealkarzinom, BRCA-Mutation, Erhaltungstherapie). https://www.g-ba.de/downloads/39-261-5832/2023-01-19_AM-RL-XII_Olaparib_D-464_BAnz.pdf

G-BA (Gemeinsamer Bundesausschuss) (2020n) Nutzenbewertung Darolutamid (nicht-metastasiertes, kastrations resistentes Prostatakarzinom). https://www.g-ba.de/downloads/39-261-4497/2020-10-15_AM-RL-XII_Darolutamid_D-543_BAnz.pdf

G-BA (Gemeinsamer Bundesausschuss) (2021a) Nutzenbewertung Carfilzomib (neues Anwendungsgebiet: Multiples Myelom, mindestens 1 Vortherapie, Kombination mit Daratumumab und Dexamethason). https://www.g-ba.de/downloads/39-261-4927/2021-07-15_AM-RL-XII_Carfilzomib_D-617_BAnz.pdf

G-BA (Gemeinsamer Bundesausschuss) (2021b) Nutzenbewertung Isatuximab (Multiples Myelom, mind. 2 Vortherapien, Kombination mit Pomalidomid und Dexamethason). https://www.g-ba.de/downloads/39-261-5104/2021-11-04_AM-RL-XII_Isatuximab_D-675_BAnz.pdf

G-BA (Gemeinsamer Bundesausschuss) (2021c) Nutzenbewertung Isatuximab (neues Anwendungsgebiet: Multiples Myelom, mind. 1 Vortherapie, Kombination mit Carfilzomib und Dexamethason). https://www.g-ba.de/downloads/39-261-5107/2021-11-04_AM-RL-XII_Isatuximab_nAWG_D-676_BAnz.pdf

G-BA (Gemeinsamer Bundesausschuss) (2021d) Nutzenbewertung Elotuzumab (Neubewertung nach Fristablauf: Multiples Myelom, mind. 2 Vortherapien, Kombination mit Pomalidomid und Dexamethason). https://www.g-ba.de/downloads/39-261-5174/2021-12-16_AM-RL-XII_Elotuzumab_D-708_BAnz.pdf

G-BA (Gemeinsamer Bundesausschuss) (2021e) Nutzenbewertung Belantamab-Mafodotin (Multiples Myelom, mind. 4 Vortherapien, Monotherapie). https://www.g-ba.de/downloads/39-261-4731/2021-03-04_AMRL-XII_Belantamab-Mafodotin_D-582_BAnz.pdf

G-BA (Gemeinsamer Bundesausschuss) (2021f) Nutzenbewertung Acalabrutinib (chronische lymphatische Leukämie, nach mindestens 1 Vorbehandlung). https://www.g-ba.de/downloads/39-261-4963/2021-08-05_AM-RL-XII_Acalabrutinib_D-594_BAnz.pdf

G-BA (Gemeinsamer Bundesausschuss) (2021g) Nutzenbewertung Obinutuzumab (Überschreitung 50 Mio. € Grenze: Chronische Lymphatische Leukämie, Kombination mit Chlorambucil, Erstlinie). https://www.g-ba.de/downloads/39-261-5110/2021-11-04_AM-RL-XII_Obinutuzumab_D-662_BAnz.pdf

G-BA (Gemeinsamer Bundesausschuss) (2021h) Nutzenbewertung Obinutuzumab (Überschreitung 50 Mio. € Grenze: Follikuläres Lymphom, Kombination mit Bendamustin, Rituximab-refraktär). https://www.g-ba.de/downloads/39-261-5108/2021-11-04_AM-RL-XII_Obinutuzumab_D-673_BAnz.pdf

G-BA (Gemeinsamer Bundesausschuss) (2021i) Nutzenbewertung Obinutuzumab (Überschreitung 50 Mio. € Grenze: Follikuläres Lymphom, Kombination mit Chemotherapie, Erstlinie). https://www.g-ba.de/downloads/39-261-5106/2021-11-04_AM-RL-XII_Obinutuzumab_D-674_BAnz.pdf

G-BA (Gemeinsamer Bundesausschuss) (2021j) Nutzenbewertung Brentuximab Vedotin (Neubewertung nach Fristablauf: Systemisches anaplastisches großzelliges Lymphom; Erstlinie; Kombination mit Cyclophosphamid, Doxorubicin und Prednison). https://www.g-ba.de/downloads/39-261-5178/2021-12-16_AM-RL_XII_Brentuximab-Vedotin_D-709_BAnz.pdf

G-BA (Gemeinsamer Bundesausschuss) (2021k) Nutzenbewertung Luspatercept (Myelodysplastische Syndrome (MDS)). https://www.g-ba.de/downloads/39-261-4666/2021-01-21_AM-RL-XII_Luspatercept_MDS_D-561_BAnz.pdf

G-BA (Gemeinsamer Bundesausschuss) (2021l) Nutzenbewertung Venetoclax (Neues Anwendungsgebiet: Akute Myeloische Leukämie, Kombinationstherapie, Erstlinie). https://www.g-ba.de/downloads/39-261-5156/2021-12-02_AM-RL-XII_Venetoclax_D-696_BAnz.pdf

G-BA (Gemeinsamer Bundesausschuss) (2021m) Nutzenbewertung Glasdegib (akute myeloische Leukämie, Kombination mit Cytarabin (LDAC)). https://www.g-ba.de/downloads/39-261-4705/2021-02-18_AM-RL-XII_Glasdegib_D-565_BAnz.pdf

G-BA (Gemeinsamer Bundesausschuss) (2021n) Nutzenbewertung Tagraxofusp (Blastische plasmazytoide dendritische Zellneoplasie, Erstlinie). https://www.g-ba.de/downloads/39-261-5157/2021-12-02_AM-RL-XII_Tagraxofusp_D-667_BAnz.pdf

G-BA (Gemeinsamer Bundesausschuss) (2021o) Nutzenbewertung Selpercatinib (Lungenkarzinom, nicht-kleinzelliges, RET-Fusion-positiv, nach Platin-basierter Chemo- und/oder Immuntherapie). https://www.g-ba.de/downloads/39-261-4998/2021-09-02_AM-RL-XII_Selperacitinib_D-655_BAnz.pdf

G-BA (Gemeinsamer Bundesausschuss) (2021p) Nutzenbewertung Durvalumab (neues Anwendungsgebiet: kleinzelliges Lungenkarzinom, Erstlinie, Kombination mit Etoposid und entweder Carboplatin oder Cisplatin). https://www.g-ba.de/downloads/39-261-4767/2021-04-01_AM-RL-XII_Durvalumab_nAWG_D-589_BAnz.pdf

G-BA (Gemeinsamer Bundesausschuss) (2021q) Nutzenbewertung Entrectinib (ROS1-positives, fortgeschrittenes nicht kleinzelliges Lungenkarzinom). https://www.g-ba.de/downloads/39-261-4714/2021-02-18-AM-RL-XII_Entrectinib_D-558_BAnz.pdf

G-BA (Gemeinsamer Bundesausschuss) (2021r) Nutzenbewertung Nivolumab (Neubewertung nach Fristablauf (Melanom, adjuvante Therapie)). https://www.g-ba.de/downloads/39-261-5020/2021-09-16_AM-RL-XII_Nivolumab_D-668_BAnz.pdf

G-BA (Gemeinsamer Bundesausschuss) (2021s) Nutzenbewertung Pemigatinib (Cholangiokarzinom mit FGFR2-Fusion oder FGFR2-Rearrangement, nach mindestens 1 Vortherapie). https://www.g-ba.de/downloads/39-261-5049/2021-10-07_AM-RL-XII_Pemigatinib_D-670_BAnz.pdf

G-BA (Gemeinsamer Bundesausschuss) (2021t) Nutzenbewertung Trifluridin/Tipiracil (neues Anwendungsgebiet: metastasiertes Magenkarzinom, vorbehandelte Patienten). https://www.g-ba.de/downloads/39-261-4245/2020-04-02_AM-RL-XII_TrifluridinTipiracil_D-493_BAnz.pdf

G-BA (Gemeinsamer Bundesausschuss) (2021u) Nutzenbewertung Niraparib (neues Anwendungsgebiet: Ovarialkarzinom, Eileiterkarzinom oder primäres Peritonealkarzinom, FIGO-Stadien III und IV, Erhaltungstherapie). https://www.g-ba.de/downloads/39-261-4839/2021-05-20_AM-RL-XII_Niraparib_D-607_BAnz.pdf

G-BA (Gemeinsamer Bundesausschuss) (2021v) Nutzenbewertung Alpelisib in Kombination mit Fulvestrant (Mammakarzinom mit PIK3CA-Mutation, HR+, HER2−, Kombination mit Fulvestrant). https://www.g-ba.de/downloads/39-261-4706/2021-02-18_AM-RL-XII_Alpelisib_D-574_BAnz.pdf

G-BA (Gemeinsamer Bundesausschuss) (2022a) Nutzenbewertung Ixazomib (Neubewertung nach Fristablauf: Multiples Myelom, mind. 1 Vortherapie, Kombination mit Lenalidomid und Dexamethason). https://www. g-ba.de/downloads/39-261-5385/2022-04-21_AM-RL-XII_Ixazomib_D-753_BAnz.pdf

G-BA (Gemeinsamer Bundesausschuss) (2022b) Nutzenbewertung Idecabtagen vicleucel (Multiples Myelom, mind. 3 Vortherapien). https://www.g-ba.de/bewertungsverfahren/nutzenbewertung/781/

G-BA (Gemeinsamer Bundesausschuss) (2022c) Nutzenbewertung Zanubrutinib (Morbus Waldenström, Erstlinie (Chemo-Immuntherapie ungeeignet) oder nach mind. 1 Vortherapie). https://www.g-ba.de/downloads/39-261-5471/2022-06-16_AM-RL-XII_Zanubrutinib_D-761_BAnz.pdf

G-BA (Gemeinsamer Bundesausschuss) (2022d) Nutzenbewertung Mosunetuzumab (follikuläres Lymphom nach $\geq$ 2 Vortherapien). https://www.g-ba.de/bewertungsverfahren/nutzenbewertung/848/

G-BA (Gemeinsamer Bundesausschuss) (2022e) Nutzenbewertung Tafasitamab (diffus großzelliges B-Zell-Lymphom, Kombination mit Lenalidomid). https://www.g-ba.de/downloads/39-261-5314/2022-03-03_AM-RL-XII_Tafasitamab_D-732_BAnz.pdf

G-BA (Gemeinsamer Bundesausschuss) (2022f) Einleitung eines Stellungnahmeverfahrens: ATMP-Qualitätssicherungs-Richtlinie – Anlage I (CAR-T-Zellen bei B-Zell Neoplasien). https://www.g-ba.de/beschluesse/5526/

G-BA (Gemeinsamer Bundesausschuss) (2022g) Nutzenbewertung Pralsetinib (Lungenkarzinom, nicht-kleinzelliges, RET-Fusion+). https://www.g-ba.de/downloads/39-261-5465/2022-06-16_AM-RL-XII_Pralsetinib_D-757_BAnz.pdf

G-BA (Gemeinsamer Bundesausschuss) (2022h) Nutzenbewertung Lorlatinib (Nicht-kleinzelliges Lungenkarzinom, ALK+, Erstlinie). https://www.g-ba.de/downloads/39-261-5607/2022-09-01_AM-RL-XII_Lorlatinib_D-792_BAnz.pdf

G-BA (Gemeinsamer Bundesausschuss) (2022i) Nutzenbewertung Cemiplimab (nicht-kleinzelliges Lungenkarzinom, Erstlinie). https://www.g-ba.de/downloads/39-261-5231/2022-01-20_AM-RL-XII_Cemiplimab_D-705_BAnz.pdf

G-BA (Gemeinsamer Bundesausschuss) (2022j) Nutzenbewertung Pembrolizumab (neues Anwendungsgebiet: fortgeschrittenes Nierenzellkarzinom, Erstlinie, Kombination mit Lenvatinib). https://www.g-ba.de/downloads/39-261-5520/2022-07-07_AM-RL-XII_Pembrolizumab_D-763_BAnz.pdf

G-BA (Gemeinsamer Bundesausschuss) (2022k) Nutzenbewertung Sacituzumab Govitecan (Mammakarzinom, triple-negativ, mindestens 2 Vortherapien). https://www.g-ba.de/downloads/39-261-5437/2022-05-19_AM-RL-XII_Sacituzumab%20Govitecan_D-750_BAnz.pdf

G-BA (Gemeinsamer Bundesausschuss) (2022l) Nutzenbewertung zum Wirkstoff Tepotinib (nicht-kleinzelliges Lungenkarzinom, METex14-Skipping, vorbehandelte Patienten). https://www.g-ba.de/bewertungsverfahren/nutzenbewertung/807/

G-BA (Gemeinsamer Bundesausschuss) (2022m) Nutzenbewertung zum Wirkstoff Polatuzumab Vedotin (Neues Anwendungsgebiet: Diffus-großzelliges B-Zell-Lymphom, Kombination mit Rituximab, Cyclophosphamid, Doxorubicin und Prednison). https://www.g-ba.de/bewertungsverfahren/nutzenbewertung/839/

G-BA (Gemeinsamer Bundesausschuss) (2022n) Nutzenbewertungsverfahren zum Wirkstoff Sotorasib (Lungenkarzinom, nicht-kleinzelliges KRAS G12C_Mutation, $\geq$ 1 Vortherapie). https://www.g-ba.de/bewertungsverfahren/nutzenbewertung/799/

G-BA (Gemeinsamer Bundesausschuss) (2022o) Nutzenbewertungsverfahren zum Wirkstoff Amivantamab (Lungenkarzinom, nicht-kleinzelliges, aktivierende EGFR-Exon-20-Insertionsmutationen, nach platinbasierter Chemotherapie). https://www.g-ba.de/bewertungsverfahren/nutzenbewertung/783/

G-BA (Gemeinsamer Bundesausschuss) (2023a) Nutzenbewertungsverfahren zum Wirkstoff Melphalanflufenamid (Multiples Myelom nach mind. 3 Vortherapien, Kombination mit Dexamethason). https://www.g-ba.de/beschluesse/5905/

G-BA (Gemeinsamer Bundesausschuss) (2023b) Nutzenbewertungsverfahren Ciltacabtagene Autoleucel (Ciltacel). Als Orphan Drug zugelassen zur Behandlung von erwachsenen Patienten mit rezidiviertem und refraktärem multiplem Myelom, die zuvor bereits mindestens drei Therapien erhalten haben, darunter einen Immunmodulator, einen Proteasominhibitor sowie einen Anti-CD38-Antikörper, und die während der letzten Therapie eine Krankheitsprogression zeigten. https://www.g-ba.de/downloads/92-975-6402/2023-02-15_Nutzenbewertung-G-BA_Ciltacabtagene%20autoleucel-D-919.pdf

G-BA (Gemeinsamer Bundesausschuss) (2023c) Nutzenbewertungsverfahren zum Wirkstoff Lisocabtagen maraleucel (Diffus großzelliges B-Zell-Lymphom, primär mediastinales großzelliges B-Zell-Lymphom und follikuläres Lymphom Grad 3B, nach $\geq$ 2 Vortherapien). https://www.g-ba.de/bewertungsverfahren/nutzenbewertung/869/

G-BA (Gemeinsamer Bundesausschuss) (2023d) Nutzenbewertungsverfahren zu Tabelecleucel (zur Behandlung der seltenen Epstein-Barr-Virus positiven Posttransplantations-lymphoproliferativen Erkrankung (EBV+PTLD)). https://www.g-ba.de/bewertungsverfahren/nutzenbewertung/947/

G-BA (Gemeinsamer Bundesausschuss) (2023e) Nutzenbewertungsverfahren zu Talquetamab (multiples Myelom, mindestens 3 Vortherapien). https://www.g-ba.de/downloads/39-261-6497/2024-03-07_AM-RL-XII_Talquetamab_D-981_BAnz.pdf

G-BA (Gemeinsamer Bundesausschuss) (2023f) Nutzenbewertungsverfahren zum Wirkstoff Selinexor (Multiples Myelom, mind. 4 Vortherapien, Kombination mit Dexamethason). https://www.g-ba.de/bewertungsverfahren/nutzenbewertung/885/

G-BA (Gemeinsamer Bundesausschuss) (2023g) Nutzenbewertungsverfahren zum Wirkstoff Asciminib (chronische myeloische Leukämie, Ph+, nach $\geq$ 2 Vortherapien). https://www.g-ba.de/bewertungsverfahren/nutzenbewertung/884/

G-BA (Gemeinsamer Bundesausschuss) (2023h) Nutzenbewertungsverfahren zum Wirkstoff Capmatinib (Nicht-kleinzelliges Lungenkarzinom, METex14-Skipping Mutation, vorbehandelte Patienten). https://www.g-ba.de/bewertungsverfahren/nutzenbewertung/867

G-BA (Gemeinsamer Bundesausschuss) (2023i) Nutzenbewertungsverfahren zum Wirkstoff Luspatercept (Neubewertung Orphan 30 Mio: β-Thalassämie, transfusionsabhängige Anämie). https://www.g-ba.de/bewertungsverfahren/nutzenbewertung/956/

G-BA (Gemeinsamer Bundesausschuss) (2023j) Nutzenbewertungsverfahren zum Wirkstoff Tremelimumab (nicht-kleinzelliges Lungenkarzinom, EGFR/ALK-negativ, Erstlinie, Kombination mit Durvalumab und platinbasierter Chemotherapie). https://www.g-ba.de/bewertungsverfahren/nutzenbewertung/942/

G-BA (Gemeinsamer Bundesausschuss) (2023k) Nutzenbewertung Ibrutinib (Neues Anwendungsgebiet: Chronische lymphatische Leukämie, Erstlinie, Kombination mit Venetoclax). https://www.g-ba.de/downloads/39-261-6085/2023-07-20_AM-RL-XII_Ibrutinib_D-911_BAnz.pdf

G-BA (Gemeinsamer Bundesausschuss) (2023l) Nutzenbewertung Loncastuximab tesirin (Diffus großzelliges B-Zell-Lymphom und hochmalignes B-Zell-Lymphom, nach $\geq$ 2 Vortherapien). https://www.g-ba.de/downloads/39-261-6260/2023-11-02_AM-RL-XII_Loncastuximab-tesirin_D-936_BAnz.pdf

G-BA (Gemeinsamer Bundesausschuss) (2023m) Nutzenbewertung Lisocabtagen maraleucel (Diffus großzelliges B-Zell-Lymphom, primär mediastinales großzelliges B-Zell-Lymphom und follikuläres Lymphom Grad 3B, nach $\geq$ 2 Vortherapien). https://www.g-ba.de/downloads/91-1385-869/2023-06-01_Geltende-Fassung_Lisocabtagen-Maraleucel_D-867_BAnz.pdf

G-BA (Gemeinsamer Bundesausschuss) (2023n) Nutzenbewertung Luspatercept (Neubewertung eines Orphan Drugs nach Überschreitung der 30 Mio. Euro Grenze: Myelodysplastische Syndrome mit transfusionsabhängiger Anämie, vorbehandelt). https://www.g-ba.de/downloads/91-1385-957/2023-11-02_Geltende-Fassung_Luspatercept_D-946.pdf

G-BA (Gemeinsamer Bundesausschuss) (2023o): Beschluss des Gemeinsamen Bundesausschusses über eine Änderung der Arzneimittel-Richtlinie: Anlage XII – Nutzenbewertung von Arzneimitteln mit neuen Wirkstoffen nach § 35a des Fünften Buches Sozialgesetzbuch (SGB V). Belantamab-Mafodotin (Neubewertung nach Fristablauf: Multiples Myelom, mind. 4 Vortherapien, Monotherapie).

G-BA (Gemeinsamer Bundesausschuss) (2023p) Nutzenbewertung Axicabtagen-Ciloleucel (Neues Anwendungsgebiet: follikuläres Lymphom, nach $\geq$ 3 Vortherapien). https://www.g-ba.de/downloads/91-1385-902/2024-06-06_Geltende-Fassung_Axicabtagen-Ciloleucel_D-889.pdf

G-BA (Gemeinsamer Bundesausschuss) (2023q) Nutzenbewertung Olaparib (Neues Anwendungsgebiet: high-grade epitheliales Ovarialkarzinom, Eileiterkarzinom oder primäres Peritonealkarzinom, BRCA-Mutation, Erhaltungstherapie) – Änderung der Befristung der Geltungsdauer. https://www.g-ba.de/downloads/39-261-5832/2023-01-19_AM-RL-XII_Olaparib_D-464_BAnz.pdf

G-BA (Gemeinsamer Bundesausschuss) (2024a) Nutzenbewertung Zanubrutinib (Neues Anwendungsgebiet: follikuläres Lymphom, nach $\geq$ 2 Vortherapien, Kombination mit Obinutuzumab). https://www.g-ba.de/downloads/91-1385-1039/2024-06-06_Geltende-Fassung_Zanubrutinib_D-1002_BAnz.pdf

G-BA (Gemeinsamer Bundesausschuss) (2024b) Nutzenbewertung Polatuzumab Vedotin (Neubewertung eines Orphan Drugs nach Überschreitung der 30 Millionen-Euro-Grenze: rezidivierendes oder refraktäres diffus großzelliges B-Zell-Lymphom). https://www.g-ba.de/downloads/91-1385-1041/2024-06-20_Geltende-Fassung_Polatuzumab-Vedotin_D-1012_BAnz.pdf

G-BA (Gemeinsamer Bundesausschuss) (2024c) Nutzenbewertung Glofitamab (Diffus großzelliges B-Zell-Lymphom, nach $\geq$ 2 Vortherapien). https://www.g-ba.de/downloads/91-1385-978/2024-02-01_Geltende-Fassung_Glofitamab_D-963.pdf

G-BA (Gemeinsamer Bundesausschuss) (2024d) Nutzenbewertung Epcoritamab (Diffus großzelliges B-Zell-Lymphom, nach $\geq$ 2 Vortherapien). https://www.g-ba.de/downloads/39-261-6540/2024-04-04_AM-RL-XII_Epcoritamab_D-980.pdf

G-BA (Gemeinsamer Bundesausschuss) (2024e) Nutzenbewertung Tisagenlecleucel (Neubewertung nach Fristablauf: B-Zell-Lymphom, diffus großzelliges). https://www.g-ba.de/downloads/91-1385-991/2024-02-15_Geltende-Fassung_Tisagenlecleucel_D-977.pdf

G-BA (Gemeinsamer Bundesausschuss) (2024f) Nutzenbewertung Decitabin/Cedazuridin (Akute myeloische Leukämie, Erstlinie). https://www.g-ba.de/downloads/39-261-6769/2024-08-15_AM-RL-XII_Decitabin_Cedazuridin_D-1030_BAnz.pdf

G-BA (Gemeinsamer Bundesausschuss) (2024g) Nutzenbewertung Midostaurin (Neubewertung Orphan 30

Mio: akute myeloische Leukämie, FLT3-Mutation). https://www.g-ba.de/downloads/91-1385-1008/2024-05-02_Geltende-Fassung_Midostaurin_D-991.pdf

G-BA (Gemeinsamer Bundesausschuss) (2024h) Nutzenbewertung Midostaurin (Neubewertung Orphan 30 Mio: systemische Mastozytose). https://www.g-ba.de/downloads/91-1385-1012/2024-05-02_Geltende-Fassung_Midostaurin_D-992.pdf

G-BA (Gemeinsamer Bundesausschuss) (2024i) Nutzenbewertung Avapritinib (Neues Anwendungsgebiet: indolente systemische Mastozytose (ISM)). https://www.g-ba.de/downloads/39-261-6661/2024-06-20-AM-RL-XII_Avapritinib_D-1011_BAnz.pdf

G-BA (Gemeinsamer Bundesausschuss) (2024j) Nutzenbewertung Quizartinib (neu diagnostizierter akuter myeloischer Leukämie (AML), die FLT3-ITD positiv ist). https://www.g-ba.de/downloads/91-1385-1053/2024-08-01_Geltende-Fassung_Quizartinib_D-1038.pdf

G-BA (Gemeinsamer Bundesausschuss) (2024k) Nutzenbewertung Ivosidenib (Akute Myeloische Leukämie mit IDH1-R132 Mutation, Erstlinie, Kombination mit Azacitidin). https://www.g-ba.de/downloads/39-261-6410/2024-01-18_AM-RL-XII_Ivosidenib_D-954_BAnz.pdf

G-BA (Gemeinsamer Bundesausschuss) (2024l) Nutzenbewertung Axicabtagen-Ciloleucel (Neubewertung eines Orphan Drugs nach Überschreitung der 30 Mio. Euro Grenze: diffus großzelliges B-Zell-Lymphom und primäres mediastinales großzelliges B Zell-Lymphom, nach mind. 2 Vortherapien). https://www.g-ba.de/downloads/91-1385-968/2024-06-06_Geltende-Fassung_Axicabtagen-Ciloleucel_D-953.pdf

G-BA (Gemeinsamer Bundesausschuss) (2024m) Nutzenbewertungsverfahren zu Teclistamab (multiples Myelom, mind. 3 Vortherapien). https://www.g-ba.de/downloads/39-261-6480/2024-02-15_AM-RL-XII_Teclistamab_D-978_BAnz.pdf

G-BA (Gemeinsamer Bundesausschuss) (2024n) Nutzenbewertungsverfahren zum Wirkstoff Elranatamab (multiples Myelom, mindestens 3 Vortherapien). https://www.g-ba.de/downloads/40-268-10612/2024-07-04_AM-RL-XII_Elranatamab_D-1033_TrG.pdf

G-BA (Gemeinsamer Bundesausschuss) (2024o) Nutzenbewertungsverfahren zum Wirkstoff Rucaparib (Neues Anwendungsgebiet: Ovarialkarzinom, Eileiterkarzinom oder primäres Peritonealkarzinom, Erhaltungstherapie nach Erstlinientherapie). https://www.g-ba.de/bewertungsverfahren/nutzenbewertung/1038/

G-BA (Gemeinsamer Bundesausschuss) (2024p) Nutzenbewertungsverfahren zum Wirkstoff Momelotinib (Myelofibrose). http://www.g-ba.de/downloads/39-261-6770/2024-08-15_AM-RL-XII_Momelotinib_D-1040_BAnz.pdf

G-BA (Gemeinsamer Bundesausschuss) (2024q) Nutzenbewertungsverfahren zum Wirkstoff Idecabtagen vicleucel (Neubewertung eines Orphan Drugs nach Überschreitung der 30 Millionen Euro-Grenze: Multiples Myelom, mind. 3 Vortherapien; neues Anwendungsgebiet: Multiples Myelom, mind. 2 Vortherapien). https://www.g-ba.de/downloads/39-261-6798/2024-09-19_AM-RL-XII_Idecabtagen-vicleucel_D-1057_BAnz.pdf

G-BA (Gemeinsamer Bundesausschuss) (2024r) Nutzenbewertungsverfahren zum Wirkstoff Axicabtagen-Ciloleucel (Neubewertung nach Fristablauf: Diffus großzelliges B-Zell-Lymphom, hochmalignes B-Zell Lymphom, nach 1 Vortherapie, Rezidiv innerhalb von 12 Monaten oder refraktär). https://www.g-ba.de/downloads/39-261-6969/2024-12-19_AM-RL-XII_Axicabtagen-Ciloleucel_D-1078_BAnz.pdf

G-BA (Gemeinsamer Bundesausschuss) (2024s) Nutzenbewertungsverfahren zum Wirkstoff Luspatercept (neues Anwendungsgebiet: Myelodysplastische Syndrome mit transfusionsabhängiger Anämie, nicht vorbehandelt, sowie ohne Ringsideroblasten, vorbehandelt). https://www.g-ba.de/downloads/39-261-6859/2024-10-17_AM-RL-XII_Luspatercept_D-1065_BAnz.pdf

G-BA (Gemeinsamer Bundesausschuss) (2024t) Osimertinib (Neubewertung nach Fristablauf: Nicht-kleinzelliges Lungenkarzinom, EGFR Mutationen, adjuvante Therapie). https://www.g-ba.de/beschluesse/6962/

G-BA (Gemeinsamer Bundesausschuss) (2024u) Nutzenbewertungsverfahren zum Wirkstoff Osimertinib (Neues Anwendungsgebiet: nicht-kleinzelliges Lungenkarzinom, Erstlinie, Kombination mit Pemetrexed und platinhaltiger Chemotherapie). https://www.g-ba.de/downloads/39-261-7057/2025-02-06_AM-RL-XII_Osimertinib_D-1082_BAnz.pdf

G-BA (Gemeinsamer Bundesausschuss) (2024v) Selpercatinib (neues Anwendungsgebiet: solide Tumore, RET Fusion). https://www.g-ba.de/downloads/39-261-6899/2024-11-07_AM-RL-XII_Selpercatinib_D-1062_BAnz.pdf

G-BA (Gemeinsamer Bundesausschuss) (2024w) Arzneimittel-Richtlinie/Anlage XII: Trastuzumab deruxtecan (Neues Anwendungsgebiet: nicht-kleinzelliges Lungenkarzinom, HER2(ERBB2)-Mutation, vorbehandelt). https://www.g-ba.de/beschluesse/6614/

G-BA (Gemeinsamer Bundesausschuss) (2024x) Arzneimittel-Richtlinie/Anlage XII: Tebentafusp (Neubewertung eines Orphan Drugs nach Überschreitung der 30 Mio. Euro Grenze: Uveales Melanom, HLA-A*02:01-positiv) – Therapiekosten. https://www.g-ba.de/beschluesse/6692/. Zugegriffen: 2001

G-BA (Gemeinsamer Bundesausschuss) (2024y) Anlage XII – Nutzenbewertung von Arzneimitteln mit neuen Wirkstoffen nach § 35a des Fünften Buches Sozialgesetzbuch (SGB V) Futibatinib (Cholangiokarzinom, mit FGFR2-Fusion oder FGFR2-Rearrangement, nach mindestens 1 Vortherapie). https://www.g-ba.de/beschluesse/6907/

G-BA (Gemeinsamer Bundesausschuss) (2024z) Beschlussverfahren zu Trifluridin/Tipiracil (neues Anwendungsgebiet: Kolorektalkarzinom, nach 2 Vortherapien, Kombination mit Bevacizumab). https://www.g-ba.de/downloads/39-261-6475/2024-02-15_AM-RL-XII_Trifluridin_Tipiracil_D-968_BAnz.pdf

G-BA (Gemeinsamer Bundesausschuss) (2025a) Nutzenbewertungsverfahren zum Wirkstoff Fedratinib (Neubewertung nach Fristablauf: Myelofibrose). https://www.g-ba.de/downloads/39-261-7402/2025-08-21_AM-RL-XII_Fedratinib_D-1168.pdf

G-BA (Gemeinsamer Bundesausschuss) (2025b) Nutzenbewertungsverfahren zum Wirkstoff Daratumomab (Neues Anwendungsgebiet: Multiples Myelom, Erstlinie, Stammzelltransplantation geeignet, Kombination mit Bortezomib, Lenalidomid und Dexamethason). https://www.g-ba.de/downloads/39-261-7208/2025-05-15_AM-RL-XII_Daratumumab_D-1138_BAnz.pdf

G-BA (Gemeinsamer Bundesausschuss) (2025c) Nutzenbewertungsverfahren zum Wirkstoff Isatuximab (Neues Anwendungsgebiet: Multiples Myelom, Erstlinie, Stammzelltransplantation ungeeignet, Kombination mit Bortezomib, Lenalidomid und Dexamethason). https://www.g-ba.de/downloads/39-261-7377/2025-08-07_AM-RL-XII_Isatuximab_D-1140.pdf

G-BA (Gemeinsamer Bundesausschuss) (2025d) Nutzenbewertungsverfahren zum Wirkstoff Ciltacaptagen autolecel (Neues Anwendungsgebiet / Neubewertung eines Orphan Drugs nach Überschreitung der 30 Millionen Euro-Grenze: Multiples Myelom, nach mindestens 1 Vortherapie, refraktär gegenüber Lenalidomid). https://www.g-ba.de/downloads/39-261-7209/2025-05-15_AM-RL-XII_Ciltacabtagen-autoleucel_D-1074_BAnz.pdf

G-BA (Gemeinsamer Bundesausschuss) (2025e) Nutzenbewertungsverfahren zum Wirkstoff Pirtobrutinib (Mantelzell-Lymphom, vorbehandelte Patienten). https://www.g-ba.de/downloads/39-261-7379/2025-08-07_AM-RL-XII_Pirtobrutinib_D-1164_BAnz.pdf

G-BA (Gemeinsamer Bundesausschuss) (2025f) Nutzenbewertungsverfahren zum Wirkstoff Epcoritamab (Aufhebung des regulatorischen Orphanstatus: Diffus großzelliges B-Zell-Lymphom (DLBCL), nach $\geq$ 2 Vortherapien). https://www.g-ba.de/downloads/39-261-7164/2025-04-17_AM-RL-XII_Epcoritamab_D-1133_BAnz.pdf

G-BA (Gemeinsamer Bundesausschuss) (2025g) Nutzenbewertungsverfahren zum Wirkstoff Epcoritamab (Neues Anwendungsgebiet: follikuläres Lymphom, nach $\geq$ 2 Vortherapien). https://www.g-ba.de/downloads/39-261-7101/2025-03-06_AM-RL-XII_Epcoritamab_D-1106_BAnz.pdf

G-BA (Gemeinsamer Bundesausschuss) (2025h) Nutzenbewertungsverfahren zum Wirkstoff Blinatumomab (Neues Anwendungsgebiet: Akute lymphatische B-Zell-Leukämie, rezidiviert / refraktär, $\geq$ 1 Monat bis $\langle$ 1 Jahr, nach $\geq$ 2 Vortherapien oder nach allogener Stammzelltransplantation). https://www.g-ba.de/downloads/39-261-7401/2025-08-21_AM-RL-XII_Blinatumomab_D-1177.pdf

G-BA (Gemeinsamer Bundesausschuss) (2025i) Nutzenbewertungsverfahren zum Wirkstoff Decitabin/Cedazuridin (Akute myeloische Leukämie, Erstlinie) (Therapiekosten). https://www.g-ba.de/downloads/39-261-7006/2025-01-07_AM-RL-XII_Decitabin-Cedazuridin_D-1030_Therapiekosten_BAnz.pdf

G-BA (Gemeinsamer Bundesausschuss) (2025j) Einleitung eines Stellungnahmeverfahrens – Sorafenib als Erhaltungstherapie nach allogener Stammzelltransplantation zur Behandlung von Erwachsenen mit akuter myeloischer Leukämie (AML) und einer FLT3-ITD-Mutation. https://www.g-ba.de/downloads/39-261-7392/2025-08-12_AM-RL-VI_SNV_Sorafenib.pdf

G-BA (Gemeinsamer Bundesausschuss) (2025k) Arzneimittel-Richtlinie/Anlage XII: Amivantamab (Neues Anwendungsgebiet: Nicht-kleinzelliges Lungenkarzinom, EGFR-Exon19-Deletionen oder Exon 21-Substitutionsmutationen (L858R), vorbehandelt, Kombination mit Carboplatin und Pemetrexed). http://www.g-ba.de/beschluesse/7328/

G-BA (Gemeinsamer Bundesausschuss) (2025l) Arzneimittel-Richtlinie/Anlage XII und XIIa: Amivantamab (Neues Anwendungsgebiet: nicht-kleinzelliges Lungenkarzinom, EGFR Exon-19-Deletionen oder Exon-21-Substitutionsmutationen (L858R), Kombination mit Lazertinib) – Kombinationstherapie. http://www.g-ba.de/beschluesse/7329/

G-BA (Gemeinsamer Bundesausschuss) (2025m) Arzneimittel-Richtlinie/Anlage XII: Alectinib (Neues Anwendungsgebiet: nicht-kleinzelliges Lungenkarzinom, ALK+, hohes Rezidivrisiko, adjuvante Therapie). http://www.g-ba.de/beschluesse/7013/

G-BA (Gemeinsamer Bundesausschuss) (2025n) Atezolizumab (Neubewertung nach Fristablauf: Nicht-kleinzelliges Lungenkarzinom, PD-L1 Expression $\geq$ 50 %, adjuvante Therapie nach Resektion und Chemotherapie). http://www.g-ba.de/beschluesse/7120/

G-BA (Gemeinsamer Bundesausschuss) (2025o) Arzneimittel-Richtlinie/Anlage XII: Tislelizumab (Neues Anwendungsgebiet: nicht-kleinzelliges Lungenkarzinom, nach Vortherapie). http://www.g-ba.de/beschluesse/7262/

G-BA (Gemeinsamer Bundesausschuss) (2025p) Arzneimittel-Richtlinie/Anlage XII: Tislelizumab (Neues Anwendungsgebiet: nicht-kleinzelliges Lungenkarzinom, nicht-plattenepithelial, PD-L1 Expression $\geq$ 50 %, Erstlinie, Kombination mit Pemetrexed und platinhaltiger Chemotherapie). http://www.g-ba.de/beschluesse/7260/

G-BA (Gemeinsamer Bundesausschuss) (2025q) Arzneimittel-Richtlinie/Anlage XII: Tislelizumab (Neues Anwendungsgebiet: nicht-kleinzelliges Lungenkarzinom, plattenepithelial, Erstlinie, Kombination mit Carboplatin und entweder Paclitaxel oder nab-Paclitaxel). http://www.g-ba.de/beschluesse/7261/

G-BA (Gemeinsamer Bundesausschuss) (2025r) Anlage XII – Nutzenbewertung von Arzneimitteln mit neuen Wirkstoffen nach § 35a des Fünften Buches Sozialgesetzbuch (SGB V) Tislelizumab (Plattenepithelkarzinom des Ösophagus, nach Vortherapie). http://www.g-ba.de/beschluesse/7259/

G-BA (Gemeinsamer Bundesausschuss) (2025s) Anlage XII – Nutzenbewertung von Arzneimitteln mit neuen Wirkstoffen nach § 35a des Fünften Buches Sozialgesetzbuch (SGB V) Tislelizumab (Neues Anwendungsgebiet: Adenokarzinom des Magens oder des gastroösophagealen Übergangs, PD-L1 Expression TAP-Score $\geq$ 5, HER2–, Erstlinie, Kombination mit Platin- und Fluoropyrimidin-basierter Chemotherapie) http://www.g-ba.de/beschluesse/7264/

G-BA (Gemeinsamer Bundesausschuss) (2025t) Arzneimittel-Richtlinie/Anlage XII: Zolbetuximab (Adenokarzinom des Magens oder des gastroösophagealen Übergangs). http://www.g-ba.de/beschluesse/7163/

G-BA (Gemeinsamer Bundesausschuss) (2025u) Nutzenbewertungsverfahren zum Wirkstoff Belzutifan (Nierenzellkarzinom, fortgeschritten, nach $\geq$ 2 Vortherapien). http://www.g-ba.de/bewertungsverfahren/nutzenbewertung/1195/

G-BA (Gemeinsamer Bundesausschuss) (2025v) Nutzenbewertungsverfahren zum Wirkstoff Belzutifan (Von Hippel-Lindau-Syndrom (VHL)-assoziierte Tumoren). http://www.g-ba.de/bewertungsverfahren/nutzenbewertung/1196/

G-BA (Gemeinsamer Bundesausschuss) (2025w) Arzneimittel-Richtlinie/Anlage XII: Mirvetuximab Soravtansin (Ovarialkarzinom, Eileiterkarzinom oder primäres Peritonealkarzinom, FRα-positiv, platinresistent, nach 1 bis 3 Vortherapien). http://www.g-ba.de/beschluesse/7241/

G-BA (Gemeinsamer Bundesausschuss) (2025x) Nutzenbewertungsverfahren zum Wirkstoff Fruquintinib (metastasiertes Kolorektalkarzinom, vorbehandelte Patienten). https://www.g-ba.de/downloads/39-261-7014/2025-01-16_AM-RL-XII_Fruquintinib_D-1076_BAnz.pdf

Ghia P, Pluta A, Wach M et al (2020) ASCEND: Phase III, randomized trial of acalabrutinib versus idelalisib plus rituximab or bendamustine plus rituximab in relapsed or refractory chronic lymphocytic leukemia. J Clin Oncol 38:2849–2861

Gisslinger H, Klade C, Georgiev P et al (2020) Ropeginterferon alfa 2-b versus standard therapy for polycythemia vera (PROUD-PV and CONTINUATION-PV): a randomised, non-inferiority, phase 3 trial and its extension study. Lancet Haematol 7:e196–e208

Goldman JW, Dvorkin M, Chen Y et al (2021) Durvalumab, with or without tremelimumab, plus platinum-etoposide vs platinum-etoposide alone in first-line treatment of extensive-stage SCLC (CASPIAN): updated results from a randomised, controlled, open-label, phase 3 trial. Lancet Oncol 22:51–65

González-Martín A, Pothuri B, Vergote I et al (2023) Progression-free survival and safety at 3.5 years of follow-up: results from the randomised phase 3 PRIMA/ENGOT-OV26/GOG-3012 trial of niraparib maintenance treatment in patients with newly diagnosed ovarian cancer. Eur J Cancer 189:112908

Goss GD, Cobo M, Lu S et al (2021) Afatinib versus erlotinib as second-line treatment of patients with advanced squamous cell carcinoma of the lung: Final analysis of the randomised phase 3 LUX-Lung 8 trial. EClinicalMedicine 37:100940

Goss PE, Ingle JN, Pritchard KI et al (2016) Extending aromatase-inhibitor adjuvant therapy to 10 years. N Engl J Med 375:209–219

Greenberg PL, Tuechler H, Schanz J et al (2012) Revised international prognostic scoring system for myelodysplastic syndromes. Blood 120:2454–2465

Griesinger F, Curigliano G, Thomas M (2022) Safety and efficacy of pralsetinib in RET fusion-positive non-small-cell lung cancer including as first-line therapy: update from the ARROW trial. Ann Oncol 33:1168–1178

Grosicki S, Simonova M, Spicka I et al (2020) Once-per-week selinexor, bortezomib, and dexamethasone vs twice-per-week bortezomib and dexamethasone in patients with multiple myeloma (BOSTON): a randomised, open-label, phase 3 trial. Lancet 396:1563–1573

Guglielmelli P, Vannucchi AM (2020) Current management strategies for polycythemia vera and essential thrombocythemia. Blood Rev 42:100714

Guigay J, Aupérin A, Fayette J et al (2021) Cetuximab, docetaxel, and cisplatin versus platinum, fluorouracil, and cetuximab as first-line treatment in patients with recurrent or metastatic head and neck squamous-cell carcinoma (GORTEC 2014-01 TPExtreme): a multicentre, open-label, randomised, phase 2 trial. Lancet Oncol 22:463–475

Hall ME, Huelster HL, Luckenbaugh AN et al (2020) Metastatic hormone-sensitive prostate cancer: current perspective on the evolving therapeutic landscape. Onco Targets Ther 13:3571–3581

Hallek M, Shanafelt TD, Eichhorst B (2018) Chronic lymphocytic leukaemia. Lancet 391:1524–1537

Hanahan D (2014) Rethinking the war on cancer. Lancet 383:558–563

Hanna NH, Robinson AG, Temin S et al (2021) Therapy for stage IV non-small-cell lung cancer with driver alterations: ASCO and OH (CCO) joint guideline update. J Clin Oncol 39:1040–1091

Harbeck N, Penault-Llorca F, Cortes J et al (2019) Breast cancer. Nat Rev Dis Prim 5:66

Harrison CN, Campbell PJ, Buck G et al (2005) Hydroxyurea compared with anagrelide in high-risk essential thrombocythemia. N Engl J Med 353:33–45

Hauschild A, Grob JJ, Demidov LV et al (2012) Dabrafenib in BRAF-mutated metastatic melanoma: a multicentre, open-label, phase 3 randomised controlled trial. Lancet 380:358–365

Herrera AF, LeBlanc M, Castellino SM et al (2024) Nivolumab+AVD in advanced-stage classic Hodgkin's Lymphoma. N Engl J Med 391:1379–1389

Heuser M, Ofran Y, Boissel N et al (2020) Acute myeloid leukaemia in adult patients: ESMO Clinical Practice Guidelines for diagnosis, treatment and follow-up. Ann Oncol 31:697–712

Hochhaus A, Larson RA, Guilhot F et al (2017) Long-term outcomes of imatinib treatment for chronic myeloid leukemia. N Engl J Med 376:917–927

Hochhaus A, Baccarani M, Silver RT et al (2020a) European LeukemiaNet 2020 recommendations for treating chronic myeloid leukemia. Leukemia 34:966–984

Hochhaus A, Breccia M, Saglio G et al (2020b) Expert opinion-management of chronic myeloid leukemia after resistance to second-generation tyrosine kinase inhibitors. Leukemia 34:1495–1502

Hochhaus A, Wang J, Kim DW et al (2024) Asciminib in newly diagnosed chronic myeloid leukemia. N Engl J Med 391:885–898

Hofmann F, Hwang EC, Lam TB et al (2020) Targeted therapy for metastatic renal cell carcinoma. Cochrane Database Syst Rev. https://doi.org/10.1002/14651858. CD012796.pub2

Hong DS, DuBois SG, Kummar S et al (2020) Larotrectinib in patients with TRK fusion-positive solid tumours: a pooled analysis of three phase 1/2 clinical trials. Lancet Oncol 21:531–540

Hortobagyi GN, Stemmer SM, Burris HA et al (2016) Ribociclib as first-line therapy for HR-positive, advanced breast cancer. N Engl J Med 375:1738–1748

Horwitz S, O'Connor OA, Pro B et al (2019) Brentuximab vedotin with chemotherapy for CD30-positive peripheral T-cell lymphoma (ECHELON-2): a global, double-blind, randomised, phase 3 trial. Lancet 393:229–240

Howell A, Robertson JFR, Quaresma AJ et al (2002) Fulvestrant (ICI 182,780) is as effective as anastrozole in postmenopausal women with advanced breast cancer progressing progressing after prior endocrine treatment. J Clin Oncol 20:3396–3403

Howell A, Robertson JF, Abram P et al (2004) Comparison of fulvestrant versus tamoxifen for the treatment of advanced breast cancer in postmenopausal women previously untreated with endocrine therapy: a multinational, double-blind, randomized trial. J Clin Oncol 22:1605–1613

Hudes G, Carducci M, Tomczak P et al (2007) Temsirolimus, interferon alfa, or both for advanced renal-cell carcinoma. N Engl J Med 356:2271–2281

Hutchings M, Mous R, Clausen MR et al (2019) Dose escalation of subcutaneous epcoritamab in patients with relapsed or refractory B-cell non-Hodgkin lymphoma: an open-label, phase 1/2 study. Lancet 398(10306):1157–1169

IQVIA Institute for Human Data Science (2021) Global oncology trends 2021: outlook to 2025. https://www.iqvia.com/insights/the-iqvia-institute/reports/global-oncology-trends-2021

IQWiG (2023) Projekte A23–44: Luspatercept (myelodysplastische Syndrome) – Nutzenbewertung gemäß § 35a SGB V. https://www.iqwig.de/projekte/a23-44.html

Iversen P, McLeod DG, See WA et al (2010) Antiandrogen monotherapy in patients with localized or locally advanced prostate cancer: final results from the bicalutamide early prostate cancer program at a median follow-up of 9.7 years. BJU Int 105:1074–1081

Jabbour E, Kantarjian H (2018) Chronic myeloid leukemia: 2018 update on diagnosis, therapy and monitoring. Am J Hematol 93:442–459

Jagannath S, Martin TG, Lin Y et al (2025) Long-term (≥5-Year) remission and survival after treatment with ciltacabtagene autoleucel in CARTITUDE-1 patients with relapsed/refractory multiple myeloma. J Clin Oncol 43:2766–2771

James ND, de Bono JS, Spears MR et al (2017) Abiraterone for prostate cancer not previously treated with hormone therapy. N Engl J Med 377:338–351

Janjigian YY, Al-Batran SE, Wainberg ZA et al (2025) Perioperative durvalumab in gastric and gastroesophageal junction cancer. N Engl J Med 393:217–230

Johnson ML, Cho BC, Luft A et al (2023) Durvalumab with or without tremelimumab in combination with chemotherapy as first-line therapy for metastatic non-small-cell lung cancer: the phase III POSEIDON study. J Clin Oncol 41:1213–1227

Jonasch E, Donskov F, Iliopoulos O et al (2021) Belzutifan for renal cell carcinoma in von Hippel-Lindau disease. N Engl J Med 385:2036–2046

Joppi R, Gerardi C, Bertele V et al (2016) Letting post-marketing bridge the evidence gap: the case of orphan drugs. BMJ 353:i2978

Jourdes A, Cellerin E, Touzeau C et al (2024) Characteristics and incidence of infections in patients with multiple myeloma treated by bispecific antibodies: a national retrospective study on the behalf of G2I and Intergroupe Francophone du Myélome. Clin Microbiol Infect 30:764–771

June CH, Sadelain M (2018) Chimeric antigen receptor therapy. N Engl J Med 379:64–72

Kantarjian H, DeAngelo DJ, Stelljes M et al (2016) Inotuzumab ozogamicin versus standard therapy for acute lymphoblastic leukemia. N Engl J Med 375:740–753

Kantarjian H, Stein A, Gökbuget N et al (2017) Blinatumomab versus chemotherapy for advanced acute lymphoblastic leukemia. N Engl J Med 376:836–847

Kantarjian HM, Welch MA, Jabbour E (2023) Revisiting six established practices in the treatment of chronic myeloid leukaemia. Lancet Haematol 10:e860–e864

Kelley RK, Ueno M, Yoo C et al (2023) Pembrolizumab in combination with gemcitabine and cisplatin compared with gemcitabine and cisplatin alone for patients with advanced biliary tract cancer (KEYNOTE-966): a randomised, double-blind, placebo-controlled, phase 3 trial. Lancet 401:1853–1865

Kim WS, Kim TM, Cho SG et al (2025) Odronextamab monotherapy in patients with relapsed/refractory diffuse large B cell lymphoma: primary efficacy and safety analysis in phase 2 ELM-2 trial. Nat Cancer 6:528–539 (Erratum in: Nat Cancer. 2025 May;6(5):907)

Kim YH, Bagot M, Pinter-Brown L et al (2018) Mogamulizumab versus vorinostat in previously treated cutaneous T-cell lymphoma (MAVORIC): an international, open-label, randomised, controlled phase 3 trial. Lancet Oncol 19:1192–1204 (Erratum in: Lancet Oncol. 2018;19:e581)

Kinsey EN, Zhang T, Armstrong AJ (2020) Metastatic hormone-sensitive prostate cancer. A review of the current treatment landscape. Cancer J 26:64–75

Knipper S, Ott S, Schlemmer H-P et al (2021) Kurative Therapieoptionen des lokal begrenzten Prostatakarzinoms. Dtsch Ärztebl 118:228–235

Kröger NM, Deeg JH, Olavarria E et al (2015) Indication and management of allogeneic stem cell transplantation in primary myelofibrosis: a consensus process by an EBMT/ELN international working group. Leukemia 29:2126–2133

Kudo M, Finn RS, Qin S et al (2018) Lenvatinib vs sorafenib in first-line treatment of patients with unresectable hepatocellular carcinoma: a randomised phase 3 non-inferiority trial. Lancet 391:1163–1173

Kumar SK, Jacobus SJ, Cohen AD et al (2020) Carfilzomib or bortezomib in combination with lenalidomide and dexamethasone for patients with newly diagnosed multiple myeloma without intention for immediate autologous stem-cell transplantation (ENDURANCE): a multicentre, open-label, phase 3, randomised, controlled trial. Lancet Oncol 21:1317–1330

Kunath F, Grobe HR, Rücker G et al (2014) Non-steroidal antiandrogen monotherapy compared with luteinising hormone-releasing hormone agonists or surgical castration monotherapy for advanced prostate cancer. Cochrane Database Syst Rev. https://doi.org/10.1002/14651858.CD009266.pub2

Lambert J, Pautas C, Terré C et al (2019) Gemtuzumab ozogamicin for *de novo* acute myeloid leukemia: final efficacy and safety updates from the open-label, phase III ALFA-0701 trial. Haematologica 104:113–119

Lancet JE, Uy GL, Cortes JE et al (2018) CPX-351 (cytarabine and daunorubicin) liposome for injection versus conventional cytarabine plus daunorubicin in older patients with newly diagnosed secondary Acute Myeloid Leukemia. J Clin Oncol 36:2684–2692

Lee CI, Goodwin A, Wilcken N (2017) Fulvestrant for hormone-sensitive metastatic breast cancer. Cochrane Database Syst Rev. https://doi.org/10.1002/14651858.CD011093.pub2

Lenzen-Schulte M (2024) Nebenwirkungen der Checkpoint-Inhibition: Der Preis des längeren Überlebens nach Krebs. Dtsch Ärztebl 121(8):A508–A509

Lesokhin AM, Tomasson MH, Arnulf B et al (2023) Elranatamab in relapsed or refractory multiple myeloma: phase 2 MagnetisMM-3 trial results. Nat Med 29:2259–2267

Levis MJ, Hamadani M, Logan B et al (2024) Gilteritinib as post-transplant maintenance for AML with internal tandem duplication mutation of FLT3. J Clin Oncol 42:1766–1775

Liu SV, Reck M, Mansfield AS et al (2021) Updated overall survival and PD-L1 subgroup analysis of patients with extensive-stage small-cell lung cancer treated with atezolizumab, carboplatin, and etoposide (IMpower133). J Clin Oncol 39:619–630

Lonial S, Nooka AK, Thulasi P et al (2021) Management of belantamab mafodotin-associated corneal events in patients with relapsed or refractory multiple myeloma (RRMM). Blood Cancer J 11:103

Ludwig WD, Vokinger KN (2021) Hochpreisigkeit bei Onkologika. In: Schröder H (Hrsg) Arzneimittel-Kompass 2021 (https://www.springer.com/gp/book/9783662639283)

Ludwig W-D, Mühlbauer B, Seifert R (Hrsg) (2024) Arzneiverordnungs-Report 2023. Springer, Berlin

Lyman GH, Moses HL (2016) Biomarker tests for molecularly targeted therapies – the key to unlocking precision medicine. N Engl J Med 375:4–6

Ma YY, Zhao M, Liu Y et al (2019) Use of decitabine for patients with refractory or relapsed acute myeloid leukemia: a systematic review and meta-analysis. Hematology 24:507–515

Madhusoodanan J (2023) Fast-track troubles: How US drug policy could be harming people with cancer around the world. Nature 620:264–267

Marin-Acevedo JA, Soyano AE, Dholaria B et al (2018) Cancer immunotherapy beyond immune checkpoint inhibitors. J Hematol Oncol 11:8

Martin T, Usmani SZ, Berdeja JG et al (2023) Ciltacabtagene autoleucel, an anti-B-cell maturation antigen chimeric antigen receptor T-cell therapy, for relapsed/refractory multiple myeloma: CARTITUDE-1 2-year follow-up. J Clin Oncol 41:1265–1274

Mato AR, Woyach JA, Brown JR et al (2023) Pirtobrutinib after a covalent BTK inhibitor in chronic lymphocytic leukemia. N Engl J Med 389:33–44

Mayer RJ, Van Cutsem E, Falcone A et al (2015) Randomized trial of TAS-102 for refractory metastatic colorectal cancer. N Engl J Med 372:1909–1919

McCarthy PL, Holstein SA, Petrucci MT et al (2017) Lenalidomide maintenance after autologous stem-cell transplantation in newly diagnosed multiple myeloma: a meta-analysis. J Clin Oncol 35:3279–3289

Miles D, Gligorov J, André F et al (2021) Primary results from IMpassion131, a double-blind, placebo-controlled randomised phase III trial of first-line paclitaxel with or without atezolizumab for unresectable locally advanced/metatstatic triple-negative breast cancer. Ann Oncol 32:9945–1004

Mok T, Camidge DR, Gadgeel SM et al (2020) Updated overall survival and final progression-free survival data for patients with treatment-naive advanced ALK-positive non-small-cell lung cancer in the ALEX study. Ann Oncol 31:1056–1064

Montero A, Fossella F, Hortobagyi G et al (2005) Docetaxel for treatment of solid tumours: a systematic review of clinical data. Lancet Oncol 6:229–239

Montesinos P, Recher C, Vives S et al (2022) Ivosidenib and azacitidine in IDH-1 mutated acute myeloid leukemia. N Engl J Med 386:1519–1531

Moore KN, Angelergues A, Konecny GE et al (2023) Mirvetuximab Soravtansine in FRα-positive, platinum-resistant ovarian cancer. N Engl J Med 389:2162–2174

Moreau P, Masszi T, Grzasko N et al (2016) Oral ixazomib, lenalidomide, and dexamethasone for multiple myeloma. N Engl J Med 374:1621–1634

Moreau P, Dimopoulos MA, Mikhael J et al (2021) Isatuximab, carfilzomib, and dexamethasone in relapsed multiple myeloma (IKEMA): a multicentre, open-label, randomised phase 3 trial. Lancet 397:2361–2371

Moreau P, Garfall AL, van de Donk NWCJ et al (2022) Teclistamab in relapsed or refractory multiple myeloma. N Engl J Med 387:495–505

Mori K, Miura N, Mostafaei H et al (2020) Sequential therapy of abiraterone and enzalutamide in castration-resistant prostate cancer: a systematic review and meta-analysis. Prostate Cancer Prostatic Dis 23:539–548

Moro-Sibilot D, Cozic N, Pérol M et al (2019) Crizotinib in c-MET- or ROS1-positive NSCLC: results of the AcSé phase II trial. Ann Oncol 30:1985–1991

Morrison L, Loibl S, Turner NC (2024) The CDK4/6 inhibitor revolution – a game-changing era for breast cancer treatment. Nat Rev Clin Oncol 21:89–105

Motzer R, Porta C, Alekseev B et al (2022) Health-related quality-of-life outcomes in patients with advanced renal cell carcinoma treated with lenvatinib plus pembrolizumab or everolimus versus sunitinib (CLEAR): a randomised, phase 3 study. Lancet Oncol 23:768–780

Motzer RJ, Hutson TE, Tomczak P et al (2009) Overall survival and updated results for sunitinib compared with interferon alfa in patients with metastatic renal cell carcinoma. J Clin Oncol 27:3584–3590

Motzer RJ, Hutson TE, Cella D et al (2013a) Pazopanib versus sunitinib in metastatic renal-cell carcinoma. N Engl J Med 369:722–731

Motzer RJ, Nosov D, Eisen T et al (2013b) Tivozanib vs sorafenib as initial targeted therapy for patients with metastatic renal cell carcinoma: results from a phase III trial. J Clin Oncol 31:3791–3799

Motzer RJ, Porta C, Eto M et al (2024) Lenvatinib plus pembrolizumab versus sunitinib in first-line treatment of advanced renal cell carcinoma: final prespecified overall survival analysis of CLEAR, a phase III study. J Clin Oncol 42:1222–1228

Mullard A (2021) 2020 FDA drug approvals. Nature Rev Drug Discov 20:85–90

Munshi NC, Anderson LD Jr, Shah N et al (2021) Idecabtagene vicleucel in relapsed and refractory multiple myeloma. N Engl J Med 384:705–716

National Institute for Health and Care Excellence (2019) Prostate cancer: diagnosis and management. NICE guideline (NG131). http://www.nice.org.uk/guidance/ng131

NCCN National Comprehensive Cancer Network (2020) Clinical practice guidelines chronic lymphocytic leukemia 4.2020. https://jnccn.org/view/journals/jnccn/18/2/article-p185.xml

NCCN National Comprehensive Cancer Network (2023) Clinical practice guidelines anal carcinoma Version 3.2023. https://www.nccn.org/professionals/physician_gls/pdf/anal.pdf

NCCN National Comprehensive Cancer Network (2024) Clinical Practice Guidelines. Kidney Cancer Version 1.2025. https://www.nccn.org/professionals/physician_gls/pdf/kidney.pdf

Neoptolemos JP, Palmer DH, Ghaneh P et al (2017) Comparison of adjuvant gemcitabine and capecitabine with gemcitabine monotherapy in patients with resected pancreatic cancer (ESPAC-4): a multicentre, open-label, randomised, phase 3 trial. Lancet 389:1011–1024

Niebling J, Bethge W, Lengerke C (2022) CAR-T-Zell-Therapie – personalisierte zelluläre Immuntherapie im Jahr 2022. Dtsch Med Wochenschr 147:1552–1564

O'Brien SG, Guilhot F, Larson RA et al (2003) Imatinib compared with interferon and low-dose cytarabine for newly diagnosed chronic-phase chronic myeloid leukemia. N Engl J Med 348:994–1004

Oh DY, He AR, Qin S et al (2022) Durvalumab plus gemcitabine and cisplatin in advanced biliary tract cancer. N Eng J Med 1(8):EVIDoa2200015

Onkopedia-Leitlinie (2020) Chronische Lymphatische Leukämie. https://www.onkopedia.com/de/onkopedia/guidelines/chronische-lymphatische-leukaemie-cll/@@guideline/html/index.html

Onkopedia-Leitlinie (2022) Nierenzellkarzinom (Hypernephrom). https://www.onkopedia.com/de/onkopedia/guidelines/nierenzellkarzinom-hypernephrom/@@guideline/html/index.html

Onkopedia-Leitlinie (2023a) Essentielle (oder primäre) Thrombozythämie (ET). https://www.onkopedia.com/de/onkopedia/guidelines/essentielle-oder-primaere-thrombozythaemie-et/@@guideline/html/index.html

Onkopedia-Leitlinie (2023b) Chronische lymphatische Leukämie. https://www.onkopedia.com/de/onkopedia/guidelines/chronische-lymphatische-leukaemie-cll/@@guideline/html/index.html

Onkopedia-Leitlinie (2023c) Akute myeloische Leukämie (AML). https://www.onkopedia.com/de/onkopedia/guidelines/akute-myeloische-leukaemie-aml/@@guideline/html/index.html

Onkopedia-Leitlinie (2023d) Ovarialkarzinom. https://www.onkopedia.com/de/onkopedia/guidelines/ovarialkarzinom/@@guideline/html/index.html

Onkopedia-Leitlinie (2024a) Myelodysplastische Neoplasien (Myelodysplastische Syndrome, MDS). https://www.onkopedia.com/de/onkopedia/guidelines/myelodysplastische-neoplasien-myelodysplastische-syndrome-mds/@@guideline/html/index.html

Onkopedia-Leitlinie (2024b) Biliäre Karzinome. https://www.onkopedia.com/de/onkopedia/guidelines/biliaere-karzinome/@@guideline/html/index.html

Onkopedia-Leitlinie (2024c) Multiples Myelom. https://www.onkopedia.com/de/onkopedia/guidelines/multiples-myelom/@@guideline/html/index.html

Onkopedia-Leitlinie (2025a) Nichtkleinzelliges Lungenkarzinom. https://www.onkopedia.com/de/onkopedia/guidelines/lungenkarzinom-nicht-kleinzellig-nsclc/@@guideline/html/index.html

Onkopedia-Leitlinie (2025b) Kleinzelliges Lungenkarzinom. https://www.onkopedia.com/de/onkopedia/guidelines/lungenkarzinom-kleinzellig-sclc/@@guideline/html/index.html

Onkopedia-Leitlinie (2025c) Magenkarzinom. https://www.onkopedia.com/de/onkopedia/guidelines/magenkarzinom/@@guideline/html/index.html

Onkopedia-Leitlinie (2025d) Ösophaguskarzinom. https://www.onkopedia.com/de/onkopedia/guidelines/oesophaguskarzinom/@@guideline/html/index.html

Onkopedia-Leitlinie (2025e) Kolonkarzinom. https://www.onkopedia.com/de/onkopedia/guidelines/kolonkarzinom/@@guideline/html/index.html

Onkopedia-Leitlinie (2025f) Adenokarzinome des mittleren und unteren Rektumdrittels. https://www.onkopedia.com/de/onkopedia/guidelines/rektumkarzinom/@@guideline/html/index.html

Onkopedia-Leitlinie (2025g) Hepatozelluläres Karzinom (HCC). https://www.onkopedia.com/de/onkopedia/guidelines/hepatozellulaeres-karzinom-hcc/@@guideline/html/index.html

Osborne CK, Pippen J, Jones SE et al (2002) A double-blind, randomized trial comparing the efficacy and tolerability of fulvestrant with anastrozole in postmenopausal women with advanced breast cancer progressing on prior endocrine therapy: results of a north American trial. J Clin Oncol 20:3386–3395

Özgüroğlu M, Kilickap S, Sezer A et al (2023) First-line cemiplimab monotherapy and continued cemiplimab beyond progression plus chemotherapy for advanced non-small-cell lung cancer with PD-L1 50 % or more (EMPOWER-Lung 1): 35-month follow-up from a multicentre, open-label, randomised, phase 3 trial. Lancet Oncol 24:989–1001

Paik PK, Felip E, Veillon R et al (2020) Tepotinib in non-small-cell lung cancer with MET exon 14 skipping mutations. N Engl J Med 383:931–943

Palumbo A, Mina R (2013) Management of older adults with multiple myeloma. Blood Rev 27:133–142

Palumbo A, Chanan-Khan A, Weisel K et al (2016) Daratumumab, bortezomib, and dexamethasone for multiple myeloma. N Engl J Med 375:754–766

Pardanani A, Tefferi A (2018) How I treat myelofibrosis after failure of JAK inhibitors. Blood 132:492–500

Pardanani A, Tefferi A, Masszi T et al (2021) Updated results of the placeo-controlled, phase III JAKARTA trial of fedratinib in patients with intermediate-2 or high-risk myelofibrosis. Br J Haematol 195:244–248

Paul-Ehrlich-Institut (2021) Belantamab-Mafodotin. Wichtige Sicherheitsinformationen zur Minimierung des Risikos kornealer Nebenwirkungen. https://www.pei.de/SharedDocs/schulungsmaterial/Blenrep-Schulungsmaterial-Aerzte_Version-2_Broschuere-Haematologe.pdf?__blob=publicationFile&v=3

Pemmaraju N, Lane AA, Sweet KL et al (2019) Tagraxofusp in blastic plasmacytoid dendritic-cell neoplasm. N Engl J Med 380:1628–1637

Perl AE et al (2019) Gilteritinib or chemotherapy for relapsed or refractory *FLT3*-mutated AML. N Engl J Med 381:1728–1740

Pfirrmann M, Clark RE, Prejzner W et al (2020) The EUTOS long-term survival (ELTS) score is superior to the Sokal score for prediting survival in chronic myeloid leukemia. Leukemia 34:2138–2149

Platzbecker U, Porta DMG, Santini V et al (2023) Efficacy and safety of luspatercept versus epoetin alfa in erythropoiesis-stimulating agent-naive, transfusion-dependent, lower-risk myelodysplastic syndromes (COMMANDS): interim analysis of a phase 3, open-label, randomised controlled trial. Lancet 402:373–385

Plimack ER, Powles T, Stus V et al (2023) Pembrolizumab plus axitinib versus sunitinib as first-line treatment of advanced renal cell carcinoma: 43-month follow-up of the phase 3 KEYNOTE-426 study. Eur Urol 84:449–454

Powles T, Plimack ER, Soulières D et al (2020) Pembrolizumab plus axitinib vs sunitinib monotherapy as first-line treatment of advanced renal cell carcinoma (KEYNOTE-426): extended follow-up from a randomised, open-label, phase 3 trial. Lancet Oncol 21:1563–1573

Prasad V, Mailankody S (2017) Research and development spending to bring a single cancer drug to market and revenues after approval. JAMA Intern Med 177:1569–1575

Primrose JN, Fox RP, Palmer DH et al (2019) Capecitabine compared with observation in resected biliary tract cancer (BILCAP): a randomised, controlled, multicentre, phase 3 study. Lancet Oncol 20:663–673

Pujade-Lauraine E, Ledermann JA, Selle F et al (2017) Olaparib tablets as maintenance therapy in patients with platinum-sensitive, relapsed ovarian cancer and a BRCA1/2 mutation (SOLO2/ENGOT-Ov21): a double-blind, randomised, placebo-controlled, phase 3 trial. Lancet Oncol 18:1274–1284

Raab MS, Cavo M, Delforge M et al (2016) Multiple myeloma: practice patterns across Europe. Br J Haematol 175:66–76

Rajkumar SV (2024) Multiple myeloma: 2024 update on diagnosis, risk-stratification, and management. Am J Hematol 99:1802–1824

Ramalingam SS, Vansteenkiste J, Planchard D et al (2020) Overall survival with osimertinib in untreated, EGFR-mutated advanced NSCLC. N Engl J Med 382:41–50

Rassaf T, Totzeck M, Backs J et al (2020) Onco-cardiology: consensus paper of the German cardiac society, the German society for pediatric cardiology and congenital heart defects and the German society for hematology and medical oncology. Clin Res Cardiol 109:1197–1222

Réa D, Mauro MJ, Boquimpani C et al (2021) A phase 3, open-label, randomized study of asciminib, a STAMP inhibitor, vs bosutinib in CML after 2 or more prior TKIs. Blood 138:2031–2041

Richardson PG, Kumar SK, Masszi T et al (2021) Final overall survival analysis of the TOURMALINE-MM1 phase III trial of ixazomib, lenalidomide, and dexamethasone in patients with relapsed or refractory multiple myeloma. J Clin Oncol 39:2430–2442

Richardson PG, Perrot A, San-Miguel J et al (2022) Isatuximab plus pomalidomide and low-dose dexamethasone versus pomalidomide and low-dose dexamethasone in patients with relapsed and refractory multiple myeloma (ICARIA-MM): follow-up analysis of a randomised, phase 3 study. Lancet Oncol 23:416–427

Rini BI, Pal SK, Escudier BJ et al (2020) Tivozanib vs sorafenib in patients with advanced renal cell carcinoma (TIVO-3): a phase 3, multicentre, randomised, controlled, open-label study. Lancet Oncol 21:95–104

Robert Koch-Institut (2019) Neue Zahlen zu Krebs in Deutschland. https://www.rki.de/DE/Content/Service/Presse/Pressemitteilungen/2019/16_2019.html;jsessionid=4B7743F94C9E76F670328C05135FD8C0.internet082

Robertson JF, Llombart-Cussac A, Rolski J et al (2009) Activity of fulvestrant 500 mg versus anastrozole 1 mg as first-line treatment for advanced breast cancer: results from the FIRST study. J Clin Oncol 27:4530–4535

Rosario DJ, Davey P, Green J et al (2016) The role of gonadotrophin-releasing hormone antagonists in the treatment of patients with advanced hormone-dependent prostate cancer in the UK. World J Urol 34:1601–1609

Rugo HS, Bardia A, Marmé F et al (2023) Overall survival with sacituzumab govitecan in hormone receptor-positive and human epidermal growth factor receptor 2-negative metastatic breast cancer (TROPiCS-02): a randomised, open-label, multicentre, phase 3 trial. Lancet 402:1423–1433

Ryan CJ, Smith MR, Fizazi K et al (2015) Abiraterone acetate plus prednisone versus placebo plus prednisone in chemotherapy-naive men with metastatic castration-resistant prostate cancer (COU-AA-302): final overall survival analysis of a randomised, double-blind, placebo-controlled phase 3 study. Lancet Oncol 16:152–160

Salem JE, Manouchehri A, Bretagne M et al (2019) Cardiovascular toxicities associated with ibrutinib. J Am Coll Cardiol 74:1667–1678

San Miguel J, Weisel K, Moreau P et al (2013) Pomalidomide plus low-dose dexamethasone vs high-dose dexamethasone alone for patients with relapsed and refractory multiple myeloma (MM-003): a randomised, open-label, phase 3 trial. Lancet Oncol 14:1055–1066

San-Miguel J, Dhakal B, Yong K et al (2023) Cilta-cel or standard care in Lenalidomide-refractory multiple myeloma. N Engl J Med 389:335–347

Sartor O, de Bono JS (2018) Metastatic prostate cancer. N Eng J Med 378:645–657

Sauer R, Becker H, Hohenberger W et al (2004) Preoperative vs postoperative chemoradiotherapy for rectal cancer. N Engl J Med 351:1731–1740

Saussele S, Richter J, Guilhot J et al (2018) Discontinuation of tyrosine kinase inhibitor therapy in chronic myeloid leukaemia (EURO-SKI): a prespecified interim analysis of a prospective, multicentre, non-randomised trial. Lancet Oncol 19:747–757

Scher HI, Fizazi K, Saad F et al (2012) Increased survival with enzalutamide in prostate cancer after chemotherapy. N Engl J Med 367:1187–1197

Schilsky RL (2018) A new IDEA in adjuvant chemotherapy for colon cancer. N Engl J Med 378:1242–1244

Schubert ML, Dreger P, Schmitt M (2025) Chimäre Antigen-Rezeptor-T-Zellen für Patientinnen und Patienten mit hämatologischen Neoplasien. Z Rheumatol 84:601–611

Sehn LH, Herrera AF, Flowers CR et al (2020) Polatuzumab vedotin in relapsed of refractory diffuse large B-cell lymphoma. J Clin Oncol 38:155–165

Sehn LH, Bartlett NL, Matasar MJ et al (2025) Long-term 3-year follow-up of mosunetuzumab in relapsed or refractory follicular lymphoma after ≥2 prior therapies. Blood 145:708–719

Shankland KR, Armitage JO, Hancock BW (2012) Non-Hodgkin lymphoma. Lancet 380:848–857

Sharma A, Dwary AD, Mohanti BK et al (2010) Best supportive care compared with chemotherapy for unresectable gall bladder cancer: a randomized controlled study. J Clin Oncol 28:4581–4586

Shitara K, Bang YJ, Iwasa S et al (2020) Trastuzumab deruxtecan in previously treated HER2-positive Gastric cancer. N Engl J Med 382:2419–2430

Shitara K, Shah MA, Lordick F et al (2024) Zolbetuximab in gastric or gastroesophageal junction adenocarcinoma. N Engl J Med 391:1159–1162

Shragai T, Magen H, Lavi N et al (2023) Real-world experience with belantamab mafodotin therapy for relapsed/refractory multiple myeloma: a multicentre retrospective study. Br J Haematol 200:45–53

Shroff RT, Kennedy EB, Bachini M et al (2019) Adjuvant therapy for resected biliary tract cancer: ASCO clinical practice guideline. J Clin Oncol 37:1015–1027

Siegel DS, Dimopoulos MA, Ludwig H et al (2018) Improvement in overall survival with carfilzomib, lenalidomide, and dexamethasone in patients with relapsed or refractory multiple myeloma. J Clin Oncol 36:728–734

Silverman LR, Demakos EP, Peterson BL et al (2002) Randomized controlled trial of azacitidine in patients with the myelodysplastic syndrome: a study of the cancer and leukemia group B. J Clin Oncol 20:2429–2440

Skoulidis F, Li BT, Dy GK et al (2021) Sotorasib for lung cancers with KRAS p.G12C mutation. N Engl J Med 384:2371–2381

Slamon DJ, Neven P, Chia S et al (2020) Overall survival with ribociclib plus fulvestrant in advanced breast cancer. N Engl J Med 382:514–524

Solomon BJ, Bauer TM, Mok TSK et al (2023) Efficacy and safety of first-line lorlatinib versus crizotinib in patients with advanced, ALK-positive non-small-cell lung cancer: updated analysis of data from the phase 3, randomised, open-label CROWN study. Lancet Respir Med 11:354–366

Solomon JP, Linkov I, Rosado A et al (2020) NTRK fusion detection across multiple assays and 33,997 cases: diagnostic implications and pitfalls. Mod Pathol 33:38–46

Soria JC, Felip E, Cobo M et al (2015) Afatinib vs erlotinib as second-line treatment of patients with advanced squamous cell carcinoma of the lung (LUX-Lung 8): an open-label randomised controlled phase 3 trial. Lancet Oncol 16:897–907

Spivak JL (2017) Myeloproliferative neoplasms. N Engl J Med 376:2168–2181

Steegmann JL, Baccarani M, Breccia M et al (2016) European LeukemiaNet recommendations for the management and avoidance of adverse events of treatment in chronic myeloid leukaemia. Leukemia 30:1648–1671

Stone RM, Mandrekar SJ, Sanford BL et al (2017) Midostaurin plus chemotherapy for acute myeloid leukemia with a FLT3 mutation. N Engl J Med 377:454–464

Tang J, Shalabi A, Hubbard-Lucey VM (2018) Comprehensive analysis of the clinical immune-oncology landscape. Ann Oncol 29:84–91

Tannir NM, Albigès L, McDermott DF et al (2024) Nivolumab plus ipilimumab versus sunitinib for first-line treatment of advanced renal cell carcinoma: extended 8-year follow-up results of efficacy and safety from the phase III CheckMate 214 trial. Ann Oncol 35:1026–1038

Tannock IF, Hickman JA (2016) Limits to personalized medicine. N Engl J Med 375:1289–1294

Tay-Teo K, Hill SR (2019) Comparison of sales income and research and development costs for FDA-approved cancer drugs sold by originator drug companies. JAMA Netw Open 2(1):e186875

Tefferi A, Pardanani A (2019) Essential thrombocythemia. N Engl J Med 381:2135–2144

Tewari KS, Burger RA, Enserro D et al (2019) Final overall survival of a randomized trial of bevacizumab for primary treatment of ovarian cancer. J Clin Oncol 37:2317–2328

Thol F, Schlenk RF (2014) Gemtuzumab ozogamicin in acute myeloid leukemia revisited. Expert Opin Biol Ther 14:1185–1195

Thomas A, Teicher BA, Hassan RR (2016) Antibody-drug conjugates for cancer therapy. Lancet Oncol 17:e254–e262

Tilly H, Morschhauser F, Sehn LH et al (2022) Polatuzumab vedotin in previously untreated diffuse large B-cell lymphoma. N Engl J Med 386:351–363

Turner NC, Slamon DJ, Ro J et al (2018) Overall survival with palbociclib and fulvestrant in advanced breast cancer. N Engl J Med 379:1926–1936

Uppaluri R, Haddad RI, Tao Y et al (2025) Neoadjuvant and adjuvant pembrolizumab in locally advanced head and neck cancer. N Engl J Med 393(1):37–50

Valle J, Wasan H, Palmer DH et al (2010) Cisplatin plus gemcitabine vs gemcitabine for biliary tract cancer. N Engl J Med 362:1273–1281

Van Cutsem E, Köhne CH, Láng I et al (2011) Cetuximab plus irinotecan, fluorouracil, and leucovorin as first-line treatment for metastatic colorectal cancer: updated analysis of overall survival according to tumor KRAS and BRAF mutation status. J Clin Oncol 29:2011–2019

Van Cutsem E, Cervantes A, Adam R et al (2016) ESMO consensus guidelines for the management of patients with metastatic colorectal cancer. Ann Oncol 27:1386–1422

Vannucchi AM, Kiladjian JJ, Griesshammer M et al (2015) Ruxolitinib versus standard therapy for the treatment of polycythemia vera. N Engl J Med 372:426–435

Varga C, Maglio M, Ghobrial IM et al (2018) Current use of monoclonal antibodies in the treatment of multiple myeloma. Br J Haematol 181:447–459

Vermorken JB, Mesia R, Rivera F et al (2008) Platinum-based chemotherapy plus cetuximab in head and neck cancer. N Engl J Med 359:1116–1127

Verstovsek S, Mesa RA, Gotlib J et al (2012) A double-blind, placebo-controlled trial of ruxolitinib for myelofibrosis. N Engl J Med 366:799–807

Verstovsek S, Gotlib J, Mesa RA et al (2017) Long-term survival in patients treated with ruxolitinib for myelofibrosis: COMFORT-I and -II pooled analyses. J Hematol Oncol 10:156

VFA (2022) Innovationsbilanz 2022: Die neuen Medikamente und Anwendungsgebiete. https://www.vfa.de/de/arzneimittel-forschung/woran-wir-forschen/neue-medikamente-und-anwendungsgebiete-2022

Vitolo U, Trneny M, Belada D et al (2017) Obinutuzumab or rituximab plus cyclophosphamide, doxorubin, vincristine and prednisone in previously untreated diffuse large B-cell lymphoma. J Clin Oncol 35:3529–3537

Vogelstein B, Papadopoulos N, Velculescu VE et al (2013) Cancer genome landscapes. Science 339:1546–1558

Vokinger KN (2022) Beschleunigte Zulassungen und therapeutischer Nutzen von Arzneimitteln in den USA und Europa. In: Ludwig WD, Mühlbauer B, Seifert R (Hrsg) Arzneiverordnungs-Report 2022. Springer, Berlin

Vokinger KN, Hwang TJ, Grischott T et al (2020) Prices and clinical benefit of cancer drugs in the USA and Europe: a cost-benefit analysis. Lancet Oncol 21:664–670

Vokinger KN, Hwang TJ, Daniore P et al (2021) Analysis of Launch and postapproval cancer drug pricing, clinical benefit and policy implications in the US and Europe. JAMA Oncol 7:e212026

Vokinger KN, Hwang TJ, Carl DI et al (2022) Price changes and within-class competition of cancer drugs in the USA and Europe: a comparative analysis. Lancet Oncol 23:514–520

Waks AG, Winer EP (2019) Breast cancer treatment. JAMA 321:288–300

Wang DY, Salem JE, Cohen JV et al (2018) Fatal toxic effects associated with immune checkpoint inhibitors: a systematic review and meta-analysis. JAMA Oncol 4:1721–1728

Wang ML, Jurczak W, Zinzani PL et al (2023) Pirtobrutinib in covalent Bruton tyrosine kinase inhibitor pretreated mantle-cell lymphoma. J Clin Oncol 41:3988–3997

Waxman AJ, Clasen S, Hwang WT et al (2018) Carfilzomib-associated cardiovascular adverse events: a systematic review and meta-analysis. JAMA Oncol 4:e174519

Wei AH, Döhner H, Pocock C et al (2020) Oral azacitidine maintenance therapy for acute myeloid leukemia in first remission. N Engl J Med 383:2526–2537

Wolf J, Seto T, Han JY et al (2020) Capmatinib in MET exon 14-mutated or MET-amplified non-small-cell lung cancer. N Engl J Med 383:944–957

Yang JC, Wu YL, Schuler M et al (2015) Afatinib vs cisplatin-based chemotherapy for EGFR mutation-positive lung adenocarcinoma (LUX-Lung 3 and LUX-Lung 6): analysis of overall survival data from two randomised, phase 3 trials. Lancet Oncol 16:141–151

Yau T, Galle PR, Decaens T et al (2025) Nivolumab plus ipilimumab versus lenvatinib or sorafenib as first-line treatment for unresectable hepatocellular carcinoma (CheckMate 9DW): an open-label, randomised, phase 3 trial. Lancet 405(10492):1851–1864

Herz-Kreislauf-Erkrankungen

Inhaltsverzeichnis

Arterielle Hypertonie

Thomas Eschenhagen und Joachim Weil

Auf einen Blick

In diesem Kapitel werden die früher getrennten Kapitel zu Hemmstoffen des Renin-Angiotensin Systems, Calciumkanalblockern, β-Adrenozeptor-Antagonisten (Betablocker) sowie speziellen Antihypertonika wie α-Adrenozeptor-Antagonisten und zentral wirkenden Antisympathotonika zusammengeführt. Dies trägt der Tatsache Rechnung, dass es sich bei der antihypertensiven Therapie um eine in alle Bereiche der kardiovaskulären Medizin reichende Basistherapie handelt, die einen integrierten Ansatz erfordert. Die als Antihypertonika ebenfalls wichtigen Diuretika und Aldosteronrezeptorantagonisten werden gesondert in ► Kap. 34 besprochen. Zusätzlich wird auf unvermeidbare Überschneidungen mit den Kardiaka in ► Kap. 7 verwiesen.

Trend Antihypertonika sind seit Jahren die mit Abstand am häufigsten eingenommenen Arzneistoffe und steigen im Trend weiter an. Mit 18,7 Mrd. DDD für die gesamte Gruppe lässt sich bei Annahme einer im Durchschnitt verordneten Zweierkombination errechnen, dass aktuell über 25 Mio. Menschen eine regelmäßige antihypertensive Arzneitherapie erhalten. Dabei entfällt ein zunehmend großer Anteil auf die vier wichtigsten Gruppen der Antihypertonika (ACE-Hemmer, Angiotensinrezeptorantagonisten [Sartane], Calciumkanalblocker, Diuretika in Mono- und Kombinationspräparaten). Während vor allem Sartane und Kombinationspräparate von Sartanen mit Calciumkanalblockern sowie Aldosteronre-

zeptorantagonisten (+6,9 %; ◼ Tab. 33.4) gegenüber 2023 weiter ansteigen, bleibt die Verordnung von ACE-Hemmern, β-Adrenozeptor-Antagonisten und Kombinationspräparaten mit Diuretika etwa gleich. Verordnungen von α-Adrenozeptor-Antagonisten und zentral wirkenden Antisympathotonika stiegen 2024 von niedrigem Niveau kommend leicht an.

Bewertung Die zunehmende Verordnung von Antihypertensiva sowie der Trend zu Hemmstoffen des Renin-Angiotensin-Systems, Calciumkanalblockern, Aldosteronrezeptorantagonisten und Kombinationspräparaten spiegeln aktuelle Empfehlungen zur antihypertensiven Therapie wider und sind zu begrüßen. Dies gilt besonders auch für die zunehmende Verordnung von Dreifachkombinationen, die aber immer noch nur 124 Mio. DDD ausmachen (0,7 % von gesamt). Kritisch zu sehen sind auch die immer noch deutliche Dominanz von Hydrochlorothiazid gegenüber dem länger wirksamen Chlortalidon/Indapamid und das weitgehende Fehlen sinnvoller Kombinationspräparate mit Chlortalidon und Indapamid.

Eine arterielle Hypertonie besteht in Deutschland wie in allen westlichen und zunehmend auch Schwellenländern bei einem großen Teil der Bevölkerung. Erfreulich ist die gegenüber den 90er Jahren deutlich verbesserte Behandlung und Kontrollhäufigkeit in Deutschland. Im Vergleich von zwölf wohlhabenden Ländern betrug in Deutschland auf der Grundlage von Daten aus 2008–2011 (NCD 2019) die

W.-D. Ludwig, B. Mühlbauer, R. Seifert (Hrsg.), *Arzneiverordnungs-Report 2025*,
https://doi.org/10.1007/978-3-662-72738-6_6

Hypertonieprävalenz bei Frauen 44 % und die Kontrollhäufigkeit 58 %, bei Männern lag die Prävalenz bei 46 % und die Kontrollhäufigkeit bei 48 % (Platz eins bzw. drei). Im Alter von 18 bis 79 Jahre leidet in Deutschland etwa jeder Dritte an einer arteriellen Hypertonie (Kintscher et al. 2014). Die Prävalenz der Hypertonie steigt mit dem Alter, isolierte systolische Hypertonien werden häufiger als systolisch-diastolische Blutdruckerhöhungen beobachtet (Neuhauser et al. 2016). Aber auch bei 18–49-Jährigen ist eine isolierte systolische Hypertonie nicht selten und risikosteigernd (Yano et al. 2015). Sie begünstigt das Auftreten von Apoplexie, Demenz, Herzinfarkt, Herzinsuffizienz, Vorhofflimmern, Nereninsuffizienz und peripherer arterieller Verschlusskrankheit (BPLTTC 2021a).

Der günstige Effekt einer konsequenten antihypertensiven Arzneitherapie auf Morbidität und Mortalität ist durch zahlreiche Studien belegt. Für den Nutzen einer antihypertensiven Therapie ergibt sich nach einer letzten Metaanalyse der Hochdrucktherapieforscher (BPLTTC 2021a) eine einfache Faustregel: Eine Senkung des systolischen Blutdrucks um 5 mmHg reduziert das Risiko für größere kardiovaskuläre Ereignisse um etwa 10 %. Dies ist unabhängig davon, ob bereits eine kardiovaskuläre Erkrankung besteht und gilt sogar für Patienten mit so genannten normalen oder hochnormalen Blutdruckwerten. Damit werden einfache numerische Grenzen zwischen normalem und erhöhtem Blutdruck relativiert. Dies drückt sich in unterschiedlichen Empfehlungen der amerikanischen und europäischen Fachgesellschaften und insgesamt immer weiter sinkenden Grenz- und Zielwerten aus. Die American Heart Association (AHA) definierte 2018 Grenzwerte für einen normalen Blutdruck von < 130/80 mmHg definiert (Jones et al. 2025). Die European Society of Cardiology (ESC) nennt inzwischen einen Grenzwert für einen „normalen" Blutdruck von < 120 mmHg systolisch und < 70 mmHg diastolisch sowie einen Zielwert von < 130/80 mmHg wie die AHA (McEvoy et al. 2024). Die Kategorien optimaler und

normaler Blutdruck und auch die Hypertonie Schweregrade I–III sind verlassen worden. Diese Änderungen basieren im Wesentlichen auf epidemiologischen Daten, die eine kontinuierliche und log-lineare Beziehung zwischen Blutdruck und kardiovaskulären Ereignissen zeigen (Arvanitis et al. 2021; McEvoy et al. 2024). Unglücklicherweise hat die European Society of Hypertension (ESH) kürzlich eine eigene Leitlinie herausgegeben, die in ihren Definitionen und Empfehlungen in wichtigen Punkten von der ESC abweicht (Mancia et al. 2023). Dieses Kapitel hält sich an die ESC Empfehlungen.

Neben der Blutdruckhöhe dominiert in den Leitlinien seit Jahren das kardiovaskuläre Gesamtrisiko als zusätzliche Information zur Indikation und Intensität der antihypertensiven Therapie. Es wird bestimmt durch demographische Faktoren, Labor-Parameter vor allem des Lipid- und Glukosestoffwechsels, hochdruckbedingte Organschäden sowie manifeste kardiovaskuläre und renale Erkrankungen (McEvoy et al. 2024). Zur Kalkulation des 10-Jahres-CVD Risikos sollten folgende Modelle zur Risikovorhersage verwendet werden: SCORE2 (40–69 Jahre), SCORE2-OP (> 70 Jahre), oder SCORE2-Diabetes (für Patienten mit erhöhtem Blutdruck und Diabetes < 60 Jahre; ▶ https://www.escardio.org/Education/Practice-Tools/CVD-prevention-toolbox/SCORE-Risk-Charts).
Den Nutzen einer Orientierung am kardiovaskulären Gesamtrisiko bestätigt eine retrospektive Verlaufsanalyse über 4,3 Jahre an 1,2 Mio. Patienten in Großbritannien (Herrett et al. 2019). Die Messung möglichst repräsentativer Blutdruckwerte außerhalb der Praxis (standardisierte Selbstmessung, 24 h-Blutdruckmessung) ist zur Vermeidung blutdrucksteigernder, seltener auch drucksenkender Weißkitteleffekte in der Regel unumgänglich (Agarwal 2017; Anlauf und Weber 2018; Stergiou et al. 2021.)

Auch im Alter senkt eine antihypertensive Therapie die kardiovaskuläre Morbidität und Mortalität, selbst bei über 80-jährigen, wenn die Komorbidität niedrig ist (Beckett et al. 2008; Williamson et al. 2016). Dabei wurden mittlere systolische Druckwerte auch unter 130 mmHg vertragen (Byrne et al. 2020). Eine Step-down-Strategie reduzierte die Zahl der Medikamente, führte zu einem leichten Anstieg des systolischen Blutdrucks ohne Mortalitätsvorteil und mit unverändertem Nebenwirkungsprofil, sodass „Deprescribing" bei gebrechlichen Pflegeheimbewohnern zwar sicher, jedoch nicht überlegen für das Überleben erscheint (Benetos et al. 2025).

6.1 Arzneimittelauswahl

Für die medikamentöse Hochdruckbehandlung steht eine große Zahl von Arzneistoffen mit vielfältigen Angriffspunkten zur Verfügung. Die Diskussion um die Wahl der besten Antihypertensiva war lange Zeit geprägt durch vermeintliche substanz- oder klassenspezifische Vorteile und nicht zuletzt ökonomische Interessen. Diese Situation hat sich durch große unabhängige Vergleichsstudien, Metaanalysen und die weitgehende Angleichung der Preise entspannt. Inzwischen ist unstrittig, dass es vor allem um die effektive Blutdrucksenkung und weniger um spezifische Wirkungen geht, auch wenn diese im Einzelfall eine Rolle bei der patientenindividuellen Auswahl spielen kann. Ebenfalls klar ist, dass die meisten Patienten mindestens zwei, viele sogar drei Arzneistoffe aus verschiedenen Klassen benötigen, um ihren Blutdruck in den Zielbereich zu bringen. Daher ist die Frage nach der besten Initialtherapie eher akademisch. Unstrittig ist dagegen die Bedeutung einer guten Therapietreue, was für die zunehmende Verwendung von Kombinationspräparaten und die konsequente Beachtung von unerwünschten Wirkungen spricht.

Bedeutsam für die Auswahl sind der Nachweis einer Wirksamkeit auf hochdruckassoziierte Erkrankungen, Wirkungsprofil und Nebenwirkungen sowie positive oder negative Wirkungen auf zusätzlich bestehende Krankheiten, Gesundheitsrisiken und deren Therapie. Vor allem bei koronarer Herzkrankheit,

Herzinsuffizienz und Nephropathie können Zusatzwirkungen, z. B. der β-Adrenozeptor-Antagonisten oder der Hemmstoffe des Renin-Angiotensin-Aldosteron-Systems genutzt werden.

Eine Zusammenfassung der Erfahrungen mit ACE-Hemmern/Angiotensinrezeptorantagonisten Calciumantagonisten und Diuretika weisen diese als weitgehend gleichwertig aus. Dies begründet die einheitliche Empfehlung amerikanischer (Jones et al. 2025) und europäischer Fachgesellschaften (McEvoy et al. 2024), die initiale Therapie bevorzugt mit Substanzen aus diesen drei Gruppen vorzunehmen. Zusätzlich wird empfohlen, in der Regel bereits mit einer Kombinationstherapie (möglichst in einer Tablette) zu beginnen. Diese sollte einen Hemmstoff des Renin-Angiotensin-Systems enthalten, was Ausdruck der besonderen Bedeutung dieser Arzneistoff-Klasse bei der Hypertonie ist. Ebenfalls einheitlich ist inzwischen die Empfehlung in AHA und ESC Leitlinien, β-Adrenozeptor-Antagonisten primär nur noch dann einzusetzen, wenn Zusatzindikationen vorliegen (z. B. koronare Herzkrankheit oder Herzinsuffizienz), weil der Effekt in Bezug auf die Verhinderung von klinischen Endpunkten bei isolierter Hypertonie wahrscheinlich geringer ist als der der drei Hauptgruppen (Ettehad et al. 2016; McEvoy et al. 2024; NICE 2019). Sollte der Blutdruck mit einer Zweifachkombination nicht ausreichend eingestellt sein, werden alle drei Substanzgruppen kombiniert. Als dritte Stufe bietet sich die Hinzunahme von Spironolacton in niedriger Dosis (25–50 mg/d) an, weil bei dieser sogenannten „therapierefraktären Hypertonie" häufig ein subklinischer Hyperaldosteronismus mit Natriumretention vorliegt, der gut auf Spironolacton reagiert (McEvoy et al. 2024). Amilorid war in einer direkten Vergleichsstudie Spironolacton ebenbürtig (Lee et al. 2025), und kommt daher als gut verträgliche Alternative infrage. Amilorid ist ein kaliumsparendes Diuretikum aus der Gruppe der epithelialen Natriumkanal-(ENaC-)Blocker, das in Deutschland allerdings ausschließlich in Kombination mit Thiaziddiuretika verfügbar ist. Der neue, nicht steroidale Aldosteronrezeptorantagonist Finerenon zur Behandlung chronischer Nierenerkrankungen ist 2024 erstmalig in der Liste der 3.000 am häufigsten verordneten Arzneimittel vertreten (◘ Tab. 33.4).

$Alpha_1$-Rezeptorenblocker gelten vorzugsweise als Kombinationspartner bei Therapieresistenz (3. Stufe), sind allerdings in dieser Situation im Schnitt weniger wirksam als Spironolacton (Williams et al. 2015). Das Gleiche gilt für Clonidin (Krieger et al. 2018). Die klassischen Antisympathotonika (Clonidin, Moxonidin) und direkte Vasodilatatoren (Dihydralazin, Minoxidil) sind aufgrund zahlreicher Nebenwirkungen nur noch Reservemittel.

Mit Aprocitentan, einem dualen Endothelin A und B Rezeptorantagonist, ist 2024 erstmalig seit langem ein neues Antihypertensivum zur Behandlung einer therapieresistenten Hypertonie zugelassen worden (Schlaich et al. 2022). Auch die zur Behandlung der IgA Nephropathie zugelassenen Endothelinrezeptorantagonisten Sparsentan (Rheault et al. 2023) und Atrasentan (Heerspink et al. 2025; FDA Zulassung 2025) senken den Blutdruck. Aldosteronsynthase-Hemmer stellen eine neue pharmakologische Wirkstoffklasse dar, die gezielt die Aldosteronbildung in der Nebennierenrinde durch Blockade des Enzyms CYP11B2 (Aldosteronsynthase) hemmen. Dadurch wird die pathophysiologische Wirkung von Aldosteron auf Niere, Herz und Gefäße – insbesondere Natrium- und Wasserretention, Fibrose und Remodeling – direkt unterbunden. Im Gegensatz zu Mineralokortikoidrezeptor-Antagonisten wie Spironolacton oder Eplerenon wirken Aldosteronsynthase-Hemmer bereits auf der Ebene der Hormonbiosynthese. Erste klinische Studien zeigen vielversprechende Effekte hinsichtlich Blutdrucksenkung und Organprotektion, allerdings bestehen noch offene Fragen bezüglich Langzeitsicherheit und Selektivität gegenüber der Cortisolbiosynthese (Flack et al. 2025; Saxena et al. 2025). Eine ganze Reihe neuerer Arzneimittel hat blutdrucksenkende Effekte, die aber bislang keine eigenständige Indikation bzw. Zulassung bedingen. Dazu gehören SGLT2 Inhibitoren und GLP-1 Agonisten (▶ Kap. 10).

6.1.1 Geltende Empfehlungen

Eine medikamentöse Therapie sollte erwogen werden, wenn eine Hypertonie durch wiederholte Messungen bestätigt und eine „Praxishypertonie" ausgeschlossen wurde, insbesondere durch ambulante Blutdruck-Langzeitmessung oder die standardisierte Blutdruckmessung zuhause. Ein unverzüglicher Beginn ist notwendig ab 160/100 mmHg und ab 140/90 mmHg bei Risikopatienten mit kardiovaskulären Erkrankungen, Niereninsuffizienz oder hochdruckvermittelten Organschäden (McEvoy et al. 2024). Bei allen Schweregraden des Hochdrucks werden den Blutdruck senkende Änderungen des Lebensstils empfohlen, auch bereits bei sogenanntem hochnormalem Druck (120–139/70–89 mmHg). Liegt eine Hypertonie mit Werten unter 160/100 mmHg, leichtem Risiko und ohne eine der genannten Organveränderungen vor, kann die Wirkung nicht-medikamentöser Maßnahmen über 3–6 Monate abgewartet werden, bevor mit einer zusätzlichen medikamentösen Therapie begonnen wird. Eine medikamentöse Therapie des hochnormalen Blutdrucks sollte abhängig vom kardiovaskulären Risikoprofil (ESC Scores s. o.) und geschlechtsspezifischer oder nicht-traditioneller Risikofaktoren erfolgen.

Eine Monotherapie mit Wechsel der Substanzgruppe bei unbefriedigendem Therapieerfolg oder der langsame Aufbau einer Kombinationstherapie („Stufentherapie") werden lediglich noch für gebrechliche Patienten empfohlen. In allen übrigen Fällen wird eine primäre Kombinationstherapie mit zwei oder sogar drei (McEvoy et al. 2024; Salam et al. 2019) Antihypertensiva verschiedener Gruppen bevorzugt, zur Erhaltung der Compliance soweit möglich in Form einer einzigen Tablette.

Die ESC Leitlinien 2024 empfehlen für die meisten Patienten bis 85 Jahre Zielblutdruckwerte von 120–129/70–79 mmHg, sofern diese gut toleriert werden. Für Patienten ab 85 Jahren sowie bei Gebrechlichkeit, kurzer Lebenserwartung (< 3 Jahre) oder orthostatischer Hypotonie werden individualisierte Therapieansätze vorgeschlagen. Diese Empfehlungen markieren eine Verschiebung hin zu niedrigeren Zielwerten im Vergleich zu früheren Leitlinien, gestützt durch neue Daten. So zeigte die STEP-Studie an 8.511 älteren Patienten (60–80 Jahre), dass eine intensive Blutdrucksenkung (mittlerer systolischer Blutdruck: 127,5 mmHg) eine signifikante relative Risikoreduktion um 26 % für kardiovaskuläre Ereignisse bewirkte (Zhang et al. 2021). Eine Metaanalyse mit 358.707 Teilnehmern aus 51 Studien bestätigte zusätzlich, dass schwerwiegende kardiovaskuläre Ereignisse durch eine intensivere Blutdruckkontrolle bis zu einem Alter von 84 Jahren verhindert werden können (BPLTTC 2021b). Auch Studien wie ESPRIT und BPROAD bestätigen die niedrigeren Zielwerte und Therapieschwellen für Hochrisikopatienten und Diabetiker (Bi et al. 2024; Liu et al. 2024). Wird die Therapie schlecht vertragen oder sind die Zielwerte nicht erreichbar, betonen die Leitlinien das ALARA-Prinzip („as low as reasonably achievable"). Bemerkenswert ist, dass das National Institute for Health and Care Excellence (NICE 2019) seine allgemeine Zielwertempfehlung von unter 140/90 mmHg, von unter 150/90 mmHg bei 80-jährigen und älteren seit Jahren nicht geändert hat. Die neuen Leitlinien von Canadian Hypertension definieren Bluthochdruck inzwischen als systolische Werte ≥ 130/80 mmHg und einen Zielwert von < 130/80 mmHg (Goupil et al. 2025). Bei sorgfältiger Beobachtung der Behandelten einschließlich Fremdanamnese sind auch bei über 80-jährigen niedrige Blutdruckwerte unter Therapie zu tolerieren. Insbesondere sollten orthostatische oder postprandiale Hypotonien u. a. wegen der Gefahr von Stürzen erkannt werden. In SPRINT lagen die Werte in diesem Alter unter intensivierter Therapie im Mittel bei 127/62 mmHg und reduzierten das kardiovaskuläre Risiko

(SPRINT Research Group 2015; Byrne et al. 2020).

Im Einzelfall entscheiden antihypertensive Effektivität, Verträglichkeit und Begleiterkrankungen über die Wahl der antihypertensiven Wirkstoffgruppe. Für Patienten mit unkomplizierter Hypertonie, mit koronarer Herzkrankheit (KHK), mit chronischer Nierenerkrankung (CNE), mit Herzinsuffizienz und reduzierter bzw. erhaltener Ejektionsfraktion (HFrEF bzw. HFpEF) und mit Vorhofflimmern (Afib) entwerfen ESH/ESC jeweils eigene Therapieschemata und Eskalationsstufen unter Betonung einer möglichst niedrigen Tablettenzahl/Tag (Egan et al. 2012; Chow et al. 2017; Weisser et al. 2020). In der Initialtherapie, möglichst in fixer Kombination einmal täglich, sollten nicht fehlen: Bei KHK oder HFrEF ein β-Adrenozeptor-Antagonist, bei CNE oder HFrEF ein RAS-Hemmer. Bei Herzinsuffizienz (HFrEF und wohl auch HFpEF) ist initial auch ein Diuretikum indiziert. Für den weiteren Aufbau einer antihypertensiven Therapie gilt, dass prinzipiell jede Antihypertensivagruppe mit jeder kombiniert werden kann. Zu vermeiden sind jedoch Nicht-Dihydropyridin-Calciumantagonisten plus β-Adrenozeptor-Antagonisten wegen Bradykardiegefahr, Diuretikum plus β-Adrenozeptor-Antagonist bei metabolischem Syndrom und ACE-Hemmer plus Angiotensinrezeptorantagonist wegen Hyperkaliämiegefahr.

6.1.2 Weitere Gesichtspunkte

Beim Einsatz von Diuretika und β-Adrenozeptor-Antagonisten ist ihre diabetogene Wirkung zu bedenken, u. a. wegen der zunehmenden Prävalenz des metabolischen Syndroms vor allem auch bei jüngeren Patienten. In ALLHAT und ASCOT trat bei Diuretika- bzw. Betarezeptorenblocker-basierter Therapie jährlich pro 140 bis 240 Patienten ein Diabetesfall mehr auf als unter den neueren Antihypertensiva (The ALLHAT Officers and Coordinators 2002; Dahlöf et al. 2005). In einer Netzwerkmetaanalyse von 22 Studien (Elliott und Meyer 2007) wurde folgende Rangfolge (nach Odds Ratio) für die Gefährdung aufgestellt, unter Therapie einen Diabetes mellitus zu entwickeln: Diuretika (diabetogenes Risiko: 1), β-Adrenozeptor-Antagonist (0,9), Placebo (0,77), Calciumantagonisten (0,75), ACE-Hemmer (0,67), Angiotensinrezeptorantagonisten (0,57). Die pathogene Bedeutung der Veränderungen des Glukosestoffwechsels wird jedoch unterschiedlich eingeschätzt. Nach Absetzen von Diuretika ist der Diabetes häufig reversibel, auch bei Vermeidung einer Hypokaliämie kann er weitgehend verhindert werden. Die wenigen Ergebnisse der hier notwendigen Langzeitbeobachtungen zum kardiovaskulären Risiko der diabetisch gewordenen Patienten (Verdecchia et al. 2004; Kostis et al. 2005; u. a.) sind methodisch problematisch und widersprüchlich. In einer Vergleichsstudie über 24 Wochen verhinderte der kombinierte Einsatz von Amilorid und Hydrochlorothiazid eine Verschlechterung der Glukosetoleranz, die unter Hydrochlorothiazid-Monotherapie auftrat (Brown et al. 2016).

Die Frage, ob Chlortalidon gegenüber Hydrochlorothiazid bevorzugt werden sollte, wird seit Jahren diskutiert. In den ESC-Empfehlungen (McEvoy et al. 2024) werden Chlortalidon, Thiaziddiuretika und Indapamid weiterhin gleichstellt. Ein systematischer Überblick mit einer Netzwerkmetaanalyse kam zu dem Ergebnis, dass Chlortalidon dem Hydrochlorothiazid in der Verhinderung kardiovaskulärer Ereignisse überlegen ist. Hierfür werden eine stärkere Wirkung auf den systolischen Blutdruck, eine längere Wirkdauer sowie pleomorphe Effekte verantwortlich gemacht (Roush et al. 2012). Eine Studie an einem kleinen Kollektiv von Patienten mit leicht erhöhtem Blutdruck bestätigte die gegenüber HCT stärkere, mittels 24 Std-Messung gemessene Blutdrucksenkung unter Chlortalidon insbesondere nachts (Pareek et al. 2016). Eine große pragmatische Vergleichsstudie kommt jetzt aber zu dem Ergebnis, dass die Umstellung von Patienten, die unter einer Therapie mit 25–50 mg Hydrochlorothiazid standen, auf 12,5–25 mg Chlortalidon nicht effektiver in der Verhinde-

rung von Endpunkten war als die Weitergabe von Hydrochlorothiazid. Global war keine Veränderung der systolischen Blutdruckwerte oder des Kaliums zu beobachten, allerdings war in der Chlorthalidon Gruppe eine gering höhere Rate an Hypokaliämie zu sehen (Ishani et al. 2022). Die Daten sprechen nicht für eine generelle Überlegenheit von Chlortalidon. Indapamid ist etwa 10-mal potenter als Hydrochlorothiazid (Dosen 1,25, 2,5, 5 mg vs. 12,5, 25 und 50 mg) und hat nach einem systematischen Review bei äquivalenten Dosen eine um 5,1 mmHg stärkere Blutdrucksenkung bei gleicher Rate an Hypokaliämie und metabolischen Nebenwirkungen (Roush et al. 2015).

Der Nachweis einer Erhöhung des Hautkrebsrisikos unter HCT, bisher aber nicht unter Chlortalidon, ist ein weiteres Argument für Chlortalidon (Arzneimittelkommission der Deutschen Ärzteschaft 2019; siehe auch ▶ Kap. 34). Offenbar erfolgt zurzeit eine entsprechende Verlagerung der Verordnungen (siehe ◘ Tab. 34.1, auch Mahfoud et al. 2020). Bemerkenswert ist allerdings, dass bis auf Kombinationen von Chlortalidon mit Atenolol (◘ Tab. 6.12) weiterhin keine Kombinationen mit Hemmstoffen des Renin-Angiotensin-Systems oder Calciumkanalblockern auf dem deutschen Markt erhältlich sind. Insgesamt muss beachtet werden, dass auch Chlortalidon (und Indapamid) eine Sulfonamidgrundstruktur aufweisen, die für eine Photosensibilisierung und damit möglicherweise für das erhöhte Hautkrebsrisiko unter HCT verantwortlich ist (Vargas und Mendez 1999).

Ob Antihypertensiva generell, in der Kombinationstherapie zumindest teilweise abends eingenommen werden sollten, wie es die Studien einer Arbeitsgruppe nahelegen (u. a. Hermida et al. 2019), ist strittig (Middeke et al. 2020). Neuere Daten weisen darauf hin, dass der Einnahmezeitpunkt unerheblich ist (MacKenzie et al. 2022). Bei Patienten mit befriedigend eingestelltem Blutdruck hatte die morgendliche oder abendliche Medikamenteneinnahme keinen unterschiedlichen Einfluss auf das 24-Stunden Blutdruckniveau (Poulter et al. 2018). Dies reflektiert wahrscheinlich nicht zuletzt die lange Halbwertszeit und dadurch gute *trough-peak-ratio* (Unterschied zwischen der höchsten und niedrigsten Plasmakonzentration) der bevorzugten Arzneistoffe (z. B. Ramipril 15–17 h, Candesartan 9 h, Amlodipin 30–50 h, Chlortalidon 48 h, Bisoprolol 10–12 h).

6.2 Verordnungsspektrum der Antihypertensiva (gesamt)

Die in ◨ Abb. 6.1 dargestellten DDD zeigen, dass 2024 im Vergleich zum Vorjahr wieder etwas mehr antihypertensiv wirkende Arzneimittel verordnet wurden als im Vorjahr (+3 %). Das erreichte Gesamtvolumen von 18,7 Mrd. DDD reicht, um gut 25 Mio. Deutsche mit einer Zweierkombination zu versorgen. Wenn man von einer Prävalenz der Hypertonie von einem Drittel der Bevölkerung zwischen 18 und 79 Jahren ausgeht und anlegt, dass aktuell etwa 70 Mio. Menschen 18 Jahre und älter sind, kommt man auf 23 Mio. Hypertoniker. Die Verordnungszahlen passen also gut zu der insgesamt besseren Kontrollrate in Deutschland.

6.3 Hemmstoffe des Renin-Angiotensin-Systems

■■ **Verordnungsprofil**

Hemmstoffe des Renin-Angiotensin-Systems (RAS) sind die mit Abstand am häufigsten verordneten Arzneimittel zur Behandlung von Hypertonie, Herz- und Nierenkrankheiten. ACE-Hemmer sind weiterhin die verordnungsstärkste Substanzgruppe, zeigen aber zum zweiten Mal einen leichten Verordnungsrückgang (−2 %), während Angiotensinrezeptorantagonisten („Sartane") größere Gewinne verbuchen (+5,5 %; ◨ Abb. 6.2, ◨ Tab. 6.1, und 6.4). Die Verordnungen der Hemmstoffe des Renin-Angiotensin-Systems machten 2024 11,3 Mrd. DDD aus, d. h. 60,6 % des Verordnungsvolumens der Antihypertensiva. Die günstigsten Tagestherapiekosten für Monopräparate haben weiterhin die ACE-Hemmer (0,06 €), deutlich höher liegen Sartane (0,12 €).

■■ **Bewertung**

ACE-Hemmer und Sartane werden nach aktuellen Leitlinien als erste Wahl zur antihypertensiven Therapie empfohlen. Sartane verur-

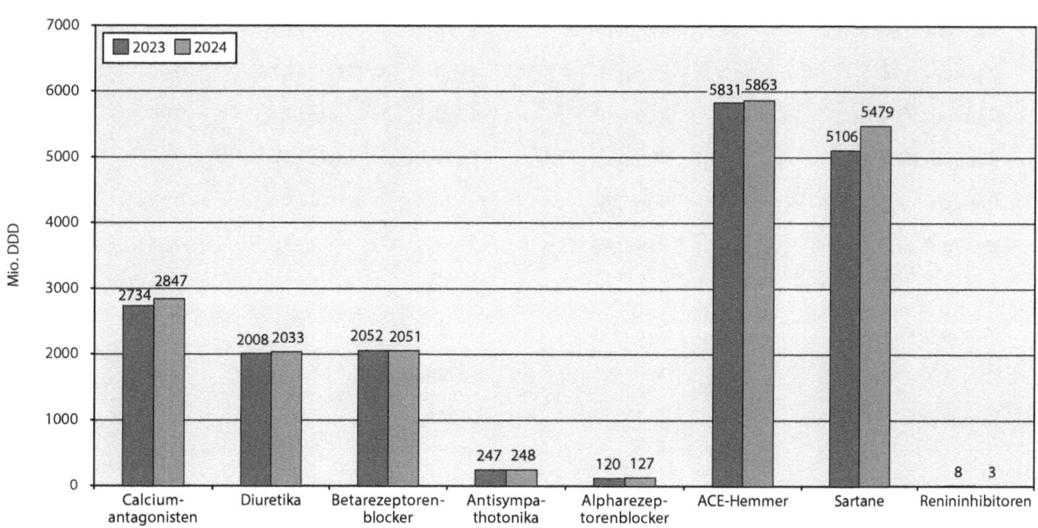

◨ **Abb. 6.1** Verordnungen von Antihypertonika 2024. Gesamtverordnungen nach definierten Tagesdosen

◘ Tab. 6.1 **Verordnungen von ACE-Hemmern 2024 (Monopräparate).** Angegeben sind die 2024 verordneten Tagesdosen, die Änderungen gegenüber 2023 und die mittleren Kosten je DDD 2024

Präparat	Bestandteile	DDD	Änderung	DDD-Nettokosten
		Mio.	%	Euro
Captopril				
Captopril AbZ	Captopril	7,9	(−11,5)	0,17
Enalapril				
Enalapril AL	Enalapril	218,5	(+5,0)	0,09
Enalapril AbZ	Enalapril	9,9	(+16,1)	0,07
Enalapril-1 A Pharma	Enalapril	8,7	(−17,1)	0,09
Corvo	Enalapril	8,1	(−74,5)	0,10
Enalapril-ratiopharm	Enalapril	7,7	(−5,2)	0,15
		252,8	**(−5,2)**	**0,09**
Lisinopril				
Lisinopril AbZ	Lisinopril	83,4	(+6,1)	0,10
Lisi Lich	Lisinopril	80,2	(−15,7)	0,10
Lisinopril-1 A Pharma	Lisinopril	8,4	(+173,5)	0,10
Lisinopril STADA	Lisinopril	4,5	(−21,3)	0,11
Lisinopril-ratiopharm	Lisinopril	3,5	(+7,3)	0,16
		180,1	**(−3,1)**	**0,10**
Ramipril				
RamiLich	Ramipril	2.346,4	(−2,8)	0,05
Ramipril-1 A Pharma	Ramipril	1.464,6	(+1,9)	0,05
Ramipril AbZ	Ramipril	674,7	(+24,4)	0,06
Ramipril STADA	Ramipril	221,1	(+361,6)	0,06
Ramipril HEXAL	Ramipril	56,0	(−65,5)	0,07
Ramipril-ratiopharm	Ramipril	10,4	(−44,9)	0,07
Ramipril AL	Ramipril	6,1	(−16,5)	0,05
Delix/-protect	Ramipril	4,5	(−20,8)	0,15
Ramipril-PUREN	Ramipril	4,1	(−95,4)	0,05
		4.788,0	**(+1,4)**	**0,05**
Summe		**5.228,7**	**(+0,8)**	**0,06**

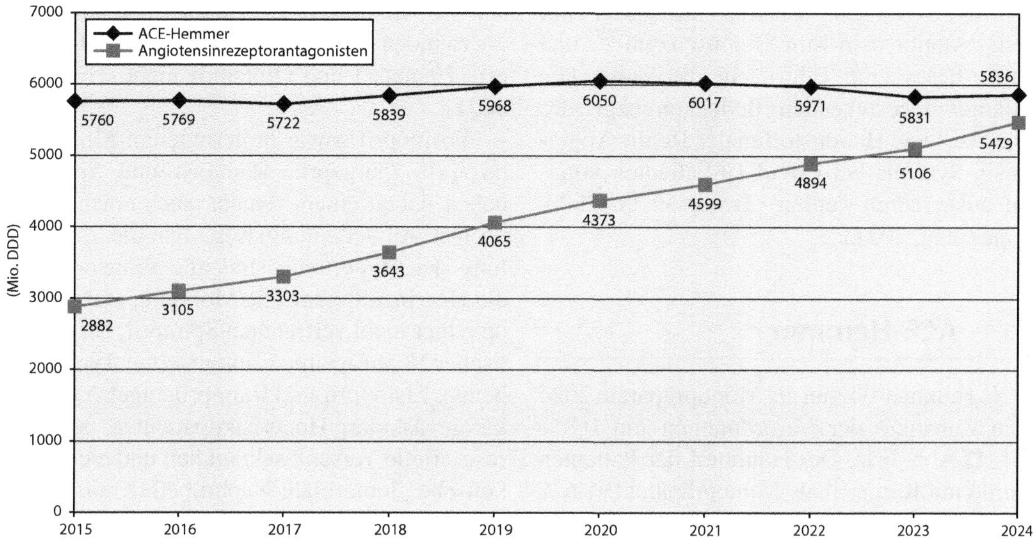

◨ **Abb. 6.2** Verordnungen von ACE-Hemmern und Angiotensinrezeptorantagonisten 2015 bis 2024. Gesamtverordnungen nach definierten Tagesdosen

sachen weniger unerwünschte Wirkungen als ACE Hemmer, haben aber keine klaren Vor- oder Nachteile in Bezug auf ihre Wirkung. Eine Kombination von RAS-Hemmern wird wegen besonderer Gefahren nicht empfohlen.

Hemmstoffe des Renin-Angiotensin-Systems vermindern die Bildung bzw. Wirkung des stark vasokonstriktorisch wirkenden Angiotensin II, das über Kurz- und Langzeiteffekte maßgeblich an der Blutdruckregulation beteiligt ist. Zusätzlich hat es zahlreiche indirekte Effekte u. a. auf Gefäße, da es die Freisetzung von Noradrenalin, die adrenale Aldosteronsynthese, die tubuläre Natriumrückresorption und die Bildung von Wachstumsfaktoren (Myokardhypertrophie, Remodeling) erhöht. Alle diese Angiotensinwirkungen werden über AT_1-Rezeptoren vermittelt. Renininhibitoren hemmen die Bildung von Angiotensin I aus Angiotensinogen, ACE-Hemmer reduzieren die Bildung von Angiotensin II durch Hemmung der Konversion aus seinem Vorläufer Angiotensin I. Hemmung des ACE (= Kininase I) hemmt gleichzeitig den Abbau von Bradykinin und verlängert dadurch seine vasodilatierenden und antiproliferativen Effek-

te auf die Gefäße. Angiotensinrezeptorantagonisten (AT_1-Rezeptorantagonisten, Sartane) blockieren selektiv den Angiotensin-AT_1-Rezeptor und verhindern dadurch die Wirkungen von Angiotensin II. Die zentrale Bedeutung von Angiotensin II an den Gefäßen, dem Herzen und der Niere begründet die über die Therapie der Hypertonie hinausgehenden Indikationen für HFrEF und Nephropathien und ist sicher ein Grund für die Empfehlungen der Fachgesellschaften, Hemmstoffe des Renin-Angiotensin-Systems als Mittel der ersten Wahl einzusetzen. Immer wieder vorgebrachte Bedenken hinsichtlich des Einsatzes von Angiotensinhemmstoffen bei bestehender Niereninsuffizienz wurden in einer retrospektiven Studie ausgeräumt (Qiao et al. 2020). Bei Patienten, die unter Angiotensinhemmstoffen innerhalb von 6 Monaten eine Niereninsuffizienz entwickelten, führte das Absetzen dieser Medikamente zu einer signifikant höheren Mortalität als die weitere Einnahme (35,1 % vs. 29,4 %). Das Risiko einer terminalen Niereninsuffizienz nach 5 Jahren war in beiden Gruppen nicht unterschiedlich (ca. 7 %).

Das SARS-CoV-2-Virus interagiert mit dem Angiotensin-Konversionsenzym-2 und nutzt dieses zum Eintritt in die Zelle. Die anfänglich bestehenden Bedenken bzgl. des Einsatzes von Hemmstoffen des Renin-Angiotensin-Systems bei Covid-19-Patienten konnten ausgeräumt werden (Trump et al. 2020; Lopes et al. 2021).

6.3.1 ACE-Hemmer

ACE-Hemmer wiesen als Monopräparate 2024 eine Zunahme der Verordnungen um 0,8 % auf (◘ Abb. 6.1). Der Hauptteil der Patienten wurde mit Ramipril als Monopräparat (91,6 % von gesamt) behandelt. Der Anteil der fixen ACE-Hemmer-Diuretika-Kombinationen sinkt weiter (−4,8 %), der der ACE-Hemmer-Calciumantagonisten-Kombinationen steigt stark (+9,5 %;. 6,2, und 6,3). Die abnehmenden Verordnungen der Diuretika-Kombinationen sind wenig verständlich und sind inzwischen nicht mehr mit Preisunterschieden zu begründen. Insgesamt entspricht der geringe Anteil der fixen Kombinationspräparate (6,5 % von gesamt) nicht den aktuellen Empfehlungen.

Monopräparate

Ramipril ist das verordnungsstärkste Monopräparat. Unterschiede zwischen den ACE-Hemmern sind gering und liegen vor allem in der Pharmakokinetik. Während Captopril und Lisinopril keine „Prodrugs" sind, werden alle übrigen ACE-Hemmer in der Leber in die aktive Substanz umgewandelt. Die Plasmahalbwertszeiten der aktiven Substanzen werden in den Fachinformationen mit 2 h (Captopril), 3 h (Quinapril), 11 h (Enalapril), 11,5 h (Fosinopril), 12,6 h (Lisinopril), 13–17 h (Ramipril), 15 h (Benazepril), 17 h (Perindopril) angegeben. Damit sind Captopril und Quinapril für die angestrebte einmal tägliche Gabe in der Regel nicht ausreichend, und auch für Enalapril wird, zumindest in der Therapie der HFrEF, regelhaft eine zweimal tägliche Gabe empfohlen. Die drei ACE Hemmer sind daher keine idealen Antihypertensiva. Captopril, Fo-

sinopril, Lisinopril, Perindopril und Ramipril überwinden die Blut-Hirn-Schranke, Benazepril, Enalapril und Quinapril nicht (Ho et al. 2021).

Fosinopril sowie in geringerem Maße Benazepril, Quinapril, Ramipril und Spirapril haben neben einem renalen auch einen hepatischen Ausscheidungsweg. Für die Behandlung der Hypertonie sind alle Präparate, für die Herzinsuffizienz alle Monopräparate außer dem hier nicht vertretenen Spirapril, bei diabetischer Nephropathie Captopril (nur Typ I Diabetes), Lisinopril und Ramipril zugelassen, für kardiovaskuläre Hochrisikopatienten, periphere arterielle Verschlusskrankheit und nicht-diabetische glomeruläre Nephropathie mit großer Proteinurie nur Ramipril, bei akutem Herzinfarkt Captopril, Ramipril und Lisinopril.

Die mittleren DDD-Kosten für ACE-Hemmer-Monopräparate lagen im Berichtszeitraum bei 0,06 €. Bei den niedrigen DDD-Kosten der ACE-Hemmer ist zu berücksichtigen, dass die realen Kosten höher liegen, da insbesondere Ramipril am häufigsten mit einer höheren Tagesdosis (5 mg) als der WHO-DDD (2,5 mg) verordnet wird.

Kombinationen

Kombinationen von ACE-Hemmern mit Diuretika verstärken die Blutdrucksenkung. Als diuretischer Kombinationspartner wird weiterhin überwiegend Hydrochlorothiazid verwendet. Ausnahmen sind lediglich zwei sehr teure Kombinationen mit Indapamid oder Piretanid (◘ Tab. 6.2). Es ist zu fordern, dass auf dem deutschen Markt endlich Kombinationen aus ACE-Hemmern und dem länger wirkenden Chlortalidon eingeführt werden, möglichst auch mit geringerer Dosis (12,5 mg).

Die Verordnungsentwicklung fixer Diuretika-Kombinationen war insgesamt wiederum negativ mit Ausnahme der teuren Perindopril-Indapamid-Kombinationen. Diuretika-Fixkombinationen (0,23 €/DDD) kosten im Schnitt so viel wie die Summe der entsprechenden Monopräparate (ACE-Hemmer 0,06 €/DDD, Hydrochlorothiazid 0,18 €/DDD). Im günstigsten Fall betragen

◻ Tab. 6.2 Verordnungen von ACE-Hemmer-Diuretika-Kombinationen 2024. Angegeben sind die 2024 verordneten Tagesdosen, die Änderungen gegenüber 2023 und die mittleren Kosten je DDD 2024

Präparat	Bestandteile	DDD	Änderung	DDD-Nettokosten
		Mio.	%	Euro
Captopril und Hydrochlorothiazid				
Captopril comp AbZ	Captopril Hydrochlorothiazid	4,5	(−7,4)	0,19
Ramipril und Diuretika				
RamiLich comp	Ramipril Hydrochlorothiazid	168,3	(−9,6)	0,20
Ramipril comp AbZ	Ramipril Hydrochlorothiazid	32,0	(+52,2)	0,19
Ramipril-1 A Pharma plus	Ramipril Hydrochlorothiazid	28,5	(+14,9)	0,19
Ramiplus AL	Ramipril Hydrochlorothiazid	25,8	(−33,6)	0,18
Ramipril-comp PUREN	Ramipril Hydrochlorothiazid	4,1	(+230,6)	0,20
Ramipril-ratiopharm comp	Ramipril Hydrochlorothiazid	3,3	(+12,1)	0,18
Ramipril Piretanid Winthrop	Ramipril Piretanid	2,6	(−29,6)	0,53
Ramipril HEXAL comp	Ramipril Hydrochlorothiazid	2,0	(+1,6)	0,21
		266,5	**(−5,0)**	**0,20**
Enalapril und Hydrochlorothiazid				
Enalapril plus-1 A Pharma	Enalapril Hydrochlorothiazid	26,2	(−7,6)	0,19
Enaplus AL	Enalapril Hydrochlorothiazid	3,8	(−31,7)	0,23
Corvo HCT	Enalapril Hydrochlorothiazid	1,8	(+737,4)	0,23
Enalapril comp AbZ	Enalapril Hydrochlorothiazid	1,8	(−6,3)	0,18
		33,6	**(−6,7)**	**0,20**
Lisinopril und Hydrochlorothiazid				
Lisi Lich comp	Lisinopril Hydrochlorothiazid	20,3	(−14,9)	0,21
Lisinopril comp AbZ	Lisinopril Hydrochlorothiazid	12,5	(−8,9)	0,19
Lisinopril-1 A Pharma plus	Lisinopril Hydrochlorothiazid	3,0	(+279,1)	0,19
		35,8	**(−6,7)**	**0,20**

◘ Tab. 6.2 (Fortsetzung)

Präparat	Bestandteile	DDD	Änderung	DDD-Nettokosten
		Mio.	%	Euro
Weitere ACE-Hemmer und Diuretika				
Preterax/Preterax N/Bipreterax/ Bipreterax N/Bipreterax N forte	Perindopril Indapamid	29,4	(−0,8)	0,51
Perindopril Indapamid-ratiopharm	Perindopril Indapamid	5,2	(−1,3)	0,56
Perindopril/Indapamid-1 A Pharma	Perindopril Indapamid	1,8	(+12,1)	0,52
Perindopril dura plus	Perindopril Indapamid	1,8	(+12,5)	0,55
		38,2	**(+0,2)**	**0,52**
Summe		**378,6**	**(−4,8)**	**0,23**

die DDD-Kosten einer ACE-Hemmer-Hydrochlorothiazid-Kombination allerdings 0,18 € und kosten damit nur geringfügig mehr als das günstigste Hydrochlorothiazidpräparat (0,16 €, ◘ Tab. 33.1).

Die Kombinationen von ACE-Hemmern und Calciumantagonisten stiegen 2024 weiterhin an (+9,5 %, ◘ Tab. 6.3). Die kombinierte Gabe eines ACE-Hemmers und eines Calciumantagonisten ist prinzipiell sinnvoll und durch Endpunktstudien gut begründet. Die DDD-Kosten der günstigsten ACE-Hemmer-Calciumantagonisten-Kombination ist mit 0,30 € deutlich höher als die der günstigsten ACE-Hemmer-Diuretika-Kombination. Bei Betrachtung der Preise ist zu beachten, dass selbst ein Unterschied von 0,01 € in dieser verordnungsstarken Gruppe einen Unterschied von 60 Mio. € ausmacht.

Therapeutische Aspekte

▪▪ Hypertonie

Die Attraktivität der ACE-Hemmer für die Behandlung der Hypertonie besteht u. a. in der guten Verträglichkeit sowie in der eindeutigen Prognoseverbesserung bei Hypertonikern sowie Patienten mit HFrEF oder Nephropathie. Der wesentliche Unterschied der ACE-Hemmer zu Angiotensinrezeptorantagonisten besteht in der häufigeren Rate an trockenem Reizhusten. Dieser war aber als Grund eines Therapieabbruchs in kontrollierten Studien wie On-Target mit 4,2 % (Ramipril) vs. 1,1 % (Telmisartan) bei weitem nicht so häufig wie oft angegeben (The ONTARGET-Investigators 2008). Es gibt Hinweise auf ein selteneres Auftreten des Hustens in der Kombinationstherapie oder bei abendlicher Medikamenteneinnahme und auch auf einen spontanen Rückgang (Sato und Fukuda 2015). Das lebensbedrohliche ACE-Hemmer-induzierte Angioödem trat in derselben Studie in 0,3 % vs. 0,1 % auf, was angesichts der Verordnungszahlen der ACE-Hemmer immer noch ein hochrelevantes Risiko ist. ACE-Hemmer haben keine unerwünschten Stoffwechselwirkungen, die das bei Hypertonikern häufig anzutreffende metabolische Syndrom verstärken können.

Zahlreiche Einzelstudien sowie auch Metaanalysen der Vergangenheit wiesen auf die zu anderen Antihypertensiva ähnliche Wirksamkeit der ACE-Hemmer bzgl. der Vermeidung kardiovaskulärer Folgeschäden hin (Neal et al. 2000; Czernichow et al. 2011). Allerdings erwiesen sich die ACE-Hemmer in der aktuell umfangreichsten Metaanalyse von

123 Interventionsstudien (Ettehad et al. 2016) etwas weniger geeignet bei der Vermeidung des Schlaganfalls als die übrigen Substanzgruppen. Eine retrospektive Analyse der Daten von 4,9 Mio. Patienten zur initialen antihypertensiven Monotherapie zeigt, dass Thiazid- und Thiazid-ähnliche Diuretika den ACE-Hemmern in der Vermeidung des Schlagan-

falls (HR 0,83) aber auch des Herzinfarktes (HR 0,84) und der Hospitalisierung wegen einer Herzinsuffizienz (HR 0,83) überlegen sind (Suchard et al. 2019).

Obwohl bei Patienten mit hohem kardiovaskulären Risiko eine Überlegenheit von Amlodipin im Vergleich zu Hydrochlorothiazid als Kombinationspartner von Benazepril in der

□ **Tab. 6.3** **Verordnungen von ACE-Hemmer-Calciumantagonisten-Kombinationen 2024**. Angegeben sind die 2024 verordneten Tagesdosen, die Änderungen gegenüber 2023 und die mittleren Kosten je DDD 2024

Präparat	Bestandteile	DDD	Änderung	DDD-Nettokosten
		Mio.	%	Euro
Amlodipinkombinationen				
Ramidipin	Ramipril Amlodipin	78,3	(+79,9)	0,30
Ramipril/Amlodipin AL	Ramipril Amlodipin	20,3	(−46,9)	0,40
Ramipril Aristo plus Amlodipin	Ramipril Amlodipin	15,6	(+0,0)	0,33
Tonotec	Ramipril Amlodipin	15,2	(−28,6)	0,43
Viacoram	Perindopril Amlodipin	13,9	(+10,2)	0,41
Ramipril HEXAL plus Amlodipin	Ramipril Amlodipin	12,1	(+0,0)	0,38
Ramipril/Amlodipin AbZ	Ramipril Amlodipin	6,0	(+60,4)	0,35
Ramipril/Amlodipin-ratiopharm	Ramipril Amlodipin	4,6	(+69,1)	0,39
		166,1	**(+10,8)**	**0,35**
Lercanidipinkombinationen				
Enalapril/Lercanidipin Micro Labs	Enalapril Lercanidipin	10,0	(+78,8)	0,40
Zanipress	Enalapril Lercanidipin	8,7	(−52,8)	0,38
Enalapril/Lercanidipin AbZ	Enalapril Lercanidipin	5,2	(+48,6)	0,41
Enalaprilmaleat/Lercanidipinhydrochlorid AL	Enalapril Lercanidipin	5,1	(+95,5)	0,40
		29,0	**(−3,9)**	**0,40**

◘ Tab. 6.3 (Fortsetzung)

Präparat	Bestandteile	DDD	Änderung	DDD-Nettokosten
		Mio.	%	Euro
Weitere Kombinationen				
Viacorind	Perindopril Amlodipin Indapamid	20,8	(+13,7)	0,94
Tonotec HCT	Ramipril Amlodipin Hydrochlorothiazid	8,0	(+22,0)	0,68
Delmuno	Ramipril Felodipin	2,6	(−6,4)	0,42
Ramiprolol	Ramipril Bisoprolol	1,5	(+206,8)	0,47
		32,8	**(+17,1)**	**0,81**
Summe		**227,9**	**(+9,5)**	**0,42**

ACCOMPLISH-Studie belegt wurde (Jamerson et al. 2008), kam erst 2013 eine entsprechende Fixkombination aus Calciumantagonisten und ACE-Hemmer auf den deutschen Markt. Beim Einsatz von Calciumantagonisten sollte die Komedikation mit Clarithromycin bzw. Erythromycin, zwei Hemmern des Cytochrome P450 3A4, wegen der zwar geringen aber signifikant erhöhten Gefahr eines akuten Nierenversagens vermieden werden (Gandhi et al. 2013).

Selbst bei sehr alten Hypertonikern (Durchschnittsalter 84 Jahre) senkte eine antihypertensive Therapie mit Indapamid und ggf. zusätzlich Perindopril die Gesamtmortalität um 21 %, die Mortalität an Schlaganfall um 39 % und die Herzinsuffizienzrate um 64 % (Beckett et al. 2008). Die über ein Jahr zu behandelnden Patienten (NNT = number needed to treat) für die Vermeidung eines kardiovaskulären Ereignisses betrug 58, eines vorzeitigen Todesfalles 80. In der über 1 Jahr erfolgenden Nachbeobachtung war trotz Angleichung der Blutdruckwerte am Jahresende die Gesamtmortalität der ursprünglichen Placebogruppe noch doppelt so hoch wie in der Verumgruppe (Beckett et al. 2011). Eine Metaanalyse von Patienten älter als 80 Jahre (7.653 Pat. aus 7 randomisierten, kontrollierten Studien) zeigte, dass diese von einer antihypertensiven Therapie sowohl hinsichtlich des Schlaganfalls als auch der Herzinsuffizienz profitierten (NNT 15). Dabei waren Hemmstoffe des Renin-Angiotensin-Systems gleich wirksam wie Diuretika und Calciumantagonisten (Thomopoulos et al. 2018). In der SPRINT-Studie (SPRINT Research Group 2015) kam es unter einer intensiveren Blutdrucksenkung (123/62 vs. 135/67 mmHg) bei 2.510 älteren Patienten ($\geq$ 75 Jahre) zu signifikant weniger kardiovaskulären Endpunkten, ohne dass darunter gravierende Komplikationen wie akutes Nierenversagen, Synkopen oder Sturzverletzungen häufiger auftraten. RAS-Inhibitoren (bei 52,2 % der Patienten unter Standardtherapie und 70,6 % unter intensivierter Therapie) waren die in dieser Studie am häufigsten eingesetzten Antihypertensiva. Die absolute Risikoreduktion durch eine intensive Blutdrucksenkung war in der Gruppe der $\geq$ 80-Jährigen in der SPRINT-Kohorte am größten, das Risiko für Komplikationen nicht größer als das der < 80-Jährigen (Byrne et al. 2020). Die Vermeidung kardiovaskulärer Endpunkte bestätigte sich in einer Folgeuntersuchung mit längerer Nachbeobachtung (SPRINT Research Group 2021). Allerdings hat eine umfangreiche Beobachtungsstudie darauf hingewiesen, dass dieses Ergebnis nicht für Ältere mit höherem Gebrechlichkeitsstatus gilt (Masoli et al. 2020). Die die Blut-Hirn-Schranke überwindenden ACE-Hemmer waren solchen ohne diese Fähigkeit in der Erhaltung des Erinnerungsvermögens über 3 Jahre bei älteren Hypertonikern überlegen (Ho et al. 2021). Eine Metaanalyse von 46 Studien mit 182.248 Hochrisikopatienten wies darauf hin, dass der Therapieerfolg mit zunehmender Blutdrucksenkung (> 140 mmHg, 130–139 mmHg, < 130 mmHg) bei diabetischen Patienten eher abnahm, bei nicht diabetischen Patienten dagegen zunahm (Thomopoulos et al. 2017a). In einer weiteren Metaanalyse waren RAS-Inhibitoren im Vergleich zu anderen Antihypertensiva bei Diabetikern gering, jedoch signifikant effektiver in der kardiovaskulären Prävention, nicht aber bei Nichtdiabetikern (Thomopoulos et al. 2017b).

▪▪ Herzinsuffizienz

ACE-Hemmer sind seit den frühen 90er Jahren fester Bestandteil der prognoseverbessernden Therapie der HFrEF und sollten allen Patienten mit eingeschränkter linksventrikulärer Funktion verordnet werden (McDonagh et al. 2021). Angiotensinrezeptorantagonisten sind bei HFrEF nur bei Unverträglichkeit von ACE-Hemmern indiziert, weil bislang keine Studie einen lebensverlängernden Effekt bei HFrEF dokumentiert hat (McDonagh et al. 2021). Dagegen reduzierte die Kombination von Sacubitril und Valsartan den primären Kombinationsendpunkt sowie die Gesamtmortalität gegenüber Enalapril um 20 % bzw. 16 % (McMurray et al. 2014) und wird seit 2021 als Standardtherapie bei HFrEF alternativ zu ACE-Hemmern empfohlen.

Anders als bei HFrEF gibt es bislang keine Evidenz für einen prognoseverbessernden Effekt von Hemmern des Renin-Angiotensin-Systems bei Patienten mit Herzinsuffizienz und erhaltener EF (HFpEF). Dies gilt auch für Sacubitril/Valsartan (Solomon et al. 2019) und Aldosteronrezeptorantagonisten (Pitt et al. 2014).

▪▪ Koronare Herzkrankheit

Eine Metaanalyse (Bangalore et al. 2017) von 24 Studien an Patienten mit einer stabilen koronaren Herzkrankheit ohne manifeste Herzinsuffizienz ergab für ACE-Hemmer bzw. Angiotensinrezeptorantagonisten nur bei Patienten mit stark erhöhtem kardiovaskulären Risiko einen Vorteil gegenüber anderen Medikamenten.

▪▪ Nephropathie

In vielen Leitlinien werden ACE-Hemmer als Mittel der Wahl zur antihypertensiven Therapie bei Patienten mit Nephropathie empfohlen. Nach einer Metaanalyse haben ACE-Hemmer wie auch Angiotensinrezeptorantagonisten einen größeren antiproteinurischen Effekt als gleich stark blutdrucksenkende Calciumantagonisten (Kunz et al. 2008; weitere Einzelheiten siehe unten). Die Kombination aus Perindopril und Indapamid bei Patienten mit Diabetes mellitus Typ 2 ergab einen Überlebensvorteil und eine Reduktion kardiovaskulärer Komplikationen vor allem bei Patienten mit Nephropathie (ADVANCE-Studie, Heerspink et al. 2010). In der ACCOMPLISH-Studie wurde unter Benazepril plus Amlodipin nahezu eine Halbierung der kombinierten Endpunkte aus Dialysepflichtigkeit und Verdopplung des Serumkreatinins gefunden im Vergleich zu Benazepril plus Hydrochlorothiazid (Bakris et al. 2010). Zu bedenken ist allerdings eine unter der ersten Kombination gering bessere Blutdruckeinstellung, vor allem aber auch die Möglichkeit, dass es sich bei den Kreatininanstiegen unter der zweiten Kombination um potenziell reversible hämodynamische Effekte gehandelt haben könnte (Heerspink und de Zeeuw 2010). Nach einer Metaanalyse von Studien an Patienten mit nicht-diabetischer chronischer Nephropathie war eine intensivere Blutdrucksenkung renoprotektiv zumindest bei Patienten mit Proteinurie, jedoch ohne klaren Einfluss auf Mortalität und kardiovaskuläre Ereignisse (Lv et al. 2013). Metaanalytisch (Ettehad et al. 2016) profitierten bei der Vermeidung bedeutender kardiovaskulärer Ereignisse auch Patienten mit manifester Nierenerkrankung von einer intensiveren Blutdrucksenkung (< 130 mmHg), wenn auch proportional nicht so stark wie Patienten ohne renale Erkrankung.

■ ■ Hochnormaler Blutdruck mit leicht erhöhtem kardiovaskulärem Risiko

Nach einer Metaanalyse von 20 Studien mit über 1,1 Mio. Teilnehmern waren schon Blutdruckwerte von 130–139/85–89 mmHg mit einem erhöhten Schlaganfallrisiko verbunden, jedoch ohne Einfluss auf die Gesamtmortalität (Huang et al. 2014). Mit 5 mg Ramipril ließ sich innerhalb von drei Jahren die Anzahl der Patienten, die von noch normalen Blutdruckwerten ausgehend die Normotoniegrenze von 140/90 mmHg überschritten, von 42,9 auf 34,4 % signifikant reduzieren (Lüders et al. 2008). Nach Metaanalysen zeigte die antihypertensive Therapie selbst normotoner Patienten mit kardiovaskulären Vorerkrankung bzw. Risikofaktoren protektive Wirkungen (Ettehad et al. 2016), bei Hochrisikopatienten verhinderte sie Schlaganfälle (Thomopoulos et al. 2017c). Die American Heart Association schlägt in einer neuen Empfehlung für Patienten mit Blutdruckwerten zwischen 130–139/80–89 mmHg und einem niedrigen kardiovaskulären Risiko (< 10 Jahres-Risiko für kardiovaskulären Tod) die medikamentöse antihypertensive Therapie vor, wenn ihr Blutdruck durch nicht-medikamentöse Maßnahmen innerhalb von 6 Monaten nicht < 130/80 mmHg gesenkt werden kann (Daniel et al. 2021). Unter Nutzung individueller Patientendaten aus 48 randomisierten klinischen Interventionsstudien konnte die BPLTT-Gruppe in einer Untergruppe von Probanden ohne Vorerkrankungen mit einem systolischen Eingangsblutdruck von unter 130 mmHg zeigen, dass eine 5 mmHg Blutdrucksenkung das relative Risiko ähnlich effektiv senkte wie bei höherem Blutdruck (BPLTTC 2021a).

■ ■ Blutdruckunabhängige Wirkungen?

Der besondere Stellenwert von ACE-Hemmern und Angiotensinrezeptorantagonisten in der Hochdruckbehandlung ist zum Teil damit begründet, dass der Substanzklasse protektive Wirkungen zugesprochen werden, die über die Blutdrucksenkung hinausgehen (siehe z. B. AVR 2020). Diese Sicht ist nicht zuletzt Folge der HOPE Studie (The HOPE Study Investigators 2000), die vorzeitig abgebrochen wurde, weil bei Hochrisikopatienten ohne klinische Zeichen der Herzinsuffizienz die Gabe von 10 mg Ramipril die Rate von Todesfällen, Herzinfarkten und Schlaganfällen zusammen genommen um 22 % reduzierte, dabei aber den mittleren Blutdruck nur um 3/2 mmHg senkte. Ähnlich günstige Ergebnisse wurden mit Perindopril in der Europa Studie gezeigt (The EURopean trial On reduction of cardiac events with Perindopril in stable coronary Artery disease Investigators 2003), nicht jedoch mit Trandolapril bei gleichzeitig effektiver eingestellten LDL-Werten (Pitt 2004, PEACE) erzielt. Zu beachten ist hier aber, dass in HOPE fast 50 % der Patienten hypertensiv waren. Eine 24-Stunden-Blutdruckmessungen in einer kleinen Subgruppe von HOPE weist tatsächlich auf eine deutlich stärkere Blutdrucksenkung durch den ACE-Hemmer hin, vor allem in der durch die Studienmessungen nicht abgedeckten nächtlichen Werte (−17/8 mmHg; Svensson et al. 2001). Angesichts der inzwischen klar dokumentierten und oben diskutierten prognoseverbessernden Blutdrucksenkung auch bei normalem oder hochnormalem Ausgangsblutdruck ist also nicht klar, wie stark blutdruckunabhängige Effekte von ACE-Hemmern tatsächlich sind.

■ ■ Karzinogenität

In zwei großen Kohortenstudien war die langfristige Einnahme eines ACE-Hemmers im Vergleich zu einem Angiotensinrezeptorantagonisten mit einem erhöhten Lungenkrebsrisiko (Hicks et al. 2018; Lin et al. 2020), in einer anderen Studie mit einem gering, aber signifikant erhöhtem Prostatakrebsrisiko assoziiert (Smith et al. 2020). Eine Metaanalyse kam kürzlich zum Schluss, dass alle antihypertensiven Arzneimittel mit einem erhöhten Risiko für die Entwicklung von Nierenkarzinomen verbunden sind (Jung et al. 2025). Die klinische Relevanz und Einordnung dieser Ergebnisse bleibt derzeit unklar.

6.3.2 Angiotensinrezeptorantagonisten

Angiotensinrezeptorantagonisten werden ebenfalls primär zur Behandlung der Hypertonie eingesetzt. Einige Vertreter (Losartan, Valsartan, Candesartan) sind zusätzlich zur Behandlung der Herzinsuffizienz (bei Unverträglichkeit von ACE-Hemmern) und zur Behandlung bei diabetischer Nephropathie (Irbesartan, Losartan) zugelassen, Losartan zur Schlaganfallprävention bei linksventrikulärer Hypertrophie, Telmisartan wie Ramipril bei kardiovaskulären Hochrisikopatienten. Unterschiede zwischen den einzelnen Angiotensinrezeptorantagonisten bestehen in der Pharmakokinetik. Trotz etwas unterschiedlicher Halbwertszeiten wird eine einmal (bei Losartan auch zweimal) tägliche Gabe empfohlen. Der Prozentsatz renal eliminierter Substanz liegt zwischen 2 % (Telmisartan) und 59 % (Candesartan). Im Unterschied zu Eprosartan, Telmisartan und Olmesartan werden alle anderen Sartane über das Cytochrom P450-System metabolisiert, was sie anfällig für Interaktionen mit Komedikamenten macht (Yang et al. 2016). Telmisartan und Candesartan überwinden die Blut-Hirn-Schranke, Olmesartan, Eprosartan, Irbesartan und Losartan nicht (Ho et al. 2021).

Bei allen anderen Eigenschaften überwiegen aufgrund des gemeinsamen Wirkungsmechanismus die Ähnlichkeiten in der Gesamtgruppe, wenngleich sich inzwischen leichte Wirksamkeitsunterschiede andeuten und Besonderheiten bei den Nebenwirkungen auffallen (siehe unten).

Verordnungen

Die Verordnungen der Angiotensinrezeptorantagonisten haben auch 2024 mit einem Anstieg von 8,8 % gegenüber dem Vorjahr die seit 2001 zu beobachtende Dynamik behalten (◘ Tab. 6.4). Die Verordnungen fixer Kombinationen mit Hydrochlorothiazid ist mit +2,6 % leicht angestiegen, der mit Amlodipin steigt weiter deutlich an (+10 %), und auch die Verordnung von Dreierkombinatio-

◘ **Tab. 6.4** **Verordnungen von Angiotensinrezeptorantagonisten 2024.** Angegeben sind die 2024 verordneten Tagesdosen, die Änderungen gegenüber 2023 und die mittleren Kosten je DDD 2024

Präparat	Bestandteile	DDD	Änderung	DDD-Nettokosten
		Mio.	%	Euro
Losartan				
Losartan AXiromed	Losartan	48,0	(−17,1)	0,16
Losartan-1 A Pharma	Losartan	24,9	(+25,0)	0,18
Losartan AbZ	Losartan	14,6	(+47,5)	0,16
Losartan Heumann	Losartan	12,5	(+24,8)	0,16
Losartan HEXAL	Losartan	12,0	(−21,2)	0,15
Losartan-Kalium TAD	Losartan	2,0	(+12,2)	0,18
Losartan-CT	Losartan	0,79	(+31,7)	0,38
		114,8	**(−0,5)**	**0,16**

◻ Tab. 6.4 (Fortsetzung)

Präparat	Bestandteile	DDD Mio.	Änderung %	DDD-Nettokosten Euro
Valsartan				
Valsartan STADA	Valsartan	167,5	(+116,9)	0,10
Valsartan BASICS	Valsartan	127,4	(−11,5)	0,12
Valsartan AL	Valsartan	110,5	(+14,7)	0,10
Valsacor	Valsartan	82,6	(+47,3)	0,12
Valsartan-1 A Pharma	Valsartan	48,0	(−50,2)	0,12
Valsartan dura	Valsartan	14,2	(−48,2)	0,12
Valsaraxiro	Valsartan	7,4	(+45,6)	0,10
Valsartan Zentiva	Valsartan	3,1	(−56,9)	0,11
		560,8	**(+10,0)**	**0,11**
Candesartan				
Candesartan Zentiva	Candesartan	889,9	(+21,0)	0,11
Candecor	Candesartan	745,6	(+267,0)	0,12
Candesartan-1 A Pharma	Candesartan	413,2	(+10,1)	0,12
Candaxiro	Candesartan	380,7	(−57,1)	0,10
Candesartan Heumann	Candesartan	374,9	(+51,9)	0,11
Candesartan AL	Candesartan	273,5	(−1,3)	0,11
Candesartan BASICS	Candesartan	155,0	(> 1.000)	0,10
Candesartan AbZ	Candesartan	120,6	(−31,7)	0,10
Candesartan-ratiopharm	Candesartan	90,0	(−31,6)	0,14
Candesartan/-cilexetil Mylan	Candesartan	35,9	(−21,5)	0,13
Candesartan-biomo	Candesartan	28,3	(−26,1)	0,10
Candesartan STADA	Candesartan	21,6	(−67,8)	0,13
Candesartan HEXAL	Candesartan	10,7	(−48,0)	0,12
Atacand	Candesartan	3,1	(−70,1)	0,28
Candesartan AAA Pharma	Candesartan	3,1	(−55,1)	0,10
		3.546,0	**(+9,6)**	**0,11**

◨ Tab. 6.4 (Fortsetzung)

Präparat	Bestandteile	DDD	Änderung	DDD-Nettokosten
		Mio.	%	Euro
Irbesartan				
Irbesartan-1 A Pharma	Irbesartan	33,5	(+79,5)	0,16
Irbesartan AL	Irbesartan	13,5	(+0,2)	0,15
Irbesartan STADA	Irbesartan	5,4	(+91,1)	0,15
Irbesartan Zentiva	Irbesartan	3,1	(+138,5)	0,15
Irbesartan Micro Labs	Irbesartan	2,8	(−85,9)	0,22
		58,2	**(+3,7)**	**0,16**
Olmesartan				
Olmesartan AL	Olmesartan medoxomil	33,2	(−8,8)	0,18
Olmesartan Amarox	Olmesartan medoxomil	17,7	(> 1.000)	0,17
Olmesartan Medoxomil Accord	Olmesartan medoxomil	8,0	(−14,9)	0,19
Olmesartan Glenmark	Olmesartan medoxomil	3,8	(−74,5)	0,19
Olmesartan-1 A Pharma	Olmesartan medoxomil	2,3	(+52,4)	0,18
Olmesartan AbZ	Olmesartan medoxomil	1,9	(+229,3)	0,17
		66,9	**(+5,8)**	**0,18**
Telmisartan				
Telmisartan Zentiva	Telmisartan	54,3	(+27,1)	0,15
Telmisartan Micro Labs	Telmisartan	22,8	(−5,1)	0,16
Telmisartan Heumann	Telmisartan	18,7	(+22,9)	0,16
Telmisartan-1 A Pharma	Telmisartan	14,1	(−7,8)	0,15
Telmisartan Glenmark	Telmisartan	9,7	(−21,0)	0,16
Telmisartan STADA	Telmisartan	9,4	(−10,5)	0,12
Telmisartan AL	Telmisartan	9,0	(+6,3)	0,13
Telmisartan AXiromed	Telmisartan	8,9	(−34,1)	0,20
Telmisartan AbZ	Telmisartan	6,9	(−24,6)	0,20
Telmisartan-ratiopharm	Telmisartan	4,5	(−28,9)	0,20
Telmisartan HEXAL	Telmisartan	2,3	(−13,3)	0,15
		160,7	**(+0,3)**	**0,16**
Summe		**4.507,4**	**(+8,8)**	**0,12**

nen aus Angiotensinrezeptorantagonisten, Calciumantagonisten und Diuretika nimmt deutlich zu (❑ Tab. 6.5 und 6.6). Die mittleren Tagesbehandlungskosten für Angiotensinrezeptorantagonisten sind bei den Monopräparaten mit 0,12 € immer noch deutlich höher als bei ACE-Hemmer-Monopräparaten (0,06 €). Bei Diuretika-Kombinationen (0,26 € versus 0,23 €) ist die Preisdifferenz zu den ACE-Hemmer Kombinationen gering, bei den Calciumantagonisten-Kombinationen gleichen sich die Preise allmählich an (0,52 € versus 0,42 €; ❑ Tab. 6.2–6.6).

Therapeutische Aspekte

Wie in On-Target und einer aktuellen multinationalen Kohortenstudie gezeigt, haben Angiotensinrezeptorantagonisten bei vergleichbaren

❑ **Tab. 6.5** **Verordnungen von Kombinationen aus Angiotensinrezeptorantagonisten und Diuretika 2024.** Angegeben sind die 2024 verordneten Tagesdosen, die Änderungen gegenüber 2023 und die mittleren Kosten je DDD 2024

Präparat	Bestandteile	DDD	Änderung	DDD-Nettokosten
		Mio.	%	Euro
Losartankombinationen				
Losartan comp AbZ	Losartan Hydrochlorothiazid	10,4	(+146,4)	0,27
Losartan-Kalium HCTad	Losartan Hydrochlorothiazid	10,0	(+21,9)	0,25
Losartan comp Heumann	Losartan Hydrochlorothiazid	2,4	(−9,9)	0,24
Losartan-HCT Zentiva	Losartan Hydrochlorothiazid	2,4	(+38,2)	0,27
		25,1	**(+50,0)**	**0,26**
Valsartankombinationen				
Valsartan-1 A Pharma plus	Valsartan Hydrochlorothiazid	28,5	(−7,3)	0,23
Valsacor comp	Valsartan Hydrochlorothiazid	25,7	(+8,6)	0,27
Valsartan Zentiva comp	Valsartan Hydrochlorothiazid	14,6	(+9,3)	0,27
Valsartan/HCT AL	Valsartan Hydrochlorothiazid	12,6	(−6,4)	0,26
Valsartan HCT STADA	Valsartan Hydrochlorothiazid	5,0	(+20,0)	0,25
Valsartan/HCT Mylan	Valsartan Hydrochlorothiazid	3,5	(−40,1)	0,26
Valsartan HEXAL comp	Valsartan Hydrochlorothiazid	1,6	(−32,9)	0,27
		91,4	**(−2,2)**	**0,25**

◘ Tab. 6.5 (Fortsetzung)

Präparat	Bestandteile	DDD	Änderung	DDD-Nettokosten
		Mio.	%	Euro
Candesartankombinationen				
Candecor comp	Candesartan Hydrochlorothiazid	137,3	(−9,5)	0,26
Candesartan/HCT Heumann	Candesartan Hydrochlorothiazid	49,1	(+75,1)	0,26
Candesartan Zentiva comp	Candesartan Hydrochlorothiazid	42,1	(+77,6)	0,25
Candesartan plus-1 A Pharma	Candesartan Hydrochlorothiazid	19,9	(+35,3)	0,27
Candesartan comp AbZ	Candesartan Hydrochlorothiazid	9,5	(−65,1)	0,26
Candesarplus AL	Candesartan Hydrochlorothiazid	8,7	(−9,9)	0,27
Candesartan-ratiopharm comp	Candesartan Hydrochlorothiazid	4,9	(−56,4)	0,27
		271,6	**(+1,9)**	**0,26**
Irbesartankombinationen				
Irbesartan comp HEXAL	Irbesartan Hydrochlorothiazid	5,8	(−11,5)	0,28
Irbesartan comp BASICS	Irbesartan Hydrochlorothiazid	5,0	(−3,0)	0,27
Irbesartan/HCT STADA	Irbesartan Hydrochlorothiazid	3,4	(+24,9)	0,26
Irbesartan/HCT AL	Irbesartan Hydrochlorothiazid	3,1	(+10,1)	0,28
Irbesartan HCT Zentiva	Irbesartan Hydrochlorothiazid	1,5	(+7,4)	0,26
		18,9	**(+0,8)**	**0,27**
Telmisartankombinationen				
Telmisartan/Hydrochlorothiazid Axiromed	Telmisartan Hydrochlorothiazid	10,8	(+151,0)	0,24
Telmisartan/Hydrochlorothiazid Heumann	Telmisartan Hydrochlorothiazid	9,2	(+244,4)	0,25
Telmisartan/HCT Zentiva	Telmisartan Hydrochlorothiazid	8,8	(−11,6)	0,26
Telmisartan/HCT Micro Labs	Telmisartan Hydrochlorothiazid	2,6	(−83,2)	0,29
		31,5	**(−3,5)**	**0,25**

◻ Tab. 6.5 (Fortsetzung)

Präparat	Bestandteile	DDD	Änderung	DDD-Nettokosten
		Mio.	%	Euro
Weitere Kombinationen				
Olmesartan/Hydrochlorothiazid AL	Olmesartan medoxomil Hydrochlorothiazid	8,1	(+3,1)	0,27
Olmesartan AbZ comp.	Olmesartan medoxomil Hydrochlorothiazid	1,6	(+155,0)	0,27
		9,7	(+14,5)	0,27
Summe		**448,3**	**(+2,6)**	**0,26**

◻ Tab. 6.6 **Verordnungen von Kombinationen aus Angiotensinrezeptorantagonisten und Calciumantagonisten 2024.** Angegeben sind die 2024 verordneten Tagesdosen, die Änderungen gegenüber 2023 und die mittleren Kosten je DDD 2024

Präparat	Bestandteile	DDD	Änderung	DDD-Nettokosten
		Mio.	%	Euro
Valsartankombinationen				
Amlodipin/Valsartan/Hydrochlorothiazid Heumann	Valsartan Amlodipin Hydrochlorothiazid	27,6	(+120,8)	0,68
Amlodipin/Valsartan AL	Valsartan Amlodipin	26,9	(−5,0)	0,53
Valsamtrio	Valsartan Amlodipin Hydrochlorothiazid	19,4	(−35,0)	0,72
Amlodipin/Valsartan Heumann	Valsartan Amlodipin	16,5	(−1,8)	0,48
Amlo-Valsacor TAD	Valsartan Amlodipin	6,0	(+1,2)	0,50
Exforge HCT	Valsartan Amlodipin Hydrochlorothiazid	4,8	(−51,1)	0,75
Amlodipin/Valsartan PUREN	Valsartan Amlodipin	3,5	(> 1.000)	0,53
Exforge	Valsartan Amlodipin	3,4	(−11,8)	0,73
Amlodipin/Valsartan/HCT AL	Valsartan Amlodipin Hydrochlorothiazid	3,3	(−22,6)	0,67

◘ Tab. 6.6 (Fortsetzung)

Präparat	Bestandteile	DDD	Änderung	DDD-Nettokosten
		Mio.	%	Euro
Amlodipin/Valsartan Mylan	Valsartan Amlodipin	2,8	(−46,9)	0,51
Amlodipin HEXAL plus Valsartan	Valsartan Amlodipin	2,6	(+42,4)	0,53
Amlodipin Valsartan Zentiva	Valsartan Amlodipin	2,5	(+411,4)	0,51
Amlodipin/Valsartan Denk	Valsartan Amlodipin	2,3	(+1,7)	0,51
Amlodipin/Valsartan/HCT beta	Valsartan Amlodipin Hydrochlorothiazid	1,5	(+777,8)	0,76
		123,1	**(+1,4)**	**0,60**
Olmesartankombinationen				
Olmesartan/Amlodipin AL	Olmesartan medo-xomil Amlodipin	21,1	(−31,4)	0,52
Olmesartan/Amlodipin/HCT-ratiopharm	Olmesartan medo-xomil Amlodipin Hydrochlorothiazid	11,2	(+225,1)	0,47
Olmesartanmedoxomil/Amlodipin Accord	Olmesartan medo-xomil Amlodipin	10,5	(+36,5)	0,55
Olmesartan/Amlodipin/HCT Accord	Olmesartan medo-xomil Amlodipin Hydrochlorothiazid	7,5	(−37,6)	0,48
Olmesartan/Amlodipin/HCT Heumann	Olmesartan medo-xomil Amlodipin Hydrochlorothiazid	6,3	(+349,0)	0,45
Sevikar	Olmesartan medo-xomil Amlodipin	6,1	(+30,3)	0,52
Vocado HCT	Olmesartan medo-xomil Amlodipin Hydrochlorothiazid	4,7	(−6,7)	0,69
Olmesartan Amlodipin Zentiva	Olmesartan medo-xomil Amlodipin	4,5	(+6,1)	0,45

◘ Tab. 6.6 (Fortsetzung)

Präparat	Bestandteile	DDD	Änderung	DDD-Nettokosten
		Mio.	%	Euro
Olmesartan/Amlodipin/HCT AL	Olmesartan medoxomil Amlodipin Hydrochlorothiazid	4,2	(−28,0)	0,47
Olmesartanmedoxomil/Amlodipin Mylan	Olmesartan medoxomil Amlodipin	3,8	(+250,1)	0,46
Sevikar HCT	Olmesartan medoxomil Amlodipin Hydrochlorothiazid	3,8	(+5,1)	0,69
Olmesartan/Amlodipin Heumann	Olmesartan medoxomil Amlodipin	3,5	(+4,7)	0,43
Olmesartan/Amlodipin-1 A Pharma	Olmesartan medoxomil Amlodipin	3,2	(+7,7)	0,55
Olmesartan Amlodipin HCT beta	Olmesartan medoxomil Amlodipin Hydrochlorothiazid	1,8	(+67,2)	0,44
Olmedipin ratiopharm	Olmesartan medoxomil Amlodipin	1,7	(+689,9)	0,51
		93,9	(+7,4)	0,51
Weitere Kombinationen				
Candecor-Amlo	Candesartan Amlodipin	63,6	(+213,9)	0,43
Caramlo	Candesartan Amlodipin	19,7	(+61,7)	0,46
Candeamlo HEXAL	Candesartan Amlodipin	13,5	(−69,6)	0,46
Camlostar	Candesartan Amlodipin	13,2	(+15,8)	0,47
Losamlo	Losartan Amlodipin	3,7	(+9,4)	0,47
Telmisartan/Amlodipin-ratiopharm	Telmisartan Amlodipin	1,9	(+5,9)	0,51
		115,6	(+23,7)	0,45
Summe		332,6	(+10,0)	0,52

Indikationen keine den ACE-Hemmern überlegene Wirksamkeit, sind aber besser verträglich (Chen et al. 2021). Sie gelten daher als indiziert, wenn ACE-Hemmer wegen Reizhustens unverträglich sind (Williams et al. 2018). Neu ist, dass unter ACE-Hemmern signifikant häufiger eine Pankreatitis oder gastrointestinale Blutungen beobachtet wurden (Chen et al. 2021). Patienten mit diesen Erkrankungen in der Anamnese sollten ebenfalls Angiotensinrezeptorantagonisten erhalten. Allerdings ist nicht sicher, ob es sich bei den Sartanen um eine homogene Medikamentengruppe handelt. Eine nur unter Olmesartan beobachtete schwere Sprue-ähnliche Enteropathie (Rubio-Tapia et al. 2012) führte zu einer entsprechenden Warnung der FDA (FDA Drug Safety Communication 2013).

Die Nebenwirkungsrate ist insgesamt sehr gering, wenn auch nicht, wie gelegentlich behauptet, gleich der von Placebos. Für die durch Fall-Kontrollstudien geweckten Bedenken hinsichtlich der Kanzerogenität von Angiotensinrezeptorblockern ergaben sich in Reviews bzw. Metaanalysen keine Hinweise (Datzmann et al. 2019; Berrido und Byrd 2020).

▪▪ Hypertonie

Angiotensinrezeptorantagonisten zeigten in Vergleichsstudien mit ACE-Hemmern und anderen Antihypertonika eine etwa gleich starke antihypertensive und kardiovaskulär protektive Wirkung (Julius et al. 2004; Yusuf et al. 2008; Chen et al. 2021). Die die Blut-Hirn-Schranke überwindenden Angiotensinrezeptorblocker waren solchen ohne diese Fähigkeit in der Erhaltung des Erinnerungsvermögens über 3 Jahre überlegen (Ho et al. 2021).

▪▪ Herzinsuffizienz, koronare Herzkrankheit und Vorhofflimmern

Insgesamt ist die Evidenz für positive Effekte von Angiotensinrezeptorantagonisten bei HFrEF weniger überzeugend als die für ACE-Hemmer (und fehlt bei HFpEF). Sie sind daher nur bei Unverträglichkeit von ACE-Hemmern indiziert (Ausnahme wie oben besprochen Sacubitril/Valsartan).

Bei der koronaren Herzkrankheit besteht als solches ebenso wie bei ACE-Hemmern keine eigenständige Indikation, solange die linksventrikuläre Funktion normal ist. Valsartan verhinderte bei normotensiven Patienten und umfangreicher Basismedikation nicht das Wiederauftreten von Vorhofflimmern (The GISSI-AF Investigators 2009). Irbesartan verhinderte bei Patienten mit Vorhofflimmern nicht das Auftreten kardiovaskulärer Ereignisse (The ACTIVE I Investigators 2011). Die Datenlage zur postulierten Wirkung von Angiotensinrezeptorantagonisten in der Prävention von Vorhofflimmern ist nicht überzeugend (Schneider et al. 2010).

▪▪ Nephropathie

Es ist von einer weitgehenden Gleichwertigkeit der Sartane und ACE-Hemmer auszugehen. Entsprechend werden in Leitlinien beide Gruppen als gleichwertig behandelt (Williams et al. 2018).

▪▪ Noch normaler Blutdruck

In der HOPE-3-Studie (Lonn et al. 2016) wurden 12.705 Patienten mit intermediärem Risiko ohne manifeste kardiovaskuläre Erkrankung (mittlerer Blutdruck 138/82 mmHg) mit 16 mg Candesartan +12,5 mg Hydrochlorothiazid oder Placebo behandelt. Nach im Median 5,6 Jahren bestand kein signifikanter Unterschied im kombinierten Endpunkt von kardiovaskulärem Tod, nicht-tödlichem Herzinfarkt oder Apoplex. Eindeutigen Nutzen zeigten lediglich Patienten mit erhöhtem Ausgangsblutdruck, was die zentrale Bedeutung der Blutdrucksenkung an sich erneut unterstreicht.

▪▪ Karzinogenität

Im Nachgang zu den im Jahr 2018 aufgefallenen Produktionsproblemen zunächst bei Valsartan, später auch bei anderen Sartanen, konnte in einer deutschen Kohortenstudie (Gomm et al. 2021) an über 780.000 Personen mit zwischen 2012–2017 eingelösten Valsartan-Verschreibungen keine Assoziation zwischen der Einnahme von Valsartan und dem Krebsrisiko insgesamt nachgewiesen werden, allerdings

◘ Tab. 6.7 Verordnungen von Remininhibitoren 2024. Angegeben sind die 2024 verordneten Tagesdosen, die Änderungen gegenüber 2023 und die mittleren Kosten je DDD 2024

Präparat	Bestandteile	DDD	Änderung	DDD-Nettokosten
		Mio.	%	Euro
Remininhibitoren				
Rasilez	Aliskiren	3,2	(−60,4)	1,06
Summe		**3,2**	**(−60,4)**	**1,06**

bestand eine geringe aber statistisch signifikante Assoziation zu Leberkrebs im Vergleich zu nicht mit NDMA-kontaminiertem Valsartan (HR (95 % KI): 1,16 (1,03, 1,31)).

6.3.3 Remininhibitoren

Seit 2012 nehmen die Verordnungen des ersten oralen Remininhibitors Aliskiren (*Rasilez®*) jährlich ab, 2024 um 60 % (◘ Tab. 6.7). Nach verordneten DDD erhielten nur noch ca. 8.800 Patienten ein Aliskirenpräparat. Die DDD-Kosten stiegen an (1,06 €) und liegen weiterhin höher als bei den Sartanen.

Die Blutdrucksenkung in der Mono- und Kombinationstherapie entspricht den übrigen hier besprochenen Substanzen, die Verträglichkeit ist gut, die häufigste Nebenwirkung sind Hautausschläge und Durchfälle, die bei 1–3 % liegen und bei Überschreiten der zugelassenen Dosis von 300 mg/Tag zunehmen.

Aliskiren als Monotherapeutikum hat sich in der ATMOSPHERE-Studie Enalapril in der Therapie der chronischen Herzinsuffizienz nicht als überlegen erwiesen (McMurray et al. 2016). Bei Patienten mit manifester koronarer Herzkrankheit und zwei weiteren kardiovaskulären Risikofaktoren, jedoch systolischen Blutdruckwerten zwischen 125 und 139 mmHg („Prähypertonie"), stellte eine australische Untersuchergruppe mittels intrakoronarem Ultraschall unter Aliskiren (300 mg) keine Progressionshemmung der Atherosklerose fest (Nicholls et al. 2013). Der Wert der teuren Substanz ist daher fraglich.

6.3.4 Kombination von Hemmstoffen des Renin-Angiotensin-Systems

Wegen des Risikos der Nierenfunktionsverschlechterung, der Gefahr einer Hyperkaliämie und der symptomatischen Hypotonie wird vor der Kombination eines Angiotensinrezeptorantagonisten mit einem ACE-Hemmer bzw. Aliskiren ausdrücklich gewarnt (NICE 2019; Williams et al. 2018).

6.4 Calciumkanalblocker

▪▪ Verordnungsprofil

Calciumkanalblocker sind, nach den Hemmstoffen des Renin-Angiotensin-Systems und den Statinen, die Arzneistoffklasse mit den drittstärksten Verordnungszahlen. Hauptgruppen sind die Dihydropyridine und die stärker kardiodepressiv wirkenden Substanzen Verapamil und Diltiazem. Das Gesamtverordnungsvolumen steigt weiterhin langsam an und ist unverändert mit einem Trend zu langwirkenden Dihydropyridinen verbunden. Die Verordnung von Kombinationspräparaten aus Calciumkanalblocker und ACE-Inhibitoren bzw. Angiotensinrezeptorantagonisten steigt weiter relativ stark an, was leitliniengerecht ist.

▪▪ Bewertung

Die langwirkenden Dihydropyridine werden alternativ zu den Thiaziden als Standardkombinationspartner von RAS Hemmern für die erste Stufe der Hypertoniebehandlung empfohlen. Amlodipin und Lercanidipin sind die kostengünstigsten Calciumkanalblocker und liegen in einem ähnlichen Bereich wie die generischen ACE-Inhibitoren.

Calciumkanalblocker hemmen am Herzen und an der glatten Muskulatur den Einstrom von Calciumionen aus dem Extrazellulärraum. Dies führt zu einer Vasodilatation vorwiegend der präkapillären Widerstandsgefäße mit Reduktion der Nachlast des Herzens und am Herzen selbst zu einer Abnahme von Kontraktionskraft und Herzfrequenz, die allerdings durch eine adrenerge Gegenregulation infolge der Vasodilatation kompensiert wird. Bei kurz- und schnellwirksamen Calciumkanalblocker vom Nifedipintyp (Dihydropyridine) bewirkt dieser als ungünstig anzusehende Mechanismus nicht selten eine reflektorische Tachykardie und Flush-Symptomatik.

Die Abnahme von Herzkraft und Herzfrequenz einerseits und die Gefäßerweiterung andererseits sind qualitativ bei allen Calciumkanalblocker gleich. Allen Calciumkanalblocker gemeinsam ist auch, dass die Vasodilatation im Vergleich zur Kardiodepression bei niedrigeren Konzentrationen auftritt. Allerdings ist der Abstand zwischen vasodilatierend und kardiodepressiv wirkenden Konzentrationen unterschiedlich. Bei einigen Dihydropyridinen (z. B. Felodipin, Nisoldipin und Nitrendipin) ist der Abstand 10- bis 100-fach, bei Nifedipin und Amlodipin etwa 3- bis 10-fach und bei Verapamil und Diltiazem 1- bis 3-fach. Diese quantitativen Unterschiede rechtfertigen den weit verbreiteten Nomenklaturunterschied „gefäßwirksame" und „herzwirksame" Calciumkanalblocker nicht. Ein qualitativer Unterschied besteht nur in Bezug auf die AV-Überleitung, die Calciumkanalblocker vom Verapamil- und Diltiazemtyp hemmen, die Dihydropyridine jedoch nicht.

6.4.1 Verordnungsspektrum

Das Gesamtverordnungsvolumen der Calciumkanalblocker ist 2024 wiederum leicht angestiegen (+4 %; ◻ Tab. 1.2, ◻ Abb. 6.3). Innerhalb der Gruppe nehmen die Verord-

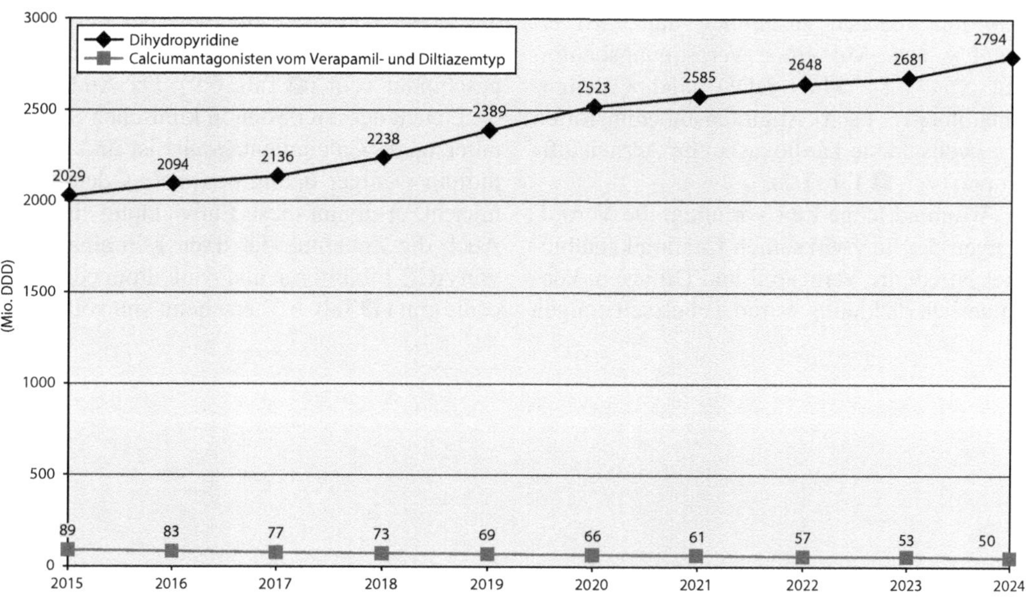

◻ **Abb. 6.3** Verordnungen von Calciumkanalblockern 2015 bis 2024. Gesamtverordnungen nach definierten Tagesdosen

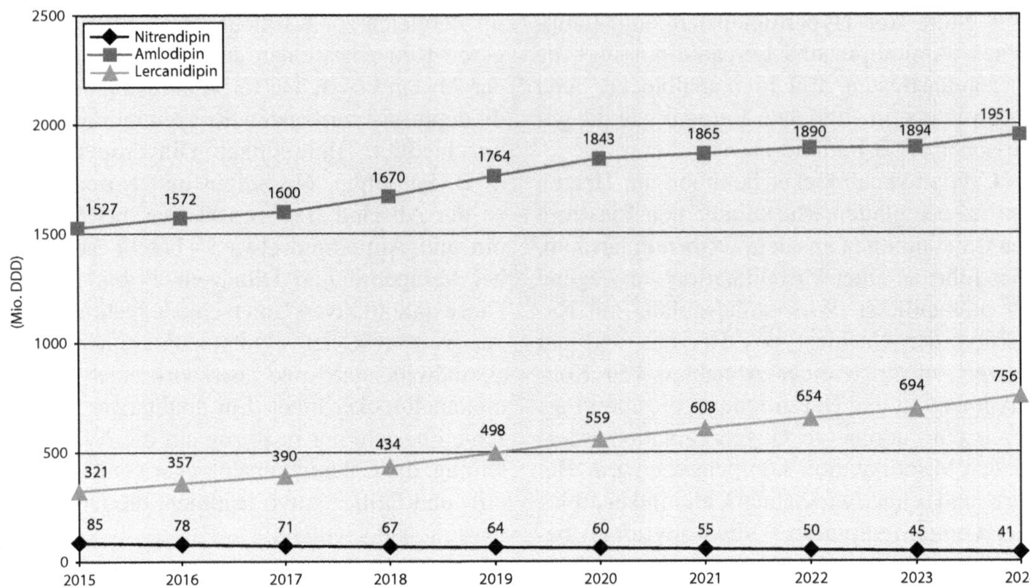

⬤ Abb. 6.4 Verordnungen von langwirkenden Calciumkanalblockern 2015 bis 2024. Gesamtverordnungen nach definierten Tagesdosen

nungen der langwirkenden Dihydropyridine Amlodipin und Lercanidipin kontinuierlich zu (⬤ Abb. 6.4). Fast alle anderen Calciumkanalblocker haben weiter abgenommen und machen zusammen nur noch etwa 4 % aus. Mit einer Verordnungshäufigkeit von 2.847 Mio. DDD sind Calciumkanalblocker nach Angiotensinhemmstoffen die zweitstärkste kardiovaskuläre Arzneistoffgruppe (vgl. ⬤ Tab. 1.2).

Während lange Zeit vor allem die Verordnungen der kurzwirksamen Calciumkanalblocker Nifedipin, Verapamil und Diltiazem kontinuierlich rückläufig waren, gehen seit einigen Jahren auch die der anderen länger wirkenden Dihydropyridine wie Nitrendipin und Felodipin zurück (⬤ Tab. 6.8, und 6.9). Der generelle Trend zu Amlodipin (68,6 % von gesamt) und die weiter deutliche Zunahme bei Lercanidipin dürften nicht zuletzt dem geringen Preis geschuldet sein (⬤ Tab. 6.9). Da Amlodipin dazu auch der am besten in klinischen Studien untersuchte Calciumantagonist ist und Lercanidipin weniger häufig periphere Ödeme verursacht, erscheint diese Entwicklung sinnvoll. Auch die Zunahme der fixen Kombinationen von ACE-Inhibitoren und Amlodipin oder Lercanidipin (⬤ Tab. 6.3) erscheint sinnvoll.

◻ Tab. 6.8 Verordnungen von Calciumantagonisten (Verapamil-Typ) 2024. Angegeben sind die 2024 verordneten Tagesdosen, die Änderungen gegenüber 2023 und die mittleren Kosten je DDD 2024

Präparat	Bestandteile	DDD	Änderung	DDD-Nettokosten
		Mio.	%	Euro
Verapamil				
Isoptin	Verapamil	18,8	(+42,9)	0,31
Verapamil-1 A Pharma	Verapamil	11,3	(−6,9)	0,33
VeraHEXAL	Verapamil	7,8	(−13,2)	0,35
Verapamil-ratiopharm	Verapamil	3,0	(−30,0)	0,42
Verapamil Hennig	Verapamil	1,0	(−31,8)	0,34
		42,0	**(+4,6)**	**0,33**
Diltiazem				
Diltiazem AbZ	Diltiazem	3,3	(+10,4)	0,47
Diltiazem Ethypharm	Diltiazem	2,8	(−32,9)	0,48
Dilzem	Diltiazem	1,5	(+97,4)	0,54
		7,5	**(−4,2)**	**0,49**
Summe		**49,5**	**(+3,1)**	**0,35**

◻ Tab. 6.9 Verordnungen von Dihydropyridinen 2024. Angegeben sind die 2024 verordneten Tagesdosen, die Änderungen gegenüber 2023 und die mittleren Kosten je DDD 2024

Präparat	Bestandteile	DDD	Änderung	DDD-Nettokosten
		Mio.	%	Euro
Nifedipin				
Nifedipin AL	Nifedipin	6,1	(−8,8)	0,37
Nifedipin-ratiopharm	Nifedipin	4,3	(+1,3)	0,67
Nifedipin Denk	Nifedipin	2,6	(+35,4)	0,25
		13,0	**(+1,2)**	**0,45**
Nitrendipin				
Nitrendipin Aristo	Nitrendipin	22,2	(−24,7)	0,19
Nitrendipin AL	Nitrendipin	9,7	(+265,0)	0,12
Nitrendipin-ratiopharm	Nitrendipin	6,4	(−31,4)	0,14
Nitrendipin AbZ	Nitrendipin	2,2	(−4,5)	0,15
		40,6	**(−7,4)**	**0,16**

◨ Tab. 6.9 (Fortsetzung)

Präparat	Bestandteile	DDD	Änderung	DDD-Nettokosten
		Mio.	%	Euro
Amlodipin				
Amlodipin Dexcel	Amlodipin	518,3	(−16,8)	0,09
Amlodipin besilat AbZ	Amlodipin	499,1	(+15,7)	0,09
Amlodipin HEXAL	Amlodipin	457,2	(+15,3)	0,09
Amlodipin-1 A Pharma	Amlodipin	346,2	(+28,2)	0,10
Amlodipin Winthrop	Amlodipin	92,7	(−33,5)	0,11
Amlodipin-ratiopharm N	Amlodipin	23,0	(+93,0)	0,10
Amlodipin Fair-Med	Amlodipin	7,8	(−39,9)	0,10
		1.944,2	**(+3,1)**	**0,10**
Felodipin				
Felodipin AbZ	Felodipin	10,0	(+54,1)	0,25
Felodipin Heumann	Felodipin	8,1	(−10,9)	0,27
Felocor	Felodipin	6,3	(−4,3)	0,30
Felodipin-ratiopharm	Felodipin	5,0	(−49,1)	0,33
Felodipin STADA	Felodipin	2,0	(+59,6)	0,28
		31,6	**(−5,5)**	**0,28**
Lercanidipin				
Lercanidipin Omniapharm	Lercanidipin	740,1	(+8,9)	0,10
Carmen	Lercanidipin	7,0	(−12,8)	0,18
Lercanidipin STADA	Lercanidipin	3,6	(+63,6)	0,14
Lercanidipin Heumann	Lercanidipin	1,9	(+104,2)	0,16
		752,5	**(+8,9)**	**0,10**
Kombinationen				
Natrixam	Amlodipin Indapamid	2,1	(+446,8)	0,58
Summe		**2.784,0**	**(+4,4)**	**0,10**

6.4.2 Therapeutische Gesichtspunkte

■ ■ Pharmakologische Eigenschaften

Alle Calciumkanalblocker wirken über ihre gefäßerweiternde, nachlastsenkende Wirkung antianginös und antihypertensiv. In ihrem sonstigen Wirkungsspektrum sind die einzelnen Calciumkanalblocker jedoch nicht identisch. Wegen der Reflextachykardie können Dihydropyridine gut mit Betarezeptorenblockern kombiniert werden, während dies wegen der Gefahr von AV-Blockierungen und Hemmung der kardialen Kontraktionskraft bei Calciumkanalblockern vom Verapamil- und Diltiazemtyp kontraindiziert ist. Weiterhin erlaubt die unterschiedlich ausgeprägte kompensatorische Kardiostimulation differenzialtherapeutische Überlegungen insofern, als Verapamil und Diltiazem vor allem bei Patienten mit höherer Herzfrequenz und/oder Vorhofflimmern, Dihydropyridine dagegen bei solchen mit Bradykardie eingesetzt werden. Dihydropyridine können bei Patienten mit zusätzlicher Störung der Sinusknotenfunktion eingesetzt werden, Verapamil und Diltiazem dagegen nicht. Die unterschiedliche Beeinflussung des AV-Knotens hat keine Bedeutung für die antihypertensive und antiischämische Wirkung der Calciumkanalblocker.

Alle Calciumkanalblocker werden gut aus dem Magen-Darm-Trakt resorbiert, unterliegen jedoch einem beträchtlichen First-pass-Metabolismus, so dass ihre Bioverfügbarkeit relativ gering ist. Der Metabolismus verläuft über das enterale und hepatische CYP3A4 Isoenzym, was insbesondere bei dem starken CYP3A4-Hemmer Verapamil zu Arzneimittelinteraktionen z. B. mit Statinen, Erythromycin, Clarithromycin, HIV-Proteaseinhibitoren, Ciclosporin und vielen anderen führt. Verapamil hemmt zusätzlich das enterale P-Glykoprotein (MDR1) und verursacht darüber einen Anstieg der Bioverfügbarkeit von Digoxin, Ciclosporin, Tacrolimus und vielen anderen.

Die langwirkenden Calciumkanalblocker, insbesondere Amlodipin, Felodipin und Lercanidipin, haben neben der längeren Wirkdauer einen relativ langsamen Wirkungseintritt und verursachen damit nur eine geringe oder keine reflektorische Tachykardie. Dies ist als therapeutischer Vorteil gegenüber dem kurzwirkenden Nifedipin anzusehen, das heute bei instabiler Angina pectoris und akutem Myokardinfarkt innerhalb der ersten vier Wochen nach Infarkteintritt kontraindiziert ist. Schnell freisetzende Arzneiformen von Nifedipin dürfen auch bei Hypertonie und chronischer Angina pectoris nur noch eingesetzt werden, wenn andere Arzneimittel nicht angezeigt sind. Sie sind damit praktisch obsolet (Ausnahme Prinzmetal-Angina). Lercanidipin scheint seltener zu Unterschenkelödemen zu führen als Amlodipin oder andere Dihydropyridine der 1. Generation (Felodipin, Nifedipin; Makarounas-Kirchmann et al. 2009) und bietet sich daher insbesondere bei Patienten mit Ödemen unter der Therapie mit Amlodipin als Alternative an. Dabei ist allerdings zu beachten, dass auch die häufig praktizierte gleichzeitige Gabe eines Hemmstoffs des Renin-Angiotensin-Systems zu einer Reduktion der Ödemrate führt.

■ ■ Hypertoniebehandlung

Aktuelle Leitlinien empfehlen die Gabe eines langwirkenden Dihydropyridins (oder eines Thiazid) in der ersten Stufe der Hypertoniebehandlung zusammen mit einem ACE-Hemmer oder bei Unverträglichkeit Angiotensinrezeptorantagonisten, idealerweise in einer fixen Kombination (McEvoy et al. 2024). Die gegenüber β-Adrenozeptor-Antagonisten oder anderen älteren Antihypertensiva herausgehobene Rolle der Dihydropyridin-Calciumkanalblocker basiert auf mehreren Argumenten. Sie haben wenige unerwünschte Wirkungen (vor allem Unterschenkelödeme) und sind stoffwechselneutral, erhöhen also anders als Diuretika und β-Adrenozeptor-Antagonisten nicht die Rate an Diabetes (siehe ► Abschn. 6.1.2). Und Metaanalysen kommen zu dem Schluss, dass Dihydropyridin-Calciumkanalblocker insgesamt ebenso effektiv die Rate an harten kardiovaskulären Endpunkten senken wie andere Arzneistoffklassen (Ettehad et al. 2016). Möglicherweise ist die Verhinderung von Herzinsuffizienz etwas geringer als bei anderen (Williams et al. 2018).

Amlodipin und Felodipin können im Gegensatz zu anderen Calciumkanalblocker auch bei Patienten mit eingeschränkter linksventrikulärer Funktion eingesetzt werden, weil sie in klinischen Studien keinen negativen Einfluss auf die Prognose hatten (Packer et al. 1996; Cohn et al. 1995). Die ALLHAT-Studie hat gezeigt, dass Amlodipin bei Hypertoniepatienten mit mindestens einem weiteren Risikofaktor die Zahl der Herzinfarkte und die Gesamtletalität nicht anders beeinflusste als das Diuretikum Chlortalidon oder der ACE-Inhibitor Lisinopril (The ALLHAT Officers and Coordinators 2002). Die unter Amlodipin in der ALLHAT-Studie beobachtete höhere Rate an Herzinsuffizienz ist auch bei Lisinopril gesehen worden und mit einiger Wahrscheinlichkeit auf das Studiendesign zurückzuführen. In einer placebokontrollierten Vergleichsstudie an Patienten mit koronarer Herzkrankheit und normalem Blutdruck schnitt Amlodipin bei gleicher Blutdrucksenkung und ähnlicher Verträglichkeit (mehr Ödeme, weniger Husten) bezüglich der Senkung kardiovaskulärer Ereignisse sogar besser ab als Enalapril (Nissen et al. 2004). In der ASCOT-BPA Studie war bei Hypertonikern mit mindestens drei weiteren Risikofaktoren ein auf der Erstgabe von Amlodipin basiertes Therapieregime (zweite Stufe + Perindopril) einem primär auf dem Betarezeptorenblocker Atenolol (zweite Stufe + Thiazid) basierten überlegen (Dahlöf et al. 2005). Die Kombination aus Benazepril und Amlodipin zeigte sich in Bezug auf verschiedene kardiovaskuläre Endpunkte der einer Kombination mit Hydrochlorothiazid um etwa 20 % überlegen (Jamerson et al. 2008). Möglicherweise ist ein Teil des Vorteils von Amlodipin auf eine stärkere Senkung der intraindividuellen Blutdruckschwankung zurückzuführen (Rothwell et al. 2010). Auch in der ALLHAT-Studie war die Blutdrucksenkung unter Amlodipin (vor allem gegenüber Lisinopril) am stabilsten (Muntner et al. 2014). Diese günstigen Daten haben zu einer Aufwertung von Calciumkanalblockern (neben ACE Hemmern/Angiotensinrezeptorantagonisten und Diuretika) gegenüber β-Adrenozeptor-Antagonisten in den Leitlinien geführt (Bakris et al. 2019). Verapamil und Diltiazem sollten aufgrund ihrer starken Wirkung auf das Herz und insbesondere den AV Knoten sowie das Interaktionsprofil nicht primär als Antihypertensiva verwendet werden.

▪▪ Koronare Herzkrankheit

Bei der koronaren Herzkrankheit ist die Bedeutung der Calciumkanalblocker in den letzten Jahren ähnlich wie die der Nitrate zurückgegangen. Dies hat mehrere Gründe. Einerseits hat die symptomatische medikamentöse antianginöse Therapie insgesamt an Bedeutung gegenüber interventionellen und sekundärprophylaktischen Therapiemaßnahmen (Lipidsenkung, Thrombozytenaggregationshemmung) verloren. Zweitens wurden β-Adrenozeptor-Antagonisten lange als erste Wahl für die Angina-pectoris-Prophylaxe empfohlen, wenn keine Kontraindikationen vorliegen (Bundesärztekammer 2014), da für β-Adrenozeptor-Antagonisten, nicht aber für Calciumkanalblocker und Nitrate, bei verschiedenen Formen der koronaren Herzkrankheit (Zustand nach Infarkt, Herzinsuffizienz) eine Verbesserung der Prognose erwiesen ist. Aktuelle Leitlinien empfehlen β-Adrenozeptor-Antagonisten und Calciumkanalblocker vom Typ Verapamil/Diltiazem als gleichwertige erste Wahl (Knuuti et al. 2020). Insgesamt ist die Datenlage beim chronischen Koronarsyndrom aber für beide Klassen schwach.

▪▪ Andere Indikationen

Verapamil und Diltiazem werden zur Frequenzkontrolle beim Vorhofflimmern und zur Reduktion des Ausflussgradienten bei der hypertrophischen obstruktiven Kardiomyopathie eingesetzt. Nimodipin, ein Dihydropyridin, ist bei hirnorganisch bedingten Leistungsstörungen im Alter zugelassen und wird in oraler Darreichung als Prophylaxe verzögert auftretender ischämischer Defizite nach Subarachnoidalblutungen (SAB) empfohlen. Retardiertes Nimodipin verursachte in einer kleinen randomisierten Studie an Patienten mit SAB weniger periphere Hypotension und war mit weniger zerebraler Ischämie und Notfalltherapie assoziiert als unretardiertes Nimodipin (Hänggi et al. 2017). Es gibt Hinweise, dass die Gabe von Calciumkanalblockern bei im Mittel gleicher Blutdrucksenkung mit einer geringeren Demenz-Rate einhergeht (van Middelaar et al. 2017). Allerdings war eine placebokontrollierte Interventionsstudie mit Nilvadipin bei Patienten mit milder Alzheimerdemenz neutral (Lawlor et al. 2018). Weder Nimodipin noch Nilvadipin finden sich unter den 3.000 am häufigsten verordneten Arzneistoffen in Deutschland.

Die vermutete Wirkung von Dihydropyridinen bei Nierensteinen konnte in einer kontrollierten klinischen Studie nicht bestätigt worden (Pickard et al. 2015). Dagegen zeigte Nifedipin eine ähnliche Effektivität zur Verhinderung vorzeitiger Geburten wie ein Oxytozinrezeptorantagonist (van Vliet et al. 2016). Retardiertes Nifedipin normalisierte den Blutdruck in einer randomisierten Studie bei Schwangerschaftshypertonie in einem etwas höheren Prozentsatz als die Standardsubstanzen Labetolol und Methyldopa, war aber

auch mit einer etwas höheren Rate an Intensivpflichtigkeit der Neugeborenen verbunden (Easterling et al. 2019). Eine kleine Studie weist darauf hin, dass Verapamil bei Patienten mit einem kürzlich aufgetretenen Typ-1 Diabetes mellitus das Fortschreiten der Erkrankung verlangsamt, möglicherweise über ein verbessertes Überleben von pankreatischen Betazellen (Ovalle et al. 2018). Der Effekt scheint vom R-Enantiomer des normalerweise racemischen Verapamil auszugehen, das eine > 10-geringere Potenz in Bezug auf negativ dromotrope und inotrope Effekte hat als S-Verapamil (Wang et al. 2023).

6.5 β-Adrenozeptor-Antagonisten

▪▪ Verordnungsprofil

β-Adrenozeptor-Antagonisten sind unter den Medikamenten mit blutdrucksenkender Wirkung weiterhin die Arzneimittelklasse mit den viertstärksten Verordnungszahlen. Wichtigste Gruppe bei den Monopräparaten sind die $β_1$-selektiven Betarezeptorenblocker (> 95 % von gesamt), deren Verordnung 2024 stabil war (◘ Tab. 6.10). Kombinationspräparate mit Diuretika (Hydrochlorothiazid oder Chlortali-

◘ **Tab. 6.10** **Verordnungen von $β_1$-selektiven β-Adrenozeptor-Antagonisten 2024.** Angegeben sind die 2024 verordneten Tagesdosen, die Änderungen gegenüber 2023 und die mittleren Kosten je DDD 2024

Präparat	Bestandteile	DDD	Änderung	DDD-Nettokosten
		Mio.	%	Euro
Metoprolol				
MetoHEXAL/MetoHEXAL Succ	Metoprolol	226,1	(−6,6)	0,30
Metoprolol/Metoprololsuccinat-ratiopharm	Metoprolol	148,0	(−8,5)	0,32
Metoprolol/Metoprololsuccinat-1 A Pharma	Metoprolol	121,8	(−3,0)	0,29
Metodura/Metoprololsuccinat dura	Metoprolol	111,6	(+67,0)	0,26
Metoprolol/Metoprololsuccinat AbZ	Metoprolol	56,8	(−17,9)	0,20
Metoprolol/Metoprololsuccinat/-Z AL	Metoprolol	51,8	(−8,1)	0,34
Metobeta	Metoprolol	17,6	(+22,2)	0,21
Metoprolol/Metoprololsuccinat Heumann	Metoprolol	15,5	(−17,6)	0,28

◘ Tab. 6.10 (Fortsetzung)

Präparat	Bestandteile	DDD	Änderung	DDD-Nettokosten
		Mio.	%	Euro
Beloc	Metoprolol	7,5	(−3,8)	0,82
Metoprolol/Metoprololsuccinat/ZOT STADA	Metoprolol	5,6	(+14,6)	0,33
		762,4	**(−0,7)**	**0,30**
Bisoprolol				
Biso Lich	Bisoprolol	320,8	(+0,2)	0,25
BisoHEXAL	Bisoprolol	174,7	(+0,2)	0,29
Bisoprolol-1 A Pharma	Bisoprolol	163,5	(−1,1)	0,30
Bisoprolol Accord/Healthcare	Bisoprolol	103,2	(+84,3)	0,26
Bisoprolol-ratiopharm	Bisoprolol	57,6	(−38,3)	0,31
Bisoprolol Dexcel	Bisoprolol	17,2	(+42,7)	0,36
Bisoprolol AbZ	Bisoprolol	15,8	(+29,4)	0,26
Concor	Bisoprolol	4,1	(−15,9)	0,52
Bisoprolol-CT	Bisoprolol	2,9	(+7,0)	0,25
Bisoprolol STADA	Bisoprolol	1,4	(−49,3)	0,22
Bisoprolol AL	Bisoprolol	0,89	(−23,9)	0,21
		861,8	**(+2,0)**	**0,28**
Atenolol				
Atenolol-1 A Pharma	Atenolol	6,4	(+15,3)	0,21
Atenolol Heumann	Atenolol	4,5	(−6,8)	0,25
Atenolol AL	Atenolol	2,6	(−42,2)	0,22
Atenolol-ratiopharm	Atenolol	2,4	(+9,6)	0,27
Atenolol AbZ	Atenolol	1,2	(+17,6)	0,27
		17,1	**(−5,6)**	**0,23**
Celiprolol				
Celipro Lich	Celiprolol	2,4	(−6,4)	0,23
Nebivolol				
Nebivolol Glenmark	Nebivolol	159,1	(+1,4)	0,11
Nebivolol STADA	Nebivolol	26,2	(−0,1)	0,14
Nebivolol AL	Nebivolol	7,4	(+1,9)	0,17
Nebilet	Nebivolol	2,4	(−9,3)	0,32
		195,1	**(+1,1)**	**0,12**
Summe		**1.838,8**	**(+0,7)**	**0,27**

don) werden zunehmend weniger verordnet, Kombinationen von Bisoprolol und Amlodipin nehmen dagegen zu (◉ Tab. 6.12). Diese Trends spiegeln aktuelle Empfehlungen wider und sind zu begrüßen.

▪▪ Bewertung

β-Adrenozeptor-Antagonisten gehören zusammen mit ACE-Hemmern/ARNI, Aldosteronrezeptorantagonisten und SGLT2 Inhibitoren zu der sogenannten „grundlegenden Kombinationstherapie" in der Behandlung der chronischen Herzinsuffizienz (McDonagh et al. 2021) und spielen weiterhin eine wichtige Rolle in der Behandlung der koronaren Herzkrankheit und tachykarden Herzrhythmusstörungen, vor allem Vorhofflimmern. In der Hypertoniebehandlung sind sie nur noch bei spezifischen anderen Indikationen indiziert, die allerdings sehr häufig sind.

β-Adrenozeptor-Antagonisten konkurrieren mit Noradrenalin und Adrenalin, den Transmittern des sympathischen Nervensystems, um die Wirkung an adrenergen β-Adrenozeptoren (β_1/β_2). Sie wirken daher an allen Organen, die mit diesen Rezeptoren ausgestattet sind. Dazu gehören insbesondere das Herz ($\beta_1 > \beta_2$), die Macula densa der Niere ($\beta_1 > \beta_2$), die Leber ($\beta_1 < \beta_2$) und die glatte Muskulatur von Bronchien ($\beta_1 < \beta_2$) und Blutgefäßen ($\beta_1 < \beta_2$). Therapeutisch bedeutsam sind die Senkung der Herzfrequenz, des kardialen Sauerstoffverbrauchs, der Reninausschüttung aus der Niere und die Erniedrigung des Augeninnendrucks (▶ Kap. 29). Nachteilig kann sich der Antagonismus von β-Adrenozeptoren auf die Herzkraft, die kardiale Erregungsleitung, die Bronchialfunktion (Gefahr des Bronchospasmus) und die Gefäßmuskulatur (Durchblutungsstörungen) auswirken.

β-Adrenozeptor-Antagonisten werden nach ihrer unterschiedlichen Wirkung auf die Rezeptorsubtypen folgendermaßen eingeteilt:

- nichtselektive β-Adrenozeptor-Antagonisten,
- beta$_1$-selektive β-Adrenozeptor-Amtagonisten,

- β-Adrenozeptor-Antagonisten mit vasodilatierenden Eigenschaften (sogenannte 3. Generation).

Für die Verwendung und die Abschätzung potentieller unerwünschter Wirkungen von β-Adrenozeptor-Antagonisten ist von Bedeutung, dass die nichtselektiven Antagonisten die β-Adrenozeptoren in allen Organen hemmen. Beta$_1$-selektive Antagonisten wirken bevorzugt auf die β-Adrenozeptoren von Herz und Niere, führen weniger leicht zu einer Verlängerung Insulin-bedingter hypoglykämischer Perioden und zu einer Verringerung der Durchblutung und erzeugen erst in höheren Dosierungen die therapeutisch nicht erwünschte Blockade der β_2-Adrenozeptoren in Bronchien und Gefäßen. Die Selektivität an β_1-Adrenozeptoren ist aber nur relativ und erfordert daher, dass die üblichen Kontraindikationen für Betarezeptorenblocker weiterhin zu beachten sind. β-Adrenozeptor-Antagonisten mit vasodilatierenden Eigenschaften haben zusätzliche α_1-Adrenozeptor-antagonistische Wirkung (Carvedilol, Labetalol), setzen NO frei (Nebivolol) oder haben eine ISA an β_2-Adrenozeptoren (Celiprolol). Sie haben möglicherweise Vorteile bei Patienten mit einer peripheren arteriellen Verschlusskrankheit. Allerdings ist die Datenlage zu Celiprolol nicht ausreichend, um die Bedeutung dieser Substanz einschätzen zu können (Wong et al. 2014).

6.5.1 Verordnungsspektrum

Im Jahr 2024 waren 43 Präparate mit 7 verschiedenen β-Adrenozeptor-Antagonisten unter den 3.000 verordnungshäufigsten Arzneimitteln vertreten (◉ Tab. 6.10 und 6.11). Die β_1-selektiven Adrenozeptor-Antagonisten sind seit vielen Jahren die therapeutisch bedeutsamste Gruppe unter den β-Adrenozeptor-Antagonisten mit einem Verordnungsanteil von 95 % (◉ Abb. 6.5). Bisoprolol ist zunehmend der führende Wirkstoff, was angesichts des gegenüber Metoprolol deutlich besseren phar-

◘ Tab. 6.11 **Verordnungen von nichtselektiven β-Adrenozeptor-Antagonisten 2024.** Angegeben sind die 2024 verordneten Tagesdosen, die Änderungen gegenüber 2023 und die mittleren Kosten je DDD 2024

Präparat	Bestandteile	DDD	Änderung	DDD-Nettokosten
		Mio.	%	Euro
Propranolol				
Propra-ratiopharm	Propranolol	9,3	(−2,7)	0,79
Dociton	Propranolol	4,9	(+42,0)	0,81
Obsidan	Propranolol	2,8	(−4,4)	0,77
Propranolol AL	Propranolol	2,5	(+65,2)	0,58
Propranolol PUREN	Propranolol	0,58	(−71,5)	1,01
Hemangiol	Propranolol	0,57	(−1,4)	8,94
		20,7	**(+2,8)**	**1,00**
Carvedilol				
Carvedilol HEXAL	Carvedilol	23,3	(+21,1)	0,35
Carvedilol-1 A Pharma	Carvedilol	21,8	(+19,3)	0,41
Carve TAD	Carvedilol	11,7	(−25,6)	0,36
Carvedilol-TEVA	Carvedilol	6,8	(+53,6)	0,43
Carvedilol AL	Carvedilol	3,1	(−70,6)	0,46
Carvedilol Aurobindo	Carvedilol	0,81	(+31,8)	0,51
		67,5	**(−1,8)**	**0,39**
Summe		**88,2**	**(−0,7)**	**0,53**

makokinetischen Profils und der guten Studienlage sinnvoll erscheint. Generika haben über 95 % der Verordnungen erreicht (◘ Tab. 6.10). Als weitere β₁-selektive Adrenozeptor-Antagonisten sind Metoprolol (−0,7 %), Atenolol (−5,6 %), und Nebivolol (+1,1 %) unter den verschreibungshäufigsten Arzneimitteln vertreten. Zusätzlich taucht hier Celiprolol auf, das zusätzliche ISA an β₂-Adrenozeptoren hat (Wolf et al. 1985; Trafford et al. 1989). Die weiter abnehmenden Verordnungen (−16,4 %) erscheinen angesichts des unklaren therapeutischen Stellenwerts der Substanz gerechtfertigt. Die Verordnungen der nichtselektiven Substanzen (Carvedilol, Propranolol) sanken (−0,7 %). Bei den Kombinationspräparaten (◘ Tab. 6.12) dominieren weiterhin Kombinationen (◘ Tab. 6.12) aus Bisoprolol oder Metoprolol mit Hydrochlorothiazid (85 %), die aber insgesamt stark abfallen. Die Kombinationen aus Atenolol und Chlortalidon sind sogar um 10,1 % abgefallen, was höchstens aufgrund der schlechteren Datenlage für Atenolol erklärbar ist. Drei Kombinationspräparate mit einem Dihydropyridin (Amlodipin, Felodipin) machen etwa 15 % der Kombinationspräparate aus. Timolol wird zur Lokaltherapie des Glaukoms eingesetzt und dort besprochen (vgl. ▶ Kap. 29).

☐ Tab. 6.12 Verordnungen von β-Adrenozeptor-Antagonisten Kombinationen 2024. Angegeben sind die 2024 verordneten Tagesdosen, die Änderungen gegenüber 2023 und die mittleren Kosten je DDD 2024

Präparat	Bestandteile	DDD	Änderung	DDD-Nettokosten
		Mio.	%	Euro
Metoprololkombinationen				
MetoHEXAL comp/MetoHEXAL succ comp	Metoprolol Hydrochlorothiazid	11,7	(−12,0)	0,31
Metoprololsuccinat plus-1 A Pharma/ Metoprolol plus HCT-1 A Pharma	Metoprolol Hydrochlorothiazid	8,5	(+5,7)	0,40
Metodura comp	Metoprolol Hydrochlorothiazid	2,7	(−24,5)	0,20
Mobloc	Felodipin Metoprolol	1,9	(−8,1)	0,46
		24,8	**(−8,1)**	**0,34**
Atenololkombinationen				
Atenolol AL comp	Atenolol Chlortalidon	1,6	(−16,5)	0,30
Atenocomp-1 A Pharma	Atenolol Chlortalidon	1,6	(−2,7)	0,30
		3,2	**(−10,1)**	**0,30**
Bisoprololkombinationen				
Bisoprolol comp AbZ	Bisoprolol Hydrochlorothiazid	26,5	(−10,0)	0,18
Bisoprolol-ratiopharm comp	Bisoprolol Hydrochlorothiazid	24,7	(−7,2)	0,23
Biramlo	Bisoprolol Amlodipin	8,0	(+6,5)	0,37
Bisoprolol plus-1 A Pharma	Bisoprolol Hydrochlorothiazid	6,6	(−15,5)	0,18
Bisodipin TAD	Bisoprolol Amlodipin	5,8	(+7,8)	0,34
BisoHEXAL plus	Bisoprolol Hydrochlorothiazid	4,4	(+73,9)	0,23
Bisoprolol dura plus	Bisoprolol Hydrochlorothiazid	1,7	(−41,5)	0,23
		77,6	**(−5,5)**	**0,23**
Summe		**105,6**	**(−6,2)**	**0,26**

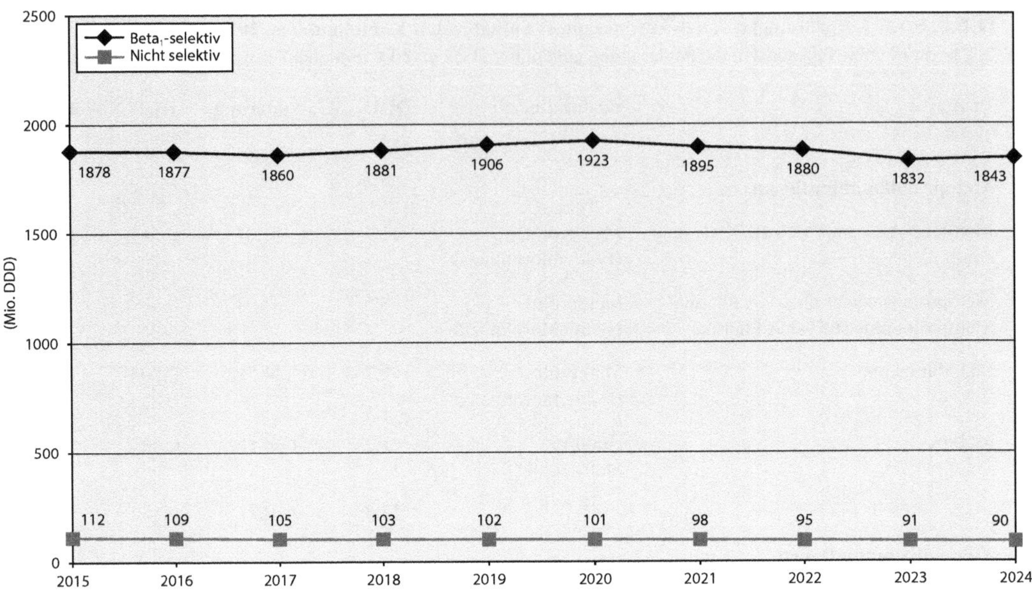

◘ Abb. 6.5 Verordnungen von β_1-selektiven und nichtselektiven Betarezeptorenblockern 2015 bis 2024. Gesamtverordnungen nach definierten Tagesdosen

6.5.2 Therapeutische Gesichtspunkte

▪▪ Hypertoniebehandlung

β-Adrenozeptor-Antagonisten wurden früher alternativ zu ACE-Hemmern, Angiotensinrezeptorantagonisten, Calciumkanalblockern und Diuretika als Erstlinientherapie beim arteriellen Hypertonus empfohlen, sind inzwischen aber von den meisten Fachgesellschaften heruntergestuft worden (Jones et al. 2025; McEvoy et al. 2024). Dies folgt mit Verzögerung den Empfehlungen der britischen NICE, die β-Adrenozeptor-Antagonisten bereits 2006 als Mittel der Wahl in der Behandlung der unkomplizierten Hypertonie entfernt haben. Hintergrund waren Metaanalysen, die zu dem Schluss kamen, dass diese (heterogene) Substanzklasse zwar effektiv den peripheren Blutdruck senkt und klinisch relevanten Nutzen gegenüber Placebo hat, kardiovaskuläre Endpunkte wie den Schlaganfall aber weniger effektiv reduziert als andere Klassen (Lindholm et al. 2005).

Eine mögliche Ursache wird in einem geringeren Effekt auf den zentralen systolischen Blutdruck gesehen (Morgan et al. 2004). Außerdem erhöhen β-Adrenozeptor-Antagonisten die Rate an Diabetes mellitus (siehe oben; z. B. The ALLHAT Studie 2002) und sind insgesamt mit mehr unerwünschten Effekten assoziiert als die RAAS-Inhibitoren oder Calciumkanalblocker (z. B. kalte Extremitäten und depressive Verstimmung; ASCOT Studie, Dahlöf et al. 2005). Zusammen genommen werden β-Adrenozeptor-Antagonisten in der Hypertoniebehandlung nur noch zusätzlich zu der Standardtherapie bei allen Patienten mit spezifischen Indikationen empfohlen, also z. B. HFrEF, nach Herzinfarkt, bei chronischer Angina pectoris, Vorhofflimmern, Migräne (Williams et al. 2018). Anzumerken ist, dass die neuesten Empfehlungen der ESH Betablocker wieder in die erste Wahl genommen haben, ohne dass sich die Datenlage relevant geändert hat (Mancia et al. 2023).

In der Regel ist die Wirkung der verschiedenen β-Adrenozeptor-Antagonisten auf den Ruheblutdruck bei äquivalenter Dosierung gleich. Unterschiede bestehen in den Nebenwirkungen, die unter β_1-selektiven Adrenozeptor-Antagonisten geringer ausfallen (siehe oben). COPD ist anders als Asthma bronchiale keine Kontraindikation für den Einsatz von β_1-selektiven Adrenozeptor-Antagonisten (anders als z. B. Propranolol; Gulea et al. 2021). Besonders Patienten mit metabolischem Syndrom sollten nicht primär mit β-Adrenozeptor-Antagonisten, besonders nicht als Diuretika-Kombination, behandelt werden. Es gibt Hinweise darauf, dass die vasodilatierenden β-Adrenozeptor-Antagonisten weniger oder gar keine metabolischen Nebenwirkungen haben. Große kontrollierte Vergleichsstudien fehlen aber, um die klinische Relevanz dieses Unterschieds beziffern zu können. Metaanalysen deuten eine Unterlegenheit des inzwischen seltener verordneten Atenolol z. B. im Vergleich zu Metoprolol an (Lindholm et al. 2005). Dies hängt möglicherweise damit zusammen, dass diese hydrophile Substanz weniger die Blut-Hirn-Schranke überwindet als die eher lipophilen Substanzen Bisoprolol, Metoprolol und Propranolol (Zhang et al. 2017), was für eine antiarrhythmische Wirkung notwendig sein könnte (Ablad et al. 2007).

■ ■ Herzinsuffizienzbehandlung

β-Adrenozeptor-Antagonisten gehören zusammen mit ACE-Hemmern/ARNI, Aldosteronrezeptorantagonisten und SGLT2 Inhibitoren zu der sogenannten „grundlegenden Kombinationstherapie" in der Behandlung der HFrEF (McDonagh et al. 2021). Wie bei den anderen Herzinsuffizienz-Therapeutika (mit Ausnahme der SGLT2-Inhibitoren) fehlt bislang jeder Hinweis auf einen Nutzen bei HFpEF. Zugelassen sind zur Behandlung der HFrEF Bisoprolol, Carvedilol, Metoprolol-Succinat und Nebivolol (nur bei Patienten > 70 Jahren). Die frühen Ergebnisse mit dem nichtselektiven Carvedilol in der COPERNICUS-Studie (Packer et al. 2001) sowie mit den β_1-Adrenozeptor-Antagonisten Bisoprolol (CIBIS II Study 1999) und Metoprolol-Succinat (MERIT-HF Study 1999) zeigten im Mittel eine Verminderung der Mortalität um 33 %. Zwei aktuelle Studien zeigen nun aber, dass weder Carvedilol noch eine Kombination aus Candesartan und Carvedilol die Häufigkeit einer Herzinsuffizienz nach einer Therapie mit den bekanntermaßen kardiotoxischen Anthrazyklinen verhinderte (Henriksen et al. 2024; Armenian et al. 2024). Eine Netzwerkanalyse kam zu dem Schluss, dass Nebivolol bei HFrEF geringer wirksam ist als die anderen drei und nicht besser vertragen wird (Wikstrand et al. 2013). Von Interesse ist, dass in einer Metaanalyse von 13 Studien mit β-Adrenozeptor-Antagonisten bei Herzinsuffizienz mit Hyperglykämie, Diarrhö, Schwindelgefühl, Claudicatio, Bradykardie nur 5 der 33 bekannten Nebenwirkungen häufiger als unter Placebo auftraten (Barron et al. 2013), was auf eine deutliche Überschätzung der unerwünschten Wirkungen von β-Adrenozeptor-Antagonisten hinweist.

■ ■ Koronare Herzkrankheit

Frühe Studien haben gezeigt, dass beim akuten Herzinfarkt die frühzeitige intravenöse Applikation von β-Adrenozeptor-Antagonisten die Letalität senkt. Auch wurden Inzidenz und Letalität von Reinfarkten, plötzlichem Herztod und Herzinsuffizienz nach einem Infarkt durch Langzeittherapie mit Propranolol, Atenolol oder Metoprolol signifikant gesenkt (Sackner-Bernstein 2005; Williams et al. 2018). Es ist nicht klar, ob die positiven Effekte auch unter der heute deutlich verbesserten Kombinationstherapie aus invasiven und medikamentösen Verfahren sichtbar wären. Eine prospektive, allerdings nicht blutdruckangepasste Studie bei Postinfarktpatienten zeigte, dass die intravenöse Gabe von Metoprolol in den ersten Stunden nach Infarkt die Rate an kardiogenem Schock von 3,9 % auf 5 % steigerte (Commit 2005). Dies spricht für die strikte Beachtung der üblichen Kontraindikationen. Eine aktuellere Kohortenstudie an 179.810 Überlebenden eines akuten Herzinfarktes ohne eingeschränkte linksventrikuläre Funktion konnte keinen sicheren prognostisch günstigen Effekt einer chronischen Gabe von β-Adrenozeptor-Antagonisten festmachen (Dondo et al. 2017). Zu demselben Ergebnis kam eine randomisierte, nicht-verblindete Studie an 5.020 Patienten nach einem Herzinfarkt und einer Pumpfunktion > 50 % (Yndigegn et al. 2024). Die Gabe von β-Adrenozeptor-Antagonisten war mit leichten Trends zu weniger Endpunkten, aber nicht mit statistisch signifikanten Vorteilen verbunden. Unerwünschte Wirkungen waren in beiden Gruppen gleich selten. Diese wichtigen prospektiven Daten bestätigen die einer großen Registeranalyse aus Dänemark (Holt et al. 2021) und sprechen sehr gegen einen Nutzen einer dauerhaften Betablocker-Therapie nach Herzinfarkt und ohne Herzinsuffizienz.

▪▪ Andere Indikationen
β-Adrenozeptor-Antagonisten sind die einzigen Antiarrhythmika (Klasse II; ▶ Kap. 7) mit einem eindeutigen prognostischen Nutzen, vor allem bei HFrEF. Kleinere Studien weisen darauf hin, dass β-Adrenozeptor-Antagonisten das Wiederauftreten von Vorhofflimmern bei Patienten mit Vorhofflimmern ohne weitere kardiale Erkrankung (plus/minus Hypertonus) um 60 % verringern (Van Noord et al. 2004). Außerdem sind sie Mittel der Wahl zur Frequenzkontrolle beim Vorhofflimmern und Erstlinientherapie bei Patienten mit obstruktiver hypertrophischer Kardiomyopathie. β-Adrenozeptor-Antagonisten sind ebenfalls gut wirksam in der Migräneprophylaxe mit stärkster Evidenz für Propranolol und Metoprolol, weniger für Bisoprolol oder Atenolol (Danesh und Gottschalk 2019) und Therapie bei hyperkinetischem Herzsyndrom. Propranolol ist Mittel der Wahl bei der akuten Hyperthyreose, weil es zusätzlich zur kardialen und Stoffwechselwirkung auch die Konversion von T4 zu T3 hemmt. Propranolol wird auch zur Primär- und Sekundärprophylaxe von Ösophagusvarizenblutungen eingesetzt, da es nachweislich das Risiko von Varizenrupturen und damit verbundenen lebensbedrohlichen Blutungen senkt (Villanueva et al. 2019). Labetalol (nicht-selektiver α/β-Adrenozeptor-Antagonist, aktuell in Deutschland nicht mehr erhältlich) ist Mittel der Wahl in der antihypertensiven Behandlung während der Schwanger-

schaft. Andere β-Adrenozeptor-Antagonisten sollten wegen der Bradykardie des Feten nur in ausgewählten Fällen gegeben werden, Atenolol sollte vermieden werden (Williams et al. 2018).

6.6 α-Adrenozeptor-Antagonisten

Die Gruppe der α_1-Adrenozeptor-Antagonisten, vertreten durch Doxazosin und Urapidil, ist 2024 trotz des relativ hohen Preises (0,25 €) und der relativ schlechten Studienlage deutlich häufiger verordnet worden (+7 %; ◨ Tab. 6.13), bleibt aber < 1 % aller Antihypertensiva-Verordnungen. Doxazosin wird nach dem negativen Ergebnis der ALLHAT-Studie (siehe oben) nicht mehr für die Monotherapie und Zweifachkombinationen empfohlen. Eine Ausnahme bilden herzgesunde Männer mit prostatabedingten Miktionsstörungen, die sich unter Doxazosin bessern. Außerdem wird es als vierter Kombinationspartner bei nicht ausreichend blutdrucksenkender Dreifachkombination eingesetzt. Große Unterschiede in den Änderungen der Verordnungszahlen einzelner Präparate korrelieren nicht mit unterschiedlichen DDD-Kosten, möglicherweise infolge der intransparenten Rabattverträge. Urapidil, das neben einer α_1-Adrenozeptor-antagonistischen Wirkung auch zentrale 5-HT1A Rezeptoren stimuliert und dadurch eine geringere Reflextachykardie auslöst als reine α_1-Adrenozeptor-Antagonisten, wurde 2024 wiederum deutlich stärker verordnet als 2023 (+19,5 %). Es gehört zu den besonders teuren Antihypertensiva (0,98 €; ◨ Tab. 6.13).

6.7 Vasodilatatoren

Die Verordnungen von Vasodilatatoren sind insgesamt auf niedrigem Niveau stabil (+2,2 %; ◨ Tab. 6.13). Minoxidil (*Lonolox®*), das seit langem teuerste Antihypertensivum (DDD etwa 5 €), zeigt 2024 wiederum eine Verordnungsabnahme. Es handelt sich

�‣ Tab. 6.13 **Verordnungen von α_1-Adrenozeptor-Antagonisten und Vasodilatatoren 2024.** Angegeben sind die 2024 verordneten Tagesdosen, die Änderungen gegenüber 2023 und die mittleren Kosten je DDD 2024

Präparat	Bestandteile	DDD Mio.	Änderung %	DDD-Nettokosten Euro
Doxazosin				
Doxagamma	Doxazosin	44,5	(+19,7)	0,26
Doxazosin/-Cor-1 A Pharma	Doxazosin	12,4	(−19,5)	0,24
Doxazosin AAA-Pharma	Doxazosin	12,2	(+14,3)	0,20
Doxazosin AL	Doxazosin	10,8	(−13,1)	0,30
Doxazosin STADA	Doxazosin	4,7	(+5,5)	0,27
Doxazosin Aurobindo	Doxazosin	4,1	(−27,1)	0,25
Doxazosin-ratiopharm	Doxazosin	3,5	(+22,3)	0,20
		92,2	**(+4,0)**	**0,25**
Weitere Alpha$_1$-Rezeptorenblocker				
Ebrantil	Urapidil	27,4	(+4,4)	0,99
Urapidil Bluefish	Urapidil	2,4	(+544,1)	0,94
Urapidil AL	Urapidil	1,5	(neu)	0,90
Urapidil PUREN	Urapidil	1,3	(+81,4)	0,93
		32,6	**(+19,5)**	**0,98**
Direkte Vasodilatatoren				
Nepresol	Dihydralazin	15,2	(+2,7)	0,85
Lonolox	Minoxidil	1,3	(−33,1)	6,11
Minoxidil POA Pharma	Minoxidil	0,61	(neu)	4,36
		17,1	**(+2,2)**	**1,37**
Vasodilatatoren bei pulmonaler Hypertonie				
Opsumit	Macitentan	0,76	(+11,8)	57,76
Summe		**142,6**	**(+7,0)**	**0,86**

um ein Reserveantihypertensivum, das eine ausgeprägte reflektorische Tachykardie und Natrium- und Wasserretention (periphere Ödem) verursacht. Die Behandlung erfolgt daher grundsätzlich mit einem β-Adrenozeptor-Antagonisten und einem hochdosierten Diuretikum. Deutlich häufiger verordnet wird das preiswertere Dihydralazin (*Nepresol*), das jedoch im Gegensatz zu Minoxidil mehrmals täglich gegeben werden muss. Die Verordnungen nahmen 2024 leicht zu (+2,7 %). Es sollte ebenfalls ausschließlich in der Kombinationstherapie verwendet werden (◣ Tab. 6.13). α_1-Adrenozeptor-Antagonisten und Vasodilatatoren können neben den oben genannten Hauptgruppen als Reserveantihypertensiva mit gleichen Kombinationsmöglichkeiten zusammengefasst werden (Williams et al. 2018).

6.8 Pulmonale Hypertonie

Mit dem Endothelinrezeptorantagonisten Macitentan (*Opsumit*, DDD 0,76 Mio., Änderung +11,8 %, DDD-Kosten 57,8 €) ist 2024 nur noch ein Wirkstoff in der Gruppe der Arzneimittel gegen pulmonale Hypertonie vertreten. Die 2024 verordneten DDD wären ausreichend für eine Dauerbehandlung von ca. 2.000 Patienten. Zu Therapiemöglichkeiten der pulmonalen Hypertonie siehe Hopkins und Rubin (2021), sowie Barnes et al. (2019). Macitentan hemmt im Vergleich zu Bosentan den Endothelinrezeptor A deutlich stärker als den Endothelinrezeptor B. In einer Studie an 242 Patienten steigerte Macitentan innerhalb von 6 Monaten die 6-Minuten-Gehstrecke placebokontrolliert um 22 m (Pulido et al. 2013). Nach einer mittleren Behandlungsdauer von 27 Monaten trat der kombinierte Endpunkt (Tod, atriale Septotomie, Lungentransplantation, parenterale Prostanoidbehandlung, Verschlechterung der pulmonalen arteriellen Hypertonie) bei 31,4 % der mit Macitentan Behandelten auf, unter Placebo dagegen bei 46,4 %. Die Mortalität an pulmonaler Hypertonie war jedoch insgesamt gering und nicht signifikant unterschiedlich (2,1 bzw. 2,0 % der Patienten). Positiv beeinflusst wurde die gesundheitsbezogene Lebensqualität.

Sildenafil ist nicht mehr in der Liste vertreten. 2024 wurde mit dem Activin A-Antagonisten Sotatercept (Winrevair®) ein neues Prinzip zur Behandlung der pulmonalen arteriellen Hypertonie (PAH) zugelassen, das durch Hemmung pro-proliferativer Signale die pathologischen Gefäßveränderungen bei PAH reduziert und die körperliche Leistungsfähigkeit verbessert. Es ist noch nicht unter den 3.000 verordnungsstärksten Arzneimitteln vertreten.

◘ **Tab. 6.14 Verordnungen von Antisympathotonika 2024.** Angegeben sind die 2024 verordneten Tagesdosen, die Änderungen gegenüber 2023 und die mittleren Kosten je DDD 2024

Präparat	Bestandteile	DDD	Änderung	DDD-Nettokosten
		Mio.	%	Euro
Methyldopa				
Methyldopa STADA	Methyldopa	2,8	(+17,9)	0,94
Presinol	Methyldopa	2,0	(−5,1)	0,89
		4,8	**(+7,0)**	**0,92**
Clonidin				
Clonidin-ratiopharm	Clonidin	6,6	(−25,2)	0,63
Cloni STADA	Clonidin	2,7	(+52,8)	0,42
		9,2	**(−12,3)**	**0,57**
Moxonidin				
Moxonidin STADA	Moxonidin	128,5	(+111,5)	0,22
Moxonidin-1 A Pharma	Moxonidin	73,1	(−11,2)	0,22
Moxonidin Heumann	Moxonidin	27,1	(−63,6)	0,22
		228,7	**(+5,1)**	**0,22**
Summe		**242,7**	**(+4,4)**	**0,25**

6.9 Antisympathotonika

Bei den Antisympathotonika ist Moxonidin mit zahlreichen Generika seit mehreren Jahren mit jetzt 94 % der DDD der dominierende Vertreter dieser Gruppe ($\bullet$ Tab. 6.14). Es zeigt insgesamt eine leichte Verordnungszunahme ($+5{,}4\,\%$). Die blutdrucksenkende Wirkung von Moxonidin wird genauso wie die Wirkung von Clonidin (und Methyldopa) über postsynaptische α_{2A}-Adrenozeptoren vermittelt, da beide Substanzen bei α_{2A}-Adrenozeptor-Knockout-Mäusen wirkungslos sind (Zhu et al. 1999). Wirkungen und Dosisbereich von Moxonidin sind denen von Clonidin ähnlich. Die Wirkdauer ist jedoch länger, und die Häufigkeit von Nebenwirkungen (vor allem Müdigkeit, nasal Kongestion) soll bei leichter bis mittelschwerer Hypertonie niedriger sein. Der Markterfolg von Moxonidin hat jedoch keine Evidenzbasis in einer Senkung kardiovaskulärer Hochdruckkomplikationen. Im Gegensatz zu β-Adrenozeptor-Antagonisten kann die Substanz bei Patienten mit Herzinsuffizienz (NYHA II–IV) sogar gefährlich sein und ist hier deshalb kontraindiziert (Cohn et al. 2003). Moxonidin sollte bei Hochdruckpatienten mit Herzinsuffizienz nicht eingesetzt werden.

Methyldopa hat hohe DDD-Kosten ($0{,}92\,€$), ist aber bei Schwangerschaftshypertonie das Antihypertensivum erster Wahl neben einzelnen Kalziumantagonisten und Labetalol (nicht auf dem deutschen Markt; Williams et al. 2018). Methyldopa zeigt 2024 eine weitere Zunahme auf niedrigem Niveau ($+7\,\%$; $\bullet$ Tab. 6.14).

6.10 Schlussbemerkung

Vorrangig für die Wahl eines Antihypertensivums ist die Wahrscheinlichkeit, mit der Morbidität und Mortalität der Behandelten gesenkt werden. Anschaulich drückt sich dies in der Zahl der Patienten aus, die über einen gewissen Zeitraum behandelt werden muss, um ein kardiovaskuläres Ereignis zu vermeiden (NNT, *Number Needed to Treat*). Sie ist umso kleiner je stärker der Patient durch die Gesamtheit seiner Risikofaktoren oder bereits manifeste Erkrankungen gefährdet ist. Die Wirksamkeit von Antihypertensiva ist in zahlreichen kontrollierten Großstudien geprüft worden. Umfangreiche Metaanalysen haben unsere Kenntnisse vertieft und ermöglichen weitere allgemeine Schlussfolgerungen, wie den Vorrang der antihypertensiven Wirkung gegenüber besonderen organprotektiven Substanzeigenschaften. Dies gilt allerdings nicht für jedwede Organprotektion wie z. B. der besonders wirksame Einsatz von Hemmstoffen des Renin-Angiotensin-Systems bei Herzinsuffizienz oder Nephropathien zeigt. Da seit über fünfzehn Jahren fast ausschließlich Vergleichsstudien zwischen verschiedenen Antihypertensiva publiziert werden (Ausnahme Beckett et al. 2008, 2011), gerät bei Diskussionen der differentiellen Nettoeffekte einzelner Antihypertensivagruppen häufig der Basis- oder Bruttonutzen jeglicher medikamentöser Blutdrucksenkung aus dem Blick. Cum grano salis kann auf Bevölkerungsebene angenommen werden, dass die zurzeit verfügbaren Substanzen der vier großen Gruppen ACE-Hemmer, Calciumantagonisten, Angiotensinrezeptorantagonisten und Diuretika bei Anwendung über mehrere Jahre in ihrer präventiven kardiovaskulären Effektivität weitgehend gleichwertig sind. Zur Beantwortung der Frage, für welches Antihypertensivum bzw. welche Kombination sich der Arzt entscheiden soll, sind im Einzelfall neben Daten aus kontrollierten Studien und deren Metaanalysen Begleiterkrankungen, Verträglichkeit, Dosierungshäufigkeit und Preis wichtige zusätzlichen Entscheidungskriterien.

Entscheidend ist jedoch die konsequente Anwendung der vorhandenen Therapiemöglichkeiten. Dass dies zunehmend gelingt, zeigen sowohl Daten aus England als auch aus Deutschland. In England steigerte sich die Kontrollrate zwischen 1994 und 2011 von 33 % auf 63 % (Falaschetti et al. 2014). In Deutschland, das sich vor 20 Jahren noch als das westliche Land mit der höchsten Rate an nicht oder schlecht eingestellten Hypertonus und einer sehr hohen Schlaganfall-Mortalität darstellte (Wolf-Maier et al. 2004; Mills et al. 2016), zeigen neuere Untersuchungen nun eine vergleichsweise niedrige Hypertonie-Prävalenzrate an (Mills et al. 2016). Dazu passt der mittlere Rückgang der durchschnittlichen Blutdruckwerte zwischen 1997–1999 und 2008–2011 in ganz Deutschland (−4,2 mmHg systolisch) und Mecklenburg-Vorpommern (−7,2 mmHg systolisch; Neuhauser et al. 2016).

Dennoch gelingt bei einer prozentual kleinen, absolut aber bedeutenden Zahl von Patienten konservativ keine befriedigende Blutdruckeinstellung. Für sie, aber auch andere Subgruppen von Hypertonikern, werden gerätebasierte Hochdruckbehandlungen wie die Carotis-Sinus-Nerv-Stimulation und insbesondere die erfolgreichere renale Denervation (Fisher und Kirtane 2025) entwickelt.

Trotz der verfügbaren verschiedenen Substanzklassen werden wahrscheinlich nicht alle blutdruckerhöhenden Mechanismen neutralisiert. Zudem sollten Arzneimittel nicht nur den Blutdruck senken, sondern vor allem helfen, hochdruckbegleitende Erkrankungen zu verhindern oder zu behandeln. Unter diesen Gesichtspunkten sind eine Reihe neuer Substanzen von Interesse bzw. von bereits erwiesenem Nutzen: duale Angiotensinrezeptor-Neprilysin-Inhibitoren, lösliche Guanylatcyclase-Stimulatoren, nichtsteroidale Dihydropyridin-basierte Aldosteronrezeptorantagonisten sowie SGLT2-Inhibitoren (Azizi et al. 2019). Hinzu kommen die GLP-1 Agonisten, die nicht nur das Körpergewicht deutlich senken, sondern auch den Blutdruck (Sun et al. 2015) und, z. B. bei HFpEF, kardiovaskuläre Endpunkte (Kosiborod et al. 2024). Der gerade zugelassene duale Endothelinrezeptorantagonist Atrasentan ist eine neue Therapieoption bei therapieresistenter Hypertonie. Die in klinischer Entwicklung befindlichen Aldosteronsynthasehemmer könnten eine vielversprechende Option für schwer einstellbare Hypertonie sein (Freeman et al. 2023). Ein stabiles Apelin-17-Analogon zeigte bei Ratten blutdrucksenkende Wirkungen über einen NO-Synthase-abhängigen Mechanismus (Flahault et al. 2021). Weitere Ansätze sind die Hemmung der Angiotensinogenbildung in der Leber durch die small interfering RNA Zilebesiran (Desai et al. 2023) bzw. durch CRISPR/Cas9 vermittelte Zerstörung des Angiotensinogen-Gens (Sun et al. 2021).

Literatur

Ablad B, Bjurö T, Björkman JA, Edström T (2007) Prevention of ventricular fibrillation requires central beta-adrenoceptor blockade in rabbits. Scand Cardiovasc J 41:221–229

Agarwal R (2017) Implications of blood pressure measurement technique for implementation of systolic blood pressure intervention trial (SPRINT). J Am Heart Assoc 6:e4536. https://doi.org/10.1161/JAHA.116.004536

Anlauf M, Weber F (2018) Blutdruckmessungen zur Hochdruckbekämpfung sollten i. d. R. mit Automaten erfolgen. Dtsch Med Wochenschr 143:59–60

Armenian SH, Hudson MM, Lindenfeld L, Chen S, Chow EJ et al (2024) Effect of carvedilol versus placebo on cardiac function in anthracycline-exposed survivors of childhood cancer (PREVENT-HF): a randomised, controlled, phase 2b trial. Lancet Oncol 25:235–245

Arvanitis M, Qi G, Bhatt DL, Post WS, Chatterjee N, Battle A, McEvoy JW (2021) Linear and nonlinear mendelian randomization analyses of the association between diastolic blood pressure and cardiovascular events: the J-curve revisited. Circulation 143:895–906

Arzneimittelkommission der Deutschen Ärzteschaft (2019) Hydrochlorothiazid: Risiko von nichtmelanozytärem Hautkrebs – Empfehlungen der AkdÄ zur Behandlung von Hypertonie und Herzinsuffizienz. Arzneiverordn Prax 46:1–2

Azizi M, Rossignol P, Hulot JS (2019) Emerging drug classes and their potential use in hypertension. Hypertension 74:1075–1083

Bakris G, Ali W, Parati G (2019) ACC/AHA versus ESC/ESH on hypertension guidelines: JACC guideline comparison. J Am Coll Cardiol 73:3018–3026

Bakris GL, Sarafidis PA, Weir MR, Dahlöf B, Pitt B (2010) Renal outcomes with different fixed-dose combination therapies in patients with hypertension at high risk for cardiovascular events (ACCOMPLISH): a prespecified secondary analysis of a randomised controlled trial. Lancet 375:1173–1181

Bangalore S, Fakheri R, Wandel S, Toklu B, Wandel J, Messerli FH (2017) Renin angiotensin system inhibitors for patients with stable coronary artery disease without heart failure: systematic review and meta-analysis of randomized trials. BMJ 356:j4. https://doi.org/10.1136/bmj.j4

Barnes H, Brown Z, Burns A, Williams T (2019) Phosphodiesterase 5 inhibitors for pulmonary hypertension. Cochrane Database Syst Rev. https://doi.org/10.1002/14651858.CD012621.pub2

Barron AJ, Zaman N, Cole GD, Wensel R, Okonko DO, Francis DP (2013) Sytematic review of genuine versus spurious side-effects of beta-blockers in heart failure using placebo control: recommendations for patient information. Int J Cardiol 168:3572–3579

Beckett NS, Peters R, Fletcher AE, Staessen JA, Liu L, Dumitrascu D, Stoyanovsky V, Antikainen RL, Nikitin Y, Anderson C, Belhani A, Forette F, Rajkumar C, Thijs L, Banya W, Bulpitt CJ, HYVET Study Group (2008) Treatment of hypertension in patients 80 years of age or older. N Engl J Med 358:1887–1898

Beckett NS, Peters R, Tuomilehto J, Swift C, Sever P (2011) Immediate and late benefits of treating very elderly people with hypertension: results from active treatment extension to Hypertension in the Very Elderly randomised controlled trial. BMJ 344:d7541

Benetos A, Gautier S, Freminet A, Metz A, Labat C, Georgiopoulos I, Bertin-Hugault F, Beuscart JB, Hanon O, Karcher P, Manckoundia P, Novella JL, Diallo A, Vicaut E, Rossignol P (2025) Reduction of antihypertensive treatment in nursing home residents. N Engl J Med. https://doi.org/10.1056/NEJMoa2508157

Berrido AM, Byrd JB (2020) Angiotensin receptor blockers and the risk of cancer: insights from clinical trials and recent drug recalls. Curr Hypertens Rep 22:20

Bi Y, Li M, Liu Y, Li T, Lu J (2024) Intensive blood-pressure control in patients with type 2 diabetes. N Engl J Med. https://doi.org/10.1056/NEJMoa2412006

BPLTTC The Blood Pressure Lowering Treatment Trialists' Collaboration (2021a) Pharmacological blood pressure lowering for primary and secondary prevention of cardiovascular disease across different levels of blood pressure: an individual participant-level data meta-analysis. Lancet 397:1625–1636

BPLTTC The Pressure Lowering Treatment Trialists' Collaboration (2021b) Age-stratified and blood-pressure-stratified effects of blood-pressure-lowering pharmacotherapy for the prevention of cardiovascular disease and death: an individual participant-level data meta-analysis. Lancet 398:1053–1064

Brown MJ, Williams B, Morant SV, Webb DJ, Caulfield MJ, Cruickshank JK, Ford I, McInnes G, Sever P, Salsbury J, Mackenzie IS, Padmanabhan S, MacDonald TM, British Hypertension Society's Prevention and Treatment of Hypertension with Algorithm-based Therapy (PATHWAY) Studies Group (2016) Effect of amiloride, or amiloride plus hydrochlorothiazide, versus hydrochlorothiazide on glucose tolerance and blood pressure (PATHWAY-3): a parallel-group, double-blind randomised phase 4 trial. Lancet Diabe-

tes Endocrinol 4(2):136–147. https://doi.org/10.1016/S2213-8587(15)00377-0

Bundesärztekammer, Kassenärztliche Bundesvereinigung, Arbeitsgemeinschaft der Wissenschaftlichen Medizinischen Fachgesellschaften (2014) Nationale Versorgungsleitlinie Chronische KHK. Langfassung, 3. Auflage, Version 1, Dezember 2014, AWMF-Register-Nr.: nvl-004. http://www.leitlinien.de/nvl/khk/

Byrne C, Pareek M, Vaduganathan M, Biering-Sørensen T, Qamar A et al (2020) Intensive blood pressure lowering in different age categories: insights from the Systolic Blood Pressure Intervention Trial. Eur Heart J Cardiovasc Pharmacother 6:356–363

Canadian Hypertension. https://guidelines.hypertension.ca/prevention-treatment/uncomplicated-hypertension-goals-of-therapy/. Zugegriffen: 23. Mai 2020

Chen R, Suchard MA, Krumholz HM, Schuemie MJ, Shea S et al (2021) Comparative first-line effectiveness and safety of ACE (Angiotensin-Converting Enzyme) inhibitors and Angiotensin receptor blockers: a multinational cohort study. Hypertension 78:591–603

Chow CK, Thakkar Z, Bennett A, Hillis G, Burke M et al (2017) Quarter-dose quadruple combination therapy for initial treatment of hypertension: placebo-controlled, crossover, randomised trial and systematic review. Lancet 389:1035–1042

CIBIS II Study (1999) The cardiac insufficiency bisoprolol study II (CIBIS II): a randomised trial. Lancet 353:9–13

Cohn JN, Ziesche SM, Loss LE, Anderson GF, V-HeFT Study Group (1995) Effect of felodipine on short-term exercise and neurohormone and long-term mortality in heart failure: results of V-HeFT VIII. Circulation 92:1–143

Cohn JN, Pfeffer MA, Rouleau J, Sharpe N, Swedberg K (2003) Adverse mortality effect of central sympathetic inhibition with sustained-release moxonidine in patients with heart failure (MOXCON). Eur J Heart Fail 5:659–667

COMMIT (ClOpidogrel and Metoprolol in Myocardial Infarction Trial) collaborative group, Chen ZM, Pan HC, Chen YP, Peto R, Collins R et al (2005) Early intravenous then oral metoprolol in 45,852 patients with acute myocardial infarction: randomised placebo-controlled trial. Lancet 366:1622–1632

Czernichow S, Zanchetti A, Turnbull F, Barzi F, Ninomiya T et al (2011) The effects of blood pressure reduction and of different blood pressure-lowering regimens on major cardiovascular events according to baseline blood pressure: meta-analysis of randomized trials. J Hypertens 29:4–16

Dahlöf B, Sever PS, Neil R, Poulter NP, Wedel H (2005) Prevention of cardiovascular events with an antihypertensive regimen of amlodipine adding perindopril as required versus atenolol adding bendrofumethiazide as required, in the Anglo-Scandinavian Cardiac Outcomes Trial-Blood Pressure Lowering Arm (ASCOT-BPLA): a multicentre randomised controlled trial. Lancet 366:895–906

Danesh AH, Gottschalk PCH (2019) Beta-blockers for migraine prevention: a review article. Curr Treat Options Neurol 21:20

Daniel WJ, Whelton PK, Allen N, Clark D III, Gidding SS et al (2021) Management of stage 1 hypertension in adults with a low 10-year risk for cardiovascular disease: filling a guidance gap. A scientific statement from the American Heart Association. Hypertension 77:e58–e67

Datzmann T, Fuchs S, Andree D, Hohenstein B, Schmitt J et al (2019) Systematic review and meta-analysis of randomised controlled clinical trial evidence refutes relationship between pharmacotherapy with angiotensin-receptor blockers and an increased risk of cancer. Eur J Intern Med 64:1–9

Desai AS, Webb DJ, Taubel J, Casey S, Cheng Y, Robbie GJ et al (2023) Zilebesiran, an RNA interference therapeutic agent for hypertension. N Engl J Med 389:228–238

Dondo TB, Hall M, West RM, Jernberg T, Lindahl B et al (2017) β-blockers and mortality after acute myocardial infarction in patients without heart failure or ventricular dysfunction. J Am Coll Cardiol 69:2710–2720

Easterling T, Mundle S, Bracken H, Parvekar S, Mool S et al (2019) Oral antihypertensive regimens (nifedipine retard, labetalol, and methyldopa) for management of severe hypertension in pregnancy: an open-label, randomised controlled trial. Lancet 394:1011–1021

Egan BM, Bandyopadhyay D, Shaftman SR, Wagner CS, Zhao Y et al (2012) Initial monotherapy and combination therapy and hypertension control the first year. Hypertension 59:1124–1131

Elliott WJ, Meyer PM (2007) Incident diabetes in clinical trials of antihypertensive drugs: a network meta-analysis. Lancet 369:201–207

Ettehad D, Emdin CA, Kiran A, Anderson SG, Callender T et al (2016) Blood pressure lowering for prevention of cardiovascular disease and death: a systematic review and meta-analysis. Lancet 387:957–967

Falaschetti E, Mindell J, Knott C, Poulter N (2014) Hypertension management in England: a serial cross-sectional study from 1994 to 2011. Lancet 383:1912–1919

FDA Drug Safety Communication (2013) FDA approves label changes to include intestinal problems (sprue-like enteropathy) linked to blood pressure medicine olmesartan medoxomil. https://www.fda.gov/drugs/drug-safety-and-availability/fda-drug-safety-communication-fda-approves-label-changes-include-intestinal-problems-sprue

FDA Zulassung Atrasentan (2025) https://www.drugs.com/history/vanrafia.html

Fisher NDL, Kirtane AJ (2025) Renal denervation for hypertension. Nat Rev Cardiol 22:664–674

Flack JM, Azizi M, Brown JM, Dwyer JP, Fronczek J, Jones ESW, Olsson DS, Perl S, Shibata H, Wang JG, Wilderäng U, Wittes J, Williams B (2025) Efficacy and safety of Baxdrostat in uncontrolled and resistant hypertension. N Engl J Med. https://doi.org/10.1056/NEJMoa2507109

Flahault A, Keck M, Girault-Sotias PE, Esteoulle L, De Mota N, Bonnet D, Llorens-Cortes C (2021) LIT01-196, a metabolically stable apelin-17 analog, normalizes blood pressure in hypertensive DOCA-salt rats via a NO synthase-dependent mechanism. Front Pharmacol 12:715095

Freeman MW, Halvorsen YD, Marshall W, Pater M, Isaacsohn J (2023) Phase 2 trial of baxdrostat for treatment-resistant hypertension. N Engl J Med 388:395–405

Gandhi S, Fleet JL, Bailey DG, McArthur E, Wald R et al (2013) Calcium-channel blocker-clarithromycin drug interactions and acute kidney injury. JAMA 310:2544–2553

Gomm W, Röthlein C, Schüssel K, Brückner G, Schröder H et al (2021) N-nitrosodimethylamine-contaminated valsartan and the risk of cancer – A longitudinal cohort study based on German health insurance data. Dtsch Ärztebl Int 118:357–362

Goupil R, Tsuyuki RT, Santesso N, Terenzi KA, Habert J et al (2025) Hypertension Canada guideline for the diagnosis and treatment of hypertension in adults in primary care. CMAJ 197:E549–E564

Gulea C, Zakeri R, Alderman V, Morgan A, Ross J et al (2021) Beta-blocker therapy in patients with COPD: a systematic literature review and meta-analysis with multiple treatment comparison. Resp Res 22:64

Hänggi D, Etminan N, Aldrich F, Steiger HJ, Mayer SA, Newton Investigators (2017) Randomized, open-label, phase 1/2a study to determine the maximum tolerated dose of intraventricular sustained release nimodipine for subarachnoid hemorrhage (Newton [Nimodipine microparticles to enhance recovery while reducing toxicity after subarachnoid hemorrhage]). Stroke 48:145–151

Heerspink HL, de Zeeuw D (2010) Composite renal endpoints: was ACCOMPLISH accomplished? Lancet 375:1140–1142

Heerspink HJ, Ninomiya T, Perkovic V, Woodward M, Zoungas S et al (2010) Effects of a fixed combination of perindopril and indapamide in patients with type 2 diabetes and chronic kidney disease. Eur Heart J 31:2888–2896

Heerspink HJL, Jardine M, Kohan DE, Lafayette RA, Levin A et al (2025) Atrasentan in patients with IgA nephropathy. N Engl J Med 392:544–554

Henriksen PA, Hall P, MacPherson IR, Joshi SS, Singh T et al (2024) Multicenter, prospective, randomized controlled trial of high-sensitivity cardiac troponin I-guided combination angiotensin receptor blockade and beta-blocker therapy to prevent anthracycline cardiotoxicity: The Cardiac CARE Trial. Circulation 148:1680–1690

Hermida RC, Crespo JJ, Domínguez-Sardiña M, Otero A, Moyá A et al (2019) Bedtime hypertension treatment improves cardiovascular risk reduction: the Hygia chronotherapy trial. Eur Heart J. https://doi.org/10.1093/eurheartj/ehz754

Herrett E, Gadd S, Jackson R, Bhaskaran K et al (2019) Eligibility and subsequent burden of cardiovascular disease of four strategies for blood pressure-lowering treatment: a retrospective cohort study. Lancet 394(10199):663–671

Hicks BM, Filion KB, Yin H, Sakr L, Udell JA et al (2018) Angiotensin converting enzyme inhibitors and risk of lung cancer: population based cohort study. BMJ 363:k4209

Ho JK, Moriarty F, Manly JJ, Larson EB, Evans DA et al (2021) Blood-brain barrier crossing renin-angiotensin drugs and cognition in the elderly. A meta-analysis. Hypertension. https://doi.org/10.1161/HYPERTENSIONAHA.121.17049

Hoeper MM, Ewert R, Jansa P, Sirenko Y, Skride A (2024) Randomized, multicenter study to assess the effects of different doses of sildenafil on mortality in adults with pulmonary arterial hypertension. Circulation 149:1949–1959

Holt A, Blanche P, Zareini B, Rajan D, El-Sheikh M et al (2021) Effect of long-term beta-blocker treatment following myocardial infarction among stable, optimally treated patients without heart failure in the reperfusion era: a Danish, nationwide cohort study. Eur Heart J 42:907–914

Hopkins W, Rubin LJ (2021) Treatment of pulmonary arterial hypertension (group 1) in adults: pulmonary hypertension-specific therapy. https://www.uptodate.com/contents/treatment-of-pulmonary-arterial-hypertension-group-1-in-adults-pulmonary-hypertension-specific-therapy?source=history_widget

Huang Y, Su L, Cai X, Mai W, Wang S et al (2014) Association of all-cause and cardiovascular mortality with prehypertension: a meta-analysis. Am Heart J 167:160–168

HYVET Study Group, Beckett N, Peters R, Tuomilehto J, Swift C, Sever P et al (2011) Immediate and late benefits of treating very elderly people with hypertension: results from active treatment extension to Hypertension in the Very Elderly randomised controlled trial. BMJ 344:d7541

Ishani A, Cushman WC, Leatherman SM, Lew RA, Woods P, Glassman PA, Taylor AA, Hau C, Klint A, Huang GD, Brophy MT, Fiore LD, Ferguson RE (2022) Chlorthalidone vs. hydrochlorothiazide for hypertension-cardiovascular events. N Engl J Med 387(26):2401–2410. https://doi.org/10.1056/NEJMoa2212270

Jamerson K, Weber MA, Bakris GL, Dahlöf B, Jamerson K et al (2008) Benazepril plus amlodipine or hydrochlorothiazide for hypertension in high-risk patients. N Engl J Med 359:2417–2428

Jones DW, Ferdinand KC, Taler SJ, Johnson HM, Shimbo D et al (2025) AHA/ACC/AANP/AAPA/ABC/ACCP/ACPM/AGS/AMA/ASPC/NMA/PCNA/SGIM Guideline for the prevention, detection, evaluation and management of high blood pressure in adults: a report of the American College of Cardiology/American Heart Association Joint Committee on Clinical Practice Guidelines. Circulation 2025(152):e114–e218

Julius S, Kjeldsen SE, Weber M, Brunner HR, Ekman S et al (2004) Outcomes in hypertensive patients at high cardiovascular risk treated with regimens based on valsartan or amlodipine: the VALUE randomised trial. Lancet 363:2023–2031

Jung M, Li M, Shin J, Chung BI, Langston ME (2025) Association between antihypertensive medication use and kidney cancer risk: a meta-analysis accounting for hypertension. BMC Cancer 25:1013

Kintscher U, Böhm M, Goss F, Kolloch R, Kreutz R et al (2014) Kommentar zur 2013-ESH/ESC-Leitlinie zum Management der arteriellen Hypertonie. Kardiologie 8:223–230

Knuuti J, Wijns W, Saraste A, Capodanno D, Barbato E et al (2020) 2019 ESC guidelines for the diagnosis and management of chronic coronary syndromes. Eur Heart J 41:407–477

Kosiborod MN, Deanfield J, Pratley R, Borlaug BA, Butler J (2024) Semaglutide versus placebo in patients with heart failure and mildly reduced or preserved ejection fraction: a pooled analysis of the Select, Flow, Step-HFpEF, and Step-HFpEF DM randomised trials. Lancet 404:949–961

Kostis JB, Wilson AC, Freudenberger RS, Cosgrove NM, Pressel SL, Davis BR, SHEP Collaborative Research Group (2005) Long-term effect of diuretic-based therapy on fatal outcomes in subjects with isolated systolic hypertension with and without diabetes. Am J Cardiol 95:29–35

Krieger EM, Drager LF, Giorgi DMA et al (2018) Spironolactone versus clonidine as a fourth-drug therapy for resistant hypertension: the ReHOT Randomized Study (Resistant Hypertension Optimal Treatment). Hypertension 71:681–690

Kunz R, Friedrich C, Wolbers M, Mann JFE (2008) Meta-analysis: effect of monotherapy and combination therapy with inhibitors of the renin angiotensin system on proteinuria in renal disease. Ann Intern Med 148:30–48

Lawlor B, Segurado R, Kennelly S, Rikkert OMGM, Howard R, NILVAD Study Group et al (2018) Nilvadipine in mild to moderate Alzheimer disease: a randomised controlled trial. PLoS Med 15:e1002660

Lee CH, Ihm SH, Shin DH, Jeong JO, Kim JH et al (2025) Spironolactone vs Amiloride for resistant hypertension: a randomized clinical trial. JAMA 333:2073–2082

Lin SY, Lin CL, Lin CC, Hsu WH, Lin CD et al (2020) Association between Angiotensin-converting enzyme inhibitors and lung cancer – A nationwide, population-based, propensity score-matched cohort study. Cancers 12(3):747. https://doi.org/10.3390/cancers12030747

Lindholm LH, Carlberg B, Samuelsson O (2005) Should betablockers remain first choice in the treatment of primary hypertension? A meta-analysis. Lancet 366:1545–1553

Liu J, Li Y, Ge J, Yan X, Zhang H (2024) Lowering systolic blood pressure to less than 120 mm Hg versus less than 140 mm Hg in patients with high cardiovascular risk with and without diabetes or previous stroke: an open-label, blinded-outcome, randomised trial. Lancet 404:245–255

Lonn EM, Bosch J, López-Jaramillo P, Zhu J, Liu L et al (2016) Blood-pressure lowering in intermediate-risk persons without cardiovascular disease. N Engl J Med 374:2009–2020

Lopes RD, Macedo AVS, de Barros E, Silva PGM, Moll-Bernardes RJ et al (2021) Effect of discontinuing vs continuing angiotensin-converting enzyme inhibitors and angiotensin II receptor blockers on days alive and out of the hospital in patients admitted with COVID-19: a randomized clinical trial. JAMA 325(3):254–264

Lüders S, Schrader J, Berger J, Unger T, Zidek W et al (2008) The PHARAO study: prevention of hypertension with the angiotensin-converting enzyme inhibitor ramipril in patients with high-normal blood pressure – A prospective, randomized, controlled prevention trial of the German Hypertension League. J Hypertens 26:1487–1496

Lv J, Ehteshami P, Sarnak MJ, Tighiouart H, Jun M et al (2013) Effects of intensive blood pressure lowering on the progression of chronic kidney disease: a systematic review and meta-analysis. CMAJ 185:949–957

Mackenzie IS, Rogers A, Poulter NR, Williams B, Brown MJ et al (2022) Cardiovascular outcomes in adults with hypertension with evening versus morning dosing of usual antihypertensives in the UK (TIME study): a prospective, randomised, open-label, blinded-endpoint clinical trial. Lancet 400:1417–1425

Mahfoud F, Kieble M, Enners S, Werning J, Laufs U et al (2020) „Dear Doctor" warning letter (Rote-Hand-Brief) on hydrochlorothiazide and its impact on antihypertensive prescription. Dtsch Ärztebl Int 117:687–688

Makarounas-Kirchmann K, Glover-Koudounas S, Ferrari P (2009) Results of a meta-analysis comparing the tolerability of lercanidipine and other dihydropyridine calcium channel blockers. Clin Ther 31:1652–1663

Mancia G, Kreutz R, Brunström M, Burnier M, Grassi G et al (2023) 2023 ESH Guidelines for the management of arterial hypertension The Task Force for the management of arterial hypertension of the European Society of Hypertension: Endorsed by the International Society of Hypertension (ISH) and the European Renal Association (ERA). J Hypertens 41:1874–2071

Masoli JAH, Delgado J, Pilling L, Strain D, Melzer D (2020) Blood pressure in frail older adults: associations with cardiovascular outcomes and all-cause mortality. Age Ageing 49:807–813

McDonagh TA, Metra M, Adamo M, Gardner RS, Baumbach A et al (2021) 2021 ESC Guidelines for the diagnosis and treatment of acute and chronic heart failure. Eur Heart J 42:3599–3726

McEvoy MCP, Bruno RM, Brouwers S, Canavan MD et al (2024) ESC Guidelines for the management of elevated blood pressure and hypertension. ESC Scientific Document Group. Eur Heart J 45:3912–4018

McMurray JJ, Packer M, Desai AS, Gong J, Lefkowitz MP, Rizkala AR, Rouleau JL, Shi VC, Solomon SD, Swedberg K, Zile MR (2014) Angiotensin-neprilysin inhibition versus enalapril in heart failure. N Engl J Med 371:993–1004

McMurray JJ, Krum H, Abraham WT, Dickstein K, Køber LV et al (2016) Aliskiren, enalapril, or aliskiren and enalapril in heart failure. N Engl J Med 374:1521–1532

MERIT-HF Study (1999) Effect of metoprolol CR/XL in chronic heart failure: Metoprolol CR/XL randomised intervention trial in congestive heart failure. Lancet 353:2001–2007

Middeke M, Lemmer B, Kreutz R, Schrader J, Holzgreve H (2020) Antihypertensiva nicht generell abends nehmen. MMW Fortschr Med 162:34–36

van Middelaar T, van Vught LA, van Charante EPM, Eurelings LSM, Ligthart SA et al (2017) Lower dementia risk with different classes of antihypertensive medication in older patients. J Hypertens 35:2095–2101

Mills KT, Bundy JD, Kelly TN, Reed JE, Kearney PM et al (2016) Global disparities of hypertension prevalence and control: a systematic analysis of population-based studies from 90 countries. Circulation 134:441–450

Morgan T, Lauri J, Bertram D, Anderson A (2004) Effect of different antihypertensive drug classes on central aortic pressure. Am J Hypertens 17:118–123

MOXCON Investigators, Cohn JN, Pfeffer MA, Rouleau J, Sharpe N, Swedberg K et al (2003) Adverse mortality effect of central sympathetic inhibition with sustained-release moxonidine in patients with heart failure. Eur J Heart Fail 5:659–667

Muntner P, Levitan EB, Lynch AI, Simpson LM, Whittle J et al (2014) Effect of chlorthalidone, amlodipine, and lisinopril on visit-to-visit variability of blood pressure: results from the Antihypertensive and Lipid-Lowering Treatment to Prevent Heart Attack Trial. J Clin Hypertens 16:323–330

NCD Risk Factor Collaboration (NCD-RisC) (2019) Long-term and recent trends in hypertension awareness, treatment, and control in 12 high-income countries: an analysis of 123 nationally representative surveys. Lancet 394(10199):639–651

Neal B, MacMahon S, Chapman N, Blood Pressure Lowering Treatment Trialists' Collaboration (BPLTTC) (2000) Effects of ACE inhibitors, calcium antagonists, and other blood-pressure-lowering drugs: results of prospectively designed overviews of randomised trials. Lancet 356:1955–1964

Neuhauser H, Diederichs C, Boeing H, Felix SB, Jünger C et al (2016) Bluthochdruck in Deutschland – Daten aus sieben bevölkerungsbasierten epidemiologischen Studien (1994–2012). Dtsch Ärztebl Int 113:809–815

NICE, National Institute for Health and Care Excellence (2019) Hypertension in adults: diagnosis and management. https://www.nice.org.uk/guidance/ng136/chapter/Recommendations#starting-antihypertensive-drug-treatment. Zugegriffen: 23. Mai 2020

Nicholls SJ, Bakris GL, Kastelein JJ, Menon V, Williams B et al (2013) Effect of aliskiren on progression of coronary disease in patients with prehypertension: the AQUARIUS randomized clinical trial. JAMA 310:1135–1144

Nissen SE, Tuzcu EM, Libby P, Thompson PD, Ghali M et al (2004) Effect of antihypertensive agents on cardiovascular events in patients with coronary disease and normal blood pressure: the CAMELOT study: a randomized controlled trial. JAMA 292:2217–2225

Ovalle F, Grimes T, Xu G, Patel AJ, Grayson TB et al (2018) Verapamil and beta cell function in adults with recent-onset type 1 diabetes. Nat Med 24:1108–1112

Packer M, O'Connor CM, Ghali JK, Pressler ML, Carson PE et al (1996) Effect of amlodipine on morbidity and mortality in severe chronic heart failure. N Engl J Med 335:1107–1114

Packer M, Coats AJS, Fowler MB, Katus HA et al (2001) Effect of carvedilol on survival in severe chronic heart failure. N Engl J Med 344:1651–1658

Pareek AK, Messerli FH, Chandurkar NB, Dharmadhikari SK, Godbole AV et al (2016) Efficacy of low-dose chlorthalidone and hydrochlorothiazide as assessed by 24-h ambulatory blood pressure monitoring. J Am Coll Cardiol 67:379–389

Pickard R, Starr K, MacLennan G, Lam T, Thomas R et al (2015) Medical expulsive therapy in adults with ureteric colic: a multicentre, randomised, placebo-controlled trial. Lancet 386:341–349

Pitt B (2004) ACE inhibitors for patients with vascular disease without left ventricular dysfunction – may they rest in peace? N Engl J Med 351:2115–2117

Pitt B, Pfeffer MA, Assmann SF, Boineau R, Anand IS et al (2014) TOPCAT Investogators Spironolactone for heart failure with preserved ejection fraction. N Engl J Med 370:1383–1392

Poulter NR, Savopoulos C, Anjum A, Apostolopoulou M et al (2018) Randomized crossover trial of the impact of morning or evening dosing of antihypertensive agents on 24-hour ambulatory blood pressure. Hypertension 72(4):870–873

Pulido T, Adzerikho I, Channick RN, Delcroix M, Galiè N et al (2013) Macitentan and morbidity and mortality in pulmonary arterial hypertension. N Engl J Med 369:809–818

Qiao Y, Shin JI, Teresa K, Chen TK, Inker LA et al (2020) Association between renin-angiotensin system blockade discontinuation and all-cause mortality among persons with lowestimated glomerular filtration rate. JAMA Intern Med. https://doi.org/10.1001/jamainternmed.2020.0193

Rheault MN, Alpers CE, Barratt J, Bieler S, Canetta P et al (2023) Sparsentan versus Irbesartan in focal segmental glomerulosclerosis. N Engl J Med 389:2436–2445

Rothwell PM, Howard SC, Dolan E, O'Brian E, Dobson JE, ASCOT-BPLA MRC Trial Investigators et al (2010) Effects of β blockers and calcium channel blockers on within-individual variability and risk of stroke. Lancet Neurol 9:469–480

Roush GC, Holford TR, Guddati AK (2012) Chlorthalidone compared with hydrochlorothiazide in reducing cardiovascular events: systematic review and network meta-analyses. Hypertension 59:1110–1117

Roush GC, Ernst ME, Kostis JB, Tandon S, Sica DA (2015) Head-to-head comparisons of hydrochlorothiazide with indapamide and chlorthalidone. Hypertension 65:1041–1046

Rubio-Tapia A, Herman ML, Ludvigsson JF, Kelly DG, Mangan TF et al (2012) Severe spruelike enteropathy associated with olmesartan. Mayo Clin Proc 87:732–738

Sackner-Bernstein J (2005) Reducing the risks of sudden death and heart failure post myocardial infarction: utility of optimized pharmacotherapy. Clin Cardiol 28(11 Suppl 1):19–27

Salam A, Atkins ER, Hsu B, Webster R, Patel A, Rodgers A (2019) Efficacy and safety of triple versus dual combination blood pressure-lowering drug therapy: a systematic review and meta-analysis of randomized controlled trials. J Hypertens 37:1567–1573

Sato A, Fukuda S (2015) A prospective study of frequency and characteristics of cough during ACE inhibitor treatment. Clin Exp Hypertens 37:563–568

Saxena M, Laffin L, Borghi C, Fernandez B, Ghali JK, Kopjar B, Polu K, Roger SD, Slingsby BT, Strutz F, Vogt L, Weir MR, Rodman D, Launch-HTN Investigators (2025) Lorundrostat in participants with uncontrolled hypertension and treatment-resistant hypertension: the launch-HTN randomized clinical trial. JAMA 334(PMC12210145):409–418. https://doi.org/10.1001/jama.2025.9413

Schlaich MP, Bellet M, Weber MA, Danaietash P, Bakris GL et al (2022) Dual endothelin antagonist aprocitentan for resistant hypertension (PRECISION): a multicentre, blinded, randomised, parallel-group, phase 3 trial. Lancet 400:1927–1937

Schneider MP, Hua TA, Böhm M, Wachtell K, Kjeldsen SE et al (2010) Prevention of atrial fibrillation by renin-angiotensin system inhibition a meta-analysis. J Am Coll Cardiol 55:2299–2307

SHEP Collaborative Research Group, Kostis JB, Wilson AC, Freudenberger RS, Cosgrove NM, Pressel SL et al (2005) Long-term effect of diuretic-based therapy on fatal outcomes in subjects with isolated systolic hypertension with and without diabetes. Am J Cardiol 95:29–35

Smith L, Parris C, Veronese N, Shang C, Lopez-Sanchez GF et al (2020) Cross-sectional associations between angiotensin-converting enzyme inhibitor use and cancer diagnosis in US adults. Clin Exp Med. https://doi.org/10.1007/s10238-020-00622-7

Solomon SD, McMurray JJV, Anand IS, Ge J, Lam CSP et al (2019) PARAGON-HF investigators and committees angiotensin-neprilysin inhibition in heart failure with preserved ejection fraction. N Engl J Med 381:1609–1620

SPRINT Research Group (2015) A randomized trial of intensive versus standard blood pressure control. N Engl J Med 373:2103–2116

SPRINT Research Group, Lewis CE, Fine LJ, Beddhu S, Cheung AK, Cushman WC (2021) Final report of a trial of intensive versus standard blood-pressure control. N Engl J Med 384:1921–1930

Stergiou GS, Palatini P, Parati G, O'Brien E et al (2021) 2021 European Society of Hypertension practice guidelines for office and out-of-office blood pressure measurement. J Hypertens 39:1293–1302

Suchard MA, Schuemie MJ, Krumholz HM, You SC, Chen R et al (2019) Comprehensive comparative effectiveness and safety of first-line antihypertensive drug classes: a systematic, multinational, large-scale analysis. Lancet 394:1816–1826

Sun F, Wu S, Guo S, Yu K, Yang Z et al (2015) Impact of GLP-1 receptor agonists on blood pressure, heart rate and hypertension among patients with type 2 diabetes: a systematic review and network meta-analysis. Diabetes Res Clin Pract 110:26–37

Sun H, Hodgkinson CP, Pratt RE, Dzau VJ (2021) CRISPR/Cas9 mediated deletion of the angiotensinogen gene reduces hypertension: a potential for cure? Hypertension 77:1990–2000

Svensson P, de Faire U, Sleight P, Yusuf S, Östergren JJ (2001) Comparative effects of ramipril on ambulatory and office blood pressures. A HOPE substudy. Hypertension 38:e28–e32

The ACTIVE I Investigators (2011) Irbesartan in patients with atrial fibrillation. N Engl J Med 364:928–938

The ALLHAT Officers and Coordinators for the ALLHAT Collaborative Research Group (2002) Major outcomes in hypertensive patients randomized to angiotensin-converting enzyme inhibitor or calcium channel blocker vs diuretic: the antihypertensive and lipid-lowering treatment to prevent heart attack trial (ALLHAT). JAMA 288:2981–2997

The Blood Pressure Lowering Treatment Trialists' Collaboration (2000) Effects of ACE inhibitors, calcium antagonists, and other blood-pressure-lowering drugs: results of prospectively designed overviews of randomised trials. Lancet 356:1955–1964

The EURopean trial On reduction of cardiac events with Perindopril in stable coronary Artery disease Investigators (2003) Efficacy of perindopril in reduction of cardiovascular events among patients with stable coronary artery disease: randomised, double-blind, placebo-controlled, multicentre trial (the EUROPA study). Lancet 362:782–788

The GISSI-AF Investigators (2009) Valsartan for prevention of recurrent atrial fibrillation. N Engl J Med 360:1606–1617

The HOPE Study Investigators (2000) Effects of an angiotensin-converting-enzyme inhibitor, ramipril, on cardiovascular events in high-risk patients. N Engl J Med 342:145–153

The ONTARGET Investigators (2008) Telmisartan, ramipril or both in patients at high risk for vascular events. N Engl J Med 358:1547–1559

Thomopoulos C, Parati G, Zanchetti A (2017a) Effects of blood-pressure-lowering treatment on outcome incidence in hypertension. 11. Effects of total cardiovascular risk and achieved blood pressure: overview and meta-analyses of randomized trials. J Hypertens 35:2138–2149

Thomopoulos C, Parati G, Zanchetti A (2017b) Effects of blood-pressure-lowering treatment on outcome incidence in hypertension: 10 – Should blood pressure management differ in hypertensive patients with and without diabetes mellitus? Overview and meta-analyses of randomized trials. J Hypertens 35:922–944

Thomopoulos C, Parati G, Zanchetti A (2017c) Effects of blood-pressure-lowering treatment on outcome incidence. 12. Effects in individuals with high-normal and normal blood pressure: overview and meta-analyses of randomized trials. J Hypertens 35:2150–2160

Thomopoulos C, Parati G, Zanchetti A (2018) Effects of blood pressure-lowering treatment on cardiovascular outcomes and mortality: 14 – effects of different classes of antihypertensive drugs in older and younger patients: overview and meta-analysis. J Hypertens 36:1637–1647

Trafford JA, Latta D, Little PS, Parsley J, Ankier SI et al (1989) A multi-centre, placebo controlled comparative study between 200 mg and 400 mg celiprolol in patients with mild to moderate essential hypertension. Curr Med Res Opin 11:550–556

Trump S, Lukassen S, Anker MS, Chua RL, Liebig J et al (2020) Hypertension delays viral clearance and exacerbates airway hyperinflammation in patients with COVID-19. Nat Biotechnol 39:705–716

Van Noord T, Tieleman RG, Bosker HA, Kingma T, van Veldhuisen DJ et al (2004) Beta-blockers prevent subacute recurrences of persistent atrial fibrillation only in patients with hypertension. Europace 6:343–350

Vargas F, Mendez H (1999) Study of the photochemical and in vitro phototoxicity of chlortalidone [2-chloro-5-(1-hydroxy-3-oxo-1-isoindolinyl)benzene sulfonamide]. Pharmazie 54:920–922

Verdecchia P, Reboldi G, Angeli F, Borgioni C, Gattobigio R et al (2004) Adverse prognostic significance of new diabetes in treated hypertensive subjects. Hypertension 43:963–969

Villanueva C, Albillos A, Genesca J, Garcia-Pagan JC, Calleja JL et al (2019) Beta blockers to prevent decompensation of cirrhosis in patients with clinically significant portal hypertension (PREDESCI): a randomised, double-blind, placebo-controlled, multicentre trial. Lancet 393:1597–1608

van Vliet E, Nijman T, Schuit E, Heida KY, Opmeer BC et al (2016) Nifedipine versus atosiban for threatened preterm birth (APOSTEL III): a multicentre, randomised controlled trial. Lancet 387:2117–2124

Wang CY, Huang KC, Lu CW, Chu CH, Huang CN et al (2023) A randomized controlled trial of R-form Verapamil added to ongoing Metformin therapy in patients with type 2 diabetes. J Clin Endocrinol Metab 107:e4063–e4071

Weisser B, Predel HG, Gillessen A, Hacke C, vor dem Esche J et al (2020) Single pill regimen leads to better adherence and clinical outcome in daily practice in patients suffering from hypertension and/or dyslipidemia: results of a meta-analysis. High Blood Press Cardiovasc Prev 27(2):157–164

Wikstrand J, Wedel H, Castagno D, McMurray JJV (2013) The large-scale placebo-controlled beta-blocker studies in systolic heart failure revisited: results from CIBIS-II, COPERNICUS and SENIORS-SHF compared with stratified subsets from MERIT-HF. J Intern Med 275:134–143

Williams B, MacDonald TM, Morant S, Webb DJ, Sever P et al (2015) Spironolactone versus placebo, bisoprolol, and doxazosin to determine the optimal treatment for drug-resistant hypertension (PATHWAY-2): a randomised, double-blind, crossover trial. Lancet 386:2059–2068

Williams B, Mancia G, Spiering W, Rosei EA et al (2018) 2018 ESC/ESHGuidelines for the management of arterial hypertension. J Hypertens 36:1953–2041

Williamson JD, Supiano MA, Applegate WB, Berlowitz DR, Campbell RC et al (2016) Intensive vs Standard Blood Pressure Control and Cardiovascular Disease Outcomes in Adults Aged ≥75 Years: A Randomized Clinical Trial. JAMA 315:2673–2682

Wolf PS, Smith RD, Khandwala A, Van Inwegen RG, Gordon RJ et al (1985) Celiprolol – Pharmacological profile of an unconventional beta-blocker. Br J Clin Pract Suppl 40:5–11

Wolf-Maier K, Cooper RS, Kramer H, Banegas JR, Giampaoli S et al (2004) Hypertension treatment and control in five European countries, Canada, and the United States. Hypertension 43:10–17

Wong GWK, Boyda HN, Wright JM (2014) Blood pressure lowering efficacy of partial agonist beta blocker monotherapy for primary hypertension. Cochrane Database Syst Rev. https://doi.org/10.1002/14651858.CD007450.pub2

Yang R, Luo Z, Liu Y, Sun M, Zheng L et al (2016) Drug interactions with angiotensin receptor blockers: role of human cytochromes P450. Curr Drug Metab 17:681–691

Yano Y, Stamler J, Garside DB, Daviglus ML, Franklin SS et al (2015) Isolated systolic hypertension in young and middle-aged adults and 31-year risk for cardiovascular mortality: the Chicago Heart Association detection project in industry study. J Am Coll Cardiol 65:327–335

Yndigegn T, Lindahl B, Mars K, Alfredsson J, Benatar J, REDUCE-AMI Investigators (2024) beta-blockers after myocardial infarction and preserved ejection fraction. N Engl J Med 390:1372–1381

Yusuf S, Diener HC, Sacco RL, Cotton D, Ôunpuu S (2008) Telmisartan to prevent recurrent stroke and cardiovascular events. N Engl J Med 359:1225–1237

Zhang W, Zhang S, Deng Y, Wu S, Ren J et al (2021) Trial of intensive blood-pressure control in older patients with hypertension. N Engl J Med 385:1268–1279

Zhang Y, Sun N, Jiang X, Xi Y (2017) Comparative efficacy of β-blockers on mortality and cardiovascular outcomes in patients with hypertension: a systematic review and network meta-analysis. J Am Soc 11:394–401

Zhu QM, Lesnick JD, Jasper JR, MacLennan SJ, Dillon MP et al (1999) Cardiovascular effects of rilmenidine, moxonidine and clonidine in conscious wild-type and D79N alpha2A-adrenoceptor transgenic mice. Br J Pharmacol 126:1522–1530

Herzerkrankungen

Thomas Eschenhagen und Joachim Weil

Auf einen Blick

Herztherapeutika umfassen Kardiaka inklusive Sacubitril/Valsartan, Antiarrhythmika und Koronarmedikamente. Die Klassifikation orientiert sich primär an therapeutischen Kriterien und weniger an pharmakologischen Effekten, weil Nitrate, Molsidomin und auch Sacubitril/Valsartan ihren Hauptangriffspunkt nicht am Herzmuskel oder den Koronargefäßen, sondern an peripheren Gefäßen haben bzw. in die neurohumorale Systemkontrolle eingreifen. Die Zusammenfassung folgt dem ATC-System der WHO. Bis auf Sacubitril/Valsartan, dessen Verordnungen leitliniengerecht stark zunehmen, sind die Verordnungen der anderen Herztherapeutika auf niedrigem Niveau stabil oder nehmen weiter ab. Auffällig ist der Verkaufsstopp eines „klassischen" Herztherapeutikums wie Digimerck, der nach Veröffentlichung positiver Daten zur Wirkung von Digitoxin bei schwerer Herzinsuffizienz (Bavendiek et al. 2025) als vorschnell eingeschätzt werden kann. Die in der Therapie der Herzinsuffizienz zentralen ACE-Hemmer, Angiotensinrezeptorantagonisten und β-Adrenozeptor-Antagonisten werden in ▸ Kap. 6 (Antihypertonika), SGLT2 Inhibitoren in ▸ Kap. 10 (Antidiabetika) und Aldosteronrezeptorantagonisten in ▸ Kap. 34 (Diuretika) besprochen.

7.1 Herzglykoside

Herzglykoside sind über eine Hemmung der Natrium-Kalium-ATPase wirkende positiv inotrope Arzneimittel zur Behandlung der Herzinsuffizienz mit reduzierter Pumpfunktion (HFrEF) mit zusätzlichen antiarrhythmischen Eigenschaften. Die Bedeutung der Herzglykoside insgesamt hat in den letzten Jahrzehnten mit dem erfolgreichen Einsatz von ACE-Hemmern, β-Adrenozeptor-Antagonisten, Aldosteronrezeptor-Antagonisten, Sacubitril/Valsartan und neuerdings auch SGLT2 Inhibitoren (siehe ▸ Kap. 10) bei Herzinsuffizienz und von β-Adrenozeptor-Antagonisten bei Vorhofflimmern immer weiter abgenommen.

7.1.1 Verordnungsspektrum

Die Verordnungshäufigkeit aller Herzglykoside hat sich 2024 gegenüber dem Vorjahr auf niedrigem Niveau stabilisiert (+2,3 %; ◖ Tab. 7.1, ◖ Abb. 7.1). Dabei haben Verordnungen von Digoxin und seinen Derivaten deutlich zugenommen (+52,4 %) und die von Digitoxin ist stabil geblieben. Die Zunahme von Digoxinpräparaten hat den sprunghaften und durch den Verkaufsstopp von Digimerck verursachten Rückgang von 2022 auf 2023 teilweise ausgeglichen.

© Der/die Autor(en), exklusiv lizenziert an Springer-Verlag GmbH, DE, ein Teil von Springer Nature 2026
W.-D. Ludwig, B. Mühlbauer, R. Seifert (Hrsg.), *Arzneiverordnungs-Report 2025*,
https://doi.org/10.1007/978-3-662-72738-6_7

◻ Tab. 7.1 Verordnungen von Herzglykosiden und Neprilysin-Inhibitoren 2024. Angegeben sind die 2024 verordneten Tagesdosen, die Änderungen gegenüber 2023 und die mittleren Kosten je DDD 2023

Präparat	Bestandteile	DDD	Änderung	DDD-Nettokosten
		Mio.	%	Euro
Digoxinpräparate				
Novodigal	β-Acetyldigoxin	7,8	(−10,6)	0,44
Lanicor	Digoxin	3,8	(−0,2)	0,17
Lanitop	Metildigoxin	1,7	(−14,9)	0,30
		13,3	**(−8,5)**	**0,34**
Digitoxin				
Digitoxin AWD	Digitoxin	31,8	(+7,7)	0,19
Neprilysin-Inhibitoren				
Entresto	Sacubitril Valsartan	135,2	(+19,3)	4,61
Summe		**180,3**	**(+14,6)**	**3,51**

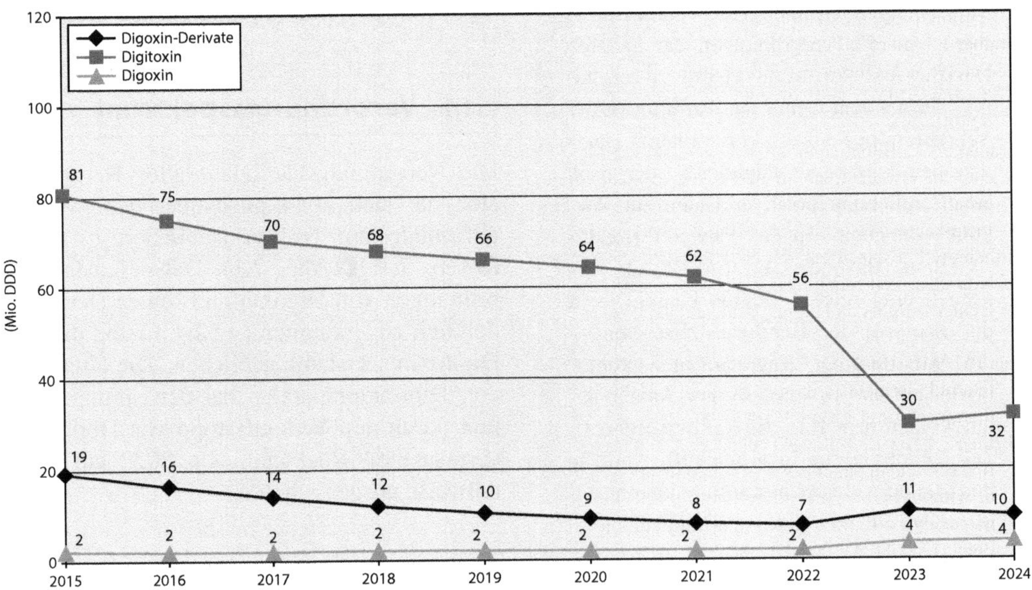

◻ Abb. 7.1 Verordnungen von Herzglykosiden 2015 bis 2024. Gesamtverordnungen nach definierten Tagesdosen

7.1.2 Therapeutische Gesichtspunkte

Herzglykoside werden bei der chronischen Herzinsuffizienz mit reduzierter Pumpfunktion (HFrEF) und zur Reduktion der Kammerfrequenz bei Vorhofflimmern eingesetzt. Bis vor kurzem war ausschließlich für Digoxin gezeigt worden, dass es die Notwendigkeit von Krankenhausaufnahmen bei Herzinsuffizienz senkt. Die Letalität wurde nicht signifikant gesenkt (The Digitalis Investigation Group 1997). Interessanterweise war dieses Ergebnis dem der SHIFT-Studie zu Ivabradin sehr ähnlich, ist aber anders bewertet worden (Castagno et al. 2012). Nun hat die von öffentlichen Geldgebern finanzierte und lange erwartete DIGIT-HF Studie an etwa 1200 Patienten mit schwerer HFrEF gezeigt, dass die Gabe von Digitoxin in niedriger Dosis einen kombinierten Endpunkt aus Sterblichkeit und Hospitalisierung um 18 % senkt (Bavendiek et al. 2025). Auch die Gesamtsterblichkeit wurde nominell gesenkt, allerdings ohne statistische Signifikanz. Bemerkenswert ist, dass der Effekt von Digitoxin trotz exzellenter Hintergrundtherapie (> 93 % Betaadrenozeptorantagonisten, > 93 % RAS Hemmer, davon 39,5 % ARNI, 76,2 % Aldosteronrezeptorantagonisten, 64 % ICD) zu sehen war und dass es keine Trends zu der gefürchteten Herzglykosid-Toxizität gab. Letzteres ist wahrscheinlich auf die Einstellung auf niedrige Plasmakonzentrationen zurückzuführen (im Mittel 13,5 ng/ml). Es wird abzuwarten sein, wie diese wichtigen Ergebnisse in die nächsten Leitlinienempfehlungen eingehen. Ein Anstieg der Digitoxin-Verordnungen ist aber zu erwarten. Aktuell (McDonagh et al. 2021) werden Herzglykoside bei HFrEF und Sinusrhythmus seit Jahren nur noch als Therapieoption in ausgewählten Fällen empfohlen. Herzglykoside bei Herzinsuffizienz und tachyarrhythmischem Vorhofflimmern wurden lange Zeit empfohlen (z. B. Bundesärztekammer 2013). Allerdings ist auch dies kritisch zu sehen, weil sie anders als β-Adrenozeptor-Antagonisten (Betablocker) die Anfallsfrequenz bei paroxysmalem Flimmern nicht senken und ihre frequenzsenkende Wirkung unter körperlicher Belastung nachlässt. Metaanalysen zur Wirkung von Herzglykosiden auf die Prognose von Patienten mit Vorhofflimmern ergaben Hinweise auf ein erhöhtes Sterberisiko (Vamos et al. 2015) oder waren neutral (Ziff et al. 2015). In einer kleinen prospektiven Vergleichsstudie bei Patienten mit permanentem Vorhofflimmern und Symptomen der Herzinsuffizienz (mittle-

re Ejektionsfraktion [EF] 56 %) unterschieden sich Digoxin und Bisoprolol nicht signifikant in Bezug auf den primären Endpunkt Lebensqualität, doch Digoxin war mit weniger unerwünschten Wirkungen verbunden (Kotecha et al. 2020).

Herzglykoside haben eine bekannt geringe therapeutische Breite und potentiell lebensbedrohliche Nebenwirkungen, vor allem Herzrhythmusstörungen. Die Häufigkeit von Herzglykosidüberdosierungen hat zwar abgenommen, sie lag aber nach einer Studie in den Niederlanden noch 2007 bei 0,04 % aller Krankenhauseinweisungen oder 1,94 Krankenhauseinweisungen/1.000 Patientenjahre (Aarnoudse et al. 2007). Die Rate war bei Frauen um 40 % höher als bei Männern, ein Befund, der in einer deutschen Studie bestätigt wurde (Schmiedl et al. 2007). Frauen erhielten hier in einem deutlich höheren Prozentsatz eine zu hohe Tagesdosis von Digitoxin (> 1 µg/kg). Diese Daten weisen auf die Notwendigkeit einer körpergewichtsadaptierten Digitoxindosis hin, was problematisch ist, weil mit Digimerck pico (0,05 mg) das einzige niedrig-Dosis-Präparat 2023 vom Markt genommen wurde und es das am häufigsten verordneten Digitoxinpräparat (*Digitoxin AWD*) nur in der 0,07 mg Dosis gibt und dies z. B. bei schlanken Frauen häufig zu hoch dosiert sein dürfte. Tatsächlich hat die DIGIT-HF Studie gezeigt, dass in fast 40 % der Fälle die Anfangsdosis von 0,07 mg nach unten korrigiert werden musste, um die angestrebte niedrige Plasmakonzentration zu erreichen (Bavendiek et al. 2025). Digoxin und Digoxinderivate sind in entsprechender galenischer Zubereitung gut bioverfügbar und ausreichend gut steuerbar. Allerdings muss bei Digoxinpräparaten die Dosis bei eingeschränkter Nierenfunktion und damit insbesondere im Alter reduziert werden, was bei Digitoxin nicht der Fall ist. Retrospektive Auswertungen der DIG Studie (s. o.) weisen darauf hin, dass niedrige Digoxin-Plasmakonzentrationen (0,5–0,8 ng/ml) mit einem Vorteil, höhere (> 1,2 ng/ml) aber mit einem signifikanten Überlebensnachteil einhergingen (Rathore et al. 2003). Die alten „Normalwerte" von 0,8–2,0 ng/ml müssen daher als eindeutig zu hoch gelten. Eine weitere Nachauswertung der DIG-Studie zeigte, dass Digoxingabe in den ersten 12 Monaten im gesamten Kollektiv mit einer signifikanten Abnahme der Gesamtletalität verbunden war (Ahmed et al. 2009). Dieser überraschende Befund lässt sich möglicherweise damit erklären, dass die insgesamt zu hohen Dosen im ersten Jahr bei im Schnitt jüngeren Patienten mit besserer Nierenfunktion noch zu „therapeutischen" Plasmakonzentrationen führten. Ergebnisse einer aktuell laufenden prospektiven Studie mit niedrig-dosiertem Dixgoin aus den Niederlanden wird in Kürze erwartet. Die DIGIT-HF Studie hat nun erstmals klare Hinweise auf die optimale therapeutische Plasmakonzentration von Digitoxin geliefert (10,5–23,6 ng/ml). Es ist gut möglich, dass es bei diesen Konzentrationen eher der stimulierende Effekt auf den Vagus als eine positiv inotrope Wirkung ist, die den günstigen Effekt von Digitoxin erklärt.

Anhand des Verordnungsvolumens von ca. 45 Mio. definierten Tagesdosen (DDD) lässt sich abschätzen, dass 2024 nur noch etwa 123.000 Patienten eine Dauertherapie mit Herzglykosiden erhielten. Da Herzglykoside auch bei Vorhofflimmern verordnet werden, kann man davon ausgehen, dass nur noch etwa 5 % aller Patienten mit Herzinsuffizienz Herzglykoside einnehmen. Es ist zu erwarten, dass sich dies auf der Basis von DIGIT-HF ändert.

7.1.3 Wirtschaftliche Gesichtspunkte

Digitoxinpräparate sind deutlich preisgünstiger als Digoxinderivate, was vielleicht – neben dem zunehmenden Lebensalter mit möglicher Nierenfunktionseinschränkung – für das Überwiegen von Digitoxin mitverantwortlich ist. Es ist zu hoffen, dass der Lieferstopp von Digimerck pico (0,05 mg) aufgrund der positiven Ergebnisse der DIGIT-HF Studie rückgängig gemacht wird.

7.2 Angiotensinrezeptor/ Neprilysin-Inhibitoren (ARNI)

Mit der fixen Kombination des AT1R-Antagonisten Valsartan mit dem Neprilysin-Inhibitor Sacubitril (Folge: Steigerung der pathophysiologisch günstigen BNP Konzentration im Blut) ist 2015 ein neues Prinzip zur Behandlung der chronischen HFrEF eingeführt worden (Fricke et al. 2017). Die weltweite Zulassung erfolgte auf der Basis der PARADIGM Studie (McMurray et al. 2014), die bei über 8.000 Patienten mit mittelschwerer Herzinsuffizienz im Vergleich zu dem ACE-Hemmer Enalapril eine um etwa 20 % geringere kardiovaskuläre und Gesamtmortalität gezeigt hat. Unter Sacubitril/ Valsartan war der mittlere Blutdruck etwas geringer als unter Enalapril (−3,2 mm Hg). Symptomatische Hypotonie wurde bei 14 vs. 9 % beobachtet. Bemerkenswert ist, dass dies mit weniger Nebenwirkungen an der Niere oder Hyperkaliämien einherging (z. B. 3,3 vs. 4,5 % Kreatininanstieg auf > 2,5 mg/dl). Letzteres unterscheidet die Therapie wesentlich von den (gescheiterten) Versuchen, die Wirkung von ACE-Hemmern durch Hinzunahme von AT1R-Antagonisten oder dem Rellininhibitor Aliskiren zu steigern. Anders als Omapatrilat, einer Substanz, die gleichzeitig ACE und Neprilysin hemmt, wurden unter Sacubitril/Valsartan nicht vermehrt Angioödeme beobachtet. Eine Kombination mit ACE-Hemmern ist aber wegen dieses Risikos kontraindiziert. Ähnlich wie amerikanische Leitlinien empfiehlt auch die ESC Sacubitril/Valsartan inzwischen als primäre Alternative zu ACE-Hemmern. Das ist verbunden mit der Empfehlung einer parallelen Initiierung einer 4-fach Kombination und ggf. symptomorientiert Diuretika (McDonagh et al. 2021) und reflektiert die Überlegung, die Prognose von Patienten mit HFrEF durch die möglichst frühzeitige Gabe aller 4 Prinzipien der in prospektiven Studien dokumentierten lebensverlängernden Therapie (ACE-Hemmer oder ARNI, Aldosteronrezeptorantagonisten, β-Adrenozeptor-Antagonisten und SGLT2 Inhibitoren) zu verbessern. Welche Patienten primär mit ACE Hemmern und welche mit Sacubitril/Valsartan behandelt werden sollen, ist nicht spezifiziert. Hinweise gibt eine Studie zu den Einschlusskriterien (Pellicori et al. 2017).

Arzneistoffe der 2. Wahl bei HFrEF umfassen neben Herzglykosiden und Ivabradin neuerdings auch den Stimulator der löslichen Guanylylcyclase, Vericiguat (*Verquvo®*), der unter ▶ Abschn. 7.4 besprochen wird.

Die klinische Anwendung von Sacubitril/Valsartan wird vor allem durch die relativ ausgeprägte Blutdrucksenkung eingeschränkt. Da die genetische Ausschaltung von Neprilysin bei Mäusen mit einer vermehrten Amyloidablagerung einherging, klären derzeit laufende Studien die langfristige Sicherheit der Substanz in Bezug auf die Alzheimer Erkrankung. Auswertungen der PARADIGM-HF-Studie sprechen nicht für eine Zunahme von dementiellen Symptomen (Cannon et al. 2017). Eine Studie zum Vergleich von Sacubitril/Valsartan gegen Enalapril bei 800 Patienten mit akut dekompensierter Herzinsuffizienz fand eine stärkere Abnahme des Herzinsuffizienz-Biomarkers NT-pro-BNP unter Sacubitril/Valsartan, aber keine signifikanten Unterschiede bei klinischen Endpunkten (Velazquez et al. 2019, PIONEER-HF). Die PARAGON-HF-Studie bei Patienten mit Herzinsuffizienz mit erhaltener linksventrikulärer Funktion (HFpEF; mittlere EF 58 %) zeigte keine Überlegenheit von Sacubitril/Valsartan gegenüber Valsartan (Solomon et al. 2019). Das Verordnungsvolumen von *Entresto®* (135 Mio. DDD) hat 2024 gegenüber dem Vorjahr wiederum um 19,3 % zugenommen (❏ Tab. 7.1), danach wurden etwa 370.000 Patienten mit *Entresto®* behandelt, was weniger ist als den Leitlinienempfehlungen entspricht. Der Grund dürfte einerseits in dem ungewöhnlich hohen DDD Preis (4,61 € gegenüber 0,06 € bei Ramipril), andererseits in den oben erwähnten Blutdruckeffekten mit der Befürchtung hypotoner Situationen begründet liegen.

7.3 Antiarrhythmika

Antiarrhythmika werden zur Behandlung von tachykarden Rhythmusstörungen verwendet und hier hauptsächlich bei Vorhofflimmern. Die wichtigsten Antiarrhythmika sind β-Adrenozeptor-Antagonisten, weil sie bei vielen kardiovaskulären Grunderkrankungen auch lebensverlängernd wirken. Sie werden aber in der Regel nicht primär als Antiarrhythmika verordnet und daher unter β-Adrenozeptor-Antagonisten besprochen (▶ Kap. 6). Ausnahme ist das Klasse III-Antiarrhythmikum Sotalol, das zusätzlich zu seinen Kaliumkanalblockierenden Effekten mit seinem L-Enantiomer auch ein β-Adrenozeptor-Antagonist ist (❏ Tab. 7.2).

Bradyarrhythmien werden vorwiegend nichtmedikamentös behandelt (Schrittmachertherapie), Parasympatholytika wie Ipratropiumbromid oder Betasympathomimetika sind nur überbrückend geeignet. Lebensbedrohliche tachykarde ventrikuläre Herzrhythmusstörungen werden primär durch Implantation von Defibrillatoren/Cardiovertern behandelt (Moss et al. 2002; Sanders et al. 2005). Antiarrhythmika werden in Anlehnung an Vaughan Williams (1975) nach ihren elektrophysiologischen Wirkungen in vier Klassen eingeteilt:

1. *Membranstabilisierende Substanzen* bewirken eine Hemmung des schnellen Natriumeinstroms. *Chinidinartige* (Klasse I A) verbreitern das Aktionspotential aufgrund einer zusätzlichen Kaliumkanal-Hemmung (= Klasse III), während solche vom *Lidocaintyp* (Klasse I B) das Aktionspotential geringgradig verkürzen. *Flecainid* und *Propafenon* (Klasse I C) beeinflussen die Aktionspotentialdauer nicht wesentlich und haben eine besonders lange Verweildauer am Kanal. Bei Propafenon kommen betarezeptorenblockierende Eigenschaften hinzu.

2. *β-Adrenozeptor-Antagonisten* hemmen vor allem die durch Calciumionen vermittelten arrhythmogenen und herzfrequenzstei-

◘ Tab. 7.2 Verordnungen von Antiarrhythmika 2024. Angegeben sind die 2024 verordneten Tagesdosen, die Änderungen gegenüber 2023 und die mittleren Kosten je DDD 2024

Präparat	Bestandteile	DDD	Änderung	DDD-Nettokosten
		Mio.	%	Euro
Flecainid				
Flecainid-1 A Pharma	Flecainid	8,3	(+36,6)	0,79
Flecainidacetat PUREN	Flecainid	3,1	(+16,6)	0,86
Flecainid AAA Pharma	Flecainid	2,4	(+30,3)	0,83
Flecainidacetat Aurobindo	Flecainid	2,0	(+63,1)	0,82
Flecainid HEXAL	Flecainid	0,64	(+175,7)	0,72
		16,4	**(+36,6)**	**0,81**
Propafenon				
Propafenon Heumann	Propafenon	1,3	(+15,8)	0,54
Rytmonorm	Propafenon	0,65	(−26,4)	0,67
		2,0	**(−2,7)**	**0,58**
Amiodaron				
Amiodaron Winthrop	Amiodaron	24,2	(−6,9)	0,47
Amiodaron Heumann	Amiodaron	11,5	(+24,7)	0,37
Amiogamma	Amiodaron	8,6	(−6,5)	0,47
Amiodaron Aurobindo	Amiodaron	2,6	(+11,3)	0,38
Amiodaron PUREN	Amiodaron	2,4	(+108,7)	0,37
Amiodaron-1 A Pharma	Amiodaron	1,4	(+125,1)	0,48
		50,6	**(+4,5)**	**0,44**
Dronedaron				
Multaq	Dronedaron	1,2	(−26,2)	2,29
Dronedaron beta	Dronedaron	1,2	(+11,5)	2,56
Dronedaron AL	Dronedaron	1,1	(−12,4)	2,55
Dronedaron Aristo	Dronedaron	0,74	(+101,5)	2,59
		4,2	**(−2,3)**	**2,48**
Sotalol				
SotaHEXAL	Sotalol	3,2	(+63,2)	0,31
Sotalol-1 A Pharma	Sotalol	1,7	(−11,8)	0,32
		4,9	**(+25,9)**	**0,32**
Summe		**78,2**	**(+10,5)**	**0,62**

gernden Wirkungen der endogenen Katecholamine.
3. *Repolarisationshemmende Substanzen* verbreitern durch Hemmung von Kaliumauswärtsströmen das Aktionspotential und führen dadurch zu einer Verlängerung der Refraktärzeit. In diese Gruppe gehören Amiodaron, Dronedaron und der β-Adrenozeptor-Antagonist Sotalol.
4. *Calciumkanalblocker* hemmen den langsamen Calciumeinstrom. Prototypen dieser Gruppe sind Verapamil und Diltiazem.

Mit ähnlicher Indikation wie Calciumkanalblocker werden Herzglykoside und (akut, nur zur Konversion einer AV-Knotentachykardie) Adenosin wegen ihrer negativ dromotropen Wirkung am AV-Knoten eingesetzt.

Die traditionelle Einteilung der Antiarrhythmika darf in ihrer Bedeutung für die klinische Differentialtherapie nicht überschätzt werden, da sich die Wirksamkeit einer Substanz bei einer bestimmten Arrhythmieform nur bedingt vorhersagen lässt. Eine Vorbedingung jeder antiarrhythmischen Medikation ist eine eindeutige kardiologische Diagnose und eine Klassifikation der Rhythmusstörung. Aufgrund der allen Antiarrhythmika eigenen proarrhythmischen Wirkungen muss die Indikationsstellung streng erfolgen. Dies gilt insbesondere für eine Kombinationstherapie, die, wenn überhaupt, nur mit Substanzen aus verschiedenen Klassen durchgeführt werden sollte (z. B. Amiodaron + β-Adrenozeptor-Antagonisten). Es muss realisiert werden, dass bei Klasse I und III Antiarrhythmika antiarrhythmische und proarrhythmische Mechanismen untrennbar miteinander verbunden sind. Eine Natriumkanalhemmung (Klasse I) kann kreisende Erregungen unterbrechen, erhöht aber über die mit ihr verbundene Leitungsverlangsamung die Wahrscheinlichkeit von kreisenden Erregungen. Klasse III Antiarrhythmika können diese durch Verlängerung der Refraktärzeit unterbrechen, erhöhen aber über den mit der Aktionspotentialverlängerung verbundenen vermehrten Calciumeinstrom die Gefahr von Automatien im Ventrikel.

7.3.1 Verordnungsspektrum

Unter den 3.000 am häufigsten verordneten Präparaten befinden sich 2024 gegenüber 11 verschiedenen Wirkstoffen 1994 nur noch 5 auf dieser Liste: die Klasse-III-Antiarrhythmika Amiodaron, Dronedaron und Sotalol sowie die Natriumkanalblocker (Klasse IC) Flecainid und Propafenon (◘ Abb. 7.2, ◘ Tab. 7.2).

Das Gesamtverordnungsvolumen der Antiarrhythmika hatte sich in den letzten Jahren stabilisiert. War Sotalol 2009 noch das am häufigsten verwendete Antiarrhythmikum, liegt das Verordnungsniveau heute trotz einer ungewöhnlichen Zunahme gegenüber 2023 deutlich unter dem von Flecainid (◘ Abb. 7.2, ◘ Tab. 7.2). Der Erfolg einer nebenwirkungsreichen Substanz wie Amiodaron ist wahrscheinlich auf seine gute Wirksamkeit bei nahezu allen Arrhythmien und sein relativ geringes proarrhythmisches Potential zurückzuführen. Die Verordnung von Flecainid hat 2024 trotz des deutlichen proarrhythmischen Risikos bei strukturellen Herzerkrankungen deutlich zugenommen, wahrscheinlich als Folge seiner guten Wirksamkeit bei supraventrikulären Arrhythmien („*pill in the pocket*“ Konzept bei Vorhofflimmern). Mit Dronedaron ist 2010 das erste Mal seit Jahrzehnten ein neues orales Antiarrhythmikum auf den Markt gekommen und bereits ein Jahr später aufgrund von Toxizität und Übersterblichkeit erheblich in seiner Indikation eingeschränkt worden ist. Die Verordnungen gingen 2024 zurück (−2,3 %).

7.3.2 Therapeutische Gesichtspunkte

Die Gruppe der Antiarrhythmika bietet besondere Auffälligkeiten, nachdem in der CAST-Studie bei Patienten nach Myokardinfarkt mit Flecainid oder Encainid mehr Todesfälle als in der Placebogruppe beobachtet worden waren (Echt et al. 1991). Dies hat 1989 zu einer Zulassungsbeschränkung für Flecainid geführt, die 1993 auf alle Antiarrhythmika der Klas-

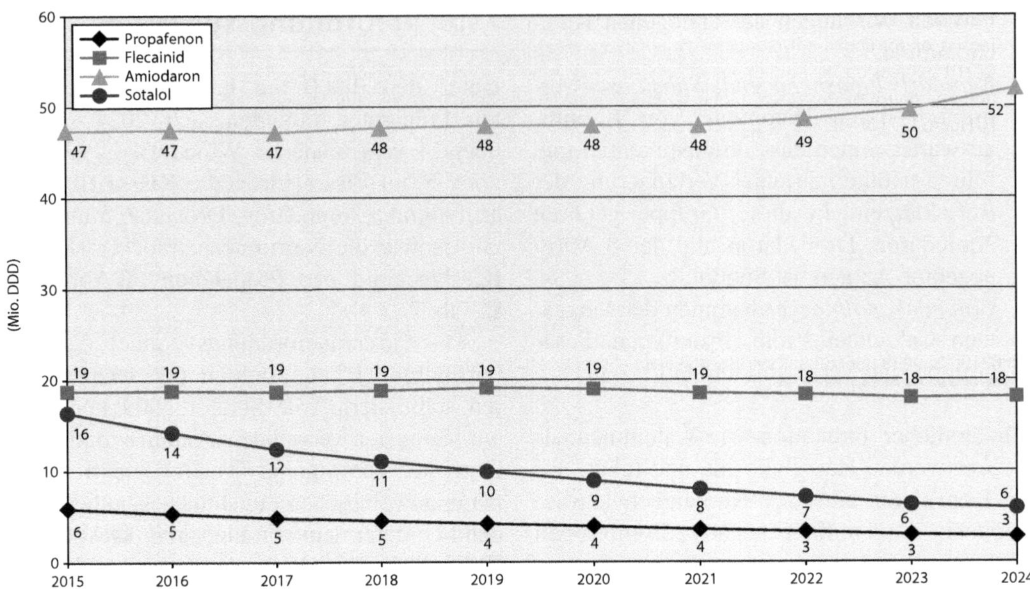

◻ Abb. 7.2   Verordnungen von Antiarrhythmika 2015 bis 2024. Gesamtverordnungen nach definierten Tagesdosen

sen I A und I C sowie in abgeschwächter Form auf die Substanzen der Klassen I B und III ausgedehnt wurde. Außerdem wurde ein Hinweis auf den fehlenden lebensverlängernden Effekt in die Gebrauchsinformation aufgenommen. Insgesamt hat sich die Erkenntnis durchgesetzt, dass Klasse I und III Antiarrhythmika insbesondere bei struktureller Herzkrankheit, z. B. Herzinsuffizienz oder koronarer Herzkrankheit nach abgelaufenem Infarkt, mehr Schaden als Nutzen bewirken. Bei einzelnen Formen der ventrikulären Rhythmusstörungen kommen heute auch interventionelle Verfahren (z. B. Ablation monomorpher ventrikulärer Tachykardien) in Frage. Auch hier ist die exakte Diagnose der Rhythmusstörung Voraussetzung für die Durchführung des Verfahrens. Zur Verhinderung des arrhythmogenen plötzlichen Herztodes sind vor allem eine optimierte Herzinsuffizienztherapie und eine Verhinderung von Hypokaliämien in der Hypertoniebehandlung geeignet. Die Indikation zur Implantation eines elektrischen Defibrillators/Cardioverters (ICD) bei der Herzinsuffizienz stützt sich auf Daten vor der breiten Verwendung beispielsweise von β-Adrenozep-

tor-Antagonisten und Aldosteronrezeptor-Antagonisten (Moss et al. 2002; Sanders et al. 2005). Neuere Studien weisen darauf hin, dass ICD bei Patienten mit einer nicht-ischämischen Herzinsuffizienz (= ohne Narben) nicht lebensverlängernd wirken (Køber et al. 2016). Häufig werden Amiodaron oder β-Adrenozeptor-Antagonisten adjuvant zur Reduktion der Auslösewahrscheinlichkeit von ICD-Schocks verordnet.

Mit dem besseren Verständnis der molekularen Ursachen des genetisch bedingten LQT-Syndroms sind auch die durch Arzneimittel verursachten Formen des LQT-Syndroms verstärkt in das Bewusstsein gelangt. Viele der proarrhythmischen Wirkungen von Antiarrhythmika sind Folge einer Hemmung kardialer Kaliumkanäle mit Aktionspotentialverlängerung und dem Risiko für *Torsade de pointes*-Arrhythmien. Dies gilt nicht nur (definitionsgemäß) für das Klasse III-Antiarrhythmikum Sotalol, sondern auch für Chinidin („Chinidinsynkope") und andere Vertreter der Klasse 1A (Ajmalin, Disopyramid, Procainamid) sowie in geringerem Umfang auch für Amiodaron. Es muss daran erinnert werden, dass eine Herzinsuffizienzstudie zu D-Sotalol (Enantiomer mit reiner Klasse III Wirkung) wegen Übersterblichkeit ($+65\%$) abgebrochen wurde (Waldo et al. 1996). Patienten mit einem LQT3 Syndrom, dessen Ursache eine unvollständige Inaktivierung des Natriumkanals ist, reagieren gut auf das oral verfügbare Klasse IB Antiarrhythmikum Mexiletin. Allerdings ist die Substanz aktuell nur noch zur Behandlung der Myotonie bei Erwachsenen mit nicht-dystrophischen myotonischen Erkrankungen zugelassen. Die Wirkung scheint von der Art der Mutation abzuhängen, was Anlass für eine genetisch begründete individualisierte Therapie sein kann (Zhu et al. 2019).

Amiodaron hat neben seiner Kaliumkanalblockierenden, Klasse III-Wirkung ein breites Spektrum von Wirkungen auf Natrium- und Calciumkanäle sowie α- und β-Adrenozeptoren. Wahrscheinlich ist daher sein arrhythmogenes Potential geringer als das anderer Antiarrhythmika. Es ist Mittel der Wahl zur Behandlung sonst therapierefraktärer, symptomatischer supraventrikulärer und ventrikulärer Rhythmusstörungen bei Patienten mit struktureller Herzerkrankung. In klinischen Studien an Patienten mit Herzinsuffizienz oder Vorhofflimmern hatte es weder einen positiven noch negativen Effekt auf die Überlebensprognose (Bardy et al. 2005; Roy et al. 2008). Die relativ häufige Verordnung ist kritisch zu sehen. Einerseits hat Amiodaron viele und z. T. schwere unerwünschte Wirkungen, z. B. Über- und Unterfunktion der Schilddrüse und Einlagerung in zahlreiche Gewebe (z. B. reversible Corneaablagerungen, Leberschädigung, Hautverfärbungen, cave irreversible Lungenfibrose) und macht daher eine regelmäßige klinische Kontrolle der Patienten zwingend notwendig. Andererseits gehört es über Hemmung von Cytochrom P450 2C9 und 3A4 zu den Arzneimitteln mit hohem Interaktionspotential (z. B. Phenprocoumon, Statine).

Dronedaron (*Multaq*) wurde 2009 als jodfreies Amiodaronderivat zugelassen. In frühen Studien zeigte es eine gegenüber Amiodaron weniger Nebenwirkungen, aber auch eine um 50% geringere Wirksamkeit bei Vorhofflim-

mern ($36,5$ vs. $24,3\%$ Wiederauftreten des Vorhofflimmerns nach Kardioversion; Le Heuzey et al. 2010, DIONYSOS). Die Gabe von Dronedaron ging in der ANDROMEDA Studie an Patienten mit Herzinsuffizienz und in PALLAS bei Patienten mit permanentem Vorhofflimmern mit deutlich erhöhter Mortalität einher, was zu einer starken Indikationseinschränkung führte und den kontinuierlichen Rückgang der Verordnungen begründen dürfte.

Die bei weitem häufigste Indikation für eine antiarrhythmische Therapie ist Vorhofflimmern. β-Adrenozeptor-Antagonisten, Calciumkanalblocker vom Verapamil und Diltiazem-Typ und Herzglykoside reduzieren bei permanentem Vorhofflimmern die Kammerfrequenz und sind daher zur Frequenzkontrolle indiziert (van Gelder et al. 2024). Ein Verapamil-Derivat mit guter nasaler Resorption (Etripamil) steht kurz vor der Zulassung. Das Nasenspray erlaubt eine schnelle, patientengesteuerte Reduktion der Ventrikelfrequenz bei paroxysmalem Vorhofflimmern (Camm et al. 2023). Bei paroxysmalem Vorhofflimmern reduzieren β-Adrenozeptor-Antagonisten möglicherweise auch die Anfallshäufigkeit, insbesondere bei adrenerg induziertem Vorhofflimmern (Deutsche Gesellschaft für Kardiologie – Herz- und Kreislaufforschung 2017). Sie sind daher Mittel der Wahl. Flecainid wird, bei strukturell gesundem Herzen, als Standby-Medikation zur Unterbrechung von Anfällen empfohlen („*pill-in-the-pocket*"). Studien zur Rezidivprophylaxe nach Kardioversion haben gezeigt, dass eine 6-monatige Gabe von Flecainid geringgradig effektiver war als eine 4-wöchige, beides aber auf niedrigem Niveau (61 vs. 54% Freiheit von Vorhofflimmern; Kirchhof et al. 2012). In ähnlicher Weise hatten schon frühere Studien gezeigt, dass eine dauerhaft gegebene Fixkombination aus Chinidin und Verapamil (*Cordichin*) oder Sotalol wenig effektiv in der Verhinderung von erneutem Vorhofflimmern sind und mit einer Zunahme lebensbedrohlicher Herzrhythmusstörungen, bei Sotalol vor allem *Torsade de pointes*, assoziiert waren (Fetsch et al.

2004; Patten et al. 2004). Aufgrund des insgesamt schlechten Nutzen-Risiko-Verhältnisses der rhythmisierenden Antiarrhythmika wird heute bei hochsymptomatischen Patienten zunehmend die Indikation zur kurativen Vorhofflimmerablation gestellt (van Gelder et al. 2024). Diese ist bei Patienten mit paroxysmalem Vorhofflimmern hocheffektiv, bei persistierendem nur dann, wenn die Dauer des Vorhofflimmerns kürzer als etwa 1 Jahr beträgt. Die EAST-AFNET Studie hat gezeigt, dass eine konsequente Rhythmisierung (medikamentös oder durch Ablation) bei frühen Formen des Vorhofflimmerns die Frequenz kardiovaskulärer Endpunkte um 21 % verringern kann (Kirchhof et al. 2020). Kurz vor der Zulassung steht.

7.4 Koronarmedikamente

In der Indikationsgruppe Koronarmedikamente sind Arzneimittel zur *symptomatischen* Behandlung der koronaren Herzkrankheit zusammengefasst. Die wichtigsten Vertreter dieser Gruppe sind organische Nitrate und Molsidomin (NO-Donatoren). Außerdem werden zur symptomatischen Behandlung der koronaren Herzkrankheit Calciumkanalblocker und β-Adrenozeptor-Antagonisten, unter prognostischen Gesichtspunkten β-Adrenozeptor-Antagonisten (vgl. ▶ Kap. 6), Statine (▶ Kap. 11) und Thrombozytenaggregationshemmer (▶ Kap. 9) eingesetzt. In die Gruppe werden auch andere Mittel wie Ivabradin, Ranolazin und neuerdings Vericiguat (siehe auch ▶ Abschn. 7.4.2) eingeordnet.

Die seit Jahren rückläufige Verordnung der Koronarmedikamente hat sich bei den Langzeitnitraten und Molsidomin auch 2024 fortgesetzt und ist durch einen Vertriebsstopp (ISDN AL) und Lieferengpässe (Molsidomin) verstärkt worden (◘ Abb. 7.3). Pentaerythrityltetranitrat (PETN) hat dagegen wiederum zugenommen, obwohl keine neue Datenlage vorliegt. Standardmittel zur Kupierung des akuten Angina-pectoris-Anfalls ist Glyceroltrinitrat. Die Langzeitnitrate Isosorbiddinitrat

(ISDN) und Isosorbidmononitrat (ISMN) sowie Molsidomin werden zur symptomatischen antianginösen Dauertherapie eingesetzt.

7.4.1 Verordnungsspektrum

Das tendenziell weiter rückläufige Verordnungsvolumen der ganzen Indikationsgruppe (−9,7 %) erscheint nachvollziehbar, da es für NO-Donatoren in der Dauertherapie keine überzeugenden Belege für eine Reduktion von kardiovaskulärer Morbidität und Letalität gibt. Außerdem könnte es ein Ausdruck der Tatsache sein, dass Patienten mit koronarer Herzkrankheit heute mehrheitlich interventionell behandelt werden, was die Zahl symptomatischer Patienten verringert. Auf diesem Hintergrund ist der deutliche Anstieg der Verordnungen von Glyceroltrinitrat (GTN) auffällig (+13,4 %).

Der Wegfall der Verordnungen durch den Vertriebsstopp von ISDN AL ist nur teilweise durch einen Anstieg von Isoket kompensiert worden. PETN (*Pentalong®*) war lange Zeit das am häufigsten eingesetzte Nitrat zur Dauertherapie, weil es weniger Toleranz auslösen soll als Isosorbiddinitrat (ISDN) und Isosorbidmononitrat (ISMN). Überzeugende Studien zu dieser Frage sind bislang aber nicht veröffentlicht worden. Nach jahrelangem Rechtsstreit um die Nachzulassung ist *Pentalong®* seit Juli 2017 formal zugelassen und damit wieder erstattungsfähig. Das dürfte der Grund sein, warum es auch 2024 in den Verordnungszahlen deutlich zugelegt hat (+32,8 %).

In der Gruppe der anderen Koronarmittel kam es 2023 durch Lieferengpässe bei Molsidomin STADA zu einer drastischen Abnahme der Verordnungen (−48,9 %). Dieser Rückgang ist 2024 nicht kompensiert worden. Die Verordnungen von Ivabradin, dem einzigen selektiven Hemmstoff des Schrittmacherstroms *If*, haben wiederum zugenommen (+7,1 %). Bei Ranolazin (*Ranexa®*) ist 2024 ein deutlicher Trend vom sehr teuren Originalpräparat (3,82 €, −17,9 %; ◘ Tab. 7.4) zu etwas günstigeren Generika zu verzeichnen. Das 2023

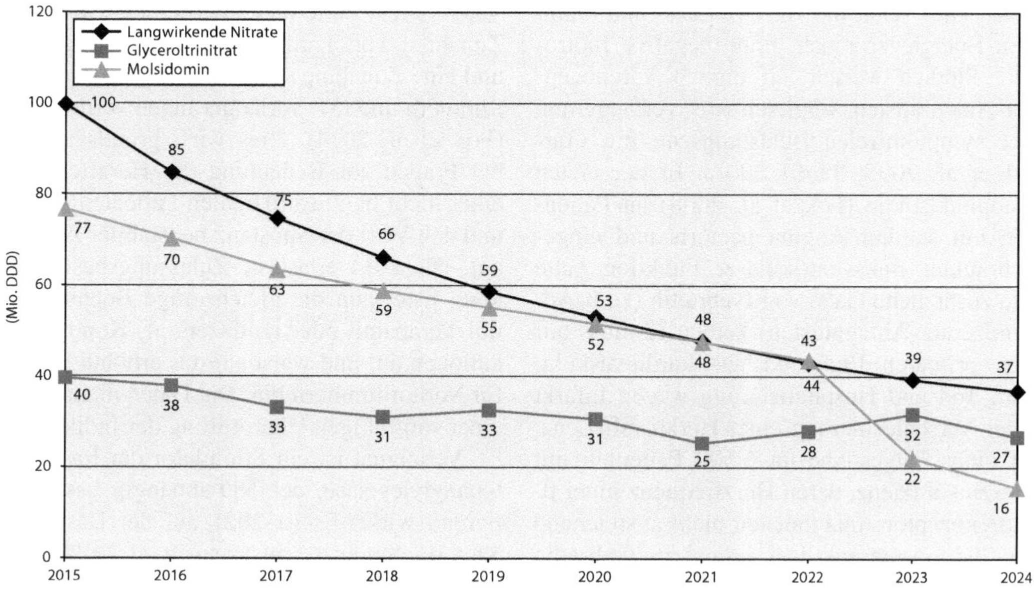

◖ Abb. 7.3 Verordnungen von Koronarmedikamenten 2015 bis 2024. Gesamtverordnungen nach definierten Tagesdosen

erstmalig gelistete Vericiguat hat auf sehr niedrigem Niveau weiter zugelegt (+53 %).

7.4.2 Therapeutische Gesichtspunkte

Die Nitrate und Molsidomin werden zur symptomatischen Therapie der koronaren Herzkrankheit verwendet. Mit ISDN und ISMN kann eine wirksame Anfallsprophylaxe durchgeführt werden. Allerdings ist zur Vermeidung einer Toleranzentwicklung zu beachten, dass die Dosis nicht zu hoch gewählt und dass ein nitratfreies bzw. nitratarmes Intervall eingehalten wird. Das wird am besten dadurch erreicht, dass die Nitrate *un*gleichmäßig über den Tag verteilt eingenommen werden (z. B. morgens und mittags). ISMN hat gegenüber ISDN lediglich theoretische Vorzüge, z. B. eine höhere Bioverfügbarkeit, die jedoch außer bei der Dosisfindung praktisch keine Bedeutung besitzen. Außerdem ist ISMN wegen seiner relativ langsamen Resorption auch bei sublingualer Applikation im Gegensatz zu ISDN

nicht zur Behandlung akuter Angina-pectoris-Anfälle geeignet. ISMN ist in diesem Sinne also kein „Universalpräparat".

Molsidomin wirkt ähnlich wie die Nitrate, soll aber nach experimentellen Daten eine geringere Toleranzentwicklung induzieren, weil aus Molsidomin das letztlich in der Zelle wirkende Stickstoffmonoxid (NO) nichtenzymatisch freigesetzt wird. Klinische Vergleichsstudien zeigen jedoch, dass die antiischämischen Effekte nicht nur von Isosorbiddinitrat, sondern auch von Molsidomin bereits nach 1–4 Tagen deutlich abgeschwächt sind (Wagner et al. 1991; Lehmann et al. 1998). Deshalb ist auch die früher gängige Kombination von Isosorbiddinitrat am Tag mit Molsidomin in der Nacht („Schaukeltherapie") nicht ausreichend begründet. Grundsätzlich problematisch an Molsidomin ist, dass es keine kontrollierten Endpunktstudien gibt. Eine Studie zur Beeinflussung der endothelialen Dysfunktion kam zu einem negativen Ergebnis (Barbato et al. 2015).

Ivabradin hemmt spezifisch den Schrittmacherstrom *I*f im Sinusknoten des Herzens. Dies senkt die Herzfrequenz und damit den Energieverbrauch, ohne negative Inotropie. Studien weisen auf eine β-Adrenozeptor-Antagonisten vergleichbare Verlängerung der symptomfreien Belastungszeit hin (Tardif et al. 2005; Tardif 2007). In der ersten Endpunktstudie (Fox et al. 2008) an Patienten mit stabiler Angina pectoris und eingeschränkter linksventrikulärer Funktion hatte die zusätzliche Gabe von Ivabradin (zu β-Adrenozeptor-Antagonisten) keinen Einfluss auf den primären Endpunkt aus kardiovaskulärem Tod und Hospitalisierung wegen Infarkt oder Verschlechterung einer Herzinsuffizienz. In einer Folgestudie an 6.500 Patienten mit Herzinsuffizienz, deren Herzfrequenz unter β-Adrenozeptor-Antagonisten nicht ausreichend (< 70/min) gesenkt war, reduzierte Ivabradin die Hospitalisierungsrate (−26 %), hatte aber keinen signifikanten Einfluss auf die kardiovaskuläre oder Gesamtsterblichkeit (Swedberg et al. 2010, SHIFT). Auffällig war, dass die mittlere Ausgangsherzfrequenz der Patienten mit 80/min vor Beginn der Ivabradintherapie nicht niedriger lag als in vergleichbaren Studien ohne Vorbehandlung mit β-Adrenozeptor-Antagonisten. Tatsächlich erhielten nur 26 % die Zieldosis des jeweiligen β-Adrenozeptor-Antagonisten, was den Wert der Studie einschränkt. Ivabradin ist zugelassen zur symptomatischen Behandlung der chronischen Angina pectoris bei Patienten mit einer Ruhe-Herzfrequenz ≥ 70 Schläge pro Minute, die β-Adrenozeptor-Antagonisten nicht vertragen oder trotz einer optimalen Betarezeptorenblockerdosis unzureichend eingestellt sind. 2012 erfolgte die Indikationserweiterung auf Patienten mit chronischer Herzinsuffizienz und systolischer Dysfunktion im Stadium II–IV mit einer Herzfrequenz > 75/min unter Standardtherapie mit β-Adrenozeptor-Antagonisten oder bei Unverträglichkeit gegenüber denselben. Eine Studie an Patienten mit stabiler Angina pectoris und *normaler* linksventrikulärer Funktion zeigte, dass die zusätzliche Gabe von Ivabradin bei mehrheitlich mit β-Adrenozeptor-Antagonisten behandelten Patienten (83 %) keinen günstigen symptomati-

schen Effekt hatte und sogar einen Trend zur Zunahme von kardiovaskulären Endpunkten und eine Zunahme von Bradykardien, Vorhofflimmern und QT-Verlängerungen verursachte (Fox et al. 2014). Dies wirft grundsätzliche bei Fragen zur Bedeutung der Herzfrequenz einer nicht herzinsuffizienten Patientengruppe und den Wert der Substanz bei stabiler Angina auf. Die 2014 erlassene Zulassungsbeschränkung listet nun die gleichzeitige Behandlung mit Verapamil oder Diltiazem als Kontraindikationen auf und weist auf das erhöhte Risiko für Vorhofflimmern hin. Die Daten mahnen zu einer sorgfältigen Überprüfung der Indikation.

Vericiguat ist ein Stimulator der löslichen Guanylylcyclase, der NO-abhängig vasodilatierend wirkt. Es ist 2021 auf der Basis der Victoria Studie (Armstrong et al. 2020) bei Patienten mit symptomatischer Herzinsuffizienz zugelassen worden, die nach einer kürzlich aufgetretenen Dekompensation, die eine i. v. Therapie erforderte, stabilisiert wurden. Die Substanz senkte den primären, kombinierten Endpunkt um 10 %, nicht aber die Gesamtmortalität. Vericiguat wurde lediglich ein Anhaltspunkt für einen geringen Zusatznutzen zuerkannt (Gemeinsamer Bundesausschuss 2022). Dazu passend senkte Vericiguat in einer kürzlich veröffentlichen Studie an Patienten mit weniger schwerer Herzinsuffizienz zwar die Rate an kardiovaskulärem Tod um 17 %, unerwarteterweise aber nicht die Hospitalisierungsrate (Butler et al. 2025).

Ranolazin wird als selektiver Hemmstoff des späten Natriumstroms eingeordnet, hat aber auch eine Reihe weiterer Effekte auf das Herz (z. B. Hemmung des Natrium-Spitzenstroms und repolarisierender Kaliumströme, Hemmung der Fettsäureoxidation, Betarezeptorblockade), deren Bedeutung unklar ist. Die Senkung der intrazellulären Natrium- und konsekutiv Calciumkonzentration in der Herzmuskulatur soll die diastolische Funktion verbessern, was letztlich zu einer verbesserten Belastbarkeit beiträgt. Dies könnte auch bei Herzinsuffizienz und Herzrhythmusstörungen von Vorteil sein. Im Gegensatz zu β-Adrenozeptor-Antagonisten und Calciumkanalblockern senkt Ranolazin in üblicher Dosis nicht die Herzfrequenz oder den Blutdruck und kann daher bei stabiler Angina pectoris zusätzlich eingesetzt werden, wenn erstere nicht ausreichend wirksam sind. In einer Subgruppe von Patienten mit akutem Koronarsyndrom und erhöhten BNP-Spiegeln hatte es einen günstigen Einfluss auf einen kombinierten Endpunkt aus kardiovaskulärem Tod, Infarkt und wiederkehrende Ischämien (Morrow et al. 2010). Die Gabe von Ranolazin bei Typ 2 Diabetikern und chronischer stabiler Angina war mit einer moderaten Reduktion der Angina-Symptomatik und Verbesserung der Lebensqualität verbunden (Arnold et al. 2014). Ranolazin hatte in mehreren großen prospektiven Studien an Patienten nach interventioneller Revaskularisierung keinen Einfluss auf harte Endpunkte wie Revaskularisierung oder Hospitalisierung (Weisz et al. 2016) oder auf

Angina oder Lebensqualität (Alexander et al. 2016; Fanaroff et al. 2017). Schließlich war auch in einer placebokontrollierten Studie bei Patienten mit hypertrophischer Kardiomyopathie kein Effekt von Ranolazin nachweisbar (Olivotto et al. 2018). Bei Patienten mit einem ICD senkte Ranolazin die Auslöserate leicht, hatte aber keinen Effekt auf den primären Endpunkt Kammertachykardien/-flimmern oder Tod und verursachte mehr unerwünschte Ereignisse wie Schwindel, Übelkeit und Obstipation (Zareba et al. 2018). Als CYP3A4 und P-Glykoprotein Substrat unterliegt Ranolazin den typischen Arzneimittelinteraktionen dieser Systeme. Die minimale Effektivität und das relevante Nebenwirkungs- und Interaktionsprofil stellen den therapeutischen Nutzen der teuren Substanz zunehmend in Frage.

Mit *Cardiodoron RH* befindet sich weiterhin ein pflanzliches Arzneimittel auf der Liste

◘ Tab. 7.3 Verordnungen von Nitraten 2024. Angegeben sind die 2024 verordneten Tagesdosen, die Änderungen gegenüber 2023 und die mittleren Kosten je DDD 2024

Präparat	Bestandteile	DDD	Änderung	DDD-Nettokosten
		Mio.	%	Euro
Glyceroltrinitrat				
Nitrolingual	Glyceroltrinitrat	26,5	(−15,8)	0,50
Nitronal	Glyceroltrinitrat	0,16	(−14,0)	2,98
		26,7	**(−15,8)**	**0,52**
Isosorbiddinitrat				
Isoket	Isosorbiddinitrat	7,3	(−35,6)	0,35
Isosorbidmononitrat				
IS 5 mono-ratiopharm	Isosorbidmononitrat	7,9	(−22,0)	0,18
ISMN STADA	Isosorbidmononitrat	1,8	(+60,2)	0,21
ISMN AL	Isosorbidmononitrat	1,7	(−14,5)	0,18
		11,4	**(−14,1)**	**0,18**
Pentaerythrityltetranitrat				
Pentalong	Pentaerythrityltetranitrat	17,1	(+32,8)	0,67
Summe		**62,5**	**(−9,7)**	**0,48**

◘ Tab. 7.4 Verordnungen von Molsidomin und weiteren Mitteln 2024. Angegeben sind die 2024 verordneten Tagesdosen, die Änderungen gegenüber 2023 und die mittleren Kosten je DDD 2024

Präparat	Bestandteile	DDD	Änderung	DDD-Nettokosten
		Mio.	%	Euro
Molsidomin				
Molsidomin STADA/AL	Molsidomin	12,3	(+118,2)	0,15
Corvaton	Molsidomin	3,3	(−80,0)	0,34
		15,6	**(−29,3)**	**0,19**
Ivabradin				
Ivabradin AXiromed	Ivabradin	12,2	(+120,9)	0,72
Ivabalan TAD	Ivabradin	5,5	(−27,3)	0,76
Ivabradin Heumann	Ivabradin	5,2	(+5,6)	0,68
Ivabradin-1 A Pharma	Ivabradin	1,8	(−60,5)	0,81
Ivabradin beta	Ivabradin	0,59	(−47,2)	1,21
		25,3	**(+7,1)**	**0,74**
Weitere Medikamente				
Ranexa	Ranolazin	16,1	(−17,9)	3,82
Cardiodoron/-RH	Onopordum acanth. flos Hyoscyamus niger herba Primula veris flos	3,7	(−4,0)	0,46
Ranolazin TAD	Ranolazin	3,1	(+342,7)	2,37
Verquvo	Vericiguat	1,3	(+53,2)	5,34
Ranolazin AL	Ranolazin	1,2	(+350,4)	2,31
Ranolazin 123-Acurae Pharma	Ranolazin	0,84	(+789,6)	2,35
Ranolazin-ratiopharm	Ranolazin	0,48	(neu)	2,44
		26,6	**(+5,2)**	**3,12**
Summe		**67,5**	**(−4,9)**	**1,55**

der 3.000 verordnungsstärksten Arzneimittel. Das erstaunt, weil es für dieses und andere Phytopharmaka weder studienbasierte Evidenz für günstige Wirkungen bei koronarer Herzkrankheit noch Leitlinienempfehlungen gibt.

7.4.3 Wirtschaftliche Gesichtspunkte

Die Gruppe ist weiterhin von starken Preisunterschieden geprägt. So ist Ranolazin weiterhin 15-20-mal teurer als ISMN (◘ Tab. 7.3 und 7.4), obwohl sowohl die symptomatische als auch prognostische Wirksamkeit der Substanz in Frage stehen. Der Preis des generisch erhältlichen Ivabradins ist gesunken. Die Substanz konkurriert aber mit den deutlich günstigeren β-Adrenozeptor-Antagonisten, gegenüber denen es therapeutisch eindeutig nur 2. Wahl ist. Insgesamt ist das Einsparpotential im Bereich der Koronarmedikamente durch Umstellung aber eher gering und am ehesten durch Überprüfung der Indikation gegeben. Vericiguat gehört inhaltlich eigentlich nicht in die Gruppe der Koronarmedikamente, sondern Herzinsuffizienz-Therapeutika. Die DDD-Kosten von 5,34 € liegen etwa auf dem Niveau von Sacubitril/Valsartan (◐ Tab. 7.1) und damit etwa 100-mal höher als die der günstigsten ACE Hemmer (◐ Tab. 6.1).

Die anhaltenden Lieferengpässe bei Herzmedikamenten stellen derzeit eine große Herausforderung für Patientinnen und Patienten sowie für das Gesundheitssystem dar. Besonders betroffen sind wichtige Wirkstoffe wie Betablocker, ACE-Hemmer, Herzglykoside oder bestimmte Blutgerinnungshemmer, die für die Behandlung von Herz-Kreislauf-Erkrankungen unverzichtbar sind.

Literatur

Aarnoudse AL, Dieleman JP, Stricker BH (2007) Age- and gender-specific incidence of hospitalisation for digoxin intoxication. Drug Saf 30:431–436

Ahmed A, Waagstein F, Pitt B, White M, Zannad F, Young JB, Rahimtoola S (2009) Effectiveness of digoxin in reducing one-year mortality in chronic heart failure in the digitalis investigation group trial. Am J Cardiol 103:82–87

Alexander KP, Weisz G, Prather K, James S, Mark DB et al (2016) Effects of ranolazine on angina and quality of life after percutaneous coronary intervention with incomplete revascularization: results from the ranolazine for incomplete vessel revascularization (RIVER-PCI) trial. Circulation 133:39–47

Armstrong PW, Pieske B, Anstrom KJ, Ezekowitz J, Hernandez AF et al (2020) Vericiguat in patients with heart failure and reduced ejection fraction. N Engl J Med 382:1883–1893

Arnold SV, Kosiborod M, McGuire DK, Li Y, Yue P, Ben-Yehuda O, Spertus JA (2014) Effects of ranolazine on quality of life among patients with diabetes mellitus and stable angina. JAMA Intern Med 174:1403–1405

Barbato E, Herman A, Benit E, Janssens L, Lalmand J et al (2015) Long-term effect of molsidomine, a direct nitric oxide donor, as an add-on treatment, on endothelial dysfunction in patients with stable angina pectoris undergoing percutaneous coronary intervention: results of the MEDCOR trial. Atherosclerosis 240:351–354

Bardy GH, Lee KL, Mark DB, Poole JE, Packer DL et al (2005) Amiodaron or an implantable cardioverter-defibrillator for congestive heart failure. N Engl J Med 352:225–237

Bavendiek U, Großhennig A, Schwab J, Berliner D, Rieth A et al, DIGIT-HF Study Group (2025) Digitoxin in Patients with Heart Failure and Reduced Ejection Fraction. N Engl J Med 393:1155–1165

Bundesärztekammer, Kassenärztliche Bundesvereinigung, Arbeitsgemeinschaft der Wissenschaftlichen Medizinischen Fachgesellschaften (2013) Nationale Versorgungsleitlinie Chronische Herzinsuffizienz. Kurzfassung, 1. Aufl. (Version 7, Dezember 2009, zuletzt geändert: August 2013. AWMF-Reg.-Nr.: nvl/006)

Butler J, McMullan CJ, Anstrom KJ, Barash I, Bonaca MP et al, VICTOR Study Group (2025) Vericiguat in patients with chronic heart failure and reduced ejection fraction (VICTOR): a double-blind, placebo-controlled, randomised, phase 3 trial. Lancet 406:1341–1350

Camm JA, Piccini JP, Alings M, Dorian P, Gosselin G et al (2023) Multicenter, phase 2, randomized controlled study of the efficacy and safety of etripamil nasal spray for the acute reduction of rapid ventricular rate in patients with symptomatic atrial fibrillation (reVeRA-201). Circ Arrhythm Electrophysiol 16:639–650

Cannon JA, Shen L, Jhund PS, Kristensen SL, Køber L et al (2017) Dementia-related adverse events in PARADIGM-HF and other trials in heart failure with reduced ejection fraction. Eur J Heart Fail 19:129–137

Castagno D, Petrie MC, Claggett B, McMurray J (2012) Should we SHIFT our thinking about digoxin? Observations on ivabradine and heart rate reduction in heart failure. Eur Heart J 33:1137–1141

Connolly SJ, Camm AJ, Halperin JL, Joyner C, Alings M et al (2011) Dronedarone in high-risk permanent atrial fibrillation. N Engl J Med 365:2268–2276

Deutsche Gesellschaft für Kardiologie – Herz- und Kreislaufforschung e.V. (2017) ESC Pocket Guidelines. Management von Vorhofflimmern, Version 2016. Börm Bruckmeier Verlag GmbH, Grünwald. Kurzfassung der „ESC Guidelines for the Management of Atrial Fibrillation". Eur Heart J. https://doi.org/10.1093/eurheartj/ehw210

Digitalis Investigation Group T (1997) The effect of digoxin on mortality and morbidity in patients with heart failure. N Engl J Med 336:525–533

Echt DS, Liebson PR, Mitchell LB, Peters RW, Obias-Manno D, Barker AH et al (1991) Mortality and morbidity in patients receiving encainide, flecainide, or placebo. N Engl J Med 324:781–788

Fanaroff AC, James SK, Weisz G, Prather K, Anstrom KJ et al (2017) Ranolazine after incomplete percutaneous coronary revascularization in patients with versus without diabetes mellitus: RIVER-PCI trial. J Am Coll Cardiol 69:2304–2313

Fetsch T, Bauer P, Engberding R, Koch HP, Lukl J et al (2004) Prevention of atrial fibrillation after cardioversion: results of the PAFAC trial. Eur Heart J 25:1385–1394

Fox K, Ford I, Steg PG, Tendera M, Ferrari R (2008) Ivabradine for patients with stable coronary artery disease and left-ventricular dysfunction (BEAUTIFUL): a randomised, double-blind, placebo-controlled trial. Lancet 372:807–816

Fox K, Ford I, Steg PG, Tardif JC, Tendera M, Ferrari R (2014) Ivabradine in stable coronary artery disease without clinical heart failure. N Engl J Med 371:1091–1099

Fricke U, Hein L, Schwabe U (2017) Neue Arzneimittel 2016. In: Schwabe U, Paffrath D, Ludwig WD, Klauber J (Hrsg) Arzneiverordnungsreport. Springer (Kapitel 3.1.24)

Gemeinsamer Bundesausschuss (2022) Beschluss über eine Änderung der Arzneimittel-Richtlinie: Anlage XII – Nutzenbewertung von Arzneimitteln mit neuen Wirkstoffen nach § 35a des Fünften Buches Sozialgesetzbuch (SGB V): Vericiguat (chronische Herzinsuffizienz) BAnz AT 14.04.2022 B9. https://www.g-ba.de/downloads/39-261-5312/2022-03-03_AM-RL-XII_Vericiguat_D-724_BAnz.pdf

Kirchhof P, Andresen D, Bosch R, Borggrefe M, Meinertz T et al (2012) Short-term versus long-term antiarrhythmic drug treatment after cardioversion of atrial fibrillation (Flec-SL): a prospective, randomised, open-label, blinded endpoint assessment trial. Lancet 380:238–246

Kirchhof P, Camm AJ, Goette A, Brandes A, Eckardt L et al (2020) Early rhythm-control therapy in patients with atrial fibrillation. N Engl J Med 383:1305–1316

Køber L, Torp-Pedersen C, McMurray JJ, Gøtzsche O, Lévy S et al (2008) Increased mortality after dronedarone therapy for severe heart failure. N Engl J Med 358:2678–2687

Køber L, Thune JJ, Nielsen JC, Haarbo J, Videbæk L et al (2016) Defibrillator implantation in patients with nonischemic systolic heart failure. N Engl J Med 375:1221–1230

Kotecha D, Bunting KV, Gill SK, Mehta S, Stanbury M et al (2020) Effect of digoxin vs bisoprolol for heart rate control in atrial fibrillation on patient-reported quality of life: the RATE-AF randomized clinical trial. JAMA 324:2497–2508

Le Heuzey JY, De Ferrari GM, Radzik D, Santini M, Zhu J, Davy JM (2010) A short-term, randomized, double-blind, parallel-group study to evaluate the efficacy and safety of dronedarone versus amiodarone in patients with persistent atrial fibrillation: the DIONYSOS study. J Cardiovasc Electrophysiol 21:597–605

Lehmann G, Reiniger G, Beyerle A, Schomig A (1998) Clinical comparison of antiischemic efficacy of isosorbide dinitrate and molsidomine. J Cardiovasc Pharmacol 31:25–30

McDonagh TA, Metra M, Adamo M, Gardner RS, Baumbach A et al (2021) 2021 ESC Guidelines for the diagnosis and treatment of acute and chronic heart failure. Eur Heart J 42:3599–3726

McMurray JJ, Packer M, Desai AS, Gong J, Lefkowitz MP et al (2014) Angiotensin-neprilysin inhibition versus enalapril in heart failure. N Engl J Med 371:993–1004

Morrow DA, Scirica BM, Sabatine MS, de Lemos JA, Murphy SA et al (2010) B-type natriuretic peptide and the effect of ranolazine in patients with non-ST-segment elevation acute coronary syndromes: observations from the MERLIN-TIMI 36 (metabolic efficiency with ranolazine for less ischemia in non-ST-elevation acute coronary-thrombolysis in myocardial infarction 36) trial. J Am Coll Cardiol 55:1189–1196

Moss AJ, Zareba W, Hall WJ, Klein H, Wilber DJ et al (2002) Prophylactic implantation of a defibrillator in patients with myocardial infarction and reduced ejection fraction. N Engl J Med 346:877–883

Olivotto I, Camici PG, Merlini PA, Rapezzi C, Patten M et al (2018) Efficacy of ranolazine in patients with symptomatic hypertrophic cardiomyopathy: the RESTYLE-HCM randomized, double-blind, placebo-controlled study. Circ Heart Fail 11:e4124

Patten M, Maas R, Bauer P, Luderitz B, Sonntag F et al (2004) Suppression of paroxysmal atrial tachyarrhythmias – results of the SOPAT trial. Eur Heart J 25:1395–1404

Pellicori P, Urbinati A, Shah P, MacNamara A, Kazmi S et al (2017) What proportion of patients with chronic heart failure are eligible for sacubitril-valsartan? Eur J Heart Fail 19:768–778

Rathore SS, Curtis JP, Wang Y, Bristow MR, Krumholz HM (2003) Association of serum digoxin concentration and outcomes in patients with heart failure. JAMA 289:871–878

Roy D, Talajic M, Nattel S, Wyse DG, Dorian P et al (2008) Rhythm control versus rate control for atrial fibrillation and heart failure. N Engl J Med 358:2667–2677

Sanders GD, Hlatky MA, Owens DK (2005) Cost-effectiveness of implantable cardioverter-defibrillators. N Engl J Med 353:1471–1480

Schmiedl S, Szymanski J, Rottenkolber M, Hasford J, Thürmann PA (2007) Re: Age- and gender-specific incidence of hospitalisation for digoxin intoxication. Drug Saf 30:1171–1173 (author reply 1173–1174)

Solomon SD, McMurray JJV, Anand IS, Ge J, Lam CSP et al (2019) Angiotensin-neprilysin inhibition in heart failure with preserved ejection fraction. N Engl J Med 381:1609–1620

Swedberg K, Komajda M, Böhm M, Borer JS, Ford I (2010) Ivabradine and outcomes in chronic heart failure (SHIFT): a randomised placebo-controlled study. Lancet 376:875–885

Tardif JC (2007) Clinical results of I(f) current inhibition by ivabradine. Drugs 67(Suppl 2):35–41

Tardif JC, Ford I, Tendera M, Bourassa MG, Fox K (2005) Efficacy of ivabradine, a new selective I(f) inhibitor, compared with atenolol in patients with chronic stable angina. Eur Heart J 26:2529–2536

Vamos M, Erath JW, Hohnloser SH (2015) Digoxin-associated mortality: a systematic review and meta-analysis of the literature. Eur Heart J 36:1831–1838

Van Gelder IC, Rienstra M, Bunting KV, Casado-Arroyo R, Caso V et al (2024) 2024 ESC Guidelines for the management of atrial fibrillation developed in collaboration with the European Association for Cardio-Thoracic Surgery (EACTS). Eur Heart J 45:3314–3414

Velazquez EJ, Morrow DA, DeVore AD, Duffy CI, Ambrosy AP, McCague K, Rocha R, Braunwald E (2019) Angiotensin-neprilysin inhibition in acute decompensated heart failure. N Engl J Med 380:539–548

Wagner F, Gohlke-Barwolf C, Trenk D, Jähnchen E, Roskamm H (1991) Differences in the antiischaemic effects of molsidomine and isosorbide dinitrate (ISDN) during acute and short-term administration in stable angina pectoris. Eur Heart J 12:994–999

Waldo AL, Camm AJ, deRuyter H, Friedman PL, MacNeil DJ et al (1996) Effect of d-sotalol on mortality in patients with left ventricular dysfunction after recent and remote myocardial infarction. The SWORD Investigators. Survival With Oral d-Sotalol. Lancet 348:7–12

Weisz G, Généreux P, Iñiguez A, Zurakowski A, Shechter M et al (2016) Ranolazine in patients with incomplete revascularisation after percutaneous coronary intervention (RIVER-PCI): a multicentre, randomised, double-blind, placebo-controlled trial. Lancet 387:136–145

Williams VEM (1975) Classification of antidysrhythmic drugs. Pharmacol Ther B 1:115–138

Zareba W, Daubert JP, Beck CA, Huang DT, Alexis JD et al (2018) Ranolazine in high-risk patients with implanted cardioverter-defibrillators: the RAID trial. J Am Coll Cardiol 72:636–645

Zhu W, Mazzanti A, Voelker TL, Hou P, Moreno JD et al (2019) Predicting patient response to the antiarrhythmic mexiletine based on genetic variation. Circ Res 124:539–552

Ziff OJ, Lane DA, Samra M, Griffith M, Kirchhof P et al (2015) Safety and efficacy of digoxin: systematic review and meta-analysis of observational and controlled trial data. BMJ 351:h4451

Blut und Gerinnung

Inhaltsverzeichnis

Anämien

Jan Matthes

Auf einen Blick

Verordnungsprofil Der größte Teil der Verordnungen von Antianämika entfällt weiterhin auf Eisenpräparate, gefolgt von Folsäure und Epoetinpräparaten mit jeweils deutlich geringeren Verordnungsvolumina. Seit 2013 nehmen die Verordnungszahlen von Eisen- und Epoetinpräparaten zu. Das Beispiel der Herzinsuffizienz zeigt, dass sich die Korrektur eines Eisenmangels auch auf Begleiterkrankungen positiv auswirkt. Wie bereits 2023 findet sich unter den am häufigsten verordneten Arzneimitteln Roxadustat, der erste zugelassene Inhibitor der HIF-PH (Hypoxie-induzierbarer Faktor-Prolylhydroxylase), der wie Epoetine die Erythropoese stimuliert, aber oral verfügbar ist.

Eine Anämie kann viele Ursachen haben, die vor der Therapie mit Antianämika abgeklärt werden sollten (Kaufner und von Heymann 2018). Am häufigsten ist die Eisenmangelanämie durch mangelnde Zufuhr, ungenügende Resorption, gesteigerten Bedarf oder Verlust von Eisen, z. B. durch okkulte Blutungen. Auch bei Blutspendern kommt es zu einer Verringerung des Hämoglobins (Hb), der durch eine niedrig dosierte Eisensupplementation verkürzt wird (Kiss et al. 2015). Daneben gibt es sekundäre Anämien bei bspw. Leber- oder Nierenkrankheiten, Tumoren, Infektionen oder Zytostatikatherapie sowie weitere Anämieformen mit gestörter Erythrozytenbildung (z. B. aplastische Anämie) oder mit gesteigertem Erythrozytenabbau (hämolytische Anämien). Bei älteren Menschen liegt die Prävalenz der Anämie bei bis zu 40 % (Bach et al. 2014). Gerade die Betrachtung der Anämie bei Älteren unterstreicht die Bedeutung der Multikausalität (Röhrig et al. 2019).

Unter den 3.000 am häufigsten verordneten Arzneimitteln befanden sich 2024 als Antianämika Eisenpräparate, Folsäure, Epoetine und wie bereits im Vorjahr der in der Therapie der renalen Anämie eingesetzte Inhibitor des Enzyms HIF-PH (Hypoxie-induzierbarer Faktor-Prolylhydroxylase) Roxadustat (*Evrenzo*). Das seit 2022 zur Behandlung der Sichelzellanämie zugelassene Voxelotor (*Oxbryta*) hemmt die Polymerisation von Sichelzellhämoglobin durch Steigerung der Affinität von Hämoglobin zu Sauerstoff. *Oxbryta* gehört zwar nicht zu den meistverordneten Arzneimitteln, ist wie Roxadustat aber als Innovation zu bewerten (G-BA 2022a). Auf eine Empfehlung der Europäischen Arzneimittel-Agentur EMA hin ruht die Zulassung in der EU allerdings seit Oktober 2024, solange aufgrund zweier registergestützter Studien Sicherheitsdaten überprüft werden (EMA 2024). Als „orphan drug" wird *Oxbryta* wohl nicht unter die meistverordneten Arzneistoffe kommen (G-BA 2022b), was dem bereits 2020 zugelassenen Erythrozyten-Reifungs-Aktivator Luspatercept (*Reblozyl*) hingegen gelungen ist (siehe ▶ Abschn. 8.4 und ▶ Kap. 5). *Reblozyl* ist zugelassen zur Behandlung transfusionsabhängiger Anämien im Rahmen myelodysplastischer Syndrome sowie Anämien, die in Verbindung zu einer Beta-Thalassämie stehen. Ebenfalls zur Behandlung der Beta-Thalassämie, aber auch der Sichelzellkrankheit ist seit Januar 2025 mit Exagamglogen Autotemcel (*Casgevy*) die erste CRISPR/Cas9-basierte Gentherapie im Handel. Bei beiden Erkrankungen können transfusionspflichtige Anämien auftreten, was in der Studie CLIMB-111 bei Menschen mit Beta-Thalassämie unter Exagamglogen Autotemcel über 12 Monate zu über 90 % verhindert werden konnte (Locatelli et al. 2024). Auch wenn es erfreulich ist, dass die Behandlungsoptionen spezieller Anämieformen durch Innovationen erweitert werden, stehen nach wie vor Anämien im Vordergrund, die auf eine Störung der Erythropoese zurückzuführen sind.

8.1 Eisenpräparate

Die Verordnung von Eisenpräparaten war 2004 als Folge des GKV-Modernisierungsgesetzes auf die Hälfte eingebrochen. Danach nahm sie wieder deutlich zu, blieb aber zwischen 2009 und 2013 weitgehend konstant. Die Verordnungszahlen stiegen seither wieder an und waren nur 2020 im Vergleich zum Vorjahr unverändert (◘ Abb. 8.1). Der frühere Rückgang war wenig plausibel, da Eisenpräparate zwar nicht verschreibungspflichtig, aber als wirksame Standardtherapeutika einer gesicherten

Eisenmangelanämie nach der Ausnahmeliste gemäß § 34 Abs. 1 SGB V weiterhin erstattungsfähig sind.

8.1.1 Orale Eisenpräparate

Die orale Eisensubstitution ist Therapie der Wahl einer Eisenmangelanämie, da sie wirksam, relativ sicher, einfach und kostengünstig ist. Neben einer Ernährungsberatung werden bei (alimentärem) Eisenmangel Tagesdosen von 2–6 mg/kg Eisen täglich empfohlen (Behnisch et al. 2021; Camaschella 2015). In Deutschland überwiegt bei weitem die Verordnung von Medikamenten mit Eisen(II)glycinsulfat-Komplex (◘ Tab. 8.1), aus dem das Eisen in Magen und Dünndarm (*Ferro sanol*) bzw. erst im Duodenum (magensaftresistent überzogene Pellets in *Ferro sanol duodenal*) freigesetzt wird. Die orale Bioverfügbarkeit von Eisen(II)sulfat-Präparaten liegt bei 10–15 %, während die Bioverfügbarkeit von Eisen(III)sulfat wegen der geringen Löslichkeit 3–4-fach niedriger ist (Santiago 2012). Neben *Feraccru* (Eisen(III)-maltol) steht *Fer-*

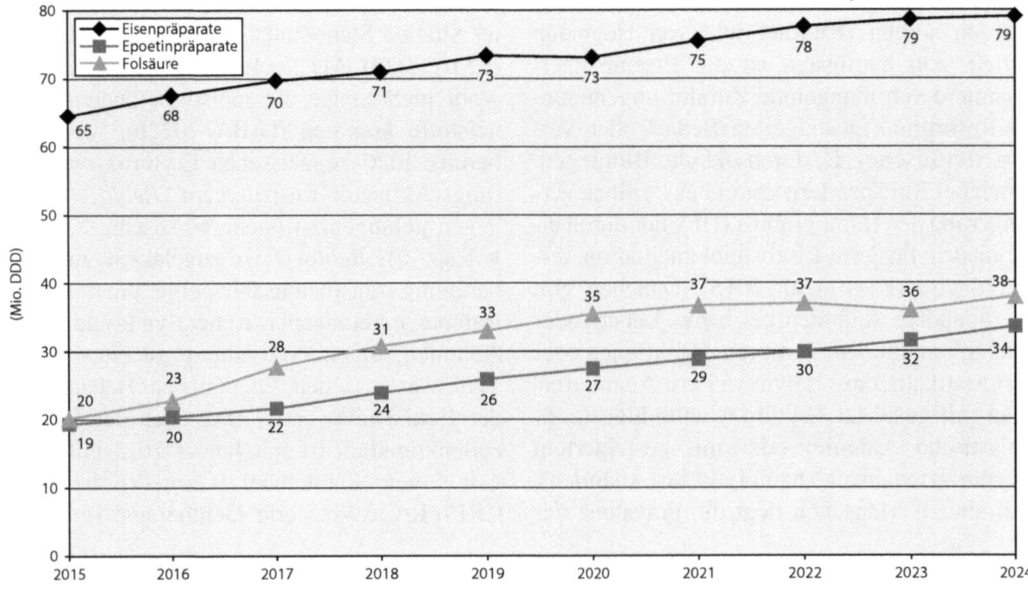

◘ **Abb. 8.1** Verordnungen von Antianämika 2015 bis 2024. Gesamtverordnungen nach definierten Tagesdosen

◘ Tab. 8.1 **Verordnungen von Eisenpräparaten und Eisenchelatoren 2024**. Angegeben sind die 2024 verordneten Tagesdosen, die Änderungen gegenüber 2023 und die mittleren Kosten je DDD 2024

Präparat	Bestandteile	DDD	Änderung	DDD-Nettokosten
		Mio.	%	Euro
Eisensulfat				
Tardyferon	Eisen(II)sulfat	11,4	(+5,3)	0,54
Eisentabletten AbZ	Eisen(II)sulfat	2,4	(−8,9)	0,42
Ferro Aiwa	Eisen(II)sulfat	0,77	(+62,2)	0,38
		14,6	**(+4,6)**	**0,51**
Weitere Eisensalze				
Ferro sanol/Ferro sanol duodenal	Eisen(II)glycinsulfat	55,5	(+0,5)	0,47
Ferrum Hausmann	Eisen(III)hydroxid-Polymaltose-Komplex	1,9	(+80,2)	0,72
Feraccru	Eisen(III)maltol	1,7	(+5,3)	3,50
		59,1	**(+2,0)**	**0,56**
Parenterale Eisenpräparate				
Feryxa	Eisen(III)-carboxy-maltose	0,94	(+112,9)	30,82
Ferrlecit	Eisen(III)Natrium-D-gluconat-Komplex	0,87	(+1,9)	8,71
Ferinject	Eisen(III)hydroxid-Polymaltose-Komplex	0,69	(−53,1)	32,96
Fermed	Eisen(III)oxid-Saccharose-Komplex	0,44	(+6,3)	15,26
Ferapplic	Eisen(III)-carboxy-maltose	0,34	(+751,4)	29,78
Monofer	Eisen(III)Derisomaltose	0,20	(+8,3)	31,61
		3,5	**(+2,2)**	**23,67**
Summe		**77,1**	**(+2,5)**	**1,59**

rum Hausmann (Eisen(III)hydroxid-Polymaltose-Komplex) als orales Präparat mit dreiwertigem Eisen zur Verfügung. Das Verordnungsvolumen von *Ferrum Hausmann* hat von 2023 auf 2024 wieder deutlich zugenommen (+80 %), aber auch beim fast fünfmal so teuren *Feraccru* ist erneut ein geringer Anstieg der Verordnungen (+5,3 %) zu verzeichnen. Unter oralen Eisenpräparaten treten sehr häufig gastrointestinale Störungen auf, unter Eisen(II)sulfat und Eisen(II)gluconat (derzeit nicht unter den meistverordneten Eisenpräparten vertreten) wohl noch häufiger als unter Eisen(II)glycinsulfat (Cancelo-Hidalgo et al. 2013).

Nachdem sich der Rückgang der Verordnung von *Ferro sanol comp* (Kombination von Eisen(II)glycinsulfat mit Folsäure und Cyanocobalamin) 2023 noch weiter beschleunigt hatte, ist das Arzneimittel 2024 nicht mehr unter den meisterverordneten zu finden. Zuvor war dies schon bei *Tardyferon-Fol* (Eisen(II)sulfat plus Folsäure) der Fall. Es wäre erfreulich, wenn dieser Rückgang der Verordnungszahlen einer zunehmend rationalen Verordnung zuzuschreiben wäre. Während nämlich die Folsäuregabe bereits ab circa vier Wochen vor Konzeption und im ersten Schwangerschaftsdrittel sinnvoll ist, um Neuralrohrdefekten beim Fetus vorzubeugen (siehe unten), ist eine Eisensupplementation nur bei nachgewiesenem Eisenmangel indiziert und kommt oft erst ab dem zweiten Trimenon in Frage, wenn der Eisenbedarf ansteigt. Tatsächlich hat die Verordnung von Folsäure als Monopräparat nach einem Rückgang in 2023 jetzt wieder zugenommen und den höchsten Wert seit zehn Jahren erreicht (◨ Abb. 8.1), bleibt aber offenbar immer noch hinter dem zurück, was die Empfehlungen erwarten ließen (siehe ▶ Abschn. 8.2). Mit Blick auf die routinemäßige Eisengabe während der Schwangerschaft lässt sich sagen, dass es keine überzeugenden Belege für eine Verbesserung der Gesundheit von Mutter und Kind gibt (Koletzko et al. 2018). In einer systematischen Übersicht zur täglichen Supplementation in der Schwangerschaft schien – obwohl nicht direkt verglichen – die Kombination von Eisen und Folsäure der alleinigen Gabe von Eisen bezüglich der mütterlichen Anämie nicht effektiver zu sein (Peña-Rosas et al. 2015). Eine andere aktuelle systematische Übersicht kommt zur insgesamt sehr zurückhaltenden Schlussfolgerung, dass eine tägliche orale Eisensupplementierung während der Schwangerschaft die Anämie der Mutter und den Eisenmangel während der Schwangerschaft verringern „kann" (Finkelstein et al. 2024).

8.1.2 Parenterale Eisenpräparate

Die parenterale Eisenbehandlung war früher Ausnahmefällen vorbehalten, wenn die orale Gabe nicht möglich oder kontraindiziert war. Grund waren zahlreiche Risiken durch hochmolekulare Dextranpräparate, insbesondere schwere anaphylaktoide Reaktionen mit zahlreichen Todesfällen in den USA (Fishbane 2003). Durch dextranfreie parenterale Eisenpräparate mit verbessertem Sicherheitsprofil hat sich die parenterale Eisenbehandlung gewandelt. Darüber hinaus ist die gastrointestinale Verträglichkeit parenteraler Eisenpräparate deutlich besser als die oraler Präparate (Tolkien et al. 2015). Da die intravenöse Applikation außerdem die problematische enterale Eisenresorption umgeht, werden die Hb-Werte schneller und wirksamer erhöht als mit oralen Präparaten (Girelli et al. 2018). Ein Cochrane-Review über Studien bei Menschen mit chronischer Niereninsuffizienz zeigte, dass mit parenteralen Eisenpräparaten höhere Hb-Werte, höhere Eisenplasmaspiegel und wohl auch ein geringerer Epoetinbedarf als mit oralen Eisenpräparaten erreicht werden können (O'Lone et al. 2019). Bei chronisch entzündlichen Darmkrankheiten und Eisenmangelanämie zeigten sich unter parenteraler Eisentherapie ebenfalls höhere Anstiege von Hb und Ferritin (Lee et al. 2012). Die Unterschiede zur oralen Gabe waren jedoch gering und ihr klinischer Nutzen ungewiss, während Therapieabbrüche häufiger waren. In einer späteren systematischen Übersicht und Netzwerk-Metaanalyse waren in derselben Indikation Eisencarboxymaltose-Komplexe die effektivsten parenteralen Präparate und die einzigen, die oralem Eisen bezüglich der Hb-Steigerung überlegen waren (Aksan et al. 2017). Ein entsprechender Cochrane-Review bestätigt die Überlegenheit parenteraler Eisencarboxymaltose-Komplexe gegenüber intravenösen Eisensaccharose-Präparaten und parenteraler gegenüber oraler Substitution (Gordon et al. 2021). Liegt bei Menschen mit Tumorleiden ein Eisenmangel vor (Prävalenz 30–60 %), wird bevorzugt die intravenöse Eisensubstitution empfohlen (Hastka et al. 2025). Der Nationalen Versorgungsleitlinie „Chronische Herzinsuffizienz" in der Version von 2023 zufolge „kann" bei Menschen mit Herzinsuffizienz und reduzierter Pumpfunktion (HFrEF), bei denen ein Eisenmangel vorliegt, eine i. v. Eisensupplementierung „erwogen werden" (Bundesärztekammer et al. 2023). Die Zurückhaltung wird mit unzureichenden Daten zu „harten" Endpunkten (Dekompensationen, Krankenhausbehandlungen, Mortalität) begründet, die eher weite Indikation („Eisenmangel") beruht auf der in Studien fehlenden Differenzierung zwischen anämischen und nicht-anämischen Menschen. Die Europäische Gesellschaft für Kardiologie (ESC) empfiehlt in der Aktualisierung ihrer Herzinsuffizienz-Leitlinie 2023 eine Eisensupplementierung bei reduzierter Auswurffraktion und Eisenmangel zur symptomatischen Behandlung (McDonagh et al. 2023). Ein prognostischer Nutzen zeichnete sich bisher jedoch nicht ab (Graham et al. 2023). Von der oralen Supplementierung wird mit Verweis auf den fehlenden Nutzen abgeraten (McDonagh et al. 2021; Bundesärztekammer et al. 2023).

Das parenterale Eisenpräparat *Fermed* (Eisen(III)oxid-Saccharose-Komplex) zeigte erneut einen leichten Anstieg der Verordnungszahlen (◘ Tab. 8.1). Nachdem die insgesamt geringe Verordnung von *Monofer* (Eisen(III)-Derisomaltose) 2021 deutlich abnahm, ist seit 2022 ein kontinuierlicher Zuwachs zu verzeichnen. In der Vergangenheit waren Berichte über schwere anaphylaktische Reaktionen für diesen Wirkstoff vergleichsweise häufig, sodass noch 2017 die Spanische Arzneimittelbehörde vor der Anwendung warnte (Nathell et al. 2020). Zwei randomisierte kontrollierte Studien mit einer Fallzahl > 3.000 konnten diesbezüglich kein erhöhtes Risiko im Vergleich zu einer Eisen(III)hydroxid-Saccharose-Verbindung zeigen, dürften aber angesichts des Zeitpunkts der Publikation der Ergebnisse keinen wesentlichen Einfluss auf die 2019 im Vergleich zum Vorjahr um 200 % angestiegene Verordnung gehabt haben (Auerbach et al. 2019; Bhandari et al. 2020). Eisen(III)-Derisomaltose (im Englischen: „iron isomaltoside") ist dextranfrei, zeigte aber in einem Immunoassay eine Reaktion auf einen Antidextran-Antikörper (Lipp 2016). Die Stabilität parenteraler Eisen-Komplexe nimmt in der Reihenfolge Gluconat-, Saccharose-, Maltose-

Komplexe zu. Je stabiler der Komplex, umso größer der Anteil an Eisen, der von Makrophagen aufgenommen wird (Girelli et al. 2018). Hiermit wird u. a. auch eine bessere Verträglichkeit erklärt. Die hohe Stabilität der Eisen-Maltose-Komplexe erlaubt außerdem die rasche Applikation hoher Dosen, was ggf. die Verabreichung der Gesamtdosis mit einer Gabe ermöglicht. Eisen(III)carboxymaltose-Präparate (z. B. *Feryxa* und *Ferapplic*) können bis zu einer Einzeldosis von 1.000 mg intravenös infundiert werden. *Feryxa* rangiert erst seit 2023 unter den am häufigsten verordneten Arzneimitteln, führte 2024 aber bereits die Verordnungszahlen der parenteralen Eisenpräparate an. *Ferapplic* schaffte 2024 mit einem beachtlichen Verordnungsanstieg von +751 % den Sprung unter die 3.000 am häufigsten verordneten Medikamente. Die hohe Dosierung der Eisen(III)carboxymaltose-Präparate erfordert weniger Einzelinfusionen, die Anwendung ist aber mit Blick auf die DDD-Nettokosten fast viermal so teuer wie die von *Ferrlecit* (Eisen(III)natrium-Gluconat-Komplex; ◘ Tab. 8.1). *Fermed* (Eisen(III)oxid-Saccharose-Komplex) wird bis zu einer Einzeldosis von 500 mg intravenös infundiert und ist mit Blick auf die Tagestherapiekosten immer noch doppelt so teuer wie *Ferrlecit*. *Ferinject* (Eisen(III)hydroxid-Polymaltose-Komplex) führte die Verordnungszahlen parenteraler Eisenpräparate 2023 trotz der höchsten DDD-Kosten in dieser Gruppe noch an, wurde 2024 im Vergleich zum Vorjahr aber nur noch etwa halb so oft verordnet. Der Rückgang des Verordnungsvolumens von *Ferinject* in 2023 und 2024 dürfte zum Teil mit dem Zuwachs bei den einen ähnlichen Arzneistoff enthaltenden (und nur etwas kostengünstigeren) Präparaten *Feryxa* und *Ferapplic* zu erklären sein (◘ Tab. 8.1).

8.2 Folsäure

Die Verordnungszahlen von Folsäurepräparaten hatten sich von 2013 bis 2021 mehr als verdoppelt, stagnierten dann im Jahr 2022 und waren 2023 leicht rückläufig (◘ Abb. 8.1). 2024 kam es dann wieder zu einem Anstieg, der den vorübergehenden Rückgang mehr als ausgeglichen hat. Wichtig ist Folsäure vor allem in der Schwangerschaft, sodass Frauen, die eine Schwangerschaft planen, zusätzlich zu einer ausgewogenen Ernährung 400 µg Folsäure pro Tag oder äquivalente Dosen anderer Folate in Form eines Supplements empfohlen werden (Koletzko et al. 2018). Die Einnahme soll mindestens vier Wochen vor der Konzeption beginnen und bis zum Ende des 1. Schwangerschaftsdrittels fortgesetzt werden. Die Rationale dahinter ist, dass die Zufuhr von Folatäquivalenten über die Nahrung deutlich geringer ist, als für Erwachsene im Allgemeinen und für Schwangere im Besonderen empfohlen wird. Andererseits zeigen epidemiologische Studien und Metaanalysen, dass die perikonzeptionelle Folsäuresupplementation das Risiko für kindliche Fehlbildungen des Nervensystems (Neuralrohrdefekte) reduziert. Leider hat die Prävalenz von Neuralrohrdefekten in Europa zwischen 1991 und 2011 nicht abgenommen (Khoshnood et al. 2015). Grund dürfte u. a. eine mangelnde Umsetzung der Empfehlung sein, Folsäure perikonzeptionell zu substituieren. Hierfür sprechen zumindest epidemiologische Daten, wie der Abgleich der Anzahl jährlicher Schwangerschaften mit den verordneten DDD (◘ Tab. 8.2), aber auch eine aktuelle bundesweite Erhebung (Koletzko et al. 2018; Doru et al. 2023). Vor diesem Hintergrund sollte kritisch hinterfragt werden, warum die Verordnung von Folsäurepräparaten derzeit nicht weiter steigt.

8.3 Erythropoetin

Das Glykoprotein Erythropoetin wird vorwiegend in den Nieren gebildet und ist essenziell für die Bildung der roten Blutkörperchen. Rekombinante Verbindungen mit gleicher Proteinstruktur werden Epoetine genannt. Rekombinantes humanes Epoetin alfa (z. B. *Erypo*) wurde 1988 in die Therapie eingeführt, gefolgt von Epoetin beta (*NeoRecormon*). Seit 2007 haben mehrere Biosimilars von Epoetin eine Zulassung der EMA erhalten, u. a. auch Epoetin zeta (*Silapo* und *Retacrit*). Das Verordnungsvolumen der Epoetinpräparate hat seit 2013 stetig zugenommen (◘ Abb. 8.1). Die Zahlen waren nur für Epoetin beta (*NeoRecormon*) erneut leicht rückläufig (◘ Tab. 8.2).

Das 2001 eingeführte Epoetinanalogon Darbepoetin alfa (*Aranesp*) unterscheidet sich von Erythropoetin in fünf Aminosäuren und enthält fünf statt drei Stickstoff-gebundene Kohlenhydratseitenketten. Dadurch ist die terminale Eliminationshalbwertszeit drei- bis fünfmal (nach i. v.-Gabe) bzw. zwei- bis dreimal (nach s. c.-Applikation) so lang wie bei den kurzwirksamen Epoetinen. Für Darbepoetin alfa reicht in der Erhaltungsphase die wöchentliche, gegebenenfalls sogar die zweiwöchentliche oder monatliche Gabe (Hörl 2013). Obwohl *Aranesp* um etwa ein Viertel teurer ist als andere Epoetinpräparate und -analoga, machte es 2024 hier weiterhin mehr als 20 % des Verordnungsvolumens aus.

Seit 2007 ist mit Methoxy-Polyethylenglycol-Epoetin beta (*Mircera*) ein weiteres langwirkendes Epoetinanalogon im Handel. Die Konjugation von Epoetin beta mit einer Methoxy-Polyethylenglycol-Polymerkette bewirkt eine deutlich verlängerte Halbwertszeit, weshalb *Mircera* als CERA („Continuous Erythropoietin Receptor Activator") bezeichnet wird und eine monatliche Verabreichung ausreichen kann. Die Affinität zum Epoetinrezeptor ist allerdings durch die Veränderung des Epoetinmoleküls deutlich reduziert (Hörl 2013). Mehrere Vergleichsuntersuchungen mit Epoetin alfa und beta zeigten eine nahezu identische Wirksamkeit und Verträglichkeit (Curran und McCormack 2008; Saglimbene et al. 2017). Etwa 7 % der Epoetinverordnungen entfallen auf *Mircera*. Die Tagestherapiekosten liegen etwas unter denen für Darbepoetin alfa, damit aber ebenfalls über denen anderer Epoetinpräparate (◘ Tab. 8.2).

Eine systematische Übersicht und Metaanalyse deutete darauf hin, dass die Wirksamkeit der verschiedenen Epoetine bei Menschen mit Anämie im Rahmen einer chronischen

Tab. 8.2 Verordnungen von Folsäure, Epoetinpräparaten und weiteren Antianämika 2024. Angegeben sind die 2024verordneten Tagesdosen, die Änderungen gegenüber 2023 und die mittleren Kosten je DDD 2024

Präparat	Bestandteile	DDD	Änderung	DDD-Nettokosten
		Mio.	%	Euro
Folsäure				
Fol Lichtenstein	Folsäure	12,4	(−8,1)	0,28
Folsäure AbZ	Folsäure	9,8	(+18,9)	0,26
Folsäure Sanavita	Folsäure	6,4	(+106,1)	0,25
Folsan	Folsäure	4,5	(−24,6)	0,20
Folsäure Lomapharm	Folsäure	0,85	(−0,7)	0,26
Folsäure Aristo	Folsäure	0,77	(+368,2)	0,26
Dreisafol	Folsäure	0,71	(−68,4)	0,26
		35,5	**(+3,9)**	**0,26**
Epoetin alfa				
Epoetin alfa HEXAL	Epoetin alfa	7,3	(+10,0)	7,22
Abseamed	Epoetin alfa	3,0	(+14,5)	7,01
Binocrit	Epoetin alfa	2,6	(−6,4)	7,06
Erypo	Epoetin alfa	1,5	(−0,8)	7,52
		14,4	**(+6,3)**	**7,18**
Weitere Epoetinpräparate				
Silapo	Epoetin zeta	5,5	(+14,2)	7,72
Retacrit	Epoetin zeta	2,1	(+3,4)	7,45
Neorecormon	Epoetin beta	0,95	(−3,5)	7,75
		8,6	**(+9,2)**	**7,66**
Langwirkende Epoetinanaloga				
Aranesp	Darbepoetin alfa	6,7	(+0,3)	9,40
Mircera	Methoxy-Polyethylen-glycol-Epoetin beta	2,4	(+0,6)	9,08
		9,1	**(+0,4)**	**9,32**
Weitere Antianämika				
Evrenzo	Roxadustat	0,63	(+52,3)	17,60
Summe		**68,2**	**(+4,8)**	**4,02**

Niereninsuffizienz weitestgehend vergleichbar ist. Allerdings war die Qualität der zugrunde gelegten Studien sehr heterogen (Amato et al. 2018). Auch eine aktualisierte Netzwerkmetaanalyse der „Cochrane Collaboration" erlaubt für diese Indikation keine sichere Aussage mit Blick auf Unterschiede in der Wirksamkeit zwischen diesen Arzneistoffen (Chung et al. 2023). Vor diesem Hintergrund ist bemerkenswert, dass das Verordnungsvolumen der um fast ein Drittel teureren Epoetinanaloga Darboetin alfa und Methoxy-Polyethylenglycol-Epoetin beta zusammen immerhin fast zwei Drittel der Verordnungen von Epoetin alfa enthaltenden Präparaten beträgt (◘ Tab. 8.2).

Die hochdosierte Gabe von Epoetinen bei renaler Anämie ist mit einem gesteigerten kardiovaskulären Risiko assoziiert (Wright et al. 2015). Die therapeutisch erforderlichen Dosen sind bei s. c.-Applikation der kurzwirksamen Epoetinpräparate geringer als bei i. v.-Gabe; die Wirksamkeit ist bei adäquater Dosierung aber vergleichbar (Hörl 2013; Wright et al. 2015). Es sollte außerdem keine Normalisierung des Hb-Wertes angestrebt werden, da dies prognostisch ungünstig ist (Phrommintikul et al. 2007) und die Lebensqualität bei subnormalen Zielwerten auch nicht reduziert ist (Collister et al. 2016). Evidenzbasierte Leitlinien empfehlen heute einen Hb-Zielbereich von 10–12 g/dl (Locatelli et al. 2013; Mikhail et al. 2017; siehe auch: KDIGO 2025). Eine ergänzende Eisensupplementation kann helfen, die erforderliche Epoetindosis weiter zu reduzieren (Roger et al. 2017). Dies mag auch das Risiko für einen sekundären Eisenmangel verringern, der entstehen kann, falls nicht rechtzeitig mit Gabe von Eisen dem erhöhten Bedarf vorgebeugt wird. Es gibt jedoch keine generelle Empfehlung zur präventiven Eisensupplementation bei Epoetingabe (Locatelli et al. 2013).

Die o. g. Daten zu Risiken der Hb-Normalisierung bei renaler Anämie, insbesondere mittels hochdosierter Epoetingabe, waren ein wichtiger Grund für den zwischenzeitlich deutlichen Rückgang der Verordnungszahlen vom Maximum im Jahre 2007 (27 Mio. DDD) bis 2013 (17 Mio. DDD; siehe Arzneiverordnungs-Report 2014, ◘ Abb. 8.1). Seitdem ist die Verordnungshäufigkeit allerdings erneut stetig angestiegen und lag 2024 mit gut 33 Mio. DDD erneut über dem Wert von 2007 (◘ Abb. 8.1).

Epoetine können grundsätzlich auch bei Anämien wirksam sein, die mit bestimmten anderen chronischen Grunderkrankungen assoziiert sind. Allerdings ist hier die Nutzen-Schaden-Relation einer Therapie oft noch unklar. Bei Menschen mit Krebsleiden (überwiegend solide Tumore) zeigten sich z. B. eine Übersterblichkeit und ein gesteigertes Risiko venöser thrombembolischer Ereignisse (Bohlius et al. 2009; Gao et al. 2014). Die Empfehlungen zum Einsatz von Erythropoese-stimulierenden Arzneistoffen bei Vorliegen von Eisenmangel bzw. Eisenmangelanämie und einem Tumorleiden sind deshalb weiterhin zurückhaltend (Hastka et al. 2025). Ähnlich sieht es bei chronischer Herzinsuffizienz aus (Anand und Gupta 2020). Der Nutzen von Epoetinen zur Behandlung einer Anämie ist hier nicht eindeutig belegt (Desai et al. 2010; Ngo et al. 2010), während es Hinweise auf ein gesteigertes Risiko für thrombembolische Ereignisse unter Darboetin alfa gibt, sodass die aktuellen Leitlinien bei chronischer Herzinsuffizienz (ohne fortgeschrittene chronische Nierenerkrankung) von der Behandlung einer Anämie mit Erythropoese-stimulierenden Substanzen abraten (Bundesärztekammer et al. 2023; McDonagh et al. 2021).

8.4 Inhibitoren der Hypoxie-induzierbaren Faktor-Prolylhydroxylase (HIF-PH)

Mit Roxadustat (*Evrenzo*) findet sich seit 2023 ein Arzneistoff unter den am häufigsten verordneten Arzneistoffen, der 2021 als erster oraler Inhibitor des Enzyms HIF-PH (Hypoxie-induzierbarer Faktor-Prolylhydroxylase) zur Behandlung renaler Anämien zugelassen wurde (Yan und Xu 2020). Roxadustat verhindert die Inaktivierung von HIF, wodurch u. a. die Erythropoetin-Synthese gesteigert und die Hepcidin-Bildung verringert wird. Infolgedessen wird die Erythropoese angeregt und die Eisenaufnahme gefördert. *Evrenzo* wird dreimal pro Woche an nicht aufeinanderfolgenden Tagen oral eingenommen und hat sich in Vergleichsstudien in der Indikation Anämie bei chronischer Nierenerkrankung mit Blick auf Wirksamkeit und Sicherheit bisher als den Epoetin-Analoga gleichwertig gezeigt (z. B. Ren et al. 2024). Roxadustat könnte somit ein ernst zu nehmender Konkurrent der Epoetine werden, obwohl noch Fragen zur Sicherheit und Verträglichkeit offen sind (Arzneimittelbrief 2022; Zheng et al. 2022; Nakano et al. 2024; Tian et al. 2024) und die Tagestherapiekosten derzeit etwa doppelt so hoch liegen wie bei den Epoetin-Analoga (◻ Tab. 8.2). Mit Vadadustat (*Vafseo*) und Daprodustat sind bereits zwei weitere Vertreter der HIF-PH-Inhibitoren in der EU zugelassen bzw. zur Zulassung empfohlen worden. Eine derzeit im öffentlichen Reviewverfahren befindliche Aktualisierung der Leitlinie der Organisation „Kidney Disease: Improving Global Outcomes" (KDIGO) empfiehlt bei renaler Anämie Epoetine als Erstlinientherapie und einen HIF-PH-Inhibitor erst nachrangig, z. B. bei mangelndem Ansprechen auf ein Epoetin einzusetzen (KDIGO 2025; siehe auch: Ku et al. 2023). Die Anwendung eines HIF-PH-Inhibitors soll außerdem bei erhöhtem Risiko für unerwünschte Wirkungen dieser Arzneimittel vermieden werden, z. B. bei kürzlich vorangegangenen kardiovaskulären Ereignissen. Es wird empfohlen, sich bei den Hämoglobin-Zielwerten an denen für die Behandlung mit einem Epoetin zu orientieren.

An dieser Stelle sei auch Luspatercept (*Reblozyl*) erwähnt, ein 2020 zugelassener Arzneistoff, der durch Interaktion mit Zytokinen der TGFβ-Familie deren Hemmwirkung auf die Erythrozyten-Reifung antagonisiert und damit die Erythropoese fördert. In einer aktuellen Bewertung kamen das Institut für Qualität und Wirtschaftlichkeit im Gesundheitswesen (IQWIG) und die Arzneimittelkommission der deutschen Ärzteschaft (AkdÄ) allerdings übereinstimmend zur Schlussfolgerung, dass bei Erwachsenen mit einer transfusionsabhängigen Anämie aufgrund eines Myelodysplastischen Syndroms (MDS) mit $\geq 15\,\%$ Ringsideroblasten und sehr niedrigem, niedrigem oder intermediärem Risiko, die auf eine Epoetin-basierte Therapie nicht zufriedenstellend angesprochen haben oder für die diese nicht geeignet sind, ein Zusatznutzen für Luspatercept nicht belegt ist (AkdÄ 2023, G-BA 2023). Unlängst zeigte sich Luspatercept allerdings in der Erstlinientherapie Epoetin alfa bei Vorliegen einer transfusionspflichtigen Anämie im Rahmen eines Niedrig-Risiko-MDS überlegen (Della Porta et al. 2024). Luspatercept fand sich 2024 ebenfalls unter den 3.000 am häufigsten verordneten Arzneimitteln (siehe ▶ Kap. 5).

Literatur

AkdÄ (Arzneimittelkommission der deutschen Ärzteschaft) (2023) Stellungnahme der Arzneimittelkommission der deutschen Ärzteschaft zur frühen Nutzenbewertung gemäß § 35a SGB V: Luspatercept (Neubewertung Orphan) 30 Mio: Myelodysplastisches Syndrom mit transfusionsabhängiger Anämie, vorbehandelt). https://www.akdae.de/fileadmin/user_upload/akdae/Stellungnahmen/AMNOG/A-Z/Luspatercept/Luspatercept-20230905.pdf

Aksan A, Işık H, Radeke HH, Dignass A, Stein J (2017) Systematic review with network meta-analysis: comparative efficacy and tolerability of different intravenous iron formulations for the treatment of iron deficiency anaemia in patients with inflammatory bowel disease. Aliment Pharmacol Ther 45:1303–1318

Amato L, Addis A, Saulle R, Trotta F, Mitrova Z, Davoli M (2018) Comparative efficacy and safety in ESA biosimilars vs. originators in adults with chronic kidney disease: a systematic review and meta-analysis. J Nephrol 31:321–332

Anand I, Gupta P (2020) How I treat anemia in heart failure. Blood 136:790–800

Arzneimittelbrief (2022) Roxadustat zur Behandlung der symptomatischen Anämie bei chronischer Niereninsuffizienz Bd 56, S 20

Auerbach M, Henry D, Derman RJ, Achebe MM, Thomsen LL, Glaspy J (2019) A prospective, multi-center, randomized comparison of iron isomaltoside 1000 versus iron sucrose in patients with iron deficiency anemia; the FERWON-IDA trial. Am J Hematol 94:1007–1014

Bach V, Schruckmayer G, Sam I, Kemmler G, Stauder R (2014) Prevalence and possible causes of anemia in the elderly: a cross-sectional analysis of a large European university hospital cohort. Clin Interv Aging 9:1187–1196

Behnisch W, Muckenthaler M, Kulozik A (2021) AWMF-S1-Leitlinie 025-021 „Eisenmangelanämie". https://www.awmf.org/leitlinien/detail/ll/025-021.html;. Zugegriffen: 1. Okt. 2025

Bhandari S, Kalra PA, Berkowitz M, Belo D, Thomsen LL, Wolf M (2020) Safety and efficacy of iron isomaltoside 1000/ferric derisomaltose versus iron sucrose in patients with chronic kidney disease: the FERWON-NEPHRO randomized, open-label, comparative trial. Nephrol Dial Transplant 12:gfaa11. https://doi.org/10.1093/ndt/gfaa011

Bohlius J, Schmidlin K, Brillant C, Schwarzer G, Trelle S, Seidenfeld J, Zwahlen M, Clarke M, Weingart O, Kluge S, Piper M, Rades D, Steensma DP, Djulbegovic B, Fey MF, Ray-Coquard I, Machtay M, Moebus V, Thomas G, Untch M, Schumacher M, Egger M, Engert A (2009) Recombinant human erythropoiesis-stimulating agents and mortality in patients with cancer: a meta-analysis of randomised trials. Lancet 373:1532–1542

Bundesärztekammer (BÄK), Kassenärztliche Bundesvereinigung (KBV), Arbeitsgemeinschaft der Wissenschaftlichen Medizinischen Fachgesellschaften (AWMF) (2023) Nationale VersorgungsLeitlinie Chronische Herzinsuffizienz – Langfassung. Version 4.0. https://doi.org/10.6101/AZQ/000510

Camaschella C (2015) Iron-deficiency anemia. N Engl J Med 372:1832–1843

Cancelo-Hidalgo MJ, Castelo-Branco C, Palacios S, Haya-Palazuelos J, Ciria-Recasens M, Manasanch J, Pérez-Edo L (2013) Tolerability of different oral iron supplements: a systematic review. Curr Med Res Opin 29:291–303

Chung EY, Palmer SC, Saglimbene VM, Craig JC, Tonelli M, Strippoli GF (2023) Erythropoiesis-stimulating agents for anaemia in adults with chronic kidney disease: a network meta-analysis. Cochrane Database Syst Rev. https://doi.org/10.1002/14651858.CD010590.pub3

Collister D, Komenda P, Hiebert B, Gunasekara R, Xu Y, Eng F, Lerner B, Macdonald K, Rigatto C, Tangri N (2016) The effect of erythropoietin-stimulating agents on health-related quality of life in anemia of chronic kidney disease: a systematic review and meta-analysis. Ann Intern Med 164:472–478

Curran MP, McCormack PL (2008) Methoxy polyethylene glycol-epeoetin beta: a review of its use in the management of anaemia associated with chronic kidney disease. Drugs 68:1139–1156

Desai A, Lewis E, Solomon S, McMurray JJ, Pfeffer M (2010) Impact of erythropoiesis-stimulating agents on morbidity and mortality in patients with heart failure: an updated, post-TREAT meta-analysis. Eur J Heart Fail 12:936–942

Doru B, Hockamp N, Sievers E, Hülk P, Lücke T, Kersting M (2023) Adherence to recommendations for nutrient supplementation related to pregnancy in Germany. Food Sci Nutr 11:5236–5247

EMA (European Medicines Agency) (2024) Suspension of sickle cell disease medicine Oxbryta. EMA/464087/2024

Finkelstein JL, Cuthbert A, Weeks J, Venkatramanan S, Larvie DY, De-Regil LM, Garcia-Casal MN (2024) Daily oral iron supplementation during pregnancy. Cochrane Libr 2024(8):CD4736. https://doi.org/10.1002/14651858.CD004736.pub6

Fishbane S (2003) Safety in iron management. Am J Kidney Dis 41(5 Suppl):18–26

Gao S, Ma JJ, Lu C (2014) Venous thromboembolism risk and erythropoiesis-stimulating agents for the treatment of cancer-associated anemia: a meta-analysis. Tumour Biol 35:603–613

G-BA (Gemeinsamer Bundesausschuss) (2022a) Beschluss des Gemeinsamen Bundesausschusses über eine Änderung der Arzneimittel-Richtlinie: Anlage XII – Nutzenbewertung von Arzneimitteln mit neuen Wirkstoffen nach § 35a SGB V: Roxadustat (Symptomatische Anämie bei chronischer Nierenerkrankung). BAnz AT 24. März 2022 B2

G-BA (Gemeinsamer Bundesausschuss) (2022b) Beschluss des Gemeinsamen Bundesausschusses über eine Änderung der Arzneimittel-Richtlinie: Anlage XII – Nutzenbewertung von Arzneimitteln mit neuen Wirkstoffen nach § 35a des Fünften Buches Sozialgesetzbuch (SGB V) Voxelotor (Hämolytische Anämie bei Sichelzellkrankheit, Monotherapie oder Kombination mit Hydroxycarbamid, ≥ 12 Jahre). BAnz AT 15. Dez. 2022 B3.

G-BA (Gemeinsamer Bundesausschuss) (2023) Beschluss des Gemeinsamen Bundesausschusses über eine Änderung der Arzneimittel-Richtlinie: Anlage XII – Nutzenbewertung von Arzneimitteln mit neuen Wirkstoffen nach § 35a des Fünften Buches Sozialgesetzbuch (SGB V) Luspatercept (Neubewertung eines Orphan Drugs nach Überschreitung der 30-Mio.-Euro-Grenze: Myelodysplastische Syndrome mit transfusionsabhängiger Anämie, vorbehandelt). BAnz AT 30. Nov. 2023 B3

Girelli D, Ugolini S, Busti F, Marchi G, Castagna A (2018) Modern iron replacement therapy: clinical and pathophysiological insights. Int J Hematol 107:16–30

Gordon M, Sinopoulou V, Iheozor-Ejiofor Z, Iqbal T, Allen P, Hoque S, Engineer J, Akobeng AK (2021) Interventions for treating iron deficiency anaemia in inflammatory bowel disease. Cochrane

Database Syst Rev. https://doi.org/10.1002/14651858. CD013529.pub2/full

Graham FJ, Pellicori P, Kalra PR, Ford I, Bruzzese D, Cleland JGF (2023) Intravenous iron in patients with heart failure and iron deficiency: an updated meta-analysis. Eur J Heart Fail 25:528–537

Hastka J, Metzgeroth G, Gattermann N (2025) Eisenmangel und Eisenmangelanämie. https://www.onkopedia. com/de/onkopedia/guidelines/eisenmangel-und-eisenmangelanaemie/@@view/html/index.html. Zugegriffen: 5. Okt. 2025

Hörl WH (2013) Differentiating factors between erythropoiesis-stimulating agents: an update to selection for anaemia of chronic kidney disease. Drugs 73:117–130

Kaufner L, von Heymann C (2018) S3 Leitlinie Präoperative Anämie. AWMF Registernummer, 001–0024

KDIGO (2025) Clinical Practice Guideline for Anemia in Chronic Kidney Disease (CKD). Draft document shared for public review and feedback. https://kdigo. org/wp-content/uploads/2024/11/KDIGO-2025-Anemia-in-CKD-Guideline_Public-Review-Draft_Nov42024.pdf;. Zugegriffen: 1. Okt. 2025

Khoshnood B, Loane M, de Walle H, Arriola L, Addor MC, Barisic I, Beres J, Bianchi F, Dias C, Draper E, Garne E, Gatt M, Haeusler M, Klungsoyr K, Latos-Bielenska A, Lynch C, McDonnell B, Nelen V, Neville AJ, O'Mahony MT, Queisser-Luft A, Rankin J, Rissmann A, Ritvanen A, Rounding C, Sipek A, Tucker D, Verellen-Dumoulin C, Wellesley D, Dolk H (2015) Long term trends in prevalence of neural tube defects in Europe: population based study. BMJ 351:h5949

Kiss JE, Brambilla D, Glynn SA, Mast AE, Spencer BR, Stone M, Kleinman SH, Cable RG (2015) Oral iron supplementation after blood donation: a randomized clinical trial. JAMA 313:575–583

Koletzko B, Cremer M, Flothkötter M, Graf C, Hauner H, Hellmers C, Kersting M, Krawinkel M, Przyrembel H, Röbl-Mathieu M, Schiffner U, Vetter K, Weißenborn A, Wöckel A (2018) Ernährung und Lebensstil vor und während der Schwangerschaft – Handlungsempfehlungen des bundesweiten Netzwerks Gesund ins Leben. Geburtshilfe Frauenheilkd 78:1262–1282

Ku E, Del Vecchio L, Eckardt KU, Haase VH, Johansen KL, Nangaku M, Tangri N, Waikar SS, Więcek A, Cheung M, Jadoul M, Winkelmayer WC, Wheeler DC (2023) Novel anemia therapies in chronic kidney disease: conclusions from a Kidney Disease: Improving Global Outcomes (KDIGO) Controversies Conference. Kidney Int 104:655–680 (for Conference Participants)

Lee TW, Kolber MR, Fedorak RN, van Zanten SV (2012) Iron replacement therapy in inflammatory bowel disease patients with iron deficiency anemia: a systematic review and meta-analysis. J Crohns Colitis 6:267–275

Lipp HP (2016) Eisen i.v. und die Aut-idem Problematik. Klinischer Stellenwert, Produktunterschiede und Grenzen der Austauschbarkeit. Dtsch Apothekerztg 9:64–69

Locatelli F, Bárány P, Covic A, De Francisco A, Del Vecchio L, Goldsmith D, Hörl W, London G, Vanholder R, Van Biesen W (2013) Kidney disease: improving global outcomes guidelines on anaemia management in chronic kidney disease: a European Renal Best Practice position statement. Nephrol Dial Transplant 28:1346–1359

Locatelli F, Lang P, Wall D, Meisel R, Corbacioglu S, Li AM, de la Funete J et al (2024) Exagamglogene autotemcel for transfusion-dependent β-Thalassemia. N Engl J Med 390:1663–1676

McDonagh TA, Metra M, Adamo M, Gardner RS, Baumbach A, Böhm M, Burri H, Butler J, Čelutkienė J, Chioncel O, Cleland JGF, Coats AJS, Crespo-Leiro MG, Farmakis D, Gilard M, Heymans S, Hoes AW, Jaarsma T, Jankowska EA, Lainscak M, Lam CSP, Lyon AR, McMurray JJV, Mebazaa A, Mindham R, Muneretto C, Piepoli FM, Price S, Rosano GMC, Ruschitzka F, Skibelund KA, ESC Scientific Document Group (2021) 2021 ESC Guidelines for the diagnosis and treatment of acute and chronic heart failure. Eur Heart J 42:3599–3726

McDonagh TA, Metra M, Adamo M, Gardner RS, Baumbach A, Böhm M, Burri H, Butler J, Čelutkienė J, Chioncel O, Cleland JGF, Crespo-Leiro MG, Farmakis D, Gilard M, Heymans S, Hoes AW, Jaarsma T, Jankowska EA, Lainscak M, Lam CSP, Lyon AR, McMurray JJV, Mebazaa A, Mindham R, Muneretto C, Piepoli FM, Price S, Rosano GMC, Ruschitzka F, Skibelund KA, ESC Scientific Document Group (2023) 2023 Focused Update of the 2021 ESC Guidelines for the diagnosis and treatment of acute and chronic heart failure. Eur Heart J. https://doi.org/10.1093/eurheartj/ehad195

Mikhail A, Brown C, Williams JA, Mathrani V, Shrivastava R, Evans J, Isaac H, Bhandari S (2017) Renal association clinical practice guideline on anaemia of chronic kidney disease. BMC Nephrol 18:345

Nakano Y, Mitsuboshi S, Tada K, Masutani K (2024) Association between roxadustat use and suppression of thyroid function: a systematic review and meta-analysis. J Pharm Health Care Sci 10(1):30

Nathell L, Gohlke A, Wohlfeil S (2020) Reported severe hypersensitivity reactions after intravenous iron administration in the European Economic Area (EEA) before and after implementation of risk minimization measures. Drug Saf 43:35–43

Ngo K, Kotecha D, Walters JA, Manzano L, Palazzuoli A, van Veldhuisen DJ, Flather M (2010) Erythropoiesis-stimulating agents for anaemia in chronic heart failure patients. Cochrane Database Syst Rev. https://doi.org/10.1002/14651858.CD007613.pub2

O'Lone EL, Hodson EM, Nistor I, Bolignano D, Webster AC, Craig JC (2019) Parenteral versus oral iron therapy for adults and children with chronic kidney disease. Cochrane Database Syst Rev. https://doi.org/10.1002/14651858.CD007857.pub3

Peña-Rosas JP, De-Regil LM, Garcia-Casal MN, Dowswell T (2015) Daily oral iron supplementation during pregnancy. Cochrane Database Syst Rev. https://doi.org/10.1002/14651858.CD004736.pub5

Phrommintikul A, Haas SJ, Elsik M, Krum H (2007) Mortality and target haemoglobin concentrations in anaemic patients with chronic kidney disease treated with erythropoietin: a meta-analysis. Lancet 369:381–388

Porta DMG, Garcia-Manero G, Santini V, Zeidan AM, Komrokji RS, Shortt J, Valcárcel D, Jonasova A, Dimicoli-Salazar S, Tiong IS, Lin CC, Li J, Zhang J, Pilot R, Kreitz S, Pozharskaya V, Keeperman KL, Rose S, Prebet T, Lai Y, Degulys A, Paolini S, Cluzeau T, Fenaux P, Platzbecker U (2024) Luspatercept versus epoetin alfa in erythropoiesis-stimulating agent-naive, transfusion-dependent, lower-risk myelodysplastic syndromes (COMMANDS): primary analysis of a phase 3, open-label, randomised, controlled trial. Lancet Haematol 11(9):e646–e658

Ren S, Zhao Y, Wu L, Ren S, Feng Y (2024) Hypoxia-inducible factor-prolyl hydroxylase inhibitors for treatment of anemia in chronic kidney disease: a systematic review and network meta-analysis. Fron Pharmacol 15:1406588

Roger SD, Tio M, Park HC, Choong HL, Goh B, Cushway TR, Stevens V, Macdougall IC (2017) Intravenous iron and erythropoiesis-stimulating agents in haemodialysis: a systematic review and meta-analysis. Nephrology 22:969–976

Röhrig G, Gütgemann I, Gurlit S, Jabs HU, Kolb G, Leischker A (2019) Anämie als geriatrisches Syndrom – Zusammenfassung des Symposiums der AG Anämie anlässlich der Jahrestagung der Deutschen Gesellschaft für Geriatrie 2018 in Köln. Z Gerontol Geriatr. https://doi.org/10.1007/s00391-019-01545-z

Saglimbene VM, Palmer SC, Ruospo M, Natale P, Craig JC, Strippoli GF (2017) Continuous erythropoiesis receptor activator (CERA) for the anaemia of chronic kidney disease. Cochrane Database Syst Rev. https://doi.org/10.1002/14651858.CD009904.pub2

Santiago P (2012) Ferrous versus ferric oral iron formulations for the treatment of iron deficiency: a clinical overview. ScientificWorldJournal 2012:846824

Tian L, Wang M, Liu M, Pang Y, Zhao J, Zheng B, Wang Y, Zhao W (2024) Cardiovascular and renal safety outcomes of hypoxia-inducible factor prolyl-hydroxylase inhibitor roxadustat for anemia patients with chronic kidney disease: a systematic review and meta-analysis. Ren Fail 46(1):2313864

Tolkien Z, Stecher L, Mander AP, Pereira DI, Powell JJ (2015) Ferrous sulfate supplementation causes significant gastrointestinal side-effects in adults: a systematic review and meta-analysis. PLoS ONE 10:e117383

Wright DG, Wright EC, Narva AS, Noguchi CT, Eggers PW (2015) Association of erythropoietin dose and route of administration with clinical outcomes for patients on hemodialysis in the United States. Clin J Am Soc Nephrol 10:1822–1830

Yan Z, Xu G (2020) A novel choice to correct inflammation-induced anemia in CKD: oral hypoxia-inducible factor prolyl hydroxylase inhibitor roxadustat. Front Med 7:393

Zheng L, Tian J, Liu D, Zhao Y, Fang X, Zhang Y, Liu Y (2022) Efficacy and safety of roxadustat for anaemia in dialysis-dependent and non-dialysis-dependent chronic kidney disease patients: A systematic review and meta-analysis. Br J Clin Pharmacol 88:919–932

Antithrombotische Therapie

Bernd Mühlbauer

Auf einen Blick

Trend Das Verordnungsvolumen der oralen Antikoagulantien ist, wie schon 2023, angestiegen. Die Verordnungen der Vitamin-K-Antagonisten nahmen 2024 wie im Vorjahr weiter deutlich ab. Auch der direkte Thrombin-Inhibitor Dagibatran verzeichnete einen deutlichen Rückgang, während die Faktor Xa-Antagonisten als weitere Vertreter der direkt wirkenden oralen Antikoagulantien (DOAK), gegenüber 2023 nochmals um über 5 % zugenommen haben. Der Verordnungsanteil der Vitamin-K-Antagonisten an allen oralen Antikoagulantien beträgt jetzt nur noch 8,5 %. Die Nettokosten aller Antithrombotika sind 2024 auf 3,55 Mrd. € und damit um fast 11 % angestiegen (◖Tab. 1.2). Eine Bewertung der Gesamtverordnungen der Thrombozytenaggregationshemmer ist nicht möglich, da die Verordnungen von Acetylsalicylsäurepräparaten im Jahr 2024 aus technischen Gründen nicht exakt erfasst werden konnten. Wesentliche Änderungen gegenüber dem Vorjahr sind jedoch wenig wahrscheinlich. Bei den Antihämorrhagika sind die Faktor-VIII-Präparate die umsatzstärkste Gruppe mit deutlich steigenden Verordnungszahlen. Modifizierte rekombinante Gerinnungsfaktoren sowie ein monoklonaler Antikörper (Emicizumab) als Faktor VIIIa-Mimetikum erweitern die Therapieoptionen bei Patienten mit angeborener Hämophilie A oder B.

Bewertung Acetylsalicylsäure bleibt der wichtigste Thrombozytenaggregationshemmer. $P2Y_{12}$-ADP-Rezeptorantagonisten haben allein oder in Kombination mit Acetylsalicylsäure nur in bestimmten kardiovaskulären Spezialindikationen einen nachgewiesenen Zusatznutzen. Ticagrelor und möglicherweise auch Prasugrel zeigen bei einzelnen Patientengruppen mit akutem Koronarsyndrom Vorteile gegenüber Clopidogrel. Die DOAK reduzieren das Risiko ischämischer Schlaganfälle bei Vorhofflimmern ähnlich wie Vitamin K-Antagonisten, lösen aber weniger Hirnblutungen aus. Validierte, in der Praxis verfügbare Labortests existieren für die DOAK weiterhin nicht. Vitamin-K-Antagonisten werden in Leitlinien meist nachrangig zu den DOAK zur Thromboembolieprophylaxe bei Patienten mit nichtvalvulärem Vorhofflimmern empfohlen. Dennoch sind sie für viele Patienten weiterhin als Therapieoption anzusehen. Sie sind Mittel der Wahl nach Herzklappenersatz mit einer Indikation für eine Antikoagulation. Die Verordnungszahlen der DOAK stiegen seit 2015 nahezu linear an, mit einer leichten Abflachung seit 2020. Die vom pharmazeutischen Unternehmen lange erfolgreich hinausgezögerte Verfügbarkeit der ersten Rivaroxaban-Generika hat die Ausgabennormalisierung in diesem Indikationsgebiet eingeleitet. Trotzdem verursachten die DOAK in 2024 noch Kosten von über 3 Mrd. €.

Antithrombotika (Antikoagulantien und Thrombozytenaggregationshemmer) werden bei venösen und arteriellen thromboembolischen Gefäßkrankheiten mit unterschiedlichen therapeutischen Zielen eingesetzt. Die akute

© Der/die Autor(en), exklusiv lizenziert an Springer-Verlag GmbH, DE, ein Teil von Springer Nature 2026
W.-D. Ludwig, B. Mühlbauer, R. Seifert (Hrsg.), *Arzneiverordnungs-Report 2025*,
https://doi.org/10.1007/978-3-662-72738-6_9

Antikoagulation mit Heparin und nachfolgender Gabe oraler Vitamin-K-Antagonisten gehört weiter zu den Standardtherapien für akute tiefe Venenthrombosen und Lungenembolien. Häufiger als bei venösen Thromboembolien werden Vitamin-K-Antagonisten zur Prophylaxe kardiogener Embolien bei nicht valvulärem Vorhofflimmern sowie bei Herzklappenerkrankungen und nach Klappenersatz angewendet. Bei nicht valvulärem Vorhofflimmern werden seit ihrer Einführung vor 14 Jahren stetig zunehmend die DOAK verwendet, die anfänglich zur Prophylaxe venöser Thromboembolien nach großen orthopädischen Operationen zugelassen waren. Sie können längst auch zur Therapie akuter venöser Thromboembolien eingesetzt werden, Rivaroxaban zudem bei weiteren kardiovaskulären Indikationen. Seit 2020 ist aber eine leichte Abflachung des Zuwachses erkennbar, was Ausdruck einer Marktsättigung sein dürfte. Niedermolekulare Heparine werden überwiegend zur Prophylaxe venöser thromboembolischer Komplikationen bei immobilisierten Patienten, seltener auch für die Therapie akuter tiefer Venenthrombosen bei ambulanten Patienten und im Rahmen von Hämodialysen verwendet.

Thrombozytenaggregationshemmer sind vor allem zur Sekundärprophylaxe nach Herzinfarkten und bei peripheren sowie bei zerebrovaskulären Durchblutungsstörungen wie transitorischen ischämischen Attacken (TIA) oder ischämischen Insulten indiziert. Weitaus wichtigster Vertreter dieser Gruppe ist Acetylsalicylsäure, die in Tagesdosen von 50–100 mg eine irreversible Acetylierung der thrombozytären Cyclooxygenase auslöst und dadurch die Plättchenaggregation über mehrere Tage hemmt. Die $P2Y_{12}$-ADP-Rezeptorantagonisten Clopidogrel, Prasugrel (seit 2009) oder Ticagrelor (seit 2011) können für eine begrenzte Zeit zusätzlich zur Acetylsalicylsäure bei speziellen kardiologischen Indikationen wie dem akuten Koronarsyndrom und der Implantation koronarer Stents verordnet werden, Clopidogrel in Kombination mit Acetylsalicylsäure auch für wenige Wochen bei leichten akuten ischämischen Schlaganfällen oder TI-As. Sie blockieren den thrombozytären $P2Y_{12}$-ADP-Rezeptor und hemmen damit zusätzlich die ADP-vermittelte Aggregation. Von den $P2Y_{12}$-ADP-Rezeptorantagonisten kann nur Clopidogrel auch als Monotherapie bei atherosklerotischen Erkrankungen eingesetzt werden und ist dann beispielsweise bei der peripheren arteriellen Verschlusskrankheit oder bei Kontraindikationen gegen Acetylsalicylsäure eine Option (CHARISMA Investigators et al. 2006; COGENT Investigators et al. 2010; COMMIT (ClOpidogrel and Metoprolol in Myocardial Infarction Trial) collaborative group et al. 2005; PEGASUS-TIMI 54 Steering Committee and Investigators et al. 2015; RE-DUAL PCI Steering Committee and Investigators et al. 2017).

Die therapeutisch bedeutsamste Gruppe der Antihämorrhagika sind die Faktor-VIII-Präparate zur Behandlung der Hämophilie A.

9.1 Antikoagulantien

Die Verordnung von Heparin-Präparaten nimmt seit ihrem Verordnungsmaximum 2014 stetig ab. Auch der seit 2012 beobachtete – als erstmals in relevantem Maße DOAK bei nicht valvulärem Vorhofflimmern eingesetzt wurden – kontinuierliche Rückgang der Verordnung von Vitamin K-Antagonisten (VKA) hat sich fortgesetzt. Gegenüber 2015 beträgt die Abnahme nun 74 %. Parallel dazu stiegen die Verordnungen der DOAK kontinuierlich an und liegen 2024 um 8 % höher als 2023 (◧ Abb. 9.1). Ihr Anteil an den Verordnungen aller oralen Antikoagulantien beträgt mittlerweile bei 93 %.

9.1.1 Vitamin-K-Antagonisten (VKA)

VKA zählen weiter zu den wichtigsten Antikoagulantien für die Prophylaxe systemischer Embolien und embolischer Schlaganfälle bei Vorhofflimmern. Zur Sekundärprävention nicht embolischer Schlaganfälle und transito-

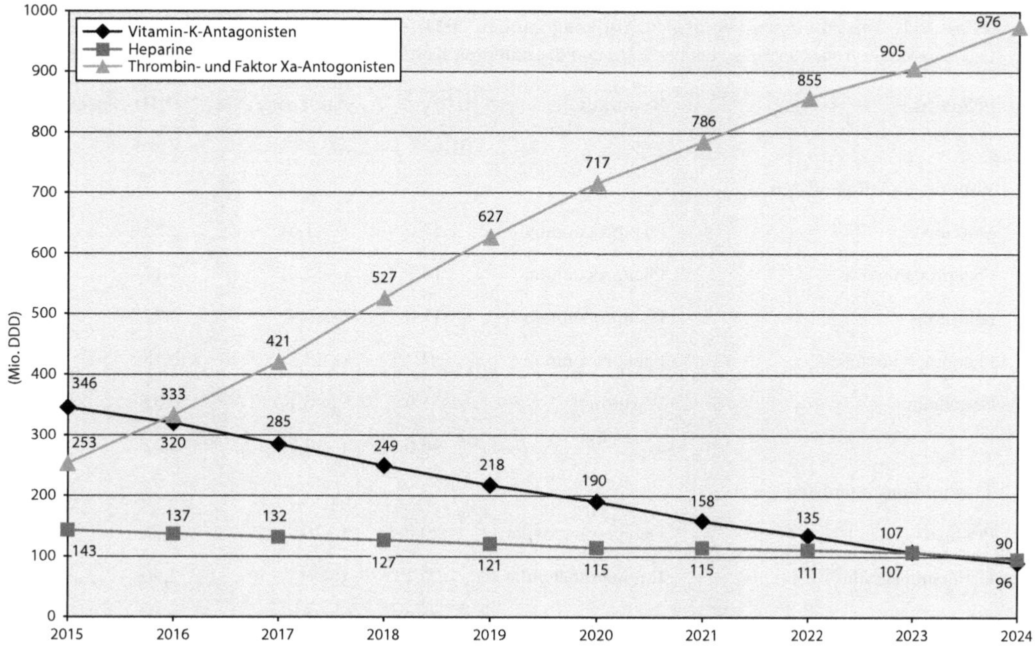

Abb. 9.1 Verordnungen von Antikoagulantien 2015 bis 2024. Gesamtverordnungen nach definierten Tagesdosen

risch ischämischer Attacken bieten sie dagegen keine Vorteile gegenüber der Thrombozytenaggregationshemmung mit Acetylsalicylsäure (De Schryver et al. 2012). Bei der chronischen koronaren Herzerkrankung können sie statt Acetylsalicylsäure eingesetzt werden, wenn beispielsweise aus anderen Gründen wie Vorhofflimmern eine Indikation zur oralen Antikoagulation besteht. Eine Kombination aus VKA und Acetylsalicylsäure bietet hier keinen relevanten Zusatznutzen, erhöht aber die Rate schwerer Blutungen (Dentali et al. 2007). Auch bei Patienten mit Arteriosklerose peripherer Arterien vermindert die Kombination von VKA mit Acetylsalicylsäure die Rate an kardiovaskulären Todesfällen, Herzinfarkten oder Schlaganfällen nicht effektiver als die alleinige Therapie mit Acetylsalicylsäure (The Warfarin Antiplatelet Vascular Evaluation Trial Investigators 2007). Dagegen nimmt das Risiko lebensbedrohlicher Blutungen auf das 3,4-Fache zu. Als VKA werden in Deutschland Phenprocoumon und in sehr geringem Umfang auch Warfarin verordnet. Die Verordnungen

dieser Arzneimittel haben 2024 gegenüber dem Vorjahr erneut abgenommen (−12,7 %), seit 2015 um 74 % (■ Tab. 9.1, ■ Abb. 9.1).

VKA hemmen die Vitamin-K-abhängige Bildung funktionsfähiger Gerinnungsfaktoren (z. B. Prothrombin) in der Leber. Das Ausmaß der gerinnungshemmenden Wirkung wird durch individuelle Faktoren, Ernährungsgewohnheiten und durch Arzneimittelinteraktionen beeinflusst, die bei zahlreichen Begleitmedikationen möglich sind. Deswegen und aufgrund der geringen therapeutischen Breite ist eine Therapieüberwachung erforderlich, wofür sich die Bestimmung der „International Normalized Ratio" (INR) etabliert hat. Der INR-Wert sollte auch bei stabiler Antikoagulation mit Vitamin K-Antagonisten in der Regel mindestens einmal im Monat bestimmt werden. Die Selbstmessung und vor allem das Selbstmanagement der Therapie durch Patienten, die hierzu in der Lage sind, kann die Qualität der oralen Antikoagulation verbessern und die Rate thromboembolischer Ereignisse und die Gesamtsterblichkeit reduzieren, ohne die Blu-

◻ Tab. 9.1   Verordnungen von oralen Antikoagulantien 2024. Angegeben sind die 2024 verordneten Tagesdosen, die Änderungen gegenüber 2023 und die mittleren Kosten je DDD 2024

Präparat	Bestandteile	DDD	Änderung	DDD-Nettokosten
		Mio.	%	Euro
Vitamin-K-Antagonisten				
Marcumar	Phenprocoumon	43,6	(−11,6)	0,23
Phenprogamma	Phenprocoumon	19,7	(−12,2)	0,17
Falithrom	Phenprocoumon	17,0	(−16,4)	0,22
Phenprocoumon acis	Phenprocoumon	7,7	(−13,3)	0,18
Coumadin	Warfarin	1,9	(−5,1)	0,52
		90,0	**(−12,7)**	**0,22**
Thrombinantagonisten				
Pradaxa	Dabigatranetexilat	20,8	(−20,3)	3,56
Dabigatranetexilat AL	Dabigatranetexilat	2,1	(neu)	2,90
		22,9	**(−12,3)**	**3,50**
Faktor Xa-Antagonisten				
Eliquis	Apixaban	513,2	(+13,9)	3,07
Xarelto	Rivaroxaban	238,0	(−1,5)	3,79
Lixiana	Edoxaban	177,1	(+6,1)	2,87
Xarelto 2,5 mg	Rivaroxaban	9,4	(−51,9)	3,40
Rivaroxaban-1A Pharma 2,5 mg	Rivaroxaban	3,9	(neu)	0,92
Rivaroxaban beta 2,5 mg	Rivaroxaban	3,5	(neu)	0,67
Rivarolto 2,5 mg	Rivaroxaban	1,6	(neu)	1,00
		946,6	**(+7,8)**	**3,20**
Summe		**1.059,5**	**(+5,2)**	**2,95**

tungsrate zu erhöhen (Heneghan et al. 2016). Durch ein Selbstmanagement mit VKA lassen sich bei nicht valvulärem Vorhofflimmern vergleichbare Ergebnisse wie mit DOAK erzielen (Ng et al. 2020).

9.1.2   Direkte Faktor Xa- und Thrombininhibitoren, DOAK

Seit 2008 wurden nach und nach direkt wirkende orale Antikoagulantien (DOAK) zugelassen: Dabigatran (*Pradaxa*, 2008), Rivaroxaban (*Xarelto*, 2008), Apixaban (*Eliquis*, 2011) und zuletzt Edoxaban (*Lixiana*, 2015; ◻ Tab. 9.1). Dabigatran ist ein direkter Hemmstoff von Thrombin (Faktor IIa), während Apixaban, Edoxaban und Rivaroxaban durch direkte Blockade von Faktor Xa die Thrombinaktivierung hemmen. Dabigatran, Rivaroxaban und Apixaban wurden zunächst zur Prophylaxe von Venenthrombosen nach chirurgischem Hüft- oder Kniegelenksersatz zugelassen, eine Indikation, die Edoxaban in Deutschland nicht besitzt. Alle DOAK können zur Prävention von Thromboembolien bei nichtvalvulärem Vorhofflimmern eingesetzt werden, sowie zur Therapie und Sekundärprophylaxe von tiefen Venenthrombosen und Lungenembolien. Rivaroxaban besitzt zudem die Zulassung für das akute Koronarsyndrom mit erhöhten kardialen Biomarkern und für die Prophylaxe atherothrombotischer Ereignisse bei Patienten mit stabiler koronarer Herzkrankheit oder mit symptomatischer peripherer arterieller Verschlusskrankheit und hohem Risiko. Rivaroxaban und Dabigatran dürfen zur Behandlung von venösen Thromboembolien bei Kindern und Jugendlichen eingesetzt werden. Seit 2019 ist anhaltend und mit deutlichem Abstand Apixaban das am häufigsten verordnete DOAK (◘ Tab. 9.1). Die Verordnungen von Dabigatran haben wie schon im Vorjahr erneut abgenommen. Mit Idarucizumab (*Praxbind*, seit 2015) für Dabigatran und Andexanet alfa (*Ondexxya*, seit 2019) für Apixaban und Rivaroxaban liegen Antidota für drei der vier direkt wirkenden oralen Antikoagulantien vor.

Gepoolte Analysen randomisierter Studien zeigten, dass unter täglich 10 mg Rivaroxaban in der Prophylaxe tiefer Venenthrombosen und Lungenembolien nach elektivem Hüft- oder Kniegelenksersatz symptomatische tiefe Venenthrombosen signifikant seltener auftraten als unter täglich 40 mg Enoxaparin (0,2 % vs. 0,8 %; Ning et al. 2016). Dafür waren schwere Blutungen signifikant häufiger (2,1 % vs. 1,3 %). Für symptomatische Lungenembolien und Todesfälle fanden sich keine Unterschiede. Auch Metaanalysen randomisierter Vergleichsstudien für Dabigatran und Apixaban ergaben keinen klinisch relevanten Zusatznutzen gegenüber Enoxaparin zur Thromboembolieprophylaxe bei Hüft- und Kniegelenksersatz: Die Rate an Lungenembolien oder Todesfällen unterschied sich nicht signifikant; symptomatische tiefe Venenthrombosen traten gleich häufig oder geringfügig seltener auf, dann aber unter vergleichbarer Zunahme schwerer Blutungen (Gómez-Outes et al. 2012; Neumann et al. 2012). Eine Metaanalyse relevanter Studien zur Thromboembolieprophyla-

xe bei Hüftgelenksersatz fand eine mit der von Enoxaparin vergleichbare Wirksamkeit und Sicherheit für die DOAK in (Alfarhan 2022).

Bei Vorhofflimmern wurden Wirksamkeit und Sicherheit der DOAK in randomisierten Studien mit Warfarin verglichen. Hierbei wurde beispielsweise Dabigatran in zwei Dosierungen bei Patienten mit einem mittleren CHADS$_2$-Score von 2,1 geprüft. Unter täglich zweimal 150 mg traten weniger Schlaganfälle und arterielle Thromboembolien auf (1,11 %/Jahr) als unter Warfarin (1,69 %/Jahr), und auch ischämische Schlaganfälle waren signifikant seltener (0,92 vs. 1,20 %/Jahr; Connolly et al. 2009). Die Häufigkeit schwerer Blutungen unterschied sich jedoch nicht signifikant (3,11 vs. 3,36 %/Jahr). In der Dosierung von zweimal 110 mg/Tag war Dabigatran ebenso wirksam wie Warfarin, jedoch traten weniger schwere Blutungen auf (2,71 vs. 3,36 %/Jahr). Das Risiko für die prognostisch bedeutsamen intrakraniellen Blutungen war unter beiden Dabigatran-Dosierungen signifikant geringer (0,30 bzw. 0,23 %/Jahr) als unter Warfarin (0,74 %/Jahr). Da Dabigatran überwiegend renal eliminiert wird, steigen die Plasmakonzentrationen und damit das Blutungsrisiko mit zunehmender Nierenfunktionseinschränkung an (Stangier et al. 2010), was in Nachauswertungen der Zulassungsstudie bestätigt wurde (Reilly et al. 2014). Bereits kurz nach Zulassung von Dabigatran zur Schlaganfallprophylaxe bei Vorhofflimmern fiel eine Häufung tödlicher Blutungen vor allem bei Patienten mit schwerer Niereninsuffizienz auf (European Medicines Agency 2011). Bei Patienten mit künstlichen Herzklappen erhöht Dabigatran im Vergleich zu Warfarin nicht nur das Risiko von Blutungen, sondern auch von Thromboembolien (Eikelboom et al. 2013) und ist deshalb bei diesen Patienten kontraindiziert.

Rivaroxaban reduzierte Schlaganfälle oder systemische Embolien bei Patienten mit Vorhofflimmern und einem mittleren CHADS$_2$-Score von 3,5 im Vergleich zu Warfarin nicht signifikant (1,7 vs. 2,2 %/Jahr; Patel et al. 2011). Schwere Blutungen waren insgesamt gleich häufig (5,6 vs. 5,4 %/Jahr), intrakranielle Blutungen jedoch signifikant seltener (0,5 vs. 0,7 %/Jahr) und schwere gastrointestinale Blutungen signifikant häufiger (3,2 vs. 2,2 %/Jahr). Unter Apixaban traten bei Patienten mit Vorhofflimmern und einem mittleren $CHADS_2$-Score von 2,1 sowohl Schlaganfälle und systemische Embolien (1,27 vs. 1,60 %/Jahr) als auch schwere Blutungen seltener auf als unter Warfarin (2,13 vs. 3,09 %/Jahr; Granger et al. 2011). Auch die Rate intrakranieller Blutungen war signifikant geringer (0,33 vs. 0,80 %/Jahr), die der gastrointestinalen Blutungen unterschied sich mit 0,76 vs. 0,86 %/Jahr nicht.

Edoxaban wurde bei Patienten mit Vorhofflimmern und einem mittleren $CHADS_2$-Score von 2,8 zunächst in zwei Dosierungen untersucht (Giugliano et al. 2013). Unter einmal 30 mg/Tag Edoxaban waren Schlaganfälle oder systemische Embolien ähnlich häufig wie unter Warfarin (1,61 gegenüber 1,50 %/Jahr), ischämische Schlaganfälle jedoch signifikant häufiger (1,77 gegenüber 1,25 %/Jahr). Diese Dosierung wurde deshalb nur für Patienten zugelassen, bei denen die höhere Edoxaban-Dosierung, z. B. wegen eingeschränkter Nierenfunktion, reduziert werden muss. Einmal 60 mg/Tag Edoxaban waren Warfarin weder in der Prophylaxe von Schlaganfällen oder systemischen Embolien (1,57 vs. 1,80 %/Jahr) noch von ischämischen Schlaganfällen (jeweils 1,25 %/Jahr) überlegen. Schwere (2,75 vs. 3,43 %/Jahr), intrakranielle (0,39 vs. 0,85 %/Jahr) und gastrointestinale Blutungen (1,23 vs. 1,51 %/Jahr) traten aber unter 60 mg Edoxaban seltener auf. Allerdings hatte bei Edoxaban die Nierenfunktion einen hochsignifikanten Einfluss auf die Ergebnisse: Bei normaler Kreatininclearance ($\geq$ 80 ml/min) waren aufgrund erhöhter Schlaganfall- und Embolierate unter Edoxaban die Nichtunterlegenheit gegenüber Warfarin nicht zu belegen (European Medicines Agency 2015). In den USA darf Edoxaban bei normaler GFR (Kreatininclearance > 95 ml/min) nicht eingesetzt werden (U.S. Food & Drug Administration 2015).

Zur initialen und anschließenden Erhaltungstherapie tiefer Venenthrombosen und Lungenembolien wurden die vier DOAK mit Enoxaparin und nachfolgendem Warfarin verglichen. Apixaban (Agnelli et al. 2013a), Dabigatran (Schulman et al. 2009, 2014), Edoxaban (The Hokusai-VTE Investigators 2013) und Rivaroxaban (The EINSTEIN-Investigators 2010; The EINSTEIN-PE-Investigators 2012) waren der sequenziellen Gabe von Enoxaparin und Warfarin nicht unterlegen. Schwere Blutungen traten unter Apixaban signifikant seltener auf als unter Warfarin (0,6 gegenüber 1,8 %), sonst nur unter Rivaroxaban bei der Behandlung von Lungenembolien (1,1 gegenüber 2,2 %; The EINSTEIN-PE-Investigators 2012). DOAK gelten mittlerweile auch zur Therapie Tumor-assoziierter tiefer Venenthrombosen oder Lungenembolien als Option (Xiong 2021; Lyman et al. 2021) und werden in einzelnen Leitlinien bereits bevorzugt (Farge et al. 2022). Der Reduktion symptomatischer Thromboembolierezidive könnte jedoch im Vergleich zu niedermolekularen Heparinen eine ähnliche Zunahme klinisch relevanter Blutungen gegenüberstehen; die Mortalität blieb unbeeinflusst (Desai und Gyawali 2020; Frere et al. 2022). Apixaban und Rivaroxaban können von Beginn an zur Behandlung venöser Thromboembolien eingesetzt werden, während Dabigatran und Edoxaban erst nach mindestens fünf Tagen parenteraler Heparingabe begonnen werden dürfen. Eine kürzlich aktualisierte US-amerikanische Leitlinie gibt den DOAK und besonders den Faktor Xa-Inhibitoren eine gewisse Präferenz gegenüber VKA zur Therapie venöser Thromboembolien (Stevens et al. 2024).

Alle DOAK können nach venösen Thromboembolien im Anschluss an die drei- bis sechs-monatige initiale Erhaltungstherapie auch zur sogenannten verlängerten Erhaltungstherapie eingesetzt werden, wenn eine Antikoagulation weiterhin indiziert ist. Nur für Dabigatran ist in der verlängerten Erhaltungstherapie aber die Nichtunterlegenheit gegenüber Warfarin gezeigt worden (Schulman et al. 2013), für Apixaban (Agnelli et al.

2013b) und für Rivaroxaban (Romualdi et al. 2011) lediglich die Überlegenheit gegenüber Placebo. Für Edoxaban liegen hierzu keine auswertbaren Daten vor. Sind Erhaltungstherapien über mehr als sechs Monate nötig, sollten die Dosierungen für Apixaban und Rivaroxaban halbiert werden (Stevens et al. 2024).

Die bisherigen Erfahrungen mit den Antidota Idarucizumab für Dabigatran und Andexanet alfa für Apixaban und Edoxaban sind nach wie vor begrenzt, insgesamt eher enttäuschend. Vorteile gegenüber Prothrombin-Komplex-Präparaten hinsichtlich effektiver Blutstillung und Sterblichkeit sind nicht erkennbar (Shrestha et al. 2021); unter Andexanet alfa scheinen sogar häufiger thrombotische Komplikationen aufzutreten (Gómez-Outes et al. 2021).

9.1.3 Heparine

Für die ambulante Heparinbehandlung werden fast ausschließlich niedermolekulare Heparine verwendet (◨ Tab. 9.2). Diese weisen mit etwa 4.000–6.000 Dalton etwa ein Drittel des Molekulargewichts von unfraktioniertem Heparin auf. Gegenüber diesem ist ihre Bioverfügbarkeit nach s. c. Applikation mit 87–98 % drei- bis sechsfach höher und konstanter. Die Halbwertszeit (3–6 h) ermöglicht die einmal tägliche Gabe. Standarddosen zur Thromboembolieprophylaxe können bei normaler Nierenfunktion ohne Laborkontrollen angewendet werden (Hao et al. 2019).

Die fünf verfügbaren niedermolekulare Heparine gehören weiter zu den 3.000 am häufigsten verordneten Arzneimitteln, auch wenn ihr Verordnungsvolumen gegenüber 2023 deutlich gesunken ist (◨ Tab. 9.2). Ähnlich wie 2023 entfällt mit 70 % der Großteil auf das in klinischen Studien am besten untersuchte Enoxaparin. Das Originalpräparat *Clexane* erlebte nach Einführung der Biosimilars (*Enoxaparin Becat, Enoxaparin Ledraxen, Hepaxane, Inhixa, Crusia*) in den Vorjahren einen deutlichen Rückgang. Trotz erneuter Reduktion um 13,3 % behauptet es aber trotz des um

etwa 40 % höheren Preises in 2024 nach wie vor fast die Hälfte aller Verordnungen. Ob Rabattverträge diese Kostenbetrachtung relativieren, ist aufgrund der bekannten Intransparenz nicht zu bewerten.

In den wenigen direkten Vergleichsstudien wurden keine klinisch bedeutsamen Unterschiede zwischen den einzelnen niedermolekularen Heparinen gefunden (White und Ginsberg 2003). Da biologische Aktivität und Pharmakokinetik der niedermolekularen Heparine unterschiedlich sind, sollte das für die jeweilige Indikation am besten untersuchte Präparat eingesetzt werden (Hao et al. 2019).

Stationär werden Heparine bei akuten Koronarsyndromen (instabile Angina pectoris, Herzinfarkt mit und ohne ST-Hebung) im Rahmen unterschiedlicher Behandlungsstrategien und meist zusätzlich zu anderen Antithrombotika eingesetzt. Metaanalysen zeigen hier entweder keine signifikanten Unterschiede (Bangalore et al. 2014; Kodumuri et al. 2011) oder geringe Vorteile für niedermolekulare Heparine (Iqbal et al. 2012) im Vergleich zu Standardheparinen bezüglich der Herzinfarkt- bzw. Reinfarktrate und Mortalität. Nach akutem ischämischen Schlaganfall verhindern niedermolekulare Heparine tiefe Venenthrombosen effektiver als Standardheparine; eine Verbesserung des neurologischen Outcomes ist jedoch nicht bewiesen (Sandercock und Leong 2017).

Mit der einfacheren Handhabung sind niedermolekulare Heparine auch zur Behandlung ambulanter Patienten einsetzbar. Gemäß Metaanalysen randomisierter Studien ist bei tiefen Venenthrombosen oder Lungenembolien eine häusliche Behandlung mit niedermolekularen Heparinen so sicher und effektiv wie die stationäre Therapie mit Standardheparinen (Othieno et al. 2007; Piran et al. 2013). Zur Erhaltungstherapie nach der Akutbehandlung venöser Thromboembolien sind sie mindestens so wirksam wie VKA, bei Patienten mit fortgeschrittenen Tumorkrankheiten wahrscheinlich effektiver (Akl et al. 2011). Sie sind jedoch erheblich teurer als VKA (◨ Tab. 9.2) und kommen seit Zulassung der DOAK für die-

◻ **Tab. 9.2** **Verordnungen von Heparinen und weiteren Wirkstoffen zur Blutgerinnungshemmung und Fibrinolytika 2024**. Angegeben sind die 2024 verordneten Tagesdosen, die Änderungen gegenüber 2023 und die mittleren Kosten je DDD 2024

Präparat	Bestandteile	DDD	Änderung	DDD-Nettokosten
		Mio.	%	Euro
Enoxaparin				
Clexane	Enoxaparin	31,3	(−13,3)	2,45
Enoxaparin Becat	Enoxaparin	19,1	(−31,5)	1,76
Enoxaparin Ledraxen	Enoxaparin	7,0	(+1,4)	1,84
Hepaxane	Enoxaparin	4,3	(+58,9)	1,72
Inhixa	Enoxaparin	4,3	(+160,8)	1,74
Crusia	Enoxaparin	0,58	(−48,4)	1,91
		66,5	**(−12,8)**	**2,09**
Weitere niedermolekulare Heparine				
Innohep	Tinzaparin	10,9	(−0,3)	3,44
Mono-Embolex	Certoparin	10,7	(+0,8)	3,74
Fragmin	Dalteparin	6,4	(−13,3)	3,76
Fraxiparin	Nadroparin	1,1	(−10,9)	3,88
		29,1	**(−3,6)**	**3,64**
Unfraktionierte Heparine				
Heparin-ratiopharm	Heparin	0,49	(−16,3)	5,03
Weitere Wirkstoffe				
Arixtra	Fondaparinux	2,0	(+1,6)	7,72
Argatra	Argatroban	0,02	(−3,2)	211,78
		2,0	**(+1,6)**	**9,80**
Summe		**98,1**	**(−10,0)**	**2,72**

se Indikation auch bei Kontraindikationen für VKA im ambulanten Bereich nur noch selten in Betracht.

Heparininduzierte Thrombozytopenien Typ II (HIT II) nach operativen Eingriffen sind nach einer neueren Metaanalyse unter Standardheparinen etwa 5-fach häufiger als unter niedermolekularen Heparinen, pro 58 Anwendungen tritt ein Ereignis mehr auf (Junqueira et al. 2017). Bei Anwendung zur Prophylaxe bei großen chirurgischen Eingriffen ist das Risiko höher als bei kleineren Eingriffen oder bei internistisch/neurologischen Patienten (Greinacher und Warkentin 2008). Tritt eine HIT II unter Standardheparinen auf, besteht eine hohe Gefahr von „Kreuzreaktionen" gegenüber niedermolekularen Heparinen, demgegenüber jedoch nur eine sehr geringe gegenüber dem Heparinoid Danaparoid. Die Symptomatik einer HIT II in Form venöser und arterieller thromboembolischer Komplikationen mit Thrombozytenabfall wird meist frühzeitig erkannt. Nach Absetzen des auslösenden Heparins kommt eine Ersatzantikoagulation mit Danaparoid oder dem direkten Thrombininhibitor Argatroban infrage (Greinacher 2015).

Das Pentasaccharid Fondaparinux verstärkt die Antithrombin-vermittelte Hemmung von Faktor Xa. Die Verordnungszahlen nahmen 2024 gegenüber dem Vorjahr auf niedrigem Niveau etwas zu (◨ Tab. 9.2). Es ist zugelassen zur Thromboembolieprophylaxe bei Patienten mit erhöhtem venösen Thromboserisiko sowie zur Behandlung akuter Koronarsyndrome, tiefer Venenthrombosen, Lungenembolien und symptomatischer, oberflächlicher Venenthrombosen der unteren Extremität. Bei venösen Thromboembolien ist es den niedermolekularen Heparinen gleichwertig (Kearon et al. 2012) und beim akuten Koronarsyndrom mindestens so effektiv (Qiao et al. 2016). Seine Anwendung bei HIT II ist formal nicht zugelassen, bei länger zurückliegender HIT II kann es jedoch zur Prophylaxe venöser Thromboembolien eingesetzt werden (Greinacher 2015), nach US-amerikanischen Leitlinien bei stabilen Patienten mit HIT II auch zur initialen Therapie (Cuker et al. 2018).

9.1.4 Therapieempfehlungen zu Antikoagulantien und offene Fragen

Wichtigste Indikation für orale Antikoagulantien ist das nicht-valvuläre Vorhofflimmern, das in Deutschland etwa 1 Mio. Patienten betrifft. Die aktuelle Leitlinie der US-amerikanischen Fachgesellschaften empfiehlt orale Antikoagulantien für Patienten, die einen Schlaganfall oder eine transitorisch ischämische Attacke (TIA) erlitten haben oder einen CHA_2DS_2-VASc Score von 2 oder größer aufweisen. Die Leitlinie anerkennt die gute Evidenzlage für Vitamin K-Antagonisten (INR-Zielwert 2,0 bis 3,0), empfiehlt aber dennoch die DOAK bei denjenigen Patienten zu bevorzugen, bei denen sie eingesetzt werden können (Joglar et al. 2023).

Die 2021 aktualisierte Leitlinie des NICE zur Behandlung des Vorhofflimmerns empfiehlt DOAK ebenfalls bevorzugt und VKA nur bei Patienten mit Kontraindikationen gegen erstere oder bei Patienten, die bereits gut und stabil auf VKA eingestellt sind (National Institute for Health and Care Excellence 2021).

Wesentliches Problem aller Zulassungsstudien der DOAK für die Indikation des nicht valvulären Vorhofflimmern ist die mangelhafte Qualität der Antikoagulation mit VKA bei den Patienten der Kontrollgruppen, bei denen die INR-Werte unter Warfarin im Median nur in 58–68 % der Zeit im therapeutischen Bereich von 2–3 lagen. Die Abhängigkeit der Wirksamkeit und Sicherheit einer VKA-Therapie von der Güte der INR-Einstellung ist lange bekannt und wurde durch Analysen eines nationalen schwedischen Registers nochmals unter Beweis gestellt (Björck et al. 2016). INR-Werte über 70 % der Zeit im therapeutischen Bereich gelten als Ziel (De Caterina et al. 2013), welches viele europäische Zentren in den Zulassungsstudien auch erreicht haben, beispielsweise die deutschen, vor allem aber die skandinavischen Zentren. Für alle vier DOAK konnte gezeigt werden, dass eventuelle Vorteile gegenüber Warfarin bezüglich thromboembolischer und/oder Blutungskomplikationen umso geringer ausfielen oder nicht vorhanden waren, je besser die INR-Einstellung unter Warfarin in den Kontrollgruppen gelang (Wallentin et al. 2010, 2013; Piccini et al. 2014; Daiichi Sankyo Deutschland GmbH 2015). Daten des schwedischen AURICULA-Registers zeigen, dass auch unter Versorgungsbedingungen eine Warfarintherapie mit INR-Werten über 75 % der Zeit im therapeutischen Bereich möglich ist und dann Schlaganfälle oder Embolien sowie schwere und auch intrakranielle Blutungen ähnlich selten auftreten wie unter den DOAK (Sjögren et al. 2015).

DOAK sind zur Antikoagulation bei Herzklappenersatz nicht empfohlen und kontraindiziert bei Patienten mit mechanischen Herzklappen, die aus anderen Gründen antikoaguliert werden müssen. Nach kathetergestützter perkutaner Implantation (TAVI) von Bioprothesen in Aortenklappenposition haben sie auch niedrig dosiert weder als Alternative noch zusätzlich zu einem Thrombozytenaggregationshemmer einen Zusatznutzen (Kuno et al. 2020). Besteht beispielsweise wegen Vorhofflimmerns unabhängig von der TAVI eine Indikation für orale Antikoagulantien, bieten DOAK keine Vorteile gegenüber VKA (Van Mieghem et al. 2021; Collet et al. 2022). Für diese Indikation sind sie weder zugelassen noch konkret empfohlen (Otto et al. 2021). Trotz begrenzter Datenlage gilt ihr Einsatz laut einer europäischen Leitlinie bei Patienten mit bioprothetischen Herzklappen dennoch als akzeptabel, wenn eine Langzeitprophylaxe von Thromboembolien wegen Vorhofflimmern nötig ist (Steffel et al. 2021). Eine zeitnahe Klärung scheint notwendig. Immerhin war Apixaban in einer neuen randomisierten Studie bei Patienten nach mechanischem Aortenklappenersatz Warfarin unterlegen (Wang et al. 2023) und für Rivaroxaban misslang der Nachweis der Nichtunterlegenheit gegenüber Warfarin bei Patienten mit Vorhofflimmern im Rahmen von rheumatischen Herzerkrankungen (Connolly et al. 2022).

Nicht abschließend geklärt ist das optimale Vorgehen bei Patienten, die beispielsweise wegen Vorhofflimmerns antikoaguliert sind und aufgrund eines akuten Koronarsyndroms oder einer elektiven perkutanen Koronarintervention zusätzlich Thrombozytenaggregationshemmer benötigen. Lange galt eine Triple-Therapie aus VKA (INR-Einstellung auf 2 bis 2,5), Acetylsalicylsäure und Clopidogrel als Verfahren der Wahl, wobei die Dauer unter anderem vom Stenttyp und von der klinischen Situation abhängig war. Mittlerweile liegen für alle DOAK randomisierte Vergleichsstudien zur Triple-Therapie vor (Gibson et al. 2016; Cannon et al. 2017; Lopes et al. 2019; Vranckx et al. 2019). Wegen unterschiedlicher, teils kritikwürdiger Studiendesigns sind die Ergebnisse nicht widerspruchsfrei interpretierbar. Gepoolte Auswertungen lassen aber den Schluss zu, dass eine Zweifachkombination aus DOAK mit Clopidogrel zu weniger intra-

kraniellen und anderen schweren Blutungen führt als die klassische Triple-Therapie, ohne die Gesamtrate kardiovaskulärer Ereignisse oder die Sterblichkeit zu erhöhen. Myokardinfarkte könnten allerdings geringfügig zunehmen (Gargiulo et al. 2021). Nach einer Netzwerkmetaanalyse scheint speziell die Kombination von Apixaban mit einem $P2Y_{12}$-ADP-Rezeptorantagonisten bezüglich Blutungen am sichersten zu sein und die Kombination von Warfarin mit einem $P2Y_{12}$-ADP-Rezeptorantagonisten am effektivsten (Liang et al. 2022). Die Versorgungsleitlinie chronische koronare Herzerkrankung und die europäische Leitlinie zum akuten Koronarsyndrom mit oder ohne ST-Hebung empfehlen nach perkutanen Koronarinterventionen die Triple-Therapie nur noch bei hohem Ischämierisiko und für möglichst kurze Zeit – und für den Regelfall eine Kombination der oralen Antikoagulation mit nur einem Aggregationshemmer und hier vorzugsweise Clopidogrel (Bundesärztekammer et al. 2024; Collet et al. 2021; Byrne et al. 2023).

Effizienz und Sicherheit der DOAK in der Versorgungssituation bleiben in der Diskussion. Aussagen hierzu erlauben am ehesten Analysen populationsbezogener Register oder repräsentativer Krankenversicherungsdaten. Nach Auswertung der Daten von knapp 120.000 Patienten des Dänischen Nationalen Verschreibungsregisters, die wegen nicht valvulären Vorhofflimmerns mit Warfarin oder Rivaroxaban, Apixaban oder Dabigatran in Standard- (Larsen et al. 2016) oder reduzierter Dosierung (Nielsen et al. 2017) antikoaguliert wurden, sind ischämische Schlaganfälle unter DOAK vergleichbar häufig wie unter Warfarin, Blutungen unter Apixaban und Dabigatran dagegen seltener. Nahezu die Hälfte der Patienten erhielt die DOAK in reduzierter Dosierung – aus Altersgründen oder wegen Begleiterkrankungen; sie wiesen unter Apixaban (15,5 %/Jahr) und Rivaroxaban (15,8 %/Jahr) eine höhere Sterblichkeit auf als Patienten unter Warfarin (10,1 %/Jahr). Ob arzneistoffspezifische Effekte oder unbekannte bzw. nicht erfasste „Confounder" Ursache waren, ist nicht zu entscheiden. Die meisten „Real-World"-Analysen zu DOAK vergleichen retrospektiv die Verordnungsdaten an Patientenkollektiven, bei denen unklar ist, ob sie ausreichend vergleichbar und repräsentativ sind. Eine umfangreiche Metaanalyse von 34 solcher Untersuchungen mit knapp 2,3 Mio. Patienten fand im Vergleich zu Warfarin eine geringere Rate an Todesfällen, Schlaganfällen und Blutungen, außer gastrointestinalen Blutungen, unter den DOAK (Waranugraha et al. 2021).

Auch aus Deutschland liegen Analysen von Versichertendaten zu Effizienz und Sicherheit von DOAK bei Patienten mit Vorhofflimmern vor, jedoch im Vergleich zu Phenprocoumon statt gegenüber Warfarin. Eine vom pharmazeutischen Unternehmer gesponserte Untersuchung mit Daten von 61.205 Versicherten fand nur unter Apixaban und Dabigatran ein signifikant geringeres Risiko für Schlaganfälle, Embolien und schwere Blutungen (Hohnloser et al. 2018). Unter Rivaroxaban waren dagegen schwere gastrointestinale Blutungen und Todesfälle signifikant häufiger auf als unter Phenprocoumon. In einer von einer großen Krankenversicherung unterstützten Analyse der Daten von 175.994 Versicherten unterschied sich das Risiko für ischämische Schlaganfälle unter Rivaroxaban oder Phenprocoumon nicht, war aber unter Apixaban signifikant erhöht (Ujeyl et al. 2018). Schwere Blutungen traten unter Apixaban oder Dabigatran seltener auf als unter Phenprocoumon, unter Rivaroxaban gleich häufig. Auch hier wiesen mit Rivaroxaban Behandelte eine höhere Sterblichkeit auf. Einer weiteren Analyse standen Daten 837.430 gesetzlich Versicherter aus den Jahren 2010 bis 2017 zur Verfügung (Paschke et al. 2020). Das Risiko für Schlaganfälle war unter DOAK um 32 % höher als unter Phenprocoumon, das Risiko für Blutungen um 12 % geringer. Die Mortalität war unter den DOAK numerisch höher. Als Einzelsubstanz wies allein Edoxaban keine nachteiligen Effekte gegenüber Phenprocoumon auf, bei jedoch deutlich geringerer Datenbasis.

Diese Post-Marketing-Analysen werfen relevante Fragen auf. Der Einsatz oraler Antiko-agulantien ist in Deutschland seit Zulassung der DOAK für nicht-valvuläres Vorhofflimmern erheblich ausgeweitet worden: 2024 wurden orale Antikoagulantien 1,8-mal so häufig verordnet wie 2015 – bei gleichzeitigem Rückgang der Verordnungen für VKA um 74 % (◘ Abb. 9.1). Die Indikationsausweitung und Mehrverordnung von DOAK betrifft vorwiegend Ältere: In den deutschen Versorgungsanalysen waren beispielsweise 61,5 % der mit DOAK behandelten Personen älter als 75 Jahre (Ujeyl et al. 2018), in den Zulassungsstudien nur 31 bis 41 % (Ruff et al. 2014). Ob eine Ausdehnung der Indikation für DOAK auf ältere und gebrechliche Patienten mehr nutzt als schadet, ist unklar. Es könnte aber den häufigen Einsatz von Rivaroxaban und Apixaban in reduzierter Dosis erklären (Coleman et al. 2015; Hohnloser et al. 2018). Nicht indizierte Dosisreduktionen können das Risiko für Todesfälle und Schlaganfälle deutlich erhöhen, zu hohe Dosierungen zusätzlich das Blutungsrisiko (Wu et al. 2021; Kong et al. 2021). Eine neue Metaanalyse von Beobachtungsdaten weist auf eine erhöhte Mortalität bei nicht indizierter Dosisreduktion der DOAK hin, während ein Einfluss auf Schlaganfälle und vor allem schwere Blutungen nicht nachweisbar war; bei Überdosierung waren letztere signifikant häufiger (Caso et al. 2023). Da validierte Tests zur Therapiekontrolle in der Versorgungssituation nicht zur Verfügung stehen, können bei Therapie mit DOAK weder Adhärenz noch Güte der Einstellung überwacht werden. Nach US-amerikanischen Versicherungsdaten weisen nur etwa 50 % der mit DOAK behandelten eine ausreichende Adhärenz auf. Die Behandlungserfolge wurden dadurch negativ beeinflusst (Yao et al. 2016).

Fragen zur Sicherheit und Effektivität von DOAK im Vergleich zu VKA, im Vergleich untereinander und in einzelnen Patientengruppen sowie Fragen zur Dosierung, Adhärenz und Beachtung der Empfehlungen zur sicheren Verordnung waren Gegenstand einer Untersuchung der Europäischen Arzneimittel-Agentur EMA (European Medicines Agency 2020). Sie kommt zum Schluss, dass auch in der Versorgung die nichtunterlegene Wirksamkeit von DOAK gegenüber VKA ausreichend belegt ist, intrakranielle Blutungen unter allen vier Vertretern seltener, gastrointestinale Blutungen aber unter Dabigatran und Rivaroxaban häufiger sind. Gegenwärtig sieht die EMA keine Notwendigkeit, die Empfehlungen zur Dosierung, speziell auch bei Älteren, oder die allgemeinen Hinweise zur sachgerechten Anwendung der DOAK zu ändern.

Seit 2018 können zweimal täglich 2,5 mg Rivaroxaban zusätzlich zu Acetylsalicylsäure zur Prophylaxe atherothrombotischer Ereignisse bei Patienten mit stabiler koronarer Herzerkrankung oder symptomatischer peripherer arterieller Verschlusserkrankung und hohem Risiko für ischämische Ereignisse eingesetzt werden. Basis der Zulassungserweiterung ist die COMPASS-Studie, in der neben zweimal täglich 5 mg Rivaroxaban allein zweimal täglich 2,5 mg Rivaroxaban zusätzlich zu täglich 100 mg Acetylsalicylsäure untersucht wurden (Eikelboom et al. 2017). Innerhalb von 23 Monaten traten unter zusätzlich zweimal 2,5 mg Rivaroxaban signifikant weniger kardiovaskuläre Todesfälle, Herzinfarkte oder Schlaganfälle auf als unter Acetylsalicylsäure allein (4,1 vs. 5,4 %). Schwere (3,1 vs. 1,9 %) und kleinere Blutungen (9,2 vs. 5,5 %) waren allerdings häufiger. Patienten ab 75 Jahren profitierten nicht, hatten jedoch häufiger Blutungskomplikationen, sodass die Nutzen-Schaden-Bilanz hier negativ ausfiel. Eine Mortalitätsreduktion sieht die EMA als nicht belegt an (European Medicines Agency 2017). Patienten mit koronarer Herzerkrankung (91 %) oder peripherer Verschlusskrankheit (27 %) wiesen vergleichbare Ergebnisse wie das Gesamtkollektiv auf (Connolly et al. 2018; Anand et al. 2018). Ähnlich fand die VOYAGER PAD-Studie bei Patienten nach Revaskularisation wegen peripherer Verschlusskrankheit unter zweimal 2,5 mg Rivaroxaban plus einmal 100 mg Acetylsalicylsäure gegenüber Acetylsalicylsäure allein eine Reduktion von Gefäßereignissen, aber auch eine Zunahme schwerer Blutungen (Bonaca et al. 2020). Clopidogrel gilt derzeit bei symptomatischer peripherer arterieller Ver-

schlusskrankheit als Mittel der Wahl mit Vorteilen gegenüber Acetylsalicylsäure (Willems et al. 2022) und wäre für diese Patientengruppe als Vergleichstherapie sinnvoller gewesen. Zweimal 5 mg Rivaroxaban allein boten in COMPASS gegenüber zweimal 2,5 mg zusätzlich zu Acetylsalicylsäure keine Vorteile und erhielten folglich keine Zulassung für diese Indikation. Leitlinien empfehlen die niedrige Dosis zusätzlich zu Acetylsalicylsäure allenfalls bei hohem Gefäß- und niedrigem Blutungsrisiko (Frank et al. 2019).

Nicht zugelassene Indikationen für DOAK betreffen zum einen die Prophylaxe von Thromboembolien bei linksventrikulären Thromben. Hier sind sie möglicherweise effektiver und sicherer als VKA, bei anhand begrenzt belastbarer Datenlage (Huang et al. 2022; Chen et al. 2022). Zur Therapie zerebraler Venenthrombosen scheinen sie ähnlich wirksam und sicher zu sein (Bose et al. 2021). Beim Antiphospholipidsyndrom gelten dagegen VKA weiterhin als Mittel der Wahl. Ob hierbei DOAK – bei niedrigem Risiko – eine Option darstellen (Pastori et al. 2021), erscheint nach Daten einer neuen Metaanalyse, die unter VKA deutlich weniger arterielle Komplikationen und keine relevanten Subgruppeneffekte fand, eher zweifelhaft (Khairani et al. 2023).

9.2 Thrombozytenaggregationshemmer

9.2.1 Acetylsalicylsäure

Bei den Thrombozytenaggregationshemmern entfällt der Hauptteil der Verordnungen weiterhin auf Acetylsalicylsäurepräparate (ASS). Allerdings liegen aufgrund von Übergangseffekten in der Datenverarbeitung im Zuge der Einführung des elektronischen Rezepts für das Jahr 2024 keine verlässlichen Verordnungsdaten von ASS-Produkten vor. Da bei Veränderungen im einstelligen Prozentbereich in den letzten Jahren auch 2024 allenfalls geringfügige Änderungen zu erwarten sind, wird

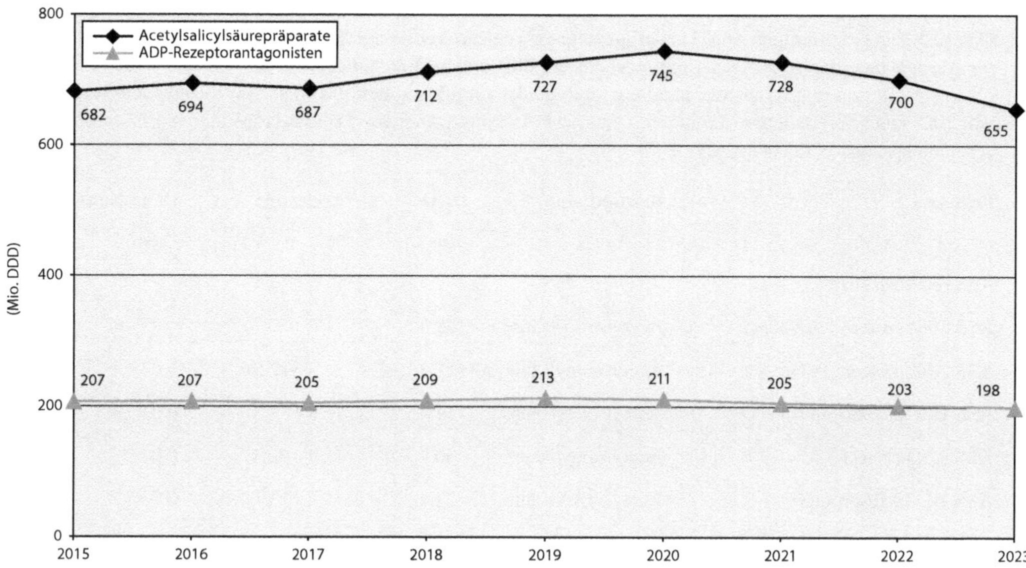

Abb. 9.2 Verordnungen von Thrombozytenaggregationshemmern 2015 bis 2023. Gesamtverordnungen nach definierten Tagesdosen. Aufgrund von Übergangseffekten in der Datenverarbeitung im Zuge der Einführung des elektronischen Rezepts liegen für das Jahr 2024 keine verlässlichen Verordnungsdaten von ASS-Produkten vor. Daher sind hier nur die Verordnungen bis einschließlich 2023 abgebildet

zur vergleichenden Bewertung der Thrombozytenaggregationshemmer ein dem Jahr 2023 ähnliches Verordnungsvolumen von Acetylsalicylsäure von ca. 645 Mio. DDD angenommen (■ Abb. 9.2 und ■ Tab. 9.3).

Für die Rezidivprophylaxe mit niedrig dosierter Acetylsalicylsäure nach Herzinfarkten und Schlaganfällen ist der therapeutische Nutzen in zahlreichen Studien belegt und auch in Metaanalysen bestätigt (Antithrombotic Trialists' Collaboration 2009). In Laboranalysen lässt sich bei bis zu 10 % der Behandelten ein fehlendes Ansprechen selbst auf Tagesdosen von 325 mg nachweisen (Gum et al. 2001). Solche oft als „non-responder" bezeichnete Patienten weisen ein 3,5-fach höheres Risiko auf, an kardiovaskulären Leiden zu versterben (Eikelboom et al. 2003). Ob sie von einer ersatzweisen oder zusätzlichen Gabe von $P2Y_{12}$ ADP-Rezeptorantagonisten profitieren, ist durch klinische Studien weiterhin nicht abschließend geklärt. Zum Einsatz von Acetylsalicylsäure für die Primärprävention von Gefäßereignissen sind in vergangenen Jahren nochmals mehre-

re größere randomisierte Studien veröffentlicht worden. Auch bei gepoolter Auswertung aller Studien ist ein Nutzen nicht erkennbar, ein erhöhtes Blutungsrisiko dagegen möglich (Christiansen et al. 2019). Die „US Preventive Services Task Force" rät von Acetylsalicylsäure für die Primärprävention bei über 60 Jahre alten Personen ab, im Alter zwischen 40 und 59 Jahre hält sie eine Entscheidung zur Primärprävention auf individueller Basis für vertretbar, wenn ein hohes kardiovaskuläres Risiko besteht (Davidson et al. 2022).

9.2.2 Clopidogrel

Die Verordnungen der $P2Y_{12}$-ADP-Rezeptorantagonisten haben sich nach mehrjährigem leichtem Rückgang stabilisiert (■ Abb. 9.2). Clopidogrel ist noch immer mit Abstand der Hauptvertreter dieser Arzneistoffklasse (■ Tab. 9.3).

Clopidogrel zeigt in der Monotherapie zur Sekundärprävention ischämischer Gefäßereig-

◻ Tab. 9.3 Verordnungen von Thrombozytenaggregationshemmern 2024. Angegeben sind die 2024 verordneten Tagesdosen, die Änderungen gegenüber 2023 und die mittleren Kosten je DDD 2024. Aufgrund von Übergangseffekten in der Datenverarbeitung im Zuge der Einführung des elektronischen Rezepts liegen für das Jahr 2024 keine verlässlichen Verordnungsdaten von ASS-Produkten vor. Daher werden hier zum Vergleich die Verordnungsdaten 2023 angegeben

Präparat	Bestandteile	DDD	Änderung	DDD-Nettokosten
		Mio.	%	Euro
Acetylsalicylsäure				
ASS 100/-protect-1 A Pharma	Acetylsalicylsäure	343,9	(+23,3)	0,03
ASS AbZ protect/-TAH	Acetylsalicylsäure	112,3	(−12,5)	0,03
ASS Dexcel 100/-protect	Acetylsalicylsäure	74,4	(−52,3)	0,03
ASS TAD protect	Acetylsalicylsäure	60,4	(+32,1)	0,04
ASS AL TAH/-protect	Acetylsalicylsäure	29,4	(−33,1)	0,03
ASS-ratiopharm TAH/PROTECT 100 mg/HerzASS-ratiopharm	Acetylsalicylsäure	16,4	(−18,8)	0,05
ASS 100 HEXAL/-protect	Acetylsalicylsäure	5,8	(−26,1)	0,05
Aspirin N/-protect	Acetylsalicylsäure	5,1	(−17,6)	0,13
ASS Fair-Med 100	Acetylsalicylsäure	3,2	(−42,3)	0,03
ASS STADA 100	Acetylsalicylsäure	1,9	(−24,4)	0,04
Godamed	Acetylsalicylsäure	1,7	(−29,2)	0,06
		654,7	**(−6,2)**	**0,03**

nisse im Vergleich zu Acetylsalicylsäure nur eine marginale Überlegenheit. In der CAPRIE-Studie betrug das jährliche Risiko für Schlaganfall, Myokardinfarkt oder vaskulär bedingten Todesfall mit Clopidogrel 5,32 % und mit Acetylsalicylsäure 5,82 % (CAPRIE Steering Committee 1996). Das Institut für Qualität und Wirtschaftlichkeit im Gesundheitswesen sieht einen Zusatznutzen nur bei Patienten mit symptomatischer peripherer arterieller Verschlusskrankheit (IQWiG 2006). Der Gemeinsame Bundesausschuss hat daraufhin die Verordnungsfähigkeit von Clopidogrel in der Monotherapie zu Lasten der gesetzlichen Krankenkassen auf diese Patienten sowie auf solche mit Acetylsalicylsäure-Unverträglichkeit begrenzt (Bundesministerium für Gesundheit 2012a). Eine aktuelle Metaanalyse von fünf randomisierten Studien fand für Clopidogrel in der Monotherapie zur Sekundärprävention ischämischer Gefäßereignisse nur eine geringfügige Abnahme nichtfataler Herzinfarkte gegenüber Acetylsalicylsäure. Für die Mortalität und die Rate an Schlaganfällen und Blutungen fand sich kein Unterschied (Tasoudis et al. 2022).

Bei gastrointestinaler Unverträglichkeit von Acetylsalicylsäure ist Clopidogrel jedoch keine zweckmäßige Option: Patienten mit blutenden Magenulzera unter Acetylsalicylsäure entwickelten nach Umstellung auf Clopidogrel wesentlich häufiger Blutungsrezidive als unter einer Kombination von Acetylsalicylsäure mit Esomeprazol (8,6 gegenüber 0,7 %; Chan et al. 2005). Nach gastrointestinalen Blutungen unter Acetylsalicylsäure ist die zusätzliche Gabe eines Protonenpumpenhemmers deshalb sinnvoller als ein Wechsel auf einen $P2Y_{12}$-ADP-Rezeptorantagonisten.

◘ Tab. 9.3 (Fortsetzung)

Präparat	Bestandteile	DDD	Änderung	DDD-Nettokosten
		Mio.	%	Euro
Clopidogrel				
Clopidogrel Zentiva	Clopidogrel	80,7	(−11,4)	0,25
Clopidogrel Aurobindo	Clopidogrel	46,4	(+107,9)	0,24
Clopidogrel Heumann	Clopidogrel	13,6	(−31,4)	0,30
Clopidogrel Glenmark	Clopidogrel	7,8	(−59,6)	0,24
Clopidogrel Denk	Clopidogrel	3,6	(+106,8)	0,24
Clopidogrel AL	Clopidogrel	2,1	(+132,7)	0,24
Clopidogrel STADA	Clopidogrel	1,7	(+87,7)	0,24
Clopidogrel/Clopidogrel hydrochlorid-1 A Pharma	Clopidogrel	1,4	(+60,2)	0,31
		157,4	**(+0,2)**	**0,25**
Weitere ADP-Rezeptorantagonisten				
Brilique	Ticagrelor	15,9	(−2,9)	2,55
Prasillt TAD	Prasugrel	5,8	(−52,1)	1,31
Prasugrel PUREN	Prasugrel	4,7	(+0,5)	1,27
Prasugrel Vivanta	Prasugrel	4,2	(> 1.000)	1,20
Prasugrel Heumann	Prasugrel	2,7	(> 1.000)	1,19
Prasugrel/-hydrobromid Zentiva	Prasugrel	1,7	(+676,7)	0,96
		34,9	**(+4,8)**	**1,83**

Die Kombination aus Acetylsalicylsäure und Clopidogrel bleibt weiter speziellen kardiovaskulären Indikationen vorbehalten. In der CURE-Studie traten bei Patienten mit akutem Koronarsyndrom innerhalb von drei bis zwölf Monaten unter Clopidogrel plus Acetylsalicylsäure kardiovaskuläre Todesfälle, Herzinfarkte und Schlaganfälle seltener auf als unter Acetylsalicylsäure allein (9,3 vs. 11,4 %), schwerere Blutungen allerdings häufiger (3,7 vs. 2,7 %; The Clopidogrel in Unstable Angina to Prevent Recurrent Events Trial Investigators 2001). Bei schließlich interventionell behandelten Patienten nahmen unter der zusätzlichen Gabe von Clopidogrel kardiovaskuläre Ereignisse sowohl vor als auch nach der Intervention ab (Mehta et al. 2001). Die PCI-CLARITY- und die COMMIT-Studie zeigten ähnliche Ergebnisse bei Patienten mit ST-Hebungsinfarkt (Sabatine et al. 2005; Chen et al. 2005). Die Kombination aus Clopidogrel plus Acetylsalicylsäure gilt seither als Referenztherapie für Patienten mit akuten Koronarsyndromen. Eine auf wenige Wochen begrenzte Therapie mit Acetylsalicylsäure plus Clopidogrel zeigt auch bei leichten akuten ischämischen Schlaganfällen einen Nutzen (weniger Re-Insulte ohne Zunahme schwerer Blutungen) und wird in Leitlinien für ausgewählte Patienten ohne Indikation einer Thrombolyse empfohlen (Brown et al. 2021; Powers et al. 2019). Eine aktuelle

Studie findet bei leichten akuten Schlaganfällen oder transitorisch ischämischen Attacken sogar eine Gleichwertigkeit mit einer systemischen Thrombolyse (Chen et al. 2024). Dieses Ergebnis bedarf jedoch noch einer Bestätigung durch weitere Studien.

Die Kombination aus Acetylsalicylsäure plus Clopidogrel gehört seit Jahren zum Standard nach Implantation koronarer Stents. Lange war strittig, für welche Dauer Clopidogrel in Abhängigkeit vom Stenttyp und von der klinischen Situation zusätzlich verabreicht werden soll. Die gepoolte Auswertung der Studien „REAL-LATE" und „ZEST-LATE" fand für eine duale Plättchenhemmung über ein Jahr nach Stentimplantation hinaus keinen Vorteil gegenüber der Monotherapie mit Acetylsalicylsäure (Park et al. 2010). In der DAPT-Studie verminderte die duale Plättchenhemmung nach Implantation beschichteter Stents über zwölf Monate hinaus zwar weitere Stentthrombosen und Herzinfarkte, erhöhte aber die Blutungsrate und Mortalität (Mauri et al. 2014). Ähnlich war das Ergebnis einer umfassenden Metaanalyse randomisierter Studien (Yin et al. 2019): Mit zunehmender Dauer der dualen Plättchenhemmung nahm vor allem das Risiko schwerer Blutungen zu, nach mehr als zwölf Monaten auch die nicht-kardiale Sterblichkeit. Ein klarer Nutzen war dann nicht mehr erkennbar, und bei beschichteten Stents der neueren Generation (Everolimus, Zotarolimus) die Gesamtsterblichkeit sogar höher. Europäische und US-amerikanische Leitlinien empfehlen daher, die Dauer der dualen Plättchenhemmung nach Stentimplantation individuell festzulegen. Abhängig vom Risiko für Gefäßereignisse einerseits und Blutungen andererseits kann eine Verkürzung von zwölf Monaten auf sechs oder drei Monate oder gar einen Monat gerechtfertigt sein, ebenso wie eine Ausdehnung über zwölf Monate hinaus. Bei unbeschichteten Stents reicht in der Regel eine duale Plättchenhemmung für vier Wochen, wenn es sich um elektive Eingriffe handelt (Valgimigli et al. 2018; Lawton et al. 2022). Eine Verkürzung der dualen Plättchenhemmung reduziert vor allem dann das Blutungsrisiko, wenn die Plättchenhemmung nicht mit Acetylsalicylsäure, sondern mit einem $P2Y_{12}$-ADP-Rezeptor-Inhibitor wie Clopidogrel fortgesetzt wird (Valgimigli et al. 2021). In Leitlinien gilt diese Strategie bereits als eine Option (Lawton et al. 2022).

Die grundsätzliche Diskussion neu eröffnen dürfte eine sehr aktuelle Metaanalyse, die die follow-up-Phasen (bis zu 5 Jahre) einiger bereits in früheren Arbeiten berücksichtigter Studien einbezog. Sie deutet in der sekundären Langzeitbehandlung von Patienten vorwiegend nach Stent-Interventionen über median 2,3 Jahre auf eine im Ausmaß kleine – wenn auch signifikante – Überlegenheit von Clopidogrel gegenüber Acetylsalicylsäure in der Reduktion von Herzinfarkt (3,9 vs. 5,1 %) und Schlaganfall (3,4 vs. 4,0 %) hin. Mortalität und Blutungskomplikationen zeigten jedoch keine Unterschiede (Valgimigli et al. 2025).

Bei Patienten nach einem kathetergestützten perkutanen Aortenklappenersatz galt zunächst die Kombination von Clopidogrel mit Acetylsalicylsäure als Verfahren der Wahl. In der POPular TAVI-Studie erwies sich die Kombination aber nicht als effektiver als Acetylsalicylsäure allein und war mit häufigeren Blutungen behaftet (Brouwer et al. 2020). Eine aktuelle Netzwerkmetaanalyse bestätigte die Ergebnisse: Eine duale Plättchenhemmung ist nicht effektiver als eine Monotherapie, erhöht aber die Blutungsrate, eine Plättchenhemmung kombiniert mit oralen Antikoagulantien sogar die Mortalität (Ke et al. 2022). Die Monotherapie mit Acetylsalicylsäure gilt derzeit als Standard (Otto et al. 2021).

In der CHARISMA-Studie wurden Clopidogrel und Acetylsalicylsäure zur Sekundärprophylaxe bei kardiovaskulären Risikopatienten untersucht (Bhatt et al. 2006). Die Kombination verminderte gegenüber Acetylsalicylsäure allein nach 28 Monaten weder kardiovaskuläre Todesfälle noch Herzinfarkte oder Schlaganfälle (6,7 gegenüber 7,2 %). Die kardiovaskuläre Sterblichkeit war in einer Subgruppe mit multiplen Risikofaktoren sogar erhöht. Die MATCH-Studie verglich Clopidogrel plus Acetylsalicylsäure mit Clopidogrel allein bei Patienten mit kurz zuvor aufgetretenen ischämischen Schlaganfällen oder transienten ischämischen Attacken (Diener et al. 2004). Die Kombination verhinderte vaskuläre Ereignisse über 18 Monate nicht effektiver als Clopidogrel allein (15,7 gegenüber 16,7 %), ging jedoch mit einer signifikant höheren Rate lebensbedrohlicher Blutungen einher (2,6 gegenüber 1,3 %). Eine Netzwerkmetaanalyse fand vergleichbare Ergebnisse für die Kombination von Acetylsalicylsäure auch mit anderen Plättchenhemmern (Tornyos et al. 2022). Nach aktuellen Leitlinien bleibt die Plättchenhemmung mit Acetylsalicylsäure als Monotherapie beim chronischen Koronarsyndrom (Knuuti et al. 2019), zur Sekundärprävention nach ischämischem Schlaganfall bei intrakraniellen Stenosen (Olma et al. 2022) und bei der peripheren arteriellen Verschlusskrankheit die Strategie der Wahl (Frank et al. 2019).

Patienten mit nicht valvulärem Vorhofflimmern, bei denen VKA nicht indiziert waren, erlitten unter der Kombination Acetylsalicylsäure plus Clopidogrel innerhalb von 3,6 Jahren weniger Schlaganfälle, Embolien, Herzinfarkte oder kardiovaskuläre Todesfälle (6,8 gegenüber 7,6 %/Jahr), aber häufiger schwere Blutungen als unter Acetylsalicylsäure allein (2,0 gegenüber 1,3 %/Jahr; The ACTIVE Investigators 2009). In der AVERROES-Studie reduzierte Apixaban in einer vergleichbaren Situation Schlaganfälle und Embolien jedoch deutlicher als Acetylsalicylsäure allein (1,6 % gegenüber 3,7 %/Jahr), ohne dass Blutungen zunahmen (Connolly et al. 2011). Die ACTIVE-W-Studie verglich Clopidogrel plus Acetylsalicylsäure bei Patienten mit Vorhofflimmern mit Warfarin (INR-Zielwerte 2–3); sie musste nach 1,3 Jahren vorzeitig beendet werden, da Schlaganfälle, Embolien, Herzinfarkte oder kardiovaskuläre Todesfälle unter Warfarin seltener waren (5,60 gegenüber 3,93 %/Jahr; The ACTIVE Writing Group of the ACTIVE Investigators 2006). Die Kombination aus Clopidogrel plus Acetylsalicylsäure wird seither in Leitlinien nur noch für spezielle Situationen oder als seltene Option empfohlen (Joglar et al. 2024; Hindricks et al. 2021).

Clopidogrel ist ein Prodrug, das durch Cytochrom CYP2C19 aktiviert wird, weswegen genetische Polymorphismen von CYP2C19 zur Variabilität des pharmakologischen Effektes beitragen (Collet et al. 2009; Simon et al. 2009). Eine durch Gen- oder Thrombozytenfunktionstests gesteuerte Plättchenhemmung im Rahmen perkutaner Koronarinterventionen könnte gegenüber bisherigen Strategien die Rate an Herzinfarkten und Stentthrombosen vermindern, ohne dass aber schwere Blutungen und die Sterblichkeit abnehmen (Galli et al. 2021). Solche Tests könnten für spezielle Situationen individualisierte Dosierungen ermöglichen (Sibbing und Kastrati 2021). Einzelne Leitlinien haben solche Strategien bereits als Option aufgenommen (Collet et al. 2021).

Cytochrom CYP2C19 kann auch durch Arzneimittel wie bestimmte Protonenpumpenhemmer inhibiert werden. In der randomisierten COGENT-Studie hatte die gleichzeitige Therapie mit Omeprazol zusätzlich zur dualen Plättchenhemmung mit Clopidogrel und Acetylsalicylsäure jedoch keinen negativen Effekt auf die Rate kardiovaskulärer Ereignisse (Bhatt et al. 2010). Die klinische Bedeutung dieser Interaktion scheint aber vor allem bei Hochrisikopatienten noch nicht ausreichend geklärt (Bauer et al. 2011). Die Europäische Gesellschaft für Kardiologie empfiehlt ein pragmatisches Vorgehen, wenn nötig auf Protonenpumpenhemmer wie Pantoprazol mit geringer Inhibition von CYP2C19 auszuweichen und auf Omeprazol und Esomeprazol zu verzichten (Collet et al. 2021).

9.2.3 Prasugrel

Auch Prasugrel ist die inaktive Vorstufe eines aktiven Metaboliten, der die $P2Y_{12}$ ADP-Rezeptoren irreversibel blockiert. Anders als Clopidogrel wird Prasugrel in der Leber vor allem durch CYP3A4 und CYP2B6 aktiviert. Maximale Plasmakonzentrationen des aktiven Metaboliten werden bereits nach 30 min erreicht. In der TRITON-TIMI 38 Studie wurden

Prasugrel und Clopidogrel jeweils in Kombination mit Acetylsalicylsäure bei Patienten mit akutem Koronarsyndrom und Indikation für eine perkutane Koronarintervention miteinander verglichen (Wiviott et al. 2007). Kardiovaskuläre Todesfälle, Herzinfarkte oder Schlaganfälle traten unter Prasugrel seltener auf als unter Clopidogrel (9,9 vs. 12,1 %). Schwere Blutungen waren jedoch häufiger (2,4 vs. 1,8 %), insbesondere bei Patienten über 75 Jahre oder wenn eine Bypass-Operation notwendig wurde. Das Institut für Qualität und Wirtschaftlichkeit im Gesundheitswesen (2011) sieht keinen Beleg für einen Zusatznutzen von Prasugrel gegenüber Clopidogrel, da die publizierten Ergebnisse durch systematische Fehler in der Studienanlage und -auswertung verzerrt waren. Die Therapie mit Prasugrel sollte daher laut Therapiehinweis des Gemeinsamen Bundesausschusses auf Patienten mit hohem Risiko für kardiovaskuläre Mortalität und niedrigem Blutungsrisiko beschränkt bleiben (Bundesministerium für Gesundheit 2010).

Die 2019 publizierte ISAR-REACT-5-Studie fand bei Patienten mit akutem Koronarsyndrom und geplanter perkutaner Koronarintervention unter einer Therapiestrategie mit Prasugrel statt Ticagrelor, jeweils kombiniert mit Acetylsalicylsäure, weniger Todesfälle, Infarkte oder Schlaganfälle (6,9 vs. 9,3 % pro Jahr; Schüpke et al. 2019). Die Gesamtmortalität und die Rate schwerer Blutungen unterschieden sich nicht. Kritikpunkte an der Studie sind das offene Design, die geringe Fallzahl und die nicht plausible Fallzahlkalkulation. Zudem stehen die Ergebnisse im Widerspruch zur PRAGUE-18-Studie (Motovska et al. 2018), die bei einem akuten Koronarsyndrom unter Prasugrel in der Tendenz mehr Todesfälle, Infarkte oder Schlaganfälle fand als unter Ticagrelor (6,6 vs. 5,7 %). Eine Metaanalyse neun randomisierter Vergleiche von Prasugrel mit Ticagrelor bei akutem Koronarsyndrom, deren Ergebnisse wesentlich durch ISAR-REACT-5 und PRAGUE-18 geprägt sind, fand keine signifikanten Unterschiede für Herzinfarkte, Schlaganfälle, kardiovaskuläre Todesfälle, Stentthrombosen,

schwere Blutungen oder Todesfälle insgesamt (Ray et al. 2021). Die europäische Leitlinie regt derzeit jedoch an, Prasugrel unter den $P2Y_{12}$-ADP-Rezeptorantagonisten bei akutem Koronarsyndrom und geplanter Koronarintervention zu bevorzugen (Collet et al. 2021). Zur Klärung hat der Gemeinsame Bundesausschuss bei dem Institut für Qualität und Wirtschaftlichkeit im Gesundheitswesen eine vergleichende Nutzenbewertung von Clopidogrel, Prasugrel und Ticagrelor, jeweils in Kombination mit Acetylsalicylsäure, bei Patienten mit akutem Koronarsyndrom und primärer oder verzögerter perkutaner Koronarintervention in Auftrag gegeben, (Gemeinsamer Bundesausschuss 2021). Das Institut kam kürzlich zu dem Schluss, dass auf Basis der verfügbaren Daten weder für Clopidogrel noch für Ticagrelor und Prasugrel ein Beleg, Hinweis oder Anhaltspunkt für einen größeren oder geringeren Nutzen bzw. Schaden im Vergleich zu den jeweils anderen Arzneistoffen abgeleitet werden kann. Allerdings waren aufgrund mangelnder Datenlieferung des Herstellers von Prasugrel Aussagen zu relevanten Teilpopulationen (akute Koronarsyndrome mit oder ohne STEMI und mit oder ohne Koronarintervention) nicht möglich (IQWiG 2023).

Unter den 3.000 am häufigsten verordneten Medikamenten finden sich 2024 nur noch generische Präparate von Prasugrel (*Prasilit TAD, Prasugrel PUREN, Prasugrel Vivanta, Prasugrel Heumann, Prasugrel-hydrobromid Zentiva*). Ihre Verordnungszahlen sind 2024 gegenüber 2023 deutlich gestiegen, wenn auch mit erheblichen Unterschieden zwischen den Präparaten (◘ Tab. 9.3). Solche Unterschiede zwischen verschiedenen Präparaten eines Arzneistoffs wurden seit 2023 häufig beobachtet und sind möglicherweise Ausdruck von temporären und/oder regionalen Lieferengpässen.

9.2.4 Ticagrelor

Im Gegensatz zu Clopidogrel und Prasugrel ist Ticagrelor ein direkt wirkender und reversibler Antagonist am $P2Y_{12}$-ADP-Rezeptor, der keine hepatische Aktivierung erfordert. Ticagrelor hemmt die Thrombozytenfunktion auch ohne „Loading-Dose" rascher als Clopidogrel und ähnlich schnell wie Prasugrel. Nach Absetzen hält die Thrombozytenaggregationshemmung kürzer an als nach Clopidogrel. Zusätzlich zur Blockade des $P2Y_{12}$-ADP-Rezeptors hemmt Ticagrelor den Nukleosidtransporter ENT1, der für die zelluläre Aufnahme von Adenosin verantwortlich ist. Der Anstieg der Adenosinplasmakonzentration (Bonello et al. 2014) könnte dafür verantwortlich sein, dass nach Ticagrelor häufiger Dyspnoe beobachtet wird als nach Clopidogrel (13,8 gegenüber 7,8 %).

In der PLATO-Studie wurden über zwölf Monate die Kombinationen aus Acetylsalicylsäure mit Ticagrelor oder Clopidogrel bei Patienten mit akutem Koronarsyndrom verglichen, die eine rein medikamentöse Behandlung, eine perkutane Intervention oder einen Koronarbypass erhielten (Wallentin et al. 2009). Vaskuläre Todesfälle, Herzinfarkte und Schlaganfälle wurden durch Ticagrelor gegenüber Clopidogrel reduziert (9,8 vs. 11,7 %). Auch Gesamtmortalität (4,5 vs. 5,9 %), kardiovaskuläre Mortalität (4,0 vs. 5,1 %) und Herzinfarktrate (5,8 vs. 6,9 %) waren geringer als unter Clopidogrel, ohne dass schwere Blutungen häufiger auftraten (11,6 vs. 11,2 %). Die PLATO Studie wurde wegen extremer Heterogenität ihrer primären Endpunktergebnisse im Vergleich der teilnehmenden Länder stark kritisiert; so waren die Outcome-Resultate in den Vereinigten Staaten genau umgekehrt wie das Gesamtergebnis. Auch methodische Unzulänglichkeiten wie einseitige Adjudizierungen von Endpunktereignissen wurden von unabhängigen Wissenschaftlern dokumentiert. Die amerikanische Zulassungsbehörde FDA erachtete die Kritikpunkte als irrelavant, eine befriedigende Aufklärung wird es vermutlich nie geben (Doshi 2024).

Derzeit wird diskutiert, ob nach akuten Koronarsyndromen die duale Plättchenhemmung deeskaliert werden kann, beispielsweise durch Verkürzung der Dauer und Therapie mit Ticagrelor oder Clopidogrel als Monotherapie im Anschluss an die duale Plättchenhemmung.

Nach Implantation beschichteter Stents scheinen ein bis drei Monate duale Plättchenhemmung auszureichen und schwere Blutungen seltener zu sein, wenn anschließend auf einen $P2Y_{12}$-ADP-Rezeptorantagonisten allein umgestellt wird (Giacoppo et al. 2021). Die oben zitierte aktuelle Metaanalyse (Valgimigli et al. 2025) wird diese Diskussion erneut befeuern.

Bei Patienten mit stabiler, aber symptomatischer peripherer arterieller Verschlusskrankheit erwies sich die Monotherapie mit Ticagrelor in der EUCLID-Studie einer Behandlung mit Clopidogrel als nicht überlegen (Hiatt et al. 2017): Nach 30 Monaten unterschied sich die Rate an kardiovaskulären Todesfällen, Myokardinfarkten und ischämischen Schlaganfällen nicht (10,8 vs. 10,6 %) und auch akute Ischämien der Extremitäten und Blutungen waren gleich häufig. Eine Zulassung erhielt Ticagrelor in dieser Indikation deshalb nicht. In der PEGASUS-TIMI 54-Studie wurde Ticagrelor wiederum zusätzlich zu Acetylsalicylsäure in der Langzeittherapie bei Patienten mit Herzinfarkt in der Vorgeschichte geprüft (Bonaca et al. 2015). Innerhalb von drei Jahren verminderte Ticagrelor in einer Dosierung von 2 × 60 mg/d gegenüber Placebo signifikant kardiovaskuläre Todesfälle, Herzinfarkte und Schlaganfälle (7,77 vs. 9,04 %), allerdings unter vergleichbarer Zunahme schwerer Blutungen (2,30 vs. 1,06 %) und ohne Einfluss auf die Gesamtmortalität. Die Zulassung für Ticagrelor wurde daraufhin 2016 entsprechend erweitert. Bei leichteren akuten ischämischen Schlaganfällen zeigte eine zeitlich begrenzte duale Plättchenhemmung mit Acetylsalicylsäure plus Ticagrelor einen Nutzen gegenüber Acetylsalicylsäure allein (Brown et al. 2021). Effektivität und Sicherheit unterschieden sich hierbei nicht gegenüber einer Plättchenhemmung mit Acetylsalicylsäure plus Clopidogrel (Lun et al. 2022). Beide Kombinationen werden in einigen Leitlinien für ausgewählte Patienten empfohlen; nur Clopidogrel ist hierfür aber bisher zugelassen (Powers et al. 2019; Ringleb et al. 2021).

Ticagrelor war 2011 das erste Arzneimittel, bei dem der Zusatznutzen entsprechend dem Arzneimittelmarktneuordnungsgesetz (AMNOG) gegenüber Clopidogrel bei den verschiedenen Formen des akuten Koronarsyndroms separat bewertet wurde. Nur bei Patienten mit instabiler Angina pectoris oder Nicht-ST-Hebungsinfarkt (NSTEMI) sah der Gemeinsame Bundesausschuss für Ticagrelor einen beträchtlichen Zusatznutzen, während für Patienten mit ST-Hebungsinfarkt (STEMI) keine ausreichenden Daten vorlagen (Bundesministerium für Gesundheit 2012b). Im Jahr 2016 wurde für die erweiterte Indikation nach zurückliegenden Herzinfarkten auf Basis der PEGASUS-TIMI 54-Studie (Bonaca et al. 2015) ein Anhalt für einen geringen Zusatznutzen konstatiert (Bundesministerium für Gesundheit 2016). Aus Sicht der Arzneimittelkommission der deutschen Ärzteschaft bestehen allerdings weiter große Unklarheiten, ob diese Kombination für die Langzeittherapie nach Herzinfarkten in der Gesamtbilanz Vorteile bringt (Arzneiverordnungen in der Praxis 2017). Ticagrelor wird in dieser Indikation auch in der aktuellen Versorgungsleitlinie zur chronischen koronaren Herzkrankheit (Bundesärztekammer et al. 2024) nicht empfohlen.

Die Verordnungen des in 2024 noch nicht generisch verfügbaren Ticagrelor haben auch 2024 abgenommen, allerdings mit −3 % geringer als im Vorjahr (● Tab. 9.3). Ein wesentlicher Grund dafür dürften die höchsten DDD-Kosten des Originalpräparates *Brilique* in der Gruppe der Thrombozytenaggregationshemmer sein. Die Verfügbarkeit generischer Präparate seit Mitte 2025 werden entsprechende Änderungen nach sich ziehen.

9.3 Antihämorrhagika

9.3.1 Blutgerinnungsfaktoren

Die umsatzstärkste Gruppe der Antihämorrhagika sind die Faktor-VIII-Präparate (● Tab. 9.4), die zur Prophylaxe und Therapie von Blutungen bei Patienten mit angeborenem Faktor VIII-Mangel (Hämophilie A) eingesetzt werden. Standardtherapie ist heute die primäre Prophylaxe durch regelmäßige intravenöse Infusion von Faktor VIII, die der bedarfsgesteuerten Behandlung bezüglich Blutungskomplikationen und Gelenkfunktion deutlich überlegen ist (Srivastava et al. 2020). Im Vergleich zur Bedarfstherapie reduziert die prophylaktische Gabe die jährliche Blutungsrate je nach Dosierung um etwa 70 bis 90 % (Delgado-Flores et al. 2022). Die Hämophilie gehört zu den seltenen Erkrankungen mit besonderen Krankheitsverläufen, welche hoch spezialisierte Leistungen erfordern, die als ambulante Behandlung im Krankenhaus erfolgen können (§ 116b Absatz 3 SGB V). Ein großer Teil der Faktor-VIII-Präparate wird über Direktverträge an Krankenhäuser geliefert, die in den hier dargestellten DDD-Nettokosten nicht erfasst werden. Eine Direktlieferung an Ärzte und deren Einrichtungen ist dagegen gemäß Gesetz für mehr Sicherheit in der Arzneimittelversorgung seit September 2020 nicht mehr möglich (Bundesgesetzblatt 2019). Verordnungen und DDD-Nettokosten der Gerinnungsfaktoren sind daher in dieser Darstellung unvollständig (● Tab. 9.4).

Derzeit stehen verschiedene Faktor-VIII-Präparate zur Behandlung von Patienten mit Hämophilie A zur Verfügung, darunter zehn durch Reinigungsverfahren aus humanem Plasma gewonnene und zwölf gentechnologisch hergestellte Faktoren (Deutsche Hämophiliegesellschaft 2023). Zur gentechnischen Herstellung der rekombinanten Faktoren wie Octocog alfa werden meist Zelllinien von Hamsterovarien oder Hamsternieren verwendet. Bei vier der gentechnischen Präparate ist die Halbwertzeit des Faktor-VIII verlängert worden, bei Efmoroctocog alfa (Elocta) durch Fusion des Gerinnungsfaktors VIII mit dem Fc-Teil des humanen Immunglobulins IgG 1, bei den anderen wie Rurioctocog alfa pegol (Adynovi) durch Pegylierungen. Für Patienten mit Hämophilie A und hemmenden Antikörpern gegen Faktor VIII (Hemmkörper) ist seit 2018 das Faktor VIIIa-Mimetikum Emicizumab (*Hemlibra*) verfügbar. Es ist ein bi-spezifischer monoklonaler Antikörper, der an die Gerinnungsfaktoren IX und X bindet und da-

◻ Tab. 9.4 Verordnungen von Antihämorrhagika 2024. Angegeben sind die 2024 verordneten Tagesdosen, die Änderungen gegenüber 2023 und die mittleren Kosten je DDD 2024

Präparat	Bestandteile	DDD Mio.	Änderung %	DDD-Nettokosten Euro
Blutgerinnungsfaktoren				
Elocta	Efmoroctocog alfa	0,14	(−9,9)	599,86
Adynovi	Rurioctocog alfa pegol	0,07	(+2,6)	607,40
Jivi	Damoctocog alfa pegol	0,06	(+0,4)	683,56
Nuwiq	Simoctocog alfa	0,05	(+15,2)	487,78
Afstyla	Lonoctocog alfa	0,04	(+5,7)	680,74
Esperoct	Turoctocog alfa pegol	0,04	(−4,8)	607,58
Advate	Octocog alfa	0,04	(−31,3)	950,76
Kovaltry	Octocog alfa	0,03	(−33,9)	824,06
Octanate	Gerinnungsfaktor VIII	0,02	(−8,2)	634,83
Beriate	Gerinnungsfaktor VIII	0,02	(−26,0)	729,40
Haemate P	Gerinnungsfaktor VIII Von-Willebrand-Faktor	0,02	(−5,9)	979,12
Haemoctin	Gerinnungsfaktor VIII	0,02	(−34,1)	668,97
Wilate	Gerinnungsfaktor VIII Von-Willebrand-Faktor	0,02	(+3,9)	896,60
Faktor VIII SDH Intersero	Gerinnungsfaktor VIII	0,02	(−7,2)	766,61
		0,59	**(−9,8)**	**678,35**
Antifibrinolytika				
Cyklokapron	Tranexamsäure	0,39	(−14,3)	4,07
Tranexamsäure Tillomed	Tranexamsäure	0,18	(+140,8)	3,07
		0,56	**(+7,4)**	**3,76**
Thrombopoetin-Rezeptoragonisten				
Revolade	Eltrombopag	1,4	(+5,1)	102,22
Nplate	Romiplostim	0,80	(+2,0)	107,40
		2,2	**(+4,0)**	**104,10**
Faktor VIIIa-Mimetikum				
Hemlibra	Emicizumab	0,21	(+4,0)	837,09
Summe		**3,6**	**(+2,0)**	**225,52**

durch die Funktion des fehlenden Faktor VIII nachahmt. Mehrere plasmatische Faktor-VIII-Präparate (Haemate P, Wilate u. a.) enthalten ausreichende Mengen an Von-Willebrand-Faktor und können auch zur Behandlung des angeborenen Von-Willebrand-Syndroms eingesetzt werden. Ein rekombinanter Von-Willebrand-Faktor, Vonicog alfa (Veyvondi), wurde erstmalig 2019 zugelassen. Er enthält nur noch Spuren des rekombinanten Blutgerinnungsfaktors VIII.

Im Vergleich zu 2023 sind die Faktor VIII-Verordnungen um etwa denselben Prozentsatz abgefallen, wie sie im Vorjahr angestiegen waren. In ähnlichem Ausmaß sind die DDD-Kosten im Vergleich zu 2023 gesunken. Aufgrund der erwähnten Unvollständigkeit der Verordnungsdaten bleiben Annahmen über die Gründe dieser Veränderungen allerdings spekulativ.

9.3.2 Thrombopoietin-Rezeptoragonisten

Eltrombopag (*Revolade*) ist ein 2010 zugelassener oral applizierbarer Agonist des Thrombopoietinrezeptors und fördert im Knochenmark die Bildung neuer Thrombozyten. Er kann zur Behandlung therapierefraktärer Patienten mit Immunthrombozytopenie (ITP), Thrombozytopenie bei chronischer Hepatitis C oder bei erworbener schwerer aplastischer Anämie eingesetzt werden. Der Thrombopoietin-Rezeptoragonist Romiplostim (*Nplate*) ist ein Fc-Peptid-Fusionsprotein, das bei Patienten mit ITP einmal wöchentlich subkutan appliziert wird. Beide Thrombopoietin-Rezeptoragonisten sind auch 2024 etwas häufiger als im Vorjahr verordnet worden (◘ Tab. 9.4).

Literatur

Agnelli G, Buller HR, Cohen A, Curto M, Gallus AS, Johnson M, Masiukiewicz U, Pak R, Thompson J, Raskob GE, Weitz JI, AMPLIFY Investigators (2013a) Oral apixaban for the treatment of acute venous thromboembolism. N Engl J Med 369:799–808

Agnelli G, Buller HR, Cohen A, Curto M, Gallus AS, Johnson M, Porcari A, Raskob GE, Weitz JI (2013b) Apixaban for extended treatment of venous thromboembolism. N Engl J Med 368:699–708 (Investigators P-E)

Akl EA, Labedi N, Barba M, Terrenato I, Sperati F, Muti P, Schünemann H (2011) Anticoagulation for the long-term treatment of venous thromboembolism in patients with cancer. Cochrane Database Syst Rev. https://doi.org/10.1002/14651858.CD006650.pub3

Alfarhan MFA (2022) Efficacy and safety of enoxaparin versus new oral anticoagulants to prevent venous thromboembolism after total hip replacement: a systematic review and meta-analysis. J Pers Med 12:107. https://doi.org/10.3390/jpm12010107

Anand SS, Bosch J, Eikelboom JW, Connolly SJ, Diaz R, Widimsky P, Aboyans V, Alings M, Kakkar AK, Keltai K, Maggioni AP, Lewis BS, Störk S, Zhu J, Lopez-Jaramillo P, O'Donnell M, Commerford PJ, Vinereanu D, Pogosova N, Ryden L, Fox KAA, Bhatt DL, Misselwitz F, Varigos JD, Vanassche T, Avezum AA, Chen E, Branch K, Leong DP, Bangdiwala SI, Hart RG, Yusuf S (2018) Rivaroxaban with or without aspirin in patients with stable peripheral or carotid artery disease: an international, randomised, double-blind, placebo-controlled trial. Lancet 391:219–229 (COMPASS Investigators)

Antithrombotic Trialists' Collaboration (2009) Aspirin in the primary and secondary prevention of vascular disease: collaborative meta-analysis of individual participant data from randomised trials. Lancet 373:1849–1860

Arzneiverordnungen in der Praxis (2017) Ticagrelor (Brilique®) (frühe Nutzenbewertung). https://www.akdae.de/Arzneimitteltherapie/AVP/Artikel/201701/029h/index.php

Bangalore S, Toklu B, Kotwal A, Volodarskiy A, Sharma S, Kirtane AJ, Feit F (2014) Anticoagulant therapy during primary percutaneous coronary intervention for acute myocardial infarction: a meta-analysis of randomized trials in the era of stents and P2Y12 inhibitors. BMJ 349:g6419

Bauer T, Bouman HJ, van Werkum JW, Ford NF, ten Berg JM, Taubert D (2011) Impact of CYP2C19 variant genotypes on clinical efficacy of antiplatelet treatment with clopidogrel: systematic review and meta-analysis. BMJ 343:d4588

Bhatt DL, Fox KA, Hacke W, Berger PB, Black HR, Boden WE, Cacoub P, Cohen EA, Creager MA, Easton JD, Flather MD, Haffner SM, Hamm CW, Hankey GJ, Johnston SC, Mak KH, Mas JL, Montalescot G, Pearson TA, Steg PG, Steinhubl SR, Weber MA, Brennan DM, Fabry-Ribaudo L, Booth J, Topol EJ; CHARISMA Investigators (2006). Clopidogrel and aspirin versus aspirin alone for the prevention of atherothrombotic events. N Engl J Med; 354:1706-1717

Björck F, Sandén P, Renlund H, Svensson PJ, Själander A (2016) Warfarin treatment quality is consistently high in both anticoagulation clinics and primary care setting in Sweden. Thromb Res 136:216–220

Bonaca MP, Bhatt DL, Cohen M, Steg PG, Storey RF, Jensen EC, Magnani G, Bansilal S, Fish MP, Im K, Bengtsson O, Oude Ophuis T, Budaj A, Theroux P, Ruda M, Hamm C, Goto S, Spinar J, Nicolau JC, Kiss RG, Murphy SA, Wiviott SD, Held P, Braunwald E, Sabatine MS; PEGASUS-TIMI 54 Steering Committee and Investigators (2015) Long-term use of ticagrelor in patients with prior myocardial infarction. N Engl J Med 372:1791–1800

Bonaca MP, Bauersachs RM, Anand SS, Debus ES, Nehler MR, Patel MR, Fanelli F, Capell WH, Diao L, Jaeger N, Hess CN, Pap AF, Kittelson JM, Gudz I, Mátyás L, Krievins DK, Diaz R, Brodmann M, Muehlhofer E, Haskell LP, Berkowitz SD, Hiatt WR (2020) Rivaroxaban in peripheral artery disease after revascularization. N Engl J Med 382:1994–2004. https://doi.org/10.1056/NEJMoa2000052

Bonello L, Laine M, Kipson N, Mancini J, Helal O, Fromonot J, Gariboldi V, Condo J, Thuny F, Frere C, Camoin-Jau L, Paganelli F, Dignat-George F, Guieu R (2014) Ticagrelor increases adenosine plasma concentration in patients with an acute coronary syndrome. J Am Coll Cardiol 63:872–877

Bose G, Graveline J, Yogendrakumar V, Shorr R, Fergusson DA, Le Gal G, Coutinho J, Mendonça M, Viana-Baptista M, Nagel S, Dowlatshahi D (2021) Direct oral anticoagulants in treatment of cerebral venous thrombosis: a systematic review. BMJ Open 11:e40212. https://doi.org/10.1136/bmjopen-2020-040212

Brouwer J, Nijenhuis VJ, Delewi R, Hermanides RS, Holvoet W, Dubois CLF, Frambach P, De Bruyne B, van Houwelingen GK, Van Der Heyden JAS, Toušek P, van der Kley F, Buysschaert I, Schotborgh CE, Ferdinande B, van der Harst P, Roosen J, Peper J, Thielen FWF, Veenstra L, Yin CPDRPP, Swaans MJ, Rensing BJWM, van 't Hof AWJ, Timmers L, Kelder JC, Stella PR, Baan J, Ten Berg JM (2020) Aspirin with or without clopidogrel after transcatheter aortic-valve implantation. N Engl J Med 383:1447–1457

Brown DL, Levine DA, Albright K, Kapral MK, Leung LY, Reeves MJ, Sico J, Strong B, Whiteley WN (2021) Benefits and risks of dual versus single antiplatelet therapy for secondary stroke prevention: a systematic review for the 2021 guideline for the prevention of stroke in patients with stroke and transient Ischemic attack. Stroke 52:e468–e479. https://doi.org/10.1161/STR.0000000000000377

Bundesärztekammer (BÄK), Kassenärztliche Bundesvereinigung (KBV), Arbeitsgemeinschaft der Wissenschaftlichen Medizinischen Fachgesellschaften (AWMF) (2024) Nationale VersorgungsLeitlinie Chronische KHK, Langfassung, Version 7.0.2024. (register.awmf.org/de/leitlinien/detail/nvl-004)

Bundesgesetzblatt (2019) Gesetz für mehr Sicherheit in der Arzneimittelversorgung. BGB Jahrgang 2019 Teil I Nr. 30, S 1202–1220

Bundesministerium für Gesundheit (2010) Bekanntmachung eines Beschlusses des Gemeinsamen Bundesausschusses über eine Änderung der Arzneimittel-Richtlinie (AM-RL) in Anlage IV: Therapiehinweis zu Prasugrel. BAnz. Nr. 137 (S. 3108) vom 10._Sept. 2010

Bundesministerium für Gesundheit (2012a) Bekanntmachung eines Beschlusses des Gemeinsamen Bundesausschusses über eine Korrektur der Arzneimittel-Richtlinie (AMR) in Anlage 10: Clopidogrel. BAnz. Nr. 161 (S. 3 814) vom 23. Okt. 2008

Bundesministerium für Gesundheit (2012b) Bekanntmachung eines Beschlusses des Gemeinsamen Bundesausschusses über eine Änderung der Arzneimittel-Richtlinie (AM-RL) (Anlage XII – Beschlüsse über die Nutzenbewertung von Arzneimitteln mit neuen Wirkstoffen nach § 35a des Fünften Buches Sozialgesetzbuch (SGB V) Ticagrelor vom 15._Dezember 2011, BAnz Nr. 11 vom 19. Jan. 2012)

Bundesministerium für Gesundheit (2016) Bekanntmachung eines Beschlusses des Gemeinsamen Bundesausschusses über eine Änderung der Arzneimittel-Richtlinie (AM-RL) (Anlage XII – Beschlüsse über die Nutzenbewertung von Arzneimitteln mit neuen Wirkstoffen nach § 35a des Fünften Buches Sozialgesetzbuch (SGB V) – Ticagrelor (neues Anwendungsgebiet): BAnz AT 9. Nov. 2016 B3)

Byrne RA, Rossello X, Coughlan JJ, Barbato E, Berry C, Chieffo A, Claeys MJ, Dan GA, Dweck MR, Galbraith M, Gilard M, Hinterbuchner L, Jankowska EA, Jüni P, Kimura T, Kunadian V, Leosdottir M, Lorusso R, Pedretti RFE, Rigopoulos AG, Rubini Gimenez M, Thiele H, Vranckx P, Wassmann S, Wenger NK, Ibanez B, ESC Scientific Document Group (2023) Eur Heart J. https://doi.org/10.1093/eurheartj/ehad191

CAPRIE Steering Committee (1996) A randomised, blinded, trial of clopidogrel versus aspirin in patients at risk of ischaemic events (CAPRIE). Lancet 348:1329–1339

Caso V, de Groot JR, Sanmartin Fernandez M, Segura T, Blomström-Lundqvist C, Hargroves D, Antoniou S, Williams H, Worsley A, Harris J, Caleyachetty A, Vardar B, Field P, Ruff CT (2023) Outcomes and drivers of inappropriate dosing of non-vitamin K antagonist oral anticoagulants (NOACs) in patients with atrial fibrillation: a systematic review and meta-analysis. Heart 109:178–185. https://doi.org/10.1136/heartjnl-2022-321114

Chan FK, Ching JY, Hung LC, Wong VW, Leung VK, Kung NN, Hui AJ, Wu JC, Leung WK, Lee VW, Lee KK, Lee YT, Lau JY, To KF, Chan HL, Chung SC, Sung JJ (2005) Clopidogrel versus aspirin and esomeprazole to prevent recurrent ulcer bleeding. N Engl J Med 352:238–244

Chen HS, Cui Y, Wang XH, Ma YT, Han J, Duan YJ, Lu J, Shen LY, Liang Y, Wang WZ, Wang H, Zhao Y, Zhang JT, Song YL, He XM, Li RH, Tao DB, Li J, Huang SM, Wang N, Hong M, Meng C, Zhang W, Wang DL, Nguyen TN, ATAMIS investigators (2024) Clopidogrel plus aspirin vs Aspirin alone in patients with acute mild to moderate stroke: the ATAMIS randomized clinical trial. JAMA Neurol 81:450–460

Chen ZM, Jiang LX, Chen YP, Xie JX, Pan HC, Peto R, Collins R, Liu LS (2005) Addition of clopidogrel to aspirin in 45,852 patients with acute myocardial infarction: randomised placebo-controlled trial. Lancet 366(9497):1607–1621. https://doi.org/10.1016/S0140-6736(05)67660-X (COMMIT (ClOpidogrel and Metoprolol in Myocardial Infarction Trial) collaborative group)

Chen Y, Zhu M, Wang K, Xu Q, Ma J (2022) Direct oral anticoagulants versus vitamin K antagonists for the treatment of left ventricular thrombus: an updated meta-analysis of cohort studies and randomized controlled trials. J Cardiovasc Pharmacol 79:935–940. https://doi.org/10.1097/FJC.0000000000001270

Christiansen M, Grove EL, Hvas AM (2019) Primary prevention of cardiovascular events with aspirin: toward more harm than benefit – a systematic review and meta-analysis. Semin Thromb Hemost. https://doi.org/10.1055/s-0039-1687905

COGENT Investigators, Bhatt DL, Cryer BL, Contant CF, Cohen M, Lanas A, Schnitzer TJ, Shook TL, Lapuerta P, Goldsmith MA, Laine L, Scirica BM, Murphy SA, Cannon CP (2010) Clopidogrel with or without omeprazole in coronary artery disease. N Engl J Med 363:1909–1917

Coleman C, Antz M, Simard E, Evers T, Bowrin K, Bonnemeier H, Cappato R (2015) Real-world evidence on stroke prevention in patients with atrial fibrillation in the United States REVISIT-US. http://www.clinicaltrialresults.org/Slides/REVISIT_US_Slides.pptx

Collet JP, Hulot JS, Pena A, Villard E, Esteve JB, Silvain J, Payot L, Brugier D, Cayla G, Beygui F, Bensimon G, Funck-Brentano C, Montalescot G (2009) Cytochrome P450 2C19 polymorphism in young patients treated with clopidogrel after myocardial infarction: a cohort study. Lancet 373:309–317

Collet JP, Thiele H, Barbato E, Barthélémy O, Bauersachs J, Bhatt DL, Dendale P, Dorobantu M, Edvardsen T, Folliguet T, Gale CP, Gilard M, Jobs A, Jüni P, Lambrinou E, Lewis BS, Mehilli J, Meliga E, Merkely B, Mueller C, Roffi M, Rutten FH, Sibbing D, Siontis GCM, ESC Scientific Document Group (2021) 2020 ESC Guidelines for the management of acute coronary syndromes in patients presenting without persistent ST-segment elevation. Eur Heart J 42:1289–1367

Collet JP, Van Belle E, Thiele H, Berti S, Lhermusier T, Manigold T, Neumann FJ, Gilard M, Attias D, Beygui F, Cequier A, Alfonso F, Aubry P, Baronnet F, Ederhy S, Kasty ME, Kerneis M, Barthelemy O, Lefèvre T, Leprince P, Redheuil A, Henry P, Portal JJ, Vicaut E, Montalescot G, ATLANTIS Investigators of the ACTION Group (2022) Apixaban vs. standard of care after transcatheter aortic valve implantation: the ATLANTIS trial. Eur Heart J 43:2783–2797

COMMIT (ClOpidogrel and Metoprolol in Myocardial Infarction Trial) collaborative group, Chen ZM, Jiang LX, Chen YP, Xie JX, Pan HC, Peto R, Collins R, Liu LS (2005) Addition of clopidogrel to aspirin in 45,852 patients with acute myocardial infarction: randomised placebo-controlled trial. Lancet 366:1607–1621

Connolly SJ, Ezekowitz MD, Yusuf S, Eikelboom J, Oldgren J, Parekh A, Pogue J, Reilly PA, Themeles E, Varrone J, Wang S, Alings M, Xavier D, Zhu J, Diaz R, Lewis BS, Darius H, Diener HC, Joyner CD, Wallentin L, RE-LY Steering Committee and Investigators (2009) Dabigatran versus warfarin in patients with atrial fibrillation. N Engl J Med 361:1139–1151

Connolly SJ, Eikelboom J, Joyner C, Diener HC, Hart R, Golitsyn S, Flaker G, Avezum A, Hohnloser SH, Diaz R, Talajic M, Zhu J, Pais P, Budaj A, Parkhomenko A, Jansky P, Commerford P, Tan RS, Sim KH, Lewis BS, Van Mieghem W, Lip GY, Kim JH, Lanas-Zanetti F, Gonzalez-Hermosillo A, Dans AL, Munawar M, O'Donnell M, Lawrence J, Lewis G, Afzal R, Yusuf S (2011) Apixaban in patients with atrial fibrillation. N Engl J Med 364:806–817 (AVERROES Steering Committee and Investigators)

Connolly SJ, Eikelboom JW, Bosch J, Dagenais G, Dyal L, Lanas F, Metsarinne K, O'Donnell M, Dans AL, Ha JW, Parkhomenko AN, Avezum AA, Lonn E, Lisheng L, Torp-Pedersen C, Widimsky P, Maggioni AP, Felix C, Keltai K, Hori M, Yusoff K, Guzik TJ, Bhatt DL, Branch KRH, Cook Bruns N, Berkowitz SD, Anand SS, Varigos JD, Fox KAA, Yusuf S, COMPASS investigators (2018) Rivaroxaban with or without aspirin in patients with stable coronary artery disease: an international, randomised, double-blind, placebo-controlled trial. Lancet 391:205–218

Connolly SJ, Karthikeyan G, Ntsekhe M, Haileamlak A, El Sayed A, El Ghamrawy A, Damasceno A, Avezum A, Dans AML, Gitura B, Hu D, Kamanzi ER, Maklady F, Fana G, Gonzalez-Hermosillo JA, Musuku J, Kazmi K, Zühlke L, Gondwe L, Ma C, Paniagua M, Ogah OS, Molefe-Baikai OJ, Lwabi P, Chillo P, Sharma SK, Cabral TTJ, Tarhuni WM, Benz A, van Eikels M, Krol A, Pattath D, Balasubramanian K, Rangarajan S, Ramasundarahettige C, Mayosi B, Yusuf S, INVICTUS Investigators (2022) Rivaroxaban in rheumatic heart disease-associated atrial fibrillation. N Engl J Med 387:978–988

Cuker A, Arepally GM, Chong BH, Cines DB, Greinacher A, Gruel Y, Linkins LA, Rodner SB, Selleng S, Warkentin TE, Wex A, Mustafa RA, Morgan RL, Santesso N (2018) American Society of Hematology 2018 guidelines for management of venous thromboembolism: heparin-induced thrombocytopenia. Blood Adv 27:3360–3392

Daiichi Sankyo Deutschland (2015) Dossier zur Nutzenbewertung gemäß § 35a SGB V Edoxaban (Lixiana®). https://www.g-ba.de/downloads/92-975-901/2015-07-17_Modul4A_Edoxaban.pdf

Davidson KW, Barry MJ, Mangione CM, Cabana M, Chelmow D, Coker TR, Davis EM, Donahue KE, Jaén CR, Krist AH, Kubik M, Li L, Ogedegbe G, Pbert L, Ruiz JM, Stevermer J, Tseng CW, Wong JB, US Preventive Services Task Force (2022) Aspirin use to prevent cardiovascular disease: US preventive services task force recommendation statement. JAMA 327:1577–1584

De Caterina R, Husted S, Wallentin L, Andreotti F, Arnesen H, Bachmann F, Baigent C, Huber K, Jespersen J, Kristensen SD, Lip GY, Morais J, Rasmussen LH, Siegbahn A, Verheugt FW, Weitz JI (2013) Vitamin K antagonists in heart disease: current status and perspectives (Section III). Position paper of the ESC Working Group on Thrombosis – Task Force on Anticoagulants in Heart Disease. Thromb Haemost 110:1087–1107

De Schryver EL, Algra A, Kappelle LJ, van Gijn J, Koudstaal PJ (2012) Vitamin K antagonists versus antiplatelet therapy for preventing further vascular events after transient ischaemic attack or minor stroke of presumed arterial origin. Cochrane Database Syst Rev. https://doi.org/10.1002/14651858.CD001342.pub3

Delgado-Flores CJ, García-Gomero D, Salvador-Salvador S, Montes-Alvis J, Herrera-Cunti C, Taype-Rondan A (2022) Effects of replacement therapies with clotting factors in patients with hemophilia: a systematic review and meta-analysis. Plos One 17:e262273. https://doi.org/10.1371/journal.pone.0262273

Dentali F, Douketis JD, Lim W, Crowther M (2007) Combined aspirin-oral anticoagulant therapy compared with oral anticoagulant therapy alone among patients at risk for cardiovascular disease: a meta-analysis of randomized trials. Arch Intern Med 167:117–124

Desai A, Gyawali B (2020) Assessing the benefits and harms of direct oral anticoagulants in patients with cancer for the prophylaxis and treatment of venous thromboembolism: a systematic review and meta-analysis. ecancer. https://doi.org/10.3332/ecancer.2020.1091

Deutsche Hämophiliegesellschaft zur Bekämpfung von Blutungskrankheiten e. V. (2023) Gerinnungspräparate. https://www.dhg.de/behandlung/gerinnungspraeparate.html. Zugegriffen: 3. Sept. 2023

Diener HC, Bogousslavsky J, Brass LM, Cimminiello C, Csiba L, Kaste M, Leys D, Matias-Guiu J, Rupprecht HJ (2004) Aspirin and clopidogrel compared with clopidogrel alone after recent ischaemic stroke or transient ischaemic attack in high-risk patients (MATCH): randomised, double-blind, placebo-controlled trial. Lancet 364:331–337 (MATCH investigators)

Doshi P (2024) Doubts over landmark heart drug trial: ticagrelor PLATO study. BMJ 387:q2550

Eikelboom JW, Hirsh J, Weitz JI, Johnston M, Yi Q, Yusuf S (2003) Aspirin-resistant thromboxane biosynthesis and the risk of myocardial infarction, stroke, or cardiovascular death in patients at high risk for cardiovascular events. Circulation 105:1650–1655

Eikelboom JW, Connolly SJ, Brueckmann M, Granger CB, Kappetein AP, Mack MJ, Blatchford J, Devenny K, Friedman J, Guiver K, Harper R, Khder Y, Lobmeyer MT, Maas H, Voigt JU, Simoons ML, RE-ALIGN Investigators (2013) Dabigatran versus warfarin in patients with mechanical heart valves. N Engl J Med 369:1206–1214

Eikelboom JW, Connolly SJ, Bosch J, Dagenais GR, Hart RG, Shestakovska O, Diaz R, Alings M, Lonn EM, Anand SS, Widimsky P, Hori M, Avezum A, Piegas LS, Branch KRH, Probstfield J, Bhatt DL, Zhu J, Liang Y, Maggioni AP, Lopez-Jaramillo P, O'Donnell M, Kakkar AK, Fox KAA, Parkhomenko AN, Ertl G, Störk S, Keltai M, Ryden L, Pogosova N, Dans AL, Lanas F, Commerford PJ, Torp-Pedersen C, Guzik TJ, Verhamme PB, Vinereanu D, Kim JH, Tonkin AM, Lewis BS, Felix C, Yusoff K, Steg PG, Metsarinne KP, Cook Bruns N, Misselwitz F, Chen E, Leong D, Yusuf S, COMPASS Investigators (2017) Rivaroxaban with or without aspirin in stable cardiovascular disease. N Engl J Med 377:1319–1330

European Medicines Agency (2011) Updates on safety of PRADAXA; Pressemitteilung. http://www.ema.europa.eu/docs/en_GB/document_library/Press_release/2011/11/WC500117818.pdf. Zugegriffen: 18. Nov. 2011

European Medicines Agency (2015) Assessment report (EPAR) LIXIANA, Stand 23._April 2015, EMA/321083/2015. http://www.ema.europa.eu/docs/en_GB/document_library/EPAR_-_Public_assessment_report/human/002629/WC500189047.pdf

European Medicines Agency (2017) Assessment report (EPAR) XARELTO, Stand 26._Juli 2018, EMA/556022/2018. https://www.ema.europa.eu/en/documents/variation-report/xarelto-h-c-944-ii-0058-epar-assessment-report-variation_en.pdf

European Medicines Agency (2020) Assessment report for Article-5(3) procedure: direct oral anticoagulants (DOACs), Stand 28._April 2020, EMA/194375/2020. https://www.ema.europa.eu/documents/referral/assessment-report-article-53-procedure-direct-oral-anticoagulants-doacs_en.pdf

Farge D, Frere C, Connors JM, Khorana AA, Kakkar A, Ay C, Muñoz A, Brenner B, Prata PH, Brilhante D, Antic D, Casais P, Esposito MCG, Ikezoe T, Abutalib SA, Meillon-García LA, Bounameaux H, Pabinger I,

Douketis J (2022) 2022 international clinical practice guidelines for the treatment and prophylaxis of venous thromboembolism in patients with cancer, including patients with COVID-19. Lancet Oncol 23:e334–e347 (International Initiative on Thrombosis and Cancer (ITAC) advisory panel)

U.S. Food & Drug Administration (2015) SAVAYSA (edoxaban) tablets for oral use. http://www.accessdata.fda.gov/drugsatfda_docs/label/2015/206316lbl.pdf

Frank U, Nikol S, Belch J, Boc V, Brodmann M, Carpentier PH, Chraim A, Canning C, Dimakakos E, Gottsäter A, Heiss C, Mazzolai L, Madaric J, Olinic DM, Pécsvárady Z, Poredoš P, Quéré I, Roztocil K, Stanek A, Vasic D, Visonà A, Wautrecht JC, Bulvas M, Colgan MP, Dorigo W, Houston G, Kahan T, Lawall H, Lindstedt I, Mahe G, Martini R, Pernod G, Przywara S, Righini M, Schlager O, Terlecki P (2019) ESVM Guideline on peripheral arterial disease. Vasa 48(Suppl 102):1–79

Frere C, Farge D, Schrag D, Prata PH, Connors JM (2022) Direct oral anticoagulant versus low molecular weight heparin for the treatment of cancer-associated venous thromboembolism: 2022 updated systematic review and meta-analysis of randomized controlled trials. J Hematol Oncol 15:69. https://doi.org/10.1186/s13045-022-01289-1

Galli M, Benenati S, Capodanno D, Franchi F, Rollini F, D'Amario D, Porto I, Angiolillo DJ (2021) Guided versus standard antiplatelet therapy in patients undergoing percutaneous coronary intervention: a systematic review and meta-analysis. Lancet 397:1470–1483

Gargiulo G, Cannon CP, Gibson CM, Goette A, Lopes RD, Oldgren J, Korjian S, Windecker S, Esposito G, Vranckx P, Valgimigli M (2021) Safety and efficacy of double vs. triple antithrombotic therapy in patients with atrial fibrillation with or without acute coronary syndrome undergoing percutaneous coronary intervention: a collaborative meta-analysis of non-vitamin K antagonist oral anticoagulant-based randomized clinical trials. Eur Heart J Cardiovasc Pharmacother 7:f50–f60

Gemeinsamer Bundesausschuss (2021) Beauftragung IQWiG: Nutzenbewertung von Clopidogrel, Prasugrel und Ticagrelor (Rapid Report). Beschlussdatum: 1. https://www.g-ba.de/beschluesse/4773/. Zugegriffen: 04.2021

Giacoppo D, Matsuda Y, Fovino LN, D'Amico G, Gargiulo G, Byrne RA, Capodanno D, Valgimigli M, Mehran R, Tarantini G (2021) Short dual antiplatelet therapy followed by P2Y12 inhibitor monotherapy vs. prolonged dual antiplatelet therapy after percutaneous coronary intervention with second-generation drug-eluting stents: a systematic review and meta-analysis of randomized clinical trials. Eur Heart J 42:308–319

Gibson CM, Mehran R, Bode C, Halperin J, Verheugt FW, Wildgoose P, Birmingham M, Ianus J, Burton P, van Eickels M, Korjian S, Daaboul Y, Lip GY, Cohen M, Husted S, Peterson ED, Fox KA (2016) Prevention of bleeding in patients with atrial fibrillation undergoing PCI. N Engl J Med 375:2423–2434

Giugliano RP, Ruff CT, Braunwald E, Murphy SA, Wiviott SD, Halperin JL, Waldo AL, Ezekowitz MD, Weitz JI, Špinar J, Ruzyllo W, Ruda M, Koretsune Y, Betcher J, Shi M, Grip LT, Patel SP, Patel I, Hanyok JJ, Mercuri M, Antman EM, ENGAGE AF-TIMI 48 Investigators (2013) Edoxaban versus warfarin in patients with atrial fibrillation. N Engl J Med 369:2093–2104

Gómez-Outes A, Terleira-Fernández AI, Suárez-Gea ML, Vargas-Castrillón E (2012) Dabigatran, rivaroxaban, or apixaban versus enoxaparin for thromboprophylaxis after total hip or knee replacement: systematic review, meta-analysis, and indirect treatment comparisons. BMJ 344:e3675

Gómez-Outes A, Alcubilla P, Calvo-Rojas G, Terleira-Fernández AI, Suárez-Gea MA, Lecumberri R, Vargas-Castrillón E (2021) meta-analysis of reversal agents for severe bleeding associated with direct oral anticoagulants. J Am Coll Cardiol 77:2987–3001

Granger CB, Alexander JH, McMurray JJ, Lopes RD, Hylek EM, Hanna M, Al-Khalidi HR, Ansell J, Atar D, Avezum A, Bahit MC, Diaz R, Easton JD, Ezekowitz JA, Flaker G, Garcia D, Geraldes M, Gersh BJ, Golitsyn S, Goto S, Hermosillo AG, Hohnloser SH, Horowitz J, Mohan P, Jansky P, Lewis BS, Lopez-Sendon JL, Pais P, Parkhomenko A, Verheugt FW, Zhu J, Wallentin L, ARISTOTLE Committees and Investigators (2011) Apixaban versus warfarin in patients with atrial fibrillation. N Engl J Med 365:981–992

Greinacher A (2015) Heparin-induced thrombocytopenia. N Engl J Med 373:252–261

Greinacher A, Warkentin TE (2008) Risk of heparin-induced thrombocytopenia in patients receiving thromboprophylaxis. Expert Rev Hematol 1:75–85

Gum PA, Kottke-Marchant K, Poggio ED, Gurm H, Welsh PA, Brooks L, Sapp SK, Topol EJ (2001) Profile and prevalence of Aspirin resistance in patients with cardiovascular disease. Am J Cardiol 88:230–235

Hao C, Sun M, Wang H, Zhang L, Wang W (2019) Low molecular weight heparins and their clinical applications. Prog Mol Biol Transl Sci 163:21–39

Heneghan CJ, Garcia-Alamino JM, Spencer EA, Ward AM, Perera R, Bankhead C, Coello AP, Fitzmaurice D, Mahtani KR, Onakpoya IJ (2016) Self-monitoring and self-management of oral anticoagulation. Cochrane Database Syst Rev. https://doi.org/10.1002/14651858.CD003839.pub3

Hiatt WR, Fowkes FG, Heizer G, Berger JS, Baumgartner I, Held P, Katona BG, Mahaffey KW, Norgren L, Jones WS, Blomster J, Millegård M, Reist C, Patel MR, EUCLID Trial Steering Committee and Investigators (2017) Ticagrelor versus clopidogrel in symptomatic peripheral artery disease. N Engl J Med 376:32–40

Hindricks G, Potpara T, Dagres N, Arbelo E, Bax JJ, Blomström-Lundqvist C, Boriani G, Castella M, Dan GA, Dilaveris PE, Fauchier L, Filippatos G, Kalman JM, La Meir M, Lane DA, Lebeau JP, Lettino M, Lip GYH, Pinto FJ, Thomas GN, Valgimigli M, Van Gelder IC, Van Putte BP, Watkins CL; ESC Scientific Document Group (2021) 2020 ESC Guidelines for the diagnosis and management of atrial fibrillation developed in collaboration with the European Association for Cardio-Thoracic Surgery (EACTS): The Task Force for the diagnosis and management of atrial fibrillation of the European Society of Cardiology (ESC) Developed with the special contribution of the European Heart Rhythm Association (EHRA) of the ESC. Eur Heart J 42: 373-498

Hohnloser SH, Basic E, Hohmann C, Nabauer M (2018) Effectiveness and safety of non-vitamin K oral anticoagulants in comparison to phenprocoumon: data from 61,000 patients with atrial fibrillation. Thromb Haemost 118:526–538

Huang L, Tan Y, Pan Y (2022) Systematic review of efficacy of direct oral anticoagulants and vitamin K antagonists in left ventricular thrombus. Esc Heart Fail. https://doi.org/10.1002/ehf2.14084

Institut für Qualität und Wirtschaftlichkeit im Gesundheitswesen (2006) Clopidogrel versus Acetylsalicylsäure in der Sekundärprophylaxe vaskulärer Erkrankungen. Abschlussbericht A04/01A. https://www.iqwig.de/download/A04-01A_Abschlussbericht_Clopidogrel_versus_ASS_in_der_Sekundaerprophylaxe.pdf. Zugegriffen: 30. Juni 2006

Institut für Qualität und Wirtschaftlichkeit im Gesundheitswesen (2011) Prasugrel bei akutem Koronarsyndrom. Abschlussbericht A09-02. https://www.iqwig.de/download/A09-02_Abschlussbericht_Prasugrel_bei_akutem_Koronarsyndrom.pdf. Zugegriffen: 11. Juli 2011

Institut für Qualität und Wirtschaftlichkeit im Gesundheitswesen (2023) Clopidogrel, Prasugrel und Ticagrelor beim akuten Koronarsyndrom. Rapid Report A21-41. https://www.iqwig.de/download/a21-41_clopidogrel-prasugrel-und-ticagrelor-beim-akuten-koronarsyndrom_rapid-report_v1-0.pdf. Zugegriffen: 3. Sept. 2023

Iqbal Z, Hasan O, Cohen M (2012) Unfractionated heparin and low molecular weight heparin in Ischemic heart disease. In: Moliterno DJ, Kristensen SD, De Caterina R (Hrsg) Therapeutic advances in thrombosis, 2. Aufl. Wiley, https://doi.org/10.1002/9781118410875.ch8

Joglar JA, Chung MK, Armbruster AL, Benjamin EJ, Chyou JY, Cronin EM, Deswal A, Eckhardt LL, Goldberger ZD, Gopinathannair R, Gorenek B, Hess PL, Hlatky M, Hogan G, Ibeh C, Indik JH, Kido K, Kusumoto F, Link MS, Linta KT, Marcus GM, McCarthy PM, Patel N, Patton KK, Perez MV, Piccini JP, Russo AM, Sanders P, Streur MM, Thomas KL, Times S, Tisdale JE, Valente AM, Van Wagoner DR (2023) 2023 ACC/AHA/ACCP/HRS Guideline for the Diagnosis and Management of Atrial Fibrillation: A Report of the American College of Cardiology/American Heart Association Joint Committee on Clinical Practice Guidelines. J Am Coll Cardiol 83:109–279. https://doi.org/10.1016/j.jacc.2023.08.017

Joglar JA, Chung MK, Armbruster AL, Benjamin EJ, Chyou JY, Cronin EM, Deswal A, Eckhardt LL, Goldberger ZD, Gopinathannair R, Gorenek B, Hess PL, Hlatky M, Hogan G, Ibeh C, Indik JH, Kido K, Kusumoto F, Link MS, Linta KT, Marcus GM, McCarthy PM, Patel N, Patton KK, Perez MV, Piccini JP, Russo AM, Sanders P, Streur MM, Thomas KL, Times S, Tisdale JE, Valente AM, Van Wagoner DR; Peer Review Committee Members (2024). 2023 ACC/AHA/ACCP/HRS Guideline for the Diagnosis and Management of Atrial Fibrillation: A Report of the American College of Cardiology/American Heart Association Joint Committee on Clinical Practice Guidelines. Circulation 149: e1-e156.

Junqueira DR, Zorzela LM, Perini E (2017) Unfractionated heparin versus low molecular weight heparins for avoiding heparin-induced thrombocytopenia in postoperative patients. Cochrane Database Syst Rev. https://doi.org/10.1002/14651858.CD007557.pub3

Ke Y, Wang J, Wang W, Guo S, Dai M, Wu L, Bao Y, Li B, Ju J, Xu H, Jin Y (2022) Antithrombotic strategies after transcatheter aortic valve implantation: a systematic review and network meta-analysis of randomized controlled trials. Int J Cardiol 62:139–146

Kearon C, Akl EA, Comerota AJ, Prandoni P, Bounameaux H, Goldhaber SZ, Nelson ME, Wells PS, Gould MK, Dentali F, Crowther M, Kahn SR, American College of Chest Physicians (2012) Antithrombotic therapy for VTE disease: Antithrombotic therapy and prevention of thrombosis, 9th ed: American college of chest physicians evidence-based clinical practice guidelines. Chest 141(2 Suppl):e419S–e494S

Khairani CD, Bejjani A, Piazza G, Jimenez D, Monreal M, Chatterjee S, Pengo V, Woller SC, Cortes-Hernandez J, Connors JM, Kanthi Y, Krumholz HM, Middeldorp S, Falanga A, Cushman M, Goldhaber SZ, Garcia DA, Bikdeli B (2023) Direct oral anticoagulants vs vitamin K antagonists in patients with antiphospholipid syndromes: meta-analysis of randomized trials. J Am Coll Cardiol 81:16–30. https://doi.org/10.1016/j.jacc.2022.10.008

Knuuti J, Wijns W, Saraste A, Capodanno D, Barbato E, Funck-Brentano C, Prescott E, Storey RF, Deaton C, Cuisset T, Agewall S, Dickstein K, Edvardsen T, Escaned J, Gersh BJ, Svitil P, Gilard M, Hasdai D, Hatala R, Mahfoud F, Masip J, Muneretto C, Valgimigli M, Achenbach S, Bax JJ; ESC Scientific Document Group (2019). 2019 ESC Guidelines for the diagnosis and management of chronic coronary syndromes. Eur Heart J 41:407-477

Kodumuri V, Adigopula S, Singh P, Swaminathan P, Arora R, Khosla S (2011) Comparison of low molecular weight heparin with unfractionated heparin during percutaneous coronary interventions: a meta-analysis. Am J Ther 18:180–189

Kong X, Zhu Y, Pu L, Meng S, Zhao L, Zeng W, Sun W, Wu G, Li H (2021) Efficacy and safety of non-recommended dose of new oral anticoagulants in patients with atrial fibrillation: a systematic review and meta-analysis. Front Cardiovasc Med 8:774109. https://doi.org/10.3389/fcvm.2021.774109

Kuno T, Takagi H, Sugiyama T, Ando T, Miyashita S, Valentin N, Shimada YJ, Kodaira M, Numasawa Y, Kanei Y, Hayashida K, Bangalore S (2020) Antithrombotic strategies after transcatheter aortic valve implantation: insights from a network meta-analysis. Catheter Cardiovasc Interv 96:E177–E186. https://doi.org/10.1002/ccd.28498

Larsen TB, Skjøth F, Nielsen PB, Kjældgaard JN, Lip GY (2016) Comparative effectiveness and safety of non-vitamin K antagonist oral anticoagulants and warfarin in patients with atrial fibrillation: propensity weighted nationwide cohort study. BMJ 353:i3189

Lawton JS, Tamis-Holland JE, Bangalore S, Bates ER, Beckie TM, Bischoff JM, Bittl JA, Cohen MG, DiMaio JM, Don CW, Fremes SE, Gaudino MF, Goldberger ZD, Grant MC, Jaswal JB, Kurlansky PA, Mehran R, Metkus TS Jr, Nnacheta LC, Rao SV, Sellke FW, Sharma G, Yong CM, Zwischenberger BA (2022) 2021 ACC/AHA/SCAI guideline for coronary artery revascularization: a report of the American college of cardiology/American heart association joint committee on clinical practice guidelines. J Am Coll Cardiol 79:e21–e129

Liang B, Zhu YC, Gu N (2022) Comparative safety and efficacy of eight antithrombotic regimens for patients with atrial fibrillation undergoing percutaneous coronary intervention. Front Cardiovasc Med 9:832164. https://doi.org/10.3389/fcvm.2022.832164

Lopes RD, Heizer G, Aronson R, Vora AN, Massaro T, Mehran R, Goodman SG, Windecker S, Darius H, Li J, Averkov O, Bahit MC, Berwanger O, Budaj A, Hijazi Z, Parkhomenko A, Sinnaeve P, Storey RF, Thiele H, Vinereanu D, Granger CB, Alexander JH, AUGUSTUS Investigators (2019) Antithrombotic therapy after acute coronary syndrome or PCI in atrial fibrillation. N Engl J Med 380:1509–1524

Lun R, Dhaliwal S, Zitikyte G, Roy DC, Hutton B, Dowlatshahi D (2022) Comparison of Ticagrelor vs Clopidogrel in addition to aspirin in patients with minor Ischemic stroke and transient Ischemic attack: a network meta-analysis. JAMA Neurol 79:141–148

Lyman GH, Carrier M, Ay C, Di Nisio M, Hicks LK, Khorana AA, Leavitt AD, Lee AYY, Macbeth F, Morgan RL, Noble S, Sexton EA, Stenehjem D, Wiercioch W, Kahale LA, Alonso-Coello P (2021) American Society of Hematology 2021 guidelines for management of venous thromboembolism: prevention and treatment in patients with cancer. Blood Adv 5:927–974

Mauri L, Kereiakes DJ, Yeh RW, Driscoll-Shempp P, Cutlip DE, Steg PG, Normand SL, Braunwald E, Wiviott SD, Cohen DJ, Holmes DR Jr, Krucoff MW, Hermiller J, Dauerman HL, Simon DI, Kandzari DE, Garratt KN, Lee DP, Pow TK, Ver LP, Rinaldi MJ, Massaro JM, DAPT Study Investigators (2014) Twelve or 30 months of dual antiplatelet therapy after drug-eluting stents. N Engl J Med 371:2155–2166

Mehta SR, Yusuf S, Peters RJG, Bertrand ME, Lewis BL, Natarajan MK, Malmberg K, Rupprecht H, Zhao F, Chrolavicius S, Copland I, Fox KA, Clopidogrel in Unstable angina to prevent Recurrent Events trial (CURE) Investigators (2001) Effects of pretreatment with clopidogrel and Aspirin followed by long-term therapy in patients underoing percutaneous coronary intervention: the PCI-CURE study. Lancet 358:527–533

Motovska Z, Hlinomaz O, Kala P, Hromadka M, Knot J, Varvarovsky I, Dusek J, Jarkovsky J, Miklik R, Rokyta R, Tousek F, Kramarikova P, Svoboda M, Majtan B, Simek S, Branny M, Mrozek J, Cervinka P, Ostransky J, Widimsky P, PRAGUE-18 Study Group (2018) 1-Year outcomes of patients undergoing primary angioplasty for myocardial infarction treated with prasugrel versus ticagrelor. J Am Coll Cardiol 71:371–381

National Institute for Health and Care Excellence (2021) Atrial fibrillation: diagnosis and management. NICE clinical guideline 196 (guidance.nice.org.uk/cg196)

Neumann I, Rada G, Claro JC, Carrasco-Labra A, Thorlund K, Akl EA, Bates SM, Guyatt GH (2012) Oral direct Factor Xa inhibitors versus low-molecular-weight heparin to prevent venous thromboembolism in patients undergoing total hip or knee replacement: a systematic review and meta-analysis. Ann Intern Med 156:710–719

Ng SS, Lai NM, Nathisuwan S, Jahan NK, Dilokthornsakul P, Kongpakwattana K, Hollingworth W, Chaiyakunapruk N (2020) Comparative efficacy and safety of warfarin care bundles and novel oral anticoagulants in patients with atrial fibrillation: a systematic review and network meta-analysis. Sci Rep 10:662. https://doi.org/10.1038/s41598-019-57370-2

Nielsen PB, Skjøth F, Søgaard M, Kjældgaard JN, Lip GY, Larsen TB (2017) Effectiveness and safety of reduced dose non-vitamin K antagonist oral anticoagulants and warfarin in patients with atrial fibrillation: propensity weighted nationwide cohort study. BMJ 356:j510

Ning GZ, Kan SL, Chen LX, Shangguan L, Feng SQ, Zhou Y (2016) Rivaroxaban for thromboprophylaxis after total hip or knee arthroplasty: a meta-analysis with trial sequential analysis of randomized controlled trials. Sci Rep 6:23726. https://doi.org/10.1038/srep23726

Olma MC, Röther J, Grau A, Kurth T (2022) Sekundärprophylaxe ischämischer Schlaganfall und transitorische ischämische Attacke – Teil 2, S2k-Leitlinie (Deutsche Gesellschaft für Neurologie (DGN) und Deutsche Schlaganfall-Gesellschaft (DSG) (http://www.dgn.org/leitlinien. Zugegriffen: 12. Sept. 2022))

Othieno R, Affan AM, Okpo E (2007) Home versus inpatient treatment for deep vein thrombosis. Cochrane Database Syst Rev. https://doi.org/10.1002/14651858.CD003076.pub2

Otto CM, Nishimura RA, Bonow RO, Carabello BA, Erwin JP 3rd, Gentile F, Jneid H, Krieger EV, Mack M, McLeod C, O'Gara PT, Rigolin VH, Sundt TM 3rd, Thompson A, Toly C (2021) ACC/AHA guideline for the management of patients with valvular heart disease. Circulation 143:e72–e227. https://doi.org/10.1161/CIR.0000000000000923

Park SJ, Park DW, Kim YH, Kang SJ, Lee SW, Lee CW, Han KH, Park SW, Yun SC, Lee SG, Rha SW, Seong IW, Jeong MH, Hur SH, Lee NH, Yoon J, Yang JY, Lee BK, Choi YJ, Chung WS, Lim DS, Cheong SS, Kim KS, Chae JK, Nah DY, Jeon DS, Seung KB, Jang JS, Park HS, Lee K (2010) Duration of dual antiplatelet therapy after implantation of drug-eluting stents. N Engl J Med 362:1374–1382

Paschke LM, Klimke K, Altiner A, von Stillfried D, Schulz M (2020) Comparing stroke prevention therapy of direct oral anticoagulants and vitamin K antagonists in patients with atrial fibrillation: a nationwide retrospective observational study. BMC Med 18:254. https://doi.org/10.1186/s12916-020-01695-7

Pastori D, Menichelli D, Cammisotto V, Pignatelli P (2021) Use of direct oral anticoagulants in patients with antiphospholipid syndrome: a systematic review and comparison of the international guidelines. Front Cardiovasc Med 8:715878. https://doi.org/10.3389/fcvm.2021.715878

Patel MR, Mahaffey KW, Garg J, Pan G, Singer DE, Hacke W, Breithardt G, Halperin JL, Hankey GJ, Piccini JP, Becker RC, Nessel CC, Paolini JF, Berkowitz SD, Fox KA, Califf RM, ROCKET AF Investigators (2011) Rivaroxaban versus warfarin in nonvalvular atrial fibrillation. N Engl J Med 365:883–891

PEGASUS-TIMI 54 Steering Committee and Investigators, Bonaca MP, Bhatt DL, Cohen M, Steg PG, Storey RF, Jensen EC, Magnani G, Bansilal S, Fish MP, Im K, Bengtsson O, Oude Ophuis T, Budaj A, Theroux P, Ruda M, Hamm C, Goto S, Spinar J, Nicolau JC, Kiss RG, Murphy SA, Wiviott SD, Held P, Braunwald E, Sabatine MS (2015) Long-term use of ticagrelor in patients with prior myocardial infarction. N Engl J Med 372:1791–1800

Piccini JP, Hellkamp AS, Lokhnygina Y, Patel MR, Harrell FE, Singer DE, Becker RC, Breithardt G, Halperin JL, Hankey GJ, Berkowitz SD, Nessel CC, Mahaffey KW, Fox KA, Califf RM, ROCKET AF Investigators (2014) Relationship between time in therapeutic range and comparative treatment effect of rivaroxaban and warfarin: results from the ROCKET AF trial. J Am Heart Assoc. https://doi.org/10.1161/JAHA.113.000521

Piran S, Le Gal G, Wells PS, Gandara E, Righini M, Rodger MA, Carrier M (2013) Outpatient treatment of symptomatic pulmonary embolism: a systematic review and meta-analysis. Thromb Res 132:515–519

Powers WJ, Rabinstein AA, Ackerson T, Adeoye OM, Bambakidis NC, Becker K, Biller J, Brown M, Demaerschalk BM, Hoh B, Jauch EC, Kidwell CS, Leslie-Mazwi TM, Ovbiagele B, Scott PA, Sheth KN, Southerland AM, Summers DV, Tirschwell DL (2019) Guidelines for the early management of patients with acute Ischemic stroke: 2019 update to the 2018 guidelines for the early management of acute Ischemic stroke: a guideline for healthcare professionals from the American Heart Association/American Stroke Association. Stroke 50:e344–e418. https://doi.org/10.1161/STR.0000000000000211

Qiao J, Zhang X, Zhang J, Li P, Xu B, Wang S, Jiang H, Shen Y, Wang K (2016) Comparison between fondaparinux and low-molecular-weight heparin in patients with acute coronary syndrome: a meta-analysis. Cardiology 133:163–172

Ray A, Najmi A, Khandelwal G, Jhaj R, Sadasivam B (2021) Prasugrel versus Ticagrelor in patients with acute coronary syndrome undergoing percutaneous coronary intervention: a systematic review and meta-analysis of randomized trials. Cardiovasc Drugs Ther 35:561–574

RE-DUAL PCI Steering Committee and Investigators, Cannon CP, Bhatt DL, Oldgren J, Lip GYH, Ellis SG, Kimura T, Maeng M, Merkely B, Zeymer U, Gropper S, Nordaby M, Kleine E, Harper R, Manassie J, Januzzi JL, Ten Berg JM, Steg PG, Hohnloser SH (2017) Dual antithrombotic therapy with dabigatran after PCI in atrial fibrillation. N Engl J Med 377:1513–1524

Reilly PA, Lehr T, Haertter S, Connolly SJ, Yusuf S, Eikelboom JW, Ezekowitz MD, Nehmiz G, Wang S, Wallentin L, RE-LY Investigators (2014) The effect of dabigatran plasma concentrations and patient characteristics on the frequency of ischemic stroke and major bleeding in atrial fibrillation patients: the RE-LY Trial (Randomized Evaluation of Long-Term Anticoagulation Therapy). J Am Coll Cardiol 63:321–328

Ringleb P, Köhrmann M, Jansen O (2021) Akuttherapie des ischämischen Schlaganfalls, S2e-Leitlinie. In: Deutsche Gesellschaft für Neurologie (Hrsg) Leitlinien für Diagnostik und Therapie in der Neurologie (http://www.dgn.org/leitlinien. Zugegriffen: 12. Sept. 2022)

Romualdi E, Donadini MP, Ageno W (2011) Oral rivaroxaban after symptomatic venous thromboembolism: the continued treatment study (EINSTEIN-extension study). Expert Rev Cardiovasc Ther 9:841–844

Ruff CT, Giugliano RP, Braunwald E, Hoffman EB, Deenadayalu N, Ezekowitz MD, Camm AJ, Weitz JI, Lewis BS, Parkhomenko A, Yamashita T, Antman EM (2014) Comparison of the efficacy and safety of new oral anticoagulants with warfarin in patients with atrial fibrillation: a meta-analysis of randomised trials. Lancet 383:955–962

Sabatine MS, Cannon CP, Gibson CM, López-Sendón JL, Montalescot G, Theroux P, Lewis BS, Murphy SA, McCabe CH, Braunwald E, Clopidogrel as Adjunctive Reperfusion Therapy (CLARITY)-Thrombolysis in Myocardial Infarction (TIMI) 28 Investigators (2005) Effect of clopidogrel pretreatment before percutaneous coronary intervention in patients with ST-elevation myocardial infarction treated with fibrinolytics: the PCI-CLARITY study. JAMA 294:1224–1232

Sandercock PA, Leong TS (2017) Low-molecular-weight heparins or heparinoids versus standard unfractionated heparin for acute ischaemic stroke. Cochrane Database Syst Rev. https://doi.org/10.1002/14651858. CD000119.pub4

Schulman S, Kearon C, Kakkar AK, Mismetti P, Schellong S, Eriksson H, Baanstra D, Schnee J, Goldhaber SZ, Group R-CS (2009) Dabigatran versus warfarin in the treatment of acute venous thromboembolism. N Engl J Med 361:2342–2352

Schulman S, Kearon C, Kakkar AK, Schellong S, Eriksson H, Baanstra D, Kvamme AM, Friedman J, Mismetti P, Goldhaber SZ, RE-MEDY Trial Investigators, RE-SONATE Trial Investigators (2013) Extended use of dabigatran, warfarin, or placebo in venous thromboembolism. N Engl J Med 368:709–718

Schulman S, Kakkar AK, Goldhaber SZ, Schellong S, Eriksson H, Mismetti P, Christiansen AV, Friedman J, Le Maulf F, Peter N, Kearon C, Investigators R-CIT (2014) Treatment of acute venous thromboembolism with dabigatran or warfarin and pooled analysis. Circulation 129:764–772

Schüpke S, Neumann FJ, Menichelli M, Mayer K, Bernlochner I, Wöhrle J, Richardt G, Liebetrau C, Witzenbichler B, Antoniucci D, Akin I, Bott-Flügel L, Fischer M, Landmesser U, Katus HA, Sibbing D, Seyfarth M, Janisch M, Boncompagni D, Hilz R, Rottbauer W, Okrojek R, Möllmann H, Hochholzer W, Migliorini A, Cassese S, Mollo P, Xhepa E, Kufner S, Strehle A, Leggewie S, Allali A, Ndrepepa G, Schühlen H, Angiolillo DJ, Hamm CW, Hapfelmeier A, Tölg R, Trenk D, Schunkert H, Laugwitz KL, Kastrati A, ISAR-REACT 5 Trial Investigators (2019) Ticagrelor or prasugrel in patients with acute coronary syndromes. N Engl J Med 381:1524–1534

Shrestha DB, Budhathoki P, Adhikari A, Shrestha S, Khati N, Mir WAY, Joshi T, Shrestha A (2021) Efficacy and safety of Andexanet alfa for bleeding caused by factor Xa inhibitors: a systematic review and meta-analysis. Cureus 13:e20632. https://doi.org/10.7759/cureus.20632

Sibbing D, Kastrati A (2021) Guided P2Y12 inhibitor therapy after percutaneous coronary intervention. Lancet 397:1423–1425

Simon T, Verstuyft C, Mary-Krause M, Quteineh L, Drouet E, Méneveau N, Steg PG, Ferrières J, Danchin N, Becquemont L, French Registry of Acute ST-Elevation and Non-ST-Elevation Myocardial Infarction (FAST-MI) Investigators (2009) Genetic determinants of response to clopidogrel and cardiovascular events. N Engl J Med 360:363–375

Sjögren V, Grzymala-Lubanski B, Renlund H, Friberg L, Lip GY, Svensson PJ, Själander A (2015) Safety and efficacy of well managed warfarin. A report from the Swedish quality register Auricula. Thromb Haemost 113:1370–1377

Srivastava A, Santagostino E, Dougall A, Kitchen S, Sutherland M, Pipe SW, Carcao M, Mahlangu J, Ragni MV, Windyga J, Llinás A, Goddard NJ, Mohan R, Poonnoose PM, Feldman BM, Lewis SZ, van den Berg HM, Pierce GF (2020) WFH guidelines for the management of hemophilia, 3rd edition. Haemophilia 26(Suppl 6):1–158 (WFH Guidelines for the Management of Hemophilia panelists and co-authors)

Stangier J, Rathgen K, Stahle H, Mazur D (2010) Influence of renal impairment on the pharmacokinetics and pharmacodynamics of oral dabigatran etexilate: an open-label, parallel-group, single-centre study. Clin Pharmacokinet 49:259–268

Steffel J, Collins R, Antz M, Cornu P, Desteghe L, Haeusler KG, Oldgren J, Reinecke H, Roldan-Schilling V, Rowell N, Sinnaeve P, Vanassche T, Potpara T, Camm AJ, Heidbüchel H (2021) 2021 European Heart Rhythm Association Practical Guide on the Use of Non-Vitamin K Antagonist Oral Anticoagulants in Patients with Atrial Fibrillation. Europace. https://doi.org/10.1093/europace/euab065 (External reviewers:, Lip GYH, Deneke T, Dagres N, Boriani G, Chao TF, Choi EK, Hills MT, Santos IS, Lane DA, Atar D, Joung B, Cole OM, Field M)

Stevens SM, Woller SC, Baumann Kreuziger L, Doerschug K, Geersing GJ, Klok FA, King CS, Murin S, Vintch JRE, Wells PS, Wasan S, Moores LK (2024) Antithrombotic therapy for VTE disease: compendium and review of CHEST guidelines 2012–2021. Chest 166:388–404

Tasoudis PT, Kyriakoulis IG, Sagris D, Diener HC, Ntaios G (2022) Clopidogrel monotherapy versus Aspirin monotherapy in patients with established cardiovascular disease: systematic review and meta-analysis. Thromb Haemost 122:1879–1887

The ACTIVE Investigators (2009) Effect of clopidogrel added to aspirin in patients with atrial fibrillation. N Engl J Med 360:2066–2078

The ACTIVE Writing Group of the ACTIVE Investigators (2006) Clopidogrel plus aspirin versus oral anticoagulation for atrial fibrillation in the Atrial fibrillation Clopidogrel Trial with Irbesartan for prevention of

Vascular Events (ACTIVE W): a randomised controlled trial. Lancet 367:1903–1912

The Clopidogrel in Unstable Angina to Prevent Recurrent Events Trial Investigators (2001) Effects of clopidogrel in addition to aspirin in patients with acute coronary syndromes without ST-segment elevation. N Engl J Med 345:494–502

The EINSTEIN Investigators (2010) Oral rivaroxaban for symptomatic venous thromboembolism. N Engl J Med 363:2499–2510

The EINSTEIN-PE Investigators (2012) Oral rivaroxaban for the treatment of symptomatic pulmonary embolism. N Engl J Med 366:1287–1297

The Hokusai-VTE Investigators (2013) Edoxaban versus warfarin for the treatment of symptomatic venous thromboembolism. N Engl J Med 369:1406–1415

The Warfarin Antiplatelet Vascular Evaluation Trial Investigators (2007) Oral anticoagulant and antiplatelet therapy and peripheral arterial disease. N Engl J Med 357:217–227

Tornyos D, Komócsi A, Bálint A, Kupó P, El Abdallaoui OEA, Szapáry L, Szapáry LB (2022) Antithrombotic therapy for secondary prevention in patients with stroke or transient ischemic attack: a multiple treatment network meta-analysis of randomized controlled trials. Plos One 17:e273103. https://doi.org/10.1371/journal.pone.0273103

Ujeyl M, Köster I, Wille H, Stammschulte T, Hein R, Harder S, Gundert-Remy U, Bleek J, Ihle P, Schröder H, Schillinger G, Zawinell A, Schubert I (2018) Comparative risks of bleeding, ischemic stroke and mortality with direct oral anticoagulants versus phenprocoumon in patients with atrial fibrillation. Eur J Clin Pharmacol 74:1317–1325

Valgimigli M, Bueno H, Byrne RA, Collet JP, Costa F, Jeppsson A, Jüni P, Kastrati A, Kolh P, Mauri L, Montalescot G, Neumann FJ, Petricevic M, Roffi M, Steg PG, Windecker S, Zamorano JL, Levine GN (2018) 2017 ESC focused update on dual antiplatelet therapy in coronary artery disease developed in collaboration with EACTS: the Task Force for dual antiplatelet therapy in coronary artery disease of the European Society of Cardiology (ESC) and of the European Association for Cardio-Thoracic Surgery (EACTS). Eur Heart J 39:213–260 (ESC Scientific Document Group, ESC Committee for Practice Guidelines (CPG), ESC National Cardiac Societies)

Valgimigli M, Gragnano F, Branca M, Franzone A, Baber U, Jang Y, Kimura T, Hahn JY, Zhao Q, Windecker S, Gibson CM, Kim BK, Watanabe H, Song YB, Zhu Y, Vranckx P, Mehta S, Hong SJ, Ando K, Gwon HC, Serruys PW, Dangas GD, McFadden EP, Angiolillo DJ, Heg D, Jüni P, Mehran R (2021) P2Y12 inhibitor monotherapy or dual antiplatelet therapy after coronary revascularisation: individual patient level meta-analysis of randomised controlled trials. BMJ 373:n1332. https://doi.org/10.1136/bmj.n1332

Valgimigli M, Choi KH, Giacoppo D, Gragnano F, Kimura T, Watanabe H, Kim HS, Kang J, Park KW, Pettersen AA, Woodward M, Bhatt DL, Calabrò P, Angiolillo DJ, Mehran R, Song JB, Hahn JY (2025) Clopidogrel versus aspirin for secondary prevention of coronary artery disease: a systematic review and individual patient data meta-analysis. Lancet. https://doi.org/10.1016/S0140-6736(25)01562-1564

Van Mieghem NM, Unverdorben M, Hengstenberg C, Möllmann H, Mehran R, López-Otero D, Nombela-Franco L, Moreno R, Nordbeck P, Thiele H, Lang I, Zamorano JL, Shawl F, Yamamoto M, Watanabe Y, Hayashida K, Hambrecht R, Meincke F, Vranckx P, Jin J, Boersma E, Rodés-Cabau J, Ohlmann P, Capranzano P, Kim HS, Pilgrim T, Anderson R, Baber U, Duggal A, Laeis P, Lanz H, Chen C, Valgimigli M, Veltkamp R, Saito S, Dangas GD, ENVISAGE-TAVI AF Investigators (2021) Edoxaban versus Vitamin K Antagonist for Atrial Fibrillation after TAVR. N Engl J Med 385:2150–2160

Vranckx P, Valgimigli M, Eckardt L, Tijssen J, Lewalter T, Gargiulo G, Batushkin V, Campo G, Lysak Z, Vakaliuk I, Milewski K, Laeis P, Reimitz PE, Smolnik R, Zierhut W, Goette A (2019) Edoxaban-based versus vitamin K antagonist-based antithrombotic regimen after successful coronary stenting in patients with atrial fibrillation (ENTRUST-AF PCI): a randomised, open-label, phase 3b trial. Lancet 394:1335–1343

Wallentin L, Becker RC, Budaj A, Cannon CP, Emanuelsson H, Held C, Horrow J, Husted S, James S, Katus H, Mahaffey KW, Scirica BM, Skene A, Steg PG, Storey RF, Harrington RA, Thorsén M, PLATO Investigators (2009) Ticagrelor versus clopidogrel in patients with acute coronary syndromes. N Engl J Med 361:1045–1057

Wallentin L, Yusuf S, Ezekowitz MD, Alings M, Flather M, Franzosi MG, Pais P, Dans A, Eikelboom J, Oldgren J, Pogue J, Reilly PA, Yang S, Connolly SJ, RE-LY investigators (2010) Efficacy and safety of dabigatran compared with warfarin at different levels of international normalised ratio control for stroke prevention in atrial fibrillation: an analysis of the RE-LY trial. Lancet 376:975–983

Wallentin L, Lopes RD, Hanna M, Thomas L, Hellkamp A, Nepal S, Hylek EM, Al-Khatib SM, Alexander JH, Alings M, Amerena J, Ansell J, Aylward P, Bartunek J, Commerford P, De Caterina R, Erol C, Harjola VP, Held C, Horowitz JD, Huber K, Husted S, Keltai M, Lanas F, Lisheng L, McMurray JJ, Oh BH, Rosenqvist M, Ruzyllo W, Steg PG, Vinereanu D, Xavier D, Granger CB (2013) Efficacy and safety of apixaban compared with warfarin at different levels of predicted international normalized ratio control for stroke prevention in atrial fibrillation. Circulation 127:2166–2176 (Apixaban for Reduction in Stroke and Other Thromboembolic Events in Atrial Fibrillation (ARISTOTLE) Investigators)

Wang TY, Svensson LG, Wen J, Vekstein A, Gerdisch M, Rao VU, Moront M, Johnston D, Lopes RD, Chavez A, Ruel M, Blackstone EH, Becker RC, Thourani V, Puskas J, Al-Khalidi HR, Cable DG, Elefteriades JA, Pochettino A, Wolfe A, Graeve A, Sultan I, Sabe AA, Michelena HI, Alexander JH, PROACT Xa Investigators (2023) Apixaban or warfarin in patients with an on-X mechanical aortic valve. NEJM Evid. https://doi.org/10.1056/EVIDoa2300067

Waranugraha Y, Rizal A, Syaban MFR, Faratisha IFD, Erwan NE, Yunita KC (2021) Direct comparison of non-vitamin K antagonist oral anticoagulant versus warfarin for stroke prevention in non-valvular atrial fibrillation: a systematic review and meta-analysis of real-world evidences. Egypt Heart J 73:70. https://doi.org/10.1186/s43044-021-00194-1

White RH, Ginsberg JS (2003) Low-molecular-weight heparins: are they all the same? Br J Hematol 121:12–20

Willems LH, Maas DPMSM, Kramers K, Reijnen MMPJ, Riksen NP, Ten CH, van der Vijver-Coppen RJ, de Borst GJ, Mees BME, Zeebregts CJ, Hannink G, Warlé MC (2022) Antithrombotic therapy for symptomatic peripheral arterial disease: a systematic review and network meta-analysis. Drugs. https://doi.org/10.1007/s40265-022-01756-6

Wiviott SD, Braunwald E, McCabe CH, Montalescot G, Ruzyllo W, Gottlieb S, Neumann FJ, Ardissino D, De Servi S, Murphy SA, Riesmeyer J, Weerakkody G, Gibson CM, Antman EM, TRITON-TIMI 38 Investigators (2007) Prasugrel versus clopidogrel in patients with acute coronary syndromes. N Engl J Med 357:2001–2015

Wu X, Hu L, Liu J, Gu Q (2021) Off-label underdosing or overdosing of non-vitamin K antagonist oral anticoagulants in patients with atrial fibrillation: a meta-analysis. Front Cardiovasc Med 8:724301. https://doi.org/10.3389/fcvm.2021.724301

Xiong W (2021) Current status of treatment of cancer-associated venous thromboembolism. Thromb J 19:21. https://doi.org/10.1186/s12959-021-00274-x

Yao X, Abraham NS, Alexander GC, Crown W, Montori VM, Sangaralingham LR, Gersh BJ, Shah ND, Noseworthy PA (2016) Effect of adherence to oral anticoagulants on risk of stroke and major bleeding among patients with atrial fibrillation. J Am Heart Assoc 5:e3074

Yin SH, Xu P, Wang B, Lu Y, Wu QY, Zhou ML, Wu JR, Cai JJ, Sun X, Yuan H (2019) Duration of dual antiplatelet therapy after percutaneous coronary intervention with drug-eluting stent: systematic review and network meta-analysis. BMJ 365:l2222

Erkrankungen des Stoffwechsels und des Gastrointestinaltraktes

Inhaltsverzeichnis

Diabetes mellitus

Marc Freichel und Andreas Klinge

Trend Die Arzneitherapie des Diabetes mellitus hat in den letzten zehn Jahren weiter zugenommen. Insulinverordnungen stagnierten lange Zeit. Sie sind seit sechs Jahren rückläufig, da bei kontinuierlichem Rückgang der Humaninsuline um zwei Drittel seit 2015 auch Insulinanaloga seit fünf Jahren stagnieren. Metforminverordnungen sind seit 2015 kontinuierlich um mehr als 25 % angestiegen. Die Sulfonylharnstoffverordnungen sind seit 2015 etwa um ca. 70 % zurückgegangen. Die Verordnungen der DPP-4-Hemmer stagnieren seit 2020. Glinide sind nur noch mit einer Substanz vertreten. SGLT-2-Inhibitoren und GLP-1-Agonisten werden in der aktuellen Nationalen Versorgungsleitlinie aufgrund der Ergebnisse kardiovaskulärer Endpunktstudien für Typ-2-Diabetespatienten mit kardiovaskulären Risiken empfohlen, bei Patienten mit manifesten kardiovaskulären Erkrankungen sogar (in Kombination mit Metformin) als Erstlinientherapie. Zum Einsatz von SLGT2-Inhibitoren bei Herzinsuffizienz mit und ohne Diabetes wird auf ▶ Kap. 6, 7 und 33 verwiesen. Die Indikation für den Einsatz (Patienten mit oder ohne Diabetes, Herzinsuffizienz oder chronischer Nierenerkrankung) sind in den Verordnungszahlen nicht unterscheidbar. Die Studiendaten haben vermutlich dazu beigetragen, dass SGLT-2-Inhibitoren 2024 erneut um 29 % mehr verordnet wurden. Die Verordnungen von GLP-1-Agonisten stiegen in 2024 nur noch um 2 %, was sicher auch durch die schlechte Verfügbarkeit am Markt bedingt war.

Kosten Die Antidiabetika haben mit 3,6 Mrd € den zweithöchsten Nettokostenzuwachs (+18,1 %) gegenüber dem Vorjahr und damit Rang 3 der umsatzstärksten Arzneimittelgruppen erreicht. Erneut haben die oralen Antidiabetika einen deutlich höheren Kostenanteil als die Insulinpräparate. Dies liegt eindeutig an den teuren Präparaten der neueren Wirkstoffgruppen der SGLT2-Inhibitoren und der GLP-1-Agonisten.

Ziele der Diabetestherapie sind Symptomfreiheit, Verbesserung der Lebensqualität und Vermeidung von Sekundärkomplikationen. Diese werden nach den Daten der vorliegenden Studien immer noch in erster Linie durch eine möglichst optimale Blutzuckereinstellung erreicht, wobei sich in den letzten Jahren gezeigt hat, dass optimal nicht mit möglichst niedrig gleichzusetzen ist. Für den Typ 1-Diabetes ist die Wirkung der Blutzuckereinstellung durch die klassische DCCT-Studie gesichert (Diabetes Control and Complications Trial Research Group 1993). Eine Nachuntersuchung der Patienten bestätigte, dass sogar 17 Jahre nach Beendigung der DCCT-Studie das Risiko für kardiovaskuläre Ereignisse durch die intensivierte Therapie um 42 % gesenkt wurde (The Diabetes Control and Complications Trial und Epidemiology of Diabetes Interventions and Complications (DCCT/EDIC) Study Research Group 2005). Eine weitere Optimierung wird mit der Insulinpumpentherapie angestrebt, die bei Kleinkindern die Start- und Standardtherapie ist (Ziegler und Neu 2018). Durch die Möglichkeit Insulinpumpen und Glukosesensoren zu einem System mit (teil-) automatischer Insulindosierung (AID) zu kombinieren, wird die Insulinpumpentherapie aber für eine zunehmende Gruppe von Menschen mit einem Typ 1-Diabetes, unabhängig von Lebensalter, attraktiv.

Für den Typ-2-Diabetes haben die Ergebnisse der UKPDS-Studie gezeigt, dass eine intensivierte Diabetestherapie mit einem HbA_{1c}-Wert auf 7 % im Vergleich zu 7,9 % über die ersten zehn Jahre nach der Diagnose die Häufigkeit mikrovaskulärer und – in geringerem Ausmaß – makrovaskulärer Komplikationen senkt (UK Prospective Diabetes Study Group 1998a; Stratton et al. 2000). Auch 10 Jahre nach Beendigung der UKPDS-Studie wurde eine andauernde Risikoreduktion für Diabetesendpunkte, Herzinfarkte und Mortalität beobachtet, obwohl die ursprünglichen Unterschiede in der Blutglukosekontrolle (HbA_{1c}) bald verschwunden waren (Holman et al. 2008).

Einige Studien haben jedoch die Nachteile der sehr strikten Therapieziele (HbA_{1c} < 6,5 %) des Typ-2-Diabetes gezeigt. In der ADVANCE-Studie änderten sich kardiovaskuläre Endpunkte und die Mortalität nicht, lediglich die Nephropathie wurde reduziert (The ADVANCE Collaborative Group 2008). In der ACCORD-Studie wurde die Mortalität im Vergleich zu Standardtherapiezielen sogar erhöht (The Action to Control Cardiovascular Risk in Diabetes Study Group 2008). Eine Metaanalyse fünf großer randomisierter Studien mit 33.040 Patienten hat bestätigt, dass die Intensivtherapie lediglich koronare Ereignisse um 15 % senkt, während die Häufigkeit von Schlaganfällen und die Mortalität nicht beeinflusst wurden (Ray et al. 2009). Die 2021 aktualisierte deutsche Nationale Versorgungsleitlinie zur Therapie des Typ-2-Diabetes trägt dem mit einem individualisierten HbA_{1c}-Zielkorridor von 6,5–8,5 % Rechnung (AWMF 2021).

2008 wurden von der amerikanischen FDA und 2010 von der EMA Sicherheitsrichtlinien für die Zulassung neuer Antidiabetika festgelegt. Neue Antidiabetika sollten nicht nur eine blutzuckersenkende Wirkung nachweisen, sondern auch kardiovaskuläre Risiken ausschließen, die bei Rosiglitazon zur Einschränkung der Zulassung durch die FDA und in Europa zur Marktrücknahme geführt hatten. Insgesamt wurden über 25 klinische Sicherheitsstudien mit 195.000 Teilnehmern begonnen und teilweise auch schon abgeschlossen. Die meisten dieser kardiovaskulären Endpunktstudien verwendeten einen kombinierten Endpunkt aus drei unerwünschten kardiovaskulären Ereignissen (kardiovaskulärer Tod, nichttödlicher Herzinfarkt, nichttödlicher Schlaganfall). Es sind die Ergebnisse von zahlreichen Studien publiziert worden, davon vier mit DPP4-Inhibitoren, drei mit einem SGLT2-Inhibitor und acht mit GLP-1-Rezeptoragonisten. In diesen Studien wurde ein inakzeptables kardiovaskuläres Risiko für Insulin glargin und degludec, Sitagliptin, Alogliptin, Saxagliptin, Lixisenatid und für einmal wöchentlich appliziertes Exenatid ausgeschlossen. In fünf Studien wurde eine Senkung der kardiovaskulären Mortalität mit den SGLT2-Inhibitoren Empagliflozin und Canagliflozin sowie den GLP-1-Rezeporagonisten Liraglutid, Semaglutid und Albiglutid nachgewiesen (Übersicht bei Hinnen und Kruger 2019). Die Ergebnisse dieser Studien werden bei den einzelnen Antidiabetika dargestellt.

Nach wie vor ist eine Lebensstiländerung mit Ernährungsanpassungen, körperlicher Aktivität und soweit möglich einer Gewichtsreduktion die Grundlage der Diabetestherapie (Davies et al. 2018). Die Ersteinstellung übergewichtiger Menschen mit Typ-2-Diabetes mit relevanter Absenkung des HbA_{1c}-Wertes ist häufig allein durch eine Veränderung von Essen und Trinken und soweit möglich einer Steigerung der körperlichen Aktivität möglich. Erst wenn diese Maßnahmen nicht (mehr) den gewünschten Effekt haben, ist eine Arzneitherapie des Typ-2-Diabetes zur Kontrolle der Blutglukose erforderlich. Wichtigstes Ziel der Diabetestherapie ist der Erhalt oder die Wiederherstellung der Lebensqualität sowie die Verringerung des Risikos von Langzeitkomplikationen. Der Nutzen einer solchen Therapie wurde ursprünglich mit Metformin, Sulfonylharnstoffen und Insulin gezeigt. Inzwischen haben mehrere Endpunktstudien eine Risikoreduktion kardiovaskulärer Ereignisse mit neueren Antidiabetika aus der Gruppe der SGLT2-Inhibitoren und der GLP-1-Agonisten gezeigt. Da 15–25 % der Typ-2-Diabetespatienten kardiovaskuläre Krankheiten haben, ist es wichtig, das kardiovaskuläre Risiko in einem frühen Schritt der Therapieplanung zu berücksichtigen. Für die initiale Monotherapie ist Metformin zusammen mit einer umfassenden Lebensstiländerung weiterhin das orale Antidiabetikum der ersten Wahl. Wird der individuelle (s. o.) HbA_{1c}-Zielwert innerhalb von 3–6 Monaten nicht erreicht, wird in Abhängigkeit vom kardiovaskulären Risiko ein zweites Antidiabetikum zusätzlich als Zweifachtherapie gegeben, was die wichtigste Änderung gegenüber den bisherigen Leitlinien darstellt. Bei Patienten mit atherosklerotischen kardiovaskulären Krankheiten, Herzinsuffizienz oder chronischen Nierenkrankheiten werden GLP-1-Agonisten oder SGLT2-Inhibitoren mit nachgewiesenem kardiovaskulärem Nutzen empfohlen. Bei Patienten ohne kardiovaskuläre Krankheiten oder chronische Nierenkrankheiten kommen Sulfonylharnstoffe, DPP-4-Inhibitoren, GLP-1-Agonisten oder SGLT2-Inhibitoren in Betracht. Wenn ein möglichst geringes Hypoglykämierisiko erforderlich ist (z. B. Berufskraftfahrer, Arbeiten in Gefahrenbereichen), werden bevorzugt SGLT2-Inhibitoren und DPP4-Hemmer eingesetzt, bei adipösen Patienten dagegen vor allem GLP-1-Agonisten.

Für viele Patienten ohne kardiovaskuläre Erkrankungen, die nach der bisherigen Datenlagen keinen Vorteil von SGLT2-Inhibitoren oder GLP1-Agonisten haben, stellen nach wie vor Sulfonylharnstoffpräparate eine Evidenzgestützte Alternative dar (AWMF 2021).

Angesichts der Prävalenzentwicklung des Diabetes mellitus Typ 2 nicht überraschend hat dessen Arzneitherapie im Verordnungsvolumen stetig zugenommen. Die gesamte Indikationsgruppe der Antidiabetika steht 2024

mit der zweithöchsten Steigerung der Nettokosten (+18,1 %) insgesamt mit 3,7 Mrd. € auf Rang 3 der umsatzstärksten Arzneimittelgruppen (◨ Tab. 1.2).

10.1 Orale Antidiabetika

10.1.1 Metformin

Bei den meisten Patienten gilt Metformin nach wie vor das Mittel der ersten Wahl für die Behandlung des Typ-2-Diabetes, weil die Monotherapie wichtige Vorteile hat (hohe Wirksamkeit, niedrige Kosten, geringes Hypoglykämierisiko, Gewichtsreduktion; Davies et al. 2018). Auch nach mehreren Jahrzehnten sind die Mechanismen der antidiabetischen Wirkung nicht in allen Aspekten aufgeklärt. Die Wirkung von Metformin beruht auf einer Hemmung der hepatischen Glukoseproduktion, woran höchstwahrscheinlich eine Hemmung der mitochondrialen Atmungskette mit nachfolgendem ATP-Abfall und indirekter Stimulation der AMP-Kinase sowie eine Hemmung der Fettsäuresynthese beteiligt sind. Daneben ist nach neueren Untersuchungen eine Hemmung der Fructose-1,6-Bisphosphatase und der mitochondrialen Glycerin-3-phosphat-Dehydrogenase für die akute Hemmung der Gluconeogenese durch Metformin bedeutsam. Daraus lässt sich auch die verminderte Metabolisierung von Laktat zu Pyruvat und damit das Zustandekommen von Laktatazidosen unter Metformintherapie erklären (Übersicht bei Foretz et al. 2019). HbA_{1c}-Werte werden unter Metformin-Behandlung um 1–2 Prozentpunkte gesenkt (Inzucchi und McGuire 2008). Im Gegensatz zu den insulinotropen Antidiabetika löst Metformin kaum Hypoglykämien und keine Gewichtszunahme aus und wird daher vor allem für übergewichtige Menschen mit Typ-2-Diabetes empfohlen. In einer 10-Jahresstudie senkte Metformin die Gesamtletalität von übergewichtigen Menschen mit Typ-2-Diabetes um 36 % im Vergleich zu Patienten, die mit Sulfonylharnstoffen (Glibenclamid, Chlorpropamid) oder Insulin behandelt wurden (UK Prospective Diabetes Study Group 1998b). Die mit Metformin behandelten Patienten zeigten außerdem eine geringere Gewichtszunahme und seltener Hypoglykämien. Die Laktatspiegel ändern sich unter den therapeutischen Dosierungen nicht. Bei Beachtung der Kontraindikationen (z. B. Niereninsuffizienz, Leberfunktionsstörungen, schwere Herzinsuffizienz) ist das Auftreten einer Laktazidose daher unwahrscheinlich. Metformin kann seit 2015 in reduzierter Dosis bis zu einer Kreatinin-Clearance von 30 ml/min eingesetzt werden (Bundesinstitut für Arzneimittel und Medizinprodukte 2015). Eine Metaanalyse fand im Unterschied zur UKPDS-Studie allerdings keine Reduktion der Mortalität (Boussageon et al. 2012).

Die Verordnung von Metformin ist seit über 20 Jahren kontinuierlich angestiegen, stagnierte von 2014 bis 2017 auf einem Niveau von etwa 600 Mio. DDD und ist seitdem wieder um mehr als 23 % angestiegen (◨ Abb. 10.1, ◨ Tab. 10.1). Die Arzneimittelkommission der deutschen Ärzteschaft (2013) beobachtete eine Zunahme der Spontanberichte über Laktatazidosen unter Metformin, darunter auch Fälle mit tödlichem Ausgang, möglicherweise als Folge der breiteren Anwendung bei älteren Patienten, bei denen häufig eine eingeschränkte Nierenfunktion besteht (Köberle und Daul 2017).

10.1.2 Sulfonylharnstoffe

Sulfonylharnstoffderivate verzeichnen weiterhin einen kontinuierlichen Rückgang und haben in den letzten 10 Jahren viel von ihrer früheren Bedeutung als ehemals führende Antidiabetika verloren (◨ Abb. 10.1). Glimepirid wird seit vielen Jahren weitaus mehr als Glibenclamid verordnet (◨ Tab. 10.2). Sulfonylharnstoffe steigern die Sekretion von Insulin aus den B-Zellen der Pankreasinseln. Eine noch vorhandene Funktionsfähigkeit des Inselorgans ist daher Voraussetzung für ihre Anwendung. Sulfonylharnstoffe senken den HbA_{1C} ähnlich stark wie Metformin (um

1–2 Prozentpunkte, Inzucchi und McGuire 2008), haben jedoch den Nachteil der Hypoglykämie insbesondere bei älteren Patienten. Es kann zu einem geringen Anstieg des Körpergewichts (um ca. 1,5 kg) kommen.

Glibenclamid ist der bislang einzige insulinotrope Wirkstoff, für den ein positives Langzeitergebnis auf mikrovaskuläre diabetische Sekundärkomplikationen nachgewiesen wurde (UK Prospective Diabetes Study Group 1998a). Die Anwendung von Glibenclamid ist allerdings dadurch belastet, dass seine Kombination mit Metformin mit einer Zunahme von Diabetes-bedingten Todesfällen assoziiert war (UK Prospective Diabetes Group 1998b). Eine direkte Vergleichsstudie zwischen dem Sulfonylharnstoff Glimepirid und dem DPP4-Hemmer Linagliptin aus 2019 (Rosenstock et al. 2019) zeigte allerdings keinen Nachteil hinsichtlich des kardiovaskulären Risikos.

Glimepirid verbessert die Stoffwechselkontrolle von Menschen mit Typ-2-Diabetes vergleichbar wie andere Sulfonylharnstoffe, hat aber keine überlegene Wirkung auf Nüchternplasmaglucose und HbA_{1c}-Werte (Dills und Schneider 1996; Draeger et al. 1996). Der relevante Vorteil des Glimepirid im Vergleich zu Glibenclamid ist die Möglichkeit der Einmalgabe. Hinsichtlich des Einsatzes bei einer eingeschränkten Nierenfunktion unterscheiden sie sich nicht. Unterhalb einer Kreatinin-Clearance von 60 ml/min ist ihr Einsatz nur mit Vorsicht und in reduzierter Dosis angeraten. Sulfonylharnstoffe haben ein günstiges Kosten-Nutzenverhältnis. Bei Beachtung eines nicht zu niedrigen HbA1c-Zielbereichs sind sie bei Beachtung der Vorsichtsmaßnahmen weiterhin eine vernünftige Wahl (Davies et al. 2018).

10.1.3 Glinide

Glinide haben denselben Wirkmechanismus wie die Sulfonylharnstoffe. Sie senken die Blutglukose durch die Stimulation der Insulinsekretion an den pankreatischen Beta-Zellen. Ihre Eliminationshalbwertszeit von 1–2 h ist so kurz, dass sie zu jeder Mahlzeit gege-

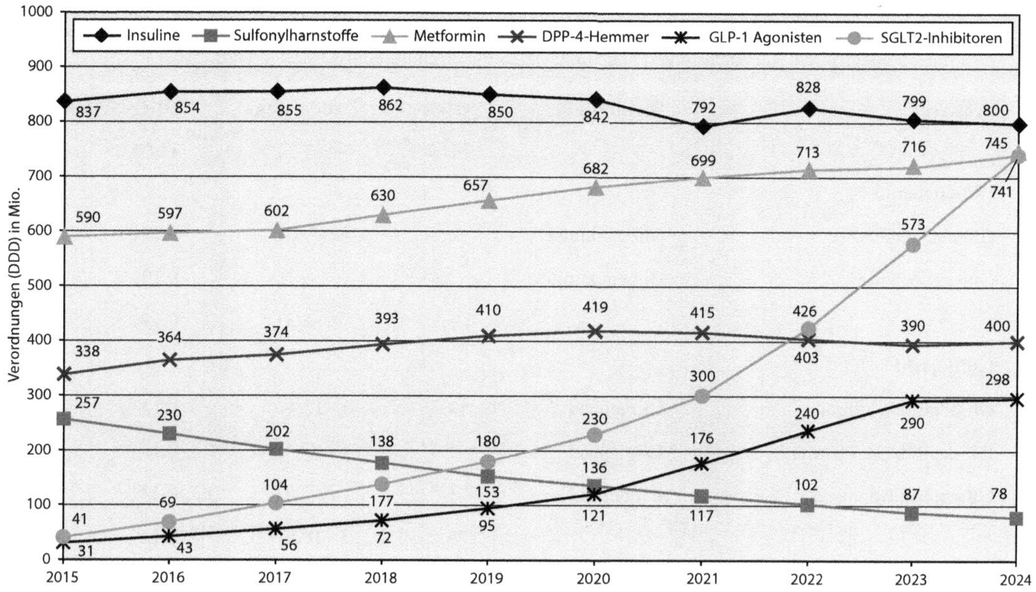

◘ Abb. 10.1 Verordnungen von Antidiabetika 2015 bis 2024. Gesamtverordnungen nach definierten Tagesdosen

◘ Tab. 10.1 Verordnungen von Metformin 2024. Angegeben sind die 2024 verordneten Tagesdosen, die Änderungen gegenüber 2023 und die mittleren Kosten je DDD 2024

Präparat	Bestandteile	DDD	Änderung	DDD-Nettokosten
		Mio.	%	Euro
Metformin				
Metformin Lich	Metformin	317,6	(−17,5)	0,22
Metformin-1 A Pharma	Metformin	211,5	(+1,1)	0,16
Metformin Heumann	Metformin	86,9	(+654,9)	0,21
Juformin	Metformin	81,5	(+72,1)	0,21
Siofor	Metformin	27,6	(+19,9)	0,38
Metformin HEXAL	Metformin	6,7	(−51,3)	0,21
Metformin Atid	Metformin	3,7	(−69,8)	0,22
Metformin-ratiopharm	Metformin	3,7	(−40,3)	0,22
Glucophage	Metformin	2,1	(+2,5)	0,34
Metformin AL	Metformin	1,7	(−2,6)	0,22
		743,1	**(+4,4)**	**0,21**
Summe		**743,1**	**(+4,4)**	**0,21**

◘ Tab. 10.2 Verordnungen von Sulfonylharnstoffen, Gliniden und Acarbose 2024. Angegeben sind die 2024 verordneten Tagesdosen, die Änderungen gegenüber 2023 und die mittleren Kosten je DDD 2024

Präparat	Bestandteile	DDD	Änderung	DDD-Nettokosten
		Mio.	%	Euro
Glibenclamid				
Glibenclamid AbZ	Glibenclamid	3,3	(+79,4)	0,19
Glib-ratiopharm	Glibenclamid	2,8	(−26,2)	0,19
		6,1	**(+8,3)**	**0,19**
Glimepirid				
Glimepirid Winthrop	Glimepirid	54,7	(−15,4)	0,13
Glimepirid-1 A Pharma	Glimepirid	9,8	(+23,4)	0,13
Glimepirid Heumann	Glimepirid	5,7	(+5,3)	0,13
		70,1	**(−10,0)**	**0,13**
Repaglinid				
Repaglinid AL	Repaglinid	1,1	(−5,7)	0,90
Acarbose				
Acarbose STADA	Acarbose	0,54	(+94,6)	1,14
Summe		**77,8**	**(−8,4)**	**0,15**

ben werden müssen. Repaglinid wird hauptsächlich hepatisch eliminiert, was den Einsatz auch bei einer stärker eingeschränkten Nierenfunktion ermöglicht. Seit 2015 ist der Einsatz durch einen Beschluss des G-BA nur noch für Patienten mit einer Kreatin-Clearance von < 25 ml/min zu Lasten der gesetzlichen Krankenkassen möglich. Hierdurch ist zu erklären, warum die Verordnungen in den letzten Jahren kontinuierlich zurückgingen. In 2024 war die Verordnungshäufigkeit um 6 % niedriger als im Vorjahr (◘ Tab. 10.2).

10.1.4 SGLT2-Inhibitoren

Als erster Vertreter der Natrium-Glucose-Kotransporter-2-Inhibitoren (SGLT2-Inhibitoren) kam Dapagliflozin (*Forxiga*) 2012 in Deutschland auf den Markt. Im März 2014 wurde Canagliflozin (*Invokana*) als zweiter Vertreter dieser Substanzklasse eingeführt, der vom Gemeinsamen Bundesausschuss keinen Beleg für einen Zusatznutzen erhalten hat und daher vom Hersteller ab September 2014 in Deutschland aus dem Handel genommen wurde (Arzneiverordnungs-Report 2015, Kap. 2, Neue Arzneimittel 2014). Führende Vertreter der SGLT2-Inhibitoren sind das 2014 zugelassene Empagliflozin (*Jardiance*) und Dapaglifozin, das auch als Kombinationspräparat mit Metformin (*Xigduo*) sehr häufig verordnet wird (◘ Tab. 10.3).

SGLT2-Inhibitoren hemmen die Rückresorption von Glucose und Natrium im proximalen Tubulus der Niere und senken durch eine vermehrte renale Glukoseausscheidung die Blutglukose (Übersicht bei Bailey 2011). Die damit verbundene osmotische Diurese führt zu Gewichtsverlust und Blutdrucksenkung ohne durch den Wirkmechanismus bedingtes Hypoglykämierisiko. Weitere zusätzliche Effekte

❏ Tab. 10.3 Verordnungen von weiteren Antidiabetika 2024. Angegeben sind die 2024 verordneten Tagesdosen, die Änderungen gegenüber 2023 und die mittleren Kosten je DDD 2024

Präparat	Bestandteile	DDD	Änderung	DDD-Nettokosten
		Mio.	%	Euro
SGLT2-Inhibitoren und Kombinationen				
Forxiga	Dapagliflozin	321,0	(+37,4)	2,54
Jardiance	Empagliflozin	314,7	(+24,1)	2,90
Xigduo	Dapagliflozin Metformin	78,6	(+20,5)	1,60
Steglatro	Ertugliflozin	19,4	(+39,5)	1,02
Steglujan	Ertugliflozin Sitagliptin	5,3	(−1,4)	2,26
Glyxambi	Empagliflozin Linagliptin	1,7	(+9,7)	2,32
		740,6	**(+29,2)**	**2,55**
DPP-4-Inhibitoren und Kombinationen				
Sitagliptin Zentiva/-Pharma	Sitagliptin	60,9	(+472,3)	0,32
Sitagavia	Sitagliptin	43,5	(−26,1)	0,36
Sitagliptin Glenmark	Sitagliptin	35,7	(> 1.000)	0,31
Sitagliptin Metformin Zentiva	Sitagliptin Metformin	34,5	(+425,3)	0,66
Sitagliptin/Metformin beta	Sitagliptin Metformin	30,3	(+96,9)	0,44
Sitagliptin/Metformin Glenmark	Sitagliptin Metformin	25,4	(+885,7)	0,48
Sitagavia Met	Sitagliptin Metformin	16,7	(−60,4)	0,55
Sitagliptin AXiromed	Sitagliptin	14,1	(> 1.000)	0,31
Janumet	Sitagliptin Metformin	12,6	(−58,6)	1,24
Sitagliptin beta	Sitagliptin	10,8	(−49,1)	0,32
Sitagliptin/Metformin AL	Sitagliptin Metformin	10,0	(+82,5)	0,49
Sitagliptin/Metformin AXiromed	Sitagliptin Metformin	8,2	(> 1.000)	0,53
Velmetia	Sitagliptin Metformin	8,0	(−74,3)	1,28
Sitagliptin/Metformin-1 A Pharma	Sitagliptin Metformin	7,3	(−10,4)	0,48

▪ Tab. 10.3 (Fortsetzung)

Präparat	Bestandteile	DDD	Änderung	DDD-Nettokosten
		Mio.	%	Euro
Sitagliptin Metformin Mylan	Sitagliptin Metformin	6,9	(+73,1)	0,43
Sitagliptin Heumann	Sitagliptin	6,5	(+58,7)	0,58
Komboglyze	Saxagliptin Metformin	6,1	(−28,3)	0,96
Sitagliptin AL	Sitagliptin	6,1	(−47,9)	0,31
Sitagliptin Metformin HEXAL	Sitagliptin Metformin	5,7	(−55,3)	0,58
Januvia	Sitagliptin	5,3	(−54,2)	1,46
Onglyza	Saxagliptin	4,6	(−26,4)	1,06
Sitagliptin Ethypharm	Sitagliptin	4,4	(−51,3)	0,30
Sitagliptin/Metformin Heumann	Sitagliptin Metformin	3,6	(−13,5)	0,48
Xelevia	Sitagliptin	3,5	(−66,7)	1,46
Sitagliptin Mylan	Sitagliptin	3,4	(−38,5)	0,31
Sitagliptin/Metformin-ratiopharm	Sitagliptin Metformin	3,0	(−63,0)	0,80
Sitagliptin/Metformin 123-Acurae	Sitagliptin Metformin	2,3	(neu)	0,56
Sitagliptin HEXAL	Sitagliptin	2,1	(−83,8)	0,55
Vildagliptin Metformin Zentiva	Vildagliptin Metformin	1,7	(+56,5)	0,56
Sitagliptin PUREN	Sitagliptin	1,7	(−52,7)	0,35
Sitagliptin/Metformin PUREN	Sitagliptin Metformin	1,5	(+37,9)	0,58
Sitagliptin/Metformin STADA	Sitagliptin Metformin	1,5	(−55,7)	0,50
Vildagliptin AL	Vildagliptin	1,5	(+91,9)	0,67
Sitagliptin AAA-Pharma	Sitagliptin	1,3	(+214,9)	0,32
Vildabetes	Vildagliptin	1,2	(+17,8)	0,64
Vildagliptin Denk	Vildagliptin	0,85	(+15,3)	0,62
		392,6	**(+9,9)**	**0,51**

◻ Tab. 10.3 (Fortsetzung)

Präparat	Bestandteile	DDD	Änderung	DDD-Nettokosten
		Mio.	%	Euro
GLP-1-Agonisten				
Trulicity	Dulaglutid	136,1	(−17,5)	1,79
Ozempic	Semaglutid	129,4	(+25,3)	2,11
Victoza	Liraglutid	10,4	(−48,4)	5,41
Suliqua	Insulin glargin Lixisenatid	7,0	(+26,2)	2,20
Bydureon	Exenatid	1,3	(+57,5)	4,59
		284,2	(−3,6)	2,09
Weitere Inkretinmimetika				
Mounjaro	Tirzepatid	19,8	(> 1.000)	14,80
Summe		**1.437,2**	**(+17,3)**	**2,07**

von SGLT2-Inhibitoren, die bei der Beurteilung der Langzeitwirkungen dieser Substanzen in Betracht gezogen werden müssen, umfassen eine Senkung der Harnsäurespiegel sowie Reduktion von oxidativem Stress (Inzucchi et al. 2015). Die Wirksamkeit ist aber nicht von der Betazellfunktion oder der Insulinsensitivität abhängig. SGLT2-Inhibitoren fanden bereits Einzug in den ADA/EASD-Consensus Report als Kombinationstherapie mit Metformin sowie in verschiedenen Kombinationen einer Tripletherapie (Davies et al. 2018). Aufgrund des Wirkungsmechanismus wird die Anwendung bei Volumenmangel, Hypotonie, Elektrolytstörungen, Harnwegsinfektionen und Patienten über 85 Jahre nicht empfohlen. Die relative Kontraindikation Niereninsuffizienz wurde mittlerweile revidiert. Aufgrund der positiven Daten der DAPA-CKD Studie (Heerspink et al. 2020) wurde Dapagliflozin inzwischen sogar zur Behandlung der chronischen Niereninsuffizienz bei diabetischen und nicht-diabetischen Patienten zugelassen (s. u.).

Unerwünschte Wirkungen aller SGLT-2-Inhibitoren sind Harnwegs- und Genitalinfektionen. Außerdem wurden national und international etliche Verdachtsberichte über Krankenhausaufnahmen wegen diabetischer Ketoazidose oder Ketose unter SGLT-2-Inhibitoren dokumentiert (Food and Drug Administration 2015). Im Januar 2019 berichteten die Zulassungsinhaber von Arzneimitteln mit SGLT-2-Inhibitoren, dass Fälle von Fournier Gangränen (Nekrotisierende Fasziitis des Perineums) mit der Anwendung von SGLT2-Inhibitoren in Verbindung gebracht werden (Arzneimittelkommission der deutschen Ärzteschaft 2019).

Dapagliflozin (*Forxiga*) ist zugelassen für die Monotherapie bei Unverträglichkeit bzw. Kontraindikationen von Metformin sowie in Kombination mit anderen antihyperglykämisch wirkenden Substanzen inklusive Insulin. In den USA wurde Dapagliflozin erst nach zweijähriger Verzögerung im Januar 2014 mit Auflagen zur Abklärung eines Blasenkrebsrisikos bei Patienten zugelassen (Food and Drug Administration 2014). Die Nutzenbewertung durch den Gemeinsamen Bundesausschuss ergab keinen Zusatznutzen von Dapagliflozin im Verhältnis zur zweckmäßigen Vergleichstherapie mit den Sulfonylharnstoffen bzw. mit Metformin (Bundesministerium für Gesundheit 2013a). Wegen Uneinigkeit bei der Preisverhandlung würde Dapagliflozin im Dezember 2013 vom Markt genommen, ist aber seit Februar 2014 mit einem um fast 50 % reduzierten Preis wieder im Handel. Inzwischen stehen die Daten einer großen placebokontrollierten Sicherheitsstudie an 17.160 Diabetespatienten mit einem Risiko für atherosklerotische kardiovaskuläre Krankheiten zur Verfügung, in der Dapagliflozin die Hospitalisierungsrate wegen Herzinsuffizienz senkte, aber die Rate kardiovaskulärer Ereignisse (kardiovaskulärer Tod, nichttödlicher Herzinfarkt, nichttödlicher Schlaganfall) nicht änderte (Wiviott et al. 2019, DECLARE-TIMI 58). Bei Patienten mit Herzinsuffizienz und reduzierter Ejektionsfraktion mit oder ohne Diabetes trat unter Dapagliflozin der primäre Endpunkt, eine Kombination aus Verschlechterung der Herzinsuffizienz oder kardiovaskulär bedingtem Tod, signifikant seltener auf (McMurray et al. 2019, DAPA-HF). In einer Nutzenbewertung wurde 2021 für Dapaglifozin mittlerweile ein beträchtlicher Zusatznutzen bei Patienten mit chronischer Herzinsuffizienz beschieden (Bundesministerium für Gesundheit 2021a). Ein Nachweis der nephroprotektiven Wirkung von Dapagliflozin zeigte sich in der DAPA-CDK Studie bei Patienten mit Niereninsuffizienz und einem kombinierten Endpunkt aus eGFR-Abnahme um $\geq 50\,\%$, terminaler Niereninsuffizienz sowie kardiovaskulär oder renal bedingtem Tod (Heerspink et al. 2020). *Forxiga* wurde 2024 um 37 % häufiger verordnet als im Vorjahr (◻ Tab. 10.3). Auch die fixe Kombination aus Dapagliflozin und Metformin (*Xigduo*) wurde trotz fehlenden Zusatznutzens häufiger verordnet als in 2023.

Die Verordnungshäufigkeit von Empagliflozin (*Jardiance*) hat nach bereits drastischen Anstiegen in den Jahren seit 2016 auch 2024 erneut um 24 % zugenommen (◻ Tab. 10.3). In der ersten Nutzenbewertung des G-BA war ein Zusatznutzen nicht belegt (Arzneiverordnungs-Report 2015, Kap. 2, Neue Arzneimittel 2014). Ein Grund für den starken Verordnungsanstieg sind Ergebnisse der EMPA-REG-OUTCOME Studie. Daneben wird Empagliflozin zunehmend bei Patienten ohne Diabetes mellitus aber mit einer Herz- oder Niereninsuffizienz verordnet und ist hierfür zugelassen. Die reinen Verordnungszahlen lassen keine Unterscheidung auf die Indikation der Anwendung zu. Empagliflozin führte in der Indikation Typ 2-Diabetes bei 7.020 Typ 2-Diabetespatienten mit hohem kardiovaskulären Risiko nach 3,1 Jahren im Vergleich zur Standardtherapie zu einer Reduktion des primären kombinierten Endpunktes (kardiovaskuläre Mortalität, nichttödlicher Herzinfarkt, nichttödlicher Schlaganfall; 10,5 % versus 12,1 %) sowie der Gesamtsterblichkeit (5,7 % versus 8,3 %; Zinman et al. 2015). Aufgrund der neuen wissenschaftlichen Erkenntnisse wurde vom pharmazeutischen Unternehmer eine neue Nutzenbewertung beantragt, die für vier Patientensubgruppen mit manifester kardiovaskulärer Beteiligung aufgrund der Senkung der Mortalität einen Anhaltspunkt für einen beträchtlichen Zusatznutzen von Empagliflozin für diese Subgruppen ergab (Bundesministerium für Gesundheit 2016). In einer nachfolgenden Analyse sekundärer Endpunkte der EMPA-REG OUTCOME-Studie wurde berichtet, dass auch die Verschlechterung der Nierenfunktion (Progression von Albuminurie bzw. Verdopplung des Serumkreatinin) unter Empaglifozin signifikant vermindert war (Wanner et al. 2016). Wahrscheinlich sind diese Effekte weniger auf die Senkung des Blutzuckerspiegels zurückzuführen als auf andere Wirkungen wie Diurese bzw. Blutdrucksenkung. Neuere Untersuchungen führen zu der Hypothese, nach der SGLT2-Inhibitoren die intrazelluläre Natriumionenkonzentration in Kardiomyozyten herzinsuffizienter Patienten durch Inhibition der Na^+/H^+ Austauschers hemmen und dadurch die mitochondriale Energiebilanz und den Redoxstatus günstig beeinflussen (Übersicht in Bertero et al. 2018). In der EMPEROR-Reduced Studie wurde bei Patienten mit Herzinsuffizienz (HFrEF, NYHA II–IV) durch Dapaglifozin eine Reduktion des kombinierten primären Endpunktes aus kardiovaskulärer Mortalität oder durch Herzinsuffizienz bedingter Hospitalisierung gezeigt (Packer et al. 2020).

Obwohl der Effekt auf die kardiovaskuläre Mortalität in der Analyse der individuellen Endpunkte nicht signifikant war, legt eine Metaanalyse der Daten aus EMPEROR-Reduced und DAPA-HF nahe, dass Glifozine die kardiovaskuläre Mortalität günstig beeinflussen (Zannad et al. 2020). In der EMPEROR-preserved Studie konnte 2021 gezeigt werden, dass auch bei Herzinsuffizienzpatienten mit erhaltener Ejektionsfunktion die Behandlung mit Empaglifozin den kombinierten Endpunkt aus kardiovaskulärem Tod oder Hospitalisierung reduziert (Anker et al. 2021). Damit ist dieses Therapieprinzip das erste, das klinische Endpunkte bei dieser Form der Herzinsuffizienz positiv beeinflussen kann. Dies wurde im letzten Jahr in einem ähnlichen Patientenkollektiv mit erhaltener oder nur milder Reduktion der Ejektionsfrequenz auch für Dapaglifozin bestätigt (DELIVER Studie, Solomon et al. 2022).

Ertugliflozin wurde als vierter Vertreter dieser Wirkstoffgruppe 2018 zugelassen. In der VERTIS CV Studie hat sich Ertugliflozin bei Patienten mit Typ-2-Diabetes und etablierten atherosklerotischen Erkrankungen als sicher erwiesen. Anders als für Empagliflozin und Dapagliflozin konnte aber kein Effekt auf kardiovaskuläre oder renale Ereignisse gezeigt werden (Cannon et al. 2020). Es wird seit 2022 nicht nur in fixer Kombination mit Sitagliptin (Steglujan®) sondern auch als Monotherapie (Steglatro®) angeboten und erreicht mit etwa 4 % immer noch nur einen vernachlässigbaren Verordnungsanteil unter den SGLT2-Inhibitoren (❐ Tab. 10.3). Der G-BA hat keinen Zusatznutzen zuerkannt (IQWiG 2018).

Die zahlreichen Endpunktstudien unterstreichen die Bedeutung der SGLT2 Inhibitoren bei der Behandlung von Patienten mit chronischer Niereninsuffizienz sowie Herzinsuffizienz mit reduzierter linksventrikulärer Ejektionsfraktion (HFrEF), erhaltener linksventrikulärer Ejektionsfraktion (HFpEF), wobei die Wirkungen nach derzeitigem Kenntnisstand unabhängig von der Senkung der Blutglukosekonzentration sind (Seoudy et al. 2021).

10.2 Inkretinmimetika

Zwei Wirkstoffgruppen stehen für die Inkretin-basierte Therapie des Typ-2-Diabetes zur Verfügung: Hemmstoffe des Enzyms Dipeptidylpeptidase-4 (DPP-4-Hemmer, Gliptine) und metabolisch stabile GLP-1-Agonisten. Nach der Aufnahme von Nahrung werden Glucagon-like Peptide-1 (GLP-1) und Glucose-abhängiges insulinotropes Polypeptid (GIP) als sogenannte Inkretine vom Dünndarm sezerniert. Von besonderem Interesse für die Diabetestherapie ist das Glucagon-like peptide-1, weil es bei Patienten mit Typ-2-Diabetes weniger gebildet wird. Es stimuliert die Insulinsekretion nach oraler Glucoseaufnahme, es hemmt die postprandiale Glucagonfreisetzung, verzögert die Magenentleerung, steigert das Sättigungsgefühl und regt das Wachstum von Betazellen an. Das endogene Hormon ist nicht zur Behandlung des Diabetes geeignet, weil es im Körper durch die Dipeptidylpeptidase-4 (DPP-4) rasch abgebaut wird (Übersicht bei Drucker und Nauck 2006).

10.2.1 DPP-4-Hemmer (Gliptine)

Als erster DPP-4-Hemmer wurde 2007 Sitagliptin (*Januvia*) eingeführt. Es folgten 2008 Vildagliptin (*Galvus*) und 2009 Saxagliptin (*Onglyza*). DPP-4-Hemmer zeigen trotz eines Therapiehinweises durch den Gemeinsamen Bundesausschuss (siehe unten) seit 10 Jahren hohe Zuwachsraten (❐ Abb. 10.1). Für Sitagliptin wurden 2023 mehrere Generika-Präparate verfügbar, die Verordnungshäufigkeit der Gliptine war 2024 gegenüber dem Vorjahr wieder um etwa 10 % erhöht (❐ Tab. 10.3).

DPP-4-Hemmer wirken auf eine zellmembranständige Serinprotease, die den Abbau von Inkretinen einschließlich Glucagon-like Peptide-1 (GLP-1) regelt. Dadurch werden die oben beschriebenen Effekte der Inkretine verstärkt. Die Senkung des HbA_{1c} liegt bei 0,5–0,8 Prozentpunkten (Inzucchi und McGuire 2008) und ist damit geringer als bei der Erstlinientherapie mit Metformin (Übersicht bei Richter et al. 2008). Im Vergleich zu Sulfonylharnstoffen soll das Hypoglykämierisiko geringer sein. Es ist aber niemals klar geworden, ob dieser Unterschied in der klinischen Realität tatsächlich existiert oder auf dem rigiden Protokoll der Zulassungsstudien beruht.

Risiken der Inkretinmimetika (DPP-4-Hemmer, GLP-1-Agonisten) sind akute Pankreatitiden und Pankreaskarzinome, auf die wiederholt hingewiesen wurde (Arzneimittelkommission der deutschen Ärzteschaft 2008; Food and Drug Administration 2009; Elashoff et al. 2011; Singh et al. 2013). Nach Bekanntwerden einer weiteren Studie mit möglichen pankreatischen Sicherheitssignalen (Butler et al. 2013), haben FDA und EMA unabhängig voneinander die Befunde umfassend analysiert. Beide Zulassungsbehörden stimmten darin überein, dass die gegenwärtige Datenlage keinen kausalen Zusammenhang zwischen der Anwendung von Inkretinmimetika und dem Auftreten von Pankreatitis bzw. Pankreaskarzinomen belegt (Egan et al. 2014). Die Diskussion, ob die Anwendung von GLP1-Agonisten (siehe unten) zu einer Zunahme von suizidalen Gedanken oder gar Handlungen führen kann, wurde durch eine Auswertung der Europäischen Arzneimittel-Agentur zunächst beendet (EMA 2023).

Aus einer Sicherheitsstudie geht hervor, dass die Gabe von Sitagliptin zusätzlich zur Standardtherapie bei nahezu 15.000 Diabetespatienten das Risiko kardiovaskulärer Ereignisse nicht erhöhte. Allerdings wurden auch keine klinisch relevanten kardiovaskulären Ereignisse verhindert (Green et al. 2015, TECOS). Gleiches gilt für den DPP-4-Hemmer Alogliptin (in Deutschland nicht im Handel), der in einer 18-monatigen Studie an 5.380 Patienten mit Diabetes und akutem Koronarsyndrom untersucht wurde (White et al. 2013, EXAMINE). Dagegen zeigte eine Placebokontrollierte Studie mit Saxagliptin bei 16.492 Patienten mit kardiovaskulären Risikofaktoren eine erhöhte Inzidenz für Hospitalisierung wegen Herzinsuffizienz (Scirica et al. 2013, SAVOR-TIMI 53), was möglicherweise den erneuten Rückgang in den Verordnungen erklärt.

10.2.2 GLP-1-Agonisten

Die zweite Gruppe der Inkretinmimetika sind die Glucagon-like-Peptide-1-Agonisten (GLP-1-Agonisten). Sie haben eine ähnliche Aktivität wie das endogene Hormon, werden jedoch nicht wie dieses schnell abgebaut (s. o.). Als erster GLP-1-Agonist wurde 2007 Exenatid (*Byetta*) eingeführt. Nach subkutaner Injektion hat es eine Bioverfügbarkeit von 65–75 %, eine Halbwertszeit von 2–3 h und eine Wirkungsdauer von etwa 10 h. Die Senkung des HbA_{1c} beträgt 0,5–1,0 % (Inzucchi und McGuire 2008). Vorteilhaft ist eine stärkere Gewichtsabnahme als mit Placebo (Übersicht bei Keating 2005).

Liraglutid (*Victoza*) ist ein acyliertes Derivat des humanen GLP-1 mit einer 97%igen Strukturhomologie mit dem nativen Peptid. Durch Änderungen von zwei Aminosäuren und Einführung einer Fettsäure wird die Plasmaalbuminbindung erhöht und damit der Abbau durch die Dipeptidylpeptidase-4 verzögert. Daraus resultieren eine langsamere Anflutung und eine längere Plasmahalbwertszeit von 12,5 h, so dass eine einmal tägliche Gabe möglich ist (Übersicht bei Deacon 2009). Die Verordnung von Liraglutid (*Victoza*) sank 2024 um 48 %, was sich mit der starken Patientenpräferenz für Substanzen mit nur einmal wöchentlicher Gabe erklären lässt.

In einer direkten Vergleichsstudie bei Patienten mit Typ-2-Diabetes, die zuvor unzureichend mit oralen Antidiabetika einstellbar waren, senkten die zusätzliche Gabe von Liraglutid (1,8 mg/Tag s. c.) den HbA_{1c} um 1,12 % und von Exenatid (10 µg s. c. 2 mal/Tag) um 0,79 % (Buse et al. 2009, LEAD-6). Auch in dieser Studie war Übelkeit die Hauptnebenwirkung beider Inkretinmimetika, die initial etwa gleich häufig (13 %) auftrat, sich aber nach 6 Wochen mit Liraglutid schneller als mit Exenatid zurückbildete. In einer direkten Vergleichsstudie mit wöchentlich injiziertem Exenatid war Liraglutid ebenfalls effektiver (HbA$_{1c}$ −1,48 % versus −1,28 %) aber schlechter verträglich, da es häufiger Übelkeit, Diarrhö und Erbrechen verursachte (Buse et al. 2013). Ungeklärt ist die Bedeutung Liraglutid-induzierter C-Zelltumoren der Schilddrüse in tierexperimentellen Untersuchungen (Joffe 2009). Sie waren Anlass für einen entsprechenden Warnhinweise in den Fachinformation. In einer kardiovaskulären Sicherheitsstudie an Patienten mit Typ-2-Diabetes und hohem Risiko für kardiovaskuläre Ereignisse zeigten sich überraschend eine geringere gesamte und kardiovaskuläre Mortalität sowie eine verminderte Rate an Herzinfarkten und renalen Komplikationen (Marso et al. 2016, LEADER). Exenatide hat ähnlich wie der dritte Vertreter der GLP-1-Rezeptoragonisten, Lixisenatid, das allerdings nur in Fixkombination mit Insulin glargin (*Suliqua*) verfügbar ist, die geringste Verordnungshäufigkeit innerhalb der Gruppe von GLP1-Analoga (Bundesministerium für Gesundheit 2013b).

Bei Dulaglutid (Zulassung 2014) sind zwei modifizierte GLP-1-Moleküle kovalent an das schwere Kettenfragment eines modifizierten humanen Immunglobulin G4 gekoppelt. Dadurch wird die Eliminationshalbwertszeit auf 5 Tage verlängert. Wie die anderen GLP-1-Agonisten wurde auch Dulaglutid in einer großen kardiovaskulären Sicherheitsstudie an 9.901 Patienten mit Typ-2-Diabetes und hohem kardiovaskulären Risiko untersucht. Nach einer Nachbeobachtungszeit von 5,4 Jahren trat der kombinierte Endpunkt (kardiovaskulärer Tod, nichttödlicher Herzinfarkt, nichttödlicher Schlaganfall) unter Dulaglutid seltener auf als unter Placebo auf (12,0 % versus 13,4 % der Teilnehmer; Gerstein et al. 2019, REWIND). Die Verordnung von Dulaglutid (*Trulicity*) sank 2024 erstmals um 17 %, wobei Dulaglutid weiterhin der führende Vertreter dieser Wirkstoffgruppe (◘ Tab. 10.3). *Trulicity* hat allerdings nach wie vor die günstigsten DDD-Kosten aller GLP-1-Agonisten.

Seit Februar 2020 ist Semaglutid, das sich für eine einmal wöchentliche Gabe eignet, wieder in Deutschland verfügbar und im glei-

chen Jahr bereits unter den verordnungsstärksten Präparaten vertreten (◘ Tab. 10.3). In der SUSTAIN 6 Studie, die als Sicherheitsstudie ausgelegt war, zeigte sich unter Semaglutid eine signifikante Reduktion des Risikos für schwere kardiovaskulärer Ereignisse. Die Testung auf Überlegenheit war jedoch nicht präspezifiziert. Der G-BA sah auch nach erneuter Bewertung keinen Zusatznutzen (Bundesministerium für Gesundheit 2021b). Die Verordnungshäufigkeit von Semaglutid (*Ozempic*) stieg im Vergleich zum Vorjahr erneut um 25 %.

Die positiven Ergebnisse der kardiovaskulären Sicherheitsstudien haben wesentlich dazu beigetragen, dass GLP-1-Agonisten für Diabetespatienten mit manifesten kardiovaskulären Vorerkrankungen in Leitlinien und Disease-Management-Programmen empfohlen werden (Davies et al. 2018; Gemeinsamer Bundesausschuss 2019; Cosentino et al. 2020). Dabei ist die Evidenz für einen kardiovaskulären Nutzen für Liraglutid am stärksten, für Semaglutid als günstig und als weniger sicher für Exenatid einzuschätzen, das seit 2022 nicht mehr unter den verordnungsstärksten Präparaten vertreten ist.

Der GLP-1-Agonist Semaglutid hat als Präparat *Wegovy* eine Zulassung für die Behandlung der Adipositas (BMI > 30 oder BMI > 27 plus adipositas-assoziierter Begleiterkrankung). *Wegovy* ist erst seit Juli 2023 in Deutschland verfügbar. In der Bevölkerung, speziell getrieben durch die sozialen Medien, hatte sich aber bereits herumgesprochen, dass Semaglutid auch bei Personen ohne Diabetes zu einer relevanten Gewichtsabnahme führen kann. Dies hat zu einem medialen Hype und zu massiven Off-Label-Verordnungen von Semaglutid als *Ozempic* geführt. Da diese Verordnungen ausschließlich über Privat-Rezepte erfolgen, sind die Verordnungszahlen hier – im Rahmen des Arzneiverordnungsreports – nicht erhebbar. Der Umfang dürfte aber beträchtlich sein.

Im Jahr 2024 bestand fast durchgehend eine deutlich eingeschränkte Verfügbarkeit sowohl für Semaglutid (*Ozempic*) als auch für

Dulaglutid (*Trulicity*) durch massive Liefer-engpässe der Hersteller.

10.3 Insuline

10.3.1 Humaninsuline

Die am meisten verschriebenen Insulinpräpa-rate sind die kurz- und langwirkenden Insu-linanaloga (◘ Tab. 10.4). Mit Abstand folgen kurzwirksame Insuline, Verzögerungsinsuline mit Protamin als Depotfaktor (NPH-Prinzip) und Mischinsuline. Ursache ist die seit Jahr-zehnten etablierte intensivierte Insulinthera-pie nach dem Basis-Bolus-Prinzip (Holman et al. 1983). Die intensivierte Insulintherapie ist die Standardtherapie beim Typ-1-Diabetes und wird auch bei einem Teil der Menschen mit Typ 2-Diabetes durchgeführt, auch wenn

ein genereller Vorteil für Menschen mit Typ 2-Diabetes bisher nicht nachgewiesen werden konnte.

10.3.2 Insulinanaloga

Die Verordnung der Insulinanaloga hat seit der Einführung des ersten Präparates im Jah-re 1996 einen rasanten Aufschwung erfahren. Bis 2018 hat die Verordnung von Insulin-analoga zugenommen und liegt mittlerweile fast 7-fach höher als die von Humaninsu-linen (◘ Abb. 10.2). Kurzwirkende Analoga des Humaninsulins werden nach s. c. Injektion schneller als reguläre Humaninsulin resorbiert. Die Wirkung setzt bereits nach 15 min ein und hält nur 2–3 h an. Als Vorteile werden der Fortfall des Spritz-Ess-Abstandes ange-führt sowie niedrigere postprandiale Blutzu-

◘ Tab. 10.4 Verordnungen von Insulinpräparaten 2024. Angegeben sind die 2024 verordneten Tagesdosen, die Änderungen gegenüber 2023 und die mittleren Kosten je DDD 2024

Präparat	Bestandteile	DDD	Änderung	DDD-Nettokosten
		Mio.	%	Euro
Kurzwirkende Insuline				
Actrapid human	Humaninsulin	37,3	(−8,6)	1,04
Huminsulin Normal	Humaninsulin	12,3	(+9,1)	1,04
Berlinsulin H Normal	Humaninsulin	4,8	(−17,4)	1,02
		54,4	**(−6,1)**	**1,04**
Verzögerungsinsuline				
Protaphane	Humaninsulin	12,5	(−7,1)	1,05
Huminsulin Basal	Humaninsulin	7,6	(+5,1)	1,06
Berlinsulin H Basal	Humaninsulin	3,0	(−16,0)	1,05
		23,1	**(−4,8)**	**1,05**
Mischinsuline				
Actraphane	Humaninsulin	12,3	(−21,2)	0,99
Huminsulin Profil	Humaninsulin	4,2	(+37,4)	0,97
Berlinsulin H	Humaninsulin	2,3	(+1,8)	0,97
		18,8	**(−10,1)**	**0,98**

▪ Tab. 10.4 (Fortsetzung)

Präparat	Bestandteile	DDD	Änderung	DDD-Nettokosten
		Mio.	%	Euro
Kurzwirkende Insulinanaloga				
Novorapid	Insulin aspart	118,3	(+5,2)	1,83
Humalog	Insulin lispro	105,4	(+3,2)	1,56
Apidra	Insulin glulisin	47,8	(−2,4)	1,60
Liprolog	Insulin lispro	38,4	(−6,1)	1,56
Fiasp	Insulin aspart	37,6	(+7,8)	1,83
Lyumjev	Insulin lispro	14,9	(+13,1)	1,56
Insulin Lispro Sanofi	Insulin lispro	12,3	(+14,9)	1,37
Humalog Mix	Insulin lispro	9,1	(+2,8)	1,61
Liprolog Mix	Insulin lispro	3,5	(−12,2)	1,61
Novomix	Insulin aspart	3,2	(+12,3)	1,87
Insulin Aspart Sanofi	Insulin aspart	2,3	(+30,7)	1,23
		392,8	**(+3,2)**	**1,67**
Langwirkende Insulinanaloga				
Toujeo	Insulin glargin	99,2	(+4,7)	1,81
Lantus	Insulin glargin	81,3	(−6,2)	1,86
Tresiba	Insulin degludec	47,2	(+8,3)	1,30
Abasaglar	Insulin glargin	36,3	(+12,2)	1,62
Levemir	Insulin detemir	33,5	(−3,8)	2,17
Semglee	Insulin glargin	5,7	(+15,9)	1,16
		303,1	**(+2,0)**	**1,75**
Summe		**792,3**	**(+1,5)**	**1,62**

ckerspiegel und die Entbehrlichkeit von Zwischenmahlzeiten zur Vermeidung von Hypoglykämien (Wilde und McTavish 1997). Die klinische Relevanz dieser theoretischen Vorteile wurde allerdings nicht überzeugend nachgewiesen.

So ließ sich auf die Langzeitkontrolle des Diabetes ein nur moderater Effekt der Analoga nachweisen. In einem Cochrane-Review über 42 kontrollierte Studien zeigten die Patienten mit Typ-1-Diabetes nur eine geringe Abnahme der HbA^{1c}-Werte von 0,1 % zugunsten der kurzwirkenden Insulinanaloga, während bei Patienten mit Typ-2-Diabetes kein Unterschied nachweisbar war (Siebenhofer et al. 2004). Auch bei der Summe aller Hypoglykämien waren die Unterschiede bei beiden Diabetestypen gering. Der Gemeinsame Bundesausschuss (2006) hat daraufhin beschlossen, dass kurzwirksame Insulinanaloga zur Behandlung von Typ-2-Diabetespatienten grundsätzlich nur dann verordnungsfähig sind, wenn

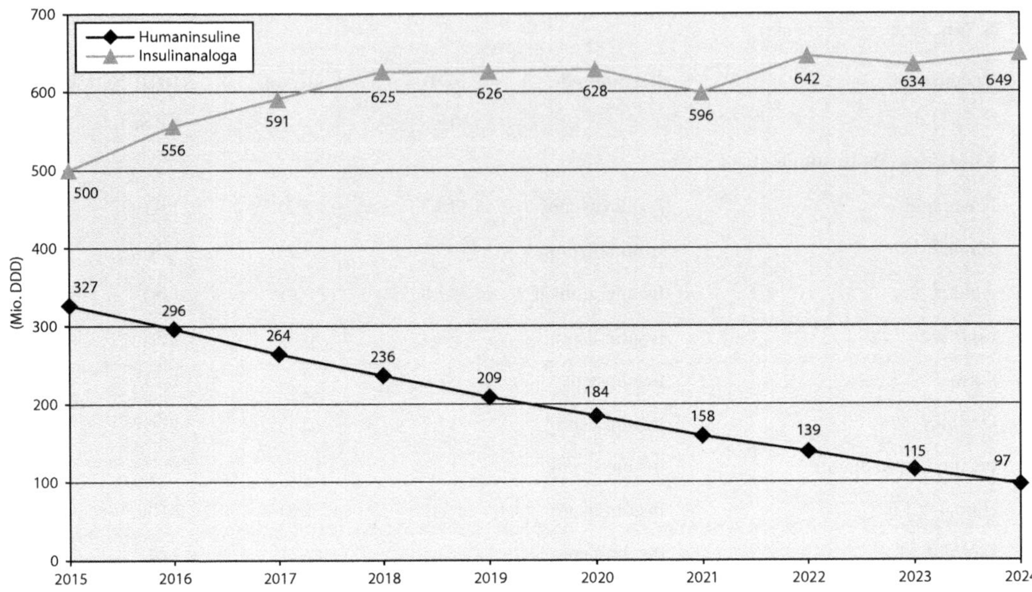

◘ Abb. 10.2 Verordnungen von Insulinen 2015 bis 2024. Gesamtverordnungen nach definierten Tagesdosen

sie nicht teurer als reguläres Humaninsulin sind. Die Insulinhersteller haben mit eigentlich allen Krankenkassen Rabattverträge für kurzwirkende Insulinanaloga abgeschlossen, die eine Lieferung zu Preisen von regulärem Humaninsulin ermöglichen. Nach einem Cochrane-Review (10 Studien, 2.751 Teilnehmer) ist weiterhin nicht gesichert, ob kurzwirksame Insulinanaloga für die langfristige Blutzuckerkontrolle oder für die Verringerung von Hypoglykämien besser sind als normales Humaninsulin (Fullerton et al. 2018). Die Verordnung der langwirkenden Insulinanaloga hat 2024 wieder leicht zugenommen (◘ Tab. 10.4). Nach der Einführung der Insulin-glargin-Biosimilars (*Abasaglar, Semglee*) ist die Verordnung des Originalpräparats *Lantus* weiter rückläufig. Erneut ansteigend sind die Verordnungen von Insulin degludec (*Tresiba*). Ihm wurde in der Nutzenbewertung kein Beleg für einen Zusatznutzen zugesprochen, so dass es 2016 der Hersteller in Deutschland vom Markt nahm, nachdem auch die Preisverhandlungen mit der Schiedsstelle gescheitert waren (vgl. Arzneiverordnungs-Report 2016, Kap. 14). Nach einer erneuten Nutzenbewertung hat sich der Hersteller mit dem GKV-Spitzenverband auf einen Erstattungsbetrag geeinigt, der auf dem Niveau von Humaninsulin liegt (Apotheke Adhoc 2019).

Im Juli 2023 erklärte der Hersteller Sanofi, dass er die Produktion und den Vertrieb von Humaninsulinen mit sofortiger Wirkung einstellt (AkdÄ und DEGAM 2023). Die hierdurch fehlenden Produktionskapazitäten werden die verbliebenen Hersteller von Humaninsulinen nicht vollständig kompensieren können, was zum weiteren Rückgang der Verordnungszahlen von Humaninsulinen in 2024 beigetragen haben könnte.

Im November 2024 hat der Hersteller Novo Nordisk erklärt, seine Humaninsuline und das mittellang wirksame Insulinanalogon detemir (Levemir) schrittweise bis Ende 2026 aus dem Markt zu nehmen. Dies wird die Umstellung auf Insulinanaloga nochmals beschleunigen.

Insulin glargin senkt die Häufigkeit nächtlicher Hypoglykämien im Vergleich zu NPH-Insulin, verbessert aber nicht die Langzeitkontrolle der Blutglukose, so dass die Inzidenz mikrovaskulärer und kardiovaskulärer Komplikationen des Diabetes wahrscheinlich nicht gesenkt wird (Warren et al. 2004). Auch nach einem Cochrane-Review hat die Behandlung mit langwirksamen Insulinanaloga bei Patienten mit Typ-2-Diabetes im Vergleich zu NPH-Insulinen in Bezug auf symptomatische nächtliche Hypoglykämien nur einen geringen klinischen Nutzen (Horvath et al. 2007). Nach dem Abschlussbericht des IQWiG (2009) gab es keinen Beleg für einen Zusatznutzen von langwirkenden Insulinanaloga gegenüber NPH-Insulin. Der G-BA beschloss daraufhin, dass langwirksame Insulinanaloga nicht verordnungsfähig sind, solange sie mit Mehrkosten im Vergleich zu intermediär wirkendem Humaninsulin verbunden sind und ein Zusatznutzen nicht erkennbar ist (Bundesministerium für Gesundheit 2010). Diese Regelungen gelten nicht für Patienten, bei denen im Rahmen einer intensivierten Insulintherapie in Einzelfällen ein hohes Risiko für schwere Hypoglykämien bestehen bleibt.

Die Nettokosten aller erfassten Insulinpräparate betrugen 2024 ca. 1,6 Mrd. € (◻ Tab. 10.4). Damit liegt ihr Anteil bei nur noch 32 % der Gesamtkosten der Antidiabetika in Höhe von 3,7 Mrd. € (◻ Tab. 1.2). Dies erklärt sich durch die Verordnungszunahme der teuren SGLT-2-Inhibitoren und Glucagon-Mimetika. Bei den kurzwirkenden Insulinanaloga wurde das Einsparpotenzial weitgehend durch Rabattverträge der Hersteller mit den Krankenkassen realisiert, da diese Präparate nicht verordnungsfähig sind, solange sie mit Mehrkosten im Vergleich mit kurzwirkendem Humaninsulin verbunden sind (Gemeinsamer Bundesausschuss 2006).

Literatur

AkdÄ, DEGAM (2023) Gemeinsame Stellungnahme zur Einstellung von Produktion und Vertrieb sämtlicher Humaninsuline. https://www.akdae.de/fileadmin/user_upload/akdae/Stellungnahmen/Weitere/20230623.pdfaberufen. Zugegriffen: 15. Okt. 2023

Anker SD, Butler J, Filippatos G, Ferreira JP, Bocchi E, Böhm M, Brunner-La RH-P, Choi D-J, Chopra V, Chuquiure-Valenzuela E, Giannetti N, Gomez-Mesa JE, Janssens S, Januzzi JL, Gonzalez-Juanatey JR, Merkely B, Nicholls SJ, Perrone SV, Piña IL, Ponikowski P, Senni M, Sim D, Spinar J, Squire I, Taddei S, Tsutsui H, Verma S, Vinereanu D, Zhang J, Carson P, Lam CSP, Marx N, Zeller C, Sattar N, Jamal W, Schnaidt S, Schnee JM, Brueckmann M, Pocock SJ, Zannad F, Packer M, EMPEROR-Preserved Trial Investigators (2021) Empagliflozin in heart failure with a preserved ejection fraction. New Engl J Med 385:1451–1461

Apotheke Adhoc (2019) Erstattungsbetrag für Tresiba. https://www.apotheke-adhoc.de/nachrichten/detail/pharmazie/erstattungsbetrag-fuer-tresiba-diabetes/

Arzneimittelkommission der deutschen Ärzteschaft (2008) Pankreatitis unter Exenatid. Dtsch Ärztebl 105:409

Arzneimittelkommission der deutschen Ärzteschaft (2013) Aus der UAW-Datenbank: Zunahme von Spontanberichten über Metformin-assoziierte Laktatazidosen. Dtsch Ärztebl 110:A 464 (http://www.akdae.de/Arzneimittelsicherheit/Bekanntgaben/20130308.html)

Arzneimittelkommission der deutschen Ärzteschaft (2019) Risiko einer Fournier Gangrän (Nekrotisierende Fasziitis des Perineums) bei der Anwendung von SGLT2-Inhibitoren („Sodium-Glucose-Co-Transporter 2 Inhibitors"). https://www.akdae.de/Arzneimittelsicherheit/RHB/Archiv/2019/index.html

AWMF (2021) Nationale VersorgungsLeitlinie (NVL) Typ-2-Diabetes. https://www.awmf.org/uploads/tx_szleitlinien/nvl-0011_S3_Typ_2_Diabetes_2021-03.pdf

Bailey CJ (2011) Renal glucose reabsorption inhibitors to treat diabetes. Trends Pharmacol Sci 32:63–71

Bertero E, Prates RL, Ameri P, Maack C (2018) Cardiac effects of SGLT2 inhibitors: the sodium hypothesis. Cardiovasc Res 114:12–18

Boussageon R, Supper I, Bejan-Angoulvant T, Kellou N, Cucherat M, Boissel JP, Kassai B, Moreau A, Gueyffier F, Cornu C (2012) Reappraisal of metformin efficacy in the treatment of type 2 diabetes: a meta-analysis of randomized controlled trials. PLoS Med 9(4):e1001204. https://doi.org/10.1371/journal.pmed.1001204

Bundesinstitut für Arzneimittel und Medizinprodukte (2015) Metformin: Aktualisierung der Fach- und Gebrauchsinformation hinsichtlich der Kontraindikation bei Patienten mit eingeschränkter Nierenfunktion. http://www.bfarm.de/SharedDocs/Risikoinformationen/Pharmakovigilanz/DE/RI/2015/RI-metformin.html

Bundesministerium für Gesundheit (2010): Bekanntmachung eines Beschlusses des Gemeinsamen Bundesausschusses über eine Änderung der Arzneimittel-Richtlinie (AM-RL): – Anlage III – Übersicht der Verordnungseinschränkungen und -ausschlüsse Lang wirkende Insulinanaloga zur Behandlung des Diabetes mellitus Typ 2 vom 18. März 2010, Banz. Nr. 103 (S. 2422) vom 14. Juli 2010

Bundesministerium für Gesundheit (2013a): Bekanntmachung eines Beschlusses des Gemeinsamen Bundesausschusses über eine Änderung der Arzneimittel-Richtlinie (AM-RL): – Anlage XII – Beschlüsse über die Nutzenbewertung von Arzneimitteln mit neuen Wirkstoffen nach § 35a des Fünften Buches Sozialgesetzbuch (SGB V) Dapagliflozin vom 6. Juni 2013 veröffentlicht am Dienstag, 16. Juli 2013, Banz AT 16. Juli 2013 B2

Bundesministerium für Gesundheit (2013b) Bekanntmachung eines Beschlusses des Gemeinsamen Bundesausschusses über eine Änderung der Arzneimittel-Richtlinie (AM-RL): – Anlage XII – Beschlüsse über die Nutzenbewertung von Arzneimitteln mit neuen Wirkstoffen nach § 35a des Fünften Buches Sozialgesetzbuch (SGB V) Lixisenatid vom 5. September 2013, veröffentlicht Mittwoch, 2. Oktober 2013, Banz AT 2. Okt. 2013, B4

Bundesministerium für Gesundheit (2016) Bekanntmachung eines Beschlusses des Gemeinsamen Bundesausschusses über eine Änderung der Arzneimittel-Richtlinie (AM-RL): Anlage XII – Beschlüsse über die Nutzenbewertung von Arzneimitteln mit neuen Wirkstoffen nach § 35a des Fünften Buches Sozialgesetzbuch (SGB V) Empagliflozin vom 1. September 2016, veröffentlicht am Donnerstag, 15. September 2016 Banz AT 15. Sept. 2016, B1

Bundesministerium für Gesundheit (2021a) Bekanntmachung eines Beschlusses des Gemeinsamen Bundesausschusses über eine Änderung der Arzneimittel-Richtlinie (AM-RL): – Anlage XII – Nutzenbewertung von Arzneimitteln mit neuen Wirkstoffen nach § 35a des Fünften Buches Sozialgesetzbuch (SGB V) Dapagliflozin (neues Anwendungsgebiet: chronische Herzinsuffizienz) vom 20. Mai 2021

Bundesministerium für Gesundheit (2021b) Bekanntmachung eines Beschlusses des Gemeinsamen Bundesausschusses über eine Änderung der Arzneimittel-Richtlinie (AM-RL): – Anlage XII – Nutzenbewertung von Arzneimitteln mit neuen Wirkstoffen nach § 35a des Fünften Buches Sozialgesetzbuch (SGB V) Semaglutid (Diabetes mellitus Typ 2) vom 15. April 2021

Buse JB, Rosenstock J, Sesti G, Schmidt WE, Montanya E, Brett JH, Zychma M, Blonde L, LEAD-6 Study Group (2009) Liraglutide once a day versus exenatide twice a day for type 2 diabetes: a 26-week randomized, parallel-group, multinational, open-label trial (LEAD-6). Lancet 374:39–47

Buse JB, Nauck M, Forst T, Sheu WH, Shenouda SK, Heilmann CR, Hoogwerf BJ, Gao A, Boardman MK, Fineman M, Porter L, Schernthaner G (2013) Exenatide once weekly versus liraglutide once daily in patients with type 2 diabetes (DURATION-6): a randomized, open-label study. Lancet 381:117–124

Butler AE, Campbell-Thompson M, Gurlo T, Dawson DW, Atkinson M, Butler PC (2013) Marked expansion of exocrine and endocrine pancreas with incretin therapy in humans with increased exocrine pancreas dysplasia and the potential for glucagon-producing neuroendocrine tumors. Diabetes 62:2595–2604

Cannon CP, Pratley R, Dagogo-Jack S et al (2020) Cardiovascular outcomes with ertugliflozin in type 2 diabetes. N Engl J Med 383(15):1425–1435

Cosentino F, Grant PJ, Aboyans V, Bailey CJ, Ceriello A, Delgado V, Federici M, Filippatos G, Grobbee DE, Hansen TB, Huikuri HV, Johansson I, Jüni P, Lettino M, Marx N, Mellbin LG, Östgren CJ, Rocca B, Roffi M, Sattar N, Seferović PM, Sousa-Uva M, Valensi P, Wheeler DC, ESC Scientific Document Group (2020) 2019 ESC Guidelines on diabetes, prediabetes, and cardiovascular diseases developed in collaboration with the EASD. Eur Heart J 41:255–323

Davies MJ, D'Alessio DA, Fradkin J, Kernan WN, Mathieu C, Mingrone G, Rossing P, Tsapas A, Wexler DJ, Buse JB (2018) Management of hyperglycemia in type 2 diabetes, 2018. A consensus report by the American Diabetes Association (ADA) and the European Association for the Study of Diabetes (EASD). Diabetes Care 41:2669–2701

Deacon CF (2009) Potential of liraglutide in the treatment of patients with type 2 diabetes. Vasc Health Risk Manag 5:199–211

Diabetes Control and Complications Trial Research Group (1993) The effect of intensive treatment of diabetes on the development and progression of long-term complications in insulin-dependent diabetes mellitus. N Engl J Med 329:977–986

Dills DG, Schneider J (1996) Clinical evaluation of glimepiride versus glyburide in NIDDM in a double-blind comparative study. Glimepiride/Glyburide Research Group. Horm Metab Res 28:426–429

Draeger KE, Wernicke-Panten K, Lomp H-J, Schüler E, Roßkamp R (1996) Long-term treatment of type 2 diabetic patients with the new oral antidiabetic agent glimepiride (Amaryl®): a double-blind comparison with glibenclamide. Horm Metab Res 28:419–425

Drucker DJ, Nauck MA (2006) The incretin system: glucagon-like peptide-1 receptor agonists and dipeptidyl peptidase-4 inhibitors in type 2 diabetes. Lancet 368:1696–1705

Egan AG, Blind E, Dunder K, de Graeff PA, Hummer BT, Bourcier T, Rosebraugh C (2014) Pancreatic safety of incretin-based drugs – FDA and EMA assessment. N Engl J Med 370:794–797

Elashoff M, Matveyenko AV, Gier B, Elashoff R, Butler PC (2011) Pancreatitis, pancreatic and thyroid cancer with Glucagon-like peptide-1-based therapies. Baillieres Clin Gastroenterol 141:150–156

European Medicines Agency (2023) EMA Statement on ongoing review of GLP-1 receptor agonists. https://www.ema.europa.eu/en/news/ema-statement-ongoing-review-glp-1-receptor-agonistsabgerufen. Zugegriffen: 15. Okt. 2023

Food and Drug Administration (2009) Information for health care professionals – Acute pancreatitis and itagliptin (marketed as Januvia and Janumet). http://www.fda.gov/Drugs/DrugSafety/PostmarketDrugSafetyInformationforPatientsandProviders/DrugSafetyInformationforHeathcareProfessionals/ucm183764.htm

Food and Drug Administration (2014) FDA approves Farxiga to treat type 2 diabetes. http://www.fda.gov/NewsEvents/Newsroom/PressAnnouncements/ucm380829.htm

Food and Drug Administration (2015) FDA Drug Safety Communication: FDA warns that SGLT2 inhibitors for diabetes may result in a serious condition of too much acid in the blood. http://www.fda.gov/drugs/drugsafety/ucm446845.htm

Foretz M, Guigas B, Viollet B (2019) Understanding the glucoregulatory mechanisms of metformin in type 2 diabetes mellitus. Nat Rev Endocrinol 15:569–589

Fullerton B, Siebenhofer A, Jeitler K, Horvath K, Semlitsch T, Berghold A, Gerlach FM (2018) Short-acting insulin analogues versus regular human insulin for adult, non-pregnant persons with type 2 diabetes mellitus. Cochrane Database Syst Rev. https://doi.org/10.1002/14651858.CD013228

Gemeinsamer Bundesausschuss (2006) Medizinische Versorgung von Diabetes-Typ-2-Patienten gesichert. G-BA schützt Solidargemeinschaft vor überteuerten Pharmapreisen. Pressemitteilung. http://www.g-ba.de/downloads/39-261-313/2006-07-18-AMR-Insulinanaloga_BAnz.pdf. Zugegriffen: 18. Juli 2006

Gemeinsamer Bundesausschuss (2019) DMP-Anforderungen-Richtlinie: Änderung der Anlage 1 (DMP Diabetes mellitus Typ 2). Beschlussdatum 17.01.2019, Inkrafttreten 23. März 2019. Tragende Gründe. https://www.g-ba.de/beschluesse/3662/

Gerstein HC, Colhoun HM, Dagenais GR, Diaz R, Lakshmanan M, Pais P, Probstfield J, Riesmeyer JS, Riddle MC, Rydén L, Xavier D, Atisso CM, Dyal L, Hall S, Rao-Melacini P, Wong G, Avezum A, Basile J, Chung N, Conget I, Cushman WC, Franek E, Hancu N, Hanefeld M, Holt S, Jansky P, Keltai M, Lanas F, Leiter LA, Lopez-Jaramillo P, Cardona Munoz EG, Pirags V, Pogosova N, Raubenheimer PJ, Shaw JE, Sheu WH, Temelkova-Kurktschiev T, REWIND Investigators (2019) Dulaglutide and cardiovascular outcomes in type 2 diabetes (REWIND): a double-blind, randomised placebo-controlled trial. Lancet. https://doi.org/10.1016/S0140-6736

Green JB, Bethel MA, Bethel MA, Armstrong PW, Buse JB, Engel SS, Garg J, Josse R, Kaufman KD, Koglin J, Korn S, Lachin JM, McGuire DK, Pencina MJ, Standl E, Stein PP, Suryawanshi S, Van de Werf F, Peterson ED, Holman RR (2015) Effect of sitagliptin on cardiovascular outcomes in type 2 diabetes. N Engl J Med 373:232–242 (TECOS Study Group)

Heerspink HJL, Stefánsson BV, Correa-Rotter R et al (2020) Dapagliflozin in patients with chronic kidney disease. N Engl J Med 383(15):1436–1446

Hinnen D, Kruger DF (2019) Cardiovascular risks in type 2 diabetes and the interpretation of cardiovascular outcome trials. Diabetes Metab Syndr Obes 12:447–455

Holman RR, Mayon White V, Orde-Peckar C, Steemson J, Smith B, Barbour D, McPherson K, Poon P, Rizza C, Mann JI, Knight AH, Bron AJ, Turner RC (1983) Prevention of deterioration of renal and sensory-nerve function by more intensive management of insulin-dependent diabetic patients: a two-year randomized prospective study. Lancet 321:204–208

Holman RR, Paul SK, Bethel MA, Matthews DR, Neil HA (2008) 10-year follow-up of intensive glucose control in type 2 diabetes. N Engl J Med 359:1577–1589

Horvath K, Jeitler K, Berghold A, Ebrahim SH, Gratzer TW, Plank J, Kaiser T, Pieber TR, Siebenhofer A (2007) Long-acting insulin analogues versus NPH insulin (human isophane insulin) for type 2 diabetes mellitus. Cochrane Database Syst Rev. https://doi.org/10.1002/14651858.CD005613.pub3

Institut für Wirtschaftlichkeit und Qualität im Gesundheitswesen (IQWiG) (2009) Langwirksame Insulinanaloga zur Behandlung des Diabetes mellitus Typ 2. Abschlussbericht. http://www.iqwig.de/download/A05-03_Abschlussbericht_Langwirksame_Insulinanaloga_bei_Diabetes_mellitus_Typ_2_V1.1.pdf

Institut für Wirtschaftlichkeit und Qualität im Gesundheitswesen (IQWiG) (2018) Ertugliflozin/Sitagliptin (Diabetes mellitus Typ 2) – Nutzenbewertung gemäß § 35a SGB V. https://www.g-ba.de/downloads/92-975-2420/2018-09-06_Nutzenbewertung-IQWiG_Ertugliflozin-Sitagliptin_D-361.pdf

Inzucchi SE, McGuire DK (2008) New drugs for the treatment of diabetes: part II: Incretin-based therapy and beyond. Circulation 117:574–584

Inzucchi SE, Zinman B, Wanner C, Ferrari R, Fitchett D, Hantel S, Espadero RM, Woerle HJ, Broedl UC, Johansen OE (2015) SGLT-2 inhibitors and cardiovascular risk: proposed pathways and review of ongoing outcome trials. Diab Vasc Dis Res 12:90–100

Joffe HV (2009) Endocrinologic and metabolic drugs advisory committee meeting advisory committee, April 1 and April 2. http://www.fda.gov/downloads/AdvisoryCommittees/CommitteesMeetingMaterials/Drugs/EndocrinologicandMetabolicDrugsAdvisoryCommittee/UCM151114.pdf

Keating GM (2005) Exenatide. Drugs 65:1681–1692

Köberle U, Daul A (2017) Laktat- und Ketoazidose unter Therapie mit Metformin und Dapagliflozin. Arzneiverordn Prax 44:197–200

Marso SP, Daniels GH, Brown-Frandsen K, Kristensen P, Mann JF, Nauck MA, Nissen SE, Pocock S, Poulter NR, Ravn LS, Steinberg WM, Stockner M, Zinman B, Bergenstal RM, Buse JB, Steering Committee LEADER, LEADER Trial Investigators (2016) Liraglutide and cardiovascular outcomes in type 2 diabetes. N Engl J Med 375:311–322

McMurray JJV, Solomon SD, Inzucchi SE, Køber L, Kosiborod MN, Martinez FA, Ponikowski P, Sabatine MS, Anand IS, Bělohlávek J, Böhm M, Chiang CE, Chopra VK, de Boer RA, Desai AS, Diez M, Drozdz J, Dukát A, Ge J, Howlett JG, Katova T, Kitakaze M, Ljungman CEA, Merkely B, Nicolau JC, O'Meara E, Petrie MC, Vinh PN, Schou M, Tereshchenko S, Verma S, Held C, DeMets DL, Docherty KF, Jhund PS, Bengtsson O, Sjöstrand M, Langkilde AM, DAPA-HF Trial Committees and Investigators (2019) Dapagliflozin in patients with heart failure and reduced ejection fraction. N Engl J Med 381:1995–2008

Packer M, Anker SD, Butler J et al (2020) Cardiovascular and renal outcomes with empagliflozin in heart failure. N Engl J Med 383(15):1413–1424

Ray KK, Seshasai SR, Wijesuriya S, Sivakumaran R, Nethercott S, Preiss D, Erqou S, Sattar N (2009) Effect of intensive control of glucose on cardiovascular outcomes and death in patients with diabetes mellitus: a meta-analysis of randomized controlled trials. Lancet 373:1765–1772

Richter B, Bandeira-Echtler E, Bergerhoff K, Lerch C (2008) Emerging role of dipeptidyl peptidase-4 inhibitors in the management of type 2 diabetes. Vasc Health Risk Manag 4:753–768

Rosenstock J, Kahn SE, Johansen OE, Zinman B, Espeland MA, Woerle HJ, Pfarr E, Keller A, Mattheus M, Baanstra D, Meinicke T, George JT, von Eynatten M, McGuire DK, Marx N (2019) Effect of linagliptin vs glimepiride on major adverse cardiovascular outcomes in patients with type 2 diabetes the CAROLINA randomized clinical trial. JAMA 322:1155–1166 (the CAROLINA Investigators)

Scirica BM, Bhatt DL, Braunwald E, Steg PG, Davidson J, Hirshberg B, Ohman P, Frederich R, Wiviott SD, Hoffman EB, Cavender MA, Udell JA, Desai NR, Mosenzon O, McGuire DK, Ray KK, Leiter LA, Raz I, SAVOR-TIMI 53 Steering Committee and Investigators (2013) Saxagliptin and cardiovascular outcomes in patients with type 2 diabetes mellitus. N Engl J Med 369:1317–1326

Seoudy AK, Schulte DM, Hollstein T, Böhm R, Cascorbi I, Laudes M (2021) Gliflozins for the treatment of congestive heart failure and renal failure in type 2 diabetes. Dtsch Ärztebl Int 118:122–129

Siebenhofer A, Plank J, Berghold A, Narath M, Gfrerer R, Pieber TR (2004) Short acting insulin analogues versus regular human insulin in patients with diabetes mellitus. Cochrane Database Syst Rev. https://doi.org/10.1002/14651858.CD003287.pub4

Singh S, Chang HY, Richards TM, Weiner JP, Clark JM, Segal JB (2013) Glucagonlike peptide 1-based therapies and risk of hospitalization for acute pancreatitis in type 2 diabetes mellitus: a population-based matched case-control study. JAMA Intern Med 173:534–539

Solomon SD, McMurray JVV, Claggett B, de Boer RA, DeMets D, Hernandez AF, Inzucchi SE, Kosiborod MN, Lam CSP, Martinez F, Shah SJ, Desai AS, Jhund PS, Belohlavek J, Chiang C, Borleffs CJW, Comin-Colet J, Dobreanu D, Drozdz J, Fang JC, Alcocer-Gamba MA, Al Habeeb W, Han Y, Cabrera HJW, Janssens SP, Katova T, Kitakaze M, Merkely B, O'Meara E, Saraiva KJF, Tereshchenko SN, Thierer J, Vaduganathan M, Vardeny O, Verma S, Nguyen Pham V, Wilderäng U, Zaozerska N, Bachus E, Lindholm D, Petersson M, Langkilde AM et al (2022) Dapagliflozin in heart failure with mildly reduced or preserved ejection fraction. N Engl J Med 387:1089–1098

Stratton IM, Adler AI, Neil HA, Matthews DR, Manley SE, Holman RR (2000) Association of glycemia with macrovascular and microvascular complications of type 2 diabetes (UKPDS 35): prospective observational study. Br Med J 321:405–412

The Action to Control Cardiovascular Risk in Diabetes Study Group (2008) Effects of intensive glucose lowering in type 2 diabetes. N Engl J Med 358:2545–2559

The ADVANCE Collaborative Group (2008) Intensive blood glucose control and vascular outcomes in patients with type 2 diabetes. N Engl J Med 358:2560–2572

The Diabetes Control and Complications Trial, Epidemiology of Diabetes Interventions and Complications (DCCT/EDIC) Study Research Group (2005) Intensive diabetes treatment and cardiovascular disease in patients with type 1 diabetes. N Engl J Med 353:2643–2653

UK Prospective Diabetes Study (UKPDS) Group (1998a) Intensive glood-glucose control with sulphonylureas or insulin compared with conventional treatment and risk of complications in patients with type 2 diabetes (UKPDS 33). Lancet 352:837–853

UK Prospective Diabetes Study (UKPDS) Group (1998b) Effect of intensive blood-glucose control with metformin on complications in overweight patients with type 2 diabetes (UKPDS 34). Lancet 352:854–865

Wanner C, Inzucchi SE, Lachin JM, Fitchett D, von Eynatten M, Mattheus M, Johansen OE, Woerle HJ, Broedl UC, Zinman B, EMPA-REG OUTCOME Investigators (2016) Empagliflozin and progression of kidney disease in type 2 diabetes. N Engl J Med 375:323–334

Warren E, Weatherley-Jones E, Chilcott J, Beverley C (2004) Systematic review and economic evaluation of a long-acting insulin analogue, insulin glargine. Health Technol Assess 8:1–57

White WB, Cannon CP, Heller SR, Nissen SE, Bergenstal RM, Bakris GL, Perez AT, Fleck PR, Mehta CR, Kupfer S, Wilson C, Cushman WC, Zannad F, EXAMINE Investigators (2013) Alogliptin after acute coronary syndrome in patients with type 2 diabetes. N Engl J Med 369:1327–1335

Wilde MI, McTavish D (1997) Insulin Lispro. A review of its pharmacological properties and therapeutic use in the management of diabetes mellitus. Drugs 54:597–614

Wiviott SD, Raz I, Bonaca MP, Mosenzon O, Kato ET, Cahn A, Silverman MG, Zelniker TA, Kuder JF, Murphy SA, Bhatt DL, Leiter LA, McGuire DK, Wilding JPH, Ruff CT, Gause-Nilsson IAM, Fredriksson M, Johansson PA, Langkilde AM, Sabatine MS, DECLARE-TIMI 58 Investigators (2019) Dapagliflozin and cardiovascular outcomes in type 2 diabetes. N Engl J Med 380:347–357

Zannad F, Ferreira JP, Pocock SJ et al (2020) SGLT2 inhibitors in patients with heart failure with reduced ejection fraction: a meta-analysis of the EMPEROR-Reduced and DAPA-HF trials. Lancet 396(10254):819–829

Ziegler R, Neu A (2018) Diabetes mellitus im Kindes- und Jugendalter. Leitliniengerechte Diagnostik, Therapie und Langzeitbetreuung. Dtsch Ärztebl Int 115:146–156

Zinman B, Wanner C, Lachin JM, Fitchett D, Bluhmki E, Hantel S, Mattheus M, Devins T, Johansen OE, Woerle HJ, Broedl UC, Inzucchi SE, EMPA-REG OUTCOME Investigators (2015) Empagliflozin, cardiovascular outcomes, and mortality in type 2 diabetes. N Engl J Med 373:2117–2128

Lipidstoffwechselstörungen

Bastian Schirmer und Jochen Schuler

Auf einen Blick

Verordnungsprofil Die Verordnungen von Pharmaka zur Behandlung von Lipidstoffwechselstörungen sind um etwa 11 % innerhalb eines Jahres angestiegen. Die Verordnungszahlen haben sich im Vergleich zum Jahr 2015 mehr als verdoppelt.

Den größten relativen Zuwachs im Vergleich zu den vorigen Jahren zeigen Präparate mit dem ACL-Inhibitor Bempedoinsäure (+67,4 %), gefolgt von Ezetimib-haltigen Mono- bzw. Kombinations-Präparaten (+42 %), Rosuvastatin (+40,8 %) und den PCSK9-Inhibitoren (+27,0 %), wobei das Verordnungsvolumen der teuren PCSK9-Inhibitoren mit 18,5 Mio. DDD insgesamt niedrig bleibt. Gemessen an den PCSK9-Inhibitoren zeigt der jüngste lipidsenkende Arzneistoff Bempedoinsäure bereits ein mehr als doppelt so hohes Verordnungsvolumen (42 Mio. DDD). Bei den Statinen (Zuwachs +11,2 %) hält der Trend zur Verordnung von Atorvastatin und insbesondere Rosuvastatin an. Simvastatin, Pravastatin und Fluvastatin verlieren weiter an Marktanteilen.

Bewertung Die Statine haben 2024 ein Verordnungsvolumen erreicht (3,85 Mrd. DDD), das die tägliche Behandlung von 10,55 Mio. Personen mit Standarddosierungen ermöglicht. Alle übrigen lipidsenkenden Arzneistoffe liegen mit den Verordnungszahlen weit dahinter (zusammen ca. 555 Mio. DDD) und müssen sich bezüglich ihrer Effekte auf patientenrelevante Endpunkte auch weiterhin an den Statinen messen lassen. Bisher überzeugen sie in den klinischen Studien aber vor allem bei Surrogaten und sekundären klinischen Endpunkten.

11.1 Klassifikation der Lipidstoffwechselstörungen

Lipidstoffwechselstörungen lassen sich ursächlich in primäre und sekundäre Formen unterscheiden, wobei es in vielen Fällen Überlappungen gibt. Während bei den primären Lipidstoffwechselstörungen möglichst gezielt die gestörten Signalwege des Lipidstoffwechsels behandelt werden sollten, zielt die Therapie der sekundären Störungen zunächst auf die Modifikation des Lebensstiles und Korrektur anderer Ursachen ab. Lipidsenkende Arzneimittel kommen dann in zweiter Linie und bei unzureichenden Therapieeffekten zum Einsatz.

Primäre Lipidstoffwechselstörungen beruhen auf Mutationen an den Genen wichtiger Proteine, die an der Regulation des Lipidstoffwechsels beteiligt sind. Dazu zählen z. B. der LDL-Rezeptor, der ApoB-100-Ligand auf den atherogenen Lipoproteinen oder das Protein Proproteinkonvertase Subtilisin/Kexin Typ 9 (PCSK9), welches den LDL-Rezeptor in der Leber bindet, sodass dieser nachfolgend endosomal abgebaut wird. Es gibt eine Vielzahl von primären Lipidstoffwechselstörungen mit einem teils sehr heterogenen laborchemischen und klinischen Phänotyp (Mosca et al. 2022). Verdächtig auf primäre Lipidstoffwechselstörungen sind Personen mit sehr auffälligen Blutlipiden, mit einer positiven Familienanamnese für früh auftretenden Herzinfarkt, Schlaganfall bzw. plötzlichen Herztod oder mit charakteristischen Stigmata an Haut, Augen oder Sehnen. Ein allgemeines Screening von Kindern und Jugendlichen auf primäre Fettstoffwechselstörungen wird von verschiedenen Interessengruppen gefordert. Die Evidenz für den Nutzen eines solchen Massenscreenings steht aber aus (Guirguis-Blake et al. 2023). Derzeit wird ein Screening nur bei Risikofamilien empfohlen.

Die wichtigste monogenetisch autosomal vererbte Lipidstoffwechselstörung ist die *Familiäre Hypercholesterinämie* (FH), die nur sehr selten (Prävalenz 1:300.000) homozygot vorkommt, aber in der heterozygoten Form zu den häufigsten vererbten Erkrankungen überhaupt zählt (Prävalenz 1:300–1:500). Die Betroffenen haben einen Defekt am LDL-Rezeptor und LDL-Cholesterin (LDL-C)-Serumkonzentrationen > 190 mg/dL. Viele haben eine positive (Familien-)Anamnese für vorzeitige kardiovaskuläre Erkrankungen, einige weisen auch Cholesterinablagerungen in der Haut, den Sehnen und Gelenken auf (Xanthome, Xanthelasmen).

An homozygoter FH (HoFH) Erkrankte haben von Geburt an sehr hohe LDL-C-Serumkonzentrationen und können schon vor dem Erwachsenenalter einen Herzinfarkt oder Schlaganfall erleiden. Um dies zu verhindern oder hinauszuzögern werden teils invasive Verfahren wie Operationen zur Unterbrechung des enterohepatischen Kreislaufs der Gallensäuren (ilealer Bypass) und regelmäßige Lipidapheresen eingesetzt. 2021 wurde für HoFH-Patienten ab 12 Jahren der Antikörper Evinacumab „unter besonderen Umständen" zugelassen. Diese Art der Zulassung erfolgt bei Arzneimitteln, bei denen eine aussagekräftige Datenlage voraussichtlich nie erreicht werden kann, weil die Erkrankung sehr selten oder die Erfassung umfassender Informationen nicht möglich ist. Evinacumab führt durch Bindung des hepatozellulären Angiopoietin-like-3-Proteins (ANGPTL3) zu erheblichen LDL-C-Absenkungen. In Kombination mit anderen Lipidsenkern konnte bei knapp der Hälfte der Behandelten das LDL-C auf < 100 mg/dL (im Mittel um 135 mg/dL) gesenkt werden (Der Arzneimittelbrief 2022a). 2023 wurde die Zulassung von Evinacumab auf Kinder ab 5 Jahren erweitert. Erste Registerdaten weisen auf anhaltende Effekte auf die Lipidwerte sowie eine akzeptable Verträglichkeit und geringe Abbruchraten bei einer Behandlung über 2 Jahre hin, wobei der Anteil der Kinder in diesen Kohorten sehr klein ist (Gaudet et al. 2024).

Abzugrenzen von der monogenetischen FH sind weitere autosomal-dominant oder -rezessiv vererbte Hypercholesterinämien sowie polygene Formen. Meist sind die LDL-C-Werte hierbei weniger stark erhöht als bei der monogenetischen FH. Mit Hilfe einer Sequenzierung des gesamten Genoms wird schon länger versucht, sogenannte „polygene Risikoscores" (PRS) zu entwickeln, um das kardiovaskuläre Risiko der Betroffenen voraussagen zu können. Bei solch einer genetischen Untersuchung von 2.081 US-Amerikanern mit vorzeitigem Myokardinfarkt fanden sich bei 1,7 % eine FH und bei 17,3 % ein hoher PRS (Khera et al. 2019). Eine Empfehlung zum genetischen Screening außerhalb wissenschaftlicher Fragestellungen existiert nicht.

Seit einiger Zeit wird – vermutlich auch motiviert durch die Entwicklung neuer Medikamente – dem *Lipoprotein(a)* (Lp(a)) sehr viel Aufmerksamkeit geschenkt. Das Lp(a) ähnelt dem LDL-C und besitzt neben dem ApoB-100 Liganden an seiner Oberfläche auch das Glykoprotein Apo(a). Dies hat Ähnlichkeit mit Plasminogen und interagiert mit dem Fibrinolysesystem. Lp(a) wirkt daher nicht nur atherogen, sondern kann auch die Gerinnung aktivieren. Lp(a) gilt als unabhängiger Risikofaktor für kardiovaskuläre Erkrankungen und auch für die Entstehung von Aortenklappenstenosen. In den meisten Risikorechnern (s. u.) wird ein erhöhtes Lp(a) nicht oder nur als ein Risiko-erhöhender Faktor berücksichtigt („*Risk-Enhancer*"). Nach einer britischen Untersuchung liegt der mediane Lp(a) Spiegel in der Bevölkerung bei 19,6 nmol/L

(25.–75. Perzentile: 7,6–74,8 nmol/L). Das entspricht etwa 8 mg/dL und liegt weit unter den üblichen LDL-C-Werten. Das relative Risiko für kardiovaskuläre Ereignisse steigt ab 20 nmol/L an, etwa um 11 % pro 50 nmol/L (Patel et al. 2020).

Die meisten Arzneistoffe mit cholesterinsenkender Wirkung haben keine Wirkung auf die Lp(a)-Serumkonzentration. Betroffene mit sehr hohen Serumkonzentrationen und manifester koronarer Herzkrankheit (KHK) werden derzeit u. a. mit einer Lipidapherese behandelt (Leebmann et al. 2013), jedoch befinden sich mehrere spezifische Medikamente wie z. B. das Antisense-Oligonukleotid Pelacarsen oder der *small interfering RNA* (siRNA)-Arzneistoff Olpasiran in fortgeschrittener klinischer Prüfung. Unter den zugelassenen Arzneistoffen haben PCSK9-Inhibitoren (22–29 % Reduktion der Lp(a)-Serumkonzentration gegenüber dem Ausgangswert) und Niacin einen dokumentierten Lp(a)-senkenden Effekt (Xie et al. 2025).

Von den primären sind die **sekundären und reaktiven Lipidstoffwechselstörungen** abzugrenzen. Diese Unterscheidung kann in der Praxis schwierig sein, weil häufig Überlappungen bestehen. Maßgebliche Risikofaktoren für sekundäre Dyslipidämien sind ein inaktiver Lebensstil und eine ungesunde Ernährung: industriell verarbeitete Lebensmittel, die reich an schädlichen Trans-Fetten und Zucker sind, können sich sehr negativ auf den Lipidstoffwechsel auswirken und begünstigen neben der Atherosklerose auch Adipositas, Fettleber und das metabolische Syndrom.

Bei etwa einem Viertel der Patienten mit Lipidstoffwechselstörung finden sich weitere Faktoren und Erkrankungen, die den Lipidstoffwechsel ungünstig beeinflussen (Vodnala et al. 2012). Dazu zählen regelmäßiger Alkoholkonsum, ein schlecht kontrollierter Diabetes mellitus, das nephrotische Syndrom, Hypothyreose und cholestatische Lebererkrankungen. Es gibt auch Medikamente, die Lipidstoffwechselstörungen begünstigen. Dazu zählen u. a. Psychopharmaka wie Clozapin, Olanzapin, virale Protease-Inhibitoren, diuretisch wirkende Arzneistoffe vom Thiazidtyp, östrogenhaltige Kontrazeptiva und β_1-Adrenozeptor-Antagonisten („Beta-Blocker").

11.2 Grenzwerte und Prävalenzen

Grenz- bzw. Zielwerte von Gesamt-Cholesterin, Non-HDL-Cholesterin und LDL-C, usw. werden durch verschiedene Gremien immer wieder verschoben, vor allem anhand indirekter Belege für eine log-linear ansteigende Morbidität und Mortalität aus epidemiologischen Studien. Pragmatisch definiert liegt eine Hyperlipidämie vor, wenn Gesamt-Cholesterin-, Non-HDL-C-, LDL-C-, Triglycerid- oder Lp(a)-Serumkonzentrationen über dem 90. Perzentil bzw. die HDL-C- oder ApoA-1-Konzentrationen unter dem 10. Perzentil für die Allgemeinbevölkerung liegen. „Normal" wäre demnach die 41.–60. Perzentile. Diese liegt beispielsweise für das LDL-C in Dänemark zwischen 113–131 mg/dL bzw. 3,0–3,4 mmol/L (Johannesen et al. 2020).

Neben den Diskussionen um die Normalwerte einzelner Lipidparameter existieren viele Hypothesen über schädigende und schützende Wirkungen einzelner Lipidfraktionen und deren Verhältnis zueinander. Die klinische Bedeutung solcher Quotienten (z. B. HDL/LDL-C-Ratio) ist jedoch unklar. Um die Pathophysiologie des Lipidstoffwechsels besser abzubilden, wird zur Risikobewertung neuerdings vermehrt auf die lebenszeitliche Exposition mit dem in den atherogenen Lipoproteinen enthaltenen Apolipoprotein B (ApoB) bzw. dem Non-HDL-Cholesterin geblickt (kausale und kumulative Effekte; Sniderman et al. 2022).

Risikoberechnungen, die auf einzelnen Lipidwerten basieren, gehen zu wenig auf die individuelle Situation der betroffenen Personen ein und das kardiovaskuläre Risiko wird eher überschätzt. Es bedarf einer Weiterentwicklung der Risikomodelle (breitere Datenbasis mit Berücksichtigung von Genetik, Lebensstil und Biomarkern) und Therapieempfehlungen sollten sich mehr an der individuellen Krankheitsdynamik und den beobachteten Therapieeffekten orientieren.

Die **Prävalenzen von Lipidstoffwechselstörungen** variieren mit der verwendeten Definition (s. o.), der untersuchten Region und Population (Lebensalter, Geschlecht, Ethnie, usw.). Die höchsten Prävalenzen (Definition > 90. bzw. < 10. Perzentile) werden bei Patienten mit vorzeitiger koronarer Herzerkrankung gefunden (75–85 %). Damit sind Personen gemeint, die deutlich früher als zu erwarten einen Herzinfarkt erleiden: Männer < 55 Jahre und Frauen < 65 Jahre (Genest et al. 1992). Interessanterweise sank die – insgesamt weiterhin hohe – Prävalenz an manifesten Hyperlipidämien in den westlichen Ländern zuletzt leicht, was durch die veränderten Ernährungsgewohnheiten oder aber die weitverbreitete Anwendung von Statinen erklärt werden könnte. Zugleich steigt sie in vielen asiatischen Ländern an, parallel mit dem Wohlstand in diesen Gesellschaften und dem damit verbundenem Lebensstil (Pirillo et al. 2021).

11.3 Therapie der Lipidstoffwechselstörungen

Die wichtigste Komplikation von Lipidstoffwechselstörungen ist die Atherosklerose mit ihren Folgeerkrankungen. Weitere Komplikationen sind Fettleber und selten auch eine Pankreatitis. Die Atherosklerose ist ein chronisch-degenerativer Prozess, der durch genetische, metabolische, entzündliche und mechanische Faktoren verursacht und unterhalten wird. Atherosklerotische Prozesse in der Gefäßwand sind selbst bei Personen ohne homozygote FH schon ab der vierten Lebensdekade nachweisbar. Da Lipidstoffwechselstörungen neben Rauchen, Diabetes mellitus und arterieller Hypertonie zu den bedeutsamsten Ursachen atherosklerotischer Prozesse zählen und im Gegensatz zu den anderen Risikofaktoren relativ einfach mit Arzneimitteln beeinflussbar sind, stehen sie im Fokus der Bemühungen zur Verhaltensprävention. Allerdings ist das

optimale Lipidmanagement seit Jahren Gegenstand von Kontroversen.

Unstrittig ist, dass bei Hochrisikopatienten intensive Bemühungen erfolgen sollten, den Atheroskleroseprozess möglichst frühzeitig und effektiv zu bremsen. Patienten mit hohem Risiko sind solche, die bereits ein kardiovaskuläres Ereignis hatten (**Tertiärprävention**), nachweislich atherosklerotische Ablagerungen in den Arterien haben (**Sekundärprävention**) und/oder an einer primären und bekannterweise komplikationsreich verlaufenden Lipidstoffwechselstörung leiden. In dieser Situation ist fast immer zusätzlich zu den definierten Lebensstilmaßnahmen (Sport, gesunde Ernährung und Gewichtskontrolle) eine Behandlung mit lipidsenkenden Arzneistoffen erforderlich, mitunter mit mehreren zugleich. Welche Biomarker dabei adressiert und welche Zielwerte angestrebt werden sollten, und mit welchen Arzneistoffen und Maßnahmen diese verfolgt werden, ist umstritten.

Eine Analyse von 22 Leitlinien aus 4 Kontinenten zur Tertiärprävention einer KHK fand im Jahr 2020 acht verschiedene LDL-C-Zielwerte zwischen 1,0 und 2,6 mmol/L. Einige Leitlinien orientierten sich am Non-HDL-Cholesterin, fünf verzichteten auf die Nennung von Zielwerten und empfahlen lediglich, Statine in der höchsten tolerierten Dosis (Brown et al. 2020). Einigkeit bestand nur darin, dass primär Statine zur Cholesterinsenkung eingesetzt werden sollen. Auch in der *Nationalen Versorgungsleitlinie Chronische KHK* sowie dem Leitfaden zur medikamentösen Cholesterinsenkung der Arzneimittelkommission der deutschen Ärzteschaft (AkdÄ) wird der Konflikt zwischen zielwertorientierter Therapiestrategie und der Strategie der festen Statindosis bei manifester KHK nicht aufgelöst (Bundesärztekammer et al. 2022; Einhart und Wille 2023). Es werden *de facto* zwei Empfehlungen gegeben: Zum einen soll allen Patienten eine Fixdosis-Statintherapie empfohlen werden, sofern keine Kontraindikationen bestehen (nach AWMF 2017 und Stone et al. 2014); zum anderen soll das LDL-C auf einen Zielwert < 1,8 mmol/L gesenkt, oder – wenn der

◼ Tab. 11.1 Kenndaten der meistverordneten Arzneistoffe zur Therapie von Lipidstoffwechselstörungen. (Modifiziert nach Imran et al. 2023; Khan et al. 2022; Lin et al. 2022; Riaz et al. 2019; Rosenson 2022; Zhan et al. 2018)

Arzneistoff/Arznei-stoffgruppe	Wirkmechanismus	Effekte auf Lipide [%]	Effekte auf klinische Endpunkte
„Statine"	HMG-CoA-Reduktase-Inhibition → Hemmung der endogenen Cholesterinsynthese	LDL-C: −30 bis 60 HDL-C: +1 bis 10 TG: −10 bis 20	Ges.-Mortalität ↓ KV-Mortalität ↓ Herzinfarkt ↓ Schlaganfall ↓
„Fibrate"	PPARα-Aktivierung → u. a. gesteigerter Triglyceridabbau und vermehrte HDL-Synthese	LDL-C: −5 bis 15 HDL-C: +5 bis 20 TG: −35 bis 50	Ges.-Mortalität ↔ KV-Mortalität ↔ Herzinfarkt (↓) Schlaganfall ?
Bempedoinsäure	ACL-Inhibition → Hemmung der endogenen Cholesterinsynthese	LDL-C: −15 bis 20 HDL-C: neutral TG: neutral	Ges.-Mortalität ↔ KV-Mortalität ↔ Herzinfarkt ↓ Schlaganfall ↔
Ezetimib	NPC1L1-Inhibition → Hemmung der Cholesterinresorption im Darm	LDL-C: −15 bis 20 HDL-C: neutral TG: −5 bis 10	Ges.-Mortalität ↔ KV-Mortalität ↔ Herzinfarkt (↓) Schlaganfall (↓)
Antikörper: Evolocumab (E) Alirocumab (A) *siRNA*: Inclisiran (I)	PCSK9-Inhibition → Vermehrte LDL-Rezeptor-Expression auf Hepatozyten	LDL-C: −35 bis 75 HDL-C: +5 bis 10 TG: −5 bis 25	Ges.-Mortalität A:(↓)/E: ↔ KV-Mortalität A:(↓)/E: ↔ Herzinfarkt (↓) Schlaganfall (↓) Inclisiran ?

Ausgangswert zwischen 1,8 und 3,5 mmol/L liegt – eine mindestens 50%ige Reduktion angestrebt werden (nach DGIM, DGK, DGPR, DGRW und ESC/EAS). Es gibt nur wenige Studien, die beide Strategien verglichen haben. In der LODESTAR-Studie zeigte sich zumindest eine „Nicht-Unterlegenheit" der zielwertorientierten Therapie gegenüber der fixen Hochdosistherapie (Hong et al. 2023).

Besonders umstritten ist, ob und wie gesunde Personen ohne atherosklerotische Manifestationen behandelt werden sollten, bei denen allein auf Grund einer erhöhten Non-HDL-C-, LDL-C- oder Lp(a)-Konzentration ein erhöhtes kardiovaskuläres Risiko besteht (**Primärprävention**).

Es sind vor allem zwei europäische Fachgesellschaften, die in den vergangenen Jahren immer niedrigere LDL-C-Zielwerte und Interventionsschwellen setzen und auch die Grenzen zwischen Primär-, Sekundär- und Terti-

ärprävention aufweichen (Mach et al. 2019). Dabei basieren die Empfehlungen („*the sooner, the lower, the better*", Mach et al. 2025) mehr auf Annahmen als auf Belegen, und die vorgeschlagenen Zielwerte wurden kaum in Studien überprüft. Zudem fehlt bei vielen der zum Erreichen der ambitionierten Zielwerte empfohlenen Arzneistoffe der Nachweis, dass sie die Gesamt- oder zumindest die kardiovaskuläre Mortalität günstig beeinflussen (◼ Tab. 11.1). Trotzdem folgen viele Ärztinnen und Ärzte diesen Empfehlungen, was nicht selten in einer Verschreibungskaskade mit Verordnung von mehreren Lipidsenkern resultiert. Dies dürfte auch eine Erklärung sein für die stetig steigenden Verordnungszahlen einiger Lipidsenker mit fraglichem klinischem Nutzen.

Andere, von der Industrie weniger abhängige Gremien wählen insbesondere in der Primärprävention einen deutlich pragmatischeren Ansatz. Sie empfehlen bei erhöhtem kardiovaskulärem Risiko und nach gemeinsamer Entscheidung eine mittlere Dosis eines Statins (US Preventive Services Task Force 2022; Einhart und Wille 2023).

Es sei an dieser Stelle daran erinnert, dass die Absenkung der LDL-C-Serumkonzentration nur ein Surrogatparameter ist und dass auch bei den patientenrelevanten Endpunkten immer zwischen klinisch bedeutsamem und statistisch signifikantem Nutzen unterschieden werden sollte (Der Arzneimittelbrief 2002; Einhart und Wille 2023).

Bemerkenswert ist auch, dass selbst unter Studienbedingungen nur knapp 60 % der Patienten die vorgegebenen LDL-C-Zielwerte erreichen und unter Alltagsbedingungen noch deutlich weniger (Der Arzneimittelbrief 2023a). Hinzu kommt, dass die Therapietreue gering ist. Nach einer Analyse von Versicherungsdaten aus Deutschland mit über 900.000 Personen mit einer Hypercholesterinämie beträgt die Adhärenz 12 Monate nach Therapiebeginn für Statine und Ezetimib 39 % und für die parenteral applizierten, antikörperbasierten PCSK9-Inhibitoren 69 %. Nach 3 Jahren sinkt die Adhärenz weiter (Koenig et al. 2024). Wahrscheinlich verunsichern die Uneinigkeit der Expertinnen und Experten und deren oft erhebliche Verbindungen zu den Herstellern von Lipidsenkern (Der Arzneimittelbrief 2019) und stehen einer guten Therapieadhärenz im Wege (Ray et al. 2021). Viele mit Statinen Behandelte klagen auch über Nebenwirkungen, und das Ansehen der Statine ist in der Bevölkerung seit dem „Lipobay-Skandal" schlecht.

Das **pharmakologische Armamentarium** bei Lipidstoffwechselstörungen ist mittlerweile sehr umfangreich und wird auch in den kommenden Jahren weiterwachsen (Übersicht bei Safarova et al. 2024 und Abbasi et al. 2024).

Die bei weitem am besten untersuchten Arzneistoffe mit der mit Abstand besten Evidenz für einen klinischen Nutzen sind die **Statine**. Laut einer Metaanalyse ist pro 1 mmol/L LDL-Cholesterinsenkung durch Statine mit einer 21 % *relativen* Risikoreduktion kardiovaskulärer Ereignisse zu rechnen (Cholesterol Treatment Trialists' Collaboration 2010). Außerdem sinkt bei konsequenter Einnahme die kardiovaskuläre und die Gesamtmortalität, wobei der *absolute* Nutzen umso höher ist, je größer das Ausgangsrisiko der Behandelten ist. Diese Effekte sind bei nahezu allen Personengruppen nachweisbar, inklusive älteren Menschen. Zu den wenigen Ausnahmen zählen Dialysepatienten und wahrscheinlich auch Menschen mit einer Herzinsuffizienz (Mach et al. 2019; Preiss et al. 2015). Dies dürfte aber weniger darin begründet sein, dass die Statine hier unwirksam sind, sondern weil die Grunderkrankung komplikationsreich verläuft.

Alle übrigen lipidsenkenden Arzneistoffe müssen sich bezüglich ihrer klinischen Effekte an den Statinen messen lassen und sind auch größtenteils nur in Kombination mit diesen verordnungsfähig, oder als Alternative bei **Statinunverträglichkeit**. Diese tritt nach Registerdaten bei ca. 9 % der behandelten Personen auf und ist somit wesentlich häufiger, als dies aus den randomisierten kontrollierten Studien berichtet wurde (Bytyçi et al. 2022). Praktisch ist es dabei gar nicht wichtig, ob die Unverträglichkeit pharmakologisch begründet ist, oder ob sie auf der häufigen Nocebo-Reaktion basiert, da sie in beiden Fällen vermehrt zum Absetzen des Statins führt. Denn für die individuelle Prognose hat eine gute Therapieadhärenz eine größere Bedeutung als das Erreichen von Zielwerten (Mazhar et al. 2022). Als Risikofaktoren für „*statin-associated muscle symptoms*" (SAMS) gelten u. a. ein hohes Lebensalter, weibliches Geschlecht, geringe Muskelmasse bzw. Gebrechlichkeit, Nieren- oder Leberinsuffizienz, Hypothyreose, starker Alkoholkonsum und intensive körperliche Belastungen. Aus pharmakologischer Sicht erhöhen eine Hochdosis-Therapie, eine lange Therapiedauer, die Verwendung lipophiler Statine (Simvastatin, Atorvastatin, Lovastatin) und eine Komedikation mit interagierenden Arzneistoffen (z. B. CYP3A4-Inhibitoren, Fibrate) das Risiko für SAMS.

Auf die Funktionsweise und Effekte der Lipidsenker wird in ▶ Abschn. 11.4. genauer eingegangen.

11.4 Verordnungsspektrum

Die Verordnungen von Lipidsenkern insgesamt sind um ca. 11 % innerhalb eines Jahres angestiegen, die Verordnungszahlen haben sich somit in den letzten 10 Jahren mehr als verdoppelt.

Gemessen an den insgesamt verordneten *defined daily doses* (DDD) sind die Statine mit 3,85 Mrd. DDD immer noch die mit großem Abstand meistverordneten Pharmaka zur Therapie von Lipidstoffwechselstörungen. Rosuvastatin zeigt zuletzt einen bemerkenswerten Zuwachs im Verordnungsvolumen um 40,8 % (◘ Tab. 11.2 und 11.3). Dies ist wahrscheinlich darin begründet, dass Rosuvastatin als „potentestes" Statin zum Erreichen der Zielwerte vermarktet wird.

◘ **Tab. 11.2 Verordnungen von Statinen 2024.** Angegeben sind die 2024 verordneten Tagesdosen, die Änderungen gegenüber 2023 und die mittleren Kosten je DDD 2024

Präparat	Bestandteile	DDD	Änderung	DDD-Nettokosten
		Mio.	%	Euro
Simvastatin				
Simva BASICS	Simvastatin	207,8	(−26,5)	0,17
Simva Aristo	Simvastatin	196,3	(+5,7)	0,17
SimvaHEXAL	Simvastatin	148,7	(+5,8)	0,15
Simvastatin-1 A Pharma	Simvastatin	139,0	(−6,6)	0,18
Simvastatin-ratiopharm	Simvastatin	13,9	(−26,5)	0,18
Simvastatin AbZ	Simvastatin	6,5	(−43,6)	0,17
Simvabeta	Simvastatin	3,6	(−5,6)	0,18
Simvastatin STADA	Simvastatin	1,6	(−50,4)	0,15
		717,4	**(−9,8)**	**0,17**
Pravastatin				
Pravastatin-ratiopharm	Pravastatin	28,5	(+23,3)	0,19
Prava TEVA	Pravastatin	8,7	(−36,9)	0,16
Pravastatin-1 A Pharma	Pravastatin	6,9	(−13,0)	0,19
Pravastatin HEXAL	Pravastatin	2,4	(−46,4)	0,18
		46,5	**(−5,7)**	**0,18**
Fluvastatin				
Fluvastatin Holsten	Fluvastatin	6,5	(+45,6)	0,44
Fluvastatin-PUREN	Fluvastatin	4,9	(−6,8)	0,21
Fluvastatin-ratiopharm	Fluvastatin	1,6	(−64,8)	0,38
		13,1	**(−9,2)**	**0,35**

◻ Tab. 11.2 (Fortsetzung)

Präparat	Bestandteile	DDD	Änderung	DDD-Nettokosten
		Mio.	%	Euro
Atorvastatin				
Atorvastatin-ratiopharm	Atorvastatin	556,7	(−0,3)	0,12
Atorvastatin AXiromed	Atorvastatin	374,8	(−37,8)	0,11
Atorvastatin AbZ	Atorvastatin	276,5	(−11,5)	0,11
Atorvastatin BASICS	Atorvastatin	220,2	(+219,2)	0,12
Atorvastatin Vivanta	Atorvastatin	186,1	(+169,0)	0,11
Atorvastatin Aristo	Atorvastatin	150,5	(+70,5)	0,11
Atorvastatin Micro Labs	Atorvastatin	129,9	(+260,8)	0,10
Atorvastatin Zentiva	Atorvastatin	108,7	(+193,6)	0,09
Atorvastatin STADA	Atorvastatin	85,3	(+168,3)	0,10
Atorvastatin-1 A Pharma	Atorvastatin	43,8	(−45,9)	0,10
Atorvastatin beta	Atorvastatin	30,2	(+229,5)	0,12
Atorvastatin Hennig	Atorvastatin	9,7	(+288,3)	0,10
Atorvastatin Accord	Atorvastatin	8,4	(−86,7)	0,10
Atorvastatin AL	Atorvastatin	7,0	(−0,5)	0,08
Atorvastatin HEXAL	Atorvastatin	6,5	(−17,9)	0,11
		2194,3	**(+11,1)**	**0,11**
Rosuvastatin				
Rosuvastatin AXiromed	Rosuvastatin	427,0	(+65,0)	0,12
RosuHEXAL	Rosuvastatin	105,8	(+73,4)	0,12
Rosuvastatin Heumann	Rosuvastatin	96,0	(+307,7)	0,12
Rosuvastatin-ratiopharm	Rosuvastatin	94,7	(−39,6)	0,12
Rosuvastatin Vivanta	Rosuvastatin	66,4	(+62,5)	0,12
Rosuvastatin Denk	Rosuvastatin	27,0	(+257,0)	0,10
Rosuvador TAD	Rosuvastatin	13,8	(−18,9)	0,08
Rosuvastatin Juta	Rosuvastatin	8,0	(+10,1)	0,08
Rosuvastatin Zentiva	Rosuvastatin	7,2	(neu)	0,10
Crestor	Rosuvastatin	7,0	(−76,3)	0,78
Rosuvastatin-1 A Pharma	Rosuvastatin	6,8	(+26,6)	0,12
Rosuvastatin Aurobindo	Rosuvastatin	4,9	(−22,7)	0,13
		864,7	**(+40,8)**	**0,12**

◘ Tab. 11.2 (Fortsetzung)

Präparat	Bestandteile	DDD	Änderung	DDD-Nettokosten
		Mio.	%	Euro
Weitere Statine und Kombinationen				
Iltria	Atorvastatin Acetylsalicylsäure Ramipril	4,5	(+14,9)	0,62
RosuASS Apontis	Rosuvastatin Acetylsalicylsäure	2,9	(+74,5)	0,33
		7,4	**(+32,6)**	**0,51**
Summe		**3843,4**	**(+11,2)**	**0,13**

◘ Tab. 11.3 Verordnungen von Ezetimibpräparaten 2024. Angegeben sind die 2024 verordneten Tagesdosen, die Änderungen gegenüber 2023 und die mittleren Kosten je DDD 2024

Präparat	Bestandteile	DDD	Änderung	DDD-Nettokosten
		Mio.	%	Euro
Ezetimib				
Ezetimib Micro Labs	Ezetimib	69,7	(−14,7)	0,26
Ezetimib Zentiva	Ezetimib	56,1	(+26,7)	0,29
Ezetimib-1 A Pharma	Ezetimib	38,0	(+43,0)	0,29
Ezetimib Glenmark	Ezetimib	24,2	(+728,2)	0,26
Ezetimib-PUREN	Ezetimib	16,2	(> 1.000)	0,25
Ezetimib Ascend	Ezetimib	12,1	(−55,3)	0,26
Ezetimib Denk	Ezetimib	11,4	(+115,5)	0,24
Ezetimib AXiromed	Ezetimib	7,3	(−46,5)	0,25
Ezetimib beta	Ezetimib	6,9	(+180,6)	0,24
Ezetimib STADA	Ezetimib	4,8	(+228,2)	0,28
Ezetimib AL	Ezetimib	3,9	(+99,1)	0,25
Ezetimib Aristo	Ezetimib	3,6	(+46,0)	0,26
Ezetimib Heumann	Ezetimib	3,3	(+258,3)	0,25
Ezetad TAD	Ezetimib	1,9	(+65,9)	0,25
Ezetimib AbZ	Ezetimib	1,4	(−32,0)	0,27
		260,8	**(+21,7)**	**0,27**

�‍◘ Tab. 11.3 (Fortsetzung)

Präparat	Bestandteile	DDD	Änderung	DDD-Nettokosten
		Mio.	%	Euro
Ezetimibkombinationen				
Zenon	Rosuvastatin Ezetimib	38,0	(+70,6)	0,66
Ezetimib/Atorvastatin Elpen	Atorvastatin Ezetimib	34,2	(+49,6)	0,62
Atorimib	Atorvastatin Ezetimib	29,8	(+90,1)	0,68
Rosuvastatin/Ezetimib Elpen	Rosuvastatin Ezetimib	28,2	(+148,1)	0,73
Ezetimib/Atorvastatin-ratiopharm	Atorvastatin Ezetimib	26,1	(+41,0)	0,71
Ezetimib/Simvastatin Glenmark	Simvastatin Ezetimib	8,0	(−22,1)	0,70
Ezetimib/Simvastatin Ascend	Simvastatin Ezetimib	5,2	(> 1.000)	0,56
Ezetimib/Simva BASICS	Simvastatin Ezetimib	4,2	(+13,3)	0,72
Ezetimib/Atorvastatin Mylan	Atorvastatin Ezetimib	3,3	(−14,3)	0,62
Ezehron Duo	Rosuvastatin Ezetimib	3,2	(−73,6)	0,70
Ezetimib/Simvastatin Heumann	Simvastatin Ezetimib	3,2	(+54,0)	0,65
Ezetimib Simvastatin Zentiva	Simvastatin Ezetimib	2,8	(+14,8)	0,56
Rosuzet	Rosuvastatin Ezetimib	2,7	(+0,3)	0,72
Ezetimib/Simvastatin AL	Simvastatin Ezetimib	2,2	(−58,8)	0,56
Ezetimib/Simvastatin-ratiopharm	Simvastatin Ezetimib	2,0	(+128,9)	0,64
Ezetimib/Simvastatin Mylan	Simvastatin Ezetimib	1,9	(−59,6)	0,56
Rosazimib	Rosuvastatin Ezetimib	1,7	(+444,5)	0,67
Rosuvastatin/Ezetimib-ratiopharm	Rosuvastatin Ezetimib	1,5	(+160,3)	0,71
		198,0	**(+42,0)**	**0,67**
Summe		**458,9**	**(+29,7)**	**0,44**

◗ Tab. 11.4   Verordnungen von weiteren lipidsenkenden Mitteln 2024. Angegeben sind die 2024 verordneten Tagesdosen, die Änderungen gegenüber 2023 und die mittleren Kosten je DDD 2024

Präparat	Bestandteile	DDD	Änderung	DDD-Nettokosten
		Mio.	%	Euro
Fibrate				
Fenofibrat Heumann	Fenofibrat	12,0	(+19,1)	0,35
Cedur	Bezafibrat	4,3	(+21,7)	0,40
Cil	Fenofibrat	3,4	(−18,1)	0,37
Fenofibrat Ethypharm	Fenofibrat	1,7	(−29,5)	0,28
Lipidil	Fenofibrat	1,5	(−43,6)	0,45
Bezafibrat AL	Bezafibrat	0,80	(−45,5)	0,51
		23,7	**(−2,6)**	**0,37**
Colestyramin				
Colestyramin-1 A Pharma	Colestyramin	1,9	(+46,4)	2,18
Colestyramin-ratiopharm	Colestyramin	0,81	(−32,8)	1,78
Lipocol	Colestyramin	0,35	(+5,4)	4,01
		3,1	**(+8,0)**	**2,28**
PCSK9-Inhibitoren				
Repatha	Evolocumab	10,0	(+12,3)	14,51
Praluent	Alirocumab	5,4	(+45,3)	9,12
Leqvio	Inclisiran	3,1	(+59,1)	14,67
		18,5	**(+27,0)**	**12,95**
ACL-Inhibitor				
Nustendi	Bempedoinsäure Ezetimib	31,7	(+76,0)	2,50
Nilemdo	Bempedoinsäure	10,3	(+45,5)	2,73
		42,0	**(+67,4)**	**2,56**
Summe		**87,3**	**(+30,6)**	**4,15**

Wie schon im Jahr zuvor führen 2024 die Bempedoinsäure-Präparate die Liste der Arzneimittel mit den größten relativen Zuwächsen im Verordnungsvolumen an (+67,4 %).

Die teuren PCSK9-Inhibitoren und die Ezitimibpräparate rangieren bei den Zuwächsen erneut vor den Statinen als Gesamtgruppe.

Auch die Verordnungen von PCSK9-Inhibitoren nehmen weiter zu (◗ Tab. 11.4). Nachdem im Jahr 2019 eine vorübergehende Marktrücknahme von Alirocumab erfolgt war, flaut der vermutlich dadurch bedingte zwischenzeitliche „Boom" an Evolocumab-Verordnungen (+12,3 %) weiter ab, zugunsten eines stärkeren relativen Zuwachses an Alirocumab (+45,3 %). Erstmalig unter den verordnungsstärksten Medikamenten zu finden ist mit 3,1 Mio. DDD der siRNA-basierte PCSK9-Inhibitor Inclisiran.

11.4.1 HMG-CoA-Reduktase-Inhibitoren („Statine")

Statine hemmen die HMG-CoA-Reduktase, das geschwindigkeitsbestimmende Enzym der Cholesterinbiosynthese in den Zellen. Das Enzym katalysiert die Umwandlung von 3-Hydroxy-3-Methylglutaryl-CoA (HMG-CoA) zu Mevalonsäure, die in weiteren Schritten zu Isopentenylpyrophosphat (IPP) umgebaut wird, dem Grundbaustein für alle Isoprenoide und Sterole, einschließlich Cholesterin, Steroidhormonen, Gallensäuren, Ubichinon und Vitamin D. Dieser Stoffwechselweg hat daher eine große Bedeutung für Zellstruktur und -metabolismus. Gewebe, die die HMG-CoA-Reduktase besonders stark exprimieren sind neben der Leber auch die Nebennierenrinde, die Gonaden und die Darmmukosa. Die Hemmung der HMG-CoA-Reduktase zur Behandlung eines erhöhten kardiovaskulären Risikos zielt in erster Linie auf die Cholesterinbiosynthese in der Leber ab, unerwünschte Effekte an anderen Geweben wie dem Skelettmuskel oder der Hornhaut kommen jedoch vor.

Die Gesamtverordnungen der Statine sind von 3,52 Mrd. DDD im Jahr 2023 auf nun 3,85 Mrd. DDD angestiegen; damit bleiben sie die mit großem Abstand am häufigsten verschriebenen Pharmaka bei Lipidstoffwechselstörungen (◗ Abb. 11.1). Auch dieses Jahr nehmen die Verordnungen von Simvastatin (−9,8 %), Fluvastatin (−9,2 %) und Pravastatin (−5,7 %) weiter ab. Atorvastatin baut seinen Vorsprung als meistverordnetes Statin weiterhin aus (+11,1 %) und erreicht nunmehr

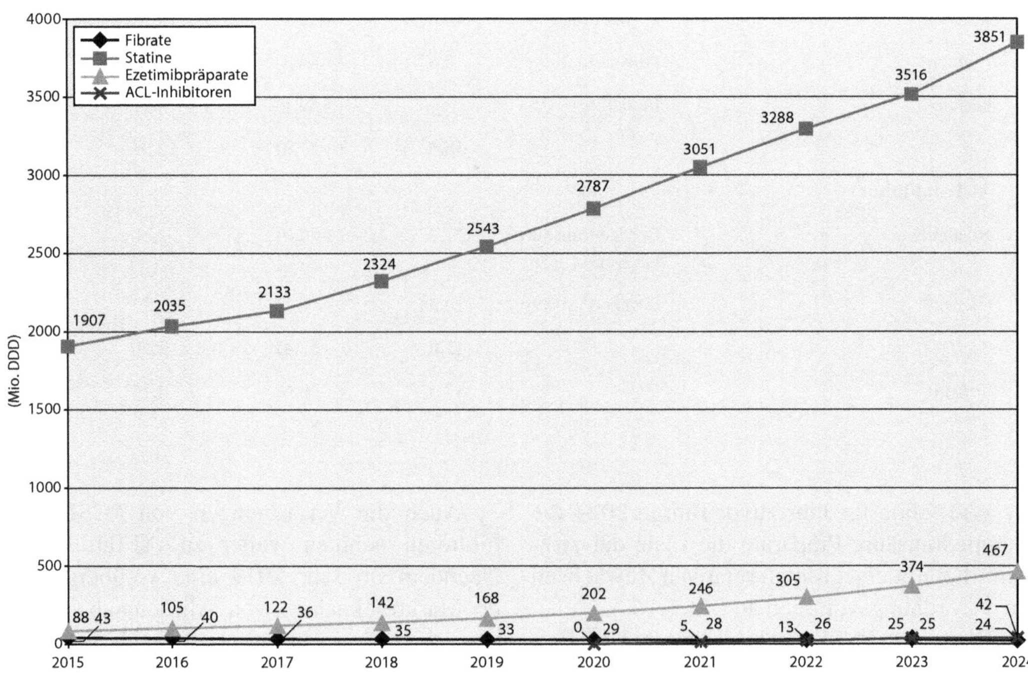

◗ Abb. 11.1 Verordnungen von Pharmaka mit Wirkung auf den Lipidstoffwechsel 2015 bis 2024. Gesamtverordnungen nach definierten Tagesdosen

ein Verordnungsvolumen von knapp 2,2 Mrd. DDD. Ein Atorvastatin-Monopräparat ist sogar unter den 30 meistverordneten Arzneimitteln zu finden (◘ Tab. 1.4). Den stärksten relativen Zuwachs weist hingegen erneut Rosuvastatin (+40,8 %) auf (◘ Tab. 11.2).

Der Trend zur Verordnung von Arzneistoffen, die eine stärkere Senkung des LDL-Cholesterins pro mg Arzneistoff aufweisen als z. B. Simvastatin und Pravastatin setzt sich also fort. Atorvastatin (40–80 mg/Tag) und Rosuvastatin (20–40 mg/Tag) sind hinsichtlich der LDL-C-Absenkung die wirkstärksten Statine und können bei Monotherapie die Serumkonzentration an LDL-C um mehr als 50 % senken (Jones et al. 2003). Zudem wird Rosuvastatin nicht signifikant durch Cytochrom P450 (CYP)-Transformation eliminiert und Atorvastatin durch CYP3A4 in nur geringem Maß, sodass diese beiden Arzneistoffe weniger anfällig für pharmakokinetische Interaktionen sind als beispielsweise Simvastatin.

Ob sich die HMG-CoA-Reduktase-Inhibitoren auch in ihrer Auswirkung auf Mortalität bzw. Morbidität unterscheiden, ist umstritten, da es nur wenige Studien mit Direktvergleichen zwischen den einzelnen Arzneistoffen gibt. Post-Hoc-Analysen zweier randomisierter, kontrollierter Studien (JUPITER, LODESTAR) ergaben Hinweise darauf, dass eine Dauerbehandlung mit hochdosiertem Rosuvastatin, nicht aber mit Atorvastatin, mit einem erhöhten Risiko für die Entstehung von Diabetes mellitus und Katarakt assoziiert ist (Der Arzneimittelbrief 2023b).

Orientiert man sich bei der Arzneimittelauswahl an der vorliegenden Studienevidenz, sind bestimmte Statine wie Simvastatin und Atorvastatin bei Personen mit manifester kardiovaskulärer Erkrankung zu bevorzugen (Cholesterol Treatment Trialists' Collaboration 2010). Die klinische Effektivität anderer Statine wurde in der Tertiärprävention nie in einer größeren Studie untersucht, weil sie teils viele Jahre nach dem „*first in class*"-Wirkstoff Lovastatin als Analogpräparat zugelassen wurden und eine Prüfung gegen Placebo nicht mehr vertretbar war (Der Arzneimit-

telbrief 2011). Grundsätzlich besteht jedoch wenig Zweifel, dass es sich beim klinischen Nutzen der HMG-CoA-Reduktase-Inhibitoren um einen Klasseneffekt handelt.

Auch aus pharmakoökonomischer Sicht sind Atorvastatin und Rosuvastatin eine gute Alternative, da die Nettokosten von Atorvastatin (0,11 €/DDD) und Rosuvastatin (0,12 €/DDD) im Vergleich zu Simvastatin (0,17 €/DDD), Pravastatin (0,18 €/DDD) und Fluvastatin (0,35 €/DDD) geringer sind. Nachdem der Rosuvastatin-Originator *Crestor®* in den letzten Jahren trotz seines zwischenzeitlich fast zwölfmal höheren Preises pro DDD (im Vergleich zu generischen Präparaten) einen überraschenden Aufwärtstrend gezeigt hat, ist das Verordnungsvolumen nun erstmals deutlich abgesunken von 29,7 Mio. DDD im Jahr 2023 auf nun nur noch 7 Mio. DD (−76,3 %). Die Fixkombination aus Rosuvastatin und Acetylsalicylsäure, die bereits 2023 einen sehr starken Verordnungszuwachs gezeigt hat, weist erneut einen deutlichen Zuwachs (+74,5 %) auf und erreicht nun ein Verordnungsvolumen von 2,9 Mio. DDD.

11.4.2 Cholesterinresorptionshemmer

Die nach den Verordnungszahlen zweitwichtigste Substanz ist der Cholesterinresorptionshemmer Ezetimib. Mit 10 mg Ezetimib ist mit einer LDL-C-Absenkung von durchschnittlich 17 % zu rechnen (Knopp et al. 2003). Bei etwa einem von acht behandelten Personen kommt es auf Grund einer genetischen Variante in der Zielstruktur, dem Niemann-Pick C1 like 1 (NPC1L1)-Protein in der Leber und im Darm, zu LDL-C-Absenkungen um bis zu 36 % (Hegele et al. 2005). Das im Allgemeinen gut verträgliche Ezetimib kann bei Statinunverträglichkeit auch als Monotherapie bei einer primären Hyperlipidämie verordnet werden (Zhan et al. 2018).

In den durchgeführten Interventionsstudien bei kardiovaskulären Hochrisikopatienten konnte allerdings keine Absenkung der gesamten oder kardiovaskulären Mortalität belegt werden, weder in der Ezetimib-Monotherapie noch in der Addition zu einer optimierten Therapie mit Statinen (Khan et al. 2022). Die Kombinationsbehandlung mit Statin reduziert jedoch geringfügig das Risiko eines nicht-tödlichen Myokardinfarkts (Abnahme von 105 auf 92/1.000) und nicht-tödlichen Schlaganfalls (Abnahme von 32 auf 27/1.000, Zhan et al. 2018). Die geringe Effektgröße rechtfertigt einen zusätzlichen Einsatz vor allem bei Personen mit hohem bis sehr hohem kardiovaskulären Risiko und bei Personen mit hohen LDL-C-Werten, die höhere Statindosen nicht tolerieren (Khan et al. 2022; Der Arzneimittelbrief 2022b).

In den meisten Fällen wird Ezetimib in fester Kombination mit einem Statin gegeben. Damit kann bei einer zielwertgesteuerten Behandlung zu Gunsten der Verträglichkeit Statindosis eingespart werden, was sich gegenüber einer Hochdosis-Statinbehandlung als nicht unterlegen erwiesen hat („LODESTAR", Hong et al. 2023).

Immerhin sind Ezetimib-Präparate mit Nettokosten von durchschnittlich 0,27 € pro DDD eine günstige und gut verträgliche Therapieoption, falls eine Add-On-Therapie zu Statinen erforderlich erscheint. Die Verordnungszahlen preisgünstiger Ezetimib-Generika (Monopräparate) sind 2024 erneut angestiegen (+21,7 %; ◘ Tab. 11.3). Auch fixe Kombinationen mit diversen Statinen werden im Vergleich zum Vorjahr wesentlich häufiger verordnet (+42 %). Bemerkenswert ist, dass diese Kombinationspräparate trotz Senkung der Nettokosten (2020: 1,41 €/DDD; 2024: 0,67 €/DDD) im Durchschnitt immer noch 1,5–1,8fach teurer sind als die Verordnung der einzelnen Monopräparate.

Auch die Kombination von Ezetimib mit Bempedoinsäure weist einen starken Verordnungszuwachs auf (s. ACL-Inhibitoren).

11.4.3 PCSK9-Inhibitoren

Zielstruktur der Inhibitoren ist die Serinprotease PCSK9. Dieses Enzym ist maßgeblich am Abbau des LDL-Rezeptors beteiligt. Die beiden monoklonalen Antikörper Evolocumab und Alirocumab binden an zirkulierendes PCSK9 und neutralisieren es; der siRNA-Arzneistoff Inclisiran verhindert dagegen die PCSK9-Synthese durch Translationhemmung. In beiden Fällen resultiert ein verminderter Abbau der LDL-Rezeptoren auf den Leberzellen. Dadurch wird vermehrt LDL-C in die Leber aufgenommen und das zirkulierende LDL-C sinkt. Die relative Senkung der LDL-C-Serumkonzentrationen in den Studien betrug im Vergleich zu Placebo nach durchschnittlich 24 Wochen: mit 140 mg Evolocumab −61 %, mit 75 mg Alirocumab −46 % und mit 284 mg Inclisiran −54 % (Imran et al. 2023). Damit sind die PCSK9-Inhibitoren sehr potente LDL-C-senkende Arzneimittel und liegen im Wirkbereich der Hochdosis-Statin-Therapie bzw. darüber. Außerdem senken die PCSK9-Inhibitoren auch das Lp(a) um 20–25 %.

Wie bei allen neueren Lipidsenkern ist das größte Manko bei deren Beurteilung, dass in den Studien fast ausschließlich mit Surrogatendpunkten (relative Senkung von LDL-C, Erreichen bestimmter LDL-C-Zielwerte) gearbeitet wird. Zur klinischen Bedeutung der monoklonalen PCSK9-Antikörper kann aber mittlerweile Folgendes gesagt werden: Nach einer Metaanalyse mit sechs randomisierten, kontrollierten Studien reduziert Alirocumab, jeweils als Zusatztherapie zu Statinen und/oder Ezetimib, das *relative Risiko* von Myokardinfarkten um 15 %, von Schlaganfällen um 25 % und von Krankenhausaufenthalten wegen instabiler Angina pectoris um 42 %. Evolocumab senkt das *relative Risiko* von Myokardinfarkten um 25 % und von koronaren Revaskularisierungen um 19 %. Ein Überlebensvorteil ist nicht nachgewiesen (Saad Cleto et al. 2025). Die *absoluten* Behandlungseffekte sind jedoch klein und bewegen sich im Bereich von 11–21 verhinderten Ereignissen pro 1.000 Personen bei einer 5-jährigen Therapie. Dies entspricht einer „Number Needed to Treat" (NNT) von 50 bis 100 über die gesamte Studiendauer (Der Arzneimittelbrief 2022b). Subgruppenanalysen weisen zudem darauf hin, dass Personen europäischer Herkunft bzw. mit einer Serum-LDL-C-Ausgangskonzentration $< 100\,mg/dL$ weniger von PCSK9-Inhibitoren profitieren könnten (Einhart und Wille 2023).

Inclisiran ist vor allem auf Grund seines Wirkmechanismus interessant: Da es die Biosynthese von PCSK9 langfristig hemmt, muss es nur halbjährlich injiziert werden. Das könnte Vorteile hinsichtlich der Therapieadhärenz haben. Evidenz hierfür und für einen klinischen Nutzen ist auch 5 Jahre nach seiner Zulassung nicht vorhanden (Imran et al. 2023, Der Arzneimittelbrief 2025). Daher kann Inclisiran derzeit nur als ein „*me too*"-Präparat angesehen werden, das lediglich im Rahmen von Studien oder als Reservetherapeutikum zum Einsatz kommen sollte.

Die vom Gemeinsamen Bundesausschuss (GBA) beschlossene Verordnungseinschränkung für PCSK9-Inhibitoren gilt auch weiterhin, sodass diese teuren Arzneistoffe (durchschnittlich 12,95 €/DDD) erst verordnungsfähig sind, wenn die Therapie mit kostengünstigeren Arzneimittelgruppen (Statine, Anionenaustauscher, Cholesterinresorptionshemmer) ausgereizt ist. Trotzdem wurde Evolocumab (*Repatha*) im Vergleich zum Vorjahr um 12,3 % häufiger verordnet (❏ Tab. 11.4). Der zweite in Deutschland zugelassene PCSK9-Inhibitor Alirocumab (*Praluent*) weist nach seiner Marktrücknahme wegen eines Patentstreits im Juli 2019 und anschließenden Wiedereinführung im November 2020 (Deutsche Apothekerzeitung 2019) einen Verordnungszuwachs von 45,3 % im Vergleich zum Vorjahr auf und reetabliert sich damit weiter auf dem Markt. Inclisiran steigt im Jahr 2024 mit einem Verordnungsvolumen von 3,1 Mio. DDD (+59,1 %) zum ersten Mal in die Liste der verordnungsstärksten Arzneimittel auf. Die im vergangenen Jahr verordneten 18,5 Mio. DDD an PCSK9-Inhibitoren stehen für 50.685 mit diesen Arzneistoffen behandelten Patienten.

Diese Zahl ist deutlich höher als die Zahl, die bei der Nutzenbewertung als mögliche Zielpopulation definiert wurde (Gemeinsamer Bundesausschuss 2016).

Inclisiran weist mit 5.355 € Jahrestherapiekosten ähnlich hohe Kosten wie die antikörperbasierten PCSK9-Inhibitoren auf. Mit steigenden Jahrestherapiekosten von 5.296 € für Evolocumab (2023: 5.037 €) bzw. 3.329 € für Alirocumab (2023: 3.256 €) sind die PCSK9-Inhibitoren trotzdem noch preiswerter als eine Lipidapherese, die bei der Nutzenbewertung nach Lauer-Taxe mit 23.012 bis 67.293 € angesetzt wurde (Bundesministerium für Gesundheit 2018). Mit den Statinen (47 €/Jahr), Ezetimib (99 €/Jahr), Colestyramin (832 €/Jahr) und neuerdings auch Bempedoinsäure (934 €/Jahr) existieren aber deutlich günstigere medikamentöse Alternativen, die vor Verordnung eines PCSK9-Inhibitors ausgeschöpft werden sollten.

11.4.4 ACL-Inhibitoren

Bempedoinsäure, bzw. dessen aktiver Metabolit, hemmt die ATP-Citrat-Lyase (ACL), ein der HMG-CoA-Reduktase vorgelagertes Enzym der intrazellulären Cholesterinbiosynthese. Der Wirkstoff ist interessant bei Statinunverträglichkeit, da unerwünschte Wirkungen auf die Skelettmuskulatur bei Monotherapie mit Bempedoinsäure nicht beobachtet wurden (Mach et al. 2025). In den Zulassungsstudien konnte der ACL-Inhibitor bei kombinierter Anwendung mit einem Statin nach 4 Wochen eine zusätzliche Reduktion der LDL-C-Serumkonzentration um 15–16 % und absolut um 20–25 mg/dL im Vergleich zu Placebo erzielen (Ballantyne et al. 2018). Die Mortalität wurde nicht günstig beeinflusst und der Sicherheitsendpunkt „nicht-tödlicher Myokardinfarkt" nur sehr knapp. Es müssen durchschnittlich 91 Personen mit hohem kardiovaskulärem Risiko ohne Statin oder mit sehr geringer Statindosis über 3,4 Jahre Bempedoinsäure erhalten, um einen einzigen Herzinfarkt zu verhindern (Einhart und Wille 2023).

Die Häufigkeit von Schlaganfällen wird nicht günstig beeinflusst.

Bempedoinsäure wurde in der CLEAR-Outcomes-Studie bei 13.970 Personen mit etablierten oder hohem Risiko für atherosklerotische kardiovaskuläre Erkrankungen und dokumentierter Statinintoleranz geprüft. Es zeigte sich über eine Nachbeobachtungsdauer von 3,4 Jahren eine signifikante Reduktion beim kombinierten Endpunkt um relativ 13 %. Unter den vier Einzelkomponenten zeigten sich die Raten nicht-tödlicher Myokardinfarkte und koronarer Revaskularisationen signifikant reduziert. Das Gesamtüberleben wurde nicht verbessert (Nissen et al. 2023).

Bempedoinsäure führte in den Studien im Vergleich zu Placebo zu signifikant häufigeren Therapieabbrüchen wegen Nebenwirkungen (RR: 1,43; CI: 1,12–1,84, Der Arzneimittelbrief 2021). Dazu zählten: Cholelithiasis, Gichtanfälle sowie Anstiege von Harnsäure, Kreatinin bzw. Transaminasen im Serum (Nissen et al. 2023). Da auf Grund von Interaktionen mit Statinen deren Plasmaspiegel und daher auch das Myopathierisiko steigen kann, kann die gemeinsame Einnahme von Statinen mit Bempedoinsäure zu unerwarteten muskulären Problemen führen. Die Kombination von Bempedoinsäure und > 40 mg/d Simvastatin ist kontraindiziert (Der Arzneimittelbrief 2021).

Weil der pharmazeutische Unternehmer keine überzeugenden Daten zu relevanten klinischen Endpunkten vorgelegt hat, sah der GBA keinen Zusatznutzen gegenüber der optimierten Therapie mit Statinen und ggf. Ezetimib (Gemeinsamer Bundesausschuss 2021).

Aus wirtschaftlichen Erwägungen heraus ist Bempedoinsäure mit Nettokosten von 2,56 € pro DDD deutlich preiswerter als PCSK9-Inhibitoren. Sowohl das Monopräparat *Nilemdo®* als auch das Kombinationspräparat mit Ezetimib *Nustendi®* weisen eine ausgeprägte Zunahme der Verordnungszahlen auf: *Nilemdo®* legte um 45,5 % auf 10,3 Mio. DDD zu, *Nustendi®* wurde mit 31,7 Mio. DDD noch deutlich häufiger verordnet als im Vorjahr (+76 % Anstieg der DDD; ◘ Tab. 11.4). Dies

dürfte weniger das Resultat überzeugender Studiendaten sein, sondern vielmehr der Strategie der ambitionierten LDL-C-Zielvorgaben sowie der weit verbreiteten Skepsis gegenüber Statinen geschuldet sein.

11.4.5 Weitere lipidsenkende Arzneistoffe

Im Gegensatz zu den kontinuierlich ansteigenden Verordnungszahlen der Statine sinken die Verordnungen der **Fibrate** in den letzten Jahrzehnten stetig, im letzten Jahr um weitere 2,6 % (◘ Tab. 11.4). Fibrate binden an den Peroxisom-Proliferator-aktivierten Rezeptor alpha (PPARα), einen nukleären Transkriptionsfaktor in Leber und Muskel. PPARα aktiviert u. a. Gene für die HDL-C-Synthese, vor allem aber für den Triglycerid- und Fettsäureabbau, sodass mit Fibraten die Serumtriglyceride um bis zu 50 % gesenkt werden können und das HDL-C um 5–20 % steigt. Das LDL-C bleibt hingegen weitestgehend unbeeinflusst. Daher spielen Fibrate in der Behandlung von Hypercholesterinämien praktisch keine Rolle. Auch konnte mit Fibraten in klinischen Studien keine Senkung der kardiovaskulären Mortalität bzw. der Gesamtmortalität nachgewiesen werden. Bei der Verordnung von Fibraten ist eine erhöhte Muskeltoxizität zu beachten, insbesondere, wenn sie mit Statinen kombiniert werden.

Anionenaustauscher binden Gallensäuren im Darm und reduzieren deren Rückresorption. Es resultiert eine Verringerung des körpereigenen Cholesterinpools und eine vermehrte Synthese von LDL-Rezeptoren. Diese binden LDL-C aus dem Plasma, was zu einer weiteren Senkung der Cholesterinkonzentrationen führt. Colestyramin war überhaupt der erste Arzneistoff, für den eine präventive Wirkung gegen die KHK bei Männern mit Hypercholesterinämie belegt werden konnte und war einige Jahre Mittel der Wahl bei familiären Hypercholesterinämien (Lipid Research Clinics Program 1984). Ähnlich wie bei Ezetimib kann mit niedrigen Dosen (8 g/d) das LDL-

C um 10–15 % und mit hohen Dosen (bis 30 g/d) um über 20 % gesenkt werden. Limitierend bei der Anwendung von Anionenaustauschern sind die häufig auftretenden gastrointestinalen Nebenwirkungen wie Übelkeit, Blähungen, Krämpfe und ein Anstieg der Leberenzyme. Außerdem besteht auf Grund des Wirkmechanismus ein bedeutsames Interaktionspotenzial mit anderen Medikamenten und fettlöslichen Vitaminen.

Interessanterweise wird seit 2009 wieder vermehrt Colestyramin verordnet, das auch im Jahr 2024 im Vergleich zum Vorjahr erneut einen Anstieg der DDD um 8 % aufweist (◘ Tab. 11.4). Dies kann aber auch daran liegen, dass Colestyramin nicht nur zur LDL-C-Senkung verordnet wird, sondern auch zur Behandlung von chologener Diarrhö und Pruritus. Während die DDD-Nettokosten für Statine und Ezetimibpräparate über die letzten Jahre deutlich gesunken sind, sind die Kosten für Colestyramin im Vergleich zu den Vorjahren sogar gestiegen (2020: 2,04 €/DDD; 2023: 2,17 €/DDD; 2024: 2,28 €/DDD).

Literatur

Abbasi S, Khan A, Choudhry MW (2024) New insights into the treatment of Hyperlipidemia: pharmacological updates and emerging treatments. Cureus 16(6):e63078. https://doi.org/10.7759/cureus.63078

AWMF Arbeitsgemeinschaft der wissenschaftlichen medizinischen Fachgesellschaften (2017) S3-Leitlinie zur Hausärztlichen Risikoberatung zur kardiovaskulären Prävention. AWMF-Register-Nr. 053-024

Ballantyne CM, Banach M, Mancini GBJ, Lepor NE, Hanselman JC, Zhao X, Leiter LA (2018) Efficacy and safety of bempedoic acid added to ezetimibe in statin-intolerant patients with hypercholesterolemia: a randomized, placebo-controlled study. Atherosclerosis 277:195–203. https://doi.org/10.1016/j.atherosclerosis.2018.06.002

Brown RE, Welsh P, Logue J (2020) Systematic review of clinical guidelines for lipid lowering in the secondary prevention of cardiovascular disease events. Open Heart 7(2):e1396. https://doi.org/10.1136/openhrt-2020-001396

Bundesärztekammer, Kassenärztliche Bundesvereinigung, Arbeitsgemeinschaft der Wissenschaftlichen Medizinischen Fachgesellschaften (2022) Nationale VersorgungsLeitlinie Chronische KHK, Version 6. https://www.leitlinien.de/themen/khk/version-6

Bundesministerium für Gesundheit (2018) Bekanntmachung eines Beschlusses des Gemeinsamen Bundesausschusses über eine Änderung der Arzneimittel-Richtlinie (AM-RL) (Anlage XII – Beschlüsse über die Nutzenbewertung von Arzneimitteln mit neuen Wirkstoffen nach § 35a des Fünften Buches Sozialgesetzbuch (SGB V) Evolocumab (Neubewertung aufgrund neuer Wissenschaftlicher Erkenntnisse) vom 6. September 2018, BAnz AT 2. Okt. 2018 B4)

Bytyçi I, Penson PE, Mikhailidis DP, Wong ND, Hernandez AV, Sahebkar A, Thompson PD, Mazidi M, Rysz J, Pella D, Reiner Ž, Toth PP, Banach M (2022) Prevalence of statin intolerance: a meta-analysis. Eur Heart J 43(34):3213–3223. https://doi.org/10.1093/eurheartj/ehac015

Cholesterol Treatment Trialists Collaboration, Baigent C, Blackwell L, Emberson J, Holland LE, Reith C, Bhala N, Peto R, Barnes EH, Keech A, Simes J, Collins R (2010) Efficacy and safety of more intensive lowering of LDL cholesterol: a metaanalysis of data from 170,000 participants in 26 randomised trial. Lancet 376(9753):1670–1681. https://doi.org/10.1016/S0140-6736(10)61350-5

Cleto SA, Schirlo JM, Machozeki J, Martins CM (2025) Alirocumab versus evolocumab on cardiovascular outcomes: a systematic review and meta-analysis. Curr Cardiol. https://doi.org/10.2174/011573403X3575422250526072430

Der Arzneimittelbrief (2002) Neue, unabhängige Empfehlungen zur kardiovaskulären Primärprävention mit Statinen aus den USA. AMB 56:65

Der Arzneimittelbrief (2011) Neue Arzneimittel 2009. AMB 45:1

Der Arzneimittelbrief (2019) Kritik an den Leitlinien kardiologischer Fachgesellschaften. AMB 53:08DB01

Der Arzneimittelbrief (2021) Neue Lipidsenker Teil 1: Inclisiran und Bempedoinsäure. AMB 55:97–99

Der Arzneimittelbrief (2022a) Neue Lipidsenker Teil 2: Evinacumab. AMB 56:5–6

Der Arzneimittelbrief (2022b) Hypercholesterinämie: Zusatzbehandlung mit Ezetimib oder PCSK9-Hemmern zu Statinen. Neue Therapieempfehlungen ohne Interessenkonflikte. AMB 56:33–36

Der Arzneimittelbrief (2023a) Zur Bedeutung von Zielvorgaben bei der Cholesterinsenkung. AMB 57:29

Der Arzneimittelbrief (2023b) Erhöhtes Risiko für Diabetes und Katarakt unter Rosuvastatin, aber wahrscheinlich nicht unter anderen Statinen. AMB 57:94

Der Arzneimittelbrief (2025) Neue Daten zum PCSK9-Hemmer Inclisiran. AMB 59:59

Deutsche Apothekerzeitung (2019) Patentstreit um PCSK9-Hemmer. Nun doch: Praluent nicht mehr verfügbar. https://www.deutsche-apotheker-zeitung.de/news/artikel/2019/08/07/nun-doch-praluent-nicht-mehr-verfuegbar

Einhart N, Wille H (2023) Medikamentöse Cholesterinsenkung zur Vorbeugung kardiovaskulärer Ereignisse. Arzneiverordn Prax 50:7–13 (https://www.akdae.de/fileadmin/user_upload/akdae/Arzneimitteltherapie/LF/PDF/Cholesterinsenkung.pdf)

Gaudet D, Greber-Platzer S, Reeskamp LF, Iannuzzo G, Rosenson RS, Saheb S, Stefanutti C, Stroes E, Wiegman A, Turner T, Ali S, Banerjee P, Drewery T, McGinnissJ, Waldron A, George RT, Zhao XQ, Pordy R, Zhao J, Bruckert E, Raal FJ (2024) Evinacumab in homozygous familial hypercholesterolaemia: long-term safety and efficacy. Eur Heart J 45(27):2422–2434. https://doi.org/10.1093/eurheartj/ehae325

Gemeinsamer Bundesausschuss (2016) Evolocumab. https://www.g-ba.de/downloads/91-1385-354/2018-09-06_Geltende-Fassung_Evolocumab_D-345.pdf

Gemeinsamer Bundesausschuss (2021) Bempedoinsäure. https://www.g-ba.de/downloads/39-261-4785/2021-04-15_AM-RL-XII_Bempedoinsäure_D-601_BAnz.pdf

Genest JJ Jr, Martin-Munley SS, McNamara JR, Ordovas JM, Jenner J, Myers RH, Silberman SR, Wilson PW, Salem DN, Schaefer EJ (1992) Familial lipoprotein disorders in patients with premature coronary artery disease. Circulation 85(6):2025–2033. https://doi.org/10.1161/01.cir.85.6.2025

Guirguis-Blake JM, Evans CV, Coppola EL, Redmond N, Perdue LA (2023) Screening for lipid disorders in children and adolescents: updated evidence report and systematic review for the US preventive services task force. JAMA 330(3):261–274. https://doi.org/10.1001/jama.2023.8867

Hegele RA, Guy J, Ban MR, Wang J (2005) NPC1L1 haplotype is associated with inter-individual variation in plasma low-density lipoprotein response to ezetimibe. Lipids Health Dis 4:16. https://doi.org/10.1186/1476-511X-4-16

Hong SJ, Lee YJ, Lee SJ, Hong BK, Kang WC, Lee JY, Lee JB, Yang TH, Yoon J, Ahn CM, Kim JS, Kim BK, Ko YG, Choi D, Jang Y, Hong MK, LODESTAR Investigators (2023) Treat-to-target or high-intensity Statin in patients with coronary artery disease: a randomized clinical trial. JAMA 329(13):1078–1087. https://doi.org/10.1001/jama.2023.2487

Imran TF, Khan AA, Has P, Jacobson A, Bogin S, Khalid M, Khan A, Kim S, Erqou S, Choudhary G, Aspry K, Wu WC (2023) Proprotein convertase subtilisin/kexin type 9 inhibitors and small interfering RNA therapy for cardiovascular risk reduction: a systematic review and meta-analysis. PLoS ONE 18(12):e295359. https://doi.org/10.1371/journal.pone.0295359

Johannesen CDL, Langsted A, Mortensen MB, Nordestgaard BG (2020) Association between low density lipoprotein and all cause and cause specific mortality in Denmark: prospective cohort study. BMJ 371:m4266. https://doi.org/10.1136/bmj.m4266 (Erratum in BMJ 372:n422)

Jones PH, Davidson MH, Stein EA, Bays HE, McKenney JM, Miller E, Cain VA, Blasetto JW (2003) Comparison of the efficacy and safety of rosuvastatin versus atorvastatin, simvastatin, and pravastatin across doses (STELLAR* Trial). Am J Cardiol 92(2):152–160. https://doi.org/10.1016/s0002-9149(03)00530-7 (STELLAR Study Group)

Khan SU, Yedlapati SH, Lone AN, Hao Q, Guyatt G, Delvaux N, Bekkering GE, Vandvik PO, Bin Riaz I, Li S, Aertgeerts B, Rodondi N (2022) PCSK9 inhibitors and ezetimibe with or without statin therapy for cardiovascular risk reduction: a systematic review and network meta-analysis. BMJ 377:e69116. https://doi.org/10.1136/bmj-2021-069116

Khera AV, Chaffin M, Zekavat SM, Collins RL, Roselli C, Natarajan P, Lichtman JH, D'Onofrio G, Mattera J, Dreyer R, Spertus JA, Taylor KD, Psaty BM, Rich SS, Post W, Gupta N, Gabriel S, Lander E, Chen IYD, Talkowski ME, Rotter JI, Krumholz HM, Kathiresan S (2019) Whole-genome sequencing to characterize monogenic and polygenic contributions in patients hospitalized with early-onset myocardial infarction. Circulation 139(13):1593–1602. https://doi.org/10.1161/CIRCULATIONAHA.118.035658

Knopp RH, Gitter H, Truitt T, Bays H, Manion CV, Lipka LJ, LeBeaut AP, Suresh R, Yang B, Veltri EP, Ezetimibe Study Group (2003) Effects of ezetimibe, a new cholesterol absorption inhibitor, on plasma lipids in patients with primary hypercholesterolemia. Eur Heart J 24(8):729–741. https://doi.org/10.1016/s0195-668x(02)00807-2

Koenig W, Lorenz ES, Beier L, Gouni-Berthold I (2024) Retrospective real-world analysis of adherence and persistence to lipid-lowering therapy in Germany. Clin Res Cardiol 113(6):812–821. https://doi.org/10.1007/s00392-023-02257-6

Leebmann J, Roeseler E, Julius U, Heigl F, Spitthoever R, Heutling D, Breitenberger P, Maerz W, Lehmacher W, Heibges A, Klingel R (2013) Lipoprotein apheresis in patients with maximally tolerated lipid-lowering therapy, lipoprotein(a)-hyperlipoproteinemia, and progressive cardiovascular disease: prospective observational multicenter study. Circulation 128(24):2567–2576. https://doi.org/10.1161/CIRCULATIONAHA.113.002432

Lin Y, Parco C, Karathanos A, Krieger T, Schulze V, Chernyak N, Icks A, Kelm M, Brockmeyer M, Wolff G (2022) Clinical efficacy and safety outcomes of bempedoic acid for LDL-C lowering therapy in patients at high cardiovascular risk: a systematic review and meta-analysis. BMJ Open 12(2):e48893. https://doi.org/10.1136/bmjopen-2021-048893

Lipid Research Clinics Program (1984) Lipid research clinics coronary primary prevention trial results. I. reduction in incidence of coronary heart disease. II. relationship of reduction in incidence of coronary heart disease to cholesterol lowering. JAMA 251:351–374

Mach F, Baigent C, Catapano AL, Koskinas KC, Casula M, Badimon L, Chapman MJ, De Backer GG, Delgado V, Ference BA, Graham IM, Halliday A, Landmesser U, Mihaylova B, Pedersen TR, Riccardi G, Richter DJ, Sabatine MS, Taskinen MR, Tokgozoglu L, Wiklund O, ESC Scientific Document Group (2019) 2019 ESC/EAS Guidelines for the management of dyslipidaemias: lipid modification to reduce cardiovascular risk. Eur Heart J 41(1):111–188. https://doi.org/10.1093/eurheartj/ehz455 (Erratum in: Eur Heart J. 2020 Nov 21;41(44):4255)

Mach F, Koskinas KC, Roeters van Lennep JE, Tokgözoğlu L, Badimon L, Baigent C, Benn M, Binder CJ, Catapano AL, De Backer GG, Delgado V, Fabin N, Ference BA, Graham IM, Landmesser U, Laufs U, Mihaylova B, Nordestgaard BG, Richter DJ, Sabatine MS (2025) ESC/EAS Scientific Document Group. 2025 Focused Update of the 2019 ESC/EAS Guidelines for the management of dyslipidaemias. Eur Heart J. https://doi.org/10.1093/eurheartj/ehaf190

Mazhar F, Hjemdahl P, Clase CM, Johnell K, Jernberg T, Sjölander A, Carrero JJ (2022) Intensity of and adherence to lipid-lowering therapy as predictors of major adverse cardiovascular outcomes in patients with coronary heart disease. J Am Heart Assoc 11(14):e25813. https://doi.org/10.1161/JAHA.122.025813

Mosca S, Araújo G, Costa V, Correia J, Bandeira A, Martins E, Mansilha H, Tavares M, Coelho MP (2022) Dyslipidemia diagnosis and treatment: risk stratification in children and adolescents. J Nutr Metab. https://doi.org/10.1155/2022/4782344

Nissen SE, Lincoff AM, Brennan D, Ray KK, Mason D, Kastelein JJP, Thompson PD, Libby P, Cho L, Plutzky J, Bays HE, Moriarty PM, Menon V, Grobbee DE, Louie MJ, Chen CF, Li N, Bloedon L, Robinson P, Horner M, Sasiela WJ, McCluskey J, Davey D, Fajardo-Campos P, Petrovic P, Fedacko J, Zmuda W, Lukyanov Y, Nicholls SJ, CLEAR Outcomes Investigators (2023) Bempedoic acid and cardiovascular outcomes in Statin-intolerant patients. N Engl J Med 388(15):1353–1364. https://doi.org/10.1056/NEJMoa2215024

Patel AP, Wang M, Pirruccello JP, Ellinor PT, Ng K, Kathiresan S, Khera AV (2020) Lp(a) (lipoprotein[a]) concentrations and incident atherosclerotic cardiovascular disease: new insights from a large national biobank. Arterioscler Thromb Vasc Biol 41(1):465–474. https://doi.org/10.1161/ATVBAHA.120.315291

Pirillo A, Casula M, Olmastroni E, Norata GD, Catapano AL (2021) Global epidemiology of dyslipidaemias. Nat Rev Cardiol 18(10):689–700. https://doi.org/10.1038/s41569-021-00541-4

Preiss D, Campbell RT, Murray HM, Ford I, Packard CJ, Sattar N, Rahimi K, Colhoun HM, Waters DD, LaRosa JC, Amarenco P, Pedersen TR, Tikkanen MJ, Koren MJ, Poulter NR, Sever PS, Ridker PM, MacFadyen JG, Solomon SD, Davis BR, Simpson LM, Nakamura H, Mizuno K, Marfisi RM, Marchioli R, Tognoni G, Athyros VG, Ray KK, Gotto AM, Clearfield MB, Downs JR, McMurray JJ (2015) The effect of statin therapy on heart failure events: a collaborative meta-analysis of unpublished data from major randomized trials. Eur Heart J 36:1536–1546. https://doi.org/10.1093/eurheartj/ehv072

Ray KK, Molemans B, Schoonen WM, Giovas P, Bray S, Kiru G, Murphy J, Banach M, De Servi S, Gaita D, Gouni-Berthold I, Hovingh GK, Jozwiak JJ, Jukema JW, Kiss RG, Kownator S, Iversen HK, Maher V, Masana L, Parkhomenko A, Peeters A, Clifford P, Raslova K, Siostrzonek P, Romeo S, Tousoulis D, Vlachopoulos C, Vrablik M, Catapano AL, Poulter NR (2021) EU-wide cross-sectional observational study of lipid-modifying therapy use in secondary and primary care: the DA VINCI study. Eur J Prev Cardiol 28(11):1279–1289. https://doi.org/10.1093/eurjpc/zwaa047

Riaz H, Khan SU, Rahman H, Shah NP, Kaluski E, Lincoff AM, Nissen SE (2019) Effects of high-density lipoprotein targeting treatments on cardiovascular outcomes: a systematic review and meta-analysis. Eur J Prev Cardiol 26(5):533–543. https://doi.org/10.1177/2047487318816495

Rosenson RS (2022) Effects of lipid-lowering drugs on serum lipid levels. In: Shefner JM (Hrsg) UpToDate. UpToDate, Waltham

Safarova M, Bimal T, Soffer DE, Hirsh B, Shapiro MD, Mintz G, Cha A, Gianos E (2024) Advances in targeting LDL cholesterol: PCSK9 inhibitors and beyond. Am J Prev Cardiol 19:100701. https://doi.org/10.1016/j.ajpc.2024.100701

Sniderman AD, Navar AM, Thanassoulis G (2022) Apolipoprotein B vs low-density lipoprotein cholesterol and non-high-density lipoprotein cholesterol as the primary measure of apolipoprotein B lipoprotein-related risk: the debate is over. JAMA Cardiol 7(3):257–258. https://doi.org/10.1001/jamacardio.2021.5080

Stone NJ, Robinson JG, Lichtenstein AH, Bairey Merz CN, Blum CB, Eckel RH, Goldberg AC, Gordon D, Levy D, Lloyd-Jones DM, McBride P, Schwartz JS, Shero ST, Smith SC Jr, Watson K, Wilson PW (2014) 2013 ACC/AHA guideline on the treatment of blood cholesterol to reduce atherosclerotic cardiovascular risk in adults: a report of the American college of cardiology/American heart association task force on practice guidelines. J Am Coll Cardiol 63:2889–2934. https://doi.org/10.1016/j.jacc.2013.11.002

US Preventive Services Task Force (2022) Statin use for the primary prevention of cardiovascular disease in adults: US preventive services task force recommendation statement. JAMA 328(8):746–753. https://doi.org/10.1001/jama.2022.13044

Vodnala D, Rubenfire M, Brook RD (2012) Secondary causes of dyslipidemia. Am J Cardiol 110(6):823–825. https://doi.org/10.1016/j.amjcard.2012.04.062

Xie S, Galimberti F, Olmastroni E, Carugo S, Catapano AL, Casula M (2025) Effect of lipid-lowering therapies on lipoprotein(a) levels: a comprehensive meta-analysis of randomized controlled trials. Atherosclerosis 408:120420. https://doi.org/10.1016/j.atherosclerosis.2025.120420 (META-LIPID Group)

Zhan S, Tang M, Liu F, Xia P, Shu M, Wu X (2018) Ezetimibe for the prevention of cardiovascular disease and all-cause mortality events. Cochrane Database Syst Rev. https://doi.org/10.1002/14651858.CD012502.pub2

11

Magen-, Darm- und Lebererkrankungen

Kilian Bock und Roland Seifert

Auf einen Blick

Verordnungsprofil Unterschiedliche Arzneimittelgruppen, die in der Behandlung von gastrointestinalen Erkrankungen eingesetzt werden, werden als Magen-Darm-Medikamente zusammengefasst.

Protonenpumpeninhibitoren (PPI) haben unter diesen Medikamenten mit ca. 3,8 Mrd. Tagesdosen das höchste Verordnungsvolumen, gefolgt von Laxanzien, intestinalen Antiphlogistika, Prokinetika und Carminativa, Lebertherapeutika, Pankreatin und Antidiarrhoika.

In der Verordnung der PPI zeichnet sich in den letzten Jahren ein kontinuierlicher Anstieg ab. Im Jahr 2024 hat die Verordnungshäufigkeit den Höchstwert der letzten 9 Jahre, der im Jahr 2016 erreicht worden ist, mit 3.869,2 MIO DDD übertroffen (◘ Abb. 12.1). Diese Daten enthalten jedoch nur die Verordnungszahlen der GKV, sodass die reale Medikation durch Erwerb von Over-the-Counter-Präparaten wahrscheinlich noch sehr viel höher liegt.

TNFα-Inhibitoren wie Infliximab, Adalimumab und Golimumab, die auch bei chronisch entzündlichen Darmerkrankungen zur Anwendung kommen, werden im Kapitel Krankheitsmodifizierende Arzneistoffe für Autoimmunerkrankungen Antirheumatika und Antiphlogistika (► Kap. 19, ◘ Tab. 19.2) aufgeführt.

Ebenso wird Ustekinumab, ein monoklonaler Antikörper gegen Interleukin 12/23, der auch zur Therapie von M. Crohn zugelassen ist, bei seinem Hauptindikationsgebiet, der schweren bis mittelschweren Plaque-Psoriasis aufgelistet (► Kap. 35, Dermatika, ◘ Tab. 35.14). Glucocorticoide (mit Ausnahme von Budesonid; ◘ Tab. 12.6) werden im Kapitel Glucocorticoide (► Kap. 20, ◘ Tab. 20.1) besprochen. Bezüglich Immunsuppressiva wie Azathioprin wird auf das Kapitel Immuntherapeutika (► Kap. 21) verwiesen. Zytostatika zur Behandlung gastrointestinaler Neoplasien sind im Kapitel Onkologika enthalten (► Kap. 5).

12.1 Ulkustherapeutika

12.1.1 Helicobacter-pylori-Infektion

Mit der Entdeckung der Assoziation zwischen *Helicobacter pylori* und der Ulkusentstehung, sowie dem Nachweis, dass dessen Eradikation die Heilung von Ulcera ventriculi bzw. Ulcera duodeni fördert und die Rezidivrate bei Patienten mit *H. pylori* verursachter Ulkuskrankheit relevant senkt, hat sich die Ulkustherapie grundlegend gewandelt.

Aufgrund der verbesserten hygienischen Voraussetzungen in vielen Industrienationen sowie den erfolgreichen *H. pylori* Eradikationstherapien der letzten Jahrzehnte nimmt die Prävalenz der *Helicobacter-pylori*-Infektion ab. Hierdurch dürfte sich auch die Abnahme *Helicobacter*-assoziierter Krankheiten, wie der gastroduodenalen Ulkuskrankheit und

© Der/die Autor(en), exklusiv lizenziert an Springer-Verlag GmbH, DE, ein Teil von Springer Nature 2026
W.-D. Ludwig, B. Mühlbauer, R. Seifert (Hrsg.), *Arzneiverordnungs-Report 2025*,
https://doi.org/10.1007/978-3-662-72738-6_12

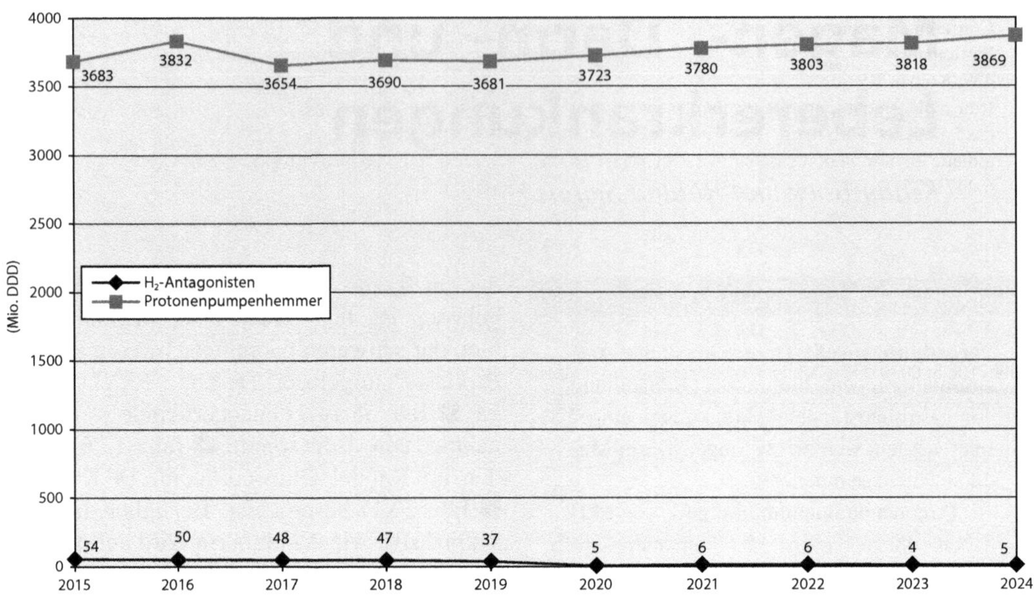

◘ Abb. 12.1 Verordnungen von Ulkustherapeutika 2015 bis 2024. Gesamtverordnungen nach definierten Tagesdosen

dem Magenkarzinom erklären (Hermann et al. 2020).

Probleme ergeben sich jedoch aus der zunehmenden Resistenz gegen antibakterielle Arzneistoffe (Antibiotika), insbesondere gegen das häufig verwendete Clarithromycin (Savoldi et al. 2018). Die Resistenzentwicklung hat zu neuen Empfehlungen zur medikamentösen Eradikationstherapie von Helicobacter pylori geführt. Die Empfehlung zur Erstlinientherapie ist eine Vierfachtherapie mit Bismut, die aus einer Dreifachkombination (*Pylera*, Hartkapsel in äußerer Hülle 140 mg Bismutsubcitrat und 125 mg Metronidazol, im Inneren 125 mg Tetracyclin) sowie Omeprazol (je 20 mg vor dem Frühstück und vor dem Abendessen) besteht (Fischbach et al. 2022). Die Umsetzung dieser Empfehlung zeichnet sich auch in der Verschreibungshäufigkeit des Medikamentes ab: wurden im Jahr 2023 noch 1,5 Mio. DDD verschrieben, so zeigt sich ein deutlicher Anstieg in der Verschreibungshäufigkeit von Pylera für das Jahr 2024 mit 2,1 Mio. DDD, was einem Plus von 41,5 % entspricht (◘ Tab. 12.2). Möglicherweise erklärt sich durch die Umsetzung der Leitlinienempfehlung auch die Regredienz der Verschreibungshäufigkeit von *Zacpac* (−67,8 %) bestehend aus Pantoprazol, Amoxicillin und Clarithromycin. Allerdings kann der Rückgang auch weitere, andere Ursachen haben, da unklar ist wie häufig die Medikamente einzeln in der Indikation zur Eradikation von Helicobacter verschrieben werden. Die Resistenzlage von Helicobacter ist immer wieder Gegenstand verschiedener Studien. Mégraud et al. (2023) untersuchten die Resistenzlage von *Helicobacter* in den USA und einigen europäischen Ländern (UK, Polen, Tschechien, Ungarn, Bulgarien): Eine Metronidazolresistenz wurde mit 69,2 % der getesteten Proben unter allen analysierten antibakteriellen Arzneistoffen am häufigsten nachgewiesen. Die Clarithromycinresistenz betrug in dieser Studie hingegen nur 22,2 %. Schulz et al. (2025) stellten in ihrer Arbeit die Resistenzlage von Helicobacter verschiedener Studien für verschiedene Länder gegenüber und zeigten für Europa eine Metronidazolresistenz von 17–62,4 %, wobei die dort zitierten Daten für Deutschland von einer Metronidazolresistenz von 17,4 % ausgehen.

Die aktuellen Leitlinien empfehlen nach erfolgloser primärer Vierfachtherapie die Resistenztestung, wobei die Zweitlinientherapie dann unter Berücksichtigung der Resistenztestung als Standard-Triple-Therapie oder Fluorchinolon-haltige Triple-Therapie über jeweils 14 Tage erfolgen sollte (Fischbach et al. 2022). Bei Betrachtung der Resistenzlage, insbesondere auch für Metronidazol, welches in *Pylera* enthalten ist stellt sich die Frage, ob Pylera bei Patienten mit metronidazolresistenten Helicobacterstämmen möglicherweise nicht wirksam ist. Eine kürzlich erschienene Studie widmete sich genau diesem Thema und konnte zeigen, dass die Bismuthquadrupeltherapie sich als die beste Möglichkeit unter allen Therapieansätzen herausgestellt hat um Clarithromycin und Metronidazolresistenzen zu überwinden (Bujanda et al. 2024).

Weitere antibakterielle Arzneistoffe für die Eradikationstherapie von Helicobacter pylo-ri, z. B. für wie Rifabutin und Levofloxacin sind im ► Kap. 16 aufgelistet. Da die Prävalenz von H. pylori abnimmt, und die Testverfahren auch falsch positive Befunde ergeben können, wird zur adäquaten Diagnostik empfohlen, dass zwei Tests positiv ausfallen müssen (z. B. Histologie, HUT-Test, Stuhl-Antigen-Nachweis; Fischbach et al. 2022). In manchen Situationen, wie bei Nachweis eines Ulcus duodeni, ist auch die Positivität nur eines Tests ausreichend um die Diagnose zu begründen (Fischbach et al. 2022).

12.1.2 Protonenpumpeninhibitoren

In den vergangenen Jahren wurde kritisch hinterfragt, ob der hohen Verordnungshäufigkeit von PPIs eine adäquate Verordnungsindikation gegenübersteht.

◘ Tab. 12.1 Verordnungen von Protonenpumpenhemmern 2024. Angegeben sind die 2024 verordneten Tagesdosen, die Änderungen gegenüber 2023 und die mittleren Kosten je DDD 2024

Präparat	Bestandteile	DDD	Änderung	DDD-Nettokosten
		Mio.	%	Euro
Omeprazol				
Omeprazol AL	Omeprazol	156,8	(+14,7)	0,14
Omeprazol Mylan	Omeprazol	120,4	(+18,0)	0,17
Omeprazol Heumann	Omeprazol	110,1	(−3,1)	0,15
Omeprazol-1 A Pharma	Omeprazol	82,6	(−35,7)	0,18
Omeprazol-ratiopharm	Omeprazol	33,4	(−26,4)	0,15
Omep	Omeprazol	13,1	(+18,1)	0,17
Omeprazol AbZ	Omeprazol	5,2	(+50,1)	0,17
Omeprazol Bluefish	Omeprazol	4,6	(+176,6)	0,13
Omeprazol/Omkap BASICS	Omeprazol	2,2	(−20,2)	0,15
Omeprazol STADA	Omeprazol	2,0	(−52,8)	0,19
Omeprazol/Ome-Hennig	Omeprazol	1,4	(+74,7)	0,20
Oppi	Omeprazol	0,12	(> 1.000)	15,04
		532,0	**(−3,3)**	**0,16**

�‣ Tab. 12.1 (Fortsetzung)

Präparat	Bestandteile	DDD	Änderung	DDD-Nettokosten
		Mio.	%	Euro
Pantoprazol				
Panto/Pantoprazol Aristo	Pantoprazol	1067,8	(+64,3)	0,12
Pantoprazol BASICS	Pantoprazol	951,0	(+89,8)	0,12
Pantoprazol Aurobindo	Pantoprazol	337,3	(+27,4)	0,12
Pantoprazol-PUREN/-protect	Pantoprazol	255,3	(−54,4)	0,12
Pantoprazol AbZ	Pantoprazol	131,8	(+22,4)	0,12
Pantoprazol-Micro Labs	Pantoprazol	72,3	(+3,2)	0,14
Pantoprazol-ratiopharm	Pantoprazol	59,7	(−44,9)	0,15
Pantoprazol Heumann	Pantoprazol	55,5	(−51,0)	0,12
Pantoprazol-1 A Pharma	Pantoprazol	41,3	(−83,2)	0,13
Pantoprazol beta	Pantoprazol	8,5	(−49,7)	0,09
Pantoprazol TAD	Pantoprazol	7,4	(−96,5)	0,14
Pantoprazol Denk	Pantoprazol	5,6	(−76,0)	0,10
Pantoprazol Winthrop	Pantoprazol	5,5	(−67,6)	0,11
Pantoprazol Hennig	Pantoprazol	5,2	(−32,3)	0,14
Pantoprazol Nyc	Pantoprazol	5,0	(−36,4)	0,13
Pantoprazol HEXAL	Pantoprazol	4,5	(−33,2)	0,14
Pantoprazol STADA	Pantoprazol	3,5	(−85,1)	0,14
Pantoprazol AL	Pantoprazol	3,5	(−78,2)	0,15
Pantozol	Pantoprazol	0,16	(−71,8)	5,08
Pantoprazol Hikma	Pantoprazol	0,09	(+23,5)	10,49
Pantoprazol Amneal/Ever	Pantoprazol	0,06	(+13,3)	17,30
Pantoprazol Tillomed	Pantoprazol	0,03	(−47,4)	6,42
		3021,2	**(+2,3)**	**0,12**
Lansoprazol				
Lansoprazol AbZ	Lansoprazol	9,0	(+60,8)	0,14
Lansoprazol-ratiopharm	Lansoprazol	5,2	(−15,3)	0,13
Lansoprazol Aurobindo	Lansoprazol	5,1	(+9,7)	0,13
		19,2	**(+17,8)**	**0,13**

◻ Tab. 12.1 (Fortsetzung)

Präparat	Bestandteile	DDD	Änderung	DDD-Nettokosten
		Mio.	%	Euro
Esomeprazol				
Esomeprazol Ethypharm	Esomeprazol	97,2	(−13,2)	0,15
Esomeprazol TAD	Esomeprazol	68,3	(+1,7)	0,13
Esomeprazol BASICS	Esomeprazol	61,8	(+124,2)	0,15
Esomeprazol Aristo	Esomeprazol	36,8	(−15,0)	0,15
Esomeprazol AbZ	Esomeprazol	5,2	(+53,0)	0,14
Esomeprazol-ratiopharm	Esomeprazol	2,9	(+73,2)	0,15
Esomep	Esomeprazol	1,9	(+20,0)	0,15
Nexium	Esomeprazol	1,6	(+2,3)	1,26
		275,8	**(+6,8)**	**0,15**
Rabeprazol				
Rabeprazol-PUREN	Rabeprazol	4,2	(−28,7)	0,12
Kombinationen				
Zacpac	Pantoprazol Amoxicillin Clarithromycin	0,11	(−67,8)	16,04
Summe		**3852,4**	**(+1,8)**	**0,13**

Eine französische Studie zeigte, dass im Jahr 2015 > 15 Mio. Menschen in Frankreich PPIs einnahmen, was 29,8 % der gesamten erwachsenen Bevölkerung entspricht (Lassalle et al. 2020). Circa 7,4 Mio. dieser Patienten hatten keine PPIs im vorherigen Jahr eingenommen (Lassalle et al. 2020). Der häufigste Grund zur Verschreibung von PPIs unter den Patienten, die im Vorjahr keine PPIs eingenommen haben war in dieser Studie eine Co-Medikation mit Cyclooxygenase-Inhibitoren (COX-Inhibitoren); auch als nicht-steroidale Antirheumatika (NSAR bezeichnet), wobei für die meisten Patienten (79,7 %) hierfür kein adäquater Grund detektiert werden konnte. Deshalb gehen die Autoren von einer übermäßigen Nutzung von PPIs in Frankreich aus und sprechen sich für angemessene Indikationen aus (Lassalle et al. 2020). Daten aus der französischen Region Pays de la Loire zeigen dennoch, dass die Rate der Beendigung der Einnahme von PPIs bei chronischen Verbrauchern (3 Monate) zwischen 2017 und 2020 bei 12,5 % lag und stagnierte (Gendre et al. 2022). Plehhova et al. (2023) untersuchten in einer retrospektiven Studie mit 472.146 Patienten das Verschreibungsverhalten von PPIs in Deutschland. Die Studie zeigte, dass mehr als 10 % der Patienten in gastroenterologischen Praxen oder Hausarztpraxen PPIs verschrieben bekommen haben (5 % der Verordnungen bei Hausärzten, 16 % aller Verordnungen bei Gastroenterologen). Die Studie beschreibt ebenfalls, dass die Behandlung tendenziell zudem länger als die empfohlenen 4–8 Wochen dauerte (Plehhova et al. 2023).

Bei der Verordnung von PPI gab es auch 2024 unterschiedlichste Fluktuationen innerhalb der Verschreibungen (◘ Tab. 12.1). Die durchschnittlichen Kosten der DDD sind mit 0,13 € gegenüber dem Vorjahr minimal regredient. Pantoprazol ist unverändert der am häufigsten eingesetzte PPI, obgleich keine Studien vorliegen, die eine therapeutische Überlegenheit des Wirkstoffes gegenüber anderen PPI belegen (Mössner 2016). Für Pantoprazol wird eine geringere Arzneimittelinteraktion im Rahmen des Cytochrom-P450-Stoffwechsels der Leber beschrieben. Eine durch klinische Studien belegte Relevanz dieser geringeren Interaktionen ist aber bislang nicht publiziert.

Der häufige Einsatz von PPI reflektiert die Wirksamkeit dieser Substanzen bei der Ulkuskrankheit, der Refluxkrankheit und bei der Prävention und Therapie von Erosionen und Ulzerationen, die unter der Einnahme von COX-Inhibitoren und low-dose-ASS (zur Sekundärprophylaxe kardiovaskulärer Erkrankungen) im Magen und Duodenum entstehen (Übersicht bei Stedman und Barclay 2000). Die Indikation zur PPI-Therapie sollte kritischer gestellt werden, da sich Berichte über unerwünschte Wirkungen bei einer Langzeittherapie häufen; z. B. erhöhtes Risiko für Infektionen u. a. mit Clostridium difficile, für Osteoporose aufgrund verminderter Calciumresorption (Mössner 2016), Vitamin B_{12}-Mangel, Magnesiummangel, hepatische Enzephalopathie. Insgesamt können PPI bezogen auf die Häufigkeit ihrer Verordnung jedoch als sichere Medikamente angesehen werden (Koop 2018).

Worauf der leichte Rückgang von 2016 auf 2017 und die seitdem stabile bis tendenziell erneut ansteigende Verordnungsmenge beruhen, lässt sich nur spekulieren. Eine Möglichkeit wären Doppelverschreibungen von Ärzten verschiedener Fachrichtungen, die ihren Patienten mit einer PPI-Therapie „etwas Gutes gegen Stress" tun wollen. Eine Rolle mag auch spielen, dass Ärzte möglicherweise Arzneimittel nach Handelsnamen und nicht nach internationalen Freinamen verschreiben und es daher zu Doppelverschreibungen von Präparaten kommt, die vom Handelsnamen her nicht als PPI zu erkennen sind (z. B. *Esomep, Nexium, Antra*). Um Doppelverschreibungen in Zukunft effektiver zu vermeiden, wurde jüngst das Erlernen wichtiger INN-Endungen in das Curriculum des Medizinstudiums übernommen. PPI kann man an der INN (international non-proprietary name)-Endung _prazol erkennen. Vor dem Hintergrund einer zunehmenden Digitalisierung werden Doppelverschreibungen möglicherweise im weiteren Verlauf abnehmen. Dennoch sollten Behandler es sich zur Gewohnheit machen, bei allen ihren Patienten eine (vielleicht sogar dem Patienten gar nicht bewusste) PPI-Verschreibung abzuklären. ◘ Tab. 12.1 listet die in Deutschland am häufigsten verschriebenen PPI auf.

In der Laienpresse gab es viele, oft übertrieben kritische Berichte über unerwünschte Wirkungen einer Langzeit-Therapie mit PPI. Außerdem ist in der Statistik die wahrscheinlich nicht unerhebliche rezeptfreie Einnahme nicht berücksichtigt. Auch die Deutsche Gesellschaft für Gastroenterologie, Verdauungs- und Stoffwechselkrankheiten (DGVS) kritisiert den unkritischen, nicht indikationsgerechten Einsatz der PPI (Ueberschaer und Allescher 2017).

Für alle verfügbaren PPI ist ihre Effizienz durch zahlreiche Studien nachgewiesen. Zur Langzeittherapie der Refluxkrankheit reichen häufig niedrige Dosierungen. So zeigte Esomeprazol (20 mg/Tag) bei der Erhaltungstherapie der Refluxösophagitis eine Überlegenheit gegenüber Pantoprazol (20 mg/Tag; Labenz et al. 2005). Zur Langzeittherapie einer nichterosiven Refluxösophagitis ist auch eine sogenannte Bedarfstherapie zu empfehlen (Bour et al. 2005). Bei abgeheilter erosiver Refluxösophagitis ist eine Dauertherapie mit PPI der Bedarfstherapie zur Prophylaxe des Rezidivs überlegen (Sjöstedt et al. 2005). Die Ergebnisse klinischer Studien haben Eingang in nationale und internationale Leitlinien und Therapieempfehlungen gefunden (Malfertheiner et al. 2007; Arzneimittelkommission der deutschen Ärzteschaft 2009; Koop et al. 2014; National Institute for Health and Care Excellence 2014). Kürzlich wurde auch der Lyon 2 Consenus veröffentlich, welcher Kriterien für und gegen die Diagnose einer gastroösophagealen Refluxerkrankrung liefert (Gyawali et al. 2024). Neu ist zum Beispiel, dass auch eine Refluxösophagitis LA Grad B in den überarbeiteten Kriterien als Beweis für eine gastroösophageale Refluxerkrankung angesehen wird (Gyawali et al. 2024).

Der sehr breite Einsatz von PPI zur Prophylaxe von Stressulcera bei Intensivpatienten, der häufig zu einer Dauertherapie nach Entlassung führt, ist in einer großen kontrollierten Studie überprüft worden (Krag et al. 2018). Zwar wurde die Blutungsrate reduziert, ein Gesamtnutzen konnte jedoch nicht nachgewiesen werden. Retrospektive Daten aus Deutschland zeigen, dass PPIs nach der Krankenhausentlassung bei Intensivpatienten nicht unnötig fortgeführt werden sollten, da hierdurch möglicherweise ein negativer Effekt auf die Morbidität und Mortalität abgeleitet werden kann (Palmowski et al. 2024).

PPI werden auch zur Prophylaxe von Magen-Duodenal-Läsionen bei Gabe von COX-Inhibitoren oder low-dose-ASS eingesetzt. Eine Meta-Analyse bestätigt zwar die prophylaktische Wirksamkeit von PPI, allerdings war auch hier kein Effekt auf die Mortalität nachweisbar, so dass eine weitere Zurückhaltung zu diskutieren wäre (Scally et al. 2018). Da bei der großen Zahl der Verschreibungen von COX-Inhibitoren (insbesondere Ibuprofen; siehe ▶ Kap. 17) eine generelle Prävention gastroduodenaler Läsionen mit einem PPI zu Mehrkosten und einer Zunahme PPI-bedingter Nebenwirkungen führen würde, sollen nur jene Patienten eine Präventivtherapie erhalten, bei denen das Risiko für die Ausbildung von Komplikationen besonders hoch ist, wie Alter über 60 Jahre, gastrointestinale Blutung in der Anamnese, bekannte Ulkuskrankheit sowie gleichzeitige Behandlung mit Glucocorticoiden oder Antikoagulanzien. Insbesondere Patienten unter einer Mehrfach-Antikoagulation, z. B. bei koronarer Herzkrankheit, die mit Arzneimittelfreisetzenden Stents behandelt wurde, oder Vorhofflimmern, das zur Schlaganfallsprophylaxe mit Vitamin-K-Antagonisten behandelt wird, zeigen ein deutlich erhöhtes gastroin-

testinales Blutungsrisiko. Dieses Risiko ist auch erhöht, wenn Vitamin-K-Antagonisten durch direkt wirkende orale Antikoagulanzien (Faktor Xa- oder Thrombininhibitoren) ersetzt werden.

Durch die Verordnung von selektiven Cyclooxygenase-2 (COX-2)-Inhibitoren („Coxibe") kann die Häufigkeit schwerer gastrointestinaler Nebenwirkungen gegenüber nichtselektiven COX-Inhibitoren vermindert werden (Bombardier et al. 2000). Allerdings ist in der Prävention von Ulzerationen durch COX-Inhibitoren, z. B. Diclofenac, die gleichzeitige Gabe von Omeprazol ähnlich wirksam wie der Austausch der (nicht-selektiven) COX-Inhibitoren durch den COX-2-Inhibitor Celecoxib (Chan et al. 2002). Den klassischen COX-Inhibitoren (wie Ibuprofen und Diclofenac) in Kombination mit einem PPI wird gegenüber einem COX-2-Hemmer nach wie vor der Vorzug gegeben. Das Risiko von Dünndarmläsionen durch COX-Inhibitoren lässt sich mit PPI nicht reduzieren. Möglicherweise wäre dies eine „Indikationsnische" für Coxibe, sobald ihr kardiovaskuläres Risiko und das der traditionellen COX-Inhibitoren besser angegeben werden kann. Kommt es unter niedrig dosierter ASS zu einer Ulkusblutung, ist der Ersatz durch Clopidogrel keine Alternative. Auch hier ist die prophylaktische Gabe eines PPI überlegen (Chan et al. 2005).

Wie oben erwähnt, gibt es Berichte über Nebenwirkungen der PPI wie Oberschenkelhalsfrakturen, Osteoporose, Infektionen und Vitamin B_{12}-Mangel (Corley et al. 2010; Lam et al. 2013; Mössner 2016; Malfertheiner et al. 2017). Eine Studie der Veterans Affairs Administration zeigte eine, allerdings rein assoziativ erhöhte Gesamtmortalität bei PPI-Nutzern, was auch an entsprechenden Ko-Morbiditäten liegen mag (Xie et al. 2019). Säurehemmung allein ohne Vorliegen weiterer Risikofaktoren für das Auftreten einer Osteoporose scheint das Frakturrisiko aber nicht zu erhöhen. Bei der extrem hohen Zahl an Verordnungen muss daher unverändert festgestellt werden, dass es sich bei den PPI um sehr sichere Medikamente handelt.

Eine kontroverse Diskussion hatte sich zur Frage möglicher Stentthrombosen infolge von Arzneimittelinteraktionen der PPI mit Clopidogrel entwickelt, da sie in der Leber das Cytochrom-P450-Enzym CYP2C19 hemmen, das wesentlich an der Bildung des aktiven Metaboliten von Clopidogrel beteiligt ist (Einzelheiten siehe Thrombozytenaggregationshemmer, ◻ Tab. 9.3 und 9.4). Nach mehreren Studien zu diesem Thema scheint aber kein klinisch relevantes Risiko vorzuliegen und der Nutzen der Prophylaxe gastrointestinaler Blutungen durch PPI zu überwiegen (Depta und Bhatt 2012).

Ein wesentliches Problem der PPI ist, dass es nach Absetzen einer Gabe über mehrere Wochen oder Monate, auch bei rein prophylaktischer Indikation, zu einem Rebound-Phänomen mit vermehrter Säuresekretion und gastrointestinalen Beschwerden kommen kann (Niklasson et al. 2010; Reimer et al. 2009). Dies führt häufig dazu, dass die Medikamente erneut angesetzt werden und so eine Art körperlicher Abhängigkeit entsteht. PPI sollten deswegen, insbesondere nach längerer Einnahme, schrittweise ausgeschlichen werden.

12.1.3 H$_2$-Rezeptorantagonisten und weitere Ulkusmittel

Die verordneten Tagesdosen der H$_2$-Rezeptorantagonisten waren bereits seit Jahren rückläufig (◻ Abb. 12.2). Nach Bekanntwerden der herstellungsbedingten Verunreinigung von Ranitidin-Präparaten mit dem potentiell karzinogenen N-Nitrosodimethylamin (NDMA) kam es in 2020 zu einem EMA-weiten Aussetzen der Zulassung und damit zum abrupten Verschwinden von Ranitidin aus der Liste der 3.000 am häufigsten verordneten Präparate. Es sind aus dieser Wirkstoffgruppe nur noch Verordnungen von Famotidin (*Famotidin ratiopharm und Famotidin STADA*) und Cimetidin (*H2 Blocker-ratiopharm*) aufgeführt, wobei es zu einem deutlichen Anstieg der Verschreibung von Famotidin ratiopharm gekommen ist bei Regredienz der Verschreibung von

Famotidin STADA. H$_2$-Rezeptorantagonisten werden wahrscheinlich bei Nichtulkuserkrankungen wie z. B. der funktionellen Dyspepsie (Nichtulkus-Dyspepsie, Reizmagen-Syndrom) eingesetzt. Ein weiteres Einsatzgebiet von H$_2$-Rezeptorantagonisten ist sicherlich die Onkologie, da diese Arzneistoffgruppe und insbesondere Ranitidin zur Vermeidung von Hypersensitivitätsreaktionen in der Vergangenheit häufig fester Bestandteil der Prämedikation in verschiedenen Chemotherapieprotokollen war. Es ist davon auszugehen, dass gerade im Bereich der Onkologie im Rahmen des Aussetzens der Zulassung von Ranitidin im Jahr 2020 die Protokolle in Hinblick auf die Therapie mit Ranitidin kritisch überprüft worden sind und die Prämedikation mit Ranitidin zu Gunsten anderer Medikamente verlassen worden ist. Dabei ist es gut möglich, dass die geänderten Protokolle keine H$_2$-Rezeptorantagonisten mehr enthalten. Gerade für die Gruppe der Taxane, z. B. Paclitaxel und Cabazitaxel wird in der Fachinformation eine Prämedikation mit H$_2$-Rezeptorantagonisten verlangt, die aber kritisch zu hinterfragen ist. Es ist davon auszugehen, dass hier Ranitidin durch andere H$_2$-Rezeptorantagonisten, z. B. Cimetidin, welches auch intravenös verabreicht werden kann, ersetzt worden ist. Allerdings ist Cimetidin wegen seiner CYP-Interaktionen sehr problematisch. Auch vor dem Hintergrund des EMA Aufrufs haben sich einige Studien mit der Frage beschäftigt ob das Risiko für Hypersensitivitätsreaktionen unter Paclitaxel höher ist, wenn auf die Prämedikation mit Ranitidin verzichtet wird. Haine et al. analysierten in ihrer retrospektiven Studie die Inzidenz von Hypersensitivitätsreaktionen unter Paclitaxel mit und ohne Prämedikation mit Ranitidin und konnten keinen Unterschied feststellen (Haine et al. 2022). In einer multizentrischen prospektiven Studie aus Spanien konnte gezeigt werden, dass das Weglassen von Ranitidin in der Prämedikation von Paclitaxel im Vergleich zur Verabreichung von H$_2$-Rezeptorantagonisten im Hinblick auf die Entwicklung von Hypersensitivitätsreaktionen nicht unterlegen ist (Montero Pérez et al. 2023). Auch aus pa-

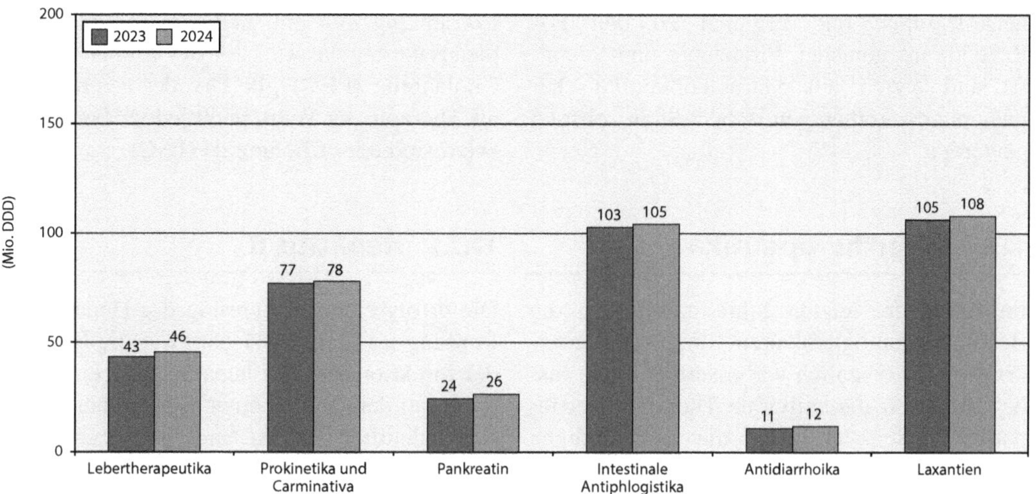

Abb. 12.2 Verordnungen von Darm- und Lebertherapeutika 2023 und 2024. Gesamtverordnungen nach definierten Tagesdosen

Tab. 12.2 Verordnungen von weiteren Ulkusmitteln 2024. Angegeben sind die 2024 verordneten Tagesdosen, die Änderungen gegenüber 2023 und die mittleren Kosten je DDD 2024

Präparat	Bestandteile	DDD	Änderung	DDD-Nettokosten
		Mio.	%	Euro
Ulkusmedikamente				
Famotidin-ratiopharm	Famotidin	3,3	(+322,0)	0,32
Gastrozepin	Pirenzepin	2,8	(+3,2)	0,62
Pylera	Bismutsubcitrat Tetracyclin Metronidazol	2,1	(+41,5)	10,99
Famotidin STADA	Famotidin	1,6	(−42,4)	0,30
Sucrabest	Sucralfat	0,81	(−2,0)	1,63
H2 Blocker-ratiopharm	Cimetidin	0,04	(−1,9)	9,03
		10,6	**(+23,5)**	**2,61**
Summe		**10,6**	**(+23,5)**	**2,61**

thophysiologischen Überlegungen heraus gibt es keinen triftigen Grund für die Verordnung von H_2-Rezeptorantagonisten in diesem Setting. Es ist davon auszugehen, dass mit zunehmenden Daten die Verordnung von H_2-Rezeptorantagonisten im Verlauf ungefähr gleich bleibt, auch wenn sich aktuell ein leich-ter Anstieg auf 5.2 Mio. DDD für das Jahr 2024 zeigt (**Abb. 12.1**).

Weitere Ulkusmedikamente (Pirenzepin, Sucralfat) sind nur noch von marginaler Bedeutung (**Tab. 12.2**). In Anbetracht der sehr guten Wirksamkeit der PPI und der deutlich niedrigeren DDD-Kosten dieser Arzneistoffgruppe im Vergleich zu den H_2-Rezeptorantagonisten, Pirenzepin und Sucralfat sind letztere aus pharmakoökonomischer und pharmakotherapeutischer Sicht obsolet geworden.

12.2 Lebertherapeutika

Im Laufe der letzten Jahre haben sich die Behandlungsmöglichkeiten für einige Leberkrankheiten erheblich verbessert. Das gilt insbesondere für die antivirale Therapie der Hepatitis C. Seit 2020 sind die Verordnungen dieser Medikamente, die im Jahr 2015 noch Kosten von 1,3 Mrd. € verursacht hatten, nicht mehr unter den 3.000 am häufigsten verordneten Arzneimittel aufgeführt. Dies ist vermutlich darauf zurückzuführen, dass inzwischen die meisten infizierten Patienten erfolgreich behandelt wurden und die Zahl der Neuinfektionen glücklicherweise niedrig ist. Die bedeutsamen Fortschritte der interferonfreien Therapie sind in der Leitlinie der Deutschen Gesellschaft für Gastroenterologie, Verdauungs- und Stoffwechselkrankheiten zur Therapie der Hepatitis C dargestellt sowie in den Empfehlungen der European Association for the Study of the Liver (Zimmermann et al. 2018; European Association for the Study of the Liver 2018).

Zu weiteren Fortschritten ist es in der Therapie der Autoimmunkrankheiten der Leber gekommen. Die Autoimmunhepatitis wird standardmäßig mit Glucocorticoiden (Prednisolon) und Immunsuppressiva (Azathioprin) behandelt, die bei Glucocorticoiden (▶ Kap. 20) und Immuntherapeutika (▶ Kap. 21) dargestellt werden. Bei noch nicht vorliegender Leberzirrhose kann auch das Glucocorticoid Budesonid gegeben werden. Für Patienten mit einer metabolic dysfunction-associated steatohepatitis (MASH), die an einer mittelschweren bis fortgeschrittenen Leberfibrose erkrankt sind, hat der Ausschuss für Humanarzneimittel (CHMP) der EMA eine bedingte Zulassung für das Medikament Resmetirom empfohlen, sodass erstmalig für diese Erkrankung nun ein medikamentöser Therapieansatz zugelassen ist.[1] Bei primär biliärer Cholangitis (PBC) gilt Ursodesoxycholsäure als Therapie der Wahl, nicht jedoch bei primär sklerosierender Cholangitis (PSC).

12.2.1 Hepatitis B

Die erfolgreiche Einführung der Hepatitis-B-Impfung im Jahre 1981 hat zwar die Inzidenz der Infektion und des hepatozellulären Karzinoms auf dem Boden einer chronischen Hepatitis B deutlich gesenkt, andererseits erreichen europäische Kliniken durch Migration aus Endemiegebieten immer neue Patienten mit einer chronischen Hepatitis B. Die akute Hepatitis-B-Infektion ist bei 95 % der immunkompetenten Patienten selbstlimitierend, so dass eine antivirale Therapie nur bei schweren Verläufen erforderlich ist. Bei Patienten mit chronischer Hepatitis B ist dagegen eine antivirale Therapie in Abhängigkeit von der Virusreplikation, den Serumtransaminasen sowie dem Entzündungs- und Fibrosestatus der Leber indiziert. Für die Behandlung der chronischen Hepatitis B-Infektion sind in Deutschland sieben Arzneimittel zugelassen: Kurzwirkendes Interferon alfa, langwirkendes Peginterferon alfa, drei Nukleosid-Analoga (Lamivudin, Entecavir, Telbivudin) und zwei Nukleotid-Analoga (Adefovir, Tenofovir). Mit wenigen Ausnahmen wird die an unerwünschten Wirkungen reiche Therapie mit Interferonen nicht mehr empfohlen, sondern die Anwendung der hochwirksamen und allgemein sehr gut verträglichen Nukleosid/Nukleotid-Analoga mit hoher genetischer Resistenzbarriere (Entecavir oder Tenofovir). Die notwendige Therapiedauer ist Gegenstand von Studien. Die heute noch relevanten Hepatitis B-Präparate sind Entecavir und Tenofovir (European Association for the Study of the Liver 2017). Im Jahr 2022 zeichnete sich ein deutlicher Anstieg von Ten-

---

1   Rezdiffra | European Medicines Agency (EMA). ▶ https://www.ema.europa.eu/en/medicines/human/EPAR/rezdiffra.

ofovirdisoproxil ($+157,7\,\%$) der Firma Heumann ab. In den Verordnungen für 2023 war Tenofovirdisoproxil als Monoverordnung (Indikation Hepatitis B) nicht mehr unter den häufigsten 3.000 verordneten Medikamenten aufgeführt. Für das Jahr 2024 wird *Tenofovirdisoproxil Amarox* aufgeführt. Es ist vor dem Hintergrund, dass der Einsatz des Medikamentes bei chronischer Hepatitis B erfolgt, nicht davon auszugehen, dass ein deutlicher Rückgang in der Verschreibung des Wirkstoffes in 2023 vorlag. Vielmehr ist davon auszugehen, dass das Präparat von verschiedenen Herstellen rezeptiert wurde und dabei bei keinem Hersteller die Schwelle zu den 3.000 häufigsten Medikamenten erreicht wurde. Daher ist die Interpretation, dass der Anstieg von Tenofovirdisoproxil-Verordnungen in 2022 mit einer erhöhten Detektionsrate von Hepatitis B in 2022 einhergegangen sei, möglicherweise nicht richtig, da dies durchaus auch auf einer vermehrten Verschreibung des Präparates von Heumann beruhen kann, welche dann in der Liste der 3.000 meist aufgeführten Medikamente erschien. Ähnliches scheint für das Jahr 2024 mit dem Medikament von Amarox zu gelten. Insofern ist es möglich, dass die Regredienz der Verschreibung von Entecavir des Herstellers Heumann ($-13,6\,\%$) in 2024 zum Vergleich zu 2023 nicht durch einen verminderten Einsatz des Wirkstoffes Entecavir zu erklären ist, sondern eher durch die Verschreibung des Wirkstoffs anderer Hersteller, die dann aber nicht in der Liste der häufigsten verschriebenen Medikamente erscheinen.

Tenofoviralafenamid, das im Vergleich zu dem herkömmlichen Tenofovirdisoproxil eine etwas geringere Nephrotoxizität und Osteopenie aufweisen soll, erschien wie schon 2020 nicht mehr unter den 3.000 am meisten verordneten Hepatitis-B-Therapeutika. Als Kombinationspräparat wird es in anderer Indikation (v. a. HIV) eingesetzt (vgl. ▶ Kap. 16, ◘ Tab. 16.10).

12.2.2 Ursodesoxycholsäure

Ursodesoxycholsäure (UDCA) ist eine Gallensäure mit vergleichsweise geringen hepatotoxischen Eigenschaften. Durch eine kompetitive Hemmung der intestinalen Resorption endogener Gallensäuren ersetzt sie bis zu $50\,\%$ des gesamten Gallensäurepools. Inwiefern auch eine immunologische Wirkung von UDCA besteht, ist umstritten. Ursodesoxycholsäure gilt seit langem als Mittel der Wahl für die Behandlung der primär biliären Cholangitis (PBC). Auch wenn der Nutzen von UDCA bei der Therapie der PBC vor allem für die Frühformen der Erkrankung nachgewiesen ist, so konnte eine große Studie der Global PBC Study Group zeigen, dass das Transplantat-freie Überleben bei allen Patienten verlängert wird, selbst bei denjenigen, bei denen kein überzeugendes klinisch-biochemisches Ansprechen nachzuweisen ist (Harms et al. 2019). Ursodesoxycholsäure wurde 2024 um $6\,\%$ häufiger als im Vorjahr verordnet, wobei es zu Fluktuationen in der Verschreibungshäufigkeit verschiedener Hersteller gekommen ist (◘ Tab. 12.3). Epidemiologische Erhebungen deuten an, dass ein erheblicher Prozentsatz der PBC-Patienten diese Standardtherapie nicht erhält (Sebode et al. 2020). Ursodesoxycholsäure wird sicher nicht nur indikationsgerecht bei PBC eingesetzt, sondern außerhalb sicherer Evidenz als „hepatoprotektives" Medikament bei verschiedensten Erkrankungen, die mit einer Cholestase verbunden sind. Inwiefern der Einsatz von UDCA bei rezidivierender Choledocholithiasis oder Gallengangsstenose gerechtfertigt ist, ist unklar.

Die zur Behandlung der PBC bei Patienten, die nicht auf Ursodesoxycholsäure ansprechen, zugelassene Obeticholsäure (Nevens et al. 2016) ist 2024 nicht unter den 3.000 am häufigsten verordneten Arzneistoffen gelistet. Die EMA hat für *Ocaliva* zudem Ende Juni 2024 empfohlen, die bedingte Genehmi-

◘ Tab. 12.3 Verordnungen von Lebertherapeutika 2024. Angegeben sind die 2024 verordneten Tagesdosen, die Änderungen gegenüber 2023 und die mittleren Kosten je DDD 2024

Präparat	Bestandteile	DDD	Änderung	DDD-Nettokosten
		Mio.	%	Euro
Hepatitis-B-Therapeutika				
Tenofovirdisoproxil Amarox	Tenofovirdisoproxil	2,8	(+254,3)	1,23
Entecavir Heumann	Entecavir	2,3	(−13,6)	3,91
		5,1	**(+48,8)**	**2,43**
Ursodeoxycholsäure				
Ursofalk	Ursodeoxycholsäure	16,6	(−18,9)	1,16
Ursonorm	Ursodeoxycholsäure	13,3	(+111,5)	1,12
Urso-1 A Pharma	Ursodeoxycholsäure	1,9	(−26,8)	1,21
Urso Heumann	Ursodeoxycholsäure	0,66	(−47,5)	1,24
		32,5	**(+6,0)**	**1,15**
Weitere Medikamente				
Hepa-Merz Granulat/Infusion	Ornithinaspartat	1,6	(+4,6)	5,22
Summe		**39,2**	**(+10,1)**	**1,48**

gung für das Inverkehrbringen, die das Medikament im Dezember 2016 erhielt, zu widerrufen (EMA 2024). Dies erfolgte, da nach Ansicht der EMA die Nutzen-Risiko Abwägung für das Medikament nicht mehr positiv ausfällt. Der Ausschuss für Humanarzneimittel (CHMP) der EMA hat die Prüfung für *Ocaliva* im Dezember 2024 abgeschlossen und empfohlen die Genehmigung für das Inverkehrbringens des Medikaments zu widerrufen. Als Alternative zeigte sich in einer kontrollierten Studie Bezafibrat mit guter Wirksamkeit und gutem Nebenwirkungsprofil; es ist aber bisher nicht für diese Indikation zugelassen (Corpechot et al. 2018). Es ist möglich, dass vor dem Hintergrund der EMA Empfehlung im Verlauf die Verordnung des im Vergleich zu Ocaliva weitaus preisgünstigerem Bezafibrat für die Indikation PBC als off-label use weiter zunimmt. Als Alternative erhielt im September 2024 zudem Elafibranor unter dem Handelsnamen *Iqirvo* zur Behandlung der PBC eine bedingte Zulassung durch die EMA (EMA 2024).[2]

12.3 Spasmolytika

Spasmolytika sind nach dem massiven Einbruch der Verordnungen im Jahre 2004 zu einer kleinen Randgruppe mit nur noch wenigen Präparaten geschrumpft. Das Verordnungsvolumen ist seit 1992 von 63 Mio. DDD (Arzneiverordnungs-Report 2002) auf 7,8 Mio. DDD in 2024 zurückgegangen (◘ Tab. 12.4). Mebeverin ist weiterhin das am häufigsten verordnete Spasmolytikum. Mebeverin wirkt pleiotrop, d. h. über verschiedene Mechanismen wie eine Kalziumkanalblockade, eine lokalanästhetische Wirkung und einen Muskarinrezeptor-

---

2 Iqirvo | European Medicines Agency (EMA). ► https://www.ema.europa.eu/en/medicines/human/ EPAR/iqirvo.

antagonismus relaxierend auf die glatte Darmmuskulatur und wird speziell für die Behandlung des Reizdarmsyndroms eingesetzt. Nach einer Metaanalyse lindern einige Spasmolytika die Beschwerden des Reizdarmsyndroms, ihre Wirkung wird jedoch durch antimuskarinerge unerwünschte Wirkungen limitiert (Ford et al. 2014). Die Evidenz ist gering, Mebeverin wird nicht erwähnt. Bezüglich Diagnostik und Therapie des Reizdarmsyndroms darf auf die S3-Leitlinie der Deutschen Gesellschaft für Gastroenterologie, Verdauungs- und Stoffwechselkrankheiten (DGVS) verwiesen werden (Layer et al. 2021).

Butylscopolamin (*Buscopan*) ist ein Scopolaminderivat und wirkt über einen Muskarinrezeptor-Antagonismus relaxierend auf die glatte Darmmuskulatur (◘ Tab. 12.4). Nach parenteraler Gabe ist Butylscopolamin (20 mg i.v.) bei Kolikschmerzen durch Gallensteine

◘ **Tab. 12.4 Verordnungen von Spasmolytika, Prokinetika und Carminativa 2024.** Angegeben sind die 2024 verordneten Tagesdosen, die Änderungen gegenüber 2023 und die mittleren Kosten je DDD 2024

Präparat	Bestandteile	DDD	Änderung	DDD-Nettokosten
		Mio.	%	Euro
Spasmolytika				
Duspatal/-retard	Mebeverin	5,4	(+4,4)	0,71
Mebeverin Aristo	Mebeverin	1,5	(+6,8)	0,77
Mebeverin-PUREN	Mebeverin	0,61	(−25,1)	0,86
Buscopan	Butylscopolamin	0,24	(+0,8)	4,77
		7,8	**(+1,6)**	**0,86**
Metoclopramid				
MCP STADA	Metoclopramid	10,4	(+120,8)	0,74
MCP AL	Metoclopramid	7,6	(−44,6)	0,84
MCP-ratiopharm	Metoclopramid	2,0	(+0,4)	1,37
MCP HEXAL	Metoclopramid	0,73	(+50,3)	0,71
MCP AbZ	Metoclopramid	0,23	(−31,5)	3,46
		21,0	**(−1,2)**	**0,87**
Domperidon				
Domperidon HEXAL	Domperidon	2,9	(+142,3)	0,80
Domperidon AbZ	Domperidon	2,8	(−38,2)	0,80
Motilium	Domperidon	0,36	(−51,3)	1,93
		6,0	**(−6,9)**	**0,87**
Prucaloprid				
Prucaloprid Dexcel	Prucaloprid	2,2	(+58,3)	2,17
Prucaloprid axunio	Prucaloprid	1,2	(+50,7)	2,32
		3,4	**(+55,5)**	**2,22**

□ Tab. 12.4   (Fortsetzung)

Präparat	Bestandteile	DDD	Änderung	DDD-Nettokosten
		Mio.	%	Euro
Pflanzliche Medikamente				
Carum Carvi Baby-Kümmel-zäpfchen	Carum Carvi	0,58	(−6,2)	1,24
Iberogast/-Classic	Bittere Schleifenblume Angelikawurzel Kamillenblütenextrakt Kümmeltinktur Schöllkrauttinktur Mariendistelfrüchte-tinktur Melissenblättertinktur Süßholzwurzeltinktur Pfefferminzblättertinktur	0,39	(+22,2)	1,56
Carum Carvi Wala	Atropa belladonna D2 Chamomilla recutita ø Nicotiana tabacum D4	0,08	(−20,5)	1,37
		1,1	**(+1,1)**	**1,37**
Dimeticon				
Lefax	Dimeticon	0,64	(−8,1)	2,22
Sab simplex	Dimeticon	0,63	(−15,4)	1,85
Espumisan	Dimeticon	0,16	(−12,8)	1,90
		1,4	**(−12,0)**	**2,03**
Summe		**40,7**	**(+1,1)**	**1,03**

sicher wirksam, allerdings langsamer als Analgetika (Schmieder et al. 1993). Ullmann et al. (2024) erhoben in einer Befragung, dass bei deutschen Endoskopikern bei komplexeren Eingriffen das Medikament ebenfalls zum Einsatz kommt, vor allem bei der ERCP. Die Wirksamkeit der oralen oder rektalen Gabe ist nicht durch kontrollierte Studien dokumentiert, und wegen des hohen hepatischen First-Pass-Effektes zumindest für die orale Gabe sehr fraglich. Eine Kontraindikation besteht bei bekanntem Glaukom.

12.4   Motilitätssteigernde Mittel

Hauptvertreter ist unverändert Metoclopramid, das vor allem zur Behandlung von Übelkeit und Erbrechen eingesetzt wird (Bouras und Scolapio 2004). Metoclopramid führt über einen Dopamin D_2-Rezeptor-Antagonismus zu einer Normalisierung der gestörten Darmperistaltik und einen Angriff in der Area postrema zu einer Hemmung des Brechreizes. Dagegen wird seine Anwendung bei diabetischer Gastroparese angesichts des problematischen Profils unerwünschter Wirkungen (insbesondere extrapyramidale Bewegungsstörungen vom Dyskinesie-Typ) bei Langzeittherapie kontrovers beurteilt (Smith und Ferris 2003). Die oft unkritische Verordnung von Metoclopramid ist bezüglich Dosis und Indikation mit deutlichen Auflagen versehen worden (Bundesinstitut für Arzneimittel und Medizinprodukte 2014). Die Verschreibungshäufigkeit von Metoclopramid war 2024 regredient, wie auch die Verschreibungshäufigkeit von Domperidon, das einen ähnlichen Wirkmechanismus und ähnliche unerwünschte Wirkungen wie Metoclopramid besitzt.

Das pflanzliche Kombinationspräparat *Iberogast* kann auf GKV-Rezept bei Kindern verordnet werden. Bei Erwachsenen erfolgt nur von einigen gesetzlichen Krankenkassen die Erstattung nach Einreichung eines Privatrezepts. Mehrere Meldungen über schwere Leberschäden bis hin zum Leberversagen (Teschke et al. 2012; Pantano et al. 2017), am ehesten bedingt durch das enthaltene Schöllkraut, für das es schon früher solche Berichte gab, haben nach langen Widerständen der Firma im September 2018 zu entsprechenden Warnhinweisen geführt (Deutsche Apothekerzeitung 2018). Im Vergleich zum Jahr 2023 kam es 2024 zu einem Anstieg in der Verschreibungshäufigkeit (+22,2 %). Wie hoch der Anteil an Iberogast, welches als Over-the-Counter-Präparat verkauft wurde ist, ist unbekannt. Es ist zu erwarten, dass es sich hierbei um einen nicht unerheblichen Anteil handelt.

Prucaloprid wurde ungefähr gleich zum Vorjahr verschrieben, jedoch zeigt sich eine Verschreibung zu Gunsten der Hersteller Dexcel und Axunio (*Prucaloprid Dexcel, Prucaloprid axunio* ● Tab. 12.4). *Resolor* hingegen ist nicht mehr in der Liste der häufigst 3.000 am häufigsten verschriebenen Medikamente aufgeführt. Prucaloprid stimuliert über serotonerge 5-HT$_4$-Rezeptoren die Acetylcholinfreisetzung. Im Gegensatz zu dem aufgrund seiner QT-Zeit-Verlängerungen vom Markt genommenen Cisaprid hat Prucaloprid weniger kardiale unerwünschte Wirkungen. Prucaloprid ist für die symptomatische Behandlung chronischer Obstipation bei Erwachsenen zugelassen, bei denen Laxanzien keine ausreichende Wirkung erzielen. Die grundsätzlichen Arzneimittelrichtlinien für die Verschreibung von Laxanzien müssen allerdings beachtet werden (Gemeinsamer Bundesausschuss 2023). Prucaloprid ist auch bei dem sehr seltenen Krankheitsbild der intestinalen Pseudoobstruktion wirksam (Emmanuel et al. 2012). Es ist möglich, dass der Anstieg der Verschreibung des Medikamentes möglicherweise auf einem off-label Einsatz beruht.

12.5 Carminativa

Unter den Carminativa werden Dimeticonpräparate und pflanzliche Präparate mit ätherischen Ölen zusammengefasst, die die Magen-Darm-Motorik anregen und dadurch Völlegefühl und Blähungen beseitigen sollen. Im Vordergrund steht das Silikonöl Dimeticon. Bei dieser Substanz handelt es sich um Polydimethylsiloxan (Dimeticon), das mit Siliziumdioxid aktiviert wurde und wegen seiner oberflächenspannungssenkenden Wirkung als Entschäumer verwendet wird. Dieses Mittel hat unter anderem die Indikation Meteorismus mit gastrointestinalen Beschwerden und wird zur Entfernung abnormer Gasansammlungen im Gastrointestinaltrakt empfohlen. Dimeticon ist auch speziell bei Säuglingskoliken geprüft worden, war dabei aber nicht besser wirksam als Placebo (Metcalf et al. 1994). Zur Vorbereitung diagnostischer Untersuchungen im Abdominalbereich liegen ältere positive Studiendaten vor (Sudduth et al. 1995; Kark et al. 1995), aber eine Wirksamkeit bei wiederholtem oder dauerhaftem Einsatz ist sehr fraglich. Außerdem wird Dimeticon in der gastrointestinalen Endoskopie gelegentlich zur Sichtverbesserung bei Schaumbildung über den Biopsie/Absaugkanal des Endoskops eingespritzt. Die Verordnung von Dimeticon ist im Vergleich zum Vorjahr weiter regredient und liegt bei nun bei knapp 1,4 Mio. DDD (● Tab. 12.4).

12.6 Pankreasenzympräparate

Pankreasenzympräparate werden zur Behandlung der exokrinen Pankreasinsuffizienz im fortgeschrittenen Stadium eingesetzt. Die Enzymsubstitution ist erst dann indiziert, wenn die tägliche Stuhlfettausscheidung 15 g überschreitet oder der Patient an Gewicht abnimmt. Indikationen sind die chronische Pankreatitis und ein Zustand nach ausgedehnten Pankreasoperationen. Aber auch bei Zustand nach akuter nekrotisierender Pankreatitis mit Defektheilung oder bei Pankreaskarzinom wird Pankreatin eingesetzt. Nach Magenresektionen, insbesondere Gastrektomien, kann es zu einer funktionellen Pankreasinsuffizienz im Rahmen einer pankreatiko-cibalen Dyssynchronie kommen. Hiermit ist gemeint, dass eine adäquate Durchmischung des Chymus mit dem Pankreassekret, z. B. aufgrund einer zu schnellen Passage des Speisebreis in den Dünndarm aus dem (Rest-)Magen oder durch Sekretion von Pankreasenzymen in tiefer liegende Schlingen nach Pankreatikojejunostomie, ausbleibt (Mössner und Keim 2003). Auch hier werden Pankreasenzyme eingesetzt. Ein weiterer zugelassener Einsatzbereich ist die Maldigestion bei Mukoviszidose (zystische Fibrose).

Zur Substitution wird meist Pankreatin vom Schwein verwendet. Für den therapeutischen Erfolg ist der Lipasegehalt der Enzympräparate von Bedeutung. Als Richtdosis werden initial 20.000–40.000 FIP-Einheiten Lipase pro Mahlzeit angegeben, bei nicht ausreichender Wirksamkeit Erhöhung bis auf 240.000 Einheiten pro Tag (Beyer et al. 2022). Die Präparate müssen galenisch so hergestellt werden, dass sie bei der Magenpassage nicht durch die Salzsäure inaktiviert werden. Hierzu haben sich säuregeschützte Minitabletten oder Mikropellets mit einem Durchmesser nicht über 2 mm bewährt (Halm et al. 1999). Bezüglich Indikation und Evidenz des Einsatzes von Pankreatinpräparaten sei auf die S3-Leitlinie zur chronischen Pankreatitis verwiesen (Beyer et al. 2022).

Die Verschreibung von Pankreatinpräparaten hat auch 2024 leicht zugenommen (❏ Tab. 12.5). Die Erstattung erfolgt nur bei nachgewiesener Pankreasinsuffizienz. Hierzu

❏ Tab. 12.5 Verordnungen von Pankreatinpräparaten 2024. Angegeben sind die 2024 verordneten Tagesdosen, die Änderungen gegenüber 2023 und die mittleren Kosten je DDD 2024

Präparat	Bestandteile	DDD	Änderung	DDD-Nettokosten
		Mio.	%	Euro
Pankreatinpräparate				
Pangrol	Pankreatin	8,5	(+10,5)	3,60
Kreon	Pankreatin	7,3	(−11,5)	3,57
Pankreatan	Pankreatin	7,2	(+47,6)	3,83
Pankreatin Nordmark	Pankreatin	1,2	(−41,7)	3,40
Pankreatin-ratiopharm	Pankreatin	0,26	(+9,6)	3,99
		24,5	**(+5,9)**	**3,66**
Weitere Enzympräparate				
Nortase	Rizolipase Enzymkonzentrat aus Aspergillus oryzae	0,58	(+26,8)	4,13
Summe		**25,1**	**(+6,3)**	**3,67**

ist neben der Bestimmung der Fettausscheidung im über drei Tage gesammelten Stuhl in Deutschland praktisch nur die Messung der Pankreas-Elastase im Stuhl üblich. Die Bestimmung der Stuhl-Elastase-Aktivität führt beispielsweise bei Diarrhö oft zu falsch-niedrigen Werten und weist erst bei mittelschwerer bis schwerer Pankreasinsuffizienz pathologisch niedrige Werte auf (Siegmund et al. 2004). Damit lässt sich oft keine valide Aussage zum Grad der eingeschränkten Pankreasfunktion treffen. Unter Bezug auf die S3-Leitlinie sollte bei Patienten mit durch Bildgebung gesicherter chronischer Pankreatitis und Gewichtsverlust (mit und ohne Diarrhö) eine Erstattung von Pankreatin möglich sein. Kontraproduktiv ist der vielfach ungerechtfertigte Einsatz von Enzympräparaten bei dyspeptischen Beschwerden. Der Einsatz von Enzympräparaten in dieser Indikation ist ineffektiv und teuer. Hier ergibt sich ein erhebliches Kosten-Einsparpotenzial, das durch eine kritische Indikationsprüfung leicht realisiert werden kann.

12.7 Arzneimittel gegen chronisch-entzündliche Darmerkrankungen

Mesalazin (auch als 5-Aminosalizylsäure oder 5-ASA bezeichnet; NICHT mit Acetylsalicylsäure [ASS] zu verwechseln!) und Sulfasalazin werden in der Behandlung des Morbus Crohn und der Colitis ulcerosa eingesetzt. Zwar wird Mesalazin bei Morbus Crohn im milden Schub oft angewandt, jedoch ist die Studienlage hierzu nicht homogen, sodass die aktuelle DGVS Leitlinie den Einsatz von Mesalazin im akuten Schub bei Morbus Crohn nicht mit hinreichender Evidenz empfiehlt (Empfehlung offen; Sturm et al. 2022). Auch für die Anwendung in der Remissionserhaltung werden die Daten für Mesalazin bei Morbus Crohn von der DGVS Leitlinie als nicht eindeutig bewertet, jedoch kann eine Remissionserhaltung mit Mesalazin postoperativ erfolgen (Sturm et al. 2022). Bei Colitis ulcerosa sind die Empfehlungen des Einsatzes für Mesalazin eindeutiger. Je nach Lokalisation ist empfohlen ein topisches Mesalazinpräparat z. B. in Form von Schäumen mit oralen Mesalazin freisetzenden Präparaten zu kombinieren (Kucharzik et al. 2023). Dabei wird in der aktuellen Leitlinie empfohlen (Evidenzgrad 1, Empfehlungsgrad B), dass eher Mesalazin als Sulfasalazin bei Colitis ulcerosa eingesetzt wird, da es mit weniger Nebenwirkungen einhergeht (Kucharzik et al. 2023). Es ist davon auszugehen, dass Patienten mit Morbus Crohn die bereits Mesalazin erhalten und davon profitieren weiterhin das Medikament erhalten. Auch die Leitlinie berichtet von einem häufigen Einsatz von Mesalazin bei Morbus Crohn und erklärt dies mit dem geringen Nebenwirkungsprofil des Medikamentes und dem bestehenden Patientenwunsch (Sturm et al. 2022). Für 5-ASA ist ein karzinomprotektiver Effekt bei Colitis ulcerosa nachgewiesen, sodass eine Langzeittherapie bei der Colitis ulcerosa empfohlen wird (Kucharzik et al. 2023). Die Verschreibung von Mesalazin hat im Gegensatz zu den Vorjahren leicht zugenommen (◘ Tab. 12.6). Im Vergleich zu Mesalazin wird Sulfasalazin 8-mal weniger häufig verordnet. Sulfasalazin wird wegen seines breiteren Indikationsspektrums (außer bei chronisch-entzündlichen Darmerkrankungen auch bei rheumatoider Arthritis) in ▶ Kap. 19 diskutiert.

Als weitere Gruppe werden in ◘ Tab. 12.6 Glucocorticoide aufgeführt. Budesonid wird infolge eines hohen First-Pass-Effekts in der Leber rasch metabolisiert und hat daher geringere systemische Nebenwirkungen. Es wird bei entzündlichen Darmerkrankungen mit Befall des terminalen Ileums oral oder mit Befall des Rektosigmoids als Klysma verabreicht. Budesonid ist bei mildem bis moderatem klinischen Schweregrad des M. Crohn in der Therapie mit Mesalazin vergleichbar (Tromm et al. 2011). Budesonid verhindert nicht Rezidive, kann aber die Remissionsdauer verlängern. Nach vorausgegangener chirurgischer Behandlung eines Morbus Crohn erwies es sich als nicht wirksam in der Rezidivverhinderung (Hellers et al. 1999). Das oral ein-

◘ Tab. 12.6 Verordnungen von Arzneimitteln gegen chronisch-entzündliche Darmerkrankungen 2024. Angegeben sind die 2024 verordneten Tagesdosen, die Änderungen gegenüber 2023 und die mittleren Kosten je DDD 2024

Präparat	Bestandteile	DDD	Änderung	DDD-Nettokosten
		Mio.	%	Euro
Mesalazin				
Salofalk	Mesalazin	52,9	(+1,8)	1,26
Pentasa	Mesalazin	16,6	(+1,8)	1,12
Claversal	Mesalazin	8,9	(−3,7)	1,41
Mezavant	Mesalazin	6,4	(+0,2)	1,01
Asacol	Mesalazin	2,6	(+5,6)	1,63
		87,5	**(+1,2)**	**1,24**
Glucocorticoide				
Budenofalk	Budesonid	10,9	(+5,0)	5,81
Jorveza	Budesonid	1,7	(+21,4)	9,01
Entocort	Budesonid	1,5	(−0,4)	5,29
Cortiment	Budesonid	1,4	(−0,7)	5,22
		15,4	**(+5,5)**	**6,07**
Monoklonale Antikörper				
Entyvio	Vedolizumab	11,4	(+10,8)	34,21
Summe		**114,2**	**(+2,7)**	**5,17**

zunehmende Budesonid-Retardpräparat *Cortiment* gibt den Wirkstoff erst im Kolon frei. *Cortiment* erhielt die Zulassung für die leichte bis mittelschwere Colitis, die auf Mesalazin nicht anspricht, und ist hier eine sinnvolle Ergänzung des Therapiespektrums. Seine Verschreibungshäufigkeit hat leicht abgenommen (◘ Tab. 12.6). Als topische Therapie mit wenigen unerwünschten Wirkungen stellen Klysmen mit Budesonid eine effektive Behandlungsform dar, vorwiegend bei linksseitig lokalisierten entzündlichen Darmerkrankungen.

Ausschließlich zur Behandlung der eosinophilen Ösophagitis zugelassen wurde *Jorveza*, eine 1 mg Budesonid enthaltende Schmelztablette. Die Verschreibungshäufigkeit von *Jorveza* hat wie schon in den Vorjahren zugenommen und ist in 2024 noch einmal deutlich angestiegen (+21,4 %, ◘ Tab. 12.6). Es ist möglich, dass es in der klinischen Praxis zunehmend zu einer Umstellung der remissionserhaltenden Therapie auf Jorveza erfolgt. Dies gerade in Fällen, in denen inhalative Glucocorticoide (z. B. Fluticason) in der Vergangenheit zur Behandlung der eosinophilen Ösophagitis genutzt worden sind. Ebenfalls denkbar ist, dass das Medikament off-label eingesetzt wird. Mögliche Anwendungsgebiete wären z. B. die durch eine Immuntherapie initiierte Mukositis in der Krebstherapie, eine chronische Graft versus Host Disease (GVHD) des oberen GI-Traktes nach Stammzelltransplantation oder andere entzündliche Erkrankungen der Speiseröhre wie eine Schleimhautbeteiligung des Pemphigus vulgaris. Der Grund für den Anstieg in der Verordnung von Jorveza kann letztlich jedoch nur spekuliert werden. Es wurde zudem gezeigt, dass Dupilumab, ein monoklonaler Antikörper gegen Interleukin 4 und Interleukin 3, der auch für atopische Dermatitis und Asthma eingesetzt wird, sich bei der eosinophilen Ösophagitis wirksam zeigt (Dellon et al. 2022). Mit der Indikationserweiterung des Medikamentes für die eosinophile Ösophagitis steht seit 2023 somit ein weiteres Medikament zusätzlich zu PPI und Jorveza auch in Deutschland zur Verfügung. Mit Netto DDD Kosten von 45,42 € (vgl. aktueller Arzneimittelreport ◻ Tab. 35.10) ist das Medikament jedoch fast circa 5 mal teurer als Jorveza. Dennoch ist zu erwarten, dass gerade in Fällen, die nicht auf Budesonid ansprechen, Dupilumab als weitere Option rezeptiert wird. Gerade vor dem Hintergrund der anderen Indikationen dieses Medikamentes (Asthma, atopische Dermatitis, chronische Rhinosinusitis, Prurigo nodularis) kann es eine mögliche Therapieoption im Rahmen interdisziplinärer Therapieansätze sein, wenn Patienten mit einer eosinophilen Ösophagitis gleichzeitig eine andere Erkrankung haben, die mit dem Medikament behandelt werden könnte. Durch die Zulassung von Dupilumab kann es sein, dass die aktuell deutlich steigende Verordnung im weiteren Verlauf weniger stark ansteigt, es ist jedoch aktuell nicht zu erwarten, dass ob der hohen Kosten die primäre Therapie der eosinophilen Ösophagitis mit Dupilumab erfolgt.

Antikörpertherapien werden in der Gastroenterologie jedoch nicht nur bei der eosinophilen Ösophagitis eingesetzt, sondern finden in einem viel stärkeren Ausmaß Anwendung bei chronisch entzündlichen Darmerkrankungen. Bei der Behandlung des schweren Morbus Crohn und der Colitis ulcerosa kommen TNFα-Inhibitoren (wie Infliximab und Adalimumab), IL-12/IL23-Inhibitoren (wie Ustekinumab) und Jak-Inhibitoren (Filgotinib, Tofacitinib, Upadacitinib) in Frage. Der TNFα-Inhibitor Golimumab (*Simponi*) hat neben den rheumatologischen Indikationen (rheumatoide Arthritis, ankylosierende Spondylitis, Psoriasis Arthritis, polyartikuläre juvenile idiopatische Arthritis) bislang nur die

Zulassung bei Colitis ulcerosa. Die TNFα-Inhibitoren werden bei den krankheitsmodifizierenden Arzneistoffen für Autoimmunerkrankungen (▶ Kap. 19) besprochen. Gerade bei den TNF-Inhibitoren, z. B. bei Adalimumab und Infliximab kommen auch sogenannte *Biosimilars*, also Nachahmerpräparate zum Einsatz. Diese können sicher und auch effektiv eingesetzt werden. In der NOR-SWITCH Studie konnten Jorgensen et al. zeigen, dass die Umstellung vom Infliximab-Originalpräparat auf das Biosimilar CT-P13 einer fortgeführten Behandlung mit dem Origininal-Infliximabpräparat nicht unterlegen war (Jørgensen et al. 2017). Auch die European Crohn's and Colitis Organisation (ECCO) hat den Wechsel des Originalpräparat auf ein Biosimilar bei chronisch entzündlichen Darmerkrankungen als akzeptabel bewertet (Danese et al. 2017).

Auch auf die bedeutsamen Einsparpotentiale durch Ersatz der sogenannten *Biosimilars* wird hier nicht eingegangen (siehe ▶ Kap. 4, Maßnahmen zur Förderung des Einsatzes von Biosimilars in europäischen Ländern).

Vedolizumab (*Entyvio*) wurde für die Behandlung von M. Crohn und Colitis ulcerosa als „first line"-Therapeutikum zugelassen. Es ist ein humanisierter monoklonaler Antikörper gegen das Adhäsionsmolekül Integrin α4β7 auf der Oberfläche von aktivierten Lymphozyten, der die Lymphozyteneinwanderung in die Darmmukosa und damit die gastrointestinale Entzündung ohne eine systemische Immunsuppression blockiert. Neben einer Formulierung als Infusion ist es auch als subkutane Injektion verabreichbar. Der therapeutische Effekt tritt aufgrund des Wirkmechanismus erst verzögert ein, da in der Mukosa bereits vorhandene Lymphozyten nicht tangiert werden. Die Verschreibungshäufigkeit hat auch in 2024 noch einmal deutlich zugenommen. Dies kann möglicherweise darauf beruhen, dass Vedolizumab vermehrt auch für erwachsene Patienten mit einer mittelschweren bis schweren aktiven, antibotikarefraktären chronischen Pouchitis bei ileoanaler Pouchanlage nach Proktokolektomie bei Colitis ulcerosa

Anwendung findet. Travis et al. (2023) zeigten in einer Phase 4-Studie, dass Vedolizumab in diesem Patientenkollektiv effektiver als Placebo war.

2017 ist ein weiterer monoklonaler Antikörper, Ustekinumab (*Stelara*), gerichtet gegen Interleukin-12 und -23 zur Therapie des M. Crohn und seit 2019 auch für die Colitis ulcerosa zugelassen worden (Feagan et al. 2016; Sands et al. 2019a). Ustekinumab wird bereits seit 2009 zur Therapie der mittelschweren Plaque-Psoriasis und der Psoriasis-Arthritis eingesetzt (vgl. Dermatika, ▶ Kap. 35, ◘ Tab. 35.14). Eine prospektive, doppelblinde Studie verglich unterschiedliche monoklonale Antikörper in dieser Indikation miteinander: darin schien Vedolizumab im direkten Vergleich mit dem TNFα-Inhibitoren Adalimumab bei Patienten mit Colitis ulcerosa effektiver zu sein (Sands et al. 2019b). Retrospektive Daten deuten ebenfalls auf eine Überlegenheit von Vedolizumab gegenüber Infliximab in Biologika naiven Patienten hin (Sablich et al. 2023). Des Weiteren wurden 2018 Tofacitinib und 2021 Filgotinib, beides JAK-Inhibitoren, für die Behandlung der Colitis ulcerosa zugelassen (Sandborn et al. 2017; Feagan et al. 2021). Ein weiterer JAK-Inhibitor, Upadacitinib wurde 2022 für die Colitis ulcerosa und 2023 für Morbus Crohn zugelassen.

Ozanimod ein S1P1/1P5 Rezeptorligand, der zu einer reversiblen Retention Lymphozyten in den Lymphknoten führt, wurde ebenfalls 2021 für die Behandlung der Colitis ulcerosa zugelassen (Sandborn et al. 2021). Tofacitinib, Filgotinib und Ozanimod werden bei Immunglobulinen und Immunsuppressiva (▶ Kap. 21, ◘ Tab. 21.3) dargestellt.

12.8 Antidiarrhoika

Grundlage der Behandlung akuter Durchfallerkrankungen ist eine ausreichende Zufuhr von Flüssigkeit und Salzen, die vorzugsweise als enterale Elektrolytlösungen gegeben werden sollen. Die Anwendung von Arzneimitteln aus der Gruppe der obstipierenden Arzneistoffe und antibakteriellen Arzneistoffe ist nur dann notwendig, wenn die allgemeinen Maßnahmen nicht ausreichen, und sollte mit Vorsicht erfolgen. Viele Präparate sind nicht verschreibungspflichtig und damit auch nicht erstattungsfähig. Der nicht resorbierbare antibakterielle Arzneistoff Rifaximin (*Xifaxan*), welcher die Zulassung zur Prophylaxe der Reisediarrhö und der Therapie und Prophylaxe der hepatischen Enzephalopathie hat, zeigte in placebokontrollierten Studien eine Wirksamkeit in der Therapie der hepatischen Enzephalopathie (Bass et al. 2010; Kimer et al. 2014; Wu et al. 2013). Die Verordnungen von *Xifaxan* sind 2024 im Vergleich zum Vorjahr gestiegen (◘ Tab. 12.7). Dies dürfte vor allem auf den Einsatz bei hepatischer Enzephalopathie zurückzuführen sein. Es ist auch möglich, dass der Anstieg der Rezeptierung von Rifaximin auf weiteren Indikationen beruht, für die das Medikament off-label eingesetzt wird, wie zum Beispiel der bakteriellen Dünndarmfehlbesiedlung (small intestinal bacterial overgrowth, SIBO).

Eine Reisediarrhö sollte gemäß Leitlinie der DGVS primär gar nicht antibakteriell behandelt werden; in schweren Fällen und bei besonderen Umständen kann eine probatorische Therapie, am ehesten mit Azithromycin, versucht werden (Hagel et al. 2015).

12.8.1 Loperamid

Loperamid wird bei Diarrhoe am häufigsten verordnet, es zeigte sich eine leichte Zunahme im Vergleich zum Vorjahr (◘ Tab. 12.7). Es wirkt über eine Stimulation der Opioidrezeptoren im Darm. Neben der Hemmung der Propulsivmotorik vermindert Loperamid auch die intestinale Flüssigkeitssekretion. Loperamid wird zur symptomatischen Therapie von Diarrhoen, wie chemotherapieassoziierten Diarrhoen eingesetzt. Opioide sollten keinesfalls bei bakteriellen Darminfektionen eingesetzt werden, die mit Fieber und blutiger Diarrhö einhergehen. Bei Kindern unter zwei Jahren ist die Substanz kontraindiziert. Bei Säuglin-

◘ Tab. 12.7 Verordnungen von Antidiarrhoika 2024. Angegeben sind die 2024 verordneten Tagesdosen, die Änderungen gegenüber 2023 und die mittleren Kosten je DDD 2024

Präparat	Bestandteile	DDD	Änderung	DDD-Nettokosten
		Mio.	%	Euro
Loperamid				
Loperamid-ratiopharm	Loperamid	1,4	(+181,1)	1,40
Loperamid Heumann	Loperamid	1,2	(−39,5)	1,51
Loperamid-1 A Pharma	Loperamid	0,88	(+110,1)	1,62
Loperamid AL	Loperamid	0,61	(−19,3)	1,42
Loperamid STADA	Loperamid	0,45	(+1,0)	1,69
Loperamid-Puren	Loperamid	0,34	(+76,8)	1,52
		4,9	**(+13,1)**	**1,50**
Hefepräparate				
Perenterol	Saccharomyces boulardii	0,72	(−10,9)	1,77
Yomogi	Saccharomyces boulardii	0,06	(−20,5)	2,64
		0,78	**(−11,7)**	**1,84**
Bakterienpräparate				
Mutaflor Kapseln	Escherichia coli	1,2	(−2,2)	2,13
Mutaflor Suspension	Escherichia coli	0,32	(−6,7)	6,48
		1,5	**(−3,2)**	**3,05**
Weitere Medikamente				
Xifaxan	Rifaximin	2,2	(+4,2)	15,13
Dropizol	Opiumtinktur	2,2	(+104,7)	5,64
Oralpädon 240	Natriumchlorid Kaliumchlorid Glucose Natriumhydrogencitrat	0,20	(−23,0)	2,54
Elotrans	Glucose Natriumchlorid Natriumcitrat Kaliumchlorid	0,13	(+96,1)	2,50
Infectodiarrstop LGG	Lactobacillus rham. Natriumcitrat Kaliumchlorid Natriumchlorid Glucose	0,04	(−9,1)	5,62
		4,7	**(+33,9)**	**9,84**
Summe		**11,9**	**(+15,6)**	**5,04**

gen und Kleinkindern penetriert Loperamid die Bluthirnschranke und kann schwere Atemdepressionen verursachen. Dies stellt eine erhebliche Gesundheitsgefahr dar, vor allem vor dem Hintergrund, dass Loperamid nicht rezeptpflichtig ist und „over the counter" erworben werden kann. Gerade die Tatsache, dass es „over the counter" zu erwerben ist, birgt auch das Risiko für einen Missbrauch der Substanz. Tatsächlich konnte gezeigt werden, dass Loperamid online zur (Selbst-)Behandlung von Entzugsbehandlungen unter Opioidabhängigen diskutiert worden ist und zwar in deutlich höheren Dosierungen als empfohlen (Daniulaityte et al. 2013). Mehrere Fallberichte konnten zeigen, dass ein Missbrauch von Loperamid mit Einnahme hoher Dosierungen mit teilweise lebensbedrohlichen Arrythmien und QTc Verlängerungen einhergeht (O'Connell et al. 2016, Marraffa et al. 2014, Larsen et al. 2018). Auch die FDA hat im Jahr 2016 bereits vor einer höheren als empfohlenen Einnahme von Loperamid mit dem Hinweis auf kardiale Ereignisse gewarnt und im Jahr 2019 die Packungsgröße begrenzt.

12.8.2 Probiotika

Die Trockenhefepräparate von Saccharomyces boulardii (*Perenterol, Yomogi*) wurden im Vergleich zu 2023 geringer verordnet (−11,7 %). Das Bakterienpräparat E. coli Nissle (*Mutaflor*) wurde ebenfalls leicht weniger verordnet (Tab. 12.7). Probiotische Mikroorganismen (*Lactobacillus rhamnosus, Lactobacillus acidophilus, Escherichia coli* Stamm Nissle 1917) und probiotische Hefepräparate (*Saccharomyces boulardii*) sind in zahlreichen kleineren Studien untersucht worden, größere Interventionsstudien fehlen jedoch, so dass die Indikationen umstritten bleiben. Die meisten Studien erfüllen nicht moderne wissenschaftliche Kriterien (McFarland und Go 2019; Wei et al. 2018). Studien zur Wirksamkeit zur Prävention der *Clostridium diff.* Colitis haben entgegen den Erwartungen auch keine Wirksamkeit zeigen können. Allerdings kann wegen der geringen Inzidenz der Colitis in der Studie ein eventueller positiver Effekt auch unterschätzt worden sein (Ehrhardt et al. 2016). *E. coli Nissle* hingegen kann im Rahmen der Colitis ulcerosa Therapie Anwendung im Rahmen der Remissionserhaltung finden und ist 5-Aminosalicylsäure in dieser Indikation nicht unterlegen (Kucharzik et al. 2023). Gerade bei Patienten mit Colitis ulcerosa, die 5-ASA Präparate nicht vertragen, kann die Einnahme von *E. coli Nissle* daher sinnvoll sein. Auch bei Patienten mit Colitis ulcerosa, die eine Langzeittherapie mit Medikamenten grundsätzlich ablehnen kann das Präparat in der Remissionserhaltung möglicherweise zu einer besseren Therapieadhärenz beitragen und sinnvoll Anwendung finden.

12.9 Laxanzien

Die Gruppe der Laxanzien umfasst in ihrem Wirkungsmechanismus unterschiedliche Wirkstoffe wie osmotische Laxanzien (Lactulose, Macrogolkombinationen, Tab. 12.8) sowie antiresorptive/hydragoge Laxanzien (z. B. Bisacodyl), Quellstoffe sowie rektale Laxanzien in Form von Klysmen (Gleitmittel, salinische Laxanzien; Tab. 12.9).

Die Gruppe der Laxanzien zeigte im Vergleich zum Vorjahr eine leicht häufigere Verordnungshäufigkeit, wobei Unterschiede bei einzelnen Herstellern ersichtlich sind (Tab. 12.8). Die Verordnung der häufigst verordneten Lactulosepräparate hat 2024 leicht abgenommen. Gemäß § 13 der Richtlinie über die Verordnung von Arzneimitteln in der vertragsärztlichen Versorgung sind Abführmittel als verschreibungspflichtige Arzneimittel von der Versorgung ausgeschlossen, es sei denn es handelt sich um eine Verschreibung in Zusammenhang mit einem Tumorleiden, Mukoviszidose, Divertikulose, neurogener Darmlähmung, Megacolon oder vor diagnostischen Eingriffen (Gemeinsamer Bundesausschuss 2023). Insofern sind die meisten dieser Präparate nicht verordnungsfähig. Allerdings ist von einer deutlich höheren Ein-

◨ Tab. 12.8   Verordnungen von osmotischen Laxanzien 2024. Angegeben sind die 2024 verordneten Tagesdosen, die Änderungen gegenüber 2023 und die mittleren Kosten je DDD 2024

Präparat	Bestandteile	DDD	Änderung	DDD-Nettokosten
		Mio.	%	Euro
Lactulose				
Bifiteral	Lactulose	8,4	(−6,1)	0,28
Lactulose-1 A Pharma	Lactulose	7,3	(+1,3)	0,38
		15,7	**(−2,8)**	**0,33**
Macrogolpräparate				
Movicol	Macrogol 3350 Natriumchlorid Natriumhydrogen- carbonat Kaliumchlorid	25,0	(−8,4)	1,63
Laxbene/-junior	Macrogol	5,8	(+26,1)	1,69
Macrogol-1 A Pharma	Macrogol 3350 Natriumchlorid Natriumhydrogen- carbonat Kaliumchlorid	5,7	(−14,0)	0,97
Macrogol beta plus Elektrolyte	Macrogol 3350 Natriumchlorid Natriumhydrogen- carbonat Kaliumchlorid	5,2	(+14,3)	0,97
Kinderlax elektrolytfrei	Macrogol	4,5	(+12,7)	1,46
Macrogol plus Elektrolyte Dexcel	Macrogol 3350 Natriumchlorid Natriumhydrogen- carbonat Kaliumchlorid	4,1	(> 1.000)	0,64
Macrogol AbZ	Macrogol 3350 Natriumchlorid Natriumhydrogen- carbonat Kaliumchlorid	3,3	(−14,1)	1,31
Macrogol AL	Macrogol 3350 Natriumchlorid Natriumhydrogen- carbonat Kaliumchlorid	2,9	(−28,9)	1,12
Juniorlax	Macrogol 3350 Natriumchlorid Natriumhydrogen- carbonat Kaliumchlorid	1,3	(+6,7)	0,80

◻ Tab. 12.8 (Fortsetzung)

Präparat	Bestandteile	DDD	Änderung	DDD-Nettokosten
		Mio.	%	Euro
Macrogol ADGC plus Elektrolyte	Macrogol 3350 Natriumchlorid Natriumhydrogen- carbonat Kaliumchlorid	1,1	(+115,5)	0,60
Macrogol dura	Macrogol 3350 Natriumchlorid Natriumhydrogen- carbonat Kaliumchlorid	1,0	(−15,6)	1,06
Macrogol HEXAL plus/Macrogol HEXAL	Macrogol 3350 Natriumchlorid Natriumhydrogen- carbonat Kaliumchlorid	0,45	(−24,2)	1,32
Plenvu	Macrogol 3350 Natriumsulfat Natriumchlorid Kaliumchlorid	0,03	(+3,8)	71,26
Moviprep	Macrogol 3350 Natriumsulfat Natriumchlorid Kaliumchlorid Ascorbinsäure Natriumascorbat	0,01	(−4,4)	94,12
		60,5	(+3,1)	1,40
Weitere Medikamente				
Eziclen	Natriumsulfat Magnesiumsulfat Kaliumsulfat	0,03	(−10,7)	25,42
Summe		**76,2**	**(+1,8)**	**1,19**

nahme durch den Kauf von over the counter-Produkten auszugehen. Dies insbesondere deshalb, da Obstipationsbeschwerden ein häufiges Problem sind. Es ist gut vorstellbar, dass gerade in alternden Bevölkerungen der Gebrauch von Laxanzien daher zunehmen wird, was sich allerdings aufgrund des Erwerbs „over the counter" nicht auf die Verordnungszahlen auswirken muss. Neben der Anwendung bei Obstipationen ist ein Missbrauch von Laxanzien auch bei Patienten mit Essstörungen beschrieben. So konnte in einer Studie zur Bulimia nervosa gezeigt werden, dass 67 % der befragten Patienten angaben, schon einmal Laxanzien mit der Intention das Körpergewicht zu kontrollieren oder „Essen loszuwerden" eingenommen zu haben (Steffen et al. 2007). Auch wenn der Gebrauch von Laxanzien nicht die häufigste Maßnahme zur Gewichtsreduktion bei Sportlern ist, so wurde die Einnahme zur Induktion einer raschen Gewichtsabnahme für Sportarten wie z. B. Sambo (Figlioli et al.

◘ Tab. 12.9 Verordnungen von weiteren Laxantien 2024. Angegeben sind die 2024 verordneten Tagesdosen, die Änderungen gegenüber 2023 und die mittleren Kosten je DDD 2024

Präparat	Bestandteile	DDD	Änderung	DDD-Nettokosten
		Mio.	%	Euro
Hydragoge Laxantien				
Laxoberal	Natriumpicosulfat	12,5	(+1,8)	0,30
Dulcolax	Bisacodyl	1,2	(−3,1)	0,61
Laxans AL	Bisacodyl	0,64	(+9,5)	0,18
Bisacodyl Sanavita	Bisacodyl	0,28	(−19,6)	0,49
Laxans-ratiopharm	Bisacodyl	0,18	(+9,0)	0,57
Pyrilax	Bisacodyl	0,10	(+7,6)	0,64
Citrafleet	Natriumpicosulfat Magnesiumoxid Citronensäure	0,02	(−10,4)	23,45
Picoprep	Natriumpicosulfat Magnesiumoxid Citronensäure Kaliumhydrogencarbonat	0,02	(−18,1)	20,89
		15,0	**(+1,2)**	**0,40**
Quellstoffe				
Mucofalk	Plantago-ovata- Samenschalen	2,3	(−2,9)	0,66
Rektale Laxantien				
Microlax	Natriumcitrat Dodecylsulfoacetat Sorbitol	1,3	(−3,3)	1,84
Lecicarbon CO2-Laxans	Natriumhydrogencarbonat Natriumdihydrogenphosphat	0,85	(−1,4)	0,63
Freka Clyss	Natriumdihydrogenphosphat Natriummonohydrogen- phosphat	0,53	(+4,2)	4,63
Babylax	Glycerol	0,16	(−1,8)	1,99
Glycilax	Glycerol	0,14	(+3,3)	0,90
Klysma-Salinisch	Natriumdihydrogenphosphat Natriummonohydrogen- phosphat	0,11	(−3,7)	3,14
Klistier Fresenius	Natriumdihydrogenphosphat Natriummonohydrogen- phosphat	0,11	(−28,4)	3,74
		3,2	**(−2,4)**	**2,05**
Weitere Medikamente				
Moventig	Naloxegol	2,5	(+12,5)	4,27
Summe		**23,0**	**(+1,3)**	**1,07**

2021) oder Mixed Martial Arts (Santos-Junior et al. 2020) beschrieben.

Der überwiegende Anteil der verordneten Tagesdosen entfällt auf Macrogolkombinationen und Lactulosepräparate, die nach Versagen diätetischer Maßnahmen und von Quellstoffen indiziert sind. Macrogol ist ein Polyethylenglycol mit einem Molekulargewicht von 4.000, das nicht resorbiert oder metabolisiert wird und daher bis in den Dickdarm gelangt, um dort seine osmotische Wirkung zu entfalten. Die Hauptindikation ist die prophylaktische Gabe bei Schmerztherapie mit MOR-Agonisten (Opioidanalgetika).

Lactulose ist ein schwer resorbierbares Disaccharid, das im Darmlumen osmotisch Flüssigkeit bindet und erst im Dickdarm bakteriell zu Milchsäure und Essigsäure gespalten wird. Durch die kolonspezifische Wirkung werden potentielle Risiken anderer Laxanzien vermieden. Nach einem Cochrane-Review ist Macrogol für die Behandlung der chronischen Obstipation zu bevorzugen, da es Lactulose in Bezug auf Stuhlfrequenz, Bauchschmerzen und Zusatzmedikationen überlegen ist (Lee-Robichaud et al. 2010). Lactulose hat seine eigentliche Indikation bei der Behandlung und Prophylaxe der hepatischen Enzephalopathie (Prasad et al. 2007), wo es das Mittel der Wahl ist, und erst bei Versagen der Therapie zusätzlich Rifaximin gegeben werden sollte (Gerbes et al. 2019). Bei schwerer Enzephalopathie sind zusätzlich auch Lactuloseeinläufe indiziert.

Literatur

Arzneimittelkommission der deutschen Ärzteschaft (2009) Arzneiverordnungen. Empfehlungen zur rationalen Pharmakotherapie, 22. Aufl. Medizinische Medien, Neu-Isenburg, S 823–835

Bass NM, Mullen KD, Sanyal A, Poordad F, Neff G, Leevy CB, Sigal S, Sheikh MY, Beavers K, Frederick T, Teperman L, Hillebrand D, Huang S, Merchant K, Shaw A, Bortey E, Forbes WP (2010) Rifaximin treatment in hepatic encephalopathy. N Engl J Med 362:1071–1081

Beyer G, Hoffmeister A, Michl P, Gress TM, Huber W, Algül H, Neesse A, Meining A, Seufferlein TW, Rosendahl J, Kahl S, Keller J, Werner J, Friess H, Bufler P, Löhr MJ, Schneider A, Lynen Jansen P, Esposito I, Grenacher L, Mössner J, Lerch MM, Mayerle J (2022) S3-Leitlinie Pankreatitis – Leitlinie der Deutschen Gesellschaft für Gastroenterologie, Verdauungs- und Stoffwechselkrankheiten (DGVS) – September 2021 – AWMF Registernummer 021-003. Z Gastroenterol 60(3):419–521. https://doi.org/10.1055/a-1735-3864

Bombardier C, Laine L, Reicin A, Shapiro D, Burgos-Vargas R, Davis B, Day R, Ferraz MB, Hawkey CJ, Hochberg MC, Kvien TK, Schnitzer TJ, VIGOR Study Group (2000) Comparison of upper gastrointestinal toxicity of rofecoxib and naproxen in patients with rheumatoid arthritis. N Engl J Med 343:1520–1528

Bour B, Staub JL, Chousterman M, Labayle D, Nalet B, Nouel O, Pariente A, Tocque E, Bonnot-Marlier S (2005) Long-term treatment of gastro-oesophageal reflux disease patients with frequent symptomatic relapses using rabeprazole: on-demand treatment compared with continuous treatment. Aliment Pharmacol Ther 21:805–812

Bouras EP, Scolapio JS (2004) Gastric motility disorders: management that optimizes nutritional status. J Clin Gastroenterol 38:549–557

Bujanda LMD, Nyssen OP, Ramos J, Bordin DS, Tepes B, Perez-Aisa A, Pavoni M, Castro-Fernandez M, Lerang F, Leja M, Rodrigo L, Rokkas T, Kupcinskas J, Jonaitis L, Shvets O, Gasbarrini A, Simsek H et al (2024) Effectiveness of helicobacter pylori treatments according to antibiotic resistance. Am J Gastroenterol 119(4):646–654. https://doi.org/10.14309/ajg.0000000000002600

Bundesinstitut für Arzneimittel und Medizinprodukte (2014) Metoclopramidhaltige Arzneimittel: Umsetzung des Durchführungsbeschlusses der EU-Kommission. https://www.bfarm.de/SharedDocs/Risikoinformationen/Pharmakovigilanz/DE/RV_STP/m-r/metoclopramid.html

Chan FK, Hung LC, Suen BY, Wu JC, Lee KC, Leung VK, Hui AJ, To KF, Leung WK, Wong VW, Chung SC, Sung JJ (2002) Celecoxib versus diclofenac and omeprazole in reducing the risk of recurrent ulcer bleeding in patients with arthritis. N Engl J Med 347:2104–2110

Chan FK, Ching JY, Hung LC, Wong VW, Leung VK, Kung NN, Hui AJ, Wu JC, Leung WK, Lee VW, Lee KK, Lee YT, Lau JY, To KF, Chan HL, Chung SC, Sung JJ (2005) Clopidogrel versus aspirin and esomeprazole to prevent recurrent ulcer bleeding. N Engl J Med 352:238–244

Corley DA, Kubo A, Zhao W, Quesenberry C (2010) Proton pump inhibitors and histamine-2 receptor antagonists are associated with hip fractures among at-risk patients. Gastroenterol 139:93–101

Corpechot C, Chazouillères O, Rousseau A, Le Gruyer A, Habersetzer F, Mathurin P, Goria O, Potier P, Minello

A, Silvain C, Abergel A, Debette-Gratien M, Larrey D, Roux O, Bronowicki JP, Boursier J, de Ledinghen V, Heurgue-Berlot A, Nguyen-Khac E, Zoulim F, Ollivier-Hourmand I, Zarski JP, Nkontchou G, Lemoinne S, Humbert L, Rainteau D, Lefèvre G, de Chaisemartin L, Chollet-Martin S, Gaouar F, Admane FH, Simon T, Poupon R (2018) A placebo-controlled trial of bezafibrate in primary biliary cholangitis. N Engl J Med 378:2171–2181

Danese S et al (2017) ECCO position statement on the use of biosimilars for inflammatory bowel disease – an update. J Crohn's Colitis 11(1):26–34. https://doi.org/10.1093/ecco-jcc/jjw198

Daniulaityte R, Carlson R, Falck R, Cameron D, Perera S, Chen L, Sheth A (2013) „I just wanted to tell you that loperamide WILL WORK": a web-based study of extra-medical use of loperamide. Drug Alcohol Depend 130(1-3):241–244. https://doi.org/10.1016/j.drugalcdep.2012.11.003

Dellon ES, Rothenberg ME, Collins MH, Hirano I, Chehade M, Bredenoord AJ, Lucendo AJ, Spergel JM, Aceves S, Sun X, Kosloski MP, Kamal MA, Hamilton JD, Beazley B, McCann E, Patel K, Mannent LP, Laws E, Akinlade B, Amin N, Lim WK, Wipperman MF, Ruddy M, Patel N, Weinreich DR, Yancopoulos GD, Shumel B, Maloney J, Giannelou A, Shabbir A (2022) Dupilumab in adults and adolescents with eosinophilic esophagitis. N Engl J Med 387(25):2317–2330. https://doi.org/10.1056/NEJMoa2205982

Depta JP, Bhatt DL (2012) Antiplatelet therapy and proton pump inhibition: cause for concern? Curr Opin Cardiol 27:642–650

Deutsche Apothekerzeitung (2018) Bayer knickt ein – Iberogast-Packungsbeilage wird geändert. https://www.deutsche-apotheker-zeitung.de/news/artikel/2018/09/12/bayer-knickt-ein-iberogast-packungsbeilage-wird-geaendert

Ehrhardt S, Guo N, Hinz R, Schoppen S, May J, Reiser M, Schroeder MP, Schmiedel S, Keuchel M, Reisinger EC, Langeheinecke A, de Weerth A, Schuchmann M, Schaberg T, Ligges S, Eveslage M, Hagen RM, Burchard GD, Lohse AW (2016) Saccharomyces boulardii to prevent antibiotic-associated diarrhea: a randomized, double-masked, placebo-controlled trial. Open Forum Infect Dis 3:ofw11

EMA – European Medicines Agency (2024) EMA recommends revoking conditional marketing authorisation for Ocaliva. https://www.ema.europa.eu/en/news/ema-recommends-revoking-conditional-marketing-authorisation-ocaliva

Emmanuel AV, Kamm MA, Roy AJ, Kerstens R, Vandeplassche L (2012) Randomised clinical trial: the efficacy of prucalopride in patients with chronic intestinal pseudo-obstruction – a double-blind, placebo-controlled, cross-over, multiple n = 1 study. Aliment Pharmacol Ther 35:48–55

European Association for the Study of the Liver (2017) Clinical Practice Guidelines on the management of hepatitis B virus infection. J Hepatol 67:370–398

European Association for the Study of the Liver (2018) EASL recommendations on treatment of hepatitis C 2018. J Hepatol 69:461–511

Feagan BG, Sandborn WJ, Gasink C, Jacobstein D, Lang Y, Friedman JR, Blank MA, Johanns J, Gao LL, Miao Y, Adedokun OJ, Sands BE, Hanauer SB, Vermeire S, Targan S, Ghosh S, de Villiers WJ, Colombel JF, Tulassay Z, Seidler U, Salzberg BA, Desreumaux P, Lee SD, Loftus EV Jr, Dieleman LA, Katz S, Rutgeerts P, UNITI-IM-UNITI Study Group (2016) Ustekinumab as induction and maintenance therapy for Crohn's disease. N Engl J Med 375:1946–1960

Feagan BG, Danese S, Loftus EV Jr, Vermeire S, Schreiber S, Ritter T, Fogel R, Mehta R, Nijhawan S, Kempiński R, Filip R, Hospodarskyy I, Seidler U, Seibold F, Beales ILP, Kim HJ, McNally J, Yun C, Zhao S, Liu X, Hsueh CH, Tasset C, Besuyen R, Watanabe M, Sandborn WJ, Rogler G, Hibi T, Peyrin-Biroulet L (2021) Filgotinib as induction and maintenance therapy for ulcerative colitis (SELECTION): a phase 2b/3 double-blind, randomised, placebo-controlled trial. Lancet 397:2372–2384

Figlioli F, Bianco A, Thomas E, Stajer V, Korovljev D, Trivic T, Maksimovic N, Drid P (2021) Rapid weight loss habits before a competition in sambo athletes. Nutrients 13(4):1063. https://doi.org/10.3390/nu13041063

Fischbach W, Bornschein J, Hoffmann JC, Koletzko S, Link A, Macke L, Malfertheiner P, Schütte K, Selgrad DM, Suerbaum S, Schulz Ch (2022) Aktualisierte S2k-Leitlinie Helicobacter pylori und gastroduodenale Ulkuskrankheit der Deutschen Gesellschaft für Gastroenterologie, Verdauungs- und Stoffwechselkrankheiten (DGVS) Juli 2022. AWMF-Registernummer: 021-001

Ford AC, Moayyedi P, Lacy BE, Lembo AJ, Saito YA, Schiller LR, Soffer EE, Spiegel BM, Quigley EM, Task Force on the Management of Functional Bowel Disorders (2014) American College of Gastroenterology monograph on the management of irritable bowel syndrome and chronic idiopathic constipation. Am J Gastroenterol 109(Suppl 1):2–26

Gemeinsamer Bundesausschuss (2023) Richtlinie des Gemeinsamen Bundesausschusses über die Verordnung von Arzneimitteln in der vertragsärztlichen Versorgung, in der Fassung vom 18. Dezember 2008/22. Januar 2009 veröffentlicht im Bundesanzeiger Nr. 49a (Beilage) vom 31. März 2009, in Kraft getreten am 1. April 2009, zuletzt geändert am 15. Juni 2023, veröffentlicht im Bundesanzeiger (BAnz AT 17. Aug. 2023 B2) in Kraft getreten am 18. August 2023, https://www.g-ba.de/downloads/62-492-3221/AM-RL-2023-06-15_iK-2023-08-18_AT-17-08-2023-B2.pdf

Gendre P, Mocquard J, Artarit P, Chaslerie A, Caillet P, Huon JF (2022) (De)Prescribing of proton pump inhibitors: what has changed in recent years? an observational regional study from the French health insurance database. BMC Prim Care 23(1):341. https://doi.org/10.1186/s12875-022-01941-2

Gerbes AL, Labenz J, Appenrodt B, Dollinger M, Gundling F, Gülberg V, Holstege A, Lynen-Jansen P, Steib CJ, Trebicka J, Wiest R, Zipprich A (2019) Aktualisierung der S2k-Leitlinie der Deutschen Gesellschaft für Gastroenterologie, Verdauungs- und Stoffwechselkrankheiten (DGVS) „Komplikationen der Leberzirrhose". Z Gastroenterol 57:611–680

Gyawali CP, Yadlapati R, Fass R, Katzka D, Pandolfino J, Savarino E, Sifrim D, Spechler S, Zerbib F, Fox MR, Bhatia S, de Bortoli N, Cho YK, Cisternas D, Chen CL, Cock C, Hani A, Remes Troche JM, Xiao Y, Vaezi MF, Roman S (2024) Updates to the modern diagnosis of GERD: Lyon consensus 2.0. Gut 73(2):361–371. https://doi.org/10.1136/gutjnl-2023-330616

Hagel S, Epple H-J, Feurle GE, Kern WV, Lynen Jansen P, Malfertheiner P, Marth T, Meyer E, Mielke M, Moos V, von Müller L, Nattermann J, Nothacker M, Pox C, Reisinger E, Salzberger B, Salzer HJ, Weber M, Weinke T, Suerbaum S, Lohse AW, Stallmach A (2015) S2k-Leitlinie Gastrointestinale Infektionen und Morbus Whipple. Z Gastroenterol 53:418–459

Haine AI, Notenboom CMAW, Tan LVP, Ruiter R, van der Deure WM (2022) Ranitidine and the incidence of hypersensitivity reactions to paclitaxel: a retrospective cohort study. Pharmacol Res Perspect 10(4):e985. https://doi.org/10.1002/prp2.985

Halm U, Löser C, Löhr M, Katschinski M, Mössner J (1999) A double-blind, randomized, multicentre, crossover study to prove equivalence of pancreatin minimicrospheres versus microspheres in exocrine pancreatic insufficiency. Aliment Pharmacol Ther 13:951–957

Harms MH, van Buuren HR, Corpechot C, Thorburn D, Janssen HLA, Lindor KD, Hirschfield GM, Parés A, Floreani A, Mayo MJ, Invernizzi P, Battezzati PM, Nevens F, Ponsioen CY, Mason AL, Kowdley KV, Lammers WJ, Hansen BE, van der Meer AJ (2019) Ursodeoxycholic acid therapy and liver transplant-free survival in patients with primary biliary cholangitis. J Hepatol 71:357–365

Hellers G, Cortot A, Jewell D, Leijonmarck CE, Löfberg R, Malchow H, Nilsson LG, Pallone F, Pena S, Persson T, Prantera C, Rutgeerts P (1999) Oral budesonide for prevention of postsurgical recurrence in Crohn's disease. Gastroenterology 116:294–300

Hermann S, Jansen L, Barnes B et al (2020) Epidemiologie des Magenkarzinoms in Deutschland. Onkologe 26:887–897. https://doi.org/10.1007/s00761-020-00835-1

Jørgensen KK, Olsen IC, Goll GL, Lorentzen M, Bolstad N, Haavardsholm EA, Lundin KEA, Mørk C, Jahnsen J, Kvien TK, NOR-SWITCH study group (2017) Switching from originator infliximab to biosimilar CT-P13 compared with maintained treatment with originator infliximab (NOR-SWITCH): a 52-week, randomised, double-blind, non-inferiority trial. Lancet 389(10086):2304–2316. https://doi.org/10.1016/S0140-6736(17)30068-5 (Erratum in: Lancet. 2017 Jun 10;389(10086):2286)

Kark W, Krebs-Richter H, Hotz J (1995) Improving the effect of orthograde colonic lavage with golytely solution by adding dimethicone. Z Gastroenterol 33:20–23

Kimer N, Krag A, Møller S, Bendtsen F, Gluud LL (2014) Systematic review with meta-analysis: the effects of rifaximin in hepatic encephalopathy. Aliment Pharmacol Ther 40:123–132

Koop H (2018) Verordnungspraxis und Risiken von Protonenpumpenblockern – Fiktion und Fakten? Z Gastroenterol 56:264–274

Koop H, Fuchs KH, Labenz J, Lynen Jansen P, Messmann H, Miehlke S, Schepp W, Wenzl TG (2014) Gastroösophageale Refluxkrankheit unter Federführung der Deutschen Gesellschaft für Gastroenterologie, Verdauungs- und Stoffwechselkrankheiten (DGVS) AWMF Register Nr. 021-013. Z Gastroenterol 52:1299–1346 (Mitarbeiter der Leitliniengruppe)

Krag M, Marker S, Perner A, Wetterslev J, Wise MP, Schefold JC, Keus F, Guttormsen AB, Bendel S, Borthwick M, Lange T, Rasmussen BS, Siegemund M, Bundgaard H, Elkmann T, Jensen JV, Nielsen RD, Liboriussen L, Bestle MH, Elkjær JM, Palmqvist DF, Bäcklund M, Laake JH, Bådstøløkken PM, Grönlund J, Breum O, Walli A, Winding R, Iversen S, Jarnvig IL, White JO, Brand B, Madsen MB, Quist L, Thornberg KJ, Møller A, Wiis J, Granholm A, Anthon CT, Meyhoff TS, Hjortrup PB, Aagaard SR, Andreasen JB, Sørensen CA, Haure P, Hauge J, Hollinger A, Scheuzger J, Tuchscherer D, Vuilliomenet T, Takala J, Jakob SM, Vang ML, Pælestik KB, Andersen KLD, van der Horst ICC, Dieperink W, Fjølner J, Kjer CKW, Sølling C, Sølling CG, Karttunen J, Morgan MPG, Sjøbø B, Engstrøm J, Agerholm-Larsen B, Møller MH (2018) Pantoprazole in patients at risk for gastrointestinal bleeding in the ICU. N Engl J Med 379:2199–2208 (SUP-ICU trial group)

Kucharzik T, Dignass A, Atreya R, Bokemeyer B, Esters P, Herrlinger K, Kannengiesser K, Kienle P, Langhorst J, Lügering A, Schreiber S, Stallmach A, Stein J, Sturm A, Teich N, Siegmund B (2023) Aktualisierte S3-Leitlinie Colitis ulcerosa (Version 6.1) – Februar 2023 – AWMF-Registriernummer: 021-009. Z Gastroenterol 61(8):1046–1134. https://doi.org/10.1055/a-2060-0935

Labenz J, Armstrong D, Lauritsen K, Katelaris P, Schmidt S, Schutze K, Wallner G, Juergens H, Preiksaitis H, Keeling N, Naucler E, Adler J, Eklund S (2005) Esomeprazole 20 mg vs. pantoprazole 20 mg for maintenance therapy of healed erosive oesophagitis: results from the EXPO study. Aliment Pharmacol Ther 22:803–811

Lam JR, Schneider JL, Zhao W, Corley DA (2013) Proton pump inhibitor and histamine 2 receptor antagonist use and vitamin B12 deficiency. JAMA 310:2435–1542

Larsen TR, McMunn J, Ahmad H, AlMahameed ST (2018) Ventricular tachycardia triggered by Loperamide and Famotidine abuse. Drug Saf Case Rep 5(1):11. https://doi.org/10.1007/s40800-018-0077-0

Lassalle M, Le Tri T, Bardou M et al (2020) Use of proton pump inhibitors in adults in France: a nationwide drug utilization study. Eur J Clin Pharmacol 76:449–457. https://doi.org/10.1007/s00228-019-02810-1

Layer P, Andresen V, Allescher H, Bischoff SC, Claßen M, Elsenbruch S, Freitag M, Frieling T, Gebhard M, Goebel-Stengel M, Häuser W, Holtmann G, Keller J, Kreis ME, Kruis W, Langhorst J, Jansen PL, Madisch A, Mönnikes H, Müller-Lissner S, Niesler B, Pehl C, Pohl D, Raithel M, Röhrig-Herzog G, Schemann M, Schmiedel S, Schwille-Kiuntke J, Storr M, Preiß JC; Collaborators:; Andus T, Buderus S, Ehlert U, Engel M, Enninger A, Fischbach W, Gillessen A, Gschossmann J, Gundling F, Haag S, Helwig U, Hollerbach S, Karaus M, Katschinski M, Krammer H, Kuhlbusch-Zicklam R, Matthes H, Menge D, Miehlke S, Posovszky MC, Schaefert R, Schmidt-Choudhury A, Schwandner O, Schweinlin A, Seidl H, Stengel A, Tesarz J, van der Voort I, Voderholzer W, von Boyen G, von Schönfeld J, Wedel T; in Zusammenarbeit mit: Deutsche Gesellschaft für Allgemeinmedizin und Familienmedizin (DEGAM); Deutsche Gesellschaft für Allergologie und Klinische Immunologie (DGAKI); Deutsche Gesellschaft für Allgemein- und Viszeralchirurgie (DGAV); Deutsche Gesellschaft für Ernährungsmedizin (DGEM); Deutsche Gesellschaft für Geriatrie (DGG); Deutsche Gesellschaft für Innere Medizin (DGIM); Deutsche Gesellschaft für Naturheilkunde (DGNHK); Deutsche Gesellschaft für Pathologie und Bundesverband deutscher Pathologen eV (DGP/BDP); Deutsche Gesellschaft für Psychosomatische Medizin und Ärztliche Psychotherapie (DGPM); Deutsche Gesellschaft für Verhaltensmedizin und Verhaltensmodifikation (DGVM); Deutsche Schmerzgesellschaft eV; Deutsches Kollegium für Psychosomatische Medizin (DKPM), Deutsche Gesellschaft für Tropenmedizin und Internationale Gesundheit (DTG); Gesellschaft für Pädiatrische Gastroenterologie und Ernährung (GPGE); Deutschen Gesellschaft für Kinder- und Jugendmedizin (DGKJ); Swiss Society of Neurogastroenterology and Motility (SwissNGM); Informationsforum für Patient:innen mit Magen-Darm-Erkrankungen (MAGDA) (2021) Update S3-Leitlinie Reizdarmsyndrom: Definition, Pathophysiologie, Diagnostik und Therapie. Gemeinsame Leitlinie der Deutschen Gesellschaft für Gastroenterologie, Verdauungs- und Stoffwechselkrankheiten (DGVS) und der Deutschen Gesellschaft für Neurogastroenterologie und Motilität (DGNM) – Juni 2021 – AWMF-Registriernummer: 021/016. Z Gastroenterol. 2021 Dec;59(12):1323-1415. German. https://doi.org/10.1055/a-1591-4794. Epub 2021 Dec 10. Erratum in: Z Gastroenterol. 2021 Dec;59(12):e1. https://doi.org/10.1055/a-1738-5962. PMID: 34891206.

Lee-Robichaud H, Thomas K, Morgan J, Nelson RL (2010) Lactulose versus polyethylene glycol for chronic constipation. Cochrane Database Syst Rev. https://doi.org/10.1002/14651858.CD007570.pub2

Malfertheiner P, Megraud F, O'Morain C, Bazzoli F, El-Omar E, Graham D, Hunt R, Rokkas T, Vakil N, Kuipers EJ (2007) Current concepts in the management of Helicobacter pylori infection: the Maastricht III Consensus Report. Gut 56:772–781

Malfertheiner P, Kandulski A, Venerito M (2017) Proton-pump inhibitors: understanding the complications and risks. Nat Rev Gastroenterol Hepatol 14:697–710

Marraffa JM, Holland MG, Sullivan RW, Morgan BW, Oakes JA, Wiegand TJ, Hodgman MJ (2014) Cardiac conduction disturbance after loperamide abuse. Clin Toxicol 52(9):952–957. https://doi.org/10.3109/15563650.2014.969371

McFarland LV, Go S (2019) Are probiotics and prebiotics effective in the prevention of travellers' diarrhea: a systematic review and meta-analysis. Travel Med Infect Dis 27:11–19

Mégraud F, Graham DY, Howden CW, Trevino E, Weissfeld A, Hunt B, Smith N, Leifke E, Chey WD (2023) Rates of antimicrobial resistance in helicobacter pylori isolates from clinical trial patients across the US and europe. Am J Gastroenterol 118(2):269–275. https://doi.org/10.14309/ajg.0000000000002045

Metcalf TJ, Irons TG, Sher LD, Young PC (1994) Simethicone in the treatment of infant colic: a randomized placebo-controlled multicenter trial. Pediatr Electron Pages 94:29–34

Montero Pérez O, Martinez Benavides J, González Fernandez T, Guerra Prio S, Domínguez RR, Mesía Nin R, Clopés EA (2023) Is ranitidine necessary as premedication for regimens containing paclitaxel? A non-inferiority study. Expert Rev Clin Pharmacol. https://doi.org/10.1080/17512433.2023.2238596 (Erratum in: Expert Rev Clin Pharmacol. 2023 Aug 17)

Mössner J (2016) Indikationen, Nutzen und Risiken von Protonenpumpeninhibitoren. Eine Bestandsaufnahme nach 25 Jahren. Dtsch Ärzteblatt 113:477–483

Mössner J, Keim V (2003) Therapie der chronischen Pankreatitis. Internist 44:1515–1523. https://doi.org/10.1007/s00108-003-1068-4

National Institute for Health and Care Excellence (2014) Dyspepsia and gastro-oesophageal reflux disease. Investigation and management of dyspepsia, symptoms suggestive of gastro-oesophageal reflux disease, or both. NICE clinical guideline 184 (guidance.nice.org.uk/cg184)

Nevens F, Andreone P, Mazzella G, Strasser SI, Bowlus C, Invernizzi P, Drenth JP, Pockros PJ, Regula J, Beuers U, Trauner M, Jones DE, Floreani A, Hohenester S, Luketic V, Shiffman M, van Erpecum KJ, Vargas V, Vincent C, Hirschfield GM, Shah H, Hansen B, Lindor KD, Marschall HU, Kowdley KV, Hooshmand-Rad R, Marmon T, Sheeron S, Pencek R, MacConell L, Pruzanski M, Shapiro D, POISE Study Group (2016) A placebo-controlled trial of obeticholic acid in primary biliary cholangitis. N Engl J Med 375:631–643

Niklasson A, Lindström L, Simrén M, Lindberg G, Björnsson E (2010) Dyspeptic symptom development after discontinuation of a proton pump inhibitor: a double-blind placebo-controlled trial. Am J Gastroenterol 105:1531–1537

O'Connell CW, Schricker AA, Schneir AB, Metushi IG, Birgersdotter-Green U, Minns AB (2016) High-dose loperamide abuse-associated ventricular arrhythmias. Hear Rythm Case Rep 2(3):232–236. https://doi.org/10.1016/j.hrcr.2016.01.002

Palmowski L, von Busch A, Unterberg M, Bergmann L, Schmitz S, Schlüter A, Peters J, Adamzik M, Rahmel T (2024) Timely cessation of proton pump inhibitors in critically ill patients impacts morbidity and mortality: a propensity score-matched cohort study. Crit Care Med 52(2):190–199. https://doi.org/10.1097/CCM.0000000000006104

Pantano F, Mannocchi G, Marinelli E, Gentili S, Graziano S, Busardò FP, di Luca NM (2017) Hepatotoxicity induced by greater celandine (Chelidonium majus L.): a review of the literature. Eur Rev Med Pharmacol Sci 21(1 Suppl):46–52

Plehhova K, Haering M, Wray J, Coyle C, Ibáñez E, Kostev K (2023) Prescribing patterns of proton pump inhibitors in Germany: a retrospective study including 472 146 patients. J Prim Care Community Health 2023:14. https://doi.org/10.1177/21501319231221002

Prasad S, Dhiman RK, Duseja A, Chawla YK, Sharma A, Agarwal R (2007) Lactulose improves cognitive functions and health-related quality of life in patients with cirrhosis who have minimal hepatic encephalopathy. Hepatology 45:549–559

Reimer C, Søndergaard B, Hilsted L, Bytzer P (2009) Proton-pump inhibitor therapy induces acid-related symptoms in healthy volunteers after withdrawal of therapy. Gastroenterol 137:80–87

Sablich R, Urbano MT, Scarpa M, Scognamiglio F, Paviotti A, Savarino E (2023) Vedolizumab is superior to infliximab in biologic naïve patients with ulcerative colitis. Sci Rep 13(1):1816. https://doi.org/10.1038/s41598-023-28907-3

Sandborn WJ, Su C, Sands BE, D'Haens GR, Vermeire S, Schreiber S, Danese S, Feagan BG, Reinisch W, Niezychowski W, Friedman G, Lawendy N, Yu D, Woodworth D, Mukherjee A, Zhang H, Healey P, Panés J (2017) Tofacitinib as induction and maintenance therapy for ulcerative colitis. N Engl J Med 376:1723–1736 (OCTAVE Induction 1, OCTAVE Induction 2, and OCTAVE Sustain Investigators)

Sandborn WJ, Feagan BG, D'Haens G, Wolf DC, Jovanovic I, Hanauer SB, Ghosh S, Petersen A, Hua SY, Lee JH, Charles L, Chitkara D, Usiskin K, Colombel JF, Laine L, Danese S, True North Study Group (2021) Ozanimod as induction and maintenance therapy for ulcerative colitis. N Engl J Med 385(14):1280–1291. https://doi.org/10.1056/NEJMoa2033617

Sands BE, Sandborn WJ, Panaccione R, O'Brien CD, Zhang H, Johanns J, Adedokun OJ, Li K, Peyrin-Biroulet L, Van Assche G, Danese S, Targan S, Abreu MT, Hisamatsu T, Szapary P, Marano C, Group US (2019a) Ustekinumab as induction and maintenance therapy for ulcerative colitis. N Engl J Med 381:1201–1214

Sands BE, Peyrin-Biroulet L, Loftus EV Jr., Danese S, Colombel JF, Toruner M, Jonaitis L, Abhyankar B, Chen J, Rogers R, Lirio RA, Bornstein JD, Schreiber S, Group VS (2019b) Vedolizumab versus adalimumab for moderate-to-severe ulcerative colitis. N Engl J Med 381:1215–1226

Santos-Junior RB, Utter AC, McAnulty SR et al (2020) Weight loss behaviors in Brazilian mixed martial arts athletes. Sport Sci Health 16:117–122. https://doi.org/10.1007/s11332-019-00581-x

Savoldi A, Carrara E, Grahm DY, Conti M, Tacconelli E (2018) Prevalence of antibiotic resistance in helicobacter pylori: a systematic review and meta-analysis in World Health Organization regions. Gastroenterol 155:1372–1382

Scally B, Emberson JR, Spata E, Reith C, Davies K, Halls H, Holland L, Wilson K, Bhala N, Hawkey C, Hochberg M, Hunt R, Laine L, Lanas A, Patrono C, Baigent C (2018) Effects of gastroprotectant drugs for the prevention and treatment of peptic ulcer disease and its complications: a meta-analysis of randomized trials. Lancet Gastroenterol Hepatol 3:231–241

Schmieder G, Stankov G, Zerle G, Schinzel S, Brune K (1993) Observer-blind study with metamizole versus tramadol and butylscopolamine in acute biliary colic pain. Arzneim Forsch 43:1216–1221

Schulz C, Liou JM, Alboraie M, Bornschein J, Campos Nunez C, Coelho LG, Quach DT, Fallone CA, Chen YC, Gerhard M, Gisbert JP, Jung HY, Katelaris PH, Kim JG, Lu H, Macke L, Mahachai V, Moss SF, Remes Troche JM, Riquelme A, Romano M, Setshedi M, Smith S, Suerbaum S, Tshibangu-Kabamba E, Vilaichone RK, Yadegar A, Yamaoka Y, Mégraud F, El-Omar EM, Sugano K, Malfertheiner P (2025) Helicobacter pylori antibiotic resistance: a global challenge in search of solutions. Gut. https://doi.org/10.1136/gutjnl-2025-335523

Sebode M, Kloppenburg A, Aigner A, Lohse AW, Schramm C, Linder R (2020) Population based study of autoimmune hepatitis and primary biliary cholangitis in Germany: rising prevalence based on ICD codes, yet deficits in medical treatment. Z Gastroenterol 58:431–438

Siegmund E, Löhr JM, Schuff-Werner P (2004) Die diagnostische Validität nichtinvasiver Pankreasfunktionstests – Eine Metaanalyse. Z Gastroenterol 42:1117–1128

Sjöstedt S, Befrits R, Sylvan A, Harthon C, Jörgensen L, Carling L, Modin S, Stubberöd A, Toth E, Lind T (2005) Daily treatment with esomeprazole is superior to that taken on-demand for maintenance of healed erosive oesophagitis. Aliment Pharmacol Ther 22:183–191

Smith DS, Ferris CD (2003) Current concepts in diabetic gastroparesis. Drugs 63:1339–1358

Stedman CA, Barclay ML (2000) Review article: comparison of the pharmacokinetics, acid suppression and efficacy of proton pump inhibitors. Aliment Pharmacol Ther 14:963–978

Steffen KJ, Mitchell JE, Roerig JL, Lancaster KL (2007) The eating disorders medicine cabinet revisited: a clinician's guide to ipecac and laxatives. Int J Eat Disord 40(4):360–368. https://doi.org/10.1002/eat.20365

Sturm A, Atreya R, Bettenworth D, Bokemeyer B, Dignaß A, Ehehalt R, Germer C, Grunert PC, Helwig U, Herrlinger K, Kienle P, Kreis ME, Kucharzik T, Langhorst J, Maaser C, Ockenga J, Ott C, Siegmund B, Zeißig S, Stallmach A (2022) Aktualisierte S3-Leitlinie „Diagnostik und Therapie des Morbus Crohn" der Deutschen Gesellschaft für Gastroenterologie, Verdauungs- und Stoffwechselkrankheiten (DGVS) – August 2021 – AWMF-Registernummer: 021-004. Z Gastroenterol 60(3):332–418. https://doi.org/10.1055/a-1713-3941

Sudduth RH, DeAngelis S, Sherman KE, McNally PR (1995) The effectiveness of simethicone in improving visibility during colonoscopy when given with a sodium phosphate solution: a double-bind randomized study. Gastrointest Endosc 42:413–415

Teschke R, Wolff A, Frenzel C, Schulze J, Eickhoff A (2012) Herbal hepatotoxicity: a tabular compilation of reported cases. Liver Int 32:1543–1556

Travis S, Silverberg MS, Danese S, Gionchetti P, Löwenberg M, Jairath V, Feagan BG, Bressler B, Ferrante M, Hart A, Lindner D, Escher A, Jones S, Shen B, EARNEST Study Group (2023) Vedolizumab for the treatment of chronic Pouchitis. N Engl J Med 388(13):1191–1200. https://doi.org/10.1056/NEJMoa2208450

Tromm A, Buganič I, Tomsová E, Tulassay Z, Lukáš M, Kykal J, Bátovský M, Fixa B, Gabalec L, Safadi R, Kramm HJ, Altorjay I, Löhr H, Koutroubakis I, Bar-Meir S, Stimac D, Schäffeler E, Glasmacher C, Dilger K, Mohrbacher R, Greinwald R, International Budenofalk Study Group (2011) Budesonide 9 mg is at least as effective as mesalamine 4.5 g in patients with mildly to moderately active Crohn's disease. Gastroenterol 140:425–434

Ueberschaer H, Allescher HD (2017) Protonenpumpenhemmer – Nebenwirkungen und Komplikationen der langfristigen Protonenpumpenhemmereinnahme. Z Gastroenterol 55:636–674

Ullmann O, Ranti D, Georgiadou E, Hillemacher T, Schmidt A, von Hahn T (2024) Provider-reported use of butylscopolamine in gastrointestinal endoscopy in Germany. Endosc Int Open 12(1):E36–E42. https://doi.org/10.1055/a-2189-0373

Wei D, Heus P, van de Wetering FT, van Tienhove G, Verleye L, Scholten RJ (2018) Probiotics for the prevention or treatment of chemotherapy or radiotherapy-related diarrhoea in people with cancer. Cochrane Database Syst Rev. https://doi.org/10.1002/14651858.CD008831.pub3

Wu D, Wu SM, Lu J, Zhou YQ, Xu L, Guo CY (2013) Rifaximin versus nonabsorbable disaccharides for the treatment of hepatic encephalopathy: a meta-analysis. Gastroenterol Res Pract. https://doi.org/10.1155/2013/236963

Xie Y, Bowe B, Yan Y, Xian H, Li T, Al-Aly Z (2019) Estimates of all cause mortality and cause specific mortality associated with proton pump inhibitors among US veterans: cohort study. BMJ 365:l1580

Zimmermann T, Jansen PL, Sarrazin C, Vollmar J, Zeuzem S (2018) S3-Leitlinie „Prophylaxe, Diagnostik und Therapie der Hepatitis-C-Virus (HCV)-Infektion". Z Gastroenterol 56:e53–e115

Gicht

Bernd Mühlbauer

Auf einen Blick

Die spezifische Arzneitherapie der Gicht umfasst Xanthinoxidasehemmer, Colchicin und Benzbromaron, das aber nicht mehr häufig verordnet wird. Standardarzneistoff für die chronische Gicht ist Allopurinol, auf das fast 87 % aller Verordnungen entfallen. Der zweite Xanthinoxidasehemmer, Febuxostat, weist keine klinisch relevanten Vorteile gegenüber dem bewährten Allopurinol auf. Das Verordnungsvolumen aller Gichtmedikamente blieb gegenüber dem Vorjahr unverändert. Dies gilt auch für das beim akuten Gichtanfall einzusetzende Colchicin.

Gicht ist eine Stoffwechselkrankheit mit erhöhten Harnsäurekonzentrationen im Serum, die durch renale Minderausscheidung (häufig) oder erhöhte hepatische Bildung (selten) bedingt ist. Die Hyperurikämie ist zunächst oft symptomlos. Gichtkomplikationen entstehen durch kristalline Ausfällung der Harnsäure. In der Synovia von Gelenken führt dies zu schmerzhaften Gichtanfällen, im Gewebe zu immunologischer Reaktion mit Knötchenbildung (Tophi), in der Niere zu Uratsteinen. Wichtige Risikofaktoren für die Entstehung einer Hyperurikämie sind Hypertonie (74 %), Niereninsuffizienz (71 %), Adipositas (53 %) und Diabetes (14 %) sowie die Einnahme einiger Arzneimittel (Thiaziddiuretika, Ciclosporin und Tacrolimus; Übersicht bei Dalbeth et al. 2016).

Basis der Therapie ist eine Diät mit reduzierter Purinzufuhr. Allerdings stammt der größte Teil der Harnsäure aus dem körpereigenen Purinmetabolismus. Nach epidemiologischen Untersuchungen erhöhen Übergewicht und erheblicher Alkoholkonsum das Risiko eines Gichtanfalls, unabhängig von der Harnsäureserumkonzentration (Lin et al. 2000). Neben purinarmer Kost sind daher Gewichtreduktion und Einschränkung des Alkoholkonsums wichtige nicht medikamentöse Maßnahmen.

Die asymptomatische Hyperurikämie erfordert keine routinemäßige Arzneitherapie, da viele hyperurikämische Patienten keine Gichtanfälle entwickeln und umgekehrt die Harnsäurespiegel bei einem akuten Gichtanfall im Normalbereich liegen können (Richette et al. 2017). Bei asymptomatischer Hyperurikämie wird zu häufig Allopurinol oder Febuxostat verordnet (Arzneimittelbrief 2014). Bei nur gering erhöhten Serumharnsäurewerten überwiegt das Nebenwirkungsrisiko oft den therapeutischen Nutzen. Das gilt ganz besonders bei Patienten im höheren Lebensalter (Pasina et al. 2014). Trotzdem ist die Hyperurikämie mit einem Harnsäurekonzentrationen über 6 mg/dl ein wichtiger Risikofaktor der Gicht (Shiozawa et al. 2017). Vor dem ersten Gichtanfall sind Tophi oder Nierenschäden selten nachweisbar.

Die medikamentöse Therapie der symptomatisch gewordenen Gicht zielt auf die Behandlung des akuten Gichtanfalls und auf die dauerhafte Senkung der Harnsäurespiegel. Sie gliedert sich in drei Therapieprinzipien: Unterdrückung der zum Gichtanfall führenden Entzündungsreaktion, Hemmung der Harnsäurebildung durch Urikostatika und Förderung der Harnsäureausscheidung durch Urikosurika. Die aktuelle Leitlinie des National Institute for Health and Care Excellence (NICE) enthält evidenzbasierte Empfehlungen zur Diagnose und Therapie der Gicht (NICE 2022).

© Der/die Autor(en), exklusiv lizenziert an Springer-Verlag GmbH, DE, ein Teil von Springer Nature 2026
W.-D. Ludwig, B. Mühlbauer, R. Seifert (Hrsg.), *Arzneiverordnungs-Report 2025*,
https://doi.org/10.1007/978-3-662-72738-6_13

Für die Therapie des *akuten Gichtanfalls* kommen Colchicin, Glucocorticoide und nichtsteroidale Antiphlogistika (Cyclooxygenase-Inhibitoren, z. B. Naproxen, Ibuprofen) in Frage. Alle sind wirksam in der Linderung der akuten Gichtsymptome, haben aber auch ihre spezifischen Nebenwirkungen (FitzGerald et al. 2020). Colchicin kann insbesondere in höheren Dosierungen Übelkeit und schwere Durchfälle auslösen. Aufgrund der Gefahr von Intoxikationen (Dosierungen siehe ▶ Abschn. 13.1) werden bei Colchicin niedrigere Dosen favorisiert (Van Echteld et al. 2014). Bei nichtsteroidalen Antiphlogistika und Glucocorticosteroide bestehen die allgemein bekannten Risiken (siehe Symptomatische Behandlung von Schmerz, Fieber und Entzündung, ▶ Kap. 17).

Bisher wurden in der Therapie des akuten Gichtanfalls nichtsteroidale Antiphlogistika vorgezogen. Diese Präferenz beruhte jedoch mehr auf Tradition und persönlicher Erfahrung. Ebenfalls etabliert sind orale Glucocorticoide (Suresh und Das 2012). Diese Wirkstoffe werden in anderen Kapiteln behandelt (Symptomatische Behandlung von Schmerz, Fieber und Entzündung, ▶ Kap. 17, sowie Glucocorticoide, ▶ Kap. 20). Mit Colchicin in geringen Dosierungen (0,5–1 mg des Reinalkaloids abends) ist auch eine effektive Prophylaxe von Gichtanfällen möglich.

Eine harnsäuresenkende Dauertherapie der *symptomatisch gewordenen Gicht* ist bei Patienten nach wiederholten Gichtanfällen, bei Gichtarthropathie, Tophi oder radiologischen Veränderungen indiziert. Ziel der Harnsäuresenkung ist die Auflösung bestehender Harnsäureablagerungen und die Prävention neuer Ablagerungen. Neben den erwähnten nutritiven Maßnahmen wird eine medikamentöse Senkung der Serumharnsäure empfohlen, wenn die Zielwerte von unter 6 mg/dl, bei schwerer Gicht unter 5 mg/dl (360 bzw. 300 µmol/L) nicht erreicht werden.

Allopurinol ist – neben Febuxostat – Arzneistoff der Wahl. Auch die aktuelle NICE Leitlinie empfiehlt Allopurinol mit einer niedrigen Initialdosis ($\leq$ 100 mg/Tag) und Dosistitration auf einen Harnsäurezielwert von < 6 mg/dl (NICE 2022). Bei eingeschränkter Nierenfunktion muss die Dosierung reduziert werden. Trotz seines jahrzehntelangen Einsatzes ist die ideale Allopurinoldosis nicht befriedigend geklärt (Übersicht bei Sundy 2010). In der Anfangsphase der Behandlung droht regelmäßig die Gefahr reaktiver Gichtanfälle, weshalb eine vorsichtig einschleichende Dosistitration zwingend ist. Eine Steigerung der typischen Tagesdosis von 300 auf 600 mg erhöht die Ansprechrate von 26 auf 78 %. Die maximale Tagesdosis beträgt sogar 800 mg (Fachinformation Allopurinol ratiopharm 2025). Vorsicht ist geboten bei Patienten, die Mercaptopurin einnehmen. Allopurinol hemmt dessen Abbau, so dass dann nur ein Viertel der üblichen Dosis von Mercaptopurin gegeben werden darf.

Wenn die angestrebten Harnsäurewerte mit Allopurinol nicht erreicht werden, können der zweite Xanthinoxidasehemmer, Febuxostat, ein Urikosurikum oder eine Kombination von Allopurinol mit einem Urikosurikum in Betracht gezogen werden (NICE 2022).

Seit 2010 ist Febuxostat im Handel. Das Originalpräparat (*Adenuric*) ist seit Jahren nicht mehr unter den 3.000 am häufigsten verordneten Arzneimitteln vertreten, im Jahr 2024 erreichten diese Liste wie im Vorjahr acht Generika (*Febuxostat Zentiva, Febuxostat-1A Pharma, Febuxostat STADA, Febuxostat AL, Febuxostat PUREN, Febuxostat-Vivanta, Febuxostat AXiromed, Febuxostat Heumann*). In den Zulassungsstudien senkte Febuxostat die Harnsäure effektiver als 300 mg Allopurinol, doch gegen höhere und damit effektivere Allopurinoldosen (siehe oben) wurde es nicht geprüft. Als Vorteil wird propagiert, dass es zu lediglich 10 % renal eliminiert wird, was bei Patienten mit Nierenfunktionseinschränkung von Vorteil sein könnte (Love et al. 2010). In einem Cochrane-Review gab es nach dreijähriger Nachbeobachtung für Febuxostat (80 oder 120 mg/Tag) und Allopurinol keine signifikanten Unterschiede bezüglich Wirksamkeit und Verträglichkeit (Tayar et al. 2012). Dies bestätigt eine weitere Metaanalyse direkter

Vergleichsstudien: Die gegenüber Allopurinol etwas ausgeprägtere Senkung des Harnsäurespiegels unter Febuxostat war nicht mit einer Reduktion klinischer Gichtsymptome assoziiert (Faruque et al. 2013).

Eine aufgrund entsprechender Hinweise in den Zulassungsstudien behördlicherseits angeordnete kardiovaskuläre Sicherheitsstudie (CARES) zeigte bei Patienten mit kardiovaskulärer Vorerkrankung unter Febuxostat eine im Vergleich zu Allopurinol erhöhte Sterblichkeit, allerdings als sekundärer Endpunkt; der primäre Endpunkt (Kombination aus kardiovaskulärem Tod, Myokardinfarkt, Schlaganfall und instabiler Angina mit Katheterintervention) dagegen war mit 0,4 % absolutem Unterschied nicht unterschiedlich (White et al. 2018). Ein Rote-Hand-Brief warnte entsprechend (2019). Allerdings konnte eine weitere, randomisierte Studie (Mackenzie et al. 2020) ein erhöhtes kardiovaskuläres Risiko von Febuxostat gegenüber Allopurinol nicht bestätigen. Zahlreiche in der Folge publizierte Metaanalysen zeigten ein heterogenes Bild bei sehr geringen Risikounterschieden. Die NICE-Leitlinie sieht bei Patienten ohne erhöhtes kardiovaskuläres Risiko die beiden Arzneistoffe als austauschbar an (NICE 2022). Die Febuxostat-Generika sind in der Zwischenzeit nur noch im Durchschnitt teurer als Allopurinol, einzelne Präparate sind preisgleich (❖ Tab. 13.1).

13.1 Verordnungsspektrum

Seit vielen Jahren hält Allopurinol den weitaus größten Anteil am Verordnungsvolumen der Gichtmedikamente (❖ Tab. 13.1). Auch 2024 haben sich dessen Verordnungen gegenüber dem Vorjahr kaum verändert. Febuxostat erfuhr nach den oben beschriebenen Sicherheitsbedenken einen Rückgang, konnte diesen seitdem aber wieder wettmachen, mit leichter Steigerung in 2024.

Colchicin ist ein in der Herbstzeitlose vorkommendes Alkaloid. Der Arzneistoff hat eine geringe therapeutische Breite. Lebensgefährliche Vergiftungen werden beobachtet. Colchicin wird in der Akuttherapie des Gichtanfalls und in der Anfallsprophylaxe eingesetzt. Anfälle werden ausgehend von 1–2 mg Colchicin täglich, gesteigert bis maximal 6 mg, pro Episode behandelt. Dies gilt für das reine Alkaloid, bei Pflanzenextrakten muss der Gehalt sorgfältig beachtet werden. Colchicin muss bei Abklingen des Anfalls oder bei Auftreten gastrointestinaler Nebenwirkungen umgehend abgesetzt werden. Nach einer kompletten Anfallsbehandlung darf für 3 Tage keine weitere Einnahme erfolgen.

Über Jahrzehnte waren nur Pflanzenextrakte wie *Colchysat Bürger* auf dem Markt. Es wurde als natürliches, pflanzliches Arzneimittel in Packungsgrößen von 30 ml (15 mg) und 100 ml (50 mg) beworben. Eine tödliche Überdosierung durch Einnahme eines Schlucks (ca. 50 ml) statt einiger Tropfen eines Patienten führte zur Marktrücknahme der Packungsgröße 100 ml *Colchysat Bürger* (Arzneimittelkommission der deutschen Ärzteschaft 2017; Diesinger und Schriever 2017). Im Jahr 2023 wurden noch eine knappe Mio. DDD dieses Medikaments verordnet (❖ Tab. 13.1), mit sinkender Tendenz. Nach Einführung eines chemisch synthetisierten Colchicin-Präparates als Reinalkaloid entfielen die allermeisten Colchicin-Verordnungen darauf. Der Hersteller von *Colchicin Bürger* erwarb das Mitvertriebsrecht für das Reinalkaloid und bietet es seitdem als *Colchicin Ysat* an. In 2024 betrug dessen Verordnungsvolumen 4,3 Mio. DDD, während ein weiteres Generikum (*Colchicin Zentiva*) mit 0,43 Mio. DDD erstmals die Liste der 3.000 am häufigsten verordneten Präparate erreichte (❖ Tab. 13.1).

Bei der Betrachtung der absoluten Verordnungszahlen von Colchicin muss berücksichtigt werden, dass der Wirkstoff neben seiner Anwendung bei Gicht derzeit in weiteren Indikationen, unter anderem entzündliche Herzerkrankungen und Morbus Behcet als therapeutische Option diskutiert wird – mit mehr oder weniger gut belegter Evidenz (Richette et al. 2017).

◼ Tab. 13.1   Verordnungen von Gichtmedikamenten 2024. Angegeben sind die 2024 verordneten Tagesdosen, die Änderungen gegenüber 2023 und die mittleren Kosten je DDD 2024

Präparat	Bestandteile	DDD	Änderung	DDD-Nettokosten
		Mio.	%	Euro
Allopurinol				
Allopurinol Indoco	Allopurinol	138,3	(−11,6)	0,23
Allopurinol AbZ	Allopurinol	69,3	(+17,9)	0,24
Allopurinol AL	Allopurinol	60,1	(+12,7)	0,24
Allopurinol-ratiopharm	Allopurinol	21,6	(+32,1)	0,24
Allopurinol Heumann	Allopurinol	5,6	(−52,8)	0,28
Allopurinol Aristo	Allopurinol	0,77	(−2,9)	0,36
		295,7	**(−0,6)**	**0,24**
Febuxostat				
Febuxostat STADA	Febuxostat	12,0	(−8,0)	0,28
Febuxostat AXiromed	Febuxostat	9,1	(−6,3)	0,38
Febuxostat Zentiva	Febuxostat	4,2	(−13,3)	0,43
Febuxostat AL	Febuxostat	4,1	(+106,2)	0,26
Febuxostat Vivanta	Febuxostat	4,0	(+62,2)	0,28
Febuxostat-PUREN	Febuxostat	2,8	(+317,5)	0,24
Febuxostat-1A Pharma	Febuxostat	2,3	(−18,3)	0,38
Febuxostat Heumann	Febuxostat	1,6	(−54,8)	0,23
		40,1	**(+2,5)**	**0,32**
Colchicin				
Colchicin Ysat	Colchicin	4,3	(−2,0)	1,90
Colchysat Bürger	Herbstzeitlosen-blütenextrakt	0,90	(−5,2)	1,03
Colchicin Zentiva	Colchicin	0,43	(neu)	1,91
		5,7	(+5,3)	1,76
Summe		**341,4**	**(−0,2)**	**0,27**

13

Literatur

Arzneimittelbrief (2014) Bei asymptomatischer Hyperurikämie wird zu häufig Allopurinol verordnet. Arzneimittelbrief 48:46–47 (https://www.der-arzneimittelbrief.de/de/Artikel.aspx?J=2014&S=46)

Arzneimittelkommission der deutschen Ärzteschaft (2017) Akzidentelle Überdosierung von Colchicin mit Todesfolge. Dtsch Arztebl 114:A96–97

Dalbeth N, Merriman TR, Stamp LK (2016) Gout. Lancet 388:2039–2052

Diesinger C, Schriever J (2017) Colchicin – gut informieren, vorsichtig dosieren. Bull Arzneimittelsicherheit 4:15–23

Fachinformation (2025) Allopurinol-ratiopharm 100 mg/300 g Tabletten. https://www.ratiopharm.de/assets/products/de/label/Allopurinol-ratiopharm%20100%20mg300%20mg%20Tabletten%20-%205.pdf?pzn=1686206

Faruque LI, Ehteshami-Afshar A, Wiebe N, Tjosvold L, Homik J, Tonelli M (2013) A systematic review and meta-analysis on the safety and efficacy of febuxostat versus allopurinol in chronic gout. Semin Arthritis Rheum 43:367–375

FitzGerald JD, Dalbeth N, Mikuls T, Brignardello-Petersen R, Guyatt G, Abeles AM, Gelber AC, Harrold LR, Khanna D, King C, Levy G, Libbey C, Mount D, Pillinger MH, Rosenthal A, Singh JA, Sims JE, Smith BJ, Wenger NS, Bae SS, Danve A, Khanna PP, Kim SC, Lenert A, Poon S, Qasim A, Sehra ST, Sharma TSK, Toprover M, Turgunbaev M, Zeng L, Zhang MA, Turner AS, Neogi T (2020) American College of Rheumatology guideline for the management of gout. Arthritis Care Res 72:744–760

Lin KC, Lin HY, Chou P (2000) Community based epidemiological study on hyperuricemia and gout in Kin-Hou. J Rheumatol 27:1045–1050

Love BL, Barrons R, Veverka A, Snider KM (2010) Urate-lowering therapy for gout: focus on febuxostat. Pharmacotherapy 30:594–608

Mackenzie IL, Ford I, Nuki G, Hallas J, Hawkey CJ, Webster J, Ralston SH, Walters M, Robertson M, De Caterina R, Findlay E, Perez-Ruiz F, McMurray JJV, MacDonald TM, FAST Study Group (2020) Long-term cardiovascular safety of febuxostat compared with allopurinol in patients with gout (FAST): a multicentre, prospective, randomised, open-label, non-inferiority trial. Lancet 396:1745–1757

NICE Guideline [NG219] (2022) Gout: diagnosis and management. https://www.nice.org.uk/guidance/ng219

Pasina L, Brucato AL, Djade CD, Di Corato P, Ghindoni S, Tettamanti M, Franchi C, Salerno F, Corrao S, Marcucci M, Mannucci PM, Nobili A (2014) Inappropiate prescription of allopurinol and febuxostat and risk of adverse events in the elderly: results from the REPOSI registry. Eur J Clin Pharmacol 70:1495–1503

Richette P, Doherty M, Pascual E, Barskova V, Becce F, Castañeda-Sanabria J, Coyfish M, Guillo S, Jansen TL, Janssens H, Lioté F, Mallen C, Nuki G, Perez-Ruiz F, Pimentao J, Punzi L, Pywell T, So A, Tausche AK, Uhlig T, Zavada J, Zhang W, Tubach F, Bardin T (2017) 2016 updated EULAR evidence-based recommendations for the management of gout. Ann Rheum Dis 76:29–42

Rote-Hand-Brief zu Adenuric® (Febuxostat) und anderen febuxostathaltigen Arzneimitteln: Erhöhtes Risiko für kardiovaskulär bedingte Mortalität und Gesamtmortalität. https://www.bfarm.de/SharedDocs/Risikoinformationen/Pharmakovigilanz/DE/RHB/2019/rhb-febuxostat.html

Shiozawa A, Szabo SM, Bolzani A, Cheung A, Choi HK (2017) Serum uric acid and the risk of incident and recurrent gout: a systematic review. J Rheumatol 44:388–396

Sundy JS (2010) Progress in the pharmacotherapy of gout. Curr Opin Rheumatol 22:188–193

Suresh E, Das P (2012) Recent advances in management of gout. QJM 105:407–417

Tayar JH, Lopez-Olivo MA, Suarez-Almazor ME (2012) Febuxostat for treating chronic gout. Cochrane Database Syst Rev. https://doi.org/10.1002/14651858.CD008653.pub2

Van Echteld I, Wechalekar MD, Schlesinger N, Buchbinder R, Aletaha D (2014) Colchicine for acute gout. Cochrane Database Syst Rev. https://doi.org/10.1002/14651858.CD006190.pub2

White WB, Saag KG, Becker MA, Borer JS, Gorelick PB, Whelton A, Hunt B, Castillo M, Gunawardhana L (2018) Cardiovascular safety of febuxostat or allopurinol in patients with gout. N Engl J Med 378:1200–1210

Osteoporose, Calcium- und Phosphatregulation

Bernd Mühlbauer

Auf einen Blick

Verordnungsprofil Hauptvertreter der Osteoporosearzneistoffe sind mit Abstand Bisphosphonate, die auch in der Onkologie – zur symptomatischen Behandlung von Knochenmetastasen – eingesetzt werden. Nach mehrjährigem Rückgang bleiben die Verordnungszahlen der Bisphosphonate seit 6 Jahren auf etwa gleichem Niveau. Leitsubstanz dieser Arzneistoffgruppe ist Alendronsäure, auf die fast 60 % des Verordnungsvolumens entfallen. Risedronsäure, Ibandronsäure und Zoledronsäure haben deutlich kleinere Anteile. Mit Abstand folgt Denosumab, das allerdings seit Jahren zunimmt und in 2024 fast 80 Mio. DDD erreichte. Das kaum verordnete Raloxifen hat weiter abgenommen. Wie erwartet erschien mit dem Antikörper Romosozumab 2024 erstmals ein osteoanaboles Osteoporose-Medikament – trotz seiner Jahrestherapiekosten von etwa 7.000 € – erstmals unter den 3.000 am häufigsten verordneten Arzneimitteln. Die optimale Dauer der Therapie der Osteoporose ist unbefriedigend geklärt und durch eine aktuelle Leitlinie mit Empfehlung der osteoanabolen Wirkstoffe eher noch unübersichtlicher geworden.

Calciumpräparate werden in der Osteoporose-Basisbehandlung mit seit Jahren konstantem Verordnungsvolumen, vor allem in Kombination mit Vitamin D eingesetzt, auch wenn sie einen nur bescheidenen Effekt auf die Frakturrate haben. Weitere Calciumpräparate sind als Phosphatbinder zur Behandlung der Hyperphosphatämie bei Hämodialysepatienten von Bedeutung.

Grundlage der Vorbeugung und Behandlung von Osteoporose sind nichtmedikamentöse Maßnahmen und eine ausreichende Zufuhr von Calcium und Vitamin D (Rizzoli et al. 2008). Bei niedrigem Frakturrisiko reichen sie zur Prophylaxe von osteoporotischen Frakturen aus. Ab einem 10-Jahresrisiko von 30 % für Schenkelhals- und Wirbelkörperfrakturen ist gemäß der Leitlinie des Dachverbandes eine medikamentöse Osteoporosetherapie indiziert (Edwards et al. 2016; Favia et al. 2009; NIH Consensus Conference 1994; Pazianas et al. 2010; DVO 2023).

Die pharmakologische Behandlung stützt sich seit Jahren auf den Einsatz der knochenabbauhemmenden Antiresorptiva (Bisphosphonate, Raloxifen, Denosumab), während Osteoanabolika wie Teriparatid keine Rolle spielten (Übersicht bei Compston et al. 2019). Nach neueren Metaanalysen, z. B. Händel et al. (2023) und insbesondere Hinzukommen des Sclerostin-Antikörpers Romosozumab könnte sich dies in Zukunft ändern, insbesondere, wenn den Empfehlungen der DVL-Leitlinie gefolgt wird (DVO 2023). Östrogene sind nach der aktuellen Risikobewertung und entsprechenden Leitlinien nur noch zur Osteoporoseprävention zugelassen, wenn andere Medikamente unverträglich oder kontraindiziert sind.

14.1 Calciumpräparate

Calciumsalze werden bei nutritiven oder malabsorptionsbedingten Calcium- und Vitamin-D-Mangelzuständen sowie substitutiv-adjuvant zur Unterstützung einer spezifischen Therapie der Osteoporose eingesetzt. Daneben werden Calciumsalze in höheren Dosen als Phosphatbinder zur Behandlung der Hyperphosphatämie bei dialysepflichtiger chronischer Niereninsuffizienz angewendet.

14.1.1 Calciumsubstitution

Die tägliche Calciumzufuhr von Erwachsenen sollte 1.000 mg betragen (DVO 2023). Die früher vorgeschlagenen höheren Tagesdosen für ältere Menschen werden nicht mehr empfohlen. Diese Mengen können durch den Calciumgehalt der üblichen Ernährung gedeckt werden. Calciumreich sind Milch, Milchprodukte (Käse, Joghurt, Quark), mehrere Gemüsesorten sowie calciumreiche Mineralwässer. Bei intakter Calciumhomöostase hat eine den Bedarf übersteigende Calciumzufuhr beim gesunden Organismus keinen Nutzen.

Leichtere Calciummangelsituationen können durch unzureichende Zufuhr oder Resorptionsstörungen entstehen. Sie sollten primär durch eine adäquate Calciumaufnahme mit der Nahrung (Milchprodukte) behandelt werden, bevor Calciumpräparate in Betracht gezogen werden. Chronische Calciummangelzustände infolge Hypoparathyreoidismus, Rachitis, Osteomalazie und Malabsorptionszuständen müssen dagegen mit Colecalciferol (Vitamin D$_3$) oder seinen Metaboliten (bei ungenügender Aktivität der renalen 1α-Hydroxylase, z. B. bei terminaler Niereninsuffizienz) behandelt werden, um die intestinale Calciumresorption zu erhöhen. Die Calciumpräparate dienen in derartigen Situationen der Sicherstellung eines ausreichenden bzw. optimierten Angebotes. Die Verschreibung erfolgt nach geschätztem Bedarf und kann sich an dem Parathormonspiegel orientieren. Die Bedeutung von Calcium und Vitamin D als „Basisthera-

pie" bei der Osteoporose ist unbestritten (Ziegler 2002; Arzneimittelkommission der Deutschen Ärzteschaft 2008). Kombinationen von Bisphosphonaten mit Calcium oder Bisphosphonaten mit Vitamin D werden angeboten. In Substitutionsdosierung reduzieren Calcium und Colecalciferol bei älteren Menschen Frakturen. Bei gesunden postmenopausalen Frauen erhöht die Supplementierung mit Calcium und Vitamin D die Knochendichte, Hüftfrakturen wurden jedoch nicht vermindert; bei Überdosierung und renalen Vorschäden ist das Risiko von Nierensteinen erhöht (Women's Health Initiative Investigators 2006).

Für die orale Substitutionsbehandlung wird in erster Linie Calciumcarbonat empfohlen, da es gut resorbiert wird, den höchsten Calciumgehalt (40 %) hat und daher weniger Tabletten als andere Calciumsalze benötigt (Straub 2007). Für die Beurteilung der verordneten Calciumpräparate sind daher ein ausreichender Calciumgehalt und eine entsprechende Dosierungsempfehlung von Bedeutung. Legt man den Richtwert von 1.000 mg Calcium pro Tag zugrunde, sind nahezu alle Calciumpräparate ausreichend hoch dosiert, um mit 1–2 Tabletten das Ziel zu erreichen.

Das GKV-Modernisierungsgesetz führte 2004 zur Halbierung der Verordnung der Calciumpräparate. Eine leichte Erholung fand 2005 bis 2010 statt, danach sank die Verordnungsfrequenz wieder. Offensichtlich besteht eine Unsicherheit in der Ärzteschaft, in welchen Fällen Calcium verschreibungsfähig ist. Die Präparate stehen jedoch auf der Ausnahmeliste gemäß § 34 Abs. 1 SGB V und sind daher bei der Behandlung der manifesten Osteoporose verordnungsfähig. Calcium und Vitamin D stellen die Basistherapie der Osteoporose dar (Arzneimittelkommission der deutschen Ärzteschaft 2008). Nachdem die Verordnungen der Bisphosphonate, Raloxifen, Denosumab und Romosozumab bei 240 Mio. DDD liegen (◘ Tab. 14.1 und 14.2), ist angesichts der nur ca. 50 Mio. DDD verordneter Calciumpräparate mit und ohne Vit. D (◘ Tab. 14.3) die adäquate Umsetzung der Basistherapie zumindest fraglich. Nur zum geringen Teil dürfte

■ Tab. 14.1 Verordnungen von Phosphatbindern und Calcimimetika 2024. Angegeben sind die 2024 verordneten Tagesdosen, die Änderungen gegenüber 2023 und die mittleren Kosten je DDD 2024

Präparat	Bestandteile	DDD	Änderung	DDD-Nettokosten
		Mio.	%	Euro
Calciumacetat				
Osvaren	Calciumacetat Magnesiumcarbonat	1,1	(−0,1)	1,59
Calciumacetat-Nefro	Calciumacetat	0,79	(+6,5)	0,81
Calcet	Calciumacetat	0,41	(−37,9)	0,81
Calciumacetat Kyramed	Calciumacetat	0,40	(+80,4)	0,74
		2,7	**(−0,7)**	**1,11**
Sevelamer				
Sevelamercarbonat HEXAL	Sevelamer	1,6	(−34,9)	8,44
Sevelamercarbonat Heumann	Sevelamer	0,91	(> 1.000)	8,50
Sevelamercarbonat AL	Sevelamer	0,68	(+38,4)	8,76
Sevelamerhydrochlorid Waymade	Sevelamer	0,55	(+25,7)	6,14
Renagel	Sevelamer	0,37	(−27,0)	8,51
		4,1	**(+5,1)**	**8,21**
Weitere Medikamente zur Behandlung der Hyperkaliämie und Hyperphosphatämie				
Fosrenol	Lanthan(III)-carbonat	1,6	(−6,5)	8,94
Veltassa	Patiromercalcium	1,5	(+10,7)	6,41
Lokelma	Natrium-Zirconium-cyclosilicat	1,1	(+92,4)	7,47
		4,2	**(+15,9)**	**7,67**
Calcimimetika				
Parsabiv	Etelcalcetid	5,2	(+10,1)	8,69
Cinacalcet Devatis	Cinacalcet	1,3	(+139,6)	1,24
Cinacalcet Mylan	Cinacalcet	1,0	(+117,4)	1,49
		7,5	**(+31,2)**	**6,42**
Summe		**18,5**	**(+16,0)**	**6,34**

dies relativiert werden durch den Einsatz antiresorptiver Arzneimittel bei osteolytischen Knochenmetastasen, bei denen kein Calcium substituiert wird.

Etwa 80 % der Calciumsubstitution erfolgt in Fixkombinationen mit Vitamin D, wie es für die Basistherapie der Osteoporose empfohlen wird (Ziegler 2002).

◘ Tab. 14.2   Verordnungen von Bisphosphonaten 2024. Angegeben sind die 2024 verordneten Tagesdosen, die Änderungen gegenüber 2023 und die mittleren Kosten je DDD 2024

Präparat	Bestandteile	DDD	Änderung	DDD-Nettokosten
		Mio.	%	Euro
Alendronsäure				
Alendronsäure Aurobindo	Alendronsäure	39,7	(−21,4)	0,41
Alendronsäure Bluefish	Alendronsäure	20,4	(−3,6)	0,41
Alendronsäure-1A Pharma	Alendronsäure	11,5	(−8,0)	0,41
Fosavance MSD	Alendronsäure Colecalciferol	4,5	(+59,2)	0,55
Alendron Aristo	Alendronsäure	3,4	(−78,9)	0,36
Alendronsäure Heumann/-1× wöchentlich	Alendronsäure	2,3	(+355,7)	0,36
Alendron beta	Alendronsäure	2,1	(+621,3)	0,35
Binosto	Alendronsäure	2,1	(+43,7)	0,55
Alendronsäure-ratiopharm plus Colecalciferol	Alendronsäure Colecalciferol	1,7	(> 1.000)	0,45
Alendronsäure STADA	Alendronsäure	1,6	(> 1.000)	0,39
Alendronsäure AL	Alendronsäure	1,2	(+324,5)	0,36
		90,5	**(−14,4)**	**0,41**
Risedronsäure				
Risedronat Bluefish	Risedronsäure	13,9	(−15,9)	0,57
Acara Trio	Risedronsäure Calciumcarbonat Colecalciferol	8,7	(+17,8)	0,64
Actonel 5/35/75	Risedronsäure	7,4	(+145,1)	0,60
Risedronsäure-1A Pharma	Risedronsäure	4,0	(+142,2)	0,57
Risedronat Puren	Risedronsäure	3,7	(+400,0)	0,46
Risedronat Aurobindo	Risedronsäure	2,7	(+71,4)	0,45
Risedronat Theramex	Risedronsäure	1,6	(> 1.000)	0,55
		42,0	**(+35,7)**	**0,57**
Ibandronsäure				
Ibandronate Bluefish 150 mg oral	Ibandronsäure	5,6	(+88,6)	0,38
Ibandronsäure AL Fertigspritze	Ibandronsäure	4,2	(+0,7)	0,84
Ibandronic Accord Fertigspritze	Ibandronsäure	4,0	(+2,7)	0,83
Ibandronsäure beta Fertigspritze	Ibandronsäure	2,7	(+335,4)	0,69
Bonviva Fertigspritze	Ibandronsäure	2,3	(−2,5)	0,87
		19,0	**(+34,1)**	**0,68**

❏ Tab. 14.2 (Fortsetzung)

Präparat	Bestandteile	DDD	Änderung	DDD-Nettokosten
		Mio.	%	Euro
Medikamente für skelettbezogene Tumorkrankheiten				
Zole-1A Pharma	Zoledronsäure	5,5	(+54,8)	0,71
Zoledronsäure-1A Pharma	Zoledronsäure	0,06	(+37,8)	52,24
Zoledro-Denk	Zoledronsäure	0,04	(+86,3)	37,81
		5,6	**(+54,8)**	**1,53**
Summe		**157,0**	**(+1,7)**	**0,53**

14.1.2 Phosphatbinder

Die medikamentöse Therapie des sekundären Hyperparathyreoidismus bei chronischer Niereninsuffizienz besteht in erster Linie in einer Senkung der Serumphosphatkonzentration sowie der Gabe von Vitamin D. Neben der Reduktion der Phosphataufnahme mit der Nahrung werden zur Phosphatsenkung Pharmaka eingesetzt. Die Gesamtgruppe hat wie in den Vorjahren 2024 in den Verordnungen zugenommen (❏ Tab. 14.1). Es sind zum einen calciumhaltige Phosphatbinder wie das preisgünstige Calciumacetat (*Osvaren, Calciumacetat-Nefro, Calcet, Calciumacetat Kyramed*), die die enterale Phosphatresorption hemmen. Sie können als Nebeneffekt den Calciumspiegel im Serum und so das Risiko von arteriellen Calciumablagerungen erhöhen.

Calciumfreie Polymere wie Sevelamer (*Renagel, Generika*) und Lanthan (*Fosrenol*), korrigieren die Hyperphosphatämie bei Hämodialysepatienten ohne relevanten Calciumanstieg. Die Datenlage zum patientenrelevanten Nutzen dieses theoretischen Vorteils ist jedoch unklar. In einer klinischen Studie an 2.103 Hämodialysepatienten zeigten Sevelamer und calciumhaltige Phosphatbinder keine signifikanten Unterschiede in der Gesamtmortalität (Suki et al. 2006). In einem Cochrane-Review (104 Studien, 13.744 Dialyse-Patienten) zeigten sich Hinweise, dass Sevelamer die Gesamtmortalität im Vergleich zu calciumbasierten Phosphatbindern senken und weniger Hyperkalzämien verursachen könnte; allerdings wiesen die Autoren auf zahlreiche Unsicherheiten der eingeschlossenen Studien hin (Ruospo et al. 2018). Damit gibt es nach wie vor keinen Phosphatbinder mit gesichert überlegenem Nutzen-Risiko-Verhältnis, so dass weiterhin gilt, die Therapie mit diesen Arzneimitteln individuell auszuwählen unter Berücksichtigung von Alter, Ernährungsstatus, Komorbiditäten, Verträglichkeit, aber eben auch wirtschaftlichen Aspekten (Floege 2020).

Auch 2024 wurde Sevelamer deutlich häufiger verordnet als im Vorjahr, bei großen Unterschieden zwischen den Präparaten. Mit einer Ausnahme (*Sevelamerhydrochlorid Waymade*) sind sie 10-fach teurer in den DDD-Kosten als die Calciumpräparate. Wenig nachzuvollziehen ist das hohe Preisniveau der Generika im Vergleich zum Originalpräparat (*Renagel*; ❏ Tab. 14.1).

Lanthancarbonat (*Fosrenol*), ein weiterer Phosphatbinder zur Vermeidung von Hyperphosphatämie bei Dialysepatienten, ist 2024 erneut weniger verordnet worden (❏ Tab. 14.1). Wie bei Sevelamer besteht gegenüber Calciumsalzen ein Vorteil in der Vermeidung der Hyperkalzämie. Allerdings wird Lanthan nach oraler Gabe ähnlich wie Aluminium aus dem Darm resorbiert und akkumuliert nach Langzeitgabe in Leber, Knochen, Niere und Gehirn. Potentielle Langzeitrisiken der Lanthandeposition sind nicht

◘ Tab. 14.3 Verordnungen von Calciumpräparaten 2024. Angegeben sind die 2024 verordneten Tagesdosen, die Änderungen gegenüber 2023 und die mittleren Kosten je DDD 2024

Präparat	Bestandteile	DDD	Änderung	DDD-Nettokosten
		Mio.	%	Euro
Monopräparate				
Calcium HEXAL	Calciumcarbonat	6,3	(−1,3)	0,43
Calcium Verla	Calciumcarbonat	4,7	(+6,4)	0,40
		11,0	**(+1,8)**	**0,42**
Kombinationen mit Vitamin-D				
Calcimagon-D3	Calciumcarbonat Colecalciferol	9,3	(−3,8)	0,52
Calcimed D3	Calciumcarbonat Colecalciferol	5,5	(+14,7)	0,36
Calcigen D	Calciumcarbonat Colecalciferol	4,9	(+0,2)	0,42
Ideos	Calciumcarbonat Colecalciferol	3,6	(−6,1)	0,46
Calcilac BT/-KT	Calciumcarbonat Colecalciferol	3,3	(−7,7)	0,44
Calci D3 Denk	Calciumcarbonat Colecalciferol	3,1	(+9,5)	0,28
Calcium-Sandoz D	Calciumcarbonat Colecalciferol	2,9	(+6,2)	0,42
Calcium D3 acis	Calciumcarbonat Colecalciferol	1,9	(−5,6)	0,37
Calcium D3 beta	Calciumcarbonat Colecalciferol	1,8	(+15,0)	0,32
Calcidoc	Calciumcarbonat Colecalciferol	1,2	(+7,9)	0,31
Calcivit D	Calciumcarbonat Colecalciferol	1,0	(−44,7)	0,46
		38,6	**(−0,9)**	**0,42**
Summe		**49,6**	**(−0,3)**	**0,42**

auszuschließen (Drüeke 2007; Malberti 2013). Nachteilig sind wie bei Sevelamer die hohen Therapiekosten, so dass auch Lanthancarbonat nur verordnet werden sollte, wenn Patienten nicht befriedigend mit Calciumsalzen einstellbar sind.

Die frühe Nutzenbewertung des G-BA ergab keinen Zusatznutzen im Vergleich zur zweckmäßigen Vergleichstherapie für Patiromer-Calcium (*Veltassa*), das zur gezielten Senkung der Serumkaliumkonzentration zugelassen ist, da der Hersteller keine vergleichenden Daten vorgelegt hatte (Gemeinsamer Bundesausschuss 2018). Dasselbe gilt für Natriumzirconiumcyclosilicat (*Lokelma*; Gemeinsamer Bundesausschuss 2021). Beide Präparate werden in vernachlässigbarem Ausmaß verordnet (◘ Tab. 14.1).

14.1.3 Calcimimetika

Mit den so genannten Calcimimetika kann die Parathormonkonzentration gesenkt werden, ohne die Serumkonzentrationen von Calcium und Phosphat zu erhöhen. Auf der Liste der 3.000 am häufigsten verordneten Arzneimittel in Deutschland finden sich die beiden Arzneistoffe Cinacalcet und Etelcalcetid. Sie werden bei sekundärem Hyperparathyreoidismus und Nebenschilddrüsenkarzinom eingesetzt. Der Effekt der Calcimimetika wird über eine erhöhte Empfindlichkeit (positive allosterische Modulation) des calcium-sensitiven Rezeptors der Nebenschilddrüse vermittelt. Normalerweise wird der Rezeptor durch erhöhtes extrazelluläres Calcium aktiviert, wodurch die Parathormonsekretion gesenkt wird. Unter dem Einfluss des Calcimimetikums signalisiert der Calciumrezeptor schon bei normaler Calciumkonzentration einen erhöhten Wert, so dass die Sekretion von Parathormon abnimmt.

Das Verschreibungsvolumen der Calcimimetika ist 2024 nach Abfall im Vorjahr deutlich angestiegen. Dabei erreichten die kostengünstigen Cinacalcet-Präparate (*Cinacalcet Devatis, Cinacalcet Mylan*) etwas höhere Marktanteile als 2023, das 6- bis 7-fach teurere Etelcalcetidpräparat *Parsabiv* stellt aber immer noch ca. 76 % des Verordnungsvolumens dieser Gruppe dar (◘ Tab. 14.1). Therapeutisch ist dies alles wenig nachvollziehbar. In einer klinischen Studie an 3.883 Hämodialysepatienten, die alle mit der Standardtherapie (Phosphatbinder, Vitamin D) behandelt wurden, hatte Cinacalcet keinen Effekt auf Mortalität und klinische Endpunkte, verursachte aber häufiger Hypokalzämie und unerwünschte Wirkungen im Gastrointestinaltrakt (The EVOLVE Trial

Investigators 2012). Die Parathormonkonzentration wird durch Etelcalcetid etwas stärker als durch Cinacalcet gesenkt, in den patientenrelevanten Endpunkten (Übelkeit, Erbrechen) zeigten sich jedoch keine Unterschiede. Die Nutzenbewertung durch den G-BA ergab keinen Zusatznutzen (Gemeinsamer Bundesausschuss 2017). Die im Vergleich zu Cinacalcet seltenere Verabreichung von Etelcalcitid (dreimal wöchentlich parenteral vs. einmal täglich oral) rechtfertigt die Bevorzugung allenfalls in Ausnahmefällen. Der Einsatz von Calcimimetika sollte nach differenzierter Einzelfallbetrachtung und unter Berücksichtigung der Wirtschaftlichkeit erfolgen.

14.2 Spezielle Osteoporosemedikamente

14.2.1 Bisphosphonate

Das vorherrschende Prinzip der Osteoporosetherapie ist seit Jahren die Hemmung der verstärkten Resorption von Knochengewebe durch sogenannte Antiresorptiva. Aus dieser Gruppe werden vor allem Bisphosphonate verordnet (◘ Tab. 14.2). Nach mehrjähriger Stagnation zeigten ihre Verordnungszahlen 2024 eine leicht positive Tendenz. Wie im Vorjahr stellten sie etwa zwei Drittel der Osteoporosemedikamente dar (◘ Abb. 14.1).

Führend in der klinischen Evidenz ist Alendronsäure mit Zehnjahresdaten zur Therapiesicherheit (Bone et al. 2004). Auf diesen Arzneistoff entfallen – trotz deutlichen Rückganges in 2024 – immer noch 58 % der Bisphosphonat-Verordnungen – meistens in der oralen Form von 70 mg einmal wöchentlich, zu geringem Anteil in Kombination mit Vitamin D (◘ Tab. 14.2). Danach folgen Risedronsäure und Ibandronsäure. Alle Arzneistoffe sind mit zahlreichen Generika vertreten.

In 2024 findet sich ein generisches Zoledronsäurepräparat (*Zole-1 A*) zur Osteoporosebehandlung auf der Liste der 3.000 am häufigsten verordneten Medikamente (◘ Tab. 14.2). Zoledronsäure ist auch bei ske-

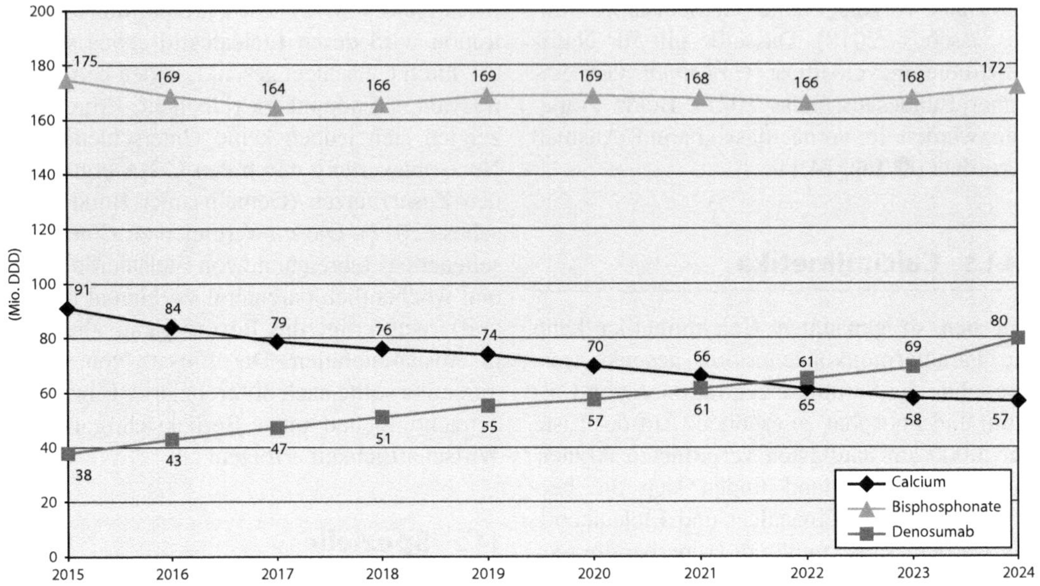

◘ Abb. 14.1 Verordnungen von Osteoporosemedikamenten und Calciumpräparaten 2015 bis 2024. Gesamtverordnungen nach definierten Tagesdosen

lettbezogenen Tumorerkrankungen zugelassen (*Zoledronsäure 1 A Pharma*, *Zoledro Denk*) und wird bei dieser Indikation alle 4 Wochen infundiert. Es wurde 2024 lediglich mit 100.000 DDD verordnet (◘ Tab. 14.2).

Eine spezifische unerwünschte Wirkung der Bisphosphonate sind Kieferosteonekrosen (Kawahara et al. 2021). Offensichtlich sind sich zu wenig Verschreiber und Patienten dieser Wirkung bewusst (El-Ma'aita et al. 2020). In Zahnkliniken stellen Patienten mit Kieferosteonekrosen eine relevante Patientengruppe dar (Bacci et al. 2022). Besonders gefährdet sind Patienten mit Zahnimplantaten. Durch eine Gebiss-Sanierung vor einer Therapie mit Bisphosphonaten lässt sich das Risiko von Kieferosteonekrosen deutlich senken.

14.2.2 Weitere Osteoporosemedikamente

In diesem Abschnitt finden sich das seit langem in der Osteoporosebehandlung eingesetzte und mit 80 Mio. jährlicher DDD etablierte Denosumab und das mit 2,0 Mio. DDD vernachlässigbare Raloxifen. Beide lassen sich den Antiresorptiva zuordnen, wenn auch über völlig unterschiedliche Wirkmechanismen. Für die Entwicklung der Osteoporosetherapie bemerkenswerter ist das erstmalige Erscheinen des Osteoanabolikums Romosozumab (◘ Tab. 14.4). Trotz seines stolzen Jahrestherapiepreises von knapp 7.000 € ist zu erwarten, dass es seinen Platz behaupten wird, auch wenn viele Fragen der Evidenz derzeit noch offen sind.

Denosumab hat seine über viele Jahre beobachtete Verordnungszunahme auch in 2024 fortgesetzt (◘ Abb. 14.1). Das für die Osteoporosebehandlung zugelassene Präparat *Prolia* erreichte im Jahr 2024 79,3 Mio. DDD (◘ Tab. 14.4). Der monoklonale Antikörper bindet an den Rezeptoraktivator des NFκB Liganden (RANKL) und verringert durch eine Hemmung der Osteoklastogenese die Rate osteoporotischer Frakturen (Cummings et al. 2009, FREEDOM). Es wird in einer Dosis von 60 mg alle 6 Monate subkutan injiziert. Die Beliebtheit von Denosumab dürfte nicht

◘ Tab. 14.4 Verordnungen von weiteren Osteoporosemitteln 2024. Angegeben sind die 2024 verordneten Tagesdosen, die Änderungen gegenüber 2023 und die mittleren Kosten je DDD 2024

Präparat	Bestandteile	DDD	Änderung	DDD-Nettokosten
		Mio.	%	Euro
Raloxifen				
Raloxifen AL	Raloxifen	2,0	(−4,2)	1,13
Denosumab				
Prolia	Denosumab	79,3	(+14,7)	1,91
Xgeva	Denosumab	0,28	(+3,4)	485,90
		79,6	**(+14,7)**	**3,64**
Romosozumab				
Evenity	Romosozumab	1,5	(+113,1)	18,82
Summe		**83,1**	**(+15,1)**	**3,85**

zuletzt darauf beruhen, dass die Behandlung der Osteoporose mit Bisphosphonaten in der Regel auf 3–5 Jahre beschränkt ist, weil danach wenig nützliche Effekte zu erwarten sind, die die bei Langzeitanwendung beobachteten Nebenwirkungen wie atypische Femurfrakturen rechtfertigen würden (Oh et al. 2020). Der Wechsel auf ein Medikament mit einem anderen Wirkprinzip erscheint daher als attraktive Alternative, wenn die Osteoporosetherapie trotz geringer Evidenz für eine Dauertherapie nicht beendet werden soll. Allerdings muss beachtet werden, dass der klinische Nutzen von Denosumab auch nicht über drei Jahre hinaus nachgewiesen ist und dass bereits wenige Monate nach Absetzen von Denosumab im Sinne eines Rebound Phänomens vermehrter Knochenabbau und das Risiko osteoporotischer Frakturen zu beobachten sind (Kim et al. 2022). Vermutet wird eine Reaktivierung von Osteoklasten. Auch für Denosumab besteht das von den Bisphosphonaten bekannte Risiko von Kieferosteonekrosen (Hoefert et al. 2017). Nach wir vor bleibt die optimale Therapiedauer der Osteoporose Gegenstand intensiver wissenschaftlicher Diskussion.

Hochdosiertes (120 mg s. c. alle 4 Wochen) Denosumab ist als *Xgeva* zur symptomatischen Therapie von osteolytischen Knochenmetastasen zugelassen (Brown und Coleman 2012). Durch Denosumab lässt sich ein koanalgetischer Effekt erzielen, der eine Einsparung analgetisch wirksamer Arzneistoffe wie Opioide ermöglicht (Porta-Sales et al. 2017). Die Verordnungszahlen bewegen sich auf marginalem Niveau (◘ Tab. 14.4). Im Jahr 2018 informierte der Hersteller in einem Informationsbrief in Abstimmung mit EMA und PEI (AMGEN 2018), dass in klinischen Studien bei Patienten mit fortgeschrittenen Krebserkrankungen, die mit *XGEVA* behandelt wurden, fast zweimal häufiger (1,1 % vs. 0,6 %) neue primäre Malignome berichtet wurden als unter Zoledronsäure.

Mit dem Sklerostin-Antikörper Romosozumab (*Evenity*) hat 2024 erstmals ein so genanntes osteoanaboles Präparat die Liste der 3.000 am häufigsten zu Lasten der GKV verschriebenen Arzneimittel erreicht (◘ Tab. 14.4). Diese Entwicklung wird sich fortsetzen, da die Sequenztherapie, beginnend mit osteoanaboler Behandlung, gefolgt von antiresorptiven Arzneistoffen, i. d. R. Bisphosphonaten, zumindest bei sehr hohem osteoporotischem Frakturrisiko von einschlägigen Leitlinien empfohlen wird (DVO 2023).

Die Empfehlung beruht vorwiegend auf der schon länger zurückliegenden Zulassungsstudie ARCH von Romosozumab. Darin wurde bei Frauen mit Osteoporose und stattgehabter Fraktur die Behandlung mit Romosozumab über ein Jahr, gefolgt von einem Jahr Alendronat, verglichen mit zwei Jahren Alendronatbehandlung. Vertebrale Frakturen waren signifikant seltener unter der Sequenzbehandlung als unter alleiniger Alendronatbehandlung (6,2 % vs. 11,9 %). Auch klinisch relevante Frakturen traten weniger auf (9,7 % vs. 13,0 %), ebenso nicht-vertebrale Frakturen (8,7 % vs. 10,6 %). Unklar ist derzeit der Langzeitaspekt. Etwas Sorge bereitet die Beobachtung einer höheren Rate kardiovaskulärer Nebenwirkungen unter Romosozumab (Saag et al. 2017). Damit muss eine sorgfältige Beobachtung den Netto-Benefit im klinischen Alltag noch sicherstellen.

Leider größer wird durch Vorschaltung einer osteoanabolen Therapie die Unsicherheit, wie lange eine antiresorptive Osteoporose-Behandlung durchgeführt werden sollte. Die mangels echter Studienevidenz auf Basis klinischer Erfahrung und Observationsdaten bisher konsentierte Langzeitstrategie einer 3-5-jährigen Bisphosphonattherapie mit anschließender Therapiepause, gegebenenfalls gefolgt von einem weiteren antiresorptiven Behandlungszyklus, ist keineswegs auf die Sequenztherapie übertragbar. Nachdem die Knochendichte ein wertvoller, aber keineswegs hinreichender Risikoindikator für die klinische Progression der Osteoporose ist, werden aktuell biochemische Labormarker wie β-CTx (β-CrossLaps) oder tPINP (N-terminales Prokollagen Typ-I-Propeptid) für die Knochenumbaurate („turnover") als mögliche prädiktiv-prognostische Entscheidungshilfen diskutiert. Allerdings sind angesichts großer Heterogenität und zahlreicher physiologischer und methodischer Confounder noch sehr viele Fragen bzgl. dieser Laborwerte offen (Bhattoa et al. 2025). Auch die aktuelle Leitlinie (DVO 2023) ist hier nicht sehr hilfreich.

Die seit 2016 beobachtete Renaissance des selektiven Östrogenrezeptormodulators Raloxifen (*Raloxifen AL*) hat 2024 ein Ende gefunden, es trat ein leichter Verordnungsrückgang ein, auf insgesamt niedrigem Niveau (◨ Tab. 14.4). Bei eher geringerer Wirksamkeit bzgl. Wirbelkörperfrakturen im Vergleich zu Bisphosphonaten birgt Raloxifen ein erhöhtes thromboembolisches Risiko. Es sollte nicht bei mobilitätseingeschränkten oder sehr betagten Patientinnen eingesetzt werden.

Literatur

AMGEN (2018) Informationsbrief der Amgen GmbH zu Xgeva (Denosumab). https://www.pei.de/DE/newsroom/veroffentlichungen-arzneimittel/sicherheitsinformationen-human/2018/ablage2018/2018-05-16-informationsbrief-xgeva.html

Arzneimittelkommission der Deutschen Ärzteschaft (2008) Empfehlungen zur Therapie und Prophylaxe der Osteoporose. Arzneiverordnung in der Praxis, Bd 2 (Sonderheft. http://www.akdae.de/35/83_Osteoporose_2008_2Auflage.pdf)

Bacci C, Cerrato A, Bardhi E, Frigo AC, Djaballah SA, Sivolella S (2022) A retrospective study on the incidence of medication-related osteonecrosis of the jaws (MRONJ) associated with different preventive dental care modalities. Support Care Cancer 30:1723–1729

Bhattoa HP, Vasikaran S, Trifonidi I, Kapoula G, Lombardi G, Jørgensen NR, Pikner R, Miura M, Chapurlat R, Hiligsmann M, Haarhaus M, Evenepoel P, Jørgensen HS, Herrmann M, Kaufman JM, Clark P, Tuzun Ş, Al-Daghri N, Silverman S, Alokail MS, Ormarsdóttir S, Yerro MCP, Matijevic R, Laslop A, da Silva RMMC, Zakraoui L, Burlet N, McCloskey E, Harvey NC, Radermecker RP, Fusaro M, Torre C, Kanis JA, Rizzoli R, Reginster JY, Makris K, Cavalier E (2025) Update on the role of bone turnover markers in the diagnosis and management of osteoporosis: a consensus paper from The European Society for Clinical and Economic Aspects of Osteoporosis, Osteoarthritis and Musculoskeletal Diseases (ESCEO), International Osteoporosis Foundation (IOF), and International Federation of Clinical Chemistry and Laboratory Medicine (IFCC). Osteoporos Int 36:579–608

Bone HG, Hosking D, Devogelaer JP, Tucci JR, Emkey RD, Tonino RP, Rodriguez-Portales JA, Downs RW, Gupta J, Santora AC, Liberman UA, Alendronate Phase III Osteoporosis Treatment Study Group (2004) Ten years' experience with alendronate for osteoporosis in postmenopausal women. N Engl J Med 350:1189–1199

Brown JE, Coleman RE (2012) Denosumab in patients with cancer – a surgical strike against the osteoclast. Nat Rev Clin Oncol 9:110–118

Compston JE, McClung MR, Leslie WD (2019) Osteoporosis. Lancet 393:364–376

Cummings SR, San Martin J, McClung MR, Siris ES, Eastell R, Reid IR, Delmas P, Zoog HB, Austin M, Wang A, Kutilek S, Adami S, Zanchetta J, Libanati C, Siddhanti S, Christiansen C, FREEDOM Trial (2009) Denosumab for prevention of fractures in postmenopausal women with osteoporosis. N Engl J Med 361:756–765

Drüeke TB (2007) Lanthanum carbonate as a first-line phosphate binder: the „cons". Semin Dial 20:329–332

DVO – Dachverband der Deutschsprachigen Wissenschaftlichen Osteologischen Gesellschaften (2023) Leitlinie zur Prophylaxe, Diagnostik und Therapie der Osteoporose bei postmenopausalen Frauen und bei Männern ab dem 50. Lebensjahr. https://leitlinien.dv-osteologie.org/wp-content/uploads/2025/05/05-2025_DVO-Leitlinie-zur-Diagnostik-und-Therapie-der-Osteoporose-Version-2.2.-2023-25.pdf

Edwards BJ, Sun M, West DP, Guindani M, Lin YH, Lu H, Hu M, Barcenas C, Bird J, Feng C, Saraykar S, Tripathy D, Hortobagyi GN, Gagel R, Murphy WA (2016) Incidence of atypical femur fractures in cancer patients: the MD Anderson Cancer Center Experience. J Bone Miner Res 31:1569–1576

El-Ma'aita A, Da'as N, Al-Hattab M, Hassona Y, Al-Rabab'ah M, Al-Kayed MA (2020) Awareness of the risk of developing medication-related osteonecrosis of the jaw among bisphosphonate users. J Int Med Res 48(9):300060520955066. https://doi.org/10.1177/0300060520955066

Favia G, Pilolli GP, Maiorano E (2009) Histologic and histomorphometric features of bisphosphonate-related osteonecrosis of the jaws: an analysis of 31 cases with confocal laser scanning microscopy. Bone 45:406–413

Floege J (2020) Phosphate binders in chronic kidney disease: an updated narrative review of recent data. J Nephrol 33:497–508

Gemeinsamer Bundesausschuss (2017) Nutzenbewertung von Arzneimitteln mit neuen Wirkstoffen nach § 35a SGB V – Etelcalcetid. BAnz AT 08.12.2017 B3. https://www.g-ba.de/downloads/39-261-3125/2017-11-17_AM-RL-XII_Etelcalcetid_D-287_BAnz.pdf

Gemeinsamer Bundesausschuss (2018) Nutzenbewertung von Arzneimitteln mit neuen Wirkstoffen nach § 35a SGB V – Patiromer. BAnz AT 08.10.2018 B2. https://www.g-ba.de/downloads/39-261-3480/2018-09-20_AM-RL-XII_Patiromer_D-351_BAnz.pdf

Gemeinsamer Bundesausschuss (2021) Nutzenbewertung von Arzneimitteln mit neuen Wirkstoffen nach § 35a SGB V – Natrium-Zirconium-Cyclosilicat (Hyperkaliämie). BAnz AT 19.10.2021 B2. https://www.g-ba.de/bewertungsverfahren/nutzenbewertung/669/

Händel MN, Cardoso I, von Bülow C, Rohde JF, Ussing A, Nielsen SM, Christensen R, Body JJ, Brandi ML, Diez PA, Hadji P, Javaid MK, Lems WF, Nogues X, Roux C, Minisola S, Kurth A, Thomas T, Prieto-Alhambra D, Ferrari SL, Langdahl B, Abrahamsen B (2023) Fracture risk reduction and safety by osteoporosis treatment compared with placebo or active comparator in postmenopausal women: systematic review, network meta-analysis, and metaregression analysis of randomised clinical trials. BMJ 381:e68033. https://doi.org/10.1136/bmj-2021-068033

Hoefert S, Yuan A, Munz A, Grimm M, Elayouti A, Reinert S (2017) Clinical course and therapeutic outcomes of operatively and non-operatively managed patients with denosumab-related osteonecrosis of the jaw (DRONJ). J Craniomaxillofac Surg 45:570–578

Kawahara M, Kuroshima S, Sawase T (2021) Clinical considerations for medicationrelated osteonecrosis of the jaw: a comprehensive literature review. Int J Implant Dent. https://doi.org/10.1186/s40729-021-00323-0

Kim AS, Girgis CM, McDonald MM (2022) Osteoclast recycling and the rebound phenomenon following denosumab discontinuation. Curr Osteoporos Rep 20:505–515

Malberti F (2013) Hyperphosphataemia: treatment options. Drugs 73:673–688

NIH Consensus Conference (1994) Optimal calcium intake. JAMA 272:1942–1948

Oh Y, Yamamoto K, Hashimoto J, Fujita K, Yoshii T, Fukushima K et al (2020) Biological activity is not suppressed in mid-shaft stress fracture of the bowed femoral shaft unlike in „typical" atypical subtrochanteric femoral fracture: a proposed theory of atypical femoral fracture subtypes. Bone 137:115453. https://doi.org/10.1016/j.bone.2020.115453

Pazianas M, Compston J, Huang CL (2010) Atrial fibrillation and bisphosphonate therapy. J Bone Miner Res 25:2–10

Porta-Sales J, Garzón-Rodríguez C, Llorens-Torromé S, Brunelli C, Pigni A, Caraceni A (2017) Evidence on the analgesic role of bisphosphonates and denosumab in the treatment of pain due to bone metastases: a systematic review within the European Association for Palliative Care guidelines project. Palliat Med 31:5–25

Rizzoli R, Boonen S, Brandi ML, Burlet N, Delmas P, Reginster JY (2008) The role of calcium and vitamin D in the management of osteoporosis. Bone 42:246–249

Ruospo M, Palmer SC, Natale P, Craig JC, Vecchio M, Elder GJ, Strippoli GF (2018) Phosphate binders for preventing and treating chronic kidney disease-mineral and bone disorder (CKD-MBD). Cochrane Database Syst Rev. https://doi.org/10.1002/14651858.CD006023.pub3

Saag KG, Petersen J, Brandi ML, Karaplis AC, Lorentzon M, Thomas T, Maddox J, Fan M, Meisner PD, Grauer A (2017) Romosozumab or alendronate for fracture prevention in women with osteoporosis. N Engl J Med 377:1417–1427

Straub DA (2007) Calcium supplementation in clinical practice: a review of forms, doses, and indications. Nutr Clin Pract 22:286–296

Suki W, Zabaneh R, Cangiano J, Reed J, Fischer D, Garrett L, Ling B, Chasan-Taber S, Dillon M, Blair A, Burke S (2006) A prospective, randomized trial assessing the impact on outcomes of sevelamer in dialysis patients. The DCOR trial. Nephrol Dial Transplant 21(Suppl 4):145–146

The EVOLVE Trial Investigators (2012) Effect of cinacalcet on cardiovascular disease in patients undergoing dialysis. N Engl J Med 367:2482–2494

Women's Health Initiative Investigators JRD, LaCroix AZ, Gass M, Wallace RB, Robbins J, Lewis CE et al (2006) Calcium plus vitamin D supplementation and the risk of fractures. N Engl J Med 354:669–683

Ziegler R (2002) Osteoporose: aktuelle Diagnostik und Therapie. Orthop Prax 38:570–577

14

Vitamine und Mineralstoffpräparate

Roland Seifert

Auf einen Blick

Trend Die Vitamin-D-Verordnungen hatten in den Jahren 2020 und 2021 deutlich zugenommen, was in erster Linie mit dem angeblichen (aber nicht vorhandenen) Nutzen gegen eine SARS-CoV-2-Infektion zusammenhängt. Dieser Trend kehrte sich 2022 um, und auch 2024 sanken die Vitamin-D-Verordnungen. Die Verordnungen von Vitamin-B_{12}-Präparaten und fragwürdigen Vitaminkombinationen (oft mit Vitamin D) sind erfreulicherweise gesunken. Offenbar wurden entsprechende Mahnungen zur rationalen Verordnung von Vitaminen in der Fachpresse und im Arzneiverordnungsreport aufgenommen. Bei den Verordnungen von Kalium- und Magnesiumpräparaten setzte sich der Negativtrend der letzten Jahre fort.

Bewertung Colecalciferol wird zur Rachitisprophylaxe und zur Behandlung der Osteoporose eingesetzt, während die Metaboliten Alfacalcidol und Calcitriol insbesondere bei Dialysepatienten indiziert sind. Eine generelle Supplementierung von Vitamin D in der Primärprävention führt in der Allgemeinbevölkerung zu keinen gesundheitlichen Vorteilen und ist daher überflüssig. Vitamin B_{12} wird vorwiegend in der parenteralen Therapie schwerwiegender Vitaminmangelzustände wie der perniziösen Anämie eingesetzt. Kaliumpräparate dienen der Korrektur eines höhergradigen Kaliummangels. Magnesiumpräparate sind bei Magnesiummangel indiziert, der aber bei der weiten Verbreitung von Magnesium in der Nahrung bei üblicher Kost selten ist.

Vitamine sind lebensnotwendige organische Substanzen, die unter normalen Bedingungen in ausreichenden Mengen in der Nahrung enthalten sind, ausgenommen Vitamin D und Folat (Jungert et al. 2020). Eine zusätzliche Gabe von Vitaminen, insbesondere von Vitamin D, Folsäure und Vitamin B_{12}, ist nur bei ungenügender Zufuhr (z. B. Reduktionskost, Veganer, strikte Vegetarier), erhöhtem Bedarf (z. B. Säuglinge, Schwangere, Dialysepatienten) oder bei Resorptionsstörungen (z. B. perniziöse Anämie) indiziert. Der weitaus größte Anteil der verordneten Tagesdosen entfällt auf Vitamin-D-Präparate (◘ Abb. 15.1). Nennenswerte Verordnungen erreichen außerdem Vitamin-B_{12}-Präparate. Weitere Vitamine werden in den Kapiteln Anämien (Folsäure ► Kap. 8) und Gerinnungsstörungen (Vitamin K ► Kap. 9) dargestellt.

Hauptvertreter bei den Mineralstoffverordnungen sind Kalium- und Magnesiumpräparate. Calciumsalze sind eine weitere bedeutsame Gruppe, die schwerpunktmäßig als Basistherapeutika bei der Osteoporose eingesetzt werden (► Kap. 14).

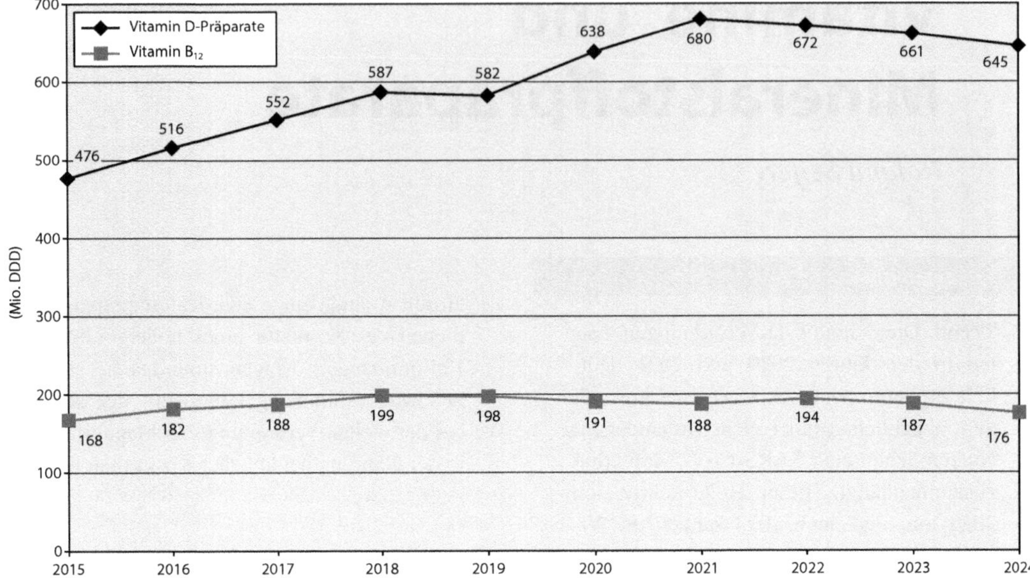

◼ Abb. 15.1 Verordnungen von Vitamin D und Vitamin B₁₂ 2015 bis 2024. Gesamtverordnungen nach definierten Tagesdosen

15.1 Vitamine

Nach dem Ausschluss nicht verschreibungspflichtiger Arzneimittel aus der vertragsärztlichen Versorgung durch das GKV-Modernisierungsgesetz im Jahre 2004 werden vor allem Vitamin D- und Vitamin-B₁₂-Präparate in nennenswerten Mengen verordnet (◼ Abb. 15.1).

15.1.1 Vitamin D

Die Verordnungen von Vitamin-D-Präparaten sind erfreulicherweise nach den durch die Corona-Pandemie bedingten Anstiegen in den Jahren 2020 und 2021 weiter zurückgegangen (◼ Abb. 15.1). Die Mahnungen in der Fachpresse und im Arzneiverordnungsreport zeigen Wirkung.

Die verordnungsstärksten Colecalciferol-Präparate sind wie in den Vorjahren *Dekristol* und *Vigantol/Vigantoletten*. *Colecalciferol Aristo*, das ausschließlich in hoher Dosierung von 20.000 IE pro Woche im Markt ist, hat die höchsten DDD-Kosten und zeigte einen aus wissenschaftlicher Sicht positiv zu bewertenden starken Verordnungseinbruch.

Vitamin D₃ (Colecalciferol) wird zur Prävention von Rachitis, Osteomalazie und Vitamin-D-Mangelerkrankungen sowie als adjuvante Behandlung der Osteoporose eingesetzt (Holick 2017). Bei der Therapie der Psoriasis hat Vitamin-D-Supplementierung keinen Effekt, wie in einer aktuellen Meta-Analyse gezeigt wurde (Formisano et al. 2023).

Der Referenzwert für Vitamin D bei gesunden Kindern, Jugendlichen und Erwachsenen wurde vor einigen Jahren auf 20 µg (800 I. E.) pro Tag angehoben (Institute of Medicine 2011; Deutsche Gesellschaft für Ernährung 2012). Eine Versorgung kann über Sonnenlicht in der Haut oder durch eine tägliche Vitamin-D-Aufnahme erreicht werden. Neugeborene sollten pro Tag 10 µg (400 I. E.) oral bekommen. Für ältere Menschen wird eine Vitamin-D-Zufuhr von 10–25 µg/Tag (400 bis 1.000 I. E.) empfohlen, sofern keine ausreichende Sonnenlichtexposition durch körperliche Aktivität im Freien möglich ist. Seit längerer Zeit ist bekannt, dass geriatrische Patienten häufig zu niedrige Serumkonzentrationen des aktiven Metaboliten von Vitamin D (25-Hydroxycolecalciferol) als Zeichen eines Vitamin-D-Mangels aufweisen (Schilling 2012). Es wird jedoch weiterhin kontrovers diskutiert, welche Blutkonzentrationen von 25-Hydroxycolecalciferol als ausreichend angesehen werden. Das Ziel sollte eine Blutkonzentration von mindestens 30 ng/ml sein.

Die Arzneimittelkommission der deutschen Ärzteschaft (2017) warnt vor einer unkontrollierten Einnahme hochdosierter Vitamin-D-Präparate, da Patienten eine ausgeprägte Hyperkalzämie mit akutem Nierenversagen nach täglicher Einnahme solcher Präparate entwickelten, die sie sich ohne Rezept aus dem Internet besorgt hatten. Bei gesund erscheinenden Personen und solchen ohne die bekannten Risikofaktoren sollte Vitamin D im Serum nicht gemessen werden (Arzneimittelbrief 2016a). Der Nutzen einer regelmäßigen längeren Einnahme von Vitamin-D-Präparaten bei älteren, nicht hospitalisierten Menschen ohne ausgeprägten Vitamin-D-Mangel muss in Frage gestellt werden. Insbesondere eine hohe Supplementierung (> 800–1.000 I. E./d) scheint das Sturz- und Frakturrisiko zu erhöhen und hat wahrscheinlich ein ungünstiges Nutzen-Risiko-Verhältnis (Arzneimittelbrief 2016b). Messungen von Vitamin D im Serum bei gesunden Frauen nach der Menopause, die sich normal ernähren und außerhalb des Hauses bewegen, sind überflüssig (Arzneimittelbrief 2015). Aktuelle Empfehlungen der Endocrine Society bestätigen den fehlenden Nutzen eines ungezielten Screenings auf Vitamin D-Mangel (Demay et al. 2024). Die Ergebnisse der VITAL-Studie zeigten, dass eine routinemäßige Vitamin-D-Supplementierung bei älteren Menschen keine präventive Wirkung auf Osteoporose, Knochenfrakturen, kardiovaskuläre Erkrankungen und Tumorerkrankungen hat (Manson et al. 2019; LeBoff et al. 2022; Arzneimittelbrief 2022). Offenbar beruhen die meisten Vitamin-D-Verordnungen in Deutschland auf Wunschdenken und nicht auf wissenschaftlichen Fakten. Es ist zu hoffen, dass diese Praxis durch entsprechende Aufklärung der Ärzteschaft und der Bevölkerung mittelfristig beendet werden kann. Eine aktuelle systematische Übersicht über 151 klinische Studien und 14 klinische Fragestellungen zeigte keine gesundheitlichen Vorteile einer Vitamin D-Therapie bei gesunden Erwachsenen im Alter zwischen 19–74 Jahren (Paresh Shah et al. 2024). Entsprechende Änderungen im Verordnungsverhalten, die sehr positiv bewertet werden, sind erkennbar.

Die beiden Vitamin-D$_3$-Metaboliten Alfacalcidol und Calcitriol haben eine andere therapeutische Anwendung als Colecalciferol. Calcitriol (1,25-Dihydroxycolecalciferol) ist die finale biologisch aktive Form des Vitamin D$_3$, das bei ungenügender renaler Synthese infolge fortschreitender Niereninsuffizienz mit renaler Osteopathie indiziert ist. Alternativ kann Alfacalcidol (1α-*Aristo*) eingesetzt werden, das in der Leber zu Calcitriol hydroxyliert wird. Beide Präparate sind im Vergleich zu Colecalciferol wesentlich teurer (◼ Tab. 15.1). Die Präparate haben im Vergleich zu Colecalciferol nur sehr geringe Verordnungszahlen, die auf sehr niedrigem Niveau deutlich angestiegen sind. Wahrscheinlich reflektieren diese Anstiege eine verbesserte Versorgung von Patienten mit fortgeschrittener Niereninsuffizienz, die auf eine Nierentransplantation warten oder für eine Transplantation nicht in Frage kommen.

Paricalcitol ist ein Derivat von Vitamin D$_2$, das ähnliche Indikationen wie Calcitriol hat, obwohl die Betonung jedoch auf Seiten der Nebenschilddrüsenhemmung bei sekundärem Hyperparathyreoidismus liegt. Eine scheinbare Überlegenheit von Paricalcitol stützte sich auf retrospektive und unkontrollierte Untersuchungen, während eine prospektive Vergleichsuntersuchung mit Calcitriol keinen signifikanten Unterschied im primären Endpunkt zeigte (Sprague et al. 2003). Auch bei Hämodialysepatienten waren Alfacalcidol und Paricalcitol bezüglich der Suppression des sekundären Hyperparathyreoidismus gleich wirksam, wobei auch Calcium- und Phosphatwerte im angestrebten Bereich

◘ Tab. 15.1 Verordnungen von Vitamin D-Präparaten 2024. Angegeben sind die 2024 verordneten Tagesdosen, die Änderungen gegenüber 2023 und die mittleren Kosten je DDD 2024

Präparat	Bestandteile	DDD	Änderung	DDD-Nettokosten
		Mio.	%	Euro
Colecalciferol				
Dekristol	Colecalciferol	336,4	(−3,0)	0,09
Vigantol/Vigantoletten	Colecalciferol	185,6	(−10,2)	0,04
Vitamin D3 AL	Colecalciferol	30,0	(+321,7)	0,55
Devit	Colecalciferol	10,3	(+4,6)	0,17
Vitagamma Vitamin D3	Colecalciferol	4,4	(+17,3)	0,03
Vitamin D3 GALEN	Colecalciferol	1,7	(+12,4)	0,25
Colecalciferol Aristo	Colecalciferol	0,82	(−81,1)	0,56
		569,1	**(−1,9)**	**0,10**
Alfacalcidol				
Alfacalcidol Aristo	Alfacalcidol	6,9	(+159,6)	1,02
Einsalpha	Alfacalcidol	0,57	(−80,8)	2,86
		7,5	**(+33,3)**	**1,16**
Calcitriol				
Osteotriol	Calcitriol	8,6	(+19,1)	1,46
Decostriol	Calcitriol	2,5	(−11,1)	1,99
Rocaltrol	Calcitriol	0,79	(−39,6)	1,39
		11,9	**(+4,7)**	**1,57**
Paricalcitol				
Paricalcitol Accord	Paricalcitol	0,43	(−44,3)	8,12
Paricalcitol HEXAL	Paricalcitol	0,29	(+116,6)	8,79
Zemplar	Paricalcitol	0,20	(+82,5)	11,14
		0,93	**(−9,3)**	**8,99**
Kombinationen				
Zymafluor D	Colecalciferol Natriumfluorid	21,7	(−34,6)	0,06
Dekristol Fluor	Colecalciferol Natriumfluorid	17,1	(+150,4)	0,06
D-Fluoretten	Colecalciferol Natriumfluorid	14,7	(−24,7)	0,06
		53,5	**(−10,1)**	**0,06**
Summe		**642,9**	**(−2,2)**	**0,15**

blieben (Hansen et al. 2011). Ein weiterer Vergleich von Calcitriol und Paricalcitol zeigte bei 90 Patienten mit chronischer Niereninsuffizienz über 24 Wochen ebenfalls keine unterschiedlichen Wirkungen auf Parathormon, alkalische Phosphatase und Calciumplasmawerte (Coyne et al. 2014). Seit 2015 sind Paricalcitolgenerika verfügbar, die jedoch immer noch erheblich teurer als Calcitriolpräparate sind (◘ Tab. 15.1).

In den Jahren der Coronapandemie (2020–2021) wurde ein sehr deutlicher Anstieg der Vitamin-D-Verschreibungen beobachtet (◘ Abb. 15.1). Dieser Anstieg beruhte auf einer vermeintlich positiven Wirkung von Vitamin D auf den Verlauf einer SARS-CoV-2-Infektion, für die es aber nie Evidenz gab (Lenzen-Schulte 2021; Rawat et al. 2021; Pal et al. 2021; Bassatne et al. 2021). Auch in den aktuellen Leitlinien der Deutschen Gesellschaft für Allgemeinmedizin und Familienmedizin wird die Gabe von Vitamin D bei einer SARS-CoV 2-Infektion nicht empfohlen (► https://www.degam.de/fuer-aerzte). Immerhin kam es im Jahr 2022 zu einer Trendumkehr bei den Vitamin-D-Verordnungen; allerdings bleiben sie auf einem deutlich höheren Niveau als vor der Corona-Pandemie. Offensichtlich spielt eine wissenschaftlich nicht gerechtfertigte Erwartungshaltung von Patienten hinsichtlich ausschließlich positiver Eigenschaften von Vitamin D eine Rolle bei diesen Verordnungen. Ärzte sollten ihre Patienten entsprechend aufklären, damit die Verordnungszahlen von Vitamin-D-Präparaten noch deutlicher als in den Vorjahren sinken.

15.1.2 Vitamin B$_{12}$

Vitamin B$_{12}$ (Cyanocobalamin) wird vorwiegend für die parenterale (intramuskuläre) Behandlung der perniziösen Anämie, der weltweit häufigsten Ursache eines Vitamin B$_{12}$-Mangels benötigt, bei der infolge des Mangels an *Intrinsic Factor* eine orale Resorption nicht möglich ist (Green 2017). Gelegent-

lich können die damit verbundenen vielfältigen neurologischen Störungen (bis hin zu funikulärer Myelose) auch isoliert auftreten oder den hämatologischen Symptomen vorausgehen (Green 2017; Stauder et al. 2018). Auch die langjährige Anwendung von Protonenpumpen-Inhibitoren ist mit einem Vitamin-B$_{12}$-Mangel assoziiert (Lam et al. 2013). Da Vitamin B$_{12}$ in nennenswerten Mengen nur in tierischen Lebensmitteln vorkommt, müssen es strikte Vegetarier und Veganer jeder Altersgruppe supplementieren (Deutsche Gesellschaft für Kinder- und Jugendmedizin 2018). Der Versorgungsstatus mit Vitamin B$_{12}$ von sich vegan ernährenden Personen in Deutschland ist aktuell unproblematisch (Weikert et al. 2020). Das könnte daran liegen, dass Veganer häufig Vitamin B$_{12}$ als Nahrungsergänzungsmittel supplementieren (Weikert et al. 2020).

Eine therapeutische Wirkung von Cyanocobalamin ist nur bei Vitamin-B$_{12}$-Mangel, aber nicht bei anderen Indikationen belegt (American Medical Association 1986; Alpers 2005). Auch der Einsatz bei Hyperhomocysteinämie in Kombination mit Folsäure und Vitamin B$_6$ ist bezüglich therapeutischer Ziele (z. B. Überlebenschance) nicht gesichert, da ein Cochrane-Review von 12 kontrollierten Studien mit 47.429 Patienten keinen Beleg für die Senkung des Homocysteinspiegels durch Vitaminsupplemente mit Cyanocobalamin (B$_{12}$), Folsäure (B$_9$) und Pyridoxin (B$_6$) für die Prävention kardiovaskulärer Ereignisse ergab (Martí-Carvajal et al. 2015). Cyanocobalamin ist nicht rezeptpflichtig und daher generell nicht mehr zu Lasten der gesetzlichen Krankenkassen verordnungsfähig. Ausgenommen ist schwerwiegender Vitaminmangel, der durch eine entsprechende Ernährung nicht behoben werden kann. Die parenterale Behandlung der perniziösen Anämie und anderer schwerwiegender Mangelzustände ist deshalb weiterhin erstattungsfähig. Die Verordnungszahlen von Vitamin-B$_{12}$-Präparaten deutlich gesunken (◘ Tab. 15.2). Diese Entwicklung ist aus pharmakologischer und pharmakoökonomischer Sicht sehr zu begrüßen.

◘ Tab. 15.2 Verordnungen weiterer Vitaminpräparate 2024. Angegeben sind die 2024 verordneten Tagesdosen, die Änderungen gegenüber 2023 und die mittleren Kosten je DDD 2024

Präparat	Bestandteile	DDD	Änderung	DDD-Nettokosten
		Mio.	%	Euro
Vitamin B$_{12}$				
Vitamin B12 Lichtenstein	Cyanocobalamin	69,5	(−25,9)	0,01
B12 Ankermann	Cyanocobalamin	30,2	(+42,6)	0,16
Vitamin B12 JENAPHARM	Cyanocobalamin	16,7	(−24,6)	0,01
B12 Asmedic	Cyanocobalamin	15,6	(+46,3)	0,01
Vitamin B12 AAA Pharma	Cyanocobalamin	7,4	(+138,7)	0,01
Vibe	Cyanocobalamin	1,5	(+23,9)	0,34
		141,0	**(−7,4)**	**0,05**
Vitamin-Kombinationen				
Renavit	Folsäure Biotin Ascorbinsäure Thiamin Riboflavin Pyridoxin Calciumpantothenat Cyanocobalamin Nicotinamid	4,9	(−0,4)	0,19
Cernevit + Addel Trace	Retinolpalmitat Colecalciferol alpha-Tocopherol Ascorbinsäure Cocarboxylase Riboflavin Pyridoxin Cyanocobalamin Folsäure Dexpanthenol Biotin Nicotinamid Spurenelemente	0,59	(+0,7)	18,62
FrekaVit wasserlöslich	Thiamin Riboflavin Nicotinamid Pyridoxin Natriumpantothenat Ascorbinsäure Biotin Folsäure Cyanocobalamin	0,46	(−3,7)	18,88
Freka Vit fettlöslich	Retinol Ergocalciferol Phytomenadion Tocopherol	0,36	(+1,1)	16,19

15

▢ Tab. 15.2 (Fortsetzung)

Präparat	Bestandteile	DDD	Änderung	DDD-Nettokosten
		Mio.	%	Euro
Natrovit	Retinol Colecalciferol alpha-Tocopherol Ascorbinsäure Thiamin	0,33	(+1,3)	25,04
Viant	Retinol Colecalciferol alpha-Tocopherol Phytomenadion Ascorbinsäure Thiamin Riboflavin Pyridoxin Cyanocobalamin Folsäure Pantothensäure Biotin Nicotinamid	0,25	(−1,9)	26,45
Cernevit	Retinol Colecalciferol alpha-Tocopherol Ascorbinsäure Cocarboxylase Riboflavin Pyridoxin Cyanocobalamin Folsäure Dexpanthenol Biotin Nicotinamid	0,19	(+6,9)	22,26
Soluvit N	Thiamin Riboflavin Nicotinamid Pyridoxin Natriumpantothenat Ascorbinsäure Biotin Folsäure Cyanocobalamin	0,17	(+4,0)	20,17
Vitalipid	Retinol Ergocalciferol Phytomenadion Tocopherol	0,15	(−8,2)	18,49
		7,4	**(−0,4)**	**6,98**
Summe		**148,4**	**(−7,0)**	**0,40**

15.1.3 Vitaminkombinationen

Es gibt eine Vielzahl von Vitaminkombinationen (◘ Tab. 15.2). Eine vorbeugende Gabe wasserlöslicher Vitamine bei Erwachsenen ist nach den Arzneimittel-Richtlinien nur für Dialysepatienten erstattungsfähig. Insgesamt fielen die verordneten Tagesdosen von Vitaminkombinationen, was aus pharmakologischer und pharmakoökonomischer Sicht sehr begrüßenswert ist.

Viele Menschen nehmen Vitaminkombinationen ein, um ihre Gesundheit zu stärken oder Krankheiten zu verhindern. Nach einer Metaanalyse hatte die Supplementation mit B-Vitaminen allerdings keine signifikanten Effekte auf kardiovaskuläre Ereignisse, Mortalität oder Krebs (Clarke et al. 2011). In einer kontrollierten Studie an Patienten mit diabetischer Nephropathie verschlechterten hochdosierte B-Vitamine sogar die Nierenfunktion (House et al. 2010). Obwohl mit steigendem Obst- und Gemüsekonsum das Risiko für kardiovaskuläre Erkrankungen sinkt (Aune et al. 2017), konnten auch zwei systematische Reviews für die Einnahme von Multivitamin-Präparaten ohne nachgewiesenem Vitamin-Mangel keine signifikanten Effekte für die Prävention oder das Mortalitätsrisiko bei kardiovaskulären Erkrankungen nachweisen (Jenkins et al. 2018; Khan et al. 2019). Etliche der in ◘ Tab. 15.2 gelisteten Präparate enthalten Vitamin A. Die ungerichtete Vitamin A-Supplementierung ohne nachgewiesenen Vitamin A-Mangel beinhaltet ein erhebliches Risiko für Vitamin A-Intoxikationen (Rathmann und Seifert 2024). Auch diese Studie spricht dafür, dass grundsätzlich Vitamin-Supplementierungen nur dann erfolgen sollen, wenn ein Vitaminmangel klinisch und biochemisch nachgewiesen wurde.

15.2 Mineralstoffpräparate

15.2.1 Kaliumpräparate

Kaliumpräparate dienen zur Korrektur eines Kaliummangels, der in ausgeprägten Fällen auch als Hypokaliämie in Erscheinung tritt. Ursachen sind meist renale oder gastrointestinale Kaliumverluste. Am häufigsten ist die durch Thiazid- und Schleifendiuretika induzierte Hypokaliämie. Auch an einen Diuretika- oder Laxantienabusus muss gedacht werden. Bei einer Hypokaliämie ist auch auf einen eventuell begleitenden Magnesiummangel, insbesondere aufgrund des erhöhten Risikos für Herzrhythmusstörungen, zu achten.

Vorerkrankungen wie chronische Niereninsuffizienz, Diabetes und Herzinsuffizienz verbunden mit kardiovaskulärer Multimedikation (z. B. Aldosteron-Antagonisten, ACE-Hemmer, AT_1-Rezeptor-Antagonisten) begünstigen in nicht unerheblichem Maße eine Hyperkaliämie, insbesondere bei älteren Menschen (American Geriatrics Society 2019; Zieschang 2019).

Kalium sollte grundsätzlich oral substituiert werden. Die intravenöse Gabe ist nur dann notwendig, wenn der Patient oral kein Kalium einnehmen kann oder bei schweren Rhythmusstörungen. Bei leichterem Kaliummangel ohne zusätzliche Risiken und einer Kaliumkonzentration im Serum über 3,5 mmol/l ist keine medikamentöse Therapie erforderlich (American Medical Association 1986). Hier reicht eine Korrektur durch kaliumreiche Nahrungsmittel aus (z. B. Obst, Gemüse, Kartoffeln, Fruchtsäfte). Die normale tägliche Kost enthält ohnehin 2 bis 4 g Kalium (50–100 mmol). Erst bei einer Kaliumserumkonzentration im Serum unter 3,5 mmol/l ist die Verordnung von Kaliumpräparaten sinnvoll. Als Tagesdosis werden 40 mmol Kalium unter Laborkontrolle empfohlen. Da ein Kaliummangel fast immer mit einer hypochlorämischen Alkalose einhergeht, ist Kaliumchlorid das Mittel der Wahl, das in *Kalinor retard* enthalten ist. Das Kombinationspräparat aus Kaliumcitrat und Kaliumhydrogencarbonat (*Kalinor Brau-*

▣ Tab. 15.3 Verordnungen von Mineralstoffpräparaten 2024. Angegeben sind die 2024 verordneten Tagesdosen, die Änderungen gegenüber 2023 und die mittleren Kosten je DDD 2024

Präparat	Bestandteile	DDD	Änderung	DDD-Nettokosten
		Mio.	%	Euro
Kaliumpräparate				
Kalinor retard P	Kaliumchlorid	11,8	(−0,5)	0,77
Kalinor Brausetabletten	Kaliumcitrat Kaliumhydrogencarbonat Citronensäure	3,9	(−7,9)	0,85
Kalium Verla	Kaliumcitrat	1,2	(−9,9)	0,39
		16,9	**(−3,0)**	**0,76**
Magnesiumpräparate				
Magnetrans forte/extra	Magnesiumoxid	1,3	(−6,8)	0,31
Magnesium Verla N Drag.	Magnesiumhydrogenglutamat Magnesiumcitrat	1,0	(−6,9)	0,52
		2,3	**(−6,9)**	**0,41**
Summe		**19,2**	**(−3,5)**	**0,72**

setbl.) wirkt Alkalose-fördernd und ist daher für die Korrektur der häufig vorkommenden hypochlorämischen Hypokaliämie wenig geeignet. Die Verschreibungen der Kaliumpräparate sind deutlich rückläufig, was für eine hier auch angemahnte kritischere Verordnungspraxis spricht (▣ Tab. 15.3).

15.2.2 Magnesiumpräparate

Die Verordnungen von Magnesiumpräparaten sind seit vielen Jahren auf sehr niedrigem Niveau mit deutlich fallender Tendenz (▣ Tab. 15.3). Sie sind zur Korrektur von Magnesiummangelzuständen indiziert. Typisches Symptom einer Hypomagnesiämie ist eine Tetanie infolge gesteigerter neuromuskulärer Erregbarkeit. Ursachen können langdauernde Elektrolytverluste bei Malabsorptionszuständen, Diarrhö, Nierenerkrankungen oder eine Diuretikatherapie sein, aber auch mangelnde Zufuhr bei chronischem Alkoholismus oder parenteraler Ernährung. Daher sollte eine ausreichende Magnesiumaufnahme generell Teil einer gesunden Ernährung sein. Die tägliche Magnesiumaufnahme des Erwachsenen beträgt 240–480 mg (10–20 mmol). Wegen der weiten Verbreitung dieses Kations in der Nahrung ist ein alimentär bedingter Magnesiummangel bei üblicher Kost selten (Kuhlmann et al. 1987).

Magnesium wird häufig bei nächtlichen Wadenkrämpfen eingesetzt; die Belege dazu sind widersprüchlich (z. B. Garrison et al. 2012). Weiterhin wird Magnesium für die Prävention und Behandlung von Herzrhythmusstörungen empfohlen. Für weitere kardiovaskuläre Indikationen fehlt jedoch eine ausreichende Evidenz (Kolte et al. 2015).

15.2.3 Fluoridpräparate

Fluorid spielt in der Kariesprophylaxe bei Kleinkindern eine herausragende Rolle. Die Wirkung von systemisch zugeführtem Fluorid im Trinkwasser und Speisesalz sowie als

Tabletten ist in zahlreichen Studien dokumentiert. In Deutschland ist das Trinkwasser nicht fluoriert, Speisesalz mit geringem Fluoridzusatz hingegen ist sehr verbreitet. Die topische Einwirkung von Fluorid auf den Zahnschmelz ist wichtiger als der systemische Effekt (Bowen 2002). Eine Fluoridsupplementierung mit Fluoridtabletten wird empfohlen, wenn die Zahnpflege nicht mit fluoridhaltiger Zahnpasta durchgeführt und auch kein fluoridhaltiges Speisesalz verwendet wird (Deutsche Gesellschaft für Zahn-, Mund- und Kieferheilkunde 2016; Pieper und Momeni 2006). Die Natriumfluorid-Lutschtabletten (je nach Alter 0,25 bzw. 0,5 mg) gelten neben einer fluoridfreien Zahnpasta im Kleinkindalter demnach als vorteilhaft. Die Verordnungen der Kombinationspräparate (Vitamin D_3 und Natriumfluorid) sind auch 2024 wieder deutlich gesunken ([] Tab. 15.1). Auch dieser Trend ist begrüßenswert. Damit ist die früher propagierte systemische Fluoridprophylaxe im Laufe der letzten 20 Jahre kontinuierlich durch topische Fluoridpräparate ersetzt worden, die fast ausschließlich von Zahnärzten verordnet werden (siehe ▶ Kap. 40, Zahnärztliche Arzneiverordnungen, [] Tab. 40.6).

Literatur

Alpers DH (2005) What is new in vitamin B_{12}? Curr Opin Gastroenterol 21:183–186

American Geriatrics Society (2019) American Geriatrics Society 2019 Updated AGS Beers Criteria® for potentially inappropriate medication use in older adults. J Am Geriatr Soc 67:674–694

American Medical Association (1986) Drug evaluations, 6. Aufl. Saunders, Philadelphia, London, S 589–601

Arzneimittelbrief (2015) Wenig überzeugender Effekt einer Vitamin-D-Supplementierung bei gesunden Frauen nach der Menopause. Arzneimittelbrief 49:95

Arzneimittelbrief (2016a) Vitamin-D-Screening bei Gesunden nicht indiziert. Arzneimittelbrief 50:93a

Arzneimittelbrief (2016b) Hohe Vitamin-D-Supplementierung fördert Stürze bei älteren Menschen. Arzneimittelbrief 50:43

Arzneimittelbrief (2022) VITAL-Studie: ein entscheidendes Urteil zur Supplementierung mit Vitamin D. Arzneimittelbrief 56:87–88

Arzneimittelkommission der deutschen Ärzteschaft (2017) Drug Safety Mail 2017-42: Hyperkalzämie durch Überdosierung mit Vitamin D. https://www.akdae.de/Arzneimittelsicherheit/DSM/Archiv/2017-42.html

Aune D, Giovannucci E, Boffetta P et al (2017) Fruit and vegetable intake and the risk of cardiovascular disease, total cancer and all-cause mortality – A systematic review and dose-response meta-analysis of prospective studies. Int J Epidemiol 46:1029–1056

Bassatne A, Basbous M, Chkhtoura M, El Zein O, Rahme M (2021) The link between COVID-10 and Vitamin D (VIVID): a systematic review and meta-analysis. Metabolism 119:154753

Bowen WH (2002) Do we need to be concerned about dental care in the coming millenium? Crit Rev Oral Biol Med 13:126–131

Clarke R, Halsey J, Bennett D, Lewington S (2011) Homocysteine and vascular disease: review of published results of the homocysteine-lowering trials. J Inherit Metab Dis 34:83–91

Coyne DW, Goldberg S, Faber M, Ghossein C, Sprague SM (2014) A randomized multicenter trial of paricalcitol versus calcitriol for secondary hyperparathyreoidism in stages 3–4 CKD. Clin J Am Soc Nephrol 9:1620–1626

Demay MB, Pittas AG, Bikle DD et al (2024) Vitamin D for the prevention of disease: an endocrine society clinical practice guideline. J Clin Endocrinol Metab 109:1907–1947

Deutsche Gesellschaft für Ernährung (2012) Neue Referenzwerte für Vitamin D, DGE aktuell, 2012 01/2012. https://www.dge.de/presse/pm/neue-referenzwerte-fuer-vitamin-d/ (Erstellt: 10. Jan. 2012)

Deutsche Gesellschaft für Kinder- und Jugendmedizin (2018) Vegetarische Kostformen im Kindes- und Jugendalter. Stellungnahme der Ernährungskommission der DGKJ. https://www.dgkj.de/fileadmin/user_upload/Stellungnahmen/1808_DGKJ_VegetarischeKost.pdf

Deutsche Gesellschaft für Zahn-, Mund- und Kieferheilkunde (2016) Kariesprophylaxe bei bleibenden Zähnen – grundlegende Empfehlungen (S2kLeitlinie), AWMF-Registemummer: 083-021. https://www.dgzmk.de/kariesprophylaxe-bei-bleibendenzaehnen-grundlegende-einpfehlungen-s2k

Formisano E, Proietti E, Borgarelli C, Pisciotta L (2023) Psoriasis and vitamin D: a systematic review and meta-analysis. Nutrients 15(15):3387. https://doi.org/10.3390/nu15153387

Garrison SR, Allan GM, Sekhon RK et al (2012) Magnesium for skeletal muscle cramps. Cochrane Database Syst Rev. https://doi.org/10.1002/14651858.cd009402.pub2

Green R (2017) Vitamin B_{12} deficiency from the perspective of a practicing hematologist. Blood 129:2603–2611

Hansen D, Rasmussen K, Danielsen H, Meyer-Hofmann H, Bacevicius E, Lauridsen TG, Madsen JK, Tougaard BG, Marckmann P, Thye-Roenn P, Nielsen JE, Kreiner S, Brandi L (2011) No difference between alfacalcidol and paricalcidol in the treatment of secondary hyperparathyreoidism in hemodialysis patients: a randomized crossover trial. Kidney Int 80:841–850

Holick MF (2017) The vitamin D deficiency pandemic: approaches for diagnosis, treatment and prevention. Rev Endocr Metab Disord 18:153–165

House AA, Eliasziw M, Cattran DC, Churchill DN, Oliver MJ, Fine A, Dresser GK, Spence JD (2010) Effect of B-vitamin therapy on progression of diabetic nephropathy: a randomized controlled trial. JAMA 303:1603–1609

Institute of Medicine (2011) Dietary reference intakes for calcium and vitamin D. Committee to review dietary reference intakes for calcium and vitamin D. The National Academies Press Institute of Medicine, Washington (https://www.ncbi.nlm.nih.gov/books/NBK56070/)

Jenkins DJA, Spence JD, Giovannucci EL et al (2018) Supplemental vitamins and minerals for CVD prevention and treatment. J Am Coll Cardiol 71:2570–2584

Jungert A, Quack Lötscher K, Rohrmann S (2020) Vitaminsubstitution im nichtkindlichen Bereich: Notwendigkeit und Risiken. Dtsch Ärztebl 117:14–22

Khan SU, Khan MU, Riaz H et al (2019) Effects of nutritional supplements and dietary interventions on cardiovascular outcomes: an umbrella review and evidence map. Ann Intern Med 171:190–198

Kolte D, Vijayaraghavan K, Khera S, Sica DA, Frishman WH (2015) Role of magnesium in cardiovascular diseases. Cardiol Rev 22:182–192

Kuhlmann U, Siegenthaler W, Siegenthaler G (1987) Wasser- und Elektrolythaushalt. In: Siegenthaler W (Hrsg) Klinische Pathophysiologie. Thieme, Stuttgart, New York, S 209–237

Lam JR, Schneider JL, Zhao W, Corley DA (2013) Proton pump inhibitor and histamine 2 receptor antagonist use and vitamin B12 deficiency. JAMA 310:2435–2442

LeBoff MS, Chou SH, Ratliff KA, Cook NR, Khurana B, Kim E, Cawthon PM, Bauer DC, Black D, Gallagher JC, Lee IM, Buring JE, Manson JAE (2022) Supplemental vitamin D and incident fractures in midlife and older adults. N Engl J Med 387:299–309

Lenzen-Schulte M (2021) Vitamin D – in der Pandemie hinterfragt und doch empfohlen. Dtsch Ärztebl 118:B911–B915

Manson JAE, Cook NR, Lee IM, Christen W, Bassuk SS, Mora S, Gibson H, Gordon D, Copeland T, D'Agostino D, Friedenberg G, Ridge C, Bubes V, Giovannucci EL, Wilett WC, Buring J, VITAL Research Group (2019) Vitamin D supplements and prevention of cancer and cardiovascular disease. N Engl J Med 380:33–44

Martí-Carvajal AJ, Solà I, Lathyris D (2015) Homocysteine-lowering interventions for preventing cardiovascular events. Cochrane Database Syst Rev. https://doi.org/10.1002/14651858.cd006612.pub4

Pal M, Banerjee M, Bhadada SK, Shetty AJ, Singh B, Vyas A (2021) Vitamin D supplementation and clinical outcomes in COVID-19: a systematic review and meta-analysis. J Endocrinol Invest 24:1–16

Paresh Shah V, Nayfeh T, Alsawaf Y et al (2024) A systematic review supporting the Endocrine Society clinical practice guidelines on vitamin D. J Clin Endocrinol Metab 109:1961–1974

Pieper K, Momeni A (2006) Grundlagen der Kariesprophylaxe bei Kindern. Dtsch Ärztebl 103:A1003–A1009

Rathmann A-M, Seifert R (2024) Vitamin A-containing dietary supplements from German and US online pharmacies: market and risk assessment. Naunyn Schmiedebergs Arch Pharmacol. https://doi.org/10.1007/s00210-024-03050-6

Rawat D, Roy A, Maitra S, Shankar V, Khanna P, Baidya DK (2021) Vitamin D supplementation and COVID-19 treatment: a systematic review and meta-analysis. Diabetes Metab Syndr 15:102189

Schilling S (2012) Epidemischer Vitamin-D-Mangel bei Patienten einer geriatrischen Rehabilitationsklinik. Dtsch Ärztebl 109:33–38

Sprague SM, Llach F, Amdahl M, Taccetta C, Batlle D (2003) Paricalcitol versus calcitriol in the treatment of secondary hyperparathyroidism. Kidney Int 63:1483–1490

Stauder R, Valent P, Theurl I (2018) Anemia at older age: etiologies, clinical implications, and management. Blood 131:505–514

Weikert C, Trefflich I, Menzel J, Obeid R, Longree A, Dierkes J, Meyer K, Herter-Aeberli I, Mai K, Stangl GI, Müller SM, Schwerdtle T, Lampen A, Abraham K (2020) Versorgungsstatus mit Vitaminen und Mineralstoffen bei veganer Ernährungsweise. Dtsch Ärztebl 117:575–582

Zieschang S (2019) Hyperkaliämie im Praxisalltag. Arzneiverordn Prax 46:59–64

Infektionserkrankungen

Inhaltsverzeichnis

Bakterielle und virale Infektionserkrankungen und Mykosen

Winfried V. Kern

Auf einen Blick

Trend Die Verordnungszahlen von antibakteriell wirkenden Arzneimitteln zeigen 2024 gegenüber den Vorjahren eine weitere Zunahme und liegen von der Gesamtmenge her wieder im präpandemischen Bereich. Die Zunahme gegenüber 2023 ist stark bei den Penicillinen und Makroliden. Auch die bei unkomplizierten Harnwegsinfektionen häufig verordneten Wirkstoffe Pivmecillinam, Nitroxolin und Cotrimoxazol, nicht jedoch Fosfomycin und Nitrofurantoin, sowie Cefpodoxim und Moxifloxacin sind 2024 im Vergleich zum Vorjahr vermehrt eingesetzt worden. Aciclovir und davon abgeleitete Wirkstoffe gegen Herpesviren wurden deutlich vermehrt verordnet. Keine wesentlichen Änderungen werden bei den Verordnungen von anderen antibakteriellen und antiviralen Arzneistoffen sowie bei den Antimykotika beobachtet.

Nach einer deutlichen pandemieassoziierten Reduktion der Verordnung von Antibiotika ist inzwischen das präpandemische Niveau wieder erreicht – mit einem leichten Anstieg 2024 gegenüber dem Vorjahr (❏ Abb. 16.1, 16.2).

Wie bisher stellen die Betalactame nach wie vor mit Abstand die praktisch bedeutsamste Gruppe dar. Tetracycline und Makrolide folgen. Fluorchinolone sind weiter zurückgegangen – entsprechend dem nun bereits mehrere Jahre zu beobachtenden Trend.

Hauptindikation für eine antibakterielle Therapie im ambulanten Bereich bleibt die Atemwegsinfektion, wobei – anders als die Pneumonie – die akute Bronchitis und andere akute Atemwegsinfektionen (wie Pharyngotonsillitis, Sinusitis, Otitis media) in mehr als 90 % der Fälle durch Viren ausgelöst werden und daher keine primäre Indikation für Antibiotika darstellen. Der fehlende Nutzen einer Therapie mit antibakteriell wirksamen Arzneistoffen bei Bronchitis ist wiederholt dokumentiert worden (Butler et al. 2010; Little et al. 2013; Tonkin-Crine et al. 2017). Nach wie vor ist hier jedoch ein unkritischer Einsatz von Antibiotika zu beobachten – auch in Deutschland (Kern und Kostev 2021; Arens et al. 2025). Nicht zu unterschätzen ist dabei die Erwartungshaltung von Patienten, die fälschlicherweise annehmen, dass „Antibiotika" auch gegen Virusinfektionen wirken, aber auch von Ärzten, die unnötigerweise und teilweise unbewusst eine solche Erwartung annehmen und ihr wider besseres Wissen nachkommen (Wollny et al. 2022). Die Verwendung der (korrekten) Bezeichnung „antibakterieller Arzneistoff" anstelle „Antibiotika" könnte helfen, den inadäquaten Gebrauch dieser Arzneistoffe zu verhindern.

Bei der Pneumonie oder akuten Exazerbation einer chronischen Bronchitis und anderen Atemwegsinfektionen mit Indikation für

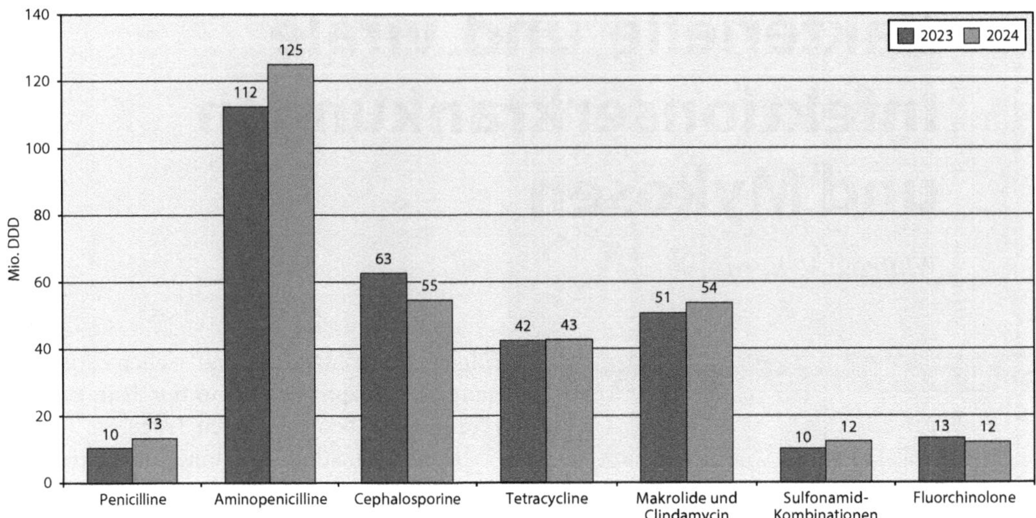

☐ **Abb. 16.1**   Verordnungen von Antibiotika (antibakteriellen Arzneistoffen) und anderen Antiinfektiva 2024. Gesamtverordnungen nach definierten Tagesdosen

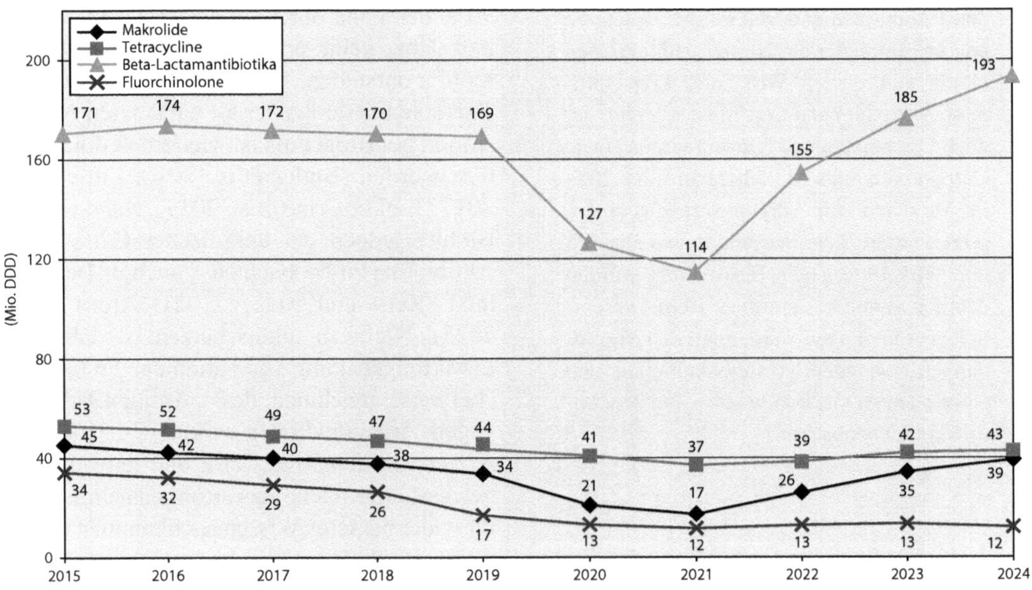

☐ **Abb. 16.2**   Verordnungen von Antibiotika (antibakteriellen Arzneistoffen) 2015 bis 2024. Gesamtverordnungen nach definierten Tagesdosen

eine antibakterielle Therapie bieten viele neuere Arzneistoffe keine wesentlichen Vorteile gegenüber den älteren, weniger kostspieligen Substanzen. Entscheidend sind das erwartete Erregerspektrum und die erwartete Erregerempfindlichkeit. Kenntnisse zur aktuellen Situation bezüglich bakterieller Resistenzentwicklung bei den Erregern ambulant erworbener Atemwegsinfektionen sind somit wichtig. Dies gilt vor allem bezüglich der Empfindlichkeit von Pneumokokken und A-Streptokokken gegenüber Penicillin und Makroliden sowie der Empfindlichkeit von *Haemophilus* gegenüber Amoxicillin und Doxycyclin. Wesentliche Änderungen in den relevanten Resistenzraten dieser Erreger sind in Deutschland in den letzten Jahren jedoch nicht berichtet worden.

Ähnlich verhält es sich mit Harnwegsinfektionen im ambulanten Bereich, die die zweithäufigste Indikation für antibakterielle Arzneistoffe darstellen. Hier ist streng zu unterscheiden zwischen der Zystitis und der Pyelonephritis. Bei beiden wird meist eine empirische („kalkulierte") Therapie (ohne Erregersicherung) eingeleitet. Daten zur Empfindlichkeit von *Escherichia coli* (häufigster Erreger) gegenüber Trimethoprim bzw. Cotrimoxazol, Nitrofurantoin, Fosfomycin, Pivmecillinam, Cefpodoxim/Cefixim und Fluorchinolonen sind relevant. Eine Orientierung zur in vitro-Empfindlichkeit dieser Erreger wie auch der bakteriellen Atemwegsinfektionserreger in Deutschland bieten das Surveillance-System des Robert-Koch-Institutes (Routinedaten) und die Querschnittserhebungen der Paul-Ehrlich-Gesellschaft (▶ https://ars.rki.de/ bzw. ▶ http://www.p-e-g.org/econtext/ Berichte%20der%20Studien). Die Auswahl der Wirkstoffe zur Behandlung der Zystitis ist anders als die der bei Pyelonephritis empfohlenen Wirkstoffe.

Neben Art und Ort der Infektion, Erregerempfindlichkeit und klinischer Situation des Patienten sind bei der Auswahl eines Antibiotikums zu beachten:

- Das pharmakokinetische und das UAW-Profil müssen berücksichtigt werden.
- Verschiedene Antibiotikaklassen verhalten sich nicht gleich bezüglich ihrer Wirkung auf die Resistenzentwicklung. Bei bakteriellen Erregern von Atemwegsinfektionen gelten Penicilline günstiger als Makrolide. Oralcephalosporine und Fluorchinolone sind keine Arzneistoffgruppen der ersten Wahl bei Atemwegsinfektionen und unkomplizierten Harnwegsinfektionen.
- Bei Gleichheit aller Faktoren soll das kostengünstigste Präparat ausgewählt werden.

- Bei schweren Infektionen ist der Versuch einer Erregersicherung mit Empfindlichkeitsprüfung (so genanntes Antibiogramm, korrekterweise: Antibakteriogramm [Seifert und Schirmer 2021]) notwendig; nur so kann in vielen Fällen von einem (unnötig) breit wirksamen Präparat gezielt auf einen weniger breit wirksamen Arzneistoff umgestellt werden.
- Klinische Therapiestudien bleiben essenziell, um die Indikation zu belegen und eine Überlegenheit einer (neuen) Substanz gegenüber (bisher) bewährten Optionen zu sichern.

16.1 Betalactame

Die langjährige Dominanz der klassischen Betalactamantibiotika (Oralpenicillin, Aminopenicilline, Cephalosporine) beruht nach über 50-jähriger Anwendung auf der Kombination meist günstiger pharmakologischer Eigenschaften mit einer hohen antibakteriellen Aktivität, geringer Toxizität und der daraus resultierenden großen therapeutischen Breite. Betalactame sind auch im stationären Setting die am häufigsten verordnete Gruppe antibakterieller Wirkstoffe (Kern et al. 2025). Dabei gibt es wenig Neuentwicklungen insbesondere bezüglich Wirkstoffe zur oralen Verabreichung (Kern und Gatermann 2025).

16.1.1 Basispenicilline

Die Gruppe der oralen Basispenicilline (Phenoxymethylpenicillin, Amoxicillin) zeigt im Jahre 2024 gegenüber dem Vorjahr ein höheres Verordnungsvolumen (◨ Tab. 16.1 und 16.2).

Bei beiden Wirkstoffen ist nach Einschätzung des BfArM mit mehr Lieferschwierigkeiten als bei anderen Substanzen zu rechnen. Teilweise können die enorm schwankenden Tagesdosiskosten (vor allem bei Amoxicillin, hier vor allem bei Amoxicillin-Saft) mit solchen Lieferschwierigkeiten und den damit verbundenen Ersatzbeschaffungen aus dem Aus-

◘ Tab. 16.1 Verordnungen von Penicillinen 2023. Angegeben sind die 2023 verordneten Tagesdosen, die Änderungen gegenüber 2022 und die mittleren Kosten je DDD 2023

Präparat	Bestandteile	DDD	Änderung	DDD-Nettokosten
		Mio.	%	Euro
Phenoxymethylpenicillin				
Penicillin V AL	Phenoxymethylpenicillin	4,0	(+122,1)	1,21
Infectocillin	Phenoxymethylpenicillin	2,0	(−55,6)	2,82
PenHEXAL	Phenoxymethylpenicillin	1,6	(+61,2)	1,32
Penicillin V STADA	Phenoxymethylpenicillin	1,5	(+28,1)	1,10
Pen Mega-1 A Pharma	Phenoxymethylpenicillin	1,3	(+514,5)	1,36
Penicillin V-ratiopharm	Phenoxymethylpenicillin	0,75	(+230,9)	1,12
		11,1	**(+24,6)**	**1,51**
Weitere Penicilline				
Pivmelam Apogepha	Pivmecillinam	5,1	(+22,0)	3,16
Infectobicillin	Phenoxymethylpenicillin Benzathin	2,0	(+62,3)	5,61
X-Systo	Pivmecillinam	1,6	(+25,3)	2,73
Flucloxacillin Altamedics	Flucloxacillin	0,13	(−6,4)	11,19
Staphylex	Flucloxacillin	0,07	(−9,4)	15,28
Tardocillin	Benzylpenicillin-Benzathin	0,02	(+3,6)	92,11
		8,9	**(+28,9)**	**4,01**
Summe		**20,0**	**(+26,5)**	**2,62**

land erklärt werden. Ein großer Teil der vermehrten Verordnungen von Phenoxymethylpenicillin dürfte auf die zum Ende der Pandemie vermehrt auftretenden Infektionen durch A-Streptokokken zurückzuführen sein (Mutevelli et al. 2024).

Im Vergleich zu Phenoxymethylpenicillin hat Amoxicillin – als oraler Vertreter der Aminopenicilline – ein breiteres Wirkungsspektrum im gramnegativen Bereich (vor allem *Haemophilus*). Durch die guten Serum- und Gewebespiegel und hohe Aktivität gerade auch gegenüber Pneumokokken und *Haemophilus* gilt Amoxicillin als bestgeeignetes orales Betalactam bei Pneumonien und wird auch in der neusten Auflage der Leitlinie zur Therapie der ambulant erworbenen Pneumonie empfohlen (Ewig et al. 2021). Indikationen sind darüber hinaus obere Atemwegsinfektionen wie eitrige Otitis media und akute Rhinosinusitis, soweit hier eine Antibiotikaindikation besteht (DGHNO-KHC 2025). Auch bei den zahnärztlichen Antibiotika-Verordnungen steht Amoxicillin im Vordergrund (◘ Tab. 40.2) und ist insgesamt die am häufigsten verordnete antibakterielle Substanz in Deutschland. Die Tagestherapiekosten von Amoxicillin sind in der Regel sehr günstig (◘ Tab. 16.2), wobei die tatsächlich verordneten Tagesdosen in der Regel auch höher sind (3×750 bis 3×1.000 mg) als die DDD-Definition angibt (3×500 mg).

◙ **Tab. 16.2 Verordnungen von Aminopenicillinen 2023.** Angegeben sind die 2023 verordneten Tagesdosen, die Änderungen gegenüber 2022 und die mittleren Kosten je DDD 2023

Präparat	Bestandteile	DDD	Änderung	DDD-Nettokosten
		Mio.	%	Euro
Amoxicillin				
Amoxi-1 A Pharma	Amoxicillin	33,0	(+80,2)	1,38
Amoxicillin Micro Labs	Amoxicillin	20,3	(+19,7)	1,27
Amoxicillin AL	Amoxicillin	7,2	(−55,9)	1,25
Amoxicillin Aristo	Amoxicillin	6,4	(+13,6)	1,28
Amoxicillin PUREN	Amoxicillin	3,0	(+415,0)	1,13
Amoxicillin-ratiopharm	Amoxicillin	1,9	(−56,7)	1,72
Infectomox	Amoxicillin	0,98	(−26,8)	2,70
Amoxicillin STADA	Amoxicillin	0,36	(−59,3)	1,22
Amoxicillin Aurobindo	Amoxicillin	0,10	(−26,6)	5,26
Amoxicillin Actrevo	Amoxicillin	0,09	(+225,5)	7,90
		73,3	**(+13,6)**	**1,36**
Andere Aminopenicilline				
Unacid PD	Sultamicillin	0,91	(+174,3)	9,74
Sultamicillin-ratiopharm	Sultamicillin	0,29	(−41,6)	10,24
		1,2	**(+44,9)**	**9,86**
Kombinationen				
Amoxicillin/Clavulansäure Micro Labs	Amoxicillin Clavulansäure	10,2	(+21,6)	3,21
Amoxiclav-1 A Pharma	Amoxicillin Clavulansäure	9,4	(+44,2)	4,73
Amoxi-Clavulan/AmoxiClav Aurobindo	Amoxicillin Clavulansäure	6,1	(−20,8)	4,51
Amoxi-Clavulan PUREN	Amoxicillin Clavulansäure	4,9	(+92,5)	3,41
Amoxicillin/Clavulansäure Zentiva	Amoxicillin Clavulansäure	3,1	(+89,2)	3,64
Amoxiclav BASICS	Amoxicillin Clavulansäure	2,4	(−31,1)	4,56
Amoxicillin/Clavulansäure Devatis	Amoxicillin Clavulansäure	1,6	(−4,8)	4,13
Amoxicillin/Clavulansäure AAA-Pharma	Amoxicillin Clavulansäure	1,6	(+19,5)	3,85
Amoclav/Amoxclav HEXAL	Amoxicillin Clavulansäure	1,4	(−16,0)	3,53

◱ Tab. 16.2 (Fortsetzung)

Präparat	Bestandteile	DDD	Änderung	DDD-Nettokosten
		Mio.	%	Euro
Amoxclav Sandoz	Amoxicillin Clavulansäure	0,95	(+17,8)	3,67
Amoxi Clavulan STADA	Amoxicillin Clavulansäure	0,64	(−8,6)	4,14
Amoxiclav-Elpen	Amoxicillin Clavulansäure	0,34	(−37,1)	4,45
Amoxi-Clavulan AL	Amoxicillin Clavulansäure	0,29	(−76,9)	3,39
Amoxicillin/Clavulansäure Heumann	Amoxicillin Clavulansäure	0,15	(−66,9)	4,58
Amoxicillin-ratiopharm comp	Amoxicillin Clavulansäure	0,15	(+51,9)	4,61
Augmentan	Amoxicillin Clavulansäure	0,14	(−70,5)	3,63
Infectosupramox	Amoxicillin Clavulansäure	0,10	(−43,6)	5,83
		43,4	(+10,1)	3,97
Summe		**117,9**	**(+12,5)**	**2,40**

Eine gewisse Sonderstellung unter den Basispenicillinen hat Pivmecillinam. Die Verordnung ist 2024 erneut angestiegen. Der Arzneistoff, der erst 2016 in Deutschland auf den Markt kam, ist ein Prodrug von Mecillinam, ein in Skandinavien und Österreich seit langem eingesetztes Penicillinderivat mit Wirksamkeit in erster Linie gegen gramnegative Bakterien und einer Zulassung für die unkomplizierte Zystitis. Die in vitro-Aktivität umfasst in der Regel auch ESBL-produzierende gramnegative Bakterien, die meist resistent gegenüber Amoxicillin-Clavulansäure und Cephalosporinen sind (Jansåker et al. 2014; Fuchs und Hamprecht 2019; Sin et al. 2023). Trotz guter in vitro-Wirksamkeit ist die Substanz nicht ausreichend klinisch wirksam in der Behandlung der Pyelonephritis, bleibt also eine (sehr gute) Option nur bei der Zystitis.

16.1.2 Aminopenicillin-Betalactamaseinhibitor-Kombinationen

Aminopenicilline lassen sich bei Kombination mit einem Betalactamaseinhibitor in ihrem Wirkspektrum deutlich verbreitern – vor allem um *Moraxella*, *Klebsiella*, *Staphylococcus aureus* und Anaerobier. Die gelegentlich auftretenden Betalactamase-positiven *Haemophilus*-Spezies werden ebenfalls erfasst. Die Hälfte der amoxicillinresistenten *Escherichia coli*-Stämme ist empfindlich gegenüber Amoxicillin-Clavulansäure.

Zwei verschiedene Kombinationspräparate sind zur oralen Verabreichung erhältlich, Amoxicillin-Clavulansäure und das immer noch teurere und sehr viel seltener verordnete Sultamicillin, eine Doppelesterverbindung von Ampicillin und Sulbactam. Nachteile gegenüber dem Wirkstoff alleine sind gastrointestinale Störungen, die häufiger im Vergleich zu Basispenicillinen zu sein scheinen (Huttner et al. 2020). Insgesamt kam es 2024 zu einer weiteren Zunahme der Verordnung von Amoxicillin-Clavulansäure um $> 10\,\%$ im Vergleich zum Vorjahr. Auch hier ist zu berücksichtigen, dass in der Regel eine höhere Dosierung (auf Amoxicillin bezogen: $2–3 \times 875$ mg) verordnet wird als die DDD-Definition angibt (auf Amoxicillin bezogen: 3×500 mg).

Amoxicillin-Clavulansäure wird bei Patienten mit ambulant erworbener Pneumonie und komplizierender Grunderkrankung in Deutschland und vielen anderen Ländern und Regionen empfohlen (Ewig et al. 2021). Geeignet ist das Präparat auch bei besonders schweren oder rezidivierenden Fällen von akuter Sinusitis oder Otitis media – auch im Kindesalter.

16.1.3 Cephalosporine

Die Oralcephalosporine zeigten 2016 erstmals seit vielen Jahren keine weitere Verordnungszunahme, 2018 drehte sich der Trend um, und es kam seither Jahr für Jahr zu einem steten Rückgang der Verordnungen. 2023 beobachtete man wieder eine Zunahme, 2024 nun wieder ein Rückgang, der aber nicht Cefodoxim betrifft (❏ Tab. 16.3).

Oralcephalosporine entsprechen in ihrem Wirkungsspektrum weitgehend den Aminopenicillin-Betalactamaseinhibitor-Kombinationen mit Ausnahme der fehlenden Anaerobierwirksamkeit. Auch ist die Wirksamkeit gegenüber Pneumokokken etwas geringer als die von Penicillin und Amoxicillin, und eine ausreichende Wirksamkeit gegenüber Staphylokokken haben lediglich Cefalexin, Cefadroxil (beides selten verordnet) und mit Einschränkung Cefaclor.

Cefpodoxim und Cefixim wiederum sind Arzneistoffe, die im gramnegativen Spektrum eine erweiterte Wirksamkeit haben und damit besser zu Behandlung von Harnwegsinfektio-

nen geeignet sind. In Deutschland ist Cefpodoxim als eine Therapieoption bei der Pyelonephritis empfohlen (DGU 2024). Der Anstieg in der Verordnung von Cefpodoxim ist wohl im wesentlichen die Reaktion auf eine Reduktion der Verordnungen von Fluorchinolonen bei dieser Indikation.

Cefuroximaxetil ist 2024 zwar erneut das am häufigsten verordnete Oralcephalosporin. Die Verordnungszahlen gehen jedoch zurück – zurecht, da die orale Bioverfügbarkeit gering und für viele Indikationen problematisch ist (Finn et al. 1987; Lang et al. 1990). Serum- und Gewebekonzentrationen sind meist unzureichend, sodass dieser Arzneistoff bei Atemwegsinfektionen nicht oder nur mehr als Reserve empfohlen wird, und bei Haut-/Weichteilinfektionen durch Staphylokokken als nicht ausreichend wirksam gilt. Als problematisch gilt auch ein erhöhtes Risiko für eine pseudomembranöse Enterocolitis durch *Clostridioides difficile*, das zumindest teilweise durch die nur mäßige orale Bioverfügbarkeit und im Vergleich zu Amoxicillin stärkere Veränderung der Darmflora erklärt wird. Die Verordnungshäufigkeit ist mit der sehr niedrigen DDD-Definition (2×250 mg) im Vergleich zur meist verwendeten Dosis (2×500 mg) höchstwahrscheinlich überschätzt.

Die neueren Oralcephalosporine Cefixim und Cefpodoxim sind im Wirkungsspektrum gegenüber Cefuroxim zwar um gramnegative Bakterien erweitert, wirken gegenüber Pneumokokken jedoch nicht besser als Cefuroxim. Cafalexin und Cefadroxil – als die relativ gesehen am besten bei Staphylokokken wirksamen Oralcephalosporine – wurden sehr wenig verordnet.

16.2 Tetracycline

Tetracycline hatten ursprünglich ein breites Wirkungsspektrum. Auch heute sind sie noch sehr wirksam gegenüber *Haemophilus* und *Moraxella* (Olzowy et al. 2017) und eine wichtige Therapieoption im HNO-ärztlichen Bereich. Sie wirken gut gegen Erreger der

◼ Tab. 16.3 Verordnungen von Cephalosporinen 2024. Angegeben sind die 2024 verordneten Tagesdosen, die Änderungen gegenüber 2023 und die mittleren Kosten je DDD 2024

Präparat	Bestandteile	DDD	Änderung	DDD-Nettokosten
		Mio.	%	Euro
Cefaclor				
Cefaclor BASICS	Cefaclor	4,4	(+37,2)	2,17
Cefaclor AL	Cefaclor	2,1	(−14,2)	2,23
Infectocef	Cefaclor	0,85	(−44,7)	2,29
Cefaclor-1 A Pharma	Cefaclor	0,31	(−17,9)	2,49
Panoral	Cefaclor	0,20	(−13,7)	2,01
		7,9	**(+0,5)**	**2,21**
Cefuroximaxetil				
Cefurax	Cefuroximaxetil	16,1	(−22,3)	1,37
Cefuroxim-PUREN	Cefuroximaxetil	8,8	(+28,9)	1,27
Cefurox BASICS	Cefuroximaxetil	8,2	(−26,5)	1,39
Cefuroxim AL	Cefuroximaxetil	2,1	(−29,8)	1,36
Cefuroxim-1 A Pharma	Cefuroximaxetil	0,59	(−53,0)	1,28
Cefuroxim STADA	Cefuroximaxetil	0,27	(−55,2)	1,32
		36,0	**(−17,3)**	**1,35**
Cefpodoxim				
Cefpodoxim-1 A Pharma	Cefpodoxim	3,0	(+33,6)	3,81
Cefpodoxim STADA	Cefpodoxim	2,8	(+16,1)	3,73
Cefpodoxim AL	Cefpodoxim	1,5	(−8,6)	3,56
Cefpodoxim-ratiopharm	Cefpodoxim	0,44	(−8,8)	4,45
Cefpodoxim HEXAL	Cefpodoxim	0,40	(−28,3)	4,44
Cefpo BASICS	Cefpodoxim	0,14	(−43,1)	3,73
		8,3	**(+9,1)**	**3,80**
Weitere Cephalosporine				
Grüncef	Cefadroxil	0,46	(−45,0)	3,51
Cefixim AL	Cefixim	0,36	(−11,0)	3,15
Cefadroxil-1 A Pharma	Cefadroxil	0,33	(−20,5)	3,88
Infectoopticef	Cefixim	0,23	(−38,6)	3,57
Cefixim STADA	Cefixim	0,22	(+46,0)	3,01
Ceftriaxon Eberth	Ceftriaxon	0,05	(+28,6)	35,62
		1,6	**(−25,8)**	**4,43**
Summe		**53,8**	**(−12,0)**	**1,95**

Tab. 16.4 Verordnungen von Tetracyclinen 2024. Angegeben sind die 2024 verordneten Tagesdosen, die Änderungen gegenüber 2024 und die mittleren Kosten je DDD 2024

Präparat	Bestandteile	DDD	Änderung	DDD-Nettokosten
		Mio.	%	Euro
Doxycyclin				
Doxycyclin AL	Doxycyclin	15,3	(+33,1)	0,44
Doxycyclin-1 A Pharma	Doxycyclin	11,7	(−32,1)	0,55
DoxyHEXAL	Doxycyclin	4,6	(+15,8)	0,52
Oraycea	Doxycyclin	4,4	(+4,7)	0,95
Doxyderma	Doxycyclin	2,4	(+24,8)	0,40
Doxakne	Doxycyclin	0,79	(+12,2)	0,41
Doxy-/Doxycyclin Denk	Doxycyclin	0,65	(neu)	0,62
		39,8	**(+0,7)**	**0,54**
Minocyclin				
Skid	Minocyclin	2,1	(−7,2)	1,27
Minocyclin-ratiopharm	Minocyclin	0,46	(+58,5)	1,33
		2,6	**(+0,2)**	**1,28**
Summe		**42,4**	**(+0,7)**	**0,58**

so genannten atypischen Pneumonie und sind Mittel der Wahl bei der Chlamydienurethritis, bei der Lyme-Borreliose und einigen weiteren Infektionen durch seltene Erreger wie beispielsweise Q-Fieber. Interessanterweise sind Tetracycline auch gegen viele Stämme von Methicillin-resistenten *Staphylococcus aureus* (MRSA) wirksam und hier im Fall von leichten bis mittelschweren Haut- und Weichteilinfektionen einsetzbar (Ruhe und Menon 2007). Zusätzlich scheinen sie protektiv gegenüber *Clostridioides difficile* zu wirken (Brown et al. 2013; Deshpande et al. 2013). Die Tetracyclinresistenz von Pneumokokken ist in den letzten Jahren in Deutschland auf einem niedrigen Niveau (5–10 %) geblieben.

Doxycyclin war – trotz zwischenzeitlicher Lieferschwierigkeiten – auch 2024 das mit Abstand meistverordnete Tetracyclin (Tab. 16.4), wobei die Verordnungen im Vergleich zum Vorjahr kaum noch angestiegen sind. Minocyclin hat ein nahezu identisches Wirkungsspektrum wie Doxycyclin, es ist jedoch teurer und hat bei einer dem Doxycyclin vergleichbaren Dosierung mehr zentrale Nebenwirkungen. Minocyclin ist besonders lipophil, was als Vorteil bei der Aknebehandlung angesehen wird, bei der geringere Dosen eingesetzt werden und teilweise auch topisch behandelt wird (Aslam et al. 2015). Es gibt jedoch keine zuverlässige Evidenz für eine Überlegenheit gegenüber anderen Aknetherapeutika (Garner et al. 2012; Bienenfeld et al. 2017). Neuere Tetracyclin-Derivate mit breiterem Spektrum stehen für die parenterale Gabe zur Verfügung (Tigecyclin und Eravacyclin), spielen in der ambulanten Medizin aber keine Rolle und werden auch sehr selten im stationären Bereich verordnet.

16.3 Makrolide und Clindamycin

Makrolidantibiotika besitzen eine gute antibakterielle Aktivität gegen grampositive Bakterien mit zusätzlichen Wirkungen gegen Legionellen, *Mycoplasma pneumoniae, Campylobacter, Helicobacter* und Chlamydien. Die Wirkung der meisten Substanzen gegenüber *Haemophilus* ist nicht überzeugend (Courter et al. 2010; Sahm et al. 2000). Seit 1992 wurde eine zunehmende Resistenzentwicklung bei Pneumokokken und A-Streptokokken in Deutschland beobachtet, die inzwischen durch die Pneumokokkenimpfung gestoppt zu sein scheint. Die Resistenzrate bei Pneumokokken betrug 2010 15–20 %, 2021 betrug sie < 10 %.

Die neueren Makrolide besitzen gegenüber dem Erythromycin eine bessere orale Bioverfügbarkeit und gelten als besser verträglich. Auf Arzneimittelinteraktionen und Herzrhythmusstörungen (QT-Zeit-Verlängerung; Torsade-de-pointes-Arrhythmie) ist zu achten (Simkó et al. 2008; Abo-Salem et al. 2014; Bin Abdulhak et al. 2015), wobei es nicht klar ist, ob das Risiko hierfür bei Azithromycin niedriger ist als bei Clarithromycin. Beide Substanzen haben ein dem Roxithromycin vergleichbares Wirkspektrum. Clarithromycin wird zusätzlich in Kombination mit anderen Arzneistoffen zur Eradikation von *Helicobacter pylori* bei peptischen Ulzera eingesetzt. Die Resistenzrate ist hier allerdings bereits > 10 % (Bluemel et al. 2019).

Azithromycin hat eine hohe Gewebsaffinität und eine lange Halbwertszeit (2–4 Tage), so dass die Substanz noch bis zur vierten Woche nach der letzten Gabe im Urin ausgeschieden wird. Die Therapiedauer kann so bei vielen Indikationen deutlich verkürzt werden. Sowohl Clarithromycin als auch Azithromycin verändern für Wochen nach Einnahme die orale Mikroflora im Sinne des vermehrten Nachweises von makrolidresistenten Streptokokken (Malhotra-Kumar et al. 2007) – anders als es bei Amoxicillin beobachtet wurde (Malhotra-Kumar et al. 2016). Die klinische Wirksamkeit bei Atemwegsinfektionen ist zum Teil auf immunmodulierende Eigenschaften – unabhängig von der antibakteriellen Aktivität – zurückzuführen (Hodge et al. 2017).

Die Verordnungen der Makrolide haben seit 2009 abgenommen, waren in den beiden Pandemie-Jahren 2020 und 2021 nochmals deutlich zurückgegangen, aber bereits 2022 wieder angestiegen (◘ Abb. 16.2). In 2023 und jetzt 2024 ist es zu einem weiteren Anstieg der Verordnungen gekommen (◘ Tab. 16.5).

Clindamycin hat ein ähnliches Wirkungsspektrum wie die Makrolidantibiotika, die Anwendung bei schweren Anaerobier- und Staphylokokkeninfektionen ist jedoch sicherer. Etwa ein Drittel der Verbrauchsmenge im Jahr 2024 wurde von Zahnärzten verordnet (◘ Tab. 40.3). Der Arzneistoff ist teurer als Makrolide und führt häufiger zu gastrointestinalen Nebenwirkungen (z. B. pseudomembranöse Colitis). Das Verordnungsvolumen hat im Jahr 2024 gegenüber dem Vorjahr in der Humanmedizin und auch im Rahmen zahnärztlicher Behandlung nicht weiter zugenommen (◘ Tab. 16.5, 40.3).

16.4 Sulfonamid-Kombinationen und Trimethoprim

Sulfonamide und Trimethoprim bewirken nach dem Prinzip der Sequenzialblockade eine synergistische Hemmung der bakteriellen Folsäuresynthese und stellen ein wirksames Kombinationsprinzip mit einem breiten antibakteriellen Wirkungsspektrum dar. Beide Komponenten werden renal eliminiert und haben bei normaler Nierenfunktion ähnliche Eliminationshalbwertszeiten. Die Kombination (Co-trimoxazol) ist früher viele Jahre Mittel der Wahl bei Harnwegsinfektionen incl. Pyelonephritis gewesen. Co-trimoxazol ist gegenüber Staphylokokken incl. MRSA und gegen A-Streptokokken gut wirksam und gilt als Reservetherapie bei Haut-Weichteilinfektionen (Daum et al. 2017) – auch in Deutschland. Bei schweren Staphylokokkeninfektionen sollte die Arzneistoffkombination nicht in der Initialtherapie verwendet werden (Paul et al. 2015). Besonderheit ist auch die Wirkung gegenüber *Ste-*

◻ Tab. 16.5 Verordnungen von Makrolidantibiotika und Clindamycin 2024. Angegeben sind die 2024 verordneten Tagesdosen, die Änderungen gegenüber 2023 und die mittleren Kosten je DDD 2024

Präparat	Bestandteile	DDD	Änderung	DDD-Nettokosten
		Mio.	%	Euro
Erythromycin				
Infectomycin	Erythromycin	1,8	(+51,8)	4,26
Roxithromycin				
Roxi-1 A Pharma	Roxithromycin	2,0	(+12,7)	1,57
Roxithromycin AL	Roxithromycin	1,5	(+15,7)	1,69
Roxithromycin STADA	Roxithromycin	0,52	(+82,8)	1,59
Roxithromycin Heumann	Roxithromycin	0,14	(−42,7)	1,70
Roxithromycin AbZ	Roxithromycin	0,13	(−70,8)	1,61
		4,3	**(+6,1)**	**1,62**
Clarithromycin				
Clarithromycin BASICS	Clarithromycin	3,0	(+196,9)	1,26
Clarithromycin Micro Labs	Clarithromycin	2,8	(+64,1)	1,19
Clarithromycin-1 A Pharma	Clarithromycin	2,0	(−31,6)	1,18
Clarithromycin HEC Pharm	Clarithromycin	1,9	(+15,4)	0,97
Clarilind	Clarithromycin	1,2	(−34,9)	1,32
Klacid	Clarithromycin	0,17	(+65,0)	2,51
Clarithromycin AL	Clarithromycin	0,17	(+119,2)	1,57
		11,4	**(+20,8)**	**1,21**
Azithromycin				
Azithromycin-1 A Pharma	Azithromycin	11,2	(+65,6)	2,45
Azithromycin-Hecpharm	Azithromycin	5,3	(−48,3)	2,06
Azithromycin Heumann	Azithromycin	1,3	(+379,6)	2,43
Azithromycin AbZ	Azithromycin	0,88	(+31,3)	2,35
Zithromax	Azithromycin	0,71	(+462,9)	3,87
Azithromycin HEXAL	Azithromycin	0,68	(+265,5)	2,88
Azi-TEVA	Azithromycin	0,50	(+3,8)	2,37
Azithromycin-ratiopharm	Azithromycin	0,44	(+389,3)	3,32
Azithromycin STADA	Azithromycin	0,18	(> 1.000)	2,35
Azithromycin AL	Azithromycin	0,16	(+358,2)	2,35
		21,3	**(+13,1)**	**2,42**

◘ Tab. 16.5 (Fortsetzung)

Präparat	Bestandteile	DDD	Änderung	DDD-Nettokosten
		Mio.	%	Euro
Clindamycin				
Clindasol	Clindamycin	5,3	(−24,9)	2,09
ClindaHEXAL	Clindamycin	3,3	(+73,6)	2,14
Clindamycin-1 A Pharma	Clindamycin	2,9	(+50,7)	2,02
Clindamycin Aristo	Clindamycin	2,0	(−30,2)	2,11
Clinda-saar	Clindamycin	0,66	(−51,1)	2,55
Sobelin Vaginal	Clindamycin	0,50	(+11,8)	4,42
Clindamycin-ratiopharm	Clindamycin	0,25	(−55,6)	2,42
Clindamycin Aristo Vaginal	Clindamycin	0,16	(+37,9)	9,13
Sobelin	Clindamycin	0,10	(−23,2)	6,95
Clindafanal	Clindamycin	0,09	(+557,3)	8,51
		15,2	**(−6,9)**	**2,34**
Summe		**53,9**	**(+8,3)**	**2,14**

notrophomonas maltophilia, vielen *Nocardia*-Spezies und auch dem opportunistischen Erreger *Pneumocystis jirovecii* (ein eukaryonter Einzeller, der auf Grund genetischer Klassifizierungen mittlerweile zu den Pilzen – und nicht mehr zu den Parasiten gezählt wird).

Bei *Escherichia coli* ist auch in Deutschland eine kritische Resistenzsituation entstanden: 20–30 % der Isolate sind resistent gegenüber Trimethoprim wie auch gegenüber Co-trimoxazol. Bei *Escherichia coli*-Isolaten von Patientinnen mit unkomplizierten Harnwegsinfektionen gilt dies mit Einschränkung ebenfalls (Kresken et al. 2016; Naber et al. 2023), so dass diese Arzneistoffe nicht mehr als Mittel der ersten Wahl empfohlen werden, obwohl die Resistenzraten jüngst etwas abgenommen haben. Bessere und empfohlene Alternativen bei Zystitis sind Fosfomycin, Pivmecillinam und Nitrofurantoin (DGU 2024). Die aktuelle Resistenzrate bei sonstigen Enterobakterien wie z. B. *Klebsiella* oder *Citrobacter* ist günstiger als die bei *Escherichia coli* (Stoltidis-Claus et al. 2023).

Co-trimoxazol – wie auch Amoxicillin bzw. Amoxicillin-Clavulansäure – kann nach Austestung und bestätigter Empfindlichkeit nach wie vor verabreicht werden – auch bei Pyelonephritis als Alternative zu Fluorchinolonen. Auf allergische Reaktionen ist zu achten; Sulfonamide gelten unter den antibakteriellen Wirkstoffen als diejenigen mit der höchsten Rate an allergischen Reaktionen und stationär behandlungspflichtigen unerwünschten Arzneimittelwirkungen (Giles et al. 2019; Lee et al. 2024). Die Verordnungen von Co-trimoxazol sind 2024 wie auch bereits 2023 im Vergleich zum Vorjahr um mehr als 10 % angestiegen (◘ Tab. 16.6).

16.5 Fluorchinolone

Fluorchinolone (Gyrasehemmer) stellten einige Zeit die viertstärkste Verordnungsgruppe dar (nach Betalactamen, Makroliden/Clindamycin und Tetracyclinen), zeigen aber seit mehr als 10 Jahren einen Verordnungsrück-

◘ Tab. 16.6 Verordnungen von Sulfonamiden und Trimethoprim 2024. Angegeben sind die 2024 verordneten Tagesdosen, die Änderungen gegenüber 2023 und die mittleren Kosten je DDD 2024

Präparat	Bestandteile	DDD	Änderung	DDD-Nettokosten
		Mio.	%	Euro
Sulfonamid-Trimethoprim Kombinationen				
Cotrim-ratiopharm	Trimethoprim Sulfamethoxazol	9,0	(+11,6)	1,55
Cotrim-1 A Pharma	Trimethoprim Sulfamethoxazol	2,3	(+51,0)	0,98
Cotrim-CT	Trimethoprim Sulfamethoxazol	0,99	(+138,0)	1,34
		12,3	**(+22,7)**	**1,43**
Trimethoprim				
Infectotrimet	Trimethoprim	1,7	(−8,8)	3,08
Summe		**13,9**	**(+17,8)**	**1,63**

gang von über 70 % (◘ Abb. 16.2). Ursache war zunächst der Resistenzanstieg vor allem bei gramnegativen Erregern. Isolate von Patienten mit rezidivierenden Harnwegsinfektionen und Isolate von Krankenhauspatienten sind nur noch zu 70–80 % empfindlich, *Escherichia coli*-Isolate von Patientinnen mit unkomplizierten Harnwegsinfektionen nur noch zu etwa 85–90 % (Kresken et al. 2016; Naber et al. 2023). Die Verordnungen gingen nach den in den letzten Jahren wiederholten Hinweisen zur zurückhaltenden Verordnung weiter deutlich zurück. Der postpandemische Wiederanstieg der Verordnungen 2022 war mit +13 % nicht unerheblich und betraf relativ mehr das Moxifloxacin. Im Jahr 2024 ist es erneut zu einem Anstieg der Moxifloxacin-Verordnungen gekommen. Das Verordnungsvolumen insgesamt (im wesentlichen Ciprofloxacin und Levofloxacin betreffend) ging jedoch wieder leicht zurück im Vergleich zu 2023 (◘ Tab. 16.7), und das präpandemische Niveau wurde auch 2024 nicht erreicht – sehr wahrscheinlich aufgrund der vermehrten Nutzung von Alternativpräparaten bei Harnwegsinfektionen.

Die Fluorchinolone können in einer therapeutisch ausgerichteten Klassifikation dargestellt werden. Die erste Gruppe bilden die Harnwegs-Fluorchinolone mit dem Hauptvertreter Norfloxacin (◘ Tab. 16.7), das bei der unkomplizierten Zystitis durch empfindliche Erreger eine gute Wirksamkeit hat und bei dieser Indikation den anderen Fluorchinolonen vorzuziehen ist.

Die nächste Gruppe bilden Fluorchinolone mit breiter Indikation, die heute auch als Standardfluorchinolone bezeichnet werden können. Mit Abstand führender Vertreter ist Ciprofloxacin, während auf das enantiomerselektive Levofloxacin und das ältere racemische Ofloxacin deutlich weniger Verordnungen entfallen (◘ Tab. 16.7). Bei ambulant erworbener Pneumonie, aber auch den meisten anderen ambulant erworbenen Atemwegsinfektionen ist Ciprofloxacin wegen der schlechten Wirksamkeit gegenüber Pneumokokken nicht indiziert (Fuller und Low 2005). Das ältere Ofloxacin – inzwischen teurer als Ciprofloxacin, Levofloxacin und Norfloxacin – macht zu Recht nur noch einen sehr geringen Anteil unter den verordneten Fluorchinolonen aus (◘ Tab. 16.7).

◘ Tab. 16.7 Verordnungen von Fluorchinolonen (Gyrasehemmern) 2024. Angegeben sind die 2024 verordneten Tagesdosen, die Änderungen gegenüber 2023 und die mittleren Kosten je DDD 2024

Präparat	Bestandteile	DDD	Änderung	DDD-Nettokosten
		Mio.	%	Euro
Harnwegs-Fluorchinolone				
Norfloxacin AL	Norfloxacin	0,23	(−29,6)	2,10
Ciprofloxacin				
Cipro BASICS	Ciprofloxacin	2,6	(+2,3)	2,07
Cipro-1 A Pharma	Ciprofloxacin	1,1	(−29,0)	2,16
Ciprofloxacin AL	Ciprofloxacin	1,1	(−19,5)	2,20
CiproHEXAL	Ciprofloxacin	0,98	(+61,8)	1,76
Ciprofloxacin HEC Pharm	Ciprofloxacin	0,82	(−8,5)	2,27
Ciprofloxacin STADA	Ciprofloxacin	0,35	(+62,1)	1,87
Ciprofloxacin AbZ	Ciprofloxacin	0,05	(−49,7)	3,55
		7,0	**(−4,0)**	**2,09**
Ofloxacin				
Ofloxacin-ratiopharm	Ofloxacin	0,20	(+20,2)	2,29
Levofloxacin				
Levofloxacin HEC Pharm	Levofloxacin	0,99	(−35,6)	1,89
Levofloxacin Aurobindo	Levofloxacin	0,76	(+11,5)	1,60
Levofloxacin STADA	Levofloxacin	0,50	(+200,3)	1,51
Levofloxacin-1 A Pharma	Levofloxacin	0,40	(−29,9)	1,77
Levofloxacin Heumann	Levofloxacin	0,22	(+5,4)	1,55
		2,9	**(−9,3)**	**1,71**
Moxifloxacin				
Moxifloxacin Heumann	Moxifloxacin	0,48	(+86,3)	3,12
Moxifloxacin Holsten	Moxifloxacin	0,18	(+467,1)	2,98
Moxifloxacin HEC Pharm	Moxifloxacin	0,17	(−67,8)	3,22
Moxifloxacin STADA	Moxifloxacin	0,15	(+306,8)	3,09
Moxifloxacin-1 A Pharma	Moxifloxacin	0,12	(−3,8)	3,26
		1,1	**(+12,4)**	**3,12**
Summe		**11,4**	**(−4,5)**	**2,09**

16

Zur dritten Gruppe der Fluorchinolone mit verbesserter Wirksamkeit gegen grampositive und atypische Erreger sowie gegen Anaerobier („Atemwegsinfektions"-Fluorchinolone) gehört Moxifloxacin. Es hat im Vergleich zu Ciprofloxacin und Levofloxacin eine verminderte Aktivität gegen *Pseudomonas aeruginosa* und andere gramnegative Bakterien (Balfour und Wiseman 1999). Das Präparat hatte rasch eine sehr hohe Bedeutung als Reservemittel bei ambulant erworbenen Pneumonien und bei akuten Exazerbationen chronischer Bronchitiden erlangt. Seine Verordnungen sind jedoch seit 2010 stark zurückgegangen (◘ Tab. 16.7). Ein Grund ist, dass in einigen Fällen schwere hepatotoxische Reaktionen nach oraler Einnahme von Moxifloxacin (EMA 2008), aber auch der anderen Chinolone beobachtet wurden.

Bei allen Fluorchinolonen kann es zur Sehnenruptur kommen. Herzrhythmusstörungen und Dysglykämien sind beschrieben. Es scheint ein erhöhtes Risiko für eine Ruptur von Aortenaneurysmata zu bestehen, während ein erhöhtes Risiko für Netzhautablösung nicht bestätigt werden konnte (Wicherski et al. 2025a,b). Gesichert ist das Risiko für vermehrte *Clostridioides difficile*-Infektionen – sowohl im Krankenhaus als auch im ambulanten Bereich (Deshpande et al. 2013; Feazel et al. 2014; Patel et al. 2023). Auch aufgrund der jüngst berichteten weiteren unerwünschten Wirkungen und Risiken sollten Fluorchinolone daher nur ausnahmsweise als Therapeutika der ersten Wahl eingesetzt werden (Kern 2018, 2019; Yu et al. 2019; Wicherski et al. 2025a).

16.6 Weitere antibakterielle Arzneistoffe

16.6.1 Nitroimidazole

Hauptvertreter der Nitroimidazole ist Metronidazol, das seit über 50 Jahren bei Trichomoniasis, bakterieller Vaginose (Aminkolpitis), Amöbenruhr, Lambliasis und Anaerobierin-

fektionen erfolgreich eingesetzt wird (Übersicht bei Löfmark et al. 2010). Eine wichtige Indikation unter den Anaerobierinfektionen war bisher die *Clostridioides difficile*-Infektion, bei der in leichten bis mittelschweren Fällen Metronidazol zwar weiterhin verordnet werden kann, neue Leitlinien aber Fidaxomicin oder Vancomycin empfehlen, und Metronidazol nicht mehr als erste Wahl gilt (Bainum et al. 2023; Manthey et al. 2023). Bedeutsam ist der Einsatz im Rahmen der Therapie des Ulcus ventriculi et duodeni zur Eradikation von *Helicobacter pylori*. Eine seltene Indikation ist die vor allem unter jüngeren Frauen auftretende periorale Dermatitis. Die Verordnungen der Metronidazolpräparate zeigen auch im Jahr 2024 erneut einen weiteren Rückgang im Vergleich zu den Vorjahren (◘ Tab. 16.8). Ein Zusammenhang mit dem Rückgang der Fallzahlen von *Clostridoides difficile*-Infektionen und den geänderten Leitlinienempfehlungen (van Prehn et al. 2021; Berger et al. 2023; Manthey et al. 2023) ist zu vermuten.

16.6.2 Nitrofurantoin

Nitrofurantoin wird auch in der neu aufgelegten deutschen Leitlinie bei unkomplizierter Harnwegsinfektion (Zystitis) empfohlen (DGU 2024). Die Resistenzsituation ist gut. Die Tagestherapiekosten sind vergleichsweise günstig. Die Wirksamkeit ist bei Verlängerung der Behandlung der unkomplizierten Zystitis von drei auf fünf Tage akzeptabel (Cunha 2006). Die Gesamtbehandlungskosten bei 5-tägiger Behandlung liegen unter den Kosten für die alternativen Optionen Pivmecillinam, Fosfosmycin oder Nitroxolin. Das Verordnungsvolumen ist 2024 ist ähnlich wie im Vorjahr (◘ Tab. 16.8).

Die Halbwertzeit von Nitrofurantoin ist sehr kurz (< 30 min); die Substanz wird rasch abgebaut. Im Urin werden jedoch ausreichend hohe Konzentrationen erreicht. Verwendet wird in der Regel die retardierte Form. Häufige Nebenwirkungen sind gastrointestina-

◘ Tab. 16.8 Verordnungen sonstiger antiinfektiver Chemotherapeutika und Antibiotika 2024. Angegeben sind die 2024 verordneten Tagesdosen, die Änderungen gegenüber 2023 und die mittleren Kosten je DDD 2024

Präparat	Bestandteile	DDD	Änderung	DDD-Nettokosten
		Mio.	%	Euro
Nitroimidazole				
Arilin Vaginal	Metronidazol	0,74	(−11,4)	4,73
Metronidazol Aristo	Metronidazol	0,45	(−40,1)	3,56
Metronidazol AL	Metronidazol	0,21	(−26,3)	3,69
Metronidazol STADA	Metronidazol	0,21	(+511,4)	3,53
Arilin oral	Metronidazol	0,13	(−3,1)	5,10
		1,8	**(−14,7)**	**4,19**
Nitrofurantoin				
Furadantin	Nitrofurantoin	5,2	(−13,3)	0,71
Nifurantin/Nifuretten	Nitrofurantoin	4,2	(+20,6)	0,80
Nifurantin B6	Nitrofurantoin Vitamin B6	0,18	(−5,4)	2,64
		9,5	**(−0,9)**	**0,79**
Fosfomycin				
Fosfomycin Aristo	Fosfomycin	1,2	(+57,2)	14,62
Fosfomycin HEXAL	Fosfomycin	0,28	(−17,9)	13,91
Fosfomycin Eberth	Fosfomycin	0,12	(−48,2)	15,20
Fosfomycin AL	Fosfomycin	0,04	(−90,3)	13,91
Fosfuro	Fosfomycin	0,03	(−5,7)	14,60
		1,7	**(−4,0)**	**14,52**
Andere Medikamente				
Eremfat	Rifampicin	2,5	(+1,1)	3,37
Dapson-Fatol	Dapson	1,8	(+2,2)	0,59
Nitroxolin MIP Pharma	Nitroxolin	1,6	(+14,8)	4,31
Atovaquon/Proguanil-HCl Glenmark	Atovaquon Proguanilhydrochlorid	0,07	(+45,6)	8,96
Vancomycin Eberth oral	Vancomycin	0,07	(−7,3)	109,97
		5,9	**(+5,0)**	**4,03**
Summe		**18,9**	**(−1,0)**	**3,35**

le Unverträglichkeit. Es treten gelegentlich eine Allergie, selten Lupus-ähnliche Syndrome auf. Problematisch sind akute und chronische Lungenreaktionen, zentralnervöse Symptome, und Polyneuropathie. Nitrofurantoin hat bei Tieren zu erhöhten Fehlbildungen geführt, die bisherigen Daten beim Menschen sind hierzu unschlüssig (Goldberg et al. 2013, 2015) bzw. nicht bestätigend (Muanda et al. 2017). Der Arzneistoff soll nicht angewendet werden bei Überempfindlichkeit, eingeschränkter Nierenfunktion, Polyneuropathie, während der letzten 3 Monate der Schwangerschaft, bei Frühgeborenen und Säuglingen bis Ende des 3. Lebensmonats, Glukose-6-Phosphatdehydrogenasemangel (Risiko für hämolytische Anämie) und Lungenfibrose. Umstritten ist vor allem die prophylaktische Gabe über einen längeren Zeitraum.

16.6.3 Fosfomycin

Fosfomycin-Trometamol war früher Reservemittel zur Therapie von Harnwegsinfektionen. Der Arzneistoff, ursprünglich aus Streptomycesarten isoliert, wird als parenterale Therapie bei komplizierten Infektionen durch gramnegative Bakterien und Staphylokokken verwendet – in der Regel nur, wenn eine Penicillin- und Cephalosporinallergie und/oder Resistenz gegen andere Antibiotika oder Multiresistenz vorliegen.

Fosfomycin-Trometamol als orale Form hat aufgrund der bakteriellen Resistenzentwicklung bei Harnwegsinfektionen durch *Escherichia coli* Bedeutung erlangt. Bei unkomplizierten Harnwegsinfektionen gilt die orale Einmalgabe in Form des Granulates seit einigen Jahren als Mittel der Wahl (DGU 2024) – neben Nitrofurantoin, Pivmecillinam und Nitroxolin. Das Granulat wird in einer Dosis von 8 g (entsprechend 3 g Fosfomycin) verabreicht. Nur 40 % der verabreichten Dosis werden resorbiert; die Substanz wird jedoch nahezu unverändert mit dem Urin ausgeschieden und erreicht hier hohe Konzentrationen.

Eine neue Studie zeigt eine gewisse Unterlegenheit des Präparates gegenüber Nitrofurantoin, möglicherweise zurückzuführen auf die lediglich einmalige Gabe (Huttner et al. 2018). Es gibt auch Erfahrung mit dem Arzneistoff in der Behandlung der asymptomatischen Bakteriurie in der Schwangerschaft und bei Prostatitis. Im Vergleich zum Vorjahr gab es 2024 einen leichten Rückgang im Verordnungsvolumen (◘ Tab. 16.8). Nach einer Untersuchung der Verordnungsdaten aus Bayern 2013–2019 war Fosfomycin-Trometamol bei Frauen mit Zystitis mit Abstand die häufigste Behandlungsvariante (Hanslmeier et al. 2024).

16.6.4 Nitroxolin

Nitroxolin ist ein seit den 60er Jahren bekanntes 8-Hydroxy-Chinolin mit gewisser antimikrobieller und Antitumor-Wirksamkeit. Es wurde in Deutschland zugelassen aufgrund einer Reanalyse von Daten älterer (1992–1993) vergleichender Studien mit weniger als 500 Patienten (Naber et al. 2014). Die klinische Pharmakologie ist nicht gut bekannt (Wijma et al. 2018). Die Substanz ist in vitro wirksam gegen *E. coli* (Kresken und Körber-Irrgang 2014), scheint aber nur bakteriostatische Aktivität zu haben. Die Wirksamkeit gegenüber weiteren gramnegativen Bakterien scheint aber inzwischen gesichert zu sein und beruht wohl auf einer membrandestabilisierenden Aktivität über Chelatbildung (Cacace et al. 2025; Huang et al. 2025).

In einer neueren klinischen Arbeit bei geriatrischen Patienten mit Harnwegsinfektion war die Wirkung wenig überzeugend (Forstner et al. 2018). Eine neuere Beobachtungsstudie aus Deutschland zeigt Ansprechraten zwischen 80 und 90 % (Wagenlehner et al. 2023). Trotz der sehr limitierten Daten wird Nitroxolin (über 5 Tage) für die Behandlung der unkomplizierten Zystitis seit einigen Jahren empfohlen. Die Verordnungszahlen waren bisher relativ gering, sind aber auch 2024 wieder deutlich angestiegen (◘ Tab. 16.8).

16.7 Orale Antimykotika

Zu den systemisch wirkenden oralen antimykotischen Arzneimitteln zählen u. a. Fluconazol und Itraconazol. Wenig Bedeutung in der ambulanten Medizin haben die aspergilluswirksamen Arzneistoffe Voriconazol und Posaconazol sowie das relativ neue Isavuconazol (*Cresemba*). Anders als bei vielen antibakteriellen Arzneistoffen kam es bei den systemisch wirksamen Antimykotika nicht zu einer pandemie-assoziierten Reduktion der Verordnungen, sondern 2022 und 2023 zu einer Verordnungshäufigkeit, die über der des Jahres 2019 lag. Ähnliche Beobachtungen (weniger antibakterielle, mehr antimykotische Arzneistoffe im Zusammenhang mit der Pandemie) wurden auch im stationären Bereich gemacht (Kern et al. 2024).

Fluconazol ist ein bewährter, seit vielen Jahren auf dem Markt befindlicher Arzneistoff. Die orale Bioverfügbarkeit ist mit > 90 % sehr gut. Die Halbwertszeit erlaubt eine einmal tägliche Gabe. Bei der Candidiasis der Mundhöhle oder der Speiseröhre (Soor) ist die Behandlung mit 50–200 mg Fluconazol ausreichend (Reinel et al. 2008), bei vaginaler Candidiasis ist die eine einmalige Gabe von 150 mg wirksam (Hof 2006). Die Gesamtverordnungsmenge von Fluconazol ist 2024 im Vergleich zum Vorjahr minimal angestiegen (◘ Tab. 16.9).

Itraconazol wird nach oraler Gabe gut resorbiert, sofern es zusammen mit einer Mahlzeit eingenommen wird; die Resorptionsquote nach Nüchterngabe liegt lediglich bei 40 %. Es steht auch eine Lösung zur Verfügung, die als Hilfsstoff ein Cyclodextrinderivat enthält. Die Lösung muss im Gegensatz zu den Kapseln auf nüchternen Magen eingenommen werden. Die Proteinbindung von Itraconazol ist sehr hoch, die Gewebepenetration ist gut, insbesondere in die Haut und die Nägel lagert sich Itraconazol ein. Es sind eine Reihe von Arzneimittelwechselwirkungen zu beachten. Die Verordnungen von Itraconazol haben 2024 mehr als diejenigen von Fluconazol zugenommen (◘ Tab. 16.9).

Fluconazol und Itraconazol sind auch bei Dermatomykosen und Onychomykosen indiziert. Bei Onychomykosen bewährt hat sich dabei die intermittierende Therapie (meist 1 Woche Einnahme, 3 Wochen Einnahmepause, Wiederholung des Behandlungszyklus). Terbinafin hat im Vergleich zu den Azolen bei Dermatomykosen und Onychomykosen Vorteile (Bell-Syer et al. 2012). Es ist oral (*Lamisil* und andere) und topisch einsetzbar; es gehört zur Gruppe der Allylamine. Bei Onychomykose ist die kontinuierliche Gabe von Terbinafin die Therapie der Wahl (Nenoff et al. 2022). Die Hepatotoxizität ist zu beachten. Sie scheint bei der für Terbinafin empfohlenen kontinuierlichen Gabe höher zu sein als bei intermittierender Gabe der Azole. In der Regel reversible, jedoch als sehr unangenehm empfundene Geschmacksstörungen und Geschmacksverlust stellen die Hauptzahl der unter Terbinafin berichteten unerwünschten Arzneimittelwirkungen dar. Terbinafin wird deutlich häufiger verordnet als die Azolpräparate (siehe ◘ Tab. 35.5). Daneben werden Antimykotika als Lokaltherapeutika in großem Umfang in der Dermatologie (◘ Tab. 35.5) und geringem Umfang auch in der Gynäkologie (◘ Tab. 16.9) und Zahnheilkunde (◘ Tab. 40.3) angewendet.

16.8 Antiretrovirale Arzneistoffe

Als Standardtherapie bei HIV-Infektion wird eine Kombination von mindestens zwei antiretroviralen Arzneistoffen empfohlen, die neben zwei Nukleosiden typischerweise einen Proteaseinhibitor, einen nichtnukleosidischen Reverse-Transkriptase-Inhibitor (NNRTI) oder einen Integraseinhibitor enthalten (DAIG 2020). Durch die breite Anwendung der hochaktiven antiretroviralen Therapie (HAART) wurde die Prognose HIV-infizierter Patienten entscheidend verbessert. Während die Letalitätsrate von HIV-infizierten Patienten 1995 noch 23 % betrug, sank sie in der zweiten Hälfte der 90er Jahre auf < 5 % und liegt inzwischen noch darunter (Gueler et al. 2017).

▣ Tab. 16.9 Verordnungen von Antimykotika 2024. Angegeben sind die 2024 verordneten Tagesdosen, die Änderungen gegenüber 2023 und die mittleren Kosten je DDD 2024

Präparat	Bestandteile	DDD	Änderung	DDD-Nettokosten
		Mio.	%	Euro
Itraconazol				
Itraconazol Heumann	Itraconazol	1,3	(+23,4)	3,69
Itraconazol Aristo	Itraconazol	0,45	(−6,7)	3,49
Itraisdin	Itraconazol	0,40	(+12,0)	7,88
		2,2	**(+13,7)**	**4,43**
Fluconazol				
Fluconazol Aristo	Fluconazol	1,2	(+18,7)	6,02
Fluconazol BASICS	Fluconazol	0,68	(+49,5)	6,34
Fluconazol-PUREN	Fluconazol	0,60	(+53,0)	5,97
Fluconazol Accord	Fluconazol	0,23	(−71,0)	6,69
		2,7	**(+2,4)**	**6,15**
Weitere Antimykotika				
Ampho-Moronal Lutschtabl	Amphotericin B	2,5	(+6,9)	2,19
Ampho-Moronal	Amphotericin B	2,3	(+0,0)	3,66
		4,8	**(+3,5)**	**2,90**
Nystatin				
Nystaderm oral	Nystatin	0,06	(−4,9)	2,77
Miconazol				
Infectosoor Mundgel	Miconazol	0,10	(−4,8)	3,48
Mykoderm Mundgel	Miconazol	0,06	(−5,5)	2,55
		0,16	**(−5,0)**	**3,13**
Gynäkologische Antimykotika				
Kadefungin	Clotrimazol	0,49	(−5,2)	2,13
Gyno Mykotral	Miconazol	0,27	(−3,9)	1,66
Inimur myko vaginal	Ciclopirox	0,27	(−0,6)	2,20
Canifug Vaginal	Clotrimazol	0,09	(−18,7)	2,10
		1,1	**(−5,1)**	**2,03**
Summe		**11,0**	**(+3,9)**	**3,91**

Dies gilt nicht für Regionen mit eingeschränkter HAART-Verfügbarkeit bzw. für Patienten, die sehr spät in medizinische Behandlung kommen.

Die Kosten der antiretroviralen Arzneistoffe sind mit wenigen Ausnahmen (NRTI) hoch (◘ Tab. 16.10). Eintabletten-Regimes werden bevorzugt. Beliebt und hinsichtlich Compliance hocheffektiv sind die Kombinationspräparate wie das häufig verordnete *Biktarvy*, die in einer Einzeltablette einmal täglich verabreicht werden können. Dazu gehören auch *Odefsey, Genvoya, Symtuza* und *Triumeq* (◘ Tab. 16.10). Die Veränderungen der Verordnungszahlen sind schwer interpretierbar, da die Wechsel zwischen Eintabletten- und Mehrfachtabletten-Regimes damit nicht erfasst werden. Auch Therapievereinfachungen beispielsweise der Wechsel von einer initialen Dreifach-Therapie zu einer Zweifach-Therapie wird nicht selten vorgenommen. Bictegravir- und Dolutegravir-haltige Behandlungen sind führend und auch 2023 im Vergleich zum Vorjahr nochmals angestiegen (◘ Tab. 16.10).

16.9 Weitere antivirale Arzneistoffe

Zu weiteren häufig verordneten systemisch wirksamen antiviralen Substanzen gehören Virostatika zur Behandlung von Herpes-simplex- und Varicella-zoster-Virusinfektionen, darunter Aciclovir und Derivate. Aciclovir hemmt nach Phosphorylierung zu Aciclovirtriphosphat die DNS-Polymerase und damit die Virusreplikation. Die Bioverfügbarkeit ist gering, und die antivirale Aktivität ist gegenüber Varicella-zoster geringer als gegenüber Herpes-simplex. Daher wird bei schweren Varicella zoster-Infektionen initial meist parenteral und grundsätzlich in höheren Dosen behandelt als bei Herpes-simplex-Virusinfektionen (außer Herpes-simplex-ZNS-Infektion). Bei einer solchen Hochdosistherapie mit Aciclovir ist eine ausreichende Flüssigkeitszufuhr wichtig, um eine Kristallisation des Arzneistoffs in den Harnwegen zu verhindern (Lee et al. 2018). Bei Herpes-simplex-Infektion außerhalb des ZNS hat sich die orale Gabe von 2–3 × 400 mg bewährt, die von der Compliance besser ist als die per Zulassung empfohlene Dosierung von 5 × 200 mg. Die Verordnungen von Aciclovir haben 2024 leicht zugenommen (◘ Tab. 16.11).

Speziell bei Gürtelrose wird das Virostatikum Brivudin als Alternative zu Aciclovir und Aciclovir-Derivaten empfohlen und auch häufig verordnet. Es kann aufgrund einer fast vollständigen Resorption oral gegeben werden. Wegen der vereinfachten 1-mal täglichen Einnahme besitzt es eine gewisse Überlegenheit gegenüber Aciclovir, Valaciclovir und Famciclovir insbesondere bei älteren Patienten. Hinsichtlich der Entwicklung einer postherpetischen Neuralgie ist es mindestens gleichwertig (Gross et al. 2003). Eine zeitnahe Verabreichung von Brivudin mit Uracil-Zytostatika ist eine strenge Kontraindikation. Brivudin hat 2024 gegenüber dem Vorjahr weiter zugenommen, die Verordnungen von Valaciclovir haben ebenfalls sehr deutlich zugenommen (◘ Tab. 16.11).

Weitere Virostatika mit Wirkung gegen Hepatitis B-Viren sind bei den Lebertherapeutika (◘ Tab. 12.3) aufgeführt. Neu in der Liste ist Nirmatrelvir/Ritonavir (*Paxlovid*), eine Arzneistoffkombination, die bei ausgesuchten COVID-19-Patienten (mit erhöhtem Risiko für einen schweren Verlauf) eingesetzt werden kann (Paltra und Conrad 2024). Das Potenzial für Arzneimittelinteraktionen ist groß. Ein spezielles Online-Tool zu den Arzneimittelwechselwirkungen steht zur Verfügung (► https://www.paxlovideducation. de/). Die Verordnungszahlen sind schwer interpretierbar, da große Mengen des Wirkstoffes vom Gesundheitsministerium zur Verfügung gestellt wurde und über den Großhandel personenbezogen, aber auch ohne Versichertenbezug (Bevorratung) bestellbar war, zuletzt aber nur noch in beschränkten Umfang. Auch hatte ein Teil der unverbrauchten Ware das letzte aktualisierte Verfallsdatum überschritten. Nirmatrelvir/Ritonavir wird auch in der jüngsten Leitlinienversion noch mit Einschrän-

◘ Tab. 16.10 Verordnungen antiretroviraler Mittel 2024. Angegeben sind die 2024 verordneten Tagesdosen, die Änderungen gegenüber 2023 und die mittleren Kosten je DDD 2024

Präparat	Bestandteile	DDD	Änderung	DDD-Nettokosten
		Mio.	%	Euro
Nukleosid-Reverse-Transkriptase-Inhibitoren (NRTI)				
Emtricitabin/Tenofovirdisoproxil-ratiopharm	Tenofovirdisoproxil Emtricitabin	4,6	(−34,7)	2,17
Emtricitabin/Tenofovirdisoproxil Amarox	Tenofovirdisoproxil Emtricitabin	2,4	(> 1.000)	1,63
Emtricitabin/Tenofovirdisopril Mylan	Tenofovirdisoproxil Emtricitabin	2,3	(+11,6)	1,94
Emtricitabin/Tenofovirdisoproxil Heumann	Tenofovirdisoproxil Emtricitabin	2,2	(+23,8)	1,92
		11,6	**(+4,4)**	**1,96**
Kombinationen mit Nichtnukleosid-Reserse-Transkriptae-Inhibitoren (NNRTI)				
Odefsey	Rilpivirin Emtricitabin Tenofoviralefenamid	1,7	(−2,7)	28,12
Delstrigo	Doravirin Lamivudin Tenofovirdisoproxil	1,5	(+20,7)	25,23
		3,2	**(+6,9)**	**26,78**
Kombination mit Proteasehemmer				
Symtuza	Darunavir/Cobicistat Emtricitabin Tenofoviralefenamid	2,0	(+1,2)	26,75
		2,1	**(−3,3)**	**33,16**
Integraseinhibitoren bzw. Kombinationen mit Integraseinhibitoren				
Biktarvy	Bictregavir Emtricitabin Tenofoviralefenamid	9,0	(+16,0)	28,11
Dovato	Dolutegravir Lamivudin	5,2	(+24,2)	26,42
Tivicay	Dolutegravir	1,8	(−11,1)	23,72
Genvoya	Elvitegravir Cobicistat Emtricitabin Tenofoviralafenamid	1,7	(−11,4)	28,13
Triumeq	Dolutegravir Abacavir Lamivudin	1,4	(−15,6)	32,50
		19,1	**(+8,8)**	**27,56**
Summe		**36,0**	**(+6,4)**	**19,59**

◘ Tab. 16.11 Weitere Virostatika 2024. Angegeben sind die 2024 verordneten Tagesdosen, die Änderungen gegenüber 2023 und die mittleren Kosten je DDD 2024

Präparat	Bestandteile	DDD	Änderung	DDD-Nettokosten
		Mio.	%	Euro
Aciclovir				
Aciclo BASICS	Aciclovir	1,7	(+7,9)	3,03
Aciclovir Heumann	Aciclovir	1,7	(+36,3)	3,16
Aciclovir-1 A Pharma	Aciclovir	1,4	(+3,3)	2,89
Aciclovir-PUREN	Aciclovir	1,2	(−0,4)	2,81
Aciclovir AL	Aciclovir	0,14	(−6,9)	2,91
Aciclostad	Aciclovir	0,13	(−39,7)	3,11
Acic	Aciclovir	0,13	(−46,6)	2,67
Zovirax	Aciclovir	0,04	(−0,8)	6,33
		6,5	**(+6,5)**	**3,00**
Weitere Medikamente				
Paxlovid	Nirmatrelvir-Ritonavir	0,15	(−39,2)	33,16
Zostergalen	Brivudin	1,2	(+11,5)	4,20
Valaciclovir Aurobindo	Valaciclovir	0,15	(+275,7)	3,30
Valaciclovir-1 A Pharma	Valaciclovir	0,15	(−25,8)	3,42
Valaciclovir PUREN	Valaciclovir	0,11	(+521,1)	3,58
Tamiflu	Oseltamivir	0,07	(+87,3)	7,16
		1,7	**(+22,2)**	**4,13**
Summe		**8,2**	**(+9,5)**	**3,24**

kung in der COVID-19-Frühphase bei Personen mit einem hohen Risiko für einen schweren Verlauf empfohlen (Kluge et al. 2025).

Literatur

Abo-Salem E, Fowler JC, Attari M, Cox CD, Perez-Verdia A, Panikkath R, Nugent K (2014) Antibiotic-induced cardiac arrhythmias. Cardiovasc Ther 32:19–25

Arens B, L'Hoest H, Wolf A, Hennig B, Marschall U, Nachtigall I (2025) Antibiotikaverordnungsraten bei ambulant behandelten Infektionen der oberen Atemwege anhand von Routinedaten einer deutschen Krankenkasse. Gesundheitswesen 87:424-431

Aslam I, Fleischer A, Feldman S (2015) Emerging drugs for the treatment of acne. Expert Opin Emerg Drugs 20:91–101

Bainum TB, Reveles KR, Hall RG 2nd, Cornell K, Alvarez CA (2023) Controversies in the prevention and treatment of Clostridioides difficile infection in adults: a narrative review. Microorganisms 11:387

Balfour JAB, Wiseman LR (1999) Moxifloxacin. Drugs 57:363–373

Bell-Syer SEM, Hart R, Crawford F, Torgerson DJ (2012) Oral treatments for fungal infections of the skin of the foot (Cochrane Review). Cochrane Database Syst Rev. https://doi.org/10.1002/14651858.CD003584.pub2

Berger FK, Mellmann A, von Müller L, Gärtner B (2023) Aktuelle molekulare Epidemiologie und Antibiotikaresistenzen von Clostridioides difficile in Deutschland im Jahr 2022. Epid Bull 15:3–8

Bienenfeld A, Nagler AR, Orlow SJ (2017) Oral antibacterial therapy for acne vulgaris: an evidence-based review. Am J Clin Dermatol 18:469–490

Bin Abdulhak AA, Khan AR, Garbati MA, Qazi AH, Erwin P, Kisra S, Aly A, Farid T, El-Chami M, Wimmer AP (2015) Azithromycin and risk of cardiovascular death: a meta-analytic review of observational studies. Am J Ther 22:e122–e129

Bluemel B, Goelz H, Goldmann B, Grüger J, Hamel H, Loley K, Ludolph T, Meyer J, Miehlke S, Mohr A, Tüffers K, Usadel H, Wagner S, Wenzel H, Wiemer L, Vorreiter J, Eisele B, Hofreuter D, Glocker EO (2019) Antimicrobial resistance of Helicobacter pylori in Germany, 2015 to 2018. Clin Microbiol Infect 26:235–239

Brown KA, Khanafer N, Daneman N, Fisman DN (2013) Meta-analysis of antibiotics and the risk of community-associated Clostridium difficile infection. Antimicrob Agents Chemother 57:2326–2332

Butler CC, Hood K, Kelly MJ, Goossens H, Verheij T, Little P, Melbye H, Torres A, Mölstad S, Godycki-Cwirko M, Almirall J, Blasi F, Schaberg T, Edwards P, Rautakorpi UM, Hupkova H, Wood J, Nuttall J, Coenen S (2010) Treatment of acute cough/lower respiratory tract infection by antibiotic class and associated outcomes: a 13 European country observational study in primary care. J Antimicrob Chemother 65:2472–2478

Cacace E, Tietgen M, Steinhauer M, Mateus A, Schultze TG, Eckermann M, Galardini M, Varik V, Koumoutsi A, Parzeller JJ, Corona F, Orakov A, Knopp M, Brauer-Nikonow A, Bork P, Romao CV, Zimmermann M, Cloetens P, Savitski MM, Typas A, Göttig S (2025) Uncovering nitroxoline activity spectrum, mode of action and resistance across Gram-negative bacteria. Nat Commun 16:3783

Courter JD, Baker WL, Nowak KS, Smogowicz LA, Desjardins LL, Coleman CI, Girotto JE (2010) Increased clinical failures when treating acute otitis media with macrolides: a meta-analysis. Ann Pharmacother 44:471–478

Cunha BA (2006) New uses for older antibiotics: nitrofurantoin, amikacin, colistin, polymyxin B, doxycycline, and minocycline revisited. Med Clin North Am 90:1089–1107

Deutsche AIDS-Gesellschaft DAIG (2020) Deutsch-Österreichische Leitlinien zur antiretroviralen Therapie der HIV-1-Infektion. AWMF-Register-Nr.: 055-001. Version 9 vom 03.09.2020. https://daignet.de/media/filer_public/c7/2f/c72f0677-1677-4fc6-94ff-fb370a883811/deutsch_oesterreichische_leitlinien_zur_antiretroviralen_therapie_der_hiv_infektion.pdf

Daum RS, Miller LG, Immergluck L, Fritz S, Creech CB, Young D, Kumar N, Downing M, Pettibone S, Hoagland R, Eells SJ, Boyle MG, Parker TC, Chambers HF (2017) A placebo-controlled trial of antibiotics for smaller skin abscesses. N Engl J Med 376:2545–2555

Deshpande A, Pasupuleti V, Thota P, Pant C, Rolston DD, Sferra TJ, Hernandez AV, Donskey CJ (2013) Community-associated Clostridium difficile infection and antibiotics: a meta-analysis. J Antimicrob Chemother 68:1951–1961

DGHNO-KHC Deutsche Gesellschaft für Hals-Nasen-Ohren-Heilkunde, Kopf- und Hals-Chirurgie e. V. (2025) S2k-Leitlinie Antibiotikatherapie von HNO-Infektionen – Aktualisierung 2025, Version 5.0. AWMF Registernummer: 017/066, https://register.awmf.org/de/leitlinien/detail/017-066

DGU Deutsche Gesellschaft für Urologie e. V. (Hrsg) (2024) S3 Leitlinie: Epidemiologie, Diagnostik, Therapie, Prävention und Management unkomplizierter, bakterieller, ambulant erworbener Harnwegsinfektionen bei Erwachsenen –Aktualisierung 2024. Langversion, 3.0, AWMF Registernummer: 043/044. https://register.awmf.org/de/leitlinien/detail/043-044

European Medicines Agency (2008) Presseerklärung zu Moxifloxacin. http://www.emea.europa.eu/pdfs/human/press/pr/38292708en.pdf. Zugegriffen: 24. Juli 2008

Ewig S, Kolditz M, Pletz M, Altiner A, Albrich W, Droemann D, Flick H, Gatermann S, Krüger S, Nehls W, Panning M, Rademacher J, Rohde G, Rupp J, Schaaf B, Heppner HJ, Krause R, Ott S, Welte T, Witzenrath M (2021) Leitlinie Behandlung von erwachsenen Patienten mit ambulant erworbener Pneumonie – Update 2021. AWMF Register-Nr. 020/020. https://www.awmf.org/uploads/tx_szleitlinien/020-020l_S3_Behandlung-von-erwachsenen-Patienten-mit-ambulant-erworbener-Pneumonie__2021-05.pdf

Feazel LM, Malhotra A, Perencevich EN, Kaboli P, Diekema DJ, Schweizer ML (2014) Effect of antibiotic stewardship programmes on Clostridium difficile incidence: a systematic review and meta-analysis. J Antimicrob Chemother 69:1748–1754

Finn A, Straughn A, Meyer M, Chubb J (1987) Effect of dose and food on the bioavailability of cefuroxime axetil. Biopharm Drug Dispos 8:519–526

Forstner C, Kwetkat A, Makarewicz O, Hartung A, Pfister W, Fünfstück R, Hummers-Pradier E, Naber KG, Hagel S, Harrison N, Schumacher U, Pletz MW (2018) Nitroxoline in geriatric patients with lower urinary tract infection fails to achieve microbiologic eradication: a noncomparative, prospective observational study. Clin Microbiol Infect 24:434–435

Fuchs F, Hamprecht A (2019) Results from a prospective in vitro study on the mecillinam (amdinocillin) susceptibility of Enterobacterales. Antimicrob Agents Chemother 63:e2402–e2418

Fuller JD, Low DE (2005) A review of Streptococcus pneumoniae infection treatment failures associated with fluoroquinolone resistance. Clin Infect Dis 41:118–121

Garner SE, Eady EA, Bennett C, Newton JN, Thomas K, Popescu CM (2012) Minocycline for acne vulgaris: efficacy and safety. Cochrane Database Syst Rev. https://doi.org/10.1002/14651858.CD002086.pub2

Giles A, Foushee J, Lantz E, Gumina G (2019) Sulfonamide allergies. Pharmacy 7:132

Goldberg O, Koren G, Landau D, Lunenfeld E, Matok I, Levy A (2013) Exposure to nitrofurantoin during the first trimester of pregnancy and the risk for major malformations. J Clin Pharmacol 3:991–995

Goldberg O, Moretti M, Levy A, Koren G (2015) Exposure to nitrofurantoin during early pregnancy and congenital malformations: a systematic review and meta-analysis. J Obstet Gynaecol Can 7:150–156

Gross G, Schöfer H, Wassilew S, Friese K, Timm A, Guthoff R, Pau HW, Malin JP, Wutzler P, Doerr HW (2003) Herpes zoster guideline of the German Dermatology Society (DDG). J Clin Virol 26:277–289

Gueler A, Moser A, Calmy A, Günthard HF, Bernasconi E, Furrer H, Fux CA, Battegay M, Cavassini M, Vernazza P, Zwahlen M, Egger M (2017) Life expectancy in HIV-positive persons in Switzerland: matched comparison with general population. AIDS 31:427–436

Hanslmeier T, Alsaiad S, Hueber S, Kurotschka PK, Gerlach R, Gágyor I, Kaußner Y (2024) Prescription of antibiotics for urinary tract infections in outpatient care in Bavaria: an analysis of routine data. PLoS ONE 19:e312620

Hodge S, Tran HB, Hamon R, Roscioli E, Hodge G, Jersmann H, Ween M, Reynolds PN, Yeung A, Treiberg J, Wilbert S (2017) Nonantibiotic macrolides restore airway macrophage phagocytic function with potential anti-inflammatory effects in chronic lung diseases. Am J Physiol Lung Cell Mol Physiol 312:L678–L687

Hof H (2006) Vaginale Candidose. Gynäkologe 39:206–213

Huang X, Li Q, Yan S, Wang C, Ren X, Wang J, Cheng J, Sun Z (2025) The antibacterial efficacy of nitroxoline against multidrug resistant Escherichia coli associated with copper binding. Eur J Pharmacol 996:177576

Huttner A, Kowalczyk A, Turjeman A, Babich T, Brossier C, Eliakim-Raz N, Kosiek K, Martinez de Tejada B, Roux X, Shiber S, Theuretzbacher U, von Dach E, Yahav D, Leibovici L, Godycki-Cwirko M, Mouton JW, Harbarth S (2018) Effect of 5-day nitrofurantoin vs single-dose fosfomycin on clinical resolution of uncomplicated lower urinary tract infection in women: a randomized clinical trial. JAMA 319:1781–1789

Huttner A, Bielicki J, Clements MN, Frimodt-Møller N, Muller AE, Paccaud JP, Mouton JW (2020) Oral amoxicillin and amoxicillin-clavulanic acid: properties, indications and usage. Clin Microbiol Infect 26:871–879

Jansåker F, Frimodt-Møller N, Sjögren I, Dahl Knudsen J (2014) Clinical and bacteriological effects of pivmecillinam for ESBL-producing Escherichia coli or Klebsiella pneumoniae in urinary tract infections. J Antimicrob Chemother 69:769–772

Kern WV (2018) Therapie mit Fluorchinolonen: Sorgfältig abwägen. Dtsch Arztebl 115:A-1872

Kern WV (2019) Chinolon-Toxizität – Neues und neu Bewertetes. Dtsch Med Wochenschr 144:1697–1702

Kern WV, Kostev K (2021) Prevalence of and factors associated with antibiotic prescriptions in patients with acute lower and upper respiratory tract infections – a case-control study. Antibiotics 10:455

Kern WV, Steib-Bauert M, Baumann J, Kramme E, Först G, de With K (2024) Impact of the COVID-19 pandemic on inpatient antibiotic and antifungal drug prescribing volumes in Germany. Antibiotics 13:837

Kern WV, Gatermann SG (2025) Betalaktame und Betalaktamase-inhibitoren – aktuelle Entwicklungen. Inn Med. https://doi.org/10.1007/s00108-025-01970-w

Kern WV, Steib-Bauert M, Fellhauer M et al (2025) Antibiotikaanwendung 2012/13 bis 2021/22 in deutschen Akutkrankenhäusern. Dtsch Med Wochenschr 150:e1–e10

Kluge S, Janssens U, Schälte G, Spinner CD, Malin JJ, Langer F, Westhoff M, Pfeifer M, Rabe KF, Bracht H, Hoffmann F, Böttiger BW, Weinmann-Menke J, Kersten A, Berlit P, Krawczyk M, Nehls W, Haase R, Müller OJ, Stegemann M, Schorrlepp M, Brandt C, Specker C, Kreuzberger N, Nothacker M, Skoetz N, Marx G, Karagiannidis C (2025) S3-Leitlinie – Empfehlungen zur Therapie von Patienten mit COVID-19 Version 11 Dezember 2024 Stand 28.02.2025. AWMF Register-Nr. 021/024. https://register.awmf.org/de/leitlinien/detail/113-001

Kresken M, Körber-Irrgang B (2014) In vitro activity of Nitroxoline against Escherichia coli urine isolates from outpatient departments in Germany. Antimicrob Agents Chemother 58:7019–7020

Kresken M, Körber-Irrgang B, Biedenbach DJ, Batista N, Besard V, Cantón R, García-Castillo M, Kalka-Moll W, Pascual A, Schwarz R, van Meensel B, Wisplinghoff H, Seifert H (2016) Comparative in vitro activity of oral antimicrobial agents against Enterobacteriaceae from patients with community-acquired urinary tract infections in three European countries. Clin Microbiol Infect 22(63):e1–e5

Lang CC, Moreland TA, Davey PG (1990) Bioavailability of cefuroxime axetil: comparison of standard and abbreviated methods. J Antimicrob Chemother 25:645–650

Lee EJ, Jang HN, Cho HS, Bae E, Lee TW, Chang SH, Park DJ (2018) The incidence, risk factors, and clinical outcomes of acute kidney injury (staged using the RIFLE classification) associated with intravenous acyclovir administration. Ren Fail 40:687–692

Lee EY, Gomes T, Drucker AM, Daneman N, Asaf A, Wu F, Piguet V, Juurlink DN (2024) Oral antibiotics and risk of serious cutaneous adverse drug reactions. JAMA 332:730–737

Little P, Stuart B, Moore M, Coenen S, Butler CC, Godycki-Cwirko M, Mierzecki A, Chlabicz S, Torres A, Almirall J, Davies M, Schaberg T, Mölstad S, Blasi F, De Sutter A, Kersnik J, Hupkova H, Touboul P, Hood K, Mullee M, O'Reilly G, Brugman C, Goossens H, Verheij T (2013) Amoxicillin for acute lower-respiratory-tract infection in primary care when pneumonia is not suspected: a 12-country, randomised, placebo-controlled trial. Lancet Infect Dis 13:123–129

Löfmark S, Edlund C, Nord CE (2010) Metronidazole is still the drug of choice for treatment of anaerobic infections. Clin Infect Dis 50(Suppl 1):S16–S23

Malhotra-Kumar S, Lammens C, Coenen S, Van Herck K, Goossens H (2007) Effect of azithromycin and clarithromycin therapy on pharyngeal carriage of macrolide-resistant streptococci in healthy volunteers: a randomised, double-blind, placebo-controlled study. Lancet 369:482–490

Malhotra-Kumar S, van Heirstraeten L, Coenen S, Lammens C, Adriaenssens N, Kowalczyk A, Godycki-Cwirko M, Bielicka Z, Hupkova H, Lannering C, Mölstad S, Fernandez-Vandellos P, Torres A, Parizel M, Ieven M, Butler CC, Verheij T, Little P, Goossens H (2016) Impact, of amoxicillin therapy on resistance selection in patients with community-acquired lower respiratory tract infections: a randomized, placebo-controlled study. J Antimicrob Chemother 71(11):3258–3267

Manthey CF, Epple HJ, Keller KM, Lübbert C, Posovszky C, Ramharter M, Reuken P, Suerbaum S, Vehreschild M, Weinke T, Addo MM, Stallmach A, Lohse AW (2023) Leitlinie Gastrointestinale Infektionen – Version 2.1 November 2023. AWMF Register-Nr. 021/024. https://register.awmf.org/assets/guidelines/021-024l_S2k_Gastrointestinale_Infektionen_2023-11_1.pdf

Muanda FT, Sheehy O, Bérard A (2017) Use of antibiotics during pregnancy and the risk of major congenital malformations: a population based cohort study. Br J Clin Pharmacol 83:2557–2571

Mutevelli J, Singer R, Dörre A, Feig M, Noll I, Eckmanns T, Abu Sin M, Haller S, von Laer A (2024) Epidemiologie der Gruppe-A-Streptokokken – Deutschland 2023–2024. Epid Bull 12:3–9

Naber KG, Niggemann H, Stein G, Stein G (2014) Review of the literature and individual patients' data meta-analysis on efficacy and tolerance of nitroxoline in the treatment of uncomplicated urinary tract infections. BMC Infect Dis 14:628

Naber KG, Wagenlehner F, Kresken M, Cheng WY, Catillon M, Duh MS, Yu L, Khanal A, Mulgirigama A, Joshi AV, Ju S, Mitrani-Gold FS (2023) Escherichia coli resistance, treatment patterns and clinical outcomes among females with uUTI in Germany: a retrospective physician-based chart review study. Sci Rep 13:12077

Nenoff P et al (2022) S1-Leitlinie Onychomykose (AWMF-Register-Nr. 013-003). https://www.awmf.org/leitlinien/detail/ll/013-003.html

Olzowy B, Kresken M, Havel M, Hafner D, Körber-Irrgang B (2017) Antimicrobial susceptibility of bacterial isolates from patients presenting with ear, nose and throat (ENT) infections in the German community healthcare setting. Eur J Clin Microbiol Infect Dis 36:1685–1690

Paltra S, Conrad TOF (2024) Clinical effectiveness of Ritonavir-boosted Nirmatrelvir – a literature review. Adv Respir Med 92:66–76

Patel P, Deshpande A, Yu PC, Imrey PB, Lindenauer PK, Zilberberg MD, Haessler S, Rothberg MB (2023) Association of fluoroquinolones or cephalosporin plus macrolide with Clostridioides difficile infection (CDI) after treatment for community-acquired pneumonia. Infect Control Hosp Epidemiol 44:47–54

Paul M, Bishara J, Yahav D, Goldberg E, Neuberger A, Ghanem-Zoubi N, Dickstein Y, Nseir W, Dan M, Leibovici L (2015) Trimethoprim-sulfamethoxazole versus vancomycin for severe infections caused by meticillin resistant Staphylococcus aureus: randomised controlled trial. BMJ 350:h2219

van Prehn J, Reigadas E, Vogelzang EH, Bouza E, Hristea A, Guery B, Krutova M, Norén T, Allerberger F, Coia JE, Goorhuis A, van Rossen TM, Ooijevaar RE, Burns K, Scharvik Olesen BR, Tschudin-Sutter S, Wilcox MH, Vehreschild MJGT, Fitzpatrick F, Kuijper EJ (2021) European Society of Clinical Microbiology and Infectious Diseases: 2021 update on the treatment guidance document for Clostridioides difficile infection in adults. Clin Microbiol Infect 27(Suppl 2):S1–S21

Reinel D, Plettenberg A, Seebacher C, Abeck D, Brasch J, Cornely O, Effendy I, Ginter-Hanselmayer G, Haake N, Hamm G, Hipler UC, Hof H, Korting HC, Mayser P, Ruhnke M, Schlacke KH, Tietz HJ (2008) Orale Candidiasis – Leitlinie der Deutschen Dermatologischen Gesellschaft und der Deutschsprachigen Mykologischen Gesellschaft. J Dtsch Dermatol Ges 6:593–597

Ruhe JJ, Menon A (2007) Tetracyclines as an oral treatment option for patients with community onset skin and soft tissue infections caused by methicillin-resistant Staphylococcus aureus. Antimicrob Agents Chemother 51:3298–3303

Sahm DF, Johnes ME, Hickey ML, Diakun DR, Mani SV, Thornsberry C (2000) Resistance surveillance of Streptococcus pneumoniae, Haemophilus influenzae and Moraxella catarrhalis isolated in Asia and Europe 1997–1998. J Antimicrob Chemother 45:457–466

Seifert R, Schirmer B (2021) A case to stop the use of the term ‚antibiotics'. Trends Microbiol 29:963–966

Simkó J, Csilek A, Karászi J, Lorincz I (2008) Proarrhythmic potential of antimicrobial agents. Infection 36:194–206

Sin AM, Wohlfarth E, Klingeberg A, Eckmanns T, Kresken M, Kramme E, Werner G (2023) Letter to the editor: antimicrobial resistance data and treatment guidelines – challenges in the context of urine samples and mecillinam testing. Euro Surveill 28:2300418

Stoltidis-Claus C, Rosenberger KD, Mandraka F, Quante X, Gielen J, Hoffmann D, Wisplinghoff H, Jazmati N (2023) Antimicrobial resistance of clinical Enterobacterales isolates from urine samples, Germany, 2016 to 2021. Euro Surveill 28:2200568

Tonkin-Crine SK, Tan PS, van Hecke O, Wang K, Roberts NW, McCullough A, Hansen MP, Butler CC, Del Mar CB (2017) Clinician-targeted interventions to influence antibiotic prescribing behaviour for acute respiratory infections in primary care: an overview of systematic reviews. Cochrane Database Syst Rev. https://doi.org/10.1002/14651858.CD012252.pub2

Wagenlehner F, Kresken M, Wohlfarth E, Bahrs C, Grabein B, Strohmaier WL, Naber KG (2023) Therapie der Zystitis mit Nitroxolin – „NitroxWin". Urologie 62:1186–1192

Wicherski J, Peltner J, Becker C, Schüssel K, Brückner G, Schlotmann A, Schröder H, Kern WV, Haenisch B (2025a) High risk for life-threatening adverse events of fluoroquinolones in young adults: a large German population-based cohort study. BMC Med 23:76

Wicherski J, Peltner J, Becker C, Schüssel K, Brückner G, Schlotmann A, Schröder H, Kern WV, Haenisch B (2025b) Association between fluoroquinolones and retinal detachment: insights from a large German health claims-based cohort study. BMC Ophthalmol 25:447

Wijma RA, Huttner A, Koch BCP, Mouton JW, Muller AE (2018) Review of the pharmacokinetic properties of nitrofurantoin and nitroxoline. J Antimicrob Chemother 73:2916–2926

Wollny A, Altiner A, Garbe K, Klingenberg A, Kaufmann-Kolle P, Köppen M, Kamradt M, Poß-Doering R, Wensing M, Leyh M, Voss A, Feldmeier G (2022) Akute Atemwegsinfekte und Antibiotika-Verordnungen: welche Erwartungen haben Patient*innen? Dtsch Med Wochenschr 147:e82–e90

Yu X, Jiang DS, Wang J, Wang R, Chen T, Wang K, Cao S, Wei X (2019) Fluoroquinolone use and the risk of collagen-associated adverse events: a systematic review and meta-analysis. Drug Saf 42:1025–1033

16

Schmerz, Entzündung und Immunsystem

Inhaltsverzeichnis

Symptomatische Behandlung von Schmerz, Fieber und Entzündung

Renke Maas und Bertold Renner

Auf einen Blick

Die ärztliche Verordnung von Schmerzmitteln hat von 2015–2022 kontinuierlich zugenommen und stagniert seitdem. Dies betrifft Opioidanalgetika (+28 % seit 2015) und – etwas deutlicher – nichtopioide Analgetika (+49 %). Das in niedrigen Dosierungen rezeptfrei als Analgetikum verkaufte Ibuprofen muss zu diesen Zahlen allerdings hinzugerechnet werden. Denn bei der Interpretation dieser Zahlen muss berücksichtigt werden, dass nicht verschreibungspflichtige, nichtopioide Analgetika nur in Sonderfällen zu Lasten der GKV verschrieben werden können. Die Verordnungsdaten spiegeln hier daher nur einen Teil der gesamten Exposition von Patienten gegenüber nichtopioiden Analgetika wider.

Auch knapp die Hälfte der Opioidverordnungen entfällt auf die beiden ohne BtM-Rezept verschreibungsfähigen Wirkstoffe Tramadol und Tilidin/Naloxon. Führende Mittel der starkwirksamen Opioide sind Fentanylpflaster und Oxycodon sowie Hydromorphon, während die Verordnung von Morphin weiter rückläufig ist. Einige Opioide (Methadon, Levomethadon, Buprenorphin) werden auch in der Substitutionsbehandlung opioidabhängiger Personen eingesetzt, in diesem Bereich ist 2024 ein leichter Rückgang der Verordnungshäufigkeit zu verzeichnen.

Etwa 95 % aller Verordnungen nichtopioider Analgetika entfallen auf das rezeptpflichtige Metamizol, obwohl dieses Medikament ein epidemiologisch relevantes Agranulozytoserisiko hat.

Bei den Verordnungen der Antirheumatika (NSAR) und Antiphlogistika (antiphlogistische Analgetika) steht Ibuprofen in der Verordnungshäufigkeit weiterhin, inzwischen mit sehr großem Vorsprung, an erster Stelle vor Diclofenac an zweiter und Naproxen an dritter Stelle Die Verordnungen der zwei auf dem Markt verbliebenen selektiven Cyclooxygenase-2-Hemmer haben weiterhin zugenommen und erreichen 19 % der NSAR insgesamt. Die ärztliche Verordnung der in Teilen umstrittenen Externa („Rheumasalben") ist weiter rückläufig.

Für die Schmerzbehandlung werden in erster Linie Opioide und nichtopioide Analgetika eingesetzt. Nichtopioide Analgetika wirken zusätzlich antipyretisch, einige auch entzündungshemmend. Seit langem werden die nichtsteroidalen Antiphlogistika Ibuprofen, Naproxen und Diclofenac in geringerer Dosis auch als rezeptfreie Schmerzmittel verwendet.

Die Prinzipien einer rationalen Schmerztherapie chronischer Schmerzen basieren auf dem vor über 30 Jahren eingeführten WHO-Stufenschema für die Tumorschmerztherapie

W.-D. Ludwig, B. Mühlbauer, R. Seifert (Hrsg.), *Arzneiverordnungs-Report 2025*,
https://doi.org/10.1007/978-3-662-72738-6_17

(World Health Organization 1986). Nach diesen Empfehlungen sollen Einzelsubstanzen verwendet werden, solange der Schmerz damit beherrscht werden kann. Reicht die Monotherapie mit nichtopioiden Analgetika oder nichtsteroidalen Antiphlogistika nicht aus, werden diese Substanzen in der Stufe 2 des WHO-Schemas mit schwachwirksamen Opioiden kombiniert (z. B. Dihydrocodein, Tramadol, Tilidin plus Naloxon). Zur Behandlung schwerster Schmerzen können in der dritten Stufe starkwirksame Opioidanalgetika wie Morphin, Oxycodon, Hydromorphon, Buprenorphin oder Tapentadol eingesetzt werden. Nach dem WHO-Schema soll auch bei stark wirksamen Opioidanalgetika eine Komedikation mit nichtopioiden Analgetika beibehalten werden, was aber bezüglich des Nutzens im Einzelfall überprüft werden muss. Bei neuropathischen Schmerzen kommen zunächst Gabapentin, Pregabalin, Duloxetin oder trizyklische Antidepressiva zur Anwendung; wenn diese nicht ausreichend wirken, muss auch hier mit Opioiden behandelt werden (Schlereth et al. 2019). Die analgetische Stufenleiter der WHO bildet seit vielen Jahren die Grundlage für die Empfehlungen zur Therapie von Tumorschmerzen, die mit mehreren deutschen Fachgesellschaften abgestimmt wurden (Arzneimittelkommission der deutschen Ärzteschaft 2007).

In der aktuellen WHO-Leitlinie für die Tumorschmerztherapie wurde das bisherige Stufenschema bestätigt und vervollständigt (World Health Organization 2018). Paracetamol, nichtsteroidale Antiphlogistika, Morphin und andere Opioide sind seit Jahrzehnten die Hauptstützen der Tumorschmerzbehandlung. Die Wahl des Opioidanalgetikums, die Dosierung und der Zeitpunkt sollen sich an der spezifischen Pharmakokinetik der einzelnen Opioide, den Kontraindikationen und den Nebenwirkungen beim individuellen Patienten orientieren. Darüber hinaus kann es nützlich sein, dass unterschiedliche Opioidanalgetika verfügbar sind, da das für einen Patienten beste Opioid nicht unbedingt für andere Patienten geeignet ist. So wirken beispielsweise die Opioide Tramadol und Codein bei Langsam-Metabolisierern vom CYP2D6-Typ nicht wesentlich besser als Placebo. Nach wie vor wird Morphin in den aktuellen europäischen und amerikanischen Leitlinien als initiale Standardtherapie für schwere Tumorschmerzen empfohlen (Fallon et al. 2018; Paice et al. 2023; siehe ▶ Abschn. 17.2.1).

Für nicht-tumorbedingte Schmerzen (z. B. Rückenschmerz, Arthrose, Postzosterneuralgie, diabetische und nichtdiabetische Polyneuropathien) gibt es indikationsspezifische Empfehlungen für einzelne Schmerzsyndrome. So werden für die große Gruppe der Rückenschmerzen in der deutschen Nationalen Versorgungsleitlinie an erster Stelle ausgewählte nicht-medikamentöse Maßnahmen (Bewegungstherapie, Funktionstraining, Entspannungsverfahren, Verhaltenstherapie) empfohlen, die durch eine medikamentöse Analgesie lediglich unterstützt werden sollen (Bundesärztekammer 2017). Eine WHO-Analyse geht für nichtsteroidale Antiphlogistika und Opioide von einem geringen-moderaten Nutzen aus (WHO 2023). Bei der medikamentösen Therapie haben nichtsteroidale Antiphlogistika eine eindeutige Empfehlung für eine möglichst kurzzeitige Anwendung erhalten. Opioidanalgetika sollen nur bei fehlendem Ansprechen oder Vorliegen von Kontraindikationen gegen nichtopioide Analgetika eingesetzt werden. Auch in einer Übersicht über 15 Leitlinien zur Behandlung von Rückenschmerzen werden primär nichtmedikamentöse Maßnahmen sowie nichtsteroidale Antiphlogistika und schwache Opioide für kurze Zeiträume empfohlen (Oliveira et al. 2018). Nichtsdestotrotz gibt es viele Patienten mit chronischen Rückenschmerzen, die nur mit einer Langzeitbehandlung einschließlich starkwirksamer Opioide ausreichend Schmerzlinderung erfahren.

Die Rolle der Opioidanalgetika bei der Langzeitbehandlung von Nichttumorschmerzen bleibt jedoch aufgrund unzureichender Wirksamkeitsnachweise und einer steigenden Zahl von Berichten über Nebenwirkungen umstritten. In einer Metaanalyse von 46 kontrollierten Studien (10.742 Patienten) mit einer Behandlungsdauer von mindestens 3 Wochen wurde die analgetische Wirksamkeit von Opioiden und Nichtopioiden im Vergleich zu Placebo sowie die Physiotherapie und Psychotherapie im Vergleich zu aktiven Kontrollen untersucht (Reinecke et al. 2015). Am Ende der Behandlung betrug die mittlere Schmerzreduktion (100-Punkte-Skala) 12,0 Punkte für starkwirkende Opioide, 10,6 für schwachwirkende Opioide, 8,4 für Nichtopioide sowie 5,5 für Psychotherapie und 4,5 für Physiotherapie, wobei die fünf Interventionen keine statistischen Unterschiede zu den jeweiligen Kontrollen zeigten. In einer weiteren Metaanalyse von 96 kontrollierten Studien mit 26.169 Teilnehmern wurden Nichttumorschmerzen durch Opioide im Vergleich zu Placebo auf einer visuellen Analogskala um 11,9 % gesenkt und körperliche Funktionen um 8,5 % verbessert (Busse et al. 2018). Die Vergleiche von Opioiden mit nichtopioiden Analgetika ergaben Hinweise, dass der Nutzen bzgl. Schmerz und Funktion ähnlich war. Bei neuropathischen Schmerzen kommen die Autoren einer umfangreichen Analyse der Therapieoptionen allerdings zu dem Schluss, dass Opioidanalgetika in dieser Indikation nur als Drittlinientherapie bei Patienten mit Schmerzverschlechterung und unzureichendem Ansprechen auf andere Therapien anzusehen sind (Soliman et al. 2025).

Bei den Verordnungen der nichtsteroidalen Antirheumatika und Antiphlogistika steht Ibuprofen weiterhin, inzwischen mit sehr großem Vorsprung, an erster Stelle vor Diclofenac in der Verordnungshäufigkeit. Die Verordnungen der zwei auf dem Markt verbliebenen selektiven Cyclooxygenase-2-Hemmer haben weiterhin zugenommen und erreichen 19 % der Gesamtverordnungen aller nichtsteroidalen Antiphlogistika. Sie haben 2022 erstmals Diclofenac in der Verordnungshäufigkeit überholt. Die rezeptfreien topischen Antirheumatika sind in der Regel von der Verordnung zu Lasten der gesetzlichen Krankenversicherung seit 2004 ausgenommen und deshalb nur noch mit zwei Präparaten vertreten.

17.1 Verordnungsspektrum

Die Verordnung von Schmerzmitteln ist in den letzten 20 Jahren kontinuierlich angestiegen, wobei die Verordnungen von Opioidanalgetika seit 2022 stagnieren, während die numerisch dominierenden Verordnungen der Nichtopioidanalagetika weiter angestiegen sind. Allerdings sind in den Verordnungszahlen die rezeptfreien Analgetika nicht enthalten, die einen erheblichen Teil des gesamten Analgetika-verbrauchs ausmachen, so dass diese Zahlen mit einiger Vorsicht zu interpretieren sind. Das Verordnungsvolumen der Opioidanalgetika nach definierten Tagesdosen (DDD) lag 2024 geringfügig unter dem des Vorjahres (◘ Abb. 17.1). Morphinpräparate zeigen 2024 einen weiteren Verordnungsrückgang (◘ Tab. 17.1). Die Verordnungen des mit Abstand am häufigsten verordneten hochpotenten Opioids Fentanyl (überwiegend in Form von transdermalen therapeutischen Systemen, „Pflastern", angewandt) lagen 2024 praktisch auf Vorjahresniveau (−0,1 %, ◘ Tab. 17.1). Ebenfalls wenig verändert haben sich die Verordnungen der weniger potenten Arzneimittelkombination Tilidin/Naloxon, während sich der leichte Abwärtstrend der Verordnungen des niedrig potenten Opioids Tramadol (−2,7 %) wie im Vorjahr fortsetzte.

Bei nichtopioiden Analgetika sind die Verordnungszahlen von Acetylsalicylsäure gegenüber dem Vorjahr geringfügig zurückgegangen, dies spiegelt aber, da es rezeptfrei erhältlich ist, sicher nicht den wahren Gebrauch in der Bevölkerung wider. Bei den rezeptpflichtigen Substanzen weist Metamizol, einem langjährigen Trend folgend, weiterhin einen deutlichen Zuwachs auf (◘ Abb. 17.2).

17.2 Opioidanalgetika

Opioidanalgetika werden in der Schmerzbehandlung eingesetzt, wenn nichtopioide Analgetika bzw. nichtsteroidale Antiphlogistika nicht mehr ausreichend wirksam sind. Von besonderer Bedeutung sind die stark wirkenden

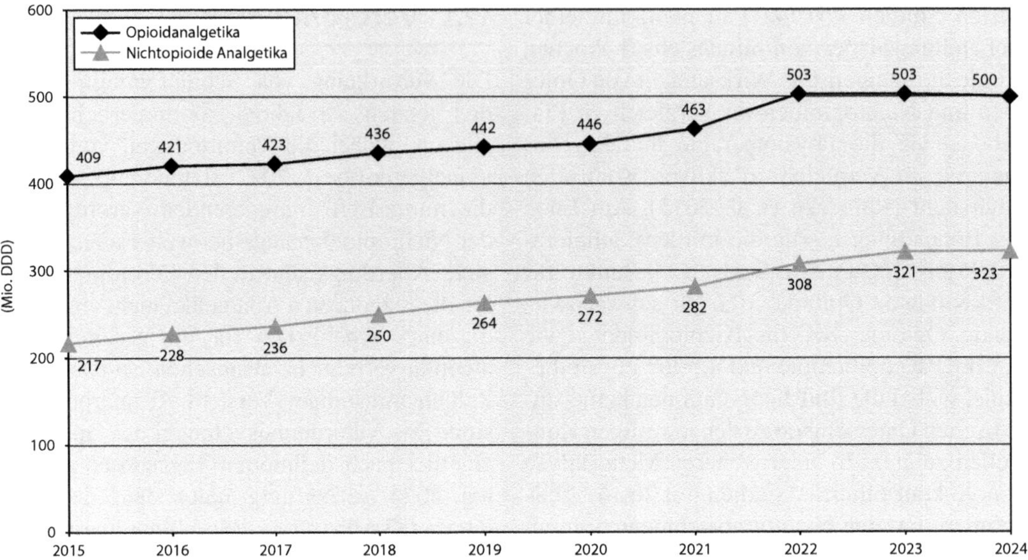

◘ Abb. 17.1 Verordnungen von Analgetika 2015 bis 2024. Gesamtverordnungen nach definierten Tagesdosen

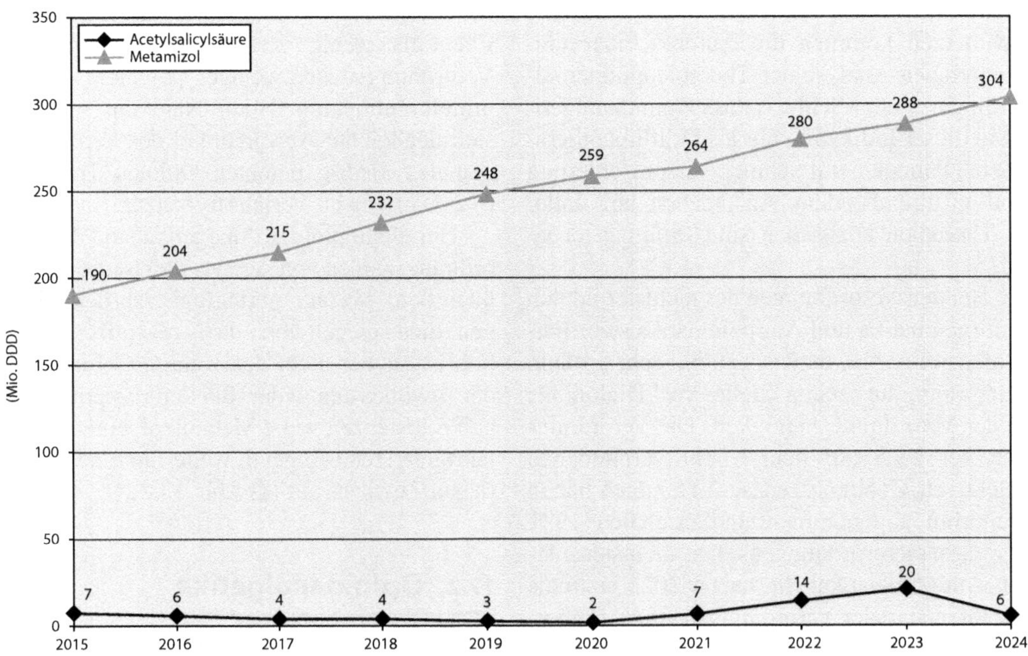

◘ Abb. 17.2 Verordnungen von Acetylsalicylsäure und Metamizol 2015 bis 2024. Gesamtverordnungen nach definierten Tagesdosen

◘ Tab. 17.1 Verordnungen stark wirkender Opioidanalgetika 2024. Angegeben sind die 2024 verordneten Tagesdosen, die Änderungen gegenüber 2023 und die mittleren Kosten je DDD 2024

Präparat	Bestandteile	DDD Mio.	Änderung %	DDD-Nettokosten Euro
Morphin				
Capros/-akut	Morphin	3,5	(+6,5)	3,41
Morphin AL/STADA	Morphin	2,9	(+18,7)	2,35
Morphinsulfat-GRY	Morphin	1,8	(−27,5)	3,69
Morphin Merck	Morphin	0,71	(+5,4)	8,77
Morphin-hameln	Morphin	0,63	(+12,8)	5,31
M-STADA	Morphin	0,58	(−23,8)	2,68
Morphin Aristo	Morphin	0,40	(+32,3)	4,39
Morphin-ratiopharm	Morphin	0,38	(+5,9)	3,53
Oramorph	Morphin	0,28	(+2,2)	10,29
MST/MSR/MSI Mundipharma	Morphin	0,27	(−45,2)	3,25
		11,4	**(−1,5)**	**3,78**
Buprenorphin				
Buprenorphin AL	Buprenorphin	3,1	(+8,8)	4,88
Buprenorphin Libra-Pharm	Buprenorphin	2,5	(−5,6)	4,15
Buprenorphin Glenmark	Buprenorphin	1,4	(−15,9)	3,63
Buprenorphin/Bupre HEXAL	Buprenorphin	0,85	(+8,2)	2,31
Bupre-1 A Pharma	Buprenorphin	0,72	(+74,6)	6,08
Norspan	Buprenorphin	0,64	(−23,8)	4,89
Buprenorphin Aristo	Buprenorphin	0,63	(+233,1)	4,74
Temgesic	Buprenorphin	0,30	(−18,9)	2,13
Buprenorphin-ratiopharm/Bupreno-ratiopharm	Buprenorphin	0,27	(+25,7)	5,32
		10,4	**(+4,3)**	**4,33**
Fentanyl				
Fentanyl-1 A Pharma	Fentanyl	21,8	(−0,9)	3,76
Fentanyl HEXAL	Fentanyl	6,8	(−3,8)	3,33
Fentanyl AL	Fentanyl	6,4	(+32,6)	2,73
Fentanyl Winthrop	Fentanyl	3,6	(−25,3)	3,31
Fentanyl Aristo	Fentanyl	2,7	(+13,8)	4,75
Fentanyl Hennig	Fentanyl	1,5	(−26,4)	2,83

◻ Tab. 17.1 (Fortsetzung)

Präparat	Bestandteile	DDD	Änderung	DDD-Nettokosten
		Mio.	**%**	**Euro**
Fentanyl STADA	Fentanyl	1,2	(+336,3)	2,46
Durogesic	Fentanyl	1,1	(−11,2)	3,13
Fentanyl-PUREN	Fentanyl	1,1	(−6,1)	2,25
Fentapon	Fentanyl	0,43	(−24,1)	3,01
Effentora	Fentanyl	0,26	(−43,0)	22,28
Abstral	Fentanyl	0,17	(−43,3)	25,74
		47,1	**(−0,1)**	**3,64**
Oxycodon				
Oxyconoica	Oxycodon	4,3	(+72,7)	3,46
Oxycodonhydrochlorid Heumann	Oxycodon	3,0	(+100,3)	6,23
Carenoxal	Oxycodon	2,7	(−9,0)	3,48
Oxycodonhydrochlorid/Oxycodon-HCl akut PUREN	Oxycodon	2,2	(−47,3)	6,73
Oxycodon HCL beta	Oxycodon	1,5	(−24,9)	7,56
Oxycodonhydrochlorid-1 A Pharma Oxycodon-1 A Pharma	Oxycodon	1,1	(+85,4)	4,93
Oxycodon-HCL ratiopharm	Oxycodon	1,1	(+49,8)	10,44
Oxygesic	Oxycodon	1,0	(−18,0)	5,43
Oxycodon-HCl Zentiva	Oxycodon	0,81	(−34,4)	13,78
Oxycodon-HCL AL	Oxycodon	0,67	(−69,3)	4,81
Oxycodon HCL Aristo	Oxycodon	0,23	(−31,4)	13,46
		18,6	**(−4,5)**	**5,84**
Oxycodon plus Naloxon				
Oxycodon-HCl/Naloxon-HCl PUREN	Oxycodon Naloxon	2,2	(−0,7)	3,40
Targin	Oxycodon Naloxon	2,0	(+4,7)	3,60
Oxycodon/Naloxon G.L. Pharma	Oxycodon Naloxon	2,0	(+292,9)	3,32
Oxycodon/Naloxon Aristo	Oxycodon Naloxon	1,9	(−21,5)	3,60
Oxycodon/Naloxon Krugmann	Oxycodon Naloxon	1,6	(+1,8)	3,92
Oxycodon-HCl/Naloxon-HCl beta	Oxycodon Naloxon	1,1	(−25,9)	3,39

17

�‍◻ Tab. 17.1 (Fortsetzung)

Präparat	Bestandteile	DDD	Änderung	DDD-Nettokosten
		Mio.	%	Euro
Oxycodon-HCl/Naloxon-HCl Mylan	Oxycodon Naloxon	1,1	(−28,3)	3,34
Oxycodon comp AbZ	Oxycodon Naloxon	0,98	(−4,9)	3,57
Oxycodon comp-1 A Pharma	Oxycodon Naloxon	0,85	(+55,1)	3,71
Oxycodon-HCl/Naloxon-HCl Ethypharm	Oxycodon Naloxon	0,82	(−26,4)	3,29
Oxycodon-HCl/Naloxon-HCl AL Oxycodon/Naloxon AL	Oxycodon Naloxon	0,77	(+26,1)	3,51
Oxycocomp-ratiopharm	Oxycodon Naloxon	0,64	(−40,4)	3,68
Oxycodon/Naloxon Heumann	Oxycodon Naloxon	0,38	(−5,5)	3,49
Oxycodon-HCl/Naloxon-HCl STADA	Oxycodon Naloxon	0,37	(+40,5)	3,43
		16,7	**(+0,1)**	**3,52**
Hydromorphon				
Hydromorphon Aristo	Hydromorphon	9,5	(+7,3)	6,09
Hydromorphon-HCL Glenmark	Hydromorphon	7,7	(+46,5)	4,18
Hydromorphon/-hydrochlorid beta	Hydromorphon	4,7	(+13,9)	6,45
Hydromorphon-HCL Heumann	Hydromorphon	3,8	(−25,6)	4,58
Hydromorphon HEXAL	Hydromorphon	2,2	(−27,2)	5,88
Hydromorphon Hameln	Hydromorphon	1,7	(+26,5)	5,00
Hydromorphon-ratiopharm	Hydromorphon	1,6	(+184,6)	4,85
Hydromorphon AL	Hydromorphon	1,5	(−40,4)	4,09
Palladon	Hydromorphon	1,3	(+16,3)	8,56
Hydromorphon-HCL-PUREN	Hydromorphon	1,1	(+62,9)	4,00
Hydromorphon Ethypharm	Hydromorphon	0,94	(+23,4)	5,15
Hydromorphon dura	Hydromorphon	0,84	(+33,3)	5,43
Hydromorphon-1 A Pharma	Hydromorphon	0,72	(+1,7)	5,99
Hydromorphon STADA	Hydromorphon	0,69	(+76,2)	4,09
Palladon injekt	Hydromorphon	0,58	(−21,2)	5,14
		38,7	**(+8,7)**	**5,35**

□ Tab. 17.1 (Fortsetzung)

Präparat	Bestandteile	DDD	Änderung	DDD-Nettokosten
		Mio.	%	Euro
Opioide zur Substitution				
L-Polamidon zur Substitution	Levomethadon	16,9	(−26,4)	1,09
Methaddict	Methadon	14,0	(+5,9)	1,10
L-Polaflux	Levomethadon	12,7	(+9,0)	1,13
Levo-Methasan	Levomethadon	9,5	(+95,3)	0,92
L-Poladdict	Levomethadon	7,0	(−28,1)	0,99
Subutex	Buprenorphin	6,3	(−13,7)	3,18
Substitol	Morphin	5,6	(+16,4)	3,43
Methaliq	Methadon	5,6	(−27,7)	0,51
Buprenaddict	Buprenorphin	3,9	(+12,3)	3,07
Bupensan	Buprenorphin	2,2	(+16,9)	2,13
Suboxone	Buprenorphin Naloxon	0,77	(−10,9)	4,05
Buprenorphin Ethypharm	Buprenorphin	0,47	(+25,1)	3,14
Buvidal Depot-Injektion	Buprenorphin	0,33	(+32,5)	17,31
Buprenorphin-neuraxpharm	Buprenorphin	0,27	(+38,4)	3,19
		85,6	**(−4,2)**	**1,57**
Andere Opioide				
Tapentadol Libra-Pharm	Tapentadol	4,8	(−48,7)	5,98
Palexia	Tapentadol	2,1	(−42,5)	13,59
Tapentadol-ratiopharm	Tapentadol	1,7	(+282,4)	4,07
Tapentadol Micro Labs	Tapentadol	1,6	(+710,6)	2,72
Tapentadol-1 A Pharma	Tapentadol	1,5	(+169,3)	3,45
Tapentadol beta	Tapentadol	1,0	(+84,2)	3,66
Tapentadol G.L.	Tapentadol	1,0	(neu)	2,75
L-Polamidon	Levomethadon	0,99	(+37,2)	1,10
Tapentadol AL	Tapentadol	0,82	(+361,7)	2,70
Tapentadol Aachen-Pharma	Tapentadol	0,61	(> 1.000)	3,39
Tapendolor	Tapentadol	0,50	(−21,8)	3,55
Tapentadol Viatris	Tapentadol	0,47	(+116,8)	2,63
Tapentadol Zentiva	Tapentadol	0,36	(−8,4)	2,57

17

◻ Tab. 17.1 (Fortsetzung)

Präparat	Bestandteile	DDD	Änderung	DDD-Nettokosten
		Mio.	%	Euro
Tapentadol Ever Pharma	Tapentadol	0,31	(−34,0)	2,77
Piritramid Hameln	Piritramid	0,10	(−13,8)	6,68
		17,9	(+2,4)	5,09
Summe		**246,5**	**(−0,4)**	**3,49**

Opioidanalgetika für die Behandlung von Tumorschmerzen (◻ Tab. 17.1). Die analgetische Stufenleiter der WHO mit ihren konservativen und einfachen Prinzipien für die Schmerzbehandlung hat wesentlich dazu beigetragen, dass die frühere Zurückhaltung bei der Verordnung von Opioiden in der Schmerztherapie aufgegeben wurde.

Seit vielen Jahren mehren sich aber Berichte, dass die gestiegene Verschreibung von Opioiden mit einer Zunahme des Opioidmissbrauchs korreliert ist (Kaye et al. 2017; Brat et al. 2018). Sehr früh wurde erkannt, dass ein Zusammenhang zwischen Opioid-Verschreibungsmustern und Todesfällen aufgrund von Opioidüberdosierungen bestand (Bohnert et al. 2011). In den letzten 20 Jahren hat die sog. Opioidkrise ca. 770.000 Todesfälle in den USA verursacht, von denen ein erheblicher Teil das direkte Ergebnis einer Überverschreibung von Opioiden war (Healton et al. 2019). Die Ursachen der Opioidkrise sind komplex und vielfältig. Eine Hauptursache scheint der Einfluss der Pharmaindustrie auf das Verschreibungsverhalten von Ärzten zu sein, der in den späten 1990er Jahren mit der aggressiven Vermarktung von Oxycodon bei chronischen nicht-krebsbedingten Schmerzen durch Purdue Pharma begann (Spithoff et al. 2020).

Die Zahl der Drogentoten ist in Deutschland im Jahr 2024 gegenüber dem Vorjahr lediglich um ca. 4 % gesunken, bleibt also auf historisch hohem Niveau, aber immer noch auf deutlich niedriger als in den USA (Statista 2025). Auch wenn Opiate bei einem Großteil der Drogentoten beteiligt waren, lässt sich

hieraus noch kein kausaler Zusammenhang mit den Opioidverordnungen ableiten (Rosner et al. 2019).

Führende Schmerztherapeuten plädieren daher dafür, die Opioidkrise in den USA und die Opioidverschreibungen in Deutschland differenzierter zu betrachten, sowie die Unterschiede zwischen dem US-amerikanischen und dem deutschen Gesundheitssystem deutlich zu machen (Häuser et al. 2020). Als ein wichtiger Unterschied werden die deutlich restriktiveren Regelungen im Betäubungsmittelrecht in Deutschland angesehen. Darüber hinaus haben deutsche Patienten und Ärzte freien Zugang zu nichtmedikamentösen Verfahren wie einer interdisziplinären multimodalen Schmerztherapie.

17.2.1 Morphin

Morphin ist seit über 30 Jahren der Goldstandard in der Stufe 3 des WHO-Stufenschemas der Tumorschmerztherapie (World Health Organization 1986). Dementsprechend wurde in Deutschland lange Zeit ganz überwiegend Morphin verordnet. In der Gruppe der stark wirksamen Opioidanalgetika entfielen 1996 über 60 % der Verordnungen auf Morphin, während andere stark wirkende Opioide (Buprenorphin, Levomethadon) nur eine untergeordnete Rolle spielten (siehe Arzneiverordnungs-Report 1997). Im Jahre 2024 sind die Verordnungszahlen für Morphin, das fast nur als orales Retardpräparat zur Behandlung von Tumorschmerzen verschrieben wird, geringfügig um 1,5 % zurückgegangen und liegen unter 5 % der Gesamtverordnungen stark wirkender Opioide. (◨ Tab. 17.1). In den vergangenen Jahren waren verschiedene Alternativen zu oralem Morphin eingeführt worden, vor allem neue Arzneiformen von seit langem bekannten Arzneistoffen. Dazu gehören transdermale Präparate von Fentanyl und Buprenorphin sowie Retardpräparate von Oxycodon und Hydromorphon.

Initiale Standardmedikation für schwere Tumorschmerzen ist nach der aktualisierten WHO Leitlinie weiterhin Morphin nach Stufenplan, nach der Uhr und sorgfältig abgestimmt auf die individuellen Bedürfnisse des Patienten (World Health Organization 2018). Diese WHO-Vorgaben finden sich auch in aktuellen europäischen und amerikanischen Leitlinien. Nach der Leitlinie der European Society for Medical Oncology (Fallon et al. 2018) sind starke Opioide die Hauptstütze der analgetischen Therapie bei der Behandlung mittelschwerer bis schwerer krebsbedingter Schmerzen. Auch wenn eine Vielzahl starker Opioide existiert, ist orales Morphin weiterhin eines der Mittel der ersten Wahl für die Therapie schwerer Tumorschmerzen. Obwohl andere stark wirkende Opioide inzwischen häufiger verordnet werden, ist deren Überlegenheit gegenüber Morphin nicht unbedingt nachweisbar. Auch in der neuesten amerikanischen klinischen NCCN-Praxisleitlinie für die Onkologie wird Morphin als Mittel der Wahl für die initiale Therapie von Tumorschmerzen von therapienaiven Patienten angesehen, weil es ähnliche analgetische Wirkungen wie andere Opioide hat und in einer Vielzahl von Formulierungen und Applikationsformen erhältlich ist, einschließlich oraler, parenteraler und rektaler Verabreichung (Swarm et al. 2019). Die Therapie mit stark wirkenden Opioidanalgetika hat sich jedoch in vielen Ländern abweichend von den Leitlinien entwickelt. Auch in Deutschland wird transdermales Fentanyl häufig bei opioidnaiven Patienten als Opioid der ersten Wahl verwendet (s. u.).

17.2.2 Fentanyl

Unter den stark wirkenden Opioiden ist Fentanyl die meistverordnete Substanz. Sie wird in der ambulanten Krankenversorgung vornehmlich zur transdermalen Opioidzufuhr als Membranpflaster verwendet. Das besonders gut die Haut und Blut-Hirnschranke penetrierende transdermale Fentanyl ist für eine schnelle Opioidtitration nicht geeignet und sollte nur eingesetzt werden, wenn Patienten nicht schlucken können oder eine geringe Morphintoleranz oder eine schlechte Compliance besteht (Fallon et al. 2018; Paice et al. 2023).

In Deutschland werden diese Leitlinienempfehlungen offenbar nicht beachtet, da nach einer Arzneimittelverbrauchsstudie 85 % der mit Fentanylpflastern behandelten Patienten opioidnaiv waren und 73 % keine Schwierigkeiten mit oraler Arzneitherapie hatten (Garbe et al. 2012). Die Arzneimittelkommission der deutschen Ärzteschaft (2012) hat sich daher veranlasst gesehen, nochmals auf die leitlinienkonforme Opioidtherapie hinzuweisen, zumal Berichte zu Überdosierungen durch Fentanylpflaster mit schwerwiegenden Folgen (Bewusstseinsstörungen, Somnolenz, Atemdepression) vorliegen. Eine der Ursachen dafür dürfte in der etwa 12-stündigen Latenzzeit zwischen Aufkleben des Pflasters und vollem Wirkeintritt liegen. Diese Empfehlungen werden offensichtlich vielerorts weiterhin nicht ausreichend beachtet (Jeffery et al. 2020).

Für die Therapie von Durchbruchschmerzen von analgetisch behandelten Tumorpatienten steht Fentanyl auch in schnell, stark und kurz wirkenden Arzneiformen wie Nasenspray und Sublingual- oder Bukkaltabletten zur Verfügung. Die AKDÄ hat 2022 in einer Drug-Safety-Mail allerdings auf deren Abhängigkeitspotential und die Notwendigkeit einer strengen zulassungskonformen Indikationsstellung hingewiesen (AKDÄ 2022). 2024 sind die Verordnungen gegenüber dem Vorjahr deutlich zurückgegangen.

17.2.3 Buprenorphin

Buprenorphinpräparate sind 2024 insgesamt häufiger verschrieben worden als im Vorjahr (◘ Tab. 17.1). Buprenorphin wird überwiegend als transdermales Pflaster angewendet. Preisgünstige Generika zeigen teilweise massive Zuwächse, die beiden Originalpräparate (*Norspan, Transtec*) sind dagegen weiterhin rückläufig. Ein kleiner Teil der Verordnungen entfällt auf die Substitutionsbehandlung opioidabhängiger Patienten mit Sublingualtabletten.

Buprenorphin ist ein partieller Agonist an opioiden μ- und κ-Rezeptoren mit hoher Affinität, der nicht durch Naloxon, Morphin oder Heroin vom Rezeptor verdrängt werden kann. Transdermales Buprenorphin wird in höheren Dosierungen (35–70 μg/Stunde) zur Behandlung mäßig starker bis starker Tumorschmerzen eingesetzt, ist aber kein typisches Erstlinien-Opioid. In geringeren Dosierungen (5–20 μg/Stunde) kann es auch bei nicht-malignen Schmerzen eingesetzt werden (Übersicht bei Foster et al. 2013). Nach einem Cochrane-Review (19 Studien, 1.421 Patienten) ist die Positionierung von Buprenorphin bei der Behandlung von Tumorschmerzen noch nicht abgeschlossen (Schmidt-Hansen et al. 2015). Eine mögliche Option ist der Einsatz in der vierten Linie nach Standardtherapie mit Morphin, Oxycodon und Fentanyl. Die sublinguale Gabe und die Injektion haben eine gute analgetische Wirkung, während die Ergebnisse mit der transdermalen Applikation uneinheitlich waren.

17.2.4 Oxycodon

Oxycodon weist 2024 wie in den Vorjahren einen leichten Verordnungsrückgang auf. Ähnlich wie Morphin ist es für die orale Dauertherapie schwerer bis sehr schwerer Schmerzen geeignet, hat aber durch eine höhere orale Verfügbarkeit (65 %) und eine längere Halbwertszeit (4–6 h) pharmakokinetische Vorteile gegenüber Morphin. Diese spielen jedoch bei der länger wirkenden Retardform keine Rolle. Oxycodon wird als Alternative zu Morphin mit einem ähnlichen Wirkungs- und Nebenwirkungsspektrum angesehen (Fallon et al. 2018; Swarm et al. 2019). Es wird (mit und ohne Zusatz von Naloxon) etwa dreimal so häufig verordnet wie Morphin (◘ Tab. 17.1). Durch die Verfügbarkeit von Generika ist der Preisunterschied gegenüber Morphin zwar geringer geworden, aber immer noch erkennbar.

Das original zugelassene Kombinationspräparat *Targin*, das neben Oxycodon auch Naloxon enthält, soll die spastische Obstipation vermindern und hat sich 2024 auf dem Verordnungsniveau der generischen Oxycodon/Naloxon-Kombinationspräparate stabilisiert (◘ Tab. 17.1). Die vermeintliche Besserung der Darmfunktion durch die Kombination mit Naloxon war in Studien allerdings marginal; die meisten Patienten (45–70 %) benötigten weiterhin Laxantien (unter Placebo ca. 80 %; Meissner et al. 2009). Gleichzeitig wurden vermehrt Nebenwirkungen beobachtet, die zum Teil als Zeichen eines durch Naloxon induzierten Opioidentzuges erklärbar sind, wie Schwitzen, Diarrhö, Nausea, abdominelle Schmerzen, Unruhe, Muskelspasmen, Kopfschmerzen und Schwindel (Wilcock 2009). Ein klinischer Zusatznutzen ist bei Patienten mit regulärer Laxanzientherapie nicht gesichert. Daher wird der bereits seit 2012 von der Kassenärztlichen Bundesvereinigung nicht empfohlene Einsatz von Oxycodon/Naloxon (Kassenärztliche Bundesvereinigung 2012) auch im Opioidreport 2022 (Glaeske 2022) weiterhin kritisch gesehen.

17.2.5 Hydromorphon

Hydromorphon ist ein weiteres klassisches Opioidanalgetikum, das seit 1999 auch als orales Retardpräparat (*Palladon*) mit einer Wirkungsdauer von 12 h am Markt ist. Im Jahre 2006 wurde ein zweites retardiertes Hydromorphonpräparat eingeführt (*Jurnista*), das mit einem oralen osmotischen System eine einmal tägliche Gabe ermöglicht (Drover et al.

2002). Hydromorphon unterscheidet sich von Morphin nur durch eine 6-Oxogruppe und ist wie dieses ein voller μ-Rezeptoragonist. Auch die pharmakokinetischen Eigenschaften (orale Bioverfügbarkeit 40 %, Halbwertszeit 2,6 h) sind ähnlich wie bei Morphin. Nach einem Cochrane-Review wirkt Hydromorphon ähnlich wie Morphin und Oxycodon und hat ein ähnliches Nebenwirkungsprofil wie andere μ-Rezeptoragonisten (Bao et al. 2016). Auch 2024 ist Hydromorphon wie im Vorjahr wieder häufiger verordnet worden als zuvor (◘ Tab. 17.1).

17.2.6 Levomethadon und Methadon

Levomethadon (*L-Polamidon*) taucht als Fertigarzneimittel in zwei Positionen auf: Einmal als Analgetikum, bei dem die Verordnungszahlen 2024 im Vergleich zum Vorjahr deutlich angestiegen sind, zum anderen zur Substitutionsbehandlung (*L-Polamidon zur Substitution, L-Polaflux, Levo-Methasan, L-Poladdict*) opioidabhängiger Patienten, letzteres mit höheren Verordnungszahlen als Methadon (◘ Tab. 17.1).

17.2.7 Tapentadol

Tapentadol (*Palexia retard*) wurde im August 2010 in Deutschland zugelassen und wird 2024 weiterhin insgesamt häufiger als Morphin verordnet. Innerhalb der Gruppe zeigt sich eine Verschiebung mit sinkenden Verordnungszahlen des Originalpräparats *Palexia* zugunsten von Generika (◘ Tab. 17.1). Ähnlich wie Tramadol hemmt Tapentadol die neuronale Noradrenalinwiederaufnahme zusätzlich zur Aktivierung des μ-Rezeptors (Übersicht bei Frampton 2010). Damit erhält Tapentadol mit seinem dualen Wirkmechanismus gegenüber anderen Opioiden aber möglicherweise einen besonderen Stellenwert bei der Behandlung von gemischt nozizeptiv-neuropathischen Schmerzen (Alshehri 2023). Beide Wirkprinzipien tragen zur analgetischen Wirkung bei. Im Gegensatz zu Tramadol unterliegt Tapentadol ebenso wie andere stark wirksame Opioidanalgetika den betäubungsmittelrechtlichen Vorschriften, ist zur Behandlung starker chronischer Schmerzen zugelassen, wurde bisher jedoch vornehmlich bei Nichttumorschmerzen untersucht. Nach einem Cochrane Review scheint Tapentadol eine ähnliche Effektivität bei Tumorschmerzen zu haben wie Morphin oder Oxycodon (Wiffen et al. 2015). Es gibt allerdings Befunde, dass Tapentadol verglichen mit äquianalgetisch wirksamen Dosen der klassischen Opioide weniger die typischen unerwünschten Opioidwirkungen wie Atemdepression und spastische Obstipation aufweist (Langford et al. 2016). Mangels ausreichend valider Daten sah die Kassenärztliche Bundesvereinigung (2018) Tapentadol bis auf Weiteres nur als therapeutische Reserve für eine sehr überschaubare Anzahl klinischer Situationen an, in denen besser erprobte Wirkstoffe keine ausreichende Schmerzkontrolle zeigen (Kassenärztliche Bundesvereinigung 2018).

17.2.8 Schwach wirksame Opioidanalgetika

Das schwach wirksame Opioid Tramadol bleibt trotz einer erneut gegenüber dem Vorjahr geringeren Verordnungshäufigkeit weiterhin das am meisten verschriebene Opioid-Monopräparat (◘ Tab. 17.2). Es ist anzunehmen, dass ein Grund dafür die unkompliziertere Verschreibung ist: Tramadol unterliegt nicht der BtM-Verschreibungsverordnung (BtMVV). Es ist auch in fixer Kombination mit Paracetamol verfügbar. Diese Kombinationstherapie ist 2024 erneut häufiger verschrieben worden.

Unter den Kombinationspräparaten mit Opioiden nehmen Tilidinkombinationen insofern eine Sonderstellung ein, als sie für die Bekämpfung schwerer Schmerzen in ähnlicher Weise verwendet werden können wie stark wirkende Opioide, die unter der BtMVV stehen. Durch den Zusatz von Naloxon, welches nach intravenöser Zufuhr die Wirkung von Ti-

▢ Tab. 17.2 Verordnungen von Tramadol 2023. Angegeben sind die 2024 verordneten Tagesdosen, die Änderungen gegenüber 2023 und die mittleren Kosten je DDD 2024

Präparat	Bestandteile	DDD	Änderung	DDD-Nettokosten
		Mio.	%	Euro
Tramadol				
Tramadol Librapharm	Tramadol	23,0	(−15,4)	0,82
Tramadol-1 A Pharma	Tramadol	11,1	(+40,0)	0,88
Tramadol AL	Tramadol	5,9	(−22,1)	1,05
Tramadol AbZ	Tramadol	1,9	(+81,5)	0,75
Tramagit	Tramadol	1,9	(−17,6)	0,86
Tramal	Tramadol	1,6	(+19,1)	0,98
Tramabeta long	Tramadol	1,3	(+43,9)	0,76
Tramadol-ratiopharm	Tramadol	0,69	(−21,1)	1,01
Tramadolor	Tramadol	0,60	(+6,0)	1,24
Tramadol STADA	Tramadol	0,59	(−8,4)	0,92
		48,6	**(−3,5)**	**0,87**
Tramadolkombinationen				
Tramabian	Tramadol Paracetamol	2,0	(+4,1)	3,24
Tramadol/Paracetamol Aristo	Tramadol Paracetamol	0,38	(+74,7)	3,19
Zaldiar	Tramadol Paracetamol	0,17	(+23,4)	3,83
Tramadol/Paracetamol Denk	Tramadol Paracetamol	0,11	(+48,0)	3,55
		2,6	**(+13,3)**	**3,28**
Summe		**51,2**	**(−2,7)**	**1,00**

lidin antagonisiert, nach oraler Zufuhr jedoch infolge First-Pass-Metabolismus weitgehend inaktiviert wird und die analgetische Wirkung von Tilidin bzw. seines aktiven Metaboliten Nortilidin ungeschwächt zulässt, sind die retardierten Tilidinkombinationen aus den Bestimmungen der BtMVV ausgenommen. Die Verordnung dieser Präparate stagnierte 2023 auf hohem Niveau (▢ Tab. 17.3).

Bei den Kombinationspräparaten von Codein hat die Kombination mit Paracetamol in der Verordnungshäufigkeit 2024 wie im Vorjahr weiter abgenommen (▢ Tab. 17.4). Auch andere Codeinkombinationen sind 2024 in der Verordnungshäufigkeit deutlich zurückgegangen. Nach einem Cochrane-Review bewirkt Codein allein oder in Kombination mit Paracetamol bei einigen Patienten mit Tumorschmerzen eine gute Schmerzlinderung. Unklar ist jedoch, ob die Zugabe von Paracetamol die Wirkung verstärkt (Straube et al. 2014). Dagegen gibt es keine ausreichende Evidenz, ob

◻ Tab. 17.3 Verordnungen von Tilidinkombinationen 2024. Angegeben sind die 2024 verordneten Tagesdosen, die Änderungen gegenüber 2023 und die mittleren Kosten je DDD 2024

Präparat	Bestandteile	DDD	Änderung	DDD-Nettokosten
		Mio.	%	Euro
Tilidinkombinationen				
Tilidin AL comp	Tilidin Naloxon	88,0	(−21,1)	1,28
Tilidin comp STADA	Tilidin Naloxon	81,9	(+42,4)	1,25
Tilidin-1 A Pharma	Tilidin Naloxon	13,7	(+20,5)	1,41
Tilidin-ratiopharm plus	Tilidin Naloxon	1,9	(+2,4)	0,96
		185,5	**(+1,8)**	**1,27**
Summe		**185,5**	**(+1,8)**	**1,27**

◻ Tab. 17.4 Verordnungen von Codeinpräparaten 2024. Angegeben sind die 2024 verordneten Tagesdosen, die Änderungen gegenüber 2023 und die mittleren Kosten je DDD 2024

Präparat	Bestandteile	DDD	Änderung	DDD-Nettokosten
		Mio.	%	Euro
Codein mit Paracetamol				
Titretta	Paracetamol Codein	0,54	(−7,0)	0,47
Paracetamol AL comp	Paracetamol Codein	0,41	(+95,8)	3,45
Azur compositum SC	Paracetamol Codein	0,22	(−39,0)	3,33
Paracetamol comp STADA	Paracetamol Codein	0,17	(+10,8)	2,94
Gelonida Schmerz	Paracetamol Codein	0,16	(−38,5)	2,91
		1,5	**(−4,3)**	**2,25**
Andere Codeinkombinationen				
Dolomo TN	Acetylsalicylsäure Paracetamol Coffein/Codein	0,23	(−11,5)	3,02
Summe		**1,7**	**(−5,3)**	**2,35**

Paracetamol allein oder in Kombination mit Codein bei neuropathischen Schmerzen wirksam ist (Wiffen et al. 2016). Darüber hinaus gilt für Codein und ebenso für Tramadol, dass diese Medikamente keine Wirksamkeit haben bei den ca. 10 % der europäischen Bevölkerung, die keine CYP2D6 Aktivität haben. Andererseits können sie bei den etwa 1 bis 2 % der Bevölkerung, die ultraschnelle Metabolisierer sind, zu gefährlicher Atemdepression führen (insbesondere bei gestillten Kindern, deren Mütter mit Codein behandelt werden).

17.3 Nichtopioide Analgetika

Die nichtopioiden Analgetika Acetylsalicylsäure (ASS) und Paracetamol sind rezeptfrei und damit nur in Ausnahmefällen zu Lasten der gesetzlichen Krankenversicherung verschreibungsfähig. Die Verordnungen des einzigen erfassten ASS-Präparates im Analgetikabereich waren 2024 stark rückläufig, die von Paracetamol und Metamizol stiegen weiter an. (◘ Tab. 17.5). Viele Patienten bezahlen diese rezeptfreien Analgetika in Form der preiswerten Generika ohne Verordnung selbst, zumal die Zuzahlungsbeträge für verschreibungspflichtige Präparate oft über dem Gesamtpreis der Generika liegen. Paracetamol ist in Packungsgrößen, die mehr als 10 g Paracetamol enthalten, wegen der toxischen Effekte bei Überdosierung seit 2009 wieder rezeptpflichtig.

Das rezeptpflichtige Metamizol weist seit mehr als zehn Jahren kontinuierliche Zunahmen der Verordnung auf und ist auch 2024, diesem langjährigen Trend folgend, wieder häufiger verordnet worden (◘ Abb. 17.2, ◘ Tab. 17.5).

Es ist immer wieder darauf hingewiesen worden, dass die Gefahr der Sensibilisierung und Auslösung von Agranulozytosen und Schockreaktionen (nach i. v. Gabe) zu einer Einschränkung der Indikation für die Verwendung von Metamizol führen muss. Die zuverlässige schmerzstillende Wirkung von Metamizol wäre sicherer, wenn nicht der kritiklose Einsatz bei leichten Schmerz- und Fieberzuständen die Sensibilisierungsrate gegenüber Pyrazolanalgetika steigern würde. Obwohl das Anwendungsgebiet von Metamizol aus diesem Grunde erheblich eingeschränkt und die Rezeptpflicht angeordnet wurde, und obwohl das damalige Bundesgesundheitsamt 1987 für alle metamizolhaltigen Kombinationspräparate die Zulassung widerrufen hat, hält der Trend zur Mehrverordnung dieser Substanz kontinuierlich an.

Eine systematische Auswertung der Publikationen über die Risiken der Verwendung von Metamizol hat ergeben, dass ein 1,5- bis 40,2-fach gesteigertes Risiko für das Auftreten einer Agranulozytose gefunden wurde, während für eine aplastische Anämie kein höheres Risiko nach Metamizol beobachtet wurde (Andrade et al. 2016). Eine Auswertung von Spontanberichten der europäischen EudraVigilance-Datenbank für die Zeit von 1985 bis 2017 hat 1.448 Metamizol-assoziierte Agranulozytosen ergeben, von denen 16,2 % tödlich verliefen (Hoffmann et al. 2020). Der größte Teil der berichteten Agranulozytosefälle stammte aus Deutschland (42 %), davon allein 40 im Jahre 2017. Die realen Fallzahlen dürften aber weit höher liegen, da in Deutschland, auch bei den schweren unerwünschten Arzneimittelwirkungen, nur ein kleiner Teil gemeldet wird. Da die Agranulozytose nach Metamizol unabhängig von Dosierung und Anwendungsdauer auftreten kann, ist eine sorgfältige Beobachtung von Symptomen während der gesamten Behandlungsdauer erforderlich. Neben aktualisierten Hinweisen zum Agranulozytoserisiko (AKDÄ 2024) wurden 2024 auch Hinweise zum bisher weniger beachteten Risiko von Leberschäden wiederholt (Einhart und Rosien 2024).

Trotz aller Kritik an dem Arzneistoff muss auch bedacht werden, dass er oft eine der wenigen verbliebenen Therapiealternativen darstellt, da für viele alternative Wirkstoffe, wie die nachfolgend besprochenen nichtsteroidalen Antiphlogistika, auch zahlreiche Kontraindikationen bestehen, und dass insbesondere bei deren chronischem Gebrauch vermehrt ebenfalls nicht unerhebliche UAW, wie kardio-

◘ Tab. 17.5 Verordnungen von nichtopioiden Analgetika 2024. Angegeben sind die 2024 verordneten Tagesdosen, die Änderungen gegenüber 2023 und die mittleren Kosten je DDD 2024

Präparat	Bestandteile	DDD	Änderung	DDD-Nettokosten
		Mio.	%	Euro
Salicylate				
Ass Zentiva	Acetylsalicylsäure	5,3	(−72,6)	0,08
Paracetamol				
Ben-u-ron	Paracetamol	3,6	(+30,0)	0,91
Paracetamol-ratiopharm	Paracetamol	3,2	(+11,9)	1,01
Paracetamol AL	Paracetamol	1,8	(−13,3)	0,69
Paracetamol STADA	Paracetamol	1,00	(+14,7)	1,11
Paracetamol ADGC	Paracetamol	0,22	(−19,3)	0,34
Paracetamol Sanavita	Paracetamol	0,15	(−73,8)	0,64
Paracetamol-1 A Pharma	Paracetamol	0,09	(−38,8)	0,76
Paracetamol BC	Paracetamol	0,06	(−66,0)	0,96
		10,1	**(+3,7)**	**0,90**
Pyrazolderivate				
Novaminsulfon Lichtenstein	Metamizol	125,8	(+68,5)	1,11
Metamizol Zentiva	Metamizol	76,6	(−44,3)	1,45
Novaminsulfon-1 A Pharma	Metamizol	68,9	(+69,3)	1,45
Novaminsulfon-ratiopharm	Metamizol	24,5	(+5,0)	1,27
Novaminsulfon AbZ	Metamizol	4,6	(−10,4)	0,97
Metamizol AbZ	Metamizol	1,4	(−20,6)	1,50
Novalgin	Metamizol	0,61	(−16,5)	2,10
Metamizol Aristo	Metamizol	0,57	(−70,3)	1,09
Metamizol HEXAL	Metamizol	0,41	(−64,6)	1,25
Metamizol Heumann	Metamizol	0,32	(−55,5)	1,01
Berlosin	Metamizol	0,20	(−28,2)	1,58
		303,9	**(+5,6)**	**1,29**
Summe		**319,3**	**(+0,7)**	**1,26**

vaskuläre Ereignisse, Ulcera und Blutungen, beobachtet werden. In diesem Sinne fällt auf, dass Metamizol in der aktuellen RRISCUS 2.0 Liste „Potenziell inadäquate Medikation für ältere Menschen" (Mann et al. 2023) im Gegensatz zu vielen der nachfolgend beschriebenen nichtsteroidalen Antiphlogistika nicht als potentiell inadäquat geführt wird.

17.4 Nichtsteroidale Antiphlogistika

Nichtsteroidale Antiphlogistika werden seit über 100 Jahren zur Behandlung von Schmerzen und rheumatischen Entzündungen eingesetzt. Der gemeinsame Wirkungsmechanismus besteht in einer Hemmung der Cyclooxygenase, wodurch die Bildung von Prostaglandinen und Thromboxan vermindert wird (Vane 1971). Prostaglandine vermitteln einerseits Schmerz und Entzündungsprozesse, haben gleichzeitig aber auch schleimhautprotektive Effekte im Magendarmtrakt. Die längerfristige Anwendung nichtsteroidaler Antiphlogistika führt bei etwa 1 % der Patienten zu Krankenhauseinweisungen wegen Ulkuskomplikationen (Blutungen, Perforationen) mit jährlich tausenden von Todesfällen (Wolfe et al. 1999). Mit Einführung einer Prophylaxe gegen die gastrointestinalen Läsionen durch die Kombination von nichtsteroidalen Antiphlogistika mit Protonenpumpenhemmern ist das Risiko geringer geworden.

Die Entdeckung einer durch Entzündung induzierbaren Cyclooxygenase war der erste Hinweis auf zwei unterschiedliche Isoformen dieses Enzyms (Fu et al. 1990). Die Cyclooxygenase-1 (COX-1) wird in den meisten Körperzellen konstitutiv gebildet und regelt physiologische Funktionen wie Magenschleimhautprotektion, Thrombozytenaggregation, Nierendurchblutung und Elektrolythaushalt. Die Cyclooxygenase-2 (COX-2) wird in Entzündungszellen durch Zytokine und Endotoxin induziert und vermittelt vor allem Schmerz und Entzündungsprozesse. Dementsprechend entfalten nichtsteroidale Antiphlogistika ihre analgetischen und entzündungshemmenden Wirkungen über eine COX-2-Hemmung. Die typischen unerwünschten gastrointestinalen Nebenwirkungen entstehen jedoch vornehmlich über eine Hemmung der konstitutiven COX-1. Tatsächlich hemmten bereits die bis dahin bekannten nichtsteroidalen Antiphlogistika die beiden Isoenzyme in unterschiedlichem Ausmaß (Mitchell et al. 1993). Deshalb wurde durch die Entwicklung selektiver COX-2-Inhibitoren eine verbesserte gastrointestinale Verträglichkeit der Therapie mit nichtsteroidalen Antiphlogistika angestrebt, die sich jedoch auf magengesunde Patienten beschränkt. Spätere placebokontrollierte Langzeit-Studien zeigten allerdings ein erhöhtes kardiovaskuläres Risiko für die neu entwickelten COX-2-Inhibitoren (Coxib and traditional NSAID Trialists' Collaboration 2013). Nach Marktrücknahme mehrerer Coxibe (Literatur siehe Arzneiverordnungs-Report 2014) sind nur noch Celecoxib (*Celebrex*) und Etoricoxib (*Arcoxia*) mit zusätzlichen kardiovaskulären Kontraindikationen verfügbar.

17.4.1 Nichtselektive Cyclooxygenasehemmer

Nach den Erkenntnissen zum erhöhten kardiovaskulären Risiko der COX-2-Hemmstoffe und der Marktrücknahme von drei Präparaten dieser Gruppe zeigte sich, dass selbst die klassischen nichtselektiven Cyclooxygenasehemmer bei längerdauernder Anwendung ein erhöhtes kardiovaskuläres Risiko aufweisen (European Medicines Agency 2012). Bereits die erste große Metaanalyse (138 randomisierte Studien, 145.373 Teilnehmer) mit einem Vergleich von selektiven COX-2-Inhibitoren mit Placebo oder nichtselektiven nichtsteroidalen Antiphlogistika zeigte, dass nicht nur COX-2-Inhibitoren, sondern auch Ibuprofen und Diclofenac mit einem Anstieg des Risikos für vaskuläre Ereignisse assoziiert sind, nicht jedoch Naproxen, das die COX-1 stärker als die COX-2 hemmt (Kearney et al. 2006). Auch beim Schlaganfall ergab sich für alle Substanzen ein gegenüber Placebo erhöhtes Risiko, das bei Etoricoxib und Diclofenac mit einem Faktor 4 am ausgeprägtesten war. Die bisher größte Metaanalyse (280 placebokontrollierte Studien mit 124.513 Teilnehmern, 474 aktiv kontrollierte Studien mit 229.296 Teilnehmern) hat diese Ergebnisse weitgehend bestätigt. Die vaskulären Risiken von hochdosiertem Diclofenac und möglicherweise Ibuprofen sind mit denen von COX-2-Inhibito-

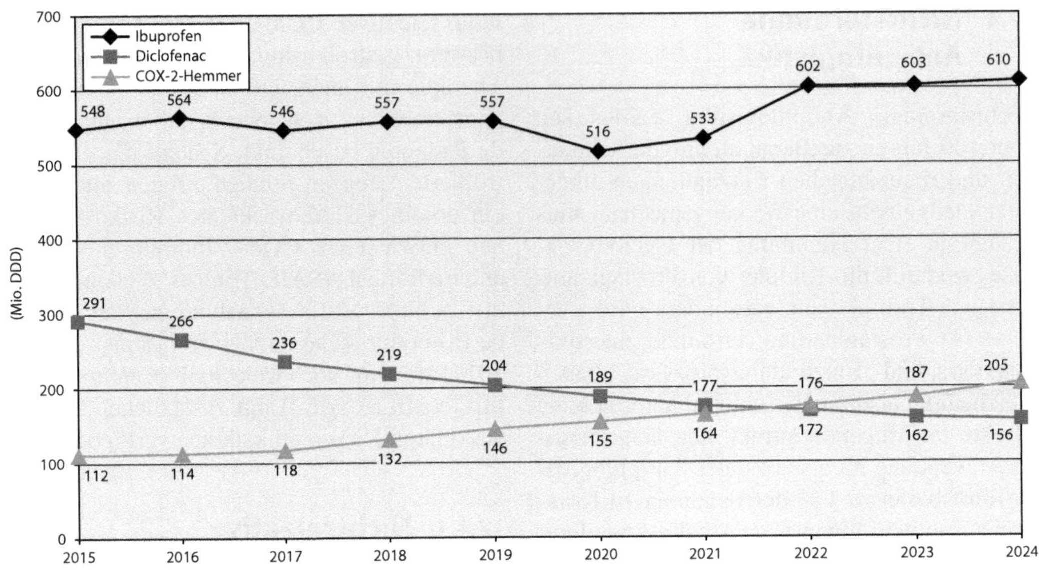

◻ Abb. 17.3 Verordnungen von nichtsteroidalen Antiphlogistika und COX-2-Hemmern 2015 bis 2024. Gesamtverordnungen nach definierten Tagesdosen

ren vergleichbar, während Naproxen geringere vaskuläre Risiken als andere nichtsteroidale Antiphlogistika aufweist (Coxib and traditional NSAID Trialists' Collaboration 2013). Für alle nichtsteroidalen Antiphlogistika gilt, dass sie in der niedrigsten effektiven Dosis und für einen möglichst kurzen Zeitraum verwendet werden sollen, um das Risiko so gering wie möglich zu halten (Patrono und Baigent 2015). Entsprechend erschienen 2023 auch Acetmetacin, Diclofenac, Ibuprofen, Meloxicam, Indometacin, Naproxen und Piroxicam, als potenziell inadäquate Medikation für Ältere auf der PRICUS 2.0 Liste (Mann et al. 2023), davon Ibuprofen und Naproxen abhängig von Dosierung, PPI-Gabe und Therapiedauer. Bei längerdauernden Behandlungen muss zudem besonders auf Interaktionen mit anderen Medikamenten geachtet werden (Übersicht bei Petri 2019).

Diese Erkenntnisse gewinnen zunehmend Einfluss auf die praktische Verordnung. Bei den nichtselektiven nichtsteroidalen Antiphlogistika hat Ibuprofen seine führende Stellung auch 2024 behauptet, während das über lange Jahre am meisten verordnete Diclofenac erneut zurückgegangen ist (◻ Abb. 17.3). Möglicherweise beruht der bevorzugte Einsatz von Ibuprofen auch darauf, dass für Diclofenac mehr Warnungen der Aufsichtsbehörden zu Kontraindikationen bei kardiovaskulären Erkrankungen bestehen (EMA 2013). Diclofenac hat immer noch eine erhebliche COX-1-Aktivität, so dass bei üblichen therapeutischen Plasmakonzentrationen die Prostaglandinbildung im Magen deutlich gehemmt wird (Cryer und Feldman 1998). Diclofenac zeigt auch ein höheres kardiovaskuläres Risiko als Ibuprofen (Coxib and traditional NSAID Trialists' Collaboration 2013). Das Auftreten einer Gastropathie kann bei Risikopatienten (insbesondere ältere Menschen) durch Protonenpumpenhemmer (z. B. Omeprazol) reduziert, aber nicht eliminiert werden (Chan et al. 2002).

Die nichtselektiven nichtsteroidalen Antiphlogistika sind mit Ausnahme von Ibuprofen, Naproxen und Meloxicam 2024 weniger verschrieben worden als im Vorjahr (◻ Tab. 17.6). Der starke Verordnungszuwachs von Naproxen könnte daran liegen, dass es gemäß mehrerer Untersuchungen das geringste kardiovaskuläre Risiko unter den nichtsteroidalen

◘ Tab. 17.6 Verordnungen von Antirheumatika und Antiphlogistika 2024. Angegeben sind die 2024 verordneten Tagesdosen, die Änderungen gegenüber 20223 und die mittleren Kosten je DDD 2024

Präparat	Bestandteile	DDD	Änderung	DDD-Nettokosten
		Mio.	%	Euro
Diclofenac				
Diclofenac Natrium Micro Labs	Diclofenac	48,3	(−4,5)	0,35
Diclo-1 A Pharma	Diclofenac	24,0	(−11,1)	0,37
Voltaren	Diclofenac	20,1	(−3,0)	0,46
Dicloklaph	Diclofenac	17,0	(−15,0)	0,26
Diclo/Diclofenac-ratiopharm	Diclofenac	15,0	(+37,0)	0,31
Diclofenac AL	Diclofenac	14,4	(−11,0)	0,38
Diclac	Diclofenac	5,1	(−36,3)	0,51
Diclo KD	Diclofenac	4,7	(+9,3)	0,40
Diclofenac Heumann	Diclofenac	2,1	(+205,7)	0,20
		150,6	**(−4,9)**	**0,36**
Ibuprofen				
Ibuflam/-Lysin	Ibuprofen	391,4	(+2,5)	0,47
Ibu-1 A Pharma	Ibuprofen	122,2	(−3,9)	0,47
Ibuprofen AbZ	Ibuprofen	45,0	(+41,5)	0,54
Ibu/Ibu Lysin-ratiopharm	Ibuprofen	18,2	(+17,0)	0,53
Ibuprofen/Ibu-Lysin AL	Ibuprofen	8,0	(−49,4)	0,60
Nurofen	Ibuprofen	6,1	(−42,2)	1,06
Ibuprofen/Ibu-PUREN	Ibuprofen	4,6	(+2,6)	0,44
Ibuprofen/Ibu-Lysin STADA	Ibuprofen	4,6	(+35,8)	0,57
IbuHEXAL/Ibu Lysin HEXAL	Ibuprofen	3,6	(+34,7)	0,42
Ibuprofen Denk	Ibuprofen	2,4	(+33,4)	0,44
Ibuprofen/Ibu Atid	Ibuprofen	2,1	(−58,9)	0,56
Ibuprofen Pädia	Ibuprofen	0,35	(+3,1)	1,76
Dolormin/-extra/-Migräne	Ibuprofen	0,34	(−76,8)	0,70
Ibu Zentiva	Ibuprofen	0,25	(+14,9)	0,33
Ibudex	Ibuprofen	0,17	(−9,6)	0,75
		609,2	**(+1,2)**	**0,48**
Indometacin				
Indometacin AL	Indometacin	1,4	(−18,7)	0,35

◘ Tab. 17.6 (Fortsetzung)

Präparat	Bestandteile	DDD	Änderung	DDD-Nettokosten
		Mio.	%	Euro
Piroxicam				
Piroxicam AbZ	Piroxicam	1,6	(+81,8)	0,38
Piroxicam HEXAL	Piroxicam	0,85	(−48,7)	0,31
		2,4	**(−4,0)**	**0,35**
Acemetacin				
Rantudil	Acemetacin	2,0	(+21,6)	0,75
Acemetacin STADA	Acemetacin	0,61	(−42,0)	0,62
		2,6	**(−3,3)**	**0,72**
Naproxen und Kombinationen				
Naproxen-1 A Pharma	Naproxen	32,7	(+22,3)	0,36
Naproxen STADA	Naproxen	17,3	(+149,5)	0,35
Vimovo	Naproxen Esomeprazol	11,8	(+1,0)	0,68
Naproxen Aristo	Naproxen	4,6	(−48,8)	0,39
Naproxen HEXAL	Naproxen	4,3	(−17,6)	0,51
Naproxen AL	Naproxen	1,2	(−86,3)	0,48
		71,9	**(+5,1)**	**0,43**
Meloxicam				
Meloxicam AL	Meloxicam	2,5	(+139,8)	0,34
Meloxicam STADA	Meloxicam	0,96	(−4,0)	0,31
		3,5	**(+70,1)**	**0,33**
Andere nichtsteroidale Antiphlogistika				
Diclofenac/Omeprazol Aristo	Diclofenac Omeprazol	4,8	(+34,8)	0,65
Sympal	Dexketoprofen	1,2	(−8,7)	1,86
Gabrilen	Ketoprofen	0,80	(−4,7)	0,48
		6,8	**(+19,3)**	**0,84**
Summe		**848,4**	**(+0,6)**	**0,46**

Antiphlogistika aufweisen soll (Kearney et al. 2006; Coxib and traditional NSAID Trialists' Collaboration 2013). Das gastrointestinale Risiko ist unter Naproxen jedoch deutlich erhöht.

Das langwirkende nichtsteroidale Antiphlogistikum Piroxicam wurde 2024 weniger häufiger verordnet als im Vorjahr. Piroxicam führt zu einem wesentlich höheren Risiko von

Ulkusblutungen als das präferentiell COX-2-hemmende Diclofenac (Langman et al. 1994). Die lange Verweildauer im Organismus (Halbwertszeit 40 h) birgt die Gefahr, dass Piroxicam sich selbst bei einmal täglicher Gabe im Körper anreichert und kumulative Überdosierungserscheinungen entstehen. Für viele rheumatische Erkrankungen sind Antiphlogistika mit kurzer Wirkungsdauer besser steuerbar, weil man damit die tageszeitlich stark schwankende Schmerzsymptomatik gezielter unterdrücken kann als mit einem lang wirkenden Therapeutikum. Seit vielen Jahren empfiehlt die EMA daher Anwendungsbeschränkungen für Piroxicam (nur noch zweite Wahl, maximal 20 mg pro Tag, Überprüfung nach 14 Tagen; European Medicines Agency 2007). Sie sind in den Stufenplanbescheid des Bundesinstituts für Arzneimittel eingegangen und der Ärzteschaft über einen Rote-Hand-Brief mitgeteilt worden (Piroxicam Rote-Hand-Brief 2007).

Indometacin zeichnet sich unter den nichtsteroidalen Antiphlogistika durch einen schnellen Wirkungseintritt aus, weist aber gleichzeitig auch intensive unerwünschte Wirkungen auf. In einer Metaanalyse über 45 klinische Studien zeigte Indometacin gastrointestinale Nebenwirkungen schon nach 7 Tagen, andere nichtsteroidale Antiphlogistika erst nach 2–3 Monaten (Richy et al. 2004).

Als präferentieller COX-2-Inhibitor wurde 1996 Meloxicam in Deutschland zugelassen. Es hemmt die COX-2 stärker als die COX-1 und weist damit eine dem Diclofenac vergleichbare Selektivität auf. Nach anfänglicher Euphorie war die Verordnung seit 10 Jahren rückläufig, im Vergleich zum Vorjahr ist 2024 jedoch wieder ein deutlicher Anstieg zu erkennen. (◘ Tab. 17.6).

17.4.2 COX-2-Hemmer

Celecoxib (*Celebrex*) wurde 2000 als erster selektiver COX-2-Hemmer zu Behandlung von aktivierten Arthrosen und rheumatoider Arthritis zugelassen. Nach Bekanntwerden von Daten einer Langzeitstudie zur Prävention kolorektaler Adenome (APC-Trial) mit Celecoxib zeigte sich auch für diese Substanz ein dosis- und therapiedauerabhängig erhöhtes Risiko von Myokardinfarkten und Schlaganfällen gegenüber einer Placebobehandlung (Solomon et al. 2005). Daraufhin haben die amerikanische Food and Drug Administration und die European Medicines Agency zusätzliche Kontraindikationen für Patienten mit Herzinsuffizienz, koronarer Herzkrankheit, peripherer arterieller Verschlusskrankheit und zerebrovaskulären Krankheiten verfügt. Auch Etoricoxib ist mit potentiellen kardiovaskulären Risiken belastet. Weiterhin wurde speziell für Etoricoxib als zusätzliche Maßnahme eine Kontraindikation bei Patienten mit Hypertonie und ungenügender Blutdruckkontrolle festgelegt (European Medicines Agency 2005).

Nach den regulatorischen Entscheidungen der FDA und der EMA wurde eine Vielzahl von Metaanalysen klinischer Studien veröffentlicht, um die kardiovaskulären Risiken der COX-2-Hemmer aufzuklären. Die drei größten Metaanalysen wurden bereits im vorangehenden Abschnitt über nicht-selektive Cyclooxygenasehemmer (► Abschn. 17.4.1) dargestellt (Kearney et al. 2006; Coxib and traditional NSAID Trialists' Collaboration 2013). Die Ergebnisse dieser Metaanalysen waren auch die Basis für Therapieempfehlungen in einem Positionspapier der ESC-Arbeitsgruppe für kardiovaskuläre Pharmakotherapie (Schmidt et al. 2016). Danach erfordert die Verordnung von nichtsteroidalen Antiphlogistika eine sorgfältige Bewertung des Risikos von Herz-Kreislauf-Komplikationen und Blutungen. Diclofenac ist sogar bei vielen kardiovaskulären Erkrankungen kontraindiziert.

Trotz aller Diskussionen über die erhöhten kardiovaskulären Risiken wurden Celecoxib und Etoricoxib auch 2024 erneut häufiger verschrieben als im Vorjahr (◘ Tab. 17.7). Auch 2024 lagen die Verordnungen der beiden selektiven COX-2-Hemmstoffe zusammen über denen von Diclofenac.

◘ Tab. 17.7 Verordnungen von Cox-2-Inhibitoren 2024. Angegeben sind die 2024 verordneten Tagesdosen, die Änderungen gegenüber 2023 und die mittleren Kosten je DDD 2024

Präparat	Bestandteile	DDD	Änderung	DDD-Nettokosten
		Mio.	%	Euro
Celecoxib				
Celecoxib Micro Labs	Celecoxib	10,9	(−17,4)	0,46
Celecaxiro	Celecoxib	8,9	(−12,6)	0,49
Celecoxib Heumann	Celecoxib	4,6	(−21,8)	0,40
Celebrex	Celecoxib	2,6	(+916,0)	1,16
Celecoxib STADA	Celecoxib	2,3	(+203,3)	0,46
Celecoxib Aurobindo	Celecoxib	2,1	(+52,2)	0,48
Celecoxib AL	Celecoxib	1,7	(+85,0)	0,47
Celecoxib Zentiva	Celecoxib	0,95	(+30,2)	0,51
Celecoxib beta	Celecoxib	0,91	(+19,4)	0,53
		35,0	**(+2,7)**	**0,52**
Etoricoxib				
Etoricoxib Micro Labs	Etoricoxib	74,7	(+6,2)	0,40
Etoricoxib Zentiva	Etoricoxib	53,6	(+57,1)	0,37
Etoricoxib Basics	Etoricoxib	9,1	(−16,2)	0,35
Etoricoxib Mylan	Etoricoxib	8,4	(+8,5)	0,35
Etoricoxib Heumann	Etoricoxib	8,2	(−14,9)	0,34
Etoricoxib beta	Etoricoxib	5,1	(−26,0)	0,33
Etoricoxib AL	Etoricoxib	2,2	(−1,3)	0,38
Etoricoxib STADA	Etoricoxib	2,1	(−6,7)	0,40
Etorican	Etoricoxib	1,8	(−3,2)	0,37
Etoricox AbZ	Etoricoxib	1,0	(−33,3)	0,38
		166,2	**(+12,7)**	**0,38**
Summe		**201,2**	**(+10,8)**	**0,40**

17.5 Topische Antiphlogistika

Die topisch anzuwendenden antiphlogistischen Externa fallen, da nicht rezeptpflichtig, seit Anfang 2004 unter die Regelung des Ausschlusses von GKV-Verordnungen. Dadurch erklären sich auch die geringen Verordnungszahlen, so dass auch 2024 mit dem pflanzlich-homöapathischen *Traumeel S* und dem Diclofenac-Präparat *Voltaren topisch* nur 2 topische Präparate (2003: 39 Präparate) mit weiter rückläufigen Verordnungen vertreten sind (◘ Tab. 17.8). Die Aufbringung der nichtsteroidalen Antiphlogistika auf der Haut führt zwar in anwendungsnahen Regionen zu hohen wirksamen Konzentrationen, in tiefen Be-

◘ Tab. 17.8 Verordnungen von topischen Antirheumatika 2024. Angegeben sind die 2024 verordneten Tagesdosen, die Änderungen gegenüber 2023 und die mittleren Kosten je DDD 2024

Präparat	Bestandteile	DDD	Änderung	DDD-Nettokosten
		Mio.	%	Euro
Topische Antirheumatika				
Traumeel S Salbe	Arnika D3 Calendula Ø Hamamelis Ø Echinacea ang. Ø Echinacea purp. Ø Chamomilla Ø Symphytum D4 Bellis perennis Ø Hypericum D6 Millefolium Ø Aconitum D1 Belladonna D1 Mercurius sol. D6 Hepar sulfuris D6	0,51	(−8,5)	0,34
Voltaren topisch	Diclofenac	0,19	(−12,9)	1,36
		0,70	**(−9,7)**	**0,61**
Summe		**0,70**	**(−9,7)**	**0,61**

reichen (z. B. in den großen Gelenken) sind die erreichten Konzentrationen jedoch mit den Plasmaspiegeln identisch (Literatur im Arzneiverordnungs-Report 2004). Hierbei bestehen große Unterschiede zwischen verschiedenen pharmazeutischen Formulierungen, so dass die Bewertung dieser Präparate uneinheitlich ist (Derry et al. 2017). Nach einer generell sehr kritischen Betrachtung in älteren Publikationen hat die topische Anwendung in aktuellen Übersichtsarbeiten aber eine gewisse Rehabilitation erfahren, da der topischen Anwendung eine vergleichbare Wirksamkeit bei weniger systemischen Nebenwirkungen attestiert wird (da Costa et al. 2021). Allerdings stellt aus topischer Anwendung auf die Haut beim Waschen ins Abwasser gelangendes Diclofenac ein Umweltschutzproblem dar und zählt daher zu den wenigen Arzneistoffen, für die im Abwasser urbaner Kläranlagen ein Monitoring vorgeschrieben wird (Europäische Union 2024).

Literatur

Alshehri FS (2023) Tapentadol: a review of experimental pharmacology studies, clinical trials, and recent findings. Drug Des Devel Ther 17:851–861

Andrade S, Bartels DB, Lange R, Sandford L, Gurwitz J (2016) Safety of metamizole: a systematic review of the literature. J Clin Pharm Ther 41:459–477

Arzneimittelkommission der deutschen Ärzteschaft (2007) Empfehlungen zur Therapie von Tumorschmerzen, 3. Aufl. AVP-Sonderheft Therapieempfehlungen. http://www.akdae.de/35/10/66-Tumorschmerzen-2007-3Auflage.pdf

Arzneimittelkommission der deutschen Ärzteschaft (2012) Die unkritische Anwendung von Fentanylpflastern erhöht das Risiko für schwerwiegende Nebenwirkungen (UAW-News International). Dtsch Ärztebl 109:A724–A725

Arzneimittelkommission der deutschen Ärzteschaft (2022) Information zu Fentanyl (transmukosaler Verabreichungsweg): Abhängigkeitspotenzial. https://www.akdae.de/arzneimittelsicherheit/drug-safety-mail/newsdetail/drug-safety-mail-2022-04

Arzneimittelkommission der deutschen Ärzteschaft (2024) Rote-Hand-Brief zu Metamizol-haltigen Arz neimitteln: Wichtige Maßnahmen zur Minimierung der schwerwiegenden Folgen des bekannten Risikos für Agranulozytose. https://www.akdae.de/arzneimittelsicherheit/drug-safety-mail/newsdetail/drug-safety-mail-2024-50

Bao YJ, Hou W, Kong XY, Yang L, Xia J, Hua BJ, Knaggs R (2016) Hydromorphone for cancer pain. Cochrane Database Syst Rev. https://doi.org/10.1002/14651858.CD011108.pub2

Bohnert AS, Valenstein M, Bair MJ, Ganoczy D, McCarthy JF, Ilgen MA, Blow FC (2011) Association between opioid prescribing patterns and opioid overdose-related deaths. JAMA 305:1315–1321

Brat GA, Agniel D, Beam A, Yorkgitis B, Bickel M, Homer M, Fox KP, Knecht DB, McMahill-Walraven CN, Palmer N, Kohane I (2018) Postsurgical prescriptions for opioid naïve patients and association with overdose and misuse: retrospective cohort study. Brit Med J 360:j5790

Bundesärztekammer (BÄK), Kassenärztliche Bundesvereinigung (KBV), Arbeitsgemeinschaft der Wissenschaftlichen Medizinischen Fachgesellschaften (AWMF) (2017) Nationale VersorgungsLeitlinie Nicht-spezifischer Kreuzschmerz – Langfassung, 2. Aufl. https://doi.org/10.6101/AZQ/000353

Busse JW, Wang L, Kamaleldin M, Craigie S, Riva JJ, Montoya L, Mulla SM, Lopes LC, Vogel N, Chen E, Kirmayr K, De Oliveira K, Olivieri L, Kaushal A, Chaparro LE, Oyberman I, Agarwal A, Couban R, Tsoi L, Lam T, Vandvik PO, Hsu S, Bala MM, Schandelmaier S, Scheidecker A, Ebrahim S, Ashoorion V, Rehman Y, Hong PJ, Ross S, Johnston BC, Kunz R, Sun X, Buckley N, Sessler DI, Guyatt GH (2018) Opioids for chronic noncancer pain: a systematic review and meta-analysis. JAMA 320:2448–2460

Chan FK, Hung LC, Suen BY, Wu JC, Lee KC, Leung VK, Hui AJ, To KF, Leung WK, Wong VW, Chung SC, Sung JJ (2002) Celecoxib versus diclofenac and omeprazole in reducing the risk of recurrent ulcer bleeding in patients with arthritis. N Engl J Med 347:2104–2110

da Costa BR, Pereira TV, Saadat P, Rudnicki M, Iskander SM, Bodmer NS, Bobos P, Gao L, Kiyomoto HD, Montezuma T, Almeida MO, Cheng PS, Hincapié CA, Hari R, Sutton AJ, Tugwell P, Hawker GA, Jüni P (2021) Effectiveness and safety of non-steroidal anti-inflammatory drugs and opioid treatment for knee and hip osteoarthritis: network meta-analysis. BMJ. https://doi.org/10.1136/bmj.n2321

Coxib and traditional NSAID Trialists' (CNT) Collaboration (2013) Vascular and upper gastrointestinal effects of non-steroidal anti-inflammatory drugs: meta-analyses of individual participant data from randomised trials. Lancet 382:769–779

Cryer B, Feldman M (1998) Cyclooxygenase-1 and cyclooxygenase-2 selectivity of widely used nonsteroidal anti-inflammatory drugs. Am J Med 104:413–421

Derry S, Wiffen PJ, Kalso EA, Bell RF, Aldington D, Phillips T, Gaskell H, Moore RA (2017) Topical analgesics for acute and chronic pain in adults – an overview of Cochrane Reviews. Cochrane Database Syst Rev. https://doi.org/10.1002/14651858.CD008609.pub2

Drover DR, Angst MS, Valle M, Ramaswamy B, Naidu S, Stanski DR, Verotta D (2002) Input characteristics and bioavailability after administration of immediate and a new extended-release formulation of hydromorphone in healthy volunteers. Anesthesiology 97:827–836

Einhart N, Rosien U (2024) Akutes Leberversagen nach Einnahme von Metamizol. Akutes Leberversagen nach Einnahme von Metamizol. Arzneiverordn Prax 51:183–184 (https://www.akdae.de/fileadmin/user_upload/akdae/Arzneimitteltherapie/AVP/Artikel/2024-2/183.pdf)

Europäische Union (2024) Richtlinie (EU) 2024/3019 des Europäischen Parlaments und des Rates vom 27. November 2024 über die Behandlung von kommunalem Abwasser. http://data.europa.eu/eli/dir/2024/3019/oj

European Medicines Agency (2005) Public statement. European medicines agency announces regulatory action on COX-2 inhibitors. http://www.emea.eu.int/htms/hotpress/d6275705.htm. Zugegriffen: 17. Febr. 2005

European Medicines Agency (2007) Press release. European medicines agency recommends restricted use for piroxicam. http://www.emea.europa.eu/pdfs/human/press/pr/26514407en.pdf. Zugegriffen: 25. Juni 2007

European Medicines Agency (2012) European Medicines Agency finalises review of recent published data on cardiovascular safety of NSAIDs (Press release 19. Okt. 2012)

European Medicines Agency (2013) New safety advice for diclofenac. https://www.ema.europa.eu/en/documents/referral/diclofenac-article-31-referral-new-safety-advice-diclofenac_en.pdf. Zugegriffen: 29. Aug. 2023

Fallon M, Giusti R, Aielli F, Hoskin P, Rolke R, Sharma M, Ripamonti CI, Guidelines Committee ESMO (2018) Management of cancer pain in adult patients: ESMO Clinical Practice Guidelines. Ann Oncol 29(Suppl 4):iv191–iv166

Foster B, Twycross R, Mihalyo M, Wilcock A (2013) Buprenorphine. J Pain Symptom Manag 45:939–949

Frampton JE (2010) Tapentadol immediate release: a review of its use in the treatment of moderate to severe acute pain. Drugs 70:1719–1743

Fu JY, Masferrer JL, Seibert K, Raz A, Needlemam P (1990) The induction and suppression of prostaglandin H2 synthase (cyclooxygenase) in human monocytes. J Biol Chem 265:16737–16740

Garbe E, Jobski K, Schmid U (2012) Utilisation of transdermal fentanyl in Germany from 2004 to 2006. Pharmacoepidemiol Drug Saf 21:191–198

Glaeske G (Hrsg) Opioidreport 2022. socium Forschungszentrum Ungleichheit und Sozialpolitik. Bremen 2022. https://www.hkk.de/fileadmin/dateien/allgemeines_uebergeordnet/reports/gesundheitsreports/2022_hkk_gesundheitsreport_opioide_web.pdf. Zugegriffen: 29. Aug. 2023

Häuser W, Petzke F, Radburch L (2020) Die US-amerikanische Opioidepidemie bedroht Deutschland. Schmerz 34:1–3

Healton C, Pack R, Galea S (2019) The opioid crisis, corporate responsibility, and lessons from the tobacco master settlement agreement. JAMA. https://doi.org/10.1001/jama.2019.17144

Hoffmann F, Bantel C, Jobski K (2020) Agranulocytosis attributed to metamizole: an analysis of spontaneous reports in Eudra vigilance 1985–2017. Basic Clin Pharmacol Toxicol 126:116–126

Jeffery MM, Chaisson CE, Hane C, Rumanes L, Tucker J, Hang L, McCoy R, Chen CL, Bicket MC, Hooten WM, Larochelle M, Becker WC, Kornegay C, Racoosin JA, Sanghavi D (2020) Assessment of potentially inappropriate prescribing of opioid analgesics requiring prior opioid tolerance. JAMA Netw Open 3:e202875

Kassenärztliche Bundesvereinigung (2012) Oxycodon/Naloxon. Wirkstoff aktuell Ausgabe 6/2012. http://www.akdae.de/Arzneimitteltherapie/WA/Archiv/Oxycodon-Naloxon.pdf

Kassenärztliche Bundesvereinigung (2018) Tapentadol. Wirkstoff aktuell Ausgabe 5/2018. http://www.akdae.de/Arzneimitteltherapie/WA/Archiv/Tapentadol.pdf

Kaye AD, Jones MR, Kaye AM, Ripoll JG, Galan V, Beakley BD, Calixto F, Bolden JL, Urman RD, Manchikanti L (2017) Prescription opioid abuse in chronic pain: an updated review of opioid abuse predictors and strategies to curb opioid abuse: part 1. Pain Phys 20:93–109

Kearney PM, Baigent C, Godwin J, Halls H, Emberson JR, Patrono C (2006) Do selective cyclo-oxygenase-2 inhibitors and traditional non-steroidal anti-inflammatory drugs increase the risk of atherothrombosis? Meta-analysis of randomised trials. BMJ 2006(332):1302–1308

Langford RM, Knaggs R, Farguhar-Smith P, Dickenson AH (2016) Is tapentalol different from classical opioids? A review of the evidence. Brit J Pain 10:217–221

Langman MJ, Weil J, Wainwright P, Lawson DH, Rawlins MD, Logan RF, Murphy M, Vessey MP, Colin-Jones DG (1994) Risks of bleeding peptic ulcer associated with individual non-steroidal anti-inflammatory drugs. Lancet 323:1075–1052

Mann NK, Mathes T, Sönnichsen A, Pieper D, Klager E, Moussa M, Thürmann PA (2023) Potentially Inadequate Medications in the Elderly: PRISCUS 2.0. Dtsch Ärztebl Int 120(1–2):3–10. https://doi.org/10.3238/arztebl.m2022.0377

Meissner W, Leyendecker P, Mueller-Lissner S, Nadstawek J, Hopp M, Ruckes C, Wirz S, Fleischer W, Reimer K (2009) A randomised controlled trial with prolonged-release oral oxycodone and naloxone to prevent and reverse opioid-induced constipation. Eur J Pain 13:56–64

Mitchell JA, Akarasereenont P, Thiemermann C, Flower RJ, Vane JR (1993) Selectivity of nonsteroidal anti-inflammatory drugs as inhibitors of constitutive and inducible cyclooxygenase. Proc Natl Acad Sci USA 90:11693–11697

Oliveira CB, Maher CG, Pinto RZ, Traeger AC, Lin CC, Chenot JF, van Tulder M, Koes BW (2018) Clinical practice guidelines for the management of non-specific low back pain in primary care: an updated overview. Eur Spine J 27:2791–2803

Paice JA, Bohlke K, Barton D, Craig DS, El-Jawahri A, Hershman DL, Kong LR, Kurita GP, LeBlanc TW, Mercadante S, Novick KLM, Sedhom R, Seigel C, Stimmel J, Bruera E (2023) Use of opioids for adults with pain from cancer or cancer treatment: ASCO guideline. J Clin Oncol 41:914–930

Patrono C, Baigent C (2015) Nonsteroidal anti-inflammatory drugs and the heart. Circulation 129:907–916

Petri H (2019) Interaktionspotential traditioneller NSAR und der Coxibe. Dtsch Ärztebl 116:111–113

Piroxicam Rote-Hand-Brief (2007) Neue Anwendungsbeschränkungen für die systemische Anwendung von Piroxicam aufgrund gastrointestinaler Nebenwirkungen und Hautreaktionen. http://www.akdae.de/20/40/Archiv/2007/40-20071011.pdf

Reinecke H, Weber C, Lange K, Simon M, Stein C, Sorgatz H (2015) Analgesic efficacy of opioids in chronic pain: recent meta-analyses. Br J Pharmacol 172:324–333

Richy F, Bruyere O, Ethgen O, Rabenda V, Bouvenot G, Audran M, Herrero-Beaumont G, Moore A, Eliakim R, Haim M, Reginster JY (2004) Time dependent risk of gastrointestinal complications induced by non-steroidal anti-inflammatory drug use: a consensus statement using a meta-analytic approach. Ann Rheum Dis 63:759–766

Rosner B, Neicun J, Yang JC, Roman-Urrestarazu A (2019) Opioid prescription patterns in Germany and the global opioid epidemic: systematic review of available evidence. PLoS ONE 14(8):e221153. https://doi.org/10.1371/journal.pone.0221153

Schlereth T et al (2019) Diagnose und nicht interventionelle Therapie neuropathischer Schmerzen, S2k-Leitlinie. In: Deutsche Gesellschaft für Neurologie (Hrsg) Leitlinien für Diagnostik und Therapie in der Neurologie. http://www.dgn.org/leitlinien. Zugegriffen 29. Aug. 2023

Schmidt M, Lamberts M, Olsen AM, Fosbøll E, Niessner A, Tamargo J, Rosano G, Agewall S, Kaski JC, Kjeldsen K, Lewis BS, Torp-Pedersen C (2016) Cardiovascular safety of non-aspirin non-steroidal anti-inflammatory drugs: review and position paper by the working group for cardiovascular pharmacotherapy of the European Society of Cardiology. Eur Heart J 37:1015–1023

Schmidt-Hansen M, Bromham N, Taubert M, Arnold S, Hilgart JS (2015) Buprenorphine for treating cancer pain. Cochrane Database Syst Rev. https://doi.org/10.1002/14651858.CD009596.pub4

Soliman N, Moisset X, Ferraro MC, de Andrade DC, Baron R, Belton J, Bennett DLH, Calvo M, Dougherty P, Gilron I, Hietaharju AJ, Hosomi K, Kamerman PR, Kemp H, Enax-Krumova EK, McNicol E, Price TJ, Raja SN, Rice ASC, Smith BH, Talkington F, Truini A, Vollert J, Attal N, Finnerup NB, Haroutounian S, NeuPSIG Review Update Study Group (2025) Pharmacotherapy and non-invasive neuromodulation for neuropathic pain: a systematic review and meta-analysis. Lancet Neurol 24:413–428

Solomon SD, McMurray JJ, Pfeffer MA, Wittes J, Fowler R, Finn P, Anderson WF, Zauber A, Hawk E, Bertagnolli M (2005) Cardiovascular risk associated with celecoxib in a clinical trial for colorectal adenoma prevention. N Engl J Med 352:1071–1080

Spithoff S, Leece P, Sullivan F, Persaud N, Belesiotis P, Steiner L (2020) Drivers of the opioid crisis: an appraisal of financial conflicts of interest in clinical practice guideline panels at the peak of opioid prescribing. PLoS ONE 15(1):e227045. https://doi.org/10.1371/journal.pone.0227045

Statista (2025) Anzahl der Drogentoten in Deutschland bis 2024. https://de.statista.com/statistik/daten/studie/403/umfrage/todesfaelle-durch-den-konsum-illegaler-drogen/

Straube C, Derry S, Jackson KC, Wiffen PJ, Bell RF, Strassels S, Straube S (2014) Codeine, alone and with paracetamol (acetaminophen), for cancer pain. Cochrane Database Syst Rev. https://doi.org/10.1002/14651858.CD006601.pub4

Swarm RA, Paice JA, Anghelescu DL, Are M, Bruce JY, Buga S, Chwistek M, Cleeland C, Craig D, Gafford E, Greenlee H, Hansen E, Kamal AH, Kamdar MM, LeGrand S, Mackey S, McDowell MR, Moryl N, Nabell LM, Nesbit S, O'Connor N, Rabow MW, Rickerson E, Shatsky R, Sindt J, Urba SG, Youngwerth JM, Hammond LJ, Gurski LA (2019) Adult cancer pain, version 3.2019, NCCN clinical practice guidelines in oncology. J Natl Compr Canc Netw 17:977–1007

Vane JR (1971) Inhibition of prostaglandin synthesis as a mechanism of action for Aspirin-like drugs. Nat New Biol 231:232–235

Wiffen PJ, Derry S, Naessens K, Bell RF (2015) Oral tapentalol for cancer pain. Cochrane Database Syst Rev. https://doi.org/10.1002/14651858.CD011460.pub2

Wiffen PJ, Knaggs R, Derry S, Cole P, Phillips T, Moore RA (2016) Paracetamol (acetaminophen) with or without codeine or dihydrocodeine for neuropathic pain in adults. Cochrane Database Syst Rev. https://doi.org/10.1002/14651858.CD012227.pub2

Wilcock A (2009) Prolonged-release naloxone can cause systemic opioid withdrawal. Eur J Pain 1001:13

Wolfe MM, Lichtenstein DR, Singh G (1999) Gastrointestinal toxicity of nonsteroidal antiinflammatory drugs. N Engl J Med 340:1888–1899

World Health Organization (WHO) (1986) Cancer pain relief. World Health Organization Publications, Geneva

World Health Organization (WHO) (2018) WHO Guidelines for the pharmacologic and radiotherapeutic management of cancer pain in adults and adolescents. https://www.ncbi.nlm.nih.gov/books/NBK537492/

World Health Organization (WHO) (2023) WHO guideline for non-surgical management of chronic primary low back pain in adults in primary and community care settings. World Health Organization, Geneva (https://www.who.int/publications/i/item/9789240081789)

Migräne

Jan Matthes

Auf einen Blick

Verordnungsprofil Unter den 3.000 meistverordneten Arzneimitteln finden sich „Triptane" als für die Behandlung von Migräneattacken zugelassene Agonisten an Serotoninrezeptoren (5-HT$_{1B/D}$) sowie für die Migräneprophylaxe zugelassene Antagonisten gegen CGRP (Fremanezumab, Galcanezumab) bzw. den CGRP-Rezeptor (Erenumab). Unter den meistverordneten Triptanen hat die Leitsubstanz Sumatriptan mit knapp 60 % der Verordnungen immer noch das höchste Verordnungsvolumen, das für die Triptane insgesamt weiter zugenommen hat. Sumatriptan zeichnet sich durch seine gut belegte therapeutische Wirksamkeit und sein breites Applikationsspektrum aus. Andere Triptane haben nur geringe klinische Vorteile, einen Kostenvorteil hat Sumatriptan mit Blick auf die Generika zumindest gegenüber Zolmitriptan aber nicht mehr. Zur Migräneprophylaxe sollten zunächst β-Adrenozeptor-Antagonisten (Propranolol, Metoprolol), Flunarizin, Amitriptylin, Topiramat oder (bei chronischer Migräne) Onabotulinumtoxin A eingesetzt werden. Für die deutlich teureren Antikörper haben sich aber Zusatznutzen gezeigt. Ihre Verordnungszahlen sind weiter gestiegen. Die resultierenden Therapiekosten insgesamt lagen 2024 40 % über denen des Vorjahres und beim 2,5fachen der Aufwendungen für die Triptane.

Zwischen 10 und 15 % der erwachsenen Bevölkerung leiden in Deutschland an Migräne. Die Erkrankung ist häufig genetisch bedingt, bei 60–70 % der Betroffenen lässt sich eine familiäre Belastung nachweisen. Vor der Pubertät liegt die Krankheitshäufigkeit zwischen 3 und 7 %, wobei Mädchen und Jungen in etwa gleich häufig betroffen sind. Zwischen dem 20. und 50. Lebensjahr ist die Prävalenz einer Migräne am höchsten. Frauen sind bis zu dreimal häufiger betroffen als Männer (Diener et al. 2025). Bei Frauen ist häufig (7–8 %) ein Zusammenhang mit der Menstruation zu beobachten (Maasumi et al. 2017; Raffaeli und Lange 2024). Als Auslöser für einzelne Attacken kommen Stress, hormonelle Faktoren, Wetterumschwung und visuelle Stimuli sowie Weinkonsum in Frage (Martin und Behbehani 2001). Bei nahezu jedem/jeder siebten Betroffenen leiten Aura-Symptome visueller und sensorischer Natur den Anfall ein. In etwa einem Drittel der Fälle handelt es sich um einen holokraniellen Kopfschmerz (Diener et al. 2025). Fast immer sind die Attacken mit Appetitlosigkeit verbunden, Übelkeit liegt in 80 % der Fälle vor, Lichtscheu in 60 %. Auch Lärmempfindlichkeit, Erbrechen und Aversionen gegen bestimmte Gerüche können vorkommen. Pathophysiologische Grundlage der Migräne ist nach heutigem Verständnis maßgeblich eine neurovaskuläre Störung, die das Ganglion trigeminale involviert und im Rahmen derer es zu einer intrakraniellen Vasodilatation kommt. Eine wesentliche Bedeutung kommt der Freisetzung des Neuropeptids CGRP (calcitonin gene-related peptide) zu (Iyengar et al. 2019). CGRP bzw. der CGRP-Rezeptor sind dem entsprechend mittlerweile wichtige Angriffspunkte in der Migränetherapie. Entsprechende Antikörper stehen in Deutschland seit 2018 zur Migräneprophylaxe zur Verfügung (siehe ▶ Abschn. 18.2) und ihre Verordnungszahlen steigen stetig an. Seit 2025 sind außerdem die oralen CGRP-Rezeptor-Antagonisten Atogepant und Rimegepant für die Migräneprophylaxe zugelassen, Rimegepant auch zur Attackenbehandlung (Karsan und Goadsby 2022).

Schmerzfreiheit bzw. die deutliche Besserung von Kopfschmerzen zwei Stunden nach Medikamenteneinnahme sowie eine reproduzierbare Wirkung bei zwei bis drei Migräneattacken gelten als Kriterien für eine erfolgreiche Therapie des akuten Migräneanfalls. Leichte Migräneanfälle sind mit den üblichen Analgetika und Antiemetika gut zu beeinflussen. Vertreter aus der Gruppe der 5-HT$_{1B/1D}$-Rezeptoragonisten (Triptane) sind Arzneistoffe der Wahl bei mittelschweren und vor allem schweren Migräneattacken, falls diese nicht oder nicht ausreichend auf eine Therapie mit Analgetika bzw. COX-Inhibitoren (nichtsteroidale Antirheumatika, NSAR) ansprechen (Diener et al. 2025). 1993 wurde mit Sumatriptan der erste Vertreter dieser Wirkstoffgruppe eingeführt. Seither sind sechs weitere Triptane auf den Markt gekommen, die sich u. a. mit Blick auf Bioverfügbarkeit und Halbwertszeit von Sumatriptan unterscheiden. Fünf der sieben in Deutschland verfügbaren Triptane erschienen 2024 unter den 3.000 meistverordneten Arzneimitteln. Nicht (mehr) vertreten sind Almotriptan und Frovatriptan. 2023 wurde Lasmiditan (*Rayvow*) zur Akutbehandlung von Migräneattacken bei Erwachsenen mit oder ohne Aura zugelassen. Lasmiditan ist ein Agonist am 5-HT$_{1F}$-Rezeptor, wovon man sich u. a. ein besseres kardiovaskuläres Risikoprofil im Vergleich zu den Triptanen verspricht (s. u.; Karsan und Goadsby 2022).

In einer Netzwerk-Metaanalyse wurden NSAR, Paracetamol, Triptane, Lasmiditan und orale CGRP-Rezeptor-Antagonisten („Gepante") in der Akuttherapie der Migräneattacke indirekt miteinander verglichen (Karlsson et al. 2024). Die Autorinnen und Autoren schlussfolgern, dass Eletriptan, Rizatriptan, Suma-

triptan und Zolmitriptan mit Blick auf Verträglichkeit und Wirksamkeit Lasmiditan und Rimegepant überlegen sind. Allerdings gibt es einerseits methodische Kritik an diesen Vergleichen (z. B. Einschluss von Studien bei Unwirksamkeit von Triptanen) und andererseits lassen sich einige der für die neueren Substanzen postulierten Vorteile (z. B. Sicherheit von Lasmiditan bei kardiovaskulär Vorerkrankten) noch nicht mit Daten belegen. Der aktuellen Migräne-Leitlinie der AWMF zufolge sind Eletriptan, Rizatriptan und Sumatriptan die wirksamsten Triptane (Diener et al. 2025).

18.1 Triptane

Triptane sind selektive Serotoninrezeptoragonisten (5-HT$_{1B/1D}$) und gelten derzeit als wirksamste Mittel für eine Behandlung akuter Migräneanfälle (z. B. Karlsson et al. 2024). Über 5-HT$_{1B}$-Rezeptoren bewirken sie eine Vasokonstriktion z. B. der Meningealgefäße (van den Broek et al. 2002). Daneben hemmen sie über 5-HT$_{1D}$-Rezeptoren die neurogene Entzündung im Migräneanfall durch eine verminderte Freisetzung proinflammatorischer Neuropeptide aus perivaskulären Trigeminusfasern (Deleu und Hanssens 2000). Als dritte Wirkkomponente der Triptane wird eine Unterbrechung der trigeminalen Schmerztransmission zum Nucleus caudalis beschrieben. Triptane können zu jedem Zeitpunkt innerhalb einer Migräneattacke eingenommen werden. Grundsätzlich wirken Triptane am effektivsten, wenn sie möglichst früh nach Beginn des Kopfschmerzes zum Einsatz kommen (Diener et al. 2025). Werden sie während einer Aura eingenommen, solang noch kein Kopfschmerz besteht, sind sie allerdings unwirksam. Eine Einnahme sollte nur dann erfolgen, wenn sicher von einer Migräneattacke ausgegangen werden kann, da die Mittel bei Spannungskopfschmerz in aller Regel unwirksam sind. Triptane lindern auch die migränetypischen Symptome wie Übelkeit, Erbrechen, Lichtscheu und Lärmempfindlichkeit (z. B. Derry et al. 2014).

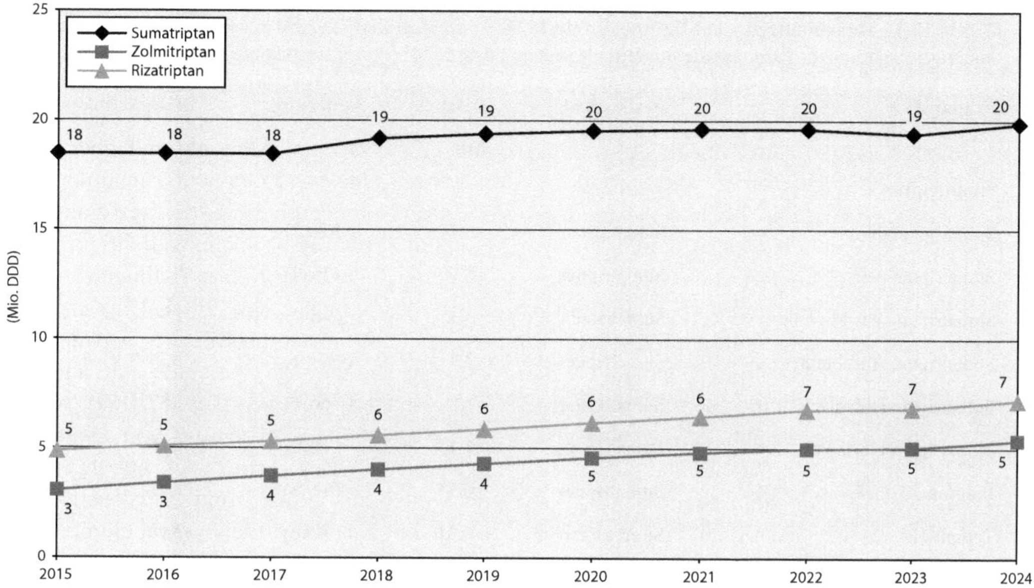

◘ Abb. 18.1   Verordnungen von Triptanen 2015 bis 2024. Gesamtverordnungen nach definierten Tagesdosen

Die verschiedenen Vertreter haben ein ähnliches Wirkprofil, ihre Wirksamkeit variiert allerdings individuell erheblich (Diener et al. 2025). Ansonsten unterscheiden sich die Triptane in der Pharmakokinetik und damit in der Geschwindigkeit des Wirkeintritts, in der Wirkungsdauer und in der Häufigkeit des Wiederauftretens von Migräneanfällen. Bei zu häufiger Anwendung können Triptane die Anfallshäufigkeit erhöhen und zu einem Arzneimittel-induzierten Dauerkopfschmerz führen. Ihre Anwendung ist daher auf höchstens zehn Tage im Monat zu begrenzen.

In den letzten zehn Jahren wuchs das Verordnungsvolumen der Triptane kontinuierlich an. Mit knapp 60 % der Verordnungen stellte Sumatriptan 2024 weiterhin die Leitsubstanz der Wirkstoffgruppe dar. Rizatriptan und Zolmitriptan kommen zusammen auf mehr als ein Drittel der Verordnungen (◘ Abb. 18.1). Als Gründe für die herausragende Stellung von Sumatriptan können das breite Angebot unterschiedlicher Zubereitungsformen, die eher geringen therapeutischen Vorteile anderer Triptane sowie die günstigen Tagestherapiekosten angeführt werden (◘ Tab. 18.1), wobei der Preisunterschied bei Vergleich der Generika nicht mehr wesentlich ist.

Sumatriptan ist von allen Triptanen am besten untersucht. Der Wirkstoff führt in Dosen von 50–100 mg oral in Abhängigkeit vom Schweregrad der Symptome bei 30–60 % der Betroffenen innerhalb von zwei Stunden zu Beschwerdefreiheit. Im Vergleich zu Placebo errechnet sich eine Number Needed to Treat (NNT) von 3,0 bis 6,1 (Derry et al. 2014). Bezüglich des Endpunkts Schmerzlinderung war die Ansprechrate bei moderaten bis schweren Schmerzen ähnlich. Ein Nicht-Ansprechen ist selten: in 80–90 % der Fälle war Sumatriptan in mindestens einer von drei Migräneattacken wirksam (Ferrari et al. 2002). Ist Sumatriptan in einem Anfall aber unwirksam, sollte in derselben Attacke auch keine zweite Einnahme erfolgen. Sumatriptan kann in Dosen von 25 mg auch rektal oder 10–20 mg als Nasenspray eingesetzt werden, was sich bei Übelkeit und Erbrechen anbietet. Besonders wirksam ist die subkutane Injektion, nach der sich die Symptome bereits binnen 60 min bei 30–40 % der Betroffenen vollständig zurückbilden und sogar bei 70 % zumin-

◘ Tab. 18.1 Verordnungen von Migränemitteln 2024. Angegeben sind die 2024 verordneten Tagesdosen, die Änderungen gegenüber 2023 und die mittleren Kosten je DDD 2024

Präparat	Bestandteile	DDD	Änderung	DDD-Nettokosten
		Mio.	%	Euro
Sumatriptan				
Sumatriptan dura	Sumatriptan	5,7	(+20,2)	1,47
Sumatriptan beta	Sumatriptan	4,9	(+57,4)	1,50
Sumatriptan-1 A Pharma	Sumatriptan	3,1	(−5,7)	1,33
Sumatriptan Aurobindo	Sumatriptan	2,3	(+45,1)	1,34
Sumatriptan Bluefish	Sumatriptan	1,3	(−66,1)	1,57
Sumatriptan Hormosan	Sumatriptan	1,1	(−2,5)	1,40
Imigran	Sumatriptan	0,35	(+9,8)	17,48
Tempil	Sumatriptan	0,31	(+5,6)	32,90
		19,1	**(+4,0)**	**2,24**
Zolmitriptan				
Ascotop	Zolmitriptan	2,1	(+8,2)	8,25
Zolmitriptan-neuraxpharm	Zolmitriptan	1,0	(+37,0)	1,44
Zolmitriptan AL	Zolmitriptan	0,99	(+7,1)	1,21
Zolmitriptan Glenmark	Zolmitriptan	0,48	(−15,7)	1,48
Zolmitriptan-1 A Pharma	Zolmitriptan	0,39	(−38,7)	1,41
Zolmitriptan STADA	Zolmitriptan	0,23	(+131,4)	1,82
		5,3	**(+6,1)**	**4,18**
Rizatriptan				
Rizatriptan Heumann	Rizatriptan	3,4	(+36,6)	1,89
Rizatriptan-PUREN	Rizatriptan	0,97	(−24,6)	2,03
Maxalt	Rizatriptan	0,87	(+3,4)	2,30
Rizatriptan Glenmark	Rizatriptan	0,67	(−53,9)	2,11
Rizatriptan AL	Rizatriptan	0,62	(+86,4)	1,90
Rizatriptan Aurobindo	Rizatriptan	0,44	(+150,1)	2,67
Rizatriptan STADA	Rizatriptan	0,20	(+74,5)	1,91
		7,1	**(+6,9)**	**2,03**

18

◘ Tab. 18.1 (Fortsetzung)

Präparat	Bestandteile	DDD	Änderung	DDD-Nettokosten
		Mio.	%	Euro
Naratriptan				
Naratriptan-1 A Pharma	Naratriptan	0,97	(+39,8)	2,43
Naratriptan STADA	Naratriptan	0,50	(−5,2)	1,99
Naratriptan-ratiopharm	Naratriptan	0,38	(+8,9)	2,44
Naratriptan Hormosan	Naratriptan	0,27	(−14,4)	2,44
		2,1	**(+12,5)**	**2,33**
Eletriptan				
Eletrip-Hormosan	Eletriptan	0,27	(+0,7)	2,73
Relpax	Eletriptan	0,18	(+200,9)	5,67
		0,45	**(+38,2)**	**3,93**
Migräneprophylaktika				
Aimovig	Erenumab	23,3	(+59,7)	6,06
Ajovy	Fremanezumab	3,6	(+18,1)	14,57
Emgality	Galcanezumab	1,6	(+6,8)	15,37
		28,5	**(+48,9)**	**7,66**
Summe		**62,6**	**(+21,8)**	**4,86**

dest nachlassen. Nach zwei Stunden liegen die Ansprechraten bei 50–60 % (Schmerzfreiheit) bzw. 70–80 % (Schmerzlinderung; Derry et al. 2014). Auch mit der nasalen Applikation ist im Vergleich zur oralen Anwendung ein schnellerer Wirkeintritt zu erreichen (Rapoport und Winner 2006), mit Schmerzfreiheit bei 12–30 % (ein bzw. zwei Stunden nach Einmalgabe von 20 mg) sowie Schmerzlinderung in 46–60 % (Derry et al. 2014). Die rasche Wirksamkeit wird aber mit einem höheren Risiko für unerwünschte Arzneimittelereignisse erkauft, insbesondere bei hoher Dosierung. Zwei bis 24 h nach oraler Gabe von Sumatriptan treten in ca. 30 % der Fälle erneut Migränekopfschmerzen auf (Wiederkehrkopfschmerz), was bei einer Eliminationshalbwertszeit von zwei Stunden nicht erstaunt (Ferrari et al. 2002; Loder 2010). Wenn Sumatriptan initial wirksam war, empfiehlt sich eine erneute Einnahme, allerdings im Abstand von mindestens zwei Stunden und unter Beachtung der Tageshöchstdosis.

Rizatriptan, Zolmitriptan, Naratriptan, Frovatriptan und Eletriptan zeigen eine höhere orale Bioverfügbarkeit, eine längere Halbwertszeit und eine bessere Lipidlöslichkeit als Sumatriptan (Deleu und Hanssens 2000). Diese gegenüber Sumatriptan als günstiger erachteten pharmakokinetischen Eigenschaften bedingen aber offenbar keine generelle Überlegenheit in der klinischen Anwendung. So hält die Wirkung von Frovatriptan und Naratriptan zwar relativ lang an und der Wiederkehrkopfschmerz ist seltener, dafür wirken diese Substanzen aber erst zwei bis vier Stunden nach der Einnahme (Deleu und Hanssens 2000; Ferrari et al. 2002).

Im indirekten Vergleich scheint Eletriptan insgesamt (Berücksichtigung der Quote von

Schmerzlinderung oder Schmerzfreiheit, der Häufigkeit des Wiederkehrkopfschmerzes sowie der nach Einnahme anhaltenden Schmerzfreiheit) das wirksamste Triptan zu sein (Deleu und Hanssens 2000; Ferrari et al. 2002; Thorlund et al. 2014; Karlsson et al. 2024). Allerdings zeigt sich die Überlegenheit lediglich bei Einmalgabe der Tageshöchstdosis (zwei Filmtabletten à 40 mg), bei der dann aber auch die Verträglichkeit schlechter ist. Rizatriptan ist in der höheren Dosierung (10 mg) tendenziell wirksamer als Sumatriptan (100 mg), führt aber häufiger zum Wiederauftreten der Kopfschmerzen (Ferrari et al. 2002). In derselben Metaanalyse zeigte sich für Rizatriptan die höchste Ansprechrate aller Triptane (Häufigkeit von Schmerzlinderung bzw. -freiheit in mindestens einer von drei Attacken). Zolmitriptan weist im Vergleich zu Sumatriptan eine praktisch identische Wirksamkeit und Verträglichkeit auf (Bird et al. 2014). Nach den verfügbaren Studiendaten sind alle Triptane wirksam und insgesamt gut verträglich (Diener et al. 2025; Karlsson et al. 2024). Almotriptan, Naratriptan und Sumatriptan sind mittlerweile rezeptfrei erhältlich. Unter anderem mit Blick auf die freiverkäufliche Packungsgröße von nur zwei Triptan-haltigen Tabletten wurde allerdings Ende 2023 die Arzneimittel-Richtlinie (§ 12 Abs. 11) um den Hinweis ergänzt, dass die Verordnung verschreibungspflichtiger – und damit zulasten der Krankenkassen gehender – Packungsgrößen wirtschaftlich sein kann (Dicheva-Radev 2023). Tatsächlich scheint die Versorgungssituation von Menschen mit Migräne in Deutschland unbefriedigend zu sein. So hatte gut ein Drittel von Betroffenen, die in einer deutschen Spezialambulanz vorstellig wurden, zuvor keine leitliniengerechte Attackenbehandlung erhalten (Ziegeler et al. 2019) und auch die Verordnungshäufigkeit der Triptane weist auf eine Unterversorgung hin (Katsarava et al. 2018; Roessler et al. 2020).

Nach systematischer Übersicht besteht nur ein geringer Unterschied in der akuten therapeutischen Wirksamkeit von Triptanen und adäquat dosierten NSAR (Xu et al. 2016).

Eine neuere Netzwerk-Metaanalyse fand allerdings eine Überlegenheit der Triptane (Karlsson et al. 2024). Die aktuelle Migräne-Leitlinie der Deutschen Gesellschaft für Neurologie (DGN) gibt an, dass in ca. 60 % der Fälle, in denen es kein adäquates Ansprechen auf NSAR gibt, Triptane wirksam sind (Diener et al. 2025). Diese Aussage wird allerdings nur mit einer methodisch schwachen Studie begründet, in der Eletriptan bei Personen zum Einsatz kam, die mit der Wirkung einer Kombination aus Acetylsalicylsäure, Paracetamol und Koffein nicht zufrieden waren (Diamond et al. 2004). Die kombinierte Einnahme von Sumatriptan und Naproxen lindert den Migränekopfschmerz besser als die alleinige Einnahme der Einzelmittel (Law et al. 2016; Xu et al. 2016). Der Zusatznutzen der Kombination ist gegenüber einer Monotherapie mit Naproxen deutlich, im Vergleich zu Sumatriptan allein allerdings nur gering ausgeprägt (Law et al. 2016). Andererseits unterscheidet sich nach den Studienergebnissen das Risiko für unerwünschte Wirkungen zwischen der Kombination und Sumatriptan allein nicht, ist gegenüber der Monotherapie mit Naproxen hingegen erhöht.

Auch bei Kindern und Jugendlichen können Triptane zur Behandlung akuter Migräneanfälle eingesetzt werden (Diener et al. 2025). Ein Großteil der hochwertigen Untersuchungen zur medikamentösen Akutbehandlung dieser Klientel befassen sich mit Vertretern aus der Gruppe der Triptane (Richer et al. 2016; Wang et al. 2020). Danach sind Triptane bei Kindern wie bei Jugendlichen im indirekten Vergleich ähnlich wirksam. In Deutschland sind *Imigran nasal* (Sumatriptan) und *AscoTop nasal* (Zolmitriptan) für die Anwendung bei Kindern ab 12 Jahren zugelassen. Außerdem finden sich positive Studienberichte zur Anwendung von oralem Rizatriptan und Almotriptan (Eiland und Hunt 2010) sowie oralem und nasalem Sumatriptan (Wang et al. 2020) bei Kindern.

Unter der Behandlung mit Triptanen wurden sehr seltene, aber schwerwiegende Nebenwirkungen bei Vorliegen kardialer Vorerkrankungen beobachtet, aufgrund derer die Fachinformationen diverse Anwendungsbeschränkungen beinhalten. So dürfen die Wirkstoffe nicht eingesetzt werden, wenn ein Herzinfarkt abgelaufen ist oder eine symptomatische, ischämische Herzkrankheit, Koronarspasmen, eine periphere arterielle Verschlusskrankheit, ein Morbus Raynaud oder ein mittelschwerer bis schwerer bzw. ein leichtgradiger unkontrollierter Bluthochdruck vorliegt. Außerdem sollten Triptane nach Schlaganfall oder transitorischen ischämischen Attacken nicht gegeben werden. Eine systematische Übersicht fand allerdings in drei Beobachtungsstudien keine signifikant erhöhte Häufigkeit kardiovaskulärer Ereignisse (Roberto et al. 2015). Die Daten zweier Studien zum Schlaganfallrisiko waren widersprüchlich. Aus den Daten wurde allerdings geschlussfolgert, dass das Schlaganfallrisiko allenfalls gering erhöht sein könne. Auch wenn das Risiko für kardiovaskuläre Komplikationen unter Triptanen also gering zu sein scheint, könnte hier ein Vorteil für das 2023 zugelassene Lasmiditan (*Rayvow*) gesehen werden: Lasmiditan stimuliert selektiv 5-HT_{1F}-Rezeptoren, mit einem entsprechend geringeren Risiko für eine Vasokonstriktion. Der Gemeinsame Bundesausschuss (G-BA) konnte bislang einen Zusatznutzen von Lasmiditan nicht bestätigen, da keine Studien mit der vom G-BA bestimmten zweckmäßigen Vergleichstherapie (Triptane oder NSAR) vorlagen (Gemeinsamer Bundesausschuss 2023).

Meldungen aus einem Spontanmeldesystem der Food and Drug Administration (FDA) zufolge können Triptane als Serotoninrezeptoragonisten bei Komedikation mit selektiven Serotonin-Rückaufnahme-Inhibitoren oder Serotonin-Noradrenalin-Rückaufnahme-Inhibitoren ein lebensgefährliches Serotoninsyndrom auslösen (Soldin und Tonning 2008). Das Serotoninsyndrom darf aber als (relevante) unerwünschte Wirkung der Triptane in Frage gestellt werden (Gillman 2010; Rolan 2012). Ähnliches gilt für die potenzielle Wechselwirkung mit Hemmstoffen der Monoaminoxidase (MAO) A, die die Metabolisierung von Sumatriptan, Zolmitriptan, Rizatriptan und Almotriptan beeinträchtigen können (Rolan 2012). Mit Blick auf das Serotoninsyndrom und die Interaktion mit MAO-A-Hemmern belässt es die aktuelle Migräneleitlinie bei dem Hinweis, dass sich die Auswahl eines Triptans auch nach der Begleitmedikation und der Metabolisierung richten sollte (Diener et al. 2025).

Etwa 0,7–1 % der deutschen Bevölkerung leidet unter einem Kopfschmerz bei Medikamentenübergebrauch, dem überwiegend die Einnahme von Schmerzmitteln oder Triptanen zugrunde liegt (Straube et al. 2010; Diener et al. 2022). Ein Kriterium für die Diagnose wäre u. a., dass Triptane an mehr als zehn Tagen pro Monat für die Dauer von einem Vierteljahr eingenommen wurden. In Deutschland betreiben etwa 40–50 % der Menschen mit chronischem Kopfschmerz einen Übergebrauch von Schmerz- und Migränemitteln. Personen, die wegen eines Medikamentenübergebrauchs unter Triptanen über einen Kopfschmerz klagen, berichten meist über tägliche migräneähnliche Beschwerden oder eine zunehmende Häufigkeit ihrer Migräneattacken (Limmroth et al. 2002). Im Vergleich zu Nicht-Opioid-Analgetika entwickelt sich der Kopfschmerz bei Übergebrauch unter Triptanen deutlich schneller (im Mittel 1,7 vs. 5,2 Jahre). Als Therapie werden eine Medikamentenpause bzw. ein Entzug empfohlen, was bei Triptanen wie auch Nicht-Opioid-Analgetika abrupt erfolgen kann (Diener et al. 2022). Darunter kommt es meist zu Entzugssymptomen, die sich unter anderem als Verschlechterung der Kopfschmerzen äußern. Entzugssymptome halten etwa zwei bis sieben Tage an, sind aber im Falle der Triptane eher kurz (Katsarava et al. 2001).

18.2 Migräneprophylaxe

Eine Migräneprophylaxe ist bei besonderem Leidensdruck, Einschränkung der Lebensqualität und dem Risiko eines Medikamentenübergebrauchs indiziert (Diener et al. 2025). Indikationen aufgrund empirischer Erkenntnisse sind darüber hinaus drei oder mehr Anfälle pro Monat, die die Lebensqualität deutlich einschränken, eine Zunahme der Attackenfrequenz, regelmäßig Migräneattacken, die länger als 72 h anhalten oder auf eine angemessene Akuttherapie nicht ausreichend ansprechen, nicht tolerable Nebenwirkungen der Akuttherapie, besonders schwere Krankheitsfälle mit langanhaltenden Auren oder eine chronische Migräne (> 3 Monate Kopfschmerzen an monatlich mindestens 15 Tagen und davon ≥ 8 Tage mit typischer Migränesymptomatik; International Headache Society 2018; Diener et al. 2025). Als Ziel einer prophylaktischen Behandlung sollen in erster Linie die Anfallshäufigkeit, die Dauer und die Schwere von Migräneanfällen reduziert werden. Maßnahmen zur Migräneprophylaxe werden in erster Linie als erfolgreich angesehen, wenn die Anzahl von Migräneattacken bei episodischer Migräne unter der Behandlung um 50 % oder mehr, bei chronischer Migräne um mindestens 30 % zurückgeht (Diener et al. 2025). Daneben sollen die Leistungsfähigkeit verbessert, die Arbeitsunfähigkeit vermindert und die Krankheitsprogression verlangsamt werden. Durch die Verminderung der Attackenintensität soll das Ansprechen auf die Akutmedikation verbessert werden. Die Therapiedauer soll in der Regel mindestens 9 Monate betragen (Ausnahme Flunarizin, dessen Einsatz laut Fachinformation nach maximal sechs Monaten beendet werden soll). In jedem Fall ist die Indikation im Verlauf (spätestens aber nach 24 Monaten) zu überprüfen. Ein Wechsel der Medikation oder ein Therapieabbruch ist indiziert, wenn innerhalb von zwei bis drei Monaten nach Erreichen der Maximaldosis des Prophylaktikums keine ausreichende Besserung erreicht werden kann (Diener et al. 2025).

Als Mittel der Wahl bei den Migräneprophylaktika können β-Adrenozeptor-Antagonisten gelten (z. B. Propranolol und Metoprolol), die im ▶ Kap. 6 besprochen werden. Ebenfalls in der Prophylaxe von Migränekopfschmerzen nachweislich wirksam sind Amitriptylin, Flunarizin, Topiramat und Valproinsäure sowie Onabotulinumtoxin A bei chronischer Migräne (Diener et al. 2025).

Flunarizin ist ähnlich wirksam wie Metoprolol, wird aber schlechter vertragen (Diener et al. 2025). Die Bezeichnung von Flunarizin als Calciumkanalantagonist ist im Zusammenhang mit der Migräneprophylaxe wenig hilfreich, da die Substanz einerseits noch andere pharmakologische Wirkungen zeigt und andererseits spezifischere Calciumkanalantagonisten wie Nifedipin oder Nimodipin (und vermutlich auch Verapamil) bei Migräne nicht prophylaktisch wirksam sind.

Für das meist als Antidepressivum verwendete Amitriptylin liegen ebenfalls Belege der Wirksamkeit in der Migräneprophylaxe bei Erwachsenen vor (Jackson et al. 2015; Diener et al. 2025; Xu et al. 2017), insbesondere wenn Komorbiditäten wie Depression, Schlafstörungen oder Untergewicht bestehen.

Auch das Antikonvulsivum Topiramat kann zur Migräneprophylaxe eingesetzt werden (Diener et al. 2025). Dabei soll laut Fachinformation zunächst eine sorgfältige Abwägung alternativer Behandlungsmethoden erfolgen. Topiramat senkt die Attackenfrequenz um 1,2 Attacken in vier Wochen (Linde et al. 2013a). Die empfohlene Gesamtdosis beträgt 100 mg/Tag. Eine höhere Dosierung wirkt nicht besser, verursacht aber mehr Nebenwirkungen. Die Therapie mit Topiramat wird häufig aufgrund von unerwünschten Wirkungen abgebrochen (Linde et al. 2013a). Ende 2023 wurden (auch in der Indikation Migräneprophylaxe) mit Blick auf die fruchtschädigende Wirkung von Topiramat neue Kontraindikationen und ein Schwangerschaftsverhütungsprogramm eingeführt (Arzneimittelkommission der deutschen Ärzteschaft 2023). Bei Patientinnen im gebärfähigen Alter soll vor Beginn der Behandlung ein Schwangerschaftstest durchgeführt, dann die Einhaltung des Schwangerschaftsverhütungsprogramms sichergestellt und die Behandlung regelmäßig neu bewertet werden. Die ebenfalls als Antikonvulsivum gebräuchliche Valproinsäure senkt die Attackenfrequenz um 4,3 Attacken in vier Wochen (Linde et al. 2013b). Es ist bei Erwachsenen trotz fehlender Zulassung in der Migräneprophylaxe verordnungsfähig (Off-Label-Gebrauch), wenn der Einsatz sämtlicher zur Migräneprophylaxe zugelassener Wirkstoffe nicht erfolgreich war, Nebenwirkungen zu einem Therapieabbruch führten oder diese Mittel nicht angewendet werden können (Gemeinsamer Bundesausschuss 2010). Seit 2020 ist darüber hinaus eine Änderung der entsprechenden Arzneimittel-Richtlinie gültig, wonach Voraussetzung für die Verordnung von Valproinsäure zur Migräneprophylaxe das Vorliegen der Fachkunde für Nervenheilkunde, Psychiatrie oder Neurologie ist. Valproinsäure hat ein hohes teratogenes Potenzial und darf daher bei Frauen im gebärfähigen Alter allenfalls angewendet werden, wenn diese an einem Schwangerschaftsverhütungsprogramm teilnehmen. Retrospektiv zeigte sich ein erhöhtes Risiko für neurologische Entwicklungsstörungen bei Kindern, deren Väter in den drei Monaten vor der Zeugung Valproinsäure einnahmen, weshalb die Leitlinie eine entsprechende Beratung empfiehlt (Diener et al. 2025).

Onabotulinumtoxin A ist bei chronischer Migräne wirksam und zugelassen, allerdings erst, wenn zwei Prophylaxen zuvor unwirksam waren oder nicht vertragen wurden. Die Verabreichung sollte ausschließlich durch bzw. unter der Aufsicht von Neurologinnen bzw. Neurologen erfolgen, die sich auf die Behandlung von chronischer Migräne spezialisiert haben. Einer retrospektiven Kohortenstudie zufolge ist die Therapietreue (hier: Persistenz) unter Onabotulinumtoxin A signifikant höher als unter den Antikörpern Erenumab, Fremanezumab und Galcanezumab (Schwedt et al. 2023). Andererseits zeigte eine weitere retrospektive Kohortenstudie eine Überlegenheit der Antikörper mit Blick auf die Wirksamkeit (Grazzi et al. 2024).

Mit *Obsidan* (Propranolol) ist ein Mittel der ersten Wahl zur Migräneprophylaxe bei Kindern ab 12 Jahren zugelassen. Der Einsatz von Antikonvulsiva ist bei Kindern und Jugendlichen aufgrund ungenügender Evidenz in dieser Indikation nicht sinnvoll (Diener et al. 2025). Die prophylaktische Wirksamkeit von Topiramat ist bei diesem Kollektiv auch nicht ausreichend nachgewiesen (Shamliyan et al. 2013; Le et al. 2017). Einer aktuellen Netzwerk-Metanalyse von Studien zur Prävention von Migräneattacken bei Kindern und Jugendlichen zufolge sind verschiedene Arzneistoffe wirksam, unter anderem Flunarizin und Amitriptylin, aber auch Topiramat (Kohandel Gargari et al. 2024). Allerdings ist die Studienlage bei diesem Kollektiv erwartungsgemäß ungenügend. Bereits 2019 veröffentlichte die International Headache Society Empfehlungen zur Durchführung entsprechender Studien, um hier nachzubessern (Abu-Arafeh et al. 2019). Die amerikanische Zulassungsbehörde FDA hat unlängst die Indikation für den gegen CGRP gerichteten Antikörper Fremanezumab auf Kinder ab sechs Jahren erweitert (Teva Pharmaceuticals 2025).

Seit 2018/2019 in Deutschland verfügbare Therapieoptionen für die Prophylaxe von episodischer und chronischer Migräne sind monoklonale Antikörper gegen das Calcitonin Gene-Related Peptide (CGRP) oder den CGRP-Rezeptor. Erenumab (*Aimovig*) ist der erste CGRP-Rezeptorantagonist zur Migräneprophylaxe bei Erwachsenen (siehe auch Arzneiverordnungs-Report 2019, ▶ Kap. 3, Neue Arzneimittel 2018, ▶ Abschn. 3.1). Als erste CGRP-Antagonisten wurden 2019 Galcanezumab (*Emgality*) und Fremanezumab (*Ajovy*) zugelassen (Übersicht bei Hargreaves und Olesen 2019), 2022 folgte Eptinezumab (*Vyepti*). Die Verordnungszahlen haben weiter deutlich zugenommen, v. a. die von *Aimovig* (Erenumab), das auch deutlich günstiger ist als *Emgality* (Galcanezumab) und *Ajovy* (Fremanezumab; ❏ Tab. 18.1). Studien belegen die Wirksamkeit der Antikörper bei episodischer und chronischer Migräne (Huang et al. 2019; Deng et al. 2020). Zunächst fehlten direkte Vergleiche naturgemäß, CGRP- bzw. CGRP-Rezeptor-Antikörper schienen anderen Prophylaktika in der Wirksamkeit aber nicht überlegen zu sein (z. B. Frank et al. 2021). Für Fremanezumab und Galcanezumab hat der G-BA einen beträchtlichen Zusatznutzen konstatiert und daher eine sogenannte Praxisbesonderheit beschlossen, d. h. die Therapie ist durch die GKV erstattungsfähig, allerdings nur, wenn die Betroffenen auf keine der Therapieoptionen Metoprolol, Propranolol, Flunarizin, Topiramat, Amitriptylin (und bei der chronischen Migräne Onabotulinumtoxin A) ansprechen, für diese nicht geeignet sind oder diese nicht vertragen. Bei Erenumab ist die Praxisbesonderheit so definiert, dass eine Erstattungsfähigkeit bereits gegeben ist, wenn eine der genannten Optionen versagt hat oder eben keine geeignet ist. Hintergrund sind hier die Ergebnisse der HER-MES-Studie, aus der für Erenumab ein beträchtlicher Zusatznutzen gegenüber einer Migräneprophylaxe mit Topiramat abgeleitet wurde (Reuter et al. 2022). Es darf aber kritisch hinterfragt werden, ob mit Topiramat der bestmögliche Komparator gewählt wurde und ob das Studienprotokoll das klinisch übliche Vorgehen adäquat widerspiegelt. Für Eptinezumab ist die Beurteilung eines etwaigen Zusatznutzens noch nicht abgeschlossen.

Ein Vorteil der Antikörper im Vergleich zu anderen Prophylaktika dürfte die offenbar sehr gute Verträglichkeit sein. Abgesehen von deutlich häufiger beobachteten Beschwerden an der Einstichstelle lag die Nebenwirkungsrate in klinischen Studien im Großen und Ganzen auf Placebo-Niveau. Allerdings liegen zu Eptinezumab, Fremanezumab und Galcanezumab nur Daten zu einer Behandlungsdauer von bis zu einem Jahr vor, für Erenumab immerhin bis zu 5 Jahren (Raffaelli et al. 2023; Diener et al. 2025). Da die Antikörper den Vasodilatator CGRP antagonisieren und klinische Daten zu ihrem Einsatz bei bestimmten Risikogruppen noch unzureichend sind oder fehlen, sollten sie u. a. bei Personen mit hohem kardiovaskulärem Risiko zurückhaltend verordnet werden (Diener et al. 2025). Darüber hinaus ist die Datenlage zu Behandelten im Alter von > 65 Jahren unzureichend, sodass hier noch keine abschließende Beurteilung der Verträglichkeit erfolgen kann. Eine retrospektive Kohortenstudie fand jüngst aber kein erhöhtes kardiovaskuläres Risiko bei Älteren (≥ 65 Jahre) im Vergleich zu Onabotulinumtoxin A (Yang et al. 2025).

Die Menge verordneter DDD ist bei den Antikörpern in 2024 noch einmal um fast 50 % angestiegen, was erneut einen erheblichen Anstieg der Therapiekosten zur Folge hatte: hatten die Jahrestherapiekosten von 2022 auf 2023 bereits um 27 % zugenommen, gab es von 2023 auf 2024 noch einmal einen Anstieg um 40 %. Die Kosten für die Antikörper betrugen im Vergleich zu den Triptanen das 2,5fache. Verglichen mit anderen Arzneimitteln zur Migräneprophylaxe sind die Antikörper immer noch bis zu 50-mal so teuer (z. B. Galcanezumab im Vergleich zu Metoprolol, ◨ Tab. 6.10 und 18.1). Es dürfte dem Verordnungszuwachs Vorschub geleistet haben, dass die Tagestherapiekosten für Erenumab seit 2022 um mehr als ein Drittel gesunken sind und die Voraussetzung für die Erstattungsfähigkeit dieses Arzneistoffs gelockert wurde (s. o.). Dennoch ist weiterhin eine verantwortungsvolle Verordnung sinnvoll, die z. B. die kritische Re-Evaluation der Behandlung berücksichtigt, wie sie laut Leitlinie bei allen Prophylaktika empfohlen wird (Diener et al. 2025). Allerdings zeichnen sich neben der Bestätigung von Wirksamkeit und Sicherheit in der Migräneprophylaxe zusätzliche Vorteile der CGRP- und CGRP-Rezeptor-Antikörper ab. So sind sie auch in der Behandlung eines Übergebrauchskopfschmerzes (MOH) bei chronischer Migräne wirksam und sicher (Tepper et al. 2024) und bei Menschen, die sowohl an einer Migräne als auch einer Depression leiden, zeigte sich eine signifikante Verbesserung der depressiven Symptomatik unter Fremanezumab im Vergleich zu Placebo (Lipton et al. 2025).

Mit Atogepant (*Aquipta*) und Rimegepant (*Vydura*) wurden 2025 zwei oral verfügbare CGRP-Rezeptor-Antagonisten bei uns auf den Markt gebracht. Beide Arzneistoffe sind zur Migräneprophylaxe zugelassen, Rimegepant auch zur Therapie von akuten Migräneattacken. In der Prophylaxe haben Atogepant und Rimegepant im Vergleich zu Placebo ihre Wirksamkeit gezeigt (Croop et al.

2020; Hou et al. 2024). Rimegepant war dabei gleich wirksam wie Galcanezumab (Schwedt et al. 2024). Ein Vorteil gegenüber den Antikörpern dürfte die orale Verfügbarkeit der „Gepante" sein. Ihre Pharmakokinetik (z. B. Verstoffwechslung via CYP3A4) geht mit einem relevanten Interaktionsrisiko einher und Fragen zur Sicherheit (z. B. kardiovaskuläres Risiko von Rimegepant) sind noch offen (Diener et al. 2025). Es darf mit Spannung erwartet werden, wie sich die Verordnung dieser neuen Substanzgruppe entwickelt.

Literatur

Abu-Arafeh I, Hershey AD, Diener HC et al (2019) Guidelines of the International Headache Society for controlled trials of preventive treatment of migraine in children and adolescents, 1st edition. Cephalalgia 39(7):803–816

Arzneimittelkommission der deutschen Ärzteschaft (2023) Rote-Hand-Brief zu Topiramat: Neue Beschränkungen zur Verhinderung einer Exposition während der Schwangerschaft. Drug Safety Mail 2023-52

Bird S, Derry S, Moore RA (2014) Zolmitriptan for acute migraine attacks in adults. Cochrane Database Syst Rev. https://doi.org/10.1002/14651858.CD008616.pub2

van den Broek RW, Bhalla P, VanDenBrink AM, de Vries R, Sharma HS, Saxena PR (2002) Characterization of sumatriptan-induced contractions in human isolated blood vessels using selective 5-HT(1B) and 5-HT(1D) receptor antagonists and in situ hybridization. Cephalalgia 22:83–93

Croop R, Lipton RB, Kudrow D, Stock DA, Kamen L, Conway CM, Stock EG, Coric V, Goadsby PJ (2020) Oral rimegepant for preventive treatment of migraine: a phase 2/3, randomised, double-blind, placebo-controlled trial. Lancet 397:51–60

Deleu D, Hanssens Y (2000) Current and emerging second-generation triptans in acute migraine therapy: a comparative review. J Clin Pharmacol 40:687–700

Deng H, Li GG, Nie H, Feng YY, Guo GY, Guo WL, Tang ZP (2020) Efficacy and safety of calcitonin-gene-related peptide binding monoclonal antibodies for the preventive treatment of episodic migraine – an updated systematic review and meta-analysis. BMC Neurol 20(1):57

Derry CJ, Derry S, Moore RA (2014) Sumatriptan (all routes of administration) for acute migraine attacks in adults – overview of Cochrane reviews. Cochrane Database Syst Rev. https://doi.org/10.1002/14651858.CD009108.pub2

Diamond ML, Hettiarachchi J, Hilliard B, Sands G, Nett R (2004) Effectiveness of eletriptan in acute migraine: primary care for excedrin nonresponders. Headache 44:209–216

Dicheva-Radev S (2023) OTC-Arzneimittel: Verschreibungspflichtige Packungsgrößen können wirtschaftlich sein. Arzneiverordn Prax 50(3):196–198

Diener HC, Kropp P et al (2022) Kopfschmerz bei Übergebrauch von Schmerz- oder Migränemitteln (Medication Overuse Headache = MOH), S1-Leitlinie. In: Deutsche Gesellschaft für Neurologie (Hrsg) Leitlinien für Diagnostik und Therapie in der Neurologie. http://www.dgn.org/leitlinien. Zugegriffen: 19. Aug. 2022

Diener HC, Förderreuther S, Kropp P, Reuter U et al (2025) Therapie der Migräneattacke und Prophylaxe der Migräne, S1-Leitlinie, 2025, DGN und DMKG. In: Deutsche Gesellschaft für Neurologie (Hrsg) Leitlinien für Diagnostik und Therapie in der Neurologie. http://www.dgn.org/leitlinien. Zugegriffen: 7. Okt. 2025

Eiland LS, Hunt MO (2010) The use of triptans for pediatric migraines. Paediatr Drugs 12:379–389

Ferrari MD, Goadsby PJ, Roon KI, Lipton RB (2002) Triptans (serotonin, 5-HT1B/1D agonists) in migraine: detailed results and methods of a meta-analysis of 53 trials. Cephalalgia 22:633–658

Frank F, Ulmer H, Sidoroff V, Broessner G (2021) CGRP-antibodies, topiramate and botulinum toxin type A in episodic and chronic migraine: a systematic review and meta-analysis. Cephalalgia. https://doi.org/10.1177/03331024211018137

Gemeinsamer Bundesausschuss (G-BA) (2010) Bekanntmachung eines Beschlusses des Gemeinsamen Bundesausschusses über die Änderung der Arzneimittel-Richtlinie: Anlage VI (Off-Label-Use) Valproinsäure bei der Migräneprophylaxe im Erwachsenenalter. BAnz. Nr. 190, S 4169

Gemeinsamer Bundesausschuss (G-BA) (2023) Tragende Gründe zum Beschluss des Gemeinsamen Bundesausschusses über eine Änderung der Arzneimittel-Richtlinie: Anlage XII – Nutzenbewertung von Arzneimitteln mit neuen Wirkstoffen nach § 35a des Fünften Buches Sozialgesetzbuch (SGB V) und Lasmiditan (Migräne Akutbehandlung). Berlin; 5. Okt. 2023. https://www.g-ba.de/downloads/40-268-9833/2023-10-05_AM-RL-XII_Lasmiditan_D-932_TrG.pdf. Zugegriffen: 4. Nov. 2024

Gillman PK (2010) Triptans, serotonin agonists, and serotonin syndrome (serotonin toxicity): a review. Headache 50:264–272

Grazzi L, Giossi R, Montisano DA, Canella M, Marcosano M, Altamura C, Vernieri F (2024) Real-world effectiveness of Anti-CGRP monoclonal antibodies compared to OnabotulinumtoxinA (RAMO) in chronic migraine: a retrospective, observational, multicenter, cohort study. J Headache Pain 25:14

Hargreaves R, Olesen J (2019) Calcitonin gene-related peptide modulators – The history and renaissance of a new migraine drug class. Headache 59:951–970

Hou M, Luo X, He S, Yang X, Zhang Q, Jin M, Zhang P, Li Y, Bi X, Li J, Cheng C, Xue Q, Xing H, Liu Y (2024) Efficacy and safety of atogepant, a small molecule CGRP receptor antagonist, for the preventive treatment of migraine: a systematic review and meta-analysis. J Headache Pain 25:116

Huang IH, Wu PC, Lin EY, Chen CY, Kang YN (2019) Effects of anti-calcitonin gene-related peptide for migraines: a systematic review with meta-analysis of randomized clinical trials. Int J Mol Sci 20(14):3527

International Headache Society (2018) Headache Classification Committee of the International Headache Society (IHS) the international classification of headache disorders, 3rd edition. Cephalalgia 38:1–211

Iyengar S, Johnson KW, Ossipov MH, Aurora SK (2019) CGRP and the Trigeminal System in Migraine. Headache 59:659–681

Jackson JL, Cogbill E, Santana-Davila R, Eldredge C, Collier W, Gradall A, Sehgal N, Kuester J (2015) A comparative effectiveness meta-analysis of drugs for the prophylaxis of migraine headache. PLoS ONE 10(7):e130733

Karlsson WK, Ostinelli EG, Zhuang ZA, Kokoti L, Christensen RH, Al-Khazali HM, Deligianni CI, Tomlinson A, Ashina H, Ruiz de la Torre E, Diener H-C, Cipriani A, Ashina M (2024) Comparative effects of drug interventions for the acute management of migraine episodes in adults: systematic review and network meta-analysis. BMJ 386:e80107. https://doi.org/10.1136/bmj-2024-080107

Karsan N, Goadsby PJ (2022) New oral drugs for migraine. CNS Drugs. https://doi.org/10.1007/s40263-022-00948-8

Katsarava Z, Fritsche G, Muessig M, Diener HC, Limmroth V (2001) Clinical features of withdrawal headache following overuse of triptans and other headache drugs. Neurology 57:1694–1698

Katsarava Z, Mania M, Lampl C, Herberhold J, Steiner TJ (2018) Poor medical care for people with migraine in Europe – evidence from the Eurolight study. J Headache Pain 19(1):10

Kohandel Gargari O, Aghajanian S, Togha M et al (2024) Preventive medications in pediatric migraine: a network meta-analysis. JAMA Netw Open 7(10):e2438666

Law S, Derry S, Moore RA (2016) Sumatriptan plus naproxen for the treatment of acute migraine attacks in adults. Cochrane Database Syst Rev. https://doi.org/10.1002/14651858.CD008541.pub3

Le K, Yu D, Wang J, Ali AI, Guo Y (2017) Is topiramate effective for migraine prevention in patients less than 18 years of age? A meta-analysis of randomized controlled trials. J Headache Pain 18:69

Limmroth V, Katsarava Z, Fritsche G, Przywara S, Diener HC (2002) Features of medication overuse headache following overuse of different acute headache drugs. Baillieres Clin Neurol 59:1011–1014

Linde M, Mulleners WM, Chronicle EP, McCrory DC (2013a) Topiramate for the prophylaxis of episodic migraine in adults. Cochrane Database Syst Rev. https://doi.org/10.1002/14651858.CD010610

Linde M, Mulleners WM, Chronicle EP, McCrory DC (2013b) Valproate (valproic acid or sodium valproate or a combination of the two) for the prophylaxis of episodic migraine in adults. Cochrane Database Syst Rev. https://doi.org/10.1002/14651858.CD010611

Lipton RB, Ramirez Campos V, Roth-Ben Arie Z, Galic M, Mitsikostas D, Tassorelli C, Denysenko L, Cohen JM (2025) Fremanezumab for the treatment of patients with migraine and comorbid major depressive disorder: the UNITE randomized clinical trial. JAMA Neurol 82:560–569

Loder E (2010) Triptan therapy in migraine. N Engl J Med 363:63–70

Maasumi K, Tepper SJ, Kriegler JS (2017) Menstrual migraine and treatment options: review. Headache 57:194–208

Martin VT, Behbehani MM (2001) Toward a rational understanding of migraine trigger factors. Med Clin North Am 85:911

Raffaeli B, Lange KS (2024) Migräne und Schwangerschaft. Nervenarzt 95:308–315

Raffaelli B, De Icco R, Corrado M, Terhart M, Ailani J (2023) Open-label trials for CGRP-targeted drugs in migraine prevention: a narrative review. Cephalalgia. https://doi.org/10.1177/03331024221137091

Rapoport A, Winner P (2006) Nasal delivery of antimigraine drugs: clinical rationale and evidence base. Headache 46(Suppl 4):S192–S201

Reuter U, Ehrlich M, Gendolla A, Heinze A, Klatt J, Wen S, Hours-Zesiger P, Nickisch J, Sieder C, Hentschke C, Maier-Peuschel M (2022) Erenumab versus topiramate for the prevention of migraine – a randomised, double-blind, active-controlled phase 4 trial. Cephalalgia 42(2):108–118

Richer L, Billinghurst L, Linsdell MA, Russell K, Vandermeer B, Crumley ET, Durec T, Klassen TP, Hartling L (2016) Drugs for the acute treatment of migraine in children and adolescents. Cochrane Database Syst Rev. https://doi.org/10.1002/14651858.CD005220.pub2

Roberto G, Raschi E, Piccinni C, Conti V, Vignatelli L, D'Alessandro R, De Ponti F, Poluzzi E (2015) Adverse cardiovascular events associated with triptans and ergotamines for treatment of migraine: systematic review of observational studies. Cephalalgia 35:118–131

Roessler T, Zschocke J, Roehrig A, Friedrichs M, Friedel H, Katsarava Z (2020) Administrative prevalence and incidence, characteristics and prescription patterns of patients with migraine in Germany: a retrospective claims data analysis. J Headache Pain 21(1):85

Rolan PE (2012) Drug interactions with triptans: which are clinically significant? CNS Drugs 26:949–957

Schwedt TJ, Lee J, Knievel K, McVige J, Wang W, Wu Z, Gillard P, Shah D, Blumenfeld AM (2023) Real-world persistence and costs among patients with chronic migraine treated with onabotulinumtoxinA or calcitonin gene-related peptide monoclonal antibodies. J Manag Care Spec Pharm 29:1119–1128

Schwedt TJ, Myers Oakes TM, Martinez JM, Vargas BB, Pandey H, Pearlman EM, Richardson DR, Varnado OJ, Cobas Meyer M, Goadsby PJ (2024) Comparing the efficacy and safety of Galcanezumab versus rimegepant for prevention of episodic migraine: results from a randomized, controlled clinical trial. Neurol Ther 13:85–105

Shamliyan TA, Kane RL, Ramakrishnan R, Taylor FR (2013) Migraine in children: preventive pharmacologic treatments [Internet]. Effective health care program. Comparative effectiveness review, Bd 108. Agency for Healthcare Research and Quality, Rockville

Soldin OP, Tonning JM (2008) Serotonin syndrome associated with triptan monotherapy. N Engl J Med 358:2185–2186

Straube A, Pfaffenrath V, Ladwig KH, Meisinger C, Hoffmann W, Fendrich K, Vennemann M, Berger K (2010) Prevalence of chronic migraine and medication overuse headache in Germany – the German DMKG headache study. Cephalalgia 30:207–213

Tepper SJ, Dodick DW, Lanteri-Minet M, Dolezil D, Gil-Gouveia R, Lucas C, Piasecka-Stryczynska K, Szabó G, Mikol DD, Chehrenama M, Chou DE, Yang Y, Paiva da Silva LG (2024) Efficacy and safety of erenumab for nonopioid medication overuse headache in chronic migraine: a phase 4, randomized, placebo-controlled trial. JAMA Neurol 81:1140–1149

Teva Pharmaceuticals (Pressemitteilung vom 06.08.2025) FDA Approves Expanded Indication for AJOVY® (fremanezumab-vfrm), The First Anti-CGRP Preventive Treatment for Pediatric Episodic Migraine. https://ir.tevapharm.com/news-and-events/press-releases/press-release-details/2025/FDA-Approves-Expanded-Indication-for-AJOVY-fremanezumab-vfrm-The-First-Anti-CGRP-Preventive-Treatment-for-Pediatric-Episodic-Migraine/default.aspx. Zugegriffen: 6. Okt. 2025

Thorlund K, Mills EJ, Wu P, Ramos E, Chatterjee A, Druyts E, Goadsby PJ (2014) Comparative efficacy of triptans for the abortive treatment of migraine: a multiple treatment comparison meta-analysis. Cephalalgia 34:258–267

Wang G, Tan T, Liu Y, Hong P (2020) Drugs for acute attack of pediatric migraine: a network meta-analysis of randomized controlled trials. Clin Neurol Neurosurg 195(105853):105853. https://doi.org/10.1016/j.clineuro.2020.105853

Xu H, Han W, Wang J, Li M (2016) Network meta-analysis of migraine disorder treatment by NSAIDs and triptans. J Headache Pain 17:113

Xu XM, Liu Y, Dong MX, Zou DZ, Wei YD (2017) Tricyclic antidepressants for preventing migraine in adults. Medicine 96:e6989

Yang S, Orlova Y, Park H, Smith SM, Guo Y, Chapin BA, Wilson DL, Lo-Ciganic WH (2025) Cardiovascular safety of anti-CGRP monoclonal antibodies in older adults or adults with disability with migraine. JAMA Neurol 82:132–141

Ziegeler C, Brauns G, Jürgens TP, May A (2019) Shortcomings and missed potentials in the management of migraine patients – experiences from a specialized tertiary care center. J Headache Pain 20(1):86

Krankheitsmodifizierende Arzneistoffe für Autoimmunerkrankungen

Renke Maas und Bertold Renner

Auf einen Blick

Krankheitsmodifizierende Antirheumatika haben in der Verordnung erneut weiter zugenommen. Größte Gruppe sind die synthetischen krankheitsmodifizierenden Antirheumatika mit dem bevorzugt eingesetzten Methotrexat. Bei den so genannten biologischen krankheitsmodifizierenden Antirheumatika dominieren seit vielen Jahren die TNFα-Inhibitoren, deren Verordnungen in 2024 einschließlich Etanercept weiter leicht zugenommen haben. Auf niedrigerem Niveau stiegen die Verordnungen des Interleukin-6-Rezeptor-Antikörpers Tocilizumab und des Kostimulationsinhibitors Abatacept weiter an. Nach Abschluss des Risikobewertungsverfahrens wurde per Durchführungsbeschluss der EU-Kommission vom 10.03.2023 die Verordnung von Januskinaseinhibitoren weiter eingeschränkt, trotzdem stiegen deren Verordnungen in 2024 weiter an.

Die Indikation für die Anwendung krankheitsmodifizierender Antirheumatika („disease-modifying antirheumatic drugs", DMARDs) in der Therapie der entzündlich-rheumatischen Erkrankungen wird vornehmlich von Rheumatologen gestellt. Die prognostischen Faktoren, die für eine Entscheidung bezüglich einer Therapie der rheumatoiden Arthritis mit DMARDs von Bedeutung sind, finden sich in den aktualisierten Guidelines der EULAR (Smolen et al. 2023). Für alle DMARDs sind zur Minderung des Risikos unerwünschter Nebenwirkungen regelmäßige Kontrolluntersuchungen notwendig.

Nichtsteroidale Antirheumatika (NSAR) bzw. Antiphlogistika werden vorwiegend bei degenerativen Gelenkerkrankungen eingesetzt und spielen in der Behandlung von entzündlich-rheumatischen Erkrankungen eher eine untergeordnete Rolle (siehe ▶ Kap. 17). Mit den NSAR gelingt es zum Teil, den entzündlichen Prozess zurückzudrängen, die Beweglichkeit zu verbessern und den entzündlichen Schmerz zu vermindern, wohingegen sie die rheumatische Gelenkzerstörung nicht verhindern.

Glucocorticosteroide (vgl. ▶ Kap. 20) haben in der Therapie der rheumatoiden Arthritis und anderen entzündlich-rheumatischen Erkrankungen einen schnellen symptomatischen und krankheitsmodifizierenden Effekt, sollten aber wegen ihrer bekannten und zum Teil schwereren Nebenwirkungen so früh wie möglich ausgeschlichen und in der Langzeitbehandlung – wenn überhaupt – nur als niedrig dosierte Therapie eingesetzt werden.

DMARDs hemmen ebenfalls die rheumatische Gelenkentzündung, wirken aber auch auf die Progression der rheumatischen Gelenkdestruktion (Übersicht bei Smolen et al. 2023). Sie haben mengenmäßig nur einen geringen, jedoch im Verlauf der letzten Jah-

© Der/die Autor(en), exklusiv lizenziert an Springer-Verlag GmbH, DE, ein Teil von Springer Nature 2026
W.-D. Ludwig, B. Mühlbauer, R. Seifert (Hrsg.), *Arzneiverordnungs-Report 2025*,
https://doi.org/10.1007/978-3-662-72738-6_19

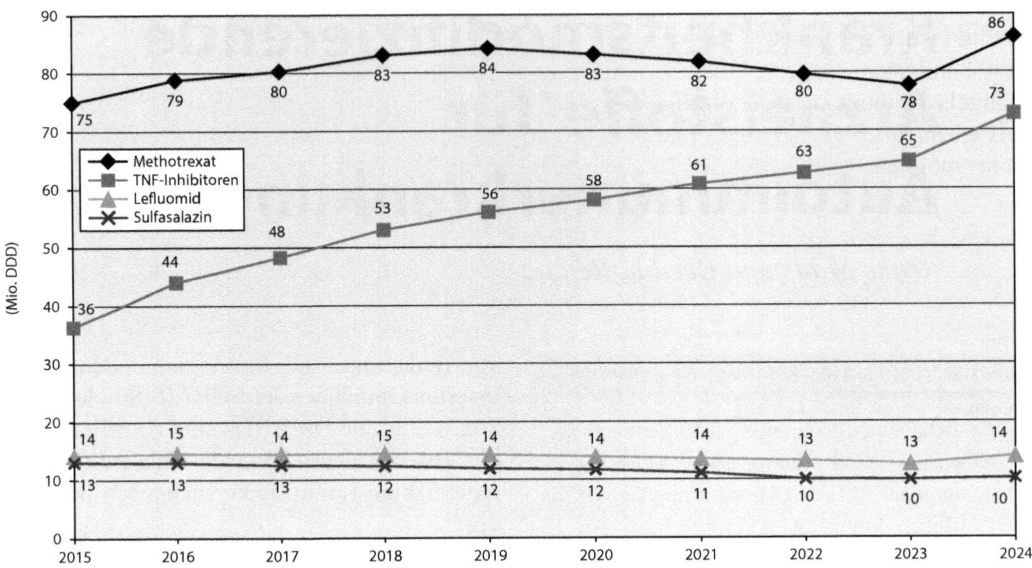

◨ Abb. 19.1 Verordnungen von krankheitsmodifizierenden Antirheumatika 2015 bis 2024. Gesamtverordnungen nach definierten Tagesdosen

re kontinuierlich steigenden Anteil an den Verordnungen der Antirheumatika und Antiphlogistika (◨ Abb. 19.1). Am häufigsten werden die synthetischen DMARDs verordnet, darunter insbesondere bevorzugt Methotrexat. Einige werden auch für andere Indikationen verwendet und sind wie beispielsweise Methotrexat als Antimetabolite bei den Zytostatika (siehe ◨ Tab. 5.3) aufgelistet. Bei den biologischen DMARDs dominieren seit vielen Jahren die TNFα-Inhibitoren, deren Verordnungen sich seit 2015 verdoppelt haben, gefolgt vom Interleukin-6-Rezeptor-Antikörper Tocilizumab, dem Kostimulationsinhibitor Abatacept sowie den neu hinzugekommenen Januskinaseinhibitoren (s. u.).

19.1 Synthetische krankheitsmodifizierende Antirheumatika

Wichtigster Vertreter der synthetischen DMARDs ist das Immunsuppressivum Methotrexat, auf das zwei Drittel der Verordnungen

dieser Gruppe entfallen (◨ Tab. 19.1). Bei Behandlungsbeginn der rheumatoiden Arthritis ist Methotrexat das Mittel der Wahl (Smolen et al. 2023; Fiehn et al. 2018). Eine wichtige Neuerung in den aktuellen Leitlinien ist die Empfehlung, dass niedrigdosierte Glucocorticosteroide zwar als Teil der initialen Behandlung in Kombination mit einem oder mehreren synthetischen DMARDs in Betracht gezogen werden sollten, wobei jedoch die Dosis so schnell wie möglich reduziert werden sollte. Weitere Substanzen dieser Gruppe sollten nur eingesetzt werden, wenn Methotrexat sich als nicht ausreichend wirksam gezeigt hat oder nicht vertragen wird. Als eine besondere Gefahr bei der Verwendung von Methotrexat hat sich die Verwechslung der bestimmungsgemäßen Anwendung in der Therapie der rheumatoiden Arthritis (Gabe einmal pro Woche) mit der Dosierung in hämatologisch-onkologischen Indikationen (Gabe einmal pro Tag) ergeben. Durch eine solche 7-mal zu hohe Dosis sind lebensbedrohliche Überdosierungen induziert worden (Deters und Stürzebecher 2022).

◻ **Tab. 19.1** **Verordnungen synthetischer krankheitsmodifizierender Antirheumatika 2024**. Angegeben sind die 2024 verordneten Tagesdosen, die Änderungen gegenüber 2023 und die mittleren Kosten je DDD 2024

Präparat	Bestandteile	DDD	Änderung	DDD-Nettokosten
		Mio.	%	Euro
Methotrexat				
Metex	Methotrexat	52,4	(+6,4)	2,21
MTX HEXAL	Methotrexat	16,5	(+14,1)	0,37
Lantarel	Methotrexat	13,0	(+34,4)	0,81
Nordimet	Methotrexat	2,4	(+15,8)	3,16
Methofill	Methotrexat	1,2	(+96,0)	3,25
		85,4	**(+12,4)**	**1,68**
Sulfasalazin				
Azulfidine RA	Sulfasalazin	5,0	(+3,9)	0,91
Sulfasalazin HEXAL	Sulfasalazin	2,8	(+5,3)	0,79
Sulfasalazin-Heyl	Sulfasalazin	1,3	(+15,6)	0,80
Sulfasalazin medac	Sulfasalazin	1,1	(−14,6)	0,89
		10,2	**(+3,3)**	**0,86**
Leflunomid				
Leflunomid Heumann	Leflunomid	5,6	(−4,6)	2,55
Leflunomid STADA	Leflunomid	3,3	(+195,7)	2,05
Leflon Heumann	Leflunomid	1,8	(+210,0)	2,95
Leflunomid Aristo	Leflunomid	1,4	(−23,1)	3,03
		12,1	**(+28,9)**	**2,53**
Hydroxychloroquin				
Hydroxychloroquin Heumann	Hydroxychloroquin	3,8	(+116,9)	0,78
Hydroxychloroquinsulfat Dr. Eberth	Hydroxychloroquin	2,7	(+75,9)	0,78
Quensyl	Hydroxychloroquin	2,5	(−39,2)	0,81
Hydroxychloroquin-ratiopharm	Hydroxychloroquin	0,51	(−28,0)	0,78
		9,5	**(+16,7)**	**0,79**
Januskinaseinhibitoren				
Olumiant	Baricitinib	4,3	(+9,7)	34,03
Xeljanz	Tofacitinib	1,7	(+3,4)	31,28
		6,0	**(+7,8)**	**33,25**
Summe		**123,2**	**(+13,1)**	**3,17**

Sulfasalazinpräparate wurden 2024 über dem Vorjahresniveau verordnet, ebenso wie Hydroxychloroquin. Die Verordnung von Methotrexat und Leflunomid ist leicht gestiegen (❏ Tab. 19.1). Die Verträglichkeit von Leflunomid ist keinesfalls besser als die von Methotrexat oder Sulfasalazin. In den USA sind innerhalb von drei Jahren 130 Fälle mit schwerer Lebertoxizität, darunter 12 Todesfälle, nach Gabe von Leflunomid aufgetreten (Charatan 2002). Seitdem wurde die Kontraindikation für Patienten mit eingeschränkter Leberfunktion und Vorgabe einer regelmäßigen Kontrolle der Leberfunktion eingeführt (Alcorn et al. 2009). Diese Risiken bzw. Einschränkungen sind allerdings auch beim niedrigdosierten Methotrexat zu beachten. Auch Sulfasalazin hat nicht unerhebliche Risiken (Hämatotoxizität, Hepatitis, schwere Hautreaktionen).

Die beiden Januskinase (JAK)-Inhibitoren Tofacitinib und Baricitinib wurden 2024 wieder häufiger verordnet als in den Vorjahren (❏ Tab. 19.1). Nach den aktuellen Leitlinien der Therapie der rheumatoiden Arthritis (Smolen et al. 2023) werden die JAK-Inhibitoren in der Zweitlinientherapie nach unzureichendem Ansprechen von Methotrexat als Alternative zu den biologischen DMARDs empfohlen, allerdings nur nach Berücksichtigung von Risikofaktoren für schwere kardiovaskuläre Ereignisse und maligne Erkrankungen (Smolen et al. 2023). Dies geht zurück auf die 2021 erstmals von der FDA publizierten Sicherheitsbedenken für Tofacitinib (*Xeljanz*) aufgrund der Ergebnisse der 2022 vollständig publizierten, randomisierten ORAL-Surveillance-Studie (FDA 2021; Ytterberg et al. 2022). Diese Publikationen erklären einen starken Verordnungsrückgang für Tofacitinib in 2022. Tofacitinib wurde 2017 zunächst zur Behandlung der mittelschweren bis schweren aktiven rheumatoiden Arthritis zugelassen, ein Jahr später auch zur Behandlung der aktiven Psoriasis-Arthritis in Kombination mit Methotrexat bei Patienten, die auf eine vorangegangene krankheitsmodifizierende antirheumatische Therapie unzureichend angesprochen haben (siehe Arzneiverordnungs-Report 2019,

▶ Kap. 3, ▶ Abschn. 3.2). Gleichzeitig wurde auch die Behandlung von Patienten mit mittelschwerer bis schwerer aktiver Colitis ulcerosa zugelassen. Diese beiden zusätzlichen Indikationen hatten vermutlich initial zu einem Verordnungsanstieg von Tofacitinib beigetragen. Seine Wirksamkeit und Verträglichkeit galten bislang als ähnlich wie die von Adalimumab, allerdings traten Herpes-zoster-Infektionen häufiger auf (Übersicht bei Dhillon 2017; Alten et al. 2020). Bei Menschen über 65 Jahren besteht ein erhöhtes Mortalitätsrisiko durch schwere Infektionen. Auch Baricitinib (*Olumiant*) hatte in Kombination mit Methotrexat eine ähnliche ACR20-Ansprechquote wie Adalimumab und weist wie andere Januskinaseinhibitoren ein erhöhtes Risiko für Herpes-zoster-Infektionen auf (Bechman et al. 2019). Derzeit wird diskutiert, inwieweit das erhöhte Risiko unter Tofacitinib auch für andere JAK-Inhibitoren gilt. Im März 2023 wurden in Deutschland aktualisierte Empfehlungen zur Minimierung der Risiken für maligne Erkrankungen, schwerwiegende unerwünschte kardiovaskuläre Ereignisse, schwerwiegende Infektionen, venöse Thromboembolie und Mortalität in Zusammenhang mit der Anwendung von Januskinase-Inhibitoren publiziert (BfArM 2023). Patienten über 65 Jahren, Raucher und Ex-Langzeitraucher sowie Patienten mit Risikofaktoren für kardiovaskuläre oder maligne Erkrankungen sollen Januskinase-Inhibitoren danach nur noch erhalten, wenn geeignete Behandlungsalternativen fehlen.

19.2 Biologische krankheitsmodifizierende Antirheumatika

Wichtigste Vertreter der biologischen DMARDs sind die gegen TNFα (TNFα-Inhibitoren) und andere Cytokine gerichteten therapeutischen monoklonalen Antikörper. Sie werden auch als „Biologika" bezeichnet, weil sie mittels biotechnologischer Methoden durch lebende Zellen in Kultur produziert werden, oft durch gentechnologisch veränderte Organismen. Es handelt sich dabei um therapeutische Proteine, die gegenüber klassischen, kleinmolekularen Arzneistoffen zahlreiche Besonderheiten ihrer Pharmakologie aufweisen (Hannemann und Böger 2023). Sie sind als echter Fortschritt für die Behandlung der aktiven rheumatoiden Arthritis, der axialen Spondyloarthritis und weiterer Krankheiten (Morbus Crohn, Colitis ulcerosa, Psoriasis-Arthritis, Psoriasis, Uveitis, Hidradenitis) anzusehen. In 2023 erlebten die TNFα-Inhibitoren wie in den Vorjahren einen weiteren Verordnungszuwachs (◘ Abb. 19.1).

Bei Patienten, die unzureichend auf Methotrexat und andere synthetische DMARDs ansprechen, sollten TNFα-Inhibitoren oder andere biologische krankheitsmodifizierende Antirheumatika mit Methotrexat kombiniert werden (Fraenkel et al. 2021; Smolen et al. 2023). Danach ist der Einsatz von TNFα-Inhibitoren gerechtfertigt, wenn die Therapie mit zumindest zwei konventionellen Basistherapeutika, eines davon Methotrexat, allein oder in Kombination in adäquater Dosis über einen ausreichend langen Zeitraum (in der Regel 6 Monate) versagt hat. Individuelle Besonderheiten (z. B. Kontraindikationen gegen Basistherapeutika, hohe Krankheitsprogression) können einen früheren Einsatz (weniger als 2 Basistherapeutika, weniger als 6 Monate) von TNFα-Inhibitoren erforderlich machen. Hauptrisiko ist die damit verbundene verminderte Infektabwehr (Tuberkulose, andere Atemwegsinfektionen).

Die Biologika haben eine Reihe therapeutisch wünschenswerter pharmakologischer Charakteristika, wie eine vergleichsweise lange Halbwertszeit, hohe Potenz und hohe Spezifität für ihr Zielantigen. Sie unterscheiden sich in wesentlichen pharmakokinetischen Merkmalen von den klassischen, kleinmolekularen Arzneistoffen. So müssen sie parenteral verabreicht werden, da sie in ihrer Eigenschaft als Proteine nicht oral bioverfügbar sind; Leber- und Nierenfunktion spielen für ihre Ausscheidung keine herausragende Rolle, da sie von Zellen des Immunsystems pinozytotisch auf-

genommen und lysosomal zu den Aminosäurebausteinen degradiert werden. Aufgrund der rasanten Fortschritte der Bio- und Gentechnologie gibt es inzwischen eine Vielzahl von therapeutischen monoklonalen Antikörpern, die gegen ein breites Spektrum von Zielantigenen gerichtet sind (Hannemann und Böger 2023). Die meisten dieser neuartigen Substanzen werden in der onkologischen Therapie, hier oft in Kombination mit dem vorangehenden Nachweis der Expression des Zielantigens im Tumor („personalisierte Therapie" von Tumoren), und in der Rheumatologie und Immunologie eingesetzt.

Unter den Biologika weist der vollständig humanisierte anti-TNFα-Antikörper Adalimumab auch 2024 die meisten Verordnungen und wieder einen Verordnungszuwachs auf. Als nächstes folgt der ältere, chimäre anti-TNFα-Antikörper Infliximab mit vier Präparaten und einem mit −1 % in etwa gleich gebliebenen Verordnungsvolumen (◘ Tab. 19.2). Dieser Verordnungsanteil der beiden meistverordneten Biologika ist vermutlich eine Reaktion auf die Sicherheitsdiskussion über die zielgerichteten („targeted") synthetischen DMARDs nach Publikation der Ergebnisse der ORAL-Surveillance-Studie für Tofacitinib und den dadurch bedingten Verordnungsrückgang dieser, zeitweilig als gleichwertig zu den Biologika angesehenen, Substanzklasse.

Etanercept ist ein Fusionsprotein aus dem Fc-Anteil von IgG 1 und zwei rekombinanten p75-TNFα-Rezeptoren, die genauso wie lösliche TNFα-Rezeptoren den TNFα binden und dadurch inaktivieren. Die Verordnungen von Etanercept sind 2024 überraschend stark angestiegen. Zwei weitere monoklonale Antikörper gegen TNFα (Golimumab, Certolizumab pegol) haben dagegen ein wesentlich kleineres DDD-Volumen. Golimumab weist 2024 ebenso wie Certolizumab pegol einen weiteren Anstieg der Verordnungen auf. Um die Risiken der Verwendung der TNFα-Inhibitoren besser zu erfassen, ist für mehrere europäische Länder ein Langzeitregister eingerichtet worden. Für Deutschland ist es beim Deutschen Rheuma-Forschungszentrum in Berlin angesiedelt

Tab. 19.2 **Verordnungen biologischer krankheitsmodifizierender Antirheumatika 2024**. Angegeben sind die 2024 verordneten Tagesdosen, die Änderungen gegenüber 2023 und die mittleren Kosten je DDD 2024

Präparat	Bestandteile	DDD	Änderung	DDD-Nettokosten
		Mio.	%	Euro
Infliximab				
Remsima	Infliximab	12,0	(+15,5)	28,79
Flixabi	Infliximab	2,6	(−18,2)	22,31
Remicade	Infliximab	1,8	(−31,8)	21,75
Inflectra	Infliximab	1,6	(−18,9)	17,35
		18,0	**(−1,0)**	**26,12**
Etanercept				
Benepali	Etanercept	7,4	(+26,2)	30,20
Erelzi	Etanercept	3,6	(+32,3)	30,65
Enbrel	Etanercept	1,9	(+9,4)	30,80
		13,0	**(+25,0)**	**30,41**
Adalimumab				
Humira	Adalimumab	6,4	(+3,1)	31,88
Hyrimoz	Adalimumab	6,2	(+21,7)	32,79
Amgevita	Adalimumab	6,1	(+9,3)	32,72
Hulio	Adalimumab	6,0	(+13,7)	33,80
Imraldi	Adalimumab	4,5	(+14,8)	32,85
Yuflyma	Adalimumab	2,0	(+73,6)	29,61
Idacio	Adalimumab	1,3	(+12,7)	33,35
		32,2	**(+14,5)**	**32,62**
Weitere Biologika				
Roactemra	Tocilizumab	4,2	(+2,5)	59,01
Simponi	Golimumab	4,2	(+13,8)	26,23
Cimzia	Certolizumab pegol	3,8	(+20,9)	31,46
Orencia	Abatacept	1,7	(+22,1)	87,14
Tyenne	Tocilizumab	1,3	(> 1.000)	53,60
Kevzara	Sarilumab	1,2	(+33,1)	49,72
		16,4	**(+23,9)**	**46,15**
Summe		**79,6**	**(+13,8)**	**33,57**

(Rheumatoide Arthritis-Beobachtung der Biologikatherapie, „RABBIT").

Zwei weitere Biologika stehen für Patienten mit mäßiger bis schwerer aktiver rheumatoider Arthritis, die unzureichend auf synthetische DMARDs oder TNFα-Inhibitoren angesprochen oder diese nicht vertragen haben, als Zweitlinientherapie zur Verfügung. Abatacept (*Orencia*) ist ein rekombinant hergestelltes Fusionsprotein, das aus einer Domäne des humanen T-Lymphozytenantigens 4 und einem Fragment aus dem Immunglobulin IgG 1 besteht. Es blockiert die Kostimulation von T-Zellen durch Antigen-präsentierende Zellen. Abatacept kam 2007 auf den Markt und ist 2024 gegenüber dem Vorjahr auf niedrigem Niveau wieder häufiger verordnet worden (◐ Tab. 19.2). Tocilizumab (*RoActemra*) wurde als humanisierter, monoklonaler Antikörper gegen den Interleukin-6-Rezeptor 2009 in die Therapie eingeführt und ist 2024 wie schon 2023 häufiger verordnet worden. Interleukin 6 ist ein wichtiges proinflammatorisches Zytokin in der Pathogenese der rheumatoiden Arthritis. In aktuellen Leitlinien gelten alle derzeit verfügbaren biologischen DMARDs als ähnlich wirksam und generell als sicher nach Versagen konventioneller DMARDs (Fraenkel et al. 2021; Smolen et al. 2023). Nachdem langfristige Registerdaten verfügbar sind, gilt das grundsätzlich auch für die biologischen Nicht-TNFα-Inhibitoren, wenn auch noch mehr Sicherheitsdaten für Abatacept, Rituximab und Tocilizumab benötigt werden.

Literatur

Alcorn N, Saunders S, Madhok R (2009) Benefit-risk assessment of leflunomide: an appraisal of leflunomide in rheumatoid arthritis 10 years after licensing. Drug Saf 32:1123–1134

Alten R, Mischkewitz M, Stefanski AL, Dörner T (2020) Januskinase-Inhibitoren – State of the Art im klinischen Einsatz und Zukunftsperspektiven. Z Rheumatol 79:241–254

Bechman K, Subesinghe S, Norton S, Atzeni F, Galli M, Cope AP, Winthrop KL, Galloway JB (2019) A systematic review and meta-analysis of infection risk with small molecule JAK inhibitors in rheumatoid arthritis. Baillieres Clin Rheumatol. https://doi.org/10.1093/rheumatology/kez087

BfArM (2023) Bundesamt für Arzneimittel und Medizinprodukte. Rote-Hand-Brief zu Januskinase-Inhibitoren: Aktualisierte Empfehlungen zur Minimierung der Risiken. https://www.bfarm.de/SharedDocs/Risikoinformationen/Pharmakovigilanz/DE/RHB/2023/rhb-januskinase.html (Erstellt: 17. März 2023). Zugegriffen: 29. Aug. 2023

Charatan F (2002) Arthritis drug should be removed from market, says consumer group. Brit Med J 324:869

Deters M, Stürzebecher A (2022) Misadministration of methotrexate. Dtsch Ärztebl Int 119:566–567. https://doi.org/10.3238/arztebl.m2022.0185

Dhillon S (2017) Tofacitinib: a review in rheumatoid arthritis. Drugs 77:1987–2001

Fiehn C, Holle J, Iking-Konert C, Leipe J, Weseloh C, Frerix M, Alten R, Behrens F, Baerwald C, Braun J, Burkhardt H, Burmester G, Detert J, Gaubitz M, Gause A, Gromnica-Ihle E, Kellner H, Krause A, Kuipers J, Lorenz HM, Müller-Ladner U, Nothacker M, Nüsslein H, Rubbert-Roth A, Schneider M, Schulze-Koops H, Seitz S, Sitter H, Specker C, Tony HP, Wassenberg S, Wollenhaupt J, Krüger K (2018) S2e-Leitlinie: Therapie der rheumatoiden Arthritis mit krankheitsmodifizierenden Medikamenten. Z Rheumatol 77(Suppl 2):35–53

Food and Drug Administration (2021) Initial safety trial results find increased risk of serious heart-related problems and cancer with arthritis and ulcerative colitis medicine Xeljanz, Xeljanz XR (tofacitinib). https://www.fda.gov/drugs/drug-safety-and-availability/initial-safety-trial-results-find-increased-risk-serious-heart-related-problems-and-cancer-arthritis. Zugegriffen: 30. Aug. 2024

Fraenkel L, Bathon JM, England BR, St. Clair EW, Arayssi T, Carandang K, Deane KD, Genovese M, Huston KK, Kerr G, Kremer J, Nakamura MC, Russell LA, Singh JA, Smith BJ, Sparks JA, Venkatachalam S, Weinblatt ME, Al-Gibbawi M, Baker JF, Barbour KE, Barton JL, Cappelli L, Chamseddine F, George M, Johnson SR, Kahale L, Karam BS, Khamis AM, Navarro-Millán I, Mirza R, Schwab P, Singh N, Turgunbaev M, Turner AS, Yaacoub S, Akl EA (2021) 2021 American College of Rheumatology Guideline for the Treatment of Rheumatoid Arthritis. Arthritis Rheumatol 73:1108–1123

Hannemann J, Böger R (2023) Biologika – wie sie die Medizin verändern. Hamb Ärztebl 77:12–17

Smolen JS, Landewé RBM, Bergstra SA, Kerschbaumer A, Sepriano A, Aletaha D, Caporali R, Edwards CJ, Hyrich KL, Pope JE, de Souza S, Stamm TA, Takeuchi T, Verschueren P, Winthrop KL, Balsa A, Bathon JM, Buch MH, Burmester GR, Buttgereit F, Cardiel MH, Chatzidionysiou K, Codreanu C, Cutolo M, den Broeder AA, El Aoufy K, Finckh A, Fonseca JE, Gottenberg JE, Haavardsholm EA, Iagnocco A, Lauper K, Li Z, McInnes IB, Mysler EF, Nash P, Poor G, Ristic GG, Rivellese F, Rubbert-Roth A, Schulze-Koops H, Stoilov N, Strangfeld A, van der Helm-van Mil A, van Duuren E, Vliet Vlieland TPM, Westhovens R, van der Heijde D (2023) EULAR recommendations for the management of rheumatoid arthritis with synthetic and biological disease-modifying antirheumatic drugs: 2022 update. Ann Rheum Dis 82:3–18

Ytterberg SR, Bhatt DL, Mikuls TR et al (2022) Cardiovascular and cancer risk with tofacitinib in rheumatoid arthritis. N Engl J Med 386:316–326

Glucocorticoide und Mineralocorticoide

Roland Seifert

Auf einen Blick

Verordnungsprofil Glucocorticoide werden überwiegend zur Entzündungshemmung und Immunsuppression eingesetzt, während die Hormonsubstitution mit dem Nebennierenrindenhormon Cortisol und dem Mineralocorticoid Fludrocortison nur einen kleinen Teil der Verordnungen betrifft. Der für die Jahre 2020 und 2021 beobachtete Verordnungsanstieg von Dexamethason ist seit 2022 rückläufig. Der Verordnungsanstieg von Dexamethason war vor allem auf den Einsatz des Arzneistoffs bei COVID-19-Patienten zurückzuführen. Kritisch zu sehen ist der Verordnungsanstieg von Triamcinolon-Injektionslösungen, weil Triamcinolon gravierende Knorpel- und Sehnenschädigungen auslösen kann.

Corticosteroide sind die natürlichen Steroidhormone der Nebennierenrinde. Nach ihren vorherrschenden Wirkungen auf den Kohlenhydratstoffwechsel und den Elektrolythaushalt werden sie in Glucocorticoide und Mineralocorticoide eingeteilt. Als Medikamente eingesetzt, haben sie ein weites Spektrum physiologischer und pharmakologischer Wirkungen. In niedrigen Dosierungen dienen sie zur Hormonsubstitution bei Nebennierenrindeninsuffizienz, wie z. B. bei Morbus Addison und adrenogenitalem Syndrom. Bei diesen Indikationen wird Cortisol (Hydrocortison) als natürliches Nebennierenrindenhormon bevorzugt, weil es glucocorticoide und mineralocorticoide Eigenschaften vereinigt.

Synthetische Glucocorticoide werden eingesetzt, um Entzündungserscheinungen und immunologische Reaktionen zu unterdrücken. Hier wird Prednisolon aus der Gruppe der nichtfluorierten Glucocorticoide als Standardsteroid verwendet, weil es nur noch geringe mineralocorticoide Aktivität besitzt und am längsten in die Therapie eingeführt ist. Zu den wichtigsten Indikationen gehören rheumatische und allergische Erkrankungen. Inhalative Glucocorticoide werden bei den Bronchospasmolytika und Antiasthmatika (▶ Kap. 31) besprochen, topische Glucocorticoide bei den Dermatika (▶ Kap. 35) und den Ophthalmika (▶ Kap. 29).

Wegen der Risiken der Langzeitbehandlung werden orale Glucocorticoide zur Entzündungshemmung nur kurzfristig und immer nur in der möglichst niedrigsten Dosis eingesetzt (Übersicht bei Smolen et al. 2016). Trotz jahrzehntelanger Bemühungen ist es bisher nicht gelungen, die Risiko-Nutzen-Relation der Glucocorticoide grundlegend zu ändern (Strehl und Buttgereit 2013). Eine der wichtigsten Anwendungen der Glucocorticoide ist die antirheumatische Therapie. Hier haben die Glucocorticoide in den Empfehlungen der EULAR (European League Against Rheumatism) eine bemerkenswerte Aufwertung erfahren (Smolen et al. 2017). Niedrig dosierte Glucocorticoide sollen als Teil der initialen Behandlung in Kombination mit einem oder mehreren konventionellen synthetischen krankheitsmodifizierenden antirheumatischen

Arzneimitteln bis zu 6 Monate in Betracht gezogen werden, jedoch mit möglichst schneller Dosisreduktion.

20.1 Verordnungsspektrum

Glucocorticoide werden in nichtfluorierte und fluorierte Glucocorticoide sowie Depotpräparate eingeteilt. Nichtfluorierte Glucocorticoide haben sich als führende Therapieoption etabliert, was sich auch in den großen Verordnungsvolumina widerspiegelt (◙ Abb. 20.1; ◙ Tab. 20.1 und 20.2). Die Verordnungen der fluorierten Glucocorticoide liegen auf deutlich niedrigerem Niveau. Die umstrittenen Depotpräparate werden am wenigsten verschrieben. Insgesamt sind die Glucocorticoidverordnungen auf einem stabilen Niveau (siehe ► Kap. 19, 21 und 23).

20.2 Arzneistoffgruppen

20.2.1 Nichtfluorierte Glucocorticoide

In der Gruppe der nichtfluorierten Glucocorticoide entfallen inzwischen 90 % der Verordnungen auf Prednisolonpräparate (◙ Tab. 20.1). Prednisolon hat im Vergleich zu dem natürlichen Nebennierensteroid Cortisol (Hydrocortison) nur noch eine geringe Mineralocorticoidaktivität und löst daher seltener Natriumretention, Ödembildung und Hypokaliämie aus. Darüber hinaus hat Prednisolon pharmakokinetische Vorteile gegenüber seinem Prodrug Prednison, weil es bereits die aktive Wirkform darstellt, während Prednison biologisch inaktiv ist und erst durch die hepatische 11 β-Hydroxysteroiddehydrogenase in seinen aktiven Metaboliten Prednisolon umgewandelt werden muss. Da diese Umwandlung ca. eine Stunde benötigt, wirkt Prednisolon bei akuten Therapieindikationen schneller als Prednison. Außerdem hat

Prednisolon nach oraler Gabe eine höhere Bioverfügbarkeit als Prednison (Kamada et al. 1997). Die pharmakologisch-therapeutischen Vorteile des Prednisolons haben sich weitgehend in der praktischen Therapie durchgesetzt, da Prednisolonpräparate wesentlich häufiger als Prednisonpräparate verordnet werden (◙ Tab. 20.1).

Prednison folgt an zweiter Stelle. Ein kleiner Teil der Verordnungen entfällt auf ein Prednisonpräparat mit verzögerter Freisetzung (*Lodotra*), das bei Patienten mit aktiver rheumatoider Arthritis die morgendliche Gelenksteifigkeit im Vergleich zu schnell freisetzendem Prednison um 22 % reduziert (Buttgereit et al. 2008). Das Präparat wird abends eingenommen und setzt Prednison 4 h später unmittelbar vor Beginn des morgendlichen Cortisolgipfels frei, während nicht retardiertes Prednison morgens eingenommen wird. *Lodotra* ist allerdings zehnfach teurer als Prednisongenerika (◙ Tab. 20.1). Es ist zu beobachten, dass Prednison-Verordnungen zunehmend in Prednisolon-Verordnungen konvertiert werden. Dies ist eine begrüßenswerte Entwicklung, weil damit bundesweit die Glucocorticoidtherapie zunehmend standardisiert und damit sicherer wird.

An dritter Stelle steht Methylprednisolon (◙ Tab. 20.1). Die DDD-Kosten liegen im Durchschnitt doppelt so hoch wie für Prednisolonpräparate, ohne dass wesentliche therapeutische Unterschiede dokumentiert sind.

Ein kleiner Teil der Verordnungen entfällt auf das natürliche Nebennierenrindenhormon Hydrocortison (Cortisol). Es wird vor allem zur Substitution bei primärer Nebenniereninsuffizienz (Morbus Addison) eingesetzt (Pulzer et al. 2016). Eine zweite wichtige Indikation ist das adrenogenitale Syndrom mit einer Störung der Cortisolbiosynthese der Nebennierenrinde infolge eines Defekts der 21-Hydroxylase. Durch die Substitution wird der Cortisolmangel ausgeglichen und gleichzeitig die reaktive ACTH-Überproduktion und die damit verbundene Hyperandrogenämie supprimiert (Dörr und Schöfl 2009).

◘ Tab. 20.1 Verordnungen von nichtfluorierten Glucocorticoiden 2024. Angegeben sind die 2024 verordneten Tagesdosen, die Änderungen gegenüber 2023 und die mittleren Kosten je DDD 2024

Präparat	Bestandteile	DDD	Änderung	DDD-Nettokosten
		Mio.	%	Euro
Prednisolon				
Prednisolon Galen	Prednisolon	167,2	(+29,6)	0,26
Prednisolon acis	Prednisolon	97,3	(−16,6)	0,25
Prednisolon AL	Prednisolon	23,6	(−37,5)	0,25
Predni H Tablinen	Prednisolon	16,9	(+43,0)	0,25
Prednisolut	Prednisolon	4,0	(−2,1)	1,12
Dontisolon D	Prednisolon	3,8	(−19,8)	0,83
Prednisolon JENAPHARM	Prednisolon	3,7	(+8,5)	0,62
Okrido	Prednisolon	0,65	(+9,9)	3,37
Infectocortikrupp	Prednisolon	0,19	(+2,0)	9,74
Klismacort Rektal	Prednisolon	0,03	(−25,6)	10,58
		317,4	**(+2,9)**	**0,29**
Prednison				
Prednison GALEN	Prednison	9,7	(−29,0)	0,27
Lodotra	Prednison	1,8	(+2,6)	2,89
Prednison acis	Prednison	1,5	(+165,0)	0,18
Rectodelt	Prednison	0,79	(+3,7)	7,41
		13,8	**(−17,8)**	**1,01**
Methylprednisolon				
Metypred GALEN	Methylprednisolon	8,3	(−12,2)	0,57
Urbason/-solubile	Methylprednisolon	1,7	(−7,0)	0,67
Methylprednisolon JENAPHARM	Methylprednisolon	1,6	(−12,9)	0,53
		11,6	**(−11,6)**	**0,58**
Hydrocortison				
Hydrocortison GALEN	Hydrocortison	4,6	(+6,6)	1,30
Hydrocortison JENAPHARM	Hydrocortison	4,6	(−2,5)	1,42
Hydrocortison acis	Hydrocortison	0,79	(−5,1)	1,42
Plenadren	Hydrocortison	0,66	(+8,5)	24,85
Hydrocortison Hoechst	Hydrocortison	0,56	(−4,8)	1,46
Alkindi	Hydrocortison	0,16	(+17,8)	13,24
Hydrocortison Pfizer	Hydrocortison	0,07	(+5,7)	3,86
		11,5	**(+1,5)**	**2,89**
Summe		**354,2**	**(+1,4)**	**0,41**

◘ Tab. 20.2 Verordnungen von fluorierten Glucocorticoiden und Mineralocorticoiden 2024. Angegeben sind die 2024 verordneten Tagesdosen, die Änderungen gegenüber 2023 und die mittleren Kosten je DDD 2024

Präparat	Bestandteile	DDD	Änderung	DDD-Netto-kosten
		Mio.	%	Euro
Dexamethason				
Dexagalen Injekt/Dexamethason GALEN Tabl.	Dexamethason/-dihydro-genphosphat	30,6	(−12,3)	0,33
Dexa-ratiopharm/Dexamethason-ratiopharm	Dexamethason/-dihydro-genphosphat	9,8	(+59,5)	0,36
Dexamethason TAD	Dexamethason	6,9	(+10,8)	0,18
Dexamethason JENAPHARM	Dexamethason/-dihydro-genphosphat	5,9	(−17,7)	0,53
Dexamethason AbZ	Dexamethason/-dihydro-genphosphat	1,4	(−7,9)	0,61
Infectodexakrupp	Dexamethason/-dihydro-genphosphat	1,1	(+21,6)	7,50
Fortecortin	Dexamethason/-dihydro-genphosphat	0,76	(−13,0)	0,54
DexaHEXAL	Dexamethason-dihydro-genphosphat	0,76	(+363,7)	0,61
Lipotalon	Dexamethasonpalmitat	0,55	(+3,1)	3,00
Supertendin	Dexamethasonacetat Lidocain	0,35	(−13,3)	1,47
		58,1	**(−1,2)**	**0,52**
Triamcinolonacetonid				
Triam Injekt Lichtenstein	Triamcinolonacetonid	17,3	(−0,8)	0,24
Volon A/-Kristallsusp.	Triamcinolonacetonid	5,7	(+10,5)	0,37
TriamHEXAL	Triamcinolonacetonid	5,0	(−1,1)	0,26
Volon A Haftsalbe	Triamcinolonacetonid	1,1	(+12,3)	1,59
		29,1	**(+1,6)**	**0,32**
Betamethason				
Celestan/Celestamine N	Betamethason	3,0	(+15,3)	1,68
Mineralocorticoide				
Astonin H	Fludrocortison	4,8	(+0,3)	0,85
Summe		**94,9**	**(+0,2)**	**0,51**

20

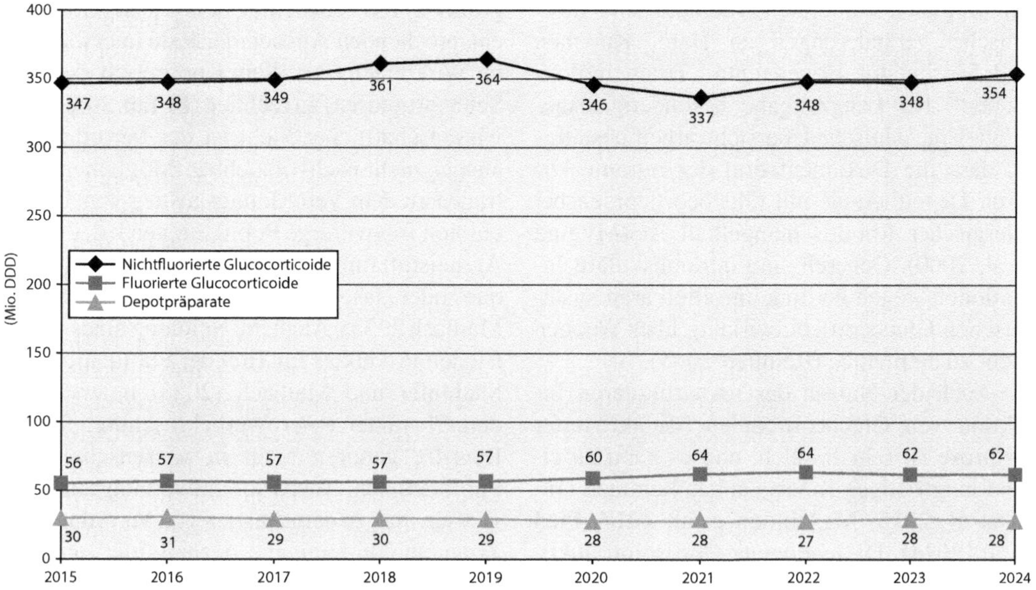

◘ Abb. 20.1 Verordnungen von Glucocorticoiden 2015 bis 2024. Gesamtverordnungen nach definierten Tagesdosen

20.2.2 Fluorierte Glucocorticoide

Fluorierte Glucocorticoide haben im Gegensatz zu Prednisolon keine mineralocorticoiden Wirkungen. Die Wirkungsdauer von Betamethason und Dexamethason ist erheblich länger als die von Prednisolon. Sie werden daher für die gezielte Hypophysenhemmung eingesetzt, sind aber für die übliche einmal morgendliche Dosierung am Gipfelpunkt der zirkadianen Rhythmik nicht geeignet. Vorteilhaft ist die längere Wirkungsdauer bei der intraartikulären Lokaltherapie, für die mehrere Dexamethasonpräparate eingesetzt werden. In den Jahren 2020 und 2021 gab es einen deutlichen Anstieg der Verordnungszahlen für Dexamethason (siehe AVR 2020 und AVR 2021). Dieser Anstieg wurde im Jahr 2022 aufgehoben, und es kam zu einem Rückgang der Verordnungen (AVR 2022 und 2023). Dieser Trend setzte sich auch im Jahr 2024 fort (◘ Tab. 20.2). Eine Erklärung für diesen transienten Verordnungsanstieg von Dexamethason sind sehr wahrscheinlich Berichte, dass Glucocorticoide den Verlauf von COVID-19-Erkrankungen günstig beeinflussen (Mattos-Silva et al. 2020; Kumar

Singh et al. 2020). Allerdings gibt es keinerlei wissenschaftliche Evidenz dafür, dass Dexamethason bei leichteren, also im ambulanten Bereich versorgten, COVID-19-Verläufen positive Wirkungen hat. Die einzige validierte Studie zu diesem Thema zeigt, dass Dexamethason den COVID-19-Verlauf nur bei sehr schwer erkrankten Patienten verbessert, die beatmet werden müssen (RECOVERY Collaborative Group 2021). Mit dem Ende der Coronapandemie sanken dann auch wieder die Verordnungsvolumina von Dexamethason. Allerdings scheinen Verordnungsgewohnheiten eine große Rolle zu spielen, denn die Verordnungsvolumina der fluorierten Glucocorticoide haben noch nicht wieder das präpandemische Niveau erreicht (◘ Abb. 20.1).

20.2.3 Depotpräparate

Die intramuskuläre Injektion von Glucocorticoiden bei Heuschnupfen und anderen Allergien wurde schon vor über 40 Jahren als nebenwirkungsreiches Verfahren mit fragwürdigen Indikationen kritisiert (Köbberling 1979).

Im Vergleich zur oralen Therapie sind atrophische Veränderungen an Haut, Knochen und Muskulatur (sogenannte „Triamcinolonlöcher") bei Langzeitgabe besonders ausgeprägt. Eine dänische Übersichtsarbeit bestätigte, dass die Dokumentation der intramuskulären Depottherapie mit Glucocorticoiden bei allergischer Rhinitis mangelhaft ist (Mygind et al. 2000). Generell sind intramuskuläre Injektionen wegen der unkontrollierbaren systemischen Glucocorticoidwirkung über Wochen nicht zu empfehlen (Reinhart 2005).

Auch der Nutzen der intraartikulären Injektion von Glucocorticoiden bei aktivierter Arthrose ist sehr fraglich, und es kann zu einem langfristigen Knorpelabbau kommen (Jüni et al. 2015; McAlindon et al. 2017; Pirri et al. 2024). Die endogene Cortisolproduktion wird über einen Zeitraum von 10–30 Tagen supprimiert und der zirkadiane Rhythmus der hypothalamisch-hypophysären Steuerung der Nebennierenrinde gestört (Huppertz und Pfuller 1997). Vor den gravierenden Folgen von intraartikulären Triamcinolon-Injektionen wurde in Fallberichten immer wieder eindrücklich gewarnt (Alidoost et al. 2020).

Triamcinolon-Injektionen werden auch häufig zur Behandlung von Sehnen- und Sehnenscheidenbeschwerden angewendet (Muto et al. 2014, 2015; Tempfer et al. 2009). Typische Anwendungsbereiche sind die Achillessehne und die Rotatorenmanschette der Schulter. Allerdings ist es sehr gut dokumentiert, dass die lokale Anwendung von Triamcinolon zu Sehnenrupturen führen können, die die funktionelle Beeinträchtigung verstärken und langwierige Rekonvaleszenzprozesse nach sich ziehen (Nanno et al. 2014; Muto et al. 2014, 2015; Tempfer et al. 2009). Der molekulare Mechanismus der Glucocorticoid-induzierten Sehnenschädigung ist bekannt. Es kommt zu einer Schädigung der Tenozyten, die für die Aufrechterhaltung der Sehnenstabilität eine entscheidende Rolle spielen (Poulsen et al. 2011). Die auch im Jahr 2024 wieder angestiegenen Verordnungen von Triamcinolon-Injektionslösungen werden vor diesem wissenschaftlichen Hintergrund mit großer Sorge beobachtet, denn es ist mit einem entsprechenden Anstieg der Rate unerwünschter Wirkungen (vor allem Knorpelschäden und Sehnenrupturen) zu rechnen (◘ Tab. 20.2). Aus wissenschaftlicher Sicht ist der Verordnungsanstieg nicht nachvollziehbar. Möglicherweise tragen zu dem Verordnungsanstieg von Triamcinolon fragwürdige Publikationen bei, die den Arzneistoff mit Attributen wie „Enigma", „unique" oder „fascinating" belegen (Shahinfar und Maibach 2023). Auch die Nennung eines spezifischen Produktes im Titel der Publikation von Shahinfar und Maibach (2023) unterstreicht den Charakter einer Werbebroschüre. Solche Begriffe gehören nicht in wissenschaftliche Publikationen. Auch Produktwerbung auf Kongressen mag zu dem Anstieg von Verordnungen Triamcinolon-haltiger Arzneimittel geführt haben. Schließlich spielt möglicherweise der demographische Wandel mit einem Anstieg des Anteils alter Menschen in der Bevölkerung und entsprechenden Altersbeschwerden am Bewegungsapparat eine Rolle. An dieser Stelle muss auch nochmals betont werden, dass es für (degenerativ bedingte) Funktionseinschränkungen am Bewegungsappart sehr viele wirksame nicht-pharmakotherapeutische Behandlungsmethoden gibt (Kolasinski et al. 2020; Dutta et al. 2024).

20.2.4 Mineralocorticoide

Fludrocortison (*Astonin H*) ist das derzeit einzige verfügbare Mineralocorticoid, das bei nicht ausreichender Wirkung von Hydrocortison zur zusätzlichen Substitution bei Morbus Addison und adrenogenitalem Syndrom mit Salzverlust eingesetzt wird. Daneben ist es bei schwerer hypoadrenerger orthostatischer Hypotonie nach Versagen nichtmedikamentöser Maßnahmen zugelassen, wobei ausgeprägte Nebenwirkungen (Wasserretention, Ödeme, Hypokaliämie) zu beachten sind (Hale et al. 2017). Die Verordnungen von Fludrocortison haben 2023 gegenüber dem Vorjahr leicht zugenommen (◘ Tab. 20.2).

Literatur

Alidoost M, Conte GA, Agarwal K, Carson MP, Lann D, Marchesani D (2020) Iatrogenic Cushing's syndrome following intra-articular triamcinolone injection in an HIV-infected patient on cobistat presenting as pulmonary embolism: case report and literature report. Int Med Case Rep J 13:229–235

Buttgereit F, Doering G, Schaeffler A, Witte S, Sierakowski S, Gromnica-Ihle E, Jeka S, Krueger K, Szechinski J, Alten R (2008) Efficacy of modified-release versus standard prednisone to reduce duration of morning stiffness of the joints in rheumatoid arthritis (CAPRA-1): a double-blind, randomised controlled trial. Lancet 371:205–214

Dörr HG, Schöfl C (2009) Adrenogenitales Syndrom und Wachstumshormonmangel. Internist 50:1202–1206

Dutta S, Ambade R, Wankhade D et al (2024) Rehabilitation techniques before and after total knee arthroplasty for a better quality of life. Cureus 16:e54877

Hale GM, Valdes J, Brenner M (2017) The treatment of primary orthostatic hypotension. Ann Pharmacother 51:417–428

Huppertz HI, Pfuller H (1997) Transient suppression of endogenous cortisol production after intraarticular steroid therapy for chronic arthritis in children. J Rheumatol 24:1833–1837

Jüni P, Hari R, Rutjes AW, Fischer R, Silletta MG, Reichenbach S, da Costa BR (2015) Intra-articular corticosteroid for knee osteoarthritis. Cochrane Database Syst Rev. https://doi.org/10.1002/14651858. CD005328.pub3

Kamada AK, Wiener MB, LaVallee NM, Bartoszek SM, Selner JC, Szefler SJ (1997) A pharmacokinetic comparison of two oral liquid glucocorticoid formulations. Pharmacotherapy 17:353–356

Köbberling J (1979) Gefahren der Depotkortikoid-Therapie. Internist Welt 4:118–122

Kolasinski SL, Neogi T, Hochberg MC et al (2020) 2019 American College of Rheumatology/Arthritis Foundation guideline for the management of osteoarthritis of the hand, hip, and knee. Arthritis Care Res 72:149–162

Mattos-Silva P, Santanna Felix N, Leme Silva P, Robba C, Battaglini D, Pelosi P, Rieken Macedo Rocco P, Ferreira Cruz F (2020) Pros and cons of corticosteroid therapy for COVID-19 patients. Respir Physiol Neurobiol 280:103492

McAlindon TE, LaValley MP, Harvey WF et al (2017) Effect of intra-articular triamcinolone vs saline on knee cartilage volume and pain in patients with knee osteoarthritis: a randomized clinical trial. JAMA 317:1967–1975

Muto T, Kokubu T, Mifune Y et al (2014) Temporary inductions of matrix metalloprotease-3 (MMP-3) expression and cell apoptosis are associated with tendon degeneration or rupture after corticosteroid injection. J Orthop Res 32:1297–1304

Muto T, Kokubu T, Mifune Y et al (2015) Can platelet-rich plasma protect rat Achilles tendons from deleterious effects of triamcinolone acetonide? Orthop Sports Med 3:2325967115590968

Mygind N, Laursen LC, Dahl M (2000) Systemic corticosteroid treatment for seasonal allergic rhinitis: a common but poorly documented therapy. Arerugi 55:11–15

Nanno M, Sawaizumi T, Kodera N et al (2014) Flexor pollicis longus rupture in a trigger thumb after intrasheath triamcinolone injections: a case report with literature review. J Nippon Med Sch 81:269–275

Pirri C, Sorbino A, Manocchio N et al (2024) Chondrotoxicity of intra-articular injection treatment: a scoping review. Int J Mol Sci 25:7010

Poulsen RC, Carr AJ, Hulley PA (2011) Protection against glucocorticoid-induced damage in human tenocytes by modulation of ERK, Akt, and forkhead signaling. Endocrinology 152:503–514

Pulzer A, Burger-Stritt S, Hahner S (2016) Morbus Addison, primäre Nebenniereninsuffizienz. Internist 57:457–469

RECOVERY Collaborative Group (2021) Dexamethasone in hospitalized patients with Covid-19. N Engl J Med 384:693–704

Reinhart WH (2005) Steroidtherapie. Praxis 94:239–243

Shahinfar S, Maibach H (2023) Enigma of intramuscular triamcinolone acetonide (Kenalog®) efficacy. Clin Pharmacokinet 62:1189–1199

Singh KA, Majumdar S, Singh R, Misra A (2020) Role of corticosteroid in the management of COVID-19: a systematic review and a clinician's perspective. Diabetes Metab Syndr 14:971–978

Smolen JS, Aletaha D, McInnes IB (2016) Rheumatoid arthritis. Lancet 388:2023–2038

Smolen JS, Landewé R, Bijlsma J, Burmester G, Chatzidionysiou K, Dougados M, Nam J, Ramiro S, Voshaar M, van Vollenhoven R, Aletaha D, Aringer M, Boers M, Buckley CD, Buttgereit F, Bykerk V, Cardiel M, Combe B, Cutolo M, van Eijk-Hustings Y, Emery P, Finckh A, Gabay C, Gomez-Reino J, Gossec L, Gottenberg JE, Hazes JMW, Huizinga T, Jani M, Karateev D, Kouloumas M, Kvien T, Li Z, Mariette X, McInnes I, Mysler E, Nash P, Pavelka K, Poór G, Richez C, van Riel P, Rubbert-Roth A, Saag K, da Silva J, Stamm T, Takeuchi T, Westhovens R, de Wit M, van der Heijde D (2017) EULAR recommendations for the management of rheumatoid arthritis with synthetic and biological disease-modifying antirheumatic drugs: 2016 update. Ann Rheum Dis 76:960–977

Strehl C, Buttgereit F (2013) Optimized glucocorticoid therapy: teaching old drugs new tricks. Mol Cell Endocrinol 380:32–40

Tempfer H, Gehwolf R, Lehner C et al (2009) Effects of crystalline glucocorticoid triamcinolone acetonide on cultured human supraspinatus tendon cells. Acta Orthop 80:357–362

Immunglobuline und Immunsuppressiva

Bernd Mühlbauer und Wolf-Dieter Ludwig

Auf einen Blick

Humane Immunglobuline sind präformierte Antikörper zur Substitutionstherapie bei Immunmangelkrankheiten und zur Immunmodulation bei speziellen seltenen Krankheiten. Die Prävalenz dieser Erkrankungen kann nicht das über die GKV abgerechnete Verordnungsvolumen der Immunglobuline erklären. Der Umsatz insgesamt ist sogar höher, da es zusätzlich zum Apothekenvertriebsweg Direktlieferverträge der Krankenkassen mit Krankenhäusern und Spezialambulanzen gibt. Daher ist ein sehr hoher Off-Label-Use der Immunglobuline wie bei Myasthenia gravis und Dermatomyositis anzunehmen.

Immunsuppressiva werden zur Prophylaxe der Abstoßungsreaktion nach Organtransplantation und bei verschiedenen Autoimmunerkrankungen eingesetzt. Größte Gruppe sind die zytotoxischen Immunsuppressiva (Azathioprin, Mycophenolsäure), gefolgt von den Calcineurininhibitoren (z. B. Ciclosporin, Tacrolimus) und mTOR-Inhibitoren wie Everolimus.

Daneben wird in diesem Kapitel eine sehr heterogene Gruppe immunmodulatorischer Arzneistoffe beschrieben, die trotz eines überschaubaren Verordnungsvolumens von 26,4 Mio. DDD Nettokosten von fast 1,5 Mrd. € verursachten.

Immuntherapeutika beeinflussen zelluläre und molekulare Abwehrmechanismen des Körpers. Klassisch ist die Stimulation des Immunsystems mittels aktiver Immunisierung mit Impfstoffen oder die passive Immunisierung mit präformierten Antikörpern in Form von Immunglobulinen, die in diesem Kapitel dargestellt werden.

Die wissenschaftlichen Fortschritte bei der Aufklärung pathophysiologischer Zusammenhänge und in der Entwicklung bis dato unbekannter pharmakotherapeutischer Strategien haben in den letzten zwei Jahrzehnten zu einer rasanten Zunahme neuer Wirkstoffe mit immuntherapeutischen Wirkmechanismen geführt. Bereits heute ist eine kaum noch überschaubare Anzahl solcher Arzneistoffe verfügbar, die in sehr unterschiedlichen Indikationen zum Einsatz kommen. Ein Ende dieser Entwicklung ist nicht absehbar. Diese neueren Immuntherapeutika wie monoklonale Antikörper und niedermolekulare Wirkstoffe („small molecules") werden eingesetzt zur Behandlung hämatologischer Neoplasien und solider Tumoren sowie bei autoimmun vermittelten Erkrankungen in der Rheumatologie, Gastroenterologie, Dermatologie und Neurologie. Sie werden – zum Teil sich überschneidend – auch in den Kapiteln zu den entsprechenden Indikationsgebieten beschrieben.

Deutlich größer als das Verordnungsvolumen der Immunglobuline ist das der klassischen Immunsuppressiva. Sie werden eingesetzt, um Immunreaktionen bei der Organtransplantation und als Basistherapie bei Autoimmunkrankheiten zu verringern. Die ersten

© Der/die Autor(en), exklusiv lizenziert an Springer-Verlag GmbH, DE, ein Teil von Springer Nature 2026
W.-D. Ludwig, B. Mühlbauer, R. Seifert (Hrsg.), *Arzneiverordnungs-Report 2025*,
https://doi.org/10.1007/978-3-662-72738-6_21

21

Vertreter dieser Gruppe waren die bekannten zytotoxischen Immunsuppressiva (Azathioprin, Mycophenolsäure) und Calcineurininhibitoren, die in der Transplantationsmedizin heute unentbehrlich sind.

21.1 Immunglobuline

Humane Immunglobuline sind zugelassen zur Substitutionstherapie bei Immunmangelkrankheiten (z. B. kongenitale Agammaglobulinämie, sekundäre Hypogammaglobulinämie) und zur Immunmodulation (z. B. bei idiopathischer thrombozytopenischer Purpura, Guillain-Barré-Syndrom, Kawasaki-Syndrom und anderen klinischen Krankheitsbildern). Nach Schätzungen sind in Deutschland etwa 100.000 Menschen von einem angeborenen Immundefekt betroffen, aber nur ca. 2.000 Betroffene korrekt diagnostiziert (El-Helou et al. 2019). Auch die anderen Indikationen sind seltene Erkrankungen. Das DDD-Volumen der humanen Immunglobuline verzeichnete wie in den Vorjahren auch 2024 deutliche Zuwächse an Verordnungen um durchschnittlich 7,2 % (◘ Tab. 21.1). Die zugelassene Erhaltungstherapie bei primärem bzw. sekundärem Antikörpermangel besteht in einer Einmalgabe alle drei bis vier Wochen. Selbst bei Berücksichtigung einer erhöhten Dosierung in der Initialtherapie scheint das nicht der geschätzten Patientenzahl zu entsprechen, was auf eine erhebliche Anwendung in nicht zugelassenen Indikationen (Off-Label-Use) schließen lässt. Bei Erkrankungen wie beispielsweise Myasthenia gravis und Dermatomyositis wird ihr Einsatz nach wie vor propagiert, obwohl kaum kontrollierte klinische Studien vorliegen und Cochrane-Metaanalysen der verfügbaren Daten ernüchternde Ergebnisse zeigen (Gajdos et al. 2012; Raaphorst et al. 2025).

Der unkritische Einsatz von Immunglobulinen führt regelmäßig zu Engpässen des aus Blutspenderseren gewonnen knappen Rohstoffes, sodass Lieferengpässe immer häufiger werden (Lipp 2018). Darüber hinaus stellt das hier betrachtete Verordnungsvolumen nur einen Teil des Gesamtmarktes der Immunglobuline dar, da diejenigen Verordnungen nicht erfasst sind, die über Direktlieferverträge der Krankenkassen mit Krankenhäusern und Spezialambulanzen abgewickelt werden.

Palivizumab (*Synagis*) wirkt in Form einer passiven Immunisierung. Der Antikörper bindet an das A-Epitop des Fusionsproteins des RS-Virus und verhindert dadurch dessen Eintritt in die Zelle. Er ist zugelassen bei Kindern mit Risiko für Respiratory-Syncytial-Virus (RSV)-Infektionen zur Prävention von schweren RSV-Atemwegserkrankungen, die häufig Krankenhausaufenthalte erforderlich machen. Ein Cochrane-Review über 7 Studien mit 8.265 Patienten zeigte, dass durch Palivizumab die RSV-Hospitalisierungen um 51 % im Vergleich zu Placebo gesenkt wurden, während die Reduktion der Gesamtmortalität keine statistische Signifikanz erreichte (Andabaka et al. 2013). Wegen der hohen Kosten wird die Palivizumab-Prophylaxe hauptsächlich auf ausgewählte Hochrisikokinder (insbesondere mit bronchopulmonaler Dysplasie) beschränkt. Im Jahr 2024 war das Verordnungsvolumen von Palivizumab zulasten der GKV mit 450.000 DDD nur halb so groß wie im Vorjahr (◘ Tab. 21.1). Diese Entwicklung beruht mit hoher Wahrscheinlichkeit auf der Empfehlung der STIKO, stattdessen die neuen, einmalig zu verabreichenden prophylaktischen Antikörper einzusetzen (Robert Koch Institut 2024). Das Präparat Nirsevimab (*Beyfortus*) erreichte 2024 erstmal die Liste der 3.000 am häufigsten verordneten Arzneimittel (◘ Tab. 21.1).

Anti-D-Immunglobulin (*Rhophylac*) wird zur Prophylaxe der Rh(D)-Immunisierung bei Rh(D)-negativen Frauen während der Schwangerschaft oder bei Geburt eines Rh(D)-positiven Kindes eingesetzt. Eine weitere Indikation ist die Behandlung von Rh(D)-negativen Personen nach inkompatiblen Transfusionen von Rh(D)-positivem Blut oder Erythrozyten-haltigen Produkten. Das Risiko einer Rhesus-D-Alloimmunisierung während einer ersten Schwangerschaft beträgt etwa 1 %.

◘ Tab. 21.1 **Verordnungen von Immunglobulinen und Immunstimulanzien 2024**. Angegeben sind die 2024 verordneten Tagesdosen, die Änderungen gegenüber 2023 und die mittleren Kosten je DDD 2024

Präparat	Bestandteile	DDD	Änderung	DDD-Nettokosten
		Mio.	%	Euro
Humane Immunglobuline				
Privigen	Immunglobulin, human	1,4	(+24,5)	150,68
Octagam	Immunglobulin, human	0,88	(−11,3)	159,49
Gamunex	Immunglobulin, human	0,77	(+11,7)	151,98
Kiovig	Immunglobulin, human	0,45	(+12,0)	151,44
Yimmugo	Immunglobulin, human	0,31	(+304,7)	157,20
Hyqvia	Immunglobulin, human	0,26	(+3,1)	147,82
Intratect	Immunglobulin, human	0,17	(−58,8)	156,56
		4,2	**(+7,2)**	**153,37**
Weitere Immunmodulatoren				
Synagis	Palivizumab	0,45	(−49,5)	50,16
Beyfortus	Nirsevimab	0,17	(> 1.000)	431,79
Rhophylac	Anti-D(rh)-Immunglobulin	0,04	(−1,1)	87,50
		0,66	**(−28,9)**	**152,01**
Summe		**4,9**	**(+0,3)**	**153,18**

Nach einem Cochrane-Review kann dieses Risiko in der ersten Schwangerschaft durch eine Prophylaxe mit Anti-D-Immunglobulin auf 0,2 % ohne wesentliche Nebenwirkungen gesenkt werden (Crowther et al. 2013). Die Verordnungen von *Rhophylac* sind unverändert marginal (◘ Tab. 21.1).

21.2 Immunsuppressiva und Immunmodulatoren

Aus der Gruppe der Immunsuppressiva werden in diesem Kapitel zytotoxische Immunsuppressiva (Azathioprin, Mycophenolatmofetil), selektiv wirkende Immunsuppressiva aus den Gruppen der Calcineurininhibitoren (Ciclosporin, Tacrolimus) und der mTOR-Inhibitor Everolimus dargestellt. Weitere selektive Immunmodulatoren umfassen ein weites Feld immunpharmakologischer Strategien und klinischer Indikationen.

21.2.1 Zytotoxische Immunsuppressiva

Knapp zwei Drittel des Verordnungsvolumens entfallen auf Azathioprin, ein zytotoxisches Immunsuppressivum aus der Gruppe der Purinanaloga, das bereits vor 60 Jahren in die Therapie eingeführt wurde. Es wird als Prodrug im Körper rasch zur aktiven Verbindung 6-Mercaptopurin metabolisiert und verringert über Wechselwirkungen mit dem Nukleinsäurestoffwechsel die Zahl der Lymphozyten. In Kombination mit anderen immunsuppressiven Arzneistoffen ist es zur Immunsuppression bei Organtransplantationen zugelassen (Holt 2017). Weiterhin wird es in Kombination mit

21

◻ Tab. 21.2 Verordnungen von zytotoxischen Immunsuppressiva 2024. Angegeben sind die 2024 verordneten Tagesdosen, die Änderungen gegenüber 2023 und die mittleren Kosten je DDD 2024

Präparat	Bestandteile	DDD	Änderung	DDD-Nettokosten
		Mio.	%	Euro
Azathioprin				
Azathioprin AL	Azathioprin	11,9	(+53,3)	0,96
Azathioprin Heumann	Azathioprin	3,6	(−56,7)	0,95
Azathioprin HEXAL	Azathioprin	1,7	(−0,3)	1,03
Azathioprin STADA	Azathioprin	0,20	(+1,1)	0,80
Imurek	Azathioprin	0,17	(−16,4)	1,09
Azathioprin-1 A Pharma	Azathioprin	0,15	(−16,7)	1,15
Azafalk	Azathioprin	0,15	(−16,7)	0,95
		17,8	**(−3,4)**	**0,97**
Mycophenolsäure				
CellCept	Mycophenolsäure	3,6	(−5,6)	6,00
Mycophenolatmofetil Ascend	Mycophenolsäure	2,7	(+147,3)	5,15
Myfortic	Mycophenolsäure	1,7	(+4,3)	6,20
Mycophenolatmofetil/Mycophenolsäure Accord	Mycophenolsäure	1,1	(+47,6)	6,24
Mycophenolatmofetil/Mycophenolsäure HEXAL	Mycophenolsäure	0,68	(−7,4)	6,53
Myfenax	Mycophenolsäure	0,28	(+37,9)	5,67
Mowel	Mycophenolsäure	0,20	(−47,6)	6,24
Mycophenolat-1 A Pharma	Mycophenolsäure	0,19	(−0,5)	6,52
Mycophenolatmofetil AL	Mycophenolsäure	0,17	(−27,5)	6,49
Mycophenolat Mofetil Tillomed	Mycophenolsäure	0,12	(−89,9)	2,24
		10,8	**(+5,3)**	**5,84**
Summe		**28,6**	**(−0,3)**	**2,81**

Glucocorticoiden bei schweren Formen von Autoimmunkrankheiten eingesetzt, um Glucocorticoide einzusparen (Übersicht bei Anstey und Lear 1998). Das Verordnungsvolumen von Azathioprin war 2024 wie in den Vorjahren leicht rückläufig (◻ Tab. 21.2).

Mycophenolatmofetil wurde vor 30 Jahren zugelassen zur Prophylaxe der akuten Abstoßungsreaktion bei Organtransplantation in Kombination mit Ciclosporin und Glucocorticoiden. Das Prodrug wird im Organismus zur aktiven Mycophenolsäure umgewandelt. Es hemmt die Inosinmonophosphatdehydrogenase, die entscheidend ist für die de-novo-Synthese von Guanosinnukleotiden. Dieses Enzym wird vor allem in T- und B-Lymphozyten wirksam, während andere Zelltypen die in ihnen enthaltenen Purine wiederverwerten können. Über diesen Mechanismus kommt es zu einer selektiven Hemmung der DNA-Synthese von Lymphozyten und somit der Lymphozytenproliferation (Übersicht bei Staatz und Tett 2007). Sein aktuelles Verordnungsvolumen hat sich 2024 gegenüber dem Vorjahr leicht gesteigert (◧ Tab. 21.2).

21.2.2 Calcineurininhibitoren

Calcineurininhibitoren haben die Organtransplantation revolutioniert und sind nach wie vor Standard in dieser Indikation. Der erste Vertreter war Ciclosporin, das in T-Zellen mit hoher Affinität an ein intrazelluläres Protein aus der Familie der Immunophiline (Cyclophilin) bindet und über den gebildeten Ciclosporin-Cyclophilin-Komplex die Calcineurinaktivität, die Interleukin-2-Bildung und damit die Aktivierung von T-Zellen hemmt. Ciclosporin wird hauptsächlich zur Prophylaxe der Transplantatabstoßung bei Organtransplantationen eingesetzt. Daneben ist es auch zur Immunsuppression bei Autoimmunkrankheiten (z. B. rheumatoide Arthritis, schwere Psoriasis, schwere atopische Dermatitis) zugelassen.

Das später eingeführte Tacrolimus (auch FK506 genannt) bindet an das spezifische intrazelluläre Immunophilin FKBP12, hemmt dann aber analog zu Ciclosporin Calcineurin und die T-Zellaktivität. Es wirkt in deutlich geringerer Dosis als Ciclosporin und ist effektiver in der Verhinderung akuter Abstoßungsreaktionen, erhöht aber das Risiko für einen transplantationsbedingten Diabetes mellitus sowie neurologische und gastroenterologische Nebenwirkungen (Webster et al. 2005). Tacrolimus ist zur Prophylaxe der Transplantatabstoßung bei verschiedenen Organtransplantationen und zur Behandlung der anderweitig therapieresistenten Transplantatabstoßung zugelassen. Daneben gibt es eine topische Darreichungsform von Tacrolimus (*Protopic*) zur Behandlung des mittelschweren bzw. schweren atopischen Ekzems (▶ Kap. 35, Dermatika). Wie in den Vorjahren waren die Verordnungen des einzigen hier noch gelisteten Ciclosporinpräparates *Sandimmun* auch 2024 rückläufig, während das Verordnungsvolumen der Tacrolimus-Präparate im Vergleich zu 2023 leicht zulegte (◧ Tab. 21.3).

21.2.3 mTOR-Inhibitoren

mTOR (Mammalian Target of Rapamycin) ist eine Serin-Threonin-Proteinkinase, die an der Regulation verschiedener zellulärer Funktionen wie Wachstum, Proliferation und Überleben beteiligt ist. mTOR-Inhibitoren hemmen die B- und T-Zell-Proliferation und werden in Therapieschemata mit Immunsuppressiva zur Verhinderung einer Organabstoßung bei Organtransplantationen eingesetzt. Ein Vorteil gegenüber den Calcineurininhibitoren ist ihre geringere Nephrotoxizität (Übersicht bei Ma et al. 2018). Der einzige unter den 3.000 am häufigsten verordneten Medikamenten gelistete Vertreter dieser Gruppe ist das 2004 zugelassene Hydroxyethylderivat Everolimus (*Certican*), allerdings mit deutlich reduziertem Verordnungsvolumen (◧ Tab. 21.3). Initial wird es in Kombination mit Ciclosporin und Glucocorticoiden angewendet, nach 2–3 Monaten nur noch mit Glucocorticoiden als Erhaltungstherapie, um das nephrotoxische Risiko von Ciclosporin zu reduzieren. Vermutliche Gründe für die Bevorzugung von Everolimus gegenüber dem ersten Vertreter Sirolimus sind seine höhere orale Bioverfügbarkeit und das Potenzial, die nephrotoxischen Effekte der Calcineurininhibitoren stärker zu reduzieren (Übersicht bei Klawitter et al. 2015).

21.2.4 Weitere Immunmodulatoren

Dieser Abschnitt umfasst Arzneistoffe, die in ihren molekularen Strukturen, in ihren pharmakologischen Strategien und in ihren zugelassenen therapeutischen Indikationen sehr heterogen sind. Überschneidungen mit anderen

21

◘ Tab. 21.3   Verordnungen von selektiven Immunmodulatoren 2024. Angegeben sind die 2024 verordneten Tagesdosen, die Änderungen gegenüber 2023 und die mittleren Kosten je DDD 2024

Präparat	Bestandteile	DDD	Änderung	DDD-Nettokosten
		Mio.	%	Euro
Ciclosporin				
Sandimmun	Ciclosporin	2,1	(−5,9)	9,99
Tacrolimus				
Prograf	Tacrolimus	5,4	(−0,1)	21,38
Advagraf	Tacrolimus	2,7	(+3,6)	18,84
Envarsus	Tacrolimus	1,0	(+25,3)	24,36
Modigraf	Tacrolimus	0,11	(+8,4)	46,01
		9,2	**(+3,4)**	**21,25**
m-TOR-Inhibitoren				
Certican	Everolimus	2,9	(−7,2)	21,65
Weitere Immunmodulatoren				
Rinvoq	Upadacitinib	11,4	(+46,7)	33,24
Skyrizi	Risankizumab	6,9	(+63,6)	56,55
Kesimpta	Ofatumumab	5,7	(+61,7)	41,14
Taltz	Ixekizumab	4,9	(+22,9)	48,18
Ilumetri	Tildrakizumab	4,4	(+36,1)	30,44
Bimzelx	Bimekizumab	2,6	(+150,8)	50,78
Jyseleca	Filgotinib	2,0	(+33,1)	35,31
Zeposia	Ozanimod	1,4	(+22,8)	53,07
Benlysta	Belimumab	0,97	(+27,7)	33,90
Nulojix	Belatacept	0,55	(+11,8)	24,97
Ultomiris	Ravulizumab	0,38	(+20,2)	873,06
		41,3	**(+47,2)**	**49,28**
Summe		**55,5**	**(+31,1)**	**41,68**

Kapiteln, die diese Indikationen explizit adressieren, sind deshalb nicht vermeidbar.

Der Januskinase-Inhibitor **Upadacitinib** (*Rinvoq*) und der monoklonale IL-17A-Antikörper **Ixekizumab** (*Taltz*) sind zugelassen zur Therapie von immunvermittelten entzündlichen Erkrankungen wie rheumatoider und Psoriasis-assoziierter Arthritis oder atopischer Dermatitis. Mit ihren erneut deutlich gestiegenen Verschreibungsvolumina von insgesamt 16,3 Mio. DDD stellen sie inzwischen mit jährlichen Behandlungskosten von 12.100 bzw. 17.600 € pro Jahr erhebliche Kostenfaktoren für die GKV dar (◘ Tab. 21.3). Ixekizumab darf nicht angewendet werden bei Bestehen einer aktiven Tuberkulose und nur mit Vorsicht bei klinisch relevanten Infektionen sowie entzündlichen Darmerkrankungen. Von der Anwendung gleichzeitig mit Lebendimpfstoffen oder in der Schwangerschaft wird abgeraten. Der Einsatz von Januskinase-Hemmern kann Herpes Zoster reaktivieren, ohne dass der genaue Mechanismus bekannt ist. Daher wird eine Schutzimpfung vor Therapieeinleitung empfohlen (Prechter et al. 2019).

Die beiden IL23-Antikörper **Risankizumab** (*Skyrizi*) und **Tildrakizumab** (*Ilumetri*) zur Behandlung der mittelschweren bis schweren Plaque-Psoriasis erfuhren mit 64 % bzw. ca. 36 % erneut hohe Zuwächse und erreichten ein Verordnungsvolumen von insgesamt 11,3 Mio. DDD im Jahr 2024 (◘ Tab. 21.3). Risankizumab wurde bei Patienten, die auf eine systemische Therapie ungenügend ansprechen oder diese nicht vertragen, gegenüber dem als zweckmäßige Vergleichstherapie (ZVT) ausgewählten Ustekinumab ein beträchtlicher Zusatznutzen zuerkannt (Gemeinsamer Bundesausschuss 2020b). Tildrakizumab wurde dagegen kein Zusatznutzen bescheinigt, da keine entsprechenden Daten vorgelegt wurden (Gemeinsamer Bundesausschuss 2019). Mit ca. über 20.000 € Jahrestherapiekosten gehört Risankizumab zu den teuersten Arzneimitteln in dieser Indikation, Tildrakizumab ordnet sich mit etwa 11.000 € bei den bereits verfügbaren Biosimilars ein (vgl. ▶ Kap. 19, ◘ Tab. 19.2).

Etwa 7,7 Mio. DDD insgesamt wurden von den Arzneimitteln **Ofatumumab** (*Kesimpta*) bzw. **Filgotinib** (*Jyseleca*) verordnet und erreichten damit Steigerungen um 62 % bzw. 33 % (◘ Tab. 21.3). Sie sind in unterschiedlicher therapeutischer Konstellation in den autoimmun bedingten, klinisch aber heterogenen Indikationen mittelschwere bis schwere Rheumatoide Arthritis, Colitis Ulcerosa sowie Multiple Sklerose zugelassen und erhielten in diesen wenig überzeugende Nutzenbewertungen. Ihre Jahrestherapiekosten liegen bei 15.000 bzw. 12.900 €.

Bimekizumab ist ein gegen Interleukin-17A und -17F gerichteter Antikörper. Die Neutralisierung beider Zytokine führt zu einer Entzündungshemmung. Er hat ein breites, aber hochdifferenziertes Indikationsspektrum: Mittelschwere bis schwere Plaque-Psoriasis, Psoriasis-Arthritis allein oder in Kombination mit Methotrexat, nicht-röntgenologische axiale Spondyloarthritis mit objektiven (anhand von CRP und/oder MRT) Entzündungszeichen, röntgenologische axiale Spondyloarthritis sowie aktive mittelschwere bis schwere Hidradenitis suppurativa (Acne inversa). Für alle Indikationen gilt die Beschränkung auf Patienten, die auf die jeweilige Standardtherapie nicht ausreichend angesprochen oder diese nicht vertragen haben. In keiner der aufgeführten Indikationen erhielt Bimekizumab vom G-BA einen Zusatznutzen zugesprochen gegenüber der zweckmäßigen Vergleichstherapie (G-BA 2022b, G-BA 2024a, G-BA 2024b, G-BA 2024c, G-BA 2024d). Das Nebenwirkungsprofil ergibt sich aus den immunsuppressiven Eigenschaften: Infektionen der oberen Atemwege, orale und dermale Pilzinfektionen, Herpes-simplex-Infektionen. Trotz des fehlenden Zusatznutzens gemäß G-BA und trotz des Nebenwirkungsprofils wurden in 2024 2,6 Mio. DDD von Bimekizumab verordnet. Die Jahrestherapiekosten belaufen sich auf fast 19.000 €.

Ozanimod (*Zeposia*) erreichte 2024 mit 1,4 Mio DDD wieder die Liste der 3.000 am häufigsten in Deutschland verordneten Arzneimittel (◘ Tab. 21.3). Der Immunmodulator darf zur oralen Behandlung der schubförmig remittierend verlaufender Multipler Sklerose (RRMS) sowie der Colitis ulcerosa eingesetzt werden. Die immunmodulatorische Wirkung beruht auf der Bindung an den für die Lymphozyten-Migration erforderlichen Sphingosin-1-phosphat-Rezeptor. Das Spektrum der häufigen Nebenwirkungen beinhaltet Infektionen, Leberschädigung, Bluthochdruck, aber auch Bradyarrhythmien. Besonders die initiale Dosissteigerungsphase muss intensiv kardiologisch kontrolliert werden (Puls- und Blutdruckkontrolle, EKG). Die allgemein erhöhte Infektanfälligkeit macht Blutbildkontrollen vor und während der Therapie erforderlich (Fachinformation Zeposia® 2024). Ozanimod erhielt in der Indikation Colitis ulcerosa keinen Zusatznutzen zugesprochen (Gemeinsamer Bundesausschuss 2022a). In der Indikation RRMS wurde nur für erwachsene Patienten mit aktiver Erkrankung ohne krankheitsmodifizierende Vortherapie oder krankheitsmodifizierend vorbehandelte Patienten, deren Erkrankung nicht hochaktiv ist, ein Hinweis auf einen geringen Zusatznutzen zuerkannt gegenüber Interferon, Glatirameracetat oder Ocrelizumab. Kein Zusatznutzen zuerkannt wurde im Vergleich zu den Immunmodulatoren Alemtuzumab, Fingolimod oder Natalizumab (Gemeinsamer Bundesausschuss 2021). Die Jahrestherapiekosten liegen bei knapp 20.000 €.

Der monoklonale Antikörper **Belimumab** (*Benlysta*) bindet an den löslichen B-Zell-aktivierenden Faktor „B-lymphocyte stimulator" (BLyS). Durch die Hemmung der Aktivität dieses hauptsächlich von Monozyten und Neutrophilen produzierten Zytokins werden die Lebensdauer von B-Lymphozyten reduziert sowie Komplementspiegel normalisiert (Stohl 2012). Es ist zugelassen als Zusatztherapie bei Patienten ab 5 Jahren mit aktivem, Autoantikörper-positivem systemischem Lupus erythematodes, die trotz Standardtherapie eine hohe Krankheitsaktivität (z. B. Nachweis von Anti-dsDNA-Antikörper und niedriges Komplement) aufweisen. Es ist auch zugelassen – in Kombination mit immunsuppressiver Basistherapie – zur Behandlung der Lupusnephritis bei Erwachsenen. Sehr häufige Nebenwirkungen von Belimumab sind Bronchitis und Harnwegsinfekte; häufig treten Übelkeit sowie Durchfall auf (Fachinformation Benlysta 2025). Von Belilumab wurden in 2024 knapp 1 Mio. DDD verordnet, der Jahrestherapiepreis beläuft sich auf etwa 12.400 € (◘ Tab. 21.3).

Belatacept (*Nulojix*) wird zur Abstoßungsprophylaxe nach Nierentransplantation in Kombination mit Glucocorticoiden und Mycophenolsäure eingesetzt. Der Arzneistoff bindet an die Membranproteine CD80 und CD86, was die Interaktion mit CD28 und damit die Kostimulation von T-Lymphozyten hemmt. Diese Kostimulations-Inhibition durch Belatacept bewirkt ähnliche Immunsuppression wie Ciclosporin, aber ohne die bekannten nephrotoxischen Spätschäden der Calcineurinantagonisten (Übersicht bei van der Zwan et al. 2020). Die Nutzenbewertung von Belatacept ergab einen Hinweis auf einen geringen Zusatznutzen (siehe Arzneiverordnungs-Report 2012, Kap. 2, Neue Arzneimittel 2011). Die Kosten der Erhaltungstherapie liegen mit etwa 9.100 € pro Jahr etwa 2,5-fach höher als die von Ciclosporin (◘ Tab. 21.3).

Ravulizumab (*Ultomiris*) ist ein Antikörper gegen das Komplementprotein C5 (Lee et al. 2019), zunächst zugelassen zur Behandlung der paroxysmalen nächtlichen Hämoglobinurie (PNH) und des atypischen hämolytisch-urämischen Syndroms. Er ist vorgesehen für PNH-Patienten mit hoher Krankheitsaktivität (symptomatische Hämolyse) und bei PNH-Patienten, die unter mindestens 6-monatiger Behandlung mit dem Vorgängerarzneistoff Eculizumab klinisch stabil sind. In keiner dieser klinischen Situationen wurde jedoch Ravulizumab gegenüber Eculizumab ein Zusatznutzen zuerkannt (Gemeinsamer Bundesausschuss 2020a). Dies gilt auch für die zwischenzeitlich erfolgte Zulassung in der Therapie von Neuromyelitis-optica-Spektrum-Erkrankungen bei anti-Aquaporin-4-IgG-(AQP4-IgG-) seropositiven Patienten (Gemeinsamer Bundesaussschuss 2023). Ravulizumab konnte 2024 sein Verordnungsvolumen erneut kräftig steigern und erreichte ein Verordnungsvolumen von 380.000 DDD (◘ Tab. 21.3), was – für rechnerisch etwa 1.000 Patienten – einer jährlichen Kostenbelastung der Versichertengemeinschaft von 330 Mio € entspricht.

Literatur

Andabaka T, Nickerson JW, Rojas-Reyes MX, Rueda JD, Bacic Vrca V, Barsic B (2013) Monoclonal antibody for reducing the risk of respiratory syncytial virus infection in children. Cochrane Database Syst Rev. https://doi.org/10.1002/14651858.CD006602.pub4

Anstey A, Lear JT (1998) Azathioprine: clinical pharmacology and current indications in autoimmune disorders. BioDrugs 9:33–47

Crowther CA, Middleton P, McBain RD (2013) Anti-D administration in pregnancy for preventing Rhesus alloimmunisation. Cochrane Database Syst Rev. https://doi.org/10.1002/14651858.CD000020.pub2

El-Helou S et al (2019) The German national registry of primary Immunodeficiencies (2012–2017). Front Immunol 19(10):1272

Fachinformation/Zusammenfassung der Merkmale des Arzneimittels Zeposia® (2024). Bristol Myers Squibb 023003-75647-100

Gajdos P, Chevret S, Toyka KV (2012) Intravenous immunoglobulin for myasthenia gravis. Cochrane Database Syst Rev. https://doi.org/10.1002/14651858.CD002277.pub4

Gemeinsamer Bundesausschuss (2019) Beschluss über eine Änderung der Arzneimittel-Richtlinie (AM-RL): Anlage XII – Beschlüsse über die Nutzenbewertung von Arzneimitteln mit neuen Wirkstoffen nach § 35a SGB V Tildrakizumab. BAnz AT 21.05.2019 B3

Gemeinsamer Bundesausschuss (2020a) Beschluss über eine Änderung der Arzneimittel-Richtlinie (AM-RL): Anlage XII. Beschlüsse über die Nutzenbewertung von Arzneimitteln mit neuen Wirkstoffen nach § 35a SGB V Ravulizumab. BAnz AT 16.03.2020 B1

Gemeinsamer Bundesausschuss (2020b) Beschluss über eine Änderung der Arzneimittel-Richtlinie (AM-RL): Anlage XII – Beschlüsse über die Nutzenbewertung von Arzneimitteln mit neuen Wirkstoffen nach § 35a SGB V Risankizumab. BAnz AT 06.01.2020 B1

Gemeinsamer Bundesausschuss (2021) Beschluss über eine Änderung der Arzneimittel-Richtlinie: Anlage XII – Nutzenbewertung von Arzneimitteln mit neuen Wirkstoffen nach § 35a SGB V Ozanimod (Schubförmig remittierende Multiple Sklerose). BAnz AT 03.02.2021 B5

Gemeinsamer Bundesausschuss (2022a) Beschluss über eine Änderung der Arzneimittel-Richtlinie: Anlage XII – Nutzenbewertung von Arzneimitteln mit neuen Wirkstoffen nach § 35a SGB V Ozanimod (Neues Anwendungsgebiet: Colitis ulcerosa). BAnz AT 08.08.2022 B3

Gemeinsamer Bundesausschuss (2022b) Nutzenbewertung von Arzneimitteln mit neuen Wirkstoffen nach § 35a des Fünften Buches Sozialgesetzbuch (SGB V): Bimekizumab (Plaque-Psoriasis). BAnz AT 13.04.2022 B3

Gemeinsamer Bundesausschuss (2023) Beschluss über eine Änderung der Arzneimittel-Richtlinie: Anlage XII – Nutzenbewertung von Arzneimitteln mit neuen Wirkstoffen nach § 35a SGB V Ravulizumab (Neues Anwendungsgebiet: Neuromyelitis-optica-Spektrum-Erkrankungen, Anti-Aquaporin-4-IgG-seropositiv) BAnz AT 1. Febr. 2024 B5

Gemeinsamer Bundesausschuss (2024a) Nutzenbewertung von Arzneimitteln mit neuen Wirkstoffen nach § 35a des Fünften Buches Sozialgesetzbuch (SGB V): Bimekizumab (neues Anwendungsgebiet: Ankylosierende Spondylitis). BAnz AT 12.02.2024 B2

Gemeinsamer Bundesausschuss (2024b) Nutzenbewertung von Arzneimitteln mit neuen Wirkstoffen nach § 35a des Fünften Buches Sozialgesetzbuch (SGB V): Bimekizumab (neues Anwendungsgebiet: Hidradenitis suppurativa (Acne inversa)). BAnz AT 20.12.2024 B4

Gemeinsamer Bundesausschuss (2024c) Nutzenbewertung von Arzneimitteln mit neuen Wirkstoffen nach § 35a des Fünften Buches Sozialgesetzbuch (SGB V): Bimekizumab (neues Anwendungsgebiet: axiale Spondyloarthritis, nicht-röntgenologisch). BAnz AT 14.02.2024 B6

Gemeinsamer Bundesausschuss (2024d) Nutzenbewertung von Arzneimitteln mit neuen Wirkstoffen nach § 35a des Fünften Buches Sozialgesetzbuch (SGB V): Bimekizumab (neues Anwendungsgebiet: Psoriasis-Arthritis, Monotherapie oder in Kombination mit Methotrexat). BAnz AT 21.02.2024 B2

GlaxoSmithKline (2025) Fachinformation Benlysta. https://www.fachinfo.de/fi/pdf/021834

Holt CD (2017) Overview of immunosuppressive therapy in solid organ transplantation. Anesthesiol Clin 35:365–380

Klawitter J, Nashan B, Christians U (2015) Everolimus and sirolimus in transplantation-related but different. Expert Opin Drug Saf 14:1055–1070

Lee JW, Sicre de Fontbrune F, Lee WLL, Pessoa V, Gualandro S, Füreder W, Ptushkin V, Rottinghaus ST, Volles L, Shafner L, Aguzzi R, Pradhan R, Schrezenmeier H, Hill A (2019) Ravulizumab (ALXN1210) vs eculizumab in adult patients with PNH naive to complement inhibitors: the 301 study. Blood 133:530–539

Lipp HP (2018) Zu wenig polyvalente Immunglobuline. Dtsch Apothekerztg 38:58 (https://www.deutsche-apotheker-zeitung.de/daz-az/2018/daz-38-2018/, abgerufen 18.10.2021)

Ma MKM, Yung S, Chan TM (2018) mTOR inhibition and kidney diseases. Transplantation 102(2S Suppl 1):S32–S40

Prechter F, Pletz M, Müller-Ladner U, Stallmach A (2019) Therapie mit Wermutstropfen: Reaktivierung von Herpes zoster. Dtsch Arztebl 116:A1540

Raaphorst J, Gullick NJ, Shokraneh F, Brassington R, Min M, Ali SS, Gordon PA (2025) Non-targeted immunosuppressive and immunomodulatory therapies for idiopathic inflammatory myopathies. Cochrane Database Syst Rev. https://doi.org/10.1002/14651858.CD015855

Robert Koch Institut (2024) Pressemitteilung der STIKO zur spezifischen Prophylaxe mit Nirsevimab zum Schutz vor schweren Atemwegsinfektionen durch RSV bei Neugeborenen und Säuglingen

21

in ihrer 1. RSV-Saison. https://www.rki.de/DE/Themen/Infektionskrankheiten/Impfen/Staendige-Impfkommission/Empfehlungen-der-STIKO/PM/PM_2024-06-27.html

Staatz CE, Tett SE (2007) Clinical pharmacokinetics and pharmacodynamics of mycophenolate in solid organ transplant recipients. Clin Pharmacokinet 46:13–58

Stohl et al (2012) Belimumab reduces autoantibodies, normalizes low complement levels, and reduces select B cell populations in patients with systemic lupus erythematosus. Arthritis Rheum 64:2328–2337

Webster A, Woodroffe RC, Taylor RS, Chapman JR, Craig JC (2005) Tacrolimus versus cyclosporin as primary immunosuppression for kidney transplant recipients. Cochrane Database Syst Rev. https://doi.org/10.1002/14651858.CD003961.pub2

van der Zwan M, Hesselink DA, van den Hoogen MWF, Baan CC (2020) Costimulation blockade in kidney transplant recipients. Drugs 80:33–46

Erkrankungen des Nervensystems und der Augen

Inhaltsverzeichnis

Depression, Angststörungen, bipolare Störung, Schizophrenie, Aufmerksamkeitsdefizit-/ Hyperaktivitätsstörung

Johanna Seifert, Stefan Bleich und Roland Seifert

Auf einen Blick

Mit mittlerweile fast 2,8 Mrd. DDD stellen die sog. „Psychopharmaka", also Arzneistoffe zur Behandlung der Depression, von Angststörungen, der bipolaren Störung und der Aufmerksamkeitsdefizit-/Hyperaktivitätsstörung (ADHS), eine der meist verordneten Arzneimittelgruppen dar. Hierunter sind nach wie vor die „Antidepressiva" von Verordnungszuwächsen betroffen, während die Gruppe der „Antipsychotika" in nahezu gleichbleibendem Umfang verordnet wird. Dagegen nehmen die Verordnungen von Arzneimitteln mit sedierender und anxiolytischer Wirkung („Tranquillanzien") seit langem kontinuierlich ab.

Trend Im Durchschnitt haben die Verordnungen von Antidepressiva in der letzten Dekade um knapp 35 % zugenommen. Dies ist vor allem auf die zwei Arzneistoffgruppen der selektiven Serotonin-Rückaufnahme-Inhibitoren (SSRI) und der Serotonin-Noradrenalin-Rückaufnahme-Inhibitoren (SNRI) zurückzuführen, deren Verordnung auch im Jahr 2024 wieder zugenommen hat. Die Verordnung der nichtselektiven Monoamin-Rückaufnahme-Inhibitoren (NSMRI, sog. trizyklischer oder heterozyklischer Antidepressiva) war in den letzten Jahren stetig rückläufig. Im Jahr 2024 zeigte sich erstmalig seit 10 Jahren ein geringer Anstieg im Vergleich zum Vorjahr. Während zuletzt auch Indikationsausweitungen für viele Antidepressiva zu dem Verordnungsanstieg beigetragen hatten, muss das Geschehen mittlerweile insgesamt als komplexer eingeschätzt werden. So steigt nämlich auch die Anzahl der Patienten, die längerfristig Antidepressiva einnehmen, und die Verordnungen nehmen zu, da es an Psychotherapieplätzen mangelt. Bei den Antipsychotika zeigte sich zuletzt ein kontinuierlicher Verordnungsanstieg bei den sog. „atypischen" Antipsychotika, wie Quetiapin und Risperidon, der durch den Rückgang der Verschreibung „klassischer" hochpotenter Antipsychotika, wie Haloperidol, nicht kompensiert wird. Vermutlich wird unter den „atypischen Antipsychotika" auch eine sehr hohe Rate an „off-label"-Anwendungen verzeichnet. Niedrigpotente Antipsychotika, wozu Melperon und Pipamperon gehören, wurden in nahezu gleichbleibendem Umfang verordnet. Die Verordnungen von Arzneimitteln zur Behandlung der ADHS sind im Jahr 2024 deutlich zunehmend im Vergleich zum Vorjahr und sind diejenige Gruppe psychopharmakologischer Arzneistoffe, die den größten prozentualen Zuwachs um fast 25 % im Vergleich zum Vorjahr verbuchen.

22.1 Vorbemerkung

Psychopharmaka werden heutzutage für eine Vielzahl von Indikationen eingesetzt, die in den letzten Jahrzehnten v. a. bei den Antidepressiva aber auch bei den Antipsychotika erweitert wurden. So kann es sein, dass ein Patient, der an einer Zwangsstörung leidet, mit einem „Antidepressivum" behandelt wird, da eine Verbesserung der serotonergen Neurotransmission auch vorteilhaft in der Behandlung dieses Krankheitsbildes sein kann (Del Casale et al. 2019). Mitunter aus diesem Grund ist eine am pharmakologischen Wirkmechanismus orientierte Nomenklatur erstrebenswert (Seifert und Schirmer 2020; Seifert und Alexander 2022). Diese benutzt die Begriffe Noradrenalin/Serotonin-Verstärker (NE/5-HT-Verstärker) anstelle von „Antidepressiva" und Antagonisten an multiplen G-Protein-gekoppelten Rezeptoren (mGPCR-Antagonisten) anstelle von „Antipsychotika". Die hierbei relevanten mechanistischen Aspekte werden in den jeweiligen Kapiteln zu den Arzneistoffgruppen jeweils nochmal genauer vorgestellt. Da diese mechanistische Nomenklatur sich bisher nicht in der ATC-Systematik wiederfindet, wird in diesem Kapitel immer wieder auf die mechanistischen Begriffe hingewiesen, auch wenn die Verordnungsanalysen sich weiterhin aus Gründen der (inter-)nationalen Vergleichbarkeit an der ATC-Systematik orientieren. Diese Vorgehensweise findet sich auch in den anderen Kapiteln des AVRs.

22.2 Verordnungsspektrum

Die Psychopharmaka liegen im Jahr 2024 auf Platz neun der umsatzstärksten Indikationsgruppen. Die zunehmende ökonomische wie auch medizinische Bedeutung der Psychopharmaka ist auch daran erkennbar, dass das Verordnungsvolumen in den letzten 10 Jahren weiter um fast 25 % auf inzwischen 2,8 Mrd. Tagesdosen gestiegen ist (◨ Tab. 1.2). Auch das vergangene Jahr brachte einen leichten Anstieg des Verordnungsvolumens um 5,8 %.

In den einzelnen Arzneistoffgruppen ist die Verordnungsentwicklung sehr unterschiedlich. Die Antidepressiva (Noradrenalin/Serotonin-Verstärker) sind seit langem die mit Abstand verordungsnstärkste Gruppe der Psychopharmaka und haben allein in den letzten 10 Jahren um fast 35 % zugenommen. Die Verordnung der Antipsychotika (mGPCR-Antagonisten) ist dagegen nur noch um etwa 13 % gestiegen (◨ Abb. 22.1). Die sedierend und anxiolytisch wirksamen Arzneimittel (Tranquillanzien) haben ihre ehemals dominierende Stellung schon lange verloren: Ihre Verordnungen sind seit 1983 von dem damals erreichten Maximum (613 Mio. DDD) insgesamt um etwa 85 % zurückgegangen (vgl. Arzneiverordnungs-Report 1993, Abb. 36.2) und nahm in den letzten 10 Jahren um weitere 27 % ab (◨ Abb. 22.1). Insgesamt scheinen Antipsychotika (mGPCR-Antagonisten) mit sedierenden Eigenschaften, wie etwa Quetiapin, insbesondere sedierende Arzneistoffe mit hohem Abhängigkeitspotenzial, wie Benzodiazepine und Z-Substanzen, in gewisse Weise zu „ersetzen" (Seifert et al. 2021a).

Wie für viele Arzneimittel können jährlich auch für diverse Psychopharmaka immer wieder Lieferengpässe beobachtet werden. Im Jahr 2024 waren hiervon z. B. *Fluoxetin HEXAL®* (10 mg ab Februar 2024), *Atosil®* Tropfen (Wirkstoff: Promethazin, ab Februar 2024), *Kinecteen®* (18 und 28 mg, Wirkstoff: Methylphenidat, ab September 2024) und *Elvanse®* (30 mg, Wirkstoff: Lisdexamfetamin, ab März 2024) betroffen (BfArM 2025).

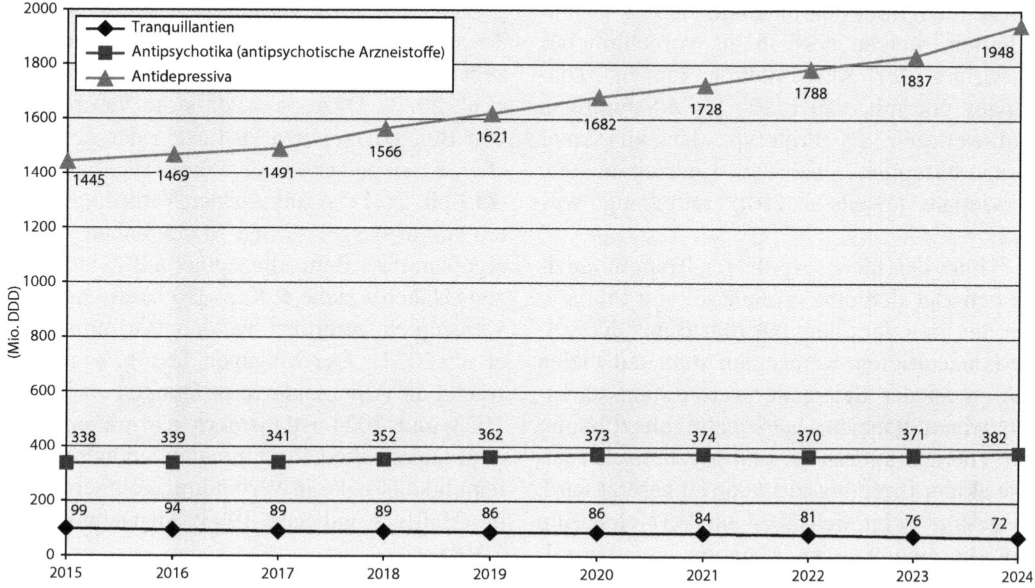

Abb. 22.1 Verordnungen von Psychopharmaka 2015 bis 2024. Gesamtverordnungen nach definierten Tagesdosen

Entsprechend sind naturgemäß unterschiedlich stark ausgeprägte Rückgänge im Verordnungsvolumen der betreffenden Präparate zu verzeichnen, oft zugunsten anderer Präparate mit dem gleichen Wirkstoff. Unter der Voraussetzung, dass Präparate anderer Hersteller als Alternative verfügbar sind, scheint dies zunächst nicht weiter problematisch. Dennoch sind hier durchaus klinisch relevante Nachteile zu erwarten, wie etwa das vermehrte Auftreten unerwünschter Arzneimittelwirkungen, einer veränderten Pharmakokinetik sowie eine nachlassende Wirksamkeit mit entsprechender klinischer Verschlechterung (Desmarais et al. 2011). Auch sind in den Packungsbeilagen von unterschiedlichen Herstellern von Psychopharmaka deutliche Inkonsistenzen zu verzeichnen, was zu weiteren erheblichen Irritationen und letztlich auch einer Inadhärenz betroffener Patienten führen kann (Arning und Seifert 2023).

22.3 Arzneimittel mit sedierender und anxiolytischer Wirkung (Tranquillanzien)

Arzneimittel mit sedierender und anxiolytischer Wirkung („Tranquillanzien" bzw. „Sedativa/Anxiolytika") werden bevorzugt zur Dämpfung von Angst- und Anspannungszuständen, jedoch auch im Kontext antimanischer, antipsychotischer und antidepressiver Therapien eingesetzt. Gegenwärtig werden hierzu überwiegend Benzodiazepine verwendet, welche agonistisch am γ-Aminobuttersäurerezeptor Subtyp A (GABA$_A$) wirken. Die einzelnen Benzodiazepine unterscheiden sich pharmakodynamisch und von ihrem klinischen Wirkprofil her kaum, wenn auch die Heterogenität der GABA-/Benzodiazepinrezeptoren ebenso wie die Entwicklung der Benzodiazepinrezeptoragonisten (Z-Substanzen) als spezifischere Schlafmittel (z. B. Zolpidem s. ▶ Kap. 26) die prinzipielle Möglichkeit solcher Unterschiede nahelegen. Die individuellen Arzneistoffe zeigen allerdings deutliche Unterschiede hinsichtlich ihrer pharmakokinetischen Eigenschaften, welche deshalb als vornehmliches Kriterium der Klassifikation dienen. Diazepam gilt mit seiner 20- bis 50-stündigen Halbwertszeit als Prototyp „langwirksamer Benzodiazepine", während Lorazepam und Oxazepam (jeweils bis 20 h) „mittellang" wirken.

Unter den meistverordneten Tranquillanzien befindet sich eine große Zahl von Präparaten, die sich vor allem auf fünf Benzodiazepine konzentrieren. Lorazepam steht seit vielen Jahren an der Spitze der verordnungsstärksten Tranquillanzien, da es nicht zuletzt häufig zur Therapie manischer und psychotischer sowie akuter Erregungszustände eingesetzt wird. Insgesamt zeigt sich 2024 im Vergleich zum Vorjahr eine weitere Abnahme der Verordnungen von einigen Tranquillanzien (Bromazepam, Oxazepam, Lorazepam), aber nicht bei allen. So wurde insbesondere Alprazolam vermehrt verordnet (◘ Abb. 22.1). Buspiron als mögliche Alternative zu Benzodiazepinen spielt nach wie vor keine wesentliche Rolle, seine Verordnung hat im Vergleich zum Vorjahr wieder etwas abgenommen (◘ Tab. 22.1).

Auf die Probleme der Dauertherapie mit Benzodiazepinen ist vielfach hingewiesen worden (Näheres siehe ▶ Kap. 26). Schätzungen zufolge leiden bis zu 1,6 Mio. Personen in Deutschland an einer Benzodiazepinabhängigkeit. Es wird vermutet, dass in diesem Zusammenhang Verordnungen auf Privatrezept eine wichtige Rolle spielen (Grimmsmann et al. 2022). Dazu passt, dass die Verordnung von Benzodiazepinen zu Lasten der gesetzlichen Krankenkassen seit Jahren rückläufig ist (◘ Abb. 26.1). Analysen der Verordnungsdaten von niedergelassenen Ärzten haben jedoch ergeben, dass Benzodiazepine und Z-Substanzen (Näheres siehe ▶ Kap. 26) häufig auf Privatrezepten verordnet werden (Grimmsmann et al. 2022). Der hingegen fast 17%ige Zuwachs an Alprazolamverordnungen zwischen 2023 und 2024 ist insofern alarmierend, da Alprazolam wiederholt mit einem höheren Abhängigkeitsrisiko in Verbindung gebracht wurde (Hallfors und Saxe 1993; Ait-Daoud et al. 2018).

Benzodiazepine (vor allem Lorazepam) werden oftmals relativ hoch dosiert im akutpsychiatrischen Bereich verordnet, beispielsweise im Rahmen eines katatonen oder stuporösen Zustandes oder bei akut suizidgefährdeten Patienten. Sie stellen demnach eine unverzichtbare Arzneistoffgruppe in der Notfalltherapie psychisch kranker Patienten dar aufgrund ihrer raschen Wirkung. Die Behandlung potentiell lebensbedrohlich verlaufender katatoner Zustände mit Benzodiazepinen verzeichnet eine eindrucksvolle Responserate von bis zu 70 % auf Benzodiazepine (Badinier et al.

◘ **Tab. 22.1** **Verordnungen von Tranquillanzien 2024**. Angegeben sind die 2024 verordneten Tagesdosen, die Änderungen gegenüber 2023 und die mittleren Kosten je DDD 2024

Präparat	Bestandteile	DDD	Änderung	DDD-Nettokosten
		Mio.	%	Euro
Diazepam				
Diazepam-ratiopharm	Diazepam	12,3	(−3,1)	0,38
Diazepam AbZ	Diazepam	2,6	(−11,2)	0,33
Diazepam STADA	Diazepam	0,98	(+538,6)	0,21
Diazepam Desitin	Diazepam	0,23	(+0,2)	7,26
		16,1	**(+0,7)**	**0,46**

Tab. 22.1 (Fortsetzung)

Präparat	Bestandteile	DDD	Änderung	DDD-Nettokosten
		Mio.	%	Euro
Bromazepam				
Bromazepam-ratiopharm	Bromazepam	3,8	(+3,0)	0,54
Bromazanil	Bromazepam	1,3	(−1,4)	0,63
Bromazepam-1 A Pharma	Bromazepam	0,71	(−28,5)	0,53
		5,8	**(−3,2)**	**0,56**
Oxazepam				
Oxazepam-ratiopharm	Oxazepam	2,3	(−21,8)	0,75
Adumbran	Oxazepam	0,65	(+298,6)	1,02
Praxiten	Oxazepam	0,35	(+43,7)	0,47
		3,3	**(−1,4)**	**0,77**
Lorazepam				
Lorazepam-neuraxpharm	Lorazepam	16,2	(+93,9)	0,63
Tavor	Lorazepam	9,9	(−46,0)	0,91
Lorazepam dura	Lorazepam	4,2	(−13,6)	0,59
		30,3	**(−4,0)**	**0,72**
Alprazolam				
Alprazolam-ratiopharm	Alprazolam	4,9	(+58,4)	0,45
Alprazolam-1 A Pharma	Alprazolam	3,0	(−8,6)	0,41
Alprazolam AbZ	Alprazolam	0,42	(−45,7)	0,60
		8,3	**(+16,6)**	**0,44**
Weitere Benzodiazepine				
Frisium	Clobazam	2,0	(−3,0)	0,97
Tranxilium	Dikaliumclorazepat	0,88	(−17,1)	0,84
Rudotel	Medazepam	0,39	(+119,0)	0,67
Epaclob	Clobazam	0,20	(+46,5)	11,46
		3,4	**(+0,9)**	**1,50**
Buspiron				
Busp	Buspiron	0,69	(−5,0)	1,79
Summe		**67,9**	**(−0,3)**	**0,66**

2024), wobei hier im stationären Setting Tagesdosierungen von bis zu 20 mg Lorazepam Anwendung finden können (Karl et al. 2023). Weniger eindeutig ist dahingegen die Wirksamkeit von Benzodiazepinen zur Behandlung suizidaler Patienten belegt. So liegen Hinweise vor, die suggerieren, dass mit Benzodiazepinen behandelte Personen sogar ein höheres Risiko für Suizidversuche sowie vollbrachte Suizide haben (Dodds 2017).

Die Behandlung von Angststörungen, wie Agoraphobie, Panikstörung, sozialer Angststörung und generalisierter Angststörung, umfasst sowohl psychotherapeutische als auch psychopharmakologische Maßnahmen. Die aktuelle S3-Leitlinie von 2021 enthält sich diesbezüglich einer Präferenz und empfiehlt eine patientenorientierte Entscheidungsfindung. Bei diesen Indikationen werden vor allem neuere Antidepressiva eingesetzt (Zwanzger 2016; Strawn et al. 2018; Bandelow et al. 2021). Benzodiazepine wie Lorazepam, Diazepam und Alprazolam sind bei diesen Erkrankungen zwar zugelassen und auch wirksam, dennoch sollten diese nur in gut begründeten Ausnahmefällen Anwendung finden, zum Beispiel, wenn Kontraindikationen für SSRI vorliegen. Sollten diese benötigt werden, so sollte eine möglichst niedrige Dosierung über einen möglichst kurzen Zeitraum verabreicht werden (Bandelow et al. 2021). Da die Prävalenz von Angststörungen und komorbiden substanzgebundenen Missbrauch bzw. Abhängigkeit beachtlich ist und somit das Risiko einer Benzodiazepinabhängigkeit bei diesen Patienten besonders hoch erscheint, sollte die Verordnung von Benzodiazepinen besonders zurückhaltend erfolgen (Lai et al. 2015).

In Europa ist seit 2006 Pregabalin (*Lyrica®*) zur Behandlung der generalisierten Angststörung zugelassen (▶ Kap. 24). Pregabalin ist ein weiteres Beispiel dafür, dass die bisherige Klassifikation von Psychopharmaka revidiert werden muss: Pregabalin wird in ▶ Kap. 24 als „Antiepileptikum" klassifiziert, obwohl es kaum in der Behandlung von Epilepsien eingesetzt wird. Mittlerweile ist das Abhängigkeits- bzw. Missbrauchspotenzial von Pregabalin gut belegt, wobei hier v. a. nicht sachgemäße Applikationsformen (z. B. Öffnen oder Kauen der Kapseln, nasale Applikation) eine Rolle zu spielen scheinen (Evoy et al. 2021). Da gerade bei Patienten mit einer Angststörung häufig auch eine Suchtanamnese besteht, sollte der Arzneistoff mit entsprechender Vorsicht eingesetzt werden (Arzneimittelkommission der deutschen Ärzteschaft 2011). Die möglichen Vorzüge einer Behandlung von Pregabalin sollten jedoch auch berücksichtigt werden: In einer aktuellen Meta-Analyse zeigte die Anwendung von Pregabalin Vorteile im Sinne einer besseren Wirksamkeit und Verträglichkeit gegenüber anderen Substanzen wie Paroxetin und Quetiapin und eine vergleichbare Wirksamkeit und Verträglichkeit wie Duloxetin, Venlafaxin und Escitalopram. Insgesamt findet sich jedoch für keine der analysierten Arzneistoffe in der genannten Indikation eine besonders hohe Effektstärke (Slee et al. 2019).

22.4 Antidepressiva (Noradrenalin/ Serotonin-Verstärker)

In den 60er-Jahren des 19. Jahrhunderts entstand die sogenannte „Monoamin-Hypothese der Depression". Diese besagte, dass ein „Ungleichgewicht" von bestimmten Neurotransmittern – insbesondere ein Serotoninmangel – einer Depression zugrunde liegt (Coppen 1967). Dieser simplizistische Ansatz ist inzwischen längst überholt (Moncrieff et al. 2022), was auch pharmakotherapeutisch dadurch belegt wird, dass einige „Antiepileptika", „Antipsychotika" und Lithium in der Behandlung von Depressionen wirksam sein können (Vigo und Baldessarini 2009; Spielmans et al. 2013; Bschor 2014; Seifert et al. 2025). Dennoch sind in Deutschland für die Depressionsbehandlung weiterhin vornehmlich Arzneistoffe zugelassen, die vor allem die serotonerge und/ oder noradrenerge Neurotransmission beeinflussen. Hierzu gehören die „selektiven Serotonin-Rückaufnahme-Inhibitoren" (SSRI), die „selektiven Serotonin-Noradrenalin-Rückaufnahme-Inhibitoren" (SNRI), die „Noradrenalin-Rückaufnahme-Inhibitoren" (NaRI) und die „noradrenergen und spezifisch serotonergen Antidepressiva" (NaSSA). Heutzutage gehen Forscher davon aus, dass Antidepressiva (Noradrenalin/Serotonin-Verstärker) vielmehr durch die Beeinflussung der Neurotransmission die Neuroplastizität über komplexe nachgeschaltete Mechanismen, die bisweilen noch nicht gänzlich verstanden werden, beeinflussen können. Dies erklärt auch die mehrwöchige Wirklatenz von Antidepressiva (Noradrenalin/Serotonin-Verstärker; Harmer et al. 2017; Lieb et al. 2018; Ferrarelli 2022; Khushboo et al. 2022).

Nicht jeder Patient, der an einer Depression leidet, muss zwingend medikamentös behandelt werden. Dies gilt insbesondere für Patienten, die an einer leichten oder mittelgradigen depressiven Episode erkrankt sind. Zahlreiche Studien haben belegt, dass der Schweregrad der Depression mit dem Therapieansprechen auf Antidepressiva (Noradrenalin/Serotonin-Verstärker) korreliert: Je schwerer die Symptomatik ausgeprägt ist, desto besser ist das Ansprechen auf eine antidepressive Medikation (Khan et al. 2002; Khan et al. 2005; Kirsch et al. 2008; Henkel et al. 2011). Patienten mit einer nur leichten Depression sprechen dahingegen ebenso gut auf eine Behandlung mit Placebo an (Khan et al. 2002), so dass entsprechend eine antidepressive Medikation mit keinerlei eindeutigen Vorteilen einhergeht (Kirsch et al. 2008). So empfiehlt die S3-Leitlinie zur Behandlung der unipolaren Depression, Patienten mit einer leichten Depression eine primär psychotherapeutische Behandlung anzubieten, wohingegen Patienten mit mittelschwerer bis schwerer Depression eine Kombination aus Psychotherapie und Psychopharmakotherapie angeboten werden sollte. Selbstverständlich sollen hierbei aber auch die Patienten-eigenen Präferenzen berücksichtigt werden (BÄK et al. 2022). Je nach Arzneistoff ist eine unterschiedliche Wirksamkeit sowie auch eine unterschiedliche ausgeprägte Verträglichkeit zu antizipieren. Der durchschnittliche Effekt eines Antidepressivums ist als mit-

telstark zu werten, wobei auch die Antidepressiva (Noradrenalin/Serotonin-Verstärker) mit der geringste Effektstärke gegenüber Placebo überlegen sind (Cipriani et al. 2018).

Insgesamt ist die Wirksamkeit der derzeit verfügbaren Antidepressiva (Noradrenalin/Serotonin-Verstärker) zwar belegt, aber nicht unumstritten. Eine gut-bekannte Meta-Analyse von Kirsch und Kollegen aus dem Jahr 2008 sorgte für Schlagzeilen (Kirsch et al. 2008; Kirsch 2014). So sollen Antidepressiva (Noradrenalin/Serotonin-Verstärker) selbst bei schwer depressiven Patienten nur eine minimale Wirkung haben und die Responserate auf die Behandlung mit Placebo entsprechend hoch sein (Kirsch et al. 2008). Hengärtner und Kollegen stellten in ihrer meta-analytischen Aufarbeitung dar, dass der Einsatz von Antidepressiva (Noradrenalin/Serotonin-Verstärker) kaum klinisch nachweisbare Verbesserungen in der Depressionsbehandlung erbringt: So erzielen behandelte Patienten nur unwesentlich bessere Punktwerte in entsprechenden testpsychologischen Verfahren als Unbehandelte (Hengartner et al. 2020). Entsprechend stellt sich auch die Frage, wie Antidepressiva im Vergleich zu anderen Arzneistoffklassen abschneiden. Auch hierzu gibt es von Leucht und Kollegen eine Meta-Analyse in der die Wirksamkeit verschiedener Arzneistoffklassen gegenübergestellt wurden. Hier zeigte sich, dass die Wirksamkeit von Antidepressiva (Noradrenalin/Serotonin-Verstärker) durchaus vergleichbar ist mit anderen Arzneistoffklassen, wie Bisphosphonate zur Behandlung von Osteoporose, und sogar eine deutliche Überlegenheit gegenüber Metformin in der Senkung der Mortalität bei Diabetes mellitus Typ II und HMG-CoA-Reduktase-Inhibitoren („Statine") zur Behandlung von Dyslipidämien besteht. Selbstverständlich gibt es aber auch Arzneistoffklassen, die den Antidepressiva (Noradrenalin/Serotonin-Verstärkern) in ihrer Effektstärke weitaus überlegen sind, dennoch müssen sie sich nicht hintenanstellen (Leucht et al. 2012; Leucht et al. 2015): Die „number needed to treat" (NNT) eines Statins liegt zwischen 18 bis 30. Das bedeutet, dass ein Arzt 18 bis

30 Patienten mit einem Statin behandeln muss, um bei einem das Auftreten eines Herzinfarkts zu verhindern. Die übrigen 17 bis 29 Patienten erfahren keinerlei Vorteile hinsichtlich der vermeintlich Herzinfarkt-vorbeugenden Wirkung eines Statins (Mortensen und Nordestgaard 2019). Dahingegen liegt die NNT bei Antidepressiva je nach Arzneistoffgruppe zwischen 7 bis 16 für NSMRI und 7 bis 8 für SSRI (Arroll et al. 2009).

Ebenfalls ein wiederkehrender Kritikpunkt sind die antizipierbaren Placeboeffekte einer antidepressiven Therapie. Eine große Meta-Analyse aus dem Jahr 2020 hat ergeben, dass die Responserate auf Placebo in klinischen Studien für Antidepressiva bei etwa 38 % liegt. Die im Vergleich hierzu nur etwas höhere Responserate von knapp 50 % unter dem Verum erscheint wenig beeindruckend (Parker et al. 2020). Diese wenig überzeugenden Effekte könnten möglicherweise daran liegen, dass die bisherigen Studien zur Wirksamkeit einer antidepressiven Medikation nicht die richtigen Endpunkte evaluiert haben. So zeigte eine große, 6.669 Patienten umfassende Meta-Analyse, dass das Verum (in diesem Fall jeweils ein SSRI) in 91 % eine signifikante Überlegenheit gegenüber Placebo hatte in Hinblick auf ein einziges Symptom einer Depression, nämlich die Wirkung auf die depressive Verstimmung, nicht aber auf die Summe der depressiven Symptome, die mittels eines standardisierten testpsychologischen Verfahrens erhoben wurden (Hieronymus et al. 2016).

Auch muss bedacht werden, dass eine erhebliche Mehrheit und mit steigendem Schweregrad der Depression zunehmend bis zu 78 % „depressiver" Patienten an psychiatrischen Komorbiditäten leidet. Am häufigsten liegen Angststörungen, Suchterkrankungen und Persönlichkeitsstörungen vor (Steffen et al. 2020). Während Angststörungen prinzipiell mit einigen der gleichen Arzneistoffe wie Depressionen behandelt werden können und sich das Ansprechen einer entsprechenden antidepressive Therapie nicht maßgeblich verschlechtert (Otte 2008), ist das Therapieansprechen bei Patienten mit komorbider Persönlichkeitsstörung um ein doppeltes reduziert (Newton-Howes et al. 2006). In Anbetracht dieser offenbar sehr häufigen und sicherlich oft im klinischen Alltag übersehenen Diagnosen (Asp et al. 2020) stellt sich die Frage, wie gut „Antidepressiva" bei den offenbar deutlich selteneren „reinen Depressionen" wirken.

Die Diskussion um die Wirksamkeit oder fehlende Wirksamkeit von Antidepressiva (Noradrenalin/Serotonin-Verstärkern) lässt sich weiterhin nicht abschließend klären und bleibt rege debattiert. Vielleicht liegt es auch daran, dass unter dem Begriff „Depression" phänomenologisch ähnliche, aber molekular unterschiedliche Entitäten subsummiert werden (Villas Boas et al. 2019; Seifert 2021a). Es wird auch diskutiert, dass es sich bei einer „Depression" lediglich um einen unspezifischen Symptomkomplex handelt, dem auch andere psychische Störungen, wie z. B. Angststörungen, zugrunde liegen können. Hierfür spricht die oben erwähnte hohe Last an psychischen Komorbiditäten. Demzufolge müssten die Diagnosekriterien für eine „Depression" molekular geschärft werden (Nedic Erjavec et al. 2021). Sicherlich gibt es jedoch eine Patientengruppe, die von der Einnahme von Antidepressiva (Noradrenalin/Serotonin-Verstärkern) profitiert und bei denen diese Behandlungsoption mit einer positiven Kosten-Nutzen-Rechnung einhergeht. Gleichzeitig respondieren in etwa ein Drittel aller depressiven Patienten nicht oder nur unzureichend auf die medikamentöse Therapie (Halaris et al. 2021).

Im Bereich der Psychopharmaka weist keine Gruppe einen so fulminanten Anstieg des Verordnungsvolumens, wie der der Antidepressiva (Noradrenalin/Serotonin-Verstärker). Diese Entwicklung ist hauptsächlich auf die SSRI zurückzuführen und wird berechtigterweise kritisch gesehen. Ursächlich sind eine Vielzahl von Faktoren, worunter zum einen die eingangs genannte Indikationsausweitung zählt. Durch die vermehrte Aufmerksamkeit für psychische Erkrankungen werden seelische Leiden möglicherweise „überdiagnostiziert" und entsprechend „überbehandelt". So kommen Antidepressiva (Noradrenalin/Serotonin-Verstärker) auch häufig bei leichten oder mittelschweren Depressionen zum Einsatz (Spence 2016) oder bei anderen Erkrankungen, die vordergründig einem depressiven Syndrom ähneln, jedoch eigentlich einen ganz anderen Ursprung haben. Beispielhaft ist hier die Persönlichkeitsstörung vom Borderline-Typ genannt. Diese Patienten leiden häufig unter Symptomen, die den Diagnosekriterien einer Depression entsprechen können, allerdings ist hier der Einsatz von Antidepressiva (Noradrenalin/Serotonin-Verstärker) allenfalls kurzfristig sinnvoll. Vielmehr bedarf es in dieser Indikation eine Psychotherapie, wobei hier evidenzbasierte Verfahren existieren (DGPPN 2022). Bedauerlicherweise ist das seit Jahren bereits bekannte und trotz Reform bestehende Problem der Unterversorgung mit Psychotherapieplätzen anhaltend, so dass viele und v. a. komplex kranke Patienten hier keinen (zeitnahen) Zugang erhalten (Kruse et al. 2024). Dahingegen ist die Verordnung etwa eines Antidepressivums (Noradrenalin/Serotonin-Verstärker) deutlich schneller erledigt. Neben einem unsachgemäßen Gebrauch wird zudem spekuliert, ob Absetzsyndrome, also Symptome die beim Absetzen des jeweiligen Antidepressivums (Noradrenalin/Serotonin-Verstärker) auftreten und für die Betroffenen äußerst unangenehm sein können, und Rebound-Effekte, d. h. das Wiederauftreten depressiver Symptome, das Beenden einer antidepressiven Medikation erschweren oder unmöglich machen (Spence 2016).

Andererseits kann anhand einiger epidemiologischer Daten eine erfreuliche inverse Korrelation zwischen der Verordnung von Antidepressiva (Noradrenalin/Serotonin-Verstärker) und der Suizidrate beobachtet werden, sowohl unter Kinder und Jugendliche (Garland et al. 2016) wie auch Erwachsene (Näslund et al. 2018). So erscheint es zunächst widersprüchlich, dass Antidepressiva (Noradrenalin/Serotonin-Verstärker) Suizidalität begünstigen können, dennoch liegen genau solche Hinweise vor. Dabei wurde dieses Risiko zunächst 2003 für jugendliche SSRI-Anwender

insbesondere zu Behandlungsbeginn beschrieben und führte 2004 zur Etablierung entsprechender Warnhinweise in den USA (Newman 2004). Auch in Deutschland wurde durch die Arzneimittelkommission der deutschen Ärzteschaft (AkdÄ) der Sachverhalt anhand des deutschen Spontanerfassungssystems für unerwünschte Arzneimittelwirkungen überprüft, wobei ein erhöhtes Suizidrisiko unter SSRI nicht nur für Kinder und Jugendliche, sondern unabhängig des Alters bestätigt werden konnte (AkdÄ 2004b). Die neuste Meta-Analyse zu diesem Thema kommt zu dem Ergebnis, dass die neueren Antidepressiva (Noradrenalin/Serotonin-Verstärker) – womit SSRI, SNRI, NaRI und NaSSA subsummiert werden – grundsätzlich das Suizidrisiko bei Erwachsenen signifikant erhöhen. Unter Betrachtung der SSRI als eigenständige Gruppe konnte dieser Effekt jedoch nicht verifiziert werden (Hengartner et al. 2021). Diese Ergebnisse stimmen nachdenklich und fordern zur Vorsicht auf. Die Antidepressiva-assoziierte Suizidalität ist insbesondere durch ich-dystone suizidale Gedanken und Handlungsimpulse, Unruhe und Impulsivität gekennzeichnet, die innerhalb der ersten Behandlungswoche auftreten. Auch scheint die gleichzeitige Gabe von Benzodiazepinen hier nur wenig Abhilfe zu verschaffen (Stübner et al. 2018).

Zusammengefasst ist also festzuhalten, dass eine Therapie mit einem Antidepressivum (Noradrenalin/Serotonin-Verstärker) gründlich unter Berücksichtigung seiner möglichen Vorteile, der unerwünschten Arzneimittelwirkungen sowie der Aussicht auf Behandlungserfolg erwogen werden sollte, aber diese Tatsache betrifft viele Arzneistoffe und muss letztlich gemeinsam von Patient und Behandler entschieden werden. Ein Therapieansprechen kann nicht garantiert werden, dennoch gibt es bisweilen nur wenig neue psychopharmakotherapeutische Behandlungsansätze (Borbély et al. 2022) und Psychotherapieplätze als Alternative sind rar (Kruse et al. 2024). Unter den neusten Entwicklungen in der pharmakologischen Depressionsbehandlung, die bereits gängige

Anwendung erfahren, ist insbesondere Esketamin zu nennen, dessen Wirkung auf eine nicht-kompetitive Hemmung glutamaterger N-Methyl-D-Aspartat-(NMDA)-Rezeptoren beruht. Es wird als „rapid-acting antidepressant" bezeichnet wird, da die antidepressive Wirkung im Gegensatz zu den herkömmlichen Antidepressiva (Noradrenalin/Serotonin-Verstärker) innerhalb weniger Stunden einsetzt (Hashimoto 2020). Unter dem Handelsnamen *Spravato®* steht der der Arzneistoff als Nasenspray seit März 2021 in Deutschland zur Verfügung. Die Anwendung von *Spravato®* ist ausschließlich der Behandlung therapieresistenter Depressionen in Kombination mit einem SSRI oder SNRI und als Notfallbehandlung (z. B. akuter Suizidalität) in Kombination mit einem Antidepressivum (Noradrenalin/Serotonin-Verstärker) unter Aufsicht von medizinischem Personal mit entsprechender Nachbeobachtung vorbehalten, da ein engmaschiges Monitoring der Patienten erfolgen muss (Janssen-Cilag 2021). Dabei muss insbesondere auf unerwünschte Wirkungen wie Sedierung, Dissoziation und hypertensive Entgleisung geachtet werden (Chen et al. 2024).

22.4.1 Nichtselektive Monoamin-Rückaufnahme-Inhibitoren (NSMRI)

Die nichtselektiven Monoamin-Rückaufnahme-Inhibitoren (NSMRI, „trizyklischen Antidepressiva") wurden im Verlauf der letzten Dekade Jahr für Jahr weniger verordnet. Nun hat sich im Jahr 2024 erstmalig ein im Vergleich zum Vorjahr wieder leicht steigendes Verordnungsverhalten abgezeichnet (■ Abb. 22.2). Der meist verordnete NSMRI ist Amitriptylin, der ein tendenziell höheres Verordnungsvolumen im Vergleich zum Vorjahr zeigt (■ Tab. 22.2). Die überlegene Wirksamkeit von Amitriptylin gegenüber allen anderen Antidepressiva (Noradrenalin/Serotonin-Verstärkern) wird von der großen Meta-Analyse von Cipriani und Kollegen aus dem Jahr 2018 suggeriert (Cipriani et al. 2018). Neben dem Einsatz in der Depressionsbehandlung findet Amitriptylin zudem Anwendung bei diversen anderen Indikationen, wie Migräneprophylaxe (Jackson et al. 2010) und neuropathischen Schmerzen (Moore et al. 2015). Möglicher-

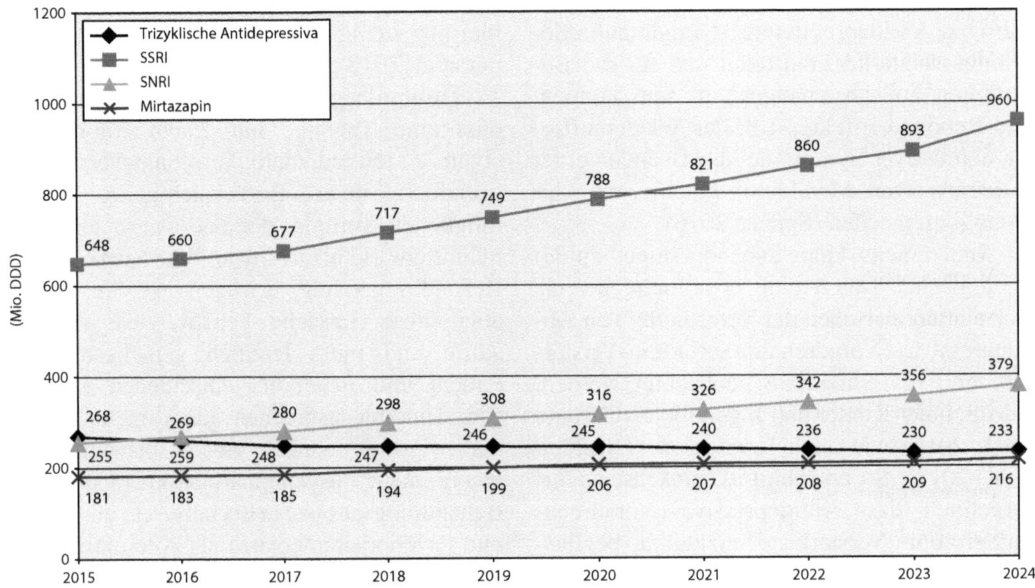

■ Abb. 22.2 Verordnungen von Antidepressiva 2015 bis 2024. Gesamtverordnungen nach definierten Tagesdosen

weise wird Amitriptylin mittlerweile sogar häufiger für solche Indikationen verordnet als für Depressionen (Noordam et al. 2015). Interessanterweise scheint allerdings der eindeutige Nachweis ihrer Wirksamkeit bei verschiedenen Schmerzstörungen derzeit noch nicht ausreichend belegbar, so das Ergebnis einer 2023 veröffentlichten Übersichtsarbeit (Ferreira et al. 2023). Auch an diesem Indikationsbeispiel zeigt sich die Bedeutung einer Reklassifikation von Psychopharmaka. Neben Amitriptylin sind Clomipramin, Doxepin, Imipramin und Trimipramin als häufiger verordnete klassische „trizyklische" Substanzen mit starken sedierenden Wirkungen vertreten. Außer bei Imipramin findet sich bei diesen Arzneistoffen ebenfalls eine Zunahme ihres Verordnungsvolumens, insbesondere bei Clomipramin und Doxepin (◻ Tab. 22.2).

Die Anwendung dieser älteren, oftmals stark anticholinerg bzw. antimuskarinerg wirksamen NSMRI ist mit einer Vielzahl an unerwünschten Arzneimittelwirkungen vergesellschaftet. Dies gilt besonders für geriatrische Patienten. Die 2023 aktualisierte PRSICUS Liste 2.0 klassifiziert, wie auch schon in ihrer ersten Version, eine Mehrheit dieser Arzneistoffe als „potenziell inadäquate Medikamente" für ältere Patienten ein und verweist insbesondere auf zentrale und periphere antimuskarinergen Wirkungen (Holt et al. 2010; Mann et al. 2023) wie Schluckstörungen, Reflux, Harnverhalt, Hyperthermie und Verwirrtheit bis hin zum Delir (Mintzer und Burns 2000). Dieses ungünstige Profil an unerwünschten Arzneimittelwirkungen gegenüber den neueren und spezifischer wirksamen Antidepressiva (Noradrenalin/Serotonin-Verstärker) trug vermutlich maßgeblich zur seit Jahren tendenziell abnehmenden Verordnungshäufigkeit bei. Im letzten Jahr zeigte sich allerdings erstmalig wieder eine vermehrte Verordnung verschiedener „trizyklischer" Antidepressiva. Der Trend einer wieder steigenden Verordnungspräferenz zu den „trizyklischen" Antidepressiva kann auch in anderen Ländern, wie etwa England und Wales, beobachtet werden, wo dieser Trend seit mindestens 2016 feststellbar

ist. Auch hier wird vermutet, dass Indikationen außerhalb der Depressionsbehandlung primär hierzu beitragen (Gray et al. 2025).

Opipramol ist ein bereits 1962 entwickelter trizyklischer Arzneistoff, der auf Grund von Strukturüberlegungen zunächst als „Antidepressivum" klassifiziert wurde, heute aber ausschließlich zur Behandlung generalisierter Angststörungen und somatoformer Störungen zugelassen ist. Opipramol wird weiterhin in großem Umfang verordnet (◻ Tab. 22.2), wobei dies mutmaßlich vor allem den ambulanten und hausärztlichen Bereich betrifft, da es nur in deutlich geringerem Umfang in der klinischen Psychiatrie Anwendung findet. In den USA hingegen wurde Opipramol von der FDA nie zugelassen, da die hierfür notwendigen modernen und umfangreichen klinischen Studien fehlen. Die meisten Studien zur antidepressiven und insbesondere der anxiolytischen Wirksamkeit von Opipramol stammen aus den 1960er und 1970er Jahren (Gahr et al. 2017). Neuere Analysen ergeben allerdings, dass Opipramol über keine besonders überzeugende Wirksamkeit in der Behandlung von Angststörungen verfügt im Vergleich zu anderen Arzneistoffen (Bandelow et al. 2015). Die trotzdem weiterhin hohe Anwendung von Opipramol stimmt daher durchaus nachdenklich. Anders als die klassischen NSMRI bewirkt Opipramol keine Wiederaufnahmehemmung von Serotonin und Noradrenalin. Mechanistisch kann es als Antagonist an multiplen G-Protein-gekoppelten Rezeptoren mit pleiotropen therapeutischen und unerwünschten Wirkungen (p-mGPCR-Antagonist) klassifiziert werden (Seifert 2021b).

Tianeptin ist 2012 in Deutschland als Generikum auf den Markt gekommen. Im Jahr 2024 hat es gegenüber dem Vorjahr einen Zuwachs in seiner Verordnungshäufigkeit zu verzeichnen (◻ Tab. 22.2). Es wird auch als „atypisches" Antidepressivum (Noradrenalin/Serotonin-Verstärker) bezeichnet, weil sich seine pharmakologischen Eigenschaften von denen anderer Antidepressiva prinzipiell unterscheiden. Es interagiert mit multiplen pharmakologischen Zielstrukturen (McEwen und Chat-

Tab. 22.2 Verordnungen trizyklischer und weiterer nichtselektiver Antidepressiva und weiterer Arzneistoffe mit antidepressiver Wirkung („Antidepressiva") 2024. Angegeben sind die 2024 verordneten Tagesdosen, die Änderungen gegenüber 2023 und die mittleren Kosten je DDD 2024

Präparat	Bestandteile	DDD	Änderung	DDD-Nettokosten
		Mio.	%	Euro
Amitriptylin				
Amitriptylin Micro Labs	Amitriptylin	49,0	(+18,4)	0,41
Amineurin	Amitriptylin	17,4	(+0,7)	0,36
Amitriptylin-neuraxpharm	Amitriptylin	12,2	(−27,4)	0,44
Amitriptylin-CT	Amitriptylin	5,5	(+13,4)	0,29
Syneudon	Amitriptylin	1,0	(−9,4)	0,31
		85,2	**(+4,5)**	**0,40**
Doxepin				
Doxepin-neuraxpharm	Doxepin	22,9	(+31,0)	0,42
Doxepin-ratiopharm	Doxepin	4,7	(−15,4)	0,41
Doxepin Holsten	Doxepin	3,0	(−14,3)	0,36
		30,6	**(+15,4)**	**0,41**
Trimipramin				
Trimipramin-neuraxpharm	Trimipramin	18,6	(+30,0)	0,67
Trimipramin-1 A Pharma	Trimipramin	4,8	(−41,9)	0,63
Trimipramin Aristo	Trimipramin	1,1	(+13,8)	1,51
		24,5	**(+4,2)**	**0,70**
Opipramol				
Opipram	Opipramol	60,8	(−0,7)	0,38
Opipramol-neuraxpharm	Opipramol	8,8	(+20,1)	0,35
Opipramol-1 A Pharma	Opipramol	5,4	(+9,0)	0,38
Opipramol Heumann	Opipramol	3,9	(+79,0)	0,38
Insidon	Opipramol	1,8	(−4,8)	0,79
		80,7	**(+4,0)**	**0,38**
Weitere trizyklische Antidepressiva				
Tianeurax	Tianeptin	5,1	(−2,9)	1,43
Anafranil	Clomipramin	3,5	(−8,8)	0,57
Clomipramin-neuraxpharm	Clomipramin	2,5	(+22,3)	0,61
Tianesan	Tianeptin	2,1	(+74,9)	1,15
Imipramin-neuraxpharm	Imipramin	1,5	(−3,6)	0,36
		14,7	**(+5,7)**	**0,94**

◘ Tab. 22.2 (Fortsetzung)

Präparat	Bestandteile	DDD	Änderung	DDD-Nettokosten
		Mio.	%	Euro
Weitere nichtselektive Antidepressiva				
Trazodon-neuraxpharm	Trazodon	5,9	(−9,5)	1,20
Trazodon Glenmark	Trazodon	3,4	(+156,2)	1,19
Maprotilin-neuraxpharm	Maprotilin	0,99	(−25,3)	0,31
Trazodon HEXAL	Trazodon	0,65	(+2,0)	1,26
		10,9	**(+11,6)**	**1,12**
Summe		**246,6**	**(+5,9)**	**0,49**

tarji 2004). Tianeptin weist eine nahezu identische Wirksamkeit wie andere NSMRI auf bei gleichzeitig geringer ausgeprägten antimuskarinischen Effekten und möglicherweise weniger unerwünschten kardiovaskulären und sexuellen Arzneimittelwirkungen (Wagstaff et al. 2001). Zusätzlich hat Tianeptin eine partialagonistische Wirkung an Opioidrezeptoren und erzeugt dadurch in hohen Dosen Euphorie. Aus den USA stammen mehrere Publikationen über Missbrauch, Abhängigkeitsentwicklung, Entzugssyndrome und tödliche Intoxikationen infolge Überdosierung (Bakota et al. 2018).

Trazodon feiert seit einigen Jahren ein gewisses „comeback". So zeigt sich nicht nur ein etwas vermehrtes Verordnungsvolumen von Trazodon im Jahr 2024 gegenüber dem Vorjahr (◘ Tab. 22.2), sondern auch im stationär psychiatrischen Setting konnte in den vergangenen Jahren ein deutlicher Anstieg in der Anwendungsrate von Trazodon beobachtet werden (Seifert et al. 2021a). Trazodon weist möglicherweise ein günstigeres Profil an unerwünschten Arzneimittelwirkungen auf verglichen mit anderen primär sedierenden Antidepressiva (Noradrenalin/Serotonin-Verstärker): Es verfügt über nahezu keinerlei antimuskarinerge Wirkungen auf und führt deutlich seltener zu einer relevanten Gewichtszunahme (Fagiolini et al. 2012). Damit stellt Trazodon eine mögliche Alternative zu anderen Arzneistoffen wie Mirtazapin oder den trizyklischen Antidepressiva dar, deren Einsatz gerade durch diese unerwünschten Arzneimittelwirkungen eingeschränkt ist.

22.4.2 Selektive Serotonin-Rückaufnahme-Inhibitoren (SSRI)

Die generelle Wirksamkeit von SSRI in der Behandlung von Depressionen unterscheidet sich nicht wesentlich von den älteren NSMRI (MacGillivray et al. 2003). Der bedeutendste Unterschied liegt in den zu erwartenden unerwünschten Arzneimittelwirkungen der NSMRI im Vergleich zu den spezifischer wirksamen SSRI und SNRI. So sind bei den SSRI und SNRI insbesondere die starken antimuskarinergen unerwünschten Wirkungen, die sedierenden Eigenschaften und die Neigung eine Gewichtszunahme zu induzieren geringer ausgeprägt als bei den NSMRI (Rudorfer et al. 1994). Die vermeintlich „besser" verträglicheren SSRI weisen dahingehend ein anderes Profil an unerwünschten Arzneimittelwirkungen, wie gastrointestinale Beschwerden, Blutungsneigung und Hyponatriämien auf (Carvalho et al. 2016). Während einige dieser unerwünschten Arzneimittelwirkungen vor allem zu Beginn der Behandlung auftreten und im Weiteren abklingen können, gilt dies nicht für alle unerwünschten Arzneimittelwirkungen, wie etwa die erhöhte Blutungsneigung oder sexuelle Funktionsstörungen. Insbesondere bei älteren Patienten ist auch weiterhin Vorsicht geboten (Chahine et al. 2010), da diese ein erhöhtes Risiko für das Auftreten von unerwünschten Arzneimittelwirkungen wie auch Arzneimittelinteraktionen haben. Zudem wird postuliert, dass mit SSRI-behandelte geriatrische Patienten häufiger stürzen (Gebara et al. 2015), möglicherweise ein höheres Risiko für kardiovaskuläre Ereignisse aufweisen (Ungvari et al. 2019) und häufiger an Blutungen leiden (Schäfer et al. 2019). Auch sollte bei der Anwendung im geriatrischen Bereich bedacht werden, dass die Wirksamkeit von SSRI hinsichtlich einer stimmungsaufhellenden Wirkung bei demenzkranken Patienten nicht hinreichend belegt ist, so dass eine gründliche Evaluation der Notwendigkeit erfolgen sollte, insbesondere anlässlich der vermehrt zu erwartenden unerwünschten Wirkungen (Dudas et al. 2018; Jones et al. 2016).

SSRI gelten grundsätzlich als kardial verträglicher als die NSMRI. 2011 wurden allerdings zwei „Rote-Hand-Briefe" von der Arzneimittelkommission der deutschen Ärzteschaft veröffentlicht, die auf das Risiko einer möglichen QTc-Zeitverlängerung und einer Torsade-de-Pointes-Tachykardie bei der Anwendung von Citalopram und Escitalopram aufmerksam machen (Rote Hand Brief 2011a, 2011b). Das Risiko hierfür soll besonders hoch sein bei älteren Personen und Frauen sowie bei Entgleisungen der Serumkaliumkonzentration und Kombination mit anderen potenziell QTc-Zeit-verlängernden Arzneistoffen (Wenzel-Seifert et al. 2011). Die meisten Hinweise für eine QTc-Zeitverlängerung unter Citalopram stammen allerdings aus Fallberichten mit erheblichen Konfoundern und lassen sich nicht systematisch nachweisen, so dass die klinische Relevanz dieser Beobachtung umstritten ist (Hutton et al. 2017; Crépeau-Gendron et al. 2019). Die entsprechenden Empfehlungen der Rote-Hand-Briefe werden ebenfalls nicht konsequent umgesetzt (de Bardeci et al. 2022).

Seit einigen Jahren tritt eine Gruppe von Symptomen, die bei Absetzen eines Antidepressivums (Noradrenalin/Serotonin-Verstärkers) auftreten, zunehmend in den Fokus. Die sogenannten „Absetzphänomene" können sich in einer Vielzahl systemischer, kardialer, neuromuskulärer, gastrointestinaler, grippe-ähnlicher und psychischer Symptome äußern. Einige SSRI bzw. SNRI, die eine vergleichsweise kurze Halbwertszeit haben, wie Venlafaxin oder Paroxetin, scheinen diesbezüglich besonders problematisch zu sein. Die Symptome können von dem Betroffenen als äußerst quälend empfunden werden und eine Dosisreduktion bzw. das Absetzen des entsprechenden Arzneistoffes erheblich verkomplizieren. Vorbeugend sollten Antidepressiva (Noradrenalin/Serotonin-Verstärker) langsam über einen Zeitraum von mehreren Wochen ausdosiert werden (Henssler et al. 2019). Auch gibt es Berichte einer nach Absetzen eines Antidepressivums (Noradrenalin/Serotonin-Verstärkers) anhaltenden sexuellen Dysfunktion (Bala et al. 2018) sowie das erhöhte Risiko für das Wiederauftreten einer depressiven Episode (Lewis et al. 2021) bzw. dem Aufflackern von Krankheitssymptomen als Folge des Absetzens (Henssler et al. 2019). Grundsätzlich wird empfohlen, dass Patienten bereits vor Beginn der Behandlung mit einem Antidepressivum (Noradrenalin/Serotonin-Verstärker) über diese unerwünschten Wirkungen aufgeklärt werden (BÄK et al. 2022).

Als Vorteil der SSRI gilt ihre vergleichsweise niedrige akute Toxizität im Hinblick auf das hohe Suizidrisiko depressiver Patienten. So sind auch Überdosierungen mit größeren Mengen eines SSRI in der Regel nicht lebensbedrohlich (Isbister et al. 2004). Im Vergleich zu den NMSRI haben SSRI und SNRI allerdings ein höheres Risiko für die Induktion eines potenziell lebensbedrohlichen Serotoninsyndroms (Elli et al. 2024), insbesondere, wenn diese absichtlich oder versehentlich überdosiert werden oder mit anderen serotonerg wirksamen Arzneistoffen, wie Tramadol, kombiniert werden (Foong et al. 2018). Auch die gleichzeitige Therapie mit Lithiumsalzen erhöht über indirekte serotonerge Effekte das Risiko eines Serotoninsyndroms (Spadaro et al. 2022). Die mögliche Erhöhung des Suizidrisikos v. a. in der initialen Behandlungsphase mit SSRI wurde bereits in ▶ Abschn. 22.4 beschrieben.

Mittlerweile verfügen SSRI über ein weites Indikationsspektrum, was – je nach Arzneistoff – Angst- und Zwangsstörungen, Bulimia nervosa und posttraumatische Belastungsstörungen (Bandelow et al. 2017; Akiki und Abdallah 2018; Bello und Yeomans 2018; Del Casale et al. 2019) umfasst. Diese Indikationsausweitung ist mutmaßlich auch eines der Erklärungen für den mehr als 40%igen Zuwachs des Verordnungsvolumens von SSRI innerhalb der letzten 10 Jahre (◯ Abb. 22.2; ◯ Tab. 22.3). Seit 2021 hat das Verordnungsvolumen von Sertralin den vorherigen Spitzenreiter Citalopram abgelöst. Dieser Trend setzt

◯ **Tab. 22.3** **Verordnungen selektiver Serotonin-Rückaufnahme-Inhibitoren (SSRI) 2024.** Angegeben sind die 2024 verordneten Tagesdosen, die Änderungen gegenüber 2023 und die mittleren Kosten je DDD 2024

Präparat	Bestandteile	DDD	Änderung	DDD-Nettokosten
		Mio.	%	Euro
Citalopram				
Citalopram Aristo	Citalopram	130,4	(−8,3)	0,17
Citalopram-1 A Pharma	Citalopram	58,9	(+5,8)	0,23
Citalopram STADA	Citalopram	21,4	(+131,8)	0,18
Citalopram PUREN	Citalopram	3,5	(−19,9)	0,19
Citalopram AL	Citalopram	2,7	(−64,3)	0,21
Citalopram Amarox	Citalopram	1,5	(−1,2)	0,17
		218,3	**(−1,0)**	**0,19**
Fluoxetin				
Fluoxetin-1 A Pharma	Fluoxetin	36,5	(+66,9)	0,22
Fluoxetin HEXAL	Fluoxetin	7,9	(−59,3)	0,19
Fluoxetin Micro Labs	Fluoxetin	7,0	(> 1.000)	0,20
Fluoxetin STADA	Fluoxetin	6,7	(+23,2)	0,21
Fluoxetin-neuraxpharm	Fluoxetin	6,5	(−61,2)	0,22
Fluoxetin beta	Fluoxetin	6,4	(+42,9)	0,20
		71,0	**(+4,5)**	**0,21**
Paroxetin				
Paroxetin-1 A Pharma	Paroxetin	43,2	(+23,6)	0,22
Paroxetin-neuraxpharm	Paroxetin	4,4	(−10,4)	0,25
Paroxetin STADA	Paroxetin	2,1	(−4,7)	0,21
Paroxetin beta	Paroxetin	1,8	(−62,7)	0,23
		51,6	**(+9,9)**	**0,22**

◘ Tab. 22.3 (Fortsetzung)

Präparat	Bestandteile	DDD Mio.	Änderung %	DDD-Nettokosten Euro
Sertralin				
Sertralin BASICS	Sertralin	194,0	(+120,8)	0,21
Sertralin TAD	Sertralin	32,2	(+26,9)	0,20
Sertralin STADA	Sertralin	28,4	(+291,8)	0,20
Sertralin-neuraxpharm	Sertralin	16,0	(+17,6)	0,12
Sertralin Winthrop	Sertralin	15,1	(+157,2)	0,19
Sertralin Accord	Sertralin	12,2	(+13,1)	0,14
Sertralin Puren	Sertralin	9,3	(−35,4)	0,20
Sertralin-1 A Pharma	Sertralin	9,2	(−74,2)	0,20
Sertralin Heumann	Sertralin	7,1	(−43,5)	0,21
Sertralin AbZ	Sertralin	3,7	(−32,6)	0,17
Sertralin Amarox	Sertralin	3,3	(+142,7)	0,19
Sertralin Bluefish	Sertralin	2,6	(−94,1)	0,20
Sertralin-CT	Sertralin	2,5	(−56,5)	0,17
Sertralin Aurobindo	Sertralin	2,1	(−91,1)	0,20
		337,5	**(+14,9)**	**0,20**
Escitalopram				
Escitalopram Micro Labs	Escitalopram	77,1	(+11,6)	0,18
Escitalopram Heumann	Escitalopram	64,5	(+4,2)	0,19
Escitalopram AbZ	Escitalopram	63,6	(+7,2)	0,19
Escitalopram Glenmark	Escitalopram	24,9	(+51,0)	0,18
Escitalopram-ratiopharm	Escitalopram	17,7	(+15,8)	0,19
Escitalopram-1 A Pharma	Escitalopram	4,9	(+13,1)	0,20
Escitalopram HEC Pharm	Escitalopram	3,7	(> 1.000)	0,18
Escitalopram BASICS	Escitalopram	2,6	(−12,6)	0,17
Escitalopram beta	Escitalopram	2,1	(−40,7)	0,19
Escitalopram neuraxpharm	Escitalopram	1,9	(+40,1)	0,32
		263,0	**(+12,2)**	**0,19**
Weitere Medikamente				
Fluvoxamin-neuraxpharm	Fluvoxamin	1,2	(−42,1)	0,29
Summe		**942,5**	**(+8,9)**	**0,19**

sich auch 2024 fort. Sertralin besitzt gegenüber Citalopram den Vorteil eines geringeren Interaktionspotentials, auch liegen für Sertralin keine offiziellen Hinweise hinsichtlich einer QTc-Verlängerung mit Einschränkung der Kombinierbarkeit mit anderen Arzneistoffen vor bzw. Empfehlungen zur Dosisanpassung bei älteren Patienten. Citalopram stand 2024 an zweiter Stelle der meist verordneten SSRI mit allerdings weiterhin leicht abnehmenden Verordnungszahlen, wie auch schon im Vorjahr, wohingegen Escitalopram, das inzwischen nicht mehr teurere S-Isomer von Citalopram, sich über eine vermehrte Verordnung freuen darf. Während Paroxetin und Fluoxetin ebenfalls wieder etwas häufiger verordnet wurden als noch im Vorjahr, sind bei dem ohnehin nur selten verwendeten Fluvoxamin absteigende Verordnungszahlen zu verzeichnen (◘ Tab. 22.3).

22.4.3 Selektive Serotonin-Noradrenalin-Rückaufnahme-Inhibitoren (SNRI)

Neben der Wiederaufnahmehemmung von Serotonin verstärken die selektiven Serotonin-Noradrenalin-Rückaufnahme-Inhibitoren (SNRI) zusätzlich die noradrenerge Neurotransmission. Die Wirksamkeitsunterschiede der in Deutschland verfügbaren SNRI Duloxetin, Venlafaxin und Milnacipran sind nicht signifikant. Insgesamt scheinen SNRI aber eine etwas höhere Wirksamkeit als die meisten SSRI (mit Ausnahme von Paroxetin) aufzuweisen, nicht aber eine höhere Wirksamkeit als das NSMRI Amitriptylin oder dem noradrenergen und spezifisch serotonergen Antidepressivum (NaSSA) Mirtazapin. Insbesondere Venlafaxin und Duloxetin zeichnen sich allerdings mit einer schlechteren Akzeptanz und höheren Dropout-Rate aus verglichen mit anderen Antidepressiva (Noradrenalin/Serotonin-Verstärkern; Cipriani et al. 2018).

Das Verordnungsvolumen der SNRI ist in den letzten 10 Jahren um 48 % angestie-

gen und hat seit 2016 die Verordnungen der NSMRI übertroffen (◘ Abb. 22.2). Auch diese Entwicklung ist zumindest teilweise auf eine Ausweitung des Indikationsspektrums zurückzuführen. So hat Duloxetin auch einen Stellenwert in der Behandlung der generalisierten Angststörung (Bandelow et al. 2021), sowie außerhalb der Psychiatrie, nämlich in der Behandlung chronischer Schmerzzustände bei diabetischer Polyneuropathie (Lunn et al. 2014) und mittelschwerer bis schwerer Belastungsinkontinenz bei Frauen (Li et al. 2013). Venlafaxin findet neben der Depression auch Anwendung in der Behandlung der sozialen und generalisierten Angststörung, sowie der Agoraphobie mit Panikstörung (Bandelow et al. 2021). Die Zahlen der Venlafaxin- und Duloxetinverordnungen sind im Vergleich zum Vorjahr leicht angestiegen, wobei Milnacipran eher etwas seltener rezeptiert wurde (◘ Tab. 22.4). Dies liegt möglicherweise daran, dass hierfür seit Oktober 2023 Zuzahlungen für die Patienten anfallen (Redaktion Facharztmagazine 2023).

Seit August 2022 steht dem deutschen Arzneimittelmarkt ein weiteres SNRI zur Verfügung, nämlich das Desvenlafaxin. Eine wirkliche Novität stellt das Desvenlafaxin jedoch nicht dar, denn wie der Name es schon vermuten lässt, handelt es sich um den aktiven Metaboliten des Venlafaxins nach einer ersten Demethylisierung durch das Enzym CYP 2D6. Vorteilhaft soll sein, dass Desvenlafaxin schon bei der Startdosis von 50 mg seine duale, also serotonerge und noradrengerge, Wirkung entfaltet (Redaktion Facharztmagazine 2022), die unter Venlafaxin erst ab einer Dosis von 75 mg pro Tag beobachtet wird, denn davor ist nur eine serotonerge Wirkung erwartbar (Blier et al. 2007). Auch sollen durch die Einsparung des ersten Verstoffwechslungsschrittes Arzneimittelinterkationen unter Desvenlafaxins im Vergleich zu Venlafaxin unwahrscheinlicher werden, was z. B. bei der gleichzeitigen Anwendung des über CYP 2D6 verstoffwechselten Tamoxifens günstig sein soll (Low et al. 2018). Nachteilhaft und unbedingt bei der Rezeptierung bedacht werden muss, dass für die mit

◻ Tab. 22.4 Verordnungen selektiver Serotonin- und Noradrenalin-Rückaufnahme-Inhibitoren (SNRI) **2024**. Angegeben sind die 2024 verordneten Tagesdosen, die Änderungen gegenüber 2023 und die mittleren Kosten je DDD 2024

Präparat	Bestandteile	DDD	Änderung	DDD-Nettokosten
		Mio.	%	Euro
Venlafaxin				
Venlafaxin Heumann	Venlafaxin	140,4	(+24,0)	0,29
Venlafaxin AL	Venlafaxin	35,9	(−21,5)	0,30
Venlafaxin AAA Pharma	Venlafaxin	20,2	(+132,4)	0,26
Venlafaxin Aristo	Venlafaxin	12,3	(−28,7)	0,23
Venlafaxin TAD	Venlafaxin	11,0	(+31,2)	0,34
Venlafaxin Aurobindo	Venlafaxin	10,8	(+132,0)	0,26
Venlafaxin-neuraxpharm	Venlafaxin	7,5	(+11,5)	0,21
Venlafaxin-1 A Pharma	Venlafaxin	3,0	(−72,3)	0,35
		241,1	**(+11,9)**	**0,28**
Duloxetin				
Duloxetin Glenmark	Duloxetin	61,5	(+10,3)	0,89
Duloxetin beta	Duloxetin	33,1	(+13,8)	0,92
Duloxetin-PUREN	Duloxetin	11,6	(+288,0)	0,64
Duloxetin-neuraxpharm	Duloxetin	5,5	(−5,7)	0,43
Duloxetin Heumann	Duloxetin	5,4	(−33,9)	0,60
Duloxalta	Duloxetin	3,7	(−36,2)	0,57
Duloxetin Aurobindo	Duloxetin	2,7	(> 1.000)	0,54
Duloxetin Zentiva	Duloxetin	2,7	(−60,0)	0,85
Cymbalta	Duloxetin	1,7	(+0,9)	0,60
		127,9	**(+10,0)**	**0,82**
Milnacipran				
Milnaneurax	Milnacipran	2,2	(−28,7)	0,70
Milnacipran Micro Labs	Milnacipran	0,77	(neu)	0,56
		3,0	**(−4,1)**	**0,66**
Summe		**372,0**	**(+11,1)**	**0,47**

Desvenlafaxin behandelten Patienten eine Zuzahlung zu leisten ist, denn die Herstellungskosten übersteigen den durch den G-BA bestimmten Festbetrag aufgrund des angezweifelten Zusatznutzens (Redaktion Facharztmagazine 2023).

22.4.4 Noradrenalin-Rückaufnahme-Inhibitoren (NaRI)

Der bisweilen einzige in Deutschland verfügbare Arzneistoff aus der Gruppe der Noradrenalin-Rückaufnahmehemmer (NaRI) ist Bupropion, welches 2023 einen 23%igen Anstieg im Verordnungsvolumen gegenüber dem Vorjahr aufweist (◘ Tab. 22.5). Die vermehrte Verordnung von Bupropion mag möglicherweise u. a. durch die steigende Aufmerksamkeit und vermehrte Diagnostizierung der Aufmerksamkeitsdefizit-/Hyperaktivitätsstörung (ADHS) begründet sein. Zwar ist Bupropion für diese Indikation nicht zugelassen, dennoch scheint sich die Anwendung positiv auf die Symptome einer ADHS auszuwirken (Cortese et al. 2018).

Neben der Wiederaufnahmehemmung von Noradrenalin bewirkt Bupropion die Wiederaufnahmehemmung von Dopamin, wohingegen die serotonerge Neurotransmission im Wesentlichen unbeeinflusst bleibt (Stahl et al. 2004). Bupropion hat ein dosisabhängiges Risiko für epileptische Anfälle von 0,24–0,4 %, das durch Komedikation mit Antipsychotika (mGPCR-Antagonisten) und anderen Antidepressiva (Noradrenalin/Serotonin-Verstärkern) weiter ansteigen kann (Dersch et al. 2011). Vorteilhaft erscheint dagegen das im Vergleich zu den serotonerg wirksamen Antidepressiva deutlich geringere Risiko für sexuelle Funktionsstörungen. Dies ist möglicherweise ein Grund für die häufigere Anwendung von Bupropion in der Behandlung von Männern (Seifert et al. 2021b), die diese unerwünschte Wirkung wesentlich häufiger als Frauen beklagen. Auch das Risiko einer Gewichtszunahme ist unter Bupropion geringer als unter anderen Antidepressiva (Noradrenalin-/Serotonin-Verstärkern), selbst bei langfristiger Einnahme

◘ **Tab. 22.5** Verordnungen weiterer Arzneistoffe mit antidepressiver Wirkung („Antidepressiva") 2024. Angegeben sind die 2024 verordneten Tagesdosen, die Änderungen gegenüber 2023 und die mittleren Kosten je DDD 2024

Präparat	Bestandteile	DDD	Änderung	DDD-Nettokosten
		Mio.	%	Euro
Dopamin/Noradrenalin-Rückaufnahme-Inhibitoren (NaRI)				
Bupropion neuraxpharm	Bupropion	32,5	(+3,1)	0,76
Elontril	Bupropion	16,7	(+6,8)	0,75
Bupropion beta	Bupropion	8,8	(+8,7)	0,71
Bupropion-ratiopharm	Bupropion	8,2	(+73,5)	0,81
Bupropion Accord	Bupropion	6,1	(neu)	0,59
Bupropion Zentiva	Bupropion	5,3	(+7,8)	0,53
Bupropion-1 A Pharma	Bupropion	1,4	(+176,2)	0,87
Bupropion-biomo	Bupropion	1,4	(+584,4)	0,83
		80,5	**(+22,5)**	**0,73**

◘ Tab. 22.5 (Fortsetzung)

Präparat	Bestandteile	DDD	Änderung	DDD-Nettokosten
		Mio.	%	Euro
Mirtazapin				
Mirtazapin Aurobindo	Mirtazapin	68,0	(+205,5)	0,35
Mirtazapin Heumann	Mirtazapin	56,3	(+19,6)	0,35
Mirta Lich	Mirtazapin	34,6	(−46,6)	0,37
Mirta TAD	Mirtazapin	19,6	(+8,5)	0,44
Mirtazapin-1 A Pharma	Mirtazapin	14,1	(−50,6)	0,40
Mirtazapin STADA	Mirtazapin	12,7	(+53,0)	0,37
Mirtazapin beta	Mirtazapin	3,3	(+13,9)	0,36
Mirtazapin/Mirta-AbZ	Mirtazapin	1,8	(−72,1)	0,33
Mirtazapin-ratiopharm	Mirtazapin	1,7	(−58,0)	0,40
		212,1	**(+4,7)**	**0,37**
MAO-Inhibitoren				
Jatrosom	Tranylcypromin	2,9	(−7,7)	1,17
Moclobemid-1 A Pharma	Moclobemid	1,7	(+10,5)	0,70
Moclobemid-neuraxpharm	Moclobemid	1,4	(−14,0)	0,69
		6,1	**(−4,9)**	**0,92**
Lithiumsalze				
Quilonum	Lithium	20,1	(+1,4)	0,59
Hypnorex	Lithium	2,7	(−0,3)	0,65
		22,7	**(+1,2)**	**0,60**
Melatonerge Antidepressiva				
Agomelatin Zentiva	Agomelatin	17,9	(+4,9)	0,64
Agomelatin Glenmark	Agomelatin	5,4	(+60,3)	0,47
		23,3	**(+13,9)**	**0,60**
Summe		**344,7**	**(+8,6)**	**0,49**

(Demyttenaere und Jaspers 2008). Die Absetzsyndrome, die v. a. unter SSRI und SNRI auftreten, scheinen unter Bupropion ebenfalls seltener erwartbar zu sein (Montejo et al. 2019b; Gastaldon et al. 2022).

Daneben wird Bupropion (*Zyban*) zur Raucherentwöhnung eingesetzt, allerdings nicht als Arzneistoff der ersten Wahl. Inwieweit die bei dieser Indikation beobachteten suizidalen Handlungen eher dem Bupropion oder dem Nikotinentzug zuzurechnen sind, ist nicht geklärt (Arzneimittelkommission der deutschen Ärzteschaft 2004a).

22.4.5 Weitere Antidepressiva

Das schon lange Zeit relativ hohe Verordnungsvolumen von Mirtazapin, ein Antagonist an präsynaptischen α_2-Rezeptoren, welcher auch der Arzneistoffgruppe der sogenannten „noradrenergen und spezifisch serotonergen Antidepressiva" (NaSSA) zugeordnet wird, zeigte sich im Jahr 2024 gegenüber dem Vorjahr leicht ansteigend (◨ Tab. 22.5). Es wird vermutlich wegen seiner sedierenden Wirkungen relativ breit und möglicherweise auch „off-label" zur Behandlung von Schlafstörungen eingesetzt (Gibbons et al. 2007). Die Wirksamkeit einer Kombination mit SSRI oder SNRI ist im Vergleich zu anderen Kombinationen von Psychopharmaka besser belegt (Henssler et al. 2022) und soll nicht nur wirksamer insgesamt, sondern auch schneller wirksam sein. So ist die Kombination aus Venlafaxin und Mirtazapin auch unter dem von Stephan Stahl geprägten Kosenamen „California rocket fuel" bekannt (Silva et al. 2016), wohingegen die Bezeichnung „Limerick rocket fuel" für die Kombination mit Duloxetin wohl weniger verbreitet ist (Meagher et al. 2006).

In der bereits erwähnten Vergleichsanalyse von Antidepressiva schneidet Mirtazapin hinsichtlich der Effektivität, nicht aber der Verträglichkeit, besonders gut ab (Cipriani et al. 2018). Die unter Mirtazapin häufiger beobachtete und v. a. auf die starke antihistaminerge (H_1-Rezeptor-antagonistische) Wirkung zurückzuführende Gewichtszunahme kann in der Praxis Probleme bereiten. Für Patienten, die an einem Diabetes mellitus oder ein metabolisches Syndrom leiden, ist Mirtazapin demnach keine optimale Wahl (Song et al. 2015). Allerdings können auch sedierende NSMRI wie Doxepin, Trimipramin und Amitriptylin eine Gewichtszunahme verursachen, insbesondere bei langfristiger Einnahme, und stellen diesbezüglich somit ebenfalls keine geeigneten Alternativen dar (Serretti und Mandelli 2010). Mirtazapin, wie auch Bupropion, scheint hingegen mit einem geringeren Risiko für sexu-

elle Funktionsstörungen vergesellschaftet zu sein (Montejo et al. 2019a), eine Eigenschaft, die zu der häufigeren Verordnung an Männer beitragen könnte (Seifert et al. 2021b). Vorsicht ist möglicherweise im Bereich der Gerontopsychiatrie geboten: In einer schwedischen Registerstudie war Mirtazapin unter allen Antidepressiva (Noradrenalin/Serotonin-Verstärkern) mit dem höchsten Sterberisiko bei älteren Menschen assoziiert (Danielsson et al. 2016). Dies widerspricht sich mit der PRISCUS Liste 2.0, die neben Citalopram v. a. die Anwendung von Mirtazapin im gerontopsychiatrischen Bereich empfiehlt (Mann et al. 2023).

Nach den Ergebnissen eines Cochrane-Reviews stellt der Melatoninrezeptoragonist Agomelatin (*Valdoxan®*) keinen wesentlichen Fortschritt in der Depressionstherapie dar (Guaiana et al. 2013). Sein Verordnungsvolumen hat im Vergleich zum Vorjahr dennoch um 14 % zugenommen (◨ Tab. 22.5). In der bereits mehrfach erwähnten umfangreichen Vergleichsanalyse von 21 Antidepressiva (Noradrenalin/Serotonin-Verstärkern) von Cipriani et al. (2018) schneidet Agomelatin bezüglich der Verträglichkeit am besten ab und ist neben Fluoxetin die einzige Substanz, die in dieser Hinsicht signifikant besser abschneidet als Placebo. Bezüglich der Wirksamkeit liegt es in dieser Analyse im Mittelfeld (Cipriani et al. 2018). So scheint Agomelatin besonders vorteilhaft hinsichtlich seines günstigen Profils an zu erwartenden unerwünschten Arzneimittelwirkungen zu sein, da viele der häufigen Beschwerden, wie gastrointestinale Symptome, Gewichtszunahme, sexuelle Funktionsstörungen und QTc-Zeitverlängerung, unter Agomelatin nicht zu erwarten sind (Guaiana et al. 2013). Vorsicht und regelmäßige Leberwertkontrollen sind dahingegen aufgrund der im Vergleich zu anderen Antidepressiva (Noradrenalin/Serotonin-Verstärkern) deutlich höheren Inzidenz von Arzneimittel-bedingten Leberschäden geboten (Freiesleben und Furczyk 2015).

22

22.4.6 Lithium

Lithium gehört zu den wirksamsten Arzneistoffen, die zur Behandlung von Patienten mit bipolar affektiver Störung angewendet werden, und wird sowohl zur Therapie der akuten Manie als auch zur Phasenprophylaxe sowohl depressiver als auch manischer Episoden eingesetzt. Auch Patienten, die an einer unipolaren Depression erkrankt sind, können von einer Therapie mit Lithium profitieren (Bauer und Gitlin 2016). Lithium ist neben Clozapin einer der einzigen Arzneistoffe mit nachgewiesener antisuizidaler Wirkung und ist hierunter der einzige Arzneistoff, der zur Behandlung affektiver Störungen zugelassen ist (Müller-Oerlinghausen und Lewitzka 2016). Dies ist vor dem Hintergrund der besonders hohen Suizidrate bipolar affektiv erkrankter Patienten äußerst relevant (Tondo und Baldessarini 2024). Dabei haben mit Lithium behandelte Patienten ein nachweislich geringeres Risiko sowohl für Suizidversuche sowie auch einen vollendeten Suizidversuch (Müller-Oerlinghausen und Lewitzka 2016), wodurch eine Lithiumbehandlung das Suizidrisiko der Betroffenen auf das der Normalbevölkerung gesenkt (Ahrens und Müller-Oerlinghausen 2001). Eine vorbeugende Wirkung des Lithiums gegenüber Suizidideen lässt sich hingegen nicht mit dieser Eindeutigkeit etablieren (Müller-Oerlinghausen und Lewitzka 2016). Die Verordnungszahlen von Lithium zeigen trotz diesen beachtlichen Vorteilen einen nur dezenten Anstieg im Jahr 2024 gegenüber dem Vorjahr (◘ Tab. 22.5). Aktuelle unabhängige Leitlinien empfehlen nachdrücklich Lithium als Mittel der ersten Wahl vor allen anderen Substanzen zur Langzeitprophylaxe bipolarer Phasen, so auch die derzeit aktuellste S3-Leitlinie (Bauer et al. 2020). Zunehmend verdichten sich auch die Hinweise auf eine neuroprotektive Wirksamkeit von Lithium (Rybakowski et al. 2018). Insgesamt dürfte die Zahl der Lithium-behandelten Patienten in Deutschland angesichts des auch eindrucksvollen Nutzens dieser Prophylaxe zu niedrig liegen. Auch die in kontrollierten Studien gut belegte Augmentation einer antidepressiven Therapie mit Lithium bei auf Antidepressiva (Noradrenalin/Serotonin-Verstärker) nicht befriedigend ansprechenden Patienten wird nur unzureichend genutzt (Bauer et al. 2010, 2020) selbst im stationär psychiatrischen Setting (Greil et al. 2024).

Diese Beobachtung ist möglicherweise darauf zurückzuführen, dass eine Langzeittherapie mit Lithium mit einer Reihe von zum Teil schwerwiegenden unerwünschten Arzneimittelwirkungen, die vor allem die Nieren und die Schilddrüse betreffen, einhergehen kann. Besonders bedenklich erscheint das nach langjähriger Lithiumeinnahme erhöhte Risiko einer chronischen Niereninsuffizienz (Van Alphen et al. 2021). Etwa ein Viertel der mit Lithiumlangzeittherapie behandelten Patienten entwickeln eine Niereninsuffizienz (Schoretsanitis et al. 2022), wohingegen das Risiko einer Lithium-induzierten terminalen und Dialysepflichtigen Niereninsuffizienz gering erscheint (Davis et al. 2018). Als vorbeugende Maßnahmen einer nachlassenden Nierenfunktion werden eine einmal tägliche Gabe von Lithium sowie das Anstreben möglichst niedriger Serumkonzentrationen innerhalb des therapeutischen, phasenprophylaktisch wirksamen Referenzbereiches von 0,6 bis 0,8 mmol/l genannt (Gitlin 2016). Neben dem engmaschigen Monitoring der Nierenfunktion durch eine Messung des Serumkreatinins und der glomerulären Filtrationsrate sollten Behandler die Funktion der Schilddrüse sowie den Kalziumhaushalt (hier insbesondere ein Hyperkalziämie) im Blick behalten. Das Risiko einer Hypothyreose ist um ein 2,31-faches erhöht bei Patienten mit langjähriger Lithiumtherapie (Shine et al. 2015). Therapie der Wahl ist hier die Substitution mit Levothyroxin, nicht aber das Absetzen von Lithium (Bauer und Gitlin 2016). Insgesamt scheinen Frauen häufiger von Langzeitschäden der Nieren und der Schilddrüse betroffen zu sein als Männer (Shine et al. 2015). Daneben ist die Lithium-assoziierte Gewichtszunahme, die mit entsprechenden Folgen einhergehen kann, zu bedenken (de Almeida et al. 2012). Hierzu gibt es neue Hinweise: Gomes-da-Costa und Kollegen fanden in ihrer aktuellen Meta-Analyse, dass sich die Gewichtszunahme unter Lithiumtherapie nicht von Placebo unterscheidet und, dass alternative Arzneistoffe mit phasenprophylaktischer und antimanischer Wirkung wie Quetiapin, Valproat und Olanzapin ein höheres Risiko dafür aufweisen (Gomes-da-Costa et al. 2022). Die Beobachtung konnte auch durch die Gruppe der AMSP („Arzneimittelsicherheit in der Psychiatrie") bestätigt werden (Greil et al. 2023).

Ein weiterer Aspekt, der möglicherweise zur zurückhaltenden Verordnung von Lithium beiträgt, ist die enge therapeutische Breite des Lithiums. Lithium gehört zu den Arzneistoffen, bei denen regelmäßige Serumkonzentrationsbestimmungen („Spiegelbestimmungen") Voraussetzung für die erfolgreiche Einstellung und Behandlung mit Lithium sind (Hiemke et al. 2018). Ab einer Serumkonzentration von > 1,2 mmol/l drohen schwere Intoxikationen mit Übelkeit, Erbrechen, Ataxie, Verwirrtheit, grobschlägigem Tremor und kardiotoxischen Effekten. Es wird zwischen der akuten, akut-auf-chronischen und chronischen Lithiumintoxikation unterschieden, wobei die chronische Intoxikation, die sich progredient über einen längeren Zeitraum entwickelt, am häufigsten ist (Baird-Gunning et al. 2017). Risikofaktoren für eine Lithiumintoxikation sind unter anderem Fieber/Infektionen, verminderte Flüssigkeitszufuhr sowie gleichzeitige Einnahme anderer potenziell nephrotoxischen Arzneistoffen, wie Ibuprofen (McKnight et al. 2012; Haussmann et al. 2015).

Als potenzielle Alternativen zu Lithiumsalzen spielen vor allem einige „atypische" Antipsychotika (p-mGPCR-Antagonisten; z. B. Aripiprazol, Asenapin, Olanzapin, Quetiapin, Risperidon; siehe ▶ Abschn. 22.5) sowie einige „Antiepileptika" (Valproat, Carbamazepin, Lamotrigin, siehe ▶ Kap. 15) eine Rolle. Gemeinsam ist diesen Arzneistoffen einschließlich Lithium, dass sie bei der Behandlung der akuten Manie insgesamt wirksamer sind als bei der Behandlung einer depressiven Episode (Kishi et al. 2021). Je nach Arzneistoff gilt

v. a. bei den „Antiepileptika" die vorbeugende Wirkung auch nur entweder manischer (z. B. Valproat) oder depressiver Phasen (z. B. Lamotrigin). Als zusätzlicher Nachteil all dieser alternativen Arzneistoffe ist die im Gegensatz zu Lithium fehlende nachgewiesene suizidprotektive Wirkung (Forte et al. 2021; Song et al. 2017; Thies-Flechtner et al. 1996). Auch ist die Wirkung von Lithium in der Phasenprophylaxe und Behandlung der Manie gegenüber vieler dieser Arzneistoffe weiterhin als überlegen einzuschätzen, so dass die unzureichende Lithiumanwendung – nicht nur in Deutschland – als besonders bedauerlich einzuschätzen ist (Airainer und Seifert 2024; Bindel und Seifert 2025).

Insgesamt hat Lithium keine überlegene Wirkung gegenüber Antidepressiva (Noradrenalin/Serotonin-Verstärkern), dafür aber eine leicht überlegene Wirkung gegenüber Placebo, in der Behandlung der Depression bei bipolar affektiv Störung (Rakofsky et al. 2022). Die für diese Indikation nicht zugelassene Gruppe der Antidepressiva (vgl. entsprechende Fachinformationen der jeweiligen Arzneistoffe) sind zwar nachgewiesen wirkungsvoll in der Behandlung und Rezidivprophylaxe depressiver Episoden im Rahmen einer bipolaren Störung (Liu et al. 2017), sie können jedoch den „switch" in eine Manie begünstigen – insbesondere im Falle einer längerfristigen Anwendung (McGirr et al. 2016). Das Risiko hierfür scheint am höchsten für die NSMRI, gefolgt von den SNRI und den SSRI (Terao 2021), wobei diesbezüglich eine sehr heterogene Studienlage vorliegt, so dass ein abschließendes Urteil aktuell nicht möglich ist (Gitlin 2018).

22.5 Antipsychotika (mGPCR-Antagonisten)

„Antipsychotika" wurden primär zur Behandlung von Psychosen entwickelt. Die Antipsychotika, die klassischerweise als „hochpotente Antipsychotika der ersten Generation" oder „typische Antipsychotika" bezeichnet werden und wozu beispielsweise Haloperidol gehört, kennzeichnen sich durch eine besonders starke antagonistische Wirkung an Dopamin-D_2-Rezeptoren. Diese ist maßgeblich für ihre antipsychotische Wirkung, aber auch die Entstehung von extrapyramidalmotorischen Symptomen (EPMS) verantwortlich. Mechanistisch können sie als „Antagonisten an multiplen G-Protein-gekoppelten Rezeptoren mit Präferenz für den Dopamin-D_2-Rezeptor" (D_2R-GPCR-Antagonisten) bezeichnet werden. Die zweite Generation der Antipsychotika, oder auch „atypische Antipsychotika" genannt, wirken an zahlreichen G-Protein gekoppelten Rezeptoren, darunter Dopamin-, Histamin-, Acetylcholin- und v. a. Serotoninrezeptoren. Dieses heterogene Rezeptorprofil spiegelt sich in dem mechanistischen Terminus „Antagonisten an multiplen G-Protein-gekoppelten Rezeptoren mit pleiotropen therapeutischen und unerwünschten Wirkungen" (p-mGPCR-Antagonisten) wider. Eine dritte Gruppe sind die sogenannten „niederpotenten Antipsychotika der ersten Generation". Diese haben eine geringe Affinität zu D_2-Rezeptoren, sind erst in hohen Dosen antipsychotisch und primär sedierend wirksam. Auch diese Gruppe kann mechanistisch den p-mGPCR-Antagonisten zugeordnet werden (Seifert 2021b).

Je nach Arzneistoff weisen die „atypischen" Antipsychotika (p-mGPCR-Antagonisten) ein vielfältiges Rezeptorprofil auf. Sie verfügen jeweils über dopaminantagonistische Wirkungen an unterschiedlichen Dopaminrezeptorsubtypen. Daneben ist insbesondere die antagonistische Wirkung am Serotonin-5-HT_{2A}-Rezeptor aufweisen charakterisierend (Seifert 2021b). Diese trägt zur antipsychotischen Wirksamkeit der „atypischen" Antipsychotika (p-mGPCR-Antagonisten) bei, ist aber auch mit einer Verringerung des Risikos für extrapyramidalmotorische Störungen assoziiert (Kim 2021). Einige „atypischen" Antipsychotika (p-mGPCR-Antagonisten), wie Risperidon, weisen ebenfalls eine hohe Affinität zum D_2-Rezeptor auf. Als vorbeugend hinsichtlich der Entstehung von EPMS gelten neben der eben genannten 5-HT_{2A}-Rezeptor-

Affinität zusätzlich die schnellere Diffusion des Liganden vom D_2-Rezeptor (Sykes et al. 2017).

Die neuste Gruppe antipsychotisch wirksamer Arzneistoffe stellen die Dopaminrezeptor-Partialagonisten (DRPA) dar (Komossa et al. 2009; Keks et al. 2020). DRPA sind in Anwesenheit von endogenem Dopamin partielle Antagonisten an Dopamin-D_2- und D_3-Rezeptoren. Da diese Arzneistoffe auch an weiteren Rezeptoren (meist antagonistische) Wirkungen haben, werden sie hier mit den anderen p-mGPCR-Antagonisten unter der alten Bezeichnung der „atypischen" Antipsychotika mit aufgeführt (Seifert 2021c). Der erste zugelassene Arzneistoff dieser Arzneistoffgruppe war Aripiprazol. Seit 2017 ist ein zweiter DRPA (Cariprazin) auf dem deutschen Arzneimittelmarkt erhältlich (◘ Tab. 22.6).

Nach jahrelang zunehmenden Verordnungszahlen zeigt sich im Jahr 2022 erstmalig ein dezenter Rückgang im Verordnungsvolumen der Antipsychotika (mGPCR-Antagonisten), der nun mit einem erneuten Anstieg im Jahr 2024 aufgeholt werden konnte (◘ Abb. 22.1). Bereits seit einigen Jahren, so auch in 2024, werden die Verordnungen der „klassischen" hochpotenten Antipsychotika (D_2R-mGPCR-Antagonisten) weit von den „atypischen" Antipsychotika (p-mGPCR-Antagonisten) übertroffen, die weiterhin einen abnehmenden Trend aufweisen (◘ Abb. 22.3; ◘ Tab. 22.6).

Neben dem Einsatz bei psychotischen Symptomen (z. B. bei Schizophrenie und bipolarer Störung) werden insbesondere die atypischen Antipsychotika (p-mGPCR-Antagonisten) zunehmend auch bei anderen Indikationen, wie Erregungszustände im Rahmen oligophrener Syndrome, im geriatrischen Bereich oder Schlafstörungen, sowie häufig auch in Kombination mit anderen Psychopharmaka verwendet. Unabhängige Autoren weisen auf die Bedenklichkeit dieser Entwicklung – meist im „off-label"-Bereich – angesichts der relativ schwachen Evidenz-basierten Wirksamkeit und potentiell gravierenden unerwünschten Arzneimittelwirkungen hin (Maher et al.

◘ Tab. 22.6 Verordnungen von Arzneistoffen mit antipsychotischer Wirkung („Antipsychotika"; mGPCR-Antagonisten) 2024. Angegeben sind die 2024 verordneten Tagesdosen, die Änderungen gegenüber 2023 und die mittleren Kosten je DDD 2024

Präparat	Bestandteile	DDD	Änderung	DDD-Nettokosten
		Mio.	%	Euro
Amisulprid				
Amisulprid AAA Pharma	Amisulprid	6,1	(−29,1)	1,24
Amisulprid PUREN	Amisulprid	2,6	(+116,3)	1,17
Amisulprid Holsten	Amisulprid	2,1	(+62,8)	1,14
Amisulprid-neuraxpharm	Amisulprid	1,1	(+138,7)	1,11
		11,8	**(+2,9)**	**1,20**
Aripiprazol				
Arpoya	Aripiprazol	16,8	(−3,3)	2,28
Abilify	Aripiprazol	4,6	(+14,2)	14,60
Aripiprazol Glenmark	Aripiprazol	3,9	(+163,8)	1,93
Aripiprazol AbZ	Aripiprazol	3,2	(−12,7)	2,23
Aripiprazol Heumann	Aripiprazol	2,8	(−7,7)	1,34
Aripiprazol beta	Aripiprazol	2,1	(−13,9)	1,52
Aripiprazol ratiopharm	Aripiprazol	2,0	(+53,5)	1,85
		35,4	**(+6,2)**	**3,70**
Chlorprothixen				
Chlorprothixen Holsten	Chlorprothixen	2,4	(−18,8)	0,72
Chlorprothixen-neuraxpharm	Chlorprothixen	2,4	(+12,8)	0,77
		4,8	**(−5,7)**	**0,75**
Clozapin				
Clozapin-neuraxpharm	Clozapin	7,1	(+6,4)	1,17
Clozapin-1 A Pharma	Clozapin	4,2	(+17,6)	1,43
Clozapin Glenmark	Clozapin	1,4	(+116,3)	1,31
Clozapin PUREN	Clozapin	1,3	(−65,4)	1,35
Leponex	Clozapin	0,69	(+26,7)	1,40
Clozapin AbZ	Clozapin	0,49	(+232,4)	1,35
		15,2	**(−1,5)**	**1,29**
Flupentixol				
Fluanxol	Flupentixol	6,5	(+0,1)	0,86
Flupentixol-neuraxpharm	Flupentixol	1,6	(−17,2)	1,33
		8,1	**(−3,8)**	**0,95**

◘ Tab. 22.6 (Fortsetzung)

Präparat	Bestandteile	DDD	Änderung	DDD-Nettokosten
		Mio.	%	Euro
Haloperidol				
Haldol	Haloperidol	3,9	(−6,9)	0,54
Haloperidol-ratiopharm	Haloperidol	3,7	(+11,5)	0,44
Haloperidol-neuraxpharm	Haloperidol	3,5	(−9,0)	0,37
		11,1	**(−2,2)**	**0,45**
Levomepromazin				
Levomepromazin-neuraxpharm	Levomepromazin	2,0	(−5,7)	1,32
Neurocil	Levomepromazin	0,20	(+64,6)	3,01
		2,2	**(−1,8)**	**1,48**
Melperon				
Melperon-ratiopharm	Melperon	5,4	(+76,0)	1,80
Melperon-neuraxpharm	Melperon	2,5	(−33,6)	2,04
Melperon Aristo	Melperon	2,0	(−39,9)	2,78
Melperon-1 A Pharma	Melperon	0,86	(+20,6)	2,52
Melperon AbZ	Melperon	0,30	(+63,9)	1,25
Melperon AL	Melperon	0,16	(−30,7)	2,56
		11,1	**(−0,3)**	**2,08**
Olanzapin				
Olanzapin BASICS	Olanzapin	17,3	(+11,3)	0,80
Olanzapin Glenmark	Olanzapin	15,9	(+29,5)	0,71
Olanzapin Heumann	Olanzapin	6,8	(−15,2)	0,70
Olanzapin-1 A Pharma	Olanzapin	4,4	(+17,2)	0,80
Olanzapin Aurobindo	Olanzapin	3,6	(−28,6)	0,68
Olanzapin-neuraxpharm	Olanzapin	2,3	(+61,6)	0,75
Olanzapin PUREN	Olanzapin	1,9	(−27,4)	0,80
Olanzapin beta	Olanzapin	1,3	(−12,6)	0,64
Olanzapin-ratiopharm	Olanzapin	1,2	(−0,9)	0,73
Zypadhera	Olanzapin	0,89	(−14,0)	13,99
		55,6	**(+6,1)**	**0,96**

◘ Tab. 22.6   (Fortsetzung)

Präparat	Bestandteile	DDD	Änderung	DDD-Nettokosten
		Mio.	%	Euro
Paliperidon				
Paliperidon Advanz	Paliperidon	5,0	(+158,2)	11,34
Trevicta	Paliperidon	3,1	(+2,7)	13,82
Xeplion	Paliperidon	2,4	(−43,1)	11,94
Paliperidon-ratiopharm	Paliperidon	2,2	(−39,6)	10,68
		12,8	**(−1,0)**	**11,94**
Pipamperon				
Pipamperon-neuraxpharm	Pipamperon	9,8	(+97,9)	1,73
Pipamperon-1 A Pharma	Pipamperon	7,1	(−37,9)	1,98
Pipamperon HEXAL	Pipamperon	5,2	(+13,5)	2,19
Dipiperon	Pipamperon	1,5	(−0,3)	1,19
		23,6	**(+5,1)**	**1,87**
Promethazin				
Promethazin-neuraxpharm	Promethazin	34,1	(+12,6)	0,43
Proneurin	Promethazin	1,1	(−61,3)	0,47
Atosil	Promethazin	0,80	(−49,6)	0,97
		36,1	**(+3,6)**	**0,44**
Quetiapin				
Quetiapin Heumann	Quetiapin	16,7	(+14,5)	1,26
Quetiapin-neuraxpharm	Quetiapin	15,5	(+45,9)	1,25
Quetiapin Devatis	Quetiapin	10,4	(+35,1)	1,31
Quetiapin Glenmark	Quetiapin	9,2	(−4,1)	1,03
Quetiapin HEXAL	Quetiapin	6,2	(−25,8)	1,25
Quetiapin Accord	Quetiapin	3,6	(−43,7)	1,24
Quetiapin-1 A Pharma	Quetiapin	3,5	(−42,0)	1,26
Quetiapin AbZ	Quetiapin	2,9	(+0,1)	1,22
Quetiapin Hormosan	Quetiapin	1,5	(−31,2)	1,01
Quetiapin-ratiopharm	Quetiapin	1,3	(+5,0)	1,14
Quetiapin beta	Quetiapin	0,45	(+905,8)	1,06
		71,3	**(+2,3)**	**1,22**

◻ Tab. 22.6 (Fortsetzung)

Präparat	Bestandteile	DDD	Änderung	DDD-Nettokosten
		Mio.	%	Euro
Risperidon				
Risperidon-1 A Pharma	Risperidon	21,8	(+61,2)	0,89
Risperidon Atid	Risperidon	5,6	(−54,5)	0,89
Risperidon-PUREN	Risperidon	3,2	(+41,9)	0,73
Risperidon Heumann	Risperidon	2,8	(+74,6)	0,75
Risperidon-ratiopharm	Risperidon	1,9	(−16,8)	13,36
Risperidon AbZ	Risperidon	1,5	(+320,5)	0,62
Risperidon Aurobindo	Risperidon	1,1	(+43,4)	0,81
Risperdal	Risperidon	1,1	(−0,7)	7,20
Okedi	Risperidon	0,63	(+93,1)	17,84
Risperidon Aristo	Risperidon	0,37	(−91,2)	1,09
		40,1	**(+3,2)**	**1,87**
Sulpirid				
Sulpirid-neuraxpharm	Sulpirid	0,86	(−15,3)	1,99
Sulpirid-1 A Pharma	Sulpirid	0,59	(+9,1)	2,02
		1,5	**(−6,8)**	**2,00**
Weitere Arzneistoffe				
Benperidol-neuraxpharm	Benperidol	7,9	(−2,8)	0,21
Perazin-neuraxpharm	Perazin	6,5	(−5,8)	0,32
Ciatyl-Z	Zuclopenthixol	4,2	(−0,2)	0,86
Reagila	Cariprazin	4,0	(+12,7)	2,93
Dominal	Prothipendyl	4,0	(+101,3)	1,13
Ziprasidon-neuraxpharm	Ziprasidon	1,2	(+12,0)	3,13
Imap	Fluspirilen	0,39	(−12,1)	1,69
		28,1	**(+7,2)**	**0,99**
Summe		**368,7**	**(+3,2)**	**1,81**

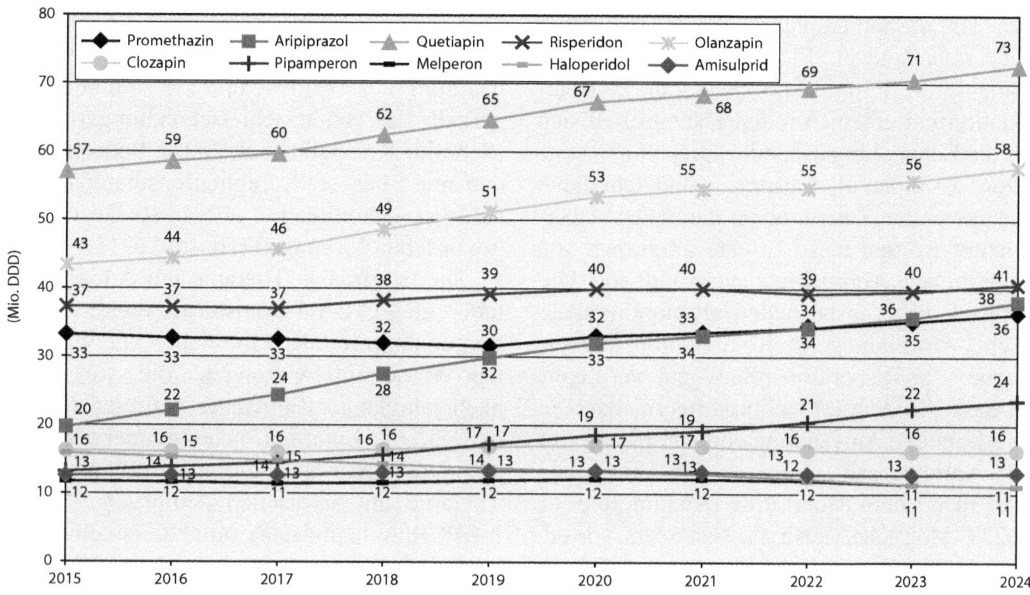

◻ Abb. 22.3 Verordnungen von Antipsychotika (antipsychotischen Arzneistoffen, mGPCR-Antagonisten) 2015 bis 2024. Gesamtverordnungen nach definierten Tagesdosen

2011). Das gilt unter anderem auch für die zunehmende Verordnung von Risperidon bei Kindern und Jugendlichen (Bachmann et al. 2017; Abbas et al. 2016) sowie bei demenzkranken Patienten (Poljansky et al. 2015). Risperidon ist für die kurzfristige Anwendung, d. h. höchstens 6 Wochen, in der Behandlung von anders nicht beherrschbaren Verhaltensauffälligkeiten bei demenzkranken Personen sogar zugelassen; eine längere Anwendung von Risperidon ist hier jedoch „off-label". Risperidon, aber auch Olanzapin, führten in placebokontrollierten Studien bei älteren Patienten mit Demenz zu einer dreifach erhöhten Sterblichkeit und häufigeren zerebrovaskulären Ereignissen (Yunusa et al. 2019). In diesem Zusammenhang ist auch der Hinweis auf das erhöhte Risiko thromboembolischer Ereignisse bei älteren Patienten unter Behandlung mit atypischen Antipsychotika (p-mGPCR-Antagonisten) bedeutsam (Hägg et al. 2008; Wolter 2009). Ein weiteres Risiko ist die unter vielen Antipsychotika (mGPCR-Antagonisten) beschriebene QTc-Zeit-Verlängerung (Ray et al. 2009), die bei älteren Menschen mit einer deutlichen Übersterblichkeit (relatives Risiko 2,98) vergesellschaftet ist (Danielsson et al. 2016). Insgesamt haben diese wiederholten Hinweise auf gesundheitliche Risiken der Antipsychotika (mGPCR-Antagonisten), wie etwa antimuskarinerge (Muskarinrezeptor-antagonistische) Wirkungen mit nachfolgender kognitiver Verschlechterung und EPMS mit Erhöhung des Sturzrisikos, zu einer Klassifikation nahezu aller dieser Wirkstoffe als „potentiell inadäquate" Medikamente gemäß der aktualisierten Fassung der deutschen PRIS-CUS Liste beigetragen. Die Anwendung, v. a. bei demenzkranken Patienten, sollte demnach kritisch hinterfragt werden (Mann et al. 2023).

Daneben finden auch in der Behandlung von unipolaren Depressionen häufig Antipsychotika einen Einsatz. Die Kombination von Antidepressiva (Noradrenalin/Serotonin-Verstärker) v. a. mit „atypischen" Antipsychotika (p-mGPCR-Antagonisten) stellt zumindest im stationären Setting eine mehr als gängige Praxis dar (Seifert et al. 2021a). Eine umfassende Meta-Analyse aus dem Jahr 2023 hat aufgezeigt, dass nur wenige Antipsychotika als Monotherapie in dieser Indikation wirksamer sind als Placebo. Hierzu gehören Amisulprid, Sulpirid und Quetiapin. In Kombination mit einem Antidepressivum ließ sich für die Behandlung u. a. mit Ziprasidon, Risperidon, Aripiprazol, Cariprazin und Quetiapin ein moderater Zusatznutzen darstellen. Überschattet wurden diese Effekte allerdings von einer hohen Abbruchrate aufgrund von Unverträglichkeit, insbesondere als montherapeutische Anwendung. In Kombinationstherapie wurde v. a. Risperidon relativ gut vertragen, so dass die Autoren schlussfolgern, dass eine adjunktive Anwendung von Antipsychotika mit Antidepressiva sinnvoll sein kann unter entsprechendem Monitoring (Kishimoto et al. 2023). Möglicherweise als besonders vorteilhaft ist die Kombination der beiden Arzneistoffgruppen in der Behandlung der depressiven Episode mit psychotischen Symptomen einzuschätzen (Kruizinga et al. 2021). Allerdings ist in dieser spezifischen Indikation bislang kein Antipsychotikum (mGPCR-Antagonist) in Deutschland tatsächlich zugelassen.

Dahingegen empfohlen wird die (längerfristige) Behandlung mit Antipsychotika (mGPCR-Antagonisten) bei Patienten mit Schizophrenie. Primär wird von der S3-Leitlinie zunächst eine antipsychotische Monotherapie empfohlen. Eine Kombination mehrerer Antipsychotika wird erst nach Versagen einer vorangegangenen Behandlung mit Clozapin empfohlen (DGPPN 2019). In der psychiatrischen Praxis stellt gegenteilig hierzu allerdings die antipsychotische Kombinationstherapie in der Schizophrenie ein häufiges Phänomen dar (Hjorth 2021). Insbesondere die Kombination von Clozapin mit Aripiprazol scheint günstig zu sein in Hinblick auf Rehospitalisierungen (Tiihonen et al. 2019). Größere randomisierte klinische Studien hierzu fehlen allerdings mehrheitlich. Eine Ausnahme stellt die deutsche „COMBINE" Studie dar. In einem randomisierten Vorgehen wurden Schizophrenie-kranke Patienten entweder mit Amisulprid + Olanzapin, Amisulprid + Placebo oder Olanzapin + Placebo behandelt, wobei sich eine

überlegene Wirkung der Kombination Amisulprid + Olanzapin darstellte in der Behandlung der Positivsymptome zumindest innerhalb der ersten acht Behandlungswochen (Schmidt-Kraepelin et al. 2022). Bedacht werden muss bei der Kombinationstherapie aber natürlich das potentiell höhere Risiko für unerwünschte Wirkungen (Hjorth 2021).

Die langfristige Therapie mit Antipsychotika (mGPCR-Antagonisten) bereitet große Sorgen aufgrund der zahlreichen unerwünschten Arzneimittelwirkungen, die vor allem nach jahrelanger Einnahme auftreten (Tiihonen 2016). Eine gut belegte unerwünschte Arzneimittelwirkung, die vor allem unter der Therapie mit atypischen Antipsychotika (p-mGPCR-Antagonisten) auftritt, ist eine Gewichtszunahme, die im langfristigen Verlauf mit den entsprechenden gesundheitlichen Risiken wie metabolisches Syndrom, Diabetes mellitus Typ II und kardiovaskuläre Ereignisse vergesellschaftet ist (Pillinger et al. 2020). Trotz dieser erheblichen unerwünschten Risiken und des damit einhergehend höheren Risikos insbesondere für kardiovaskuläre Ereignisse, wie Herzinfarkte und Schlaganfälle, ist die medikamentöse antipsychotische Behandlung von Patienten mit Schizophrenie mit einer 40 % niedrigeren Mortalität im Vergleich zu unbehandelten Schizophrenie-kranken Patienten assoziiert (Tiihonen et al. 2016). Der Grund hierfür liegt möglicherweise darin, dass behandelte Patienten seltener Drogen konsumieren (Krause et al. 2019), seltener an einem Suizid sterben (Correll et al. 2022), sowie ein insgesamt höheres Funktionsniveau aufweisen und somit regelmäßiger Arztbesuche wahrnehmen und bessere Entscheidungen bezüglich ihrer Gesundheit treffen können.

Des Weiteren wird postuliert, dass die langfristige Einnahme von Antipsychotika (mGPCR-Antagonisten) eine Hirnatrophie begünstigen könnte. So kann insbesondere eine Abnahme der grauen Substanz in Korrelation mit der Einnahmedauer beobachtet werden (Fusar-Poli et al. 2013). Ein abschließendes Urteil kann diesbezüglich allerdings noch nicht getroffen werden, denn der natürliche Verlauf einer Schizophrenie ist ebenfalls mit einer Hirnvolumenminderung einhergehend und eine langjährige antipsychotische Medikationseinnahme, vor allem höherer Dosierungen, kann mit einem schwereren Krankheitsverlauf korrelieren (Goff et al. 2017). Zusätzlich ist das Risiko einer Demenz bei Patienten mit einer Schizophrenie mit einem relativen Risiko von 2,29 deutlich erhöht (Cai und Huang 2018). Ungeachtet dessen, sind kognitive Beeinträchtigungen mitunter bereits durch die zugrundliegende Schizophrenie erklärbar, auch bei jungen Patienten (McCutcheon et al. 2023).

Ein grundlegender Nachteil von fast allen Antipsychotika (mGPCR-Antagonisten) besteht darin, dass sie zwar die akuten psychotischen Symptome wirksam beeinflussen können, viel weniger oder gar nicht dagegen die kognitiven oder Negativsymptome der Schizophrenie. Gerade letztere beide begründen aber die schwerwiegende und chronische psychosoziale Behinderung dieser Patienten (Miyamoto et al. 2012). Zudem beeinträchtigen verschiedene unerwünschte Arzneimittelwirkungen, wie z. B. sexuelle Funktionsstörungen und massive Gewichtszunahmen, die bei 50–70 % der Patienten auftreten, oftmals erheblich die Lebensqualität (La Torre et al. 2013).

Es gibt jedoch auch einschlägige Argumente, die für eine kontinuierliche Einnahme von Antipsychotika (mGPCR-Antagonisten), zumindest in der Indikation einer vorliegenden Schizophrenie, sprechen. Eine große Meta-Analyse aus dem Jahr 2017 legt offen, dass Patienten, die über ein Jahr mit einem Antipsychotikum (mGPCR-Antagonisten) weiterbehandelt wurden, eine nur 10%ige Verschlechterung ihrer Symptomatik erfuhren. Diejenigen Patienten, die mit einem Placebo behandelt wurden, zeigten dahingegen eine stetige Verschlechterung ihrer Grunderkrankung um 50 %. Das Risiko für ein Rezidiv war zudem höher bei Patienten, bei denen die antipsychotische Medikation abrupt beendet, als bei Patienten, bei denen die Medikation langsam ausdosiert wurde (Takeuchi et al. 2017). Bis zu 30 % der Betroffenen einer ersten psychotischen Episode erfahren auch ohne eine antipsychotische Therapie eine vollständige Remission. Somit müsste man davon ausgehen, dass wenn man allen Betroffenen eine längerfristige antipsychotische Medikation verordnet, knapp ein Drittel „umsonst" den Risiken dieser Therapie ausgesetzt wird. Letztlich ist es aber weiterhin nicht möglich, diejenigen Patienten, die keine antipsychotische Erhaltungstherapie benötigen, anhand von klinischen oder biologischen Merkmalen zu erkennen, so dass Kliniker sorgfältig das Für und Wider einer Erhaltungstherapie und dessen Dosierung zusammen mit dem Patienten überlegen müssen (Murray et al. 2016). Hierbei muss allerdings ebenfalls bedacht werden, dass die Wirksamkeit von Antipsychotika (mGPCR-Antagonisten) nachlassen kann im Falle einer erneuten psychotischen Episode. Im Falle eines Rezidivs sind oftmals höhere Dosen des Arzneistoffs notwendig um eine ausreichende Wirkung zu erzielen und der Behandlungserfolg tritt erst nach längerer Behandlungsdauer ein (Takeuchi et al. 2019).

Als praktische Konsequenz ergibt sich, dass für jeden Patienten das für ihn optimale Antipsychotikum (mGPCR-Antagonist) unter besonderer Berücksichtigung seines individuellen Risikoprofils ausgewählt werden sollte und ein sorgfältiges kontinuierliches Monitoring erfolgen sollte (DGPPN 2019). Antipsychotika (mGPCR-Antagonisten) erreichen ihren maximalen therapeutischen Effekt bei einer 80%iger Besetzung der Dopamin-D_2-Rezeptoren. Je höher die Dosis, desto höher oftmals das Risiko für vermehrte unerwünschte Arzneimittelwirkungen, wie EPMS (Siafis et al. 2023) und Gewichtszunahme (Wu et al. 2022). Daher sollte immer angestrebt werden, die niedrigste mögliche Dosis zu verabreichen um auf diese Weise das Risiko für unerwünschte Arzneimittelwirkungen zu minimieren, da das Auftreten dieser zu den häufigsten Gründen für das Absetzen eines Antipsychotikums (mGPCR-Antagonisten) ist (Ascher-Svanum et al. 2010).

22.5.1 Hochpotente Antipsychotika (D$_2$R-mGPCR-Antagonisten)

Die Verordnung der hochpotenten Antipsychotika (D$_2$R-mGPCR-Antagonisten), wozu vor allem Haloperidol und Flupentixol gehören, zeigt seit Jahren einen kontinuierlichen Abwärtstrend (◌ Abb. 22.3). Diese Entwicklung hat sich auch 2024 fortgesetzt und gilt auch für das hochpotente Antipsychotikum (D$_2$R-mGPCR-Antagonist) Fluspirilen, welches umgangssprachlich besser unter dem alten Handelsnamen *Imap®* bekannt ist. Es findet v. a. in der hausärztlichen Praxis als kurzwirksame Depotgabe Anwendung bei depressiven, ängstlichen oder agitierten Patienten. Hiervon muss dringend abgeraten werden (Wittmann und Hajak 2010), so dass die 2024 weiter sinkende Verordnungsrate des Fluspirilens eine durchaus positive Entwicklung darstellt (◌ Tab. 22.6).

Hinsichtlich der Anwendung der kostengünstigen D$_2$R-mGPCR-Antagonisten zur Behandlung psychotischer Störungen spricht der aktuelle Literaturstand weiterhin dafür, dass diese nach wie vor effektiv und sicher angewendet werden können (Dold et al. 2015). Die Aussage, dass die neueren „atypischen" Antipsychotika (p-mGPCR-Antagonisten) „besser" seien, konnte mehrfach widerlegt werden. Ganz in Gegenteil zeigt die berühmte CUt-LASS-Studie (Cost Utility of the Lastest Antipsychotic Drugs in Schizophrenia Study), dass die gut überlegte Anwendung von hochpotenten D$_2$R-mGPCR-Antagonisten eine positive Auswirkung auf die Symptomatik der Schizophrenie und der Lebensqualität des Betroffenen hat – dies scheint zumindest bei der Anwendung über den Zeitraum eines Jahres zuzutreffen (Jones et al. 2006). Auch wurde mittlerweile mehrfach darauf hingewiesen, dass das Kosten-Nutzen-Verhältnis zwischen den hochpotenten Antipsychotika (D$_2$R-mGPCR-Antagonisten) und den atypischen Antipsychotika (p-mGPCR-Antagonisten) entweder keinerlei Unterschiede aufweisen (Rosenheck et al. 2003) oder sogar zugunsten der hochpotenten Antipsychotika (D$_2$R-mGPCR-Antagonisten) ausfällt (Jones et al. 2006; Rosenheck et al. 2006; Davies et al. 2007), wobei diesbezüglich selbstverständlich auch Studienergebnisse vorliegen, die Gegenteiliges feststellen (Vishal et al. 2017). Es kann also zusammengefasst festgehalten werden, dass weder die therapeutische Überlegenheit noch die Kosteneffektivität atypischer Antipsychotika (p-mGPCR-Antagonisten) gegenüber hochpotenten Antipsychotika (D$_2$R-mGPCR-Antagonisten) bislang überzeugend belegt ist (Lieberman et al. 2005; Leucht et al. 2009; Jones et al. 2006).

Insgesamt scheinen die hochpotenten Antipsychotika (D$_2$R-mGPCR-Antagonisten) – und darunter insbesondere Haloperidol – vor allem noch Anwendung in der Behandlung von älteren Patienten mit einer Schizophrenie zu finden (Zolk et al. 2022), dabei könnte genau diese Altersgruppe diejenige sein, bei der die meisten unerwünschten Wirkungen zu erwarten sind. So wird Haloperidol gemeinsam mit zahlreichen anderen hochpotenten Antipsychotika (D$_2$R-mGPCR-Antagonisten) von der PRISCUS Liste 2.0 als „potenziell inadäquates Medikament" aufgeführt (Mann et al. 2023). Ursächlich der Anwendung in diesem Bereich ist vermutlich, dass die Betroffenen bereits langjährig auf den Arzneistoff stabil eingestellt sind und die Sorge besteht, dass eine Umstellung die Psychopathologie verschlechtern könnte, ganz nach dem Motto „never change a winning team".

22.5.2 Niedrigpotente Antipsychotika (p-mGPCR-Antagonisten)

Bei den niedrigpotenten Antipsychotika, die mechanistisch ebenfalls den p-mGPCR-Antagonisten zugeordnet werden, zeigt sich die Verordnungshäufigkeit als Arzneistoffgruppe seit vielen Jahren, und so auch im Jahr 2024, recht stabil. Insbesondere weist allerdings Pipamperon seit Jahren eine stetige Zunahme der Verordnungsfrequenz, was sich seit 2012 von 12 auf 23,6 DDD nun fast verdoppelt hat (❏ Abb. 22.3, ❏ Tab. 22.6).

Gemeinsam ist den niedrigpotenten p-mGPCR-Antagonisten, dass sie allesamt über eine primär sedierende Wirkung, die über einen H_1-Rezeptor-Antagonismus und/oder α_2-Adrenorezeptor-Antagonismus zu erklären ist (Seifert 2021b), und nur geringe antipsychotische Potenz verfügen. Insbesondere Pipamperon und Melperon werden häufig im geriatrischen Bereich aufgrund ihrer sedierenden Wirkung angewendet. Während sie im Gegensatz zu Benzodiazepinen zumindest über kein Abhängigkeitspotenzial verfügen, ist deren Einsatz dennoch nicht unbedenklich (Masand 2000).

22.5.3 „Atypische" Antipsychotika (p-mGPCR-Antagonisten)

Die „atypischen" Antipsychotika (p-mGPCR-Antagonisten) umfassen eine Gruppe heterogener, chemisch nichtverwandter Arzneistoffe. Zu den am häufigsten verordneten atypischen Antipsychotika (p-mGPCR-Antagonisten) gehören Quetiapin, Risperidon, Olanzapin und Aripiprazol. Unter den atypischen Antipsychotika (p-mGPCR-Antagonisten), die im Jahr 2024 etwas häufiger als im Vorjahr verordnet wurden, gehören Amisulprid, Aripiprazol, Olanzapin, Quetiapin und Risperidon, nicht aber Clozapin (❏ Abb. 22.3; ❏ Tab. 22.6).

Das als erstes atypisches Antipsychotikum (p-mGPCR-Antagonist) eingeführte Clozapin hat sich in mehreren großen Meta-Analyse als wirksamstes Antipsychotikum (mGPCR-Antagonist) bewährt (Leucht et al. 2013; Efthimiou et al. 2024). Gleichzeitig zeichnet sich Clozapin im Vergleich zu anderen Antipsychotika (mGPCR-Antagonisten) durch ein besonders geringes Risiko für EPMS aus (Leucht et al. 2003) und stellt neben Lithium eines der beiden einzigen Psychopharmaka mit nachgewiesener antisuizidaler Wirkung dar (Müller-Oerlinghausen und Lewitzka 2016). Trotz gut belegter Wirksamkeit ist seine Anwendung der Behandlung Therapie-resistenter Schizophre-

nien vorbehalten, das heißt, dass zunächst die Behandlung mit zwei anderen Antipsychotika (mGPCR-Antagonisten) über einen ausreichend langen Zeitraum in einer ausreichenden Dosierung gescheitert sein muss, ehe Clozapin zum Einsatz kommen sollte (DGPPN 2019). Hintergrund dieser strengen Indikationsstellung ist, dass Clozapin mit einer Reihe schwerwiegender und potenziell lebensbedrohlicher unerwünschter Arzneimittelwirkungen wie Agranulozytose und Myokarditis vergesellschaftet ist, aufgrund welcher regelmäßige Kontrolluntersuchungen notwendig sind (DGPPN 2019). Auch darüber hinaus müssen Patienten, die mit Clozapin behandelt werden, häufiger Blut abnehmen lassen, denn ähnlich dem Lithium wird die Erhaltungsdosis von Clozapin anhand seiner Serumkonzentration („Spiegel") bestimmt, der zwischen 300 und 600 ng/ml liegen sollte (Hiemke et al. 2018). Clozapin stellt trotz dieser potenziellen Nachteile den „Gold Standard" in der Behandlung der Therapie-resistenten Schizophrenie dar und weist ein geringes Risiko für Hospitalisierung und Mortalität sowie ein niedrigeres Risiko für einen Behandlungsabbruch auf (Wagner et al. 2021). Auch unter Berücksichtigung neuerer klinischer Studien von 2012–2022 fand sich keine Substanz, die Clozapin überlegen war (Freibüchler und Seifert 2024). Eine Behandlungsversuch mit Clozapin erscheint deutlich vielversprechender als der Wechsel auf ein anderes Antipsychotikum (mGPCR-Antagonist) nach vorherigem Therapieversagen mit anderen atypischen Antipsychotika (p-GPCR-Antagonisten; McEvoy et al. 2006). Auch ist die Clozapinbehandlung der antipsychotischen Kombinationstherapie überlegen (Shakir et al. 2022). Nichtdestotrotz wird Clozapin oftmals nur sehr zurückhaltend und zu spät im Krankheitsverlauf angewendet, welches erhebliche Nachteile für die Betroffenen haben kann (Varghese et al. 2020). Die Verordnungszahlen von Clozapin sind in den letzten Jahren insgesamt wenig fluktuierend, so auch im Jahr 2024, und sprechen für eine weiterhin unzureichende Anwendung in Deutschland (❏ Abb. 22.3, ❏ Tab. 22.6). Der Hauptgrund dafür ist wahrscheinlich das überbewertete und gut handhabbare Risiko der Agranulozytose (Nielsen et al. 2013).

Die intensive Suche nach EPMS-ärmeren und Clozapin-ähnlichen Arzneistoffen hat zur Einführung von Risperidon (1994) und Olanzapin (1996) geführt. Risperidon war in Phase-III-Studien ähnlich wirksam wie Haloperidol bei geringeren EPMS, wobei an dieser Stelle festgehalten werden muss, dass Risperidon unter den atypischen Antipsychotika (p-mGPCR-Antagonisten) das höchste Risiko hierfür aufweist (Divac et al. 2014). Insgesamt scheint das Risiko für Spät- bzw. tardive Dyskinesien unter den atypischen Antipsychotika (p-mGPCR-Antagonisten) deutlich geringer zu sein als unter den hochpotenten Antipsychotika (D_2R-mGPCR-Antagonisten). Dies ist insofern erfreulich, da Spätdyskinesien nicht nur stark stigmatisierend für den Betroffenen sind, sondern auch mit höhergradigen funktionellen und motorischen Beeinträchtigungen und einer geringeren Lebensqualität einhergehen (Carbon et al. 2018). Dafür sind einige atypischen Antipsychotika (p-mGPCR-Antagonisten) mit einem hohen Risiko für ein metabolisches Syndrom mit Adipositas und Diabetes mellitus Typ II assoziiert (Xu und Zhuang 2019), was insgesamt nicht weniger bedenklich ist. Daneben können andere unerwünschte Wirkungen wie orthostatische Dysregulation und antimuskarinerge Wirkungen, die unter den atypischen Antipsychotika (p-mGPCR-Antagonisten) zu erwarten sind (Haddad und Sharma 2007), für den Betroffenen sehr unangenehm sein.

Olanzapin ist neben der Behandlung Schizophrenie-kranker Personen auch für die Behandlung der akuten Manie zugelassen sowie für die Langzeitprophylaxe von Patienten, die an einer bipolar affektiven Störung erkrankt sind, die zuvor auf den Arzneistoff während einer akuten manischen Phase positiv angesprochen haben. In Hinblick auf die unter Olanzapin beobachtete teilweise massive Gewichtszunahme, welche in fast einem Zehntel der längerfristig mit Olanzapin behandelten Patienten 20 kg übersteigt (Kinon et al. 2001), das diabetogene Risiko sowie das Fehlen einer suizidprotektiven Wirkung sollte die Indikation zur Langzeitmedikation bei Patienten mit einer bipolaren Störung allerdings kritisch gestellt werden (American Diabetes Association et al. 2004; Cipriani et al. 2010). Dahingegen scheint im Vergleich zu anderen Antipsychotika (mGPCR-Antagonisten) Olanzapin in der langfristigen Anwendung bei Schizophreniekranken Patienten besonders wirkungsvoll zu sein und kann insbesondere als Depotverabreichung möglicherweise mit Clozapin mithalten (Leucht et al. 2023; Kishimoto et al. 2023).

Quetiapin gehört mit seinem inflationären Verordnungsanstieg zu den sogenannten „blockbuster drugs" (Braslow und Marder 2019), obwohl seine Wirksamkeit und Verträglichkeit jeweils anderen Antipsychotika (mGPCR-Antagonisten) unterlegen ist (Leucht et al. 2013) und seine antipsychotische Wirkung unzureichend erscheint, insbesondere vor dem Hintergrund der teils erheblichen Quetiapin-induzierten Gewichtszunahme (Hutton et al. 2015). Eine Arzneistoff-assoziierte Gewichtszunahme gilt bereits dann als schwerwiegend, wenn sie mehr als 10 % des Ausgangsgewichts entspricht; es sind aber auch Fallberichte massiver Gewichtszunahmen von 59 kg (entsprechend 79 % des Ausgangsgewichts in diesem Fall) nach zweijähriger Quetiapineinnahme beschrieben (Schneider et al. 2020). Auch liegen seit 2004 Hinweise einer potentiell missbräuchlichen Anwendung vor, insbesondere bei Patienten mit anderen Suchterkrankungen (Vento et al. 2019). Nichtdestotrotz ist die Verordnung von Quetiapin auch im Jahr 2024, wenn auch nur geringfügig, weiter zunehmend und es ist seit mehr als ein Jahrzehnt das meistgebräuchliche Antipsychotikum in Deutschland (◘ Abb. 22.3, ◘ Tab. 22.6). Neben der Behandlung von bipolaren Störungen und Schizophrenien, liegt für retardiertes Quetiapin eine Zulassung zur Augmentation bei unzureichender Wirksamkeit eines Antidepressivums (Noradrenalin/Serotonin-Verstärkers) bei unipolar depressiven Patienten vor. Es ist somit das einzige Antipsychotikum (mGPCR-Antagonist), was „in-label" in letzterer Indikation verordnet werden kann in Deutschland. Das riesige Verordnungsvolumen von Quetiapin fällt jedoch sicherlich zu nicht unerheblichen Anteilen auf die besonders häufige Anwendung im „off-label"-Bereich. So wird Quetiapin oft in niedriger Dosierung bei Angstzuständen, Delirien, Schlafstörungen und zur Behandlung von Anspannungszuständen angewendet, trotz häufig mangelhafter Evidenz für diese Anwendungsbereiche (Carney 2013; Lee et al. 2016; Pirhonen et al. 2022) und nachgewiesener Risiken (Berge et al. 2022; Stogios et al. 2022). Das Bundesinstitut für Arzneimittel und Medizinprodukte (2016) hat ausdrücklich vor der „off-label"-Anwendung von Quetiapin gewarnt.

Aripiprazol und Cariprazin haben – bezogen auf Sedierung, Gewichtszunahme und Hyperprolaktinämie – möglicherweise ein günstigeres Profil von unerwünschten Arzneimittelwirkungen als Olanzapin oder Risperidon. Eine der häufigsten unerwünschten Arzneimittelwirkungen der DRPA ist die sogenannte „Sitzunruhe", oder auch Akathisie genannt, welche für den Betroffenen sehr quälend sein kann. Eine Akathisie tritt häufiger unter der Anwendung von Cariprazin als Aripiprazol auf (Keks et al. 2020). Der Partialagonismus an Dopaminrezeptoren bedingt zudem möglicherweise die Auslösung oder Aggravation von Psychosen, welche einen Behandlungsabbruch notwendig machen können (Heck et al. 2021). Die Food and Drug Administration (2016) hat zudem auf das Risiko von Impulskontrollstörungen (Spielsucht, Sexsucht, etc.) hingewiesen. In einer prospektiven Vergleichsstudie an Patienten mit einer ersten schizophrenen Episode war Aripiprazol dem Risperidon hinsichtlich der Behandlung psychotischer Symptome deutlich unterlegen (Wang et al. 2017). Auch eine Meta-Analyse konnte eruieren, dass Aripiprazol zwar insgesamt vorteilhaft in Bezug auf einige unerwünschte Wirkungen war, jedoch über eine nur moderate Wirksamkeit aufwies bei Patienten mit einer ersten psychotischen Episode einer Schizophrenie (Zhu et al. 2017). Das günstige Profil unerwünschter Arzneimittelwirkungen könnte jedoch vorteilhaft sein bei längerfristiger Einnahme, da Aripipra-

zol im Vergleich zu anderen Antipsychotika (mGPCR-Antagonisten) seltener von den Patienten abgesetzt wird (Masuda et al. 2019).

Amisulprid stellt eine Besonderheit unter den Antipsychotika (mGPCR-Antagonisten) dar. Es wird als „atypisches" Antipsychotikum klassifiziert, wobei ihm der dafür typische Antagonismus am 5-HT$_{2A}$-Rezeptor fehlt. Es antagonisiert u. a. D$_2$- und D$_3$-Dopaminrezeptoren, wird aber weniger als andere Antipsychotika (mGPCR-Antagonisten) im nigrostriatalen System angereichert, so dass es weniger häufig EPMS verursacht (Zangani et al. 2021). Daher scheint die mechanistische Zuordnung als p-mGPCR-Antagonist unpassend. Der Fall von Amisulprid zeigt exemplarisch auf, wie schwierig es ist, antipsychotisch wirkende Arzneistoffe systematisch zu klassifizieren. Letztlich muss jeder Arzneistoff aus dieser Gruppe einzeln betrachtet und diskutiert werden.

Amisulprid soll insbesondere bei primärer Negativsymptomatik eine überlegene Wirksamkeit haben (Krause et al. 2018) und wird entsprechend auch von der deutschen Leitlinie in dieser Indikation primär empfohlen (DGPPN 2019). Es wird nicht hepatisch metabolisiert, sondern unverändert renal ausgeschieden (Zangani et al. 2021). Eine spezielle unerwünschte Arzneimittelwirkung ist der häufiger als unter andere Antipsychotika (mGPCR-Antagonisten) beobachtete Prolaktinanstieg (Glocker et al. 2021). Die Antipsychotika-induzierte Hyperprolaktinämie hat aufgrund einer aktuellen Publikation, in welcher ein hierdurch bedingtes erhöhtes Brustkrebsrisiko suggeriert wird, zuletzt besonders große Aufmerksamkeit erhalten (Taipale et al. 2021).

Ein erheblicher Nachteil der atypischen Antipsychotika (p-mGPCR-Antagonisten) war viele Jahre, dass sie im Gegensatz zu den hochpotenten Antipsychotika (D$_2$R-mGPCR-Antagonisten), die als langwirksame Depotinjektionen zur Verfügung standen, nur in der oralen Anwendung erhältlich waren. Im Jahr 2008 wurde mit der Markteinführung von *Zypadhera®* mit dem Wirkstoff Olanzapinpamoat erstmals ein atypisches Antipsychotikum (p-mGPCR-Antagonist) als Depotpräparat verfügbar. Es folgte der Risperidonmetabolit Paliperidon als *Xeplion®* (2011) als Monatsdepot und im weiteren *Trevicta®* als 3-Monatsdepot (2016), sowie Aripiprazol als *Abilify maintena®* als Monatsdepot (2013). Die Kosten der Depotbehandlung mit diesen drei atypischen Antipsychotika (p-mGPCR-Antagonisten) sind sehr viel höher als die der oralen Pharmakotherapie, so dass sich zurecht die Frage stellt, ob diese Kosten gerechtfertigt sind. So kostet beispielsweise die einmalige Gabe von *Xeplion®* 100 mg knapp 800 €, wohingegen die Einnahme von oralem Risperidon über den Zeitraum von 4 Wochen sich auf ca. 50 € beläuft. Die Anwendung von Depotantipsychotika ist jedoch nicht nur nachweislich wirksam in der Förderung der Medikationsadhärenz (Rozin et al. 2019), sondern reduziert auch das Risiko für Rezidive und Krankenhauseinweisungen (Kishimoto et al. 2021). So wird von einigen Experten empfohlen, eine Depotgabe bereits während des frühen Krankheitsverlaufes zu etablieren um den weiteren Krankheitsverlauf möglichst günstig zu beeinflussen (Kane et al. 2020; Wei et al. 2022). Die durch Depotpräparate entstehende Reduktion an Kosten durch stationäre Behandlungen und notfällige Vorstellungen scheint tatsächlich die hohen Arzneimittelkosten zu neutralisieren (Lin et al. 2021). Ähnlich der oralen Darreichungsformen sind allerdings die Depotpräparate der atypischen Antipsychotika (p-mGPCR-Antagonisten) nicht denen der deutlich preisgünstigeren hochpotenten Antipsychotika (D_2R-mGPCR-Antagonisten; z. B. Haloperidoldecanoat) überlegen hinsichtlich ihrer Wirksamkeit (Saucedo Uribe et al. 2020). Im Jahr 2024 kann eine Verordnungsabnahme von *Zypadhera®* gegenüber dem Vorjahr verzeichnet werden, was möglicherweise auf dahingehende Lieferengpässe seit Ende 2024 zurückgeführt werden kann (BfArM 2025). Dahingegen wurde *Xeplion®* entgegen der vermehrten Verordnung von *Trevicta®* seltener verordnet (◘ Tab. 22.6). Grund hierfür ist womöglich die 2022 erfolgte Markteinführung

des risperidonhaltigen Depotpräparates *Okedi®*, was im Jahr 2024 erstmalig im AVR aufgeführt wird.

22.6 Arzneimittel zur Behandlung der Aufmerksamkeitsdefizit-/Hyperaktivitätsstörung (Psychostimulanzien)

Zu den Arzneistoffen, die primär zur Behandlung der Aufmerksamkeitsdefizit-/Hyperaktivitätsstörung (ADHS), aber auch von Narkolepsien, eingesetzt werden, gehören die sogenannten indirekten Dopaminmimetika, die die vesikuläre Dopaminfreisetzung stimulieren (sogenannte „Psychostimulanzien"). Allen Psychostimulanzien (indirekten Dopaminmimetika) ist gemeinsam, dass ihre Verordnung aufgrund ihres hohen Abhängigkeitspotenzials dem Betäubungsmittelgesetz unterliegt. Daneben sind in Deutschland als Alternativen, die nicht dem Betäubungsmittelgesetz unterliegen, Atomoxetin (ein Noradrenalin-Wiederaufnahme-Inhibitor und NMDA-Rezeptor-Antagonist) und Guanfacin (ein α_2-Adrenozeptor-Agonist) zur Behandlung der ADHS zuglassen.

Insbesondere den letzten Jahren hat sich ein rasanter Anstieg in der Verordnung von Psychostimulanzien (indirekten Dopaminmimetika) gezeigt. Diese Beobachtung ist nicht etwa darauf zurückzuführen, dass plötzlich mehr Menschen an einer ADHS erkrankt sind, sondern vielmehr darauf, dass die Wahrscheinlichkeit, dass diese erkannt und anschließend behandelt werden, gestiegen ist (Schubert und Lehmkuhl 2017). Schätzungen zu Folge liegt die Prävalenz der ADHS im Kindesalter bei etwa 5 %, im Erwachsenenalter liegt sie bei 2,8 % (Philipsen und Döpfner 2020). Während im Kindesalter deutlich mehr Jungen mit ADHS diagnostiziert werden, ist das Geschlechterverhältnis im Erwachsenenalter ausgeglichen. ADHS wird v. a. bei Mädchen übersehen, da die oftmals im sozialen Umfeld störende Hyperaktivität zugunsten der subtileren Unaufmerksamkeit geringer ausgeprägt ist. Insbesondere bei Frauen ist jedoch das Vorliegen ADHS mit einer deutlich erhöhten Mortalität assoziiert (Dalsgaard et al. 2015), so dass das Übersehen dieser Diagnose schwere Folgen nach sich ziehen kann. In den letzten Jahren nahm die Aufmerksamkeit um das Thema ADHS nochmal exponentiell zu (Abdelnour et al. 2022). Hierzu trägt u. a. ein aktueller Trend bei, bei dem auf diversen sozialen Medien Kurzvideos, sog. „reels", zum Thema ADHS veröffentlicht werden. So sind „reels" zu ADHS eine der beliebtesten Themen im Bereich Gesundheit, allerdings sind die Inhalte oftmals falsch (Yeung et al. 2022).

Im Prinzip sind für alle Altersgruppen – mit Ausnahme von Guanfacin – die gleichen Arzneistoffe zugelassen, jedoch unterscheiden sich die Zulassungsindikationen der jeweiligen Präparate. Allerdings sind für die Behandlung der ADHS im Erwachsenenalter spezielle Präparate zu vorordnen (z. B. *Medikinet adult®, Elvanse adult®*; Philipsen und Döpfner 2020). Insgesamt profitieren sowohl betroffene Kinder, Jugendliche als auch Erwachsene von einer medikamentösen Behandlung ihrer ADHS (Cortese et al. 2018). Eine Netzwerkanalyse spricht für den bevorzugten Einsatz von Methylphenidat bei Kindern und Jugendlichen und von Amphetaminen bei Erwachsenen (Cortese et al. 2018).

Das Verordnungsvolumen von Methylphenidat, sowie den anderen Psychostimulanzien (indirekten Dopaminmimetika), Lisdexamfetamin und Dexamfetamin, hat im Jahr 2024 im Vergleich zum Vorjahr nochmals zwischen 20 und 41 % zugenommen (◘ Tab. 22.7), was nochmal einen höheren Anstieg als von 2022 auf 2023 entspricht. Der Einsatz von Psychostimulanzien (indirekten Dopaminmimetika), besonders Methylphenidat, ist durch Studien gut belegt. Die Anwendung von Psychostimulanzien (indirekten Dopaminmimetika) – sofern keine Kontraindikationen vorliegen – stellt gemäß der weiterhin aktuellen S3 Leitlinie zur Behandlung der ADHS die erste Wahl mit entsprechend höchstem Empfehlungsgrad dar (DGKJP et al. 2017). Patienten, die an einer ADHS erkrankt sind und entspre-

chend behandelt werden, haben ein niedrigeres Risiko für affektive Störungen, Substanzmissbrauch, Suizidalität, Verkehrsunfälle und traumatische Hirnverletzungen. Auch weisen die Betroffenen eine deutlich bessere schulische Leistung sowie eine niedrigere Kriminalitätsrate auf (Boland et al. 2020). Gleichzeitig bestehen erhebliche Bedenken hinsichtlich der zum Teil schwerwiegenden unerwünschten Arzneimittelwirkungen, insbesondere in der Anwendung bei Kindern und Jugendlichen. So sind Psychostimulanzien (indirekte Dopaminmimetika) mit Schlafstörungen, kardiovaskulären Komplikationen, Appetitminderung und einer Wachstumsverzögerung vergesellschaftet (Schneider und Enenbach 2014). Die therapeutischen Effekte sind jedoch in der Regel mit leichten unerwünschten Wirkungen (Schlafstörungen, verminderter Appetit) aber nicht mit einem erhöhten Risiko schwerwiegender unerwünschter Arzneimittelwirkungen assoziiert (Storebø et al. 2015). Auch das mögliche Missbrauchspotenzial dieser Substanzen, vor allem durch Jugendliche und junge Erwachsene, darf nicht außer Acht gelassen werden (Benson et al. 2015; Ivanov et al. 2022). Das bedeutet aber nicht, dass Patienten mit einer komorbiden Abhängigkeitserkrankung nicht auch von der Einnahme von Psychostimulanzien (indirekte Dopaminmimetika) profitieren können. Eine exakte, (kinder- und jugend-)psychiatrisch abgesicherte Diagnose, eine sorgfältige Verlaufskontrolle durch Spezialisten, sowie die Einbindung in ein multimodales Therapiekonzept und regelmäßige Auslassversuche sind Voraussetzungen für die Verordnung (DGKJP et al. 2017).

Neben Methylphenidat haben sich in den letzten Jahren eine Reihe weiterer Arzneimittel in der Behandlung der ADHS etabliert, wenn auch im Wesentlichen als Zweitlinien-Therapeutika. 2019 neu auf den Markt gekommen, stark beworben und weiter kräftig verordnet ist Lisdexamfetamin (◘ Tab. 22.7). Es ist ein inaktives Prodrug von Dexamfetamin (D-Amphetamin; Frampton 2018). Insgesamt scheint Lisdexamfetamin gegenüber Atomoxetin die wirksamere Alternative bei

⬛ Tab. 22.7 Verordnungen von Arzneimitteln zur Behandlung der Aufmerksamkeitsdefizit-Hyperaktivitätsstörung (ADHS) 2024. Angegeben sind die 2024 verordneten Tagesdosen, die Änderungen gegenüber 2023 und die mittleren Kosten je DDD 2024

Präparat	Bestandteile	DDD	Änderung	DDD-Nettokosten
		Mio.	%	Euro
Methylphenidat				
Medikinet	Methylphenidat	28,4	(+28,0)	1,22
Medikinet adult	Methylphenidat	20,5	(+18,4)	1,55
Methylphenidat AL	Methylphenidat	6,9	(+30,1)	0,96
Kinecteen	Methylphenidat	6,2	(−16,2)	1,20
Methylphenidathydrochlorid neuraxpharm	Methylphenidat	5,4	(+139,4)	1,18
Ritalin/-LA/-Saft	Methylphenidat	4,2	(+42,1)	1,20
Concerta	Methylphenidat	3,3	(+47,9)	1,42
Ritalin adult	Methylphenidat	3,1	(+33,5)	1,57
Methylphenidat-1 A Pharma	Methylphenidat	2,8	(+112,3)	1,12
Methylphenidat-ratiopharm	Methylphenidat	2,2	(−44,2)	1,13
Equasym	Methylphenidat	2,1	(−28,9)	1,16
Methylphenidat Zentiva	Methylphenidat	1,9	(+103,3)	1,11
Methylpheni TAD	Methylphenidat	0,34	(−80,8)	1,16
		87,2	**(+19,8)**	**1,28**
Lisdexamfetam				
Elvanse	Lisdexamfetamin	24,4	(+48,2)	1,81
Elvanse adult	Lisdexamfetamin	13,3	(−3,9)	1,58
Lisdexamfetamin-ratiopharm Erwachsene	Lisdexamfetamin	2,7	(neu)	1,20
Lisdexamfetamin-ratiopharm	Lisdexamfetamin	2,4	(neu)	1,38
		42,8	**(+41,0)**	**1,68**
Atomoxetin				
Atomoxetin beta	Atomoxetin	0,96	(−17,2)	3,90
Atomoxetin Heumann	Atomoxetin	0,48	(−41,8)	3,88
		1,4	**(−27,5)**	**3,89**
Weitere Arzneistoffe				
Intuniv	Guanfacin	3,4	(+24,2)	5,72
Attentin	Dexamfetamin	1,3	(+13,1)	4,13
		4,7	**(+20,9)**	**5,27**
Summe		**136,2**	**(+24,9)**	**1,57**

Kindern und Jugendlichen zu sein, die zuvor nur unzureichend auf eine Behandlung mit Methylphenidat respondiert hatten (Dittmann et al. 2013). Dexamfetamin (*Attentin®*) wurde 2015 zur Behandlung der ADHS nach unzureichendem Ansprechen auf eine vorangegangene Behandlung mit Methylphenidat zugelassen (Heal et al. 2013). Unter allen Arzneimitteln, die in der Behandlung der ADHS zum Einsatz kommen, weist Dexamfetamin das niedrigste Verordnungsvolumen auf (◘ Tab. 22.7).

Atomoxetin spielt in der ADHS-Therapie eine eher untergeordnete Rolle, wie man anhand der niedrigen Verordnungszahlen erkennen kann und seine Verordnung hat im Jahr 2024 abgenommen (◘ Tab. 22.7). Insgesamt erscheint die Wirkung von Atomoxetin den Psychostimulanzien (indirekte Dopaminmimetika) unterlegen (Cortese et al. 2018). Guanfacin (*Intuniv®*) ist ein selektiver α_{2A}-Adrenorezeptor-Agonist, der ursprünglich zur Behandlung der Hypertonie zugelassen wurde, aber 1999 vom Hersteller aus kommerziellen Gründen aus dem Handel genommen wurde. 2015 erhielt der Arzneistoff eine Zulassung zur Behandlung der ADHS ausschließlich im Kindesalter nach unzureichendem Ansprechen auf Psychostimulanzien (indirekte Dopaminmimetika). Die Substanz wurde bisweilen lediglich in placebokontrollierten Studien untersucht. Insgesamt erscheint es hinsichtlich seiner Wirksamkeit den Amphetaminderivaten, Methylphenidat und Atomoxetin deutlich unterlegen (Cortese et al. 2018). Das Verordnungsvolumen von Guanfacin zeigte sich konstant im Vergleich zum Vorjahr (◘ Tab. 22.7).

22.7 Arzneistoffe zur Behandlung von Alkoholfolgekrankheiten

Naltrexon ist ein Opioidrezeptorantagonist, der nicht nur einen nachweislichen Vorteil in der Alkoholtrinkmengenreduktion hat (Murphy et al. 2022), sondern auch wirksam in der Verhütung alkoholbedingter Klinikeinweisungen ist (Heikkinen et al. 2021). Dennoch findet es in Deutschland kaum Anwendung und hat in

seiner Verordnung im Vergleich zu 2024 weiter abgenommen (◘ Tab. 22.8).

22.8 Pflanzliche Psychopharmaka

Von den pflanzlichen Psychopharmaka wurde 2024 nur noch das johanniskrauthaltige Präparat *Laif®* häufig verordnet mit einem insgesamt zunehmendem Verordnungsvolumen (◘ Tab. 22.8). Erwähnenswert erscheint in diesem Zusammenhang auch, dass viele Johanniskrautpräparate freiverkäuflich zur Verfügung stehen und zum Teil als Nahrungsergänzungsmittel vertrieben werden. Insbesondere der Online-Verkauf unterliegt nur unzureichenden Kontrollmechanismen und sollte daher als äußert bedenklich eingestuft werden (Thakor et al. 2011). Diese Tatsache betrifft allerdings neben Johanniskraut auch noch andere pflanzliche und/oder freiverkäufliche Arzneimittel (z. B. Gingko biloba; Trabert und Seifert 2024). Leider trägt die fehlerhafte Darstellung über die sozialen Medien bedauerlicherweise weiterhin zu der großen Nachfrage solcher freiverkäuflichen Präparate bei, dessen Anwendung unter Umstände auch sehr gefährlich sein kann (Ricke und Seifert 2025; Rathmann und Seifert 2024).

Insgesamt erfreuen sich pflanzliche Arzneimittel wie Johanniskraut in vielen westlichen Ländern einer großen Beliebtheit und werden als „natürliche" und „nebenwirkungsärmere" Alternative zu den „chemisch" hergestellten Arzneimitteln betrachtet. Eine jüngst publizierte Meta-Analyse, die insgesamt 14 klinische Studien mit einer maximalen Behandlungsdauer von 26 Wochen beinhaltet, kommt zu dem Schluss, dass Johanniskraut eine mindestens ebenso effektive und nebenwirkungsärmere Alternative zu SSRI in der Behandlung von leichter bis mittelschwerer Depression darstellt (Zhao et al. 2023). Ein schwerer Mangel dieser Meta-Analyse ist jedoch, dass die wissenschaftliche Qualität der Studien nicht bewertet wurde. Andere Autoren, die die Wirksamkeit und Verträglichkeit von Johanniskraut systema-

□ Tab. 22.8 Verordnungen von weiteren Psychopharmaka 2024. Angegeben sind die 2024 verordneten Tagesdosen, die Änderungen gegenüber 2023 und die mittleren Kosten je DDD 2024

Präparat	Bestandteile	DDD	Änderung	DDD-Nettokosten
		Mio.	%	Euro
Medikamente zur Behandlung von Alkoholfolgekrankheiten				
Naltrexonhydrochlorid Accord	Naltrexon	0,48	(−10,0)	4,26
Johanniskraut				
Laif	Johanniskraut	28,6	(+7,7)	0,47
Summe		**29,1**	**(+7,3)**	**0,53**

tisch untersuchten, wiesen darauf hin, dass ein erheblicher Teil der klinischen Studien allenfalls „befriedigend" in ihrer Qualität sei, viele sogar von unzureichender Qualität (Apaydin et al. 2016). Ob Johanniskraut in der Behandlung schwer depressiver oder suizidaler Patienten geeignet ist, bleibt ebenfalls fragwürdig (Apaydin et al. 2016; Ng et al. 2017). Fakt ist, dass trotz des vermeintlichen Fehlens von unerwünschten Wirkungen von Johanniskraut, zahlreiche und gefährliche Arzneimittelinteraktionen beschrieben sind. So ist Johanniskraut ein potenter Induktor des Cytochrom-P450-Isoenzyms 3A4 (Martinho et al. 2016), worüber zahlreiche weitere Arzneistoffe verstoffwechselt werden. Auf diese Weise kann Johanniskraut zu einer beschleunigten Metabolisierung und verminderten Wirksamkeit anderer Arzneistoffe führen wie Tamoxifen (de Vries Schultink et al. 2015), Apixaban (Gong und Kim 2013) und Clarithromycin (Westphal 2000). Der Einsatz von Johanniskraut zur Depressionsbehandlung, insbesondere in der hausärztlichen Praxis und v. a. bei Patienten, die mit weiteren Arzneistoffen behandelt werden, bleibt daher weiterhin wegen des Risikos gefährlicher Wechselwirkungen bedenklich.

Literatur

Abbas S, Ihle P, Adler JB, Engel S, Günster C, Linder R, Lehmkuhl G, Schubert I (2016) Psychopharmaka-Verordnungen bei Kindern und Jugendlichen in Deutschland. Bundesweite Auswertung von über 4 Millionen gesetzlich Versicherten von 2004 bis 2012. Dtsch Ärztebl 113:396–403

Abdelnour E, Jansen MO, Gold JA (2022) ADHD diagnostic trends: increased recognition or overdiagnosis? Mo Med 119(5):467–473

Ahrens B, Müller-Oerlinghausen B (2001) Does lithium exert an independent antisuicidal effect? Pharmacopsychiatry 34:132–136

Airainer M, Seifert R (2024) Lithium, the gold standard drug for bipolar disorder: analysis of current clinical studies. Naunyn Schmiedebergs Arch Pharmacol 397(12):9723–9743. https://doi.org/10.1007/s00210-024-03210-8

Ait-Daoud N, Hamby AS, Sharma S, Blevins D (2018) A review of Alprazolam use, misuse, and withdrawal. J Addict Med 12(1):4–10. https://doi.org/10.1097/ADM.0000000000000350

Akiki TJ, Abdallah CG (2018) Are there effective psychopharmacologic treatments for PTSD? J Clin Psychiatry 80:18ac12473

de Almeida KM, Moreira CLRL, Lafer B (2012) Metabolic syndrome and bipolar disorder: what should psychiatrists know? CNS Neurosci Ther 18(2):160–166

American Diabetes Association, American Psychiatric Association, American Association of Clinical Endocrinologists, North American Association for the Study of Obesity (2004) Consensus development conference on antipsychotic drugs and obesity and diabetes. Diabetes Care 27:596–601

Apaydin EA, Maher AR, Shanman R et al (2016) A systematic review of St. John's wort for major depressive disorder. Syst Rev 5:148. https://doi.org/10.1186/s13643-016-0325-2

Arning A, Seifert R (2023) Computer-Assisted Analysis of the Intelligibility of Package Inserts. Dtsch Ärztebl Int 120(35–36):601–602. https://doi.org/10.3238/arztebl.m2023.0153

Arroll B, Elley CR, Fishman T, Goodyear-Smith FA, Kenealy T, Blashki G, Kerse N, Macgillivray S. (2009) Antidepressants versus placebo for depression in primary care. Cochrane Database Syst Rev. 2009(3):CD007954. https://doi.org/10.1002/14651858.CD007954.

Arzneimittelkommission der deutschen Ärzteschaft (2004a) Suizide und Suizidversuche unter Bupropion. Dtsch Ärztebl 101:A 2139–A 2140

Arzneimittelkommission der deutschen Ärzteschaft (2004b) SSRI und Suizidalität? Dtsch Ärztebl 101:A2642

Arzneimittelkommission der deutschen Ärzteschaft (2011) Aus der UAW-Datenbank: Abhängigkeitspotenzial unter Pregabalin (Lyrica®). Dtsch Ärztebl 108:A 183

Ascher-Svanum H, Nyhuis AW, Stauffer V, Kinon BJ, Faries DE, Phillips GA, Schuh K, Awad AG, Keefe R, Naber D (2010) Reasons for discontinuation and continuation of antipsychotics in the treatment of schizophrenia from patient and clinician perspectives. Curr Med Res Opin 26(10):2403–2410

Asp M, Lindqvist D, Fernström J, Ambrus L, Tuninger E, Reis M, Westrin Å (2020) Recognition of personality disorder and anxiety disorder comorbidity in patients treated for depression in secondary psychiatric care. PLoS ONE 15(1):e227364. https://doi.org/10.1371/journal.pone.0227364

Bachmann CJ, Philipsen A, Hoffmann F (2017) ADHS in Deutschland: Trends in Diagnose und medikamentöser Therapie. Dtsch Ärztebl 114:141–148

Badinier J, Lopes R, Mastellari T, Fovet T, Williams SC, Pruvo JP, Amad A (2024) Clinical and neuroimaging predictors of benzodiazepine response in catatonia: A machine learning approach. J Psychiatr Res 172:300–306

Baird-Gunning J, Lea-Henry T, Hoegberg LC, Gosselin S, Roberts DM (2017) Lithium poisoning. J Intensive Care Med 32(4):249–263

BÄK, KBV, AWMF Nationale VersorgungsLeitlinie Unipolare Depression – Langfassung, Version 3. Febr. 2022. https://www.leitlinien.de/depression. Zugegriffen: 8. Aug. 2023. http://doi.org/10.6101/AZQ/000505 (https://www.leitlinien.de, https://register.awmf.org/de/leitlinien/detail/nvl-005)

Bakota EL, Samms WC, Gray TR, Oleske DA, Hines MO (2018) Case reports of fatalities involving tianeptine in the United States. J Anal Toxicol 42:503–509. https://doi.org/10.1093/jat/bky023

Bala A, Nguyen HMT, Hellstrom WJG (2018) Post-SSRI sexual dysfunction: a literature review. Sex Med Rev 6(1):29–34

Bandelow B, Reitt M, Röver C, Michaelis S, Görlich Y, Wedekind D (2015) Efficacy of treatments for anxiety disorders: a meta-analysis. Int Clin Psychopharmacol 30(4):183–192

Bandelow B, Michaelis S, Wedekind D (2017) Treatment of anxiety disorders. Dialogues Clin Neurosci 19:93–107

Bandelow B, Aden I, Alpers GW, Benecke A, Benecke C, Deckert J, Domschke K, Eckhardt-Henn A, Geiser F, Gerlach AL, Harfst T, Haus S, Hoffmann S, Hoyer J, Hunger-Shoppe C, Kellner M, Köllner V, Kopp IB, Langs G, Liebeck H, Matzar J, Ohly M, Rüddel HP, Rudolf S, Scheufele E, Simon R, Staats H, Ströhle A, Waldherr B, Wedekind D, Werner AM, Wiltnik J, Wolters JP, Zwanzger P, Beutel ME (2021) Deutsch S3-Leitline Behandlung von Angststörungen, Version 2

de Bardeci M, Greil W, Stassen H, Willms J, Köberle U, Bridler R, Hasler G, Kasper S, Rüther E, Bleich S, Toto S, Grohmann R, Seifert J (2022) Dear Doctor Letters regarding citalopram and escitalopram: guidelines vs real-world data. Eur Arch Psychiatry Clin Neurosci. https://doi.org/10.1007/s00406-022-01392-x

Bauer M, Gitlin M (2016) The essential guide to lithium treatment. Springer, Basel

Bauer M, Adli M, Bschor T, Pilhatsch M, Pfennig A, Sasse J, Schmid R, Lewitzka U (2010) Lithium's emerging role in the treatment of refractory major depressive episodes: augmentation of antidepressants. Neuropsychobiology 62:36–42

Bauer M, Pfennig A, Schäfer M, Falkai P (2020) S3-Leitlinie zur Diagnostik und Therapie Bipolarer Störungen. Springer, Berlin Heidelberg

Bello NT, Yeomans B (2018) Safety of pharmacotherapy options for bulimia nervosa and binge eating disorder. Expert Opin Drug Saf 17:17–23

Benson K, Flory K, Humphreys KL, Lee SS (2015) Misuse of stimulant medication among college students: a comprehensive review and meta-analysis. Clin Child Fam Psychol Rev 18(1):50–76

Berge J, Abri P, Andell P, Movahed P, Ragazan DC (2022) Associations between off-label low-dose olanzapine or quetiapine and cardiometabolic mortality. J Psychiatr Res 149:352–358

BfArM (2025) Informationsschreiben zu einem Lieferengpass. https://www.bfarm.de/SharedDocs/Arzneimittelzulassung/Lieferengpaesse/DE/2025/info_zypadhera.pdf?__blob=publicationFile. Zugegriffen: 31. Aug. 2025

Bindel LJ, Seifert R (2025) Evidence of lithium underuse in bipolar disorder: analysis of lithium and antipsychotic consumption, prediction of future trends, regional disparities and indicators of rational and inappropriate use in Europe. Naunyn Schmiedebergs Arch Pharmacol. https://doi.org/10.1007/s00210-025-04389-0 (PMID: 40580313)

Blier P, Saint-André E, Hébert C, de Montigny C, Lavoie N, Debonnel G (2007) Effects of different doses of venlafaxine on serotonin and norepinephrine reuptake in healthy volunteers. Int J Neuropsychopharmacol 10(1):41–50

Boland H, DiSalvo M, Fried R, Woodworth KY, Wilens T, Faraone SV, Biederman J (2020) A literature review and meta-analysis on the effects of ADHD medications on functional outcomes. J Psychiatr Res 123:21–30

Borbély É, Simon M, Fuchs E, Wiborg O, Czéh B, Helyes Z (2022) Novel drug developmental strategies for treatment-resistant depression. Br J Pharmacol 179(6):1146–1186

Braslow JT, Marder SR (2019) History of psychopharmacology. Annu Rev Clin Psychol 15(1):25–50

Bschor T (2014) Lithium in the treatment of major depressive disorder. Drugs 74(8):855–862

Bundesinstitut für Arzneimittel und Medizinprodukte (2016) Leitfaden für Ärzte zur Verordnung von Quetiapin-haltigen Arzneimitteln. https://www.bfarm.de/DE/Arzneimittel/Pharmakovigilanz/Risikoinformationen/Schulungsmaterial/_functions/Schulungsmaterial_Formular.html. Zugegriffen: 11. Aug. 2023

Cai L, Huang J (2018) Schizophrenia and risk of dementia: a meta-analysis study. NDT 14:2047–2055. https://doi.org/10.2147/NDT.S172933

Carbon M, Kane JM, Leucht S, Correll CU (2018) Tardive dyskinesia risk with first- and second-generation antipsychotics in comparative randomized controlled trials: a meta-analysis. World Psychiatry 17(3):330–340

Carney AC (2013) Efficacy of quetiapine off-label uses: data synthesis. J Psychosoc Nurs Ment Health Serv 51(8):11–18

Carvalho AF, Sharma MS, Brunoni AR, Vieta E, Fava GA (2016) The safety, tolerability and risks associated with the use of newer generation antidepressant drugs: a critical review of the literature. Psychother Psychosom 85(5):270–288

Chahine LM, Acar D, Chemali Z (2010) The elderly safety imperative and antipsychotic usage. Harv Rev Psychiatry 18(3):158–172

Chen Y, Gu H, Li W, Chen Y (2024) A real-world pharmacovigilance study of esketamine nasal spray. Medicine 103(36):e39484. https://doi.org/10.1097/MD.0000000000039484

Cipriani A, Rendell J, Geddes JR (2010) Olanzapine in the long-term treatment of bipolar disorder: a systematic review and meta-analysis. J Psychopharmacol 24:1729–1738

Cipriani A, Furukawa TA, Salanti G, Chaimani A, Atkinson LZ, Ogawa Y, Leucht S, Ruhe HG, Turner EH, Higgins JPT, Egger M, Takeshima N, Hayasaka Y, Imai H, Shinohara K, Tajika A, Ioannidis JPA, Geddes JR (2018) Comparative efficacy and acceptability of 21 antidepressant drugs for the acute treatment of adults with major depressive disorder: a systematic review and network meta-analysis. Lancet 391(10128):1357–1366

Coppen A (1967) The biochemistry of affective disorders. Br J Psychiatry 113(504):1237–1264

Correll CU, Solmi M, Croatto G, Schneider LK, Rohani-Montez SC, Fairley L, Smith N, Bitter I, Gorwood P, Taipale H, Tiihonen J (2022) Mortality in people with schizophrenia: a systematic review and meta-analysis of relative risk and aggravating or attenuating factors. World Psychiatry 21(2):248–271. https://doi.org/10.1002/wps.20994

Cortese S, Adamo N, Del Giovane C, Mohr-Jensen C, Hayes AJ, Carucci S, Atkinson LZ, Tessari L, Banaschewski T, Coghill D, Hollis C, Simonoff E, Zuddas A, Barbui C, Purgato M, Steinhausen H-C, Shokraneh F, Xia J, Cipriani A (2018) Comparative efficacy and tolerability of medications for attention-deficit hyperactivity disorder in children, adolescents, and adults: a systematic review and network meta-analysis. Lancet Psychiatry 5(9):727–738

Crépeau-Gendron G, Brown HK, Shorey C, Madan R, Szabuniewicz C, Koh S, Veinish S, Mah L (2019) Association between citalopram, escitalopram and QTc prolongation in a real-world geriatric setting. J Affect Disord 250:341–345

Dalsgaard S, Østergaard SD, Leckman JF, Mortensen PB, Pedersen MG (2015) Mortality in children, adolescents, and adults with attention deficit hyperactivity disorder: a nationwide cohort study. Lancet 385:2190–2196

Danielsson B, Collin J, Jonasdottir Bergman G, Borg N, Salmi P, Fastbom J (2016) Antidepressants and antipsychotics classified with torsades de pointes arrhythmia risk and mortality in older adults – a Swedish nationwide study. Br J Clin Pharmacol 81:773–783

Davies LM, Lewis S, Jones PB, Barnes TRE, Gaughran F, Hayhurst K, Markwick A, Lloyd H (2007) Cost-effectiveness of first- v. second-generation antipsychotic drugs: results from a randomised controlled trial in schizophrenia responding poorly to previous therapy. Br J Psychiatry 191(1):14–22

Davis J, Desmond M, Berk M (2018) Lithium and nephrotoxicity: a literature review of approaches to clinical management and risk stratification. BMC Nephrol 19(1):305

Del Casale A, Sorice S, Padovano A, Simmaco M, Ferracuti S, Lamis DA, Rapinesi C, Sani G, Girardi P, Kotzalidis GD, Pompili M (2019) Psychopharmacological treatment of obsessive-compulsive disorder (OCD). Curr Neuropharmacol 17:710–736

Demyttenaere K, Jaspers L (2008) Bupropion and SSRI-induced side effects. J Psychopharmacol 22(7):792–804

Dersch R, Zwernemann S, Voderholzer U (2011) Partial status epilepticus after electroconvulsive therapy and medical treatment with bupropion. Pharmacopsychiatry 44:344–346

Desmarais JE, Beauclair L, Margolese HC (2011) Switching from brand-name to generic psychotropic medications: a literature review. CNS Neurosci Ther 17(6):750–760

DGKJP, DGPPN, DGSPJ (2017) S3-Leitlinie Aufmerksamkeitsdefizit-/Hyperaktivitätsstörung (ADHS) im Kindes-, Jugend- und Erwachsenenalter. 1. Version. https://register.awmf.org/de/leitlinien/detail/028-045. Zugegriffen: 9. Aug. 2023

DGPPN (2019) S3-Leitlinie Schizophrenie. Langfassung, 2019, Version 2.0, zuletzt geändert am 15. März 2019. https://www.awmf.org/leitlinien/detail/ll/038-009.html. Zugegriffen: 31. Aug. 2025

DGPPN (2022) S3-Leitlinie Borderline-Persönlichkeitsstörung. Version 1.0 vom 14.11.2022. https://www.awmf.org/leitlinien

Dittmann RW, Cardo E, Nagy P, Anderson CS, Bloomfield R, Caballero B, Higgins N, Hodgkins P, Lyne A, Civil R, Coghill D (2013) Efficacy and safety of lisdexamfetamine dimesylate and atomoxetine in the treatment of attention-deficit/hyperactivity disorder: a head-to-head, randomized, double-blind, phase IIIb study. CNS Drugs 27(12):1081–1092

Divac N, Prostran M, Jakovcevski I, Cerovac N (2014) Second-generation antipsychotics and extrapyramidal adverse effects. Biomed Res Int 2014:656370

Dodds TJ (2017) Prescribed benzodiazepines and suicide risk: a review of the literature. Prim Care Companion CNS Disord 19(2):22746

Dold M, Samara MT, Li C, Tardy M, Leucht S (2015) Haloperidol versus first-generation antipsychotics for the treatment of schizophrenia and other psychotic disorders. Cochrane Database Syst Rev. https://doi.org/10.1002/14651858.CD009831.pub2

Dudas R, Malouf R, McCleery J, Dening T (2018) Antidepressants for treating depression in dementia. Cochrane Database Syst Rev 8(8):CD3944. https://doi.org/10.1002/14651858.CD003944.pub2

Efthimiou O, Taipale H, Radua J, Schneider-Thoma J, Pinzón-Espinosa J, Ortuño M, Vinkers CH, Mittendorfer-Rutz E, Cardoner N, Tanskanen A, Fusar-Poli P, Cipriani A, Vieta E, Leucht S, Tiihonen J, Luykx JJ (2024) Efficacy and effectiveness of antipsychotics in schizophrenia: network meta-analyses combining evidence from randomised controlled trials and real-world data. Lancet Psychiatry 11(2):102–111. https://doi.org/10.1016/S2215-0366(23)00366-8

Elli C, Novella A, Pasina L (2024) Serotonin syndrome: a pharmacovigilance comparative study of drugs affecting serotonin levels. Eur J Clin Pharmacol 80(2):231–237. https://doi.org/10.1007/s00228-023-03596-z

Evoy KE, Sadrameli S, Contreras J et al (2021) Abuse and misuse of pregabalin and gabapentin: a systema-

tic review update. Drugs 81:125–156. https://doi.org/10.1007/s40265-020-01432-7

Facharztmagazine Redaktion (2022) Desvenlafaxin von neuraxpharm. DNP 23:71. https://doi.org/10.1007/s15202-022-5567-3

Facharztmagazine Redaktion (2023) Festbetrag für Milnacipran und Desvenlafaxin. Info Neurol 25:53. https://doi.org/10.1007/s15005-023-3447-9

Fagiolini A, Comandini A, Dell'Osso MC, Kasper S (2012) Rediscovering trazodone for the treatment of major depressive disorder. CNS Drugs 26(12):1033–1049

Ferrarelli F (2022) Is neuroplasticity key to treatment response in depression? Maybe so. Am J Psychiatry 179(7):451–453

Ferreira GE, Abdel-Shaheed C, Underwood M, Finnerup NB, Day RO, McLachlan A, Eldabe S, Zadro JR, Maher CG (2023) Efficacy, safety, and tolerability of antidepressants for pain in adults: overview of systematic reviews. BMJ 380:e72415. https://doi.org/10.1136/bmj-2022-072415

Food and Drug Administration (2016) FDA Drug Safety Communication: FDA warns about new impulse-control problems associated with mental health drug aripiprazole (Abilify, Abilify Maintena, Aristada). https://www.fda.gov/drugs/drug-safety-and-availability/fda-drug-safety-communication-fda-warns-about-new-impulse-control-problems-associated-mental-health

Foong A-L, Grindrod KA, Patel T, Kellar J (2018) Demystifying serotonin syndrome (or serotonin toxicity). Can Fam Physician 64(10):720–727

Forte A, Pompili M, Imbastaro B, De Luca GP, Mastrangelo M, Montalbani B, Baldessarini RJ (2021) Effects on suicidal risk: Comparison of clozapine to other newer medicines indicated to treat schizophrenia or bipolar disorder. J Psychopharmacol 35(9):1074–1080

Frampton JE (2018) Lisdexamfetamine dimesylate: a review in paediatric ADHD. Drugs 78:1025–1036. https://doi.org/10.1007/s40265-018-0936-0

Freibüchler A, Seifert R (2024) Analysis of clinical studies on clozapine from 2012–2022. Naunyn Schmiedebergs Arch Pharmacol 397(12):9745–9765. https://doi.org/10.1007/s00210-024-03209-1

Freiesleben SD, Furczyk K (2015) A systematic review of agomelatine-induced liver injury. J Mol Psychiatr 3(1):4

Fusar-Poli P, Smieskova R, Kempton MJ, Ho BC, Andreasen NC, Borgwardt S (2013) Progressive brain changes in schizophrenia related to antipsychotic treatment? A meta-analysis of longitudinal MRI studies. Neurosci Biobehav Rev 37(8):1680–1691

Gahr M, Hiemke C, Connemann BJ (2017) Update Opipramol. Fortschr Neurol Psychiatr 85:139–145

Garland JE, Kutcher S, Virani A, Elbe D (2016) Update on the use of SSRis and SNRis with children and adolescents in clinical practice. J Can Acad Child Adolesc Psychiatry 25(1):4–10

Gastaldon C, Schoretsanitis G, Arzenton E, Raschi E, Papola D, Ostuzzi G, Moretti U, Seifritz E, Kane JM, Trifirò G, Barbui C (2022) Withdrawal syndrome following discontinuation of 28 antidepressants: pharmacovigilance analysis of 31,688 reports from the WHO spontaneous reporting database. Drug Saf 45(12):1539–1549. https://doi.org/10.1007/s40264-022-01246-4

Gebara MA, Lipsey KL, Karp JF, Nash MC, Iaboni A, Lenze EJ (2015) Cause or effect? Selective serotonin Reuptake inhibitors and falls in older adults: a systematic review. Am J Geriatr Psychiatry 23(10):1016–1028

Gibbons RD, Brown CH, Hur K, Marcus SM, Baumikh DK, Erkenmann JJ (2007) Early evidence on the effects of regulators' suicidality warnings on prescriptions and suicide in children and adolescents. Am J Psychiatry 164:1356–1363

Gitlin M (2016) Lithium side effects and toxicity: prevalence and management strategies. Int J Bipolar Disord 4:27. https://doi.org/10.1186/s40345-016-0068-y

Gitlin MJ (2018) Antidepressants in bipolar depression: an enduring controversy. Int J Bipolar Disord 6(1):25

Glocker C, Grohmann R, Engel R, Seifert J, Bleich S, Stübner S, Toto S, Schüle C (2021) Galactorrhea during antipsychotic treatment: results from AMSP, a drug surveillance program, between 1993 and 2015. Eur Arch Psychiatry Clin Neurosci. https://doi.org/10.1007/s00406-021-01241-3

Goff DC, Falkai P, Fleischhacker WW, Girgis RR, Kahn RM, Uchida H, Zhao J, Lieberman JA (2017) The long-term effects of antipsychotic medication on clinical course in schizophrenia. Am J Psychiatry 174(9):840–849

Gomes-da-Costa S, Marx W, Corponi F, Anmella G, Murru A, Pons-Cabrera MT, Giménez-Palomo A, Gutiérrez-Arango F, Llach CD, Fico G, Kotzalidis GD, Verdolini N, Valentí M, Berk M, Vieta E, Pacchiarotti I (2022) Lithium therapy and weight change in people with bipolar disorder: A systematic review and meta-analysis. Neurosci Biobehav Rev 134:104266. https://doi.org/10.1016/j.neubiorev.2021.07.011

Gong IY, Kim RB (2013) Importance of pharmacokinetic profile and variability as determinants of dose and response to dabigatran, rivaroxaban, and apixaban. Can J Cardiol 29(7):S24–S33

Gray L, Beddard M, Jones S, Begum A, Azhar NB, Deslandes P, Coulson J, Bradberry S, Sandilands EA, Thanacoody RH, Ivory MO (2025) Trends in tricyclic antidepressant prescribing and poisoning in England and Wales 2016–2020. Br J Clin Pharmacol 91(6):1727–1738. https://doi.org/10.1111/bcp.16400

Greil W, de Bardeci M, Müller-Oerlinghausen B, Nievergelt N, Stassen H, Hasler G, Schoretsanitis G (2023) Controversies regarding lithium-associated weight gain: case–control study of real-world drug safety data. Int J Bipolar Disord 11(1):34

Greil W, de Bardeci M, Nievergelt N, Toto S, Grohmann R, Seifert J, Schoretsanitis G (2024) Twenty-three years of declining lithium use: analysis of a pharmacoepidemiological dataset from German-speaking countries. Pharmacopsychiatry 57(6):296–303. https://doi.org/10.1055/a-2374-2386

Grimmsmann T, Kostev K, Himmel W (2022) The role of private prescriptions in benzodiazepine and Z-drug use. Dtsch Ärztebl Int 119(21):380–381. https://doi.org/10.3238/arztebl.m2022.0151

Guaiana G, Gupta S, Chiodo D, Davies SJ, Haederle K, Koesters M (2013) Agomelatine versus other antidepressive agents for major depression. Cochrane Database Syst Rev. https://doi.org/10.1002/14651858.CD008851.pub2

Haddad PM, Sharma SG (2007) Adverse effects of atypical antipsychotics. CNS Drugs 21(11):911–936

Hägg S, Bate A, Stahl M, Spigset O (2008) Associations between venous thromboembolism and antipsychotics. A study of the WHO database of adverse drug reactions. Drug Saf 31:685–694

Halaris A, Sohl E, Whitham EA (2021) Treatment-resistant depression revisited: a glimmer of hope. J Pers Med 11(2):155. https://doi.org/10.3390/jpm11020155

Hallfors DD, Saxe L (1993) The dependence potential of short half-life benzodiazepines: a meta-analysis. Am J Public Health 83(9):1300–1304. https://doi.org/10.2105/ajph.83.9.1300

Harmer CJ, Duman RS, Cowen PJ (2017) How do antidepressants work? New perspectives for refining future treatment approaches. Lancet Psychiatry 4(5):409–418

Hashimoto K (2020) Molecular mechanisms of the rapid-acting and long-lasting antidepressant actions of (R)-ketamine. Biochem Pharmacol 177:113935

Haussmann R, Bauer M, von Bonin S, Grof P, Lewitzka U (2015) Treatment of lithium intoxication: facing the need for evidence. Int J Bipolar Disord 3(1):23

Heal DJ, Smith SL, Gosden J, Nutt DJ (2013) Amphetamine, past and present – a pharmacological and clinical perspective. J Psychopharmacol 27:479–496

Heck J, Seifert J, Stichtenoth DO, Schroeder C, Groh A, Szycik GR, Degner D, Adamovic I, Schneider M, Glocker C, Rüther E, Bleich S, Grohmann R, Toto S (2021) A case series of serious and unexpected adverse drug reactions under treatment with cariprazine. Clin Case Rep 9:e4084

Heikkinen M, Taipale H, Tanskanen A et al (2021) Real-world effectiveness of pharmacological treatments of alcohol use disorders in a Swedish nation-wide cohort of 125 556 patients. Addiction. https://doi.org/10.1111/add.15384

Hengartner MP, Jakobsen JC, Sørensen A, Plöderl M (2020) Efficacy of new-generation antidepressants assessed with the Montgomery-Asberg Depression Rating Scale, the gold standard clinician rating scale: A meta-analysis of randomised placebo-controlled trials. PLoS ONE 15(2):e229381. https://doi.org/10.1371/journal.pone.0229381

Hengartner MP, Amendola S, Kaminski JA, Kindler S, Bschor T, Plöderl M (2021) Suicide risk with selective serotonin reuptake inhibitors and other new-generation antidepressants in adults: a systematic review and meta-analysis of observational studies. J Epidemiol Community Health 75(6):523–530

Henkel V, Seemüller F, Obermeier M, Adli M, Bauer M, Kronmüller K, Holsboer F, Brieger P, Laux G, Bender W, Heuser I, Zeiler J, Gaebel W, Mayr A, Riedel M, Möller HJ (2011) Relationship between baseline severity of depression and antidepressant treatment outcome. Pharmacopsychiatry 44(1):27–32

Henssler J, Heinz A, Brandt L, Bschor T (2019) Absetz- und Rebound-Phänomene bei Antidepressiva. Dtsch Ärztebl 116:355–361

Henssler J, Alexander D, Schwarzer G, Bschor T, Baethge C (2022) Combining antidepressants vs antidepressant monotherapy for treatment of patients with acute depression: a systematic review and meta-analysis. JAMA Psychiatry 79(4):300–312

Hiemke C, Bergemann N, Clement HW, Conca A, Deckert J, Domschke K, Eckermann G, Egberts K, Gerlach M, Greiner C, Gründer G, Haen E, Havemann-Reinecke U, Hefner G, Helmer R, Janssen G, Jaquenoud E, Laux G, Messer T, Mössner R, Müller MJ, Paulzen M, Pfuhlmann B, Riederer P, Saria A, Schoppek B, Schoretsanitis G, Schwarz M, Gracia MS, Stegmann B, Steimer W, Stingl JC, Uhr M, Ulrich S, Unterecker S, Waschgler R, Zernig G, Zurek G, Baumann P (2018) Consensus guidelines for therapeutic drug monitoring in neuropsychopharmacology: update 2017. Pharmacopsychiatry 51(1–02):9–62

Hieronymus F, Emilsson JF, Nilsson S, Eriksson E (2016) Consistent superiority of selective serotonin reuptake inhibitors over placebo in reducing depressed mood in patients with major depression. Mol Psychiatry 21(4):523–530

Hjorth S (2021) The more, the merrier …? Antipsychotic polypharmacy treatment strategies in schizophrenia from a pharmacology perspective. Front Psychiatry 12:760181. https://doi.org/10.3389/fpsyt.2021.760181

Holt S, Schmiedl S, Thürmann PA (2010) Potentially inappropriate medications in the elderly: the PRISCUS list. Dtsch Ärztebl Int 107(31–32):543–551

Hutton LM, Cave AJ, St-Jean R, Banh HL (2017) Should we be worried about QTc prolongation using citalopram? A review. J Pharm Pract 30(3):353–358

Hutton P, Taylor P, Mulligan L, Tully S, Moncrieff J (2015) Quetiapine immediate release v. placebo for

schizophrenia: systematic review, meta-analysis and reappraisal. Br J Psychiatry 206(5):360–370. https://doi.org/10.1192/bjp.bp.114.154377

Isbister GK, Bowe SJ, Dawson A, Whyte IM (2004) Relative toxicity of selective serotonin reuptake inhibitors (SSRIs) in overdose. J Toxicol Clin Toxicol 42(3):277–285

Ivanov I, Bjork JM, Blair J, Newcorn JH (2022) Sensitization-based risk for substance abuse in vulnerable individuals with ADHD: Review and re-examination of evidence. Neurosci Biobehav Rev 135:104575

Jackson JL, Shimeall W, Sessums L, Dezee KJ, Becher D, Diemer M, Berbano E, O'Malley PG (2010) Tricyclic antidepressants and headaches: systematic review and meta-analysis. BMJ 341:c5222

Janssen-Cilag (2021) Fachinformation Spravato® 28 mg Nasenspray, Lösung

Jones HE, Joshi A, Shenkin S, Mead GE (2016) The effect of treatment with selective serotonin reuptake inhibitors in comparison to placebo in the progression of dementia: a systematic review and meta-analysis. Age Ageing 45(4):448–456

Jones PB, Barnes TR, Davies L, Dunn G, Lloyd H, Hayhurst KP, Murray RM, Markwick A, Lewis SW (2006) Randomized controlled trial of the effect on Quality of Life of second- vs first-generation antipsychotic drugs in schizophrenia: Cost Utility of the Latest Antipsychotic Drugs in Schizophrenia Study (CUtLASS 1). Arch Gen Psychiatry 63(10):1079–1087

Kane JM, Schooler NR, Marcy P, Correll CU, Achtyes ED, Gibbons RD, Robinson DG (2020) Effect of long-acting injectable antipsychotics vs usual care on time to first hospitalization in early-phase schizophrenia: a randomized clinical trial. JAMA Psychiatry 77(12):1217–1224

Karl S, Schönfeldt-Lecuona C, Hirjak D et al (2023) Akute katatone Zustände. Nervenarzt 94:106–112. https://doi.org/10.1007/s00115-022-01407-x

Keks N, Hope J, Schwartz D, McLennan H, Copolov D, Meadows G (2020) Comparative tolerability of dopamine D2/3 receptor partial agonists for schizophrenia. CNS Drugs 34:473–507

Khan A, Leventhal RM, Khan SR, Brown WA (2002) Severity of depression and response to antidepressants and placebo: an analysis of the Food and Drug Administration database. J Clin Psychopharmacol 22(1):40–45

Khan A, Brodhead AE, Kolts RL, Brown WA (2005) Severity of depressive symptoms and response to antidepressants and placebo in antidepressant trials. J Psychiatr Res 39(2):145–150

Khushboo NJ, Siddiqi M, de Lourdes Pereira, Sharma B (2022) Neuroanatomical, biochemical, and functional modifications in brain induced by treatment with antidepressants. Mol Neurobiol 59(6):3564–3584

Kim SA (2021) 5-HT1A and 5-HT2A signaling, desensitization, and downregulation: serotonergic dysfunction and abnormal receptor density in schizophrenia and the Prodrome. Cureus 13:e15811. https://doi.org/10.7759/cureus.15811

Kinon BJ, Basson BR, Gilmore JA et al (2001) Long-term olanzapine treatment: weight change and weight-related health factors in schizophrenia. J Clin Psychiatry 62:92–100

Kirsch I (2014) Antidepressants and the placebo effect. Z Psychol 222(3):128–134

Kirsch I, Deacon BJ, Huedo-Medina TB, Scoboria A, Moore TJ, Johnson BT (2008) Initial severity and antidepressant benefits: a meta-analysis of data submitted to the Food and Drug Administration. PLoS Med 5(2):e45

Kishi T, Ikuta T, Matsuda Y, Sakuma K, Okuya M, Mishima K, Iwata N (2021) Mood stabilizers and/or antipsychotics for bipolar disorder in the maintenance phase: a systematic review and network meta-analysis of randomized controlled trials. Mol Psychiatry 26(8):4146–4157

Kishimoto T, Hagi K, Kurokawa S, Kane JM, Correll CU (2021) Long-acting injectable versus oral antipsychotics for the maintenance treatment of schizophrenia: a systematic review and comparative meta-analysis of randomised, cohort, and pre-post studies. Lancet Psychiatry 8(5):387–404. https://doi.org/10.1016/S2215-0366(21)00039-0

Kishimoto T, Hagi K, Kurokawa S, Kane JM, Correll CU (2023) Efficacy and safety/tolerability of antipsychotics in the treatment of adult patients with major depressive disorder: a systematic review and meta-analysis. Psychol Med 53(9):4064–4082. https://doi.org/10.1017/S0033291722000745

Komossa K, Rummel-Kluge C, Schmid F, Hunger H, Schwarz S, El-Sayeh HG, Kissling W, Leucht S (2009) Aripiprazole versus other atypical antipsychotics for schizophrenia. Cochrane Database Syst Rev. https://doi.org/10.1002/14651858.CD006569.pub3

Krause M, Zhu Y, Huhn M, Schneider-Thoma J, Bighelli I, Nikolakopoulou A, Leucht S (2018) Antipsychotic drugs for patients with schizophrenia and predominant or prominent negative symptoms: a systematic review and meta-analysis. Eur Arch Psychiatry Clin Neurosci 268(7):625–639

Krause M, Huhn M, Schneider-Thoma J, Bighelli I, Gutsmiedl K, Leucht S (2019) Efficacy, acceptability and tolerability of antipsychotics in patients with schizophrenia and comorbid substance use. A systematic review and meta-analysis. Eur Neuropsychopharmacol 29(1):32–45. https://doi.org/10.1016/j.euroneuro.2018.11.1105

Kruizinga J, Liemburg E, Burger H, Cipriani A, Geddes J, Robertson L, Vogelaar B, Nolen WA (2021) Pharmacological treatment for psychotic depression.

Cochrane Database Syst Rev. https://doi.org/10.1002/14651858.CD004044.pub5

Kruse J, Kampling H, Bouami SF, Grobe TG, Hartmann M, Jedamzik J, Marschall U, Szecsenyi J, Werner S, Wild B, Zara S, Heuft G, Friederich H-C (2024) Outpatient psychotherapy in Germany. Dtsch Ärztebl Int 121(10):315–322. https://doi.org/10.3238/arztebl.m2024.0039 (ES-RiP Consortium)

La Torre A, Conca A, Duffy D, Giupponi G, Pompili M, Grözinger M (2013) Sexual dysfunction related to psychotropic drugs: a critical review part II: antipsychotics. Pharmacopsychiatry 46:201–208

Lai HM, Cleary M, Sitharthan T, Hunt GE (2015) Prevalence of comorbid substance use, anxiety and mood disorders in epidemiological surveys, 1990–2014: A systematic review and meta-analysis. Drug Alcohol Depend 154:1–13. https://doi.org/10.1016/j.drugalcdep.2015.05.031

Lee TC, Desforges P, Murray J, Saleh RR, McDonald EG (2016) Off-label use of quetiapine in medical inpatients and postdischarge. JAMA Intern Med 176(9):1390–1391

Leucht S, Wahlbeck K, Hamann J, Kissling W (2003) New generation antipsychotics versus low-potency conventional antipsychotics: a systematic review and meta-analysis. Lancet 361(9369):1581–1589

Leucht S, Corves C, Arbter D, Engel RR, Li C, Davis JM (2009) Second-generation versus first-generation antipsychotic drugs for schizophrenia: a meta-analysis. Lancet 373:31–41

Leucht S, Hierl S, Kissling W, Dold M, Davis JM (2012) Putting the efficacy of psychiatric and general medicine medication into perspective: review of meta-analyses. Br J Psychiatry 200(2):97–106

Leucht S, Cipriani A, Spineli L, Mavridis D, Orey D, Richter F, Samara M, Barbui C, Engel RR, Geddes JR, Kissling W, Stapf MP, Lässig B, Salanti G, Davis JM (2013) Comparative efficacy and tolerability of 15 antipsychotic drugs in schizophrenia: a multiple-treatments meta-analysis. Lancet 382(9896):951–962

Leucht S, Helfer B, Gartlehner G, Davis JM (2015) How effective are common medications: a perspective based on meta-analyses of major drugs. BMC Med 13(1):253

Leucht S, Schneider-Thoma J, Burschinski A, Peter N, Wang D, Dong S, Huhn M, Nikolakopoulou A, Salanti G, Davis JM (2023) Long-term efficacy of antipsychotic drugs in initially acutely ill adults with schizophrenia: systematic review and network meta-analysis. World Psychiatry 22:315–324. https://doi.org/10.1002/wps.21089

Lewis G, Marston L, Duffy L, Freemantle N, Gilbody S, Hunter R, Kendrick T, Kessler D, Mangin D, King M, Lanham P, Moore M, Nazareth I, Wiles N, Bacon F, Bird M, Brabyn S, Burns A, Clarke CS, Hunt A, Pervin J, Lewis G (2021) Maintenance or discontinuation of antidepressants in primary care. N Engl J Med 385(14):1257–1267

Li J, Yang L, Pu C, Tang Y, Yun H, Han P (2013) The role of duloxetine in stress urinary incontinence: a systematic review and meta-analysis. Int Urol Nephrol 45(3):679–686

Lieb K, Dreimüller N, Wagner S, Schlicht K, Falter T, Neyazi A, Müller-Engling L, Bleich S, Tadić A, Frieling H (2018) BDNF plasma levels and BDNF Exon IV promoter methylation as predictors for antidepressant treatment response. Front Psychiatry 9:511

Lieberman JA, Stroup TS, McEvoy JP, Swartz MS, Rosenheck RA, Perkins DO, Keefe RS, Davis SM, Davis CE, Lebowitz BD, Severe J, Hsiao JK, Clinical Antipsychotic Trials of Intervention Effectiveness (CATIE) Investigators (2005) Effectiveness of antipsychotic drugs in patients with chronic schizophrenia. N Engl J Med 353:1209–1233

Lin D, Thompson-Leduc P, Ghelerter I, Nguyen H, Lafeuille M-H, Benson C, Mavros P, Lefebvre P (2021) Real-world evidence of the clinical and economic impact of long-acting Injectable versus oral antipsychotics among patients with schizophrenia in the United States: a systematic review and meta-analysis. CNS Drugs 35(5):469–481

Liu B, Zhang Y, Fang H, Liu J, Liu T, Li L (2017) Efficacy and safety of long-term antidepressant treatment for bipolar disorders – a meta-analysis of randomized controlled trials. J Affect Disord 223:41–48

Low Y, Setia S, Lima G (2018) Drug–drug interactions involving antidepressants: focus on desvenlafaxine. Neuropsychiatr Dis Treat 14:567–580. https://doi.org/10.2147/NDT.S157708

Lunn MPT, Hughes RAC, Wiffen PJ (2014) Duloxetine for treating painful neuropathy, chronic pain or fibromyalgia. Cochrane Database Syst Rev. https://doi.org/10.1002/14651858.CD007115.pub3

MacGillivray S, Arroll B, Hatcher S, Ogston S, Reid I, Sullivan F, Williams B, Crombie I (2003) Efficacy and tolerability of selective serotonin reuptake inhibitors compared with tricyclic antidepressants in depression treated in primary care: systematic review and meta-analysis. Brit Med J 326:1014–1019

Maher AR, Maglione M, Bagley S, Suttorp M, Hu JH, Ewing B, Wang Z, Timmer M, Sultzer D, Shekelle PG (2011) Efficacy and comparative effectiveness of atypical antipsychotic medications for off-label uses in adults: a systematic review and meta-analysis. JAMA 306:1359–1369

Mann NK, Mathes T, Sönnichsen A, Pieper D, Klager E, Moussa M, Thürmann PA (2023) Potentially inadequate medications in the elderly: PRISCUS 2.0 – first update of the PRISCUS list. Dtsch Ärztebl Int 120:3–10. https://doi.org/10.3238/arztebl.m2022.0377

Martinho A, Silva SM, Garcia S, Moreno I, Granadeiro LB, Alves G, Duarte AP, Domingues F, Silvestre S, Gallardo E (2016) Effects of Hypericum perforatum hydroalcoholic extract, hypericin, and hyperforin on cytotoxicity and CYP3A4 mRNA expression in hepatic cell lines: a comparative study. Med Chem Res 25(12):2999–3010

Masand PS (2000) Side effects of antipsychotics in the elderly. J Clin Psychiatry 61(4):43–51

Masuda T, Misawa F, Takase M, Kane JM, Correll CU (2019) Association with hospitalization and all-cause discontinuation among patients with schizophrenia on clozapine vs other oral second-generation antipsychotics: a systematic review and meta-analysis of cohort studies. JAMA Psychiatry 76(10):1052–1062

McCutcheon RA, Keefe RSE, McGuire PK (2023) Cognitive impairment in schizophrenia: aetiology, pathophysiology, and treatment. Mol Psychiatry 28:1902–1918. https://doi.org/10.1038/s41380-023-01949-9

McEvoy JP, Lieberman JA, Stroup TS, Davis SM, Meltzer HY, Rosenheck RA, Swartz MS, Perkins DO, Keefe RS, Davis CE, Severe J, Hsiao JK (2006) Effectiveness of clozapine versus olanzapine, quetiapine, and risperidone in patients with chronic schizophrenia who did not respond to prior atypical antipsychotic treatment. Am J Psychiatry 163(4):600–610

McEwen BS, Chattarji S (2004) Molecular mechanisms of neuroplasticity and pharmacological implications: the example of tianeptine. Eur Neuropsychopharmacol 14:S497–S502

McGirr A, Vöhringer PA, Ghaemi SN, Lam RW, Yatham LN (2016) Safety and efficacy of adjunctive second-generation antidepressant therapy with a mood stabiliser or an atypical antipsychotic in acute bipolar depression: a systematic review and meta-analysis of randomised placebo-controlled trials. Lancet Psychiatry 3(12):1138–1146

McKnight RF, Adida M, Budge K, Stockton S, Goodwin GM, Geddes JR (2012) Lithium toxicity profile: a systematic review and meta-analysis. Lancet 379(9817):721–728

Meagher D, Hannan N, Leonard M (2006) Duloxetine-mirtazapine combination in depressive illness: the case for limerick ‚rocket fuel'. Ir J Psychol Med 23(3):116–118. https://doi.org/10.1017/S0790966700009782

Mintzer J, Burns A (2000) Anticholinergic side-effects of drugs in elderly people. J R Soc Med 93(9):457–462

Miyamoto S, Miyake S, Jarskog LF, Fleischhacker WW, Lieberman JA (2012) Pharmacological treatment of schizophrenia: a critical review of the pharmacology and clinical effects of current and future therapeutic agents. Mol Psychiatry 17:1206–1227

Moncrieff J, Cooper RE, Stockmann T, Amendola S, Hengartner MP, Horowitz MA (2022) The serotonin theory of depression: a systematic umbrella review of the evidence. Mol Psychiatry. https://doi.org/10.1038/s41380-022-01661-0

22

Montejo AL, Prieto N, de Alarcón R, Casado-Espada N, de la Iglesia J, Montejo L (2019a) Management strategies for antidepressant-related sexual dysfunction: a clinical approach. J Clin Med 8:1640

Montejo AL, Calama J, Rico-Villademoros F, Montejo L, González-García N, Pérez J (2019b) A Real-World Study on Antidepressant-Associated Sexual Dysfunction in 2144 Outpatients: The SALSEX I Study. Arch Sex Behav 48(3):923–933. https://doi.org/10.1007/s10508-018-1365-6

Moore RA, Derry S, Aldington D, Cole P, Wiffen PJ (2015) Amitriptyline for neuropathic pain in adults. Cochrane Database Syst Rev. https://doi.org/10.1002/14651858.CD008242.pub3

Mortensen MB, Nordestgaard BG (2019) Statin use in primary prevention of atherosclerotic cardiovascular disease according to 5 major guidelines for sensitivity, specificity, and number needed to treat. JAMA Cardiol 4(11):1131–1138

Müller-Oerlinghausen B, Lewitzka U (2016) The contributions of lithium and clozapine for the prophylaxis and treatment of suicidal behavior. In: Biological aspects of suicidal behavior, Bd 30. Karger, S 145–160

Murphy CE 4th, Wang RC, Montoy JC, Whittaker E, Raven M (2022) Effect of extended-release naltrexone on alcohol consumption: a systematic review and meta-analysis. Addiction 117(2):271–281. https://doi.org/10.1111/add.15572

Murray RM, Quattrone D, Natesan S, van Os J, Nordentoft M, Howes O, Di Forti M, Taylor D (2016) Should psychiatrists be more cautious about the long-term prophylactic use of antipsychotics? Br J Psychiatry 209(5):361–365

Näslund J, Hieronymus F, Lisinski A, Nilsson S, Eriksson E (2018) Effects of selective serotonin reuptake inhibitors on rating-scale-assessed suicidality in adults with depression. Br J Psychiatry 212(3):148–154

Nedic Erjavec G, Sagud M, Nikolac Perkovic M, Svob Strac D, Konjevod M, Tudor L, Uzun S, Pivac N (2021) Depression: biological markers and treatment. Prog Neuropsychopharmacol Biol Psychiatry 105:110139

Newman TB (2004) A black-box warning for antidepressants in children. N Engl J Med 351(16):1595–1598

Newton-Howes G, Tyrer P, Johnson T (2006) Personality disorder and the outcome of depression: meta-analysis of published studies. Br J Psychiatry 188(1):13–20. https://doi.org/10.1192/bjp.188.1.13

Ng QX, Venkatanarayanan N, Ho CY (2017) Clinical use of hypericum perforatum (St John's wort) in depression: a meta-analysis. J Affect Disord 210:211–221. https://doi.org/10.1016/j.jad.2016.12.048

Nielsen J, Correll CU, Manu P, Kane JM (2013) Termination of clozapine treatment due to medical reasons: when is it warranted and how can it be avoided? J Clin Psychiatry 74(6):20799

Noordam R, Aarts N, Verhamme KM, Sturkenboom MC, Stricker BH, Visser LE (2015) Prescription and indication trends of antidepressant drugs in the Netherlands between 1996 and 2012: a dynamic population-based study. Eur J Clin Pharmacol 71(3):369–375

Otte C (2008) Incomplete remission in depression: role of psychiatric and somatic comorbidity. Dialogues Clin Neurosci 10(4):453–460

Parker G, Ricciardi T, Hadzi-Pavlovic D (2020) Placebo response rates in trials of antidepressant drugs in adults with clinical depression: Increasing, decreasing, constant or all of the above? J Affect Disord 271:139–144. https://doi.org/10.1016/j.jad.2020.03.065

Philipsen A, Döpfner M (2020) ADHS im Übergang in das Erwachsenenalter: Prävalenz, Symptomatik, Risiken und Versorgung. Bundesgesundheitsbl 63:910–915. https://doi.org/10.1007/s00103-020-03175-y

Pillinger T, McCutcheon RA, Vano L, Mizuno Y, Arumuham A, Hindley G, Beck K, Natesan S, Efthimiou O, Cipriani A (2020) Comparative effects of 18 antipsychotics on metabolic function in patients with schizophrenia, predictors of metabolic dysregulation, and association with psychopathology: a systematic review and network meta-analysis. Lancet Psychiatry 7(1):64–77

Pirhonen E, Haapea M, Rautio N, Nordström T, Turpeinen M, Laatikainen O, Koponen H, Silvan J, Miettunen J, Jääskeläinen E (2022) Characteristics and predictors of off-label use of antipsychotics in general population sample. Acta Psychiatr Scand 146(3):227–239

Poljansky S, Sander K, Artmann S, Laux G (2015) „Psychopharmakotherapie bei geronto-psychiatrischen stationären Patienten." Werden die Empfehlungen der PRISCUS-Liste umgesetzt? Psychopharmakotherapie 22:153–164

Rakofsky JJ, Lucido MJ, Dunlop BW (2022) Lithium in the treatment of acute bipolar depression: a systematic review and meta-analysis. J Affect Disord 308:268–280

Rathmann AM, Seifert R (2024) Vitamin A-containing dietary supplements from German and US online pharmacies: market and risk assessment. Naunyn Schmiedebergs Arch Pharmacol 397(9):6803–6820. https://doi.org/10.1007/s00210-024-03050-6

Ray WA, Chung CP, Murray KT, Hall K, Stein CM (2009) Atypical antipsychotic drugs and the risk of sudden cardiac death. N Engl J Med 360:225–235

Ricke JN, Seifert R (2025) Disinformation on dietary supplements by German influencers on Instagram. Naunyn Schmiedebergs Arch Pharmacol 398(5):5629–5647. https://doi.org/10.1007/s00210-024-03616-4

Rosenheck R, Perlick D, Bingham S, Liu-Mares W, Collins J, Warren S, Leslie D, Allan E, Campbell EC, Caroff S, Corwin J, Davis L, Douyon R, Dunn L, Evans D, Frecska E, Grabowski J, Graeber D, Herz

L, Kwon K, Lawson W, Mena F, Sheikh J, Smelson D, Smith-Gamble V (2003) Effectiveness and cost of olanzapine and haloperidol in the treatment of schizophrenia: a randomized controlled trial. JAMA 290(20):2693–2702

Rosenheck RA, Leslie DL, Sindelar J, Miller EA, Lin H, Stroup TS, McEvoy J, Davis SM, Keefe RS, Swartz M, Perkins DO, Hsiao JK, Lieberman J (2006) Cost-effectiveness of second-generation antipsychotics and perphenazine in a randomized trial of treatment for chronic schizophrenia. Am J Psychiatry 163(12):2080–2089

Rote Hand Brief (2011a) Rote Hand Brief Escitalopram: Zusammenhang von Escitalopram (Cipralex®) mit dosisabhängiger QT-Intervall-Verlängerung

Rote Hand Brief (2011b) Rote Hand Brief zu Cipramil® (Citalopram): Zusammenhang von CIPRAMIL® (Citalopramhydrobromid/Citalopramhydrochlorid) mit dosisabhängiger QT-Intervall-Verlängerung

Rozin E, Vanaharam V, D'Mello D, Palazzolo S, Adams C (2019) A retrospective study of the role of long-acting injectable antipsychotics in preventing rehospitalization in early psychosis with cannabis use. Addict Behav Rep 10:100221. https://doi.org/10.1016/j.abrep.2019.100221

Rudorfer MV, Manji HK, Potter WZ (1994) Comparative tolerability profiles of the newer versus older antidepressants. Drug Saf 10(1):18–46

Rybakowski JK, Suwalska A, Hajek T (2018) Clinical perspectives of lithium's neuroprotective effect. Pharmacopsychiatry 51:194–199

Saucedo Uribe E, Carranza Navarro F, Guerrero Medrano AF, García Cervantes KI, Álvarez Villalobos NA, Acuña Rocha VD, Méndez Hernández M, Alanís JMM, Hinojosa Cavada CM, Zúñiga Hernández JA, Fernández Zambrano SM (2020) Preliminary efficacy and tolerability profiles of first versus second-generation long-acting injectable antipsychotics in schizophrenia: a systematic review and meta-analysis. J Psychiatr Res 129:222–233

Schäfer W, Princk C, Kollhorst B, Schink T (2019) Antidepressants and the risk of hemorrhagic stroke in the elderly: a nested case-control study. Drug Saf 42(9):1081–1089

Schmidt-Kraepelin C, Feyerabend S, Engelke C, Riesbeck M, Meisenzahl-Lechner E, Verde PE, Correll CU, Kluge M, Makiol C, Neff A, Lange C, Englisch S, Zink M, Langguth B, Poeppl TB, Reske D, Gouzoulis-Mayfrank E, Gründer G, Hasan A, Brockhaus-Dumke A, Jäger M, Baumgärtner J, Leucht S, Cordes J, COMBINE Study Group (2022) Amisulpride and olanzapine combination treatment versus each monotherapy in acutely ill patients with schizophrenia in Germany (COMBINE): a double-blind randomised controlled trial. Lancet Psychiatry 9(4):291–306. https://doi.org/10.1016/S2215-0366(22)00032-3

Schneider BN, Enenbach M (2014) Managing the risks of ADHD treatments. Curr Psychiatry Rep 16(10):479

Schneider M, Pauwels P, Toto S, Bleich S, Grohmann R, Heinze M, Greiner T (2020) Severe weight gain as an adverse drug reaction of psychotropics: Data from the AMSP project between 2001 and 2016. Eur Neuropsychopharmacol 36:60–71

Schoretsanitis G, de Filippis R, Brady BM, Homan P, Suppes T, Kane JM (2022) Prevalence of impaired kidney function in patients with long-term lithium treatment: a systematic review and meta-analysis. Bipolar Disord 24(3):264–274

Schubert I, Lehmkuhl G (2017) Verlauf und Therapie von ADHS und der Stellenwert im Erwachsenenalter. Dtsch Ärztebl 114:139–140

Seifert R (2021a) Arzneistoffe zur Behandlung der Depression und bipolaren Störung. Basiswissen Pharmakologie. Springer, Berlin Heidelberg, S 385–399

Seifert R (2021b) Arzneistoffe zur Behandlung der Schizophrenie. Basiswissen Pharmakologie. Springer, Berlin Heidelberg, S 401–413

Seifert R (2021c) Einführung und Pharmakodynamik. Basiswissen Pharmakologie. Springer, Berlin Heidelberg, S 3–46

Seifert R, Alexander S (2022) Perspective article: a proposal for rational drug class terminology. Br J Pharmacol 179(17):4311–4314

Seifert R, Schirmer B (2020) A simple mechanistic terminology of psychoactive drugs: a proposal. Naunyn Schmiedebergs Arch Pharmacol 393:1331–1339

Seifert J, Engel RR, Bernegger X, Führmann F, Bleich S, Stübner S, Sieberer M, Greil W, Toto S, Grohmann R (2021a) Time trends in pharmacological treatment of major depressive disorder: Results from the AMSP Pharmacovigilance Program from 2001–2017. J Affect Disord 281:547–556

Seifert J, Führmann F, Reinhard MA, Engel RR, Bernegger X, Bleich S, Stübner S, Rüther E, Toto S, Grohmann R, Sieberer M, Greil W (2021b) Sex differences in pharmacological treatment of major depressive disorder: results from the AMSP pharmacovigilance program from 2001 to 2017. J Neural Transm 128(6):827–843

Seifert R, Schirmer B, Seifert J (2025) How pharmacology can aid in the diagnosis of mental disorders. Naunyn Schmiedebergs Arch Pharmacol 398(2):1099–1110. https://doi.org/10.1007/s00210-024-03413-z

Serretti A, Mandelli L (2010) Antidepressants and body weight: a comprehensive review and meta-analysis. J Clin Psychiatry 71:1259–1272

Shakir M, Willems AE, van Harten PN, van Lutterveld R, Tenback DE (2022) The effect on relapse rate and psychiatric symptoma-tology: switching a combination of first- and second-generation antipsychotic polypharmacy to antipsychotic monotherapy in long-term inpatients with schizophrenia and related disorders. A pragmatic randomized open-label trial (SwAP trial). Schizophr Res 243:187–194

Shine B, McKnight RF, Leaver L, Geddes JR (2015) Long-term effects of lithium on renal, thyroid, and parathyroid function: a retrospective analysis of laboratory data. Lancet 386(9992):461–468

Siafis S, Wu H, Wang D, Burschinski A, Nomura N, Takeuchi H, Schneider-Thoma J, Davis JM, Leucht S (2023) Antipsychotic dose, dopamine D2 receptor occupancy and extrapyramidal side-effects: a systematic review and dose-response meta-analysis. Mol Psychiatry. https://doi.org/10.1038/s41380-023-02203-y

Silva J, Mota J, Azevedo P (2016) California rocket fuel: and what about being a first line treatment? Eur Psychiatry 33(S1):S551. https://doi.org/10.1016/j.eurpsy.2016.01.2033

Slee A, Nazareth I, Bondaronek P, Liu Y, Cheng Z, Freemantle N (2019) Pharmacological treatments for generalised anxiety disorder: a systematic review and network meta-analysis. Lancet 393:768–777

Song HR, Kwon YJ, Woo YS, Bahk WM (2015) Effects of mirtazapine on patients undergoing naturalistic diabetes treatment: a follow-up study extended from 6 to 12 months. J Clin Psychopharmacol 35:730–731

Song J, Sjölander A, Joas E, Bergen SE, Runeson B, Larsson H, Landén M, Lichtenstein P (2017) Suicidal behavior during lithium and valproate treatment: a within-individual 8-year prospective study of 50,000 patients with bipolar disorder. Am J Psychiatry 174:795–802

Spadaro A, Scott KR, Koyfman A, Long B (2022) High risk and low prevalence diseases: Serotonin syndrome. Am J Emerg Med 61:90–97. https://doi.org/10.1016/j.ajem.2022.08.030

Spence D (2016) Bad medicine: the rise and rise of antidepressants. Br J Gen Pract 66(652):573. https://doi.org/10.3399/bjgp16X687793

Spielmans G, Berman M, Linardatos E, Rosenlicht N, Perry A, Tsai A (2013) Adjunctive atypical antipsychotic treatment for major depressive disorder: a meta-analysis of depression, quality of life, and safety outcomes. PLoS Med 10(Suppl. 3):e1001403

Stahl SM, Pradko JF, Haight BR, Modell JG, Rockett CB, Learned-Coughlin S (2004) A review of the neuropharmacology of bupropion, a dual norepinephrine and dopamine reuptake inhibitor. Prim Care Companion J Clin Psychiatry 6(4):159

Steffen A, Nübel J, Jacobi F, Bätzing J, Holstiege J (2020) Mental and somatic comorbidity of depression: a comprehensive cross-sectional analysis of 202 diagnosis groups using German nationwide ambulatory claims data. BMC Psychiatry 20(1):142. https://doi.org/10.1186/s12888-020-02546-8

Stogios N, Smith E, Bowden S, Tran V, Asgariroozbehani R, McIntyre WB, Remington G, Siskind D, Agarwal SM, Hahn MK (2022) Metabolic adverse effects of off-label use of second-generation antipsychotics in the adult population: a systematic review and meta-analysis. Neuropsychopharmacology 47(3):664–672

Storebø OJ, Ramstad E, Krogh HB, Nilausen TD, Skoog M, Holmskov M, Rosendal S, Groth C, Magnusson FL, Moreira-Maia CR, Gillies D, Buch Rasmussen K, Gauci D, Zwi M, Kirubakaran R, Forsbøl B, Simonsen E, Gluud C (2015) Methylphenidate for children and adolescents with attention deficit hyperactivity disorder (ADHD). Cochrane Database Syst Rev. https://doi.org/10.1002/14651858.CD009885.pub2

Strawn JR, Geracioti L, Rajdev N, Clemenza K, Levine A (2018) Pharmacotherapy for generalized anxiety disorder in adult and pediatric patients: an evidence-based treatment review. Expert Opin Pharmacother 19:1057–1070

Stübner S, Grohmann R, Greil W, Zhang X, Müller-Oerlinghausen B, Bleich S, Rüther E, Möller HJ, Engel R, Falkai P, Toto S, Kasper S, Neyazi A (2018) Suicidal ideation and suicidal behavior as rare adverse events of antidepressant medication: current report from the AMSP multicenter drug safety surveillance project. Int J Neuropsychopharmacol 21(9):814–821

Sykes DA, Moore H, Stott L et al (2017) Extrapyramidal side effects of antipsychotics are linked to their association kinetics at dopamine D2 receptors. Nat Commun 8:763. https://doi.org/10.1038/s41467-017-00716-z

Taipale H, Solmi M, Lähteenvuo M, Tanskanen A, Correll CU, Tiihonen J (2021) Antipsychotic use and risk of breast cancer in women with schizophrenia: a nationwide nested case-control study in Finland. Lancet Psychiatry 8(10):883–891

Takeuchi H, Kantor N, Sanches M, Fervaha G, Agid O, Remington G (2017) One-year symptom trajectories in patients with stable schizophrenia maintained on antipsychotics versus placebo: meta-analysis. Br J Psychiatry 211(3):137–143

Takeuchi H, Siu C, Remington G, Fervaha G, Zipursky RB, Foussias G, Agid O (2019) Does relapse contribute to treatment resistance? Antipsychotic response in first- vs. second-episode schizophrenia. Neuropsychopharmacology 44(6):1036–1042

Terao T (2021) Neglected but not negligible aspects of antidepressants and their availability in bipolar depression. Brain Behav 11(8):e2308

Thakor V, Leach MJ, Gillham D, Esterman A (2011) The quality of information on websites selling St. John's wort. Complement Ther Med 19(3):155–160

Thies-Flechtner K, Müller-Oerlinghausen B, Seibert W, Walther A, Greil W (1996) Effect of prophylactic treatment on suicide risk in patients with major affective disorders. Data from a randomized prospective trial. Pharmacopsychiatry 29(3):103–107. https://doi.org/10.1055/s-2007-979553

Tiihonen J (2016) Real-world effectiveness of antipsychotics. Acta Psychiatr Scand 134(5):371–373

Tiihonen J, Mittendorfer-Rutz E, Torniainen M, Alexanderson K, Tanskanen A (2016) Mortality and cumulative exposure to antipsychotics, antidepressants, and benzodiazepines in patients with schizophrenia: an observational follow-up study. Am J Psychiatry 173(6):600–606

Tiihonen J, Taipale H, Mehtälä J, Vattulainen P, Correll CU, Tanskanen A (2019) Association of antipsychotic polypharmacy vs monotherapy with psychiatric rehospitalization among adults with schizophrenia. JAMA Psychiatry 76(5):499–507. https://doi.org/10.1001/jamapsychiatry.2018.4320

Tondo L, Baldessarini RJ (2024) Prevention of suicidal behavior with lithium treatment in patients with recurrent mood disorders. Int J Bipolar Disord 12(1):6. https://doi.org/10.1186/s40345-024-00326-x

Trabert M, Seifert R (2024) Critical analysis of ginkgo preparations: comparison of approved drugs and dietary supplements marketed in Germany. Naunyn Schmiedebergs Arch Pharmacol 397(1):451–461. https://doi.org/10.1007/s00210-023-02602-6

Ungvari Z, Tarantini S, Yabluchanskiy A, Csiszar A (2019) Potential adverse cardiovascular effects of treatment with fluoxetine and other selective serotonin Reuptake inhibitors (SSRis) in patients with geriatric depression: implications for Atherogenesis and Cerebromicrovascular Dysregulation. Front Genet 10:898

Van Alphen AM, Bosch TM, Kupka RW, Hoekstra R (2021) Chronic kidney disease in lithium-treated patients, incidence and rate of decline. Int J Bipolar Disord 9(1):1

Varghese MT, Jyothi KS, Shaji KS, Venugopal RL (2020) Delaying clozapine: how long is too long? Gen Psychiatr 33(2):e100172. https://doi.org/10.1136/gpsych-2019-100172

Vento AE, Kotzalidis GD, Cacciotti M, Papanti GD, Orsolini L, Rapinesi C, Schifano F (2019) Quetiapine abuse fourteen years later: where are we now? A systematic review. Subst Use Misuse 55(2):304–313. https://doi.org/10.1080/10826084.2019.1668013

Vigo DV, Baldessarini RJ (2009) Anticonvulsants in the treatment of major depressive disorder: an overview. Harv Rev Psychiatry 17(4):231–241

Villas Boas GR, Boerngen de Lacerda R, Paes MM, Gubert P, d Almeida WLC, Rescia VC, de Carvalho PMG, de Carvalho AAV, Oesterreich SA (2019) Molecular aspects of depression: a review from neurobiology to treatment. Eur J Pharmacol 851:99–121

Vishal S, Beg MA, Dutta SB, Khatri S, Garg S, Singh NK, Kaur A (2017) Comparative evaluation of cost-effectiveness between typical antipsychotic haloperidol and atypical antipsychotics olanzapine, risperidone and aripiprazole in the treatment of stable schizophrenia. Int J Basic Clin Pharmacol 6(8):1965

de Vries Schultink AH, Zwart W, Linn SC, Beijnen JH, Huitema AD (2015) Effects of pharmacogenetics on the pharmacokinetics and pharmacodynamics of tamoxifen. Clin Pharmacokinet 54(8):797–810

Wagner E, Siafis S, Fernando P, Falkai P, Honer WG, Röh A, Siskind D, Leucht S, Hasan A (2021) Efficacy and safety of clozapine in psychotic disorders – a systematic quantitative meta-review. Transl Psychiatry 11(1):487

Wagstaff AJ, Ormrod D, Spencer CM (2001) Tianeptine: a review of its use in depressive disorders. CNS Drugs 15:231–259

Wang C, Shi W, Huang C, Zhu J, Huang W, Chen G (2017) The efficacy, acceptability, and safety of five atypical antipsychotics in patients with first-episode drug-naïve schizophrenia: a randomized comparative trial. Ann Gen Psychiatry 16:47

Wei Y, Yan VK, Kang W, Wong IC, Castle DJ, Gao L, Chui CS, Man KK, Hayes JF, Chang WC (2022) Association of long-acting Injectable antipsychotics and oral antipsychotics with disease relapse, health care use, and adverse events among people with schizophrenia. JAMA Netw Open 5(7):e2224163

Wenzel-Seifert K, Wittmann M, Haen E (2011) QTc prolongation by psychotropic drugs and the risk of Torsade de Pointes. Dtsch Ärztebl Int 108(41):687–693

Westphal JF (2000) Macrolide-induced clinically relevant drug interactions with cytochrome P-450A (CYP) 3A4: an update focused on clarithromycin, azithromycin and dirithromycin. Br J Clin Pharmacol 50(4):285

Wittmann M, Hajak G (2010) So erkennen und behandeln Sie eine Depression. MMW Fortschr Med 152:60–64. https://doi.org/10.1007/BF03367327

Wolter DK (2009) Risiken von Antipsychotika im Alter, speziell bei Demenzen. Eine Übersicht. Z Gerontopsychol Psychiatr 22:17–56

Wu H, Siafis S, Hamza T, Schneider-Thoma J, Davis JM, Salanti G, Leucht S (2022) Antipsychotic-induced weight gain: dose-response meta-analysis of randomized controlled trials. Schizophr Bull 48(3):643–654. https://doi.org/10.1093/schbul/sbac001

Xu H, Zhuang X (2019) Atypical antipsychotics-induced metabolic syndrome and nonalcoholic fatty liver disease: a critical review. Neuropsychiatr Dis Treat 15:2087–2099

Yeung A, Ng E, Abi-Jaoude E (2022) TikTok and attention-deficit/hyperactivity disorder: a cross-sectional study of social media content quality. Can J Psychiatry 67(12):899–906. https://doi.org/10.1177/07067437221082854

Yunusa I, Alsumali A, Garba AE, Regestein QR, Eguale T (2019) Assessment of reported comparative effectiveness and safety of atypical antipsychotics in the treatment of behavioral and psychological symptoms of dementia: a network meta-analysis. JAMA Netw Open 2:e190828

Zangani C, Giordano B, Stein HC, Bonora S, D'Agostino A, Ostinelli EG (2021) Efficacy of amisulpride for depressive symptoms in individuals with mental disorders: a systematic review and meta-analysis. Hum Psychopharmacol Clin Exp 36(6):e2801

Zhao X, Zhang H, Wu Y, Yu C (2023) The efficacy and safety of st. John's wort extract in depression therapy compared to SSRis in adults: a meta-analysis of randomized clinical trials. Adv Clin Exp Med 32(2):151–161. https://doi.org/10.17219/acem/152942

Zhu Y, Li C, Huhn M, Rothe P, Krause M, Bighelli I, Schneider-Thoma J, Leucht S (2017) How well do patients with a first episode of schizophrenia respond to antipsychotics: a systematic review and meta-analysis. Eur Neuropsychopharmacol 27(9):835–844. https://doi.org/10.1016/j.euroneuro.2017.06.011

Zolk O, Greiner T, Schneider M, Heinze M, Dahling V, Ramin T, Grohmann R, Bleich S, Zindler T, Toto S, Seifert J (2022) Antipsychotic drug treatment of schizophrenia in later life: Results from the European cross-sectional AMSP study. World J Biol Psychiatry 23(5):374–386. https://doi.org/10.1080/15622975.2021.2011403

Zwanzger P (2016) Pharmakotherapie bei Angsterkrankungen. Fortschr Neurol Psychiatr 84:306–314

Multiple Sklerose

Friedemann Paul und Roland Seifert

Auf einen Blick

Spektrum Zur Behandlung der multiplen Sklerose werden krankheitsmodifizierende Immuntherapeutika und symptomatisch wirkende Arzneistoffe eingesetzt. Die Verordnung von Beta-Interferonen für die Behandlung der schubförmig-remittierenden multiplen Sklerose ging seit Jahren zu Gunsten anderer Arzneistoffe zurück. Eine rückläufige Tendenz ist aber jetzt auch für Diemthylfumarat, Glatirameracetat und Teriflunomid erkennbar. Fingolimod ist nicht mehr vertreten. Als Muskelrelaxanzien (Antispastika) stehen Baclofen, Tizanidin und Botulinumtoxin bei der symptomatischen Behandlung der multiplen Sklerose im Vordergrund. Muskelrelaxanzien mit unzureichender Beleglage (z. B. Chininsulfat, Methocarbamol, Pridinol) wurden wieder deutlich häufiger verordnet. Dies ist unter dem Aspekt der evidenzbasierten Medizin nicht nachvollziehbar und sehr kritikwürdig. Möglicherweise liegt dieses wissenschaftlich nicht begründete Verordnungsverhalten daran, dass die DDD-Kosten für diese Muskelrelaxantien sehr viel niedriger sind als für die Immuntherapeutika, die offensichtlich wegen der hohen Kosten jetzt weniger häufig verordnet werden.

Die multiple Sklerose ist die häufigste entzündliche neurologische Erkrankung im jungen Erwachsenenalter. Sie manifestiert sich in der Regel zwischen dem 20. und 40. Lebensjahr, zunehmend werden aber auch Erstdiagnosen in der Altersgruppe der 40- bis 65-Jährigen gestellt; Frauen sind 3 bis 4 mal so häufig betroffen wie Männer (Borisow et al. 2012). Die multiple Sklerose ist eine Autoimmunerkrankung und gekennzeichnet durch multiple Herde entzündlicher Demyelinisierung sowie in den meisten Fällen zunächst schubförmigen und später oft fortschreitenden Krankheitsverlauf, und führt in vielen Fällen zu bleibenden neurologischen Schäden und Behinderung (Pitt et al. 2022). Zu Beginn des entzündlichen Prozesses steht die Aktivierung autoreaktiver Lymphozyten mutmaßlich gegen Myelin. Im späteren Verlauf führt der chronische Entzündungsprozess mit aktivierter Mikroglia zur Entmarkung der Myelinscheiden und zur Axonschädigung sowie neuronalem Untergang (Reich et al. 2018; Bezukladova et al. 2020). Fokale Inflammation und Neurodegeneration sind mit modernen bildgebenden Verfahren der Magnetresonanztomographie und optischen Kohärenztomographie darstellbar (Graves et al. 2021; Lie et al. 2022; Pengo et al. 2022; Preziosa et al. 2022; Lin et al. 2021).

Diagnostisch und therapeutisch werden verschiedene Verlaufsformen der multiplen Sklerose unterschieden (Krieger et al. 2016). Bei etwa 85 % der Patienten beginnt die Krankheit mit einem schubförmig-remittierenden Verlauf. Die Krankheitsschübe sind gekennzeichnet durch Empfindungsstörungen, Sehstörungen, Koordinationsprobleme oder Lähmungserscheinungen und klingen in der frühen Krankheitsphase in der Regel innerhalb von Wochen z. T. auch folgenlos ab, in einigen Fällen können aber auch Restsymptome bestehen bleiben. Die Frequenz und Schwere der Schübe ist individuell sehr unterschiedlich. Wird die Erkrankung nicht behandelt, kommt

© Der/die Autor(en), exklusiv lizenziert an Springer-Verlag GmbH, DE, ein Teil von Springer Nature 2026
W.-D. Ludwig, B. Mühlbauer, R. Seifert (Hrsg.), *Arzneiverordnungs-Report 2025*,
https://doi.org/10.1007/978-3-662-72738-6_23

es innerhalb von durchschnittlich 10 Jahren bei etwa der Hälfte dieser Patienten zur sekundär progredienten Form der multiplen Sklerose. Ab diesem Stadium verschlechtert sich der Krankheitszustand nicht nur schubförmig, sondern auch schleichend und kontinuierlich. Von einer sekundär progredient verlaufenden multiplen Sklerose spricht man, wenn sich Beschwerden und Ausfallerscheinungen über mindestens 6 Monate kontinuierlich verschlechtern. Nur bei etwa 10–15 % der Patienten verläuft die Krankheit schon von Beginn an progredient. Während von der primär progredient verlaufenden Form Männer und Frauen in etwa gleich häufig betroffen sind, weisen Frauen im Vergleich zu Männern eine dreimal höhere Erkrankungsrate bei der schubförmig verlaufenden Erkrankungsform auf (Montalban et al. 2018). In Deutschland gibt es ca. 280.000 Patienten und Patientinnen mit multipler Sklerose mit steigender Tendenz. In den letzten Jahren wird in der klinischen MS-Forschung der Begriff der PIRA („progression independent of relapse activity") verwendet (Lublin et al. 2022). Hiermit ist die Beobachtung gemeint, dass es auch bei erst kurz Erkrankten bzw. bei Patienten mit schubförmigem Verlauf zu einer schubunabhängigen Progression kommen kann. Mittlerweile hat sich gezeigt, dass auch bei ca. 30 % der Patienten mit sehr früher MS PIRA auftritt (Tur et al. 2023).

Die Ursache der multiplen Sklerose ist nach wie vor unbekannt, kausal kurative Arzneistoffe stehen daher nicht zur Verfügung. Da es sich bei der multiplen Sklerose um eine Autoimmunkrankheit handelt, werden verschiedene Immuntherapeutika zur spezifischen Arzneimitteltherapie eingesetzt. In erster Linie sind dies Immunmodulatoren wie die Interferone, Dimethylfumarat, Glatirameracetat, Teriflunomid, Fingolimod, Siponimod, Cladribin, Ocrelizumab, Natalizumab und Ofatumumab. Seit einigen Jahren werden die Immuntherapeutika in den deutschen Leitlinien in 3 Wirksamkeitskategorien eingeteilt, hiernach sind der Kategorie 1 die „milderen" Substanzen Beta-Interferone inclusive PEG-Inter-

feron, Dimethylfumarat, Diroximel-Fumarat, Glatirameroide sowie Teriflunomid zugeordnet, Kategorie 2 die oralen Therapeutika Fingolimod, Ozanimod, Ponesimod und Cladribin und Kategorie 3 die höher potenten monoklonalen Antikörper Natalizumab, Alemtuzumab, Ocrelizumab, Ofatumumab sowie das off-label Präparat Rituximab.

Symptomatisch werden bei der multiplen Sklerose Muskelrelaxanzien zur Behandlung der spastischen Tonuserhöhung der Skelettmuskulatur eingesetzt. Im Vordergrund stehen hierbei Baclofen und Tizanidin. Durch eine einschleichende Dosierung wird versucht, die bestehende Spastik zu reduzieren, ohne dass die meist gleichzeitig bestehenden Lähmungserscheinungen zu stark hervortreten. Seit 2011 sind zur Therapie der Spastik bei multipler Sklerose auch Cannabinoide als Spray zur Anwendung in der Mundhöhle (*Sativex*) sowie Fampridin zur oralen Anwendung (*Fampyra*) zur Verbesserung der Gehfunktion zugelassen. Muskelrelaxanzien, die für andere Indikationen (Schlaganfall, Lumbago, Beinkrämpfe) zugelassen sind, werden gelegentlich bei Patienten mit multipler Sklerose off-label eingesetzt.

23.1 Immuntherapie bei multipler Sklerose

◪ Abb. 23.1 zeigt die sehr deutlichen Veränderungen in der Behandlung der multiplen Sklerose während der letzten 10 Jahre auf. Die früher übliche Einteilung der Arzneistoffe in Basistherapeutika zur Anwendung in frühen Krankheitsstadien sowie bei eher milden Verläufen und Esakalationstherapeutika zum Einsatz bei (hoch)aktiver multiple Sklerose bzw. bei Versagen der Basistherapeutika ist in den neuen Leitlinien der Deutschen Gesellschaft für Neurologie verlassen worden (Deutsche Gesellschaft für Neurologie 2023, ▶ https://register.awmf.org/de/leitlinien/detail/030-050). Hiernach werden die Immuntherapeutika in 3 Kategorien eingeteilt: Wirksamkeitskategorie 1 (Beta-Interfe-

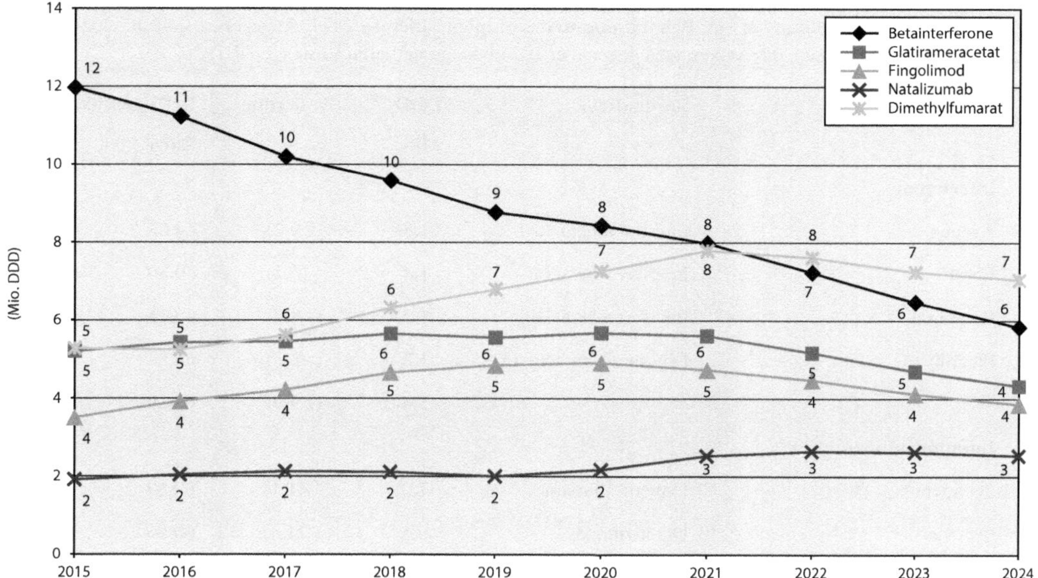

Abb. 23.1 Verordnungen von Arzneistoffen zur Behandlung der multiplen Sklerose 2015–2024. Gesamtverordnungen nach definierten Tagesdosen

ron einschließlich Peg-Interferon, Dimethylfumarat, Glatirameracetat/Glatirameroide, Teriflunomid), Wirksamkeitskategorie 2 (Cladribin, Fingolimod, Ozanimod) sowie Wirksamkeitskategorie 3 (Alemtuzumab, CD20-Antikörper [Ocrelizumab, Ofatumumab, Rituximab (off label)], Natalizumab). Aktuelle Verordnungszahlen sind in ☐ Tab. 23.1 zusammengestellt. Fingolimod (im AVR 2024 in ▶ Abschn. 23.1 behandelt) ist 2024 nicht mehr unter den 3.000 verordnungsstärksten Arzneistoffen vertreten.

In den letzten Jahren wurde eine Reihe neuer Immuntherapeutika zur Behandlung der multiplen Sklerose in den deutschen Arzneimittelmarkt eingeführt. Trotz zahlreicher publizierter Studien stehen bedauerlicherweise nur wenige direkte Vergleichsstudien mit ausreichender methodischer Qualität zur Verfügung (Gehr et al. 2019). In Ermangelung entsprechender Daten werden Nutzenvergleiche der Immuntherapeutika indirekt über methodisch problematische Netzwerkmetaanalysen berechnet, offene Fragen mit Post-hoc- oder retrospektiven Subgruppen-Analysen so-

wie Registerstudien bearbeitet. Sichere Aussagen zur relativen Wirksamkeit und Verträglichkeit dieser Mittel im zugelassenen Indikationsgebiet sind damit kaum möglich (Fogarty et al. 2016; Huisman et al. 2017).

Als seltene, aber schwerwiegende und gegebenenfalls auch tödlich verlaufende Komplikation beim Einsatz von Immuntherapeutika ist das Risiko einer progressiven multifokalen Leukenzephalopathie (PML) zu beachten. Diese Infektion wurde bislang überwiegend in Zusammenhang mit Natalizumab beobachtet, selten auch unter Fingolimod und Dimethylfumarat. Um das PML-Risiko zu reduzieren, müssen therapiebegleitend konsequente regelmäßige Kontrolluntersuchungen incl. kranielle MRTs durchgeführt werden, sobald die Behandlung mit einem der genannten Arzneistoffe beginnt. 2024 wurden 31,0 Mio. DDD an Immuntherapeutika verordnet, was im Vergleich zu 2023 einem Rückgang von 14,1 % (!) entspricht. Somit erhielten im Jahr 2024 rechnerisch nur 84.930 Patienten mit multipler Sklerose eine Immuntherapie; im Vergleich zu 98.970 Patienten im Jahr 2023. Diese therapeu-

◘ Tab. 23.1 Verordnungen zur Behandlung der multiplen Sklerose 2024. Angegeben sind die 2024 verordneten Tagesdosen, die Änderungen gegenüber 2023 und die mittleren Kosten je DDD 2024

Präparat	Bestandteile	DDD	Änderung	DDD-Nettokosten
		Mio.	%	Euro
Interferone				
Avonex	Interferon beta-1a	1,8	(−9,2)	64,63
Rebif	Interferon beta-1a	1,4	(−10,2)	79,80
Betaferon	Interferon beta-1b	1,2	(−8,2)	46,15
Plegridy	Peginterferon beta-1a	1,2	(−8,3)	69,88
		5,6	**(−9,0)**	**65,39**
Immunmodulatoren				
Tecfidera	Dimethylfumarat	7,0	(+41,1)	30,89
Ocrevus	Ocrelizumab	6,6	(+21,4)	60,06
Copaxone	Glatirameracetat	3,8	(−6,4)	43,49
Aubagio	Teriflunomid	3,3	(−33,3)	30,48
Tysabri	Natalizumab	2,4	(−9,3)	82,53
Mavenclad	Cladribin	1,3	(+3,2)	63,94
Vumerity	Diroximelfumarat	1,1	(+10,3)	30,88
		25,4	**(+4,9)**	**46,81**
Summe		**31,0**	**(+2,1)**	**50,17**

tisch unbefriedigende Situation ist möglicherweise Folge der hohen DDD-Kosten für Immuntherapeutika, die jetzt vermehrt durch die billigeren (aber nicht oder kaum wirksamen) sogenannten „weiteren Muskelrelaxantien" ersetzt werden (siehe ▶ Abschn. 23.2). Somit erhalten deutlich weniger als 50 % aller Patienten mit multipler Sklerose eine Dauertherapie mit Immuntherapeutika. Dies ist in Anbetracht der vielfältigen und individuell einsetzbaren Immuntherapeutika unverständlich, zumal im Jahr 2024 die Therapiekosten pro Patient nur leicht gestiegen sind. Da die DDD-Kosten für die Immuntherapie der multiplen Sklerose insgesamt hoch sind, entstehen für dieses Indikationsgebiet Kosten von 1,75 Mrd. €. Positiv hervorzuheben ist jedoch, dass es bei frühem Einsatz der Immuntherapie einen Überlebensvorteil zu geben scheint (Ng et al. 2022). Neuere Daten zeigen auch, dass eine Frühtherapie („early intensive immunotherapy") mit Arzneistoffen der Wirksamkeitskategorie 2 oder 3 einer Eskalationsstrategie überlegen ist (zunächst Kategorie 1, bei nicht ausreichender Wirksamkeit Eskalation auf Kategorie 2 oder 3), was die längerfristige Behinderungsakkumulation betrifft (Spelman et al. 2021).

23.1.1 Beta-Interferone

Seit Anfang der 1990er Jahre stellen Beta-Interferone die Basistherapie der schubförmig verlaufenden multiplen Sklerose dar und werden – neben Glatirameracetat – bei der frühen Nutzenbewertung als zweckmäßige Vergleichstherapeutika betrachtet. Interferone sind für die Behandlung bei Patienten mit schubförmig verlaufender multipler Sklerose zugelassen, die mindestens zwei Krankheitsschübe während der letzten zwei bis drei Jahre hatten. Außerdem können die Arzneistoffe eingesetzt werden bei Patienten mit einem ersten demyelinisierenden Ereignis (klinisch isoliertes Syndrom – KIS), wenn ein hohes Risiko für die Entwicklung einer klinisch sicheren multiplen Sklerose besteht. Möglicherweise sind die Mittel auch dann indiziert, wenn bei sekundär progredienter multipler Sklerose noch Krankheitsschübe auftreten (La Mantia et al. 2012). Für Patienten mit primär progredientem Verlauf fehlen Belege für eine therapeutische Wirksamkeit (Rojas et al. 2010). Wie in den Vorjahren sank auch 2024 das Verordnungsvolumen der Beta-Interferone weiter ab (◘ Tab. 23.1).

Aussagen zum Wirkvergleich der verschiedenen Interferone sind wegen methodischer Schwächen der vorhandenen Vergleichsstudien oder fehlender Studiendaten mit Unsicherheiten verbunden. Aufgrund der Zulassung mehrerer neuer und wahrscheinlich effektiverer Arzneistoffe sind solche (kleinen) Unterschiede auch in den Hintergrund gerückt. Typische unerwünschte Wirkungen von Interferonen sind insbesondere zu Beginn der Behandlung grippeähnliche Beschwerden, Kopfschmerzen und Muskelschmerzen. Mit Dauer und Dosis steigt das Risiko für die Bildung von neutralisierenden Antikörpern mit negativem Einfluss auf die Wirksamkeit der rekombinanten Interferone.

Seit 2014 steht für die Therapie der schubförmig remittierenden multiplen Sklerose mit Peginterferon beta-1a (*Plegridy*) ein langwirkendes pegyliertes Beta-Interferon zur Verfügung, das aufgrund der Polyethylenglykol-Konjugation im Gegensatz zu nicht-pegylierten Beta-Interferonen nur einmal alle 2 Wochen subkutan verabreicht wird. Nach einer Netzwerkanalyse mit indirekten Vergleichen zeigte Peginterferon beta-1a eine vergleichbare Wirksamkeit auf die jährliche Schubrate der multiplen Sklerose und ein potenziell günstigeres Sicherheitsprofil als nicht-pegylierte Interferone (Tolley et al. 2015).

Die aktuelle europäische Leitlinie (Montalban et al. 2018) empfiehlt eine Frühtherapie der multiplen Sklerose mit Interferonen als Basisbehandlung bereits bei Diagnosestellung eines ersten Krankheitsschubes mit hohem Risiko für eine definitive Diagnose (KIS), um die Krankheitsprognose positiv zu beeinflussen. Nach einer aktuellen Übersichtsarbeit könnte – allerdings auf Basis schwacher oder sehr schwacher Evidenz – der frühe Einsatz von Interferon beta-1a, Interferon beta-1b und Glatirameracetat auch die Konversion in eine definitive multiple Sklerose verzögern (Brown et al. 2019).

23.1.2 Glatirameracetat

Glatirameracetat ist ein synthetisches Polypeptidgemisch, dessen Bestandteile Ähnlichkeiten mit den Strukturen der Myelinscheiden von Nervenfasern haben. Sein Wirkmechanismus ist ungeklärt. Man nimmt an, dass durch das Polypeptidgemisch die Lymphozyten-vermittelten Entzündungsreaktionen in den neuronalen Strukturen von Patienten mit multipler Sklerose vermindert werden. Glatirameracetat wird in einer Dosierung von 20 mg einmal täglich subkutan verabreicht. Seit Januar 2015 liegt eine Zubereitung mit 40 mg Glatirameracetat vor, die ein Verabreichungsintervall von 48 h erlaubt. Es gibt inzwischen auch eine generische, chemisch jedoch nicht vollkommen identische Zubereitung von Glatirameracetat (sog. Glatirameroide). Eine Dosiswirkungsbeziehung besteht Studien zu Folge nicht (Deutsche Gesellschaft für Neurologie 2023). Der Arzneistoff verringert die Schubrate bei schubförmig verlaufender multipler Sklerose in vergleichbarem Umfang wie die Interferone. Auch im Hinblick auf die Krankheitsprogression ergibt sich nach einem Behandlungsjahr kein relevanter Unterschied. Allerdings scheinen nach MRT-Bildgebung zentralnervöse Nervenschädigungen im Zeitverlauf unter Beta-Interferonen geringfügig geringer ausgeprägt zu sein (La Mantia et al. 2010, 2016). Auch die Verordnungszahlen von Glatirameracetat sind deutlich rückläufig (◉ Abb. 23.1).

23.1.3 Dimethylfumarat

Mit Dimethylfumarat (*Tecfidera*) wurde 2014 ein in der Dermatologie bekannter Arzneistoff erstmals zur Behandlung von erwachsenen Patienten mit schubförmig-remittierender multipler Sklerose zugelassen und war 2018 bereits das führende Präparat der Immunmodulatoren. Zusammen mit anderen Fumarsäureestern wird Dimethylfumarat in Deutschland seit vielen Jahren in der Psoriasisbehandlung angewendet (siehe Hauterkrankungen, ▶ Kap. 35). Die Psoriasis ist wie die multiple Sklerose eine Autoimmunerkrankung unbekannter Ätiologie. Aus der Wirksamkeit von Dimethylfumarat bei beiden Erkrankungen kann man demnach schließen, dass es gewisse Überlappungen in den pathophysiologischen Mechanismen von Psoriasis und multipler Sklerose geben könnte.

Dimethylfumarat wird oral verabreicht. Der zugrundeliegende Wirkmechanismus bei der multiplen Sklerose ist nicht vollständig geklärt. Dimethylfumarat und sein Hauptmetabolit reduzierten in präklinischen Modellen die Immunzellaktivierung und die nachfolgende Freisetzung von entzündungsfördernden Zytokinen als Reaktion auf Entzündungsstimuli. Es wird angenommen, dass Dimethylfumarat über die Blockade (Antagonisierung) eines spezifischen G-Protein-gekoppelten Rezeptors (HCA2-Rezeptor) die Einwanderung von Leukozyten in die Nervenbahnen verhindert und damit die entzündlichen Reaktionen im Rahmen einer multiplen Sklerose unterbindet (Chen et al. 2014). Dimethlyfumarat scheint die entzündliche Aktivität in MS-Läsionen günstig zu beeinflussen (Zinger et al. 2022).

Nach einem Cochrane-Review gibt es Hinweise aus zwei placebokontrollierten Studien mit insgesamt 2.667 Patienten, dass Dimethylfumarat die annualisierte Schubrate über zwei Behandlungsjahre um etwa 40 % senkt, während eine verzögerte Progression der Behinderung nur unzureichend belegt ist (Xu et al. 2015). Häufigste unerwünschte Wirkungen sind anfallsartige Hautrötungen (Flush) und gastrointestinale Störungen (Durchfall, Übelkeit, Oberbauchbeschwerden) sowie ein erhöhtes Risiko für Lympho- und Leukopenien, die zum Therapieabbruch führen können (Übersicht bei Tintore et al. 2019). In seltenen Fällen ist eine PML aufgrund einer potenziell tödlichen opportunistischen Virusinfektion mit hochgradiger Lymphopenie aufgetreten. Aus diesem Grunde muss die Lymphozytenkonzentration im Blut alle 3 bis 6 Monate kontrolliert werden und die Behandlung bei einer länger anhaltenden Lymphopenie (< 500 Zellen/µl für mehr als 6 Monate) unterbrochen werden (Übersicht bei Tintore et al. 2019).

Die im letzten Jahr erstmalig beobachteten Dimethylfumarat-Generika haben sind wieder verschwunden, sodass das teurere *Tecfidera* Marktanteile wiedererobert hat. Insgesamt gingen 2024 die Dimethylfumarat-Verordnungen leicht zurück (◉ Abb. 23.1).

Zum dritten Mal vertreten ist das 2021 zugelassene Diroximel-Fumarat (*Vumerity*); eine weitere orale Option für Patienten mit schubförmig-remittierender multipler Sklerose zur Verfügung. Diroximel-Fumarat hat denselben (Monomethyl-Fumarat) aktiven Metaboliten wie Dimethylfumarat, geht aber mit weniger gastrointestinalen unerwünschten Wirkungen einher, was in einer direkten Vergleichsstudie der beiden Fumarate gezeigt wurde (Naismith et al. 2020). Die DDD-Kosten von Diroximel-Fumarat sind höher als die DDD-Kosten von Dimethylfumarat. Deshalb sollte der Einsatz von Diroximel-Fumarat auf diejenigen Patienten beschränkt werden, die Dimethylfumarat nicht gut vertragen. Die Verordnungszahlen von Diroximel-Fumarat sind im Jahr 2024 deutlich angestiegen.

23.1.4 Teriflunomid

Teriflunomid (*Aubagio*) ist der Hauptmetabolit von Leflunomid, das als Immunsuppressivum seit 1999 bei rheumatoider Arthritis eingesetzt wird. Auch dieser Arzneistoff wird oral verabreicht und besitzt eine Zulassung als Basistherapeutikum. Man nimmt an, dass der Arzneistoff über die Hemmung der Dihydroorotatdehydrogenase die De-novo-Pyrimidinsynthese stört und damit die Proliferation autoreaktiver B- und T-Lymphozyten blockiert; in Folge wird die Aktivität des Immunsystems reduziert. Teriflunomid fördert möglicherweise auch die Remyelinisierung (Martin et al. 2021). Bei schubförmig-remittierender multipler Sklerose senkt Teriflunomid im Vergleich zu Placebo die jährliche Schubrate, in hoher Dosierung von 14 mg scheint der Arzneistoff auch über einen Behandlungszeitraum von 2 Jahren die Krankheitsprogression aufzuhalten. Dieser Befund bedarf aber einer Bestätigung in qualitativ hochwertigen Studien (He et al. 2016). Die langjährige Nachbeobachtung eines Studienkollektivs zeigt, dass die schubvermindernde Wirkung von Teriflunomid gegenüber Placebo auch neun Jahre nach Behandlungsbeginn bestehen bleibt (O'Connor et al. 2016). Im direkten Vergleich zu Interferon beta-1a wurde über einen Zeitraum von mindestens 48 Behandlungswochen für Teriflunomid keine signifikante Überlegenheit im zusammengesetzten primären Endpunkt aus der Anzahl von Patienten mit einem ersten Krankheitsschub und dem Abbruch der Behandlung gleich welcher Ursache festgestellt (Vermersch et al. 2014). Aufgrund methodischer Unzulänglichkeiten lässt sich aus diesem Studienergebnis aber keine vergleichbare Wirksamkeit von Interferon beta-1a und Teriflunomid ableiten. Direkte Vergleichsstudien zu Interferon beta-1b fehlen. Eine Untersuchung mit niedrigem Evidenzgrad legt nahe, dass sich auch mit Teriflunomid bei Patienten mit einem ersten demyelinisierendem Ereignis die Zeit bis zur definitiven Diagnose einer multiplen Sklerose verlängert (Miller et al. 2014; Montalban et al. 2018). Teriflunomid wurde 2024 gegenüber dem Vorjahr deutlich weniger häufig verordnet. Somit ist der Trend für Teriflunomid ähnlich wie für die in den ▶ Abschn. 23.1.1–23.1.3 diskutierten Immunmodulatoren. Als unerwünschte Wirkungen werden unter Teriflunomid Haarausfall, Empfindungsstörungen, Blutbildveränderungen, Leberfunktionsstörungen und Hautreaktionen häufig berichtet. Wegen der Gefahr der Lebertoxizität darf das Mittel nicht an Patienten mit Leberfunktionsstörungen verabreicht werden.

23.1.5 Natalizumab

Natalizumab ist ein Reservearzneistoff, da ein erhöhtes Risiko für die Entwicklung der potenziell tödlich verlaufenden PML besteht (Arzneimittelkommission der deutschen Ärzteschaft 2009; Berger 2017; Bernard-Valnet et al. 2021; Fissolo et al. 2021). Seine enge Zulassung wurde ausgesprochen für den Einsatz bei hochaktiver schubförmig-remittierender multipler Sklerose nach unzureichender Therapieantwort auf eine mindestens 12 Monate andauernde Behandlung mit Interferonen oder Glatirameracetat; als Erstlinientherapie darf Natalizumab bei rasch fortschreitender schubförmig-remittierender multiplen Sklerose gegeben werden. Der humanisierte monoklonale Antikörper gegen das T-Zelladhäsionsmolekül α4-Integrin blockiert Oberflächenrezeptoren von autoreaktiven Lymphozyten, die für die Auswanderung aus Blutgefäßen in Entzündungsregionen im zentralen Nervensystem von Bedeutung sind. Dadurch wird das Risiko der Entstehung neuer Entzündungsherde im Gehirn und im Rückenmark verhindert. Nach den vorliegenden Studiendaten über einen Behandlungszeitraum von 24 Monaten reduziert Natalizumab die Schubrate und das Fortschreiten von Behinderungen (Pucci et al. 2011; Montalban et al. 2018). Allerdings wurden diese Daten an einem nicht über 12 Monate mit sogenannten Basistherapeutika vorbehandelten Kollektiv ermittelt, die Übertragbarkeit der Ergebnisse auf das zugelassene Indikationsgebiet ist daher fragwürdig. Indirekte Vergleiche geben Hinweise darauf, dass Natalizumab die jährliche Schubrate deutlicher vermindert als Beta-Interferone und Glatirameracetat (Tramacere et al. 2015). Im indirekten Vergleich zu Fingolimod ergeben sich keine relevanten Unterschiede in Bezug auf die Remissionsfreiheit und die Krankheitsprogression, wenn über 2 Jahre behandelt wird (Tsivgoulis et al. 2016). Da Head-to-Head-Studien leider noch immer fehlen, können derzeit aber keine zuverlässigen Aussagen zur relativen Wirksamkeit von Natalizumab im Vergleich zu anderen Arzneistoffen zur Behandlung der multiplen Sklerose getroffen werden. Das unter Natalizumab erhöhte Risiko für eine durch das JC-Virus bedingte PML steigt mit der Behandlungsdauer, bei immunsupprimierender Vortherapie sowie positivem JC-Virus-Antikörper-Status und wird in der Fachinformation mit einer Häufigkeit von 1–10 von 1.000 angegeben. Durch eine Begrenzung der Behandlungszeit auf 2 Jahre und die Berücksichtigung des JC-Antikörperstatus des Patienten wird versucht, das Risiko der PML zu reduzieren (Bloomgren et al. 2012; Chan und Gold 2014). Einige Studien geben aber Hinweise darauf, dass die Inzidenz der PML bei Natalizumab-behandelten Patienten auch durch eine entsprechende Risikostratifizierung nicht sicher gesenkt werden kann (Cutter und Stüve 2014). Der für die Risikobewertung zuständige Ausschuss der europäischen Zulassungsbehörde (PRAC) hat daher weitere Maßnahmen zur Risikominderung eines Natalizumab-Einsatzes beschlossen. Hierzu zählen unter anderem die Durchführung einer aktuellen MRT-Untersuchung und eines JC-Virus-Antikörpertestes vor Behandlungsbeginn. Für Patienten mit einem höheren PML-Risiko werden regelmäßige, etwa alle 3 bis 6 Monate stattfindende MRT-Untersuchungen zur möglichst frühzeitigen PML-Diagnose und Verbesserung der Überlebensraten der Betroffenen empfohlen (European Medicines Agency 2016). In einer aktuellen Übersichtsarbeit werden therapeutische Strategien für Patienten mit hohem PML-Risiko aufgezeigt, insbesondere intensives Monitoring, größeres Dosierungsintervall oder Wechsel zu einer alternativen Therapie (Sellner und Rommer 2019). Mehrere jüngere Studien zu extendierten Dosierungsintervallen (ca. alle 6 Wochen statt alle 4 Wochen) deuten darauf hin, dass längere Zeitabstände ohne Wirkungsverlust auf Klinik und MRT möglich sind (Foley et al. 2022; Chisari et al. 2020; Zhovtis Ryerson et al. 2022). Allerdings sind längere Nachbeobachtungen erforderlich, um einen klaren Effekt der selteneren Gabe auf das PML-Risiko abschätzen zu können. Auch die Verordnungen von Natalizumab sind rückläufig.

23.1.6 Ocrelizumab

Ocrelizumab ist ein monoklonaler Antikörper gegen CD20 und bewirkt eine Depletion von CD20-positiven B Zellen. Die Zulassung für die Therapie der MS erfolgte 2018 für die Behandlung der aktiven schubförmigen MS (RMS) sowie der frühen (je nach Behinderungsgrad 10 bzw. 15 Jahre Erkrankungsdauer) aktiven primär progredienten MS (PPMS). Damit ist Ocrelizumab das erste Immuntherapeutikum mit Zulassung für die PPMS. Dabei ist die klinische Aktivität durch klinische Schübe sowie Behinderungsprogression charakterisiert und die MRT-Aktivität durch Zunahme von T2-hyperintensen Läsionen oder Kontrastmittel-aufnehmenden Läsionen definiert. Die Gabe erfolgt i. v. mit je 300 mg im Abstand von 2 Wochen und dann Einmalgabe von 600 mg alle 6 Monate. Neben Infusionsreaktionen ist der Abfall der Immunglobuline im Langzeitverlauf (IgM > IgG) derzeit noch unklar; nach den Erfahrungen mit dem älteren anti-CD20 Antikörper Rituximab ist hier aber sicherlich erhöhte Wachsamkeit geboten (Perriguey et al. 2021). In den Zulassungsstudien zur schubförmigen MS war Ocrelizumab Interferon beta-1a in Bezug auf Schubrate und Behinderungsprogression ebenso wie in den MRT-Parametern überlegen (Hauser et al. 2017), so dass Ocrelizumab überwiegend als Eskalationstherapeutikum bzw. bei hochaktiver MS eingesetzt wird (Rowles et al. 2022). Die Zulassungsstudie für die PPMS wurde die Behinderungsprogression im Vergleich zu Placebo leicht verzögert (Montalban et al. 2017). 2020 kam es zu einem nochmaligen starken

Anstieg des Einsatzes, was einerseits mit der neuen Zulassung und der zunehmenden Erfahrung der Neurologen zusammenhängt, aber auch mit positiven Erfahrungen mit anderen anti-CD20 Antikörpern wie Rituximab, vor allem aus Schweden, wo dieser Arzneistoff sehr breit trotz formaler „off-label" Situation mit gutem klinischen Erfolg eingesetzt wird (Granqvist et al. 2018). Auch wird Ocrelizumab als Alternative zu Natalizumab bei Patienten mit hohem PML-Risiko angesehen. Schließlich ist es bislang auch der einzige Arzneistoff, welcher für die PPMS zugelassen ist. Allerdings zeigen auch hier Subgruppenanalysen der Zulassungsstudien, dass nur ein kleiner Teil der PPMS-Patienten (mit Kontrastmittel-aufnehmenden Läsionen im MRT, Alter unter 45–50 Jahren) von dieser Therapie profitiert. Ein weiterer Grund für die zunehmende Verordnung von Ocrelizumab könnten zahlreiche publizierte Arbeiten zur Rolle der B-Zellen in der MS-Pathogenese sein, die teilweise auch auf Kongressen und Fortbildungsveranstaltungen vorgestellt wurden (Roodselaar et al. 2021; Cencioni et al. 2021). Entgegen dem Trend für die meisten anderen Immunmodulatoren stiegen die Verordnungszahlen für Ocrelizumab 2024 deutlich an. Ein möglicher Grund hierfür könnte sein, dass sich das Konzept der Frühtherapie mit höher wirksamen Präparaten („early intensive immunotherapy", s. o.) langsam bei den Behandlern durchzusetzen scheint (Papukchieva et al. 2024).

23.1.7 Cladribin

Cladribin wurde 2017 für die hochaktive schubförmige MS zugelassen. Cladribin ist ein Nukleosid-Analogon des Desoxyadenosins, welches intrazellulär zu 2-Chlordesoxyadenosin-5′-triphosphat (Cd-ATP) phosphoryliert wird. Eine hohe Expression der entsprechenden Kinasen in Lymphozyten führt zu einer Anreicherung von Cd-ATP in diesen Zellen, die dann apoptotisch werden. Der biologische Effekt ist lange andauernd, so dass die Einnahme von Cladribin in Tablettenform im ersten Jahr nur 2 × 5 Tage im Abstand von einem Monat beträgt. Der Effekt auf die entzündliche Aktivität im MRT scheint sehr früh einzusetzen (De Stefano et al. 2022). Die Dosierung ist körpergewichtsadaptiert. Im 2. Behandlungsjahr erfolgt dann eine identische Behandlung. Eine weitere Behandlung ist zunächst für weitere 2 Jahre nicht vorgesehen. Erste Erfahrungen aus der Praxis zeigen, dass ca. ein Drittel der Patienten in diesem Zeitraum nicht stabil ist und auf eine andere Therapie umgestellt wird (Signori et al. 2020). Die wichtigste unerwünschte Wirkung ist die Lymphopenie, die den Wirkmechanismus darstellt. Die Verordnungen von Cladribin haben 2024 weiter zugenommen. Obwohl klare Evidenz noch fehlt, könnte die Vorstellung, dass Cladribin möglicherweise mit einem geringeren Risiko für eine COVID-19 Erkrankung und für einen schwereren Verlauf assoziiert ist als andere Therapeutika der Wirksamkeitskategorien 2 und 3 wie etwa anti-CD20 basierte Präparate, zum Anstieg der Verordnungszahlen beigetragen haben. Ganz aktuelle Publikationen aus 2022 scheinen diese Annahme teilweise zu untermauern (Albanese et al. 2022; Iaffaldano et al. 2022; Simpson-Yap et al. 2022).

23.2 Symptomatische Therapie bei multipler Sklerose

In der symptomatischen Behandlung der multiplen Sklerose werden Muskelrelaxanzien mit unterschiedlichen Wirkungsmechanismen eingesetzt (◘ Tab. 23.2 und 23.3). Sie werden inzwischen fast neunmal häufiger als die spezifischen Immuntherapeutika der multiplen Sklerose verordnet (◘ Tab. 23.1). Das liegt daran, dass die meisten Präparate auch bei anderen Indikationen zur Behandlung von Spastizität und Muskelverspannungen angewendet werden bzw. ein Patient gelegentlich auch mehrere dieser Arzneistoffe gleichzeitig erhält. Lediglich Fampridin und Nabiximols sind ausschließlich für die Behandlung von Patienten mit multipler Sklerose zugelassen. Die symptomatische Therapie Behandlung der Spastik

◘ Tab. 23.2 Verordnungen von Muskelrelaxantien zur Behandlung der multiplen Sklerose 2024. Angegeben sind die 2024 verordneten Tagesdosen, die Änderungen gegenüber 2023 und die mittleren Kosten je DDD 2024

Präparat	Bestandteile	DDD	Änderung	DDD-Nettokosten
		Mio.	%	Euro
Baclofen				
Baclofen-ratiopharm	Baclofen	12,6	(+21,7)	0,59
Baclofen-neuraxpharm	Baclofen	5,7	(−17,0)	0,68
Baclofen AL	Baclofen	0,81	(+109,5)	0,49
Lioresal	Baclofen	0,78	(−1,6)	2,20
		20,0	**(+8,0)**	**0,68**
Botulinumtoxin				
Botox	Botulinumtoxin Typ A	70,7	(+11,4)	1,23
Dysport	Botulinumtoxin Typ A	41,3	(+10,1)	0,92
Xeomin	Botulinumtoxin Typ A	38,4	(+7,6)	1,13
		150,5	**(+10,1)**	**1,12**
Tizanidin				
Tizanidin TEVA	Tizanidin	5,4	(−5,1)	0,81
Sirdalud	Tizanidin	2,0	(+47,1)	0,64
		7,4	**(+5,1)**	**0,77**
Weitere Medikamente				
Sativex	Nabiximols	2,6	(+8,2)	8,88
Fampridin AL	Fampridin	1,6	(+524,1)	4,74
Fampyra	Fampridin	1,3	(−59,7)	7,01
Fampridin beta	Fampridin	1,2	(+128,6)	4,80
Dantamacrin	Dantrolen	0,62	(−1,2)	2,04
		7,3	**(+2,3)**	**6,43**
Summe		**185,2**	**(+9,3)**	**1,27**

erfordert vor allem eine konsequente Physiotherapie und nur bei nicht ausreichender Wirkung eine zusätzliche Arzneitherapie mit gut untersuchten Arzneistoffen (Übersicht bei Henze et al. 2017).

23.2.1 Fampridin

Fampridin ist als Rezepturarzneistoff eine seit 30 Jahren eingesetzte Option zur symptomatischen Behandlung der multiplen Sklerose. Es wirkt als Kaliumkanalblocker. Man nimmt an, dass auf diesem Weg die Impulsübertragung entlang der geschädigten Nerven erleichtert wird. In zwei Phase-III-Studien verbesserte

◨ Tab. 23.3 Verordnungen von weiteren Muskelrelaxantien 2024. Angegeben sind die 2024 verordneten Tagesdosen, die Änderungen gegenüber 2023 und die mittleren Kosten je DDD 2024

Präparat	Bestandteile	DDD	Änderung	DDD-Nettokosten
		Mio.	%	Euro
Methocarbamol				
Methocarbamol AL	Methocarbamol	15,0	(+210,8)	1,67
Ortoton	Methocarbamol	11,0	(−41,1)	1,87
Methocarbamol-neuraxpharm	Methocarbamol	2,9	(−4,4)	2,00
Methocarbamol Aristo	Methocarbamol	1,7	(−38,1)	2,07
Methocarbamol STADA	Methocarbamol	0,68	(+313,6)	1,73
		31,3	**(+6,2)**	**1,80**
Tolperison				
Tolperison HCL dura	Tolperison	3,1	(+50,8)	1,05
Tolperisonhydrochlorid AL	Tolperison	0,87	(−25,4)	1,11
Tolperison HCL STADA	Tolperison	0,62	(−59,5)	1,07
		4,6	**(−3,5)**	**1,06**
Andere Muskelrelaxantien				
Limptar N	Chininsulfat	29,1	(+8,9)	0,56
Myditin	Pridinol	9,0	(+24,3)	2,65
Myopridin	Pridinol	4,4	(+25,5)	2,44
Norflex	Orphenadrin	0,64	(−4,1)	1,05
		43,2	**(+13,1)**	**1,19**
Summe		**79,1**	**(+9,2)**	**1,42**

Fampridin die Gehzeit einer normierten Gehstrecke von 7,5 Metern im Vergleich zu Placebo signifikant, allerdings um weniger als eine Sekunde (10,8 versus 11,6 s bzw. 10,2 versus 10,5 s; Goodman et al. 2009, 2010). Auch eine Untersuchung an rund 130 Patienten gibt Hinweise auf eine Beschwerdebesserung unter Fampridin im Vergleich zu einer Scheinbehandlung (Hupperts et al. 2016). Eine aktuelle Übersichtsarbeit ergab nur eine begrenzte Evidenz für eine Verbesserung der Gehfähigkeit durch Fampridin. Die Patientenrelevanz dieser Ergebnisse ist nicht geklärt und die Responderrate lag im Schnitt unter 40 % (Behm und Morgan 2018), so dass bei jedem Patienten das individuelle Ansprechen einer zweiwöchigen Therapie Ausschlag über die weitere Therapie geben sollte. Die frühe Nutzenbewertung ergab wegen nicht ausreichender Studiendaten keinen Beleg für einen Zusatznutzen von Fampridin im Vergleich zur zweckmäßigen Vergleichstherapie (Krankengymnastik; Bundesministerium für Gesundheit 2012b). Auch die Verträglichkeit des Kaliumkanalblockers bei Daueranwendung ist noch nicht zufriedenstellend abschätzbar. Insbesondere erfordert sein epileptogenes Potential eine weitere sorgfältige Beobachtung (European Medicines

Agency 2011). In einer neueren Übersichtsarbeit werden die therapeutischen Möglichkeiten und Limitationen von Fampridin kritisch diskutiert (Albrecht et al. 2018). Unverständlich ist daher der Verordnungsanstieg um 24 % bei Frampridin. Bei einem erheblichen Teil der Patienten wird hier mutmaßlich am ehesten ein Placeboeffekt therapeutisch genutzt.

23.2.2 Nabiximols

Nabiximols ist ein Extrakt aus Cannabis sativa (*Sativex*), der auf ein Gemisch aus Delta-9-Tetrahydrocannabinol und Cannabidiol standardisiert ist. Das Präparat verzeichnete 2022 gegenüber dem Vorjahr einen leichten Verordnungsrückgang (◘ Tab. 23.2). Nabiximols kann als Zusatztherapeutikum im Rahmen eines Therapieversuchs zur Symptomverbesserung bei Patienten mit mäßiger bis schwerer Spastik aufgrund einer multiplen Sklerose angewendet werden, die auf therapeutische Alternativen nicht ausreichend angesprochen haben. Das Spray unterliegt der Betäubungsmittelverschreibungsverordnung. Gemäß Fachinformation sollte die Behandlung nach einem vierwöchigen Anfangstherapieversuch beendet werden, wenn keine klinisch erhebliche Verbesserung der Symptome beobachtet wird. Die therapeutische Wirksamkeit des Cannabisextrakts war lange Zeit umstritten. Etwa 40 von 100 Patienten sprechen danach auf die Therapie mit Nabiximols an (Deutsche Gesellschaft für Neurologie 2023). Für das zugelassene Indikationsgebiet liegt eine Studie an 572 Patienten vor (Novotna et al. 2011). Von diesen wurden 241 Personen nach Anfangsbehandlung mit *Sativex* zusätzlich zur bestehenden Vortherapie als Responder randomisiert, von denen 74 % auch nach weiteren 12 Behandlungswochen mit *Sativex* noch eine deutliche Verbesserung der Spastik verspürten im Vergleich zu 51 % unter Placebo. Aus den Studienangaben geht nicht hervor, wie hoch der Anteil der Patienten lag, die im Vorfeld eine individuell optimierte muskelrelaxierende Behandlung erhalten hatten. Die frühe Nutzenbe-

wertung ergab daher für *Sativex* lediglich einen Anhaltspunkt für einen geringen Zusatznutzen (Bundesministerium für Gesundheit 2012a). Neuere Reviews beschreiben die widersprüchlichen Ergebnisse zum Einsatz von Cannabinoiden bei Patienten mit multipler Sklerose und fordern weitere qualitative hochwertige Studien, um den therapeutischen Stellenwert besser einschätzen zu können (Behm und Morgan 2018; Herzog et al. 2018).

Da die Cannabis-Inhaltsstoffe psychotrope Wirkungen haben, darf *Sativex* nicht bei Patienten mit einer Disposition für Schizophrenie, andere Psychosen oder Persönlichkeitsstörungen angewendet werden. Leider haben die Nabiximols-Verordnungen 2024 um 8,2 % zugenommen. Möglicherweise tragen dazu unkritisch positive Darstellungen auf Social Media mit bei. Bei den unerwünschten Wirkungen von Cannabisprodukten stehen Schwindel, Müdigkeit, Gleichgewichts- und Gedächtnisstörungen im Vordergrund, aber auch gastrointestinale Nebenwirkungen wie schmerzhafte Mundschleimhaut, Übelkeit und Diarrhö können vorkommen.

23.2.3 Botulinumtoxin

Gemessen an den verordneten Tagesdosen steht das parenteral verabreichte Botulinumtoxin Typ A an der Spitze aller Muskelrelaxanzien (◘ Tab. 23.2). Die Verordnungen haben im Jahr 2023 wie schon im Vorjahr sehr deutlich zugenommen. Botulinumtoxin Typ A verhindert die periphere Acetylcholinfreisetzung an den präsynaptischen Nervenendigungen und führt damit zu einer langandauernden Hemmung der neuromuskulären Übertragung, was bei regional begrenzter Anwendung eine länger andauernde Wirkung garantiert (Übersicht bei Jankovic 2017). Botulinumtoxin wird für die Behandlung zahlreicher neurologischer Störungen mit spastisch gestörter Muskelkontraktion eingesetzt (fokale Spastizität bei infantiler Zerebralparese und Schlaganfallpatienten, Blepharospasmus, hemifazialer Spasmus, zervikale Dystonie), aber auch für die Behandlung der chronischen Migräne und von Blasenfunktionsstörungen (idiopathische überaktive Blase, neurogene Detrusorhyperaktivität). Als einziges der drei gelisteten Botulinumtoxinpräparate ist *Botox* speziell bei Harninkontinenz mit neurogener Detrusorhyperaktivität infolge multipler Sklerose zugelassen. Nach einem Cochrane-Review ist Botulinumtoxin eine wirksame Therapie für refraktäre Symptome der überaktiven Blase, wenn auch relativ wenig kontrollierte Daten im Vergleich mit anderen Interventionen vorliegen (Duthie et al. 2011). Insbesondere zur Langzeitanwendung und in Bezug auf die Therapiesicherheit werden von den Autoren noch valide kontrollierte Untersuchungen gefordert. Vor der ersten Gabe von Botulinumtoxin sollten die Patienten in der sicheren Selbstkatheterisierung geschult sein, da unter der Medikation das Risiko für Restharn und Harnverhalt steigt (Schurch und Carda 2014). Die Verordnungen von Botulinumtoxin haben 2024 deutlich zugenommen, möglicherweise als Folge der Empfehlung zum Einsatz in den Leitlinien der Deutschen Gesellschaft für Neurologie (Deutsche Gesellschaft für Neurologie 2023).

23.2.4 Baclofen

Baclofen ist zur Behandlung der Spastizität der Skelettmuskulatur bei multipler Sklerose und weiteren neurologischen Krankheiten zugelassen. Die Verordnungszahlen sind 2022 leicht gesunken. Innerhalb der einzelnen Präparate hat es massive Umschichtungen gegeben, wahrscheinlich unmittelbare Folge der viele Indikationsklassen betreffenden Lieferengpässen von Arzneimitteln. Das zentralwirksame GABA-Derivat vermindert den Tonus der Skelettmuskulatur durch Veränderung der neuronalen Übertragungsraten in den absteigenden und segmental-spinalen, polysynaptischen Neuronensystemen. Typische Nebenwirkung ist die Sedierung, was vor allem den Einsatz bei berufstätigen Personen einschränkt. Klinische Studien zeigen eine Verbesserung der Symptomatik gegenüber Placebo. Insbe-

sondere weil direkte Vergleichsstudien zu anderen Myotonolytika fehlen, ist die Beleglage aber verbesserungsbedürftig (Shakespeare et al. 2003; Otero-Romero et al. 2016). Die Verordnungszahlen für Baclofen haben 2024 um 8 % zugenommen, möglicherweise als Folge der Empfehlung zum Einsatz in den Leitlinien der Deutschen Gesellschaft für Neurologie (Deutsche Gesellschaft für Neurologie 2023).

23.2.5 Tizanidin

Tizanidin ist wie Clonidin ein α_2-Adrenozeptoragonist, der sedierende und hypotensive unerwünschte Wirkungen hat. Die Verordnungszahlen haben 2023 leicht abgenommen. In mehreren placebokontrollierten Studien zeigte Tizanidin eine muskelrelaxierende Wirksamkeit bei Patienten mit multipler Sklerose und Rückenmarksverletzungen (Übersicht bei Malanga et al. 2008). Es gilt daher als sinnvolle Alternative zu Baclofen bei Patienten mit spinal bedingter Spastizität (Chou et al. 2004; Otero-Romero et al. 2016). Die Verordnungszahlen für Tizanidin haben 2024 um 5 % zugenommen, möglicherweise als Folge der Empfehlung zum Einsatz in den Leitlinien der Deutschen Gesellschaft für Neurologie (Deutsche Gesellschaft für Neurologie 2023).

23.2.6 Andere Muskelrelaxanzien

Weitere Muskelrelaxanzien sind nicht explizit für die Behandlung der multiplen Sklerose zugelassen, werden aber zumindest teilweise in einer Leitlinie für diese Indikation genannt (Deutsche Gesellschaft für Neurologie 2023). Bei all diesen Wirkstoffen ist die Beleglage unzureichend. In einer neueren Übersichtsarbeit zur Behandlung der Spastik bei multipler Sklerose werden sie nicht mehr erwähnt (Henze et al. 2017). Hinzugekommen bei Tolperison sind Sicherheitsrisiken, die bereits früher beschrieben wurden (vgl. Kapitel Muskelrelaxanzien, Arzneiverordnungs-Report 2013).

Methocarbamol ist ein zentral wirkendes Myotonolytikum mit sedierenden und anxiolytischen Eigenschaften, das zur symptomatischen Behandlung schmerzhafter Muskelverspannungen zugelassen ist. Trotz häufiger und weiter steigender Verordnung (◘ Tab. 23.3) sind die Nutzenbelege für Methocarbamol bei Muskelverspannungen im Vergleich zu Placebo inkonsistent und es fehlen Vergleiche mit Standardtherapeutika (Chou et al. 2004). In einer aktuellen randomisierten Untersuchung zur akuten Beschwerdelinderung bei nichttraumatischer und nicht-radikulärer Lumbalgie hat die kombinierte Anwendung von Naproxen mit einem Muskelrelaxans (Methocarbamol oder Orphenadrin) keinen Zusatznutzen gegenüber der alleinigen Gabe des Cyclooxygenase-Inhibitors (Friedman et al. 2018). Hinzu kommen insbesondere bei älteren Menschen Verträglichkeitsprobleme mit einem erhöhten Unfallrisiko aufgrund von Müdigkeit und Verwirrtheit (Spence et al. 2013). Umso weniger verständlich ist die erneute deutliche Zunahme der Verschreibungen im Vergleich zum Vorjahr. In diesem Fall werden die Prinzipien der evidenzbasierten Medizin in der Praxis leider nicht umgesetzt, trotz wiederholter kritischer Darstellung im AVR. Offenbar werden vermehrt unwirksame (aber deutlich billigere) Muskelrelaxantien zu Lasten wirksamer Immuntherapeutika verschrieben.

Tolperison wird seit über 50 Jahren als zentralwirkendes Myotonolytikum angewendet, wurde aber nur in wenigen placebokontrollierten Studien untersucht (Übersicht bei Quasthoff et al. 2008). Nach zahlreichen Berichten über schwere allergische Reaktionen wurde Tolperison einer Neubewertung unterzogen, die nur bei neurologischen Krankheiten mit Spastizität eine moderate Verbesserung der Spastik durch Tolperison im Vergleich mit Placebo (32 % versus 14 %) ergab (European Medicines Agency 2013). Als Konsequenz dieses Verfahrens wurde die bis dahin breite Zulassung von Tolperison (schmerzhafte Muskelverspannungen, insbesondere als Folge von Erkrankungen der Wirbelsäule und der achsennahen Gelenke) auf die symptomatische Behandlung der Spastizität nach einem Schlaganfall eingeschränkt (European Medicines Agency 2013). Nach einem Cochrane-Review zeigte Tolperison auch bei dieser Indikation ein erhöhtes Risiko für unerwünschte Wirkungen (Lindsay et al. 2016). Im Vergleich zum Vorjahr gingen die Verordnungen 2024 deutlich zurück (◘ Tab. 23.3). Dieser Trend ist positiv zu bewerten.

Chininsulfat (*Limptar N*) ist zur Therapie und Prophylaxe nächtlicher Wadenkrämpfe zugelassen, wenn diese sehr häufig auftreten und mit besonders schmerzhaft sind. Nach einem Cochrane-Review über 23 Studien mit 1.586 Teilnehmern senkte Chinin im Vergleich zu Placebo die Anzahl der Krämpfe über zwei Wochen um 28 % und die Intensität der Krämpfe um 10 % (El-Tawil et al. 2015). Das Präparat ist ein preisgünstiges Muskelrelaxans, das 2024 weiter zunehmend verordnet wurde (◘ Tab. 23.3). Dies ist in Anbetracht der potenziell schwerwiegenden unerwünschten Wirkungen bei moderater Wirkung nicht nachvollziehbar. Die 2015 erfolgte Unterstellung unter die Verschreibungspflicht geht auf ein Stufenplanverfahren der deutschen Zulassungsbehörde zur Abwehr von Arzneimittelgefahren zurück (Bundesinstitut für Arzneimittel und Medizinprodukte 2015). Unter der Einnahme von Chininsulfat treten in seltenen Fällen schwerwiegende Nebenwirkungen wie Thrombozytopenien, Herzrhythmusstörungen, schwere Hautreaktionen wie Stevens-Johnson-Syndrom sowie Sehstörungen und Tinnitus auf.

Das seit Anfang der 1960er-Jahre im Handel befindliche Orphenadrin ist ein zentral wirkender Muscarinrezeptorantagonist. Es besitzt oral wie auch parenteral bei Erwachsenen eine Zulassung zur Behandlung schmerzhafter Muskelverspannungen. Die therapeutische Wirksamkeit von Orphenadrin ist nur unzureichend belegt (Chou et al. 2004). Nach einer aktuellen randomisierten Untersuchung kann auch die kombinierte Anwendung mit einem peripher wirkenden Analgetikum die Beschwerden bei akuten Kreuzschmerzen nicht besser lindern als die alleinige Anwendung des Schmerzmittels (Friedman et al. 2018). Als Nebenwirkungsprofil werden mit Müdigkeit, Beeinträchtigung des Denkvermögens, Mund- und Augentrockenheit und Harnverhalt für Orphenadrin typische antimuscarinerge Störwirkungen beschrieben. Die Verordnungszahlen von Orphenadrin sind rückläufig.

Vom Mechanismus her ähnlich einzuordnen wie Orphenadrin ist Pridinol, das seit 1960 als Muskelrelaxans (*Lyseen-Hommel, Parks 12, Myoson*) angewendet wurde. Schon bei der Markteinführung von *Myoson* lagen nach einer Medline-Recherche keine kontrollierten Studien für die beanspruchten Indikationen vor (Arzneiverordnungs-Report 2000, Kap. 39 Muskelrelaxantien). Als fiktiv zugelassenes Arzneimittel war es nicht erstattungsfähig und verschwand nach jahrelangen Verordnungsrückgängen schließlich vom Markt. Im Dezember 2017 wurde Pridinol unter einem neuen Handelsnamen (*Myopridin*) für mehrere Indikationen (zentrale und periphere Muskelspasmen, Lumbalgie, Torticollis, allgemeine Muskelschmerzen) zugelassen. Allerdings gibt es keine Peer-begutachten klinischen Studien über Pridinol. Die erneut stark ansteigenden Verordnungszahlen von Pridinol, die pharmakotherapeutisch nicht gerechtfertigt sind, sind die Folge von effektivem Marketing (Arznei-Telegramm 2020). Außerdem sind die hohen DDD-Kosten von Pridinol im Vergleich zu anderen Muskelrelaxantien nicht nachvollziehbar.

Literatur

Albanese A, Sormani MP, Gattorno G, Schiavetti I (2022) Covid-19 severity among patients with multiple sclerosis treated with cladribine: a systematic review and meta-analysis. Mult Scler Relat Disord 68:104156

Albrecht P, Bjorna IK, Brassat D, Farrell R, Feys P, Hobart J, Hupperts R, Linnebank M, Magdic J, Oreja-Guevara C, Pozzilli C, Salgado AV, Ziemssen T (2018) Prolonged-release fampridine in multiple sclerosis: clinical data and real-world experience. Report of an expert meeting. Ther Adv Neurol Disord 11:1756286418803248

Arznei-Telegramm (2020) Pridinol (Myofortin, Myditin): Werbung Ja – Daten Nein. Arznei Telegr 51:6–7

Arzneimittelkommission der deutschen Ärzteschaft (2009) Progressive multifokale Leukenzephalopathie (PML) unter Behandlung einer multiplen Sklerose mit Natalizumab (Tysabri). Dtsch Arztebl 106:A2208

Behm K, Morgan P (2018) The effect of symptom-controlling medication on gait outcomes in people with multiple sclerosis: a systematic review. Disabil Rehabil 40:1733–1744

Berger JR (2017) Classifying PML risk with disease modifying therapies. Mult Scler Relat Disord 2:59–63

Bernard-Valnet R, Moisset X, Maubeuge N, Lefebrve M, Ouallet JC, Roumier M, Lebrun-Frenay C, Ciron J, Biotti D, Clavelou P, Godeau B, Du Pasquier RA, Martin-Blondel G (2021) CCR5 blockade in inflammatory PML and PML-IRIS associated with chronic inflammatory diseases' treatments. Neurol Neuroimmunol Neuroinflamm 9:e1097

Bezukladova S, Tuisku J, Matilainen M et al (2020) Insights into disseminated MS brain pathology with multimodal diffusion tensor and PET imaging. Neurol Neuroimmunol Neuroinflamm 7:e691

Bloomgren G, Richman S, Hotermans C, Subramanyam M, Goelz S, Natarajan A, Lee S, Plavina T, Scanlon JV, Sandrock A, Bozic C (2012) Risk of natalizumab-associated progressive multifocal leukoencephalopathy. N Engl J Med 366:1870–1880

Borisow N, Döring A, Pfueller CF, Paul F, Dörr J, Hellwig K (2012) Expert recommendations to personalization of medical approaches in treatment of multiple sclerosis: an overview of family planning and pregnancy. EPMA J 3:9

Brown JWL, Coles A, Horakova D, Havrdova E, Izquierdo G, Prat A, Girard M, Duquette P, Trojano M, Lugaresi A, Bergamaschi R, Grammond P, Alroughani R, Hupperts R, McCombe P, Van Pesch V, Sola P, Ferraro D, Grand'Maison F, Terzi M, Lechner-Scott J, Flechter S, Slee M, Shaygannejad V, Pucci E, Granella F, Jokubaitis V, Willis M, Rice C, Scolding N, Wilkins A, Pearson OR, Ziemssen T, Hutchinson M, Harding K, Jones J, McGuigan C, Butzkueven H, Kalincik T, Robertson N, MSBase Study Group (2019) Association of initial disease-modifying therapy with later conversion to secondary progressive multiple sclerosis. JAMA 321:175–187

Bundesinstitut für Arzneimittel und Medizinprodukte (2015) Abwehr von Gefahren durch Arzneimittel; Stufe II Limptar N (Wirkstoff Chininsulfat). http://www.bfarm.de

Bundesministerium für Gesundheit (2012a) Bekanntmachung eines Beschlusses des Gemeinsamen Bundesausschusses über eine Änderung der Arzneimittel-Richtlinie (AM-RL) (Anlage XII – Beschlüsse über die Nutzenbewertung von Arzneimitteln mit neuen Wirkstoffen nach § 35a des Fünften Buches Sozialgesetzbuch (SGB V) – Extrakt aus Cannabis Sativa (Wirkstoffkombination Delta-9-Tetrahydrocannabinol und Cannabidiol) vom 21. Juni 2012 veröffentlicht Mittwoch, 11. Juli 2012, BAnz AT 11. Juli 2012 B2)

Bundesministerium für Gesundheit (2012b) Bekanntmachung eines Beschlusses des Gemeinsamen Bundesausschusses über eine Änderung der Arzneimittel-Richtlinie (AM-RL) (Anlage XII – Beschlüsse über die Nutzenbewertung von Arzneimitteln mit neuen Wirkstoffen nach § 35a des Fünften Buches Sozialgesetzbuch (SGB V) Fampridin vom 2. August 2012 veröffentlicht am Dienstag, 21. August 2012, BAnz AT 21. Aug. 2012 B3)

Cencioni MT, Mattoscio M, Magliozzi R, Bar-Or A, Muraro PA (2021) B cells in multiple sclerosis – from targeted depletion to immune reconstitution therapies. Nat Rev Neurol 17:399–414

Chan A, Gold R (2014) Anti-Jc virus antibody testing for natalizumab-induced progressive multifocal leukooencephalopathy: where are we and where should we go? Multiple Scler J 20:771–772

Chen H, Assmann JC, Krenz A, Rahman M, Grimm M, Karsten CM, Köhl J, Offermanns S, Wettschureck N, Schwaninger M (2014) Hydroxycarboxylic acid receptor 2 mediates dimethyl fumarate's protective effect in EAE. J Clin Invest 124:2188–2192

Chisari CG, Grimaldi LM, Salemi G, Ragonese P, Iaffaldano P, Bonavita S, Sparaco M, Rovaris M, D'Arma A, Lugaresi A, Ferro MT, Grossi P, Di Sapio A, Cocco E, Granella F, Curti E, Lepore V, Trojano M, Patti F, Italian MS Register Study Group (2020) Clinical effectiveness of different natalizumab interval dosing schedules in a large Italian population of patients with multiple sclerosis. J Neurol Neurosurg Psychiatry 91:1297–1303

Chou R, Peterson K, Helfand M (2004) Comparative efficacy and safety of skeletal muscle relaxants for spasticity and musculoskeletal conditions: a systematic review. J Pain Symptom Manag 28:140–175

Cutter GR, Stüve O (2014) Does risk stratification decrease the risk of natalizumab-associated PML? Where is the evidence? Mult Scler 20:1304–1305

De Stefano N, Barkhof F, Montalban X, Achiron A, Derfuss T, Chan A, Hodgkinson S, Prat A, Leocani L, Schmierer K, Sellebjerg F, Vermersch P, Wiendl H, Keller B, Roy S, MAGNIFY-MS Study Group (2022) Neurol Neuroimmunol Neuroinflamm 9:e1187

Deutsche Gesellschaft für Neurologie (2023) DGN/KKNMS S2k-Leitlinie „Diagnose und Therapie der Multiplen Sklerose, Neuromyelitis-optica-Spektrum-Erkrankungen und MOG-IgG-assoziierten Erkrankungen"

Duthie JB, Vincent M, Herbison GP, Wilson DI, Wilson D (2011) Botulinum toxin injections for adults with overactive bladder syndrome. Cochrane Database Syst Rev. https://doi.org/10.1002/14651858.CD005493.pub3

El-Tawil S, Al Musa T, Valli H, Lunn MPT, Brassington R, El-Tawil T, Weber M (2015) Quinine for muscle cramps. Cochrane Database Syst Rev. https://doi.org/10.1002/14651858.CD005044.pub3

European Medicines Agency (2011) Assessment report Fampyra (Fampridine) 23. Juni 2011. Procedure no. EMEA/H/C/002097. http://www.ema.europa.eu/docs/en_GB/document_library/EPAR_-_Public_assessment_report/human/002097/WC500109957.pdf

European Medicines Agency (2013) Questions and answers on the review of tolperisone-containing medicines. Outcome of a procedure under Article 31 of Directive 2001/83/EC as amended. https://www.ema.europa.eu/en/medicines/human/referrals/tolperisone

European Medicines Agency (2016) EMA confirms recommendations to minimise risk of brain infection PML with Tysabri. More frequent MRI scans should be considered for patients at higher risk. 25/04/ 2016 EMA/266665/201

Fissolo N, Pignolet B, Rio J, Vermersch P, Ruet A, deSeze J, Labauge P, Vukusic S, Papeix C, Martinez-Almonya L, Tourbah A, Clavelou P, Moreau T, Pelletier J, Lebrun-Frenay C, Bourre B, Defer G, Montalban X, Brassat D, Comabella M (2021) Serum neurofilament levels and PML risk in patients with multiple sclerosis treated with natalizumab. Neurol Neuroimmunol Neuroinflamm 8:e1003

Fogarty E, Schmitz S, Tubridy N, Walsh C, Barry M (2016) Comparative efficacy of disease-modifying therapies for patients with relapsing remitting multiple sclerosis: Systematic review and network meta-analysis. Mult Scler Relat Disord 9:23–30

Foley JF, Defer G, Zhovtis Ryerson L, Cohen JA, Arnold DA, Butzkueven H, Cutter G, Giovannoni G, Killestein J, Wiendl H, Smirnakis K, Xiao S, Kong G, Kuhelj R, Campbell N, NOVA study investigators (2022) Comparison of switching to 6-week dosing of natalizumab versus continuing with 4-week dosing in patients with relapsing-remitting multiple sclerosis (NOVA): a randomized, controlled, open-label, phase 3b trial. Lancet Neurol 21:608–619

Friedman BW, Cisewski D, Irizarry E, Davitt M, Solorzano C, Nassery A, Pearlman S, White D, Gallagher EJ (2018) A randomized, double-blind, placebo-controlled trial of naproxen with or without orphenadrine or methocarbamol for acute low back pain. Ann Emerg Med 71:348–356.e5

Gehr S, Kaiser T, Kreutz R, Ludwig W-D, Paul F (2019) Suggestions for improving the design of clinical trials in multiple sclerosis – results of a systematic analysis of completed phase III trials. EPMA J 10:425–436

Goodman AD, Brown TR, Krupp LB, Schapiro RT, Schwid SR, Cohen R, Marinucci LN, Blight AR, Fampridine MS-F203 Investigators (2009) Sustained-release oral fampridine in multiple sclerosis: a randomised, double-blind, controlled trial. Lancet 373:732–738

Goodman AD, Brown TR, Edwards KR, Krupp LB, Schapiro RT, Cohen R, Marinucci LN, Blight AR, MSF204 Investigators (2010) A phase 3 trial of extended release oral dalfampridine in multiple sclerosis. Ann Neurol 68:494–502

Granqvist M, Boremalm M, Poorghobad A, Svennigsson A, Salzer J, Frisell T, Piehl F (2018) Comparative effectiveness of rituximab and other initial treatment choices for multiple sclerosis. JAMA Neurol 75:320–327

Graves JS, Oertel FC, van der Walt A et al (2021) Leveraging visual outcome measures to advance therapy development in neuroimmunologic disorders. Neurol Neuroimmunol Neuroinflamm 9:e1126

Hauser SL, Bar-Or A, Comi G, Giovannoni G, Hartung HP, Hemmer B, Lublin F, Montalban X, Rammohan KW, Selmaj K, Traboulsee A, Wolinsky JS, Arnold DL, Klingelschmitt G, Masterman D, Fontoura P, Belachew S, Chin P, Mairon N, Garren H, Kappos L, OPERA I and OPERA II Clinical Investigators (2017) Ocrelizumab versus interferon beta-1a in relapsing multiple sclerosis. New Engl J Med 376:221–234

He D, Zhang C, Zhao X, Zhang Y, Dai Q, Li Y, Chu L (2016) Teriflunomide for multiple sclerosis. Cochrane Database Syst Rev. https://doi.org/10.1002/14651858.CD009882.pub3 (https://www.dmsg.de/fileadmin/public/DMSG/Dokumente/MS_Therapie/Patientenleitlinienreport_MS_DGN_2021.pdf)

Henze T, Feneberg W, Flachenecker P, Seidel D, Albrecht H, Starck M, Meuth SG (2017) Neues zur symptomatischen MS-Therapie: Teil 2 – Gangstörung und Spastik. Nervenarzt 88:1428–1434

Herzog S, Shanahan M, Grimison P, Tran A, Wong N, Lintzeris N, Simes J, Stockler M, Morton RL (2018) Systematic review of the costs and benefits of prescribed cannabis-based medicines for the management of chronic illness: Lessons from multiple sclerosis. PharmacoEconomics 36:67–78

Huisman E, Papadimitropoulou K, Jarrett J, Bending M, Firth Z, Allen F, Adlard N (2017) Systematic literature review and network meta-analysis in highly active relapsing-remitting multiple sclerosis and rapidly evolving severe multiple sclerosis. BMJ Open 7(3):e013430. https://doi.org/10.1136/bmjopen-2016-013430

Hupperts R, Lycke J, Short C, Gasperini C, McNeill M, Medori R, Tofil-Kaluza A, Hovenden M, Mehta LR, Elkins J (2016) Prolonged-release fampridine and walking and balance in MS: randomised controlled MOBILE trial. Mult Scler 22:212–221

Iaffaldano P, Lucisano G, Manni A, Paolicelli D, Patti F, Capobianco M, Brescia Morra V, Sola P, Pesci I, Lus G, De Luca G, Lugaresi A, Cavalla P, Montepietra S, Maniscalco GT, Granella F, Ragonese P, Vianello M, Brambilla L, Totaro R, Toscano S, Malucchi S, Petracca M, Moiola L, Ferraro D, Lepore V, Mosconi P, Ponzio M, Tedeschi G, Comi G, Battaglia MA, Filippi M, Amato MP, Trojano M, Register IMS (2022) Risk of getting Covid-19 in people with multiple sclerosis: a case-control study. Neurol Neuroimmunol Neuroinflamm 9:e1141

Jankovic J (2017) Botulinum toxin: state of the art. Mov Disord 32:1131–1138

Krieger SC, Cook K, De Nino S, Fletcher M (2016) The topographical model of multiple sclerosis: a dynamic visualization of disease course. Neurol Neuroimmunol Neuroinflamm 3:e279

La Mantia L, Munari LM, Lovati R (2010) Glatiramer acetate for multiple sclerosis. Cochrane Database Syst Rev. https://doi.org/10.1002/14651858.CD004678.pub2

La Mantia L, Vacchi L, Di Pietrantonj C, Ebers G, Rovaris M, Fredrikson S, Filippini G (2012) Interferon beta for secondary progressive multiple sclerosis. Cochrane Database Syst Rev. https://doi.org/10.1002/14651858.CD005181.pub3

La Mantia L, Di Pietrantonj C, Rovaris M, Rigon G, Frau S, Berardo F, Gandini A, Longobardi A, Weinstock-Guttman B, Vaona A (2016) Interferons-beta versus glatiramer acetate for relapsing-remitting multiple sclerosis. Cochrane Database Syst Rev. https://doi.org/10.1002/14651858.CD009333.pub3

Lie AI, Wesnes K, Kvistad SS, Brouwer I, Wergeland S, Trygve H, Midgard R, Bru A, Edland A, Eikeland R, Gosal S, Harbo HF, Kleveland G, Sorenes YS, Oksendal N, Barkhof F, Vrenken H, Myhr KM, Bo L, Torkildsen O (2022) The effect of smoking on long-term gray matter atrophy and clinical disability in patients with relapsing-remitting multiple sclerosis. Neurol Neuroimmunol Neuroinflamm 9:e200008

Lin TY, Vitkova V, Asseyer S, Martorell SI, Motamedi S, Chien C, Ditzhaus M, Papadopoulou A, Benkert P, Kuhle J, Bellmann-Strobl J, Ruprecht K, Paul F, Brandt AU, Zimmermann HG (2021) Increased serum neurofilament light and thin ganglion cell-inner plexiform layer are additive risk factors for disease activity in early multiple sclerosis. Neurol Neuroimmunol Neuroinflamm 8(5):e1051

Lindsay C, Kouzouna A, Simcox C, Pandyan AD (2016) Pharmacological interventions other than botulinum toxin for spasticity after stroke. Cochrane Database Syst Rev. https://doi.org/10.1002/14651858.CD010362.pub2

Lublin FD, Häring DA, Ganjgahi H, Ocampo A, Hatami F, Čuklina J, Aarden P, Dahlke F, Arnold DL, Wiendl H, Chitnis T, Nichols TE, Kieseier BC, Bermel RA (2022) How patients with multiple sclerosis acquire disability. Brain 145(9):3147–3161. https://doi.org/10.1093/brain/awac016

Malanga G, Reiter RD, Garay E (2008) Update on tizanidine for muscle spasticity and emerging indications. Expert Opin Pharmacother 9:2209–2215

23

Martin E, Aigrot MS, Lamari F, Bachelin C, Lubetzki C, Oumesmar BN, Zalc B, Stankoff B (2021) Teriflunomide promotes oligodendroglial 8,9-unsaturated sterol accumulation and CNS remyelination. Neurol Neuroimmunol Neuroinflamm 8:e1091

Miller AE, Wolinsky JS, Kappos L et al (2014) Oral teriflunomide for patients with a first clinical episode suggestive of multiple sclerosis (TOPIC): a randomised, double-blind, placebo-controlled, phase 3 trial. Lancet Neurol 13:977–986

Montalban X, Hauser SL, Kappos L, Arnold DL, Bar-Or A, Comi G, de Seze J, Giovannoni G, Hartung HP, Hemmer B, Lublin F, Rammohan KW, Selmaj K, Traboulsee A, Sauter A, Masterman D, Fontoura P, Belachew S, Garren H, Mairon N, Chin P, Wolinsky JS, ORATORIO Clinical Investigators. (2017) Ocrelizumab versus placebo in primary progressive multiple sclerosis. New Engl J Med 376:209–220

Montalban X, Gold R, Thompson AJ, Otero-Romero S, Amato MP, Chandraratna D, Clanet M, Comi G, Derfuss T, Fazekas F, Hartung HP, Havrdova E, Hemmer B, Kappos L, Liblau R, Lubetzki C, Marcus E, Miller DH, Olsson T, Pilling S, Selmaj K, Siva A, Sorensen PS, Sormani MP, Thalheim C, Wiendl H, Zipp F (2018) ECTRIMS/EAN guideline on the pharmacological treatment of people with multiple sclerosis. Eur J Neurol 25:215–237

Naismith RT, Wundes A, Ziemssen T et al (2020) Diroximel fumarate demonstrates an improved gastrointestinal tolerability profile compared with dimethyl fumarate in patients with relapsing-remitting multiple sclerosis: Results from the randomized, double-blind, phase III EVOLVE-MS-2 study. CNS Drugs 34:185–196

Ng HS, Zhu F, Kingwell E, Yao S, Ekuma O, Evans C, Fisk JD, Marrie RA, Zhao Y, Tremlett H (2022) Disease-modifying drugs for multiple sclerosis and association with survival. Neurol Neuroimmunol Neuroinflamm 9:e200005

Novotna A, Mares J, Ratcliffe S, Novakova I, Vachova M, Zapletalova O, Gasperini C, Pozzilli C, Cefaro L, Comi G, Rossi P, Ambler Z, Stelmasiak Z, Erdmann A, Montalban X, Klimek A, Davies P, Sativex Spasticity Study Group (2011) A randomized, double-blind, placebo-controlled, parallel-group, enriched-design study of nabiximols* (Sativex(®)), as add-on therapy, in subjects with refractory spasticity caused by multiple sclerosis. Eur J Neurol 18:1122–1131

O'Connor P, Comi G, Freedman MS, Miller AE, Kappos L, Bouchard JP, Lebrun-Frenay C, Mares J, Benamor M, Thangavelu K, Liang J, Truffinet P, Lawson VJ, Wolinsky JS, Teriflunomide Multiple Sclerosis Oral (TEMSO) Trial Group and the MRI-AC in Houston (2016) Long-term safety and efficacy of teriflunomide: Nine-year follow-up of the randomized TEMSO study. Baillieres Clin Neurol 86:920–930

Otero-Romero S, Sastre-Garriga J, Comi G, Hartung HP, Soelberg Sørensen P, Thompson AJ, Vermersch P, Gold R, Montalban X (2016) Pharmacological management of spasticity in multiple sclerosis: systematic review and consensus paper. Mult Scler 22:1386–1396

Papukchieva S, Stratil AS, Kahn M, Ness NH, Hollnagel-Schmitz M, Gerencser V, Rustemeier J, Eberl M, Friedrich B, Ziemssen T (2024) Shifting from the treat-to-target to the early highly effective treatment approach with patients in multiple sclerosis – real-world evidence from Germany. Ther Adv Neurol Disord 17:17562864241237857

Pengo M, Miante S, Franciotta S, Ponzano M, Torresin T, Bovis F, Rinaldi F, Perini P, Saiani M, Margoni M, Bertoldo A, Sormani MP, Pilotto E, Midena E, Gallo P, Puthenparampil M (2022) Retina hyperreflecting foci associate with cortical pathology in multiple sclerosis. Neurol Neuroimmunol Neuroinflamm 9:e1180

Perriguey M, Maarouf A, Stellmann JP, Rico A, Boutiere C, Demortiere S, Durozard P, Pelletier J, Audoin B (2021) Hypogammaglobulinemia and infections in patients with multiple sclerosis treated with rituximab. Neurol Neuroimmunol Neuroinflamm 9:e1115

Pitt D, Lo CH, Gauthier SA, Hickman RA, Longbrake E, Airas LM, Mao-Draayer Y, Riley C, De Jager PL, Wesley S, Boster A, Topalli I, Bagnato F, Mansoor M, Stuve S, Kister I, Pelletier D, Sathopoulos P, Dutta R, Lincoln MR (2022) Towards precision phenotyping of multiple sclerosis. Neurol Neuroimmunol Neuroinflamm 9:e200025

Preziosa P, Pagani E, Meani A, Moiola L, Rodegher M, Filippi M, Rocca MA (2022) Slowly expanding lesions predict 9-year multiple sclerosis disease progression. Neurol Neuroimmunol Neuroinflamm 9:e1139

Pucci E, Giuliani G, Solari A, Simi S, Minozzi S, Di Pietrantonj C, Galea I (2011) Natalizumab for relapsing remitting multiple sclerosis. Cochrane Database Syst Rev. https://doi.org/10.1002/14651858

Quasthoff S, Möckel C, Zieglgänsberger W, Schreibmayer W (2008) Tolperisone: a typical representative of a class of centrally acting muscle relaxants with less sedative side effects. CNS Neurol Ther 14:107–119

Reich DS, Lucchinetti CF, Calabresi PA (2018) Multiple sclerosis. N Engl J Med 378:169–180

Rojas JI, Romano M, Ciapponi A, Patrucco L, Cristiano E (2010) Interferon beta for primary progressive multiple sclerosis. Cochrane Database Syst Rev. https://doi.org/10.1002/14651858.CD006643.pub3

Roodselaar J, Zhou Y, Leppert D, Hauser AE, Urich E, Anthony DC (2021) Anti-CD20 disrupts meningeal B-cell aggregates in a model of secondary progressive multiple sclerosis. Neurol Neuroimmunol Neuroinflamm 8:e975

Rowles WM, Hsu WY, McPolin K, Li A, Merrill S, Guo CY, Green AJ, Gelfand JM, Bove RM (2022) Transitioning from S1P receptor modulators to B cell-depleting therapies in multiple sclerosis: clinical, radiographic, and laboratory data. Neurol Neuroimmunol Neuroinflamm 9:e1183

Schurch B, Carda S (2014) OnabotulinumtoxinA and multiple sclerosis. Ann Phys Rehabil Med 57:302–314

Sellner J, Rommer PS (2019) A review of the evidence for a natalizumab exit strategy for patients with multiple sclerosis. Autoimmun Rev 18:255–261

Shakespeare DT, Boggild M, Young C (2003) Antispasticity agents for multiple sclerosis. Cochrane Database Syst Rev. https://doi.org/10.1002/14651858.CD001332

Signori A, Sacca F, Lanzillo R et al (2020) Cladribine vs other drugs in MS: merging randomized trial with real-life data. Neurol Neuroimmunol Neuroinflamm 7:e878

Simpson-Yap S, Pirmani A, Kalincik T, De Brouwer E, Geys L, Parciak T, Helme A, Rijke N, Hillert JA, Moreau Y, Edan G, Sharmin S, Spelman T et al (2022) Updated results of the Covid-19 in MS global data sharing initiative: anti-CD20 and other risk factors associated with Covid-19 severity. Neurol Neuroimmunol Neuroinflamm 9:200021

Spelman T, Magyari M, Piehl F, Svenningsson A, Rasmussen PV, Kant M, Sellebjerg F, Joensen H, Hillert J, Lycke J (2021) Treatment escalation vs immediate initiation of highly effective treatment for patients with relapsing-remitting multiple sclerosis: data from 2 different national strategies. JAMA Neurol 78(10):1197–1204. https://doi.org/10.1001/jamaneurol.2021.2738

Spence MM, Shin PJ, Lee EA, Gibbs NE (2013) Risk of injury associated with skeletal muscle relaxant use in older adults. Ann Pharmacother 47:993–998

Tintore M, Vidal-Jordana A, Sastre-Garriga J (2019) Treatment of multiple sclerosis – success from bench to bedside. Nat Rev Neurol 15:53–58

Tolley K, Hutchinson M, You X, Wang P, Sperling B, Taneja A, Siddiqui MK, Kinter E (2015) A network meta-analysis of efficacy and evaluation of safety of subcutaneous pegylated interferon beta-1a versus other Injectable therapies for the treatment of relapsing-remitting multiple sclerosis. PLoS ONE 10:e127960

Tramacere I, Del Giovane C, Salanti G, D'Amico R, Filippini G (2015) Immunomodulators and immunosuppressants for relapsing-remitting multiple sclerosis: a network meta-analysis. Cochrane Database Syst Rev. https://doi.org/10.1002/14651858.CD011381.pub2

Tsivgoulis G, Katsanos AH, Mavridis D, Grigoriadis N, Dardiotis E, Heliopoulos I, Papathanasopoulos P, Karapanayiotides T, Kilidireas C, Hadjigeorgiou GM, Voumvourakis K (2016) The Efficacy of natalizumab versus fingolimod for patients with relapsing-remitting multiple sclerosis: a systematic review, indirect evidence from randomized placebo-controlled trials and meta-analysis of observational head-to-head trials. PLoS ONE 11(9):e163296. https://doi.org/10.1371/journal.pone.0163296

Tur et al (2023) https://pubmed.ncbi.nlm.nih.gov/36534392/

Vermersch P, Czlonkowska A, Grimaldi LM, Confavreux C, Comi G, Kappos L, Olsson TP, Benamor M, Bauer D, Truffinet P, Church M, Miller AE, Wolinsky JS, Freedman MS, O'Connor P, TENERE Trial Group (2014) Teriflunomide versus subcutaneous interferon beta-1a in patients with relapsing multiple sclerosis: a randomised, controlled phase 3 trial. Mult Scler 20:705–716

Xu Z, Zhang F, Sun F, Gu K, Dong S, He D (2015) Dimethyl fumarate for multiple sclerosis. Cochrane Database Syst Rev. https://doi.org/10.1002/14651858.CD011076.pub2

Zhovtis Ryerson L, Naismith RT, Krupp LB, Charvet LE, Liao S, Fisher E, de Moor C, Williams JR, Campbell N (2022) No difference in radiologic outcomes for natalizumab patients treated with extended interval dosing compared with standard interval dosing: real-world evidence from MS PATHS. Mult Scler Relat Disord 58:103480

Zinger N, Ponath G, Sweeney E, Nguyen TD, Lo CH, Diaz I, Dimov A, Teng L, Zexter L, Comunale J, Wang Y, Pitt D, Gauthier SA (2022) Dimethyl fumarate reduces inflammation in chronic active multiple sclerosis lesions. Neurol Neuroimmunol Neuroinflamm 9:e1138

Epilepsien (Anfallssuppressiva)

Christian Brandt und Roland Seifert

Auf einen Blick

Verordnungsprofil Das Verordnungsvolumen der sogenannten „neueren" anfallssuppressiven Medikamenten (ASM) hat seit 2015 stark zugenommen. Insbesondere die Verordnungszahlen von Pregabalin steigen seit 10 Jahren linear an, wobei dieser Arzneistoff weit überwiegend nicht zur Behandlung von Epilepsien, sondern von Angststörungen und neuropathischen Schmerzen verordnet werden dürfte. Unter den ASM im eigentlichen Sinne werden Levetiracetam, Lamotrigin und Valproinsäure am häufigsten verordnet. Die Verordnungen der stark enzyminduzierenden ASM Phenobarbital, Phenytoin und Carbamazepin nehmen in unterschiedlichem Ausmaß weiter ab. Es fällt auf, dass es innerhalb der Präparate für einen gegebenen Arzneistoff in etlichen Fällen deutliche Veränderungen im Verordnungsvolumen (sowohl Zunahmen als auch Abnahmen) gab. Dies ist wahrscheinlich auf die Verfügbarkeit einzelner Präparate im Rahmen der allgemein bekannten Lieferengpassproblematik zurückzuführen. Wechselnde Preisgestaltung von Seiten der Hersteller und Rabattverträge könnten ebenfalls eine Rolle spielen.

Bewertung In den aktuellen Leitlinien der Deutschen Gesellschaft für Neurologie (DGN; ▶ https://dgn.org/leitlinie/erster-epileptischer-anfall-und-epilepsien-im-erwachsenenalter; zugegriffen am 21.11.2024; Holtkamp et al. 2023) wird Lamotrigin als Monotherapie der ersten Wahl für neu diagnostizierte fokale Epilepsien empfohlen. Wenn eine Behandlung mit Lamotrigin nicht möglich ist, werden Levetiracetam und Lacosamid als Alternativen genannt. Alle weiteren ASM werden mit unterschiedlicher Gewichtung danach eingeordnet. Valproat ist der wirksamste Arzneistoff zur Behandlung genetisch generalisierter Epilepsie, darf jedoch laut Vorschriften der EMA und des BfArM Frauen im gebärfähigen Alter wegen der Risiken angeborener Fehlbildungen und neurologischer Entwicklungsstörungen bei in utero exponierten Kindern nur dann verordnet werden, wenn „andere Behandlungen unwirksam oder unverträglich" sind (▶ https://www.bfarm.de/SharedDocs/Downloads/DE/Arzneimittel/Pharmakovigilanz/Risikoinformationen/EducationMaterial/valproat-hcp-leitfaden-harmonisiert.pdf?__blob=publicationFile; zugegriffen am 10.09.2024). Pregabalin wird ganz überwiegend für die Behandlung neuropathischer Schmerzen angewendet, ohne dass eine ausreichende Evidenz für einen Zusatznutzen gegenüber Amitriptylin oder Gabapentin verfügbar ist. Hierzu verweisen wir auf ▶ Kap. 17.

Die Arzneitherapie ist das wichtigste Verfahren zur Behandlung von Epilepsien. Maßgebend für die Auswahl von Anfallssuppressiva sind arzneimittelspezifische Variablen (Nebenwirkungsprofil, Teratogenität, Pharmakokinetik, Interaktionspotenzial, Arzneiformen) und Patienten-abhängige Faktoren (Anfallstyp, Alter, Geschlecht, Frauen im gebärfähigen Alter, Komedikation, Begleitkrankheiten, Verträglichkeit, genetischer Hintergrund). Mit geeigneten Arzneimitteln erreichen etwa 70 % der Patienten eine Anfallsfreiheit. Eine Monotherapie ist zumindest bei neu diagnostizierten Epilepsien die beste Therapieoption, denn Kombinationstherapien erhöhen das Risiko für unerwünschte Wirkungen (Nebenwirkungen) und Arzneimittelinteraktionen. Mit dem zuerst eingesetzten Anfallssuppressivum werden ca. 45 % der Patienten anfallsfrei (Baftiu et al. 2016). Als pharmakoresistente Epilepsie wird definiert, wenn mit zwei Arzneistoffen – adäquat ausgewählt und eingesetzt und über eine angemessene Zeit beobachtet – (Kwan et al. 2010) als Monotherapie oder in Kombination keine Anfallsfreiheit erzielt wird. Trotz zahlreicher neuer Anfallssuppressiva haben 30 % der Patienten eine therapieresistente Epilepsie mit erhöhter Mortalität, kognitiven Störungen und eingeschränkter Lebensqualität. Die Prognose auf Anfallsfreiheit hat sich trotz der zahlreichen ASM, die in den letzten ca. 30 Jahren neu auf den Markt gekommen sind, nicht entscheidend geändert (Chen et al. 2018). Für Patienten mit pharmakorefraktärer Epilepsie kommen als nichtpharmakologische Verfahren Epilepsiechirurgie, Neurostimulation und diätetische Verfahren in Betracht (Übersicht bei Thijs et al. 2019).

Die Gesamtzahl der verordneten Tagesdosen (DDD) der Anfallssuppressiva betrug im Jahr 2024 526,6 Mio. DDD (◧ Tab. 24.1). Daraus errechnet sich eine Zahl von 1,39 Mio. Patienten in Deutschland, die eine Dauertherapie mit Anfallssuppressiva erhalten. Das entspricht fast 2 % aller GKV-Versicherten und liegt damit deutlich höher als die Prävalenz der Epilepsien bei 0,4–1,2 % der Bevölkerung (Thijs et al. 2019). Die höhere Zahl behandelter Patienten erklärt sich dadurch, dass einige Anfallssuppressiva (Carbamazepin, Gabapentin, Pregabalin) in zunehmendem Umfang bei Patienten mit chronischen Schmerzen (z. B. Tumorschmerzen, Polyneuropathien) sowie psychiatrischen Störungen (z. B. Angststörungen, bipolare Störung) eingesetzt werden. Diese Indikationserweiterung ist auch für einen erheblichen Anteil der stetig steigenden DDD-Zahlen verantwortlich, insbesondere bei Pregabalin. Auch dürften die tatsächlich eingesetzten Dosierungen bei Patienten mit therapierefraktärer Epilepsie höher sein als die DDD.

Die zusätzlichen – in den letzten ca. 30 Jahren eingeführten – Anfallssuppressiva bieten zahlreiche Therapieoptionen, gestalten aber die Auswahl auch komplex. In der Regel wurden diese Anfallssuppressiva zunächst als Zusatztherapie bei nicht ausreichend behandelbaren Epilepsien eingeführt. Inzwischen sind Vigabatrin, Lamotrigin, Gabapentin, Topiramat, Levetiracetam, Oxcarbazepin, Zonisamid, Lacosamid und Eslicarbazepin für die Mono- und Zusatztherapie zugelassen. In den USA werden seit mehreren Jahren neue ASM von Beginn an sowohl für die Kombinations- als auch für die Monotherapie zugelassen. Bisher liegen nur wenige vergleichende klinische Studien vor, in denen die neueren Arzneistoffe untereinander oder mit den traditionellen (klassischen) Anfallssuppressiva verglichen wurden. Dies erschwert die Beurteilung erheblich.

Durch die Einführung von zusätzlichen Anfallssuppressiva sind insbesondere in Bezug auf die Verträglichkeit die Therapiemöglichkeiten verbessert worden. In zwei großen multizentrischen, randomisierten und kontrollierten britischen Studien erwies sich in der Behandlung fokaler Epilepsien Lamotrigin als überlegen gegen über den Vergleichssubstanzen Carbamazepin, Gabapentin, Oxcarbazepin, Topiramat, Levetiracetam und Zonisamid (Marson et al. 2007a; Marson et al. 2021a). In einer Leitlinie amerikanischer Fachgesellschaften werden Lamotrigin, Levetiracetam und Zonisamid für die Erstbehandlung empfohlen (Kanner et al. 2018). Auch das briti-

◻ **Tab. 24.1** Verordnungen von Arzneistoffen mit antiepileptischer Wirkung (Anfallssuppressiva) 2024. Angegeben sind die 2024 verordneten Tagesdosen, die Änderungen gegenüber 2023 und die mittleren Kosten je DDD 2024

Präparat	Bestandteile	DDD	Änderung	DDD-Nettokosten
		Mio.	%	Euro
Barbiturate				
Luminal/Luminaletten	Phenobarbital	2,2	(−4,7)	0,61
Liskantin	Primidon	1,8	(+1,4)	0,96
Primidon Holsten	Primidon	1,0	(+5,7)	0,91
Mylepsinum	Primidon	0,90	(−12,7)	0,92
		5,9	**(−2,7)**	**0,82**
Benzodiazepine				
Rivotril	Clonazepam	2,4	(−3,2)	1,29
Clonazepam-neuraxpharm	Clonazepam	0,88	(+8,5)	1,54
		3,3	**(−0,3)**	**1,36**
Carbamazepin				
Carbamazepin Aristo	Carbamazepin	7,6	(+1,8)	0,53
Carbamazepin AL	Carbamazepin	4,5	(+29,0)	0,51
Carbamazepin-neuraxpharm	Carbamazepin	3,7	(−39,9)	0,55
Timonil	Carbamazepin	3,4	(+1,5)	0,56
Tegretal	Carbamazepin	2,5	(−16,9)	0,61
Carbadura	Carbamazepin	2,3	(+10,4)	0,47
Carbamazepin-ratiopharm	Carbamazepin	1,3	(+12,0)	0,58
		25,4	**(−5,3)**	**0,54**
Gabapentin				
Gabapentin Micro Labs	Gabapentin	42,3	(+0,3)	1,51
Gabapentin Aurobindo	Gabapentin	3,1	(+110,5)	1,18
Gabapentin Glenmark	Gabapentin	2,9	(+2,8)	1,22
Gabapentin AAA Pharma	Gabapentin	1,6	(−19,5)	1,58
Gabapentin AbZ	Gabapentin	0,98	(+51,6)	1,51
Gabapentin-ratiopharm	Gabapentin	0,59	(−34,1)	1,78
Gabapentin-1 A Pharma	Gabapentin	0,55	(+14,4)	1,44
		51,9	**(+3,1)**	**1,48**

◘ Tab. 24.1 (Fortsetzung)

Präparat	Bestandteile	DDD	Änderung	DDD-Nettokosten
		Mio.	%	Euro
Lamotrigin				
Lamotrigin Heumann	Lamotrigin	16,5	(−3,3)	0,71
Lamotrigin Aurobindo	Lamotrigin	11,0	(−16,0)	0,60
Lamotrigin TEVA	Lamotrigin	6,4	(+351,3)	0,75
Lamotrigin Aristo	Lamotrigin	6,2	(−40,0)	0,63
Lamotrigin dura	Lamotrigin	5,2	(+81,3)	0,67
Lamotrigin Desitin	Lamotrigin	4,9	(+19,2)	0,69
Lamotrigin-neuraxpharm	Lamotrigin	2,9	(+25,9)	0,65
Lamictal	Lamotrigin	2,3	(+5,2)	1,03
Lamotrigin acis	Lamotrigin	1,6	(+113,9)	0,72
Lamotrigin-1 A Pharma	Lamotrigin	1,3	(+7,3)	0,87
Lamotrigin HEXAL	Lamotrigin	1,2	(+43,3)	0,88
Lamotrigin STADA	Lamotrigin	1,0	(+57,6)	0,60
Lamotrigin AL	Lamotrigin	0,96	(+9,5)	0,61
		61,5	**(+6,5)**	**0,69**
Levetiracetam				
Levetiracetam Amarox	Levetiracetam	21,3	(+470,5)	0,65
Levetiracetam beta	Levetiracetam	19,1	(−5,0)	0,54
Levetiracetam BASICS	Levetiracetam	14,7	(−2,8)	0,56
Levetiracetam Aurobindo	Levetiracetam	14,0	(−2,3)	0,62
Levetiracetam Zentiva	Levetiracetam	10,0	(−23,2)	0,59
Levetiracetam UCB	Levetiracetam	8,3	(−9,4)	0,61
Levetiracetam Heumann	Levetiracetam	6,1	(−42,8)	0,82
Levetiracetam Micro Labs	Levetiracetam	3,9	(+53,2)	0,54
Levetiracetam-PUREN	Levetiracetam	3,3	(−28,5)	0,59
Levetiracetam-1 A Pharma	Levetiracetam	2,1	(−19,5)	0,70
Levetiracetam Hormosan	Levetiracetam	1,9	(−10,7)	0,59
Levetiracetam-ratiopharm	Levetiracetam	1,7	(+4,4)	0,89
Levetiracetam Desitin	Levetiracetam	1,3	(−16,6)	1,10
Levetiracetam-neuraxpharm	Levetiracetam	1,1	(+13,2)	0,77
Levetiracetam Winthrop	Levetiracetam	0,71	(−39,4)	1,94
Levetiracetam Glenmark	Levetiracetam	0,48	(−20,1)	2,06
		110,1	**(+5,8)**	**0,63**

◨ Tab. 24.1 (Fortsetzung)

Präparat	Bestandteile	DDD Mio.	Änderung %	DDD-Nettokosten Euro
Oxcarbazepin				
Apydan extent	Oxcarbazepin	5,7	(+0,9)	1,72
Oxcarbazepin-1 A Pharma	Oxcarbazepin	2,1	(+128,4)	1,50
Oxcarbazepin-neuraxpharm	Oxcarbazepin	1,6	(−45,8)	1,43
Trileptal	Oxcarbazepin	1,1	(−3,3)	2,07
Oxcarbazepin AL	Oxcarbazepin	1,1	(+24,8)	1,44
Timox/-extent	Oxcarbazepin	0,68	(−12,2)	2,56
		12,2	**(−0,6)**	**1,70**
Phenytoin				
Phenhydan	Phenytoin	2,3	(−0,1)	0,25
Phenytoin AWD	Phenytoin	0,86	(−26,9)	0,30
		3,1	**(−9,3)**	**0,26**
Pregabalin				
Pregabalin beta	Pregabalin	38,6	(−8,8)	1,13
Pregabalin-neuraxpharm	Pregabalin	30,9	(+31,4)	1,13
Pregabalin Vivanta	Pregabalin	26,3	(+751,7)	1,01
Pregabalin Aurobindo	Pregabalin	11,3	(+29,7)	0,97
Pregabin	Pregabalin	9,9	(−37,1)	1,14
Pregabalin PUREN	Pregabalin	8,8	(> 1.000)	1,06
Pregabalin Aristo	Pregabalin	7,3	(−59,8)	1,18
Pregabalin BASICS	Pregabalin	5,5	(−56,9)	1,07
Pregabalin Ascend	Pregabalin	4,1	(+37,8)	1,00
Pregabalin Laurus	Pregabalin	3,4	(−49,8)	1,06
Pregabalin Micro Labs	Pregabalin	3,3	(+19,7)	1,10
Pregabalin Zentiva	Pregabalin	2,1	(−40,9)	1,05
Pregabalin Amarox	Pregabalin	1,2	(−46,3)	0,94
Lyrica	Pregabalin	0,96	(−24,0)	1,31
Pregatab	Pregabalin	0,88	(+5,4)	1,27
Pregabalin ratiopharm	Pregabalin	0,81	(−4,2)	1,15
Pregabalin STADA	Pregabalin	0,77	(−12,7)	0,96
Pregabalin-1 A Pharma	Pregabalin	0,69	(+34,6)	1,27
Pregabalin Pfizer	Pregabalin	0,67	(−8,1)	1,05
Pregabalin AbZ	Pregabalin	0,48	(+6,5)	1,16
		158,0	**(+6,1)**	**1,09**

▢ Tab. 24.1 (Fortsetzung)

Präparat	Bestandteile	DDD	Änderung	DDD-Nettokosten
		Mio.	%	Euro
Topiramat				
Topiramat-PUREN	Topiramat	1,7	(−20,1)	1,87
Topiramat Glenmark	Topiramat	1,2	(+31,9)	2,04
Topiramat Aurobindo	Topiramat	0,86	(−15,2)	2,30
Topamax	Topiramat	0,77	(+7,8)	2,15
Topiramat Heumann	Topiramat	0,58	(−23,0)	1,85
Topiramat-1A Pharma	Topiramat	0,38	(−17,0)	2,14
		5,5	**(−8,2)**	**2,03**
Valproinsäure				
Orfiril	Valproinsäure	14,6	(+1,2)	0,98
Ergenyl	Valproinsäure	9,0	(+3,9)	0,71
Valproat Winthrop	Valproinsäure	5,5	(−5,3)	0,70
Valpro beta	Valproinsäure	3,1	(−16,0)	0,59
Valproat AbZ	Valproinsäure	3,0	(+11,1)	0,57
Valproat-neuraxpharm	Valproinsäure	2,9	(−5,6)	0,80
Valproinsäure-ratiopharm/Valproat-ratiopharm chrono	Valproinsäure	2,1	(+2,0)	0,63
Valproat-CT	Valproinsäure	2,0	(+9,6)	0,70
Valproat STADA	Valproinsäure	1,9	(+3,0)	0,56
Valproat-1A Pharma	Valproinsäure	1,9	(+5,8)	0,64
Valpro AL	Valproinsäure	1,4	(−9,5)	0,68
Valproat-biomo	Valproinsäure	1,00	(−0,7)	0,56
		48,4	**(−0,1)**	**0,76**
Zonisamid				
Zonisamid Glenmark	Zonisamid	0,92	(−5,4)	5,11
Zonegran	Zonisamid	0,68	(−19,1)	6,28
		1,6	**(−11,8)**	**5,61**

◘ Tab. 24.1   (Fortsetzung)

Präparat	Bestandteile	DDD	Änderung	DDD-Nettokosten
		Mio.	%	Euro
Weitere Antiepileptika				
Briviact	Brivaracetam	13,2	(+14,5)	2,06
Lacosamid Amarox	Lacosamid	5,2	(> 1.000)	0,71
Fycompa	Perampanel	3,9	(+13,0)	4,31
Vimpat	Lacosamid	2,7	(−39,5)	6,52
Ontozry	Cenobamat	2,2	(+38,7)	5,55
Lacosamid Heumann	Lacosamid	2,1	(+476,9)	1,15
Lacosamid AL	Lacosamid	1,8	(+167,9)	1,49
Lacosamid Zentiva	Lacosamid	1,4	(−30,6)	0,86
Lacosamid-ratiopharm	Lacosamid	1,3	(+48,6)	2,89
Ospolot	Sultiam	1,0	(−5,2)	4,10
Lacosamid Homosan	Lacosamid	1,0	(−0,1)	0,74
Petnidan	Ethosuximid	1,0	(−16,8)	2,94
Sultiam-neuraxpharm	Sultiam	0,59	(+27,1)	2,71
Ethosuximid-neuraxpharm	Ethosuximid	0,55	(+77,0)	2,05
Epidyolex	Cannabidiol	0,50	(+15,3)	85,25
Sabril	Vigabatrin	0,44	(+0,9)	6,19
Inovelon	Rufinamid	0,42	(−3,1)	10,67
Buccolam	Midazolam	0,35	(−7,6)	26,20
		39,7	**(+29,3)**	**3,97**
Summe		**526,6**	**(+5,3)**	**1,18**

sche National Institute for Health and Care Excellence (NICE 2022) hat nun Lamotrigin und Levetiracetam als Mittel der Erstlinienbehandlung fokaler Anfälle empfohlen. Es gab bislang keine gute Evidenz, dass irgendein Anfallssuppressivum den anderen bezüglich einer langanhaltenden Anfallsfreiheit überlegen ist. Durch neuere Netzwerkmetaanalysen deutet sich eine Überlegenheit von Cenobamat gegenüber den anderen ASM in der Zusatztherapie fokaler Epilepsien an (Mulheron et al. 2024). Zu den aktualisierten DGN-Leitlinien s. o.

24.1 Valproinsäure

In der mehrjährigen klinischen SANAD-Studie des britischen National Health Service war Valproinsäure besser verträglich als Topiramat und besser wirksam als Lamotrigin in der Behandlung generalisierter und nicht klassifizierbarer Epilepsien (Marson et al. 2007b) und in der Nachfolgestudie SANAD II auch überlegen gegenüber Levetiracetam (Marson et al. 2021b). Weitere Vorteile von Valproinsäure sind ein geringes Interaktionspotential, günstige Behandlungskosten, viele Arzneiformen und eine jahrzehntelange Erfahrung. Bei Frauen im gebärfähigen Alter soll Valproinsäure vermieden werden (s. o.), weil sie während der Schwangerschaft mit einem signifikanten Risiko für dosisabhängige teratogene Effekte (insbesondere Neuralrohrdefekte) assoziiert ist und die postnatale kognitive Entwicklung bei Kindern beeinträchtigt (Battino et al. 2024). Bei Kleinkindern wird Valproinsäure wegen seltener, potentiell tödlicher Leberschäden mit Vorsicht und nur noch als Monotherapeutikum angewendet. Das breite Anwendungsspektrum von Valproinsäure bei verschiedenen Epilepsieformen ermöglicht eine zusätzliche Sicherheit, wenn initial keine exakte Diagnose verfügbar ist. Insgesamt sind die Verordnungszahlen für Valproinsäure rückläufig (◻ Tab. 24.1); wahrscheinlich wegen der Verfügbarkeit von Alternativen mit geringerer Teratogenität.

24.2 Carbamazepin

Nach einem Cochrane-Review wird Carbamazepin bei annähernd gleicher antiepileptischer Wirksamkeit häufiger als Lamotrigin wegen UAW abgesetzt (Nevitt et al. 2018). Auch in einer mehrjährigen klinischen Studie des britischen National Health Service war Lamotrigin klinisch besser wirksam als Carbamazepin (Marson et al. 2007a). Als Folge davon hat das einstmals führende Carbamazepin seit 2014 ca. 35 % seiner Verordnungen verloren (◻ Abb. 24.1). Problematisch ist die Enzyminduktion, die mit einem erhöhten Interaktionspotential (z. B. mit hormonellen Kontrazeptiva) einhergeht sowie mit einer Erhöhung des Osteoporoserisikos.

24.3 Phenytoin

Phenytoin wirkt ohne eine generelle Hemmung zerebraler Funktionen und kann für fokale Anfälle und tonisch-klonische Anfälle eingesetzt werden. In den letzten 10 Jahren ist die Anwendung aufgrund des UAW- und Inter-

aktionsprofils dieses potenten Enzyminduktors weiter deutlich zurückgegangen (◻ Tab. 24.1). Bei der Langzeittherapie sind u. a. Veränderungen an Haut und Schleimhäuten störend, wie Gingivahyperplasie (Zahnfleischwucherung), Hypertrichose, Hirsutismus und Hautverdickung mit vergröberten Gesichtszügen. Phenytoin wird daher nach den DGN-Leitlinien nicht für den Einsatz bei neu diagnostizierter Epilepsie und insgesamt nur noch als Mittel der weiteren Wahl empfohlen (Holtkamp et al. 2023). Die abnehmenden Verordnungszahlen von Phenytoin entsprechen dieser Empfehlung.

24.4 Barbiturate

Barbiturate hatten vor gut 100 Jahren wichtige Grundlagen der antiepileptischen Therapie gelegt, spielen aber nur noch eine untergeordnete Rolle. Primidon entfaltet seine Wirkung hauptsächlich über den aktiven Metaboliten Phenobarbital. Phenobarbital und Primidon werden nur noch als Mittel dritter Wahl empfohlen (National Institute for Health and Care Excellence 2022). Außerdem ist Phenobarbital ein potenter CYP-Induktor.

24.5 Benzodiazepine

Benzodiazepine werden aufgrund zu befürchtender Toleranzentwicklung sowie möglicher UAW (Sedierung, kognitive Beeinträchtigung, anterograde Amnesie sowie paradoxe Reaktionen und Erhöhung des Sturzrisikos bei Älteren) in Deutschland nur selten zur Dauertherapie eingesetzt. Clobazam wird häufig zur kurzzeitigen Überbrückung von Phasen erhöhter Anfallshäufigkeit eingesetzt. Clonazepam ist ein Benzodiazepin mit stärker ausgeprägten krampfhemmenden Eigenschaften, das in erster Linie bei myoklonischen und atonischen Anfällen indiziert ist. Die Verordnungen sind 2023 leicht zurückgegangen (◻ Tab. 24.1). Lorazepam wird intravenös zur Behandlung eines Status epilepticus eingesetzt. Eine bukkal zu

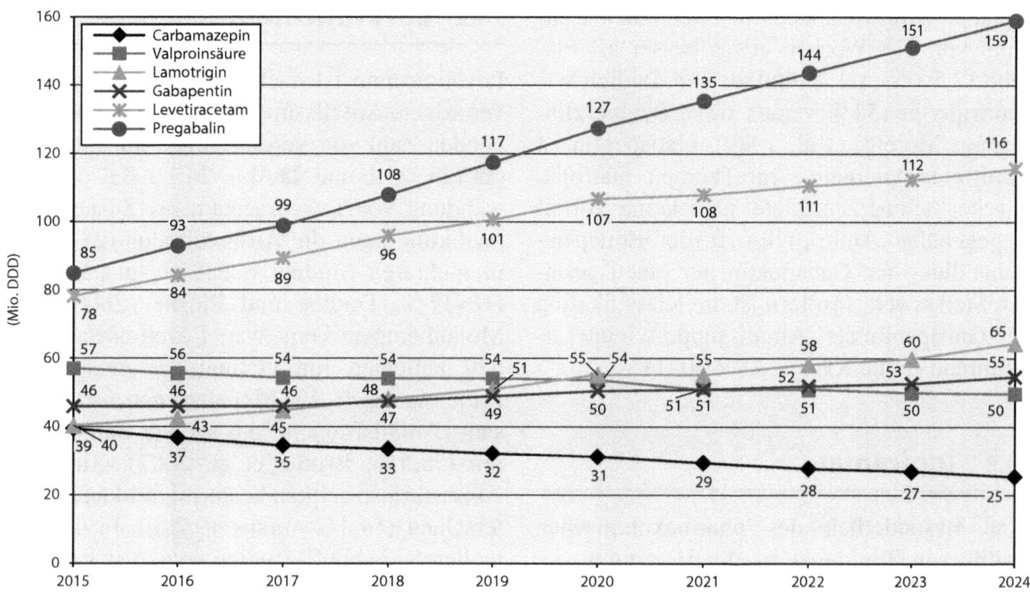

◘ Abb. 24.1 Verordnungen von Anfallssuppressiva 2015 bis 2024. Gesamtverordnungen nach definierten Tagesdosen

verabreichende Form von Midazolam ist zur Behandlung akuter, länger anhaltender Anfälle ab dem Alter von 3 Monaten zugelassen.

24.6 Lamotrigin

Die Verordnungen sind erneut gestiegen (◘ Tab. 24.1). Als Phenyltriazinderivat zeigt es strukturelle Verwandtschaft zu Pyrimethamin und Trimethoprim und ist ein niederpotenter Folatreduktase-Inhibitor. Seine Hauptwirkung besteht in der Blockade spannungsabhängiger Natriumkanäle und einer daraus resultierenden Hemmwirkung auf die Freisetzung exzitatorischer Neurotransmitter vom Typ des Glutamats. Die Zusatztherapie mit Lamotrigin senkte die Anfallsfrequenz bei 13–67 % von sonst therapierefraktären Patienten um mindestens 50 % (Goa et al. 1993). Als Monotherapie hat Lamotrigin eine ähnliche Wirksamkeit wie Carbamazepin, ist aber nach einem Cochrane-Review besser verträglich (Nevitt et al. 2018). Weiterhin hat die SANAD-Studie gezeigt, dass Lamotrigin bei fokaler Epilepsie klinisch deutlich besser wirksam war als die Standardsubstanz Carbamazepin (Marson et al. 2007a). In der Nachfolgestudie SANAD II erwies sich zusätzlich eine Überlegenheit von Lamotrigin gegenüber Levetiracetam und Zonisamid (Marson et al. 2021a). Eine aktuelle Publikation von Daten des „International Registry of Antiepileptic Drugs and Pregnancy" (EURAP) bestätigt erneut das geringe teratogene Potential von Lamotrigin, sogar im Gegensatz zu einer früheren Analyse ohne Dosisabhängigkeit (Battino et al. 2024).

24.7 Gabapentin

Die Verordnungen von Gabapentin sind seit 2015 langsam angestiegen (◘ Abb. 24.1). Wirksamkeit und Unbedenklichkeit von Gabapentin für die Monotherapie wurden in drei großen Multicenter-Studien nachgewiesen (Beydoun 1999). Gabapentin weist eine strukturelle Ähnlichkeit zu γ-Aminobuttersäure (GABA) auf und erhöht die GABA-Freisetzung. Seit 2001 ist Gabapentin auch für die Behandlung neuropathischer Schmerzen zugelassen. Bei Patienten mit diabetischer Neuropathie wirkte Gabapentin über einen Zeitraum von 6–8 Wochen etwas besser als Placebo (2,5 versus 1,4 Punkte) und ähnlich wie Amitriptylin (52 % versus 67 % Schmerzlinderung; Morello et al. 1999). Gabapentin ist damit eine Alternative zur Therapie neuropathischer Schmerzen, bietet aber keine Vorteile gegenüber Amitriptylin. In der Epilepsie-Behandlung hat Gabapentin nur einen geringen Stellenwert. Insofern ist die Klassifikation von Gabapentin als „Anfallssuppressivum" irreführend (siehe Kap. 6, AVR 2021).

24.8 Topiramat

Eine Besonderheit des pharmakologischen Profils von Topiramat ist die Hemmung der neuronalen Erregbarkeit durch Blockade von Glutamatrezeptoren vom AMPA-Typ, die neben einer Natriumkanalblockade und einer benzodiazepinähnlichen Verstärkung $GABA_A$-Rezeptor-vermittelter Hemmwirkungen zur antiepileptischen Wirkung beiträgt. Nach einem Cochrane-Review über 12 placebokontrollierte Studien mit 1.650 Patienten mit therapieresistenter fokaler Epilepsie ist Topiramat dreifach wirksamer als Placebo (Bresnahan et al. 2019a). Die Zusatztherapie mit Topiramat wurde in diesen Studien jedoch nur kurzfristig (11–19 Wochen) untersucht und hat ein deutlich erhöhtes Risiko für Nebenwirkungen. In der SANAD-Studie war Topiramat im direkten Vergleich mit Valproinsäure und Lamotrigin schlechter verträglich (Marson et al. 2007a, 2007b). Wichtigste Nebenwirkungen sind psychische und kognitive Veränderungen, Gewichtsabnahme und gelegentlich das Auftreten von Nierensteinen. Die Einnahme von Topiramat in der Schwangerschaft erhöht das Missbildungsrisiko (Veroniki et al. 2017). Im Jahre 2004 erhielt Topiramat auch die Zulassung für die Migräneprophylaxe. Die Anwendung in dieser Indikation ist gering (Baftiu et al. 2016). Aktuell hat die Zahl der Verordnungen erneut nachgelassen (◘ Tab. 24.1).

24.9 Levetiracetam

Levetiracetam ist nach Pregabalin das meistverordnete Anfallssuppressivum mit einer steigenden Zahl von Verordnungen im Jahr 2024 (◘ Tab. 24.1 und ◘ Abb. 24.1). Bei der Anwendung von Levetiracetam als Zusatztherapeutikum lagen die Ansprechraten (23–42 %) in mehreren Studien höher als mit Placebo (10–17 %; Dooley und Plosker 2000). Als Monotherapeutikum war Levetiracetam bei 579 Patienten mit erstmals diagnostizierter Epilepsie nach 12 Monaten genauso wirksam (Anfallsfreiheit 56,6 %) wie Carbamazepin (58,5 %; Brodie et al. 2007). Auch die Abbruchraten zeigten keinen signifikanten Unterschied (14,4 % versus 19,2 %). In den aktuellen SANAD II-Studien fanden sich jedoch keine Vorteile von Levetiracetam gegenüber Lamotrigin bei fokalen bzw. gegenüber Valproat bei generalisierten oder nicht klassifizierbaren Epilepsien (Marson et al. 2021a, 2021b). Levetiracetam bindet spezifisch an das synaptische Vesikelprotein SV2A und beeinflusst dadurch möglicherweise die Freisetzung inhibitorischer Neurotransmitter (Lynch et al. 2004). Ein Cochrane-Review hat bestätigt, dass die Zusatztherapie mit Levetiracetam bei therapieresistenten fokalen Epilepsien eine deutliche Senkung der Anfallshäufigkeit bei Erwachsenen und Kindern bewirkt (Mbizvo et al. 2012). Eine Netzwerkmetaanalyse hat gezeigt, dass Levetiracetam ebenso wie Lamotrigin kein signifikant erhöhtes Missbildungsrisiko im Vergleich zu Kontrollen aufweist (Veroniki et al. 2017), bestätigt durch die aktuelle Veröffentlichung der EURAP-Daten (Battino et al. 2024). Als günstig werden das geringe Interaktionspotential, die Verfügbarkeit einer intravenösen Darreichungsform und die Möglichkeit zur schnellen Aufdosierung angesehen. Problematisch sind psychische Nebenwirkungen, insbesondere Aggressivität, die gehäuft bei Menschen mit geistiger Behinderung auftreten (Helmstaedter et al. 2008).

24.10 Oxcarbazepin

Oxcarbazepin hat als Carbamazepinderivat ein ähnliches Wirkungsspektrum und eine vergleichbare anfallssuppressive Aktivität wie die Ursprungssubstanz. Es wird in der Leber zu dem aktiven Metaboliten 10-Hydroxycarbazepin reduziert, der primär die Wirkung vermittelt. Oxcarbazepin verursacht abgesehen von Hyponatriämie weniger unerwünschte Wirkungen und Arzneimittelinteraktionen als Carbamazepin (LaRoche und Helmers 2004). Es gehört zu den ASM mit dem geringsten teratogenen Potential (Battino et al. 2024). Die Verordnungen von Oxcarbazepin sind 2023 leicht zurückgegangen (◘ Tab. 24.1).

24.11 Lacosamid

Lacosamid ist ein D-Serinanalogon, das keine Strukturverwandtschaft zu anderen Anfallssuppressiva aufweist und in einer Serie von funktionalisierten Aminosäuren als Anfallssuppressivum geprüft wurde. Bisher gibt es Hinweise, dass Lacosamid die langsame Inaktivierung des spannungsabhängigen Natriumkanals verstärkt, ohne die schnelle Inaktivierung zu beeinflussen, so dass damit eine Stabilisierung einer neuronalen Überaktivität möglich erscheint. Weiterhin kommt als mögliches Bindungsprotein das Collapsin Response Mediator Protein 2 (CRMP 2) in Frage, das an der neuronalen Differenzierung und dem Auswachsen von Axonen beteiligt ist (Perucca et al. 2008). Lacosamid wurde als Zusatztherapie zu 1–2 Anfallssuppressiva an 418 erwachsenen Patienten mit nicht ausreichend kontrollierten fokalen Anfällen untersucht und senkte die Anfallshäufigkeit dosisabhängig um 10–40 % (Ben-Menachem et al. 2007). Eine Übersichtsarbeit bestätigt, dass Lacosamid die Anfallsfrequenz bei fokaler Epilepsie wirksamer als Placebo senkt, aber häufiger zu Nebenwirkungen und Therapieabbrüchen führt (Nunes et al. 2013). Mittlerweile ist Lacosamid auch zur Monotherapie fokaler bzw. fokal beginnender Anfälle und zur Zusatztherapie primär generalisierter tonisch-klonischer Anfälle zugelassen. Als vorteilhaft werden ein relativ geringes Interaktionspotenzial, die Möglichkeit zur schnellen Aufdosierung und die Verfügbarkeit einer intravenösen Darreichungsform angesehen. Wie andere Natriumkanal-blockierende ASM auch, kann Lacosamid kardiale Nebenwirkungen (AV-Block) verursachen.

24.12 Pregabalin

Pregabalin bleibt weiterhin der am häufigsten verschriebene anfallssuppressiv wirkende Arzneistoff; Tendenz wie in den Vorjahren sehr deutlich steigend (◘ Abb. 24.1). Das lipophile GABA-Derivat hat ähnliche Eigenschaften wie Gabapentin, wirkt aber nicht, anders als der Arzneistoffname vermuten lässt, auf GABAerge Mechanismen, sondern hemmt durch Bindung an die α_2-δ-Untereinheit des spannungsabhängigen Calciumkanals den depolarisationsabhängigen Calciumeinstrom und moduliert die Freisetzung exzitatorischer Neurotransmitter. Indikationsgebiete sind neuropathische Schmerzen, Zusatztherapie von fokalen Anfällen mit und ohne sekundäre Generalisierung sowie generalisierte Angststörungen. Bei therapieresistenter fokaler Epilepsie lagen die Ansprechrate bei nahezu 50 % und die Anfallsfreiheit bei 3–17 % der Patienten (Übersicht bei Brodie 2004). In einer doppelblinden, randomisierten Multicenterstudie war retardiertes Pregabalin jedoch nicht wirksamer als Placebo im Hinblick auf die Anfallsfrequenz (Battino et al. 2024).

Pregabalin wird fast ausschließlich für die Behandlung neuropathischer Schmerzen eingesetzt, und nicht für die Behandlung von Epilepsien. Es wurde in 19 kontrollierten Studien an 7.003 Patienten mit diabetischer postherpetischer Neuralgie, diabetischer Neuropathie, zentralen neuropathischen Schmerzen und Fibromyalgie geprüft und war in Dosierungen von 300–600 mg/Tag wirksamer als Placebo

24

(Moore et al. 2009). In einer neueren Metaanalyse gehört Pregabalin neben Gabapentin, Venlafaxin, Duloxetin und den trizyklischen Antidepressiva zu den Arzneimitteln, die für die Erstlinienbehandlung neuropathischer Schmerzen empfohlen werden, zeigt aber eine deutlich höhere NNT (number needed to treat) als trizyklische Antidepressiva (Finnerup et al. 2015). Der Arzneistoff weist wie andere Gabapentinoide ein erhöhtes Abhängigkeitspotential auf (Kleinau et al. 2020).

24.13 Brivaracetam

Brivaracetam zeigte 2024 nochmals einen kräftigen Verordnungszuwachs (◘ Tab. 24.1). Das Levetiracetamderivat bindet mit einer 20-fach höheren Affinität an das synaptische Vesikelprotein als seine Muttersubstanz, zeigt aber nur eine ähnliche Wirksamkeit und Verträglichkeit wie andere neue Anfallssuppressiva (Stephen und Brodie 2017). Nach einem Cochrane-Review senkt Brivaracetam bei arzneimittelresistenter Epilepsie als Zusatztherapie die Anfallshäufigkeit (Bresnahan et al. 2019b). Es gibt bislang als sehr vorläufig anzusehende Hinweise, dass Brivaracetam zu einem geringeren Prozentsatz als Levetiracetam psychische UAW verursacht (Yates et al. 2015).

24.14 Perampanel

Perampanel ist ein nicht-kompetitiver selektiver AMPA-Rezeptor-Antagonist. Eine signifikant erhöhte Wirksamkeit des Arzneistoffs im Vergleich zu Placebo bei fokalen Anfällen wurde in 3 multi-zentrischen Studien festgestellt, eine weitere Studie kam zum gleichen Ergebnis bezüglich (primär generalisierter) tonisch-klonisch Anfälle (Steinhoff et al. 2013; French et al. 2015). Der Arzneistoff ist in Deutschland bislang zur Zusatztherapie zugelassen. Häufige Nebenwirkungen sind Schwindel und Müdigkeit. Auch psychische Nebenwirkungen werden beschrieben.

24.15 Zonisamid

Zonisamid ist hinsichtlich des Wirkmechanismus und des Einsatzspektrums mit Topiramat vergleichbar. Die Wirksamkeit des Arzneistoffs in der Zusatztherapie wurde in vier multi-zentrischen, Placebo-kontrollierten Studien im Hinblick auf fokale Epilepsie nachgewiesen (Brodie 2006). Eine Monotherapiezulassung liegt mittlerweile vor. Die Zahl der Verordnungen ist 2024 zurückgegangen.

24.16 Neuere Entwicklungen

In den Jahren 2020 und 2021 wurden in Deutschland drei neue Anfallssuppressiva zugelassen. Cenobamat wird eingesetzt zur Zusatzbehandlung fokal beginnender Anfälle bei Erwachsenen, bei denen zuvor mindestens zwei Therapieversuche gescheitert sind. Der Arzneistoff hat Natriumkanal-blockierende und GABAerge Eigenschaften. Es hat sich in zwei großen Zulassungsstudien als signifikant überlegen gegenüber Placebo erwiesen, allerdings sind zu Beginn des Studienprogramms mit höherer Einstiegs-Dosierung und -Geschwindigkeit Fälle einer schweren, lebensbedrohlichen Unverträglichkeitsreaktion (DRESS) aufgetreten (Krauss et al. 2020). Die Verordnungszahlen sind weiterhin numerisch gering, aber der prozentuale Zuwachs der Verordnungen ist hoch. Cannabidiol ist ein Orphan Drug zur Zusatzbehandlung epileptischer Anfälle bei Patienten ab 2 Jahren mit Lennox-Gastaut-Syndrom und Dravet-Syndrom in Kombination mit Clobazam, beim Tuberöse-Sklerose-Komplex auch ohne Clobazam (Thiele et al. 2021; Thiele et al. 2018; Devinsky et al. 2017). Fenfluramin ist zugelassen zur Zusatzbehandlung epileptischer Anfälle beim Dravet-Syndrom und beim Lennox-Gastaut-Syndrom bei Patienten ab 2 Jahren (Lagae et al. 2020). Alle drei genannten Arzneistoffe haben aufgrund günstiger Daten in den Zulassungsstadien die Zulassung erhalten, Wirksamkeit und Verträglichkeit müssen aber im langfristigen Einsatz beurteilt werden.

Literatur

Baftiu A, Johannessen Landmark C, Rusten IR, Feet SA, Johannessen SI, Larsson PG (2016) Changes in utilisation of antiepileptic drugs in epilepsy and non-epilepsy disorders – a pharmacoepidemiological study and clinical implications. Eur J Clin Pharmacol 72:1245–1254

Battino D, Tomson T, Bonizzoni E, Craig J, Perucca E, Sabers A et al (2024) Risk of major congenital malformations and exposure to antiseizure medication monotherapy. JAMA Neurol 81(5):481–489

Ben-Menachem E, Biton V, Jatuzis D, Abou-Khalil B, Doty P, Rudd GD (2007) Efficacy and safety of oral lacosamide as adjunctive therapy in adults with partial-onset seizures. Epilepsia 48:1308–1317

Beydoun A (1999) Monotherapy trials with gabapentin for partial epilepsy. Epilepsia 40(6):S13–S16

Bresnahan R, Hounsome J, Jette N, Hutton JL, Marson AG (2019a) Topiramate add-on therapy for drug-resistant focal epilepsy. Cochrane Database Syst Rev. https://doi.org/10.1002/14651858.CD001417.pub4

Bresnahan R, Panebianco M, Marson AG (2019b) Brivaracetam add-on therapy for drug-resistant epilepsy. Cochrane Database Syst Rev. https://doi.org/10.1002/14651858.CD011501.pub2

Brodie MJ (2004) Pregabalin as adjunctive therapy for partial seizures. Epilepsia 45(6):19–27

Brodie MJ (2006) Zonisamide as adjunctive therapy for refractory partial seizures. Epilepsy Res 68(2):S11–S16

Brodie MJ, Perucca E, Ryvlin P, Ben-Menachem E, Meencke HJ (2007) Comparison of levetiracetam and controlled-release carbamazepine in newly diagnosed epilepsy. Baillieres Clin Neurol 68:402–408

Chen Z, Brodie MJ, Liew D et al (2018) Treatment outcomes in patients with newly diagnosed epilepsy treated with established and new antiepileptic drugs: a 30-year longitudinal cohort study. JAMA Neurol 75:279–286

Devinsky O, Cross JH, Laux L, Marsh E, Miller I, Nabbout R et al (2017) Trial of Cannabidiol for drug-resistant seizures in the Dravet syndrome. N Engl J Med 376(21):2011–2020

Dooley M, Plosker GL (2000) Levetiracetam. A review of its adjunctive use in the management of partial onset seizures. Drugs 60:871–893

Finnerup NB, Attal N, Haroutounian S, McNicol E, Baron R, Dworkin RH, Gilron I, Haanpää M, Hansson P, Jensen TS, Kamerman PR, Lund K, Moore A, Raja SN, Rice AS, Rowbotham M, Sena E, Siddall P, Smith BH, Wallace M (2015) Pharmacotherapy for neuropathic pain in adults: a systematic review and meta-analysis. Lancet Neurol 14:162–173

French JA, Krauss GL, Wechsler RT, Wang XF, DiVentura B, Brandt C et al (2015) Perampanel for tonic-clonic seizures in idiopathic generalized epilepsy a randomized trial. Neurology 85:950–957

Goa KL, Ross SR, Chrisp P (1993) Lamotrigine. A review of its pharmacological properties and clinical efficacy in epilepsy. Drugs 46:152–176

Helmstaedter C, Fritz NE, Kockelmann E, Kosanetzky N, Elger CE (2008) Positive and negative psychotropic effects of levetiracetam. Epilepsy Behav 13:535–541

Holtkamp M, May TW, Bekenfeld R, Bien CG, Coban I, Knake S et al (2023) Erster epileptischer Anfall und Epilepsien im Erwachsenenalter, S2k-Leitlinie

Kanner AM, Ashman E, Gloss D, Harden C, Bourgeois B, Bautista JF, Abou-Khalil B, Burakgazi-Dalkilic E, Llanas Park E, Stern J, Hirtz D, Nespeca M, Gidal B, Faught E, French J (2018) Practice guideline update summary: efficacy and tolerability of the new antiepileptic drugs I: treatment of new-onset epilepsy: report of the guideline development, dissemination, and implementation subcommittee of the American Academy of Neurology and the American Epilepsy Society. Neurology 91:74–81

Kleinau A, Köberle U, Bonnet U et al (2020) Gabapentin und Pregabalin: Missbrauch und Abhängigkeit

Krauss GL, Klein P, Brandt C, Lee SK, Milanov I, Milovanovic M et al (2020) Safety and efficacy of adjunctive cenobamate (YKP3089) in patients with uncontrolled focal seizures: a multicentre, double-blind, randomised, placebo-controlled, dose-response trial. Lancet Neurol 19:38–48

Kwan P, Arzimanoglou A, Berg AT, Brodie MJ, Hauser AW, Mathern G et al (2010) Definition of drug resistant epilepsy: consensus proposal by the ad hoc Task Force of the ILAE Commission on Therapeutic Strategies. Epilepsia 51:1069–1077

Lagae L, Sullivan J, Knupp K, Laux L, Polster T, Nikanorova M et al (2020) Fenfluramine hydrochloride for the treatment of seizures in Dravet syndrome: a randomised, double-blind, placebo-controlled trial. Lancet 394(10216):2243–2254

LaRoche SM, Helmers SL (2004) The new antiepileptic drugs: scientific review. JAMA 291:605–614

Lynch BA, Lambeng N, Nocka K, Kensel-Hammes P, Bajjalieh SM, Matagne A, Fuks B (2004) The synaptic vesicle protein SV2A is the binding site for the antiepileptic drug levetiracetam. PNAS 101:9861–9866

Marson A, Burnside G, Appleton R, Smith D, Leach JP, Sills G et al (2021a) The SANAD II study of the effectiveness and cost-effectiveness of levetiracetam, zonisamide, or lamotrigine for newly diagnosed focal epilepsy: an open-label, non-inferiority, multicentre, phase 4, randomised controlled trial. Lancet 397:1363–1374

Marson A, Burnside G, Appleton R, Smith D, Leach JP, Sills G et al (2021b) The SANAD II study of the effectiveness and cost-effectiveness of valproate versus levetiracetam for newly diagnosed generalised and unclassifiable epilepsy: an open-label, non-inferiority, multicentre, phase 4, randomised controlled trial. Lancet 397:1375–1386

24

Marson AG, Al-Kharusi AM, Alwaidh M, Appleton R, Baker GA, Chadwick DW, Cramp C, Cockerell OC, Cooper PN, Doughty J, Eaton B, Gamble C, Goulding PJ, Howell SJL, Hughes A, Jackson M, Jacoby A, Kellett M, Lawson GR, Leach JP, Nicolaides P, Roberts R, Shackley P, Shen J, Smith DS, Smith PEM, Smith TC, Vanoli A, Williamson PR (2007a) The SANAD study of effectiveness of carbamazepine, gabapentin, lamotrigine, oxcarbazepine, or topiramate for treatment of partial epilepsy: an unblinded randomised controlled trial. Lancet 369:1000–1015

Marson AG, Al-Kharusi AM, Alwaidh M, Appleton R, Baker GA, Chadwick DW, Cramp C, Cockerell OC, Cooper PN, Doughty J, Eaton B, Gamble C, Goulding PJ, Howell SJL, Hughes A, Jackson M, Jacoby A, Kellett M, Lawson GR, Leach JP, Nicolaides P, Roberts R, Shackley P, Shen J, Smith DS, Smith PEM, Smith TC, Vanoli A, Williamson PR (2007b) The SANAD study of effectiveness of valproate, lamotrigine, or topiramate for generalized and unclassifiable epilepsy: an unblinded randomized controlled trial. Lancet 369:1016–1026

Mbizvo GK, Dixon P, Hutton JL, Marson AG (2012) Levetiracetam add-on for drug-resistant focal epilepsy: an updated Cochrane review. Cochrane Database Syst Rev. https://doi.org/10.1002/14651858.CD001901.pub2

Moore RA, Straube S, Wiffen PJ, Derry S, McQuay HJ (2009) Pregabalin for acute and chronic pain in adults. Cochrane Database Syst Rev. https://doi.org/10.1002/14651858.CD007076.pub2

Morello CM, Leckband SG, Stoner CP, Moorhouse DF, Sahagian GA (1999) Randomized double-blind study comparing the efficacy of gabapentin with amitriptyline on diabetic peripheral neuropathy pain. Arch Intern Med 159:1931–1937

Mulheron S, Leahy TP, McStravick M, Doran R, Delanty N (2024) A comparison of cenobamate with other newer antiseizure medications for adjunctive treatment of focal-onset seizures: a systematic review and network meta-analysis. Seizure 118:80–90

National Institute for Health and Care Excellence (NICE) (2022) Epilepsies in children, young people and adults. NICE guideline NG217. https://www.nice.org.uk/guidance/ng217/chapter/5-Treating-epileptic-seizures-in-children-young-people-and-adults#focal-seizures-with-or-without-evolution-to-bilateral-tonic-clonic-seizures (Erstellt: 27. Apr. 2022). Zugegriffen: 10. Sept. 2024

Nevitt SJ, Smith TC, Weston J, Marson AG (2018) Lamotrigine versus carbamazepine monotherapy for epilepsy: an individual participant data review. Cochrane Database Syst Rev. https://doi.org/10.1002/14651858.CD001031.pub4

Nunes VD, Sawyer L, Neilson J, Sarri G, Cross JH (2013) Profile of lacosamide and its role in the long-term treatment of epilepsy: a perspective from the updated NICE guideline. Neuropsychiatr Dis Treat 9:467–476

Perucca E, Yasothan U, Clincke G, Kirkpatrick P (2008) Lacosamide. Nat Rev Drug Discov 7:973–974

Steinhoff BJ, Ben-Menachem E, Ryvlin P, Shorvon S, Kramer L, Satlin A et al (2013) Efficacy and safety of adjunctive perampanel for the treatment of refractory partial seizures: a pooled analysis of three phase III studies. Epilepsia 54:1481–1489

Stephen LJ, Brodie MJ (2017) Brivaracetam: a novel antiepileptic drug for focal-onset seizures. Ther Adv Neurol Disord 11:1756285617742081

Thiele EA, Marsh ED, French JA, Mazurkiewicz-Beldzinska M, Benbadis SR, Joshi C et al (2018) Cannabidiol in patients with seizures associated with Lennox-Gastaut syndrome (GWPCARE4): a randomised, double-blind, placebo-controlled phase 3 trial. Lancet 391(10125):1085–1096

Thiele EA, Bebin EM, Bhathal H, Jansen FE, Kotulska K, Lawson JA et al (2021) Add-on Cannabidiol treatment for drug-resistant seizures in tuberous sclerosis complex: a placebo-controlled randomized clinical trial. JAMA Neurol 78(3):285–292

Thijs RD, Surges R, O'Brien TJ, Sander JW (2019) Epilepsy in adults. Lancet 393:689–701

Veroniki AA, Cogo E, Rios P, Straus SE, Finkelstein Y, Kealey R, Reynen E, Soobiah C, Thavorn K, Hutton B, Hemmelgarn BR, Yazdi F, D'Souza J, MacDonald H, Tricco AC (2017) Comparative safety of antiepileptic drugs during pregnancy: a systematic review and network meta-analysis of congenital malformations and prenatal outcomes. BMC Med 15:95

Yates SL, Fakhoury T, Liang W, Eckhardt K, Borghs S, D'Souza J (2015) An open-label, prospective, exploratory study of patients with epilepsy switching from levetiracetam to brivaracetam. Epilepsy Behav 52(Pt A):165–168

Morbus Parkinson

Günter Höglinger und Roland Seifert

Auf einen Blick

Trend Levodopapräparate sind die führenden Vertreter der Arzneistoffe zur Behandlung des Morbus Parkinson. An zweiter Stelle folgen die Dopaminrezeptoragonisten. Im Vergleich zu 2023 wurde 2024 ein leichter Anstieg der Verordnungszahlen von Levodopa- und Dopaminrezeptoragonisten beobachtet.

Bewertung Die Langzeittherapie mit Levodopa kann Dyskinesien und motorische Fluktuationen verursachen, die durch Dosisfraktionierung und adjuvante Therapie reduziert werden können. Alternativ werden bei jüngeren Patienten Dopaminrezeptoragonisten und bei leichteren Symptomen MAO-B-Inhibitoren als initiale Monotherapie empfohlen. Muskarinrezeptorantagonisten werden wegen der Beeinträchtigung kognitiver Fähigkeiten und entsprechend der aktuellen Leitlinie (► https://register.awmf.org/de/leitlinien/detail/030-010) seltener eingesetzt.

Der Morbus Parkinson ist eine fortschreitende neurodegenerative Krankheit des extrapyramidalmotorischen Systems, von der 1 % der Bevölkerung über 65 Jahre betroffen ist. Ursache ist eine in ihrer Ätiologie unbekannte Degeneration dopaminerger Neurone in der Substantia nigra, die zu einem striatalen Dopaminmangelsyndrom führt und mit einer relativ erhöhten glutamatergen und muskarinergen Aktivität einhergeht. Die klassischen Symptome sind Akinese, Rigor und Tremor. Daneben treten zunehmend nichtmotorische Symptome wie vegetative und kognitive Störungen ins Blickfeld, die mit den derzeit verfügbaren Therapieoptionen weniger gut beeinflussbar sind. Neben dem Verlust dopaminerger Neuronen gewinnen bei der Entstehung des Morbus Parkinson sogenannte Lewy-Körper an Bedeutung, die erstmals 1912 von dem Deutschen Neurologen Friedrich Lewy beschrieben wurden. Sie bestehen vorwiegend aus pathogenen Oligomeren und unlöslichen Proteinaggregaten des präsynaptischen Proteins α-Synuclein, dessen genaue physiologische Funktion allerdings noch unbekannt ist. Dennoch ist α-Synuclein als mögliches pharmakologisches Zielprotein für die Entwicklung von krankheitsmodifizierenden Parkinsonmitteln von Interesse, die den Abbau der pathogenen Formen von α-Synuclein steigern oder die pathologische Proteinaggregation abschwächen (Übersicht bei Kalia und Lang 2015).

Ziel der derzeitigen Arzneitherapie ist es, das fehlende Dopamin zu substituieren und die gesteigerte glutamaterge und muskarinerge Aktivität zu dämpfen. Levodopa wurde vor über 60 Jahren erstmals zur Behandlung des Morbus Parkinson eingesetzt (Birkmayer und Hornykiewicz 1961). Es ist weiterhin das wirksamste Parkinsonmittel und wird schon in den Frühstadien des Morbus Parkinson als Erstlinientherapie empfohlen, wenn motorische Symptome die Lebensqualität der Patienten beeinträchtigen (Deutsche Gesellschaft für Neurologie 2016; National Institute for Health and Care Excellence 2017). Es bessert vor allem die Akinese und den Rigor, während Tremor weniger anspricht. Problematisch sind jedoch extrapyramidalmotorische unerwünschte Wirkungen wie fortschreitende Reduktion der Wirkdauer und der therapeu-

W.-D. Ludwig, B. Mühlbauer, R. Seifert (Hrsg.), *Arzneiverordnungs-Report 2025*,
https://doi.org/10.1007/978-3-662-72738-6_25

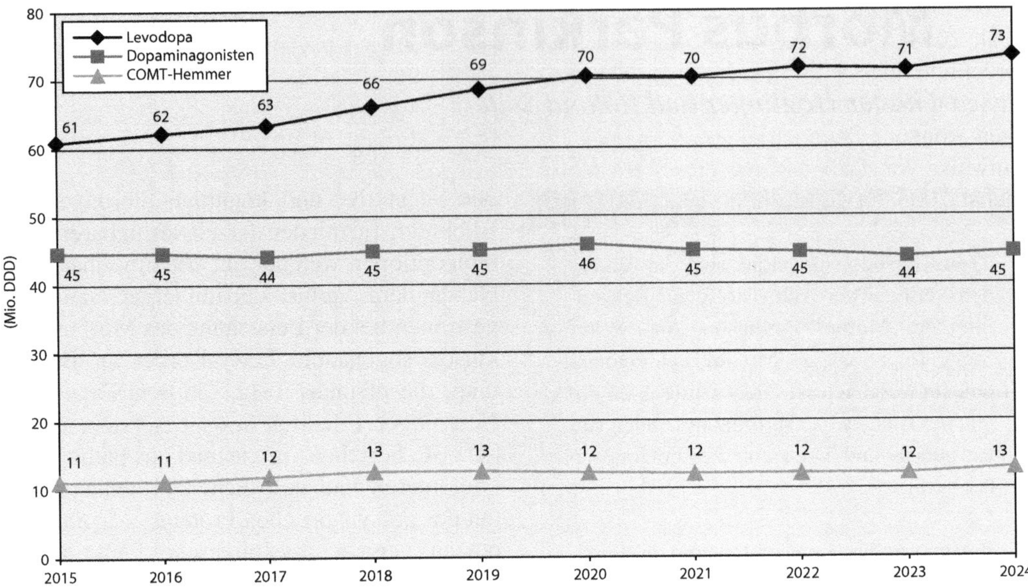

◘ Abb. 25.1   Verordnungen von Parkinsonmitteln 2015 bis 2024. Gesamtverordnungen nach definierten Tagesdosen

tischen Breite mit Entstehung von Spitzendosen-Dyskinesien, Taldosen-Akinesien und -Dystonien, On-off-Fluktuationen und paradoxen Akinesien („Freezing") bei der Langzeittherapie. Daher können bei biologisch jungen Patienten, leichteren Symptomen oder vorherrschendem Tremor Non-Ergot-Dopaminrezeptoragonisten, MAO-B-Inhibitoren, Amantadin, Beta-1-Rezeptorantagonisten oder Muskarinrezeptorantagonisten als initiale Monotherapie eingesetzt werden, um die Wahrscheinlichkeit des Auftretens von motorischen Levodopakomplikationen zu reduzieren. Zur Behandlung von Wirkfluktuationen im späteren Krankheitsverlauf werden v. a. COMT- und MAO-B-Inhibitoren, langwirksame Dopaminrezeptoragonisten, sowie Pumpentherapien (Apomorphin s. c. oder Levodopa-Carbidopa-Intestinales Gel) eingesetzt. Zur Behandlung von Levodopa-induzierten Dyskinesien kann der NMDA-Rezeptor-Antagonist Amantadin eingesetzt werden.

Im Vergleich zum Jahr 2023 sind im Jahr 2024 die Verordnungszahlen für Levodopapräparate gestiegen (◘ Abb. 25.1 sowie ◘ Tab. 25.1 und 25.2). Insgesamt wird eine sehr positiv zu beurteilende Fokussierung auf gut wirksame und preiswerte Präparate beobachtet. Es werden starke Fluktuationen (starke Abnahmen und Zunahmen) innerhalb einer Präparategruppe beobachtet (siehe ◘ Tab. 25.1). Das ist möglicherweise auf Lieferengpässe oder auf Wechsel innerhalb von der Präparate-Gruppe bei aut-idem Verschreibungen bei einzelnen Präparaten und entsprechenden Umstellungen der Patientenmedikation zurückzuführen.

25.1   Dopaminerge Mittel

25.1.1   Levodopapräparate

Levodopa wird in Kombination mit Inhibitoren der Dopa-Decarboxylase (Benserazid, Carbidopa) verwendet, die den peripheren Stoffwechsel von Levodopa hemmen und dadurch die zerebrale Verfügbarkeit von Levodopa als Vorstufe von Dopamin erhöhen. Durch die sinnvolle Kombination werden wesentlich geringere Dosierungen von Levodopa benötigt und seine peripheren vegetativen unerwünschten Wirkungen vermindert. Trotz dieser Verbesserung führt die Langzeittherapie mit Levodopa zu Dyskinesien und motorischen Fluktuationen, die sich nach fünf Jahren bei 30–50 % der Patienten entwickeln, aber nur bei weniger als 10–20 % der Patienten behindernd sind. Eine übliche Strategie ist die Dosisfraktionierung sowie die adjuvante Therapie mit Dopaminrezeptoragonisten unter gleichzeitiger Reduktion der Levodopadosis. Es gibt keinen Grund zur Annahme, dass die Levodopatherapie in frühen Krankheitsstadien die klinische Progression der Parkinson-Krankheit verändert (de Bie et al. 2020; Verschuur et al. 2019). Insgesamt haben im Jahr 2024 die Verordnungen von Levodopapräparaten um 3,4 % zugenommen, was möglicherweise eine Folge der besseren Umsetzung der letzten DGN-Leitlinie ist.

Inzwischen entfallen 75 % der Verordnungen von Levodopa auf Benserazidkombinationen. Das lange Zeit führende Originalpräparat *Madopar* wurde von den drei Generika überholt, obwohl es preislich kaum Unterschiede gibt (◘ Tab. 25.1). An vierter Stelle folgt die Levodopakombination *Restex*, die eigentlich zur Behandlung des Restless-Legs-Syndroms zugelassen ist, mitunter aber auch bei der Parkinson-Krankheit eingesetzt wird. Levodopapräparate werden schon seit über 20 Jahren für die Indikation Restless-Legs-Syndrom eingesetzt und haben sich in mehreren Studien als wirksam erwiesen (Schapira 2004). Problematisch sind Reboundphänomene sowie eine Verstärkung der Beinunruhe nach höheren Dosen und nach längerer Anwendung von Levodopa. Auch Dopaminrezeptoragonisten sind zur Behandlung

◘ **Tab. 25.1 Verordnungen von Levodopapräparaten 2024.** Angegeben sind die 2024 verordneten Tagesdosen, die Änderungen gegenüber 2023 und die mittleren Kosten je DDD 2024

Präparat	Bestandteile	DDD	Änderung	DDD-Nettokosten
		Mio.	%	Euro
Levodopa und Benserazid				
Levodopa/Benserazid Devatis	Levodopa Benserazid	22,6	(+95,3)	1,66
Levodopa plus Benserazid AL	Levodopa Benserazid	12,3	(−19,5)	1,52
Levodopa Benserazid neuraxpharm	Levodopa Benserazid	6,9	(−15,3)	1,45
Madopar	Levodopa Benserazid	6,9	(−16,0)	1,54
Restex	Levodopa Benserazid	3,3	(−48,5)	1,71
Levodopa/Benserazid-ratiopharm	Levodopa Benserazid	1,3	(+12,6)	1,54
Levopar	Levodopa Benserazid	0,69	(−0,5)	1,60
Levodopa Benserazid beta	Levodopa Benserazid	0,42	(−45,9)	1,50
		54,3	**(+4,2)**	**1,59**

◘ Tab. 25.1 (Fortsetzung)

Präparat	Bestandteile	DDD	Änderung	DDD-Nettokosten
		Mio.	%	Euro
Levodopa und Carbidopa				
Levodop-neuraxpharm	Levodopa Carbidopa	8,0	(−0,1)	0,94
Dopadura C	Levodopa Carbidopa	3,0	(−14,3)	1,31
Levocarb-1A Pharma	Levodopa Carbidopa	2,8	(−7,3)	0,94
Isicom	Levodopa Carbidopa	1,4	(−0,3)	0,83
Levocomp	Levodopa Carbidopa	1,2	(+22,3)	0,85
Levodopa/Carbidopa STADA	Levodopa Carbidopa	0,70	(> 1.000)	1,37
Levodopa/Carbidopa-ratiopharm	Levodopa Carbidopa	0,61	(−4,2)	1,72
Duodopa Gel	Levodopa Carbidopa	0,22	(−13,7)	162,11
		18,0	**(+0,6)**	**2,96**
Foslevodopa und Foscarbidopa				
Produodopa	Foslevodopa Foscarbidopa	0,10	(> 1.000)	205,68
Summe		**72,4**	**(+3,4)**	**2,22**

des Restless-Legs-Syndroms wirksam (Scholz et al. 2011).

Die zweite Levodopakombination enthält den Decarboxylaseinhibitor Carbidopa, der ähnliche Wirkungen wie Benserazid hat. Weiterhin vertreten, mit deutlich abfallenden Verordnungszahlen, ist *Duodopa*, ein im Vergleich mit den oralen Präparaten sehr teures Präparat für die kontinuierliche intestinale Anwendung (Levodopa-Carbidopa-intestinales Gel), das temporär über eine Nasoduodenalsonde oder über eine Dauersonde nach endoskopischer Gastrostomie mit einer tragbaren Pumpe infundiert wird. Nach einer Beobachtungsstudie vermindert die intraduodenale Infusion von Levodopa motorische Fluktuationen und Dyskinesien über einen Zeitraum von einem Jahr um etwa 20 % (Pålhagen et al. 2012). Diese Applikation ist indiziert, wenn mit oraler Gabe keine ausreichende Symptomkontrolle bei Wirkfluktuationen möglich ist. Die Entscheidung zur Anwendung intraduodenaler Levodopa-Applikationen ist individuell zu fällen. Patienten mit einer Psychose in der Anamnese sollten ausgeschlossen werden (Antonini und Jost 2018). Als eine schwerwiegende unerwünschte Wirkung unter dieser Therapie sind Polyneuropathien zu beachten und die Serumkonzentrationen von Vitamin B_{12}, Homocystein und Methylmalonat jährlich zu kontrollieren (Antonini und Jost 2018).

◘ Tab. 25.2 Verordnungen von Dopaminrezeptoragonisten 2024. Angegeben sind die 2024 verordneten Tagesdosen, die Änderungen gegenüber 2023 und die mittleren Kosten je DDD 2024

Präparat	Bestandteile	DDD	Änderung	DDD-Nettokosten
		Mio.	%	Euro
Ropinirol				
Ropinirol Heumann	Ropinirol	1,7	(+16,1)	2,70
Ropinirol-neuraxpharm	Ropinirol	1,5	(−36,7)	2,99
Ropinirol AL	Ropinirol	1,2	(+96,4)	3,03
Ropinirol STADA	Ropinirol	1,1	(+106,8)	1,61
Ropinirol-ratiopharm	Ropinirol	0,55	(+459,2)	3,42
Ropinirol-1A Pharma	Ropinirol	0,54	(−74,7)	2,46
		6,5	**(−8,3)**	**2,68**
Pramipexol				
Pramipexol-neuraxpharm	Pramipexol	8,7	(+68,1)	1,80
Oprymea	Pramipexol	4,2	(+27,1)	1,76
Pramipexol-1A Pharma	Pramipexol	2,2	(−47,3)	1,69
Pramipexol-ratiopharm	Pramipexol	1,7	(+26,6)	1,75
Pramipexol Winthrop	Pramipexol	1,6	(−69,8)	2,19
Pramipexol TAD	Pramipexol	1,5	(+65,2)	2,17
Pramipexol Aurobindo	Pramipexol	1,0	(+154,8)	1,62
Sifrol	Pramipexol	0,70	(+26,8)	1,89
Pramipexol AL	Pramipexol	0,64	(−38,9)	1,82
Glepark	Pramipexol	0,48	(−39,9)	1,61
Pramipexol-PUREN	Pramipexol	0,40	(+114,1)	1,57
Pramipexol biomo	Pramipexol	0,30	(+62,1)	1,98
		23,4	**(+0,9)**	**1,82**
Weitere Dopaminrezeptoragonisten				
Neupro	Rotigotin	7,1	(−14,8)	11,50
Rotigotin-neuraxpharm	Rotigotin	1,9	(+657,7)	12,68
Clarium	Piribedil	1,6	(−3,0)	13,06
		10,5	**(+3,7)**	**11,94**
Summe		**40,4**	**(+0,0)**	**4,59**

Erstmalig vertreten in diesem Jahr ist die Kombination aus Foslevodopa und Foscarbidopa (*Produodopa*). Es stellt eine lösliche Formulierung von Levodopa und Carbidopa zur kontinuierlichen subkutanen Infusion über 24 h dar (Blair 2025). *Produodopa* wird bei fortgeschrittenen Krankheitsfällen eingesetzt. Das Präparat ermöglicht eine individuelle und symptombezogene Therapie. Die Tagesbehandlungskosten sind sehr hoch. Im Vergleich zur jejunalen Application von Levodopa (Duodopa) bietet die subcutane Darreichung (Produodopa) eine einfachere Anwendung für Patienten, sowie den Vorteil der 24-stündigen Applikation. Als spezifische Nebenwirkungen werden s. c. Indurationen und Infektionen, mitunter mit Abszess-Bildungen, berichtet, die einen häufigen Wechsel der Infusionsstelle und strikte Beachtung von Hygiene an der Infusionsstelle notwendig machen. Die Patientenselektion und die Therapieadhärenz bei dieser vergleichsweise einfach anzuwendenden nicht-oralen Folgetherapie wird sich in den kommenden Jahren zeigen.

25.1.2 Dopaminrezeptoragonisten

Die Gruppe der Dopaminrezeptoragonisten ist 2024 stabil geblieben (◘ Abb. 25.1). Pramipexol ist der führender Vertreter, gefolgt von Rotigotin und Ropinirol (◘ Tab. 25.2). Eine aktuelle Metaanalyse legt nahe, dass Ropririnol am besten verträglich ist (Binde et al. 2020). Ropinirol wurde 1997 als erster Vertreter der Nichtergolinderivate eingeführt. In einer fünfjährigen Vergleichsstudie wurden bei initialer Ropiniroltherapie deutlich seltener Dyskinesien als mit Levodopa (20 % versus 45 %) beobachtet (Rascol et al. 2000). Auch Pramipexol, das 1998 als zweiter Vertreter der Nichtergolinderivate auf den Markt kam, löste in einer Vergleichsstudie über 4 Jahre seltener Dyskinesien als Levodopa (47 % versus 63 %) aus (The Parkinson Study Group 2004). Im Jahr 2024 wurde eine leichte Verschiebung von Ropirinol zu Pramipexol und v. a. Rotigotin beobachtet.

Dopaminrezeptoragonisten unterscheiden sich bezüglich der Langzeitwirkung auf Behinderungen und Lebensqualität nicht von Levodopa. Sie können jedoch unerwünschte Wirkungen wie Schlafattacken, Beinödeme und Störungen der Impulskontrolle (Spielsucht, Essanfälle, zwanghaftes Kaufverhalten, Hypersexualität) verursachen (Übersicht bei Rascol et al. 2011). Auch werden die Spätstadien des Morbus Parkinson heute durch Probleme wie Stürze, Psychosen und Demenz geprägt, die durch eine frühe Behandlung mit Dopaminrezeptoragonisten nicht beeinflusst werden.

Die Verordnungen des transdermal anwendbaren Dopaminrezeptoragonisten Rotigotin haben 2024 zugenommen (◘ Tab. 25.2). Das Pflaster ermöglicht eine einmal tägliche Applikation, hatte aber in einer direkten Vergleichsstudie geringere therapeutische Erfolgsquoten als oral verabreichtes Ropinirol (Giladi et al. 2007). Über einen Zeitraum von 6 Monaten erreichten 30 % der Placebopatienten, 52 % der Rotigotinpatienten und 68 % der Ropinirolpatienten eine 20%ige Verbesserung der UPDRS-Skala (Unified Parkinson's Disease Rating Scale). In einer weiteren 6-monatigen Vergleichsstudie an 506 Patienten mit fortgeschrittenem Morbus Parkinson wurde die Off-Zeit durch transdermales Rotigotin um 2,5 h, durch orales Pramipexol um 2,8 h und durch Placebo um 0,9 h verkürzt, aber auch hier waren die Ansprechraten mit Pramipexol (67,0 %) höher als mit Rotigotin (59,7 %; Poewe et al. 2007). Die Canadian Agency for Drugs and Technologies in Health (2015) hat daher empfohlen, dass Rotigotin für die Behandlung der Parkinson-Krankheit im fortgeschrittenen Stadium gelistet werden soll, wenn die Therapiekosten mit denen von Ropinirol oder Pramipexol vergleichbar sind. In Deutschland sind die DDD-Kosten für Rotigotin jedoch 6-mal teurer als für Pramipexol. Aus pharmakoökonomischen Gründen sollte die Verordnung des transdermalen Präparates Rotigotin deshalb sehr gut begründet sein, z. B. durch begleitende Schluckstörungen, im perioperativen Setting, bei unerwünschten Wirkungen anderer Dopaminrezeptoragonisten, bei Notwendigkeit von sehr stabilen Plasmakonzentrationen und bei evtl. Notwendigkeit einer raschen Terminierbarkeit der Resorption bei Gefahr Plasmakonzentrations-abhängiger unerwünschter Wirkungen.

25.1.3 COMT-Inhibitoren

Inhibitoren der Catechol-O-Methyltransferase (COMT) vermindern in zahlreichen Geweben den Abbau endogener Catecholamine, aber auch der therapeutisch eingesetzten Dopaminvorstufe Levodopa zu inaktiven Metaboliten. Dadurch wird die Bioverfügbarkeit von Levodopa um 40–90 % erhöht und seine Eliminationshalbwertszeit verlängert, so dass die Wirkungsdauer zunimmt und weniger motorische Fluktuationen resultieren. Nach einem Cochrane-Review können Tolcapon und Entacapon bei motorischen Komplikationen der Levodopatherapie in der fortgeschrittenen Krankheitsphase eingesetzt werden, um Off-Fluktuationen zu reduzieren, die Levodopadosis zu senken und motorische Behinderungen etwas zu verbessern (Deane et al. 2004). Diese Bewertung beruht allerdings nur auf einer bestenfalls mittelgradigen Evidenz. Die Kom-

☐ Tab. 25.3 Verordnungen von COMT-Hemmern und MAO-B-Hemmern 2024. Angegeben sind die 2024 verordneten Tagesdosen, die Änderungen gegenüber 2023 und die mittleren Kosten je DDD 2024

Präparat	Bestandteile	DDD	Änderung	DDD-Nettokosten
		Mio.	%	Euro
Entacapon-Kombinationen				
Levodopa/Carbidopa/Entacapone Orion	Levodopa Carbidopa Entacapon	2,3	(+30,3)	3,81
Levodopa/Carbidopa/Entacapon-neuraxpharm	Levodopa Carbidopa Entacapon	1,5	(−6,3)	3,36
Levodopa/Carbidopa/Entacapon Heumann	Levodopa Carbidopa Entacapon	1,0	(−21,9)	3,31
Levodopa/Carbidopa/Entacapon AbZ	Levodopa Carbidopa Entacapon	0,90	(+91,3)	3,46
		5,7	**(+11,2)**	**3,55**
Opicapon				
Ongentys	Opicapon	6,6	(+20,5)	2,65
MAO-B-Hemmer				
Xadago	Safinamid	6,3	(+10,4)	2,11
Rasagilin beta	Rasagilin	2,1	(−26,3)	0,84
Rasagilin Glenmark	Rasagilin	1,8	(> 1.000)	2,02
		10,1	**(+18,5)**	**1,84**
Summe		**22,3**	**(+17,1)**	**2,51**

bination mit Entacapon bei Therapieinitiierung zeigte in Bezug auf die Verhinderung motorischer Fluktuationen keine Überlegenheit im Vergleich zur konventionellen Levodopamedikation (Stocchi et al. 2010, STRIDE-PD), so dass COMT-Inhibitoren nicht in der Initialtherapie der Parkinson-Krankheit empfohlen werden. Entacapon wird nur noch als Dreifachkombination mit Levodopa und Carbidopa verordnet (◘ Tab. 25.3). Die Verordnungen der Dreifachkombination sind im Jahr 2024 sehr deutlich gestiegen (◘ Tab. 25.3).

Opicapon (*Ongentys*) ist ein weiterer COMT-Inhibitor, der 2016 für die Zusatztherapie zu Levodopa bei Patienten mit Morbus Parkinson und motorischen End-of-dose-Fluktuationen zugelassen wurde. Die Verordnungszahlen sind im Vergleich zu 2023 deutlich gestiegen (◘ Tab. 25.3). In placebokontrollierten Studien zeigte Opicapon eine Nichtunterlegenheit im Vergleich mit Entacapon bezüglich der Off-Zeit. Die frühe Nutzenbewertung durch den G-BA hat keinen Beleg für einen Zusatznutzen im Verhältnis zur zweckmäßigen Vergleichstherapie ergeben (siehe Arzneiverordnungs-Report 2017, Kap. 3, Neue Arzneimittel, Abschn. 3.1.18).

25.1.4 MAO-B-Inhibitoren

Der Prototyp der Hemmstoffe der Monoaminoxidase-B (MAO-B) ist Rasagilin. Rasagilin kann als Monotherapeutikum in der Initialtherapie bei milder Symptomatik oder zur Glättung von Wirkfluktuationen im fortgeschrittenen Krankheitsstadium bei Morbus Parkinson eingesetzt werden. Die Wirksamkeit von Rasagilin wurde in mehreren klinischen Studien gegenüber Placebo nachgewiesen, wobei auch die Frage einer möglichen neuroprotektiven Wirkung untersucht wurde, aber nie überzeugend geklärt wurde (Übersicht bei Hoy und Keating 2012). Die Verordnungszah-

len von Rasagilin liegen inzwischen unterhalb des 2015 eingeführten Safinamid (*Xadago*). Safinamid besitzt einen dualen Wirkmechanismus. In den beiden zugelassenen Dosierungen (50 und 100 mg) inhibiert es die MAO-B. Zusätzlich wirkt es in der 100-mg-Dosierung glutamaterg, was in einer antidyskinetischen Wirkung resultieren könnte. Dies ist aber in klinischen Studien nicht eindeutig nachgewiesen (Hattori et al. 2020). Ein Zusatznutzen von Safinamid im Verhältnis zur zweckmäßigen Vergleichstherapie ist nicht belegt ist (siehe Arzneiverordnungs-Report 2016, Kap. 3, Neue Arzneimittel, Abschn. 3.1.32). Zudem ist Safinamid nicht als Monotherapeutikum in der Initialtherapie, sondern nur als Kombinationstherapeutikum mit Levodopa bei Wirkfluktuationen zugelassen.

25.2 Amantadin

Amantadin wirkt schwächer, aber schneller als Levodopa. Vor allem antimuskarinerge und halluzinogene unerwünschte Wirkungen sowie die Notwendigkeit von EKG-Kontrollen sowie Bestimmung von Kreatinin, Harnstoff und Restharn komplizieren die Anwendung des Arzneistoffs in der Praxis. Ein großer Teil der Daten über die Wirksamkeit von Amantadin stammt aus nicht kontrollierten Studien, so dass die Analyse von sechs randomisierten Studien keine ausreichende Evidenz für die Wirksamkeit und Sicherheit von Amantadin bei der Behandlung von Parkinsonpatienten lieferte (Crosby et al. 2003). Daher wird Amantadin in den aktuellen Leitlinien nur als 2. Wahl in den frühen Krankheitsstadien empfohlen. Zur Behandlung von Levodopa-induzierten Dyskinesien ist aber Amantadin nach wie vor der einzige empfohlene Arzneistoff. Im Vergleich zu 2023 sind die Verordnungszahlen von Amantadin im Jahr 2024 wieder deutlich gefallen (◘ Tab. 25.4).

◘ Tab. 25.4 Verordnungen von Muskarinrezeptorantagonisten, Amantadin und weiteren Mitteln 2024. Angegeben sind die 2024 verordneten Tagesdosen, die Änderungen gegenüber 2023 und die mittleren Kosten je DDD 2024

Präparat	Bestandteile	DDD	Änderung	DDD-Nettokosten
		Mio.	%	Euro
Muscarinrezeptorantagonisten				
Akineton	Biperiden	4,5	(+1,0)	0,56
Biperiden-neuraxpharm	Biperiden	2,2	(−4,7)	0,65
Artane	Trihexyphenidyl	0,80	(+65,6)	0,86
Sormodren	Bornaprin	0,69	(−0,3)	0,67
		8,1	**(+3,2)**	**0,62**
Amantadin				
Amantadin-neuraxpharm	Amantadin	2,1	(+96,3)	0,35
Amantadin AL	Amantadin	1,5	(−47,8)	0,32
		3,6	**(−8,9)**	**0,34**
Weitere Medikamente				
Tiaprid AL	Tiaprid	2,6	(−6,6)	1,83
Summe		**14,4**	**(−1,9)**	**0,77**

25.3 Muskarinrezeptorantagonisten

Die Verordnungen von Muskarinrezeptorantagonisten sind seit vielen Jahren rückläufig. Dieser Trend hat sich 2024 fortgesetzt (Rückgang von 8,4 Mio DDD auf 8,1 Mio DDD). Dies ist positiv zu bewerten, weil sie bei der Parkinson'schen Krankheit weniger effektiv als dopaminerge Mittel sind und bei älteren Patienten wegen der Beeinträchtigung kognitiver Fähigkeiten und der Gefahr eines antimuskarinergen (anticholinergen) Syndroms vermieden werden sollen (Silver und Ruggieri 1998). Nach einem Cochrane-Review über neun placebokontrollierte Studien wirken Muskarinrezeptorantagonisten besser als Placebo auf motorische Funktionen, eine kombinierte Analyse war jedoch wegen der Heterogenität der Daten nicht möglich (Katzenschlager et al. 2003). Die aktuellen Leitlinien empfehlen Muskarinrezeptorantagonisten nur noch bei funktionell beeinträchtigendem, anderweitig nicht behandelbarem Tremor als 2. Wahl bei nichtgeriatrischen Patienten wegen ungünstigem Nutzen-/Risikoprofil. Das Verordnungsvolumen der Muskarinrezeptorantagonisten beruht vor allem auf dem hohen Anteil von Biperiden, das vermutlich weitaus häufiger für das durch antipsychotische Arzneistoffe ausgelöste Parkinsonoid bei der Behandlung schizophrener Psychosen eingesetzt wird.

25.4 Andere Mittel gegen extrapyramidale Störungen

Tiaprid ist ein D_2-Dopaminrezeptorantagonist aus der Gruppe der Benzamide, der bei Dyskinesien verschiedener Ursachen eingesetzt wird. Die widersprüchlichen Berichte über seine klinische Wirksamkeit waren 2003 der Grund für eine weitgehende Einschränkung der Zulassung, so dass es nur noch zur Behandlung Neuroleptika-induzierter Spätdyskinesien indiziert ist. Darüber hinaus soll es Bewegungsstörungen bei Chorea Huntington verringern können. Trotz fehlender Indikation wurde Tiaprid weiterhin bei anderen dyskinetischen und choreatischen Syndromen eingesetzt (Müller-Vahl 2007). Die Verordnungszahlen für Tiaprid sind 2024 deutlich gefallen.

25   Literatur

Antonini A, Jost WH (2018) Intrajejunale Levodopa- und Apomorphin-Infusion zur Therapie motorischer Komplikationen bei fortgeschrittener Parkinson-Krankheit. Fortschr Neurol Psychiatr 86:55–59

de Bie RMA, Clarke CE, Espay AJ, Fox SH, Lang AE (2020) Initiation of pharmacological therapy in Parkinson's disease: when, why, and how. Lancet Neurol 19:452–461

Binde CD, Tvete IF, Gåsemyr JI, Natvig B, Klemp M (2020) Comparative effectiveness of dopamine agonists and monoamine oxidase type-B inhibitors for Parkinson's disease: a multiple treatment comparison meta-analysis. Eur J Clin Pharmacol 76(12):1731–1743

Birkmayer W, Hornykiewicz O (1961) Der L-Dioxyphenylalanin (L-DOPA) Effekt bei der Parkinson-Akinese. Wien Klin Wschr 78:787–788

Blair HA (2025) Foslevodopa/Foscarbidopa: a review in advanced parkinson's disease. Cns Drugs 39:621–632

Canadian Agency for Drugs and Technologies in Health (2015) CADTH final recommendation: Rotigotine – resubmission. https://www.cadth.ca/rotigotine-7

Crosby NJ, Deane KH, Clarke CE (2003) Amantadine in Parkinson's disease. Cochrane Database Syst Rev. https://doi.org/10.1002/14651858.CD003468

Deane KH, Spieker S, Clarke CE (2004) Catechol-O-methyltransferase inhibitors for levodopa-induced complications in Parkinson's disease. Cochrane Database Syst Rev. https://doi.org/10.1002/14651858.CD004554.pub2

Deutsche Gesellschaft für Neurologie (2016) Leitlinien für Diagnostik und Therapie in der Neurologie: Idiopathisches Parkinson-Syndrom, Entwicklungsstufe: S3. https://www.dgn.org/leitlinien/3219-030-010-idiopathisches-parkinson-syndrom

Giladi N, Boroojerdi B, Korczyn AD, Burn DJ, Clarke CE, Schapira AH, SP513 investigators (2007) Rotigotine transdermal patch in early Parkinson's disease: a randomized, double-blind, controlled study versus placebo and ropinirole. Mov Disord 22:2398–2404

Hattori N, Tsuboi Y, Yamamoto A, Sasagawa Y, Nomoto M (2020) Efficacy and safety of safinamide as an add-on therapy to L-DOPA for patients with Parkinson's disease: A randomized, double-blind, placebo-controlled, phase II/III study. Park Relat Disord 75:17–23

Hoy SM, Keating GM (2012) Rasagiline: a review of its use in the treatment of idiopathic Parkinson's disease. Drugs 72:643–669

Kalia LV, Lang AE (2015) Parkinson's disease. Lancet 386:896–912

Katzenschlager R, Sampaio C, Costa J, Lees A (2003) Anticholinergics for symptomatic management of Parkinson's disease. Cochrane Database Syst Rev. https://doi.org/10.1002/14651858.CD003735

Müller-Vahl KR (2007) Die Benzamide Tiaprid, Sulpirid und Amisulprid in der Therapie des Tourette-Syndroms. Eine Standortbestimmung. Nervenarzt 78:264–271

National Institute for Health and Care Excellence (2017) Parkinson's disease in adults. NICE guideline. https://www.nice.org.uk/guidance/ng71

Pålhagen SE, Dizdar N, Hauge T, Holmberg B, Jansson R, Linder J, Nyholm D, Sydow O, Wainwright M, Widner H, Johansson A (2012) Interim analysis of long-term intraduodenal levodopa infusion in advanced Parkinson disease. Acta Neurol Scand 126:e29–e33

Poewe WH, Rascol O, Quinn N, Tolosa E, Oertel WH, Martignoni E, Rupp M, Boroojerdi B, SP 515 Investigators (2007) Efficacy of pramipexole and transdermal rotigotine in advanced Parkinson's disease: a double-blind, double-dummy, randomised controlled trial. Lancet Neurol 6:513–520

Rascol O, Brooks DJ, Korczyn AD, De Deyn PP, Clarke CE, Lang AE (2000) A five-year study of the incidence of dyskinesia in patients with early Parkinson's disease who were treated with ropinirole or levodopa. N Engl J Med 342:1484–1491

Rascol O, Lozano A, Stern M, Poewe W (2011) Milestones in Parkinson's disease therapeutics. Mov Disord 26:1072–1082

Schapira AH (2004) Restless legs syndrome: an update on treatment options. Drugs 64:149–158

Scholz H, Trenkwalder C, Kohnen R, Riemann D, Kriston L, Hornyak M (2011) Dopamine agonists for restless legs syndrome. Cochrane Database Syst Rev. https://doi.org/10.1002/14651858.CD006009.pub2

Silver DE, Ruggieri S (1998) Initiating therapy for Parkinson's disease. Neurology 50(Suppl 6):S18–S22 (discussion S44–S48)

Stocchi F, Rascol O, Kieburtz K, Poewe W, Jankovic J, Tolosa E, Barone P, Lang AE, Olanow CW (2010) Initiating levodopa/carbidopa therapy with and without entacapone in early Parkinson disease: the STRIDE-PD study. Ann Neurol 68:18–27

The Parkinson Study Group (2004) Pramipexole vs levodopa as initial treatment for Parkinson disease: a 4-year randomized controlled trial. Arch Neurol 61:1044–1053

Verschuur CVM, Suwijn SR, Boel JA, Post B, Bloem BR, van Hilten JJ et al (2019) Randomized delayed-start trial of Levodopa in Parkinson's disease. N Engl J Med 380(4):315–324

Schlafstörungen

Agnes Krause und Roland Seifert

Auf einen Blick

Trend Schlafstörungen kommen in vielfältigen Formen und Ausprägungen vor. Zunehmend setzt sich bei ihrer Behandlung die Erkenntnis durch, dass nichtmedikamentöse Strategien im Vordergrund stehen sollten. Zahlreiche Studien und Metaanalysen zeigen, dass verhaltenstherapeutische Verfahren wirksam und insgesamt der Behandlung mit Hypnotika überlegen sind. Eine Therapie mit Hypnotika ist in aller Regel nur kurzfristig oder bei Versagen oder mangelnder Verfügbarkeit anderer Verfahren indiziert. Seit vielen Jahren ein starker Verordnungsrückgang der Benzodiazepine und Z-Substanzen zu Lasten der gesetzlichen Krankenkassen zu beobachten, der sich 2024 fortsetzte. Hingegen nahmen Verordnungen zu von Melatonin, dessen Wirksamkeit nicht belegt ist, und des dualen Orexinrezeptor-Antagonisten (DORA) Daridorexant, der sich durch sehr hohe DDD-Kosten auszeichnet und daher den Status eines Reservearzneistoffs für therapieresistente Fälle besitzt. Pflanzliche Hypnotika sind nur noch mit einem homöopathischen Präparat vertreten; mit stark rückläufiger Tendenz. Nicht abgebildet werden dabei die Höhe der Verordnungen auf Privatrezept sowie der Einsatz von Noradrenalin-Serotonin-Verstärkern (Antidepressiva) wie Amitriptylin und mGPCR-Antagonisten (Antipsychotika) wie Melperon oder Pipamperon mit sedierender/hypnotischer Wirkung, welche bei einer vorliegenden Komorbidität wie Depression, Psychose oder einer chronischen Schmerzerkrankung Anwendung finden.

Bewertung Durch die verstärkte Verordnung von Melatonin und Daridorexant besteht das Potenzial für erhebliche Gesamtkostensteigerungen im Indikationsgebiet der Schlafstörungen, denen durch eine rationale und restriktive Verordnungspraxis entgegengewirkt werden muss.

Schlafstörungen oder Störungen des Schlaf-/Wach-Rhythmus gehören zu den häufigsten Gesundheitsbeschwerden in der Bevölkerung (Schlack et al. 2013). Im Vordergrund steht dabei die subjektive Wahrnehmung des nicht erholsamen Schlafes, die sich einerseits als mangelnder nächtlicher Schlaf und andererseits als übermäßige Tagesschläfrigkeit mit einer verminderten Leistungsfähigkeit manifestieren kann (Guo et al. 2021; Rémi et al. 2019; Janhsen et al. 2015; Kennaway 2022; Schifano et al. 2019).

Die Therapie der Schlafstörungen orientiert sich an den Ursachen gemäß der Klassifikation nach DSM-5, ICD-10 und der International Classification of Sleep Disorders (ICSD). Eine differenzierte Diagnostik ist auch in der S3-Leitlinie der Deutschen Gesellschaft für Schlafforschung und Schlafmedizin (DGSM, S3 Leitlinie Insomnie bei Erwachsenen) enthalten. (▶ https://www.awmf.org/leitlinien/detail/ll/063-003.html).

Chronische Insomnien sind Ursache einer reduzierten Lebensqualität und eingeschränkter psychosozialer Funktionsfähigkeit. Sie implizieren ein erhöhtes Risiko für kardiovaskuläre, aber auch psychische Krankheiten, z. B. Depressionen (Riemann et al. 2020). Sie stellen ebenso einen Risikofaktor für Gewichtszunahme und metabolisches Syndrom dar (Spaeth et al. 2013).

Die in diesem Kapitel behandelten Hypnotika werden zur symptomatischen Therapie von Insomnien eingesetzt. Situativ und transient auftretende Insomnien sind häufig und bedürfen einer Aufklärung und Beratung bezüglich Ursache sowie Optimierung der Schlafhygiene. Konkret behandlungsbedürftig sind chronische Insomnien vor allem bei solchen Patienten, deren Schlafstörungen über einen Monat (laut DSM-5 über drei Monate) mindestens dreimal pro Woche auftreten und zur Einbuße in der Tagesbefindlichkeit und Leistungsfähigkeit führen oder starken Leidensdruck, Unruhegefühle, Reizbarkeit, Angst, Depressivität, Erschöpfung und Müdigkeit auslösen (Riemann et al. 2017).

Insomnien können sowohl nichtmedikamentös als auch medikamentös behandelt werden. Gerade bei chronischen Insomnien sollten nichtmedikamentöse Verfahren bevorzugt werden; am wirksamsten gilt dabei kognitive Verhaltenstherapie. Als kritisch gilt dabei der Blick auf das Verhältnis von Leidensdruck und vorhandenen psychotherapeutischen Therapieplätzen für eine indizierte Verhaltenstherapie, so dass die von Leitlinien empfohlene Primärtherapie bei einer Wartezeit von 3–9 Monaten auf einen Therapieplatz meist nicht umgesetzt werden kann (Auswertung Bundespsychotherapeutenkammer 2022). Eine Übernahme einzelner Bestandteile der Verhaltenstherapie in die hausärztliche Praxis kann diesem Engpass gegebenenfalls entgegenkommen, bzw. kann die Wartezeit suffizient überbrücken. Dabei hat neben der Vermittlung der allgemeinen Regeln der Schlafhygiene das Führen eines Schlaftagebuches sich als praktikabel erwiesen (► https://www.degam.de/Leitlinien-Inhalte_degam_anwenderversion_17-06-2017.pdf).

Der Einsatz von Hypnotika sollte wegen möglicher Nebenwirkungen und rascher potenzieller Gewöhnung lediglich kurzfristig (3–4 Wochen) angewandt werden (National Institute for Health and Care Excellence 2015). Die wesentlichen Risiken einer längeren Einnahme von Hypnotika sind die Entwicklung von Toleranz und Substanzabhängigkeit sowie die Gefahr von Delir und Fehlhandlungen und Stürzen mit Frakturfolge (Dinges 2009). Eine Untersuchung von Lähteenmäki et al. (2019) hat gezeigt, dass sich nach Absetzen von langfristig eingenommenen Schlafmitteln Zolpidem, Zopiclon und Temazepam die Schlafqualität von älteren Menschen sogar verbesserte.

26.1 Verordnungsspektrum

Die Hypnotika gliedern sich in drei Gruppen auf (◘ Abb. 26.1): Benzodiazepine (◘ Tab. 26.1), chemisch andersartige Benzodiazepinrezeptoragonisten (Nichtbenzodiazepine oder Z-Substanzen: Zolpidem, Zopiclon und Eszopiclon; ◘ Tab. 26.2) und „weiterer Hypnotika" (◘ Tab. 26.3). Dazu gehören in absteigenden DDD Melatonin, der duale Orexinrezeptor-Antagonist (DORA) Daridorexant und ein Homöopathikum. Neben den hier aufgeführten Hypnotika werden auch andere Arzneimittelgruppen für die Behandlung von Insomnien mit zugelassener Indikation oder „off label" eingesetzt. Diese Arzneistoffe und ihre klinische Anwendung sind am Ende des Kapitels erwähnt.

Insgesamt sind die Verordnungen von Hypnotika und Sedativa zu Lasten der GKV seit 2015 um 15 % zurückgegangen (◘ Abb. 26.1). Dies geht zu Lasten der Benzodiazepine und Z-Substanzen. Die Gruppe der „weiteren Hypnotika" hatte in den letzten 10 Jahren eine sehr deutliche Steigerung zu verzeichnen (◘ Abb. 26.1). Der Begriff „weitere Hypnotika" ist aber eher verschleiernd als informativ, denn darunter fallen Arzneistoffe mit sehr unterschiedliche Wirkmechanismen (◘ Tab. 26.3). An dem Begriff „weitere" zeigen sich wie bei anderen Arzneistoffgruppen (siehe ► Kap. 10, 22 und 24) die Limitationen der ATC-Klassifikation, die heterogene Arzneistoffgruppen in einen Topf packt und

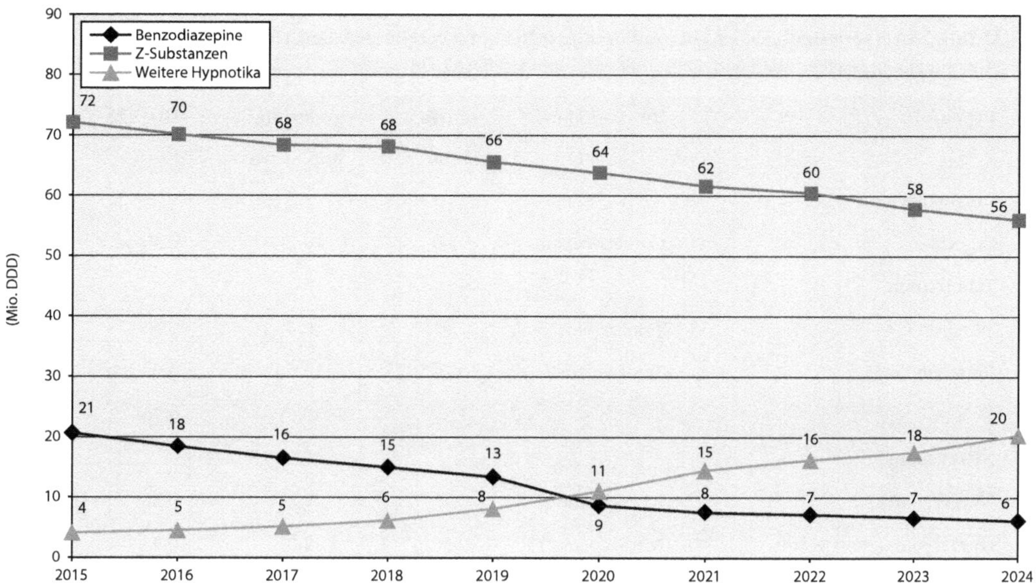

▫ Abb. 26.1 Verordnungen von Hypnotika und Sedativa 2015 bis 2024. Gesamtverordnungen nach definierten Tagesdosen

oft auch neue Indikationsgebiete nur unzureichend abbilden kann. Melatoninpräparate zeigen sich bei den Verordnern weiterhin beliebt, obwohl ihre Wirksamkeit sich in klinischen Studien als gering erwiesen hat (Low et al. 2020; Sarris und Byrne 2011).

Die Gesamtzahl der Verordnungen von Hypnotika im Rahmen der GKV von 82,6 Mio. Tagesdosen entspricht etwa 226.000 Patienten, die über das ganze Jahr behandelt werden. Im Vergleich zu den oben genannten epidemiologischen Zahlen für Schlafstörungen, ist die Zahl der mit Hypnotika Behandelten über Verordnung zu Lasten der gesetzlichen Krankenkassen demnach gering, aber leicht zunehmend. Dabei wird die genaue Anzahl der Patienten, die mit Hypnotika behandelt werden, nicht abgebildet, da ein großer Anteil der Patienten diese Medikamente über Privatrezept erhält, insbesondere in den Fällen der Langzeitanwendung, wenn die Verordnung zulasten der GKV nicht mehr unterstützt wird. Bei einer Auswertung von Verordnungsdaten niedergelassener Ärzte bezogen auf die verschriebene Menge von Benzodiazepinen und Benzodiazepinanaloga zwischen 2014 und 2020, zeigt sich eine Steigerung der Verordnung dieser Medikamente auf Privatrezept von 36 auf 41 %. Betrachtet man isoliert die privat rezeptierten Benzodiazepinanaloga, dann stieg der Anteil der Verschreibungen in diesem Zeitraum von 45 auf 53 % (Grimmsmann et al. 2022).

Bei isolierter Betrachtung der Zahlen der Hypnotikaverordnungen auf Kassenrezept mag der Eindruck entstehen, dass das Problem von Gewöhnung und der problematischen Nebenwirkungen der verordneten Hypnotika erkannt wurde und diese Substanzen über die vergangenen Jahre weniger verschrieben wurden. Tatsächlich liegt jedoch ein erheblicher Anteil der Verordnungen im Dunkelbereich und muss sehr kritisch betrachtet werden, denn dadurch entsteht eine Verschleierung von Gewöhnung und Abhängigkeit bei Langzeiteinnahme dieser Substanzen.

◻ Tab. 26.1 Verordnungen von Benzodiazepinen 2024. Angegeben sind die 2024 verordneten Tagesdosen, die Änderungen gegenüber 2023 und die mittleren Kosten je DDD 2024

Präparat	Bestandteile	DDD	Änderung	DDD-Nettokosten
		Mio.	%	Euro
Lormetazepam				
Ergocalm	Lormetazepam	0,80	(−10,2)	0,30
Temazepam				
Temazep-CT	Temazepam	1,0	(−10,4)	0,70
Remestan	Temazepam	0,26	(−10,5)	0,98
		1,3	**(−10,5)**	**0,76**
Nitrazepam				
Nitrazepam AL	Nitrazepam	0,73	(−7,8)	0,38
Nitrazepam-neuraxpharm	Nitrazepam	0,50	(−3,9)	0,43
		1,2	**(−6,3)**	**0,40**
Weitere Benzodiazepine				
Lendormin	Brotizolam	0,97	(−5,7)	0,77
Rohypnol	Flunitrazepam	0,39	(−12,8)	1,05
Midazolam-ratiopharm	Midazolam	0,30	(+31,7)	4,70
Midazolam Ethypharm	Midazolam	0,18	(+43,4)	4,93
		1,8	**(+0,6)**	**1,88**
Summe		**5,1**	**(−5,7)**	**1,00**

26.1.1 Benzodiazepine

Die Auswahl des geeigneten Benzodiazepins als Hypnotikum zur Verbesserung des Nachtschlafes orientiert sich an der Wirkdauer dieser. Empfohlen werden laut Leitlinie bei Einschlafstörungen Präparate mit kurzer Wirkdauer, wie das vergleichsweise häufig verordnete Brotizolam (◻ Tab. 26.1). Bei Durchschlafstörungen sind solche mit mittlerer Wirkdauer (Lormetazepam, Temazepam) besser geeignet. Besonders bei langwirkenden Benzodiazepinen (Nitrazepam, Flunitrazepam, Flurazepam) muss auch am nächsten Tag mit einer Sedierung gerechnet werden. Das in der Praxis häufig auf Privatrezept verordnete Oxazepam wurde mangels Auswertung der Privatverordnungen nicht abgebildet.

Da Schlafstörungen zu den häufigsten Störungen im Alter gehören (Richter et al. 2020), müssen physiologische, insbesondere hepatische Veränderungen (Klotz 1995) berücksichtigt werden. Lang-, mittel- und kurzwirksame Benzodiazepine sind auf der PRISCUS 2.0 Liste als Medikamente aufgeführt, welche potenziell inadäquat für ältere Patienten sind (die PRISCUS Liste 1 wurde 2023 aktualisiert und um 133 neue Wirkstoffe erweitert). Es besteht einerseits Sturzgefahr aufgrund der ausgeprägten muskelrelaxierenden Wirkung, andererseits ein Risiko der Beeinträchtigung des Reaktionsvermögens (▶ https://www.priscus2-0.de/priscus-1.html). Eine Dosisreduktion redu-

◘ Tab. 26.2 Verordnungen von Benzodiazepinrezeptoragonisten 2024. Angegeben sind die 2024 verordneten Tagesdosen, die Änderungen gegenüber 2023 und die mittleren Kosten je DDD 2024

Präparat	Bestandteile	DDD	Änderung	DDD-Nettokosten
		Mio.	%	Euro
Zolpidem				
Zolpidem-1 A Pharma	Zolpidem	6,9	(+79,1)	0,64
Zolpidem AL	Zolpidem	4,9	(−20,5)	0,72
Zolpidem PUREN	Zolpidem	2,1	(+292,3)	0,64
Zolpidem STADA	Zolpidem	1,3	(−81,7)	0,72
Zolpidem-ratiopharm	Zolpidem	1,2	(+4,6)	0,74
Zolpidem-CT	Zolpidem	0,54	(+869,0)	0,68
Zolpidem dura	Zolpidem	0,40	(> 1.000)	0,63
		17,3	**(−7,5)**	**0,68**
Zopiclon				
Zopiclon-PUREN	Zopiclon	15,4	(+520,8)	0,70
Zopiclon AbZ	Zopiclon	9,3	(−37,5)	0,69
Zopiclon AL	Zopiclon	3,9	(−13,1)	0,69
Zopiclon-ratiopharm	Zopiclon	2,7	(−61,6)	1,01
Zopiclodura	Zopiclon	0,91	(−59,9)	0,67
		32,3	**(+3,6)**	**0,72**
Eszopiclon				
Lunivia	Eszopiclon	4,9	(+31,9)	0,72
Summe		**54,5**	**(+1,6)**	**0,71**

ziert möglicherweise das Sturzrisiko sowie das Auftreten von paradoxen Reaktionen, ultima ratio muss die Medikation jedoch abgesetzt werden. Als weitere Therapiealternativen führt die PRISCUS 2.0 Liste die Möglichkeiten auf, statt Benzodiazepinen Melatonin, Noradrenalin-Serotonin-Verstärker (Mirtazapin, Trazodon) oder mGPCR-Antagonisten (Melperon, Pipamperon) oder pflanzliche Präparate (Baldrian, Lavendel) zu nutzen. Aber auch die Möglichkeit einer nicht-medikamentösen Therapie wird aufgeführt. Bei Verschreiben von Benzodiazepinen muss auch die Tatsache der Interaktionen berücksichtigt werden. Besonders weil sich das Risiko einer auftretenden Verwirrtheit mit Sturzrisiko bei Vorliegen einer Polypharmazie (bei älteren Patienten häufig der Fall) mit zunehmender Anzahl an Medikamenten summiert. Aber auch das vermehrte Auftreten einer Atemdepression, besonders in der Kombination von Hypnotika mit Opioidanalgetika (MOR-Agonisten) ist relevant und sollte bei der Verschreibung bedacht werden (Ray et al. 2021). Schließlich werden bei älteren Menschen Erregungszustände (paradoxe Reaktionen) bei der Anwendung von Hypnotika beobachtet (Holt et al. 2010). Bei oben erwähnter Sekundärdatenanalyse zeigte sich, dass Patienten mit Privatverordnungen im Durchschnitt vier Jahre älter waren

◘ Tab. 26.3 Verordnungen weiterer Hypnotika 2024. Angegeben sind die 2024 verordneten Tagesdosen, die Änderungen gegenüber 2023 und die mittleren Kosten je DDD 2024

Präparat	Bestandteile	DDD	Änderung	DDD-Nettokosten
		Mio.	%	Euro
Monopräparate				
Slenyto	Melatonin	8,5	(+11,6)	1,84
Quviviq	Daridorexant	3,3	(+329,9)	3,63
Melatonin-ratiopharm	Melatonin	3,2	(−3,5)	0,79
Melatonin PUREN	Melatonin	2,7	(+168,0)	0,79
Circadin	Melatonin	2,2	(−27,3)	1,05
Mellozzan	Melatonin	0,85	(neu)	0,82
Melatonin AL	Melatonin	0,70	(−23,5)	0,79
Chloraldurat	Chloralhydrat	0,30	(−6,6)	1,44
		21,8	**(+28,2)**	**1,66**
Homöopathika				
Viburcol N	Chamomilla D1 Belladonna D2 Plantago major D3 Pulsatilla D2 Calcium carbonicum Hahnemanni D8	0,24	(−19,6)	1,26
Summe		**22,0**	**(+27,3)**	**1,66**

(68,6), als Patienten die Hypnotika zu Lasten der GKV erhielten (64,5), so dass das Risiko der möglichen Interaktionen bei Polypharmazie im Alter relevant ist (Grimmsmann et al. 2022). Der vorliegende demographische Wandel und die gesundheitsökonomische Bedeutung der Folgekosten durch Komplikationen: wie Frakturen nach Sturzereignis und zunehmende Hinfälligkeit durch sedierende Medikamente, erhöht die Relevanz der Empfehlungen der PRISCUS 2.0 Liste.

Auffallend sind die stark unterschiedlichen DDD-Kosten bei einzelnen Benzodiazepinen (◘ Tab. 26.1), die es nicht bei den Z-Substanzen gibt (◘ Tab. 26.2). Möglicherweise sind sich viele Verschreiber nicht bewusst, dass die DDD-Kosten für das kurzwirksame Midazolam deutlich höher sind als für das ebenfalls kurzwirksame Brotizolam. Dafür sprechen die deutlich zunehmenden Midazolam-Verordnungen. Hier besteht also ein deutliches Einsparpotenzial, das noch nicht voll ausgeschöpft ist.

26.1.2 Benzodiazepinrezeptoragonisten (Z-Substanzen)

Die Benzodiazepinrezeptoragonisten Zopiclon und Zolpidem sind chemisch den Benzodiazepinen nicht verwandte Arzneistoffe, die ebenfalls an Rezeptoren des γ-Aminobuttersäure (GABA)-regulierten Chloridkanals angreifen. Die Halbwertszeiten betragen 3–6 h für Zopiclon und 2–3 h für Zolpidem. Damit haben diese Substanzen nur geringe Wirkungen am nächsten Morgen.

Die Z-Substanzen binden im Vergleich zu den Benzodiazepinen nur an die Subtypen des GABA/Benzodiazepinrezeptors, die die α1-Untereinheit enthalten (Crestani et al. 2000). Diese Selektivität stellt vermutlich die Basis für ein unterschiedliches pharmakologisches Profil dar. Insgesamt deuten die verfügbaren klinischen und epidemiologischen Daten auf ein geringeres Gewöhnungs-/Abhängigkeitsrisiko von Zopiclon und Zolpidem hin. Dennoch zeigen Publikationen, dass Z-Substanzen, besonders Zolpidem, über längere Zeit und in höheren Dosen als empfohlen verordnet ein höheres Abhängigkeitsrisiko aufweisen als zuvor angenommen (Hoffmann und Glaeske 2014). Eine Zulassung für Z-Substanzen besteht für eine Kurzzeitbehandlung (3–4 Wochen) der Insomnie. Die Beeinträchtigung der Verkehrssicherheit durch eine individuelle Verlängerung der Halbwertszeit wurde initial als gering eingestuft, Untersuchungen fanden jedoch ein relevantes Unfallrisiko auch bei Z-Substanzen (Food and Drug Administration 2019; Harbourt et al. 2020).

Auf der PRISCUS 2.0 Liste sind Zolpidem wie auch Zopiclon auf der Liste der potenziell inadäquaten Medikation für ältere Patienten zu finden. Als Alternativen werden auch hier Melatonin, Noradrenalin-Serotonin-Verstärker (Mirtazapin, Trazodon) oder mGPCR-Antagonisten (Melperon, Pipamperon, Quetiapin) genannt. Aber auch nicht-medikamentösen Therapien und pflanzliche Präparate (Baldrian, Lavendel, Passionsblume) werden aufgeführt, obwohl für pflanzliche Präparate keine wissenschaftliche Evidenz vorliegt und viele Präparate Alkohol enthalten und somit die Sturzgefahr bei diesen auch gegeben ist.

Bei den Z-Substanzen entfallen auf das länger wirkende Zopiclon 87 % mehr Verordnungen als auf das kürzer wirkende Zolpidem (● Tab. 26.2). Beide Arzneistoffe sind inzwischen fast nur noch als Generika am Markt. Zopiclon und Eszopiclon wurden häufiger verschrieben; Zolpidem seltener, sodass es insgesamt bei den Z-Substanzen zu einem Anstieg von 1,6 % kam. In der Gruppe der allosterischen $GABA_A$-Rezeptormodulatoren (Benzo-

diazepine und Z-Substanzen zusammen) haben die Z-Substanzen einen Marktanteil von über 90 %, was auch an den durchschnittlich niedrigeren DDD-Kosten liegen dürfte (● Abb. 26.1). Wichtig ist eine sehr protrahierte Dosisreduktion (über zwei Wochen nicht mehr als minus 25 % der bisherigen Dosis), um nach längerer Einnahmedauer zu starke Entzugssymptome zu vermeiden.

26.1.3 Weitere Hypnotika

Melatonin (*Circadin*) wurde 2009 für die kurzzeitige Behandlung der primären, durch schlechte Schlafqualität gekennzeichneten Insomnie bei Patienten ab 55 Jahren zugelassen, wenn auch die Wirksamkeit nur gering ist (European Medicines Agency 2007). In neueren Metaanalysen von kontrollierten klinischen Studien zeigten sich bei primären wie bei sekundären Insomnien bei Schlaflatenzzeit und Schlafdauer geringe Effekte, die insgesamt zu einer verhalten positiven Wertung führten (Auld et al. 2016; Li et al. 2019). So zeigte Melatonin im Vergleich mit Benzodiazepinen und den Z-Substanzen keinen wesentlichen Nutzen im Einsatz bei Schlafstörungen (De Crescenzo et al. 2022). In den Leitlinien kommt es wegen der geringen Wirksamkeit zu keiner Empfehlung von Melatonin in der Langzeitbehandlung von Insomnien.

Eine niedrigdosierte Zubereitung von Melatonin, *Slenyto*, bekam 2018 eine spezifische Zulassung für die Pädiatrie (Paediatric Use Marketing Authorisation) und hat sich auf Anhieb unter den verordnungshäufigsten Arzneimitteln etabliert. Die Zulassung erstreckt sich bisher nur auf Kinder mit Autismus-Spektrum-Störung und/oder Smith-Magenis-Syndrom (ein sehr seltenes genetisches Deletionssyndrom). Der Gemeinsame Bundesausschuss hat *Slenyto* abweichend von der Bewertung des IQWiG und der Arzneimittelkommission der deutschen Ärzteschaft (Arzneiverordnung in der Praxis 2019) einen wenn auch geringen Zusatznutzen zugesprochen.

Die Verordnungen von Melatoninpräparaten haben insgesamt um 15 % zugenommen, im Jahr zuvor lag die Zunahme der Verschreibungen bei 10 %. Dieser sich dynamisierende Anstieg über die Jahre mag daran liegen, dass Melatonin ein Neurotransmitter ist und dieser Arzneistoff mit „Natürlichkeit und Verträglichkeit" assoziiert wird (◘ Tab. 26.3). Möglicherweise wird von den Verordnern auch das geringere Abhängigkeitspotenzial als Vorteil gewertet und der Placeboeffekt therapeutisch genutzt. Die DDD-Kosten für Melatoninpräparate sind im Durchschnitt deutlich höher als von Benzodiazepinen und Z-Substanzen.

Orexinrezeptoren spielen bei der Regulation des Tag-Nacht-Rhythmus eine wichtige Rolle und gehören in die Gruppe der G-Protein-gekoppelten Rezeptoren (GPCR); zugelassen ist der Arzneistoff zur Behandlung von Schlafstörungen, die seit mindestens von drei Monaten bestehen. Grundsätzlich sind bei einer Dauertherapie mit GPCR-Antagonisten wie Daridorexant keine Entzugserscheinungen zu befürchten, was einen konzeptionellen Vorteil gegenüber den Benzodiazepinen und Z-Substanzen darstellt. Dies dürfte der Hauptgrund für die explosionsartig ansteigenden Daridorexant-Verordnungen sein. In umfangreichen klinischen Studien wurde die Wirksamkeit von Daridorexant (25 und 50 mg) zur Behandlung chronischen Schlafstörungen nachgewiesen (Dutta et al. 2023; Saud Albadrani et al. 2023; Jiang et al. 2023). Allerdings werden in höheren Dosierungen, nicht unerwartet, Somnolenz und Tagesmüdigkeit als unerwünschte Wirkungen beobachtet. Bislang wurde Daridorexant mit Placebo verglichen; Vergleichsstudien mit anderen Hypnotika fehlen weiterhin. Die aktualisierte S 3 Leitlinie zu Insomnie bei Erwachsenen empfiehlt den Einsatz von Daridorexant aufgrund unzureichender wissenschaftlicher Datenlage nicht.

Die DDD-Kosten von Daridorexant sind ca. 5–10-mal höher als die der Benzodiazepine und Z-Substanzen. Daridorexant sollte in Anbetracht der sehr hohen DDD-Kosten nur denjenigen Patienten verschrieben werden, bei denen alle anderen pharmakologischen und nicht-pharmakologischen Therapieansätze ohne Wirkung geblieben sind. Daher hat Daridorexant den Status eines Reservearzneistoffs für therapierefraktäre Insomnien. Anderenfalls besteht die Gefahr, dass im Indikationsgebiet Schlafstörungen in den nächsten Jahren deutliche Kostensteigerungen zu erwarten sind, vor allem vor dem Hintergrund der hohen Prävalenz von Schlafstörungen in der Bevölkerung.

Unter den verordnungshäufigsten Arzneimitteln findet sich als weiteres Hypnotikum immer noch Chloralhydrat (◘ Tab. 26.3), dessen Verordnungen seit 1995 um fast 95 % abgenommen hat. Die Anwendung wird seit Jahren nicht mehr empfohlen und der Arzneistoff in Leitlinien nicht mehr erwähnt (Riemann und Hajak 2009; Morin und Benca 2012; Winkelman 2015; Qaseem et al. 2016; Riemann et al. 2017). Es ist damit zu rechnen, dass Chloralhydrat in den nächsten Jahren aus der Liste der verordnungsstärksten Arzneistoffe verschwinden wird.

Die Qualität vieler klinischer Studien zu Homöopathika ist als sehr gering einzustufen (Leemhuis und Seifert 2024). Entsprechend fällt auch das Votum in allen Leitlinien negativ aus. Durch das GKV-Modernisierungsgesetz sind die rezeptfreien pflanzlichen Hypnotika praktisch nicht mehr zu Lasten der GKV verordnungsfähig. Es ist nur noch ein homöopathisches Mittel (*Viburcol N*) vertreten, dessen Verordnung weiter deutlich abgenommen hat. Die DDD-Kosten des Homöopathikums liegen durchschnittlich deutlich über den DDD-Kosten „chemischer" Hypnotika (vergleiche ◘ Tab. 26.1, 26.2 und 26.3). Die im Vergleich zu „chemischen Arzneimitteln" höheren DDD-Kosten von Homöopathika wurden auch für andere Indikationsbereiche systematisch beobachtet und gerügt (Leemhuis und Seifert 2024). Immerhin scheinen die Verordnungen von *Viburcol N* eher durch die Prinzipien der evidenzbasierten Medizin geleitet zu sein als die Verordnungen von Melatonin.

26.1.4 Weitere bei Insomnien verwendete Arzneimittel

Eine ganze Reihe weiterer Arzneimittel findet bei Insomnien Verwendung – teils den Zulassungen entsprechend, teils „off label". Dazu gehören vor allem sedierende Antihistaminika, aber auch zahlreiche weitere Arzneimittel mit unterschiedlichen Wirkmechanismen und sonstigen Indikationen.

Antihistaminika (H_1-Rezeptor-Antagonisten) sind Sedativa/Hypnotika mit langsamer Anflutung über einen Zeitraum von 2–4 h und im Vergleich zu den Benzodiazepinen geringerer hypnotischer Wirkungsstärke (Glass et al. 2003). Als Vorteil wird das geringe Abhängigkeitspotenzial angesehen. Die geringe Effektivität, der sehr langsame Wirkungseintritt und die unzureichende Datenlage haben dazu geführt, dass die Anwendung als Schlafmittel nicht mehr empfohlen oder gar nicht mehr erwähnt wird (Qaseem et al. 2016; Riemann et al. 2017).

Nicht selten werden zur Besserung einer Insomnie und vermutlich in dem Bestreben, einer Substanzabhängigkeit vorzubeugen, auch sedierende Noradrenalin/Serotonin-Verstärker „off-label" in niedriger Dosierung eingesetzt. Dabei ist zu vermuten, dass auch hier die Antagonisierung von H_1-Rezeptoren eine wesentliche Wirkkomponente darstellt. Die oben erwähnte Metaanalyse polysomnografischer Studien kam zu dem Schluss, dass sedierende Noradrenalin/Serotonin-Verstärker geringere Effekte auf den Schlaf haben als Benzodiazepine und Z-Substanzen (Winkler et al. 2014). Amitriptylin, ein Vertreter der nicht-selektiven Monoamin-Wiederaufnahme-Inhibitoren (NSMRI, auch nach als der chemischen Struktur als „Trizyklika" bezeichnet), wird bei älteren Patienten häufig verordnet, dabei wird neben der stimmungsaufhellenden Wirkung der schlafanstoßende Effekt genutzt. Dieser Effekt wird über einen Antagonismus am Histamin H_1-Rezeptor vermittelt (Seifert 2021). Dabei steht Amitriptylin ebenfalls auf der PRISCUS 2.0 Liste der inadäquaten Medikation für ältere Menschen. Neben dem Auftreten von anticholinergen (korrekterweise antimuskarinergen) Symptomen besteht das Risiko für das Auftreten eines Delirs, einer QT Zeit Verlängerung im EKG außerdem steigt dosisabhängig das Risiko von venösen Thromboembolien (Rochester et al. 2018; Holt et al. 2010). Dabei steigt das Risiko für die Entwicklung aller Nebenwirkungen mit zunehmender Dosis, so ist die Verordnung des Amitriptylin in niedriger Dosierung: 10–25 mg/d zur koanalgetischen Therapie bei kognitiv unauffälligen Patienten laut PRISCUS 2.0 Liste erlaubt und in der ärztlichen Praxis auch bewährt.

Sedierende mGPCR-Antagonisten wie Melperon und Pipamperon werden vor allem bei geriatrischen Patienten eingesetzt und sind für eine isolierte Schlafstörung zugelassen. Der Einsatz von Quetiapin, Clozapin und Levomepromazin ist bei akuten psychotischen Erkrankungen mit Schlafstörungen indiziert, jedoch nicht bei isolierten Schlafstörungen (Thompson et al. 2016; Riemann et al. 2017). Promethazin ist bei isolierter Schlafstörung nur zugelassen, wenn geeignete Alternativen sich zuvor nicht als wirksam erwiesen haben, ist aber aufgrund seiner stark antimuskarinergen Nebenwirkung besonders bei älteren Patienten ungünstig und findet sich auch auf der PRISCUS 2.0 Liste. In der Leitlinie der Deutschen Gesellschaft für Neurologie von 2020 im Zusammenhang mit neurologischen Erkrankungen, insbesondere M. Parkinson, werden auf der Basis eines einzelnen „Opinion papers" (Amara et al. 2017) auch der mGPCR-Antagonist Pimavanserin und die Noradrenalin/Serotonin-Verstärker Venlafaxin sowie Nortriptylin empfohlen (► https://dgn.org/leitlinien/ll-030-045-insomnie-bei-neurologischen-erkrankungen-2020/); eine Evidenz hierfür im Sinne kontrollierter Studien ist nicht gegeben.

Zusammenfassend reicht für die Beurteilung der Verordnungszahlen der Hypnotika zur Behandlung von Schlafstörungen die Betrachtung der Rezepte zu Lasten der gesetzlichen Krankenkassen nicht aus. Ein erheblicher Anteil der Verordnungen findet auf Privatrezept statt, so werden die genaue Höhe der Verordnungszahlen, sowie Langzeitverordnung mit deren relevanten Folgen wie Interaktionen und Abhängigkeit verschleiert. Gerade in der Praxis begegnet man oft den Folgen dieser, im Sinne von Behandlung der Komplikationen und insuffiziente Therapieversuche eines entgleisten Verordnungsverhaltens, welche in einer massiven Abhängigkeit münden. Daher bedarf es neben weiteren Untersuchungen einer breit aufgestellten Aufklärung sowohl der verordnenden Ärzte als auch Patienten, um präventiv diesen relevanten Problemen vorzubeugen.

Literatur

Albadrani MS, Albadrani MS, Fadlalmola HA, Elhusein AM, Abobaker RM, Merghani MM, Gomaa SM, Abdalla AM, Alhujaily M, Omair AA, Abdalla AAM, Masada HK, Veerabhadra Swamy DS, Al-Sayaghi KM (2023) Safety and efficacy of daridorexant in the treatment of insomnia: a systematic review and meta-analysis of randomized controlled trials. Int Clin Psychopharmacol 38(1):57–65. https://doi.org/10.1097/YIC.0000000000000425

Amara AW, Chahine LM, Videnovic A (2017) Treatment of sleep dysfunction in Parkinson's disease. Curr Treat Options Neurol 19:26

Arzneiverordnung in der Praxis (AVP) (2019) Arzneiverordnung in der Praxis, 3–4/2019. S 152–154

Auld F, Maschauer EL, Morrison I, Skene DJ, Riha RL (2016) Evidence for the efficacy of melatonin in the treatment of primary adult sleep disorders. Sleep Med Rev 34:10–22

Bundespsychotherapeutenkammer https://www.bptk.de/bptk-auswertung-monatelange-wartezeiten-bei-psychotherapeutinnen/#:~:text=Hintergrund%3A %20Corona%2DPandemie&text=Nach%20einer %20Umfrage%20der%20Deutschen,waren%20es %202021%206%2C9. Zugegriffen: 18. Sept. 2022

Crestani F, Martin JR, Möhler H, Rudolph U (2000) Mechanism of action of the hypnotic zolpidem in vivo. Br J Pharmacol 131:1251–1254

De Crescenzo F, D'Alò G, Ostinelli E, Ciabattini M, Di Franco V, Watanabe N, Kurtulmus A, Tomlinson A, Mitrova Z, Foti F, Giovane C, Quested D, Cowen P, Barbui C, Amato L, Efthimiou O, Cipriani A (2022) A Comparative effects of pharmalogical interventions for the acute and long-term management of insomnia disorder in adults: a systematic review and network meta-analysis. Lancet 400(10347):170–184

Dinges G (2009) Schmerztherapie bei Osteoporose – Medikamentöse Konzepte: Nutzen und Risiken. Anästhesiol Intensivmed Notfallmed Schmerzther 44(9):568–577

Dutta S, Singhal S, Shah R, Charan J, Dhingra S, Haque M (2023) Daridorexant as a novel pharmacotherapeutic approach in insomnia: a systematic review and meta-analysis. Expert Opin Drug Saf 22(12):1237–1251. https://doi.org/10.1080/14740338.2023.2243217

European Medicines Agency (2007) Circadin. Europäischer öffentlicher Beurteilungsbericht (EPAR). http://www.emea.europa.eu/humandocs/PDFs/EPAR/circadin/H-695-en6.pdf

Food and Drug Administration (2019) FDA adds Boxed Warning for risk of serious injuries caused by sleepwalking with certain prescription insomnia medicines. FDA Drug Safety Communication. https://www.fda.gov/drugs/drug-safety-and-availability/fda-adds-boxed-warning-risk-serious-injuries-caused-sleepwalking-certain-prescription-insomnia

Glass JR, Sproule BA, Herrmann N, Streiner D, Busto UE (2003) Acute pharmacological effects of temazepam, diphenhydramine, and valerian in healthy elderly subjects. J Clin Psychopharmacol 23:260–268

Grimmsmann T, Kostev K, Himmel W (2022) The role of private prescriptions in benzodiazepine and Z-drug use – a secondary analysis of office-based prescription data. Dtsch Ärztebl Int 119:380–381. https://doi.org/10.3238/arztebl.m.2022.0151

Guo F, Yi L, Zhang W, Bian Z, Zhang Y (2021) Association between Z drugs use and risk of cognitive impairment in middle.aged and older patients with chronic insomnia. Front Hum Neurosci 15:775144

Harbourt K, Nevo NO, Zhang R, Chan V, Croteau D (2020) Association of eszopiclone, zaleplon, or zolpidem with complex sleep behaviors resulting in serious injuries, including death. Pharmacoepidemiol Drug Saf 29(6):684–691

Hoffmann F, Glaeske G (2014) Benzodiazepinhypnotika, Zolpidem und Zopiclon auf Privatrezept. Verbrauch zwischen 1993 und 2012. Nervenarzt 85:1402–1409

Holt S, Schmiedl S, Thurmann PA (2010) Potentially inappropriate medications in the elderly: the PRISCUS list. Dtsch Ärztebl Int 107:543–551

Janhsen K, Roser P, Hoffmann K (2015) Probleme der Dauertherapie mit Benzodiazeinen und verwandten Substanzen. Dtsch Ärztebl Int 112:1–7

Jiang F, Li H, Chen Y, Lu H, Ni J, Chen G (2023) Daridorexant for the treatment of insomnia disorder: a systematic review and meta-analysis of randomized controlled trials. Medicine 102(7):e32754. https://doi.org/10.1097/MD.0000000000032754

Kennaway DJ (2022) What do we really know about the safety and efficacy of melatonin for sleep disorders. Curr Med Res Opin 38(2):211–227

Klotz U (1995) Benzodiazepin-Hypnotika; Pharmakokinetik. In: Riederer P, Laux G, Pöldinger W

(Hrsg) Neuropsychopharmaka, Bd 2. Springer, Wien, S 135–139

Lähteenmäki R, Neuvonen PJ, Puustinen J, Vahlberg T, Partinen M, Räihä I, Kivelä SL (2019) Withdrawal from long-term use of zopiclone, zolpidem and temazepam may improve perceived sleep and quality of life in older adults with primary insomnia. Basic Clin Pharmacol Toxicol 124:330–340

Leemhuis H, Seifert R (2024) Prescriptions of homeopathic remedies at the expense of the German statutory health insurance from 1985 to 2021: scientific, legal and pharmacoeconomic analysis. Naunyn Schmiedebergs Arch Pharmacol 397(8):6135–6152. https://doi.org/10.1007/s00210-024-03005-x

Li T, Jiang S, Han M, Yang Z, Lv J, Deng C, Reiter RJ, Yang Y (2019) Exogenous melatonin as a treatment for secondary sleep disorders: a systematic review and meta-analysis. Front Neuroendocrinol 52:22–28

Low TL, Choo FN, Tan SM (2020) The efficacy of melatonin and melatonin agonists in insomnia – an umbrella review. J Psychiatr Res 121:10–23

Morin CM, Benca R (2012) Chronic insomnia. Lancet 379:1129–1141

National Institute for Health and Care Excellence (2015) Hypnotics – Key therapeutic topic. Update information January 2017. nice.org.uk/guidance/ktt6

Qaseem A, Kansagara D, Forciea MA, Cooke M, Denberg TD, Clinical Guidelines Committee of the American College of Physicians (2016) Management of chronic insomnia disorder in adults: a clinical practice guideline from the American college of physicians. Ann Intern Med 165:125–133

Ray WA, Chung CP, Murray KT, Malow BA, Daugherty JR, Stein CM (2021) Mortality and concurrent use of opioids and hypnotics in older patients: a retrospective cohort study. PLoS Med 18(7):e1003709

Rémi J, Pollmächer T, Spiegelhalder K, Trenkwalder C, Young P (2019) Schlafbezogene Erkrankungen in Neurologie und Psychiatrie. Dtsch Ärztebl 116:681–688

Richter K, Kellner S, Miloseva L, Frohnhofen H (2020) Therapie der Insomnie im höheren Lebensalter. Z Gerontol Geriat 53:105–111

Riemann D, Hajak G (2009) Insomnien. I. Ätiologie, Pathophysiologie und Diagnostik. Nervenarzt 80:1060–1069

Riemann D, Baum E, Cohrs S, Crönlein T, Hajak G, Hertenstein E, Klose P, Langhorst J, Mayer G, Nissen C, Pollmächer T, Rabstein S, Schlarb A, Sitter H, Weeß HG, Wetter T, Spiegelhalder K (2017) S3-Leitlinie Nicht erholsamer Schlaf/Schlafstörungen, Kapitel „Insomnie bei Erwachsenen" (AWMF-Registernummer 063-003), Update 2016. Somnologie 21:2–44

Riemann D, Krone LB, Wulff K, Nissen C (2020) Sleep, insomnia, and depression. Neuropsychopharmacology 45:74–89

Rochester MP, Kane A, Linnebur SA, Fixen DR (2018) Evaluating the risk of QTc prolongation associated with antidepressant use in older adults: a review of the evidence. Ther Adv Drug Saf 9(6):297–308

Sarris J, Byrne GJ (2011) A systematic review of insomnia and complementary medicine. Sleep Med Rev 15:99–106

Schifano F, Chiappini S, Corkery J, Guirguis A (2019) An insight into Z-drug abuse and dependence: an examination of reports to the European medicines agency database of suspected adverse drug reactions. Int J Neuropsychopharmacol 22(4):270–277

Schlack R, Hapke U, Maske U, Busch M, Cohrs S (2013) Häufigkeit und Verteilung von Schlafproblemen und Insomnie in der deutschen Erwachsenenbevölkerung. Ergebnisse der Studie zur Gesundheit Erwachsener in Deutschland (DEGS1). Bundesgesundheitsblatt Gesundheitsforschung Gesundheitsschutz 56:740–748

Seifert R (2021) Basiswissen Pharmakologie, 2. Aufl. Springer, Berlin Heidelberg (Kapitel 28)

Spaeth AM, Dinges DF, Goel N (2013) Effects of experimental sleep restriction on weight gain, caloric intake, and meal timing in healthy adults. Sleep 36(7):981–990

Thompson W, Quay TAW, Rojas-Fernandez C, Farrell B, Bjerre LM (2016) Atypical antipsychotics for insomnia: a systematic review. Sleep Med 22:13–17

Winkelman JW (2015) Insomnia disorder. N Engl J Med 373:1437–1444

Winkler A, Auer C, Doering BK, Rief W (2014) Drug treatment of primary insomnia: a meta-analysis of polysomnographic randomized controlled trials. CNS Drugs 28:799–816

Schwindel und Erbrechen

Klaus Hager und Roland Seifert

Auf einen Blick

Die Menge der verordneten Antiemetika und Antivertiginosa aus der Gruppe der H1-Antihistaminika und Histaminanaloga war 2024 hoch und nahm im Vergleich zu 2023 weiter zu. Die Medikamente werden zur Prophylaxe (z. B. Kinetosen), zur symptomatischen Behandlung von Übelkeit und Schwindel oder bei Übelkeit in der Schwangerschaft eingesetzt. Die Tagestherapiekosten sind zwar niedrig, die Zahl der Tagesdosen ist jedoch hoch, so dass die Gesamtkosten für diese Medikamentengruppe beträchtlich sind.

Die Verordnung der 5-HT$_3$-Rezeptorantagonisten (Setronen) erhöhte sich 2024, während die Verordnung der Neurokinin-1-Rezeptorantagonisten abnahm. Aufgrund der hauptsächlichen Verwendung dieser Arzneistoffgruppen in der Onkologie ist die verordnete Menge zwar gering, die damit verbundenen Tagestherapiekosten sind jedoch hoch.

27.1 Einleitung

Übelkeit und Schwindel gehören zu den regelmäßig wiederkehrenden Beratungsanlässen in der Hausarztpraxis. Für Schwindel (Vertigo) oder Taumel (Dizziness; Oetzel 2024) werden Häufigkeiten von 1,0 und 15,5 % genannt (Bosner et al. 2018). Nausea ist in zirka 1–1,6 % Anlass für Konsultationen (Frese et al. 2011; Britt und Fahridin 2007). Diese Symptome sind vielgestaltig, unspezifisch und, von einem hohen Sturzrisiko abgesehen, meist nicht bedrohlich, so dass deshalb zunächst symptomatisch wirkende Medikamente verordnet werden. Für eine gezielte Therapie ist aber eine genaue Analyse hilfreich. Dazu zählt auch, dass als erstes Arzneimittel abgesetzt werden sollten, die ursächlich für Übelkeit oder Schwindel sein könnten. Nausea ist in den Fachinformationen sehr vieler Arzneimittel als unerwünschte Arzneimittelwirkung genannt. So können antibakterielle Arzneistoffe (Antibiotika), nicht-steroidale Antirheumatika, Digitalispräparate, Eisenpräparate oder orale Kontrazeptiva ursächlich sein (Jordan et al. 2009). In einigen Fällen können Übelkeit und Schwindel jedoch Symptome für eine ernste Erkrankung darstellen, deren Diagnose mit einer symptomatischen Behandlung nicht hinausgezögert werden sollte. Solche „red flags" wären zum Beispiel zusätzlich vorhandene neurologische Ausfälle oder eine eingeschränkte Vigilanz (Oetzel 2024). Für eine Langzeitbehandlung werden die Antiemetika und Antivertiginosa nicht empfohlen, da sie die Anpassungsvorgänge des Körpers, z. B. bei Kinetosen, einschränken. Allerdings scheint beispielsweise die Wirkung von Cinnarizin und Dimenhydrinat eine Anlaufzeit von 15 Tagen zu benötigen (Plescia et al. 2021). Antiemetika sind nicht indiziert, wenn der Brechreiz eine adäquate Reaktion des Körpers darstellt, z. B. bei Infektionskrankheiten (z. B. Noro-Virus) oder Intoxikationen (z. B. Alkoholintoxikation).

27.2 Wirkmechanismen

Antiemetika und Antivertiginosa wirken über verschiedene Mechanismen und werden zum Teil als Kombinationspräparate verwendet. Sie lassen sich in eine der folgenden Wirkgruppen einordnen:

- H_1-Rezeptorantagonisten (H_1-Antihistaminika; z. B. Dimenhydrinat, Doxylamin)
- Histaminanaloga (z. B. Betahistin)
- Calciumkanalblocker (z. B. Cinnarizin, Flunarizin)
- Dopaminrezeptorantagonisten (z. B. Alizaprid)
- Muskarinrezeptorantagonisten (Anticholinergika; z. B. Scopolamin)
- Serotoninrezeptorantagonisten (5-HT_3-Rezeptor-Antagonisten, Setrone)
- Neurokinin$_1$-Rezeptor-Antagonisten (NK_1-Rezeptor-Antagonisten)
- Cannabinoide

Die Prokinetika (z. B. Metoclopramid, Domperidon), die als Dopaminrezeptorantagonisten ebenfalls antiemetisch wirken, werden an anderer Stelle besprochen. Andere Dopaminrezeptorantagonisten wie die mGPCR-Antagonisten (Antipsychotika, Neuroleptika) Haloperidol oder Olanzapin sind ebenfalls antiemetisch wirksam, werden jedoch aufgrund ihres Profils unerwünschter Wirkungen in dieser Indikation seltener eingesetzt. Glukokortikoide wie Dexamethason wirken z. B. bei chemotherapiebedingtem Erbrechen ebenfalls antiemetisch. Bei der Behandlung von starker Übelkeit bei postoperativer Übelkeit und postoperativem Erbrechen (PONV) ist bei Menschen mit einem entsprechenden Risiko eine Kombination von Arzneistoffen mit verschiedenen Wirkungsmechanismen sinnvoll, z. B. Dexamethason 4–8 mg i. v. und Granisetron 1–3 mg i. v. (Kienbaum et al. 2022). Auch Cannabinoide können als Antiemetika eingesetzt werden. Konkret zugelassen sind das Nabilon sowie das Dronabinol für die Behandlung von chemotherapiebedingter Emesis und Nausea bei Tumor-Patienten, die auf andere antiemetische Behandlungen nicht adäquat ansprechen.

27.2.1 H_1-Antihistaminika (H_1-Rezeptorantagonisten)

Hier wird besonders das Dimenhydrinat verordnet, entweder als Monosubstanz oder in Kombination, mit einem Kalziumkanalblocker, besonders häufig mit Cinnarizin (◘ Tab. 27.1). Diese Kombination scheint besonders bei otogenem Schwindel hilfreich zu sein (Cirek et al. 2005). Dimenhydrinat kann zur Vorbeugung und Behandlung von Reisekrankheit, Schwindel, Übelkeit und Erbrechen verordnet werden.

Cariban, ein teures Kombinationspräparat aus Doxylamin und Pyridoxin (Vitamin B_6), ist für die symptomatische Behandlung von Übelkeit und Erbrechen während der Schwangerschaft zugelassen. Das Mittel hat in 2024 wieder einen deutlichen Anstieg der Verordnungshäufigkeit erfahren (◘ Tab. 27.1). Mittlerweile ist ein inhaltsgleiches und preislich sogar teureres Medikament mit gleicher Indikation (*Xonvea*) verfügbar, das ebenfalls einen starken Verordnungsschub aufweist. Die Kombination von Doxylamin und Pyridoxin ist fraglich. Doxylamin alleine würde ausreichen und wäre als Monosubstanz sehr viel preiswerter. Die Kombination mit Vitamin B_6 ist teuer und die Wirkung der zusätzlichen Gabe eines Vitamins nicht ersichtlich. Über geschicktes Marketing werden inadäquat hohe Preise für das Kombinationspräparat durchgesetzt und die Zulassung für das Schwangerschaftserbrechen ausgenutzt. Doxylamin ist ein sedierendes Antihistaminikum, bei dem im höheren Alter Vorsicht angebracht ist (siehe ► Abschn. 27.3).

27.2.2 Betahistin

Betahistin ist das mit Abstand am häufigsten rezeptierte Antivertiginosum (◘ Tab. 27.1). Die Wirkung wird mit einem vorwiegenden H_3-Rezeptorantagonismus erklärt, so dass Betahistin ebenfalls als Antihistaminikum gilt. Zugelassen ist Betahistin daher zur Behandlung von Schwindelanfällen bei Funktions-

☐ Tab. 27.1 Verordnungen von Antiemetika und Antivertiginosa 2024. Angegeben sind die 2024 verordneten Tagesdosen, die Änderungen gegenüber 2023 und die mittleren Kosten je DDD 2024

Präparat	Bestandteile	DDD	Änderung	DDD-Nettokosten
		Mio.	%	Euro
H_1-Antihistaminika				
Cinnarizin Dimenhydrinat Hennig	Cinnarizin Dimenhydrinat	5,2	(−26,3)	2,26
Cariban	Doxylamin Pyridoxin	4,8	(+15,6)	3,08
Cinna/Dimen-neuraxpharm	Cinnarizin Dimenhydrinat	3,5	(+140,6)	1,76
Xonvea	Doxylamin Pyridoxin	2,9	(+66,4)	3,22
Vomex A/N	Dimenhydrinat	1,3	(−18,7)	2,40
Arlevert	Cinnarizin Dimenhydrinat	1,2	(−33,5)	2,17
Flunarizin-CT	Flunarizin	0,83	(+42,5)	0,49
Cinnarizin/Dimenhydrinat Micro Labs	Cinnarizin Dimenhydrinat	0,68	(> 1.000)	1,80
Vertigo Vomex plus Cinnarizin	Cinnarizin Dimenhydrinat	0,37	(−19,0)	1,72
Vomacur	Dimenhydrinat	0,23	(−24,9)	1,38
Dimenhydrinat-Hameln	Dimenhydrinat	0,09	(+64,9)	12,17
Dimenhydrinat Panpharma	Dimenhydrinat	0,04	(+65,9)	6,79
		21,1	**(+9,8)**	**2,45**
Histaminanaloga				
Betavert	Betahistin	35,1	(−4,0)	0,21
Vasomotal	Betahistin	12,9	(+5,1)	0,18
Betahistin AL	Betahistin	10,2	(+11,0)	0,27
Betahistindihydrochlorid Hennig	Betahistin	4,4	(−3,6)	0,12
Betahistin-ratiopharm	Betahistin	3,8	(+38,0)	0,47
Betahistin STADA	Betahistin	1,2	(+281,3)	0,44
		67,6	**(+2,9)**	**0,22**
Muscarinrezeptorantagonisten				
Scopoderm	Scopolamin	0,37	(−39,3)	4,29
Summe		**89,0**	**(+4,2)**	**0,77**

störungen des Vestibularapparates im Rahmen des Menière'schen Symptomenkomplexes. Betahistin wird daher bei peripherem Schwindel eingesetzt (Alcocer et al. 2015). Es wird insgesamt gut vertragen, vielleicht ein Grund dafür, dass es so oft verschrieben wird.

Einige Wirksamkeitsnachweise liegen schon sehr lange zurück (Oosterveld 1984), doch gibt es auch neuere Analysen zur Wirksamkeit. So wird eine Wirksamkeit von 48 mg/Tag bei peripherem Schwindel bestätigt (Alcocer et al. 2015). In einer Cochrane Review aus 2016 wird zusammengefasst, dass es einen positiven Effekt von Betahistin bei Schwindel jeglicher Genese geben kann (Murdin et al. 2016). In neueren Meta-Analysen zu Betahistin bei M. Menière wird dann allerdings ein Fehlen von Studien mit hoher wissenschaftlicher Evidenz beklagt (Devantier et al. 2020; Van Esch et al. 2022). Im Verordnungsverhalten auffällig ist, dass einige Betahistin-Präparate häufiger verordnet wurden. Lieferengpässe könnten hier eine Rolle spielen.

27.2.3 Scopolamin

Das als Pflaster verfügbare Scopolamin (Scopoderm TTS®) wird gegen Symptome der Reise- bzw. Seekrankheit wie Schwindel, Übelkeit und Erbrechen verordnet (Spinks und Wasiak 2011). Die Wirkung wird über eine zentrale Hemmung muskarinerger (cholinerger) Neurotransmission erklärt. Scopolamin ist ein Muskarinrezeptor-Antagonist. Scopoderm TTS Pflaster wurde 2024 deutlich seltener verordnet (■ Tab. 27.1). Wahrscheinlich waren hierfür Lieferengpässe verantwortlich (▶ https://www.deutsche-apotheker-zeitung. de/news/artikel/2025/05/06/lieferengpass-scopolamin). Da Scopolamin antimuskarinerg (anticholinerg) wirkt, sollte der Arzneistoff im Alter ebenfalls mit großer Vorsicht eingesetzt werden.

27.2.4 Serotoninrezeptoren-Antagonisten

Serotoninrezeptoren spielen eine wichtige Rolle in verschiedenen Prozessen im Nervensystem, unter anderem wird die Kognition oder der Appetit beeinflusst. Es gibt verschiedene Unterformen der Serotoninrezeptoren ($5\text{-HT}_{1-7}\text{-R}$). Besonders die 5-HT_3-Rezeptorantagonisten ($5\text{-HT}_3\text{-RA}$) werden in der Onkologie zur Behandlung von Übelkeit genutzt. Verordnet werden vor allem Ondansetron, Granisetron und Palonosetron (■ Tab. 27.2). Granisetron ist auch als transdermales Pflaster erhältlich.

27.2.5 Neurokinin$_1$-Rezeptor-Antagonisten (NK$_1$-RA)

Die Wirkung basiert darauf, dass die Bindung von Substanz P an den Neurokinin-1-Rezeptor in der Area postrema und so die Entstehung von Übelkeit und Erbrechen verhindert wird. $\text{NK}_1\text{-RA}$ sind besonders wirksam in der Prophylaxe von verzögerter Übelkeit und Erbrechen unter medikamentöser Tumortherapie, z. B. mit Cisplatin. Zu den $\text{NK}_1\text{-RA}$ gehören Aprepitant, Fosaprepitant und Netupitant.

Setrone und $\text{NK}_1\text{-RA}$ spielen eher im klinischen Kontext, z. B. in der onkologischen Behandlung zur Verhinderung des Zytostatika-induzierten Erbrechens eine Rolle, weniger in der Hausarztpraxis. Entsprechend sind die jährlich verordneten DDD zwar gering, die Kosten der Tagesdosis allerdings sehr hoch (■ Tab. 27.2). Die Wirkungen dieser beiden Arzneistoffgruppen sind gut belegt und ihre Empfehlung in onkologischen Leitlinien verankert (z. B. Hesketh et al. 2020; Leitlinienprogramm Onkologie 2017). Auf die differenzierten, risikoadaptierten Prophylaxe- und Therapiealgorithmen der Antiemetika in der Onkologie (Jahn et al. 2022) kann hier nicht weiter eingegangen werden.

☐ **Tab. 27.2** **Verordnungen von 5-HT3-Rezeptor-Antagonisten 2024**. Angegeben sind die 2024 verordneten Tagesdosen, die Änderungen gegenüber 2023 und die mittleren Kosten je DDD 2024

Präparat	Bestandteile	DDD Mio.	Änderung %	DDD-Nettokosten Euro
Ondansetron				
Ondansetron Bluefish	Ondansetron	0,72	(−13,3)	11,13
Ondansetron STADA	Ondansetron	0,71	(−9,1)	12,33
Onsetron Denk	Ondansetron	0,33	(−11,2)	8,03
Ondansetron Aristo	Ondansetron	0,25	(+149,0)	8,03
		2,0	**(−3,5)**	**10,66**
Granisetron				
Granisetron-ratiopharm	Granisetron	0,14	(+100,2)	16,17
Granisetron PUREN	Granisetron	0,11	(+55,8)	16,77
Granisetron Hikma	Granisetron	0,08	(+70,3)	25,88
Granisetron/Grani Denk	Granisetron	0,08	(+39,2)	26,95
Sancuso	Granisetron	0,07	(+17,0)	24,33
Granisetron Kabi	Granisetron	0,07	(−4,1)	24,81
		0,56	**(+46,0)**	**21,35**
Weitere 5-HT$_3$-Antagonisten				
Akynzeo	Palonosetron Netupitant	0,14	(+5,0)	81,77
Palonosetron beta	Palonosetron	0,04	(−0,2)	52,69
Palonosetron Hikma	Palonosetron	0,03	(+80,8)	50,36
		0,21	**(+9,6)**	**71,99**
Neurokinin-1-Antagonisten				
Aprepitant beta	Aprepitant	0,10	(+19,1)	13,82
Aprepitant Heumann	Aprepitant	0,10	(−25,9)	13,15
Aprepitant Zentiva	Aprepitant	0,05	(+27,9)	11,26
Fosaprepitant Hikma	Fosaprepitant	0,04	(+25,0)	76,70
Fosaprepitant STADA	Fosaprepitant	0,02	(−23,8)	78,01
		0,30	**(−1,6)**	**24,13**
Summe		**3,1**	**(+3,9)**	**18,11**

27.3 Besonderheiten im Alter

„Schwindel" gehört besonders bei alten Patienten zu den häufigen Beschwerden (Bosner et al. 2018). Dabei liegt nur in einem geringen Teil ein systematischer Schwindel (Vertigo) vor, bei dem sich in der Wahrnehmung der Betroffenen die Umgebung tatsächlich dreht, schwankt oder auf- und abbewegt. Der Schwindel wird von den alten Menschen eher als Taumel, Gleichgewichtsstörung, Standunsicherheit, Sturzangst oder Benommenheit (Dizziness) beschrieben (Salles et al. 2003; Oetzel 2024). In einer Untersuchung im Niedergelassenenbereich wurde bei 62 % mehr als eine Ursache und damit eine multifaktorielle Genese angenommen. Als wichtige Ursachen wurden in 57 % kardiologische, in 14 % vestibuläre und in 10 % psychiatrische Erkrankungen vermutet (Maarsingh et al. 2010). Entsprechend der eher funktionellen Genese ist neben der Behandlung von fassbaren Ursachen eher eine multifaktorielle Intervention, z. B. die Verordnung eines Rollators oder von Kraft- und Gleichgewichtstraining sinnvoll (Salles et al. 2003), weniger die Verordnung eines Antivertiginosums.

In der 2023 erschienen Priscus 2.0-Liste für potenziell inadäquate Medikamente im Alter werden die Antivertiginosa Betahistin, Cinnarizin und Flunarizin sowie die Antiemetika Dimenhydrinat und Scopolamin als potentiell inadäquate Medikamente (PIM) genannt (Mann et al. 2023). Schließlich wird die langfristige Einnahme von Muskarinrezeptorantagonisten (Anticholinergika) einschließlich von Antihistaminika in Beobachtungsstudien mit einem erhöhten Risiko für die Entwicklung einer Demenz assoziiert (Pieper et al. 2020).

Bei Polypharmazie steht man regelmäßig vor der Frage, welche Medikamente weggelassen werden können. Hier sind die Antiemetika und Antivertiginosa besonders kritisch zu prüfen.

Literatur

Alcocer RR, Rodriguez JGL, Navas RA, Nunez JLC, Montoya VR, Deschamps JJ et al (2015) Use of betahistine in the treatment of peripheral vertigo. Acta Otolaryngol 135(12):1205–1211

Bosner S, Schwarm S, Grevenrath P, Schmidt L, Horner K, Beidatsch D et al (2018) Prevalence, aetiologies and prognosis of the symptom dizziness in primary care – a systematic review. BMC Fam Pract 19(1):33

Britt H, Fahridin S (2007) Presentations of nausea and vomiting. Aust Fam Physician 36(9):682–683

Cirek Z, Schwarz M, Baumann W, Novotny M (2005) Efficacy and tolerability of a fixed combination of cinnarizine and dimenhydrinate versus betahistine in the treatment of otogenic vertigo : a double-blind, randomised clinical study. Clin Drug Investig 25(6):377–389

Devantier L, Hougaard D, Handel MN, Guldfred L-AF, Schmidt JH, Djurhuus B et al (2020) Using betahistine in the treatment of patients with Meniere's disease: a meta-analysis with the current randomized-controlled evidence. Acta Otolaryngol 140(10):845–853

Frese TK, Herrmann K, Sandholzer H (2011) Nausea and vomiting as the reasons for encounter in general practice. J Clin Med Res 3(1):23–29

Hesketh PJ, Kris MG, Basch E, Bohlke K, Barbour SY, Clark-Snow RA et al (2020) Antiemetics: ASCO Guideline Update (vol 38, pg 2782, 2020). J Clin Oncol 38(32):3825–3825

Jahn F, Wormann B, Brandt J et al (2022) The prevention and treatment of nausea and vomiting during tumor therapy. Dtsch Ärztebl Int 119:382–392

Jordan K, Muller F, Schmoll HJ (2009) New antiemetic strategies – not only in oncology. Internist 50(7):887–894

Kienbaum P, Schaefer MS, Weibel S, Schlesinger T, Meybohm P, Eberhart LH et al (2022) Update on PONV-What is new in prophylaxis and treatment of postoperative nausea and vomiting? : Summary of recent consensus recommendations and Cochrane reviews on prophylaxis and treatment of postoperative nausea and vomiting. Anaesthesist 71(2):123–128

Leitlinienprogramm Onkologie (2017) S3-Leitlinie Supportive Therapie bei onkologischen PatientInnen. https://www.leitlinienprogramm-onkologie.de/fileadmin/user_upload/Downloads/Leitlinien/Supportivtherapie/LL_Supportiv_Langversion_1.1.pdf;. Zugegriffen: 2. Aug. 2022

Maarsingh OR, Dros J, Schellevis FG, van Weert HC, van der Windt DA, ter Riet G et al (2010) Causes of persistent dizziness in elderly patients in primary care. Ann Fam Med 8(3):196–205

Mann NK, Mathes T, Sonnichsen A, Pieper D, Klager E, Moussa M et al (2023) Potentially inadequate medications in the elderly: PRISCUS 2.0 – first update of the PRISCUS list. Dtsch Ärztebl Int 120:3–10

Murdin L, Hussain K, Schilder AG (2016) Betahistine for symptoms of vertigo. Cochrane Database Syst Rev. https://doi.org/10.1002/14651858.CD010696.pub2

Oetzel S (2024) Wenn sich alles bewegt. Schwindel verstehen und therapieren. Dtsch Apoth Z 164:42–49

Oosterveld WJ (1984) Betahistine dihydrochloride in the treatment of vertigo of peripheral vestibular origin. A double-blind placebo-controlled study. J Laryngol Otol 98(1):37–41

Pieper NT, Grossi CM, Chan WY, Loke YK, Savva GM, Haroulis C et al (2020) Anticholinergic drugs and incident dementia, mild cognitive impairment and cognitive decline: a meta-analysis. Age Ageing 49(6):939–947

Plescia F, Salvago P, Dispenza F et al (2021) Efficacy and pharmacological appropriateness of cinnarizine and dimenhydrinate in the treatment of vertigo and related symptoms. Int J Environ Res Public Health 18:4787

Salles N, Kressig RW, Michel JP (2003) Management of chronic dizziness in elderly people. Z Gerontol Geriatr 36(1):10–15

Spinks A, Wasiak J (2011) Scopolamine (hyoscine) for preventing and treating motion sickness. Cochrane Database Syst Rev. https://doi.org/10.1002/14651858.CD002851.pub4

Van Esch B, van der Zaag-Loonen H, Bruintjes T, van Benthem PP (2022) Betahistine in Meniere's disease or syndrome: a systematic review. Audiol Neurootol 27(1):1–33

Demenzen

Susanne Petri und Roland Seifert

Auf einen Blick

Verordnungsprofil Größte Gruppe der Antidementiva sind die Acetylcholinesterase-Inhibitoren (Cholinesterasehemmer) gefolgt von dem NMDA-Rezeptorantagonisten Memantin, der aber nur etwa halb so viel verordnet wird. In beiden Gruppen sind nur noch Generika vertreten. Traditionelle Antidementiva (Piracetam, Ginkgoextrakt) ohne gesicherten Nutzen werden immer noch verschrieben.

Bewertung Der symptomatische Nutzen der besprochenen Arzneistoffe ist insgesamt begrenzt. In der S3-Leitlinie der Deutschen Gesellschaft für Psychiatrie, Psychotherapie und Nervenheilkunde und Deutschen Gesellschaft für Neurologie 2023 wird bei leichter bis mittelschwerer Alzheimer-Demenz die Gabe eines Cholinesterasehemmers in der höchsten verträglichen Dosis empfohlen; ebenso wird bei Krankheitsprogredienz eine Beibehaltung der Therapie empfohlen (Off-Label-Gebrauch).

Demenzen sind Krankheiten des höheren Lebensalters und haben sich durch den steigenden Anteil der älteren Bevölkerung in vielen Industrieländern (demographischer Wandel) zu einem großen Gesundheitsproblem entwickelt. Am häufigsten ist die Alzheimer'sche Krankheit. Die Prävalenz nimmt ab dem 60. Lebensjahr rasch zu und erreicht bei 85-Jährigen 24–33 % der Bevölkerung (Übersicht bei Ballard et al. 2011). Etwa 70 % des Krankheitsrisikos ist genetisch bedingt. Weitere häufige Demenzerkrankungen sind die vaskuläre Demenz (hervorgerufen durch mikroangiopathische zerebrovaskuläre Schädigung oder Makroinfarkte), die gemischte Demenz mit Vorliegen sowohl einer Alzheimer- als auch einer vaskulären Pathologie, die frontotemporale Demenz, die Demenz bei Morbus Parkinson sowie die Lewy-Körper-Demenz. Bei 10 % der Demenzkranken liegen potentiell reversible Grundkrankheiten wie Hypertonie und Diabetes vor, die sich nach rechtzeitiger Diagnose und spezifischer Therapie teilweise oder vollständig rückbilden können (Cummings 2018; Doody et al. 2014; Holmes et al. 2008; Knopman et al. 2021).

Die Alzheimer-Demenz ist eine progressive neurodegenerative Krankheit, die zu einem irreversiblen Verlust von Nervenzellen und Nervenzellverknüpfungen führt. Sie entwickelt sich nach heutiger Kenntnis über einen langen präklinischen Zeitraum von mehreren Jahrzehnten. Der manifesten Alzheimer-Demenz geht jahrelang ein Stadium der leichten kognitiven Beeinträchtigung (Mild Cognitive Impairment, MCI) voraus, das von weiteren klinischen Veränderungen (depressive Symptome, Geruchsstörungen) begleitet sein kann. Manifeste klinische Symptome sind ein zunehmender Verlust von Gedächtnis, Urteilsfähigkeit, Orientierung und Sprache. Bei vielen Alzheimerpatienten kommen Verhaltensänderungen und psychiatrische Störungen hinzu, die eine enorme Belastung für den Patienten selbst wie auch für die Betreuungspersonen darstellen und für einen großen Teil der Kosten nach Aufnahme in institutionalisierte Pflegeeinrichtungen verantwortlich sind. Nach epidemiologischen Daten leben in Deutschland derzeit 1,6 Mio. Personen mit Demenz, jedes Jahr kommen etwa 300.000 Neuerkrankun-

© Der/die Autor(en), exklusiv lizenziert an Springer-Verlag GmbH, DE, ein Teil von Springer Nature 2026
W.-D. Ludwig, B. Mühlbauer, R. Seifert (Hrsg.), *Arzneiverordnungs-Report 2025*,
https://doi.org/10.1007/978-3-662-72738-6_28

gen hinzu (Escher und Jensen 2019). Für die nächsten Jahrzehnte wird aufgrund der Altersentwicklung der Bevölkerung eine Steigerung der Zahl der Erkrankten prognostiziert.

Die Hypothese des cholinergen Defizits, die bereits vor 40 Jahren aufgestellt wurde (Davies und Maloney 1976), basiert auf der Abnahme der Zahl cholinerger Neurone im basalen Vorderhirn (vor allem Nucleus basalis Meynert) und einem entsprechenden Verlust cholinerger Axone im Cortex von Alzheimerpatienten. Diese Hirnareale sind mit Lernen, Gedächtnis, Funktionssteuerung, Verhalten und emotionalen Reaktionen assoziiert. Behandlungsstrategien zur Behebung des cholinergen Defizits zielen daher auf eine Steigerung cholinerger Funktionen durch Acetylcholinesterase-Inhibitoren (Cholinesterasehemmer), die den Abbau von Acetylcholin hemmen.

Als entscheidende neuropathologische Ursache der Alzheimer'schen Krankheit wird weiterhin das kombinierte Auftreten von extrazellulären Amyloidablagerungen und intrazellulären Tau-Aggregaten in Form von Neurofibrillenbündeln angesehen. Amyloid-beta-Peptid 1–42, Gesamt-Tau-Proteine und Phospho-Tau-181 sind daher auch wichtige zerebrospinale Biomarker, die eine hohe diagnostische Sensitivität und Spezifität von 85–90 % haben, um präklinische Veränderungen im Stadium der leichten kognitiven Beeinträchtigung zu erfassen. Als bildgebende Verfahren sind Magnetresonanztomografie (MRT) und Positronenemissionstomografie (PET) mit Fluorodeoxyglucose zur Erkennung von zerebralen Atrophiemustern und regionalem Glucosehypometabolismus etabliert. Weiterhin gewinnen Amyloid-PET und Tau-PET im Rahmen klinischer Studien an Bedeutung (Übersicht bei Scheltens et al. 2016). Arzneistoffe zur Reduktion der Beta-Amyloidplaques wurden in zahlreichen klinischen Studien untersucht. Am 7. Juni 2021 wurde der humane monoklonale Immunglobulin Gamma 1 (IgG 1)-Antikörper Aducanumab, der gegen lösliche und unlösliche Formen von Beta-Amyloid gerichtet ist, durch die US Food and Drug Administration in einem beschleunig-

ten Verfahren unter dem Handelsnamen Aduhelm® zur Behandlung der Alzheimer-Krankheit in den USA zugelassen, allerdings mit der Auflage, eine weitere placebokontrollierte Studie durchzuführen (U.S. Food und Drug Administration 2021), Diese Zulassung beruht letztlich auf den Biomarker-Daten aus zwei placebokontrollierten Studien in Patienten mit leichter kognitiver Einschränkung (mild cognitive impairment, MCI) bzw. im Frühstadium der Alzheimer-Erkrankung, so dass eine Ausweitung der Erkenntnisse auf alle Patienten mit einer Alzheimer-Erkrankung kritisch gesehen werden muss (Budd Haeberlein et al. 2020, 2022).

Häufigste unerwünschte Wirkungen waren Kopfschmerzen, Stürze sowie MRT-Auffälligkeiten (temporäre klinisch asymptomatische Schwellungen in verschiedenen Gehirnregionen, als Amyloid-related Imaging Abnormalities (ARIA) bezeichnet, die bei ca. 40 % der behandelten im Gegensatz zu 10 % der placebobehandelten Patienten auftraten, was zur Empfehlung regelmäßiger MRT-Verlaufskontrollen geführt hat; Beshir et al. 2022). Die FDA-Zulassung wurde von Experten sehr kritisch beurteilt (Mullard 2021). Eine Bewertung von Aducanumab durch die Europäische Arzneimittelagentur (EMA) führte zur Ablehnung am 17.12.2021 und zum Rückzug des Zulassungsantrags in 2022 (European Medicines Agency 2022).

Am 6. Januar 2023 wurde in den USA basierend auf einer Phase 2b-Studie einem weiteren von den Firmen Biogen und Eisai entwickelten monoklonalen IgG-Antikörper, Lecanemab (BAN2401, Handelsname Leqembi), eine vorläufige Marktzulassung zur Therapie der Alzheimer-Erkrankung erteilt (Swanson et al. 2021). Die volle Zulassung durch die FDA erfolgte dann im Juli 2023, allerdings mit Warnhinweis aufgrund des Risikos schwerwiegender unerwünschter Wirkungen. Das Medikament wird in zweiwöchigem Abstand intravenös verabreicht. Eine 18-monatige Phase 3-Studie in 1.795 Patienten mit Minimal Cognitive Impairment (MCI) oder im Frühstadium der Alzheimer-Erkrankung hatte eine signifikante Reduktion der Amyloid-

Plaques verbunden mit einer moderaten Verzögerung der kognitiven Verschlechterung gezeigt (van Dyck et al. 2023). Als unerwünschte Wirkungen traten erneut Hirnschwellungen (ARIA-E) und Mikroblutungen (ARIA-H) auf, allerdings seltener als bei Aducanumab. Das Risiko war erhöht bei Vorliegen einer genetischen Risikokonstellation für die Alzheimer-Erkrankung mit homozygotem Apolipoprotein E4 (ApoE4) Genotyp (Reiman 2023; van Dyck et al. 2023). Der Nutzen für individuelle Patienten unter Berücksichtigung von Sicherheitsaspekten wird kritisch diskutiert.

Lecanemab wurde am 15. April 2025 auch in der EU zugelassen und ist seit dem 1.9. für die Behandlung von Morbus Alzheimer im Frühstadium im Rahmen eines EU-weiteren Kontrollprogramms (Controlled Access Program, CAP) in spezialisierten Einrichtungen verfügbar. Kontraindiziert ist das Medikament bei erhöhtem Risiko für Hirnblutungen (Nachweis von 2 Kopien des ApoE4-Allels, Einnahme von Gerinnungshemmern) Vor und regelmäßig während der Therapie müssen kranielle MRT-Untersuchungen erfolgen (European Medicines Agency 2025b).

Im Mai 2023 wurde Ergebnisse einer Phase 3-Studie mit einem dritten monoklonalen Antikörper, Donanemab, der Firma Eli Lilly, publiziert, der ebenfalls zu einer signifikanten Reduktion der Amyloid-Plaques und Verlangsamung der kognitiven Verschlechterungen führte, wiederum mit den bekannten unerwünschten Wirkungen und 3 Todesfällen in Patienten mit schweren ARIA innerhalb der 1.736 Studienteilnehmer (Sims et al. 2023). Eine FDA-Zulassung für die Therapie der frühen, symptomatischen Alzheimer-Erkrankung wurde im Juli 2024 erteilt, die EMA sprach sich Ende März 2024 zunächst gegen eine europäische Zulassung aus, Im Juli wurde dann eine Empfehlung unter Auflagen (Ausschluss von Patienten mit 2 Kopien des ApoE4-Allels) ausgesprochen (European Medicines Agency 2025).

28.1 Verordnungsspektrum

Größte Gruppe der Antidementiva sind die Cholinesterasehemmer mit einem deutlich zunehmenden Verordnungsvolumen (◨ Abb.

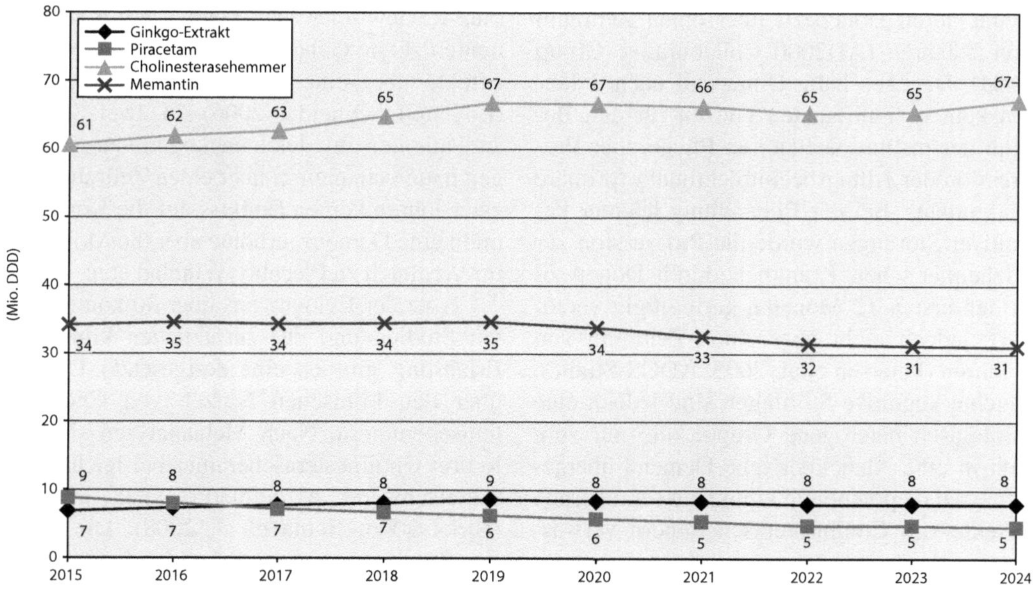

◨ **Abb. 28.1** Verordnungen von Antidementiva 2015 bis 2024. Gesamtverordnungen nach definierten Tagesdosen

28.1). Der NMDA-Rezeptorantagonist Memantin folgt mit deutlichem Abstand und wird etwa nur halb so viel wie die Cholinesterasehemmer verordnet. Die Verordnungen von Piracetam und Ginkgo-biloba-Extrakt sind auf niedrigem Niveau stabil.

28.1.1 Cholinesterasehemmer

In der Gruppe der Cholinesterasehemmer entfällt der größte Teil der Verordnungen weiterhin auf Donepezil gefolgt von Rivastigmin und Galantamin (◙ Tab. 28.1). Durch den hohen Generikaanteil sind die Kosten der Cholinesterasehemmer mit Ausnahmen von Rivastigmin relativ niedrig.

Zu Donepezil liegen zahlreiche klinische Studien vor. In einem Cochrane-Review über 28 klinische Studien mit 8.257 Patienten fanden sich Besserungen kognitiver Funktionen und der Alltagsaktivität und eine positivere globale ärztliche Beurteilung (Birks und Harvey 2018). Eine Langzeitstudie an 565 ambulanten Alzheimerpatienten, die vom britischen National Health Service initiiert wurde, bestätigte die leichten Verbesserungen des kognitiven Status und der funktionellen Alltagsaktivität durch Donepezil über einen Zeitraum von 2 Jahren (AD2000 Collaborative Group 2004). Dagegen hatte Donepezil nach 3 Jahren keinen signifikanten Nutzen für den Beginn der institutionalisierten Pflege oder Progression der Alltagsbeeinträchtigung (primäre Endpunkte). Bei der Behandlung leichter kognitiver Störungen wurde die Progression zur Alzheimer'schen Krankheit durch Donepezil in den ersten 12 Monaten geringfügig verzögert, jedoch nicht über einen Zeitraum von 3 Jahren (Petersen et al. 2005, ADCS-Studie). Leichte kognitive Störungen sind jedoch eine ätiologisch heterogene Gruppe, die nur zum Teil in eine Alzheimer'sche Demenz übergehen, so dass potentielle krankheitsverzögernde Effekte von Cholinesterasehemmern verwässert werden können.

Rivastigmin ermöglicht ähnlich wie Donepezil eine begrenzte Verbesserung der kognitiven Leistungsfähigkeit. Neben der Acetylcholinesterase wird auch die Butyrylcholinesterase gehemmt. Nach einer Cochrane-Metaanalyse über 13 Studien verbessert Rivastigmin im Vergleich zu Placebo kognitive Funktionen, Alltagsaktivität und den Schweregrad in Tagesdosen von 6–12 mg (Birks und Grimley Evans 2015). Ein transdermales Rivastigminpflaster (9,5 mg/Tag) war genauso wirksam wie das orale Präparat (12 mg/Tag), hatte aber weniger Nebenwirkungen. Insgesamt ist die Qualität der Evidenz jedoch wegen hoher nebenwirkungsbedingter Abbruchquoten nur begrenzt. Typische unerwünschte Wirkungen der Cholinesterasehemmer lassen sich unter dem Oberbegriff muskarinerges (cholinerges) Syndrom zusammenfassen und beinhalten erhöhte Schweiß- und Speichelproduktion, Harn- und Stuhlinkontinenz, Atemwegsobstruktion sowie Tremor. Diese unerwünschten Wirkungen, die auch in Bezug auf die Pflege der Patienten relevant sind, müssen gegen die therapeutischen Wirkungen abgewogen werden.

Galantamin bindet zusätzlich zu seiner Acetylcholinesterase-blockierenden Wirkung allosterisch an den nikotinischen Acetylcholinrezeptor und verstärkt dadurch die Wirkung des endogenen Acetylcholins. In einem Cochrane-Review über zehn Studien mit 6.805 Patienten zeigte Galantamin konsistente positive Effekte über eine Dauer von 3–6 Monaten (Loy und Schneider 2006). In zwei Studien an Patienten mit leichten kognitiven Störungen hatte Galantamin über einen Zeitraum von zwei Jahren keinen Einfluss auf die Konversion in eine Demenz, erhöhte aber die Mortalität im Vergleich zu Placebo (Winblad et al. 2008).

Trotz der Evidenz aus über 30 kontrollierten Studien und der zusätzlichen klinischen Erfahrung gibt es eine fortgesetzte Debatte über den klinischen Nutzen von Cholinesterasehemmern. Nach Metaanalysen sind alle drei Cholinesterasehemmer bei leichter bis mittelschwerer Alzheimerkrankheit wirksam (Birks 2006; Raina et al. 2008). Die meisten Studien haben eine bescheidene Besserung kognitiver Symptome um 2,7 Punkte der ADAS-Cog-Subskala und 1,4 MMSE-Punkte

☐ Tab. 28.1 Verordnungen von Cholinesterasehemmern und NMDA-Rezeptorantagonisten 2024. Angegeben sind die 2024 verordneten Tagesdosen, die Änderungen gegenüber 2023 und die mittleren Kosten je DDD 2024

Präparat	Bestandteile	DDD	Änderung	DDD-Nettokosten
		Mio.	%	Euro
Donepezil				
Donepezil-HCL-PUREN	Donepezil	14,5	(+45,8)	0,39
Donepezil AL	Donepezil	8,0	(−36,9)	0,39
Donepezilhydrochlorid Heumann	Donepezil	7,5	(+107,3)	0,37
Donepezil HCL-1 A Pharma	Donepezil	3,4	(+9,3)	0,47
Donepezil HCL Aurobindo	Donepezil	2,9	(−22,2)	0,38
Donepezil HCL BASICS	Donepezil	2,6	(+13,4)	0,50
		39,0	**(+9,9)**	**0,40**
Galantamin				
Galanaxiro	Galantamin	3,1	(−22,4)	0,62
Galantamin Glenmark	Galantamin	1,9	(+47,9)	0,66
Galantamin Heumann	Galantamin	1,8	(+10,3)	0,69
		6,8	**(−1,5)**	**0,65**
Rivastigmin				
Rivastigmin Heumann	Rivastigmin	8,1	(+57,0)	1,70
Rivastigmin-1 A Pharma	Rivastigmin	2,8	(+18,9)	2,06
Rivastigmin Luye	Rivastigmin	2,5	(−29,3)	2,32
Rivastigmin dura	Rivastigmin	0,95	(+50,9)	1,48
		14,4	**(+23,1)**	**1,86**
NMDA-Rezeptorantagonisten				
Memantin Heumann	Memantin	15,3	(+369,9)	0,77
Memantin Aurobindo	Memantin	6,5	(−27,8)	0,68
Memantin Abdi	Memantin	2,3	(+44,5)	0,71
Memantinhydrochlorid/Memantin PUREN	Memantin	2,1	(+0,6)	0,63
Memantin BASICS	Memantin	1,8	(−56,8)	0,63
		28,0	**(+39,1)**	**0,72**
Summe		**88,2**	**(+18,8)**	**0,76**

gezeigt. Trotz geringfügiger Unterschiede im Wirkungsmechanismus gibt es keine Belege für eine unterschiedliche klinische Wirksamkeit.

Die deutsche S3-Leitlinie über Demenzen empfiehlt die Gabe von Cholinesterasehemmern bei leichter bis mittelschwerer Demenz vom Alzheimer-Typ(DGN e. V. & DGPPN e. V. (Hrsg.) S3-Leitlinie Demenzen, 2023). Die Auswahl soll sich am Profil der unerwünschten Wirkungen orientieren, da keine ausreichenden klinischen Unterschiede in der Wirksamkeit vorliegen. Zusätzlich wird besonderes Gewicht auf die Behandlung von psychischen und Verhaltenssymptomen sowie auf psychosoziale Interventionen und nicht-pharmakologische Therapieverfahren gelegt. Bei der schweren Alzheimer-Demenz wird die Erwägung des Einsatzes von Donezepil oder transdermalem Rivastigmin vorgeschlagen. Auch das britische National Institute for Health and Care Excellence (NICE; 2018) empfiehlt die drei Cholinesterasehemmer in seiner aktuellen Leitlinie für Patienten mit Demenz. Die Behandlung soll nur fortgesetzt werden, wenn eine angemessene Wirkung auf globale, funktionelle und verhaltensorientierte Parameter vorliegt.

Die deutsche S3-Leitlinie schlägt weiterhin eine Off-label-Behandlung der vaskulären Demenz mit Donezepil oder Galantamin in hoher Dosierung oder Memantin, sowie die Behandlung der Demenz bei M. Parkinson mit Rivastigmin-Kapseln (zugelassen), Rivastigmin-Pflaster und Donepezil (jeweils Off-label) und die Off-Label-Behandlung der leichten bis mittelschweren Lewy-Körperchen-Demenz mit Donepezil vor. Für die medikamentöse Therapie kognitiver oder Verhaltenssymptome bei der frontotemporalen Demenz wird aufgrund fehlender Evidenz keine Behandlungsempfehlung gegeben (DGN e. V. & DGPPN e. V. (Hrsg.) S3-Leitlinie Demenzen, 2023).

28.1.2 NMDA-Rezeptorantagonisten

Nach einem aktuellen Cochrane-Review hat der NMDA-Rezeptorantagonist Memantin bei Patienten mit mäßiger bis schwerer Alzheimerdemenz begrenzte positive Effekte auf Denken, Alltagsaktivitäten und Verhaltensstörungen (McShane et al. 2019). Die Verträglichkeit ist insgesamt gut, bei einigen Patienten kann jedoch Schwindel auftreten. Bei leichter Alzheimer-Demenz ist Memantin wahrscheinlich nicht besser als Placebo. Die deutsche S3-Leitlinie beurteilt Memantin als wirksam auf Kognition, Alltagsfunktion und klinischen Gesamteindruck und empfiehlt eine Behandlung bei Patienten mit mittelschwerer bis schwerer Alzheimer-Demenz (DGN e. V. & DGPPN e. V. (Hrsg.) S3-Leitlinie Demenzen, 2023). In der Leitlinie des britischen National Institute for Health and Care Excellence (NICE; 2018) wird die Anwendung von Memantin bei Patienten mit Alzheimerkrankheit nur bei Intoleranz oder Kontraindikationen gegen Cholinesterasehemmer sowie bei schwerer Alzheimerdemenz empfohlen. Die Kombination von Memantin mit Cholinesterasehemmern zeigte in einer Metaanalyse von 14 randomisierten Studien mit 5.019 Patienten bei mäßiger bis schwerer Alzheimerdemenz im Vergleich zur Monotherapie keine Überlegenheit in Bezug auf die kognitive Funktion und Alltagsaktivitäten, sondern nur bei neuropsychiatrischen Symptomen und Verhaltensstörungen (Tsoi et al. 2016). Trotz der relativ guten Verträglichkeit wurden daher die zusätzlichen Kosten der Kombinationstherapie als unnötig angesehen und auch in der deutschen Leitlinie explizit nicht empfohlen (DGN e. V. & DGPPN e. V. (Hrsg.) S3-Leitlinie Demenzen, 2023).

28.1.3 Ginkgoextrakt

Die Verordnungen des führenden Ginkgopräparates *Ginkgo AL* sind leicht zurückgegangen (◨ Tab. 28.2). Nach einem Cochrane-Review gibt es keine konsistente Evidenz, dass

◘ Tab. 28.2 Verordnungen von sonstigen Antidementiva 2024. Angegeben sind die 2024 verordneten Tagesdosen, die Änderungen gegenüber 2023 und die mittleren Kosten je DDD 2024

Präparat	Bestandteile	DDD	Änderung	DDD-Nettokosten
		Mio.	%	Euro
Ginkgo-biloba-Extrakt				
Ginkgo AL	Ginkgoblätter-extrakt	2,7	(−6,0)	0,78
Piracetam				
Piracetam AL	Piracetam	3,7	(−1,1)	0,38
Summe		**6,4**	**(−3,2)**	**0,54**

Ginkgo trotz akzeptabler Verträglichkeit einen klinischen Nutzen für Patienten mit Demenz oder leichten kognitiven Störungen hat (Birks und Grimley Evans 2009). In einer französischen placebokontrollierten Studie an 2.854 Patienten mit Gedächtnisstörungen hatte ein standardisierter Ginkgoextrakt über 5 Jahre keinen Effekt auf die Progression zur Alzheimer'schen Krankheit (Vellas et al. 2012). Nach der deutschen S3-Leitlinie Demenzen wird eine Behandlung mit einem standardisierten Ginkgoextrakt bei Patienten mit leichter bis mittelgradiger Alzheimerdemenz und bei Patienten mit vaskulärer Demenz ohne psychotische Symptome vorgeschlagen (einer schwachen Empfehlung entsprechend; DGN e. V. & DGPPN e. V. (Hrsg.) S3-Leitlinie Demenzen, 2023).

Leider wird regelmäßig unterschätzt, dass Ginkgopräparate erhebliche unerwünschte Wirkungen und ein erhebliches Interaktionspotenzial mit anderen Arzneistoffen besitzen (Williams 2021). Außerdem sind Ginkgopräparate pharmakologisch nicht standardisiert, sondern können sehr unterschiedlich zusammengesetzt sein und damit wirken (Bilia und do Céu Costa 2021). Gerade bei älteren Patienten, die oft einer Polypharmazie unterliegen, ist dies hochrelevant. Eine aktuelle Studie analysierte 63 in Deutschland vermarktete Ginkgopräparate und zeigte, dass v. a. als Nahrungsergänzungsmittel verkaufte und nicht als Medizinprodukte anerkannte Präparate erheb-

liche Mängel aufwiesen, u. a. bezüglich der vorgegebenen Richtwerte der Konzentrationen von Flavonglykosiden, Terpenlaktonen und Ginkgoliden, die entweder nicht eingehalten wurden oder über die keine Informationen verfügbar waren, sowie des Fehlens von Dosierungsempfehlungen und Hinweisen zur Einnahmedauer, Medikamenteninteraktionen, Nebenwirkungen und Kontraindikationen. Es ist somit nicht nur kein positiver Effekt zu erwarten, sondern es besteht ein erhebliches Toxizitätsrisiko (Trabert und Seifert 2024).

Daher sollte auf das Verordnen von Ginkgopräparaten verzichtet werden. Es besteht ein erhebliches Kosteneinsparpotenzial bei gleichzeitig verringertem Potenzial für unerwünschte Wirkungen und Arzneimittelinteraktionen.

28.1.4 Piracetam

Die Verordnung von Piracetam hat 2024 leicht abgenommen (◘ Tab. 28.2). Nach einem älteren Cochrane-Review wird die Anwendung von Piracetam bei Demenz oder kognitiven Störungen nicht durch die vorliegende Literatur gestützt (Flicker und Grimley Evans 2001), während eine Hersteller-gesponserte Übersicht zu einem gegenteiligen Ergebnis kam (Winblad 2005). In der deutschen S3-Leitlinie Demenzen wird eine Behandlung mit Piracetam nicht empfohlen, da die Evidenz für eine Wirksamkeit bei Alzheimerdemenz unzureichend ist.

Literatur

AD2000 Collaborative Group (2004) Long-term donepezil treatment in 565 patients with Alzheimer's disease (AD2000): randomised double-blind trial. Lancet 363:2105–2115

Ballard C, Gauthier S, Corbett A, Brayne C, Aarsland D, Jones E (2011) Alzheimer's disease. Lancet 377:1019–1031

Beshir AS, Aadithsoorya AM, Parveen A, Sir Loon GS, Hussain N, Bharathan Menon VB (2022) Aducanumab therapy to treat alzheimer's disease: a narrative review. Int J Alzheimers Dis 2022:9343514

Bilia AR, do Céu Costa M (2021) Medicinal plants and their preparations in the European market: why has harmonization failed? The cases of St. John's wort, valerian, ginkgo, ginseng and green tea. Phytomedicine 81:153421

Birks J (2006) Cholinesterase inhibitors for Alzheimer's disease. Cochrane Database Syst Rev. https://doi.org/10.1002/14651858.CD005593

Birks J, Grimley Evans J (2009) Ginkgo biloba for cognitive impairment and dementia. Cochrane Database Syst Rev. https://doi.org/10.1002/14651858.CD003120.pub3

Birks JS, Grimley Evans J (2015) Rivastigmine for Alzheimer's disease. Cochrane Database Syst Rev. https://doi.org/10.1002/14651858.CD001191.pub3

Birks JS, Harvey RJ (2018) Donepezil for dementia due to Alzheimer's disease. Cochrane Database Syst Rev. https://doi.org/10.1002/14651858.CD001190.pub3

Budd Haeberlein S, von Hehn C, Tian Y et al (2020) Emerge and Engage topline results: phase 3 studies of aducanumab in early Alzheimer's disease. Alzheimers Dement 16(S9):e47259

Budd Haeberlein S, Aisen PS, Barkhof F, Chalkias S, Chen T, Cohen S, Dent G, Hansson O, Harrison K, von Hehn C, Iwatsubo T, Mallinckrodt C, Mummery CJ, Muralidharan KK, Nestorov I, Nisenbaum L, Rajagovindan R, Skordos L, Tian Y, van Dyck CH, Vellas B, Wu S, Zhu Y, Sandrock A (2022) Two randomized phase 3 studies of aducanumab in early Alzheimer's disease. J Prev Alzheimers Dis 9(2):197–210

Cummings J (2018) Lessons learned from Alzheimer disease: clinical trials with negative outcomes. Clin Transl Sci 11:147–152

Davies P, Maloney AJ (1976) Selective loss of central cholinergic neurons in Alzheimer's disease. Lancet 2:1403

DGN e. V., DGPPN e. V. S3-Leitlinie Demenzen, Version XX, 08.11.2023. https://register.awmf.org/de/leitlinien/detail/038-013. Zugegriffen: 3. Sept. 2024

Doody RS, Thomas RG, Farlow M, Iwatsubo T, Vellas B, Joffe S, Kieburtz K, Raman R, Sun X, Aisen PS, Siemers E, Liu-Seifert H, Mohs R (2014) Phase 3 trials of solanezumab for mild-to-moderate Alzheimer's disease. N Engl J Med 370:311–321

van Dyck CH, Swanson CJ, Aisen P, Bateman RJ, Chen C, Gee M, Kanekiyo M, Li D, Reyderman L, Cohen S, Froelich L, Katayama S, Sabbagh M, Vellas B, Watson D, Dhadda S, Irizarry M, Kramer LD, Iwatsubo T (2023) Lecanemab in early Alzheimer's disease. N Engl J Med 388(1):9–21

Escher C, Jensen F (2019) Prävention von kognitivem Abbau und Demenz durch Behandlung von Risikofaktoren. Nervenarzt 90:921–925

European Medicines Agency (2022) https://www.ema.europa.eu/en/medicines/human/EPAR/aduhelm

European Medicines Agency (2025) https://www.ema.europa.eu/en/medicines/human/EPAR/kisunla

Flicker L, Grimley Evans G (2001) Piracetam for dementia or cognitive impairment. Cochrane Database Syst Rev. https://doi.org/10.1002/14651858.CD001011

Holmes C, Boche D, Wilkinson D, Yadegarfar G, Hopkins V, Bayer A, Jones RW, Bullock R, Love S, Neal JW, Zotova E, Nicoll JA (2008) Long-term effects of Abeta42 immunisation in Alzheimer's disease: follow-up of a randomised, placebo-controlled phase I trial. Lancet 372:216–223

Knopman DS, Jones DT, Greicius MD (2021) Failure to demonstrate efficacy of aducanumab: an analysis of the EMERGE and ENGAGE trials as reported by Biogen, December 2019. Alzheimers Dement 17(4):696–701

Loy C, Schneider L (2006) Galantamine for Alzheimer's disease and mild cognitive impairment. Cochrane Database Syst Rev. https://doi.org/10.1002/14651858.CD001747.pub3

McShane R, Westby MJ, Roberts E, Minakaran N, Schneider L, Farrimond LE, Maayan N, Ware J, Debarros J (2019) Memantine for dementia. Cochrane Database Syst Rev. https://doi.org/10.1002/14651858.CD003154.pub6

Mullard A (2021) Landmark Alzheimer's drug approval confounds research community. Nature 594(7863):309–310

National Institute for Health and Care Excellence (2018) Dementia: assessment, management and support for people living with dementia and their carers. https://www.nice.org.uk/guidance/ng97. Zugegriffen: 20. Juni 2018

Petersen RC, Thomas RG, Grundman M, Bennett D, Doody R, Ferris S, Galasko D, Jin S, Kaye J, Levey A, Pfeiffer E, Sano M, van Dyck CH, Thal LJ (2005) Vitamin E and donepezil for the treatment of mild cognitive impairment. N Engl J Med 352:2379–2388

Raina P, Santaguida P, Ismaila A, Patterson C, Cowan D, Levine M, Booker L, Oremus M (2008) Effectiveness of cholinesterase inhibitors and memantine for treating dementia: evidence review for a clinical practice guideline. Ann Intern Med 148:379–397

Reiman EM (2023) Drug trial for Alzheimer's disease is a game changer. Nature 615:42–43 (https://pubmed.ncbi.nlm.nih.gov/36781970/)

Scheltens P, Blennow K, Breteler MM, de Strooper B, Frisoni GB, Salloway S, Van der Flier WM (2016) Alzheimer's disease. Lancet 388:505–517

Sims JR, Zimmer JA, Evans CD, Lu M, Ardayfio P, Sparks J, Wessels AM, Shcherbinin S, Wang H, Monkul Nery ES, Collins EC, Solomon P, Salloway S, Apostolova LG, Hansson O, Ritchie C, Brooks DA, Mintun M, Skovronsky DM, TRAILBLAZER-ALZ 2 Investigators (2023) Donanemab in early symptomatic alzheimer disease: the TRAILBLAZER-ALZ 2 randomized clinical trial. JAMA 2023:e2313239 (https://pubmed.ncbi.nlm.nih.gov/37459141/)

Swanson CJ, Zhang Y, Dhadda S, Wang J, Kaplow J, Lai RYK, Lannfelt L, Bradley H, Rabe M, Koyama A, Reyderman L, Berry DA, Berry S, Gordon R, Kramer LD, Cummings JL (2021) A randomized, double-blind, phase 2b proof-of-concept clinical trial in early Alzheimer's disase with lecanemab, an anti-Abeta protofibril antibody. Alzheimers Res Ther 13:80

Trabert M, Seifert R (2024) Critical analysis of ginkgo preparations: comparison of approved drugs and dietary supplements marketed in Germany. Naunyn Schmiedebergs Arch Pharmacol 397:451–461

Tsoi KK, Chan JY, Leung NW, Hirai HW, Wong SY, Kwok TC (2016) Combination therapy showed limited superiority over monotherapy for Alzheimer disease: a meta-analysis of 14 randomized trials. J Am Med Dir Assoc 17:863.e1–863.e8

U.S. Food & Drug Administration (2021) FDA's decision to approve new treatment for Alzheimer's disease

Vellas B, Coley N, Ousset PJ, Berrut G, Dartigues JF, Dubois B, Grandjean H, Pasquier F, Piette F, Robert P, Touchon J, Garnier P, Mathiex-Fortunet H, Andrieu S (2012) Long-term use of standardised Ginkgo biloba extract for the prevention of Alzheimer's disease (GuidAge): a randomised placebo-controlled trial. Lancet Neurol 11:851–859

Williams ST (2021) Herbal supplements: precautions and safe use. Nurs Clin North Am 56:1–2

Winblad B (2005) Piracetam: a review of pharmacological properties and clinical uses. CNS Drug Rev 11:169–182

Winblad B, Gauthier S, Scinto L, Feldman H, Wilcock GK, Truyen L, Mayorga AJ, Wang D, Brashear HR, Nye JS (2008) Safety and efficacy of galantamine in subjects with mild cognitive impairment. Baillieres Clin Neurol 70:2024–2035

Augenerkrankungen

Erik Chankiewitz

Auf einen Blick

Antiglaukomatosa sind die häufigsten in der Ophthalmologie ordinierten Medikamente. Prostaglandinderivate und Carboanhydrasehemmer sind dabei in der Verwendung seit gut 15 Jahren kontinuierlich angestiegen, während die Verordnung von Betarezeptorenblockern weiter abnimmt und selektive Alpha-2-Agonisten konstant bleiben.

Weitere breite Anwendung finden ophthalmologischen Antiinfektiva und Antiphlogistika, welche dem Trend der letzten Jahre folgend leicht im Verordnungsvolumen zunehmen, sowie eine langsame Abwendung von klassischen Wirkstoffen zu Fluorchinolonen nachweisen lassen.

Für die intravitreale, antineovaskuläre Therapie mittels Vascular Endothelial Growth Factor (VEGF)-Antikörpern sind nun weitere Biosimilars von Ranibicumab (*Lucentis*) und auch von Aflibercept erhältlich, während mehr als 2/3 der Verordnungen weiter auf Aflibercept (*Eylea*) und knapp 2,5 % auf Brolicizumab (*Beovu*) und etwa 10 % auf Faricimab (*Vabysmo*) entfallen. Als Alternative zu den VEGF-Antikörpern steht ein Dexamethason-Implantat (Ozurdex) zur Verfügung.

Die zur Behandlung des trockenen Auges eingesetzten, freiverkäuflichen Tränenersatzmittel sind sehr vielfältig und nur für wenige Indikationen erstattungsfähig. Im Jahr 2024 ist in der Augenheilkunde auch die Verordnung der lokalen Antiphlogistika wieder leicht angestiegen.

Ophtalmika sind bis auf wenige Ausnahmen topische Präparate, deren Verordnung in ◘ Abb. 29.1 im Vergleich der Verwendung in den Vorjahren dargestellt sind. Antiglaukomatosa sind in den Verordnungen auf Grund der Häufigkeit der Glaukomerkrankung im Alter bei einer alternden Bevölkerung am häufigsten, zudem müssen sie kontinuierlich eingenommen werden. An zweiter und dritter Stelle der Verschreibungshäufigkeit stehen Antiinfekta und Antiphlogistika. Hier besteht oft nur ein kurzer Einnahmezyklus, insbesondere nach den in der Bundesrepublik häufig durchgeführten Augeneingriffen. Die Häufigkeit der exsudativen altersassoziierten Makuladegeneration (AMD) und sämtlicher vaskulärer retinaler Erkrankungen, einschließlich der diabetischen Makulo- und Retinopathie sowie der Uveitis haben das Verordnungsvolumen der intravitreal zu applizierenden antineovaskulären Präparate (VEGF-Hemmer) weiter ansteigen lassen.

Insgesamt ist das Verordnungsvolumen der topischen Ophthalmika 2024 wieder geringfügig angestiegen (vgl. ◘ Tab. 1.2). Die 2004 aufgehobene Erstattungsfähigkeit der Filmbildner (Tränenersatzmittel), welche beim Syndrom des trockenen Auges (Keratokonjunktivitis sicca) indiziert sind, können nur bei Autoimmunerkrankungen, wie z. B. Sjögren-Syndrom und okulärem Pemphigoid, und schwerem Sicca-Syndrom, z. B. bei Tränendrüsenaplasie oder Lagophthalmus, zu Lasten der GKV verordnet werden. Freiverkäuflich gibt es dabei eine wachsende Anzahl innovativer Produkte zur langfristigen Befeuchtung der Augenoberfläche.

Im letzten Jahrzehnt ist die Verordnung von Prostaglandin-Analoga und Carboanhy-

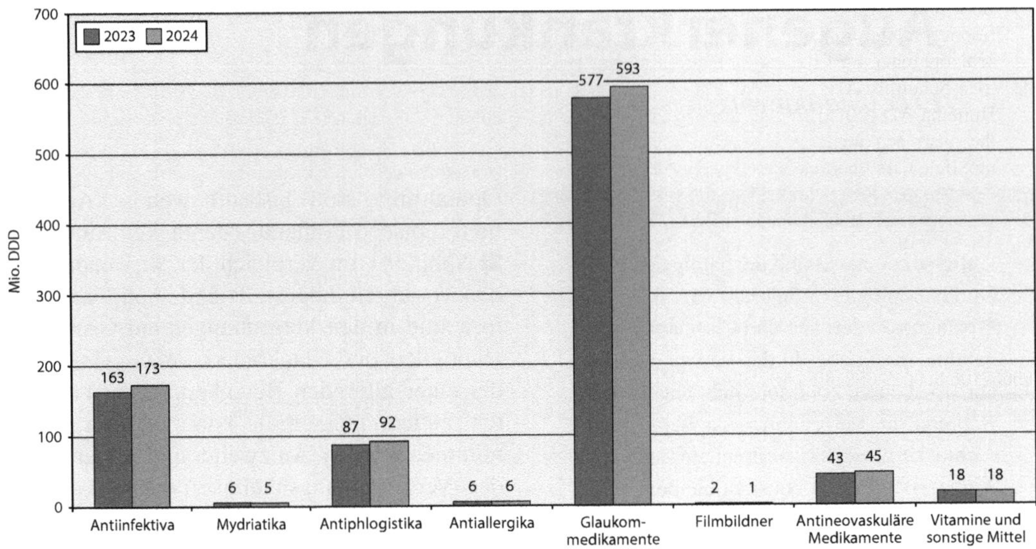

◘ Abb. 29.1 Verordnungen von Ophthalmika 2024. Gesamtverordnungen nach definierten Tagesdosen

29

drasehemmern stetig gestiegen, während die Verwendung von Betarezeptorenblockern auf Grund der systemischen Nebenwirkungen und der Kontraindikationen beim Normaldruckglaukom deutlich abgenommen hat. Die Verwendung von Alpha-2-Agonisten ist auf niedrigem Niveau stabil. Relevant sind auf Grund der besseren Compliance Kombinationspräparate, am häufigsten mit dem Betarezeptorenblocker Timolol. Rho-kinase-Inhibitoren sind eine neuere Substanzklasse in der Behandlung des Glaukoms. Seit Ende 2022 ist ein erstes Kombinationspräparat, Netarsudil mit dem Prostaglandin-Analogon Latanoprost in Deutschland erhältlich, allerdings nur mit dem Konservierungsmittel Benzalkoniumchlorid. Es erreichte in 2023 erstmals die Liste der 3.000 am häufigsten verordneten Arzneimittel und hat seitdem weiter in der Verordnung zugenommen.

Fast alle Makulaödeme, welche auf eine erhöhte Permeabilität der Gefäßwände zurückzuführen sind, zeigen ein gutes Ansprechen auf VEGF-Blocker. Dabei sinkt die Bedeutung des ersten zugelassenen Antikörperfragmentes Ranibizumab (*Lucentis*) weiter. Mittels vieler Studien konnte ein gutes Ansprechen des Makulaödems mit dem off-label eingesetzten Präparat Bevacizumab (*Avastin*) nachgewiesen werden, welches damit eine preisgünstige Alternative ist. Aflibercept (Eylea) nutzt ein Fusionsprotein aus VEGF-Rezeptor und Fc-Immunglobulin und ist mit 68,59 % das am häufigsten eingesetzte Präparat. Das seit 2020 in Deutschland zugelassene humanisierte Antikörperfragment Brolicizumab (*Beovu*) wird in Deutschland weiterhin zurückhaltend eingesetzt, da es zu intraokularen Entzündungen und retinalen Vaskulitiden führen kann (Baumal et al. 2020). Das zuletzt hinzugekommene Faricimab (*Vabysmo*) wird hingegen zunehmend angewendet.

Als Glucocorticoidimplantate sind Dexamethason (*Ozurdex*) für das diabetische Makulaödem, dem Makulaödem nach Zentral- oder Venenastverschluss sowie bei Uveitis zugelassen, während Fluocinolon (*Iluvien*) weiter nur gegen das Makulaödem bei Diabetes und bei rezidivierender Uveitis zugelassen ist.

29.1 Antiinfektiva

In der Augenheilkunde erfolgt die Gabe von Antiinfektiva (◨ Tab. 29.1 und 29.2) am häufigsten bei einer Konjunktivitis und meistens ohne gesicherten Nachweis einer bakteriellen Genese, auch wenn sie anfänglich klinisch kaum von anderen Ursachen wie Konjunktivitis sicca, autoimmun, viral, oder von Infektionen mit Protozoen oder Pilze zu unterscheiden ist. Einen großen Teil der Verordnungen macht die perioperative Antibiotikaprophylaxe bei Augeneingriffen und Injektionen aus.

Das Erregerspektrum bei bakteriellen Augenentzündungen ist sehr breit und innerhalb einer Bevölkerungsgruppe variabel. So konnten in jüngeren Studien bei Erwachsenen zu 75 % Gram-positive Erreger, vor allem verschiedene Staphylokokkenstämme, nachgewiesen werden (Grandi et al. 2021; Lee et al. 2019). Deutlich pathogener, aber seltener sind die Gram-negativen Pseudomonaden und Enterobakterien. Bei Kindern sind es häufiger die im Frühjahr auftretenden Hämophilus-Spezies (Lee et al. 2019). In Hornhautgeschwüren werden bei älteren Patienten oder den Trägern weicher Kontaktlinsen häufig Pseudomonas aeruginosa oder, seltener, Haemophilus und Proteus mirabilis nachgewiesen.

Es werden zunehmend Antibiotika-Resistenzen besonders gegen Aminoglykoside bei Gram-negativen und gegen Aminoglykoside und gegen Gyrasehemmer bei Gram-positiven Erregern nachgewiesen (Grandi et al. 2021).

Bei bakteriellen Konjunktividen wirken Antiseptika wie Ethacridin (*Biseptol*) oder Povidon-Iod ähnlich effektiv wie Antibiotika (Behrens-Baumann und Begall 1993; Isenberg et al. 2002). Vor dem Hintergrund der Resistenzentwicklung ist der Einsatz von Antibiotika bei einfachen Konjunktividen sorgsam zu handhaben und die Dauer möglichst auf eine Woche forcierter Gabe zu beschränken.

Für spezielle Formen der Konjunktivitis ist die Verwendung verschiedener Antibiotika zu beachten. So ist beispielsweise die Therapie der anfänglich nur durch subtarsale Follikel erkennbaren, durch intrazelluläre Chlamydien verursachten, aber auch bei trachomatöser und purulenter Konjunktivitis mit Azithromyzin am effektivsten (Bremond-Gignac et al. 2015).

Bei schweren Infektionen des vorderen Augenabschnittes, insbesondere der Keratitis, ist eine antibiotische Therapie dringend geboten. Bei Hornhautulzera sind immer eine Erregeridentifizierung und ein Antibiogramm erforderlich (Rachwalik und Pleyer 2015). Gestartet wird jedoch mit einer kalkulierten Antibiose, wobei sich vor allem Gentamicin und Moxifloxacin bewährt haben (Kowalski et al. 2013; Rachwalik und Pleyer 2015).

Bei den für die Behandlung von Konjunktivitis und Keratitis verordneten Substanzen und Präparaten gibt es in 2024 nur innerhalb der Substanzklassen etwas Bewegung auf Grund von Lieferengpässen und aus ökonomischen Gründen.

29.1.1 Monopräparate

Die Verordnungen antibiotischer Monopräparate sind nach den Rückgängen während der Corona-Pandemiejahre weiter ansteigend (◨ Tab. 29.1).

Für die Aminoglykoside Gentamicin und Kanamycin schwanken die Verordnungen über die letzten Jahre deutlich, war in 2022 bei beiden Substanzen mit 61,6 % bzw. 58,6 % ein übermäßig starker Zuwachs zu verzeichnen, der sich noch in 2023 deutlich geringer fortgesetzt hat (5,6 und 6,2 %), liegt die Änderung der Verordnung bei Gentamycin 2024 bei +13 % und Kanamycin bei −55 %. Gyrasehemmer (Fluorchinolone) sind durch gute lokale Penetration bei geringen unerwünschten Wirkungen nach kontinuierlichen Zunahmen in den letzten Jahren die ganz überwiegend verordneten ophthalmologischen Antibiotika (Hanioglu-Kargi et al. 1998; O'Brien et al. 1995). Dabei ist von einer zunehmenden Resistenzlage auszugehen. Ofloxacin ist mit einer Anzahl an Generika das am häufigsten verordnete Monopräparat (79,6 Mio DDD), auch wenn Levofloxacin (0,89 Mio DDD) etwas wirksamer sein soll (Schwab et al. 2003). Oflo-

◘ Tab. 29.1 Verordnungen antiinfektiver Ophthalmika 2024. Angegeben sind die 2024 verordneten Tagesdosen, die Änderungen gegenüber 2023 und die mittleren Kosten je DDD 2024

Präparat	Bestandteile	DDD	Änderung	DDD-Nettokosten
		Mio.	%	Euro
Gentamicin				
Gent-Ophtal	Gentamicinsulfat	14,7	(+15,7)	0,56
Gentamicin-POS	Gentamicinsulfat	5,4	(+6,3)	0,58
		20,1	**(+13,0)**	**0,57**
Ofloxacin				
Ofloxacin-ophtal	Ofloxacin	44,0	(+33,9)	0,50
Ofloxa-Vision	Ofloxacin	15,3	(+68,4)	0,49
Ofloxacin Stulln	Ofloxacin	11,8	(−1,7)	0,48
Floxal	Ofloxacin	6,9	(−29,2)	0,55
Ofloxacin-ratiopharm AT	Ofloxacin	1,2	(−48,7)	0,44
Ofloxacin Devatis	Ofloxacin	0,38	(−67,9)	0,91
		79,6	**(+18,4)**	**0,50**
Weitere Fluorchinolone				
Vigamox	Moxifloxacin	3,1	(−25,0)	0,36
Moxifloxacin Micro Labs AT	Moxifloxacin	2,8	(+71,8)	0,35
Ciloxan	Ciprofloxacin	1,3	(+11,5)	0,69
Oftaquix	Levofloxacin	0,89	(−12,1)	0,82
		8,0	**(+1,6)**	**0,46**
Weitere Antibiotika				
Kanamycin-POS	Kanamycin	2,5	(−55,3)	0,80
Polyspectran	Polymyxin B Neomycin Gramicidin	0,82	(−2,9)	1,20
Oxytetracyclin AS JENAPHARM	Oxytetracyclin	0,65	(−8,9)	1,50
Azyter	Azithromycin	0,48	(−1,6)	5,18
Infectoazit	Azithromycin	0,44	(+9,9)	6,74
		4,9	**(−39,0)**	**1,94**
Virostatika				
Acivision	Aciclovir	1,4	(−39,4)	0,66
Virgan	Ganciclovir	1,1	(+25,2)	2,04
		2,5	**(−21,9)**	**1,26**
Summe		**115,0**	**(+10,6)**	**0,59**

☑ **Tab. 29.2 Verordnungen antiinfektiver Ophthalmikakombinationen mit Glucocorticoiden 2024.** Angegeben sind die 2024 verordneten Tagesdosen, die Änderungen gegenüber 2023 und die mittleren Kosten je DDD 2024

Präparat	Bestandteile	DDD	Änderung	DDD-Nettokosten
		Mio.	%	Euro
Dexamethasonkombinationen				
Dexagent Ophtal	Gentamicin Dexamethason	21,2	(+40,8)	0,66
Isopto-Max	Neomycin Polymyxin B Dexamethason	15,5	(+14,6)	1,31
Dexa-Gentamicin	Gentamicin Dexamethason	10,4	(−19,3)	0,76
Tobradex	Tobramycin Dexamethason	4,5	(−27,9)	0,40
Ducressa	Dexamethason Levofloxacin	2,1	(−5,0)	0,37
Dexamytrex	Gentamicin Dexamethason	0,72	(−81,6)	0,71
Dispadex comp	Neomycin Dexamethason	0,59	(−58,7)	0,69
		55,0	**(−0,6)**	**0,83**
Prednisolonkombinationen				
Oxytetracyclin-Prednisolon JENAPHARM	Oxytetracyclin Prednisolon	2,4	(+9,5)	1,34
Summe		**57,3**	**(−0,2)**	**0,85**

xacin ist bei den Verordnungen nach dem Rückgang von 2021 (−7 %) wieder stark mit 37,3 % in 2022, 29,5 % in 2023 und 18,4 % in 2024 nochmals angestiegen.

Die Fusidinsäure ist in 2024 nicht mehr unter den verordnungsstärksten Präparaten zu finden. Als *Fucithalmic* war sie 2021 mit einem Verordnungsrückgang von 11,6 % vertreten, 2022 und 2023 dagegen mit 11,7 % und 13,2 % Zunahme. Vor allem ist sie gegen Staphylokokken wirksam und muss nur zweimal täglich angewendet werden. In etwa 50 % muss aber auch im ambulanten Bereich von Resistenzen ausgegangen werden (Lee et al. 2019). Interessant sind die wechselnde Verordnungshäufigkeit für die Azithromycinpräparate Infectoazit

und Azyter: So waren die Verordnungen im Jahr 2021 im Vergleich zu 2020 −29,9 % bzw. +18,8 %, um im Jahr 2022 +187,3 % bzw. +76,8 % und im Jahr 2023 auf 59,4 % bzw. 5,3 % und in 2024 9,9 % und −1,6 %.

Die vormals beliebten Fixkombinationen mehrerer lokaler Antibiotika sind schon länger nur noch mit einem älteren Präparat (*Polyspectran*) vertreten, das im Vergleich zu den Jahren nach Corona zunächst zu- und nun wieder abnahm (+21,6 % bzw. 14,7 % in 2022 bzw. 2023 und −2,9 % in 2024, ☑ Tab. 29.1).

Ophthalmologische Virostatika stellen als Salbe (Aciclovir) oder Gel (Ganciclovir) bei oberflächlicher Herpesinfektion der Hornhaut (Keratitis dendritica) eine kleine Gruppe an topischen Ophthalmika dar (❏ Tab. 29.1). Bei ausgeprägter, tiefer Herpesinfektion des Auges durch Herpes-simplex oder Varicella-Zoster-Viren ist immer auch eine systemische Therapie (p. o. oder i. v.) erforderlich. Beide Virustatika sind nur mit einem Präparat am Markt. In 2024 hat Aciclovir (*Acivision*) um 39,4 % erheblich abgenommen, Ganciclovir (*Virgan*) aber um 25,2 % zugenommen. Systemisch stehen mehrere Präparate zur Verfügung (u. a. Aciclovir, Valaciclovir).

29.1.2 Kombinationspräparate

Mehr als ein Drittel aller topischen Antibiotika werden in der Ophthalmologie als Kombinationspräparate mit Glucocorticoiden verordnet (im Jahr 2024 −0,2 %; ❏ Tab. 29.2).

Dabei kommen ganz überwiegend Dexamethason-haltige Präparate zum Einsatz. Durch die Kombination von Antibiotika und Glucocorticosteroiden erhofft man in erster Linie eine bessere Compliance, eine rasche Abnahme von Entzündungserscheinungen sowie ein besseres Endergebnis. Bei schweren Entzündungen sollte aber immer zunächst – mit Erregernachweis – spezifisch antibiotisch behandelt werden, bevor Steroide zur Dämpfung der Entzündungsreaktion hinzugegeben werden.

Eine häufige Anwendung von Kombinationspräparaten liegt ebenso in der postoperativen Endophthalmitisprophylaxe.

29.2 Antiphlogistische Ophthalmika

Glucocorticoide werden in der Ophthalmologie sowohl bei akuter als auch bei chronischer Entzündung sowie zur Unterdrückung von Narbenbildung eingesetzt. Nicht indiziert sind sie in der Regel bei akuter infektiöser Konjunktivitis (siehe oben) durch die Gefahr eines Aufflammens von infektiösen Prozessen, insbesondere bei Pilz-, Herpes- und Amöbeninfektionen. Bei längerer Gabe topi-

scher Steroide reagieren etwa 20 bis 35 % aller Gesunden und sogar 45 bis 90 % aller Patienten mit primären Offenwinkelglaukom mit einer Augendruckerhöhung (Rohrbach und Szurman 2004). Nach systemischer Anwendung über ein oder mehrere Jahre können sich auch Linsentrübungen entwickeln. Topische Glucocorticoide sollten daher nicht oder nur unter engmaschiger augenärztlicher Kontrolle eingesetzt werden, wenn das Hornhautepithel nicht intakt ist.

Die auf dem Markt vorhandenen lokalen Glucocorticoide unterscheiden sich in der Potenz, dem Vermögen, in das Auge zu penetrieren sowie der zusätzlichen Verwendung von Phosphaten und Konservierungsmitteln. Für die Verwendung im hinteren Augenabschnitt eignen sich die durch gute Resorption gekennzeichneten Präparate Prednisolonacetat und -pivalat (Inflanefran und Ultracortenol). Dexamethason hat im Allgemeinen eine höhere Potenz als Prednisolon und Hydrocortison.

Insgesamt waren die Verordnungen von Glucocorticoiden 2024 höher (für Prednisolonpräparate 6,5 % und Dexamethason 4,0 %; ❏ Tab. 29.3). Für die unkonservierte, schlecht penetrierende Varianten Hydrocortison Dinatrium-phosphat (*Softacort*) und Fluorometholon (*Efflumidex*) können für 2024 erhebliche Zunahmen in der Verordnung beobachtet werden mit +15,5 %, bzw. 62,4 %. Zusammen mit dem nur in der Ophthalmologie erhältliche Loteprednol (Lotemax), +8,5 % soll mit einer angeblich geringeren Penetration risikoärmer sein bzgl. Augeninnendrucksteigerung und Linsentrübung. Sie werden zur Behandlung entzündlicher Augenoberflächenerkrankungen und nach chirurgischen Augeneingriffen am Auge eingesetzt.

Als Alternative zu Glucocorticoiden werden bei verschiedenen Indikationen wie zur postoperativen Entzündungshemmung auch nichtsteroidale Antiphlogistika eingesetzt (nach Anstieg auf 20 % in 2023 nun weitere 12,3 %), da die antiinflammatorische Potenz der der Glucocorticoide entspricht, aber keine okulären unerwünschten Nebenwirkungen, wie Anstieg des intraokularen Drucks oder

❏ Tab. 29.3　Verordnungen von antiphlogistischen Ophthalmika 2024. Angegeben sind die 2024 verordneten Tagesdosen, die Änderungen gegenüber 2023 und die mittleren Kosten je DDD 2024

Präparat	Bestandteile	DDD Mio.	Änderung %	DDD-Nettokosten Euro
Prednisolon				
Inflanefran	Prednisolon	16,7	(+17,2)	0,80
Predni-POS	Prednisolon	5,2	(−7,5)	0,18
Prednisolon AS JENAPHARM	Prednisolon	4,9	(−5,8)	0,32
Ultracortenol	Prednisolon	0,96	(−2,4)	1,21
		27,8	**(+6,5)**	**0,61**
Dexamethason				
Dexa EDO/Dexagel	Dexamethason	6,6	(+3,0)	0,89
Dexafluid	Dexamethason	4,4	(−0,4)	0,62
Dexa ophtal	Dexamethason	4,3	(+41,0)	0,43
Monodex	Dexamethason	1,7	(−12,8)	0,74
Dexamethason AS JENAPHARM	Dexamethason	1,6	(+30,1)	0,66
Dexapos	Dexamethason	1,5	(−25,1)	0,76
Dexa-sine	Dexamethason	1,4	(−0,6)	0,92
Spersadex	Dexamethason	0,38	(+6,9)	0,82
		22,0	**(+4,9)**	**0,71**
Weitere Glucocorticoide				
Softacort	Hydrocortison	6,0	(+15,5)	0,76
Efflumidex	Fluorometholon	1,6	(+62,4)	0,79
Hydrocortison-POS N	Hydrocortison	1,0	(+13,1)	1,27
Lotemax	Loteprednol	0,79	(+8,5)	1,09
		9,4	**(+20,3)**	**0,85**
Nichtsteroidale Antiphlogistika				
Nevanac	Nepafenac	15,2	(+27,2)	0,59
Ketorolac Micro Labs	Ketorolac	3,8	(+39,2)	0,40
Acular	Ketorolac	2,1	(−30,4)	0,40
Voltaren ophtha	Diclofenac	1,2	(−38,2)	0,59
Diclo Vision	Diclofenac	0,86	(+18,0)	0,93
Difen UD	Diclofenac	0,39	(−35,0)	0,89
		23,6	**(+12,3)**	**0,56**
Summe		**82,8**	**(+9,1)**	**0,65**

Linsentrübungen zu erwarten sind (Wright et al. 1997). Hier zeigt sich erneut ein Wechsel in der Verordnungshäufigkeit je nach Verfügbarkeit des einzelnen Präparates: Keterolac-haltigen Präparate in 2024 mit zum Teil erheblichen Zunahmen, Diclofenac-haltigen Präparate im Auf und Ab ($\square$ Tab. 29.3). Besonders zur perioperativen Prophylaxe eines zystoiden Makulaödems aber auch bei anderen Genesen werden nichtsteroidale lokale Präparate mit lokalen Glucocorticoiden und auch Carboanhydrasehemmer eingesetzt.

29.3 Antiallergika

Im Jahr 2024 haben, wenn auch auf niedrigem Niveau, die ophthalmologischen Antiallergika, insbesondere zur Behandlung der Heuschnupfen-Konjunktivitis sowie der Conjunctivitis vernalis mit einem Plus von 5 % nicht mehr so deutlich zugenommen, wie noch zuvor ($\square$ Tab. 29.4).

Eine langsam eintretende, vor allem prophylaktische Wirkung haben Mastzellstabilisatoren wie Cromoglicinsäure und das etwas schneller wirkende Nedocromil. Die Verordnungen dieser Präparate sind mit dem GKV-Modernisierungsgesetz von 2004 sehr stark zurückgegangen. Eine Alternative stellt das H1-Antihistaminikum Ketotifen ($-32{,}5\,\%$) und

Olopatadin ($+159{,}3\,\%$) dar. Olopatadin hat neben der Blockade von H1-Histaminrezeptoren zusätzlich eine direkt mastzell-stabilisierende Wirkung (Ben-Eli und Solomon 2018).

29.4 Glaukommittel

Antiglaukomatosa zielen grundsätzlich auf eine Reduktion des Augeninnendrucks ab. Dies ist bei der ätiologisch uneinheitlichen, neurodegenerativen Erkrankung bislang der einzige evidenzbasierte therapeutische Angriffspunkt. Die charakteristischen Schädigungen der Sehnervenpapille (Exkavation) mit dem konsekutiven Gesichtsfeldverlust (parazentrale Defekte) verlaufen in der Regel progredient. Der individuell zu hohe Augeninnendruck gilt als hauptsächlicher Risikofaktor beim Glaukom (Grehn 2019) und sollte auch beim sogenannten Normaldruckglaukom noch weiter gesenkt werden.

Besteht ein erhöhter intraokularer Druck ohne Gesichtsfeldausfall und papillenmorphologische Nervenfaserverluste, spricht man von einer „okulären Hypertension". Diese bedarf einer Behandlung nur bei einer entsprechenden Risikokonstellation (Kass et al. 2002). Ist die Erkrankung fortgeschritten, bleibt das Gesichtsfeld umso besser erhalten, je niedriger der Augeninnendruck unter der Therapie ist. Erst bei einem Augeninnendruck unter

$\square$ **Tab. 29.4 Verordnungen von antiallergischen Ophthalmika 2024.** Angegeben sind die 2024 verordneten Tagesdosen, die Änderungen gegenüber 2023 und die mittleren Kosten je DDD 2024

Präparat	Bestandteile	DDD	Änderung	DDD-Nettokosten
		Mio.	%	Euro
H₁-Antihistaminika				
Livocab Augentropfen	Levocabastin	1,3	(−4,7)	0,36
Weitere Antiallergika				
Olopatadin Micro Labs	Olopatadin	0,85	(+159,3)	0,63
Zaditen ophtha	Ketotifen	0,67	(−32,5)	0,50
		1,5	(+14,9)	0,57
Summe		2,8	(+5,0)	0,47

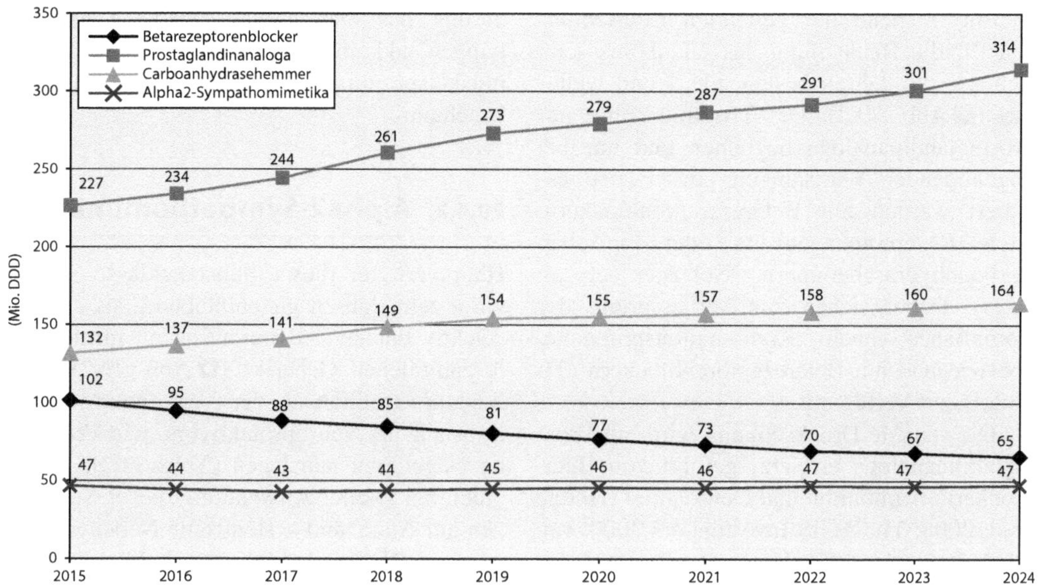

◨ Abb. 29.2 Verordnungen von Glaukommitteln 2015 bis 2024. Gesamtverordnungen nach definierten Tagesdosen

14 mm Hg blieb es nach einer Metaanalyse stabil (The AGIS Investigators 2000). Dies spricht für eine aggressive Vorgehensweise zumindest bei fortgeschrittenen Glaukomen. Nach dem von der European Glaucoma Society empfohlenen Stufenplan steht die medikamentöse Augeninnendrucksenkung weiterhin vor der Laserchirurgie des Trabekelwerkes und vor der (filtrierenden) Glaukomchirurgie (EG Society 2021). Voraussetzung einer erfolgreichen lokalen Therapie sind jedoch Adhärenz und Compliance des Patienten. Diese ist geringer, wenn der sozioökonomische Status geringer ist (Leung et al. 2015). Nicht zuletzt hat die Überempfindlichkeit auf Konservierungsstoffe (bis zur Unverträglichkeit) eine erhebliche Auswirkung auf die Compliance, was zu stärkeren Verordnungen von konservierungsmittelfreien Einzeldosis-Präparaten führen muss.

In der medikamentösen Therapie des Glaukoms stehen verschiedene Gruppen von Arzneimitteln zur Auswahl, die entweder den Kammerwasserabfluss erhöhen (Cholinergika, Prostaglandine) oder die Kammerwasserproduktion reduzieren (Betarezeptorenblo-

cker, Alpha2-Sympathomimetika). Besonders effektive Therapeutika sind das stark alpha2-selektive Brimonidin, die lokal wirksamen Carboanhydrasehemmer Dorzolamid und Brinzolamid sowie die Prostaglandinderivate Latanoprost, Travoprost, Bimatoprost und Tafluprost (Costagliola et al. 2009a, 2009b; Uusitalo et al. 2010; Webers et al. 2008; Weinreb und Khaw 2004).

Die DDD für die Glaukompräparate beziehen sich stets auf die Gabe an zwei Augen, auch wenn Glaukome bei etwa einem Drittel der Patienten nur einseitig bestehen. Für die konservierungsmittelfreien Einzeldosispräparate wird angenommen, dass eine Packung pro Tag und nicht wie empfohlen pro Anwendung verwendet wird.

Nach deutlichen Steigerungen in den 1980er Jahren hatten sich die Verordnungen von Glaukommedikamenten in den 1990er Jahren stabilisiert. In den letzten zehn Jahren zeigten sie wieder einen stetigen Zuwachs (◨ Abb. 29.2). Anhand der Verordnungen von 577 Mio. DDD (◨ Abb. 29.1) ergibt sich eine Zahl von gut 1,5 Mio. medikamentös behandelter Glaukompatienten.

Entsprechend der geltenden Empfehlungen für die Behandlung des Glaukoms setzt sich der seit Jahren bestehende Trend weiter fort (◨ Abb. 29.2). Die Therapie sollte mit Prostaglandinanaloga begonnen und nur bei ungenügender Wirksamkeit stufenweise eskaliert werden mit Betarezeptorenblockern, Alpha2Rezeptorenagonisten oder topischen Carboanhydrasehemmern (Schuster et al. 2020). Dabei stehen zur Verbesserung der Compliance auch Kombinationspräparate, überwiegend mit Betarezeptorenblockern (Timolol), zur Verfügung.

Die stärkste Drucksenkung wird mit Prostaglandinanaloga erreicht, gefolgt von Betablockern, Brimonidin und Dorzolamid (Hodge et al. 2008; The AGIS Investigators 2000; van der Valk et al. 2005). Unter den Prostaglandinderivaten ist Bimatoprost sowohl als Monopräparat als auch in Kombination mit Timolol am wirksamsten (Tang et al. 2019; Xing et al. 2020).

Neu in Deutschland erhältlich ist seit 2022 ein Kombinationspräparat aus Latanoprost und Netarsudil (*Roclanda*), einem Rho-Kinase-Inhibitor. Für Netarsudil ist nach der ROCKET-4-Studie (Khouri et al. 2019), in der allerdings nur die Nicht-Unterlegenheit gegenüber Timolol gezeigt wurde, ein positives Votum der EMA ergangen. Einschränkend bei der Verordnung von Roclanda sind die Konservierungsmittel und, seitens des Wirkstoffs, eine Neigung zu konjunktivaler Hyperämie.

29.4.1 Cholinergika

Fast ausschließlich bei Engwinkelsituationen des Kammerwinkels kommen heute noch lokale Cholinergika wie Pilocarpin zum Einsatz. Weitere Einsätze sind Blendsituationen oder vor operativen Eingriffen, die einer engen Pupille bedürfen. Ansonsten hat die Bedeutung der ophthalmologischen Cholinergika, auch in Kombination mit Betarezeptorenblockern, deutlich an Bedeutung verloren (◨ Tab. 29.5 und 29.6). Die unerwünschten Nebenwirkungen wie miosisbedingte Vermin-

derung des Dämmerungssehens, Linsentrübungen, akkommodative Myopie und Ziliarmuskelspasmus sind bei der Ordination zu beachten.

29.4.2 Alpha2-Sympathomimetika

Hauptvertreter dieser Substanzklasse ist seit zirka zehn Jahren gleichbleibend das alpha2-selektiv bindende Brimonidin mit mittlerweile zahlreichen Generika (◨ Abb. 29.2). Dies liegt mutmaßlich an der Verwendung dieser Substanz als Neuroprotektivum, wie Versuche an Nagetieren nahelegen (Yoles et al. 1999). Auch bei lokaler Anwendung dieser Substanzen am Auge sind systemische Nebenwirkungen wie Blutdruckabfall und Sedierung möglich (Nordlund et al. 1995). Bei Kindern sollte Brimonidin nicht vor dem 6. Lebensjahr gegeben werden, da in Einzelfällen erhebliche Kreislaufreaktionen beobachtet wurden (Al-Shahwan et al. 2005; Bowman et al. 2004). Brimonidin Augentropfen können in Einzelfällen eine vordere Uveitis mit Hornhautpräzipitaten hervorrufen (McKnight et al. 2012). Die Verordnungen von Brimonidin haben in den letzten Jahren, nicht zuletzt durch die Möglichkeit der Konservierungsmittelfreiheit, kontinuierlich zugenommen und diesen Trend in 2024 schwach fortgesetzt (+1,4 %).

29.4.3 Betarezeptorenblocker

Betarezeptorenblocker zählten über lange Zeit zur first-line-Therapie des Glaukoms. Einzig verbliebener Vertreter dieser Substanzklasse ist Timolol (zahlreiche Generika), jedoch über die letzten Jahre in der Verordnung rückläufig (−3,5 %). Keiner der anderen Betarezeptorenblocker hat sich – bei insgesamt guter Wirksamkeit – im Vergleich mit Timolol als überlegen erwiesen (Sorensen und Abel 1996; Watson et al. 2001). Die Anwendung von Betarezeptorenblockern kann systemische unerwünschte Wirkungen mit sich bringen, weshalb besonders Asthma bronchiale und AV-

◘ Tab. 29.5 **Verordnungen von Cholinergika und Alpha2-Sympathomimetika 2024.** Angegeben sind die 2024 verordneten Tagesdosen, die Änderungen gegenüber 2023 und die mittleren Kosten je DDD 2024

Präparat	Bestandteile	DDD	Änderung	DDD-Nettokosten
		Mio.	%	Euro
Cholinergika				
Spersacarpin	Pilocarpin	1,3	(+31,3)	0,19
Clonidin				
Clonid-Ophtal	Clonidin	15,5	(−2,6)	0,31
Brimonidin				
Brimo-Vision	Brimonidin	9,2	(+54,5)	0,96
Brimonidin-AL	Brimonidin	5,0	(+379,6)	0,45
Brimonidin Bluefish	Brimonidin	3,8	(−73,1)	0,59
Brimonidin Micro Labs	Brimonidin	3,6	(+127,1)	0,46
Brimonidin Stulln	Brimonidin	2,7	(+9,3)	1,45
Alphagan	Brimonidin	2,2	(+122,1)	0,55
		26,5	**(+1,4)**	**0,76**
Summe		**43,3**	**(+0,7)**	**0,58**

◘ Tab. 29.6 **Verordnungen von Betarezeptorenblockern 2024.** Angegeben sind die 2024 verordneten Tagesdosen, die Änderungen gegenüber 2023 und die mittleren Kosten je DDD 2024

Präparat	Bestandteile	DDD	Änderung	DDD-Nettokosten
		Mio.	%	Euro
Timolol				
Timo-Comod	Timolol	16,3	(+10,7)	0,20
Tim-Ophtal	Timolol	14,8	(−50,1)	0,25
Timolol Micro Labs	Timolol	12,1	(+181,6)	0,17
Timolol-1 A Pharma	Timolol	11,8	(+38,5)	0,19
Timomann/Timo EDO	Timolol	1,1	(+18,5)	0,49
		56,1	**(−3,5)**	**0,21**
Kombinationen				
Combigan	Brimonidin Timolol	4,0	(−1,9)	0,73
Fotil	Pilocarpin Timolol	0,86	(−3,6)	0,72
		4,9	**(−2,2)**	**0,73**
Summe		**61,0**	**(−3,4)**	**0,25**

Überleitungsstörungen 2. und 3. Grades Kontraindikationen darstellen. Lokale Nebenwirkung der Therapie mit Betarezeptorenblockern kann ein Sicca-Syndrom sowie eine leichte lokale Oberflächenanästhesie der Hornhaut sein, was vor allem bei Kontaktlinsenträgern zu Problemen führen kann. Immerhin sind in Kombination mit neueren Wirkstoffen Betarezeptorenblocker nach wie vor stark gefragt (◘ Tab. 29.6–29.8).

29.4.4 Carboanhydrasehemmer

Mit Acetazolamid steht ein Carboanhydrasehemmer sowohl oral als auch parenteral zur präoperativen Vorbereitung bei Glaukomeingriffen oder zur postoperativen Prophylaxe zur Verfügung (◘ Tab. 29.7). Die Verordnungen im Vergleich zu den Vorjahren sind in 2024 für Dorzolamid +1,7 % und Brinzolamid, je nach Hersteller sehr stark wechselnd aber insgesamt −4,8 %. Orales Acetazolamid wird ebenso beim entzündlich bedingtem Makulaödem eingesetzt (Pepple et al. 2019).

◘ Tab. 29.7 Verordnungen von Carboanhydrasehemmern 2024. Angegeben sind die 2024 verordneten Tagesdosen, die Änderungen gegenüber 2023 und die mittleren Kosten je DDD 2024

Präparat	Bestandteile	DDD	Änderung	DDD-Nettokosten
		Mio.	%	Euro
Acetazolamid				
Glaupax	Acetazolamid	2,3	(+11,0)	1,28
Acemit	Acetazolamid	0,94	(+1,5)	1,18
		3,3	**(+8,0)**	**1,25**
Dorzolamid				
Dorzolamid Micro Labs	Dorzolamid	8,3	(−1,5)	0,80
Dorzolamid-1 A Pharma	Dorzolamid	6,2	(+47,9)	0,62
Dorzo-Vision	Dorzolamid	6,1	(−13,5)	1,00
Trusopt/-S	Dorzolamid	2,9	(−5,7)	1,20
Dorzolamid AL	Dorzolamid	2,0	(−13,8)	0,66
		25,5	**(+1,7)**	**0,84**
Brinzolamid				
Brinzolamid Micro Labs	Brinzolamid	10,2	(−8,0)	0,49
Azopt	Brinzolamid	9,7	(+18,1)	0,50
Brinzolamid-1 A Pharma	Brinzolamid	5,0	(+62,0)	0,51
Brinzolamid Heumann	Brinzolamid	4,4	(+74,8)	0,48
Brinzolamid-ratiopharm	Brinzolamid	2,5	(+30,3)	0,49
Brinzolamid HEXAL	Brinzolamid	1,1	(−85,3)	0,49
		32,9	**(−4,8)**	**0,49**

▢ Tab. 29.7 (Fortsetzung)

Präparat	Bestandteile	DDD	Änderung	DDD-Nettokosten
		Mio.	%	Euro
Kombinationen				
DorzoComp-Vision/-sine	Dorzolamid Timolol	18,8	(−54,4)	0,77
Simbrinza	Brinzolamid Brimonidin	15,8	(−5,4)	1,12
Dorzolamid AL comp	Dorzolamid Timolol	14,3	(+278,9)	0,63
Cosopt	Dorzolamid Timolol	10,2	(+49,2)	0,89
Brinzolamid/Timolol AL	Brinzolamid Timolol	7,8	(−3,2)	0,64
Dorzolamid/Timolol Micro Labs	Dorzolamid Timolol	7,5	(+53,5)	0,56
Dorzolamid comp-1 A Pharma	Dorzolamid Timolol	6,3	(+169,1)	0,51
Dorzolamid/Timolol Heumann	Dorzolamid Timolol	5,3	(+181,0)	0,51
Azarga	Brinzolamid Timolol	5,0	(−9,2)	0,63
Duokopt	Dorzolamid Timolol	3,7	(+0,0)	0,59
Dorzocomp-Stulln	Dorzolamid Timolol	1,8	(+37,0)	1,28
Brinzolamid/Brimonidin Zentiva	Brinzolamid Brimonidin	1,0	(neu)	3,04
Brinzolamid/Brimonidin AL	Brinzolamid Brimonidin	1,0	(neu)	0,99
		98,4	**(+2,4)**	**0,78**
Summe		**160,1**	**(+0,8)**	**0,74**

Lokal werden vor allem Brinzolamid und Dorzolamid (Herkel und Pfeiffer 2001) eingesetzt, da die Wirksamkeit und Verträglichkeit bei diesen Präparaten in einem guten Verhältnis stehen. Sowohl Brinzolamid, als auch Dorzolamid stehen als Monopräparat sowie in Kombination, vor allem mit Betarezeptorenblockern, zur Verfügung. Dabei steigt die Anzahl der Generika stetig an bei ungefähr gleichbleibender Verordnung insgesamt. Als Monotherapie wird Brinzolamid zweimal täglich (gegenüber dreimal täglich bei Dorzolamid) verabreicht. Es stellt mit 32,9 Mio. DDD inzwischen das führende Monopräparat dar gegenüber Dorzolamid mit 25,5 Mio. DDD.

In der klinischen Praxis ist es üblich, lokale Carboanhydrasehemmer mit den anderen Glaukommedikamenten zu kombinieren. Teilweise sind Wirkungsverstärkungen zu registrieren z. B. bei Travoprost/Timolol-Kombination; (Goldberg et al. 2012). Das neuere und gut wirksame Kombinationspräparat aus Brinzolamid mit Brimonidin (Simbrinza) schwankt in der Verordnungshäufigkeit (−5,4 % im Jahr 2024; ◘ Tab. 29.7).

29.4.5 Prostaglandine und Prostaglandinderivate

Seit der Einführung von Latanoprost (*Xalatan*) im Jahre 1997 stehen Prostaglandinanaloga zur Augendrucksenkung durch Erhöhung des Kammerwasserabflusses zur Verfügung. Alle Prostaglandinanaloga zeichnen sich durch gute therapeutische Wirksamkeit aus. Damit stehen sie an der Spitze der Verordnungen der Antiglaukomatosa (309,4 Mio. DDD Mono- und Kombinationspräparate, +5,5 %). Unerwünschte lokale Nebenwirkungen, wie konjunktivale Hyperämie, verstärkte Pigmentierung der Iris bei bis zu 10 % der Patienten, vermehrtes Wachstum von Wimpern und Pigmentierung der Lidhaut werden je nach individueller Prädisposition beobachtet (Perry et al. 2003; Ravinet et al. 2003). Die seltenere Atrophie des orbitalen Baufetts tritt vor allem bei Bimatoprost auf, daher sollte eine einseitige Behandlung vermieden werden. Über Einzelfälle zur Reaktivierung von Herpes-simplex-Infektionen wurde berichtet (Wand et al. 1999).

Seit 2001 wurden drei weitere effektive Prostaglandinderivate eingeführt: Travoprost (*Travatan*), Bimatoprost (*Lumigan*) und Tafluprost (*Taflotan*; ◘ Tab. 29.8). Unter diesen ist Bimatoprost sowohl als Monopräparat als auch in Kombination mit Timolol am wirksamsten (Tang et al. 2019; Xing et al. 2020).

Prinzipiell gibt es einen Trend, auch in der Primärtherapie bereits Präparate einzusetzen, die keine Konservierungsstoffe beinhalten. Auch wenn dadurch eine geringere Penetration in Kauf genommen werden muss, überwiegen die Vorteile einer geringeren Sic-

casymptomatik und konjunktivaler Hyperämie auf Grund des Benzalkoniumchlorids mit Reduktion der Becherzellen.

Die Prostaglandinderivate sind ohne Zweifel die wichtigste Arzneimittelgruppe in der medikamentösen Glaukomtherapie und sind, auch nach den Empfehlungen der European Glaucoma Society (EGS) Mittel der ersten Wahl (The AGIS Investigators 2000). Auf der Liste der 3.000 am häufigsten verordneten Arzneimittel erscheinen sie nur als Kombinationspräparate mit dem Timolol, mit Ausnahme des neu in Deutschland verfügbaren Roclanda (Latanoprost und Netarsudil) +62,2 %. Es ist bislang nur mit Konservierungsmitteln erhältlich und führt häufig zu einer verstärkten Bindehautreaktion.

Im Jahr 2024 verzeichnen die Originalpräparate weiter Verluste gegenüber den erheblichen Zuwächsen der preisgünstigeren Generika und unkonservierten Formulierungen (◘ Tab. 29.8). Ein weiterer Vorteil scheint nun auch die Möglichkeit eines Flaschenbehälters gegenüber den oft schwer zu handhabenden Ophthiolen für unkonservierte Präparate zu sein (siehe *Bapiri* 3,5 Mio DDD im ersten Jahr).

29.5 Antineovaskuläre Ophthalmika

Bei altersabhängiger Makuladegeneration, diabetischem Makulaödem, okulären Gefäßverschlüssen, vasoproliferativen Tumoren, Uveitis und bei der Frühgeborenenretinopathie spielt die pathologisch erhöhte Gefäßpermeabilität bestehender oder neugebildeter Blutgefäße in Netz- und/oder Aderhaut eine wesentliche pathophysiologische Rolle. Als besonders effektive therapeutische Strategie hat sich dabei die Blockade des „Vascular Endothelial Growth Factor" (VEGF) durch intravitreale operative Medikamentenapplikation (IVOM) erwiesen.

Ranibizumab (*Lucentis*) findet sich seit 2010 unter den 3.000 verordnungshäufigsten

◻ Tab. 29.8 Verordnungen von Prostaglandinderivaten 2024. Angegeben sind die 2024 verordneten Tagesdosen, die Änderungen gegenüber 2023 und die mittleren Kosten je DDD 2024

Präparat	Bestandteile	DDD	Änderung	DDD-Nettokosten
		Mio.	%	Euro
Latanoprost				
Monoprost	Latanoprost	61,5	(+2,4)	0,54
Latanoprost STADA	Latanoprost	34,4	(−26,1)	0,35
Latanoprost Pfizer	Latanoprost	17,2	(+85,1)	0,37
Latanelb	Latanoprost	16,0	(−27,9)	0,35
Latano Vision	Latanoprost	15,9	(+252,6)	0,41
Latanoprost-ratiopharm	Latanoprost	4,0	(+5,4)	0,38
Latanoprost AL	Latanoprost	2,7	(+182,1)	0,36
Lifog	Latanoprost	2,1	(> 1.000)	0,36
Latano Q	Latanoprost	1,8	(+99,2)	0,38
Xalatan	Latanoprost	1,3	(+23,0)	0,53
		156,9	**(+5,0)**	**0,44**
Travoprost				
Travoprost-1 A Pharma	Travoprost	4,2	(+134,1)	0,40
Travatan	Travoprost	1,6	(−11,1)	0,37
Travoprost Heumann	Travoprost	1,6	(−53,8)	0,37
		7,4	**(+4,2)**	**0,39**
Weitere Wirkstoffe				
Lumigan	Bimatoprost	17,6	(−15,1)	0,45
Taflotan	Tafluprost	14,7	(−10,7)	0,61
Bimato-Vision	Bimatoprost	6,4	(+23,8)	0,70
Tafluprost Santen	Tafluprost	3,3	(+80,5)	0,73
Elymbus	Bimatoprost	1,9	(neu)	0,92
		43,9	**(−0,7)**	**0,58**

Arzneimitteln, sein Einsatz hatte seitdem kontinuierlich zugenommen (◻ Tab. 29.9). Die Verordnungen sind 2022 erstmalig mit 1,7 % leicht abgefallen und in 2023 deutlicher um 8,2 % und nun in 2024 um weitere 10,2 %. Als Grund sind zu vermuten die als Innovationen beworbenen Alternativen mit Extension der Behandlungsintervalle sowie die inzwischen verfügbaren Biosimilars (s. u.). Die Tagestherapiekosten von Lucentis bei einmal monatlicher Injektion betrugen 2024 42,55 €, wobei die den Krankenkassen gewährten Rabatte im Rahmen der IVOM-Verträge nicht berücksichtigt sind.

Das später hinzugekommene Konkurrenzpräparat Aflibercept (*Eylea*) rechnet sich auf-

◘ Tab. 29.8 (Fortsetzung)

Präparat	Bestandteile	DDD	Änderung	DDD-Nettokosten
		Mio.	**%**	**Euro**
Kombinationen				
Ganfort	Bimatoprost Timolol	20,9	(−16,5)	0,95
Fixaprost	Latanoprost Timolol	15,5	(−4,1)	0,91
Latano plus T/Latanoprost plus Timolol STADA	Latanoprost Timolol	14,7	(+130,9)	0,56
Latanotim Vision	Latanoprost Timolol	11,0	(+57,6)	0,58
Tavu Latanoprost + Timolol	Latanoprost Timolol	8,4	(−42,5)	0,57
Bimatoprost/Timolol AL	Bimatoprost Timolol	6,5	(+497,6)	0,65
Taptiqom	Tafluprost Timolol	6,4	(+25,4)	1,25
Roclanda	Latanoprost Netarsudil	4,7	(+62,2)	0,86
Bapiri	Bimatoprost Timolol	3,5	(> 1.000)	0,52
Travoprost/Timolol Zentiva	Travoprost Timolol	2,4	(−10,8)	0,58
DuoTrav	Travoprost Timolol	2,4	(+16,8)	0,56
Xalacom	Latanoprost Timolol	2,0	(−51,2)	0,58
Bimatoprost/Timolol Zentiva	Bimatoprost Timolol	1,5	(−63,2)	0,49
Travoprost/Timolol AL	Travoprost Timolol	1,2	(+18,0)	0,51
		101,1	**(+9,3)**	**0,76**
Summe		**309,4**	**(+5,5)**	**0,56**

grund der weniger frequenten Injektionen auf 18,52 € der Tagestherapiekosten herunter und stellt somit eine preisgünstigere Alternative dar. Seit 2013 unter den 3.000 verordnungshäufigsten Arzneimitteln geführt, stieg seine Verschreibung 2024 nochmals leicht um 5,6 % (◘ Tab. 29.9). Bei Aflibercept sind die extrazellulären Domänen der VEGF-Rezeptoren mit dem Fc-Anteil des humanen IgG 1 fusioniert. Dieses Fusionsprotein bindet sowohl VEGF selbst als auch den ähnlichen plazentaren Wachstumsfaktor PlGF (Lohse et al. 2022).

◘ Tab. 29.9 Verordnungen von antineovaskulären Mitteln, Mydriatika und sonstigen Ophthalmika 2024. Angegeben sind die 2024 verordneten Tagesdosen, die Änderungen gegenüber 2023 und die mittleren Kosten je DDD 2024

Präparat	Bestandteile	DDD	Änderung	DDD-Nettokosten
		Mio.	%	Euro
Antineovaskuläre Medikamente				
Eylea	Aflibercept	30,8	(+5,6)	18,52
Lucentis	Ranibizumab	9,0	(−10,2)	42,55
Vabysmo	Faricimab	4,1	(+95,6)	33,57
Beovu	Brolucizumab	1,1	(−12,4)	32,93
		44,9	**(+5,8)**	**25,03**
Intravitreale Antiphlogistika				
Ozurdex	Dexamethason	7,9	(+3,7)	8,51
Mydriatika				
Atropin-POS	Atropin	1,6	(−10,9)	0,48
Immunsuppressiva				
Ikervis	Ciclosporin	5,3	(+21,9)	3,80
Sonstige Medikamente				
Hylo Gel	Hyaluronsäure	4,2	(+2,3)	0,67
Bepanthen Roche Augen- und Nasensalbe	Dexpanthenol	3,9	(−9,1)	0,21
Euphrasia Augentropfen Wala	Euphrasia D2 Rosae aetherol. D7	1,4	(−1,9)	0,98
Corneregel	Dexpanthenol	1,1	(−12,4)	0,21
		10,6	**(−4,4)**	**0,49**
Summe		**70,4**	**(+4,5)**	**17,30**

Bemerkenswert ist, dass in 2024 der Hersteller zu der vorigen Dosis von 2 mg nun eine 8 mg Variante für eine nochmalige Intervallerweiterung auf den Markt brachte. Beim neueren VEGF Hemmer, Brolucizumab (*Beovu*) werden gelegentlich intraokulare Entzündungen und retinale Vaskulitiden beobachtet. Dieses Risiko soll einer Meta-Analyse zufolge auch bei allen anderen VEGF-Hemmern bestehen, bei Brolucizumab aber höher sein als zumindest bei Aflibercept (Patil et al. 2022). Der aus zwei unterschiedlichen monoklonalen Antikörpern kombinierte „bispezifische" Wirkstoff Faricimab (*Vabysmo*) interagiert mit Angiopoetin-2 und VEGF-A und weist eine längere Wirkung von bis zu 16 Wochen auf (Heier et al. 2022). Er wird neben dieser verlängerten Wirkung auch mit besserer Verträglichkeit beworben; der G-BA erkannte jedoch keinen Zusatznutzen gegenüber Ranibizumab oder Aflibercept an (Gemeinsamer Bundesausschuss 2023).

Alle VEGF-Hemmer müssen wiederholt, manchmal lebenslang gegeben werden, wodurch die Kosten und der gesamte Aufwand (Transporte, Nachkontrollen etc.) sehr stark von der Behandlungsstrategie abhängen. Neben dem „Pro re nata" Prinzip, also der Befund-abhängigen Gabe, hat sich insbesondere bei schwereren Verläufen als „Treat and extend" Prinzip die regelmäßige Applikation bewährt, um Rezidive zu verringern und Behandlungsintervalle besser zu steuern (Rosenberg et al. 2023).

Die erste erfolgreiche intravitreale VEGF-hemmende Therapie erfolgte mit keinem der hier erwähnten Wirkstoffe, sondern mit Bevacizumab (*Avastin*), das in der Onkologie als systemischer Arzneistoff zugelassen ist. Seine intravitreale Anwendung ist hier nicht erfasst, da es aus ökonomischen Gründen des pharmazeutischen Unternehmers nicht für diese Indikationen zugelassen wurde, obwohl durch unabhängige Studien seine therapeutische Gleichwertigkeit bei altersabhängiger Makuladegeneration und diabetischem Makulaödem überzeugend nachgewiesen ist (The CATT Research Group et al. 2011; Wells et al. 2016). Bevacizumab wird als Fertigspritze für die intravitreale Applikation von spezialisierten Apotheken zu einem Bruchteil des Preises der anderen VEGF-Antikörper bezogen.

Im Laufe des Jahres 2022 sind mehrere Biosimilars von Ranibizumab zugelassen worden, die bis ins Jahr 2024 aber noch nicht unter den 3.000 am häufigsten verordneten Medikamenten erscheinen. Es bleibt abzuwarten, wie sie sich auf das Verordnungsspektrum auswirken werden.

Ein weiteres Präparat zur Behandlung des Makulaödems bei Diabetes melitus, bei Venenverschluss von Netzhautgefäßen und bei Uveitis steht in Form des Dexamethason-haltigem „Implantates" Orzurdex zur Verfügung (Garweg und Zandi 2016). Erstmals war seit der Einführung im Jahr 2010 im Jahr 2022 kein und nun nur noch ein sehr geringer Anstieg zu verzeichnen, Jahr 2024 +3,7 % (◘ Tab. 29.9). Die Wirksamkeit ist mit der des Bevacizumabs vergleichbar (Aroney et al. 2016). Im Vergleich der Wirksamkeitsdauer zeigt es jedoch eine deutliche Überlegenheit. Allerdings neigt

in der Metaanalyse das Dexamethasonimplantat erwartungsgemäß zu den steroidtypischen, unerwünschten Wirkungen wie Anstieg des Augeninnendrucks und Beschleunigung der Kataraktogenese (Qiu et al. 2022). Eine weitere, noch nicht unter den verordnungshäufigsten Präparaten auftauchende Alternative ist das seit 2013 zugelassene Implantat mit dem Glucocorticoid Fluocinolon (Iluvien).

29.6 Mydriatika und sonstige Ophthalmika

Die Pupillenweite wird durch die beiden Schenkel des vegetativen Nervensystems, Sympathikus und Parasympathikus beeinflusst. Daher kommen zur medikamentösen Mydriasis zur Verhinderung hinterer Synechierungen bei Uveitis, zur postoperativen oder posttraumatischen Ruhigstellung des Auges oder zu Operations- und Untersuchungszwecken (Bonmot des bekannten deutschen Ophthalmologen G.O.H. Naumann „der Gipsverband des Auges") Alphasympathomimetika und Anticholinergika zur Anwendung. Allerdings sind nur noch die Anticholinergika Tropicamid und Atropin unter den häufigsten Präparaten zu finden (◘ Tab. 29.9). In erster Linie unterscheiden sich die Mydriatika in ihrer Anwendung und ihren Halbwertszeiten. So werden langwirksame Mydriatika wie Atropin und Scopolamin zur Skiaskopie bei Kindern und zur Ruhigstellung von Iris (Sphincter pupillae) und Ziliarmuskel bei Entzündungen oder nach Operationen angewandt. Kürzer wirkende Mydriatika wie Tropicamid und das Alpha1-Sympathomimetikum Phenylephrin werden fast ausschließlich zur diagnostischen Pupillenerweiterung verwendet. Im Jahr 2024 gab es derart drastische Lieferengpässe für Tropicamid-Präparate, dass sie nicht mehr in der Liste der 3.000 häufigsten Präparate erscheinen.

Das zur Behandlung einer schweren Keratokonjuktivitis sicca zugelassene Immunsuppressivum Ciclosporin A (Ikervis) steigt in der

Verordnungshäufigkeit seit seiner Zulassung im Jahr 2015 stetig an (erneut um +21,9 % im Jahr 2023). Die gute Wirksamkeit bei chronischer Keratitis konnte in der SANSIKA-Studie an 246 Patienten gezeigt werden (Leonardi et al. 2016).

Alle anderen Präparate sind unter der Rubrik „sonstige Mittel" in der ◘ Tab. 29.9 zusammengefasst. Darunter sind auch die seit 2004 nur bis auf wenige Ausnahmen nicht mehr erstattungsfähigen Tränenersatzmittel. Diese Präparate sind biochemisch und galenisch sehr unterschiedlich und in der Anwendung der Ausgangssituation anzupassen. So wird versucht, die jeweilige fehlende Komponente des natürlichen Tränenfilms (wässrige, fettige oder mucine Phase) einzeln oder in Kombination zu ersetzen. Carbomere vermindern die Oberflächenspannung, dexpanthenolhaltige Präparate reduzieren indifferent, aber auch spezifisch das Fremdkörpergefühl (Gobbels und Gross 1996).

Hyaluronsäurehaltige Präparate erhöhen die Viskosität des Tränenfilms ähnlich den Mucinen und werden bei Becherzellverlust angewandt. Unter den 2024 am häufigsten verordneten Präparaten sind Dexpanthenol (Bepanthen Roche Augen- und Nasensalbe) mit 3,9 Mio. DDD und Hylo Gel mit 4,2 Mio. DDD (+2,3 %). Auch wenn die Herstellerfirmen Unterschiede zwischen den einzelnen Produkten bewerben, bestehen keine wesentlichen klinischen Unterschiede bei der Behandlung des trockenen Auges (Doughty und Glavin 2009).

Literatur

Al-Shahwan S, Al-Torbak AA, Turkmani S, Al-Omran M, Al-Jadaan I, Edward DP (2005) Side-effect profile of brimonidine tartrate in children. Ophthalmology 112:2143

Aroney C, Fraser-Bell S, Lamoureux EL, Gillies MC, Lim LL, Fenwick EK (2016) Vision-related quality of life outcomes in the BEVORDEX study: a clinical trial comparing Ozurdex sustained release Dexamethasone Intravitreal implant und Bevacizumab treatment for diabetic macular edema. Invest Ophthalmol Vis Sci 57:5541–5546

Baumal CR, Spaide RF, Vajzovic L, Freund KB, Walter SD, John V, Rich R, Chaudhry N, Lakhanpal RR, Oellers PR, Leveque TK, Rutledge BK, Chittum M, Bacci T, Enriquez AB, Sund NJ, Subong ENP, Albini TA (2020) Retinal vasculitis and Intraocular inflammation after intravitreal injection of Brolucizumab. Ophthalmology 127:1345–1359

Behrens-Baumann W, Begall T (1993) Antiseptics versus antibiotics in the treatment of the experimental conjunctivitis caused by Staphylococcus aureus. Ger J Ophthalmol 2:409–411

Ben-Eli H, Solomon A (2018) Topical antihistamines, mast cell stabilizers, and dual-action agents in ocular allergy: current trends. Curr Opin Allergy Clin Immunol 18:411–416

Bowman RJ, Cope J, Nischal KK (2004) Ocular and systemic side effects of brimonidine 0.2 % eye drops (Alphagan) in children. Eye 18:24–26

Bremond-Gignac D, Messaoud R, Lazreg S, Speeg-Schatz C, Renault D, Chiambaretta F (2015) A 3-day regimen with azithromycin 1.5 % eyedrops for the treatment of purulent bacterial conjunctivitis in children: efficacy on clinical signs and impact on the burden of illness. Clin Ophthalmol 9:725–732

CATT Research Group, Martin DF, Maguire MG, Ying GS, Grunwald JE, Fine SL, Jaffe GJ (2011) Ranibizumab and bevacizumab for neovascular age-related macular degeneration. N Engl J Med 364:1897–1908

Costagliola C, dell'Omo R, Romano MR, Rinaldi M, Zeppa L, Parmeggiani F (2009a) Pharmacotherapy of intraocular pressure – part II. Carbonic anhydrase inhibitors, prostaglandin analogues and prostamides. Expert Opin Pharmacother 10:2859–2870

Costagliola C, dell'Omo R, Romano MR, Rinaldi M, Zeppa L, Parmeggiani F (2009b) Pharmacotherapy of intraocular pressure: part I. Parasympathomimetic, sympathomimetic and sympatholytics. Expert Opin Pharmacother 10:2663–2677

Doughty MJ, Glavin S (2009) Efficacy of different dry eye treatments with artificial tears or ocular lubricants: a systematic review. Ophthalmic Physiol Opt 29:573–583

European Glaucoma Society (2021) Terminologie und Leitlinien für das Glaukom

Garweg JG, Zandi S (2016) Retinal vein occlusion and the use of a dexamethasone intravitreal implant (Ozurdex(R)) in its treatment. Graefes Arch Clin Exp Ophthalmol 254:1257–1265

Gemeinsamer Bundesausschuss (2023) BAnz AT 11.05.2023 B4. https://www.g-ba.de/downloads/39-261-5956/2023-04-06_AM-RL-XII_Faricimab_D-886_BAnz.pdf

Gobbels M, Gross D (1996) Clinical study of the effectiveness of a dexpanthenol containing artificial tears solution (Siccaprotect) in treatment of dry eyes. Klin Monbl Augenheilkd 209:84–88

Goldberg I, Crowston JG, Jasek MC, Stewart JA, Stewart WC (2012) Intraocular pressure-lowering efficacy of brinzolamide when added to travoprost/timolol fixed combination as adjunctive therapy. J Glaucoma 21:55–59

Grandi G, Bianco G, Boattini M, Scalabrin S, Iannaccone M, Fea A, Cavallo R, Costa C (2021) Bacterial etiology and antimicrobial resistance trends in ocular infections: A 30-year study, Turin area, Italy. Eur J Ophthalmol 31:405–414

Grehn F (2019) Glaukom. In: Grehn F (Hrsg) Augenheilkunde. Springer, Berlin, Heidelberg

Hanioglu-Kargi S, Basci N, Soysal H, Bozkurt A, Gursel E, Kayaalp O (1998) The penetration of ofloxacin into human aqueous humor given by various routes. Eur J Ophthalmol 8:33–36

Heier JS, Khanani AM, Quezada Ruiz C, Basu K, Ferrone PJ, Brittain C, Figueroa MS, Lin H, Holz FG, Patel V, Lai TYY, Silverman D, Regillo C, Swaminathan B, Viola F, Cheung CMG, Wong TY (2022) Efficacy, durability, and safety of intravitreal faricimab up to every 16 weeks for neovascular age-related macular degeneration (TENAYA and LUCERNE): two randomised, double-masked, phase 3, non-inferiority trials. Lancet 399:729–740

Herkel U, Pfeiffer N (2001) Update on topical carbonic anhydrase inhibitors. Curr Opin Ophthalmol 12:88–93

Hodge WG, Lachaine J, Steffensen I, Murray C, Barnes D, Foerster V, Ducruet T, Morrison A (2008) The efficacy and harm of prostaglandin analogues for IOP reduction in glaucoma patients compared to dorzolamide and brimonidine: a systematic review. Br J Ophthalmol 92:7–12

Isenberg SJ, Apt L, Valenton M, Del Signore M, Cubillan L, Labrador MA, Chan P, Berman NG (2002) A controlled trial of povidone-iodine to treat infectious conjunctivitis in children. Am J Ophthalmol 134:681–688

Kass MA, Heuer DK, Higginbotham EJ, Johnson CA, Keltner JL, Miller JP, Parrish RK 2nd, Wilson MR, Gordon MO (2002) The Ocular Hypertension Treatment Study: a randomized trial determines that topical ocular hypotensive medication delays or prevents the onset of primary open-angle glaucoma. Arch Ophthalmol 120:701–713 (discussion 829–830)

Khouri AS, Serle JB, Bacharach J, Usner DW, Lewis RA, Braswell P, Kopczynski CC, Heah T (2019) Once-daily Netarsudil versus twice-daily Timolol in patients with elevated intraocular pressure: the randomized phase 3 ROCKET-4 study. Am J Ophthalmol 204:97–104

Kowalski RP, Kowalski TA, Shanks RM, Romanowski EG, Karenchak LM, Mah FS (2013) In vitro comparison of combination and monotherapy for the empiric ison of combination and monotherapy for the empiric and optimal coverage of bacterial keratitis based on incidence of infection. Cornea 32:830–834

Lee AE, Niruttan K, Rawson TM, Moore LSP (2019) Antibacterial resistance in ophthalmic infections: a multi-centre analysis across UK care settings. BMC Infect Dis 19:768

Leonardi A, Van Setten G, Amrane M, Ismail D, Garrigue JS, Figueiredo FC, Baudouin C (2016) Efficacy and safety of 0.1 % cyclosporine A cationic emulsion in the treatment of severe dry eye disease: a multicenter randomized trial. Eur J Ophthalmol 26:287–296

Leung VC, Jin YP, Hatch W, Mammo Z, Trope GE, Buys YM, Macrae WG (2015) The relationship between sociodemographic factors and persistence with topical glaucoma medications. J Glaucoma 24:69–76

Lohse MJ, Grehn F, Kuchenbecker J (2022) Erkrankungen des Nervensystems und der Augen. In: Mühlbauer WD, Ludwig B, Seifert R (Hrsg) Arzneiverordnungs-Report 2022. Springer, Berlin, Heidelberg

McKnight CM, Richards JC, Daniels D, Morgan WH (2012) Brimonidine (Alphagan) associated anterior uveitis. Br J Ophthalmol 96:766–768

Nordlund JR, Pasquale LR, Robin AL, Rudikoff MT, Ordman J, Chen KS, Walt J (1995) The cardiovascular, pulmonary, and ocular hypotensive effects of 0.2 % brimonidine. Arch Ophthalmol 113:77–83

O'Brien TP, Maguire MG, Fink NE, Alfonso E, McDonnell P (1995) Efficacy of ofloxacin vs cefazolin and tobramycin in the therapy for bacterial keratitis. Report from the Bacterial Keratitis Study Research Group. Arch Ophthalmol 113:1257–1265

Patil NS, Dhoot AS, Popovic MM, Kertes PJ, Muni RH (2022) Risk of Intraocular inflammation after injection of antivascular endothelial growth factor agents: a meta-analysis. Retina 42:2134–2142

Pepple KL, Nguyen MH, Pakzad-Vaezi K, Williamson K, Odell N, Lee C, Leveque TK, Van Gelder RN (2019) Response of inflammatory cystoid macular edema to treatment using oral Acetazolamide. Retina 39:948–955

Perry CM, McGavin JK, Culy CR, Ibbotson T (2003) Latanoprost: an update of its use in glaucoma and ocular hypertension. Drugs Aging 20:597–630

Qiu XY, Hu XF, Qin YZ, Ma JX, Liu QP, Qin L, Li JM (2022) Comparison of intravitreal aflibercept and dexamethasone implant in the treatment of macular edema associated with diabetic retinopathy or retinal vein occlusion: a meta-analysis and systematic review. Int J Ophthalmol 15:1511–1519

Rachwalik D, Pleyer U (2015) Bacterial Keratitis. Klin Monbl Augenheilkd 232:738–744

Ravinet E, Mermoud A, Brignoli R (2003) Four years later: a clinical update on latanoprost. Eur J Ophthalmol 13:162–175

Rohrbach JM, Szurman P (2004) Iatrogene Glaukome. In: Schlote T, Rohrbach JM (Hrsg) Sekundärglaukome Komplizierte Glaukome in Theorie und Praxis. Schattauer, Stuttgart

Rosenberg D, Deonarain DM, Gould J, Sothivannan A, Phillips MR, Sarohia GS, Sivaprasad S, Wykoff CC, Cheung CMG, Sarraf D, Bakri SJ, Chaudhary V (2023) Efficacy, safety, and treatment burden of treat-and-extend versus alternative anti-VEGF regimens for nAMD: a systematic review and meta-analysis. Eye 37:6–16

Schuster AK, Erb C, Hoffmann EM, Dietlein T, Pfeiffer N (2020) The diagnosis and treatment of glaucoma. Dtsch Arztebl Int 117:225–34. https://doi.org/10.3238/arztebl.2020.0225

Schwab IR, Friedlaender M, McCulley J, Lichtenstein SJ, Moran CT (2003) A phase III clinical trial of 0.5 % levofloxacin ophthalmic solution versus 0.3 % ofloxacin ophthalmic solution for the treatment of bacterial conjunctivitis. Ophthalmology 110:457–465

Sorensen SJ, Abel SR (1996) Comparison of the ocular beta-blockers. Ann Pharmacother 30:43–54

Tang W, Zhang F, Liu K, Duan X (2019) Efficacy and safety of prostaglandin analogues in primary open-angle glaucoma or ocular hypertension patients: a meta-analysis. Medicine 98:e16597

The AGIS Investigators (2000) The Advanced Glaucoma Intervention Study (AGIS): 7. The relationship between control of intraocular pressure and visual field deterioration. Am J Ophthalmol 130:429–440

Uusitalo H, Pillunat LE, Ropo A (2010) Efficacy and safety of tafluprost 0.0015 % versus latanoprost 0.005 % eye drops in open-angle glaucoma and ocular hypertension: 24-month results of a randomized, double-masked phase III study. Acta Ophthalmol 88:12–19

van der Valk R, Webers CA, Schouten JS, Zeegers MP, Hendrikse F, Prins MH (2005) Intraocular pressure-lowering effects of all commonly used glaucoma drugs: a meta-analysis of randomized clinical trials. Ophthalmology 112:1177–1185

Wand M, Gilbert CM, Liesegang TJ (1999) Latanoprost and herpes simplex keratitis. Am J Ophthalmol 127(5):602–604. https://doi.org/10.1016/s0002-9394(99)00050-1

Watson PG, Barnett MF, Parker V, Haybittle J (2001) A 7 year prospective comparative study of three topical beta blockers in the management of primary open angle glaucoma. Br J Ophthalmol 85:962–968

Webers CA, Beckers HJ, Nuijts RM, Schouten JS (2008) Pharmacological management of primary open-angle glaucoma: second-line options and beyond. Drugs Aging 25:729–759

Weinreb RN, Khaw PT (2004) Primary open-angle glaucoma. Lancet 363:1711–1720

Wells JA, Glassman AR, Ayala AR, Jampol LM, Bressler NM, Bressler SB, Brucker AJ, Ferris FL, Hampton GR, Jhaveri C, Melia M, Beck RW (2016) Aflibercept, Bevacizumab, or Ranibizumab for diabetic macular edema: two-year results from a comparative effectiveness randomized clinical trial. Ophthalmology 123:1351–1359

Wright M, Butt Z, McIlwaine G, Fleck B (1997) Comparison of the efficacy of diclofenac and betamethasone following strabismus surgery. Br J Ophthalmol 81:299–301

Xing Y, Zhu L, Zhang K, Huang S (2020) The efficacy of the fixed combination of latanoprost and timolol versus other fixed combinations for primary open-angle glaucoma and ocular hypertension: a systematic review and meta-analysis. PLoS ONE 15:e229682

Yoles E, Wheeler LA, Schwartz M (1999) Alpha2-adrenoreceptor agonists are neuroprotective in a rat model of optic nerve degeneration. Invest Ophthalmol Vis Sci 40:65–73

Erkrankungen der Lungen und der Luftwege

Inhaltsverzeichnis

Husten und Auswurf

Leszek Wojnowski und Tom Schaberg

Auf einen Blick

Antitussiva und Expektorantien werden hauptsächlich bei Husten im Rahmen einer akuten oder chronischen Bronchitis angewendet. Die häufigste Ursache einer akuten Bronchitis ist eine absteigende virale Infektion der oberen Atemwege, wie sie bei Erkältungskrankheiten und Grippe vorkommt. Chronische Bronchitis ist in Deutschland am häufigsten durch Rauchen bedingt. Seit dem Maximum von 940 Mio. DDD im Jahre 1995 (vgl. Arzneiverordnungs-Report 2004) sind die Verordnungen der Antitussiva und der Expektorantien um 90 % zurückgegangen. Hauptgründe sind die zweifelhafte Wirksamkeit und Sicherheit sowie die zunehmende Therapierbarkeit der Hustenursachen. Ein weiterer Faktor sind die 2004 eingeführten Einschränkungen der Erstattung. Aufgrund von Ausnahmen von diesen Einschränkungen für Kinder bis zu einem Alter von 12 Jahren dürften die in diesem Kapitel besprochenen Zahlen in einem erheblichen Maße die Verordnungen an diese Altersgruppe widerspiegeln. In welchem Ausmaß die Einschränkungen der Erstattung für ältere Patientinnen und Patienten durch Selbstzahlung kompensiert werden, ist unbekannt. Obwohl sie in einem Kapitel gemeinsam behandelt werden, sollen Antitussiva und Expektorantien nicht gleichzeitig eingenommen werden, da sich ihre Wirkungen gegenseitig neutralisieren können.

Ein besonders massiver, aber vorübergehender Rückgang der Verschreibungen, insbesondere der Antitussiva, war während der COVID-19-Pandemie verzeichnet worden (◑ Abb. 30.1). Hauptgründe dürften die Abnahme von akuten Bronchitiden durch Beachten von Abstandsregeln und Maskenpflicht sein sowie die reduzierten Arztkonsultationen. Seitdem scheint sich der langjährige Abwärtstrend für Expektorantien fortzusetzen. Die Verschreibungen der Antitussiva bleiben, abgesehen von der COVID-19-Pandemie, eher stabil.

30.1 Antitussiva

Husten gehört zu den häufigsten Krankheitssymptomen. Zu den wichtigsten Ursachen bei Kindern gehören Infektionen der Atemwege und Asthma; die sonstigen häufigen Indikationen wie die COPD, der Lungenkrebs, die Lungenfibrose und chronischer Husten ohne erkennbare Ursache dürften in dieser Altersgruppe eine vernachlässigbare Rolle spielen. Je nach Ätiologie wird der Husten durch verschiedene Mechanismen vermittelt, was die Einschätzung der Wirksamkeit der Antitussiva erschwert. Hinzu kommt der Mangel an adäquaten klinischen Studien. Häufig werden Antitussiva an gesunden Probanden mit chemisch-induziertem Husten statt an relevanten Patienten erprobt (Lee et al. 2021). Die Studien an Patienten leiden an der, ansonsten erfreulichen, hohen Rate von Spontanremissionen. In vielen Studien werden ohne Placebo-Kontrolle zwei Arzneistoffe miteinander verglichen. Im Endeffekt gilt die Wirksamkeit der Antitussiva generell als unbestätigt (Smith et al. 2014). Dies gilt auch für die in Deutschland als Antitussiva unbekannten Arzneistoffe, beispielsweise H1-Antihistaminika (Morice und Kardos 2016; Dicpinigaitis et al. 2014).

© Der/die Autor(en), exklusiv lizenziert an Springer-Verlag GmbH, DE, ein Teil von Springer Nature 2026
W.-D. Ludwig, B. Mühlbauer, R. Seifert (Hrsg.), *Arzneiverordnungs-Report 2025*,
https://doi.org/10.1007/978-3-662-72738-6_30

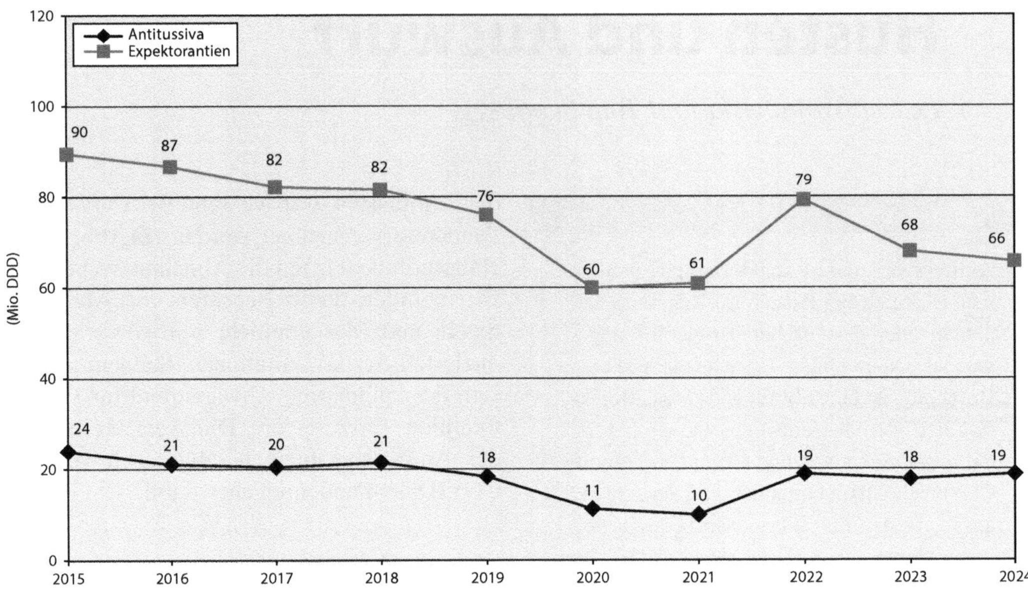

◘ Abb. 30.1 Verordnungen von Antitussiva und Expektorantien 2015 bis 2024. Gesamtverordnungen nach definierten Tagesdosen

30

Nach den dramatischen Rückgängen um 39 % im Jahre 2020 und um weitere 11 % im Jahre 2021 haben die Verschreibungen der Antitussiva 2022 insgesamt auf das Niveau der Jahre unmittelbar vor der Pandemie zugenommen und bleiben seitdem stabil. Das in Deutschland führende Präparat ist das Noscapin-haltige *Capval*, wobei unklar ist, welche der drei Darreichungsformen dabei vorrangig verordnet wurde (◘ Tab. 30.1). Noscapin ist nach Morphin das zweit häufigste Opium-Alkaloid (Chen et al. 2015). Als Zielmoleküle wurden Sigma- und Bradykinin-Rezeptoren beschrieben; die Opioid-Rezeptor-vermittelten Effekte Analgesie, Abhängigkeit und Atemdepression sind daher nicht gegeben. Die Wirksamkeit gegen chronischen Husten belegt eine kleine cross-over Studie (Matthys et al. 1985). Die Verordnungen von Noscapin haben im Berichtsjahr 2024 um 4 % abgenommen (◘ Tab. 30.1).

Sigma-Rezeptoren wurden als Zielmoleküle auch für Pentoxyverin beschrieben, zusammen mit weiteren Rezeptoren. Seine Wirksamkeit ist durch keine klinischen Studien belegt.

Nach einer Halbierung des ohnehin geringen Verordnungsvolumens 2023, nahmen die Verschreibungen im Berichtsjahr 2024 um 18 % zu (◘ Tab. 30.1).

Die Opioid-Antitussiva Codein und Dihydrocodein unterdrücken den Hustenreflex über die Opioid-Rezeptoren im Hustenzentrum. Ihre Wirksamkeit gilt als nicht belegt, dem historisch bedingten Goldstandard-Status von Codein fehlt jegliche Grundlage (Dicpinigaitis et al. 2014; Morice und Kardos 2016). Der aktive Codein-Metabolit Morphin ist nur bei manchen Patienten wirksam, wobei die Daten lediglich für chronischen Husten vorliegen (Dicpinigaitis et al. 2014). Relevante unerwünschte Wirkungen dieser Substanzen sind Abhängigkeit, Atemdepression und die Hemmung der mukoziliären Clearance. Bei Kindern, die genetisch bedingt über eine überdurchschnittliche CYP2D6-Aktivität verfügen und dadurch verstärkt Codein zu Morphin verstoffwechseln, kam es Todesfällen. Die Amerikanische (FDA) und die Europäische Arzneimittelagentur (EMA) haben folglich die Verschreibung von Codein an Kin-

◘ Tab. 30.1 Verordnungen von Antitussiva 2024. Angegeben sind die 2024 verordneten Tagesdosen, die Änderungen gegenüber 2023 und die mittleren Kosten je DDD 2024

Präparat	Bestandteile	DDD	Änderung	DDD-Nettokosten
		Mio.	%	Euro
Codein				
Codeintropfen-CT	Codein	1,1	(+7,9)	1,99
Tryasol Codein	Codein	0,84	(+61,7)	2,29
Bronchicum Mono Codein	Codein	0,72	(−2,7)	1,73
Codicompren	Codein	0,56	(+40,7)	1,98
Codeinum phosphoricum Compren	Codein	0,35	(+9,3)	2,18
Codein-1 A Pharma	Codein	0,34	(−20,6)	2,88
Codeinum phosphoricum BC	Codein	0,32	(−2,1)	3,29
Tussoret	Codein	0,26	(+25,3)	1,60
Codicaps	Codein	0,25	(−38,0)	3,58
		4,7	**(+8,6)**	**2,23**
Pentoxyverin				
Sedotussin	Pentoxyverin	0,22	(+244,2)	2,60
Silomat Pentoxyverin	Pentoxyverin	0,07	(−63,1)	3,90
		0,28	**(+18,0)**	**2,90**
Weitere Antitussiva				
Capval	Noscapin	7,2	(−4,0)	3,09
Paracodin/-N	Dihydrocodein	5,6	(+17,5)	2,47
Quimbo	Levodropropizin	0,78	(+42,6)	2,32
Dihydrocodein Aristo	Dihydrocodein	0,11	(neu)	2,60
		13,7	**(+6,9)**	**2,79**
Summe		**18,7**	**(+7,4)**	**2,65**

der unter 12 Jahren und an stillende Mütter aufgrund von Todesfällen untersagt (Lazaryan et al. 2015). In verschiedenen Leitlinien wird bei überdurchschnittlicher CYP2D6-Aktivität von der Codein-Anwendung auch für andere Altersgruppen abgeraten (Dean und Kane 2012). Nach leichten Rückgängen 2023, nahmen die Verordnungen von Codein im Berichtsjahr um 9 % zu, die von Dihydrocodein um 18 % (◘ Tab. 30.1).

Das selten verschriebene Levodropropizin ist das einzige der gelisteten Antitussiva, für das eine ausschließlich periphere Wirkung, möglicherweise auf die sensorischen C-Fasern, postuliert wird (Dicpinigaitis et al. 2014). Laut einer Metaanalyse von 7 kleinen, vorwiegend placebofreien oder Open-Label-Studien ist Levodropropizin wirksamer als zentralwirksame Antitussiva (Zanasi et al. 2015). In einem neueren, randomisierten Vergleich war allerdings Codein wirksamer, wenn auch schlechter verträglich (Lee et al. 2022). Die Wirksamkeit gilt als fraglich und keineswegs bewiesen (Dicpinigaitis et al. 2014). Nach dem Rückgang der Verordnungen im Jahr 2023 um 19 %, nahmen sie im Berichtsjahr um 43 % zu.

Im Berichtsjahr 2024 nahmen die Verschreibungen der Antitussiva insgesamt um 7 % zu, allerdings bei zum Teil erheblichen Schwankungen der einzelnen Präparate (◘ Tab. 30.1).

30.2 Expektorantien

Expektorantien sollen bei produktivem Husten die Sekretion der Bronchialflüssigkeit fördern oder die Viskosität eines verfestigten Bronchialschleims senken. Obwohl diese Ansätze plausibel sind, wurde in zahlreichen kontrollierten Studien keine klare Überlegenheit der Expektorantien gegenüber Placebo bzw. Flüssigkeitszufuhr nachgewiesen. In einer Cochrane-Analyse (Poole et al. 2019) wurden 38 Studien mit Expektorantien bei 10.377 Patienten mit chronischer Bronchitis oder COPD analysiert. Die Autoren äußerten sich mäßig zuversichtlich, dass die Behandlung zu einer kleinen Reduktion von Exazerbationen, der Arbeitsunfähigkeitstage und möglicherweise der Krankenhausaufenthalte führt. Eine Zunahme von unerwünschten Ereignissen wurde nicht festgestellt. Generell sollte vor der Auswahl und Beginn einer Therapie mit Expektorantien den Ursachen der vermehrten Schleimbildung (z. B. Rauchen, chronische Infekte) nachgegangen werden. Dies gilt vor allem für die weltweit dritthäufigste Todesursache COPD.

Wie bei den Antitussiva war auch bei den Expektorantien 2022 und 2021 ein signifikanter Verordnungsrückgang gegenüber 2019 zu verzeichnen, was am Ehesten auf die Abnahme von Erkältungen durch Abstandsregelungen und Maskenpflicht sowie selteneren Arztbesuche zurückzuführen ist. Im Jahr 2022 haben sich die Verschreibungen auf das Niveau der Jahre vor der Pandemie erholt. Im Berichtsjahr 2024 sind die Verschreibungen

von allen Expektorantien um 3 % zurückgegangen, wobei dieser Rückgang hauptsächlich durch pflanzliche Expektorantien getragen wird (◘ Abb. 30.1, ◘ Tab. 30.2 und 30.3).

30.2.1 Acetylcystein

Führender Arzneistoff der pharmakologisch definierten Expektorantien ist Acetylcystein. Acetylcystein ist ein Mukolytikum mit freien Sulfhydrylgruppen, die die Viskosität des Bronchialschleims durch Spaltung von Disulfidbrücken reduzieren sollen. Inhalatives Acetylcystein wurde aufgrund von Bronchospasmen bei Asthmapatienten durch orale Präparate nahezu vollständig ersetzt. Im Verordnungsvolumen des früheren Originalpräparats *Fluimucil* könnten noch Verschreibungen der 10%igen Lösung für einen Vernebler enthalten sein; mit knapp 3 % der Acetylcystein-Verordnungen spielt *Fluimucil* aber eine vernachlässigbare Rolle (◘ Tab. 30.2). Zwei Metaanalysen haben über eine signifikante Reduktion von Exazerbationen berichtet, wenn Acetylcystein in ausreichender Dosierung als Langzeittherapie der COPD eingesetzt wird (Cazzola et al. 2017; Fowdar et al. 2017).

Basierend auf diesen Ergebnissen hat die Nationale Versorgungsleitlinie COPD (Bundesärztekammer et al. 2021) eine „Kann"-Empfehlung ausgesprochen, insbesondere, wenn die Vermeidung von Exazerbationen im Vordergrund steht. Nachteilig bei Acetylcystein sind seine relativ häufigen unerwünschten Wirkungen, z. B. allergische und gastrointestinale Reaktionen. Das Verordnungsvolumen von Acetylcystein ging in den Jahren 2020–21 leicht zurück, ist aber 2022 auf 88 % des Verschreibungsvolumens von 2019 zurückgeklettert und bleibt seitdem nahezu unverändert (◘ Tab. 30.2).

30.2.2 Ambroxol

Ambroxolpräparate werden vierfach seltener als Acetylcystein verordnet (◘ Tab. 30.2). Das

◻ Tab. 30.2 Verordnungen von pharmakologisch definierten Expektorantien 2024. Angegeben sind die 2024 verordneten Tagesdosen, die Änderungen gegenüber 2023 und die mittleren Kosten je DDD 2024

Präparat	Bestandteile	DDD	Änderung	DDD-Nettokosten
		Mio.	%	Euro
Acetylcystein				
ACC HEXAL	Acetylcystein	17,9	(−1,2)	0,42
NAC-ratiopharm	Acetylcystein	2,6	(−11,1)	0,24
Fluimucil	Acetylcystein	0,62	(+52,8)	0,92
Bromuc	Acetylcystein	0,13	(+71,8)	0,74
		21,2	**(−1,3)**	**0,42**
Ambroxol				
Mucosolvan	Ambroxol	1,3	(−46,3)	1,05
Ambroxol-1 A Pharma	Ambroxol	0,95	(−5,8)	0,67
Ambroxol AbZ	Ambroxol	0,77	(+104,0)	0,89
Ambroxol AL	Ambroxol	0,76	(+496,2)	0,50
Ambroxol-ratiopharm	Ambroxol	0,62	(−32,5)	0,75
Ambroxol acis	Ambroxol	0,49	(+138,1)	0,66
Silomat Ambroxol	Ambroxol	0,13	(neu)	0,95
		5,0	**(−0,0)**	**0,79**
Inhalative Kochsalzlösungen				
Pari NaCl Inhalationslösung	Kochsalzlösung	5,0	(−7,8)	0,78
Kochsalz Pädia/Pädia Salin	Kochsalzlösung	2,4	(+14,2)	0,70
Mucoclear	Kochsalzlösung	1,1	(+2,2)	2,55
Isotonische Kochsalzlösung zur Inhalation Eifelfango	Kochsalzlösung	0,59	(−7,4)	1,00
		9,1	**(−1,5)**	**0,98**
Summe		**35,3**	**(−1,2)**	**0,61**

Verordnungsvolumen blieb im Berichtsjahr unverändert. Als Beleg der Wirksamkeit gilt eine ältere italienische Studie zur Prävention akuter Exazerbationen der chronischen Bronchitis (Olivieri et al. 1987). In einer weiteren Studie wurde zwar die Dauer der Arbeitsunfähigkeit verkürzt, subjektive Symptome (Atemnot, Husten, Auswurf) und Klinikaufenthalte wurden aber nicht beeinflusst (Cegla 1988). Bei 90 Patienten mit chronischer Bronchitis war in einer randomisierten, placebokontrollierten und doppelblinden Studie kein therapeutischer Vorteil von Ambroxol nachweisbar (Guyatt et al. 1987). In einer randomisierten, doppelblinden, placebokontrollierten Studie bei 242 Patienten mit COPD hatte Ambroxol nach 6 und 12 Monaten ebenfalls keinen signifikanten Effekt auf die Exazerbationen (Malerba et al. 2004). Ambroxol gehört aus diesem Grunde nicht zu den Standardtherapeu-

◘ Tab. 30.3 Verordnungen von pflanzlichen Expektorantien 2024. Angegeben sind die 2024 verordneten Tagesdosen, die Änderungen gegenüber 2023 und die mittleren Kosten je DDD 2024

Präparat	Bestandteile	DDD	Änderung	DDD-Nettokosten
		Mio.	%	Euro
Efeublätterextrakt				
Prospan	Efeublätterextrakt	22,2	(−5,7)	0,50
Hedelix	Efeublätterextrakt	0,91	(−19,0)	1,02
		23,1	**(−6,3)**	**0,52**
Thymianextrakt				
Bronchicum Thymian	Thymianextrakt	0,15	(+2,3)	1,64
Weitere Medikamente				
Bronchipret	Thymianextrakt Efeublätterextrakt	2,8	(+5,9)	1,78
Bronchicum	Thymianextrakt Primelwurzelextrakt	0,69	(+19,2)	2,19
Umckaloabo	Pelargoniumwurzelextrakt	0,62	(+3,9)	1,39
Soledum Kapseln	Cineol	0,12	(+22,8)	1,08
		4,2	**(+8,0)**	**1,77**
Summe		**27,4**	**(−4,4)**	**0,72**

tika der chronischen Bronchitis. In der NVL COPD (Bundesärztekammer et al. 2021) wird es nicht genannt. Das Risiko von Allergien und Hautreaktionen sollte beachtet werden.

30.2.3 Inhalative Kochsalzlösungen

Anders als bei Acetylcystein und Ambroxol, nahm das Verschreibungsvolumen von inhalativ angewendeten Kochsalzlösungen während der Pandemiejahre 2020–21 leicht (+9 %) zu; 2022 kamen weitere 33 % hinzu. In den Jahren 2023 und 2024 nahm das Verordnungsvolumen insgesamt um 5 % ab (◘ Tab. 30.2), war damit immer noch zweifach höher als 2016. Bei der kritischen Bewertung muss die Kochsalzkonzentration (Molarität) beachtet werden.

Bei Mukoviszidose senken hypertone (3 bis 7 %) Kochsalzlösungen nach einem Cochrane-Review (17 Studien, 966 Teilnehmer, Alter 4 Monate bis 63 Jahre) die Exazerbationsrate und verbessern die Lebensqualität, aber nicht relevant die Lungenfunktion (Wark und McDonald 2018). Ein weiterer Cochrane-Review zeigte bei Kleinkindern mit akuter viraler Bronchiolitis eine Verkürzung der Hospitalisierungsdauer durch Inhalation hypertoner Kochsalzlösung (Zhang et al. 2017).

Die hypertonen Präparate sind mit zwei (3 und 6 %) *Mucoclear*- und einem *Pädia*-Präparat vertreten und machen knapp 40 % des Verschreibungsvolumens der inhalativen Kochsalzlösungen aus (◘ Tab. 30.2). Die isotone inhalative Kochsalzlösung wird dagegen in Studien nur als Träger eingesetzt und nicht in Leitlinien genannt (Øymar et al. 2014).

30.2.4   Pflanzliche Expektorantien

Die Verordnungsvolumen der pflanzlichen Expektorantien war 2020 um 26 % zurückgegangen, stieg 2022 um 47 %, nahm 2023 um 19 % und im Berichtsjahr um weitere 4 % ab. Die pflanzlichen Expektoranzien werden damit wieder ähnlich häufig verschrieben wie im Jahre 2019. Auf Monopräparate der Extrakte aus Efeublättern (Folia Hedera) entfielen 2024 84 % der Verordnungen, weitere 10 % auf ein Kombipräparat mit Thymianextrakt (Bronchipret; ◘ Tab. 30.3). Diese Präparate stützen sich hauptsächlich auf den Assessment Report der Europäischen Zulassungsbehörde (EMA 2017).

Die darin enthaltenen, teilweise kontrollierten klinischen Studien sind allerdings nach Auffassung von 6 der 26 Mitglieder der Kommission für Pflanzenprodukte (HMPC) für die Anwendung bei produktivem Husten nicht ausreichend. Auch die Sicherheit der Verwendung bei Kindern unter 12 Jahren ist danach nicht belegt. Eine neuere Meta-Analyse von zwei, allerdings vom *Prospan*-Hersteller-finanzierten Studien beschreibt dagegen eine Halbierung des Bronchitis Severity Scores sowie die Verdopplung des hustenfreien Patientenanteils bei akuten Atemwegsinfektionen (Völp et al. 2022).

Nach einem Rückgang 2023 um 19 % nahmen die Verordnungen des einzigen verbleibenden Thymian-haltigen Monopräparats Bronchipret im Berichtsjahr 2024 um 6 % zu (◘ Tab. 30.3). Hauptinhaltsstoff ist das ätherische Thymianöl mit angeblich sekretolytischen und bronchospasmolytischen Eigenschaften, die jedoch nach einer PubMed-Recherche nicht durch klinische Studien belegt sind. Thymian ist auch in einem Kombipräparat mit Primelwurzelextrakt enthalten.

Pelargoniumwurzelextrakt aus südafrikanischen Geraniumarten (*Umckaloabo*) enthält Cumarine und Gerbsäuren, die in hohen Konzentrationen (0,6–10 g/l) schwache antibakterielle Wirkungen entfalten (Kayser und Kolodziej 1997). Seit 2007 ist das Präparat für die Behandlung von Atemwegsinfektionen zugelassen. Nach einem Cochrane-Review hat der Pelargoniumwurzelextrakt nur zweifelhafte Wirkungen auf die Linderung von Symptomen bei akuter Rhinosinusitis und Erkältungskrankheiten (Timmer et al. 2013). Kürzlich wurden dem Extrakt in einer Firmen-finanzierten Übersichtsarbeit antitussive Eigenschaften bescheinigt (Kardos et al. 2022). Auch dieses pflanzliche Antitussivum wurde im Berichtsjahr 2024 etwas häufiger (+ 4 %) verschrieben (◘ Tab. 30.3) und liegt damit auf dem Niveau von 2019.

Zum ersten Mal unter den 3.000 am häufigsten verordneten Präparaten erscheinen 1,8-Cineol (Eucalyptol)-haltige *Soledum* Kapseln (◘ Tab. 30.3), denen sekretolytische, bronchienerweiternde und antientzündliche Effekte zugeschrieben werden. Dies ist allerdings nicht durch überzeugende Studien belegt.

30.2.5   Erkältungsmittel

In diesem Kapitel werden auch die Verordnungen von Erkältungshomöopathika, -inhalaten und -brusteinreibungen besprochen. Der Grund dafür ist, dass für diese Präparate neben einer Vielzahl anderer Effekte eine Wirksamkeit als Expektorantien postuliert wird. Da für diese Behauptungen nach wie vor keine klinischen Studien vorliegen, werden diese Präparate insgesamt in nur noch marginalem Ausmaß zu Lasten der gesetzlichen Krankenversicherung verschrieben (◘ Tab. 30.4). Im Jahr 2022 konnte ungefähr die Hälfte des 30%igen Einbruchs im Jahre 2020 wettgemacht werden. Im Jahre 2023 ging das Verordnungsvolumen um 26 %, im Berichtsjahr 2024 um weitere 13 % zurück (◘ Tab. 30.4).

◘ Tab. 30.4 Verordnungen von Erkältungshomöopathika, -inhalaten und -brusteinreibungen 2024. Angegeben sind die 2024 verordneten Tagesdosen, die Änderungen gegenüber 2023 und die mittleren Kosten je DDD 2024

Präparat	Bestandteile	DDD	Änderung	DDD-Nettokosten
		Mio.	%	Euro
Erkältunghomöopathika				
Meditonsin	Aconitum D5 Atropinum sulf. D5 Mercurius cyanatus D8	0,68	(−25,3)	0,36
Contramutan	Echin. Angustifolia Ø Aconitum Ø Belladonna Ø Eupatorium Perfol. Ø	0,14	(−14,6)	2,84
		0,83	**(−23,6)**	**0,80**
Inhalate und Brusteinreibungen				
Emser Inhalation	Emser Salz	0,24	(+13,1)	2,30
Eucabal Balsam S	Eucalyptusöl Kiefernnadelöl	0,21	(+22,6)	0,68
		0,45	**(+17,4)**	**1,53**
Summe		**1,3**	**(−12,9)**	**1,05**

30

Literatur

Bundesärztekammer (BÄK), Kassenärztliche Bundesvereinigung (KBV), Arbeitsgemeinschaft der Wissenschaftlichen Medizinischen Fachgesellschaften (AWMF) (2021) Nationale VersorgungsLeitlinie COPD, 2. Aufl. (Version 1 (http://www.leitlinien.de/copd))

Cazzola M, Rogliani P, Calzetta L, Hanania NA, Matera MG (2017) Impact of mucolytic agents on COPD exacerbations: a pair-wise and network meta-analysis. COPD 14:552–563

Cegla UH (1988) Langzeittherapie über 2 Jahre mit Ambroxol Retardkapseln bei Patienten mit chronischer Bronchitis. Ergebnisse einer Doppelblindstudie an 180 Patienten. Prax Klin Pneumol 42:715–721

Chen X, Dang TT, Facchini PJ (2015) Noscapine comes of age. Phytochemistry 111:7–13

Dean L, Kane M (2012) Codeine therapy and CYP2D6 genotype. In: Pratt VM, Scott SA, Pirmohamed M et al (Hrsg) Medical genetics summaries. National Center for Biotechnology Information, Bethesda (https://www.ncbi.nlm.nih.gov/books/NBK100662/)

Dicpinigaitis PV, Morice AH, Birring SS, McGarvey L, Smith JA, Canning BJ, Page CP (2014) Antitussive drugs – past, present, and future. Pharmacol Rev 26:468–512

EMA Committee on Herbal Medicinal Products (HMPC) (2017) Assessment report on Hedera helix L., folium. https://www.ema.europa.eu/en/documents/herbal-report/final-assessment-report-hedera-helix-l-folium-revision-2_en.pdf

Fowdar K, Chen H, He Z, Zhang J, Zhong X, Zhang J, Li M, Bai J (2017) The effect of N-acetylcysteine on exacerbations of chronic obstructive pulmonary disease: A meta-analysis and systematic review. Heart Lung 46:120–128

Guyatt GH, Townsend M, Kazim F, Newhouse MT (1987) A controlled trial of ambroxol in chronic bronchitis. Chest 92:618–620

Kardos P, Lehmacher W, Zimmermann A, Brandes-Schramm J, Funk P, Matthys H, Kamin W (2022) Effects of Pelargonium sidoides extract EPs 7630 on acute cough and quality of life – a meta-analysis of randomized, placebo-controlled trials. Multidiscip Respir Med 17:868 (https://www.ncbi.nlm.nih.gov/pmc/articles/pmid/36051888/)

Kayser O, Kolodziej H (1997) Antibacterial activity of extracts and constituents of Pelargonium sidoides and Pelargonium reniforme. Planta Med 63:508–510

Lazaryan M, Shasha-Zigelman C, Dagan Z, Berkovitch M (2015) Codeine should not be prescribed for breast-feeding mothers or children under the age of 12. Acta Paediatr 104:550–556

Lee KK, Davenport PW, Smith JA, Irwin RS, McGarvey L, Mazzone SB, Birring SS (2021) Global physiology and pathophysiology of cough: part 1: cough phenomenology – CHEST guideline and expert panel report. Chest 159:282–293 (CHEST Expert Cough Panel)

Lee SP, Lee SM, Lee BJ, Kang SY (2022) Effectiveness and safety of codeine and Levodropropizine in patients with chronic cough. J Korean Med Sci 37:e275

Malerba M, Ponticiello A, Radaeli A, Bensi G, Grassi V (2004) Effect of twelve-months therapy with oral ambroxol in preventing exacerbations in patients with COPD. Double-blind, randomized, multicenter, placebo-controlled study (the AMETHIST Trial). Pulm Pharmacol Ther 17:27–34

Matthys H, Erhardt J, Rühle KH (1985) Objectivation of the effect of antitussive agents using tussometry in patients with chronic cough. Schweiz Med Wochenschr 115:307–311

Morice A, Kardos P (2016) Comprehensive evidence-based review on European antitussives. BMJ Open Respir Res 3(1):e137

Olivieri D, Zavattini G, Tomasini G, Daniotti S, Bonsignore G, Ferrara G, Carnimeo N, Chianese R, Catena E, Marcatili S et al (1987) Ambroxol for the prevention of chronic bronchitis exacerbations: long-term multicenter trial. Protective effect of ambroxol against winter semester exacerbations: a double-blind study versus placebo. Respiration 51(Suppl 1):42–51

Øymar K, Skjerven HO, Mikalsen IB (2014) Acute bronchiolitis in infants, a review. Scand J Trauma Resusc Emerg Med 22:23 (https://www.ncbi.nlm.nih.gov/pmc/articles/pmid/24694087/)

Poole P, Sathananthan K, Fortescue R (2019) Mucolytic agents versus placebo for chronic bronchitis or chronic obstructive pulmonary disease. Cochrane Database Syst Rev. https://doi.org/10.1002/14651858.cd001287.pub6

Smith SM, Schroeder K, Fahey T (2014) Over-the-counter (OTC) medications for acute cough in children and adults in community settings. Cochrane Database Syst Rev. https://doi.org/10.1002/14651858.CD001831.pub5 (https://www.ncbi.nlm.nih.gov/pmc/articles/pmid/25420096/)

Timmer A, Günther J, Motschall E, Rücker G, Antes G, Kern WV (2013) Pelargonium sidoides extract for treating acute respiratory tract infections. Cochrane Database Syst Rev. https://doi.org/10.1002/14651858.CD006323.pub3

Völp A, Schmitz J, Bulitta M et al (2022) Ivy leaves extract EA 575 in the treatment of cough during acute respiratory tract infections: meta-analysis of double-blind, randomized, placebo-controlled trials. Sci Rep 12:20041 (https://www.nature.com/articles/s41598-022-24393-1)

Wark P, McDonald VM (2018) Nebulised hypertonic saline for cystic fibrosis. Cochrane Database Syst Rev. https://doi.org/10.1002/14651858.CD001506.pub4 (https://www.ncbi.nlm.nih.gov/pmc/articles/pmid/30260472/)

Zanasi A, Lanata L, Fontana G, Saibene F, Dicpinigaitis P, De Blasio F (2015) Levodropropizine for treating cough in adult and children: a meta-analysis of published studies. Multidiscip Respir Med 31:19

Zhang L, Mendoza-Sassi RA, Wainwright C, Klassen TP (2017) Nebulised hypertonic saline solution for acute bronchiolitis in infants. Cochrane Database Syst Rev 12:CD6458 (https://www.ncbi.nlm.nih.gov/pmc/articles/pmid/29265171/)

Asthma und Chronisch-obstruktive Lungenerkrankung

Tom Schaberg und Leszek Wojnowski

Auf einen Blick

Verordnungsprofil Die inhalativen Glukokortikoide sind seit vielen Jahren die größte Arzneimittelgruppe in der Asthmatherapie. Eine weitere wichtige Arzneimittelgruppe sind die Beta$_2$-Sympathomimetika, die beim Asthma leitliniengerecht überwiegend in Kombination mit inhalativen Glukokortikoiden verordnet werden. Bei chronisch obstruktiver Lungenkrankheit (COPD) werden bevorzugt inhalative langwirksame Muscarinrezeptorantagonisten und Beta$_2$-Sympathomimetika, überwiegend in Kombination, eingesetzt.

Unabdingbar ist, dass der Patient durch eine ärztlich geführte Schulung (Einführung in die richtige Inhalationstechnik, Verwendung von Inhalationshilfen, Peak-Flow-Messungen, Dokumentation von Symptomen und Arzneimittelverbrauch) lernt, seine Erkrankung und ihre Behandlung zu verstehen, um einen optimalen Therapieerfolg zu erreichen.

Trend Die Verordnungen der inhalativen Glukokortikoide (ICS) haben vor mehr als 10 Jahren die Beta$_2$-Sympathomimetika überflügelt und nehmen seitdem, vor allem beim Asthma, weiter zu. Dieser Trend wird begleitet von einer leitliniengerechten Präferenz für die Kombinationspräparate aus inhalativen Glukokortikoiden und langwirkenden Beta$_2$-Sympathomimetika, während auf die Monopräparate nur noch zirka ein Viertel der Verordnungen entfällt. Beta$_2$-Sympathomimetika zeigen in den letzten 10 Jahren ein leicht rückläufiges Verordnungsniveau. Kurzwirkende Beta$_2$-Sympathomimetika und die Kombination aus ICS und Formoterol sind die Domäne der inhalativen Akutbehandlung des Asthmas (Bedarfsmedikation). Langwirkende Beta$_2$-Sympathomimetika sollen beim Asthma wegen Hinweise auf erhöhte Mortalität unter einer Monotherapie ausschließlich in Kombination mit inhalativen Glukokortikoiden gegeben werden.

Die Verordnungen von Theophyllin sind seit Jahren rückläufig und haben in den letzten 10 Jahren über 80 % eingebüßt. Dagegen hat sich das Verordnungsvolumen der inhalativen Muscarinrezeptorantagonisten in den letzten 10 Jahren verdoppelt, auch durch die Neueinführung von mehreren Wirkstoffen und Kombinationspräparaten, wodurch ihre zunehmende Bedeutung für die COPD-Therapie unterstrichen wird. Monoklonale Antikörper sind mit Omalizumab zur Behandlung des allergischen Asthmas und mit Mepolizumab, Benralizumab, Reslizumab, Dupilumab und Tezepelumab zur Therapie des eosinophilen Asthmas vertreten und werden trotz ihrer sehr hohen Kosten vermehrt verordnet. Hier muss stets

W.-D. Ludwig, B. Mühlbauer, R. Seifert (Hrsg.), *Arzneiverordnungs-Report 2025*,
https://doi.org/10.1007/978-3-662-72738-6_31

auf eine strenge Indikationsstellung geachtet werden.

31.1 Asthma bronchiale

Die aktuelle nationale Versorgungsleitlinie „Asthma" (Bundesärztekammer et al. 2024) fasst den Stand des evidenz-basierten Wissens über die Schweregrade und die Therapiestufen des Asthmas bronchiale zusammen, worauf in diesem Kapitel Bezug genommen wird.

Asthma ist eine heterogene Erkrankung, die durch eine chronische Entzündung der Atemwege charakterisiert ist. Sie ist gekennzeichnet durch das Auftreten zeitlich und in ihrer Intensität variierender Symptome wie Atemnot, Giemen, Brustenge und Husten sowie durch eine bronchiale Hyperreagibilität. Bei der Entstehung des Asthmas ist von einer multifaktoriellen Genese auszugehen. Eine genetische Disposition und exogene Faktoren, die durch psychosoziale Faktoren verstärkt werden, sind beteiligt (Global Initiative for Asthma 2025; Bundesärztekammer et al. 2024). Ausgehend von einer Entzündungsreaktion der Atemwege kann eine bronchiale Hyperreagibilität bis hin zu einer bronchialen Obstruktion auftreten. Frauen sind häufiger betroffen als Männer (7,1 vs. 5,4 % 12-Monats-Prävalenz) (Bundesärztekammer et al. 2024). Das breite pathophysiologische Spektrum, welches zu den klinischen Symptomen eines Asthmas führen kann, beinhaltet epitheliale und subepitheliale, immunologische und neuromuskuläre sowie vaskuläre Veränderungen, die miteinander vernetzt sind und sich gegenseitig beeinflussen (Cloonan et al. 2020; Lommatzsch 2023). Die Folge ist ein heterogenes Erscheinungsbild, das in klinischer und therapeutischer Hinsicht berücksichtigt werden muss.

Asthma-Anfälle (synonym: akutes Asthma, Asthma-Exazerbationen) pflegen in 70–80 % der Fälle nachts aufzutreten. Eine Zunahme der zirkadianen Tag-Nacht-Amplitude der Flussrate in den Atemwegen ist symptomatisch für den Schweregrad der Erkrankung. Asthmabeschwerden in der Nacht und den frühen Morgenstunden sind ein besonders wichtiger Indikator einer unzureichenden Asthmakontrolle (Bundesärztekammer et al. 2024).

Ziel jeder Therapie ist es, eine Kontrolle des Asthmas zu erreichen mit möglichst wenigen Exazerbationen und geringem Arzneimittelverbrauch mit möglichst wenigen Nebenwirkungen. Die Behandlungsempfehlungen müssen die Heterogenität des Asthmas und die variable Ausprägung der Erkrankung im Verlauf in Betracht ziehen. Einteilung und Therapie orientieren sich vor allem am Asthma-Kontrollgrad. Folgende Symptome des Patienten werden für die letzten 4 Wochen abgefragt:

- Auftreten von Atemnot mehr als zweimal in der Woche tagsüber
- Nächtliches Erwachen durch Asthmasymptomatik
- Gebrauch der Bedarfsmedikation wegen der Symptome häufiger als zweimal in der Woche
- Aktivitätseinschränkung durch das Asthma

Der NVL-Asthma 2024 wurde zur Erfassung des Risikos für zukünftige Exazerbationen noch die Einschränkung in der Spirometrie (FEV1: Forciertes Exspiratorische Volumen in 1 s) und Exazerbationen $\geq$ 1/Jahr hinzugefügt (Bundesärztekammer et al. 2024).

Idealerweise sollte immer versucht werden, eine **Remission** des Asthmas zu erreichen. Kriterien für eine Asthmaremission sind die Abwesenheit von Asthmasymptomen über mindestens 12 Monate, die dauerhafte Abwesenheit von Exazerbationen, eine stabile Lungenfunktion und kein Bedarf für systemische Glukokortikoide in der Therapie.

Als gut kontrolliert gilt das Asthma, wenn Symptome tagsüber maximal 2×/Woche auftreten, keine nächtliche Symptomatik vorliegt, die Bedarfsmedikation maximal 2×/Woche verwendet wird und keine Aktivitätseinschränkungen vorliegen. Als **teilweise kontrolliert** gilt das Asthma, wenn 1 bis 2 der oben genannten Symptome auftreten, und als **unkontrolliert**, wenn mindestens 3 Symptome auftreten oder eine aktuelle Exazerbation vorliegt (Bundesärztekammer et al. 2024).

Als **leichtes** Asthma gilt eine Erkrankung, bei der eine gute Asthmakontrolle unter Medikation der Therapiestufen 1 oder 2 (s. u.) erreichbar ist. Von **mittelgradigem** Asthma spricht man, wenn unter Medikation der Therapiestufen 3 oder 4 (s. u.) eine Asthmakontrolle erreichbar ist.

Bei Erwachsenen liegt ein **schweres** Asthma vor, wenn bei gesicherter Adhärenz und optimalem Management relevanter aggravierender Faktoren unter Therapie mit inhalativen Corticosteroiden (ICS) in Hochdosis und mindestens einem zusätzlichen Langzeitmedikament (Langwirkendes Beta-2-Sympathomimetikum) über 3 bis 6 Monate/Jahr mindestens einer der folgenden Punkte zutrifft bzw. bei Reduktion der Therapie zutreffen würde:

- Atemwegsobstruktion: FEV1 < 80 % des Sollwertes (FEV1/FVC < LLN).
- Häufige Exazerbationen: $\geq$ 2 corticoidsteroidpflichtige Exazerbationen in den letzten 12 Monaten.
- Schwere Exazerbationen: $\geq$ 1 Exazerbation mit stationärer Behandlung oder Beatmung in den letzten 12 Monaten.
- Teilweise kontrolliertes oder unkontrolliertes Asthma (Bundesärztekammer et al. 2024).

In diesem Fall muss geprüft werden, ob Medikamente der Therapiestufe 5 (s. u.) notwendig sind. Die Häufigkeit von schwerem Asthma ist stark vom Alter des Patienten bei der Erstmanifestation des Asthmas abhängig: Bei einer Erstmanifestation im Kindes- und Jugendalter („Early-onset-Asthma") beträgt sie 3 %, bei Patienten mit einer Erstmanifestation zwischen dem 18. und 40. Lebensjahr 5 % und bei Patienten mit Asthma-Erstmanifestation nach dem 40. Lebensjahr bis zu 10 % (Lommatzsch 2023).

Patienten mit diagnostiziertem Asthma sollen gemäß einem Stufenschema behandelt werden.

Die Therapiestufen 1 und 2 sind nicht mehr so klar getrennt wie in früheren Stufenschemata. Stufe 1 umfasst im Wesentlichen eine Bedarfstherapie entweder mit RABA/SABA (rapid-, but short-acting beta$_2$ agonist, meistens Salbutamol), oder heute bevorzugt einer Fixkombination aus einem niedrigdosierten ICS und dem RABA/LABA (rapid-, but long-acting beta$_2$ agonist) Formoterol (LaForce et al. 2025). Die Therapiestufe 2 umfasst ein ICS niedrigdosiert als Langzeittherapie + ein RABA/SABA als Bedarfstherapie oder – wie in Stufe 1 – eine Fixkombination aus niedrigdosiertem ICS und Formoterol ausschließlich als Bedarfstherapie.

Die Therapiestufe 3 besteht aus niedrigdosiertem ICS + LABA (bevorzugt), oder einem mitteldosierten ICS mit einer Bedarfsmedikation (ICS/Formoterol oder RABA/SABA). In der Therapiestufe 4 werden ICS mittel- bis hochdosiert eingesetzt und mit einem LABA kombiniert. Zusätzlich kann hier auch noch ein LAMA (long-acting muscarinic antagonist) gegeben werden.

In der Therapiestufe 5 werden die ICS maximal dosiert und mit LABA oder LABA und LAMA kombiniert, Bei unzureichender Asthmakontrolle (schweres Asthma) sollte je nach Phänotyp die Indikation einer additiven Therapie mit einem Antikörper der folgenden Biologika-Klassen geprüft werden: Anti-IgE, Anti-IL-5-(R), Anti-IL-4-R oder Anti-TSLP (Lommatzsch 2023; Bundesärztekammer et al. 2024).

Die initiale Therapie nach Diagnosestellung kann intensiver als wahrscheinlich notwendig („Step-down") oder weniger intensiv als wahrscheinlich notwendig („Step-up") begonnen und dann angepasst werden (Lommatzsch 2023; Bundesärztekammer et al. 2024). Durch diese De- bzw. Eskalation wird die niedrigste Therapiestufe ermittelt bei der das Asthma gut kontrolliert ist und danach regelmäßig überprüft.

Als Bedarfsmedikation wurde in den Vorjahren rasch und kurzwirkende Beta$_2$-Rezeptoragonisten (rapid & short-acting beta agonists: RABA/SABA) überwiegend Salbutamol eingesetzt. Nach den jüngsten Erkenntnissen sollte heute bevorzugt Formoterol als sowohl rasch (RABA) und gleichzeitig langwirksames Betasympathomimetikum (longacting beta agonists: LABA) in Fixkombination mit niedrig-dosierten inhalativen Glukokortikoiden (inhaled corticosteroid: ICS) eingesetzt werden (Crossingham et al. 2021; LaForce et al. 2025).

In der Langzeittherapie ist eine regelmäßige und differenzierte Gabe von LABA, ICS und weiteren Medikamenten (hauptsächlich LAMA) vorgesehen (Oba et al. 2022; Oba et al. 2023). Wesentliche Unterschiede hinsichtlich der Nebenwirkungen zwischen den langwirksamen LABAs (Formoterol, Salmeterol) in Kombination mit ICS fanden sich bisher nicht (O'Shea et al. 2021). In welcher Weise eine durch die Patienten im Fall einer Exazerbation selbstständig durchgeführte Erhöhung der ICS-Dosis wirksam ist, ist nicht abschließend geklärt (Kew et al. 2022).

Akupunktur, Homöopathie und Chiropraxis haben keinen nachgewiesenen Effekt auf die Asthmakontrolle (Bundesärztekammer et al. 2024).

Das bereits oben definierte schwere Asthma erfasst keine einheitliche Patientengruppe, sondern beschreibt Patienten mit unterschiedlichen pathophysiologischen Merkmalen (Bundesärztekammer et al. 2024). Um diese Heterogenität besser zu verstehen, entstand das Konzept einzelner Asthmaphänotypen mit molekularen und patientenbezogenen Merkmalen. Mit der Identifizierung von entzündungsbedingten Phänotypen wurden gezielte Therapien gegen einzelne Entzündungsmediatoren entwickelt. Als erster monoklonaler Anti-IgE-Antikörper wurde Omalizumab zur Behandlung von Patienten mit schwerem allergischem Asthma eingeführt, der die Mastzelldegranulation verhindert und Exazerbationen reduziert. Weiterhin zeigen Patienten mit schwerem Asthma nicht selten eine Zunahme von Eosinophilen im Blut und Gewebe, die überwiegend durch das proeosinophile Zytokin Interleukin-5 aktiviert werden. Darauf basiert die Entwicklung der Interleukin-

5-Antikörper Mepolizumab, Reslizumab und Benralizumab zur Behandlung des schweren eosinophilen Asthmas (Fajt und Wenzel 2017; Gallagher et al. 2021; Farne et al. 2022; Sciurba et al. 2025). Nicht völlig klar geklärt ist allerdings, welche Grenzwerte für die Zahl der peripheren Eosinophilen als eindeutig pathologisch angesehen werden sollen (Bundesärztekammer et al. 2024), obwohl dieser Frage hinsichtlich der Verordnung der o. g. Antikörper eine wichtige Bedeutung zukommt.

31.2 Chronisch-obstruktive Lungenkrankheit (COPD)

Die COPD ist ein heterogenes Krankheitsbild mit unterschiedlichen ätiologischen und pathogenetischen Mechanismen (in Deutschland überwiegend Tabakrauchen, in Afrika und Asien Heizung mit Biomasse und „indoor cooking"; Singh et al. 2019; Bundesärztekammer et al. 2021; Halpin et al. 2021; Agustí et al. 2023; Collaborators 2025). Die COPD ist von zunehmender sozioökonomischer Bedeutung. Sie ist gekennzeichnet durch eine progressive, kaum reversible Atemwegsobstruktion, bedingt durch strukturelle, irreversible Veränderungen in den Atemwegen (obstruktive Bronchitis) und im Lungenparenchym (Emphysem).

Die COPD wird in der aktuellen Nationalen Versorgungs-Leitlinie in die Schweregrade A, B, C und D, d. h. analog der „Global Initiative for Chronic Obstructive Lung Disease (GOLD)" aus dem Jahr 2019 eingeteilt (Singh et al. 2019; Bundesärztekammer et al. 2021). Seit dem Update der GOLD-Empfehlungen im Jahr 2023 (Global initiative for chronic obstructive lung disease 2025) werden allerdings die Schweregrade C und D nun im Schweregrad E zusammengefasst, der alle Patienten mit $\geq$ 2 Exazerbationen oder einer Exazerbation, die zur Hospitalisierung geführt hat (jeweils innerhalb der vergangenen 12 Monate), umfasst (Agustí et al. 2023). Für verschiedene Konstellationen ausgehend von der Schwere der Symptomatik und der Exazerbations-Häufigkeit, wurde ein therapeutisches Vorgehen vorgeschlagen, das zur Minderung der Symptomatik und zur Vermeidung von Exazerbationen führen soll. Alle Patienten sollen LAMA oder LABA als Monotherapie (Schweregrad A), oder in Kombination (Schweregrad B) erhalten. ICS sollten nur Schweregrad E-COPD-Patienten mit einer peripheren Eosinophilenzahl von $\geq$ 300/µl als Eskalation einer bestehenden dualen Bronchodilationstherapie (LABA plus LAMA) erhalten (Global initiative for chronic obstructive lung disease 2025).

Auch bei der COPD spielt eine chronische Entzündung eine Rolle, die aber ein anderes Muster der Entzündungszellen und -mediatoren aufweist als beim Asthma (Bundesärztekammer et al. 2021; Global initiative for chronic obstructive lung disease 2025). Im Gegensatz zum Asthma sind die zugrundeliegenden Mechanismen der Entzündung und der Zerstörung des Gewebes bei der COPD noch zu wenig erforscht, was die Entwicklung gezielter therapeutischer Fortschritte behindert. Insgesamt sind also die pharmakotherapeutischen Optionen und vor allen ihre Wirksamkeit bei der COPD wesentlich geringer als beim Asthma. Bei der COPD müssen ein Rauchverzicht konsequent eingehalten und rezidivierende Atemwegsinfektionen sowie eine berufliche inhalative Schadstoffexposition vermieden werden. Überschneidungen zwischen Asthma und COPD (Asthma and COPD Overlap Syndrome, ACOS) werden diskutiert (Bundesärztekammer et al. 2021). Es scheinen genetische Varianten vorzuliegen, die auf eine erhöhte Empfindlichkeit für virale Infekte und auf eine gestörte Lungenentwicklung hinweisen. Die Suche nach weiteren Geno- und Phänotypen bei der COPD ist vielversprechend, steckt aber noch in den Anfängen (Agustí et al. 2023).

31.3 Verordnungsspektrum

Die bei Asthma und COPD zugelassenen Präparate lassen sich mehreren pharmakologischen Wirkstoffklassen zuordnen. Auffällig war 2024, dass ICS 4 % mehr, Beta$_2$-Sympathomimetika nahezu konstant und Muscarinrezeptorantagonisten 8 % mehr verordnet wurden (◘ Abb. 31.1). Die inhalativen Glukokortikoide haben sich seit einigen Jahren zur größten Arzneimittelgruppe in der Asthmatherapie entwickelt und werden etwa 25 % mehr verordnet als die Beta^2-Rezeptoragonisten (◘ Abb. 31.1). Da die inhalativen Glukokortikoide in der Kombination mit langwirksamen Beta$_2$-Sympathomimetika der primäre therapierelevante Kombinationspartner sind, wurden die fixen Kombinationspräparate der Gruppe der inhalativen Glukokortikoide zugeordnet (◘ Tab. 31.4). Danach folgen die kontinuierlich steigenden Verordnungen von Muscarinrezeptorantagonisten und die weiter rückläufigen Xanthinpräparate (minus 26 %). Weiterhin vertreten sind bei der COPD der PDE-4-Hemmer Roflumilast sowie beim Asthma der Leukotrienantagonist Montelukast und die monoklonalen Antikörper Omalizumab, Mepolizumab, Benralizumab und Tezepelumab.

31.3.1 Beta$_2$-Sympathomimetika

Beta$_2$-Sympathomimetika sind nach wie vor sehr wirksame Bronchodilatatoren zur Behandlung der Bronchialobstruktion. Neben ihrem bronchodilatatorischen Effekt verbessern sie die mukoziliäre Clearance und vermindern die mikrovasale Exsudation und die Freisetzung von Entzündungsmediatoren. Bei Asthma setzt sich zunehmend die Tendenz durch, als Bedarfsmedikation ein niedrigdosiertes ICS in Kombination mit dem RABA/LABA Formoterol einzusetzen, da hier bessere Ergebnisse erzielt werden[1]. Die Bedarfsmedikation mit RABA/SABA bleibt allerdings eine Option.

Beta$_2$-Sympathomimetika werden fast ausnahmslos inhalativ angewandt, da sie in dieser Applikationsweise wirksamer und mit weniger unerwünschten Wirkungen behaftet sind.

Die Verordnungen der RABA/SABA inklusive Kombinationen mit weiteren Wirk-

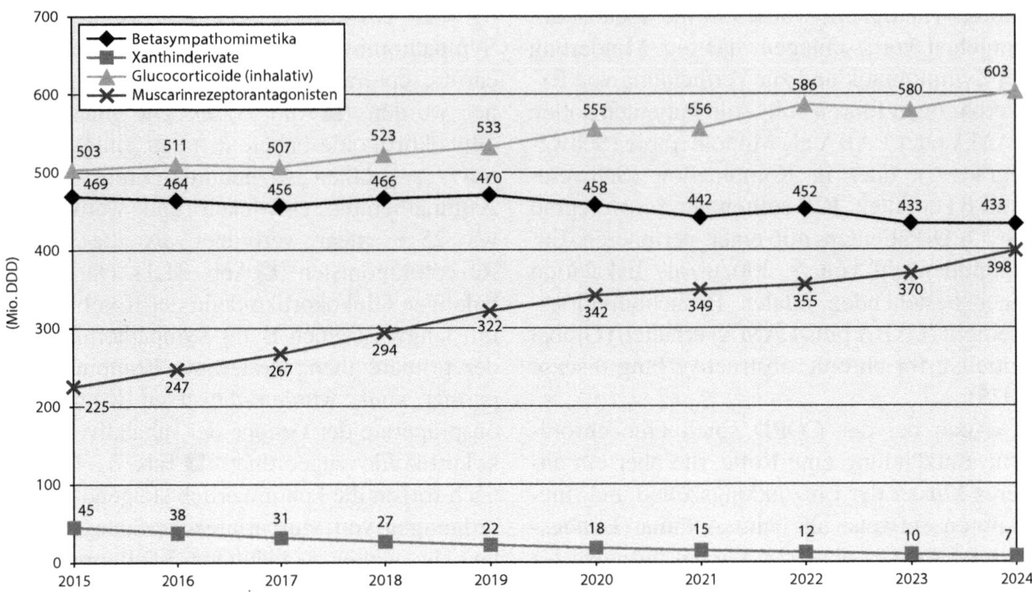

◘ Abb. 31.1 Verordnungen von Asthma- und COPD-Arzneimitteln 2015 bis 2024. Gesamtverordnungen nach definierten Tagesdosen

31

stoffen (mehrheitlich Ipratropiumbromid) stiegen im Jahre 2024 leicht um 1,1 % an (◘ Tab. 31.1). Zwei Drittel entfallen auf Salbutamol-haltige Präparate, die konstant verordnet wurden. Im Vergleich hierzu wurden die Kombinationen aus RABA/SABA und dem kurzwirksamen Muscarinrezeptor-Antagonist Ipratropiumbromid bzw. mit der Cromoglicinsäure deutlich weniger verordnet, obgleich hier im Vergleich zu 2023 ein geringer Anstieg beobachtet werden konnte (+4,1 %).

Die Verordnung kurzwirkender Kombinationspräparate entfällt zu knapp 90 % auf *Berodual*, das neben dem Beta$_2$-Sympathomimetikum Fenoterol den Muscarinrezeptorantagonisten Ipratropiumbromid enthält. Die Verordnungen dieser Kombination waren 2024 leicht steigend. Diese Kombination kann sinnvoll sein, weil das betreffende Beta$_2$-Sympathomimetikum einen schnelleren Wirkungseintritt hat, während Ipratropiumbromid in der Wirkung langsamer einsetzt, aber länger anhält.

Allergospasmin und *Aarane* enthalten neben dem Beta$_2$-Sympathomimetikum Repro-terol das Antiallergikum Cromoglicinsäure. Letzteres wird bei Kindern, Jugendlichen und Erwachsenen nicht mehr empfohlen und auch in der NVL nicht erwähnt. Aufgrund der unterschiedlichen Wirkdauer von Reproterol und Cromoglicinsäure erscheint schon grundsätzlich der Einsatz dieser Fixkombination weder zur Bedarfs- noch zur Langzeittherapie sinnvoll. Die deutliche Steigerung der Verordnungen – wenn auch auf niedrigem Niveau – ist daher kritisch zu sehen.

Die oralen Beta$_2$-Sympathomimetika spielen in der empfohlenen Therapie insgesamt keine Rolle mehr (◘ Tab. 31.2).

Die inhalativen LABA sind für die Dauertherapie des Asthma und bei Patienten mit nächtlichem Asthma oder häufiger Bedarfsmedikation grundsätzlich nur in Kombination mit ICS indiziert (Bundesärztekammer et al. 2024), da die alleinige Verordnung von LABA mit einem erhöhten Risiko Asthma-induzierter Todesfälle einhergeht. Mehrere Studien zu LABA hatten dagegen gezeigt, dass die Kombination von LABA mit ICS das Risiko nicht erhöht (Bundesärztekammer et al. 2024).

◻ **Tab. 31.1** **Verordnungen von kurzwirkenden inhalativen Beta$_2$-Sympathomimetika inklusive Kombinationen mit weiteren Wirkstoffen 2024**. Angegeben sind die 2024 verordneten Tagesdosen, die Änderungen gegenüber 2023 und die mittleren Kosten je DDD 2024

Präparat	Bestandteile	DDD	Änderung	DDD-Nettokosten
		Mio.	%	Euro
Salbutamol				
Salbutamol-ratiopharm	Salbutamol	107,3	(+140,8)	0,52
SalbuHEXAL	Salbutamol	53,9	(−44,9)	0,56
Sultanol	Salbutamol	46,1	(−49,0)	0,52
Salbutamol Aldo-Union	Salbutamol	14,5	(neu)	0,73
Salbu Easyhaler	Salbutamol	8,0	(+60,6)	0,47
Bronchospray	Salbutamol	7,2	(+82,8)	0,62
Salbutamol AL	Salbutamol	3,1	(+21,9)	1,49
Apsomol Inhalat	Salbutamol	2,4	(+153,6)	0,38
Salbutamol-1 A Pharma	Salbutamol	1,7	(−52,4)	0,46
Ventilastin	Salbutamol	1,5	(+48,0)	0,57
Salbulair N	Salbutamol	0,86	(+274,6)	0,65
Salbutamol STADA	Salbutamol	0,24	(−42,8)	2,32
		246,7	**(−1,4)**	**0,55**
Weitere Betasympathomimetika				
Berotec	Fenoterol	33,3	(+12,8)	0,22
Kombinationen				
Berodual	Ipratropiumbromid Fenoterol	86,4	(+2,0)	0,66
Allergospasmin	Cromoglicinsäure Reproterol	3,1	(+105,9)	1,12
Aarane	Cromoglicinsäure Reproterol	2,2	(+33,3)	1,14
Ipramol TEVA	Ipratropiumbromid Salbutamol	0,71	(−3,3)	2,38
Combiprasal	Ipratropiumbromid Salbutamol	0,31	(−20,4)	2,26
		92,7	**(+4,1)**	**0,70**
Summe		**372,7**	**(+1,1)**	**0,56**

◘ Tab. 31.2 Verordnungen von oralen Beta$_2$-Sympathomimetika inklusive Kombinationen mit weiteren Wirkstoffen 2024. Angegeben sind die 2024 verordneten Tagesdosen, die Änderungen gegenüber 2023 und die mittleren Kosten je DDD 2024

Präparat	Bestandteile	DDD	Änderung	DDD-Nettokosten
		Mio.	%	Euro
Monopräparate				
Salbubronch	Salbutamol	1,5	(+2,5)	6,58
Kombinationen				
Spasmo-Mucosolvan	Clenbuterol Ambroxol	0,12	(−9,1)	3,11
Summe		**1,6**	**(+1,5)**	**6,32**

◘ Tab. 31.3 Verordnungen von langwirksamen inhalativen Beta$_2$-Sympathomimetika-Monopräparaten 2024. Angegeben sind die 2024 verordneten Tagesdosen, die Änderungen gegenüber 2023 und die mittleren Kosten je DDD 2024

Präparat	Bestandteile	DDD	Änderung	DDD-Nettokosten
		Mio.	%	Euro
Salmeterol				
Serevent	Salmeterol	1,3	(+26,8)	1,14
Formoterol				
Formatris Novolizer	Formoterol	11,7	(−6,7)	0,91
Formoterol AL	Formoterol	11,4	(−13,8)	0,88
FormoLich	Formoterol	9,3	(+8,2)	0,82
Forair	Formoterol	8,4	(−3,3)	0,89
Formoterol Easyhaler	Formoterol	5,0	(−9,4)	0,88
Formoterol STADA	Formoterol	3,2	(+36,4)	0,70
Formo-Aristo	Formoterol	2,5	(−1,9)	0,81
Formoresp AL	Formoterol	1,1	(+3,1)	0,85
		52,6	(−3,6)	**0,86**
Summe		**53,9**	**(−3,0)**	**0,87**

Die Verordnungen von LABA-Monopräparaten nehmen daher seit Jahren ab (2024 um 3 %), was für eine verbesserte Umsetzung der Asthma-Leitlinien-Empfehlungen sprechen könnte. Die verbleibenden LABA-Monopräparate werden folglich vermutlich vor allem bei COPD eingesetzt. Die in der Verordnung führende Substanz Formoterol (> 95 %) hat einen rascheren Wirkungseintritt als Salmeterol und darüber hinaus auch deutliche Kostenvorteile (◘ Tab. 31.3). Der weitaus größere Teil der Verordnungen von LABA entfällt auf die Kombinationen mit ICS (◘ Tab. 31.4).

◘ Tab. 31.4 Verordnungen von inhalativen Glukokortikoid-haltigen Präparaten, inklusive Kombinationen mit Beta$_2$-Sympathomimetika 2024. Angegeben sind die 2024 verordneten Tagesdosen, die Änderungen gegenüber 2023 und die mittleren Kosten je DDD 2024

Präparat	Bestandteile	DDD	Änderung	DDD-Nettokosten
		Mio.	%	Euro
Beclometason				
Ventolair	Beclometason	6,9	(+8,8)	0,62
Beclometason-ratiopharm	Beclometason	5,6	(−8,5)	0,74
Beclometason Glenmark	Beclometason	5,0	(−2,0)	0,80
Junik	Beclometason	4,9	(−20,0)	0,52
Beclomet Easyhaler	Beclometason	1,4	(+7,2)	0,70
		23,7	**(−4,8)**	**0,67**
Budesonid				
Novopulmon	Budesonid	29,7	(+30,2)	0,48
Budesonid Easyhaler	Budesonid	21,6	(−30,1)	0,52
Budiair	Budesonid	14,9	(−46,3)	0,49
Budes N	Budesonid	12,6	(> 1.000)	0,45
Miflonide	Budesonid	3,0	(−31,7)	0,52
Cyclocaps Budesonid	Budesonid	1,7	(+7,7)	0,49
Budenobronch	Budesonid	1,4	(+18,3)	5,62
Budesonid AL	Budesonid	1,3	(+0,9)	4,07
Pulmicort	Budesonid	1,1	(−15,7)	2,14
		87,3	**(−4,6)**	**0,64**
Weitere Medikamente				
Alvesco	Ciclesonid	7,0	(−0,7)	0,50
Flutide	Fluticason	5,0	(+17,1)	1,54
Fluticason Cipla	Fluticason	2,4	(−11,8)	0,64
		14,4	**(+2,4)**	**0,88**
Kombinationen				
Foster	Beclometason Formoterol	164,3	(+2,6)	1,92
Relvar Ellipta	Fluticasonfuroat Vilanterol	66,6	(+14,7)	1,08
Symbicort	Budesonid Formoterol	44,7	(−29,9)	1,87

◘ Tab. 31.4 (Fortsetzung)

Präparat	Bestandteile	DDD	Änderung	DDD-Nettokosten
		Mio.	%	Euro
Bufori Easyhaler	Budesonid Formoterol	41,0	(+105,8)	1,40
Viani	Fluticason Salmeterol	31,3	(−13,3)	1,03
Atmadisc	Fluticason Salmeterol	27,3	(+13,9)	1,03
Flutiform	Fluticason Formoterol	25,3	(+2,5)	1,03
Salmeterol/Fluticasonpropionat AL	Fluticason Salmeterol	23,9	(+31,6)	0,99
Luforbec	Beclometason Formoterol	9,9	(> 1.000)	1,45
Inuvair	Beclometason Formoterol	9,3	(−5,4)	1,80
Revinty Ellipta	Fluticasonfuroat Vilanterol	8,9	(+14,9)	1,12
Duoresp Spiromax	Budesonid Formoterol	6,2	(−13,4)	1,55
Atectura Breezhaler	Mometason Indacaterol	4,1	(+12,6)	1,08
Airbufo Forspiro	Budesonid Formoterol	3,1	(+34,3)	1,76
Serroflo	Fluticason Salmeterol	2,2	(−35,0)	1,07
Salflutin	Fluticason Salmeterol	1,5	(−44,7)	1,01
Airflusal	Fluticason Salmeterol	1,4	(+3,7)	1,17
Aforbe	Formoterol Beclometason	1,4	(+737,5)	1,40
		472,3	**(+6,4)**	**1,49**
Summe		**597,8**	**(+4,1)**	**1,32**

31

31.3.2 Glukokortikoide (mit und ohne LABA)

Um die systemischen Nebenwirkungen der Glukokortikoide möglichst gering zu halten, muss zunächst immer die inhalative Anwendung erfolgen. ICS zeigen daher seit langem eine stetige Aufwärtsentwicklung der Verordnungen (hier dargestellt ab 2015) und haben die Verordnungen der Beta$_2$-Sympathomimetika bereits 2013 überflügelt (◗ Abb. 31.1). 2024 sind die Verordnungen um weitere 4,1 % gestiegen. Dabei wurden deutlich weniger ICS als Monotherapie verschrieben (minus 4,6 %), wohingegen die Verordnungen von ICS plus LABA, die knapp 80 % aller ICS-Verordnungen ausmachen, um 6,4 % zunahmen. Da dies den aktuellen Leitlinien entspricht, handelt es sich um eine begrüßenswerte Entwicklung.

Niedrigdosierte ICS können in der Stufe 1 der Asthma-Therapieempfehlungen entweder in der Kombination mit Formoterol als Bedarfsmedikament verordnet werden oder separat regelmäßig inhaliert werden (Bedarfsmedikation dann mit RABA/SABA). Ebenfalls möglich in der Stufe 1 ist die bedarfsabhängige Gabe eines RABA/SABA, die allerdings der ICS/Formoterol-Kombination wahrscheinlich unterlegen ist (Lommatzsch 2023; Bundesärztekammer et al. 2024[1]).

Die Gabe der fixen Kombination aus einem niedrig dosiertem ICS und Formoterol sowohl in der Erhaltungs- als auch in der Bedarfsbehandlung wird auch als SMART-Konzept bezeichnet (single inhaler maintenance and reliever therapy (Püntmann und Mühlbauer 2023)).

In der Stufe 2 kann entweder mit der Fixkombination aus niedrigdosiertem ICS und Formoterol als Bedarfsmedikation oder mit niedrigdosiertem ICS als Langzeittherapie und RABA/SABA als Bedarfsmedikation behandelt werden. In den Stufen 3 bis 5 werden die ICS Stufenabhängig bis zu Höchstdosis aufdosiert (Bundesärztekammer et al. 2024).

Dafür stehen topisch stark wirksame Glukokortikoide zur Verfügung. Die Berechnung der definierten Tagesdosen basiert einheitlich auf den WHO-DDD für die Dosieraerosole und die Trockenpulverinhalate (Beclometason (0,8 mg), Budesonid (0,8 mg) und Fluticason (0,6 mg)).

Auch bei inhalativen Glukokortikoiden sind lokale und systemische unerwünschte Wirkungen zu bedenken. Daher sollte stets die niedrigste therapeutisch wirksame Dosis eingesetzt werden (Bundesärztekammer et al. 2024). Bei höheren Tagesdosen sollte, um eine oropharyngeale Candidiasis zu vermeiden, ein Spacer verwendet und der Mund nach Inhalation ausgespült werden. Die Verwendung von Spacern verbessert zudem die Wirkstoffdeposition in der Lunge.

Budesonid ist der führende Wirkstoff der inhalativen Glukokortikoid-Monopräparate. Beclometason und Fluticason sind die bevorzugt in der Kombination mit LABA eingesetzten Substanzen. Bei fixen Kombinationen ist die Flexibilität bei der Wahl der Dosierung der Einzelkomponenten nicht gegeben, andererseits fördern sie die Therapieadhärenz.

Die intermittierende oder langfristige orale Anwendung von Glukokortikoiden bei Asthma ist erst in Stufe 5 indiziert. Die inhalative Gabe wird dabei fortgesetzt, um die Dosis der systemischen Glukokortikoide möglichst gering zu halten (Bundesärztekammer et al. 2024). Bei schwer zu kontrollierendem Asthma mit nächtlichen Beschwerden kann die Tagesdosis des systemischen Glukokortikoids in Anlehnung an den Tagesrhythmus der endogenen Glukokortikoid-Synthese auf 2/3 am Morgen und 1/3 am Abend verteilt werden. In jedem Fall sollte die Verordnung von oralen Glukokortikoiden möglichst kurzgehalten und möglichst schnell durch hoch dosiertes inhalatives ICS ersetzt werden.

31.3.3 Phosphodiesterasehemmer

Retardiertes Theophyllin wird als leicht bis mäßig wirksamer Bronchodilatator angesehen, sein Stellenwert in der Therapie des Asthmas und der COPD nimmt kontinuierlich ab. Dies

◩ Tab. 31.5 Verordnungen von Phosphodiesterasehemmern 2024. Angegeben sind die 2024 verordneten Tagesdosen, die Änderungen gegenüber 2023 und die mittleren Kosten je DDD 2024

Präparat	Bestandteile	DDD	Änderung	DDD-Nettokosten
		Mio.	%	Euro
Theophyllin				
Bronchoretard	Theophyllin	3,6	(+24,4)	0,25
Theophyllin Aristo	Theophyllin	3,1	(+35,3)	0,18
		6,6	**(+29,2)**	**0,22**
PDE-4-Hemmer				
Roflumilast Heumann	Roflumilast	3,1	(−1,8)	1,43
Roflumilast Abdi	Roflumilast	2,5	(> 1.000)	1,41
Roflumilast AL	Roflumilast	1,3	(+0,7)	1,39
Daxas	Roflumilast	0,47	(−67,6)	2,33
		7,4	**(+20,1)**	**1,47**
Summe		**14,0**	**(+24,3)**	**0,88**

entspricht den aktuellen deutschen Versorgungsleitlinien, in die Theophyllin aufgrund seiner geringen therapeutischen Breite, des Nebenwirkungspotentials und der verfügbaren Alternativen nicht mehr aufgenommen wurde (Bundesärztekammer et al. 2021; Bundesärztekammer et al. 2024) Der scheinbare Verordnungszuwachs gegenüber 2023 (◩ Tab. 31.5) täuscht, da das in 2023 meistverordnete Präparat *Theophyllin ratiopharm* gar nicht mehr in der Liste der 3.000 am häufigsten verordneten Medikamente auftaucht. Gegenüber knapp 9 Mio. DDD in 2023 wurden mit 6,6 Mio. DDD insgesamt im Jahr 2024 etwa 26 % weniger Theophyllin verordnet.

Der selektive Phosphodiesterase-4-Hemmer Roflumilast ist für die Dauertherapie der COPD und der chronischen Bronchitis zugelassen und verzeichnete 2024 eine Verordnungszunahme um 20 % (◩ Tab. 31.5). Damit hat Roflumilast das Theophyllin in der Rangliste der Verordnungen überholt. Da der Wirkstoff vor Inkrafttreten des AMNOGs eingeführt wurde, gibt es keine Bewertung des Zusatznutzens. Eine zurückhaltende Einschätzung von Roflumilast wird durch eine Cochrane-Metaanalyse von 28 Studien (mit Roflumilast und zwei weiteren PDE-4-Hemmern) bestätigt (Janjua et al. 2020), die die Verwendung von Phosphodiesterase-4-Inhibitoren bei COPD nur in Einzelfällen empfiehlt (persistierende schwergradige Symptomatik und gehäufte Exazerbationen). Sie boten einen geringen Vorteil bei der Verbesserung der Lungenfunktion und der Verringerung von COPD-Exazerbationen, hatten jedoch nur geringe Auswirkungen auf die Lebensqualität und die COPD-Symptome. Nebeneffekte wie Durchfall und Gewichtsverlust waren häufig. Die Zunahme der Verordnungen ist daher durchaus kritisch zu sehen.

31.3.4 Muscarinrezeptorantagonisten

LAMA (Anticholinergika) gehören zusammen mit LABA zu den Mitteln der ersten Wahl bei der COPD (Bundesärztekammer et al. 2021). Beim Asthma finden LAMA in Kombination mit LABA in den Therapiestufen 4 und 5 ihre Anwendung (Bundesärztekammer et al. 2024). Sie stellen aber auch eine Alternative für die seltenen Patienten dar, die inhalative Beta$_2$-Sympathomimetika schlecht tolerieren (Bundesärztekammer et al. 2021; Bundesärztekammer et al. 2024).

Die Verordnungen der Muscarinrezeptorantagonisten haben sich in den letzten 10 Jahren nahezu verdoppelt und wiesen auch 2024 ein Plus von 7,7 % auf (◘ Abb. 31.1). Das langwirkende Tiotropiumbromid ist weiterhin das mit Abstand führende Monopräparat (91,4 Mio. DDD; ◘ Tab. 31.6). Tiotropiumbromid war in Deutschland zunächst nur für die COPD zugelassen, nach Empfehlung der Europäischen Arzneimittelagentur (EMA) ist es seit 2015 auch für die Zusatztherapie bei schwerem Asthma zugelassen. Das kürzer wirksame Ipratropium spielt als Monopräparat nur noch eine geringe Rolle (10,8 Mio. DDD), hat aber in der Kombination mit Fe-

◘ **Tab. 31.6** **Verordnungen von Muscarinrezeptorantagonisten inklusive Kombinationen mit weiteren Wirkstoffen 2024.** Angegeben sind die 2024 verordneten Tagesdosen, die Änderungen gegenüber 2023 und die mittleren Kosten je DDD 2024

Präparat	Bestandteile	DDD	Änderung	DDD-Nettokosten
		Mio.	%	Euro
Tiotropiumbromid				
Spiriva	Tiotropiumbromid	59,7	(−8,7)	1,93
Braltus	Tiotropiumbromid	26,7	(+9,5)	1,56
Tiotropium Glenmark	Tiotropiumbromid	3,0	(+79,7)	1,15
Srivasso	Tiotropiumbromid	2,0	(−56,6)	1,48
		91,4	**(−4,8)**	**1,79**
Ipratropiumbromid				
Atrovent	Ipratropiumbromid	5,0	(−8,9)	1,76
Ipravent	Ipratropiumbromid	2,4	(+25,2)	0,44
Ipratropiumbromid Stulln	Ipratropiumbromid	1,2	(+41,3)	3,01
Ipratropiumbromid HEXAL	Ipratropiumbromid	0,90	(+13,0)	0,53
Ipratropium TEVA	Ipratropiumbromid	0,89	(+24,9)	2,71
Iprabronch	Ipratropiumbromid	0,43	(+7,1)	3,05
		10,8	**(+6,5)**	**1,62**
Weitere Monopräparate				
Seebri Breezhaler	Glycopyrroniumbromid	6,3	(−11,8)	1,55
Bretaris genuair	Aclidiniumbromid	6,3	(−11,0)	1,39
Incruse	Umeclidiniumbromid	3,3	(+10,2)	1,48
Rolufta Ellipta	Umeclidiniumbromid	1,4	(−18,3)	1,42
Robinul	Glycopyrroniumbromid	0,10	(+44,3)	5,52
		17,4	**(−8,4)**	**1,49**

◘ Tab. 31.6 (Fortsetzung)

Präparat	Bestandteile	DDD	Änderung	DDD-Nettokosten
		Mio.	%	Euro
Kombinationspräparate				
Trimbow	Formoterol Beclometason Glycopyrroniumbromid	69,9	(+29,3)	2,83
Spiolto Respimat	Olodaterol Tiotropiumbromid	48,5	(+6,1)	2,15
Ultibro Breezhaler	Indacaterol Glycopyrroniumbromid	45,8	(−0,7)	2,26
Anoro Ellipta	Vilanterol Umeclidiniumbromid	30,0	(+19,5)	1,64
Brimica Genuair	Formoterol Aclidiniumbromid	19,6	(+6,7)	2,05
Trelegy Ellipta	Vilanterol Fluticasonfuroat Umeclidiniumbromid	18,5	(+22,9)	2,27
Elebrato Ellipta	Vilanterol Fluticasonfuroat Umeclidiniumbromid	11,9	(+12,2)	2,28
Trixeo	Formoterol Glycopyrroniumbromid Budesonid	11,8	(+50,3)	3,07
Enerzair Breezhaler	Indacaterol Glycopyrronium Mometason	5,6	(+10,6)	2,97
Duaklir Genuair	Formoterol Aclidiniumbromid	5,3	(−1,9)	2,06
Laventair Ellipta	Vilanterol Umeclidiniumbromid	4,5	(+21,2)	1,65
Bevespi	Formoterol Glycopyrroniumbromid	4,2	(+19,0)	2,64
Ulunar	Indacaterol Glycopyrroniumbromid	2,1	(−31,5)	2,27
		277,6	**(+14,0)**	**2,34**
Summe		**397,2**	**(+7,7)**	**2,16**

noterol als kurz wirksames Bronchospasmolytikum noch ein substanzielles Verordnungsvolumen (86 Mio. DDD, ◘ Tab. 31.1). Ob bei inhalativen Muscarinrezeptorantagonisten ein gering erhöhtes Risiko für kardiovaskuläre Mortalität und Herzinfarkte besteht, ist nicht abschließend geklärt, jedoch nach aktuellem Wissenstand eher unwahrscheinlich (Bundesärztekammer et al. 2021; Bundesärztekammer et al. 2024).

Die neueren LAMA Glycopyrroniumbromid und Umeclidiniumbromid sind Muscarinrezeptorantagonisten mit höherer Affinität zu M_3-Rezeptoren, die auch langsamer vom Rezeptor dissoziieren (Mammen et al. 2020).

Insgesamt wurden die Monopräparate trotz der neuen Wirkstoffe etwas weniger verordnet (◘ Tab. 31.6). Eine deutliche Zunahme der Verordnungen zeigen dagegen fixe Kombinationspräparate der LAMA mit LABA plus/minus ICS (plus 14 %, ◘ Tab. 31.6). Besonders ausgeprägt ist die Verordnungszunahme der Dreifachkombinationen, die als dritte Komponente noch ein ICS enthalten (*Trimbow* +29 %, *Trelegy Ellipta* +23 %, *Trixeo* +50 %, Elbrato Ellipta +12 % und *Enerzair Breezhaler* +11 %). Sie wurden 2017 als Erhaltungstherapie bei Patienten mit moderater bis schwerer COPD zugelassen, die mit einer Zweifachkombination aus LABA und LAMA nicht ausreichend eingestellt sind. *Trimbow* und *Trelegy Ellipta* sind mittlerweile auch gegen Asthma zugelassen. Diese Triple-Kombinationen müssen aber kritisch gesehen werden, weil ICS bei COPD das Pneumonie-Risiko erhöhen (Bundesärztekammer et al. 2021; Yang et al. 2023). Eine Indikation für ICS bei COPD ist nach aktueller Einschätzung nur bei häufigen Exazerbationen ($\geq$ 2/Jahr) oder bei schwer exazerbierenden Patienten mit Hospitalisation gegeben, wenn zusätzlich eine Blut-Eosinophilie ($\geq$ 300/µl) vorliegt (Agustí et al. 2023).

31.3.5 Montelukast

Montelukast wird als Zusatzmedikation zur Behandlung von leichten bis mittelschweren Formen des Asthmas eingesetzt (Bundesärztekammer et al. 2024). Es ist ein Antagonist am Cysteinyl-Leukotrien-Rezeptorsubtyp $CysLT_1$ und bei unzureichendem Ansprechen auf ICS sowie bei Kindern von 2–14 Jahren als Alternative zu niedrig dosierten ICS zugelassen, die mit Wachstumsstörungen assoziiert wurden. Die Verordnungen von Monte-

lukast waren 2024 weitgehend stabil (+0,3 %; ◘ Tab. 31.7).

Montelukast hat allerdings nur einen begrenzten entzündungshemmenden Effekt, der sich wahrscheinlich bei 50–60 % der Patienten bemerkbar macht. Montelukast wird durch Cytochrom P450 3A4 metabolisiert. Daher muss bei gleichzeitiger Verordnung von Pharmaka, die CYP3A4 induzieren, wie Phenytoin, Carbamazepin und Rifampicin, mit Wirkverlust von Montelukast gerechnet werden. Montelukast darf nicht zur Behandlung eines akuten Asthmaanfalls eingesetzt werden.

Da unter Montelukast neuropsychiatrische Störungen auftreten können, sollten Nutzen und Risiken sorgfältig abgewogen werden. Empfohlen wird Montelukast nur noch in begründbaren Ausnahmefällen (Lommatzsch 2023; Bundesärztekammer et al. 2024).

31.3.6 Monoklonale Antikörper

Trotz extrem hoher Kosten (DDD-Nettokosten 2024: 43–58 €) nahmen die Verordnungen monoklonaler Antikörper zur Behandlung des Asthmas 2024 weiter kräftig zu (+17,5 %; ◘ Tab. 31.7).

Der humanisierte, rekombinante monoklonale anti-IgE Antikörper Omalizumab (*Xolair*), der an IgE bindet und dadurch die Degranulation von Mastzellen und Basophilen und damit die Freisetzung von u. a. Histamin reduziert, ist als Zusatztherapie zur verbesserten Asthmakontrolle bei einem schweren, persistierenden allergischen Asthma bei Erwachsenen und Kindern über 6 Jahren zugelassen (Normansell et al. 2014).

Mepolizumab ist ein humanisierter monoklonaler Interleukin-5-Antikörper, der 2016 als Zusatzbehandlung bei schwerem Therapierefraktärem eosinophilem Asthma zugelassen wurde. Bei Patienten mit schwerem eosinophilem Asthma wurde die Exazerbationsrate durch Mepolizumab relativ um etwa 50 % gesenkt (Gallagher et al. 2021; Farne et al. 2022; Global Initiative for Asthma 2025).

◘ Tab. 31.7 Verordnungen von Montelukast und monoklonalen Antikörpern 2024 Angegeben sind die 2024 verordneten Tagesdosen, die Änderungen gegenüber 2023 und die mittleren Kosten je DDD 2024

Präparat	Bestandteile	DDD	Änderung	DDD-Nettokosten
		Mio.	%	Euro
Montelukast				
Montelukast-1 A Pharma	Montelukast	13,5	(+2,8)	0,51
Montelukast Heumann	Montelukast	6,6	(+48,5)	0,53
Montelukast Aurobindo	Montelukast	3,9	(+91,6)	0,45
Montelukast dura	Montelukast	3,7	(−65,3)	0,49
Montelukast AbZ	Montelukast	3,0	(+138,9)	0,45
Montelukast-PUREN	Montelukast	1,3	(+197,0)	0,49
		32,0	**(+0,3)**	**0,50**
Monoklonale Antikörper				
Xolair	Omalizumab	3,6	(+1,7)	58,61
Nucala	Mepolizumab	2,6	(+20,3)	44,82
Fasenra	Benralizumab	1,6	(+6,8)	44,20
Tezspire	Tezepelumab	1,6	(+96,8)	43,08
		9,5	**(+17,5)**	**49,61**
Summe		**41,5**	**(+3,7)**	**11,75**

Benralizumab ist ein humanisierter monoklonaler Antikörper des Typs IgG 1κ, der mit hoher Affinität und Spezifität an den humanen Interleukin-5-Rezeptor (IL-5Rα) auf der Oberfläche der eosinophilen Granulozyten bindet. Benralizumab kann bei Erwachsenen mit schwerem eosinophilem Asthma, das trotz hochdosierter ICS plus LABA unzureichend kontrolliert ist, als Add-on-Therapie eingesetzt werden (Gallagher et al. 2021; Farne et al. 2022; Global Initiative for Asthma 2025).

Weitere auf dem Markt befindliche Substanzen sind Reslizumab (Anti-IL-5) (Bhatt et al. 2025; Christenson et al. 2025), Dupilumab (Anti-IL-4-R) und Tezepelumab (Anti-TSLP), wobei letzteres auch im HNO-Bereich zur Therapie der chronischen Sinusitis und Polyposis nasi eingesetzt wird.

Die Indikation zur Therapie mit monoklonalen Antikörpern beim schweren Asthma sollte immer erst gestellt werden, wenn sich unter einer 3 bis 6 monatigen maximalen inhalativen Kombinationstherapie mit einem ICS in Höchstdosis, einem LABA und einem LAMA (Tiotropium) keine Asthmakontrolle erreichen lässt und zusätzlich die weiteren strengen Voraussetzungen der nationalen Versorgungsleitlinie (Bundesärztekammer et al. 2024) erfüllt sind. Keinesfalls sollte die Indikation **allein** auf der Basis wissenschaftlich fragwürdiger Biomarker (z. B. periphere Eosinophile, Stickstoffmonoxid im Exhalat) gestellt werden. Für eine endgültige Beurteilung hinsichtlich des Nutzens und langfristiger UAW der monoklonalen Antikörper ist die vorhandene Datengrundlage noch nicht ausreichend. Die deutliche Zunahme der Verordnungen ist daher, trotz des größeren Raumes, den diese Substanzen in den aktuellen Leitlinien einnehmen (Global Initiative for Asthma

2025; Lommatzsch 2023), kritisch zu sehen. Dies trifft auch unter dem Aspekt zu, dass ein schweres Asthma keine häufige Erkrankung ist (< 40 Jahre: unter 5 %). Nur bei einer Erstdiagnose des Asthma nach dem 40. Lebensjahr wird es bei bis zu 10 % der Patienten gesehen (Lommatzsch 2023).

Bei der COPD ergibt sich eine Indikation für die Therapie mit den oben genannten monoklonalen Antikörpern allenfalls in sehr seltenen Fällen bei sehr sorgfältig ausgewählten Patienten (Donovan et al. 2020; Sciurba et al. 2025). In der Zukunft könnte allerdings der Antikörper Dupilumab, der eine gemeinsame Rezeptorkomponente für IL-4 und IL-13 blockiert, bei ausgewählten COPD-Patienten eine Rolle spielen, die eine ausgeprägte Typ-2-Inflammation mit hohen peripheren Eosinophilenzahlen (> 300/µl) und eine hohe Exazerbationsrate aufweisen (Bhatt et al. 2023, 2025; Christenson et al. 2025).

Literatur

Agustí A, Celli BR, Criner GJ, Halpin D, Anzueto A, Barnes P, Bourbeau J, Han MK, Martinez FJ, Montes de Oca M, Mortimer K, Papi A, Pavord I, Roche N, Salvi S, Sin DD, Singh D, Stockley R, López Varela MV, Wedzicha JA, Vogelmeier CF (2023) Global initiative for chronic obstructive lung disease 2023 report: GOLD executive summary. Eur Respir J 61(4):2300239

Bhatt SP, Rabe KF, Hanania NA, Vogelmeier CF, Cole J, Bafadhel M, Christenson SA, Papi A, Singh D, Laws E, Mannent LP, Patel N, Staudinger HW, Yancopoulos GD, Mortensen ER, Akinlade B, Maloney J, Lu X, Bauer D, Bansal A, Robinson LB, Abdulai RM (2023) Dupilumab for COPD with type 2 inflammation indicated by eosinophil counts. N Engl J Med 389(3):205–214

Bhatt SP, Rabe KF, Hanania NA et al (2025) Dupilumab for chronic obstructive pulmonary disease with type 2 inflammation: a pooled analysis of two phase 3, randomised, double-blind, placebo-controlled trials. Lancet Respir Med 13(3):234–243. https://doi.org/10.1016/s2213-2600(24)00409-0

Bundesärztekammer, Kassenärztliche Bundesvereinigung, Arbeitsgemeinschaft der Wissenschaftlichen Medizinischen Fachgesellschaften (2021) Nationale VersorgungsLeitlinie COPD – Teilpublikation der Langfassung, 2. Auflage. Version 1. https://www.leitlinien.de/copd. Zugegriffen: 12. Mai 2024

Bundesärztekammer, Kassenärztliche Bundesvereinigung, Arbeitsgemeinschaft der Wissenschaftlichen Medizinischen Fachgesellschaften (2024) Nationale VersorgungsLeitlinie Asthma, Version 5.0. https://register.awmf.org/de/leitlinien/detail/nvl-002. Zugegriffen: 3. Sept. 2024

Christenson SA, Hanania NA, Bhatt SP et al (2025) Type 2 inflammation biomarkers and their association with response to dupilumab in COPD (BOREAS): an analysis of a randomised, placebo-controlled, phase 3 trial. Lancet Respir Med. https://doi.org/10.1016/s2213-2600(25)00044-x

Cloonan SM, Kim K, Esteves P, Trian T, Barnes PJ (2020) Mitochondrial dysfunction in lung ageing and disease. Eur Respir Rev 29(157):200165

Collaborators Global Health (2025) Global, regional, and national burden of household air pollution, 1990–2021: a systematic analysis for the Global Burden of Disease Study 2021. Lancet 405(10485):1167–1181. https://doi.org/10.1016/s0140-6736(24)02840-x

Crossingham I, Turner S, Ramakrishnan S, Fries A, Gowell M, Yasmin F, Richardson R, Webb P, O'Boyle E, Hinks TS (2021) Combination fixed-dose beta agonist and steroid inhaler as required for adults or children with mild asthma. Cochrane Database Syst Rev. https://doi.org/10.1002/14651858.cd013518.pub2

Donovan T, Milan SJ, Wang R, Banchoff E, Bradley P, Crossingham I (2020) Anti-IL-5 therapies for chronic obstructive pulmonary disease. Cochrane Database Syst Rev. https://doi.org/10.1002/14651858.cd013432.pub2

Fajt ML, Wenzel SE (2017) Development of new therapies for severe asthma. Allergy Asthma Immunol Res 9(1):3–14

Farne HA, Wilson A, Milan S, Banchoff E, Yang F, Powell CV (2022) Anti-IL-5 therapies for asthma. Cochrane Database Syst Rev. https://doi.org/10.1002/14651858.cd010834.pub4

Gallagher A, Edwards M, Nair P, Drew S, Vyas A, Sharma R, Marsden PA, Wang R, Evans DJ (2021) Anti-interleukin-13 and anti-interleukin-4 agents versus placebo, anti-interleukin-5 or anti-immunoglobulin-E agents, for people with asthma. Cochrane Database Syst Rev. https://doi.org/10.1002/14651858.cd012929.pub2

Global Initiative for Asthma (2025) Global strategy for asthma management and prevention. https://www.ginasthma.org/2025-gina-strategy-report/. Zugegriffen: 1. Sept. 2025

Global initiative for chronic obstructive lung disease (2025) Global strategy for the diagnosis, management, and prevention of chronic obstructive pulmonary disease. https://www.goldcopd.org/2025-gold-report/. Zugegriffen: 1. Sept. 2025

Halpin DMG, Criner GJ, Papi A, Singh D, Anzueto A, Martinez FJ, Agusti AA, Vogelmeier CF (2021) Global initiative for the diagnosis, management, and prevention of chronic obstructive lung disease. The 2020 GOLD science committee report on COVID-19 and chronic obstructive pulmonary disease. Am J Respir Crit Care Med 203(1):24–36

Janjua S, Fortescue R, Poole P (2020) Phosphodiesterase-4 inhibitors for chronic obstructive pulmonary disease. Cochrane Database Syst Rev. https://doi.org/10.1002/14651858.cd002309.pub6

Kew KM, Flemyng E, Quon BS, Leung C (2022) Increased versus stable doses of inhaled corticosteroids for exacerbations of chronic asthma in adults and children. Cochrane Database Syst Rev. https://doi.org/10.1002/14651858.cd007524.pub5

LaForce C, Albers F, Danilewicz A et al (2025) As-needed Albuterol-Budesonide in mild asthma. N Engl J Med 393(2):113–124. https://doi.org/10.1056/NEJMoa2504544

Lommatzsch M (2023) S2k-Leitlinie zur fachärztlichen Diagnostik und Therapie von Asthma 2023. https://register.awmf.org/assets/guidelines/020-009l_S2k_Fachaerztliche-Diagnostik-Therapie-von-Asthma_2023-03.pdf. Zugegriffen: 27. Juli 2023

Mammen MJ, Pai V, Aaron SD, Nici L, Alhazzani W, Alexander PE (2020) Dual LABA/LAMA therapy versus LABA or LAMA monotherapy for chronic obstructive pulmonary disease. A systematic review and meta-analysis in support of the American Thoracic Society clinical practice guideline. Ann Am Thorac Soc 17(9):1133–1143

Normansell R, Walker S, Milan SJ, Walters EH, Nair P (2014) Omalizumab for asthma in adults and children. Cochrane Database Syst Rev. https://doi.org/10.1002/14651858.cd003559.pub4

Oba Y, Anwer S, Maduke T, Patel T, Dias S (2022) Effectiveness and tolerability of dual and triple combination inhaler therapies compared with each other and varying doses of inhaled corticosteroids in adolescents and adults with asthma: a systematic review and network meta-analysis. Cochrane Database Syst Rev. https://doi.org/10.1002/14651858.cd013799.pub2

Oba Y, Anwer S, Patel T, Maduke T, Dias S (2023) Addition of long-acting beta$_2$ agonists or long-acting muscarinic antagonists versus doubling the dose of inhaled corticosteroids (ICS) in adolescents and adults with uncontrolled asthma with medium dose ICS: a systematic review and network meta-analysis. Cochrane Database Syst Rev. https://doi.org/10.1002/14651858.CD013797.pub2

O'Shea O, Stovold E, Cates CJ (2021) Regular treatment with formoterol and an inhaled corticosteroid versus regular treatment with salmeterol and an inhaled corticosteroid for chronic asthma: serious adverse events. Cochrane Database Syst Rev. https://doi.org/10.1002/14651858.cd007694.pub3

Püntmann I, Mühlbauer B (2023) Asthma bronchiale: SMART-Präparate bereits bei Bedarf. Arzneiverordn Prax 50(2):100–103

Sciurba FC, Criner GJ, Christenson SA et al (2025) Mepolizumab to prevent exacerbations of COPD with an Eosinophilic phenotype. N Engl J Med 392(17):1710–1720. https://doi.org/10.1056/NEJMoa2413181

Singh D, Agusti A, Anzueto A, Barnes PJ, Bourbeau J, Celli BR, Criner GJ, Frith P, Halpin DMG, Han M, Lopez Varela MV, Martinez F, Montes de Oca M, Papi A, Pavord ID, Roche N, Sin DD, Stockley R, Vestbo J, Wedzicha JA, Vogelmeier C (2019) Global strategy for the diagnosis, management, and prevention of chronic obstructive lung disease: the GOLD science committee report 2019. Eur Respir J 53(5):1900164

Yang IA, Ferry OR, Clarke MS, Sim EHA, Fong KM (2023) Inhaled corticosteroids versus placebo for stable chronic obstructive pulmonary disease. Cochrane Database Syst Rev 3(3):CD2991. https://doi.org/10.1002/14651858.CD002991.pub4

Hals-Nasen- und Ohrenerkrankungen

Roland Seifert

Auf einen Blick

Verordnungsprofil Arzneistoffe zur Behandlung von Hals-, Nasen- und Ohrenerkrankungen umfassen mechanistisch unterschiedliche Arzneistoffklassen. Am häufigsten verschrieben werden die schleimhautabschwellenden Alphasympathomimetika (α_1-Adrenorezeptoragonisten), dicht gefolgt von lokal applizierbaren Glucocorticoiden zur Behandlung der allergischen Rhinitis. Zur Lokalbehandlung von Infektionen am äußeren Ohr wird vornehmlich Ciprofloxacin verschrieben.

Bewertung α_1-Adrenorezeptoragonisten sind preiswert und wirksam. Wichtig ist eine kurze Anwendungsdauer, um die Entstehung einer Rhinits medicamentosa zu vermeiden. Nasal applizierte Glucocorticoide sind bei der allergischen Rhinits sicher wirksam. Ciprofloxacin wirkt gut bei bakteriell bedingter Otitis externa. Kombinationspräparate von Ciprofloxacin + Glucocorticoiden, Phenazon + Procain, pflanzlichen Bestandteilen sowie Homöopathika sind fragwürdig.

Unter dem Begriff Rhinologika werden Arzneimittel zusammengefasst, die zur Lokalbehandlung von Erkrankungen der Nasenhaupthöhlen und der Nasennebenhöhlen eingesetzt werden (◐ Tab. 32.1, 32.2 und 32.3). Unter dem Begriff Otologika werden Arzneimittel zusammengefasst, die zur Lokalbehandlung von Erkrankungen des äußeren Ohres eingesetzt werden (◐ Tab. 32.4).

Am häufigsten verordnet wurden im Jahr 2024 Alphasympathomimetika (α_1-Adrenorezeptoragonisten; ◐ Tab. 32.1), dicht gefolgt von Glucocorticoiden (◐ Tab. 32.2). Durch die Covid-19-Pandemie mit den damit assoziierten Isolationsmaßnahmen kam es zu einem starken Einbruch der Verordnungen von Alphasympathomimetika. Nach Aufhebung der Isolationsmaßnahmen erholten sich die Alphasympathomimetika-Verordnungen auf das präpandemische Niveau (◐ Abb. 32.1). Im nunmehr vierten Jahr in Folge steigen die Verordnungen von Glucocorticoiden, ein Ausdruck der hohen Prävalenz von Typ-I-Allergien und Wirksamkeit der Glucocorticoide (◐ Abb. 32.1). Die Verordnungen von Otologika liegen seit Jahren ca. auf einem ca. 7-fach niedrigerem Niveau als die Verordnungen von Rhinologika.

W.-D. Ludwig, B. Mühlbauer, R. Seifert (Hrsg.), *Arzneiverordnungs-Report 2025*,
https://doi.org/10.1007/978-3-662-72738-6_32

◧ Tab. 32.1 **Verordnungen rhinologischer Alphasympathomimetika und Antiallergika.** Angegeben sind die 2024 verordneten Tagesdosen, die Änderungen gegenüber 2023 und die mittleren Kosten je DDD 2024

Präparat	Bestandteile	DDD	Änderung	DDD-Nettokosten
		Mio.	%	Euro
Xylometazolin				
Olynth	Xylometazolin	74,1	(+4,5)	0,10
Otriven	Xylometazolin	19,6	(+12,3)	0,19
Imidin	Xylometazolin	3,3	(+293,8)	0,13
Nasengel/-spray/-tropfen AL	Xylometazolin	3,0	(−81,1)	0,31
Nasenspray/-tropfen-ratiopharm	Xylometazolin	1,2	(+10,9)	0,23
Hysan Schnupfenspray	Xylometazolin	0,39	(+685,4)	0,13
Xylometazolin IVC Pragen	Xylometazolin	0,33	(+712,4)	0,32
Nasenspray Heumann	Xylometazolin	0,20	(+60,5)	0,93
		102,1	**(−4,0)**	**0,13**
Andere Sympathomimetika				
Nasivin	Oxymetazolin	39,4	(+4,9)	0,18
Kombinationen				
Nasenduo	Xylometazolin Dexpanthenol	3,8	(+0,7)	0,22
Nasic/-neo	Xylometazolin Dexpanthenol	3,5	(−0,9)	0,23
Olynth Plus	Xylometazolin Dexpanthenol	0,52	(+104,5)	0,19
		7,8	**(+3,5)**	**0,22**
Antiallergika				
Allergodil Nasenspray, Nasenspray/ Augentropfen	Azelastin	0,98	(−12,7)	0,96
Livocab Nasenspray, Nasenspray/ Augentropfen	Levocabastin	0,55	(−3,7)	3,31
		1,5	**(−9,6)**	**1,81**
Summe		**150,8**	**(−1,5)**	**0,16**

32

◘ Tab. 32.2 Verordnungen von glucocorticoidhaltigen Rhinologika. Angegeben sind die 2024 verordneten Tagesdosen, die Änderungen gegenüber 2023 und die mittleren Kosten je DDD 2024

Präparat	Bestandteile	DDD	Änderung	DDD-Netto-kosten
		Mio.	%	Euro
Budesonid				
Budes Nasenspray	Budesonid	25,0	(+56,8)	0,35
Aquacort Nasenspray	Budesonid	7,8	(−32,3)	0,31
Budesonid-1 A Pharma	Budesonid	1,8	(−49,7)	0,22
Budapp nasal	Budesonid	1,0	(−23,0)	0,33
		35,6	**(+10,1)**	**0,33**
Fluticason				
Avamys	Fluticason	2,2	(−24,3)	0,55
Flutica TEVA	Fluticason	1,9	(+33,6)	0,53
Flutide Nasal	Fluticason	0,47	(−52,9)	0,74
		4,5	**(−14,3)**	**0,56**
Mometason				
MometaHEXAL	Mometason	44,7	(+103,2)	0,49
MomeAllerg/MomeGalen Nasenspray	Mometason	15,2	(−43,0)	0,44
Mometason/Mometasonfuroat-ratiopharm	Mometason	7,6	(−9,2)	0,49
Mometasonfuroat Abz	Mometason	7,2	(+4,7)	0,40
Mometasonfuroat AL	Mometason	3,4	(+37,8)	0,48
Mometasonfuroat Cipla	Mometason	2,4	(−60,0)	0,46
Nasonex	Mometason	2,3	(−28,6)	0,51
Mometason ADGC	Mometason	0,42	(neu)	0,22
		83,2	**(+10,1)**	**0,47**
Weitere Medikamente				
Dymista	Fluticason Azelastin	6,4	(−6,8)	1,15
Beclometason-ratiopharm nasal	Beclometason	5,9	(+9,4)	0,23
Syntaris	Flunisolid	3,8	(−20,9)	0,38
Ryaltris	Mometason Olopatadin	1,1	(+117,2)	0,95

◘ Tab. 32.2 (Fortsetzung)

Präparat	Bestandteile	DDD	Änderung	DDD-Netto-kosten
		Mio.	%	Euro
Rhinisan	Triamcinolonacetonid	0,97	(−6,8)	0,58
Beclorhinol	Beclometason	0,75	(−12,8)	0,41
Nasacort	Triamcinolonacetonid	0,56	(+10,9)	0,66
Dexa Rhinospray Mono	Dexamethason	0,24	(+12,5)	1,52
		19,7	**(−2,4)**	**0,65**
Summe		**143,1**	**(+7,2)**	**0,46**

◘ Tab. 32.3 Verordnungen sonstiger Rhinologika. Angegeben sind die 2024 verordneten Tagesdosen, die Änderungen gegenüber 2023 und die mittleren Kosten je DDD 2024

Präparat	Bestandteile	DDD	Änderung	DDD-Nettokosten
		Mio.	%	Euro
Monopräparate				
Emser Salz Nase	Emser Salz	2,2	(−11,1)	0,35
Nasipral	Ipratropiumbromid	1,1	(+23,9)	0,70
		3,3	**(−2,1)**	**0,46**
Kombinationen				
Sinupret	Enzianwurzel Schlüsselblumenblüten Ampferblätter Holunderblüten Eisenkraut	3,5	(−1,1)	2,10
Euphorbium comp SN Spray	Euphorbium D4 Pulsatilla D2 Mercurius biiod. D8 Hepar sulfuris D10 Argentum nitr. D10 Luffa operculata D2	0,26	(−22,9)	0,69
		3,7	**(−3,1)**	**2,00**
Summe		**7,0**	**(−2,6)**	**1,28**

▣ Tab. 32.4 Verordnungen von Otologika. Angegeben sind die 2024 verordneten Tagesdosen, die Änderungen gegenüber 2023 und die mittleren Kosten je DDD 2024

Präparat	Bestandteile	DDD	Änderung	DDD-Nettokosten
		Mio.	%	Euro
Antibiotika				
Ciloxan Ohren	Ciprofloxacin	3,9	(−1,5)	1,24
Panotile cipro	Ciprofloxacin	3,1	(+13,2)	1,85
Infectocipro Ohrentropfen	Ciprofloxacin	0,92	(−5,6)	2,70
		7,9	**(+3,2)**	**1,65**
Corticosteroide				
Otoflamm	Fluocinolonacetonid	0,29	(+7,1)	2,30
Antibiotikakombinationen				
Infectociprocort	Fluocinolonacetonid Ciprofloxacin	6,6	(+5,4)	1,66
Cilodex	Dexamethason Ciprofloxacin	4,1	(+6,3)	1,05
Infectospectran HC	Polymyxin-B Bacitracin Hydrocortisonacetat	0,68	(+57,6)	0,62
		11,4	**(+7,9)**	**1,38**
Lokalanästhetikakombinationen				
Otobacid N	Dexamethason Cinchocain Butandiol	1,1	(−0,1)	1,76
Otalgan	Phenazon Procain	0,60	(−0,5)	0,48
		1,7	**(−0,3)**	**1,31**
Summe		**21,3**	**(+5,4)**	**1,49**

Insgesamt gehören Rhinologika und Otologika zu den preiswerten Arzneimitteln (siehe ► Kap. 1). Für die sicher wirksamen Monopräparate aus der Gruppe der Alphasympathomimetika (▣ Tab. 32.1) und Glucocorticoide (▣ Tab. 32.2) stehen zahlreiche preiswerte und gegeneinander gut austauschbare Präparate (Arzneispezialitäten und Generika) zur Verfügung, sodass für die praktisch wichtigsten Indikationsgebiete der akuten viralen Rhinitis (Alphasympathomimetika) und allergischen Rhinitis (Glucocorticoide) auch Lieferengpässe die Patientenversorgung nicht gefährden sollten.

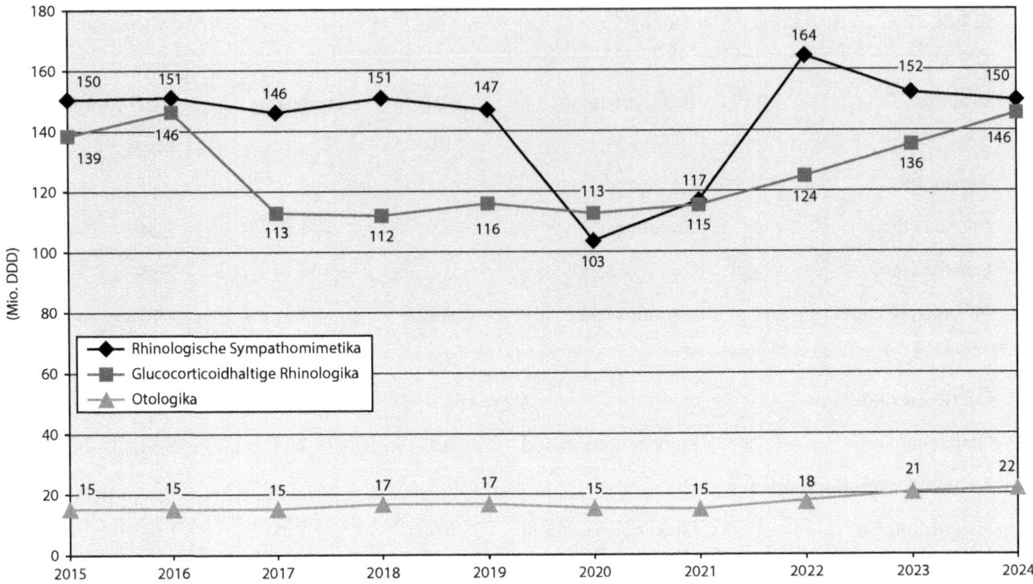

◘ Abb. 32.1 Verordnungen von Rhinologika und Otologika 2015–2024. Gesamtverordnungen nach definierten Tagesdosen

32.1 Rhinologika

Ziel von Rhinologika ist es, symptomatisch die behinderte Nasenatmung zu verbessern sowie Niesreiz, Hypersekretion und Entzündungssymptome zu lindern.

32.1.1 Alphasympathomimetika

Alphasympathomimetika führen zu einer raschen Abschwellung der Nasenschleimhäute und verbessern die Nasenatmung bei viraler Rhinitis (Graf et al. 2009). Zusätzlich kommt es zur Abschwellung der Ostien zu den Nasennebenhöhlen, wodurch der Sekretabfluss aus den Nasennebenhöhlen erleichtert wird. Schließlich schwillt auch die Tuba tympani ab, was den Druckausgleich mit dem Mittelohr erleichtert. In aller Regel sind virale Rhinitiden selbstlimitierend, weshalb die Anwendung von Alphasympathomimetika auch nur für wenige Tage notwendig ist. Die Langzeitanwendung von Alphasympathomimetika muss vermieden werden, da es zu trophischen Störungen der Nasenschleimhaut kommen kann, die als Rhinitis medicamentosa bezeichnet werden (Graf 1996; Margulis et al. 2024; Mokhatrish et al. 2024). Die Rhinitis medicamentosa ist nicht einfach zu behandeln (Margulis et al. 2024). Ein wesentlicher Aspekt in der Vermeidung der Rhinits medicamentosa besteht darin, dass Apotheker ihre Kunden bei der (*over-the-counter-*)Abgabe von Alphasympathomimetika vor dem Langzeitgebrauch dieser Arzneimittel warnen (Mokhatrish et al. 2024). Zumindest in Saudi Arabien funktioniert dies gut. Für Deutschland liegen keine Informationen vor.

Xylometazolin ist das führende Alphasympathomimetikum, gefolgt von Oxymetazolin (◘ Tab. 32.1). Beide Arzneistoffe sind gegeneinander austauschbar. Insgesamt waren die Alphasympathomimetikaverordnungen im Jahr 2024 weiter rückläufig. Dies ist wahrscheinlich der Tatsache geschuldet, dass der Gipfel von „nachgeholten" viralen Infekten im Jahr 2022 als Folge der Pandemie-Restriktionen überwunden ist (Liu et al. 2024). Das deutlich führende Präparat ist *Olynth*, das auch die niedrigsten DDD-Kosten aufweist; ein Beispiel für Kostenbewusstsein bei den Verschreibern. Obwohl die DDD-Kosten bei den Alphasympathomimetika absolut gesehen niedrig sind, ist nicht nachvollziehbar, warum es innerhalb dieser Gruppe so große Preisschwankungen gibt. In Anbetracht der Häufigkeit von viralen Rhinitiden und der Austauschbarkeit der Präparate sollten Ärzte das jeweils kostengünstigste Präparat verordnen. Alphasympathomimetika sind rezeptfrei erhältlich. Der größte Teil der Anwendung dieser Arzneistoffklasse, der hier nicht erfasst wird, läuft daher *over-the-counter* (Selbstmedikation).

Eine geringe Rolle in den Verordnungen spielen Kombinationspräparate von Alphasympathomimetika mit Dexpanthenol. Dexpanthenol soll die Nasenschleimhaut pflegen (Behr et al. 2023). Für eine dauerhafte „Nasenpflege" eignen sich diese Kombinationspräparate wegen der Gefahr der Rhinitis medicamentosa nicht. Stattdessen sollten für die Nasenpflege rezeptfreie Dexpanthenol-Monopräparate angewendet werden.

32.1.2 Antiallergika (Antihistaminika, H_1-Rezeptor-Antagonisten der 2. Generation)

Azelastin und Levocabastin gehören zu den nicht-sedierenden Antihistaminika (H_1-Rezeptor-Antagonisten der 2. Generation; Bernstein et al. 2024; siehe ▶ Kap. 36). Sie werden lokal (meist in der Kombination von Augentropfen und Nasenspray) bei Typ-1-Allergie angewendet. Sie wirken sicher und rasch und sind rezeptfrei in der Apotheke erhältlich. Dies erklärt auch trotz nachgewiesener und sicherer Wirksamkeit die niedrigen Verordnungszahlen (❍ Tab. 32.1). Der Hauptanteil der Anwendungen von Azelastin und Levocabastin findet im Bereich der *over-the-counter*-Medikation (Selbstmedikation) statt, der hier nicht erfasst wird. Der Vorteil dieser Arzneistoffe ist, dass sie nach Applikation einen sehr raschen Wirkeintritt (innerhalb weniger Minuten) zeigen, was sie für die Akuttherapie von Symptomen sehr geeignet macht.

32.1.3 Glucocorticoide

Glucocorticoide sind bei allergischer Rhinitis sehr gut wirksam (Bernstein et al. 2024). Sie können sehr gut bei der meist vorhersehbaren saisonalen allergischen Rhinits eingesetzt werden. Im Unterschied zu den H_1-Rezeptor-Antagonisten der 1. Generation (siehe ▶ Abschn. 32.1.2) haben Glucocorticoide einen verzögerten Wirkeintritt innerhalb von Stunden, was den Patienten entsprechend kommuniziert werden muss.

Mometason-Präparate sind auf dem Markt der lokalen Glucocorticoide mit einem Anteil von fast 60 % führend, mit stark steigender Tendenz. Diese Verordnungszahlen reflektieren die gute und sichere Wirkung von Mometason. Vorteile von Mometason gegenüber Budesonid und Fluticason gibt es aber nicht. Bei sachgemäßer Anwendung haben die genannten Glucocorticoide keine systemischen unerwünschten Wirkungen, da sie in der Leber rasch abgebaut werden. Diese Vorteile moderner Glucocorticoide werden auch in der Therapie des Asthmas bronchiale und von entzündlichen Hauterkrankungen sowie Darmerkrankungen ausgenutzt (siehe ▶ Kap. 12, 31 und 35).

Die Tagestherapiekosten der meisten Mometason-, Budesonid- und Fluticason-Präparate sind vergleichbar. Es gibt auch, mit niedrigen Verordnungszahlen, Präparate mit anderen Glucocorticoiden, die keine Vorteile gegenüber den oben genannten Arzneistoffen haben. In der systemischen Therapie mit Glucocorticoiden in Deutschland hat sich eine klare Konzentrierung auf einen Arzneistoff (hier Prednisolon) durchgesetzt, was therapeutisch sinnvoll ist (▶ Kap. 20) und auch für den Indikationsbereich der allergischen Rhinits anzustreben ist. Die Therapie wird sicherer, wenn möglichst viele Ärzte mit nur einem Glucocorticoid gut vertraut sind.

Auf dem Markt sind auch einige Kombinationspräparate von Glucocorticoiden mit H_1-Rezeptorantagonisten (Azelastin bzw. Olapatidin) vertreten. Diese Kombinationspräparate sind deutlich teurer als Monopräparate mit Glucocorticoiden, ohne dass eine überzeugende therapeutische Überlegenheit nachgewiesen wäre (Chen et al. 2022). Die Begründung für die Existenz dieser Präparate soll darin liegen, dass es über den H_1-Rezeptor-Antagonismus zu einer raschen Linderung akuter Allergiesymptome kommt, ehe die Glucocorticoid-Wirkung einsetzt. Wegen des langsamen Wirkeintritts der Glucocorticoide kann es aber so zu einer zu häufigen Anwendung kommen. Wenn eine rasche Symptomlinderung erwünscht ist, so sollten Monopräparate mit einem H_1-Rezeptor-Antagonisten bei entsprechendem Bedarf appliziert werden.

32.1.4 Sonstige Rhinologika

Emser Salz-Nasenspray befeuchtet die Nasenschleimhaut ist deshalb besonders bei trockener Nasenschleimhaut (vor allem im Winter in der Heizperiode) eine sinnvolle symptomatische Therapie. Es gibt zahlreiche rezeptfreie befeuchtende Nasensprays auf Salzbasis, weshalb die Verordnungszahlen von *Emser Salz* auch sehr niedrig liegen.

Zum dritten Mal vertreten ist, mit weiter deutlich steigenden Verordnungen, *Nasipral*, das den Arzneistoff Ipratropiumbromid enthält. Ipratropiumbromid ist ein selektiver M_3-Muskarinrezeptor-Antagonist, der symptomatisch die exzessive Nasensekretion bei Rhinitis (Rhinorrhoe) hemmt (Graf et al. 2009). Ipratropiumbromid stellt eine Alternative zu den Alphasympathomimetika dar, hat aber deutlich höhere DDD-Kosten. Deshalb sollte Ipratropiumbromid nur bei denjenigen Patienten mit Rhinitis verschrieben werden, die Alphasympathomimetika nicht vertragen oder ablehnen oder eine sehr starke Rhinorrhoe haben. In schweren Fällen ist auch eine gemeinsame Anwendung von Ipratropiumbromid und Alphasympathomimetika möglich (Graf et al. 2009). Ein konzeptioneller Vorteil von Ipratropiumbromid ist, dass es sich um einen Antagonisten an einem G-Protein-gekoppelten Rezeptor handelt, während Alphasympathomimetika Agonisten sind. Bei Agonisten an diesen Rezeptoren besteht immer das Risiko einer Gewöhnung bei Dauertherapie (Maaliki et al. 2024), was sich im Falle der Alphasympathomimetika in der Rhinitis medicamentosa manifestiert. Dieses Risiko ist bei Antagonisten nicht vorhanden, weshalb sie leichter in der Dauertherpaie ingesetzt werden können. Allerdings ist auch die Hypersekretion bei viraler Rhinitis meist selbstlimitierend.

Die Verordnungszahlen des aus verschiedenen Komponenten bestehenden Phythopharmakons *Sinupret* sind 2024 leicht gefallen. Es hat die höchsten DDD-Kosten aller Rhinologika (vergleiche ◼ Tab. 32.1, 32.2 und 32.3). Demgegenüber ist die klinische Evidenz für eine Wirksamkeit bei chronischer Rhinosinusitis nicht überzeugend (Palm et al. 2017). Die zitierte Studie ist außerdem durch finanzielle Interessenkonflikte belastet und daher nur sehr vorsichtig zu interpretieren. Qualitative hochwertige und Hersteller-unabhängige klinische Studien zu *Sinupret* liegen nicht vor. Entscheidend in der Behandlung der chronischen Rhinosinusitis ist eine Behebung der Abflussstörung und eine gezielte antibakterielle Therapie (Sedaghat 2017; Seresirikachorn et al. 2019). Aus pharmakologischer und pharmakoökonomischer Sicht sind die abnehmenden Verordnungszahlen von *Sinupret* begrüßenswert.

Für das homöopathische Präparat *Euphorbium comp SN* Spray fehlt der Nachweis klinischer Wirksamkeit. Ein über die Wirkung von Placebo hinausgehender Effekt ist nicht zu erwarten (Antonelli und Donelli 2019). Außerdem liegen die DDD-Kosten für dieses Präparat, wie für zahlreiche Homöopathika beobachtet, über den DDD-Kosten rationaler pharmakologischer Alternativen (Leemhuis und Seifert 2024; siehe auch ▶ Kap. 26).

32.2 Otologika

Ziel von Otologika ist es, Entzündungszustände am äußeren Ohr zu beseitigen.

32.2.1 Antibiotika (antibakterielle Arzneistoffe)

Pseudomonas aeruginosa und *Staphylococcus aureus* sind häufige bakterielle Erreger für akute Entzündungen am äußeren Ohr (Otitis acuta externa; Chu et al. 2022). Grundsätzlich sollte eine antibakterielle Therapie durch einen Erregernachweis mit nachfolgendem Antibakteriogramm abgesichert sein, was aber in der Praxis selten geschieht.

In der Lokaltherapie bakterieller Infektionen des äußeren Ohrs seit langer Zeit etabliert ist das Fluorchinolon Ciprofloxacin (Chu et al. 2022). Die Verordnungszahlen für Ciprofloxacin sind wie im Vorjahr deutlich gestiegen. Die Ursachen dafür sind unklar.

32.2.2 Corticosteroide (Glucocorticoide)

Das Glucocorticoid Fluocinolonacetonid wird lokal bei nicht-bakteriell bedingten Entzündungen des äußeren Ohres angewendet (Kesser 2011). Entscheidend für die Anwendung ist die Abgrenzung zu bakteriell verursachten Entzündungen. Die Verordnungszahlen von Fluocinolonacetonid sind auf sehr niedrigem absolutem Niveau steigend.

32.2.3 Antibiotikakombinationen

Kombinationen von Ciprofloxacin mit einem Glucocorticoid werden häufiger verordnet als Ciprofloxacin allein. Eine aktuelle klinische Studie zeigte keinen Vorteil einer Kombination eines Glucocorticoids mit Ciprofloxacin *versus* Ciprofloxacin allein oder *versus* Glucocorticoid allein (Chu et al. 2022). Es wird daher empfohlen, je nach Ursache der Entzündung entweder einen antibakteriellen Arzneistoff oder ein Glucocorticoid zu verschreiben. Eine kritische Überprüfung der Verordnungspraxis dieser Kombinationspräparate wird angemahnt.

32.2.4 Lokalanästhetikakombinationen

Otobacid N (mit dem Glucocorticoid Dexamethason, dem Amid-Lokalanästhetikum Cinchocain und dem Lösungsvermittler Butandiol) wird wegen seiner abschwellenden und schwach lokalanästhetischen Wirkung für die lokale Schmerztherapie bei entzündlichen Ohrerkrankungen eingesetzt. Bei Neurodermitis wirkt das Präparat auch juckreizlindernd.

Otalgan ist eine Kombination aus dem Pyrazolon Phenazon, das fiedersenkend und analgetisch wirkt und dem Ester-Lokalanästhetikum Procain. Zwar sind die Verordnungszahlen absolut nur sehr niedrig, aber prozentual stark steigend. Das Präparat ist fragwürdig, da unklar ist, ob Pyrazolone bei lokaler Gabe überhaupt ihre Zielstruktur (TRPA1-Kanäle in sensorischen Ganglien) erreichen (Nassini et al. 2015; Iannone et al. 2022). Außerdem ist Procain ein nur sehr schwach wirkendes Lokalanästhetikum (Kokubu et al. 1997). Bei starken Ohrschmerzen sollte präferenziell eine orale (systemische) Therapie mit adäquat dosiertem Paracetamol, Ibuprofen oder Metamizol durchgeführt werden.

Literatur

Antonelli M, Donelli D (2019) Reinterpreting homeopathy in the light of placebo effects to manage patients who seek homeopathic care: a systematic review. Health Soc Care Community 27:824–847

Behr W, Li H, Birk R et al (2023) mpact of Bepanthen® and dexpanthenol on human ciliary beat frequency in vitro. Eur Arch Otolaryngol 280:3731–3736

Bernstein JA, Bernstein JS, Makol R et al (2024) Allergic rhinitis: a review. JAMA 331:866–877

Chen R, Zheng D, Zhang Y et al (2022) Efficacy and safety of twice-daily olopatadine-mometasone combination nasal spray (GSP301) in the treatment of allergic rhinitis: a systematic review and meta-analysis. Eur Arch Otolaryngol 279:1691–1699

Chu L, Acosta AM, Aazami H et al (2022) Efficacy and safety of ciprofloxacin plus fluocinolone acetonide among patients with acute otitis externa: a randomized clinical trial. JAMA Netw Open 5:e2221699

Graf P (1996) Long-term use of oxy- and xylometazoline nasal sprays induces swelling, tolerance, and nasal hyperreactivity

Graf P, Eccles R, Chen S (2009) Efficacy and safety of intranasal xylometazoline and ipratropium in patients with common cold. Expert Opin Pharmacother 10:889–908

Iannone LF, Nassini R, Patacchini R et al (2022) Neuronal and non-neuronal TRPA1 as therapeutic targets for pain and headache relief. Temperature 10:50–66

Kesser BW (2011) Assessment and management of chronic otitis externa. Curr Opin Otolaryngol Head Neck Surg 19:341–347

Kokubu M, Oda K, Kudo M et al (1997) Correlation between the anesthetic potency of local anesthetics and their binding ability to a model membrane. J Anesth 11:121–125

Leemhuis H, Seifert R (2024) Prescriptions of homeopathic remedies at the expense of the German statutory health insurance from 1985 to 2021: scientific, legal and pharmacoeconomic analysis. Naunyn-Schmiedebergs Arch Pharmacol 397:6135–6152

Liu HF, Hu XZ, Huang RW et al (2024) Evaluation of disease severity and prediction of severe cases in children hospitalized with influenza A (H1N1) infection during the post-COVID-19 era: a multicenter retrospective study. BMC Pediatr 24:234

Maaliki D, Jaffa AA, Nasser S et al (2024) Adrenoceptor desensitization: current understanding of mechanisms. Pharmacol Rev 76:358–387

Margulis I, Jrbashyan J, Bitterman Fisher S et al (2024) Rhinitis medicamentosa – comparing two treatment strategies: a retrospective analysis. J Laryngol. https://doi.org/10.1017/S0022215124000252

Mokhatrish MM, Almatrafi SD, Aldrees TM et al (2024) Pharmacists' attitudes towards long-term use of nasal decongestants: a cross-sectional study. J Multidiscip Healthc 17:1079–1090

Nassini R, Fusi C, Materazzi S et al (2015) The TRPA1 channel mediates the analgesic action of dipyrone and pyrazolone derivatives. Br J Pharmacol 172:3397–3411

Palm J, Steiner I, Abramov-Sommariva A et al (2017) Assessment of efficacy and safety of the herbal medicinal product BNO 1016 in chronic rhinosinusitis. Rhinology 55:142–151

Sedaghat AR (2017) Chronic rhinosinusitis. Am Fam Physician 96:500–506

Seresirikachorn K, Suwanparin N, Srisunthornphanich C et al (2019) Factors of success of low-dose macrolides in chronic sinusits: systematic review and meta-analysis. Laryngoscope 129:1510–1519

32

Erkrankungen der Nieren und der ableitenden Harnwege

Inhaltsverzeichnis

Nierenwirksame Arzneimittel

Hartmut Oßwald und Bernd Mühlbauer

Auf einen Blick

Trend Mit nierenwirksamen Arzneimitteln waren über Jahrzehnte fast ausschließlich die die renale Wasser-, Glukose- und Elektrolytausscheidung steigernden Diuretika gemeint, mit denen akute oder chronische Herz-Kreislauf-Erkrankungen sowie pulmonal oder hepatisch bedingte Störungen der Flüssigkeitsbilanz behandelt wurden. Mit den SGLT2-Inhibitoren ist eine Arzneimittelklasse hinzugekommen, die spezifisch glomeruläre und tubuläre Störungen der Nierenfunktion therapeutisch beeinflusst. Sie nimmt in ihrem Verordnungsvolumen rasant zu. Dem nichtsteroidalen Mineralokortikoidrezeptor-Antagonist Finerenon zeigt in klinischen Studien ebenfalls nephroprotektive Effekte, wobei hier die klinische Relevanz noch nicht befriedigend ist.

Von den Diuretika werden vorwiegend Schleifendiuretika und Thiazide verordnet, Aldosteronantagonisten folgen mit deutlichem Abstand. Schleifendiuretika sind nach wie vor die dominierenden Diuretika und machen 2024 56 % der verordneten Tagesdosen dieser Gruppe aus. Ihre Verordnungszahl geht allerdings seit einigen Jahren kontinuierlich zurück, genauso wie die der kaliumsparenden Diuretikakombinationen. Der Einsatz von Spironolacton und dem 10- bis 17-fach (!) teureren Eplerenon nahm wie in den Vorjahren deutlich zu.

Bewertung Die Verordnung von Diuretika ist nach wie vor ein essentieller Bestandteil der Therapie von Hypertonie, Herzinsuffizienz und Ödemen. Die Abnahme der Verordnungen von fixen Kombinationen von Thiaziden mit kaliumsparenden Diuretika spiegelt die Entwicklung der Pharmakotherapie der Herz-Kreislauferkrankungen wieder. Aldosteronantagonisten gehören zur Standardtherapie der Herzinsuffizienz, wobei es keinen Beleg für einen patientenrelevanten Vorteil von Eplerenon gegenüber Spironolacton gibt. Weder Verordnungsvolumen noch Kosten von SGLT2-Inhibitoren in spezifisch renalen Indikationen lassen sich beurteilen, da die Arzneistoffe bei den Antidiabetika beschrieben werden.

Diuretika werden zur Behandlung von Krankheiten eingesetzt, bei denen das therapeutische Ziel die Reduktion des Extrazellulärvolumens durch Vermehrung der Ausscheidung von Salz und Wasser ist. Hauptindikationen sind arterielle Hypertonie, Herzinsuffizienz sowie Ödeme kardialer, hepatischer und renaler Genese. Diuretika vergrößern den Harnfluss vor allem über eine Hemmung der Rückresorption von Natrium und Chlorid in der Niere.

Die einzelnen Gruppen von Diuretika wirken an verschiedenen Tubulusabschnitten des Nephrons und unterscheiden sich in Stärke und Dauer ihrer diuretischen Wirkung. Bei Thiaziden und ihren Analoga tritt die Wirkung relativ langsam ein, sie wirken 6 bis 72 h. Ihre maxi-

W.-D. Ludwig, B. Mühlbauer, R. Seifert (Hrsg.), *Arzneiverordnungs-Report 2025*,
https://doi.org/10.1007/978-3-662-72738-6_33

male Wirkungsstärke liegt bei einer Ausscheidung von etwa 5–10 % der glomerulären Filtrationsrate. Die Wirkung von Schleifendiuretika tritt schneller ein und ist in der Regel kürzer. Sie sind stärker wirksam als Thiazide und können bis zu 30 % des glomerulären Filtrats zur Ausscheidung bringen. Sie sind auch noch bei eingeschränkter Nierenfunktion wirksam.

Kaliumsparende Diuretika führen zu einer Hemmung der Kaliumausscheidung, während ihre natriuretische Wirkung sehr schwach ausgeprägt ist. Ihre therapeutische Bedeutung besteht daher vor allem in der Korrektur der Hypokaliämien, wie sie bei der diuretischen Therapie mit Thiaziden und Schleifendiuretika entstehen können. Aus diesem Grunde werden sie ausschließlich in Kombination mit den beiden anderen Diuretikagruppen angewendet. Aldosteronantagonisten haben ebenfalls eine hemmende Wirkung auf die Kaliumausscheidung und wurden früher hauptsächlich bei Hyperaldosteronismus eingesetzt. Seit vielen Jahren gehören sie mit Diuretika, ACE-Inhibitoren und Betarezeptorenblockern zur Standardtherapie der schweren Herzinsuffizienz.

Eine neue Klasse diuretisch wirksamer und nephroprotektiver Arzneistoffe sind die eigentlich als orale Antidiabetika entwickelten spezifischen Inhibitoren des Natrium-Glucose Kotransporters 2 (SGLT2) im proximalen Tubulus der Niere. Die blutzuckersenkende Wirkung beruht auf einer vermehrten renalen Ausscheidung von Glucose, verbunden mit Natriurese und Diurese. Nachdem behördlich angeordnete Sicherheitsstudien zu Empagliflozin und Dapagliflozin kardiovaskuläre und renale Outcome-Vorteile bei diabetischen Patienten gezeigt hatten, konnten diese in Folgestudien auch bei Patienten ohne Diabetes bestätigt werden (Übersicht bei van der Aart-van der Beek et al. 2022). Daher erfolgte für diese Arzneistoffe inzwischen die Zulassung für die Therapie der chronischen Niereninsuffizienz sowie der Herzinsuffizienz bei diabetischen und nicht-diabetischen Patienten. Das seit kurzem verfügbare Ertugliflozin konnte solche Vorteile bisher nicht zeigen.

33.1 Verordnungsspektrum

Das Verordnungsvolumen der gesamten Indikationsgruppe der Diuretika ist im langjährigen Mittel im wesentlichen gleich geblieben (vgl. ◘ Abb. 33.1). Schleifendiuretika sind seit über 20 Jahren die am häufigsten verordnete Gruppe aller Diuretika-Monopräparate. Auch wenn sie das seit 2015 gehaltene hohe Verordnungsniveau halten konnten, hat sich der seit 2021 zu verzeichnende Rückgang auch 2024 fortgesetzt. Thiazidmonopräparate zeigen seit 10 Jahren in der Tendenz steigende Verordnungszahlen, während sich bei den Thiazidkombinationen mit Triamteren und Amilorid die seit 2009 rückläufige Entwicklung fortgesetzt hat (◘ Abb. 33.1). Als Grund wird der konstant hohe Einsatz von ACE-Hemmern und AT_1-Rezeptorantagonisten gesehen, die über die Verringerung der Aldosteronsekretion antikaliuretisch wirken und damit kaliumsparende Diuretika in der Regel überflüssig machen.

33.1.1 Thiazide und Thiazidanaloga

Thiaziddiuretika sind in der Gruppe der 3.000 am häufigsten angewandten Präparate mit vier Arzneistoffen vertreten (◘ Tab. 33.1), die sich in ihrem diuretischen Wirkungsprofil deutlich voneinander unterscheiden. Die Verordnungen von Hydrochlorothiazid bzw. Xipamid blieben gegenüber dem Vorjahr stabil bzw. fielen leicht ab, während die Verordnungen von Indapamid und Chlortalidon deutlich zulegten (◘ Tab. 33.1). Die ärztliche Zurückhaltung gegenüber Hydrochlorothiazid beruht vermutlich auf den Hinweisen dänischer Registerstudien auf ein möglicherweise erhöhtes Risiko für nicht-melanozytärem Hautkrebs unter der Anwendung von Hydrochlorothiazid (Pottegård et al. 2017; Pedersen et al. 2018), auf die auch in einem Rote-Hand-Brief hingewiesen wurde (Bundesinstitut für Arzneimittel und Medizinprodukte 2019).

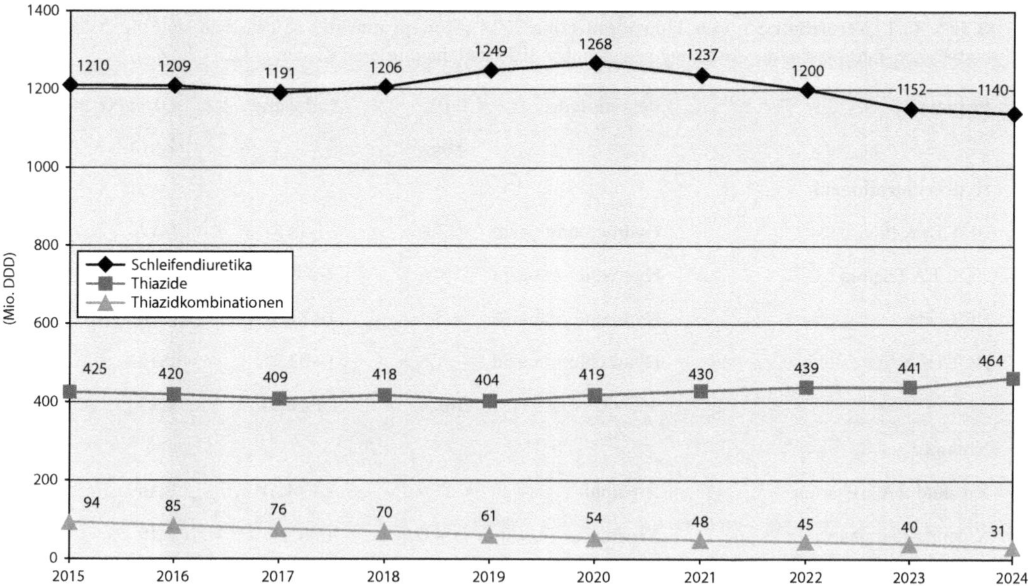

□ Abb. 33.1 Verordnungen von Diuretika 2015 bis 2024. Gesamtverordnungen nach definierten Tagesdosen

Chlortalidon (*Hygroton*) entspricht in seinem natriuretischen Wirkprofil dem des Hydrochlorothiazid, weist aber eine wesentlich längere Halbwertszeit von 47 h auf, die im Alter zunehmen kann. Der Gefahr der Kumulation und der Wechselwirkungen mit anderen Pharmaka steht die stabilere Wirkungsdauer auch bei gelegentlichem Vergessen der Einnahme gegenüber. Chlortalidon hat wie schon in den Vorjahren einen Verordnungszuwachs gezeigt. Dies dürfte einerseits auf dem in der epochalen ALLHAT-Studie gezeigten Nutzen in der Therapie der arteriellen Hypertonie beruhen (The ALLHAT Officers and Coordinators 2003) und andererseits auf den o. g. Hautkrebs-Bedenken gegenüber Hydrochlorothiazid. Weiterhin hat ein systematischer Review mit Netzwerkmetaanalyse gezeigt, dass das Risiko kardiovaskulärer Ereignisse durch Chlortalidon im Vergleich zu Hydrochlorothiazid um 21 % reduziert wird (Roush et al. 2012).

Das Thiazidanalogon Xipamid ist in seinem Wirkungseintritt und der Wirkungsdauer dem Hydrochlorothiazid ähnlich, hat aber in höheren Dosierungen (40–80 mg) eine etwas stärkere diuretische Wirkung und kann daher auch bei niereninsuffizienten Patienten eingesetzt werden (Oßwald et al. 2004).

Indapamid ist bis zu einer Tagesdosis von 2,5 mg ein Antihypertensivum ohne diuretische Wirkung. In höheren Dosierungen von 5 mg ruft es einen den Thiaziden ähnlichen diuretischen Effekt hervor, der jedoch die blutdrucksenkende Wirkung nicht steigert (Oßwald et al. 2004). Es kann auch in niedriger Dosierung Hypokaliämien auslösen. Das Verordnungsvolumen dieses im Vergleich zu Chlortalidon mehr als doppelt so teuren Diuretikums ist auch in 2023 stark angestiegen (□ Tab. 33.1). Bei fehlenden Daten zu einer therapeutischen Überlegenheit gegenüber anderen Diuretika könnten auch hierzu ärztliche Bedenken bzgl. der dermatologischen Problematik von Hydrochlorothiazid beigetragen haben, die laut einer neueren Meta-Analyse großer Fall-Kontroll- und Kohortenstudien bei Indapamid nicht bestehen soll (Shao et al. 2022).

Insgesamt stellen Monopräparate von Thiaziden 2024 weniger als ein Viertel der Diuretikaverordnungen (□ Abb. 33.1 und 33.2)

☐ Tab. 33.1 Verordnungen von Thiaziddiuretika 2024 (Monopräparate). Angegeben sind die 2024 verordneten Tagesdosen, die Änderungen gegenüber 2023 und die mittleren Kosten je DDD 2024

Präparat	Bestandteile	DDD	Änderung	DDD-Nettokosten
		Mio.	%	Euro
Hydrochlorothiazid				
HCT Dexcel	Hydrochlorothiazid	113,0	(−8,5)	0,17
HCT-1 A Pharma	Hydrochlorothiazid	44,6	(+69,6)	0,19
HCT beta	Hydrochlorothiazid	3,2	(−31,5)	0,16
HCT HEXAL	Hydrochlorothiazid	1,3	(−82,3)	0,16
		162,0	**(+0,2)**	**0,17**
Xipamid				
Xipamid AAA Pharma	Xipamid	37,9	(+14,5)	0,19
Xipamid-ratiopharm	Xipamid	4,0	(−63,4)	0,19
Xipagamma	Xipamid	2,8	(−26,2)	0,20
		44,6	**(−6,4)**	**0,19**
Indapamid				
Indapamid Heumann	Indapamid	78,3	(+11,0)	0,37
Indapamid STADA	Indapamid	7,2	(−0,6)	0,44
Indapamid-ratiopharm	Indapamid	4,8	(+335,5)	0,41
Indapamid-PUREN	Indapamid	1,4	(−40,7)	0,35
		91,7	**(+12,8)**	**0,38**
Chlortalidon				
Hygroton	Chlortalidon	151,1	(+6,8)	0,16
Chlortalidon HEXAL	Chlortalidon	12,6	(+90,1)	0,14
		163,8	**(+10,6)**	**0,15**
Summe		**462,1**	**(+5,3)**	**0,21**

insgesamt dar. Dieser gering erscheinende Prozentsatz relativiert sich dadurch, dass die Thiazide häufig in Fixkombination mit anderen Antihypertensiva verschrieben wird und ein bewährtes Therapieprinzip darstellt. Die in 2024 verordneten Thiazid-Kombinationen mit ACE-Inhibitoren und AT_1-Rezeptorantagonisten beliefen sich auf 827 Mio. DDD (siehe ▶ Kap. 6, Arterielle Hypertonie, und ▶ Kap. 7, Herzerkrankungen).

33.1.2 Kaliumsparende Diuretikakombinationen

2024 sind die fixen Kombinationen von Thiaziden mit kaliumsparenden Diuretika mit ca. 30 Mio. DDD deutlich weniger als im Vorjahr verordnet worden, womit ihr Anteil im Prozentbereich aller Diuretikaverordnungen verbleibt. Dies beruht vorwiegend auf der erwähnten hohen Verordnungshäufigkeit von

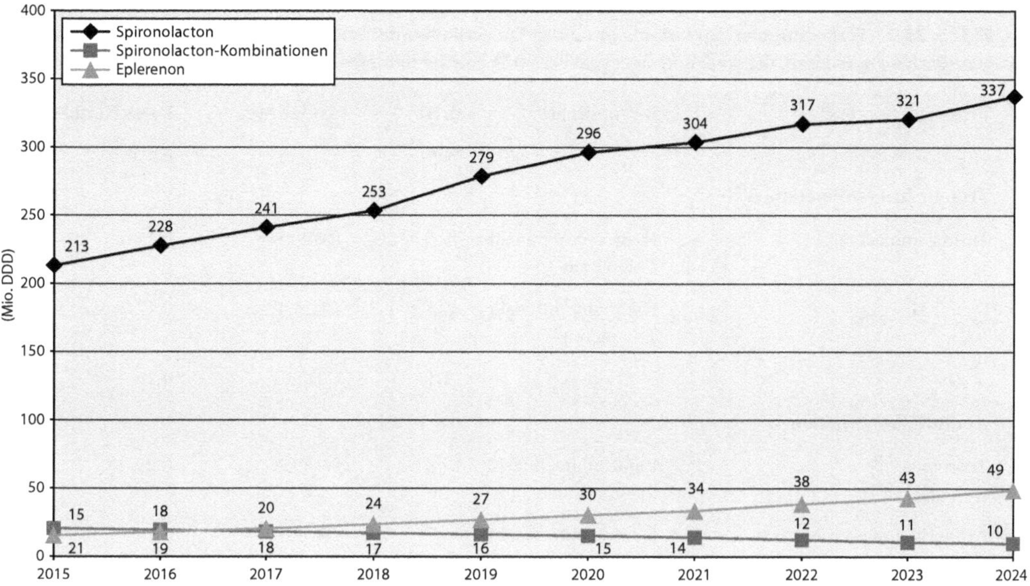

◘ Abb. 33.2 Verordnungen von Aldosteronantagonisten 2015 bis 2024. Gesamtverordnungen nach definierten Tagesdosen

ACE-Inhibitoren und AT_1-Rezeptorantagonisten bei der Behandlung von Herzinsuffizienz und arterieller Hypertonie. Die Thiazid-Kombinationen mit Amilorid haben einen Anteil von 63 % am Gesamtvolumen der kaliumsparenden Thiazidkombinationen. Der Grund der erneuten Verordnungszunahme des im Vergleich zur Präparategruppe doppelt so teuren Kombinationspräparates *Tensoflux* (Bendroflumethiazid/Amilorid) erschließt sich wenig – vermutlich wurde es vor dem Hintergrund der Basalzellkarzinom-Diskussion als Alternative zu Hydrochlorothiazid verordnet (◘ Tab. 33.2).

33.1.3 Schleifendiuretika

Die Verordnungen der Schleifendiuretika blieben über viele Jahre auf hohem Niveau konstant. Seit dem Umsatzmaximum 2020 nehmen sie allerdings kontinuierlich ab (◘ Abb. 33.1). Der Rückgang ist 2024 allerdings nur bei Furosemid zu beobachten (◘ Tab. 33.3). Zweifelsfreie klinische

Belege aus vergleichenden Studien für eine Überlegenheit von Torasemid ggü. Furosemid wurden niemals erbracht. Lediglich in einer offenen und damit wenig belastbaren Einjahresstudie von Murray et al. (2001) war die Klinikwiederaufnahme herz-insuffizienter Patienten unter Torasemid mit 17 % niedriger als unter Furosemid (32 %). Eine Übersichtsarbeit (Buggey et al. 2015) bestätigte das Fehlen einer relevanten Überlegenheit.

33.1.4 Aldosteronantagonisten

Spironolacton ist ein kompetitiver Antagonist des Mineralocorticoids Aldosteron. Durch Verminderung der Natriumreabsorption im Tubulussystem wird die Natriumausscheidung verstärkt und die Kaliumausscheidung gesenkt. Der diuretische Effekt von Spironolacton ist gering. Er setzt am zweiten Tag ein und erreicht sein Maximum nach 3–5 Tagen. Die klassische Indikation von Spironolacton ist die Behandlung des primären und sekundären Hyperaldosteronismus sowie die Therapie

◘ Tab. 33.2   Verordnungen von kaliumsparenden Diuretikakombinationen 2024. Angegeben sind die 2024 verordneten Tagesdosen, die Änderungen gegenüber 2023 und die mittleren Kosten je DDD 2024

Präparat	Bestandteile	DDD	Änderung	DDD-Nettokosten
		Mio.	%	Euro
Triamterenkombinationen				
Turfa gamma	Hydrochlorothiazid Triamteren	5,6	(−49,6)	0,14
Dytide H	Hydrochlorothiazid Triamteren	5,5	(+23,4)	0,17
		11,1	**(−28,6)**	**0,16**
Amiloridkombinationen				
Tensoflux	Bendroflumethiazid Amilorid	14,8	(+20,2)	0,29
Amilorid comp-ratiopharm	Hydrochlorothiazid Amilorid	3,7	(−1,0)	0,14
		18,5	**(+15,3)**	**0,26**
Summe		**29,6**	**(−6,3)**	**0,22**

◘ Tab. 33.3   Verordnungen von Schleifendiuretika 2024. Angegeben sind die 2024 verordneten Tagesdosen, die Änderungen gegenüber 2023 und die mittleren Kosten je DDD 2024

Präparat	Bestandteile	DDD	Änderung	DDD-Nettokosten
		Mio.	%	Euro
Furosemid				
Furosemid-ratiopharm	Furosemid (h)	99,2	(−22,3)	0,12
Furosemid AbZ	Furosemid (h)	21,1	(+65,7)	0,11
Furosemid-1 A Pharma	Furosemid (h)	11,5	(−1,4)	0,10
Furorese	Furosemid (h)	7,2	(−17,3)	0,08
		139,0	**(−13,5)**	**0,12**
Torasemid				
Torasemid AL	Torasemid (h)	492,9	(−14,0)	0,20
Torasemid HEXAL	Torasemid (h)	245,6	(+32,8)	0,18
Torasemid-1 A Pharma	Torasemid (h)	226,1	(+15,2)	0,20
Torasemid AAA Pharma	Torasemid (h)	33,2	(+42,7)	0,18
		997,8	**(+2,1)**	**0,19**
Summe		**1.136,8**	**(−0,1)**	**0,18**

von Ödemen bei chronischer Herzinsuffizienz, Leberzirrhose und nephrotischem Syndrom, wenn andere Diuretika nicht ausreichend wirksam waren.

Nach den Ergebnissen der RALES-Studie verringert Spironolacton bei schwerer Herzinsuffizienz, zusätzlich zur Standardtherapie gegeben, die Mortalität (Pitt et al. 1999). Als eine mögliche Ursache für diesen günstigen Effekt wird diskutiert, dass Spironolacton die Aldosteron-bedingte Steigerung der Fibroblastenproliferation im Myokard hemmt. Während der Therapie mit Spironolacton sollte der Serumkaliumspiegel kontrolliert werden. Auch wenn die Gefahr von Hyperkaliämien angesichts der niedrigen Spironolactontagesdosen in dieser Indikation gering erscheint, zeigte eine Populations-basierte Sekundärdaten-Analyse aus Kanada eine durchaus ernstzunehmende Rate an Hyperkaliämien unter Spironolacton, sogar verbunden mit einem Anstieg der Zahl der Klinikeinweisungen (Juurlink et al. 2004).

Die Verordnungen von Spironolactonmonopräparaten haben auch in 2024 den seit Jahren beobachteten Anstieg fortgesetzt. Seit 2015 hat sich das Verordnungsvolumen um ca. 60 % erhöht (◘ Abb. 33.2). Die Verordnung der einzig hier gelisteten Kombination mit Furosemid (*Spiro comp-ratiopharm*) war auch 2024 wie im Vorjahr deutlich rückläufig (◘ Tab. 33.4). Allerdings machen schon die unterschiedliche Wirkdauer von Furosemid (4–6 h) und Spironolacton (48–72 h) diese Kombination pharmakologisch sehr fragwürdig.

Der zweite Aldosteronantagonist Eplerenon soll über weniger unerwünschte antiandrogene und progestagene Nebenwirkungen verfügen als Spironolacton. Die EMA definierte enge Anwendungsbeschreibungen. Zur Verringerung des Risikos für kardiovaskuläre Mortalität und Morbidität kann Eplerenon – zusätzlich zur optimalen Standardtherapie – eingesetzt werden bei stabilen Patienten mit linksventrikulärer Dysfunktion (LVEF $\leq$ 40 %) und klinischen Zeichen einer Herzinsuffizienz nach kürzlich aufgetretenem Herzinfarkt sowie

bei Patienten mit chronischer Herzinsuffizienz NYHA II und linksventrikulärer systolischer Dysfunktion (LVEF $\leq$ 30 %). Grundsätzlich zu begrüßen waren klinisch relevante Endpunkte in der Zulassungsstudie, in der an über 6.600 Patienten die Zusatztherapie mit Eplerenon die Mortalität und Morbidität im Vergleich zur Placebogruppe reduzierte, auch wenn der absolute Unterschied mit 2,3 % relativ gering war. Die Rate schwerer Hyperkaliämien unter Eplerenon war signifikant um 1,6 % erhöht. Weitere Nebenwirkungen waren Hypotonie, Diarrhö und Nausea (Pitt et al. 2003, EPHESUS; Jacob und Tang 2011; Lachaine et al. 2011).

Der Beleg einer Überlegenheit ggü. Spironolacton fehlt bis heute. Trotz seiner im Vergleich zu Spironolacton 10- bis 17-fach höheren Tagestherapiekosten hat das DDD-Volumen von Eplerenon gegenüber dem Vorjahr um 21,3 % und damit kräftig zugelegt (◘ Tab. 33.4). Angesichts der fehlenden Evidenz für eine Überlegenheit gegenüber Spironolacton ist das nicht nachvollziehbar. Eplerenon ist mit zahlreichen generischen Präparaten verfügbar. Ob durch Rabattverträge die rechnerischen jährlichen GKV-Mehrausgaben von über 90 Mio. € ggü. Spironolacton reduziert werden, bleibt aufgrund der Intransparenz solcher Verträge offen.

Zum ersten Mal auf der Liste der 3.000 am häufigsten verordneten Arzneimittel taucht 2024 der nichtsteroidale Mineralokortikoidrezeptor-Antagonist Finerenon (*Kerendia*) auf. Der therapeutische Effekt soll auf der Antagonisierung eines überaktivierten Mineralokortikoid-Rezeptors beruhen, der inflammatorische und fibrotische Prozesse triggert und zusätzlich über hämodynamisch Effekte Herz-Kreislauf- und Nierenerkrankungen antreibt. Mit seinen 2,2 Mio. DDD belastete Finerenon die GKV 2024 mit ca. 7,4 Mio. €. Angesichts der eingängigen Bewerbung durch den pharmazeutischen Hersteller („schützt Herz und Nieren") ist zu erwarten, dass diese noch überschaubaren Kosten rasch steigen werden, nicht zuletzt aufgrund aktuell publizierter Daten (s. u.).

◻ Tab. 33.4 Verordnungen von Aldosteronantagonisten 2024. Angegeben sind die 2024 verordneten Tagesdosen, die Änderungen gegenüber 2023 und die mittleren Kosten je DDD 2024

Präparat	Bestandteile	DDD	Änderung	DDD-Nettokosten
		Mio.	%	Euro
Spironolacton				
Spironolacton Accord	Spironolacton	199,0	(−0,2)	0,19
Spironolacton-ratiopharm	Spironolacton	78,7	(+9,3)	0,14
Spironolacton-1 A Pharma	Spironolacton	35,2	(+8,7)	0,14
Aldactone	Spironolacton	10,4	(+127,8)	0,25
Spironolacton Aristo	Spironolacton	10,1	(+20,0)	0,14
		333,3	**(+5,3)**	**0,17**
Eplerenon				
Eplerenon Zentiva	Eplerenon	20,2	(−5,3)	2,33
Eplerenon Heumann	Eplerenon	15,9	(+56,5)	2,02
Eplerenon Vivanta	Eplerenon	3,7	(+115,0)	1,95
Eplerenon AAA-Pharma	Eplerenon	2,4	(+168,0)	1,71
Eplerenon AbZ	Eplerenon	1,9	(−29,5)	2,84
Eplerenon-PUREN	Eplerenon	1,8	(+82,1)	1,84
Eplerenon-ratiopharm	Eplerenon	0,87	(+9,7)	2,26
		46,7	**(+21,3)**	**2,16**
Finerenon				
Kerendia	Finerenon	2,2	(+206,0)	3,38
Spironolacton und Schleifendiuretika				
Spiro comp-ratiopharm	Spironolacton Furosemid	9,4	(−9,1)	0,38
Summe		**391,7**	**(+6,9)**	**0,44**

Die Zulassungsstudien FIDELIO (renales primäres Outcome) und FIGARO (kardiovaskuläres primäres Outcome) an Patienten mit diabetisch assoziierter moderater Niereninsuffizienz zeigten Effektstärken, deren klinische Relevanz fraglich ist. Im Vergleich zu Plazebo wurde in FIDELIO der kombinierte renale Endpunkt über median 2,6 Jahre um absolut 3,3 % reduziert, dies beruhte aber auf der Ereignisvariable „Abnahme der geschätzten GFR um mindestens 40 %". In FIGARO zeigte sich ggü. Placebo über median 3,4 Jahre ein geringfügig reduzierter kardiovaskulärer Kombinationsendpunkt (12,4 % ggü. 14,2 %, HR 0,87; 95 % CI 0,76–0,98), vorwiegend beruhend auf weniger Herzinsuffizienz-bedingten Hospitalisierungen. Signifikante Mortalitätsunterschiede fanden sich in keiner der Studien (Bakris et al. 2020; Pitt et al. 2021).

Ebenfalls statistisch signifikante und in ihrer klinischen Relevanz unklare Ergebnisse lieferte die FINEARTS-HF-Studie, in die ca. 6.000 Patienten wie in den genannten Zulassungsstudien, aber mit zusätzlicher moderater Herzinsuffizienz (leicht eingeschränkte oder erhaltene Pumpfunktion) eingeschlossen wurden. In der Hauptauswertung (Solomon et al. 2024) betrug die Gesamtrate des kombinierten primären kardiovaskulären Endpunktes unter Finerenon 36,1 % im Vergleich zu 42,8 % unter Placebo, vorwiegend bedingt die verzerrungsanfällige Variable Verschlechterung der Herzinsuffizienz, während die kardiovaskuläre Mortalität nicht unterschiedlich beeinflusst war. Aus nephrologischer Sicht interessanter ist die aktuell publizierte (präspezifizierte) Auswertung des renalen Outcomes dieser Studie (Mc Causland et al. 2025). Einerseits zeigte sich innerhalb der 2,6 Jahre medianer Beobachtungszeit unter Finerenon im Vergleich zu Placebo eine numerisch geringere geschätzte GFR, wobei der Abfall in den ersten drei Monaten am stärksten war. Andererseits reduzierte Finerenon gegenüber Placebo über 6 Monate die kreatininnormalisierte Albuminausscheidung (Albumin-Kreatinin-Quotient) im Urin um 30 % (95 % CI: 25 %–34 %); dieser Effekt persistierte über die gesamte Beobachtungszeit. Pathophysiologisch dazu passend verminderte Finerenon das Risiko des Neuauftretens von Mikro- sowie Makroalbuminurie um 24 % (HR: 0.76; 95 % CI: 0.68–0.83) bzw. 38 % (HR: 0.62; 95 % CI: 0.53–0.73). Weitere Studien mit längerer Beobachtungszeit müssen erweisen, ob sich dieser Effekt auf die Albuminurie, eine – wenn auch pathophysiologisch plausible – Surrogatvariable für die Progression der chronischen Nephropathie, in patientenrelevante Benefits übersetzt. Noch ist es zu früh, um es als Standardarzneimittel bei chronischer Niereninsuffizienz, insbesondere im Rahmen einer diabetischen Grunderkrankung, empfehlen zu können. Und ob das Fehlen der Steroidstruktur klinisch relevante Vorteile bedeutet, ist offen: Vergleiche mit Spironolacton oder Eplerenon fehlen vollständig.

33.2 Therapeutische Aspekte

Thiazide haben nach den günstigen Ergebnissen der ALLHAT-Studie mit Chlortalidon (The ALLHAT Officers and Coordinators 2003) weitere Unterstützung durch eine Metaanalyse von 42 klinischen Studien mit 192.478 Patienten erhalten, in der niedrig dosierte Diuretika die wirksamste Behandlung zur Senkung der kardiovaskulären Morbidität und Mortalität der Hypertonie waren (Psaty et al. 2003). Diese Ergebnisse finden sich in den Empfehlungen amerikanischer und europäischer Leitlinien zur Behandlung der Hypertonie wieder, nämlich Thiaziddiuretika für die initiale Behandlung der meisten Patienten mit unkomplizierter Hypertonie allein oder in Kombination mit anderen Antihypertonika einzusetzen (Whelton et al. 2018; Williams et al. 2018). Ob sich die günstigen Effekte von Chlorthalidon aus der ALLHAT-Studie direkt auf das nach wie vor sehr verbreitete Hydrochlorothiazid übertragen lassen, ist nach wie vor Gegenstand intensiver Debatten. Für die Übertragbarkeit spricht eine pragmatische Studie mit randomisiertem Vergleich der beiden Diuretika an fast 14.000 hypertensiven Patienten, in der sich keine relevanten Unterschiede in den kardiovaskulären Ereignisraten zeigten (Ishani et al. 2022).

Nach einer Übersicht verringern Thiaziddiuretika kardiovaskuläre Ereignisse bei der Behandlung der Hypertonie mindestens ebenso effektiv wie andere Arzneimittelgruppen, bei der Schlaganfallreduktion sind sie sogar wirksamer als Betarezeptorenblocker und ACE-Hemmer (Roush et al. 2014).

Die Verordnungen von Thiaziddiuretika als Monopräparate bleiben seit vielen Jahren konstant auf eher niedrigem Niveau (❏ Abb. 33.1). Um den Verordnungsumfang dieser Substanzklasse richtig einzuschätzen, müssen jedoch die zahlreichen Fixkombinationen mit anderen Antihypertensiva berücksichtigt werden. Insgesamt 933 Mio. DDD von Thiaziddiuretika in Fixkombination mit ACE-Inhibitoren, AT_1-Rezeptorantagonisten und β-Blockern wurden

2024 zulasten der GKV verordnet, wobei Dreifachkombinationen noch nicht einmal mitgezählt sind (siehe ▶ Kap. 6 und 7). Damit kommt insgesamt ein Verordnungsvolumen von Thiaziddiuretika zusammen, das weitaus höher ist als das der Schleifendiuretika. Diese werden nach wie vor fast ausschließlich als Monotherapeutika verordnet. Ob diese stark wirksamen Mittel in allen übrigen Fällen einer Diuretikatherapie indiziert sind, ist fraglich. Bei intakter Nierenfunktion sind Thiazide erste Wahl. Bei den inzwischen üblichen niedrigen Dosierungen von Thiaziden spielen auch die früher postulierten metabolischen Nebeneffekte nach einer Übersichtarbeit von 59 Studien mit 58.520 Patienten keine wesentliche Rolle mehr (Zillich et al. 2006).

Literatur

van der Aart-van der Beek AB, de Boer RA, Heerspink HJL (2022) Kidney and heart failure outcomes associated with SGLT2 inhibitor use. Nat Rev Nephrol 18:294–306

Bakris GL, Agarwal R, Anker SD et al (2020) Effect of finerenone on chronic kidney disease outcomes in type 2 diabetes. N Engl J Med 383:2219–2229

Buggey J, Mentz RJ, Pitt B, Eisenstein EI, Anstrom KJ, Velazquez EJ, O'Connor CM (2015) A reappraisal of loop diuretic choice in heart failure patients. Am Heart J 169:323–333

Bundesinstitut für Arzneimittel und Medizinprodukte (2019) Hydrochlorothiazid – Risiko von nichtmelanozytärem Hautkrebs [Basalzellkarzinom (Basaliom); Plattenepithelkarzinom der Haut (Spinaliom)]. https://www.bfarm.de/SharedDocs/ Risikoinformationen/Pharmakovigilanz/DE/RHB/ 2018/rhb-hydrochlorothiazid.html

Ishani A, Cushman WC, Leatherman SM, Lew RA, Woods P, Glassman PA, Taylor AA, Hau C, Klingt A, Huang GD, Brophy MT, Fiore LD, Ferguson RE (2022) Chlorthalidone vs. hydrochlorothiazide for hypertension – cardiovascular events. N Engl J Med 387:2401–2410 (the Diuretic Comparison Project Writing Group)

Jacob MS, Tang WH (2011) Aldosterone-receptor antagonists in heart failure: insights after EMPHASIS-HF. Curr Heart Fail Rep 8:7–13

Juurlink DN, Mamdani MM, Lee DS, Kopp A, Austin PC, Laupacis A, Redelmeier DA (2004) Rates of hyperkalemia after publication of the Randomized Aldactone Evaluation Study. N Engl J Med 351:543–551

Lachaine J, Beauchemin C, Ramos E (2011) Use, tolerability and compliance of spironolactone in the treatment of heart failure. BMC Clin Pharmacol 20(11):4. https://doi.org/10.1186/1472-6904-11-4

Mc Causland FR, Vaduganathan M, Claggett BL et al (2025) Finerenone and kidney outcomes in patients with heart failure: the FINEARTS-HF trial. J Am Coll Cardiol 85:159–168

Murray MD, Deer MM, Ferguson JA, Dexter PR, Bennett SJ, Perkins SM et al (2001) Open label randomized trial of torsemide compared with furosemide therapy for patients with heart failure. Am J Med 111:513–520

Oßwald H, Vallon V, Luippold G, Gleiter CH (2004) Diuretika – Physiologie, Pharmakologie und klinische Anwendungen. Wissenschaftliche Verlagsgesellschaft, Stuttgart

Pedersen SA, Gaist D, Schmidt SAJ, Hölmich LR, Friis S, Pottegård A (2018) Hydrochlorothiazide use and risk of nonmelanoma skin cancer: a nationwide case-control study from Denmark. J Am Acad Dermatol 78:673–681

Pitt B, Zannad F, Remme WJ, Cody R, Castaigne A, Perez A, Palensky J, Wittes J (1999) The effect of spironolactone on morbidity and mortality in patients with severe heart failure. Randomized Aldactone Evaluation Study Investigators. N Engl J Med 341:709–717

Pitt B, Remme W, Zannad F, Neaton J, Martinez F, Roniker B, Bittman R, Hurley S, Kleiman J, Gatlin M (2003) Eplerenone, a selective aldosterone blocker, in patients with left ventricular dysfunction after myocardial infarction. N Engl J Med 348:1309–1321 (Eplerenone Post-Acute Myocardial Infarction Heart Failure Efficacy and Survival Study Investigators)

Pitt B, Filippatos G, Agarwal R et al (2021) Cardiovascular events with finerenone in kidney disease and type 2 diabetes. N Engl J Med 385:2252–2263

Pottegård A, Hallas J, Olesen M, Svendsen MT, Habel LA, Friedman GD, Friis S (2017) Hydrochlorothiazide use is strongly associated with risk of lip cancer. J Intern Med 282:322–331

Psaty BM, Lumley T, Furberg CD, Schellenbaum G, Pahor M, Alderman MH, Weiss NS (2003) Health outcomes associated with various antihypertensive therapies used as first-line agents: a network meta-analysis. JAMA 289:2534–2544

Roush GC, Holford TR, Guddati AK (2012) Chlorthalidone compared with hydrochlorothiazide in reducing cardiovascular events: systematic review and network meta-analyses. Hypertension 59:1110–1117

Roush GC, Kaur R, Ernst ME (2014) Diuretics: a review and update. J Cardiovasc Pharmacol Ther 19:5–13

Shao S-C, Lai C-C, Chen Y-H, Lai EC-C, Hung M-J, Chi C-C (2022) Associations of thiazide use with skin cancers: a systematic review and meta-analysis. BMC Med 20:228

Solomon SD, McMurray JJV, Vaduganathan M et al (2024) Finerenone in heart failure with mildly reduced or preserved ejection fraction. N Engl J Med 391:1475–1485

The ALLHAT Officers and Coordinators for the ALLHAT Collaborative Research Group (2003) Major outcomes in high-risk hypertensive patients randomized to angiotensin-converting enzyme inhibitor or calcium channel blocker vs diuretic: the Antihypertensive and Lipid-Lowering Treatment to Prevent Heart Attack Trial (ALLHAT). JAMA 288:2981–2997

Whelton PK, Carey RM, Aronow WS, Casey DE Jr, Collins KJ, Dennison Himmelfarb C, DePalma SM, Gidding S, Jamerson KA, Jones DW, MacLaughlin EJ, Muntner P, Ovbiagele B, Smith SC Jr, Spencer CC, Stafford RS, Taler SJ, Thomas RJ, Williams KA Sr, Williamson JD, Wright JT Jr. (2018) 2017 ACC/AHA/AAPA/ABC/ACPM/AGS/APhA/ASH/ASPC/NMA/PCNA Guideline for the prevention, detection, evaluation, and management of high blood pressure in adults: A report of the American College of Cardiology/American Heart Association Task Force on Clinical Practice Guidelines. Circulation 138:e484–e594

Williams B, Mancia G, Spiering W, Agabiti Rosei E, Azizi M, Burnier M, Clement D, Coca A, De Simone G, Dominiczak A, Kahan T, Mahfoud F, Redon J, Ruilope L, Zanchetti A, Kerins M, Kjeldsen S, Kreutz R, Laurent S, Lip GYH, McManus R, Narkiewicz K, Ruschitzka F, Schmieder R, Shlyakhto E, Tsioufis K, Aboyans V, Desormais I (2018) 2018 Practice guidelines for the management of arterial hypertension of the European Society of Cardiology and the European Society of Hypertension. Blood Press 27(6):314–340. https://doi.org/10.1080/08037051.2018.1527177

Zillich AJ, Garg J, Basu S, Bakris GL, Carter BL (2006) Thiazide diuretics, potassium, and the development of diabetes: a quantitative review. Hypertension 48:219–224

Erkrankungen der Harnwege und der Prostata

Bernd Mühlbauer und Hartmut Oßwald

Auf einen Blick

Verordnungsprofil Mit über 70 % der Verordnungen bleiben Prostatamedikamente die überwiegende Gruppe der Urologika. Urologische Spasmolytika zur Inkontinenzbehandlung repräsentieren etwa 27 % des Verordnungsvolumens in dieser Indikationsgruppe, während Urolithiasis- und Kathetermedikamente nur marginale Verordnungszahlen erreichen.

Trend Die langjährige Zunahme des Verordnungsvolumens von Alpha$_1$-Rezeptorenblockern zur Behandlung von Miktionsstörungen im Rahmen des benignen Prostatasyndroms hat sich fortgesetzt, was 2024 auch für die seit einigen Jahren stagnierenden 5α-Reduktasehemmer zutraf. Die Verordnungen anticholinerg wirkender Spasmolytika zur Behandlung der Harninkontinenz wiesen 2024 Steigerungen wie in den Vorjahren auf. An der kontroversen Diskussion zum Ausmaß des therapeutischen Nutzens dieser Substanzen hat sich nichts geändert.

Urologika werden zur Behandlung von Miktionsstörungen im weitesten Sinne angewandt, denen Störungen der Blase und – bei Männern – der Prostata sowie verschiedene andere urologische Erkrankungen zugrunde liegen. Die wichtigsten Arzneimittelgruppen sind Prostatamedikamente (Alpha$_1$-Rezeptorenblocker, 5α-Reduktasehemmer) und urologische Spasmolytika (◼ Abb. 34.1). Das Verordnungsvolumen der gesamten Indikationsgruppe hat 2024 gegenüber dem Vorjahr um 4 % zugenommen, über die letzten 10 Jahre um 32 % (◼ Abb. 34.1).

34.1 Prostatamedikamente

Die benigne Prostatahyperplasie tritt bei Männern ab einem Alter von ca. 50 Jahren auf und führt zu einer zunehmenden, individuell unterschiedlichen Größenzunahme der Prostata. Ohne subjektive Beschwerden oder klinisch relevante Obstruktion bedarf sie keiner Therapie. Bei der Hälfte der betroffenen Patienten kommt es jedoch im weiteren Verlauf zu einer behandlungsbedürftigen Blasenentleerungsstörung mit Nykturie, zu Restharnbildung und Überlaufblase bis hin zur Harninkontinenz. Das klinische Bild wird als benignes Prostatasyndrom oder LUTS (lower urinary tract symptoms) zusammengefasst. Pathophysiologie, objektiv quantifizierbare somatische Befunde, subjektive und objektive Symptomatik sowie Progredienz dieser Erkrankung weisen eine große interindividuelle Varianz auf, was die vergleichende Beurteilung klinischer Studien erschwert. Die Bezeichnung benignes Prostata-Syndrom ist der Überbegriff für die symptomatischen Störungen und wird je nach pathophysiologischem Hintergrund in Prostatavergrößerung, Prostataobstruktion oder Blasenauslassobstruktion unterschieden.

Die therapeutische Vorgehensweise ist in der 2024 zuletzt aktualisierten Leitlinie der European Association of Urology zusammen-

W.-D. Ludwig, B. Mühlbauer, R. Seifert (Hrsg.), *Arzneiverordnungs-Report 2025*,
https://doi.org/10.1007/978-3-662-72738-6_34

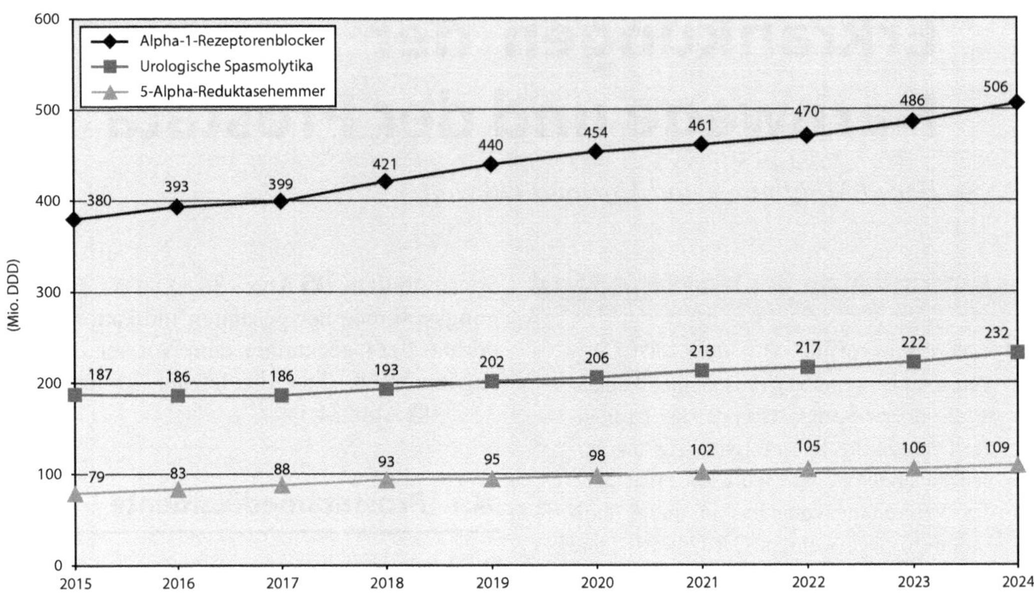

 Abb. 34.1 Verordnungen von Urologika 2015 bis 2024. Gesamtverordnungen nach definierten Tagesdosen

gefasst (EAU 2024). Bei milder Symptomatik ist beobachtendes Zuwarten („watchful waiting") gerechtfertigt. Als Standardverfahren bei vergrößerter Prostata und deutlicher Symptomatik (zunehmendes Restharnvolumen und rezidivierende Harnverhaltungen) gilt die transurethrale Resektion der Prostata. Alternativ diskutiert werden zahlreiche andere Behandlungsverfahren (z. B. Laserkoagulation, Laserresektion, transurethrale Mikrowellentherapie). Mit selektiven Inhibitoren adrenerger Alpha$_1$-Rezeptoren sowie des Enzyms 5α-Reduktase (bei Überwiegen der Prostatavergrößerung) stehen medikamentöse Therapieoptionen zur Verfügung, die bei leichter bis mäßiger Symptomatik, zumindest in der Zeit bis zur Operation, eine wirksame Behandlung möglich machen. Da die medikamentösen Strategien in der Regel zu symptomatischen Verbesserungen führen, muss vor Behandlungsbeginn eine differenzierte urologische Beurteilung erfolgen, da sonst eine bisher asymptomatische, aber ausgeprägte Obstruktion außer Kontrolle geraten kann.

34.1.1 Adrenerge Alpha$_1$-Rezeptorenblocker

Adrenerge Alpha$_1$-Rezeptorenblocker, v. a. Doxazosin, werden aufgrund ihrer vasodilatierenden Wirkungen seit langem als Antihypertensiva eingesetzt (vgl. ▶ Kap. 6, ◘ Tab. 6.13). Daneben blockieren sie die Alpha$_1$-Rezeptoren in der glatten Muskulatur der Prostata und des Blasenhalses, so dass der Urinfluss ansteigt und das Restharnvolumen sinkt. Aufgrund der besseren kardiovaskulären Verträglichkeit werden bei LUTS vorwiegend selektive Alpha$_1$-Rezeptorenblocker wie Tamsulosin eingesetzt. Ausreichend lange Eliminationshalbwertszeiten oder galenische Retardierung erlauben bei allen verfügbaren Substanzen eine tägliche Einmaldosierung. Trotz der hohen Zahl klinischer Untersuchungen zu den Alpha$_1$-Rezeptorenblockern ist aufgrund der Heterogenität in Design und methodischer Qualität die Datenlage unübersichtlich. Im Wesentlichen sind Steigerungen der Urinflussrate um 20–35 % nachgewiesen worden, wobei vergleichende Studien oder

Übersichten einmal weniger (Chapple 1996), einmal mehr (Djavan und Marberger 1999; Tsujii 2000) Unterschiede zwischen den einzelnen Substanzen berichten. In der Mehrzahl der Studien zeigen sich auch in den Placeboarmen erhebliche Responderraten, so dass die absoluten Unterschiede eher gering sind.

Die selektiven Alpha$_1$-Rezeptorenblocker haben auch 2024 den seit über einem Jahrzehnt zu beobachtenden Verordnungszuwachs fortgesetzt (❍ Abb. 34.1) und stellen einen Anteil von über 70 % am DDD-Volumen der gesamten Indikationsgruppe der Urologika dar. Tamsulosin hat seine führende Position mit 88 % der Verordnungen dieser Wirkstoffgruppe behauptet. Das preisgleiche Alfuzosin verzeichnete ebenfalls einen leichten Verordnungsanstieg. Terazosin wurde deutlich weniger verordnet, 2024 findet sich nur noch ein Vertreter (*Terazosin Aristo*) unter den 3.000 am häufigsten verordneten Präparaten (❍ Tab. 34.1). Wie im Vorjahr erneut in den Verordnungen stark zugelegt hat Silodosin. Inzwischen sind fünf generische Präparate (*Silodosin Vivanta, Silodosin Zentiva, Silodosin Aristo, Urorec und Silodosin AL*) mit vergleichbaren Marktanteilen unter den 3.000 häufigsten verordneten Arzneimitteln vertreten (❍ Tab. 34.1). Silodosin zeigt im Vergleich zu Tamsulosin keine höhere Wirksamkeit, dafür aber häufiger (14 % vs. 2 %) den für diese Arzneistoffgruppe typischen unerwünschten Effekt der Erektionsstörung (Chapple et al. 2011), die früher als „retrograde Ejakulation" beschrieben wurde.

Nach einem älteren systematischen Review haben alle Alpha$_1$-Rezeptorenblocker eine vergleichbare Wirksamkeit bei der symptomatischen Behandlung des benignen Prostatasyndroms (Milani und Djavan 2005). In Kurzzeitstudien über 2–3 Monate verbesserten sie den Gesamtsymptomenscore um 30–45 % und die maximale Urinflussrate um 15–30 % gegenüber den Ausgangswerten. Dabei hatten Alfuzosin (10 mg/Tag) und Tamsulosin (0,4 mg/Tag) eine etwas bessere kardiovaskuläre Verträglichkeit als Doxazosin und Terazosin, während Tamsulosin häufiger Ejakulationsstörungen (s. o.) auslöste. Kontrollierte

Langzeitstudien zu Alpharezeptorenblockern bei der benignen Prostatahyperplasie liegen nur für Doxazosin vor (Kirby et al. 2003), das bei der Therapie des Prostatasyndroms keine Rolle spielt und bei Herz-/Kreislauf-Erkrankungen behandelt wird.

Bereits 2013 wurde eine kontrollierte Studie berichtet, in der bei Männern mit LUTS die Kombination von Tamsulosin und Solifenacin, einem M$_3$-Anticholinergikum, das eigentlich zur Behandlung der überaktiven Blase eingesetzt wird (s. u.), wirksamer war als Tamsulosin alleine (van Kerrebroeck et al. 2013). Obwohl die Studie mit 12 Wochen kurz, das Patientenkollektiv klein und die absoluten Effektunterschiede bescheiden waren, erfolgte eine Zulassung zunächst in den Niederlanden, die später auf andere EU Mitgliedsstaaten ausgeweitet wurde. Im deutschen Markt sind mehrere Präparate vertreten, von denen es zwei (*Solifenacin/Tamsulosin-ratiopharm* und *Solitamar*) mit 4,4 Mio. verordneter DDD insgesamt im Jahr 2024 erstmals unter die 3.000 am häufigsten verschriebene Arzneimittel in Deutschland geschafft haben. Es bleibt abzuwarten, ob die geringen Effektunterschiede den gegenüber den Alpha$_1$-Rezeptorenblockern vierfach höheren DDD-Preis rechtfertigen (❍ Tab. 34.1).

34.1.2 α-Reduktasehemmer

Hemmstoffe des in zwei Isoformen (Typ 1 und 2) vorkommenden Enzyms 5α-Reduktase verringern die Umwandlung von Testosteron in Dihydrotestosteron, welches das primäre Androgen der Prostata ist und für die Zunahme des Prostatavolumens verantwortlich gemacht wird. Die Reduktion des Prostatavolumens, der LUTS Symptomatik sowie die Senkung des PSA-Wertes durch Hemmstoffe der 5α-Reduktase zeigten sich in einer Metaanalyse sechs relevanter klinischer Studien (Boyle et al. 1996). Gemäß der oben erwähnten Therapieempfehlungen ist ein Erfolg der Therapie mit den 5α-Reduktasehemmern Finasterid und Dutasterid vor allem bei Prostatavolumina

◨ Tab. 34.1 Verordnungen von adrenergen Alpha₁-Rezeptorenblockern 2024. Angegeben sind die 2024 verordneten Tagesdosen, die Änderungen gegenüber 2023 und die mittleren Kosten je DDD 2024

Präparat	Bestandteile	DDD	Änderung	DDD-Nettokosten
		Mio.	%	Euro
Tamsulosin und Kombinationen				
Tamsulosin Zentiva	Tamsulosin	193,1	(−20,9)	0,20
Tamsulosin BASICS	Tamsulosin	171,2	(+81,6)	0,21
Tamsulosin-1 A Pharma	Tamsulosin	37,3	(+5,7)	0,20
Tamsublock	Tamsulosin	14,3	(−11,4)	0,19
Tamsulosin AbZ	Tamsulosin	9,0	(−25,2)	0,18
Tamsulosin Heumann	Tamsulosin	5,2	(−50,8)	0,18
Tamsulosin/-hydrochlorid PUREN	Tamsulosin	2,3	(−3,8)	0,20
Tamsulosin Aristo	Tamsulosin	1,9	(−23,8)	0,21
Solifenacin/Tamsulosin-ratiopharm	Solifenacin Tamsulosin	2,6	(+666,6)	0,79
Solitamar	Solifenacin Tamsulosin	1,8	(+493,7)	0,86
		434,4	**(+4,0)**	**0,20**
Terazosin				
Terazosin Aristo	Terazosin	2,0	(−45,6)	0,32
Alfuzosin				
Alfuzosin Zentiva	Alfuzosin	14,9	(−6,2)	0,15
Alfuzosin Aurobindo	Alfuzosin	7,5	(+50,5)	0,18
Alfuzosin AbZ	Alfuzosin	6,9	(+71,1)	0,18
Alfuzosin Winthrop	Alfuzosin	5,8	(+1,9)	0,28
Alfuzosin-1 A Pharma	Alfuzosin	3,8	(−47,1)	0,22
		39,0	**(+3,2)**	**0,19**
Silodosin				
Silodosin Vivanta	Silodosin	5,4	(+20,7)	0,26
Silodosin Zentiva	Silodosin	4,7	(+14,1)	0,29
Silodosin Aristo	Silodosin	2,5	(+300,2)	0,26
Urorec	Silodosin	1,8	(+221,3)	0,48
Silodosin AL	Silodosin	1,6	(+108,8)	0,25
		20,3	**(+82,0)**	**0,41**
Summe		**495,6**	**(+5,4)**	**0,21**

34

über 40 ml zu erwarten (EAU 2024). Finasterid hemmt Typ 2, Dutasterid zusätzlich den Typ 1 der 5α-Reduktase. Ein therapeutischer Vorteil scheint sich jedoch daraus nicht abzuleiten: Eine einjährige direkte Vergleichsstudie zeigte keine Unterschiede im Wirkungs- oder Nebenwirkungsprofil der beiden 5α-Reduktasehemmer (Nickel et al. 2011).

Finasterid hielt in 2024 sein Verordnungsvolumen gegenüber dem Vorjahr (◧ Tab. 34.2). Nach leichter Reduktion im Vorjahr setzte Dutasterid seinen konstanten Verordnungszuwachs in den letzten Jahren auch 2024 fort. Beide 5α-Reduktasehemmer sind jetzt auf ähnlichem Niveau (◧ Tab. 34.2).

Ein wesentlicher Unterschied besteht jedoch darin, dass Finasterid ausschließlich als Monopräparat verordnet wurde, während dies nur für einen vernachlässigbaren Anteil der Dutasterid-Verordnungen zutrifft (*Dutasterid Axiromed, Avodart*). Über 95 % entfallen auf die Fixkombinationen mit Tamsulosin (siehe auch ▶ Abschn. 34.1.3).

Während früher lediglich die 5α-Reduktase-vermittelte Aktivierung von Testosteron zu Dihydrotestosteron betrachtet wurde, ist in den letzten Jahren die ebenfalls durch sie bedingte Umwandlung von Progesteron, Desoxycorticosteron, Aldosteron und Corticosteron in deren entsprechende 5α-Dihydroderivate in den Fokus gerückt. Diese sind Substrate der 3α-Hydroxysteroid-Dehydrogenase, die wiederum die Bildung von neuroaktiven Steroidhormonen katalysiert. Dies lässt einige bekannte, aber in ihrem Mechanismus bisher nicht vollständig verstandenen Nebeneffekte in neuem Licht erscheinen (Traish et al. 2015). Zwei große klinische Studien zur Prävention des Prostatakarzinoms mit den beiden 5α-Reduktasehemmern waren allerdings enttäuschend, da die Inzidenz des höhergradigen Prostatakarzinoms (Gleason Score 7–10) gegenüber den jeweiligen Placebogruppen erhöht und nicht etwa erniedrigt war (Thompson et al. 2003; Andriole et al. 2010). Deshalb sollen Patienten hinsichtlich des Risikos eines Prostatakarzinoms regelmäßig überprüft werden. Darüber hinaus wurde in einem aktuellen Ro-

te-Hand-Brief auf mögliche Nebenwirkungen finasteridhaltiger Arzneimittel (sexuelle Dysfunktionen, psychische Symptome bzw. Störungen) hingewiesen (Arzneimittelkommission der deutschen Ärzteschaft 2018), die teilweise sogar langfristig persistieren können.

34.1.3 Kombinationstherapie

Aufgrund der unterschiedlichen pharmakodynamischen Mechanismen kann die Kombination von Alpha$_1$-Rezeptorblockern und 5α-Reduktaseinhibitoren eine komplementäre Wirkung entfalten. Für zwei solcher Kombinationen liegen mehrjährige Vergleichsstudien vor. Durch Kombinationstherapie mit Doxazosin und Finasterid wurde die klinische Progression bei Patienten mit symptomatischem benignen Prostatasyndrom nach 4,5 Jahren im Vergleich zu Placebo deutlich stärker (−66 %) gesenkt als durch die jeweiligen Einzelkomponenten (39 % bzw. 34 %; McConnell et al. 2003, MTOPS).

Nahezu identische Ergebnisse lieferte eine Studie zu Dutasterid und Tamsulosin sowie deren Kombination über einen Zeitraum von 4 Jahren (Roehrborn et al. 2010, CombAT). Dies erklärt den Verordnungserfolg der Fixkombination von Dutasterid mit Tamsulosin (siehe ▶ Abschn. 34.1.2). Neben dem Originalpräparat *Duodart* sind inzwischen zahlreiche generische Präparate vertreten. Nachdem das Originalpräparat trotz des zwei- bis dreifach höheren Apotheke-Abgabepreises lange ein Drittel des Verordnungsvolumens halten konnte, ist es in 2024 drastisch auf 11 % abgefallen (◧ Tab. 34.2).

34.2 Urologische Spasmolytika

Urologische Spasmolytika werden zur Behandlung der Harninkontinenz eingesetzt. Die Wirkung dieser Medikamente soll in der Blase hauptsächlich den Detrusortonus senken. Bei der Beurteilung der therapeutischen Wirksamkeit urologischer Spasmolytika muss die

◘ Tab. 34.2 Verordnungen von 5α-Reduktasehemmern 2024. Angegeben sind die 2024 verordneten Tagesdosen, die Änderungen gegenüber 2023 und die mittleren Kosten je DDD 2024

Präparat	Bestandteile	DDD	Änderung	DDD-Nettokosten
		Mio.	%	Euro
Finasterid				
Finasterid-PUREN	Finasterid	16,9	(+114,4)	0,39
Finasterid Bluefish	Finasterid	10,3	(−50,0)	0,51
Finasterid Winthrop	Finasterid	7,9	(−2,0)	0,51
Finasterid Holsten	Finasterid	7,8	(+218,3)	0,39
Finasterid Aurobindo	Finasterid	3,1	(+4,2)	0,44
Finasterid Heumann	Finasterid	2,7	(−55,8)	0,40
Finural	Finasterid	2,2	(−12,8)	0,48
		50,9	**(+0,8)**	**0,44**
Dutasterid und Kombinationen				
Duta-Tamsaxiro	Tamsulosin	10,9	(+265,4)	0,30
	Dutasterid			
Dutasterid-Tamsulosin Zentiva	Tamsulosin	10,6	(+42,6)	0,27
	Dutasterid			
Dutasterid/Tamsulosin Heumann	Tamsulosin	6,2	(+56,6)	0,28
	Dutasterid			
Duodart	Tamsulosin	6,0	(−53,1)	0,80
	Dutasterid			
Dutasterid/Tamsulosin-PUREN	Tamsulosin	4,0	(+20,9)	0,30
	Dutasterid			
Tamsublock duo	Tamsulosin	3,7	(−36,3)	0,28
	Dutasterid			
Dutasterid/Tamsulosin Glenmark	Tamsulosin	2,9	(+56,9)	0,29
	Dutasterid			
Dutasterid AXiromed	Dutasterid	2,2	(−29,4)	0,53
Dutasterid/Tamsulosin AL	Tamsulosin	1,6	(−30,3)	0,30
	Dutasterid			
Avodart	Dutasterid	1,5	(+77,2)	0,50
Dutastam	Tamsulosin	1,5	(+41,5)	0,24
	Dutasterid			
Dutasterid/Tamsulosin beta	Tamsulosin	1,4	(−16,3)	0,28
	Dutasterid			
		52,5	**(+11,4)**	**0,36**
Summe		**103,4**	**(+5,9)**	**0,40**

34

heterogene Ätiologie der Blasenfunktionsstörung beachtet werden, da sich daraus unterschiedliche Effizienzraten ableiten. So ist bei erhöhter Detrusoraktivität infolge neurologischer Erkrankungen, die mit Drang- oder Reflexinkontinenz einhergeht (Hyperreflexie), eine höhere Wirksamkeit von Anticholinergika zu erwarten als bei instabiler Blase, die beispielsweise der weit verbreiteten Inkontinenz geriatrischer Pflegepatienten zugrunde liegt. Bei Überlaufinkontinenz (z. B. durch Prostatahyperplasie) oder Belastungsinkontinenz (z. B. durch Sphinkterinsuffizienz) sollten Behandlungen mit kausalem Therapieziel immer differentialtherapeutische Priorität erhalten. Bei der häufigen Dranginkontinenz können Harnwegsentzündungen vorliegen, die einen kausalen Behandlungsansatz ermöglichen. In jedem Fall sollte die Entscheidung zur Behandlung der Harninkontinenz auf gründlicher Anamnese und suffizienter Differentialdiagnostik einschließlich des Ausschlusses eines Blasentumors beruhen, im Idealfall auf einer Untersuchung der Urodynamik.

Heterogenität der Symptomatik, Vielfalt der pathophysiologischen Faktoren, Mangel an differentialdiagnostischen Erwägungen bei der Definition von Ein- und Ausschlusskriterien sind vermutlich die Ursache dafür, dass sich trotz einer wachsenden Zahl von klinischen Studien kein eindeutiges Bild des therapeutischen Stellenwertes von Spasmolytika in der Behandlung der Harninkontinenz ergibt. Erschwert wird die Quantifizierung von Therapieeffekten zudem durch die relativ hohen Ansprechraten in den Placebo-Armen. Dies betont den Wert einer intensiven therapeutischen Betreuung dieser Patienten, z. B. durch spezielles Verhaltenstraining (Physiotherapie). In Übersichtsarbeiten sind die verschiedenen therapeutischen Situationen sowie die zur Inkontinenzbehandlung verfügbaren Substanzen ausführlich beschrieben (Thüroff et al. 1998; Grünewald 2005).

Die Einschätzung eines begrenzten therapeutischen Nutzens der spasmolytischen Anticholinergika wird durch systematische Reviews unterstrichen: Sie kommen zwar zu dem Schluss, dass die Reduktion der Symptomatik durch diese Präparate im Vergleich zu Placebo statistisch signifikant ist, dass aber das Effektausmaß insgesamt gering ist und die Lebensqualität nur unerheblich beeinflusst wird. Darüber hinaus bilden sich klinisch relevante Unterschiede zwischen den Substanzen nicht ab (Hay-Smith et al. 2005; Alhasso et al. 2006; Nabi et al. 2006). Nichtmedikamentöse Verfahren bleiben daher Therapie der ersten Wahl für die verschiedenen Inkontinenzformen. Zu ihrer Ergänzung kann ein Therapieversuch mit Anticholinergika angezeigt sein.

Das Verordnungsvolumen der urologischen Spasmolytika hat seit vielen Jahren langsam, aber stetig zugenommen und zeigte diese Steigerung auch 2024 (◘ Abb. 34.1). Ein neuerer Review warnt vor dem Einsatz dieser Wirkstoffe bei gebrechlichen älteren Patienten (Woodford 2018).

Wie im Vorjahr entfielen in 2024 etwa 30 % aller Verordnungen dieser Arzneistoffgruppe auf Trospiumchlorid, das als parasympatholytisches Spasmolytikum bei vegetativ bedingten Blasenfunktionsstörungen sowie bei gastrointestinalen Spasmen der glatten Muskulatur eingesetzt wird. Deutlich geringere Verordnungsvolumina haben die zwei älteren Anticholinergika Oxybutynin und Propiverin. Ersteres hat eigentlich die breiteste Datenbasis und könnte nach wie vor als therapeutischer Standard dieser Gruppe angesehen werden. Im Jahr 2024 ging sein Verordnungsvolumen, das bereits auf niedrigem Niveau ist, weiter zurück (◘ Tab. 34.3). Das transdermale Oxybutyninpräparat *Kentera* weist im Vergleich zu den oralen Formen doppelt so hohe DDD-Kosten auf, obwohl belastbare Überlegenheitsbeweise fehlen. Propiverin hat neben seiner anticholinergen Wirkung einen zusätzlichen muskulotropen Effekt und zeigte in einer Vergleichsstudie mit Oxybutynin weniger anticholinerge Nebenwirkungen (Madersbacher et al. 1999). Von den Präparaten mit diesem Wirkstoff erreichen die Liste der 3.000 am häufigsten verordneten Arzneimittel in 2024 nur noch zwei Generika (*Mictonorm/Mictonetten, Propiverin Aristo*; ◘ Tab. 34.3).

◻ Tab. 34.3 Verordnungen von urologischen Spasmolytika 2024. Angegeben sind die 2024 verordneten Tagesdosen, die Änderungen gegenüber 2023 und die mittleren Kosten je DDD 2024

Präparat	Bestandteile	DDD	Änderung	DDD-Nettokosten
		Mio.	%	Euro
Trospiumchlorid				
Spasmolyt	Trospiumchlorid	37,2	(−0,5)	0,71
Spasmex	Trospiumchlorid	21,5	(+7,6)	0,76
Urivesc	Trospiumchlorid	4,8	(−2,9)	0,37
Trospium Aristo	Trospiumchlorid	1,2	(−7,6)	0,88
		64,7	**(+1,7)**	**0,70**
Oxybutynin				
Oxybugamma	Oxybutynin	2,4	(−10,4)	0,68
Kentera	Oxybutynin	2,1	(−1,1)	1,41
		4,5	**(−6,2)**	**1,03**
Propiverin				
Mictonorm/Mictonetten	Propiverin	26,7	(+14,6)	0,56
Propiverin Aristo	Propiverin	1,3	(+12,7)	1,03
		28,0	**(+14,5)**	**0,58**
Tolterodin				
Tolterodin/-tartrat Aristo	Tolterodin	3,1	(−16,6)	0,78
Solifenacin				
Solifenacin Micro Labs	Solifenacin	28,6	(−8,8)	0,23
Solifenacin Succinat Zentiva	Solifenacin	28,2	(+8,0)	0,36
Vesikur	Solifenacin	8,2	(+45,5)	0,44
Solifenacinsuccinat Aurobindo	Solifenacin	4,1	(−30,8)	0,22
Solifenacinsuccinat Alkem	Solifenacin	2,3	(+28,7)	0,20
Solifenacinsuccinat AL	Solifenacin	2,1	(+510,5)	0,26
Solifenacin-1 A Pharma	Solifenacin	1,8	(+101,1)	0,33
		75,3	**(+4,5)**	**0,30**

Tolterodin soll im Vergleich zu Oxybutynin etwas geringere anticholinerge Nebenwirkungen haben, was aber nach den Daten einer Metaanalyse zumindest bei Dranginkontinenz mit einer signifikant geringeren therapeutischen Wirksamkeit einhergeht. Dies deutet auf nicht äquieffektive Dosierungen in den Vergleichs-studien hin (Harvey et al. 2003). Das bereits geringe Verordnungsvolumen von Tolterodin war 2024 wie im Vorjahr erneut rückläufig (◻ Tab. 34.3).

Mit dem Anspruch einer geringeren Rate anticholinerger Nebenwirkungen sind die beiden vorzugsweise an den M_3-Acetylcho-

�‹ Tab. 34.3 (Fortsetzung)

Präparat	Bestandteile	DDD	Änderung	DDD-Nettokosten
		Mio.	%	Euro
Andere Spasmolytika				
Tovedeso	Desfesoterodin	14,9	(−0,3)	0,40
Betmiga	Mirabegron	13,4	(+3,7)	1,01
Emselex	Darifenacin	5,4	(−16,1)	0,42
Darifenacin Aristo	Darifenacin	4,8	(+42,9)	0,45
Tadalafil Aristo	Tadalafil	1,4	(+87,6)	1,42
Duloxetin Zentiva uro	Duloxetin	1,3	(+21,7)	2,19
Duloxetin-PUREN uro	Duloxetin	1,0	(+33,2)	2,01
Tadalafil Micro Labs	Tadalafil	0,72	(+108,4)	1,19
Tadalafil Mylan	Tadalafil	0,62	(+33,5)	1,22
Duloxetin Aurobindo (uro)	Duloxetin	0,48	(+342,8)	2,08
		44,0	**(+7,0)**	**0,76**
Summe		**219,6**	**(+4,7)**	**0,57**

linrezeptor der Blase bindenden Antagonisten Solifenacin (Originalpräparat *Vesikur* sowie Generika *Solifenacin Micro Labs, Solifenacin Succinat Zentiva, Solifenacinsuccinat Aurobindo, Solifenacinsuccinat Alkem, Solifenacinsuccinat AL, Solifenacin-1APharma*) und Darifenacin (*Emselex, Darifenacin Aristo*)zur symptomatischen Therapie von Dranginkontinenz, Pollakisurie und imperativem Harndrang bei überaktiver Blase eingeführt worden. Für beide Substanzen wurde in kurzen Phase III-Studien eine im Vergleich zu Placebo höhere Wirksamkeit bei ähnlicher Nebenwirkungsrate wie unter Tolterodin beschrieben (Chapple et al. 2004; Haab et al. 2004). Ein Cochrane-Review über 86 Studien an 31.249 Patienten mit überaktiver Blase zeigte eine Überlegenheit von Solifenacin gegenüber Tolterodin bezüglich Inkontinenzperioden, Drangepisoden und Lebensqualität (Madhuvrata et al. 2012). Solifenacin hat sich seitdem zum klar führenden Wirkstoff der neueren Anticholinergika entwickelt. Nach deutlicher Preisreduktion hat der im Vergleich zu den Generika immer noch

teurere Originator *Vesikur* in 2024 deutlich im Verordnungsvolumen zulegen können. Darifenacin spielt eine nur untergeordnete Rolle (◹ Tab. 34.3). Die Festbetragsgruppenbildung für urologische Spasmolytika (Bundesministerium für Gesundheit 2015) führte zu den in dieser Gruppe günstigsten DDD-Kosten, was wie in den Vorjahren auch 2024 eine Verordnungssteigerung nach sich zog.

Nachdem der Hersteller von Fesoterodin (*Toviaz*) nicht zu einer Preissenkung auf den Festbetrag bereit war, taucht es schon lange nicht mehr auf der Liste der 3.000 am häufigsten verordneten Präparate auf. Der später von einem Generikahersteller zum Festbetragsgruppenpreis eingeführte aktive Metabolit Desfesoterodin (*Tovedeso*) erreichte schnell die Gruppe der häufig verordneten Arzneimittel und erreichte 2024 immerhin einen Verordnungsanteil von 7 % in dieser Arzneistoffgruppe (◹ Tab. 34.3).

Das bereits 1990 als Antidepressivum patentierte Duloxetin, ein selektiver Serotonin-Noradrenalin-Rückaufnahme-Inhibitor

(SNRI) wurde 2004 auch zur Inkontinenzbehandlung der Frau zugelassen. Eine Zulassungsstudie (Millard et al. 2004) zeigte bei Patientinnen mit Stressinkontinenz lediglich eine Überlegenheit gegenüber Placebo. Übelkeit war die häufigste Nebenwirkung und im Wesentlichen für den Studienabbruch von ca. 20 % der Patientinnen im Duloxetin-Arm verantwortlich. Diese schlechte Verträglichkeit zeigt sich offensichtlich auch im Praxisalltag: Das Verordnungsvolumen dieser mit Abstand teuersten Präparate der Indikationsgruppe (*Duloxetin Zentiva uro, Duloxetin PUREN uro, Duloxetin Aurobindo*) erreicht nicht einmal 1,3 % des gesamten Verordnungsvolumens (◼ Tab. 34.3).

Auch 2024 erscheint Mirabegron (*Betmiga*), der erste Vertreter der die Blasenmuskulatur relaxierenden Beta$_3$-Adrenozeptoragonisten, unter den 3.000 am häufigsten verordneten Arzneimitteln. Dieser war aufgrund gescheiterter Preisverhandlungen zunächst vom Markt genommen und dann wieder eingeführt worden. Bei Fehlen signifikanter Vorteile gegenüber Tolterodin (Chapple et al. 2013,

TAURUS) sah der G-BA keinen Zusatznutzen für Mirabegron (Gemeinsamer Bundesausschuss 2014) und ordnete es folgerichtig in die Festbetragsgruppe der Spasmolytika ein (Gemeinsamer Bundesausschuss 2019). Das Verordnungsvolumen des immer noch teuren Mirabegron hat sich nach mehreren Jahren des Rückgangs in 2024 wieder leicht positiv entwickelt (◼ Tab. 34.3).

34.3 Urolithiasis- und Kathetermedikamente

Wie in den Vorjahren sind in dieser Arzneimittelgruppe auch 2024 nur wenige Präparate und diese mit sehr geringen Verordnungszahlen unter den 3.000 meistverordneten Arzneimitteln zu finden: Das lokalanästhesierende und oberflächendesinfizierende Kathetermedikament *Instillagel* sowie drei Urolithiasismedikamente, eines mit Hydrogenphosphat (*Reducto Spezial*) und zwei citrathaltige (*Blanel Brause, Blemaren N*; ◼ Tab. 34.4). Citrathaltige Präparate erhöhen die renale Bikarbo-

◼ **Tab. 34.4** **Verordnungen von Urolithiasis- und Kathetermedikamenten 2024.** Angegeben sind die 2024 verordneten Tagesdosen, die Änderungen gegenüber 2023 und die mittleren Kosten je DDD 2024

Präparat	Bestandteile	DDD	Änderung	DDD-Nettokosten
		Mio.	%	Euro
Urolithiasismedikamente				
Blemaren N	Citronensäure Kaliumhydrogencarbonat Natriumcitrat	1,1	(+9,7)	1,40
Blanel Brause	Kalium-Natrium-hydrogencitrat	0,60	(−19,4)	1,20
Reducto-Spezial	Kaliumhydrogenphosphat Natriumhydrogenphosphat	0,27	(+8,0)	2,07
		2,0	**(−1,1)**	**1,43**
Kathetermedikamente				
Instillagel	Lidocain Chlorhexidindigluconat	0,50	(−2,3)	1,60
Summe		**2,5**	**(−1,4)**	**1,47**

natausscheidung und bewirken dadurch eine Harnalkalisierung. Sie werden zur Prophylaxe von Cystin- und Harnsäuresteinen eingesetzt. Zusätzlich kann durch sie eine Hypocitraturie, die mit einem erhöhten Risiko für calciumhaltige Nierensteine einhergeht, korrigiert werden.

Literatur

Alhasso AA, McKinlay J, Patrick K, Stewart L (2006) Anticholinergic drugs versus non-drug active therapies for overactive bladder syndrome in adults. Cochrane Database Syst Rev. https://doi.org/10.1002/14651858.CD003193.pub3

Andriole GL, Bostwick DG, Brawley OW, Gomella LG, Marberger M, Montorsi F, Pettaway CA, Tammela TL, Teloken C, Tindall DJ, Somerville MC, Wilson TH, Fowler IL, Rittmastser R (2010) Effect of dutasteride on the risk of prostate cancer. N Engl J Med 362:1192–1202

Arzneimittelkommission der deutschen Ärzteschaft (2018) Mögliche Risiken bei der Anwendung finasteridhaltiger Arzneimittel (1 mg und 5 mg Dosierung) sowie Empfehlungen zur Aufklärung Ihrer Patienten. https://www.akdae.de/Arzneimittelsicherheit/RHB/index.html

Boyle P, Gould AL, Roehrborn CG (1996) Prostate volume predicts outcome of treatment of benign prostatic hyperplasia with finasteride: meta-analysis of randomized clinical trials. Urology 48:398–405

Bundesministerium für Gesundheit (2015): Bekanntmachung eines Beschlusses des Gemeinsamen Bundesausschusses über eine Änderung der Arzneimittel-Richtlinie (AM-RL): Anlage IX – Festbetragsgruppenbildung Anlage X – Aktualisierung von Vergleichsgrößen, Urologische Spasmolytika, Gruppe 1, in Stufe 3 nach § 35 Absatz 1 des Fünften Buches Sozialgesetzbuch (SGB V) vom 15. Oktober 2015 veröffentlicht am Mittwoch, 2. Dezember 2015 BAnz AT 2. Dez. 2015 B2

Chapple CR (1996) Selective a_1-adrenoceptor antagonists in benign prostatic hyperplasia: rationale and clinical experience. Eur Urol 29:129–144

Chapple CR, Rechberger T, Al-Shukri S, Meffan P, Everaert K, Huang M, Ridder A, YM-905 Study Group (2004) Randomized, double-blind placebo- and tolterodine-controlled trial of the once-daily antimuscarinic agent solifenacin in patients with symptomatic overactive bladder. Brit J Urol Int 93:303–310

Chapple CR, Montorsi F, Tammela TL, Wirth M, Koldewijn E, Fernández Fernández E, European Silodosin Study Group (2011) Silodosin therapy for lower urinary tract symptoms in men with suspected benign prostatic hyperplasia: results of an international, randomized, double-blind, placebo- and active-controlled clinical trial performed in Europe. Eur Urol 59:342–352

Chapple CR, Kaplan SA, Mitcheson D, Klecka J, Cummings J, Drogendijk T, Dorrepaal C, Martin N (2013) Randomized double-blind, active-controlled phase 3 study to assess 12-month safety and efficacy of mirabegron, a β(3)-adrenoceptor agonist, in overactive bladder. Eur Urol 63:296–305

Djavan B, Marberger M (1999) A meta-analysis on the efficacy and tolerability of alpha1-adrenoceptor antagonists in patients with lower urinary tract symptoms suggestive of benign prostatic obstruction. Eur Urol 36:1–13

EAU Guidelines (2024) Edn. presented at the EAU Annual Congress Paris 04.2024. ISBN 978-94-92671-23-3. https://uroweb.org/guidelines

Gemeinsamer Bundesausschuss (2014) Beschlusstext Mirabegron. https://www.g-ba.de/downloads/39-261-2099/2014-11-20_AM-RL-XII_Mirabegron_2014-06-01-D-110_BAnz.pdf

Gemeinsamer Bundesausschuss (2019) Beschlusstext Festbetragsgruppenbildung Urologische Spasmolytika. https://www.g-ba.de/downloads/39-261-3792/2019-05-16_AM-RL-IX_urologische-Spasmolytika_G1S3_BAnz.pdf

Grünewald V (2005) Pharmakologische Therapie von neurogenen Harnblasenfunktionsstörungen. In: al Truß MC (Hrsg) Pharmakotherapie in der Urologie. Springer, Heidelberg, S 383–311

Haab F, Stewart L, Dwyer P (2004) Darifenacin, an M3 selective receptor antagonist, is an effective and well-tolerated once-daily treatment for overactive bladder. Eur Urol 45:420–429

Harvey M-A, Baker K, Wells GA (2003) Tolterodine versus oxybutynin in the treatment of urge urinary incontinence: a meta-analysis. Am J Obstet Gynecol 185:56–61

Hay-Smith J, Herbison P, Ellis G, Morris A (2005) Which anticholinergic drug for overactive bladder symptoms in adults. Cochrane Database Syst Rev. https://doi.org/10.1002/14651858.CD005429

Kirby RS, Roehrborn C, Boyle P, Bartsch G, Jardin A, Cary MM, Sweeney M, Grossman EB (2003) Efficacy and tolerability of doxazosin and finasteride, alone or in combination, in treatment of symptomatic benign prostatic hyperplasia: the prospective European Doxazosin and combination therapy (PRE-DICT) trial. Urology 61:119–126 (Prospective European Doxazosin and Combination Therapy Study Investigators)

Madersbacher H, Halaska M, Voigt R, Alloussi S, Höfner K (1999) A placebo-controlled, multicentre study comparing the tolerability and efficacy of propiverine and oxybutynin in patients with urgency and urge incontinence. BJU Int 84:646–651

Madhuvrata P, Cody JD, Ellis G, Herbison GP, Hay-Smith EJ (2012) Which anticholinergic drug for overactive bladder symptoms in adults. Cochrane Database Syst Rev. https://doi.org/10.1002/14651858. CD005429.pub2

McConnell JD, Roehrborn CG, Bautista OM, Andriole GL Jr, Dixon CM, Kusek JW, Lepor H, McVary KT, Nyberg LM Jr, Clarke HS, Crawford ED, Diokno A, Foley JP, Foster HE, Jacobs SC, Kaplan SA, Kreder KJ, Lieber MM, Lucia MS, Miller GJ, Menon M, Milam DF, Ramsdell JW, Schenkman NS, Slawin KM, Smith JA (2003) The long-term effect of doxazosin, finasteride, and combination therapy on the clinical progression of benign prostatic hyperplasia. N Engl J Med 349:2387–2398 (Medical Therapy of Prostatic Symptoms (MTOPS) Research Group)

Milani S, Djavan B (2005) Lower urinary tract symptoms suggestive of benign prostatic hyperplasia: latest update on alpha-adrenoceptor antagonists. BJU Int 95(Suppl 4):29–36

Millard RJ, Moore K, Rencken R, Yalcin I, Bump RC, Duloxetine UI Study Group (2004) Duloxetine vs placebo in the treatment of stress urinary incontinence: a four-continent randomized clinical trial. Brit J Urol Int 93:311–318

Nabi G, Cody JD, Ellis G, Herbison P, Hay-Smith J (2006) Anticholinergic drugs versus placebo for overactive bladder syndrome in adults. Cochrane Database Syst Rev. https://doi.org/10.1002/14651858. CD003781.pub2

Nickel JC, Gilling P, Tammela TL, Morrill B, Wilson TH, Rittmaster RS (2011) Comparison of dutasteride and finasteride for treating benign prostatic hyperplasia: the enlarged prostate international Comparator study (EPICS). BJU Int 108:388–394

Roehrborn CG, Siami P, Barkin J, Damião R, Major-Walker K, Nandy I, Morrill BB, Gagnier RP, Montorsi F, CombAT Study Group (2010) The effects of combination therapy with dutasteride and tamsulosin on clinical outcomes in men with symptomatic benign prostatic hyperplasia: 4-year results from the CombAT study. Eur Urol 57:123–131

Thompson IM, Goodman PJ, Tangen CM, Lucia MS, Miller GJ, Ford LG, Lieber MM, Cespedes RD, Atkins JN, Lippman SM, Carlin SM, Ryan BA, Szczepanek CM, Ceowley JJ, Coltman CA (2003) The Influence of finasteride on the development of prostate cancer. N Engl J Med 349:215–224

Thüroff JW, Chartier-Kastler E, Corcus J, Humke J, Jonas U, Palmtag H, Tanagho EA (1998) Medical treatment and medical side effects in urinary incontinence in the elderly. World J Urol 16(suppl):S48–S61

Traish AM, Melcangi RC, Bortolato M, Garcia-Segura LM, Zitzmann M (2015) Adverse effects of 5α-reductase inhibitors: what do we know, don't know, and need to know? Rev Endocr Metab Disord 16:177–198

Tsujii T (2000) Comparison of prazosin, terazosin and tamsulosin in the treatment of symptomatic benign prostatic hyperplasia: a short-term open, randomized multicenter study. Int J Urol 7:199–205

van Kerrebroeck P, Chapple C, Drogendijk T, Klaver M, Sokol R, Speakman M, Traudtner K, Drake MJ (2013) Combination therapy with solifenacin and tamsulosin oral controlled absorption system in a single tablet for lower urinary tract symptoms in men: efficacy and safety results from the randomised controlled NEPTUNE trial. Eur Urol 64:1003–1012 (NEPTUNE Study Group)

Woodford HJ (2018) Anticholinergic drugs for overactive bladder in frail older patients: the case against. Drugs Aging 35:773–776

34

Hauterkrankungen und Allergien

Inhaltsverzeichnis

Hauterkrankungen

Hans Merk und Stephan R. Künzel

Dermatika nahmen im Jahr 2024 mit Nettokosten von fast 4 Mrd. Mio. € (+20,2 %) bei einem Verordnungsvolumen von 896 Mio. DDD (+5,6 %) den 4. Rang im GKV-Arzneimittelmarkt ein (nach Onkologika, Immunsuppressiva und Antidiabetika). Das Umsatzwachstum wird vor allem durch die hier berücksichtigten Biologika mit primärer Zulassung für Dermatosen getragen: Ustekinumab (*Stelara*), Dupilumab (*Dupixent*), Secukinumab (*Cosentyx*), Risankizumab (*Skyrizi*) und Guselkumab (*Tremfya*). Diese Präparate sind teils auch bei chronisch entzündlichen Darmerkrankungen oder rheumatologischen Erkrankungen zugelassen, werden im AVR jedoch primär den Dermatika zugerechnet. Monoklonale Antikörper bzw. JAK-Inhibitoren wie Vedolizumab (*Entyvio*), Ruxolitinib (*Jakavi*) und Upadacitinib (*Rinvoq*) sind dagegen, trotz dermatologischer Indikationen, im AVR überwiegend der Gastroenterologie bzw. Rheumatologie zugeordnet. JAK-Inhibitoren (z. B. Upadacitinib, Baricitinib, Abrocitinib) gewinnen in atopischer Dermatitis und Psoriasis an Bedeutung, werden statistisch jedoch primär in den Kapiteln zu Immunsuppressiva und Rheumatologie geführt. Für Ustekinumab steht inzwischen auch ein Biosimilar (z. B. *Steqeyma*) zur Verfügung (Blair 2024). Diese Entwicklung könnte einerseits zu einer erweiterten Anwendung mit dem Ziel einer „disease modifikation" führen, aber auch budgetär sich auswirken, wie am Beispiel von etwa bei chronischer Urticaria verwendeten Omalizumab-Biosimilars (z. B. *Omlyclo*) diskutiert wird (Jang et al. 2025). 2024 entfallen rund 41 von 100 Dermatikatagesdosen auf topische Glukokortikoide; es folgen Psoriasismedikamente (12 %), Antimykotika (11 %), Antiinfektiva (5 %), Präparate zur Behandlung der aktinischen Keratose (3 %) und Warzenmedikamente (3 %); Aknemedikamente (5 %) und Antipruriginosa (4 %) sind weitgehend stabil; Rosazeamedikamente nahmen leicht zu (4 %).

Die Verordnungen in den einzelnen Marktsegmenten werden weitgehend durch nationale und internationale Therapieempfehlungen gestützt. Wesentliche Veränderungen in der Therapie der chronisch entzündlichen Hauterkrankungen – insbesondere atopische Dermatitis und Psoriasis – werden vor allem bei Betrachtung der Kostenentwicklung deutlich: So entfällt 2024 weit über die Hälfte der gesamten dermatologischen Verordnungskosten von auf die vier hier berücksichtigten monoklonalen Antikörper Dupilumab, Ustekinumab, Secukinumab, Guselkumab.

35.1 Verordnungsspektrum

Dermatika zählen in Deutschland zu den verordnungsstärksten Arzneimitteln. Sie werden bei vielfältigen Hauterkrankungen unterschiedlichster Ursachen angewandt. Entsprechend heterogen sind die zum Einsatz kommenden Wirkstoffklassen, die von den Glukokortikoidexterna über dermatologi-

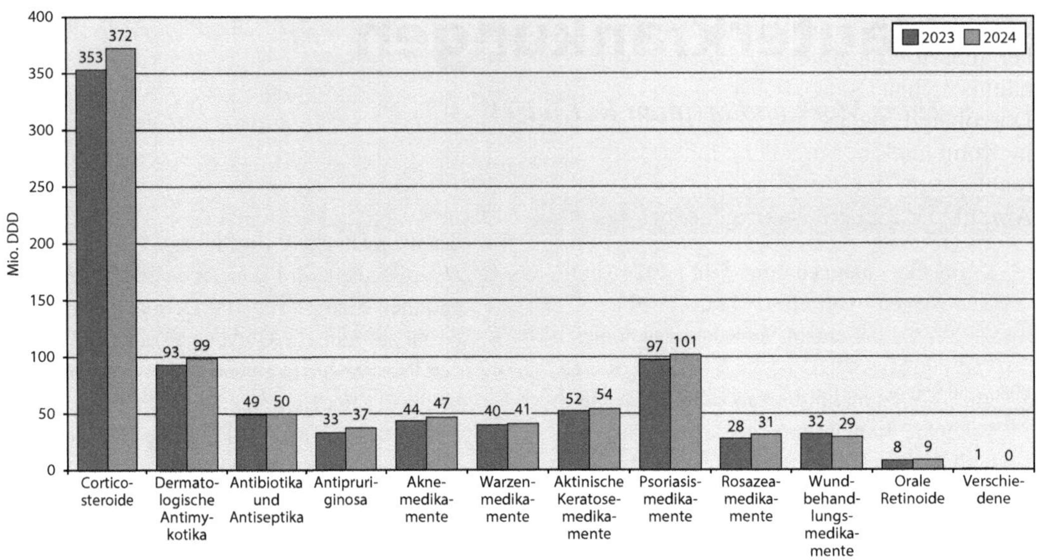

◙ Abb. 35.1 Verordnungen von Dermatika und Wundbehandlungsmedikamenten 2023 und 2024. Gesamtverordnungen nach definierten Tagesdosen

sche Antimykotika, Psoriasismedikamente sowie Wundbehandlungsmedikamente bis hin zu Hautschutz- und Pflegemitteln reichen (◙ Abb. 35.1).

Die Verordnungsmenge der Dermatika blieb 2024 im Vergleich zum Vorjahr überwiegend stabil. Verordnungsstärkste Gruppe sind nach wie vor die Glukokortikoide (◙ Abb. 35.1). Die übrigen Stoffgruppen weisen eine deutlich geringere Verordnungshäufigkeit auf. Antimykotika mit Indikationen, die über die Behandlung von Erkrankungen der Haut und der Hautanhangsorgane hinausgehen, finden sich in ▶ Kap. 16 (Bakterielle und virale Infektionserkrankungen und Mykosen). Bei den chronisch-entzündlichen Hauterkrankungen – insbesondere Psoriasis und atopischer Dermatitis – wird die Entwicklung durch die zunehmende Bedeutung zielgerichteter Therapien mit monoklonalen Antikörpern oder auch mit JAK-Inhibitoren geprägt (Lauffer und Biedermann 2022; Griffiths et al. 2021). In diesem Jahr fällt besonders die erneute starke Zunahme (+33,8 %) der Anwendung von Dupilumab in der Therapie der atopischen Dermatitis auf (◙ Tab. 35.10). Dabei ist zu be-

achten, dass sich nur ein Teil der bei diesen Erkrankungen unterdessen zugelassenen Immuntherapeutika im vorliegenden Kapitel wiederfindet, da sie ihre primäre Zulassung bei anderen Erkrankungen wie rheumatoide Arthritis (z. B. Biologika wie Adalimumab, Etanercept, Infliximab oder JAK-Inhibitoren wie Baricitinib oder Upadacitinib) erhielten. Die Verordnungsentwicklungen dieser Medikamente können im Teil 7 dieser Ausgabe nachgelesen werden. Die in der Gruppe der Wundbehandlungsmedikamente zusammengefassten Präparate werden nachfolgend aus pharmakologisch-praktischen Gründen teils in dem eigenständigen ▶ Abschn. 35.10 Wundbehandlungsmedikamente (◙ Tab. 35.16), teils unter antiseptikahaltigen Dermatika (◙ Tab. 35.8) besprochen.

35.2 Glukokortikoidexterna

Glukokortikoide werden in der Dermatologie wegen ihrer antiphlogistischen und antiproliferativen Wirkung bei zahlreichen chronischen und akuten entzündlichen Hauterkrankungen

□ Tab. 35.1 Verordnungen schwach wirksamer Glukokortikoide 2024 (Monopräparate). Angegeben sind die 2024 verordneten Tagesdosen, die Änderungen gegenüber 2023 und die mittleren Kosten je DDD 2024

Präparat	Bestandteile	DDD	Änderung	DDD-Nettokosten
		Mio.	%	Euro
Hydrocortison				
HydroGalen	Hydrocortison	4,1	(+4,9)	0,57
Hydrocutan	Hydrocortison	1,0	(+9,6)	0,41
Hydro/-cortison Heumann	Hydrocortison	0,51	(+6,8)	0,51
Fenihydrocort	Hydrocortison	0,29	(+2,9)	0,61
		5,9	**(+5,8)**	**0,54**
Prednisolon				
Linola H N/-H fett N	Prednisolon	3,3	(−4,0)	0,35
Prednisolon LAW	Prednisolon	1,0	(+2,2)	0,30
Lygal Kopftinktur N	Prednisolon	0,20	(+1,5)	1,21
		4,6	**(−2,4)**	**0,38**
Dexamethason				
Dexamethason LAW	Dexamethason	0,79	(−6,1)	0,33
Summe		**11,3**	**(+1,4)**	**0,46**

wie atopischer Dermatitis, Psoriasis, blasenbildenden Hauterkrankungen, Photodermatosen und anderen eingesetzt und nehmen daher in der externen Therapie eine zentrale Stellung ein. Eine zu lange Anwendung oder die Wahl der falschen Wirkstärke rufen unerwünschte, z. T. irreversible Schäden hervor. In der Fachliteratur wird daher sowohl in Bezug auf die Indikation als auch im Hinblick auf das einzusetzende Glukokortikoid ein kritischer Umgang gefordert. Die – bei korrektem Einsatz unbegründete – Steroidangst bei Patienten und Behandlern könnte einen gegenläufigen Einfluss ausüben.

Glukokortikoide lassen sich nach ihren erwünschten entzündungshemmenden und unerwünschten atrophisierenden Wirkungen in vier Klassen einteilen (Deutsche Dermatologische Gesellschaft et al. 2015). Sie reichen von schwach wirksamen Substanzen (Klasse I) wie Hydrocortison (□ Tab. 35.1) mit entsprechend geringem Risiko unerwünschter Wirkungen bis hin zu den fluorierten Glukokortikoiden mit sehr starker Wirksamkeit (Klasse IV) wie Clobetasol (□ Tab. 35.3), die dann aber bei längerer Anwendung auch das Risiko erheblicher unerwünschter Wirkungen – einschließlich systemischer Nebenwirkungen – bergen. Bei Clobetasol ist dies sogar schon nach wenigen Tagen zu erwarten. Da vergleichende Untersuchungen zur Wirksamkeit topischer Glukokortikoide fehlen und konzentrationsabhängige Verschiebungen von einer Gruppe in die andere möglich sind, sollte eine solche Einteilung nur als grobe Richtlinie angesehen werden. Auch von der verwendeten Grundlage (Galenik) sowie der Form der Anwendung (z. B. mit Okklusivverband) ist die Wirkintensität dieser Präparate abhängig. Darüber hinaus können das Alter, die Hautbeschaffenheit und die Lokalisation einer Dermatose die Kinetik der Glukokortikoide beeinflussen.

Um das Risiko unerwünschter Wirkungen möglichst gering zu halten, werden stark bis sehr stark wirksame Glukokortikoide in der Regel nur kurzfristig und kleinflächig angewendet. Schwach wirksame Glukokortikoide eignen sich dagegen auch für eine längerfristige und großflächige Anwendung bzw. für eine Applikation bei Kindern. Die Lokaltherapie sollte zunächst mit dem am stärksten wirksamen Präparat begonnen werden, das die Dermatose unter Berücksichtigung der Lokalisation und Ausprägung zulässt. Die Weiterbehandlung erfolgt im Anschluss mit dem gerade noch effektiven Glukokortikoid. Schließlich wird die Therapie im Wechsel mit einer steroidfreien Basissalbe/creme fortgeführt (proaktive Intervalltherapie), bis eine ausschließlich pflegende Nachbehandlung möglich ist (Wollenberg et al. 2020).

35.2.1 Monopräparate

Glukokortikoidhaltige Lokaltherapeutika werden fast nur als Monopräparate verschrieben (◘ Tab. 35.1, 35.2 und 35.3). Hydrocortisonpräparate sind in Zubereitungen von 0,25–0,5 % in kleinen Packungsgrößen häufig nicht verschreibungspflichtig und seit Inkrafttreten des GKV-Modernisierungs-Gesetzes

◘ Tab. 35.2 Verordnungen mittelstark wirksamer Glukokortikoide 2024 (Monopräparate). Angegeben sind die 2024 verordneten Tagesdosen, die Änderungen gegenüber 2023 und die mittleren Kosten je DDD 2024

Präparat	Bestandteile	DDD	Änderung	DDD-Nettokosten
		Mio.	%	Euro
Trimacinolonacetonid				
Triamgalen	Triamcinolonacetonid	9,5	(+5,1)	0,58
Hydrocortisonbutyrat				
Alfason	Hydrocortisonbutyrat	5,4	(−2,3)	0,52
Laticort	Hydrocortisonbutyrat	1,2	(−2,6)	0,36
		6,5	**(−2,3)**	**0,50**
Prednicarbat				
Prednitop	Prednicarbat	29,5	(−3,1)	0,33
Prednicarbat acis	Prednicarbat	19,6	(+9,5)	0,34
Prednicarbgalen	Prednicarbat	5,9	(+26,8)	0,30
Dermatop	Prednicarbat	4,8	(−7,6)	0,47
		59,8	**(+2,8)**	**0,34**
Andere Corticosteroide				
Advantan	Methylprednisolonaceponat	74,6	(+5,8)	0,32
Decoderm	Flupredniden	2,5	(+5,5)	0,63
Metigalen	Methylprednisolonaceponat	2,2	(+66,0)	0,31
Neuroderm akut	Hydrocortisonbuteprat	0,89	(+11,6)	1,36
		80,3	**(+6,9)**	**0,35**
Summe		**156,2**	**(+4,8)**	**0,36**

□ Tab. 35.3 Verordnungen stark und sehr stark wirksamer Glukokortikoide 2023 (Monopräparate). Angegeben sind die 2024 verordneten Tagesdosen, die Änderungen gegenüber 2023 und die mittleren Kosten je DDD 2024

Präparat	Bestandteile	DDD Mio.	Änderung %	DDD-Nettokosten Euro
Betamethason				
Betagalen	Betamethasonvalerat	30,4	(−2,8)	0,53
Soderm	Betamethasonvalerat	13,4	(+18,3)	0,51
Deflatop	Betamethasonvalerat	0,96	(+2,9)	0,80
Betnesol-V	Betamethasonvalerat	0,94	(−2,5)	0,64
Diprosone Creme etc.	Betamethason-dipropionat	0,60	(+4,9)	0,70
		46,3	**(+2,8)**	**0,53**
Mometason				
Momegalen	Mometason	60,6	(−14,9)	0,30
Mometason/Mometasonfuroat Glenmark	Mometason	20,7	(+129,9)	0,29
Momecutan	Mometason	6,1	(+180,9)	0,30
Ecural	Mometason	3,9	(+78,5)	0,47
		91,3	**(+7,9)**	**0,30**
Andere stark wirksame Corticosteroide				
Jellin	Fluocinolonacetonid	0,91	(−21,7)	0,52
Flucinar	Fluocinolonacetonid	0,80	(+30,6)	0,36
Nerisona	Diflucortolon	0,60	(−7,4)	0,67
		2,3	**(−4,6)**	**0,51**
Sehr stark wirksame Corticosteroide				
Karison	Clobetasol	13,6	(+6,1)	0,37
Clarelux	Clobetasol	10,7	(+7,8)	0,23
Clobetasol acis	Clobetasol	8,9	(+16,9)	0,39
Clobegalen	Clobetasol	8,0	(−3,8)	0,38
Dermoxin/Dermoxinale	Clobetasol	6,6	(+32,9)	0,47
Clobex	Clobetasol	1,3	(+7,9)	1,33
		49,0	**(+9,5)**	**0,38**
Summe		**189,0**	**(+6,9)**	**0,38**

(GMG) im Jahr 2004 keine Leistung der gesetzlichen Krankenversicherung mehr. Verordnungen für Kinder bis zum vollendeten 12. Lebensjahr sowie für Jugendliche mit Entwicklungsstörungen bis zum vollendeten 18. Lebensjahr sind von dieser Regelung ausgenommen (Gemeinsamer Bundesausschuss 2021). Uneingeschränkt verschreibungspflichtig und damit erstattungsfähig sind lediglich alle Zubereitungsformen von *Linolacort Hydro*.

Verordnungshäufigkeiten und Verschiebungen von Präparaten in den jeweiligen Wirkklassen werden im Wesentlichen durch die Preisgestaltung bestimmt. So dominieren bei den mittelstark wirksamen Glukokortikoiden (Klasse II) Prednicarbat und Methylprednisolonaceponat, unter den stark wirksamen Glukokortikoiden (Klasse III) der halogenierte Glukokortikoidmonoester Mometasonfuroat (◙ Tab. 35.2 und 35.3). Aufgrund der substanzeigenen Pharmakokinetik wird bei den genannten Glukokortikoiden hinsichtlich ihrer systemischen Aufnahme von einem günstigen Nutzen-Risiko-Verhältnis ausgegangen (Luger et al. 2004). Als Glu-

kokortikoid mit sehr starker Wirksamkeit (Klasse IV; ◙ Tab. 35.3) kommen seit einigen Jahren allein Clobetasol-haltige Lokaltherapeutika zum Einsatz – 2024, genau wie im Vorjahr, mit einem Verordnungsanstieg.

35.2.2 Glukokortikoidkombinationen

Der Einsatz von Glukokortikoidkombinationspräparaten, insbesondere von antibiotika- und antiseptikahaltigen (◙ Tab. 35.7 und 35.8) sowie antimykotikahaltigen Kombinationen (◙ Tab. 35.6), wird kontrovers diskutiert. Kombinationen von Glukokortikoiden mit Salicylsäure (◙ Tab. 35.4) oder Harnstoff stellen bei hyperkeratotischen Hauterkrankungen, einschließlich der Psoriasis und Handekzemen, aufgrund ihrer resorptionsfördernden Wirkung eine sinnvolle Kombination dar. Die Verwendung von gezielt wirkenden monoklonalen Antikörpern bei Psoriasis und wirksameren Medikamenten beim Handekzem schränken deren Einsatz vermutlich zuneh-

◙ Tab. 35.4 Verordnungen corticosteroidhaltiger Dermatikakombinationen 2024. Angegeben sind die 2024 verordneten Tagesdosen, die Änderungen gegenüber 2023 und die mittleren Kosten je DDD 2024

Präparat	Bestandteile	DDD	Änderung	DDD-Nettokosten
		Mio.	%	Euro
Corticosteroide und Salicylsäure				
Soderm plus	Betamethason Salicylsäure	6,6	(−4,5)	0,63
Diprosalic	Betamethason Salicylsäure	2,7	(+99,0)	0,83
Betadermic	Betamethason Salicylsäure	2,4	(−7,5)	0,54
Volon A Tinktur N	Triamcinolonacetonid Salicylsäure	0,48	(+2,4)	1,18
Alpicort	Prednisolon Salicylsäure	0,37	(−2,6)	1,07
		12,5	(+7,4)	0,69
Summe		**12,5**	**(+7,4)**	**0,69**

mend ein (Worm et al. 2022; Bissonnette et al. 2024).

35.3 Antimykotika

Während alle oralen Antimykotika der Verschreibungspflicht unterliegen, sind die in der Therapie überwiegend eingesetzten Lokalantimykotika rezeptfrei und damit seit Inkrafttreten des GKV-Modernisierungs-Gesetzes (GMG) im Jahr 2004 keine Leistung der gesetzlichen Krankenversicherung mehr (Ausnahmen siehe Gemeinsamer Bundesausschuss 2021, Arzneimittel-Richtlinie, Abschnitt F, § 12). Nach dem darauffolgenden drastischen Verordnungsrückgang bei den Antimykotika stagnieren die Verordnungen – allenfalls mit leichten jährlichen Zu- oder Abnahmen (◘ Abb. 35.1). Gegenüber dem Vorjahr ist 2024 ein minimaler Verordnungsanstieg zu verzeichnen.

35.3.1 Therapeutische Aspekte

Pilzinfektionen werden klinisch-diagnostisch und therapeutisch nach ihrer Lokalisation und der Art der Erreger unterschieden. Am häufigsten sind oberflächliche Mykosen der Haut und Hautanhangsorgane sowie der Schleimhäute. Organmykosen sind in unseren Breiten deutlich seltener, haben aber bei Patienten mit erworbener Immunschwäche (AIDS) erhebliche Bedeutung und sind auch im Rahmen einer immunsuppressiven Therapie zu beachten (Ramos-e-Silva et al. 2012). Pilzinfektionen der Haut begünstigende Faktoren sind Diabetes mellitus, nosokomiale Infektionen oder opportunistische Infektionen bei Brandwunden, eine Schädigung des Hautmilieus sowie weitere therapiebegleitend eingesetzte Arzneimittel wie Antibiotika, Glukokortikoide – einschließlich Glukokortikoid/Antimykotika-Kombinationen, welche das klinische Bild verschleiern können.

Zur Behandlung von Pilzinfektionen der Haut und Schleimhäute werden Antimykotika überwiegend als Lokaltherapeutika verordnet. Nystatin und Miconazol werden in oraler Darreichungsform auch bei orointestinalen Candidainfektionen angewandt (► Kap. 16, Bakterielle und virale Infektionserkrankungen und Mykosen). Die systemisch wirksamen, oralen Azolantimykotika Fluconazol und Itraconazol sowie das Allylamin Terbinafin werden auch bei großflächigen oder häufig rezidivierenden Pilzinfektionen der Haut und Hautanhangsgebilde wie der Onychomykose, bei vulvovaginalen Mykosen sowie bei immundefizienten Patienten mit opportunistischen Infektionen eingesetzt, wenn eine lokale Behandlung allein nicht ausreichend wirksam ist.

35.3.2 Lokale Antimykotika

Die Azolantimykotika (z. B. Clotrimazol, Miconazol) haben ein breites Wirkungsspektrum, das nahezu alle menschen- und tierpathogenen Pilze umfasst. Azolantimykotika können bei Infektionen durch Dermatophyten, Hefen und Schimmelpilze eingesetzt werden (Brodt 2013). Dies trifft auch für Ciclopirox zu (Subissi et al. 2010). Auch das Allylaminderivat Terbinafin (► Abschn. 35.3.3, Orale Antimykotika) besitzt in der topischen Anwendung ähnliche Wirkeigenschaften. Nystatin ist nur bei Candidamykosen indiziert (Brodt 2013). Aktuell werden gehäuft eine Tinea capitis bzw. Tinea barbae durch Trichophyton tonsurans in Zusammenhang mit einer Behandlung im Barbershop beobachtet.

Die topische Behandlung von Onychomykosen ist wegen mangelnder Resorption zur Nagelmatrix nur bei der sehr seltenen oberflächlichen Onychomykose effektiv und in der Regel nur, wenn ein kleiner Teil (< 1/3) des Nagels betroffen ist. Daher ist praktisch immer bei Onychomykose wie auch Tinea capitis eine systemisch wirksame Antimykotikabehandlung unabdingbar (Nenoff et al. 2024). Topische Antimykotika werden bei Onychomykosen daher vor allem in Kombination mit oralen Antimykotika bzw. zur Prophylaxe nach erfolgreicher Behandlung der Onychomykose empfohlen (Grover und Khurana 2012; Feng et al. 2017). Auch ein durch Terfenadin getriggerter Lupus erythematodes (DILE) kann auftreten (Nenoff et al. 2024). Trotz der zumeist notwendigen oralen Behandlung sowohl der Onychomykose, aber auch der Tinea capitis können orale Antimykotika-Behandlungen im Kindes- und Jugendalter nur Off-label durchgeführt werden (Nenoff et al. 2024).

35.3.3 Orale Antimykotika

Das Allylamin Terbinafin wird zu Lasten der gesetzlichen Krankenversicherung primär oral angewendet (◘ Tab. 35.5). Verglichen mit den Azolantimykotika ergeben sich für die orale Anwendung leichte Vorteile bei Infektionen mit Dermatophyten und Schimmelpilzen (Crawford und Hollis 2007; El-Gohary et al.

◘ **Tab. 35.5** **Verordnungen dermatologischer Antimykotika 2024 (Monopräparate).** Angegeben sind die 2024 verordneten Tagesdosen, die Änderungen gegenüber 2023 und die mittleren Kosten je DDD 2024

Präparat	Bestandteile	DDD	Änderung	DDD-Nettokosten
		Mio.	%	Euro
Clotrimazol				
Clotrigalen	Clotrimazol	0,34	(+43,2)	0,31
Cloderm	Clotrimazol	0,23	(+58,6)	0,40
Clotrimazol AL	Clotrimazol	0,22	(−11,5)	0,74
		0,78	**(+25,2)**	**0,45**
Ciclopirox				
Ciclopoli	Ciclopirox	5,3	(+7,2)	0,73
Batrafen	Ciclopirox	0,33	(−31,1)	1,71
		5,6	**(+3,8)**	**0,79**
Nystatin				
Nystaderm topisch	Nystatin	0,20	(−22,7)	0,67
Miconazol				
Miconazol acis	Miconazol	0,40	(+2,1)	0,39
Mykoderm Miconazolcreme	Miconazol	0,27	(−12,8)	0,35
		0,67	**(−4,5)**	**0,37**
Terbinafin (oral)				
Terbinafin-1 A Pharma	Terbinafin	7,5	(+30,8)	0,92
Terbinafin Aurobindo	Terbinafin	2,8	(−43,4)	0,91
Terbigalen	Terbinafin	2,4	(+18,0)	0,80
Terbinafin Heumann	Terbinafin	2,2	(+24,1)	0,92
Terbinafin-PUREN	Terbinafin	1,7	(+68,0)	0,94
		16,4	**(+7,1)**	**0,90**
Summe		**23,7**	**(+6,1)**	**0,84**

2014). Hefen sind dagegen weniger empfindlich, daher ist Terbinafin bei Candidosen oder Pityriasis versicolor oral nicht wirksam und in dieser Darreichungsform nur zugelassen zur Behandlung von Dermatophyteninfektionen der Füße und des Körpers sowie der Finger- und Zehennägel (Darkes et al. 2003). In topischer Darreichungsform kann Terbinafin auch bei Candidosen und Pityriasis versicolor eingesetzt werden. Bei Dermatophyteninfektionen der Haut und der Füße ist Terbinafin oral verwendet Griseofulvin überlegen und anderen Antimykotika wie Ketoconazol, Fluconazol oder Itraconazol mindestens klinisch äquivalent (Bell-Syer et al. 2012). Bei Infektionen mit Trichophyton mentagrophites IST Genotyp VIII – auch als Trichophyton indotinea bekannt – im Rahmen einer Tinea corporis und Tinea cruris besteht zumeist eine Terfenadin-Resistenz (Nenoff et al. 2024). Auch bei Trichophyton rubrum können Terfenadin-Resistenzen bestehen, die sich mittels Diagnosis mit der Kultur oder Resistenzbestimmungen mittels Polymerasekettenreaktion erfassen lassen (Nenoff et al. 2024).

Die systemische Behandlung der Onychomykosen ist langwierig (Fingernägel 4–6 Monate, Fußnägel 12–18 Monate). Die Raten vollständiger Heilung sind mit 30–50 % auch nach Behandlung mit modernen Antimykotika enttäuschend gering. Aufgrund seines unzureichenden Wirkspektrums kann Terbinafin nur bei durch Dermatophyten bedingten Onychomykosen eingesetzt werden. Bei diesen wirkt es aber besser als Azolantimykotika wie Itraconazol (Kreijkamp-Kaspers et al. 2017). Diese können allerdings auch bei Nagelinfektionen durch Hefen und Schimmelpilze zum Einsatz kommen (Darkes et al. 2003).

Zu beachten sind als seltene unerwünschte Arzneimittelwirkungen von systemischem Terbinafin schwere Hautreaktionen einschließlich der toxischen epidermalen Nekrolyse und Hepatitis. Ein Hinweis auf neurotoxische Schädigungen sind lang anhaltende, wenngleich reversible Geschmacksstörungen bis hin zu vollständigem Geschmacksverlust sowie reversible Störungen des Farbsinns (Darkes et al. 2003; Singal und Khanna 2011). Auf psychiatrische Störungen mit Depressionen, Angststörungen, Panikreaktion, Unruhezustände und Suizidversuch wurde hingewiesen (Arzneimittelkommission der deutschen Ärzteschaft 2006). Auch ein durch Terfenadin getriggerter Lupus erythematodes (DILE) kann auftreten (Nenoff et al. 2024). Bei den oralen Azolantimykotika stehen pharmakokinetische Interaktionen mit Cytochrom P450 Isoenzymen im Vordergrund, die zum einen die Grundlage ihrer antimykotischen Wirkung darstellen, aber auch Ursache von zahlreichen Arzneimittelwechselwirkungen und Beeinflussung von Hormonsynthesen und -metabolisierungen sind.

35.3.4 Antimykotikakombinationen

Glukokortikoidhaltige Antimykotikakombinationen werden mehr als doppelt so häufig verordnet wie die reinen Lokaltherapeutika (◘ Tab. 35.6), obwohl sie in Leitlinien zur Behandlung von Pilzerkrankungen der Haut gar nicht erwähnt oder kontrovers diskutiert werden (Czaika und Zuberbier 2015). Die rasch einsetzende Wirkung der Glukokortikoide kann zwar den initialen Behandlungserfolg, vor allem bei Infektionen mit Dermatophyten, und damit die Compliance begünstigen, sie sollte jedoch nicht zu einer unerwünschten Langzeittherapie verführen (Erbagci 2004; Schaller et al. 2016). Abzulehnen ist die Anwendung derartiger Fixkombinationen bei Kindern (Wheat et al. 2017).

Zinkoxidhaltige Kombinationen (◘ Tab. 35.6) sind durch den abdeckenden und trocknenden Effekt bei Candidainfektionen der Haut und im Ano-Genitalbereich (z. B. bei Windeldermatitis) sinnvoll.

◘ Tab. 35.6 Verordnungen dermatologischer Antimykotika 2024 (Kombinationen). Angegeben sind die 2024 verordneten Tagesdosen, die Änderungen gegenüber 2023 und die mittleren Kosten je DDD 20242023

Präparat	Bestandteile	DDD	Änderung	DDD-Nettokosten
		Mio.	%	Euro
Corticosteroidhaltige Kombinationen				
Decoderm tri	Miconazol Flupredniden	26,3	(+8,3)	1,53
Lotricomb	Clotrimazol Betamethason	18,2	(+11,5)	0,81
Vobaderm	Miconazol Flupredniden	8,2	(+21,9)	1,65
Nystalocal	Nystatin Chlorhexidin Dexamethason	7,6	(+11,2)	2,14
Baycuten HC	Clotrimazol Hydrocortison	1,8	(+19,4)	1,02
Nystaderm comp	Nystatin Hydrocortison	1,7	(+11,2)	1,08
Candio-Hermal Plus	Nystatin Flupredniden	1,4	(+16,9)	1,34
Epipevisone	Econazol Triamcinolonacetonid	1,1	(−47,0)	1,07
Travocort	Isoconazol Diflucortolon	0,78	(+14,0)	1,33
Imazol comp	Clotrimazol Hexamidindiisethionat Prednisolon	0,16	(+45,8)	1,56
		67,4	**(+9,7)**	**1,38**
Zinkoxidhaltige Kombinationen				
Multilind Paste	Nystatin Zinkoxid	1,3	(−20,6)	0,95
Infectosoor Zinksalbe	Miconazol Zinkoxid	1,1	(−0,5)	2,42
Mykoderm Heilsalbe	Nystatin Zinkoxid	0,56	(−13,6)	0,60
Nystatin Holsten Softpaste	Nystatin Zinkoxid	0,55	(+13,3)	0,56
Mykundex Heilsalbe	Nystatin Zinkoxid	0,27	(−11,0)	0,60
		3,8	**(−9,5)**	**1,25**
Summe		**71,2**	**(+8,5)**	**1,37**

35

35.4 Antibiotika und Antiseptika

Die Verordnungen antibiotischer und antiseptischer Lokaltherapeutika haben sich seit Jahren auf relativ niedrigem Niveau stabilisiert (◘ Abb. 35.1), allerdings werden noch immer vor allem deren Glukokortikoidkombinationen therapeutisch eingesetzt (◘ Tab. 35.7 und 35.8).

35.4.1 Antibiotika

Der Einsatz topischer Antibiotika (◘ Tab. 35.7) wird zurückhaltend bewertet. Für ihre therapeutische Wirksamkeit liegen bis auf die Behandlung einer Impetigo oder für eine nasale Entkolonialisierung von Staphylococcus aureus nur begrenzt klinische Daten vor. Dies gilt auch für ihren Einsatz zur Vorbeugung oder Behandlung chronischer Wundinfektionen (Williamson et al. 2017). Zudem werden Resistenzentwicklungen und Sensibilisierungen aufgrund ihres breiten Einsatzes gefürchtet (Drucker 2012; Francis et al. 2017). Grundsätzlich sollten daher nach Möglichkeit nur solche Antibiotika lokal eingesetzt werden, die keine systemische Anwendung finden (Koning et al. 2012). Damit scheiden in der Regel Antibiotika wie Chloramphenicol, Fusidinsäure, Fluorchinolone, Gentamicin und Tetracycline für einen topischen Einsatz aus.

Fusidinsäure steht in Deutschland ausschließlich in topischer Darreichungsform zur Verfügung und gilt als eines der wirksamsten Antibiotika bei durch Staphylococcus aureus hervorgerufenen Hautinfektionen wie Impetigo, Follikulitis oder Furunkulose (Schöfer und

◘ **Tab. 35.7** **Verordnungen von antibiotikahaltigen Dermatika 2024.** Angegeben sind die 2024 verordneten Tagesdosen, die Änderungen gegenüber 2023 und die mittleren Kosten je DDD 2024

Präparat	Bestandteile	DDD	Änderung	DDD-Nettokosten
		Mio.	%	Euro
Fusidinsäure				
Fusicutan	Fusidinsäure	4,5	(+4,0)	2,29
Fucidine	Fusidinsäure	2,3	(+2,8)	2,08
Fusidinsäure-ratiopharm	Fusidinsäure	0,49	(+15,3)	2,28
		7,3	**(+4,3)**	**2,23**
Aminoglykoside				
Refobacin	Gentamicin	1,0	(−9,7)	1,37
Infectogenta	Gentamicin	0,84	(−3,4)	1,39
Leukase N Puder/Salbe	Framycetin	0,17	(−0,6)	2,27
		2,0	**(−6,4)**	**1,46**
Andere Antibiotika				
Infectopyoderm	Mupirocin	1,1	(−6,5)	3,51
Turixin	Mupirocin	0,40	(+2,6)	1,12
Unguentum Oxytetracyclini Pharmachem	Oxytetracyclin	0,32	(−17,7)	0,88
Tyrosur	Tyrothricin	0,16	(−13,9)	1,84
		2,0	**(−7,5)**	**2,46**

◘ Tab. 35.7 (Fortsetzung)

Präparat	Bestandteile	DDD	Änderung	DDD-Nettokosten
		Mio.	%	Euro
Corticosteroidkombinationen				
Diprogenta	Betamethason Gentamicin	7,3	(−4,9)	0,93
Fusidinsäure/Betamethason Mylan	Betamethason Fusidinsäure	5,0	(+36,9)	1,83
Gentamicutan comp.	Betamethason Gentamicin	2,2	(+65,9)	1,21
Decoderm comp	Flupredniden Gentamicin	1,7	(+6,6)	1,56
Sulmycin mit Celestan-V	Betamethason Gentamicin	1,3	(+1,5)	2,44
Fusicutan plus Betamethason	Betamethason Fusidinsäure	1,3	(−29,0)	2,43
Fucicort	Betamethason Fusidinsäure	1,2	(+14,5)	2,44
Jellin-Neomycin	Fluocinolonacetonid Neomycin	1,2	(−0,8)	1,59
Fucidine-H	Hydrocortisonacetat Fusidinsäure	0,28	(+3,7)	2,32
		21,6	**(+8,1)**	**1,54**
Summe		**32,9**	**(+5,2)**	**1,74**

Simonsen 2010). Bei begrenzter, unkomplizierter Impetigo ist die Lokalbehandlung mit Fusidinsäure einer systemischen Antibiotikatherapie ebenbürtig bzw. sogar überlegen (Koning et al. 2012). Aufgrund zunehmender Resistenz von Staphylococcus aureus gegenüber Fusidinsäure wird zu einer restriktiven Verordnungsweise geraten (Alsterholm et al. 2010; Deutsche Dermatologische Gesellschaft et al. 2015). Prinzipiell sollte Fusidinsäure nur kurzfristig, d. h. nicht länger als 2 Wochen, angewandt werden (Schöfer und Simonsen 2010).

Als Lokaltherapeutikum ist Gentamicin – außer in der Augenheilkunde (► Kap. 29, Ophthalmika) – zur Behandlung von Ulcera cruris, Dekubitus und kurzfristig bei oberflächlichen, kleinflächigen Hautinfektionen zugelassen. Jedoch steht im Vordergrund der Therapie chronischer Wunden die Behandlung der Grundkrankheit, z. B. beim Ulcus cruris die möglichst weitgehende Beseitigung der chronisch venösen Mikro- und Makrozirkulationsstörung durch Kompressionsverbände (O'Meara et al. 2012).

Der Einsatz von Framycetin (*Leukase N*) ist grundsätzlich obsolet; es wird damit zu Recht nur in marginalem Ausmaß verschrieben (◘ Tab. 35.7). Kreuzresistenzen mit dem oral eingesetzten Reserveantibiotikum Gentamicin sind beschrieben. Bei großflächiger und dauerhafter Anwendung sind nephro- oder ototoxische Eigenschaften, insbesondere bei Risikopatienten, nicht auszuschließen. Zudem besteht die Gefahr von Kontaktdermatitiden (Brodt 2013). Neomycin-haltige Kombinationen wie *Jellin-Neomycin* sind, insbesonde-

◻ Tab. 35.8 Verordnungen von antiseptikahaltigen Dermatika 2024. Angegeben sind die 2024 verordneten Tagesdosen, die Änderungen gegenüber 2023 und die mittleren Kosten je DDD 2024

Präparat	Bestandteile	DDD	Änderung	DDD-Nettokosten
		Mio.	%	Euro
Povidon-Iod				
Betaisodona Salbe etc.	Povidon-Iod	0,68	(−14,2)	0,86
PVP Jod AL	Povidon-Iod	0,32	(−11,8)	0,51
Polysept	Povidon-Iod	0,29	(−17,8)	0,53
		1,3	**(−14,5)**	**0,70**
Andere Antiseptika				
Octenisept	Octenidin Phenoxyethanol	3,2	(−5,0)	0,86
Furacin Sol	Nitrofural	0,90	(+0,6)	1,03
Rivanol	Ethacridinlactat	0,55	(−9,4)	0,89
Serasept	Polihexanid	0,29	(+11,3)	1,74
		4,9	**(−3,7)**	**0,94**
Corticosteroidkombinationen				
Infectocortisept	Halometason Triclosan	3,3	(+28,4)	1,14
Summe		**9,5**	**(+3,4)**	**0,98**

re bei Patienten mit Unterschenkelekzemen, durch häufig auftretende Kontaktsensibilisierungen belastet (Thaçi und Schöfer 2005; Menezes de Padua et al. 2008). Auch die Verordnung von *Jellin-Neomycin* ist wie seit Jahren bereits 2024 weiter rückläufig.

Mupirocin ist als Infectopyoderm zur Behandlung bakterieller Hautinfektionen mit empfindlichen Erregern wie Staphylococcus aureus (einschl. methicillinresistenter Stämme), das wirkstoffidentische Turixin zur Elimination von Staphylokokken aus der Nasenschleimhaut zugelassen. 2024 verzeichnete Mupirocin einen Verordnungsanstieg. In der Behandlung der unkomplizierten Impetigo ist Mupirocin einer oralen Therapie mit Erythromycin überlegen (Koning et al. 2012). Bei intranasaler Anwendung verhindert Mupirocin im intensivmedizinischen Bereich das Auftreten Methicillin-resistenter Staphylococcus-

aureus-Infektionen (Muller et al. 2005) und kann bei chronischer Exazerbation einer Rhinosinusitis den Einsatz parenteraler Antibiotika ersetzen (Solares et al. 2006). Mupirocin gilt daher bei Staphylokokkeninfektionen der Nasenschleimhaut als Mittel der ersten Wahl (Schöfer und Simonsen 2010). Resistenzen gegen Staphylococcus aureus liegen bei Kindern mit Haut- und Weichteilinfektionen aber bereits bei 9,8 % (McNeil et al. 2014) und können für den Einsatz von Mupirocin für den intensivmedizinischen Bereich eine Gefahr darstellen (Hayden et al. 2016).

Tyrothricin (*Tyrosur*) wird bei infizierten und infektionsgefährdeten Hautverletzungen oder Wunden sowie bei Verbrennungen etc. eingesetzt. Tyrothricin (Gemisch aus 70–80 % Tyrocidin und 20–30 % Gramicidin) ist ein Polypeptidantibiotikum mit guter Wirksamkeit auf grampositive Kokken und Stäbchen.

Es besteht keine Kreuzresistenz mit anderen Antibiotika (Brodt 2013). *Tyrosur* ist nicht verschreibungspflichtig und damit nur bedingt zu Lasten der GKV verordnungsfähig (Gemeinsamer Bundesausschuss 2021). *Tyrosur* verzeichnete 2024 einen deutlichen Verordnungsrückgang (◘ Tab. 35.7).

Auch topische antibiotika-/antiseptikahaltige Kombinationen mit Glukokortikoiden werden kontrovers beurteilt. In klinischen Studien wurde kein zusätzlicher therapeutischer Nutzen eines topischen Antibiotikums in Kombination mit einem topischen Glukokortikoid gezeigt (Deutsche Dermatologische Gesellschaft et al. 2015; Francis et al. 2017). Umso mehr überrascht, dass derartige Kombinationen auch im Jahr 2024 häufiger als im Vorjahr verordnet werden (◘ Tab. 35.7).

35.4.2 Antiseptika

Zur Behandlung bakterieller (und mykotischer) Hautinfektionen werden – nicht zuletzt wegen der potenziell fehlenden bakteriellen Resistenz (Lachapelle 2014) – jahrzehntelang bekannte Lokalantiseptika wie Ethacridinlactat, Octenidin, Nitrofural oder Povidon-Iod (◘ Tab. 35.8) eingesetzt. Zur Wunddesinfektion werden aber in erster Linie Octenidin, Polihexanid (◘ Tab. 35.16Wundbehandlungsmedikamente) oder Povidon-Iod empfohlen, vor allem weil sie sich nicht nachteilig auf die Wundheilung auswirken (Kujath und Michelsen 2008; Koburger et al. 2010; Willy et al. 2016).

Nitrofural (*Furacin-Sol*) ist als einziger Vertreter unter den aufgeführten Antiseptika verschreibungspflichtig und wird ebenfalls im Wesentlichen zur Lokalbehandlung infizierter Wunden und Ulzera sowie bei Verbrennungen eingesetzt. Es wirkt bei lokaler Anwendung bakterizid auf Staphylokokken, Streptokokken, Escherichia coli, Enterobacter, Klebsiella und Proteus, nicht dagegen auf Pseudomonas aeruginosa und Candida albicans. Allergische Reaktionen (Kontaktekzem) sind möglich. Die Anwendung während der Schwangerschaft sowie eine Dauertherapie sollten wegen onkogener Eigenschaften unterbleiben (Brodt 2013). Insgesamt zeigen sich leicht zunehmende Verordnungen von Antiseptika 2024 im Vergleich zum Vorjahr.

35.5 Virostatika

Aciclovir-haltige Fertigarzneimittel (siehe ◘ Tab. 35.9) werden bei Infektionen durch Herpes-simplex-Viren zur Linderung von Schmerzen und Juckreiz bei rezidivierendem Herpes labialis und Herpes genitalis eingesetzt. Bei häufigeren Rezidiven von Herpes labialis kann die prophylaktische Applikation von Sonnenschutzpräparaten hilfreich sein. Bei beiden genannten Herpesformen ist die systemische Anwendung der topischen Applikation von Aciclovir überlegen.

Podophyllotoxin (*Condylox*) wird bereits seit den 1970er Jahren therapeutisch bei Infektionen mit humanen Papillomaviren (Condylomata acuminata, Feigwarzen) eingesetzt (von Krogh 1978). Das Glykosid aus den Rhizomen von Podophyllum-Arten wirkt über eine Bindung an Tubulin antimitotisch und weist Remissionsraten zwischen 62 und 70 % auf (Thurgar et al. 2016), aber auch hohe Rezidivraten bis 90 % (Lopaschuk 2013).

Grüner-Tee-Extrakt (*Veregen*) ist seit 2010 zur Behandlung äußerlicher Feigwarzen im Genital- und Perianalbereich immunkompetenter Erwachsener zugelassen. Der Wirkmechanismus des Extraktes ist ungeklärt. In den Zulassungsstudien lagen die Heilungsraten nach maximal 16 Behandlungswochen bei 3-mal täglicher Anwendung unter Grünem-Tee-Extrakt bei 51–57 % im Vergleich zu 34–37 % unter Vehikel, wobei Frauen eine höhere Erfolgsrate aufwiesen als Männer (Stockfleth et al. 2008; Tatti et al. 2008). Lokale Nebenwirkungen an der Applikationsstelle waren sehr häufig und stärker ausgeprägt als unter Scheinbehandlung (Tatti et al. 2008). Die Rezidivrate lag unter 10 %. Direkte Vergleichsstudien zu Podophyllotoxin oder Imiquimod (siehe ► Abschn. 35.9 Medikamente

◻ Tab. 35.9 Verordnungen von antiviralen Dermatika 2024. Angegeben sind die 2024 verordneten Tagesdosen, die Änderungen gegenüber 2023 und die mittleren Kosten je DDD 2024

Präparat	Bestandteile	DDD	Änderung	DDD-Nettokosten
		Mio.	%	Euro
Aciclovir				
Aciclovir/-akut Creme-1 A Pharma	Aciclovir	1,3	(+75,6)	0,62
Aciclostad Creme	Aciclovir	0,86	(−39,7)	0,56
Aciclovir Heumann Creme	Aciclovir	0,41	(+19,0)	0,59
		2,6	**(+3,1)**	**0,60**
Andere antivirale Medikamente				
Condylox	Podophyllotoxin	1,1	(+5,0)	1,91
Veregen	Grüner Tee	0,42	(−7,7)	3,31
		1,5	**(+1,1)**	**2,30**
Summe		**4,2**	**(+2,3)**	**1,22**

zur Behandlung aktinischer Keratosen) fehlen allerdings (Grillo-Ardila et al. 2014; Werner et al. 2017).

35.6 Antiphlogistika und Antipruriginosa

Die entzündungshemmenden und juckreizstillenden Dermatika zeigten 2024 gegenüber dem Vorjahr abermals eine deutliche Zunahme an verordneten Tagesdosen, die jedoch für verschiedene Präparate sehr unterschiedlich ausfiel (◻ Tab. 35.10). Wesentlicher Grund hierfür ist die heterogene Zusammensetzung dieser Gruppe in Bezug auf pharmakologische Wirkung und zugelassene Indikation. Zum einen finden sich hier Calcineurinantagonisten als die – neben den Glukokortikoiden – wichtigsten topisch angewendeten Therapeutika bei atopischer Dermatitis wie auch verschiedene rezeptfreie Präparate (Gerbstoffe, Polidocanol), die nur in Ausnahmefällen zu Lasten der GKV verordnungsfähig sind (Gemeinsamer Bundesausschuss 2021) sowie das Biologikum Dupilumab zur systemischen Behandlung der atopischen Dermatitis.

Die in dieser Tabelle und in ◻ Tab. 35.13 aufgeführten Medikamente sind im wesentlichen Präparate, die zumeist bei atopischer Dermatitis angewendet werden. Juckreiz ist ein Symptom, das neben der atopischen Dermatitis bei vielen anderen Hauterkrankungen auftreten kann bis hin zu Prurigo nodularia, einer neuroinflammatorischen und fibrotischen Dermatose (Ständer et al. 2022). Voraussetzung einer erfolgreichen Behandlung des Juckreizes ist daher eine sorgfältige Differentialdiagnose, bei der die atopische Dermatitis nur eine mögliche Ursache ist (Ständer et al. 2022).

35.6.1 Calcineurinantagonisten

Pimecrolimus und Tacrolimus sind die beiden topisch verfügbaren Calcineurinantagonisten und stellen zusammen mit Glukokortikoiden den Standard der topischen antiinflammatorischen Therapie der atopischen Dermatitis dar (Perzynski 2025). Gegenüber dem Vorjahr wurden Calcineurinantagonisten 2024 mit +16,5 % gemessen in Tagesdosen deutlich häufiger verordnet. Tacrolimus (*Protopic, Takrozem* und *Tacrolimus Dermapharm*) ist in

◘ Tab. 35.10 Verordnungen entzündungshemmender und juckreizstillender Dermatika 2024. Angegeben sind die 2024 verordneten Tagesdosen, die Änderungen gegenüber 2023 und die mittleren Kosten je DDD 2024

Präparat	Bestandteile	DDD	Änderung	DDD-Nettokosten
		Mio.	%	Euro
Calcineurinantagonisten				
Elidel	Pimecrolimus	7,4	(+20,1)	3,02
Protopic	Tacrolimus	2,2	(+45,7)	3,26
Takrozem	Tacrolimus	2,0	(−9,4)	2,24
Tacrolimus Dermapharm	Tacrolimus	1,3	(+9,8)	2,38
		12,9	**(+16,5)**	**2,87**
Gerbstoff				
Tannolact	Gerbstoffe	3,6	(−11,5)	0,61
Tannosynt	Gerbstoffe	3,3	(+0,7)	0,25
		6,9	**(−6,0)**	**0,44**
Andere Monopräparate				
Anaesthesulf Lotio	Polidocanol	1,8	(−10,3)	0,30
Monoklonale Antikörper				
Dupixent	Dupilumab	14,1	(+30,4)	45,42
Summe		**35,6**	**(+14,3)**	**19,05**

topischer Darreichungsform bei Erwachsenen und Jugendlichen (als 0,1%ige Salbe) sowie bei Kindern ab 2 Jahren (als 0,03%ige Salbe) zur Behandlung des mittelschweren bis schweren atopischen Ekzems zugelassen, die auf topische Glukokortikoide nicht ausreichend ansprechen oder diese nicht vertragen. Pimecrolimus (*Elidel*) ist dagegen bei Patienten ab 2 Jahren unter derselben Voraussetzung nur zur Behandlung des leichten bis mittelschweren Ekzems indiziert. Tacrolimus ist verschiedenen Metaanalysen zufolge etwas potenter als Pimecrolimus, was sich auch im unterschiedlichen Zulassungsstatus widerspiegelt (Wollenberg et al. 2020). Wie die Glukokortikoide wird auch Tacrolimus zur proaktiven Therapie empfohlen (Wollenberg et al. 2020).

Die Calcineurinantagonisten sind in ihrer Wirkstärke vergleichbar mit mittelstarken Glukokortikoiden, allerdings ohne deren atrophogene Eigenschaften. Sie können im Gegensatz zu diesen daher auch in Gesicht und Halsbereich, etwa beim periorbitalen Ekzem, angewendet werden. Die Inzidenz unerwünschter Ereignisse unter Tacrolimus und Pimecrolimus ist etwa vergleichbar. Am häufigsten sind ein anfangs auftretendes Hautbrennen am Applikationsort und Pruritus. Ein erhöhtes Infektionsrisiko für Virusinfektionen (z. B. Herpes simplex, Zoster, Eczema herpeticum) sollte vor allem bei Kindern beachtet werden (Wollenberg et al. 2020). Pimecrolimus und Tacrolimus dürfen daher nicht mit einer UV-Therapie kombiniert werden, und bei Anwendung im Gesicht ist ein Sonnenschutz erforderlich. In einer umfangreichen epidemiologischen Studie wurde keine erhöhte Tumorgefährdung (einschließlich der Lymphome) bei

Kindern gefunden, die mit Tacrolimus behandelt wurden (Paller et al. 2020; Ju et al. 2021). Dies wird für die Therapie mit Calcineurinantagonisten auch in einer aktuellen Metaanalyse von acht Kohortenstudien an Patienten jeglichen Alters für die Gesamtrate von Krebserkrankungen bestätigt, allerdings war dort das Lymphomrisiko geringfügig erhöht (Lam et al. 2021).

35.6.2 Gerbstoff

Gerbstoffpräparate (❏ Tab. 35.10) werden vor allem bei entzündlichen, nässenden und juckenden Hauterkrankungen unterschiedlicher Genese – vor allem atopischer Dermatitis aber z. B. auch bei Windpocken in der Pädiatrie – eingesetzt (Fölster-Holst und Latussek 2007).

Polidocanol (*Anaesthesulf Lotio*) besitzt lokalanästhetische und juckreizstillende Eigenschaften. Für polidocanolhaltige Präparate liegen keine kontrollierten Nutzenbelege vor.

35.6.3 Monoklonale Antikörper

Auch 2024 ist die Verordnungsmenge von Dupilumab (Dupixent) für die Behandlung der mittelschweren bis schweren Neurodermitis bei Erwachsenen und Kindern ab 6 Jahren, die für eine systemische Therapie in Betracht kommen, mit über 30 % Zuwachs deutlich angestiegen. Neben dieser Indikation kann der Wirkstoff aber auch bei schwerem Asthma mit Typ 2-Inflammation, bei chronischer Rhinosinusitis mit Nasenpolypen und eosinophiler Ösophagitis eingesetzt werden. Im Gegensatz zu Glukokortikoiden und Calcineurinantagonisten ist mit Dupilumab eine gezieltere Therapie atopischer Entzündungsreaktionen möglich. Der Wirkstoff ist ein vollständig humanisierter monoklonaler Antikörper, der an die Alpha-Untereinheit des Interleukin (IL)-4-Rezeptor bindet und dadurch die IL4- und IL13-Signalwege hemmt. Dupilumab besserte bei Patienten mit moderater bis schwerer Neurodermitis in Placebo-kontrollierten Studien wie auch in weiteren Studien zusätzlich zu einer topischen Glukokortikoidbehandlung den Hautzustand und das Beschwerdebild einschließlich Juckreiz deutlicher als die topische Glukokortikoidbehandlung alleine und steigerte die Lebensqualität der Patienten (Werfel et al. 2021). Zu den häufig auftretenden unerwünschten Wirkungen gehört eine beidseitige Konjunktivitis (Aszodi et al. 2019). Einzelfälle einer Aktivierung von Psoriasis oder Morbus Crohn unter der Therapie mit Dupilumab werden berichtet (Arzneimittelkommission der deutschen Ärzteschaft 2019a; Senner et al. 2020). Weitere monoklonale Antikörper zur Anwendung bei atopischer Dermatitis sind Tralokinumab, Lebrikizumab und das durch eine Hemmung des IL31-Signaltransduktion insbesondere den Juckreiz hemmende Nemolizumab (Royeck 2025). Mittlerweile stehen auch die Januskinaseinhibitoren Baricitinib, Upadacitinib und Abrocitinib zur gezielten antiinflammatorischen Therapie der atopischen Dermatitis zur Verfügung. Sie zeichnen sich durch einen rascheren Wirkungseintritt als die Monoklonalen Antikörper Dupilumab sowie das spezifisch mit IL13 bindende Tralokinumab aus (Bieber 2025). Dupilumab hat allerdings den Vorteil, auch bei anderen Erkrankungen des atopischen Formenkreises wie Asthma bronchiale zu wirken (Lauffer und Biedermann 2022; Adam et al. 2023).

35.6.4 Orale Retinoide

Retinoide haben als Arzneimittelgruppe aufgrund ihres epidermotropen Profils eine große Bedeutung in der Therapie dermatologischer Erkrankungen gewonnen (Stüttgen 1986). Aufgrund ihrer unerwünschten Wirkungen – insbesondere der teratogenen Effekte – wird nach Möglichkeit die topische Behandlung bevorzugt. Die häufiger verwendeten Retinoide zur oralen Anwendung Alitretinoin und Isotretinoin sind in ❏ Tab. 35.19 aufgeführt.

Isotretinoin ist bei schwerer zystischer Akne (Acne conglobata) oder bei Akneformen, die auf eine Lokalbehandlung nicht ansprechen und nach Versagen einer kombinierten Gabe oraler Antibiotika mit topischen Aknemedikamenten Mittel der Wahl (Thiboutot et al. 2020; Reynolds et al. 2024). Isotretinoin normalisiert die Keratinbildung der Keratinozyten und hemmt die von Cutibacterium (bzw. Propionibacterium) acnes ausgelöste Entzündungsreaktion durch Hemmung der von diesem Bakterium ausgelösten Aktivierung von Toll-like-Rezeptor 2 der Monozyten (Liu et al. 2005). Bereits bei einer geringen Dosierung von 5 mg täglich lassen sich die gewünschten klinischen Wirkungen des Isotretinoins zeigen und in Dosis-Findungsstudien zeigte sich die Wirkung bereits bei 0,1 mg/kg/Tag (Reynolds et al. 2024). Alitretinoin (9-cis-Retinsäure) ist ein Isomer von Isotretinoin (◘ Tab. 35.19) und wie dieses ein physiologisch vorkommendes Retinoid. Als optimaler Ligand des Retinoid-X-Rezeptors hat es antientzündliche und auf Keratinozyten antiproliferative Eigenschaften (Evans und Mangelsdorf 2014). Im Jahr 2008 erfolgte die Zulassung in oraler Darreichungsform (*Toctino*) zur Behandlung von Erwachsenen mit schwerem chronischem Handekzem, das auf potente topische Glukokortikoide nicht ausreichend anspricht. Das chronische Handekzem ist die häufigste Form berufsbedingter Hauterkrankungen. Nach einem Cochrane-Review steigt bei Retinoid-behandelten Patienten mit einem chronischen Handekzem gegenüber einer Placebotherapie der Anteil mit guter bis sehr guter Symptomverbesserung dosisabhängig um absolut ca. 11 % (10 mg Alitretinoin) bzw. 26 % (30 mg Alitretinoin; Christoffers et al. 2019).

Zu beachten ist bei Retinoiden vor allem das erhebliche teratogene Potenzial, das eine Anwendung während der Schwangerschaft sowie bei gebärfähigen Frauen ohne strenge Kontrazeption ausschließt (Arzneimittelkommission der deutschen Ärzteschaft 2019b; Rote Hand-Brief vom 02.05.2024). Vor Beginn der Behandlung muss eine Schwangerschaft sicher ausgeschlossen sein, bei Frauen im gebärfähigen Alter muss während der Behandlung und 1 Monat nach Behandlung ein Schwangerschaftstest durchgeführt werden. 1 Monat vor Beginn und für 1 Monat nach Beendigung der Behandlung muss ein PPP (pregnancy prevention programme) beachtet werden.

Ein deutlicher Anstieg der Kreatinkinase während der Behandlung mit oralen Isotretinoinpräparaten ist mit dem potenziellen Risiko einer Rhabdomyolyse in Zusammenhang gebracht worden (Chroni et al. 2010). Daher sollte Isotretinoin bei einer deutlichen Erhöhung der Kreatinkinase oder bei muskulären Symptomen abgesetzt werden. Obwohl bisher keine weiteren Fallberichte von Rhabdomyolysen unter oralen Retinoiden wie Alitretinoin bekannt geworden sind, kann ein Klasseneffekt nicht ausgeschlossen werden (Arzneimittelkommission der deutschen Ärzteschaft 2013). Retinoide beeinflussen den Fettstoffwechsel und können zu einer Triglyceriderhöhung führen(Amann et al. 2014). Dosisabhängige Nebenwirkungen betreffen weiterhin Kopfschmerzen, Trockenheit von Haut und Schleimhaut, Hyperlipidämie und einen Abfall der Thyreotropin (TSH)- und Thyroxinwerte. Durch die Retinoid-bedingte Beeinflussung der Keratinisierung entsteht auch eine erhöhte UV-Licht-Sensitivität, weshalb bei entsprechender Exposition auf Sonnenschutz geachtet werden muss. In seltenen Fällen wurde ferner unter der Einnahme oraler Retinoide über Depressionen oder damit verbundene, verstärkte Angststörungen sowie über Stimmungsschwankungen berichtet. Allerdings ist bekannt, dass Patienten mit schweren Hauterkrankungen – insbesondere Akne – an sich ein erhöhtes Risiko für psychiatrische Erkrankungen haben (Arzneimittelkommission der deutschen Ärzteschaft 2019b).

35.7 Aknemedikamente

Die Verordnungen der Aknemedikamente nahmen 2024 gegenüber dem Vorjahr insgesamt leicht ab (◘ Abb. 35.1, ◘ Tab. 35.11). Ge-

◻ Tab. 35.11 Verordnungen von Aknemedikamenten 2024. Angegeben sind die 2024 verordneten Tagesdosen, die Änderungen gegenüber 2023 und die mittleren Kosten je DDD 2024

Präparat	Bestandteile	DDD Mio.	Änderung %	DDD-Nettokosten Euro
Topische Antibiotika				
Zindaclin	Clindamycin	2,5	(+20,7)	0,75
Aknemycin Lösung/Salbe	Erythromycin	2,3	(+17,7)	0,84
Nadixa	Nadifloxacin	0,61	(+3,0)	1,54
Inderm	Erythromycin	0,60	(+0,6)	0,59
Aureomycin Riemser Salbe	Chlortetracyclin	0,24	(+0,6)	1,37
		6,3	**(+14,6)**	**0,87**
Andere topische Aknemedikamente				
Skinoren	Azelainsäure	5,9	(+5,7)	1,24
Selgamis	Trifaroten	4,0	(+23,5)	0,63
Differin	Adapalen	2,5	(+9,4)	0,54
Dipalen	Adapalen	1,2	(−2,7)	0,64
Cordes VAS	Tretinoin	0,51	(+1,6)	0,64
		14,2	**(+9,9)**	**0,87**
Topische Kombinationen				
Epiduo	Adapalen Benzoylperoxid	7,5	(−20,9)	1,02
Duac/-Akne	Clindamycin Benzoylperoxid	4,4	(+32,6)	0,85
Clienzo	Clindamycin Benzoylperoxid	4,2	(−20,2)	0,80
Acnatac	Clindamycin Tretinoin	3,9	(+10,1)	0,98
Adapaben	Adapalen Benzoylperoxid	2,1	(> 1.000)	0,84
Aknemycin Plus	Erythromycin Tretinoin	1,1	(+5,3)	1,07
		23,2	**(+2,3)**	**0,93**
Summe		**43,7**	**(+6,3)**	**0,90**

nauer betrachtet zeigte sich ein Verordnungsanstieg bei den topischen Antibiotika, sowie sonstigen topischen Aknemedikamenten, jedoch verzeichneten topische Kombinationen einen deutlichen Rückgang.

Diese Entwicklung steht im Einklang mit der international angestrebten Reduktion der Verwendung von Lokalantibiotika zur Verhinderung von Resistenzbildungen (Thiboutot et al. 2020). Für die Behandlung der Akne ist ein therapeutischer Stufenplan nach Schweregrad, Vorherrschen verschiedener Effloreszenzen (Komedonen, Papeln, Pusteln, Knötchen, Knoten) und Verlauf festgelegt, der zunächst (bei Acne comedonica) eine topische Monotherapie mit einem Retinoid mit und ohne Benzoylperoxid, alternativ mit Azelainsäure, bei mäßig schweren Aknefällen (Acne papulopustulosa) den kombinierten Einsatz mehrerer Topika (Retinoide, Benzoylperoxid, ggf. Antibiotika) vorsieht (Thiboutot et al. 2018). Diese können zusätzlich zusammen mit oralen Antibiotika oder bei Frauen auch mit systemischen hormonellen Antiandrogenen eingesetzt werden. Topische Retinoide (ggf. in Kombination mit Benzoylperoxid) sind auch Mittel der Wahl im Rahmen der Rezidivprophylaxe.

35.7.1 Topische Aknemedikamente

In der lokalen Behandlung der Akne gelten Retinoide wie Isotretinoin, Adapalen oder Tretinoin sowie als Kombinationspartner auch Benzoylperoxid als Mittel der Wahl (Zaenglein et al. 2016).

Wegen ihrer teratogenen Eigenschaften auch in topischer Darreichungsform dürfen Retinoide nicht während Schwangerschaft und Stillperiode eingesetzt werden. Das größte teratogene Potenzial innerhalb dieser Stoffgruppe hat Tretinoin. Zu beachten sind Hinweise auf mögliche neuropsychiatrische Störungen unter der Behandlung mit oralen Retinoiden (siehe Orale Aknemedikamente), wenn auch nach derzeit vorliegenden Daten die systemische Exposition unter topischer Behandlung vernachlässigbar und ein daraus resultierendes Risiko psychiatrischer Erkrankungen unwahrscheinlich ist (Arzneimittelkommission der deutschen Ärzteschaft 2019b).

Azelainsäure ist eine natürlich vorkommende C_9-Dicarbonsäure mit antibakteriellen und entzündungshemmenden Eigenschaften, die zu einer Normalisierung der gestörten follikulären Keratinisierung führt. Kontrollierte klinische Studien zeigen eine anderen topischen Aknemitteln wie Benzoylperoxid, Tretinoin oder den Antibiotika Clindamycin und Erythromycin äquivalente Wirksamkeit (Fluhr und Degitz 2010).

Topische Antibiotika können bei leichter bis mittelschwerer umschriebener Akne eingesetzt werden. Allerdings wird die Monotherapie mit topischen Antibiotika mittlerweile abgelehnt. Therapeutischer Stellenwert wird ihnen lediglich in Kombination mit Benzoylperoxid, topischen Retinoiden wie Tretinoin oder Isotretinoin, bei Retinoidunverträglichkeit alternativ mit Azelainsäure zuerkannt. Dies steigert die Effektivität, verkürzt die Behandlungsdauer und verzögert bzw. verhindert die Resistenzentwicklung (Zaenglein et al. 2016). Nach Besserung des Hautbefundes (Rückgang der Entzündung) sollte das Antibiotikum unter Fortsetzung der Retinoidtherapie abgesetzt werden. Ist eine Besserung innerhalb von 6–8 Wochen nicht eingetreten, sollte die Therapie insgesamt umgestellt werden. Die Behandlung mit topischen Antibiotika sollte nicht länger als 3 Monate dauern (Thiboutot et al. 2020). Als topische Antibiotika kommen in erster Linie Clindamycin und Erythromycin zum Einsatz (◻ Tab. 35.11). Auch Benzoylperoxid und – weniger ausgeprägt – Azelainsäure besitzen antibakterielle Eigenschaften gegenüber Propionibakterien (Worret und Fluhr 2006), weswegen – und weil bakterielle Resistenzentwicklungen fehlen – Benzoylperoxid alleine oder in Kombination mit einem Retinoid einer länger dauernden Therapie mit Antibiotika vorgezogen wird (Valente Duarte de Sousa 2014). Das zur lokalen Aknetherapie zugelassene Fluorchinolon Nadifloxacin gilt aufgrund der im Vergleich mit Erythromycin deutlich geringeren In-vitro-Aktivität gegen Propionibacterium acnes sowie der zu erwartenden weiteren Ausbreitung der Chinolonresistenz als bedenklich, zumal zur Behandlung der Akne zahlreiche bewährte und auch besser belegte Wirkstoffe zur Verfügung stehen (Lohde und Stahlmann 2004). Für topische Tetrazykline (*Aureomycin*) liegen nur wenige, ältere klinische Studien mit eingeschränkter Aussagekraft vor. Sehr seltene Beobachtungen einer Diarrhoe bzw. einer Clostridium difficile bedingten Colitis wurden nach topischer Clindamycinanwendung beobachtet (Reynolds et al., 2024). Die Kombination von Adapalen mit Benzoylperoxid (*Epiduo*) war bei Patienten mit milder bis mittelschwerer papulopustulöser Akne bei gleicher Verträglichkeit wirksamer als die jeweiligen Monotherapie (Thiboutot et al. 2007; Gollnick et al. 2009). Die amerikanische Food and Drug Administration (2014) warnt allerdings vor seltenen, aber schweren allergischen Reaktionen nach lokaler Applikation Benzoylperoxid-haltiger Aknemedikamente, die innerhalb von Minuten bis 24 h einsetzen können. In fast der Hälfte der Fälle war eine Klinikeinweisung erforderlich. Die Fixkombination aus Clindamycin und Tretinoin (*Acnatac*) verbessert das Hautbild deutlicher als die jeweiligen Einzelkomponenten und Placebo (Dréno et al. 2014) und führt einer randomisierten Vergleichsstudie zufolge seltener zu Hautirritationen wie Juckreiz, Brennen und Stechen als *Epiduo*. In Bezug auf Erythemfläche und Hauttrockenheit ergaben sich jedoch keine signifikanten Unterschiede zwischen den beiden Fertigarzneimitteln (Goreshi et al. 2012). Zinkacetat (in *Zineryt*) wird zur Lokalbehandlung der Akne nicht empfohlen (Zaenglein et al. 2016). Nach einer einfach verblindeten Studie an 148 Aknepatienten war eine Kombination aus Erythromycin und Zinkacetat weniger und langsamer wirksam als eine Kombination aus Clindamycin und Benzoylperoxid (*Duac Akne*; Langner et al. 2007).

35.7.2 Orale Aknemedikamente

Isotretinoin wurde im Abschnitt Retinoide bereits erwähnt (s. o.). Weitere oral verwendete Medikamente sind Antibiotika – bevorzugt Doxycyclin und Minocyclin – wie auch orale Kontraceptiva, deren Einsatz in den entsprechenden Kapiteln dargestellt wird.

35.8 Warzenmedikamente und Arzneimittel zur Behandlung von Verhornungsstörungen

Die Verordnungsmenge der Warzenmedikamente und der Medikamente bei Verhornungsstörungen stieg 2024 insgesamt moderat an (◘ Abb. 35.1, ◘ Tab. 35.12). Es handelt sich vor allem um nicht rezeptpflichtige Präparate, die im Rahmen der Ausnahmeregelungen der Arzneimittel-Richtlinie (Gemeinsamer Bundesausschuss) nur bedingt zu Lasten der GKV verordnungsfähig sind. Lediglich die 5-Fluorouracilkombinationen *Verrumal* und *Verrucutan* sowie die Tretinoin/Harnstoffkombination (*Ureotop + VAS*) sind verschreibungspflichtig.

35.8.1 Salicylsäure

In der Lokalbehandlung kleiner Warzen gelten Salicylsäurezubereitungen als Mittel der ersten Wahl. Kombinationen von topischer Salicylsäure mit anderen Therapieformen wie Kryotherapie werden beschrieben (Kwok et al. 2012).

35.8.2 Kombinationen

Die Kombination der Salicylsäure mit dem Zytostatikum Fluorouracil besitzt eine Wirksamkeit mit begrenzter Evidenz bei kutanen Warzen und gilt mit dieser Indikation eher als Mittel der dritten Wahl (Dall'Oglio et al. 2012; Kwok et al. 2012). 5-Fluorouracil darf nur kleinflächig, zeitlich begrenzt und nicht bei Säuglingen oder während Schwangerschaft und Stillzeit eingesetzt werden. Bei Dihydropyrimidindehydrogenase (DPD)-Defizienz sind nach topischer Behandlung mit 5-Fluoruracil Neutropenien und Thrombozytopenien mit lebensbedrohenden Komplikationen beschrieben (Johnson et al. 1999). Das Medikament darf aus diesem Grund auch nicht gemeinsam mit Hemmstoffen der DPD wie Bri-

◘ Tab. 35.12 Verordnungen von Warzenmedikamenten und Medikamenten bei Verhornungsstörungen 2024. Angegeben sind die 2024 verordneten Tagesdosen, die Änderungen gegenüber 2023 und die mittleren Kosten je DDD 2024

Präparat	Bestandteile	DDD	Änderung	DDD-Nettokosten
		Mio.	%	Euro
Salicylsäure				
Guttaplast	Salicylsäure	1,3	(+8,6)	0,20
Verrucid	Salicylsäure	1,3	(+19,6)	0,28
		2,5	**(+13,8)**	**0,24**
Kombinationen				
Verrumal	Fluorouracil Salicylsäure	18,9	(+53,9)	0,34
Verrucutan	Fluorouracil Salicylsäure	4,9	(−53,3)	0,32
Clabin N/plus	Salicylsäure Milchsäure	1,4	(+3,3)	0,19
Ureotop + VAS	Harnstoff Tretinoin	1,0	(+2,8)	0,38
		26,2	**(+4,3)**	**0,33**
Summe		**28,8**	**(+5,1)**	**0,32**

vudin (*Zostex*) angewendet werden. Darüber hinaus muss eine Wartezeit von vier Wochen nach Abschluss einer Behandlung mit Fluoropyrimidinen – dies gilt explizit auch für die topische Anwendung – eingehalten werden, bevor eine Therapie mit brivudinhaltigen Medikamenten eingeleitet werden kann (Arzneimittelkommission der deutschen Ärzteschaft 2020).

Die Harnstoff-Tretinoin-Kombination *Ureotop + VAS* wird zur Behandlung der Ichthyosis und anderer Verhornungsstörungen eingesetzt. Harnstoff wird aufgrund seiner wasserbindenden, barriereregenerierenden, entschuppenden und antimikrobiellen Wirkung als wichtigster Wirkstoff bei Ichthyosen angesehen (Deutsche Dermatologische Gesellschaft 2016). Nach 4- bzw. 8-wöchiger Behandlung mit einer 10%igen Harnstofflotion lagen die Responderraten mit 65 % bzw. 78 %

jedoch nur geringfügig höher als mit wirkstofffreier Lotion (50 % bzw. 72 %; Küster et al. 1998).

35.9 Medikamente zur Behandlung aktinischer Keratosen

Aktinische Keratosen gelten als Carcinoma in situ der Haut mit möglichem Übergang in ein Plattenepithelkarzinom. Grundlage jeder nichtinvasiven Therapie sollte daher eine sichere Differenzialdiagnose mit gegebenenfalls histologischen Kontrollen zur Diagnose und Beurteilung des therapeutischen Erfolges sein. Zur Behandlung stehen verschiedene Optionen zur Verfügung: Exzision, Kryotherapie, Anwendung ablativer Laser, photodynamische Therapie sowie die lokale Anwen-

◘ Tab. 35.13 **Verordnungen von Medikamenten zur Behandlung aktinischer Keratosen 2024.** Angegeben sind die 2024 verordneten Tagesdosen, die Änderungen gegenüber 2023 und die mittleren Kosten je DDD 2024

Präparat	Bestandteile	DDD	Änderung	DDD-Nettokosten
		Mio.	%	Euro
Imiquimod				
Imikeraderm	Imiquimod	1,2	(+252,3)	1,84
Aldara	Imiquimod	0,92	(−1,0)	4,18
		2,1	**(+66,4)**	**2,87**
Diclofenac				
Solaraze	Diclofenac	7,6	(+155,2)	2,41
Diclofenac Acis Gel	Diclofenac	1,3	(−59,8)	2,43
Diclofenac AbZ Gel	Diclofenac	1,0	(−29,5)	2,34
Diclofenac-ratiopharm Gel	Diclofenac	1,0	(−55,8)	2,25
Solacutan	Diclofenac	0,45	(−67,8)	2,28
		11,4	**(−0,2)**	**2,39**
Andere Medikamente				
Actikerall	Fluorouracil Salicylsäure	12,5	(−3,1)	0,23
Tolak	Fluorouracil	2,5	(+30,6)	3,66
Efudix	Fluorouracil	1,2	(+11,9)	4,99
Klisyri	Tirbanibulin	0,71	(+28,6)	15,01
		16,9	**(+2,8)**	**1,70**
Summe		**30,4**	**(+4,4)**	**2,04**

dung von 5-Fluorouracil, Diclofenac oder Imiquimod (Merk 2021). Bei der Auswahl der anzuwendenden Medikamente ist wesentlich, ob die aktinischen Keratosen einzeln oder als Feldkarzinisierung auftreten (Cornejo et al. 2020). Die bei Feldkarzinisierung gerade unter der Bedingung einer Langzeitbeobachtung von mindestens 1 Jahr vorteilhafte photodynamische Therapie wird in der Regel in der Vertragsarztpraxis wegen mangelnder Erstattung kaum verwendet, wohl aber in der Behandlung aktinischer Keratosen nach anerkannter Berufskrankheit (Steeb et al. 2021). Gegenüber dem Vorjahr sind die Verordnungen in der Gesamtgruppe leicht angestiegen (◘ Abb. 35.1, ◘ Tab. 35.13).

In kurzer Zeit hat, bezogen auf die DDD, das sehr teure Tirbanibulin (*Klisyri*) zugewonnen (◘ Tab. 35.13), wenn auch bei noch geringen Verordnungsgesamtvolumen. Es handelt sich um einen synthetisch hergestellten antiproliferativen Arzneistoff, der die Tubulinpolymerisation und den Src-Signalweg in sich teilenden Zellen hemmt (Blauvelt et al. 2021). Die ansteigende Verwendung überrascht, da zum einen der Gemeinsame Bundesausschuss feststellte, dass für Tirbanibulin im Vergleich zu Diclofenac-Hyaluronsäure-

Gel (3 %) und 5-Fluoruracil kein Zusatznutzen belegt sei (Bundesministerium für Gesundheit 2022). Zum anderen stehen – etwa bei Einzelläsionen – chirurgische Verfahren zur Verfügung, die den Vorteil einer histologischen Diagnosesicherung und Beleg der vollständigen Entfernung der Läsion haben. Bei Feldkarzinisierung stehen mit der photodynamischen Therapie neben der Verwendung lokal applizierter 5-Aminolävulinsäure und anschließender Bestrahlung weitere Medikamente zur Verfügung, die im Folgenden erwähnt werden.

Imiquimod (*Aldara*) ist ein Immunmodulator mit antineoplastischen und apoptotischen Wirkungen, der über die Synthese proinflammatorischer Zytokine letztlich zu einer Hochregulation der T_h1-T-Helferzell-vermittelten Immunantwort führt (Gaspari et al. 2009). Er ist zur Behandlung nicht hyperkeratotischer, nicht hypertropher aktinischer Keratosen im Gesicht oder auf der Kopfhaut bei immunkompetenten Erwachsenen zugelassen, wenn andere Verfahren nicht eingesetzt werden können. In 5%iger Zubereitung (*Aldara*) werden nach 3-mal wöchentlicher Applikation über 4 Wochen mit 85 % ähnliche Heilungsraten wie unter 5-Fluoruracil gefunden, während mit der Kryotherapie deutlich geringere Effekt erzielt wurden (Samrao und Cockerell 2013). Eine 12 Monate andauernde Erscheinungsfreiheit für das gesamte Behandlungsareal wiesen 4 % der Patienten nach Kryotherapie, 33 % nach 5-Fluoruracil-Behandlung und 73 % nach Behandlung mit Imiquimod 5 % auf (Gupta et al. 2012). Des Weiteren ist Imiquimod für die topische Behandlung von Feigwarzen zugelassen (Grillo-Ardila et al. 2014). Die kompletten Remissionsraten betragen bei dieser Indikation etwa 50 % (vs. 11 % unter Vehikel), wobei Frauen offensichtlich besser als Männer ansprechen (komplette Remissionsraten 72 % vs. 33 %; Gupta et al. 2005). Die Rezidivraten für Imiquimod liegen allerdings bei 22–63 % (Lopaschuk 2013).

5-Fluoruracil hemmt als Antimetabolit die RNA- und DNA-Synthese, wird darüber hinaus in die RNA inkorporiert und zeigt so eine höhere Affinität zu rasch proliferierenden Zellen. Das Zytostatikum wird als 5%ige Creme (*Efudix*) in Deutschland bereits seit vielen Jahren zur Behandlung aktinischer Keratosen eingesetzt. Auch bei topischer Applikation von 5-Fluoruracil ist bei Dihydropyrimidindehydrogenase (DPD)-Defizienz an Interaktion mit DPD-Inhibitoren wie z. B. Brivudin zu denken (Johnson et al. 1999). In einem vierarmigen Head-to-Head-Vergleich bei Patienten mit multiplen aktinischen Keratosen am Kopf war die kumulative Wahrscheinlichkeit für einen Therapieerfolg bei Flächenbehandlung nach 5%igem Fluorouracil mit 75 % im Vergleich zu Imiquimod (54 %) oder photodynamischer Therapie (38 %) am höchsten (Jansen et al. 2019). In einer aktuellen Netzwerkmetaanalyse wird – allerdings allein über indirekte Vergleiche – für den Endpunkt komplette Heilung die Überlegenheit der photodynamischen Therapie mit 5-Aminolaevulinsäure herausgestellt (Steeb et al. 2021).

Eine Fixkombination aus 5-Fluorouracil (0,5 %) und Salicylsäure (10 %) soll die Penetration des Antimetaboliten in die aktinisch veränderte Haut verbessern. Im direkten Vergleich zu Diclofenac 3 % lagen die histologischen Heilungsraten unter der Kombination mit 72 % signifikant höher als unter Diclofenac (59 %) und Vehikel (45 %; Stockfleth et al. 2011). Lokale Nebenwirkungen wie entzündliche Reaktionen und Brennen traten unter *Actikerall* häufiger in Erscheinung als unter Diclofenac, waren aber in der Regel nur mäßig ausgeprägt.

Diclofenac hat antiproliferative, angiostatische und proapoptotische Eigenschaften, die über eine Hemmung der Cyclooxygenase (COX)-2 zustande kommen sollen (Merk 2007; Samrao und Cockerell 2013). Klinische Heilungsraten lagen nach Applikation über 60–90 Tage bei 58 %, bei kombinierter Anwendung mit Kryotherapie bei 64 % (Samrao und Cockerell 2013).

35.10 Psoriasismedikamente

Die Verordnungen der Psoriasismedikamente haben auch 2024 erneut zugenommen (◻ Abb. 35.1). Verursacht wird diese Steigerung in erster Linie durch die beiden monoklonalen Antikörper Secukinumab (*Cosentyx*) und Guselkumab (*Tremfya*), sowie die Cacipotriol-haltigen Kombinationspräparate (mit Betamethason) *Wynzora*, *Calcipotriol comp Klinge* und *Calcipotriol comp.-ratiopharm* (◻ Tab. 35.14). Der Antikörper Ustekinumab (*Stelara*) fiel um 4,4 % ab, behauptete aber mit Abstand seine Führung in dieser Wirkstoffgruppe. Allein die monoklonalen Antikörper verursachten Verordnungskosten von über 1,33 Mrd. € und damit ein Drittel der Gesamtkosten aller Dermatika in Höhe von etwa 4 Mrd. € (vgl. ▶ Kap. 1, ◻ Tab. 1.2). Für Ustekinumab steht inzwischen mit *Steqeyma* ein Biosimular zur Verfügung. Dazu ist zu beachten, dass in dieser Liste weitere für Psoriasis zugelassenen Biologika und Biosimilars nicht enthalten sind, die für andere Erkrankungen bereits früher zugelassen wurden (Kim et al. 2020; Nast et al. 2021; Griffiths et al. 2021; siehe ▶ Kap. 18). In einer Übersicht von 2021 waren zur Behandlung der Psoriasis von der FDA 13 Biologika und 16 Biosimilars zugelassen (Margosian 2021).

35.10.1 Therapeutische Aspekte

Bei milden Formen der Psoriasis, bei der zumeist nur 3–5 % der Körperoberfläche betroffen sind, steht die topische Behandlung mit Glukokortikoiden, Vitamin D Analoga, Keratolytika und Phototherapie im Vordergrund (Armstrong und Read 2020). Mit ansteigendem Schweregrad der Erkrankung oder gleichzeitiger Psoriasisarthritis werden systemische Antipsoriatika oder kombinierte Therapieverfahren erforderlich (Nast et al. 2021). In der systemischen Therapie der Plaque-Psoriasis stehen neben den Retinoiden unspezifische Immunsuppressiva wie Glukokortikoide und Calcineurinantagonisten und vor allem spezifisch

auf die TNFα-IL23-Th17 dominierte Entzündungsachse einwirkenden Biologika im Vordergrund, während IL36-abhängige Entzündungen bei pustulöser Psoriasis vorherrschen (Bachelez et al. 2019; Rendon und Schäkel 2019; Raharja et al. 2021).

Zur Entfernung der Schuppen wird vor allem zu Beginn der Behandlung 3–10%ige Salicylsäure-Vaseline eingesetzt, die als nicht verschreibungspflichtige Zubereitung nach den Arzneimittel-Richtlinien als Teil der Behandlung der Psoriasis und hyperkeratotischer Ekzeme zu Lasten der GKV verordnungsfähig ist (Gemeinsamer Bundesausschuss 2021). Dies dient jedoch weniger der eigenständigen Behandlung der Psoriasis als vielmehr der Resorptionsverbesserung anderer Antipsoriatika, insbesondere von Glukokortikoiden (van de Kerkhof et al. 2011; Hendriks et al. 2013a). Eine entschuppende Wirkung haben auch 1–3%ige Kochsalzbäder bzw. andere Na-Cl-haltige Zubereitungen oder Ölbäder, z. B. *Linola-Fett-N Ölbad* (◻ Tab. 35.17).

35.10.2 Vitamin-D$_3$-Analoga

Vitamin-D$_3$-Analoga gelten neben Glukokortikoiden als Mittel der Wahl bei leichter und mittelschwerer Psoriasis und erhalten für die topische Behandlung eine starke Empfehlung (Nast et al. 2021). Klinisch sind die Vitamin-D$_3$-Analoga wirksamer als Dithranol, im Vergleich zu stark wirksamen topischen Glukokortikoiden (◻ Tab. 35.3) aber weitgehend äquivalent. Sie führen bei Patienten mit leichter bis mittelschwerer Plaque-Psoriasis innerhalb weniger Wochen in 30–50 % der Fälle zu einer deutlichen Besserung oder vollständigen Abheilung der Hautläsionen. Bei Anwendung in besonders sensiblen Arealen, z. B. im Gesicht, wird alternativ zum dann kontraindizierten Calcipotriol wegen seines geringeren irritativen Potenzials Tacalcitol empfohlen, das zudem den Vorteil der nur einmal täglichen Applikation aufweist. Im direkten Vergleich ist Tacalcitol aber etwas schwächer wirksam als Calcipotriol (Nast et al. 2021).

◻ Tab. 35.14 Verordnungen von Psoriasismedikamenten 2024. Angegeben sind die 2024 verordneten Tagesdosen, die Änderungen gegenüber 2023 und die mittleren Kosten je DDD 2024

Präparat	Bestandteile	DDD	Änderung	DDD-Nettokosten
		Mio.	%	Euro
Vitamin-D-Analoga				
Daivonex	Calcipotriol	4,6	(−9,6)	0,97
Calcipotriol HEXAL	Calcipotriol	2,8	(+3,1)	0,67
		7,4	**(−5,1)**	**0,85**
Kombinationspräparate				
Enstilar	Calcipotriol Betamethason	19,0	(+2,4)	1,16
Wynzora	Calcipotriol Betamethason	10,7	(+31,7)	1,10
Calcipotriol comp-1A Pharma	Calcipotriol Betamethason	6,5	(+6,1)	0,96
Calcipotriol comp.-ratiopharm	Calcipotriol Betamethason	5,8	(+37,1)	0,92
Calcipotriol comp Klinge	Calcipotriol Betamethason	5,3	(+20,7)	0,95
Calcipotriderm comp. Dermapharm	Calcipotriol Betamethason	4,7	(−9,7)	0,94
Daivobet	Calcipotriol Betamethason	2,1	(−33,3)	1,05
		54,0	**(+8,6)**	**1,05**
Orale Psoriasismedikamente				
Skilarence	Dimethylfumarat	2,0	(−8,2)	9,01
Otezla	Apremilast	1,9	(+4,4)	31,08
Fumaderm	Ethylhydrogenfumarat Dimethylfumarat	0,83	(−12,9)	9,42
		4,7	**(−4,5)**	**17,91**
Monoklonale Antikörper				
Stelara	Ustekinumab	22,8	(−4,4)	38,18
Cosentyx	Secukinumab	9,1	(+20,2)	50,54
Tremfya	Guselkumab	7,1	(+22,0)	48,98
		39,0	**(+4,8)**	**43,04**
Summe		**105,0**	**(+5,5)**	**17,37**

35

Vitamin-D_3-Analoga werden auch zusätzlich zu UVB oder in freier Kombination mit topischen Glukokortikoiden angewandt und sind dann wirksamer als UVB allein oder die jeweilige Monotherapie, dürfen aber erst nach der UV-Anwendung aufgetragen werden (Nast et al. 2021). Vorteil einer sequenziellen Therapie von Vitamin-D_3-Analoga und topischen Glukokortikoiden ist eine verbesserte Wirksamkeit bei gleichzeitiger Minimierung unerwünschter Wirkungen. Ähnliche Befunde gibt es auch für die Fixkombination aus Calcipotriol und Betamethasondipropionat (Hendriks et al. 2013b; Nast et al. 2021). Die Anwendung der Fixkombination ist vor allem in der Anfangsbehandlung für die Dauer von 4 Wochen sinnvoll. Eine über diesen Zeitraum hinausgehende Behandlung ist in begründeten Ausnahmefällen und unter regelmäßiger ärztlicher Kontrolle zu vertreten. Wiederholte Anwendungen sind für einen Zeitraum von bis zu 52 Wochen beschrieben. Eine sehr starke Zunahme von 112,5 % zeigt *Wynzora* auf, das innovative Galenik durch Verwendung von Aphronen nutzt, um die lipophilen Wirksubstanzen Bethamethasondipropionat und Calcipotriol als Creme zu ermöglichen. Ebenfalls stellt *Enstilar* eine galenische Innovation dar, indem diese Wirksubstanzen durch Supersaturation in einer Schaumzubereitung zu einer verstärkten Penetration erzielen (Eichner und Wohlrab 2024). Weitere Anwendungsbeschränkungen entsprechen den Empfehlungen für die Monotherapie mit den Vitamin-D_3-Analoga.

35.10.3 Apremilast

Apremilast ist ein Hemmstoff der Phosphodiesterase-4 (PDE-4), der die cAMP-Konzentration in dendritischen Zellen wie Monozyten, Neutrophilen und Keratinozyten erhöht und dadurch die Bildung von Entzündungsmediatoren vermindert. Seine Zulassung umfasst die Behandlung Erwachsener mit einer mittelschweren bis schweren Psoriasis oder einer Psoriasisarthritis, wenn andere systemische Therapien nur unzureichend ansprechen oder kontraindiziert sind.

Während der Behandlung mit Apremilast erreichen nach 16 Wochen mehr Patienten eine 75%ige Abnahme des Index zur Beurteilung von Fläche und Schweregrad einer Psoriasis (PASI75) als unter Placebo (29–33 % versus 5–6 %; Papp et al. 2015; Paul et al. 2015). In einer Untersuchung an Patienten mit moderater bis schwerer Psoriasis wurde nach 16 Behandlungswochen im direkten Vergleich eine ähnlich höhere Ansprechrate des PASI75 (primärer Endpunkt) unter Apremilast sowie Etanercept gegenüber Placebo erreicht (40 und 48 % versus 12 % der Patienten; Reich et al. 2017a). Mehrere Netzwerkmetaanalysen weisen aber für die beiden Therapeutika gegenüber anderen Biologika, wie z. B. Infliximab, Ixekizumab, Secukinumab u. a. z. T. deutlich geringere Wirkstärken aus (Sawyer et al. 2019; Sbidian et al. 2022).

35.10.4 Monoklonale Antikörper

Für die Behandlung schwerer Verlaufsformen der Psoriasis wurden in den vergangenen Jahren zahlreiche neue Therapeutika in den Markt eingeführt. Aufgrund verbesserter Wirkeigenschaften gewinnen diese im therapeutischen Alltag an Bedeutung. Als Beispiele sind in ◘ Tab. 35.14 der IL17-Antagonist Secukinumab und die IL23-Antagonisten Ustekinumab und Guselkumab aufgeführt, die primär mit dieser Indikation zugelassen wurden. Weitere Beispiele sind die IL17-Antagonisten Ixekizumab und Brodalumab sowie die IL23-Antagonisten Tildrakizumab und das auch in anderen Indikationen zugelassene Risankizumab (Griffiths et al. 2021; siehe ► Kap. 21, ◘ Tab. 21.3).

Ustekinumab (*Stelara*) ist ein humaner monoklonaler IgG 1κ-Antikörper gegen Interleukin IL-12 und IL-23 zur Behandlung der Psoriasis mit mittelschwerem bis schwerem Verlauf bei unzureichendem Ansprechen oder Kontraindikationen für andere systemische Therapien. Im Vergleich zu einer Scheinbehandlung verbessert sich nach 12 Wochen bei ca. 65–75 % der behandelten Patienten das Beschwerdebild der Psoriasis um mindestens 75 % (PASI75; Griffiths et al. 2010). Fünf Jahre nach Studienbeginn waren noch 70 % des ursprünglichen Patientenkollektivs aktiv unter Behandlung mit Ustekinumab. Die Ansprechraten (PASI75) lagen zwischen 75 und 80 % (Langley et al. 2015). Im direkten Vergleich zu Etanercept lagen die PASI75-Raten unter Ustekinumab nach 12 Wochen absolut um etwa 10–20 % höher (Griffiths et al. 2010). Nach einer aktualisierten Netzwerkmetaanalyse der Cochrane Collaboration ergeben sich im indirekten Vergleich für Ustekinumab im Hinblick auf den PASI75 Vorteile gegenüber Fumarsäureester, Apremilast, Acitretin und Etanercept. Dieses Ergebnis wird auch für PASI90 bestätigt (Sbidian et al. 2022). Da Ustekinumab das Immunsystem supprimiert, darf das Medikamente nicht bei aktiver Tuberkulose und nicht zusammen mit Lebend-Impfstoffen verabreicht werden. Vor Behandlungsbeginn sind chronische oder rezidivierende Infektionen auszuschließen. Zu beachten sind darüber hinaus Einzelfallbeschreibungen einer unter der Therapie mit TNFα-Inhibitoren neu aufgetretenen Psoriasis oder Verschlimmerung einer bereits vorbestehenden Psoriasis mehrere Monate bis Jahre nach Beginn einer Behandlung mit diesen Medikamenten (Glenn et al. 2011; Shmidt et al. 2011). Ein erhöhtes Risiko für Haut- und Weichteilinfektionen bei operativen Eingriffen wurde zwar bei Glukokortikoiden und einer kombinierten Behandlung mit Biologika und Glukokortikoiden, nicht aber bei den Biologika (Adalimumab, Etanercept, Infliximab, Ustekinumab) alleine beobachtet. Es bestand kein Unterschied bei Patienten, die vor der Operation die Biologika absetzten im Vergleich zu jenen, die auch während des Eingriffes damit behandelt wurden (Nguyen et al. 2021). Für Neuanwender von Infliximab und Adalimumab besteht im Vergleich zu Etanercept ein höheres Risiko für eine schwerwiegende Infektion, während sich für Ustekinumab und Inhibitoren von IL17 und IL23 ein niedrigeres Risiko abzeichnet. Wegen der geringeren Anzahl bisher behandelter Fälle müssen vor allem bei Guselkumab die Daten noch weiter gesichert werden (Penso et al. 2021). Da bei Psoriasispatienten nach TNFα-Inhibitoren auch Demyelinisierungen des ZNS beschrieben wurden, sollten diese Medikamente sicherheitshalber nicht bei Patienten mit anamnestisch oder familiär bekannter multipler Sklerose angewandt werden (Zhu et al. 2016).

Auch Secukinumab ist als humaner monoklonaler Interleukin-17A-Antikörper zur Behandlung erwachsener Patienten mit mittelschwerer und schwerer Psoriasis zugelassen, die für eine systemische Therapie in Frage kommen. Im direkten Vergleich schneidet das Medikamente bei Patienten mit moderater bis schwerer Psoriasis und unzureichender Antwort, Kontraindikationen oder Unverträglichkeiten gegenüber anderen systemischen Therapien mit einem PASI75 nach 12 Wochen von 77 % besser ab als Etanercept (44 %) und Placebo (5 %; Langley et al. 2014). Auch gegenüber Ustekinumab war Secukinumab mit einem PASI90 nach 16 Wochen von 79 % (versus 58 %) überlegen (Thaçi et al. 2015). Diese Unterschiede wurden auch noch nach einem Jahr bestätigt (Blauvelt et al. 2017a; Strober et al. 2017). Die frühe Nutzenbewertung von Secukinumab durch den GBA ergab bei Patienten mit unzureichendem Ansprechen, Kontraindikationen oder Unverträglichkeit gegenüber anderen systemischen Antipsoriatika und für solche mit einer Vorbehandlung mit einem Biologikum einen Hinweis auf einen beträchtlichen Zusatznutzen gegenüber der zweckmäßigen Vergleichstherapie (Bundesministerium für Gesundheit 2015). Auch bei Patienten mit moderater bis schwerer Psoriasis ohne bisherige systemische Vorbehandlung stellte der G-BA einen Hinweis auf einen beträchtlichen Zusatznutzen gegenüber der zweckmäßigen Vergleichstherapie fest (Bundesministerium für Gesundheit 2017). Diesem Beschluss liegt eine direkte Vergleichsstudie zugrunde, in der sich bei Patienten, die auf topische Medikamente oder Phototherapien (z. B. UV-A, UV-B, Balneophototherapie ohne Psoralen oder andere UV-verstärkende Badezusätze) nur unzureichend angesprochen hatten, nach 24 Wochen die Hauterscheinungen häufiger unter Secukinumab vollständig zurückbildeten als unter Fumarsäureester (45 % versus 6 %). Auch die Abbruchrate aufgrund unerwünschter Wirkungen lag unter Secukinumab lediglich bei 2 % im Vergleich zu 33 % unter der zweckmäßigen Vergleichstherapie (Sticherling et al. 2017).

Der Interleukin-23-Antikörper Guselkumab ist zur Behandlung einer mittelschweren bis schweren Plaque-Psoriasis zugelassen, wenn systemische Medikamente erforderlich sind. Im direkten Vergleich war Guselkumab bei Patienten mit mittelschwerer bis schwerer Psoriasis mit PASI90-Ansprechraten von 73 % versus 50 % nach 16 Behandlungswochen besser wirksam als Adalimumab (Blauvelt et al. 2017b). Die Überlegenheit war auch nach 48 Wochen noch nachweisbar, Non-Responder auf Adalimumab zeigten nach Wechsel auf Guselkumab deutliche Hautverbesserungen. Bei Patienten, deren Guselkumab-Behandlung beendet wurde, verschlechterte sich das Hautbild (Reich et al. 2017b). In einer weiteren Vergleichsstudie wurden bei Patienten mit unzureichendem Ansprechen auf Ustekinumab durch Wechsel auf Guselkumab die PASI90-Ansprechraten (51,1 % vs. 21,1 %) nach 52 Wochen verbessert (Langley et al. 2018). Die frühe Nutzenbewertung ergab für Guselkumab im Vergleich zur zweckmäßigen Vergleichstherapie einen Hinweis auf einen beträchtlichen Zusatznutzen. Dieser Einschätzung liegt eine direkte Vergleichsstudie gegen Fumarsäureester an Patienten mit Psoriasis ohne vorangegangene systemische Behandlung zugrunde (Thaçi et al. 2019). Zudem wird bei Patienten, die auf zweckmäßige Vergleichstherapien nur unzureichend angesprochen haben oder nicht anwenden können, Guselkumab gegenüber Adalimumab in Bezug auf PASI90 ein Beleg für einen beträchtlichen Zusatznutzen bei vergleichbarer Verträglichkeit zuerkannt (Bundesministerium für Gesundheit 2018). Für das zweite Zulassungsgebiet (Psoriasis Arthritis) kann dagegen mangels Da-

ten kein Zusatznutzen gegenüber der zweckmäßigen Vergleichstherapie gefunden werden (Bundesministerium für Gesundheit 2021).

Zur Behandlung mittelgradiger und schwerer Formen der Psoriasis kommen als monoklonale Antikörper auch TNFα-Inhibitoren wie Infliximab und Adalimumab in Frage, die in ▶ Kap. 19 dargestellt sind (Krankheitsmodifizierende Arzneistoffe für Autoimmunerkrankungen). Netzwerk-Metaanalysen zeigen im indirekten Vergleich, dass Infliximab nach Bimekizumab bezogen auf PASI90 die höchste Effektivität besitzt, gefolgt von ähnlichen Wirkungen für Secukinumab, Guselkumab und Adalimumab (Sbidian et al. 2022).

35.10.5 Fumarsäurederivate

Ist eine alleinige äußerliche Therapie nicht ausreichend, kann zur oralen Anwendung bei mittelschweren bis schweren Formen der Psoriasis vulgaris neben den Biologika auch eine orale Behandlung mit Fumarsäure oder Apremilast indiziert sein.

Fumaderm ist ein Gemisch eines Dimethylesters und eines Monoethylesters der Fumarsäure sowie dessen Calcium-, Magnesium- und Zinksalzes. werden (Nast et al. 2021). Die Kombination hat seit 1994 in Deutschland eine nationale Zulassung, ist aber weder in anderen europäischen Ländern noch in den USA zugelassen. Der Wirkungsmechanismus ist nicht endgültig geklärt. Als wichtigste Zielstruktur gilt das Immunsystem. Dimethylfumarat hemmt über die Interaktion mit Glutathion die Aktivität des Transkriptionsfaktors NF-κB, was zur Downregulation der proinflammatorische Th1/Th17 Zytokine zu Gunsten einer Th2-Antwort führt (Brück et al. 2018). Klinische Erfahrungen mit dem Fumarsäureestergemisch beruhten lange Zeit auf Fallbeschreibungen und auf den Ergebnissen einiger placebo- und auch verumkontrollierter Studien mit jeweils nur geringen Fallzahlen (Atwan et al. 2016). Danach kommt es unter der Therapie mit *Fumaderm* über 12 bis 16 Wochen zu einer mittleren Reduktion des

Psoriasis Area and Severity Index (PASI) zwischen 42 und 65 % (Balak et al. 2016). Hinweise auf eine hohe Zahl von Therapieabbrüchen unter *Fumaderm* aufgrund von Therapieversagen und Krankheitsverschlimmerung sowie auf schwere unerwünschte Wirkungen in Form von gastrointestinalen Störungen, Lymphozytopenie, Panzytopenie, Kaposi-Sarkom oder rezidivierenden Pneumonien finden sich in älteren Studien und Fallbeschreibungen (Balak et al. 2016). Darüber hinaus wurden im Zusammenhang mit der Anwendung von Fumarsäureestern mehrere Fälle einer progressiven multifokalen Leukenzephalopathie (PML) beschrieben (Balak et al. 2017; Gieselbach et al. 2017). Eine längerfristige, schwere Lymphopenie unter Therapie mit Dimethylfumarat wird als Risikofaktor für die Entstehung einer PML angesehen. Daher sind bei Patienten, die mit Dimethylfumarat-haltigen Arzneimitteln behandelt werden, regelmäßige Blutbildkontrollen (inkl. Differentialblutbild) notwendig. Gegebenenfalls muss die Medikation bei niedrigen Lymphozytenwerten abgesetzt werden. Ein letal verlaufener Fall zeigt jedoch, dass eine PML unter der Therapie mit Dimethylfumarat-haltigen Medikamenten zur Behandlung der Psoriasis auch ohne schwere Lymphozytopenie auftreten kann (Nieuwkamp et al. 2015).

Dimethylfumarat wurde nach Erstzulassung als *Tecfidera* zur Behandlung der Multiplen Sklerose im Jahr 2014 als Monotherapie mit gleicher Indikation wie das Fumarsäureestergemisch *Fumaderm* zugelassen und wurde bereits 2019 als *Skilarence* häufiger eingesetzt als die Kombination. Insgesamt gehen die Verordnungsraten fumarsäurehaltiger Dermatika 2024 wie in den letzten Jahren zurück, was durch die bevorzugte Anwendung einer zielgerichteten Therapie mit monoklonalen Antikörpern erklärt werden kann.

35.11 Rosazeamedikamente

Gegenüber dem Vorjahr stiegen 2024 die Verordnungen der Rosazeamedikamente deutlich an (◘ Tab. 35.15). Von den verschiedenen Therapeutika wird Ivermectin als *Soolantra* mit Abstand am häufigsten eingesetzt. In vielen Fällen ist eine topische Behandlung der Rosacea erythematosa-teleangiectatica und der Rosacea papulopustulosa ausreichend (Clanner-Engelshofen et al. 2022). Wenn Topika die Beschwerden nicht hinreichend lindern können oder bereits ein schwerwiegendes Erscheinungsbild der Rosazea vor-

◘ **Tab. 35.15 Verordnungen von Rosazeamedikamenten 2024.** Angegeben sind die 2024 verordneten Tagesdosen, die Änderungen gegenüber 2023 und die mittleren Kosten je DDD 2024

Präparat	Bestandteile	DDD	Änderung	DDD-Nettokosten
		Mio.	%	Euro
Rosazeamedikamente				
Soolantra	Ivermectin	18,6	(+13,9)	0,90
Metrogel/-creme/-lotion	Metronidazol	8,7	(+14,7)	0,90
Rosiced	Metronidazol	2,1	(+0,4)	1,04
Mirvaso	Brimonidin	1,2	(+3,3)	1,10
Metrogalen	Metronidazol	0,82	(+14,4)	0,85
		31,4	(+12,7)	0,92
Summe		**31,4**	**(+12,7)**	**0,92**

liegt, kommt die systemische Behandlung mit Tetracyclinen infrage. Als Mittel der ersten Wahl werden doxycyclinhaltige Medikamente, in der im Rahmen einer antiinfektiven Behandlung üblichen Dosierung, aber auch in einer niedrig dosierten Zubereitung (*Oraycea*), eingesetzt (▶ Kap. 16 Bakterielle und virale Infektionserkrankungen und Mykosen, ◘ Tab. 16.4).

Das systemisch zur Behandlung der Krätzmilbe verfügbare makrozyklische Lacton Ivermectin steht in topischer Zubereitungsform (*Soolantra*) zur Behandlung der papulopustulösen Rosazea zur Verfügung (◘ Tab. 35.15). Pathophysiologische Grundlage der Rosacea ist eine verstärkte Reaktion des angeborenen Immunsystems mit z. B. verstärkter Bildung von Cathelicidin. Es wird angenommen, dass durch die antiparasitäre Wirkung von Ivermectin auf Demodex-Milben in den Haarfollikeln, die als Auslöser der Entzündungsreaktion bei Rosazea diskutiert werden, die Aktivierung von Cathelicidin verhindert wird (van Zuuren et al. 2021). In vehikelkontrollierten Studien bessert Ivermectin über die Behandlungsdauer von 12 Wochen bei vergleichbarer Verträglichkeit das Hautbild der papulopustulösen Rosazea, ein Effekt, der sich bei Extension der Behandlung auf 52 Wochen noch steigern lässt (Gold et al. 2014). Im direkten, allerdings lediglich einfach verblindeten Vergleich mit topischer Metronidazol-Cremezubereitung ergibt sich für Ivermectin nach 16-wöchiger Behandlung eine geringfügig bessere Reduktion entzündlicher Hautläsionen, ohne dass Nebenwirkungen häufiger auftraten (Taieb et al. 2015; Cardwell et al. 2016). Auch eine systematische Übersichtsarbeit stellt nach viermonatiger Behandlung einer papulopustulösen Rosazea für Ivermectin gegenüber Metronidazol eine signifikante Verbesserung des Beschwerdebildes fest. Wird ein halbes Jahr weiterbehandelt, bleibt für Ivermectin gegenüber Metronidazol ein leichter Vorteil bestehen, allerdings treten nach Behandlungsende bei etwa Zweidrittel der Betroffenen die Hauterscheinungen wieder auf (Ebbelaar et al. 2018).

Die therapeutische Wirksamkeit von Metronidazol ist in dieser Indikation durch zahlreiche kontrollierte klinische Studien gesichert. Das Medikament verbessert das Hautbild im Vergleich zu Placebo und ist dabei der Azelainsäure (*Skinoren*, ▶ Abschn. 35.7 Aknemedikamente) weitgehend ebenbürtig. Im Vordergrund steht die signifikante Besserung entzündlicher Läsionen (Papeln, Pusteln) sowie des Erythems, während Teleangiektasien kaum beeinflusst werden (Van Zuuren et al. 2019). Metronidazol ist nach einer kleineren klinischen Studie auch zur Rezidivprophylaxe geeignet. Rezidive nach Absetzen der Therapie sind nicht häufiger als nach oraler Gabe von Tetracyclinen (Conde et al. 2007). Nach topischer Applikation wird Metronidazol kaum resorbiert, so dass systemische Nebenwirkungen (z. B. Alkoholintoleranz oder auf Metronidazolmetabolite beruhende mutagene Effekte) nicht zu erwarten sind (Connor et al. 1977; McClellan und Noble 2000).

Auch das vasokonstringierende Brimonidin (*Mirvaso*) führt gemäß vehikelkontrollierter Studien zu einer symptomatischen Verbesserung des Gesichtserythems mit deutlicher Abnahme der rosazeabedingten Hautrötung (Fowler et al. 2012; Layton et al. 2015; Van Zuuren et al. 2019), die allerdings nach Metabolisierung der Substanz wiederkehrt. Nach den bisherigen Erkenntnissen kommt es innerhalb der kontrollierten Anwendung über den Zeitraum von knapp einem Monat weder zu einer Tachyphylaxie noch zu Reboundphänomenen nach Absetzen der Behandlung (Clanner-Engelshofen et al. 2022). Allerdings wurden nach der Einführung des Medikamentes etwa bei jedem sechsten Behandelten auch Verschlimmerungen des Rosazea-Erythems sowie verstärkte Rötungen und Brennen der Haut berichtet (Medicines and Healthcare Products Regulatory Agency 2016). In einer Vehikelkontrollierten Studie führte die Kombination Brimonidin morgens und Ivermectin abends zu einem geringen Zusatzeffekt im Vergleich zu einer alleinigen Ivermectin-Behandlung (Gold et al. 2017; Van Zuuren et al. 2021).

35.12 Wundbehandlungsmedikamente

Die Gesamtverordnungsmenge von Wundbehandlungsmedikamenten hat 2024 gegenüber dem Vorjahr erneut deutlich abgenommen (◘ Tab. 35.16). Mit Ausnahme der Sulfadiazin-Silber-haltigen Medikamente (*Flammazine*, *Allevyn Gentle*) sowie von *Iruxol N* (◘ Tab. 35.16) sind alle aufgeführten Medikamente nicht verschreibungspflichtig und daher nur in Ausnahmefällen zu Lasten der GKV verordnungsfähig (Gemeinsamer Bundesausschuss 2021).

35.12.1 Therapeutische Aspekte

Entsprechend den Phasen der Wundheilung lassen sich Wundbehandlungsmedikamente in Mittel zur Reinigung, Granulationsförderung und Förderung der Epithelisierung unterscheiden.

Zur Reinigung und Desinfektion chronischer Wunden werden neben lokalchirurgischen Maßnahmen, Ausduschen der Wunde, ggf. unter Zusatz von Antiseptika wie Octenidin oder Polihexanid (◘ Tab. 35.8), und Umschlägen mit hypertoner Kochsalzlösung, auch proteolytische und kollagenolytische Enzyme wie Clostridiopeptidase (*Iruxol N*) zum Abbau nekrotischer Belege eingesetzt (◘ Tab. 35.16). Ein Cochrane-Review findet außer für isotonische Kochsalzlösung mit Zusätzen von Silberchlorid, Aloe vera und dem nicht-ionischen Surfactant Decylglucosid (vs. isotonische Kochsalzlösung allein) keinen signifikanten Einfluss von Wundreinigungsmedikamenten auf die Ulkusheilung (Moore und Cowman 2013).

35.12.2 Dexpanthenol

Die Ergebnisse experimenteller und klinischer Studien zur Wirksamkeit von Dexpanthenol sind uneinheitlich (Løkkevik et al. 1996; Ebner et al. 2002; Baron et al. 2020). Ein Expertenpanel votierte gegen den Einsatz von Dexpanthenol bei der Behandlung bzw. Prophylaxe von akuten oder späteren Strahlenschäden (Wong et al. 2013). Eine Vergleichsstudie an 46 Säuglingen mit Windeldermatitis fand unter Dexpanthenol- bzw. Zinkoxid-haltiger Salbe gegenüber einer wirkstofffreien Salbe einen verminderten transepithelialen Wasserverlust, aber keinen klinischen Unterschied zwischen den Behandlungsgruppen (Wananukul et al. 2006). Dagegen weist ein explorativer Halbseitenvergleich an 30 Kindern mit leichter bis mäßiger atopischer Dermatitis nach 4-wöchiger Behandlung auf äquieffektive Wirksamkeit von 5%iger Dexpanthenolsalbe gegenüber 1%iger Hydrocortisonsalbe – bei signifikant schnellerem Wirkungseintritt unter Glukokortikoid – hin (Udompataikul und Limpa-o-vart 2012). Kontaktallergien gegen das ubiquitär in Pharmazeutika, Kosmetika und Pflegemitteln eingesetzte Dexpanthenol sind beschrieben (Hahn et al. 1993; Clerens und Goossens 2017).

35.12.3 Zinkoxid

Zur Abdeckung der Wundränder und zur Hautpflege stehen neben wirkstofffreien Cremes auch Zinkoxid-haltige Zubereitungen (◘ Tab. 35.16) zur Verfügung. Sie wirken adstringierend, austrocknend und exsudatbindend und werden außer zur Randabdeckung von Ulcera crurum vor allem in der Säuglings- und Kleinkinderpflege, bei Windeldermatitis, subakuten intertriginösen Entzündungen oder bei Dekubitalläsionen eingesetzt und sind nach kontrollierten klinischen Studien wirksam (Lansdown et al. 2007).

35.12.4 Wundauflagen

Zur Wundabdeckung wird eine nahezu unübersehbare Zahl unterschiedlichster Wundauflagen angeboten. Allen gemeinsam ist der Ver-

▢ Tab. 35.16 **Verordnungen von Wundbehandlungsmedikamenten 2024.** Angegeben sind die 2024 verordneten Tagesdosen, die Änderungen gegenüber 2023 und die mittleren Kosten je DDD 2024

Präparat	Bestandteile	DDD	Änderung	DDD-Nettokosten
		Mio.	%	Euro
Dexpanthenol				
Panthenol Cr. JENAPHARM	Dexpanthenol	1,6	(+0,3)	0,18
Bepanthen Wund- u. Heilsalbe	Dexpanthenol	1,4	(−11,8)	0,96
Panthenol-ratiopharm	Dexpanthenol	0,56	(−15,9)	0,44
		3,6	**(−7,5)**	**0,53**
Zinkoxidpräparate				
Mirfulan	Lebertran Zinkoxid	2,3	(−9,5)	0,51
Zinksalbe etc. Bombastus	Zinkoxid	0,69	(−5,1)	0,29
Zinkoxid/Zinkpaste LAW	Zinkoxid	0,46	(−6,2)	0,31
		3,5	**(−8,2)**	**0,44**
Wundauflagen				
Urgotül	Vaseline Carmellose	4,8	(−18,1)	3,43
Aquacel Ag	Silber Carmellose	2,6	(−15,3)	8,77
Biatain Silikon Ag	Silber, ionisch	1,3	(+2,3)	7,93
Mepilex Ag	Silbersulfat Aktivkohle Polyurethan Silikon	1,1	(−7,3)	8,06
Dracofoam	Polihexanid Polyurethan	1,1	(−0,5)	6,78
Atrauman Ag	Silber	0,64	(−12,6)	5,88
Urgotül Silver	Silbersalz Vaseline Paraffin Carmellose	0,54	(−23,4)	9,46
Allevyn Gentle	Silikone Polyurethanschaum	0,40	(−8,9)	6,27
Lomatuell H	Vaselin, weißes Baumwolle	0,29	(+10,1)	1,38
		12,9	**(−12,7)**	**6,09**

�‍◘ Tab. 35.16 (Fortsetzung)

Präparat	Bestandteile	DDD	Änderung	DDD-Nettokosten
		Mio.	**%**	**Euro**
Weitere Wundbehandlungsmedikamente				
Flammazine	Sulfadiazin-Silber	3,8	(−3,0)	0,39
Iruxol N	Clostridiopeptidase	1,1	(−9,6)	0,66
Bepanthen Antiseptisch	Dexpanthenol Chlorhexidin	0,33	(+7,5)	0,59
Prontosan akut	Tenside, amphoter Polihexanid	0,26	(−4,3)	1,22
Kamillin-Extern Robugen	Kamillenblütenextrakt	0,09	(−10,4)	2,95
		5,6	**(−4,1)**	**0,53**
Summe		**25,5**	**(−9,6)**	**3,32**

such, die physiologische Wundheilung durch Erhaltung eines feuchten Wundmilieus zu unterstützen. Man unterscheidet inaktive (konventionelle), interaktive und (bio)aktive (aus Transplantatmaterialien bestehende) Wundauflagen (Kujath und Michelsen 2008). Als inaktive Wundauflagen werden unter anderem Mullkompressen oder Wundgaze eingesetzt. Um ein feuchtes Wundmilieu zu erhalten, werden diese in der Regel mit physiologischer Kochsalzlösung getränkt und mit einer wasserdichten Folie abgedeckt. Vorteile sind ihre hohe Saugfähigkeit und der niedrige Preis. Nachteilig sind ein mögliches Austrocknen der Wunde und das Verkleben mit dem Wundgrund, wodurch frisches Granulationsgewebe beim (für den Patienten sehr schmerzhaften) Verbandwechsel zerstört werden kann. Interaktive Wundauflagen wie Alginate, Hydrokolloide, mit Salben imprägnierte Gaze oder silberhaltige Auflagen (◘ Tab. 35.16) ermöglichen aufgrund ihrer besonderen Materialeigenschaften optimale Bedingungen der Wundheilung und werden entsprechend den jeweiligen Wundheilungsphasen eingesetzt. Vorteile bestehen in einem selteneren und weitgehend schmerzfreien Verbandwechsel (Dissemond et al. 2014). Allerdings ist mit der vorliegenden Evidenz aus klinischen Studien zu

Hydrokolloiden, Alginaten, Schaumverbänden und Hydrogelen unklar, ob diese gegenüber anderen Verbänden relevante Vorteile bei der Wundheilung besitzen (Dumville et al. 2015a, 2015b, 2016; Ribeiro et al. 2022). Allenfalls bei der Behandlung eines diabetischen Fußsyndroms scheinen Hydrogelauflagen gegenüber konventionellen Wundverbänden einen geringfügigen Vorteil für die Wundheilung zu besitzen (Saco et al. 2016).

Silberhaltige Wundauflagen bzw. Wundbehandlungsmedikamente (*Flammazine*) werden bei infizierten oder infektionsgefährdeten Wunden, z. B. bei Dekubitus, Ulcus cruris oder diabetischem Fuß bzw. nach Verbrennungen, Verbrühungen und Verätzungen eingesetzt. Silberionen bilden Komplexe mit bakteriellen Proteinen, schädigen irreversibel Zellmembran, Enzyme oder die DNA und wirken so bakterizid (Dissemond et al. 2014). Nach einer systematischen Literatursichtung lassen sich bei Brandwunden für silberhaltige Wundauflagen aber keine relevanten Vorteile gegenüber nicht silberhaltigen Wundauflagen nachweisen. Dies gilt insbesondere für Sulfadiazin-Silber haltige Wundverbände und -behandlungsmedikamente (Nímia et al. 2019). Ähnliche Ergebnisse werden auch für Brandwunden bei Kindern gefunden (Rashaan et al.

2014). Bei Geschwüren aufgrund chronisch-venöser Insuffizienz oder zur Infektionsprophylaxe nach Verbrennungen besitzen silberhaltige Wundbehandlungsmedikamente ebenfalls keinen nachgewiesenen Nutzen (Barajas-Nava et al. 2013; O'Meara et al. 2014).

Polihexanid ist ein seit den 1960er Jahren bekanntes Antiseptikum (◨ Tab. 35.8) mit breitem Wirkungsspektrum, das in Form von Wundauflagen (*Dracofoam*) bei infizierten akuten und chronischen Wunden eingesetzt wird. Polihexanid hat ein breites Wirkspektrum, es zeigt antimikrobielle Eigenschaften gegen gramnegative und grampositive Bakterien, einschließlich Enterokokken und Methicillin-resistente Staphylococcus aureus (MRSA) sowie Candida albicans. Nach In-vitro-Untersuchungen besitzt Polihexanid – neben Octenidin – im Vergleich zu anderen Antiseptika die besten antimikrobiellen Eigenschaften gegen verschiedene MRSA-Stämme (Dittmann et al. 2019). Seine antiseptische Wirkung tritt aber langsamer ein als bei Octenidin oder Povidon Jod (Dissemond et al. 2009; Fjeld und Lingaas 2016). Kontaktsensibilisierungen sind selten und Resistenzen unter der Therapie bisher nicht beschrieben (Willy et al. 2016).

35.12.5 Andere Wundbehandlungsmedikamente

Clostridiopeptidase (*Iruxol N*) ist eine bakterielle Kollagenase und wird zur enzymatischen Reinigung kutaner Ulzera von nekrotischem Gewebe eingesetzt. Systematische Übersichten finden jedoch nur schwache Belege für die Wirksamkeit eines enzymatischen Wunddebridements für den diabetischen Fuß oder Dekubitalgeschwüre (Patry und Blanchette 2017).

Für die kombinierte Anwendung von Dexpanthenol und Chlorhexidin fehlen klinische Studien, die die spezifische Zusammensetzung zur Wundbehandlung hinreichend begründen. Eine systematische Übersichtsarbeit findet auf Grundlage der derzeitigen Literatur – mit Ausnahme von Cadexomer-Iod – keine ausrei-

chenden Belege für eine Routineanwendung von Antiseptika oder Antibiotika bei chronischen Beinulcera aufgrund von venöser Insuffizienz (O'Meara et al. 2014).

Hamamelisextrakt (*Hametum*) hat den Status eines traditionell angewendeten Phytotherapeutikums bei trockenen oder entzündlichen Hautzuständen, da keine aussagekräftigen Studien zur Wirksamkeit vorliegen (European Medicines Agency 2009).

Auch für Kamillenblütenextrakt (*Kamillin-Extern Robugen*) erkennt die Europäische Zulassungsbehörde lediglich einen traditionellen Gebrauch zur Behandlung bei leichten entzündlichen Hauterkrankungen und oberflächlichen Wunden an, da ausreichende Belege für eine therapeutische Wirksamkeit fehlen (European Medicines Agency 2015).

35.13 Hautschutz- und Pflegemittel

Die Verordnungen von Hautschutz- und Pflegemitteln stieg 2024 im Vergleich zum Vorjahr leicht an (◨ Tab. 35.17). Die Wirksamkeit einer lokalen Behandlung von Hautkrankheiten wird nur selten vom pharmakologischen Wirkstoff allein bestimmt. Eine wesentliche Bedeutung hat in der Dermatologie auch die galenische Grundlage (Wohlrab 2016). Aus diesem Grund gehörten Basistherapeutika sowie Hautschutz- und Pflegemittel über viele Jahre zu den häufig verordneten Dermatika, darunter vor allem Basiszubereitungen glukokortikoidhaltiger Externa und harnstoffhaltige Basistherapeutika. Hautschutz- und Pflegemittel werden seit 2004 als Auswirkung des GKV-Modernisierungs-Gesetzes nur noch wenig auf normalem Rezept verordnet, da dieses Marktsegment ausschließlich durch nicht verschreibungspflichtige Arzneimittel repräsentiert wird.

Das hat dazu geführt, dass nur noch wenige dieser Fertigarzneimittel unter den 3.000 meistverordneten Arzneimitteln vertreten sind (◨ Tab. 35.17). Verschreibungsfreie Hautthe-

◘ Tab. 35.17 Verordnungen von Hautschutz-/Pflegemitteln und sonstigen Dermatika 2024. Angegeben sind die 2024 verordneten Tagesdosen, die Änderungen gegenüber 2023 und die mittleren Kosten je DDD 2024

Präparat	Bestandteile	DDD	Änderung	DDD-Nettokosten
		Mio.	%	Euro
Hautschutz- und Pflegemittel				
Sanacutan Basiscreme/-salbe	Wirkstoff-freie Grundlage	20,1	(+13,5)	0,32
Linola/-Fett	Ungesättigte Fettsäuren	5,0	(−10,3)	1,71
Allergika Basis	Wirkstoff-freie Grundlage	0,86	(−5,5)	0,39
Sebexol	Wirkstoff-freie Grundlage	0,84	(−13,3)	1,63
Linola Fett-N Ölbad	Paraffin, dickflüssig Hexadecyl(2-ethylhexanoat)- Octadecyl(2-ethylhexanoat)- Isopropylmyristat α-Dodecyl-ω-hydroxypoly (oxyethylen)-2(Dodecyltetradecyl)- ω-hydroxypoly(oxyethylen)-4,5- poly(oxypropylen)-5	0,54	(−11,5)	0,42
Neuroderm Mandelölbad	Mandelöl Paraffin, dünnflüssig	0,42	(−7,8)	1,18
		27,8	**(+5,8)**	**0,63**
Summe		**27,8**	**(+5,8)**	**0,63**

rapeutika können zu Lasten der GKV nur unter bestimmten Bedingungen verordnet werden (Gemeinsamer Bundesausschuss 2021). Basistherapeutika und Emollientien werden aber zur unterstützenden Behandlung trockener oder schuppender Dermatosen wie Psoriasis und Neurodermitis eingesetzt und bei Patienten mit atopischem Ekzem oder therapiebedürftiger Psoriasis vulgaris auch empfohlen (Deutsche Dermatologische Gesellschaft et al. 2015; Nast et al. 2021). Die arzneistofffreien Basistherapeutika kommen zudem bei seborrhoischer Haut, berufsbedingten Hautschäden sowie zur Glukokortikoid-freien Intervallbehandlung von Dermatosen zum Einsatz. Die diskontinuierliche topische Glukokortikoidbehandlung (Tandem- bzw. Intervalltherapie) ist allgemein akzeptiert, da sich damit Glukokortikoide einsparen und deren unerwünschte Wirkungen mildern oder sogar vermeiden lassen (Van Zuuren et al. 2017).

35.14 Sonstige in der Dermatologie eingesetzte Medikamente

In ◘ Tab. 35.18 wird die zur Behandlung einer nicht-segmentalen Vitiligo seit 2023 zugelassene *Opzelura*-Creme aufgeführt. Die Wirksubstanz Ruxolitinib ist ein JAK-Inhibitor, der in den USA auch zur Behandlung der atopischen Dermatitis verwendet wird. Die Wirksamkeit wurde in Placebo-kontrollierten über 24 Wochen gehenden Studien nachgewiesen. In Studien zur Sicherheit insbesondere bei Kindern mit atopischer Dermatitis sah man in

▫ Tab. 35.18 Verordnungen von Medikamenten zur Behandlung der Hyperhidrose 2024. Angegeben sind die 2024 verordneten Tagesdosen, die Änderungen gegenüber 2023 und die mittleren Kosten je DDD 2024

Präparat	Bestandteile	DDD	Änderung	DDD-Nettokosten
		Mio.	%	Euro
Methanthelinium				
Opzelura	Ruxolitinib	0,91	(+299,9)	18,10
Summe		**0,91**	**(+299,9)**	**18,10**

▫ Tab. 35.19 Verordnungen von oralen Retinoiden 2024. Angegeben sind die 2024 verordneten Tagesdosen, die Änderungen gegenüber 2023 und die mittleren Kosten je DDD 2024

Präparat	Bestandteile	DDD	Änderung	DDD-Nettokosten
		Mio.	%	Euro
Alitretinoin				
Toctino	Alitretinoin	0,98	(+3,8)	19,47
Isotretinoin				
Isogalen	Isotretinoin	5,1	(+28,2)	1,34
Isotretinoin BASICS	Isotretinoin	1,3	(−18,2)	1,25
Aknenormin	Isotretinoin	0,48	(−33,5)	1,36
		6,8	(+9,4)	1,32
Summe		**7,8**	**(+8,7)**	**3,60**

allen Fällen Plasmaspiegel unterhalb der halben Konzentration der Thrombopoietinphosphorylierung durch STAT3 als Marker für eine systemische JAK-Hemmung (Leung et al. 2023). Als häufigere Nebenwirkung bei lokaler Applikation werden Akne, Pruritus und Schuppung genannt (Kang 2024).

Literatur

Adam DN, Gooderham MJ, Beecker JR, Hong CH, Jack CS, Jain V, Lansang P, Lynde CW, Papp KA, Prajapati VH, Turchin I, Yeung J (2023) Expert consensus on the systemic treatment of atopic dermatitis in special populations. J Eur Acad Dermatol Venereol 37(6):1135–1148

Alsterholm M, Flytström I, Bergbrant IM, Faergemann J (2010) Fusidic acid-resistant staphylococcus aureus in impetigo contagiosa and secondarily infected atopic dermatitis. Acta Derm Venereol 90:52–57

Amann PM, Merk HF, Baron JM (2014) Retinoide in der Dermatopharmakologie. Hautarzt 65:98–105

Armstrong AW, Read C (2020) Pathophysiology, clinical presentation, and treatment of psoriasis: a review. JAMA 323:1945–1960

Arzneimittelkommission der deutschen Ärzteschaft (2006) Psychiatrische Reaktionen nach Terninafin (Lamisil®). Dtsch Arztebl 103:A3432

Arzneimittelkommission der deutschen Ärzteschaft (2013) Rhabdomyolyse nach Isotretinoin. Dtsch Arztebl 110:240

Arzneimittelkommission der deutschen Ärzteschaft (2019a) „Aus der UAW-Datenbank": Rezidiv eines Morbus Crohn nach Behandlung einer atopischen Dermatitis mit Dupilumab. Dtsch Arztebl 116:A1919–A1920

Arzneimittelkommission der deutschen Ärzteschaft (2019b) Retinoide (Acitretin, Adapalen, Alitretinoin, Bexaroten, Isotretinoin, Tazaroten und Tretinoin) – Aktualisierungen zu Teratogenität und neuropsychiatrischen Erkrankungen. Drug Saf 50: (https://www.akdae.de/arzneimittelsicherheit/drug-safety-mail/newsdetail/drug-safety-mail-2019-50)

Arzneimittelkommission der deutschen Ärzteschaft (2020) Brivudinhaltige Arzneimittel: Potenziell tödliche Toxizität von Fluoropyrimidinen bei der Anwendung kurz vor, gleichzeitig mit oder innerhalb von 4 Wochen nach Ende der Behandlung mit Brivudin. (https://www.akdae.de/arzneimittelsicherheit/drug-safety-mail/newsdetail/drug-safety-mail-2020-31)

Aszodi N, Thurau S, Seegräber M, de Bruin-Weller M, Wollenberg A (2019) Management of dupilumab-associated conjunctivitis in atopic dermatitis. J Dtsch Dermatol Ges 17:488–491

Atwan A, Ingram JR, Abbott R, Kelson MJ, Pickles T, Bauer A, Piguet V (2016) Oral fumaric acid esters for psoriasis: abridged Cochrane systematic review including GRADE assessments. Br J Dermatol 175:873–881

Bachelez H, Choon SE, Marrakchi S, Burden AD, Tsai TF, Morita A, Turki H, Hall DB, Shear M, Baum P, Padula SJ, Thoma C (2019) Inhibition of the Interleukin-36 pathway for the treatment of generalized pustular psoriasis. N Engl J Med 380:981–983

Balak DMW, Fallah Arani S, Hajdarbegovic E, Hagemans CAF, Bramer WM, Thio HB, Neumann HAM (2016) Efficacy, effectiveness and safety of fumaric acid esters in the treatment of psoriasis: a systematic review of randomized and observational studies. Br J Dermatol 175:250–226

Balak DMW, Hajdarbegovic E, Bramer WM, Neumann HAM, Thio HB (2017) Progressive mulrifocal leukencephalopathy associated wirh fumaric acid etsres treatment in psoriasis patients. J Eur Acad Dermatol Venereol 31:1475–1482

Barajas-Nava LA, López-Alcalde J, Roqué i Figuls M, Solà I, Bonfill Cosp X (2013) Antibiotic prophylaxis for preventing burn wound infection. Cochrane Database Syst Rev. https://doi.org/10.1002/14651858.CD008738.pub2

Baron JM, Glatz M, Proksch E (2020) Optimal support of wound healing: new insights. Dermatology 236:593–600

Bell-Syer SEM, Khan SM, Torgerson DJ (2012) Oral treatments for fungal infections of the skin of the foot. Cochrane Database Syst Rev. https://doi.org/10.1002/14651858.CD003584.pub2

Bieber T (2025) Systemische Therapie der atopischen Dermatitis mit Januskinase.Inhibitoren. Allergo J Int 34:30–36

Bissonnette R, Agner T, Taylor JS, Molin S, Guttman-Yassky E (2024) Hand Eczema. Part 2: Prevention, management, and treatment. J Am Acad Dermatol. https://doi.org/10.1016/j.jaad.2024.09.049

Blair HA (2024) AVT04: An Ustekinumab Biosimilar. Clin Drug Investig 44(7):549–552

Blauvelt A, Reich K, Tsai TF, Tyring S, Vanaclocha F, Kingo K, Ziv M, Pinter A, Vender R, Hugot S, You R, Mi-lutinovic M, Thaçi D (2017a) Secukinumab is superior to ustekinumab in clearing skin of subjects with moderate-to-severe plaque psoriasis up to 1 year: results from the CLEAR study. J Am Acad Dermatol 76:60–69.e9

Blauvelt A, Papp KA, Griffiths CE, Randazzo B, Wasfi Y, Shen YK, Li S, Kimball AB (2017b) Efficacy and safety of guselkumab, an anti-interleukin-23 monoclonal antibody, compared with adalimumab for the continuous treatment of patients with moderate to severe psoriasis: results from the phase III, double-blinded, placebo- and active comparator-controlled VOYAGE 1 trial. J Am Acad Dermatol 76:405–417

Blauvelt A, Kempers S, Lain E, Schlesinger T, Tyring S, Forman S, Ablon G, Martin G, Wang H, Cutler DL, Fang J, Kwan MR (2021) Phase 3 Tirbanibulin for actinic keratosis group. Phase 3 trials of Tirbanibulin ointment for actinic keratosis. N Engl J Med 384(6):512–520

Brodt HR (2013) Stille – Antibiotikatherapie. Klinik und Praxis der antiinfektiösen Behandlung, 12. Aufl. Schattauer, Stuttgart

Brück J, Dringen R, Amasuno A, Pau-Charles I, Ghoreschi K (2018) A review of the mechanisms of action of dimethylfumarate in the treatment of psoriasis. Exp Dermatol 27:611–624

Bundesministerium für Gesundheit (2015) Bekanntmachung eines Beschlusses des Gemeinsamen Bundesausschusses über eine Änderung der Arzneimittel-Richtlinie (AM-RL) ((Anlage XII – Beschlüsse über die Nutzenbewertung von Arzneimitteln mit neuen Wirkstoffen nach § 35a des Fünften Buches Sozialgesetzbuch (SGB V) – Secukinumab) vom: 27. Nov. 2015. BAnz AT 29. Dez. 2015 B4)

Bundesministerium für Gesundheit (2017) Bekanntmachung eines Beschlusses des Gemeinsamen Bundesausschusses über eine Änderung der Arzneimittel-Richtlinie (AM-RL) ((Anlage XII – Beschlüsse über die Nutzenbewertung von Arzneimitteln mit neuen Wirkstoffen nach § 35a des Fünften Buches Sozialgesetzbuch (SGB V) – Secukinumab (Neubewertung aufgrund neuer wissenschaftlicher Erkenntnisse)) vom: 17. Aug. 2017. BAnz AT 12. Sept. 2017 B2)

Bundesministerium für Gesundheit (2018) Bekanntmachung eines Beschlusses des Gemeinsamen Bundesausschusses über eine Änderung der Arzneimittel-Richtlinie (AM-RL) ((Anlage XII – Beschlüsse über die Nutzenbewertung von Arzneimitteln mit neuen Wirkstoffen nach § 35a des Fünften Buches Sozialgesetzbuch (SGB V) – Guselkumab) vom: 17. Mai 2018. BAnz AT 4. Juli 2018 B2)

Bundesministerium für Gesundheit (2021) Bekanntmachung eines Beschlusses des Gemeinsamen Bundesausschusses über eine Änderung der Arzneimittel-Richtlinie (Anlage XII – Nutzenbewertung von Arzneimitteln mit neuen Wirkstoffen nach § 35a des Fünften Buches Sozialgesetzbuch (SGB V) Guselkumab (neues Anwendungsgebiet: Psoriasis-Arthritis) vom: 20. Mai 2021. BAnz AT 29. Juni 2021 B5)

Bundesministerium für Gesundheit (2022) Bekanntmachung eines Beschlusses des Gemeinsamen Bundesausschusses über eine Änderung der Arzneimittel-Richtlinie: Anlage XII – Nutzenbewertung von Arzneimitteln mit neuen Wirkstoffen nach § 35a des Fünften Buches Sozialgesetzbuch (SGB V) Tirbanibulin (Aktinische Keratose, Olsen-Grad I) BAnz AT 22. März 2022 B3

Cardwell LA, Alinia H, Moradi Tuchayi S, Feldman SR (2016) New developments in the treatment of rosacea – role of once-daily ivermectin cream. Clin Cosmet Investig Dermatol 9:71–77

Christoffers WA, Coenraads PJ, Svensson Å, Diepgen TL, Dickinson-Blok JL, Xia J, Williams HC (2019) Interventions for hand eczema. Cochrane Database Syst Rev. https://doi.org/10.1002/14651858. CD004055.pub2

Chroni E, Monastirli A, Tsambaos D (2010) Neuromuscular adverse effects associated with systemic retinoid dermatotherapy: monitoring and treatment algorithm for clinicians. Drug Saf 33:25–34

Clanner-Engelshofen BM, Bernhard D, Dargatz S, Flaig MJ, Gieler U, Kinberger M, Klövekorn W, Kuna AC, Läuchli S, Lehmann P, Nast A, Pleyer U, Schaller M, Schöfer H, Steinhoff M, Schwennesen T, Werner RN, Zierhut M, Reinholz M (2022) S2k-Leitlinie: Rosazea. J Dtsch Dermatol Ges 20:1147–1167

Clerens I, Goossens A (2017) Allergic contact dermatitis caused by panthenol: a rare but relevant sensitizer. Contact Derm 76:122–123

Conde JF, Yelverton CB, Balkrishnan R, Fleischer AB Jr, Feldman SR (2007) Managing rosacea: a review of the use of metronidazole alone and in combination with oral antibiotics. J Drugs Dermatol 6:495–498

Connor TH, Stoeckel M, Evrard J, Legator MS (1977) The contribution of metronidazole and two metabolites to the mutagenic activity detected in urine of treated humans and mice. Cancer Res 37:629–633

Cornejo CM, Jambusaria-Pahlajani A, Willenbrink TJ, Schmults CD, Arron ST, Ruiz ES (2020) Field cancerization: treatment. J Am Acad Dermatol 83:719–730

Crawford F, Hollis S (2007) Topical treatments for fungal infections of the skin and nails of the foot. Cochrane Database Syst Rev 2016(3):CD1434. https://doi.org/ 10.1002/14651858.CD001434.pub2

Czaika VA, Zuberbier T (2015) Lokale Kombinationstherapie bei entzündlichen Dermatomykosen. Review zu den Therapieempfehlungen in nationalen und internationalen Leitlinien. Hautarzt 66:360–369

Dall'Oglio F, D'Amico V, Nasca MR, Micali G (2012) Treatment of cutaneous warts: an evidence-based review. Am J Clin Dermatol 13:73–96

Darkes MJM, Scott LJ, Goa KL (2003) Terbinafine. A review of its use in onychomycosis in adults. Am J Clin Dermatol 4:39–65

Deutsche Dermatologische Gesellschaft (2016) Leitlinie zur Diagnostik und Therapie der Ichthyosen (Aktualisierung). AWMF-Leitlinien-Register Nr. 013/043, Entwicklungsstufe S1. https://www.awmf. org/leitlinien/detail/ll/013-043.html (Gültigkeit seit 18.06.2021 abgelaufen)

Deutsche Dermatologische Gesellschaft et al. (2015) Leitlinie Neurodermitis [atopisches Ekzem; atopische Dermatitis] Entwicklungsstufe: S2k [ICD 10: L20.8, L20.9, L28.0], AWMF-Registernummer: 013–027. https://www.awmf.org/uploads/tx_szleitlinien/013-027l_S2k_Neurodermitis_2020-06-abgelaufen.pdf (Gültigkeit seit 30.03.2020 abgelaufen)

Dissemond J, Gerber V, Kramer A, Riepe G, Strohal R, Vasel-Biergans A, Eberlein T (2009) Praxisorientierte Expertenempfehlung zur Behandlung kritisch kolonisierter und lokal infizierter Wunden mit Polihexanid. WundManagement 2009:62–68

Dissemond J, Augustin M, Eming SA, Goerge T, Horn T, Karrer S, Schumann H, Stücker M (2014) Modern wound care – practical aspects of non-interventional topical treatment of patients with chronic wounds. J Dtsch Ges Dermatol. https://doi.org/10.1111/ddg. 12351

Dittmann K, Schmidt T, Müller G, Cuny C, Holtfreter S, Troitzsch D, Pfaff P, Hübner NO (2019) Susceptibility of livestock-associated methicillin-resistant staphylococcus aureus (LA-MRSA) to chlorhexidine digluconate, octenidine dihydrochloride, polyhexanide, PVP-iodine and triclosan in comparison to hospital-acquired MRSA (HA-MRSA) and community-aquired MRSA (CA-MRSA): a standardized comparison. Antimicrob Resist Infect Control 8:122

Dréno B, Bettoli V, Ochsendorf F, Layton AM, Perez M, Dakovic R, Gollnick H (2014) Efficacy and safety of clindamycin phosphate 1.2%/tretinoin 0.025% formulation for the treatment of acne vulgaris: pooled analysis of data from three randomised, double-blind, parallel-group, phase III studies. Eur J Dermatol 24:201–209

Drucker CR (2012) Update on topical antibiotics in dermatology. Dermatol Ther 25:6–11

Dumville JC, Keogh SJ, Liu Z, Stubbs N, Walker RM, Fortnam M (2015a) Alginate dressings for treating pressure ulcers. Cochrane Database Syst Rev. https:// doi.org/10.1002/14651858.CD011277.pub2

Dumville JC, Stubbs N, Keogh SJ, Walker RM, Liu Z (2015b) Hydrogel dressings for treating pressure ulcers. Cochrane Database Syst Rev. https://doi.org/10. 1002/14651858.CD011226.pub2

Dumville JC, Gray TA, Walter CJ, Sharp CA, Page T, Macefield R, Blencowe N, Milne TK, Reeves BC, Blazeby J (2016) Dressings for the prevention of surgical site infection. Cochrane Database Syst Rev. https://doi.org/10.1002/14651858.CD003091.pub4

Ebbelaar CCF, Venema AW, Van Dijk MR (2018) Topical Ivermectin in the treatment of papulopustular rosacea: a systematic review of evidence and clinical guideline recommendations. Dermatol Ther 8:379–387

Ebner F, Heller A, Rippke F, Tausch I (2002) Topical use of dexpanthenol in skin disorders. Am J Clin Dermatol 3:427–433

Eichner A, Wohlrab J (2024) Moderne topische Arzneimittel – neue Entwicklungen in Galenik und Pharmakologie. Dermatologie 75:753–761

El-Gohary M, van Zuuren EJ, Fedorowicz Z, Burgess H, Doney L, Stuart B, Moore M, Little P (2014) Topical antifungal treatments for tinea cruris and tinea corporis. Cochrane Libr. https://doi.org/10.1002/14651858.cd009992.pub2

Erbagci Z (2004) Topical therapy for dermatophytoses. Should corticosteroids be included? Am J Clin Dermatol 5:375–384

European Medicines Agency (2009) Committee on herbal medicinal products (HMPC) assessment report on Hamamelis virginiana L, Cortex; Hamamelis virginiana L, Folium, Hamamelis virginiana L. Folium et cortex aut ramunculus destillatum. http://www.ema.europa.eu/ema/. Zugegriffen: 28. Sept. 2022

European Medicines Agency (2015) Committee on herbal medicinal Produkts (HMPC) assessment report on Matricaria recutita L., flos and Matricaria recutita L., aetheroleum. http://www.ema.europa.eu/ema/. Zugegriffen: 28. Sept. 2022

Evans RM, Mangelsdorf DJ (2014) Nuclear receptors, RXR, and the Big Bang. Cell 157:255–266

Feng X, Xiong X, Ran Y (2017) Efficacy and tolerability of amorolfine 5% nail lacquer in combination with systemic antifungal agents for onychomycosis: a meta-analysis and systematic review. Dermatol Ther. https://doi.org/10.1111/dth.12457

Fjeld H, Lingaas E (2016) Polyhexanide – safety and efficacy as an antiseptic. Tidsskr Nor Laegeforen 136:707–711

Fluhr JW, Degitz K (2010) Antibiotika, Azelainsäure und Benzoylperoxid in der topische Aknetherapie. J Dtsch Dermatol Ges 8(Suppl 1):S24–S30

Fölster-Holst R, Latussek E (2007) Synthetic tannins in dermatology – a therapeutic option in a variety of pediatric dermatoses. Pediatr Dermatol 24:296–301

Food and Drug Administration (2014) FDA warns of rare but serious hypersensitivity reactions with certain over-the-counter topical acne products. http://www.fda.gov/downloads/Drugs/DrugSafety/UCM402663.pdf. Zugegriffen: 28. Sept. 2022

Fowler J, Jarratt M, Moore A, Meadows K, Pollack A, Steinhoff M, Liu Y, Leoni M (2012) Once-daily topical brimonidine tartrate gel 0·5% is a novel treatment for moderate to severe facial erythema of rosacea: results of two multicentre, randomized and vehicle-controlled studies. Br J Dermatol 166:633–641

Francis NA, Ridd MJ, Thomas-Jones E, Butler CC, Hood K, Shepherd V, Marwick CA, Huang C, Longo M, Wootton M, Sullivan F, CREAM Trial Management Group (2017) Oral and topical antibiotics for clinically infected eczema in children: a pragmatic randomized controlled trial in ambulatory care. Ann Fam Med 15:124–130

Gaspari A, Tyring SK, Rosen T (2009) Beyond a decade of 5% imiquimod topical therapy. J Drugs Dermatol 8:467–474

Gemeinsamer Bundesausschuss (2021) Richtlinie des Gemeinsamen Bundesausschusses über die Verordnung von Arzneimitteln in der vertragsärztlichen Versorgung (Arzneimittel-Richtlinie/AM-RL) in der Fassung vom 18. Dezember 2008/22.Januar 2009 veröffentlicht im Bundesanzeiger 2009 Nr. 49a. https://www.g-ba.de/downloads/62-492-2565/AM-RL-2021-06-17_iK-2021-08-03_AT-02-08-2021-B5.pdf (Erstellt: 17. Juni 2021; veröffentlicht im Bundesanzeiger [BAnz AT 2. Aug. 2021 B5]; in Kraft getreten am 3. August 2021)

Gieselbach RJ, Muller-Hansma AH, Wijburg MT, de Bruin-Weller MS, van Oosten BW, Nieuwkamp DJ, Coenjaerts FE, Wattjes MP, Murk JL (2017) Progressive multifocal leukencephalopathy in patients treated with fumaric acid esters: a review of 19 cases. J Neurol 264:1155–1164

Glenn CJ, Kobraei KB, Russo JJ (2011) New-onset psoriasis associated with adalimumab: a report of two cases. Dermatol Online J 17:15

Gold LS, Kircik L, Fowler J, Jackson JM, Tan J, Draelos Z, Fleischer A, Appell M, Steinhoff M, Lynde C, Sugarman J, Liu H, Jacovella J (2014) Long-term safety of ivermectin 1% cream vs azelaic acid 15% gel in treating inflammatory lesions of rosacea: results of two 40-week controlled, investigator-blinded trials. J Drugs Dermatol 13:1380–1386

Gold LS, Papp K, Lynde C, Lain E, Gooderham M, Johnson S, Kerrouche N (2017) Treatment of rosacea with concomitant use of topical Ivermectin 1% cream and Brimonidine 0.33% gel: a randomized, vehicle-controlled study. J Drugs Dermatol 16:909–916

Gollnick HP, Draelos Z, Glenn MJ, Rosoph LA, Kaszuba A, Cornelison R, Gore B, Liu Y, Graeber M (2009) Adapalene-benzoyl peroxide, a unique fixed-dose combination topical gel for the treatment of acne vulgaris: a transatlantic, randomized, double-blind, controlled study in 1670 patients. Br J Dermatol 161:1180–1189

Goreshi R, Samrao A, Ehst BD (2012) A double-blind, randomized, bilateral comparison of skin irritancy following application of the combination acne products clindamycin/tretinoin and benzoyl peroxide/adapalene. J Drugs Dermatol 11:1422–1426

Griffiths CE, Strober BE, van de Kerkhof P, Ho V, Fidelus-Gort R, Yeilding N, Guzzo C, Xia Y, Zhou B, Li S, Dooley LT, Goldstein NH, Menter A (2010) Comparison of ustekinumab and etanercept for moderate-to-severe psoriasis. N Engl J Med 362:118–128

Griffiths CEM, Armstrong AW, Gudjonsson JE, Barker JNWN (2021) Psoriasis. Lancet 397:1301–1315

Grillo-Ardila CF, Angel-Müller E, Salazar-Díaz LC, Gaitán HG, Ruiz-Parra AI, Lethaby A (2014) Imiquimod for anogenital warts in non-immunocompromised adults. Cochrane Database Syst Rev. https://doi.org/10.1002/14651858.CD010389.pub2

Grover C, Khurana A (2012) An update on treatment of onychomycosis. Mycoses 55:541–551

Gupta AK, Cherman AM, Tyring SK (2005) Viral and nonviral uses of imiquimod: a review. J Cut Med Surg 8:338–352

Gupta AK, Paquet M, Villanueva E, Brintnell W (2012) Interventions for actinic keratoses. Cochrane Database Syst Rev. https://doi.org/10.1002/14651858.CD004415.pub2

Hahn C, Röseler S, Fritzsche R, Schneider R, Merk HF (1993) Allergic contact reaction to dexpanthenol: lymphocyte transformation test and evidence for microsomal-dependent metabolism of the allergen. Contact Dermat 28:81–83

Hayden MK, Lolans K, Haffenreffer K, Avery TR, Kleinman K, Li H, Kaganov RE, Lankiewicz J, Moody J, Septimus E, Weinstein RA, Hickok J, Jernigan J, Perlin JB, Platt R, Huang SS (2016) Chlorhexidine and mupirocin susceptibility of methicillin-resistant staphylococcus aureus isolates in the REDUCE-MRSA trial. J Clin Microbiol 54:2735–2742

Hendriks AG, Keijsers RR, de Jong EM, Seyger MM, van de Kerkhof PC (2013a) Combinations of classical time-honoured topicals in plaque psoriasis: a systematic review. J Eur Acad Dermatol Venereol 27:399–410

Hendriks AG, Keijsers RR, de Jong EM, Seyger MM, van de Kerkhof PC (2013b) Efficacy and safety of combinations of first-line topical treatments in chronic plaque psoriasis: a systematic literature review. J Eur Acad Dermatol Venereol 27:931–951

Jang M, Lee J, Yi S, Kwon TS (2025) Budget impact of introducing an omalizumab biosimilar in 23 European countries. J Med Econ 28(1):1639–1650

Jansen MHE, Kessels JPHM, Nelemans PJ, Kouloubis N, Arits AHMM, van Pelt HPA, Quaedvlieg PJF, Essers BAB, Steijlen PM, Kelleners-Smeets NWJ, Mosterd K (2019) Randomized trial of four treatment approaches for actinic keratosis. N Engl J Med 380:935–946

Johnson MR, Hageboutros A, Wang K, High L, Smith JB, Diasio RB (1999) Life-threatening toxicity in a dihydropyrimidine dehydrogenase-deficient patient after treatment with topical 5-fluorouracil. Clin Cancer Res 5:2006–2011

Ju HJ, Han JH, Kim MS, Lee SH, Shin JW, Choi M, Jeong KH, Han TY, Choi CW, Lee HJ, Oh SH, Lee SH, Kim DH, Shin J, Lee JH, Kim SS, Kang HY, Chang SE, Kim JS, Lee DY, Choi GS, Suh DH, Kim CY, Park CJ, Kim KH, Lee AY, Park CK, Lee MH, Bae JM (2021) The long-term risk of lymphoma and skin cancer did not increase after topical calcineurin inhibitor use and phototherapy in a cohort of 25,694 patients with vitiligo. J Am Acad Dermatol 84:1619–1627

Kang C (2024) Ruxolitinib cream 1.5%: a review in non-segmental Vitiligo. Drugs 84(5):579–586

van de Kerkhof PC, Kragballe K, Segaert S, Lebwohl M (2011) Factors impacting the combination of topical corticosteroid therapies for psoriasis: perspectives from the International Psoriasis Council. J Eur Acad Dermatol Venereol 25:1130–1139 (International Psoriasis Council)

Kim H, Alten R, Avedano L, Dignass A, Gomollón F, Greveson K, Halfvarson J, Irving PM, Jahnsen J, Lakatos PL, Lee J, Makri S, Parker B, Peyrin-Biroulet L, Schreiber S, Simoens S, Westhovens R, Danese S, Jeong JH (2020) The future of biosimilars: maximizing benefits across immune-mediated inflammatory diseases. Drugs 80:99–113

Koburger T, Hübner NO, Braun M, Siebert J, Kramer A (2010) Standardized comparison of antiseptic efficacy of triclosan, PVP-iodine, octenidine dihydrochloride, polyhexanide and chlorhexidine digluconate. J Antimicrob Chemother 65:1712–1719

Koning S, van der Sande R, Verhagen AP, van Suijlekom-Smit LWA, Morris AD, Butler CC, Berger M, van der Wouden JC (2012) Interventions for impetigo. Cochrane Database Syst Rev. https://doi.org/10.1002/14651858.CD003261.pub3

Kreijkamp-Kaspers S, Hawke K, Guo L, Kerin G, Bell-Syer SEM, Magin P, Bell-Syer SV, van Driel ML (2017) Oral antifungal medication for toenail onychomycosis. Cochrane Libr. https://doi.org/10.1002/14651858.cd010031.pub2

von Krogh G (1978) Topical treatment of penile condylomata acuminata with podophyllin, podophyllotoxin and colchicine. A comparative study. Acta Derm Venereol 58:163–168

Kujath P, Michelsen A (2008) Wunden – von der Physiologie zum Verband. Dtsch Arztebl 105:239–248

Küster W, Bohnsack K, Rippke F, Upmeyer HJ, Groll S, Traupe H (1998) Efficacy of urea therapy in children with ichthyosis. A multicenter randomized, placebo-controlled, double-blind, semilateral study. Dermatology 196:217–222

Kwok CS, Gibbs S, Bennett C, Holland R, Abbott R (2012) Topical treatments for cutaneous warts. Cochrane Database Syst Rev. https://doi.org/10.1002/14651858.cd001781.pub3

Lachapelle JM (2014) A comparison of the irritant and allergenic properties of antiseptics. Eur J Dermatol 24:3–9

Lam M, Zhu JW, Tadrous M, Drucker AM (2021) Association between topical calcineurin inhibitor use and risk of cancer, including lymphoma, keratinocyte carcinoma, and melanoma: a systematic review and meta-analysis. JAMA Dermatol 157:549–558

Langley RG, Elewski BE, Lebwohl M, Reich K, Griffiths CE, Papp K, Puig L, Nakagawa H, Spelman L, Sigurgeirsson B, Rivas E, Tsai TF, Wasel N, Tyring S, Salko T, Hampele I, Notter M, Karpov A, Helou S, Papavassilis C (2014) Secukinumab in plaque psoriasis-results of two phase 3 trials. N Engl J Med 371:326–338

Langley RG, Lebwohl M, Krueger GG, Szapary PO, Wasfi Y, Chan D, Hsu MC, You Y, Poulin Y, Korman N, Prinz JC, Reich K (2015) Long-term efficacy and safety of ustekinumab, with and without dosing adjustment, in patients with moderate-to-severe psoriasis: results from the PHOENIX 2 study through 5 years of follow-up. Br J Dermatol 172:1371–1383

Langley RG, Tsai TF, Flavin S, Song M, Randazzo B, Wasfi Y, Jiang J, Li S, Puig L (2018) Efficacy and safety of guselkumab in patients with psoriasis who have an inadequate response to ustekinumab: results of the randomized, double-blind, phase III NAVIGATE trial. Br J Dermatol 178:114–123

Langner A, Sheehan-Dare R, Layton A (2007) A randomized, single-blind comparison of topical clindamycin + benzoyl peroxide (Duac) and erythromycin + zinc acetate (Zineryt) in the treatment of mild to moderate facial acne vulgaris. J Eur Acad Dermatol Venereol 21:311–319

Lansdown AB, Mirastschijski U, Stubbs N, Scanlon E, Ågren MS (2007) Zinc in wound healing: theoretical, experimental, and clinical aspects. Wound Repair Regen 15:2–16

Lauffer F, Biedermann T (2022) Einschätzungen zur Therapie der moderaten bis schweren atopischen Dermatitis mit Januskinaseinhibitoren. Hautarzt 73:520–528

Layton AM, Schaller M, Homey B, Hofmann MA, Bewley AP, Lehmann P, Nohlgård C, Sarwer DB, Kerrouche N, Ma YM (2015) Brimonidine gel 0.33% rapidly improves patient-reported outcomes by controlling facial erythema of rosacea: a randomized, double-blind, vehicle-controlled study. J Eur Acad Dermatol Venereol 29:2405–2410

Leung DYM, Paller AS, Zaenglein AL, Tom WL, Ong PY, Venturanza ME, Kuligowski ME, Li Q, Gong X, Lee MS (2023) Safety, pharmacokinetics, and efficacy of ruxolitinib cream in children and adolescents with atopic dermatitis. Ann Allergy Asthma Immunol 130(4):500–507

Liu PT, Krutzik SR, Kim J, Modlin RL (2005) Cutting edge: all-trans retinoic acid down-regulates TLR2 expression and function. J Immunol 174(5):2467–2470

Lohde H, Stahlmann R (Hrsg.) (2004) Nadifloxacin – irrationaler Einsatz eines Fluorchinolons zur lokalen Aknetherapie. Zeitschr Chemother 25:27–29

Løkkevik E, Skovlund E, Reitan JB, Hannisdal E, Tanum G (1996) Skin treatment with Bepanthen cream versus no cream during radiotherapy. Acta Oncol 35:1021–1026

Lopaschuk CR (2013) New approach to managing genital warts. Can Fam Physician 59:731–736

Luger TA, Loske KD, Elsner P, Kapp A, Kerscher M, Korting HC, Krutmann J, Niedner R, Röcken M, Ruzicka T, Schwarz T (2004) Topische Dermatotherapie mit Glukokortikoiden – Therapeutischer Index. J Deut Dermatol Gesell 2:629–634

Margosian E What's coming down the psoriasis pipeline. American Academy of Dermatology Dermworld weekly. https://www.aad.org/dw/weekly. Zugegriffen: 5. Aug. 2021 (Erstellt: 1. Aug. 2021)

McClellan KJ, Noble S (2000) Topical metronidazole. A review of its use in rosacea. Am J Clin Dermatol 1:191–199

McNeil JC, Hulten KG, Kaplan SL, Mason EO (2014) Decreased susceptibilities to retapamulin, mupirocin, and chlorhexidine among staphylococcus aureus isolates causing skin and soft tissue infections in otherwise healthy children. Antimicrob Agents Chemother 58:2878–2883

Medicines and Healthcare Products Regulatory Agency (MRHA) (2016) Brimonidine gel (Mirvaso): risk of exacerbation of rosacea. https://www.gov.uk/drug-safety-update/brimonidine-gel-mirvaso-risk-of-exacerbation-of-rosacea (Erstellt: 8. Nov. 2016)

Menezes de Padua CA, Schnuch A, Nink K, Pfahlberg A, Uter W (2008) Allergic contact dermatitis to topical drugs – epidemiological risk assessment. Pharmacoepidemiol. Drug Saf 17:813–821

Merk HF (2007) Topical diclofenac in the treatment of actinic keratoses. Int J Dermatol 46:12–18

Merk HF (2021) Hauttumoren im Visier. Teil 1: Klassische medikamentöse Behandlung. Teil 2: Fortschritte in der medikamentösen Therapie von Hauttumoren. Dtsch Apoth Z 161:36–46

Moore ZEH, Cowman S (2013) Wound cleansing for pressure ulcers. Cochrane Database Syst Rev. https://doi.org/10.1002/14651858.CD004983.pub3

Muller A, Talon D, Potier A, Belle E, Cappelier G, Bertrand X (2005) Use of intranasal mupirocin to prevent methicillin-resistant staphylococcus aureus infection in intensive care units. Crit Care 9:R246–R250

Nast A, Altenburg A, Augustin M, Boehncke WH, Härle P, Klaus J, Koza J, Mrowietz U, Ockenfels HM, Philipp S, Reich K, Rosenbach T, Schlaeger M, Schmid-Ott G, Sebastian M, von Kiedrowski R, Weberschock T, Dressler C (2021) S3-Leitlinie Therapie der Psoriasis vulgaris AWMF-Register-Nr.: 013–001 mit Appendix. Stand: 19.02.2021 , gültig bis 30.09.2022. https://www.awmf.org/leitlinien/detail/ll/013-001.html

Nenoff P, Klonowski E, Uhrlaß S, Schaller M, Paasch U, Mayser P (2024) Topische und systemische antimykotische Beghandlung von Dermatomykosen. Dermatologie 75:655–673

Nguyen ED, Gabel CK, Kroshinsky D (2021) Assessing the incidence of skin and soft tissue infection in patients on biologics. J Am Acad Dermatol 85:604–610

Nieuwkamp DJ, Murk JL, van Oosten BW, Cremers CH, Killestein J, Viveen MC, Van Hecke W, Frijlink DW, Wattjes MP (2015) PML in a patient without severe lymphocytopenia receiving dimethyl fumarate. N Engl J Med 372:1474–1476

Nímia HH, Carvalho VF, Isaac C, Souza FÁ, Gemperli R, Paggiaro AO (2019) Comparative study of Silver Sulfadiazine with other materials for healing and infection prevention in burns: a systematic review and meta-analysis. Burns 45:282–292

O'Meara S, Cullum N, Nelson EA, Dumville JC (2012) Compression for venous leg ulcers. Cochrane Database Syst Rev. https://doi.org/10.1002/14651858. CD000265.pub3

O'Meara S, Al-Kurdi D, Ologun Y, Ovington LG, Martyn-St JM, Richardson R (2014) Antibiotics and antiseptics for venous leg ulcers. Cochrane Database Syst Rev. https://doi.org/10.1002/14651858. CD003557.pub5

Paller AS, Fölster-Holst R, Chen SC, Diepgen TL, Elmets C, Margolis DJ, Pollock BH (2020) No evidence of increased cancer incidence in children using topical tacrolimus for atopic dermatitis. J Am Acad Dermatol 83:375–381

Papp K, Reich K, Leonardi CL, Kircik L, Chimenti S, Langley RG, Hu C, Stevens RM, Day RM, Gordon KB, Korman NJ, Griffiths CE (2015) Apremilast, an oral phosphodiesterase 4 (PDE4) inhibitor, in patients with moderate to severe plaque psoriasis: results of a phase III, randomized, controlled trial (efficacy and safety trial evaluating the effects of Apremilast in psoriasis [ESTEEM] 1). J Am Acad Dermatol 73:37–49

Patry J, Blanchette V (2017) Enzymatic debridement with collagenase in wounds and ulcers: a systematic review and meta-analysis. Int Wound J 14:1055–1065

Paul C, Cather J, Gooderham M, Poulin Y, Mrowietz U, Ferrandiz C, Crowley J, Hu C, Stevens RM, Shah K, Day RM, Girolomoni G, Gottlieb AB (2015) Efficacy and safety of apremilast, an oral phosphodiesterase 4 inhibitor, in patients with moderate-to-severe plaque psoriasis over 52 weeks: a phase III, randomized controlled trial (ES-TEEM 2). Br J Dermatol 173:1387–1399

Penso L, Dray-Spira R, Weill A, Vegas PL, Zureik M, Sbidian E (2021) Association between biologics use and risk of serious infection in patients with psoriasis. JAMA Dermatol. https://doi.org/10.1001/jamadermatol.2021.2599

Perzynski LA (2025) Standardtherapie der atopischen Dermatitis – ein Update. Allergo J Int 34:38–45

Raharja A, Mahil SK, Barker JN (2021) Psoriasis: a brief overview. Clin Med 21:170–173

Ramos-e-Silva M, Lima CM, Schechtman R, Trope MB, Carneiro S (2012) Systemic mycoses in immunodepressed patients (AIDS). Clin Dermatol 30:616–627

Rashaan ZM, Krijnen P, Klamer RR, Schipper IB, Dekkers OM, Breederveld RS (2014) Nonsilver treatment vs. silver sulfadiazine in treatment of partial-thickness burn wounds in children: a systematic review and meta-analysis. Wound Repair Regen 22:473–482

Reich K, Gooderham M, Green L, Bewley A, Zhang Z, Khanskaya I, Day RM, Goncalves J, Shah K, Piguet V, Soung J (2017a) The efficacy and safety of apremilast, etanercept and placebo in patients with moderate-to-severe plaque psoriasis: 52-week results from a phase IIIb, randomized, placebo-controlled trial (LIBERATE). J Eur Acad Dermatol Venereol 31:507–517

Reich K, Armstrong AW, Foley P, Song M, Wasfi Y, Randazzo B, Li S, Shen YK, Gordon KB (2017b) Efficacy and safety of guselkumab, an anti-interleukin-23 monoclonal antibody, compared with adalimumab for the treatment of patients with moderate to severe psoriasis with randomized withdrawal and retreatment: results from the phase III, double-blind, placebo- and active comparator-controlled VOYAGE 2 trial. J Am Acad Dermatol 76:418–431

Rendon A, Schäkel K (2019) Psoriasis pathogenesis and treatment. Int J Mol Sci 20:1475

Reynolds RV, Yeung H, Cheng CE, Cook-Bolden F, Desai SR, Druby KM, Freeman EE, Keri JE, Gold SLF, Tan JKL, Tollefson MM, Weiss JS, Wu PA, Zaenglein AL, Han JM, Barbieri JS (2024) Guidelines of care for the management of acne vulgaris. J Am Acad Dermatol 90(5):1006.e1–1006.e30

Ribeiro CTD, Dias FAL, Fregonezi GAF (2022) Hydrogel dressings for venous leg ulcers. Cochrane Database Syst Rev. https://doi.org/10.1002/14651858. CD010738.pub2

Royeck S (2025) Biologika in der Therapie der atopischen Dermatitis: zugelassene Wirkstoffe und monoklonale Antikörper in fortgeschrittener klinischer Prüfung. Allergo J Int 34:18–27

Saco M, Howe N, Nathoo R, Cherpelis B (2016) Comparing the efficacies of alginate, foam, hydrocolloid, hydrofiber, and hydrogel dressings in the management of diabetic foot ulcers and venous leg ulcers: a systematic review and meta-analysis examining how to dress for success. Dermatol Online J 22:13030/qt7ph5v17z

Samrao A, Cockerell CJ (2013) Pharmacotherapeutic management of actinic keratosis: focus on newer topical agents. Am J Clin Dermatol 14:273–237

Sawyer LM, Cornic L, Levin LÅ, Gibbons C, Møller AH, Jemec GB (2019) Long-term efficacy of novel therapies in moderate-to-severe plaque psoriasis: a systematic review and network meta-analysis of PASI response. J Eur Acad Dermatol Venereol 33:355–366

Sbidian E, Chaimani A, Garcia-Doval I, Doney L, Dressler C, Hua C, Hughes C, Naldi L, Afach S, Le Cleach L (2022) Systemic pharmacological treatments for chronic plaque psoriasis: a network meta-analysis. Cochrane Database Syst Rev. https://doi.org/10.1002/14651858.CD011535.pub5

Schaller M, Friedrich M, Papini M, Pujol RM, Veraldi S (2016) Topical antifungal-corticosteroid combination therapy for the treatment of superficial mycoses: conclusions of an expert panel meeting. Mycoses 59:365–373

Schöfer H, Simonsen L (2010) Fusidic acid in dermatology: an updated review. Eur J Dermatol 20:6–15

Senner S, Eicher L, Aszodi N, Prinz JC, French LE, Wollenberg A (2020) Psoriasis bei Dupilumab-behandeltem atopischem Ekzem. Hautarzt 71:383–386

Shmidt E, Wetter DA, Ferguson SB, Pittelkow MR (2011) Psoriasis and palmoplantar pustulosis associated with tumor necrosis factor-α inhibitors: the Mayo Clinic experience, 1998 to 2010. J Am Acad Dermatol 67:e179–e185

Singal A, Khanna D (2011) Onychomycosis: diagnosis and management. Indian J Dermatol Venereol Leprol 77:659–672

Solares CA, Batra PS, Hall GS, Citardi MJ (2006) Treatment of chronic rhinosinusitis exacerbations due to methicillin-resistant staphylococcus aureus with mupirocin irrigations. Am J Otolaryngol 27:161–165

Ständer S, Zeidler C, Augustin M, Darsow U, Kremer AE, Legat FJ, Koschmieder S, Kupfer J, Mettang T, Metz M, Nast A, Raap U, Schneider G, Ständer H, Streit M, Schut C, Weisshaar E (2022) S2k guideline: diagnosis and treatment of chronic pruritus. J Dtsch Dermatol Ges 20(10):1387–1402

Steeb T, Wessely A, Petzold A, Brinker TJ, Schmitz L, Leiter U, Garbe C, Schöffski O, Berking C, Heppt MV (2021) Evaluation of long-term clearance rates of interventions for actinic keratosis: a systematic review and network meta-analysis. JAMA Dermatol. https://doi.org/10.1001/jamadermatol.2021.2779

Sticherling M, Mrowietz U, Augustin M, Thaçi D, Melzer N, Hentschke C, Kneidl J, Sieder C, Reich K (2017) Secukinumab is superior to fumaric acid esters in treating subjects with moderate to severe plaque psoriasis who are Naïve to systemic treatments: results from the randomized controlled PRIME trial. Br J Dermatol Br J Dermatol 177:1024–1032

Stockfleth E, Beti H, Orasan R, Grigorian F, Mescheder A, Tawfik H, Thielert C (2008) Topical polyphenon E in the treatment of external genital and perianal warts: a randomized controlled trial. Br J Dermatol 158:1329–1338

Stockfleth E, Kerl H, Zwingers T, Willers C (2011) Low-dose 5-fluorouracil in combination with salicylic acid as a new lesion-directed option to treat topically actinic keratoses: histological and clinical study results. Br J Dermatol 165:1101–1108

Strober B, Gottlieb AB, Sherif B, Mollon P, Gilloteau I, McLeod L, Fox T, Mordin M, Gnanasakthy A, Papavassilis C, Lebwohl MG (2017) Secukinumab sustains early patient-reported outcome benefits through 1 year: results from 2 phase III randomized placebo-controlled clinical trials comparing secukinumab with etanercept. J Am Acad Dermatol 76:655–661

Stüttgen G (1986) Historical perspectives of tretinoin. J Am Acad Dermatol 15:735–740

Subissi A, Monti D, Togni G, Mailland F (2010) Ciclopirox: recent nonclinical and clinical data relevant to its use as a topical antimycotic agent. Drugs 70:2133–2152

Taieb A, Ortonne JP, Ruzicka T, Roszkiewicz J, Berth-Jones J, Peirone MH, Jacovella J (2015) Superiority of ivermectin 1% cream over metronidazole 0·75% cream in treating inflammatory lesions of rosacea: a randomized, investigator-blinded trial. Br J Dermatol 172:1103–1110

Tatti S, Swinehart JM, Thielert C, Tawfik H, Mescheder A, Beutner KR (2008) Sinecatechins, a defined green tea extract, in the treatment of external anogenital warts: a randomized controlled trial. Obstet Gynecol 111:1371–1379

Thaçi D, Schöfer H (2005) Topische Antibiotika zur Therapie von Hautinfektionen. Hautarzt 56:381–396

Thaçi D, Blauvelt A, Reich K, Tsai TF, Vanaclocha F, Kingo K, Ziv M, Pinter A, Hugot S, You R, Milutinovic M (2015) Secukinumab is superior to ustekinumab in clearing skin of subjects with moderate to severe plaque psoriasis: CLEAR, a randomized controlled trial. J Am Acad Dermatol 73:400–409

Thaçi D, Pinter A, Sebastian M, Termeer C, Sticherling M, Gerdes S, Wegner S, Krampe S, Bartz H, Rausch C, Mensch A, Eyerich K (2019) Guselkumab is superior to fumaric acid esters in patients with moderate-to-severe plaque psoriasis who are naive to systemic treatment: results from a randomized, active-comparator-controlled phase IIIb trial (POLARIS). Br J Dermatol. https://doi.org/10.1111/bjd.18696

Thiboutot DM, Weiss J, Bucko A, Eichenfield L, Jones T, Clark S, Liu Y, Graeber M, Kang S, Adapalene-BPO Study Group (2007) Adapalene-benzoyl peroxide, a fixed-dose combination for the treatment of acne vulgaris: results of a multicenter, randomized double-blind, controlled study. J Am Acad Dermatol 57:791–799

Thiboutot DM, Dréno B, Abanmi A, Alexis AF, Araviiskaia E, Barona Cabal MI, Bettoli V, Casintahan F, Chow S, da Costa A, El Ouazzani T, Goh CL, Gollnick HPM, Gomez M, Hayashi N, Herane MI, Honeyman J, Kang S, Kemeny L, Kubba R, Lambert J, Layton AM, Leyden JJ, López-Estebaranz JL, Noppakun N, Ochsendorf F, Oprica C, Orozco B, Perez M, Piquero-Martin J, See JA, Suh DH, Tan J, Lozada VT, Troielli P, Xiang LF (2018) Practical management of acne for clinicians: an international consensus from the Global Alliance to Improve Outcomes in Acne. J Am Acad Dermatol 78(2 Suppl 1):S1–S23.e1

Thiboutot DM, Dréno B, Sanders V, Rueda MJ, Gollnick H (2020) Changes in the management of acne: 2009–2019. J Am Acad Dermatol 82:1268–1269

Thurgar E, Barton S, Karner C, Edwards SJ (2016) Clinical effectiveness and cost-effectiveness of interventions for the treatment of anogenital warts: systematic review and economic evaluation. Health Technol Assess 20(v–vi):1–486

Udompataikul M, Limpa-o-vart D (2012) Comparative trial of 5% dexpanthenol in water-in-oil formulation with 1% hydrocortisone ointment in the treatment of childhood atopic dermatitis: a pilot study. J Drugs Dermatol 11:366–374

Valente Duarte de Sousa IC (2014) Novel pharmacological approaches for the treatment of acne vulgaris. Expert Opin Investig Drugs 23:1389–1410

Wananukul S, Limpongsanuruk W, Singalavanija S, Wisuthsarewong W (2006) Comparison of dexpanthenol and zinc oxide ointment with ointment base in the treatment of irritant diaper dermatitis from diarrhea: a multicenter study. J Med Assoc Thai 89:1654–1658

Werfel T, Heratizadeh A, Aberer W, Ahrens F, Augustin M, Biedermann T, Diepgen T, Fölster-Holst R, Kahle J, Kapp A, Nemat K, Peters E, Schlaeger M, Schmid-Grendelmeier P, Schmitt J, Schwennesen T, Staab D, Traidl-Hoffmann C, Werner R, Wollenberg A, Worm M, Ott H (2021) Aktualisierung „Systemtherapie bei Neurodermitis" zur S2k-Leitlinie Neurodermitis. J Dtsch Dermatol Ges 19(1):151–169. https://doi.org/10.1111/ddg.14371_g

Werner RN, Westfechtel L, Dressler C, Nast A (2017) Self-administered interventions for anogenital warts in immunocompetent patients: a systematic review and meta-analysis. Sex Transm Infect 93:155–161

Wheat CM, Bickley RJ, Hsueh YH, Cohen BA (2017) Current trends in the use of two combination antifungal/corticosteroid creams. J Pediatr 186:192–195

Williamson DA, Carter GP, Howden BP (2017) Current and emerging topical antibacterials and antiseptics: agents, action, and resistance patterns. Clin Microbiol Rev 30(3):827–860

Willy C, Stichling M, Müller M, Gatzer R, Kramer A, Vogt D (2016) Akute Maßnahmen beim „limb salvage" – Prozedere Teil 2. Debridement, Lavagetechniken und antiinfektiöse Strategien. Unfallchirurg 119:388–399

Wohlrab J (2016) Topika und deren Einsatz in der Dermatologie. J Dtsch Dermatol Ges 14:1061–1071

Wollenberg A, Christen-Zäch S, Taieb A, Paul C, Thyssen JP, de Bruin-Weller M, Vestergaard C, Seneschal J,

Werfel T, Cork MJ, Kunz B, Fölster-Holst R, Trzeciak M, Darsow U, Szalai Z, Deleuran M, von Kobyletzki L, Barbarot S, Heratizadeh A, Gieler U, Hijnen DJ, Weidinger S, De Raeve L, Svensson Å, Simon D, Stalder JF, Ring J (2020) Eczema task force 2020 position paper on diagnosis and treatment of atopic dermatitis in adults and children. J Eur Acad Dermatol Venereol 34:2717–2744

Wong RK, Bensadoun RJ, Boers-Doets CB, Bryce J, Chan A, Epstein JB, Eaby-Sandy B, Lacouture ME (2013) Clinical practice guidelines for the prevention and treatment of acute and late radiation reactions from the MASCC Skin Toxicity Study Group. Support Care Cancer 21:2933–2948

Worm M, Thyssen JP, Schliemann S, Bauer A, Shi VY, Ehst B, Tillmann S, Korn S, Resen K, Agner T (2022) The pan-JAK inhibitor delgocitinib in a cream formulation demonstrates dose response in chronic hand eczema in a 16-week randomized phase IIb trial. Br J Dermatol 187(1):42–51 (Jul)

Worret WI, Fluhr JW (2006) Acne therapy with topical benzoyl peroxide, antibiotics and azelaic acid. J Dtsch Dermatol Ges 4:293–300

Zaenglein AL, Pathy AL, Schlosser BJ, Alikhan A, Baldwin HE, Berson DS, Bowe WP, Graber EM, Harper JC, Kang S, Keri JE, Leyden JJ, Reynolds RV, Silverberg NB, Gold SLF, Tollefson MM, Weiss JS, Dolan NC, Sagan AA, Stern M, Boyer KM, Bhushan R (2016) Guidelines of care for the management of acne vulgaris. J Am Acad Dermatol 74:945–973.e33

Zhu TH, Nakamura M, Abrouk M, Farahnik B, Koo J, Bhutani T (2016) Demyelinating disorders secondary to TNF-inhibitor therapy for the treatment of psoriasis: a review. J Dermatolog Treat 2:1–8

van Zuuren EJ, Fedorowicz Z, Arents BWM (2017) Emollients and moisturizers for eczema: abridged Cochrane systematic review including GRADE assessments. Br J Dermatol 177:1256–1271

van Zuuren EJ, Fedorowicz Z, Tan J, van der Linden MMD, Arents BWM, Carter B, Charland L (2019) Interventions for rosacea based on the phenotype approach: an updated systematic review including GRADE assessments. Br J Dermatol 181:65–79

van Zuuren EJ, Arents BWM, van der Linden MMD, Vermeulen S, Fedorowicz Z, Tan J (2021) Rosacea: new concepts in classification and treatment. Am J Clin Dermatol 22:457–465

Allergien

Anette Zawinell und Roland Seifert

Auf einen Blick

Verordnungsprofil Größte Gruppe der Arzneimittel bei Allergien sind die Allergenspezifischen Immuntherapeutika (AIT) bei allergisch bedingten Atemwegskrankheiten mit einem Verordnungsanteil von 56 %. Danach folgen H_1-Antihistaminika (H_1-Rezeptor-Antagonisten), die vor allem zur Behandlung des Heuschnupfens, der allergischen Bindehautentzündung und der Urtikaria eingesetzt werden.

Trend Das Verordnungsvolumen der AIT ist 2024 leicht gestiegen; die Verordnungen wenig sedierender H_1-Antihistaminika sind sehr deutlich gestiegen. Auffallend ist der fast 20%-ige Anstieg der Verordnungen von Epinephrin-Pens zur Selbsttherapie des anaphylaktischen Schocks. Bei der allergenspezifischen Immuntherapie entfällt der größte Teil auf Präparate mit Allergenen aus Gräser- und Getreidepollen. Im Jahr 2024 ist nur noch ein Präparat mit Nettokosten von 25 Mio. € ohne reguläre Zulassung unter den 3.000 häufigsten verordneten Arzneimitteln vertreten.

Arzneimittel bei Allergien werden zur Behandlung der allergischen Rhinitis und Konjunktivitis, des Asthma bronchiale, allergischer Hautreaktionen (z. B. Urtikaria, Pruritus) und generalisierter allergischer Krankheiten (z. B. Insektengiftallergien, anaphylaktische Reaktionen) eingesetzt. In diesem Kapitel werden schwerpunktmäßig H_1-Antihistaminika, Epinephrin für die Notfallbehandlung und Präparate der allergenspezifischen Immuntherapie (Therapieallergene) besprochen. Weitere Arzneimittel zur Behandlung von Allergien werden in den Kapiteln über Asthma und Chronisch-obstruktive Lungenerkrankung (▶ Kap. 31), Glucocorticoide und Mineralocorticoide (▶ Kap. 20), Hauterkrankungen (▶ Kap. 35), Augenerkrankungen (▶ Kap. 29) und Hals-Nasen- und Ohrenerkrankungen (▶ Kap. 32) dargestellt. Das Verordnungsvolumen der Antihistaminika ist im Verordnungsjahr 2024 deutlich angestiegen (◘ Abb. 36.1). Die Verordnungen der Allergenspezifischen Immuntherapeutika sind im Verordnungsjahr 2024 ebenfalls etwas angestiegen. Der Rückgang der Verordnung von AIT in den vergangenen Jahren ist mit den Auswirkungen der Covid-19-Pandemie wie Unterbrechungen bei der Verabreichung von Injektionen bei der subkutanen Immuntherapie (SCIT) in den Praxen sowie möglichen Behandlungsalternativen im Zusammenhang zu sehen.

36.1 H_1-Antihistaminika (H_1-Rezeptor-Antagonisten)

Systemisch anwendbare Antihistaminika (H_1-Rezeptor-Antagonisten) sind zur symptomatischen Linderung der allergischen Rhinitis und der Urtikaria, häufige Manifestationen der Typ-I-Allergie, geeignet. Die ersten Vertreter wurden vor über 80 Jahren eingeführt. Sie haben allerdings ausgeprägte unerwünschte sedierende und antimuskarinerge Wirkungen und werden nur noch selten für

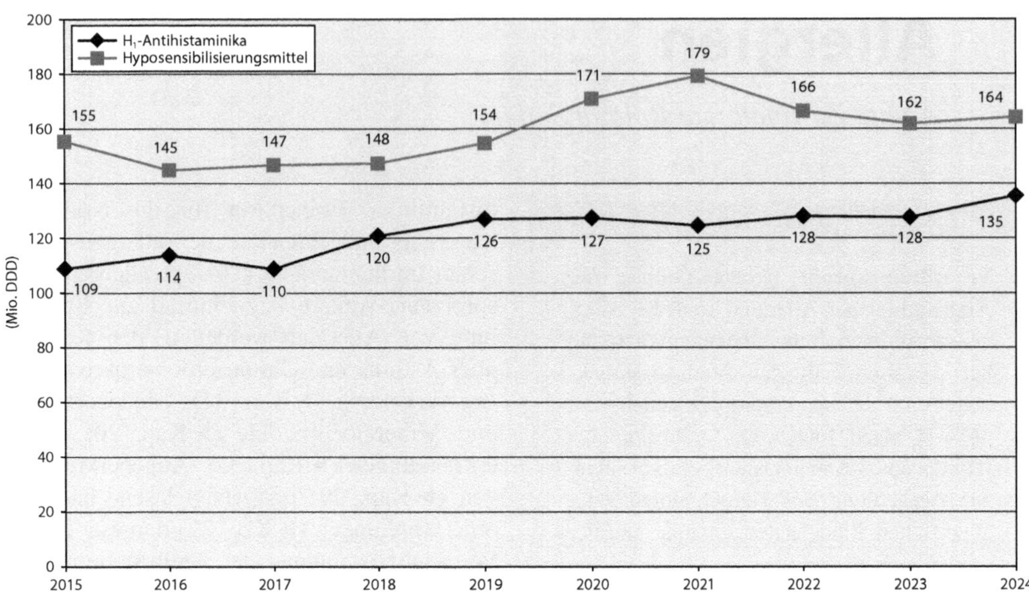

☐ Abb. 36.1 Verordnungen von Arzneimitteln bei Allergien 2015 bis 2024. Gesamtverordnungen nach definierten Tagesdosen

diese Indikation eingesetzt. In den letzten 30 Jahren wurden sie weitgehend durch die wenig sedierenden H₁-Antihistaminika (H₁-Rezeptor-Antagonisten) verdrängt. Führende Vertreter sind Cetirizin, Fexofenadin, Ebastin, Levocetirizin, Rupatadin und Desloratadin (☐ Tab. 36.1). Bei allen Arzneistoffen bestimmen Generika die Verordnungslandschaft. In klinischen Studien der verschiedenen Arzneistoffe wurden vergleichbare Effekte auf die Reduktion allergischer Symptome beobachtet, sodass es keine Evidenz für die Überlegenheit eines Vertreters dieser Arzneistoffgruppe gibt (Übersicht bei Wheatley und Togias 2015). Insgesamt sind die Verordnungen deutlich gestiegen, was für eine verbesserte medikamentöse Versorgung von Patientinnnen und Patienten mit Typ-I-Allergien spricht (☐ Tab. 36.1). Am preisgünstigsten sind einige Cetirizin- und Loratadingenerika.

Die wenig sedierenden H₁-Antihistaminika haben DDD-Kosten von 0,13 bis zu 1,46 € (☐ Tab. 36.1). Da die Arzneistoffe therapeutisch äquivalent sind, ließe sich durch konsequente Verschreibung der preiswertesten Generika bei einem Volumen von 119 Mio. DDD und Nettokosten von 45,3 Mio. € ein Einsparpotenzial von 29,7 Mio. € realisieren. Rabattvereinbarungen von Krankenkassen sind in dieser Rechnung nicht berücksichtigt, da sie nicht öffentlich zugänglich sind.

Die Verordnungen der sedierenden H₁-Antihistaminika sind 2023 erneut gesunken (☐ Tab. 36.2). Dies ist aus pharmakotherapeutischer Sicht sinnvoll, da die Aufmerksamkeit und Verkehrstüchtigkeit sinken, insbesondere in Kombination mit Alkohol (Hetland und Carr 2014). Die lokale Anwendung von Antihistaminika auf der Haut ist aus dermatologischer Sicht problematisch. Sie sind wenig wirksam und können bei längerer Anwendung Sensibilisierungen und Kontaktdermatitiden auslösen (O'Neill und Forsyth 1988; Valsecchi et al. 1994).

◻ Tab. 36.1 **Verordnungen von wenig sedierenden H$_1$-Antihistaminika 2024.** Angegeben sind die 2024 verordneten Tagesdosen, die Änderungen gegenüber 2023 und die mittleren Kosten je DDD 2024

Präparat	Bestandteile	DDD	Änderung	DDD-Nettokosten
		Mio.	%	Euro
Cetirizin				
Cetirizin AbZ	Cetirizin	4,0	(+51,0)	0,13
Cetirizin-ratiopharm	Cetirizin	3,4	(+28,7)	0,72
Cetirizin-ADGC	Cetirizin	2,1	(−34,3)	0,14
Cetirizin AL	Cetirizin	1,3	(−22,2)	0,57
Cetirizin HEXAL	Cetirizin	1,2	(−37,6)	0,82
Cetidex	Cetirizin	0,80	(+114,0)	0,13
Cetirizin Aristo	Cetirizin	0,37	(+53,1)	0,64
		13,2	**(+3,8)**	**0,40**
Fexofenadin				
Fexofenadinhydrochlorid Cipla	Fexofenadin	14,8	(+243,6)	0,37
Fexofenadin Winthrop	Fexofenadin	12,3	(+51,1)	0,33
		27,1	**(+117,9)**	**0,35**
Ebastin				
Ebastin Aristo	Ebastin	24,5	(+6,6)	0,33
Ebastin Micro Labs	Ebastin	7,7	(+19,2)	0,37
Ebastel	Ebastin	7,0	(−12,3)	0,29
		39,3	**(+4,7)**	**0,33**
Levocetirizin				
Levocetirizin Micro Labs	Levocetirizin	2,4	(−14,8)	0,24
Rupatadin				
Rupatadin Bluefish	Rupatadin	4,9	(+0,6)	0,48
Rupafin	Rupatadin	2,8	(−9,6)	0,47
Rupatadin AL	Rupatadin	2,1	(+84,2)	0,48
Urtimed	Rupatadin	1,1	(−40,8)	0,50
		11,0	**(−0,6)**	**0,48**
Desloratadin				
Desloratadin/Deslora-1 A Pharma	Desloratadin	9,1	(+15,9)	0,47
Desloratadin PUREN/DesloPUREN	Desloratadin	5,2	(−1,1)	0,44

◘ Tab. 36.1 (Fortsetzung)

Präparat	Bestandteile	DDD	Änderung	DDD-Nettokosten
		Mio.	%	Euro
Dasselta	Desloratadin	4,0	(+3,8)	0,41
Aerius	Desloratadin	3,3	(−32,1)	0,48
Desloratadin-ADGC	Desloratadin	1,6	(+14,7)	0,20
Desloratadin Aristo	Desloratadin	0,64	(+9,4)	1,46
Loranopro	Desloratadin	0,25	(+3,5)	1,12
		24,0	**(+0,3)**	**0,47**
Weitere wenig sedierende Antihistaminika				
Lora ADGC	Loratadin	2,3	(−0,4)	0,20
Summe		**119,3**	**(+16,0)**	**0,38**

◘ Tab. 36.2 Verordnungen von weiteren Arzneimitteln bei Allergien 2024. Angegeben sind die 2024 verordneten Tagesdosen, die Veränderungen gegenüber 2023 und die mittleren Kosten je DDD 2024

Präparat	Bestandteile	DDD	Änderung	DDD-Nettokosten
		Mio.	%	Euro
Sedierende H_1-Antihistaminika				
Fenistil	Dimetinden	1,8	(−2,5)	1,15
Atarax	Hydroxyzin	1,1	(+3,4)	0,61
Hydroxyzin Bluefish	Hydroxyzin	0,93	(−14,7)	0,78
Ketotifen STADA	Ketotifen	0,67	(+27,8)	0,41
Tavegil	Clemastin	0,59	(+0,3)	2,45
Histakut Dimetindenmaleat	Dimetinden	0,35	(−0,4)	3,74
		5,4	**(−0,4)**	**1,19**
Topische Antihistaminika				
Fenistil Gel	Dimetinden	1,4	(−12,7)	0,50
Epinephrin				
Fastjekt	Epinephrin	0,26	(+61,7)	80,50
Jext	Epinephrin	0,10	(−26,1)	81,93
Anapen	Epinephrin	0,02	(+16,7)	66,41
		0,37	**(+22,2)**	**80,15**
Summe		**7,2**	**(−2,1)**	**5,16**

36

36.2 Adrenalin (Epinephrin)

Epinephrinpräparate werden zur Notfallbehandlung von schweren akuten allergischen Reaktionen verordnet (◘ Tab. 36.2). Die Präparate besitzen eine positive Bewertung in den aktuellen Therapierichtlinien (Ring et al. 2018, 2021). Adrenalin (Epinephrin) ist einer der potentesten Agonisten der adrenergen Alpha- und Betarezeptoren und vermindert die Symptome einer akuten allergischen Reaktion durch Vasokonstriktion, verminderte Gefäßpermeabilität, Bronchodilatation, Ödemreduktion und positive kardiale Inotropie. Es sind mehrere Präparate in Form von Autoinjektoren zur einmaligen Anwendung verfügbar, die in Notfallsituationen von den Betroffenen selbst oder von einer Begleitperson intramuskulär injiziert werden können, wenn keine sofortige ärztliche Hilfe erreichbar ist. Die Wirkung tritt etwa 8 min nach intramuskulärer Gabe ein und ist bei herzgesunden Personen nicht mit schweren Nebenwirkungen verbunden (Übersicht bei Rietschel et al. 2013). Die Autoinjektoren sind unverhältnismäßig teuer und haben nur eine begrenzte Haltbarkeit (18 Monate). Ein weiteres Problem ist, dass in einigen Fällen der Autoinjektionsmechanismus defekt ist, sodass inzwischen empfohlen wird, mindestens zwei Autoinjektoren zu verschreiben (Ring et al. 2021). Dadurch steigen die Verordnungszahlen und Therapiekosten. Eine Preissenkung der lebensrettenden Epinephrin-Autoinjektoren wäre daher sehr wünschenswert und angezeigt.

36.3 Allergenspezifische Immuntherapie

Die allergenspezifische Immuntherapie ist eine wirksame Behandlung für Erkrankte mit allergischer Rhinokonjunktivitis, allergisch bedingtem Asthma bronchiale und Insektengiftallergien (Pfaar et al. 2022). Eine Indikation zur Immuntherapie mit Allergenen ist gegeben, wenn eine wirksame Allergenkarenz nicht möglich ist oder eine Arzneitherapie zur Kontrolle von Symptomen nicht ausreicht. Voraussetzung für die Anwendung ist der Nachweis einer spezifischen Sensibilisierung durch Hauttests, der Nachweis von IgE sowie die Ursache dieses Allergens für die Beschwerden (z. B. durch Provokationstestung) und die Verfügbarkeit standardisierter Allergenextrakte.

Nach den Empfehlungen der Weltgesundheitsorganisation WHO gliedert sich die allergenspezifische Immuntherapie in eine Phase von ansteigenden Allergenkonzentrationen und eine anschließende Erhaltungsphase. Der Trend geht dahin, die zeitaufwendige klassische Behandlung durch spezielle Therapieschemata zu verkürzen. Hier muss jedoch auf eine ausreichende Sicherheit geachtet werden, da Häufigkeit und Schwere der unerwünschten Wirkungen einer allergenspezifischen Immuntherapie abhängig von den Dosierungsschemata sind und die meisten Reaktionen während der Dosissteigerungsphase auftreten (Jutel et al. 2015; Roberts et al. 2018).

Präparate zur spezifischen Immuntherapie sind zur sublingualen und subkutanen Anwendung verfügbar. Für beide Therapieverfahren liegen mehrere systematische Übersichtsarbeiten aus placebokontrollierten Studien vor (Meadows et al. 2013; Dhami et al. 2017a, 2017b). Der aktuelle Stand der spezifischen Immuntherapie ist in der Leitlinie der Deutschen Gesellschaft für Allergologie und klinische Immunologie (Pfaar et al. 2022) sowie in einer Leitlinie der European Academy of Allergy and Clinical Immunology (EAACI) speziell für die Therapie der allergischen Rhinokonjunktivitis dargestellt (Roberts et al. 2018). In beiden Leitlinien wird empfohlen, standardisierte Immuntherapeutika mit Nachweis der Wirksamkeit in der klinischen Dokumentation zu verwenden.

Die sublinguale Immuntherapie (SLIT) gewinnt am Markt zunehmend an Bedeutung. So liegt der Verordnungsanteil der sublingualen Präparate innerhalb der 3.000 verordnungsstärksten Arzneimittel gegenüber den subkutanen Immuntherapeutika im Jahr 2024 bei 36 % (◘ Tab. 36.3–36.6). Als Vorteile werden aufgeführt, dass die Therapie anwenderfreundlich zu Hause durchgeführt werden kann, dass die schmerzhaften Injektionen entfallen und dass das Risiko von schwerwiegenden allergischen Reaktionen geringer ist. Ein bisher ungelöstes Problem ist die unzureichende Compliance der allergenspezifischen Immuntherapie. Nach einer niederländischen Analyse von Apothekendaten betrug die Adhärenz der oralen SLIT-Präparate bei der erforderlichen Therapiedauer von drei Jahren nur noch 7 %, während sie bei der subkutanen Immuntherapie (SCIT) wenigstens bei 23 % lag (Kiel et al. 2013). Dagegen zeigte eine Hersteller-gesponserte Verordnungsanalyse aus Deutschland im dritten Behandlungsjahr praktisch keine Unterschiede in der Persistenz der Medikation zwischen SLIT-Tablette und SCIT-Injektion (30 % versus 31 %; Allam et al. 2018). Nach Leitlinien ist eine unzureichende Compliance bei beiden Applikationsformen der spezifischen Immuntherapie eine Kontraindikation (Pfaar et al. 2022), die jedoch in den Fachinformationen nicht angegeben wird.

In Deutschland waren aufgrund einer Ausnahmebestimmung des Arzneimittelgesetzes individuell hergestellte Arzneimittel zur spezifischen Immuntherapie lange Zeit von der Zulassungspflicht ausgenommen. Mit dem Inkrafttreten der Therapieallergene-Verordnung (TAV) im Jahr 2008 wurden die Vorschriften des Arzneimittelgesetzes über die Zulassung der Arzneimittel auf individuell hergestellte Therapieallergene ausgedehnt (Bundesministerium für Gesundheit 2008). Nach einer Übergangsfrist werden für die wichtigsten Allergene (Süßgräser, Birke, Erle, Hasel, Hausstaubmilben, Bienengift, Wespengift) nur noch zugelassene Allergenpräparate verfügbar sein. Ohne Zulassung dürfen nur noch Therapieallergene in den Verkehr gebracht werden, die für einzelne Patientinnen und Patienten aufgrund seltener Allergien als Rezeptur hergestellt werden. Voraussetzung für eine weitere Verkehrsfähigkeit der Altpräparate war eine Anzeige und ggf. ein Zulassungsantrag bei der zuständigen Bundesoberbehörde. Bis zum 14. Mai 2009 erhielt das Paul-Ehrlich-Institut 6.654 Anzeigen von Therapieallergenen von

zehn pharmazeutischen Unternehmen und bis Ende November 2010 insgesamt 123 Zulassungsanträge (Englert et al. 2012). Für die Zulassungsanträge gelten weitere Übergangsfristen von einem Jahr für die Zeit bis zur Mängelbehebung nach eventuellen Mängelschreiben der Zulassungsbehörde, die bis maximal sieben Jahre verlängert werden können. Das ursprüngliche Ende dieser Übergangsregelung für noch nicht zugelassene Therapieallergene war für 2018 geplant. Nach dem Stand vom 31.10.2023 sind weiterhin 43 Therapieallergene im Zulassungsverfahren. Für diese laufen die letzten Mängelfristen im Jahr 2026 aus. Können die Mängel nicht ausgeräumt werden, wird die Zulassung versagt und das AIT-Produkt darf nicht mehr vertrieben werden (Paul-Ehrlich-Institut 2023). Dies sollte insbesondere bei Neueinstellungen bedacht werden. Bisher wurden erst zwei Präparate (*Sublivac/-fix Bäume, Sublivac fix Birke*) im Rahmen der Therapieallergene-Verordnung zugelassen (Paul-Ehrlich-Institut 2018). Eine jeweils aktualisierte Übersicht über verkehrsfähige Therapieallergene im Zulassungsverfahren wird vom Paul-Ehrlich-Institut (2025a) publiziert.

Gemäß der deutschen Leitlinie zur spezifischen Immuntherapie sollten zugelassene Allergenpräparate oder anderweitig verkehrsfähige Allergenpräparate, die eine positive Nutzen-Risiko-Bilanz gemäß EMA-Guidelines zeigen, bevorzugt eingesetzt werden (Pfaar et al. 2022). Die Leitlinie zur spezifischen Immuntherapie wurde daher für die praktische Durchführung der Verordnungstätigkeit empfohlen, weil die präparatespezifische Darstellung zur Studien- und Zulassungslage in einer halbjährlich aktualisierten Übersichtstabelle zu allen auf dem Markt befindlichen Präparaten eine evidenzbasierte Verordnungsweise erleichtert (Kassenärztliche Vereinigung Baden-Württemberg 2015). Unverständlicherweise wurde diese Empfehlung als „korrekturbedürftige Fehleinschätzung" kritisiert, weil es wissenschaftlich überhaupt keinen Sinn ergebe, die genannten Präparate mit einem neuen Beurteilungskriterium der

◘ Tab. 36.3 **Verordnungen von Allergenen zur Immuntherapie bei Allergien gegen Gräser-, Getreide- und Kräuterpollen 2024.** Angegeben sind die 2024 verordneten Tagesdosen, die Veränderungen gegenüber 2023 und die mittleren Kosten je DDD 2024

Präparat	Zulassungs-jahr	Bestandteile	DDD	Änderung	DDD-Nettokosten
			Mio.	%	Euro
Subkutane Immuntherapie					
Allergovit Gräser	1992	Allergoid-Depot aus: Gräserpollen	7,4	(+14,2)	1,98
Allergovit Gräser/ Roggen	1992	Allergoid-Depot aus: Gräserpollen Roggenpollen	6,7	(+7,6)	2,01
Purethal Gräser	1993	Allergenextrakt aus: Gräserpollen	6,2	(+3,0)	4,43
			20,2	**(+8,4)**	**2,74**
Sublinguale Immuntherapie					
Grazax	2006	Allergenpräparat aus: Wiesenlieschgraspollen	13,5	(+17,2)	4,61
Oralair	2008	Allergenextrakt aus: Gräserpollen	10,2	(+17,8)	2,01
			23,7	**(+17,5)**	**3,49**
Summe			**43,9**	**(+13,1)**	**3,14**

„Evidenz/Zulassungsklassifikation" zu bewerten (Klimek et al. 2015). Daraufhin sahen sich die Leitlinienautoren veranlasst, die Auflistung der Präparate zur spezifischen Immuntherapie mit einer Fußnote zu versehen, wonach die Tabelle als Entscheidungshilfe zur Verordnungs- oder Erstattungsfähigkeit im Sinne einer Positiv- oder Negativliste ungeeignet sei. Offenbar sind die Leitlinienautorinnen und -autoren von ihrem ursprünglichen Mut zur Publikation einer uneingeschränkten evidenzbasierten Empfehlung wieder verlassen worden.

Unter den 3.000 meistverordneten Arzneimitteln sind 15 Präparate (im Vorjahr 17 Präparate) aus dem Bereich der spezifischen Immuntherapie. Diese wurden für die Darstellung der Verordnungsentwicklung genauer analysiert (◘ Tab. 36.3–36.6). Hierbei wurden die definierten Tagesdosen (DDD) der Therapieallergene anhand der angegebenen Do-sierungsschemata der Hersteller in der Fach- oder Gebrauchsinformation für die einzelnen verordneten Packungen berechnet. In den DDD-Nettokosten sind diese verordnungsanteilig gewichtet auf ein Präparat zusammengefasst. Soweit vom Hersteller angegeben, wurde nach Anfangs- und Fortsetzungsbehandlung unterschieden sowie eine ganzjährige oder eine saisonale Erhaltungstherapie zugrunde gelegt. Die allergenspezifische Verordnungsanalyse ist therapeutisch bedeutsam, da die Erfolgsaussichten entscheidend von der Art des Allergens geprägt werden. Von den analysierten 15 Arzneimitteln sind 14 Präparate zugelassen (Paul-Ehrlich-Institut 2025b), während ein Produkt mit einem Verordnungsvolumen von 10 Mio. DDD und Nettokosten von 25 Mio. € zwar gemäß der Therapieallergene-Verordnung verkehrsfähig ist, aber bisher keine reguläre Zulassung erhalten hat (◘ Tab. 36.3–36.6).

☐ Tab. 36.4 Verordnungen von Allergenen zur Immuntherapie bei Allergien gegen Baumpollen 2024. Angegeben sind die 2024 verordneten Tagesdosen, die Veränderungen gegenüber 2023 und die mittleren Kosten je DDD 2024

Präparat	Zulassungsjahr	Bestandteile	DDD	Änderung	DDD-Nettokosten
			Mio.	%	Euro
Subkutane Immuntherapie					
Allergovit Birke/Erle/Hasel	1992	Allergoid-Depot aus: Birkenpollen Erlenpollen Haselstrauchpollen	10,0	(+6,9)	2,03
Allergovit Birke	1992	Allergoid-Depot aus: Birkenpollen	5,3	(+7,9)	1,98
Purethal Bäume	1989	Allergenextrakt aus: Baumpollen	3,6	(−1,7)	4,45
Purethal Birke	1998	Allergenextrakt aus: Birkenpollen	2,2	(−3,2)	4,44
			21,1	**(+4,5)**	**2,68**
Sublinguale Therapie					
Itulazax	2019	Allergenextrakt aus: Birkenpollen	10,1	(+13,8)	6,58
Summe			**31,1**	**(+7,3)**	**3,94**

36.3.1 Gräserpollenpräparate

Die größte Gruppe der spezifischen Immuntherapeutika bilden Gräserpollen, Getreidepollen und Kräuterpollen. Sie wurden 2024 deutlich häufiger als im Vorjahr verordnet, wobei auf die sublingualen Präparate der größere Teil der Verordnungen entfällt (☐ Tab. 36.3). Seit längerer Zeit sind Wirksamkeit und Sicherheit für beide Applikationsformen der subkutanen und der sublingualen Immuntherapie durch zahlreiche Studien belegt (Übersicht bei Calderon et al. 2010). Eine detaillierte Beschreibung der einzelnen Präparate ist im Allergiekapitel 2024 zu finden. Die meisten Verordnungen mit deutlich steigender Tendenz entfallen auf die beiden zugelassenen sublingualen Präparate *Grazax* und *Oralair* (☐ Tab. 36.3).

36.3.2 Baumpollenpräparate

An zweiter Stelle folgen 2024 die Baumpollenpräparate mit stark steigenden Verordnungen des sublingualen Präparats *Itulazax* (☐ Tab. 36.4). Etwas über 70 % entfallen auf Präparate zur subkutanen Immuntherapie, die alle über eine Zulassung verfügen.

Nach epidemiologischen Daten aus mehreren europäischen Ländern verursacht die Birke häufig eine Pollenallergie. *Itulazax*, ein sublingualer Birkenpollenallergenextrakt, wurde im Juli 2019 vom Paul-Ehrlich-Institut zugelassen und erreichte im Jahr 2024 10,1 Mio. verordnete Tagesdosen (☐ Tab. 36.4). In einer placebokontrollierten Studie an 634 Patientinnen und Patienten mit mittelschwerer bis schwerer allergischer Rhinokonjunktivitis wurde der kombinierte Rhinokonjunktivitis-Gesamtscore während der Birkenpollensaison um 40 % gesenkt (Biedermann et al. 2019).

◘ Tab. 36.5 Verordnungen von Allergenen zur Immuntherapie bei Allergien gegen Hausstaubmilben 2024. Angegeben sind die 2024 verordneten Tagesdosen, die Veränderungen gegenüber 2023 und die mittleren Kosten je DDD 2024

Präparat	Zulassungs-jahr	Bestandteile	DDD	Änderung	DDD-Nettokosten
			Mio.	%	Euro
Subkutane Immuntherapie					
Depigoid Milbenmix	2004	Allergenextrakte aus: Dermatophag. farinae Dermatop. pteronyssinus	12,5	(+13,4)	2,00
Sublinguale Therapie					
Acarizax	2015	Allergenextrakt aus: Dermatophag. farinae Dermatop. pteronyssinus	8,1	(+14,0)	4,00
Orylmyte	2021	Allergenextrakte aus: Dermatophag. farinae Dermatop. pteronyssinus	2,3	(+50,3)	4,98
			10,5	(+20,5)	4,22
Summe			**23,0**	**(+16,5)**	**3,01**

36.3.3 Hausstaubmilbenpräparate

Als weitere klinisch bedeutsame Gruppe folgen 2024 die Hausstaubmilbenpräparate (◘ Tab. 36.5). Hier entfallen inzwischen 46 % des DDD-Volumens auf Präparate zur sublingualen Immuntherapie. Eine erfolgreiche Hyposensibilisierung wurde in zahlreichen placebokontrollierten Studien mit definierten Hausstaubmilben (*Dermatophagoides pteronyssinus, Dermatophagoides farinae*) nachgewiesen (Übersicht bei Nelson 2018).

In der Gruppe der häufig verordneten sublingual angewendeten Milbenextrakte gibt es zwei Präparate (*Acarizax* und *Orylmyte*). *Acarizax* wurde 2015 zur Behandlung von allergischer Rhinitis und allergischem Asthma bei Patientinnen und Patienten mit nachgewiesener Hausstaubmilbenallergie zugelassen. Seine Verordnungen haben 2024 weiter zugenommen und erreichten damit nahezu ein Drittel des DDD-Volumens der dargestellten Allergene zur Immuntherapie gegen Hausstaubmilben. *Acarizax* senkte in einer placebokontrollierten Studie an 992 Patientinnen und Patienten mit allergischer Rhinitis den kombinierten Symptom- und Medikationsscore um 22 % (Demoly et al. 2016a). In einer weiteren Studie an 834 Patientinnen und Patienten mit allergischem Asthma wurden Asthmaexazerbationen im Vergleich zu Placebo signifikant reduziert (Virchow et al. 2016). In beiden Studien kam es initial zu lokalen Reaktionen im Mund (Pruritus, Halsreizung, Mundödeme), die jedoch nach 5–23 Tagen mit Fortschreiten der Behandlung abklangen. Auch für *Orylmyte*, das im Jahr 2021 über ein dezentrales europäisches Zulassungsverfahren in Deutschland zur Behandlung Hausstaubmilben-induzierter allergischer Rhinitis oder Rhinokonjunktivitis bei Jugendlichen (12–17 Jahre) zugelassen wurde, konnte in einer placebokontrollierten Studie mit 1.607 Patientinnen und Patienten der kombinierte Symptom- und Medikationswert signifikant gegenüber Placebo verbessert werden. Es kam zu ähnlichen lokalen Nebenwirkungen (Demoly et al. 2021). Hervorzuheben ist, dass *Acarizax* nach den gelisteten Studien der DGAKI das einzige Präparat in dieser Gruppe ist, an dem mit aktueller Marktdosis Kinderstudien durchgeführt werden. Es ist momentan für Jugendliche ab einem Alter von zwölf Jahren mit allergischer Rhinitis zugelassen. Die verkehrsfähigen Präparate ohne entsprechende Studien an Kindern können jedoch ab einem Alter von fünf Jahren eingesetzt werden (Pfaar et al. 2022; siehe ▶ https://dgaki.de/leitlinien/s2k-leitlinie-sit/).

36.3.4 Insektengiftpräparate

In der Gruppe der häufig verordneten Insektengiftpräparate ist nur ein Allergen zur subkutanen Immuntherapie vertreten, das schon vor über 25 Jahren zugelassen wurde. Bei IgE-vermittelten Insektengiftallergien ist die spezifische Immuntherapie ein wirksames Behandlungsverfahren, um anaphylaktische Reaktionen durch Bienen- oder Wespengifte zu verhindern. Eine Metaanalyse von 17 klinischen Studien hat bestätigt, dass die spezifische Immuntherapie das Risiko von neuerlichen Stichreaktionen senkt und Nebenwirkungen relativ gering sind (Dhami et al. 2017c). Bei den Verordnungen der Insektengiftpräparate dominieren Wespengiftallergene mit weitem Abstand (◘ Tab. 36.6).

36.3.5 Individualrezepturen und Mischpräparate

Einige Hyposensibilisierungsmittel werden als Individualrezepturen oder Mischpräparate mit unterschiedlichen Allergenen verordnet (◘ Tab. 36.6). Bei den Rezepturpräparaten können bis zu maximal vier Allergene für eine Person ärztlich rezeptiert werden. Viele Verordnungen werden immer noch in Form von Einzelallergenen nach individueller ärztlicher Rezeptur eingesetzt, obwohl das hier vertretene Rezepturpräparat ohne reguläre Zulassung auf dem Markt ist. Das Hauptproblem der rezeptierbaren Einzelallergene war lange Zeit die Tatsache, dass Arzneimittel, die für einzelne Personen aufgrund einer Rezeptur als Therapieallergene gemäß § 21 Abs. 2 AMG hergestellt werden, bis auf einige Ausnahmen keine Zulassung und damit auch keine Zulassungsstudien zur Wirksamkeit benötigten. Dies wurde mit der Ausweitung der Zulassungspflicht auf Therapieallergene durch die Therapieallergene-Verordnung geändert (Bundesministerium für Gesundheit 2008).

Die große Mehrheit (60–80 %) der Erkrankten ist polysensibilisiert und kann daher klinisch polyallerg sein. Die Allergenimmuntherapie bei polysensibilisierten und polyallergischen Patientinnen und Patienten ist jedoch nicht standardisiert (Demoly et al. 2016b). Bei diesen Personen sollte die Therapie jedoch immer auf der Identifizierung eines klinisch relevanten Allergens oder mehrerer klinisch relevanter Allergene beruhen. Auch bei polyallergischen Patientinnen und Patienten wird die Therapie mit Einzelantigenen empfohlen. Hauptgrund ist die limitierte Evidenz für die Wirksamkeit und Sicherheit von Allergenkombinationen. In einer amerikanischen Übersicht über 13 Studien mit mehreren Allergenen für die subkutane oder sublinguale Immuntherapie waren nur sieben Studien doppelblind, placebokontrolliert und randomisiert (Nelson 2009). In einer europäischen Übersichtsarbeit über Mehrfachallergentherapie wird ebenfalls auf die schwachen experimentellen Belege hingewiesen. Außerdem gibt es bei den Allergenmischungen noch ungelöste Probleme hinsichtlich der Verdünnung, der Verträglichkeit und der möglichen Inaktivierung von Allergenen (Passalacqua 2014).

Wesentliches Risiko der Immuntherapie mit Allergenen sind anaphylaktische Reaktionen. In Deutschland wurden im Zusammenhang mit der Anwendung von Therapieallergenen in der Zeit von 1991 bis 2000 drei Todesfälle und 555 schwerwiegende unerwünschte Arzneimittelwirkungen gemeldet (Lüderitz-Püchel et al. 2001). Obwohl sich das Sicherheitsprofil der subkutanen Immuntherapie mit der Entwicklung von Praxisrichtlinien verbessert hat, sollte der verordnende Arzt/die verordnende Ärztin Risikofaktoren für schwere unerwünschte Wirkungen erkennen. Eine Ana-

▪ Tab. 36.6 **Verordnungen von weiteren Allergenen zur subkutanen Immuntherapie 2024.** Angegeben sind die 2024 verordneten Tagesdosen, die Veränderungen gegenüber 2023 und die mittleren Kosten je DDD 2024

Präparat	Zulassungs-jahr	Bestandteile	DDD Mio.	Änderung %	DDD-Nettokosten Euro
Insektengifte					
Alk-depot/lyophilisiert SQ Wespengift	1992	Wespengiftallergene	3,5	(+13,2)	7,67
Rezepturpräparate					
Clustoid Pollen	–	Allergoid-Depot nach individueller Rezeptur	10,1	(−16,5)	2,43
Summe			**13,6**	**(−10,4)**	**3,79**

lyse der jährlich von der American Academy of Allergy, Asthma & Immunology (AAAAI) und dem American College of Asthma, Allergy and Immunology (ACAAAI) durchgeführten Umfrage in allergologischen Praxen ergab für die Jahre 2008 bis 2017, dass bei Patientinnen und Patienten, die eine SCIT durchführten, schätzungsweise eine von 160.000 Injektionen eine lebensbedrohliche anaphylaktische Reaktion verursacht (Bernstein und Epstein 2020). Die sublinguale Immuntherapie hat ein günstigeres Sicherheitsprofil mit einer höheren Rate von lokalen Reaktionen, aber einer geringeren Inzidenz von systemischen unerwünschten Wirkungen und sollte bei der Behandlung von allergischer Rhinitis berücksichtigt werden.

Literatur

Allam JP, Andreasen JN, Mette J, Serup-Hansen N, Wüstenberg EG (2018) Comparison of allergy immunotherapy medication persistence with a sublingual immunotherapy tablet versus subcutaneous immunotherapy in Germany. J Allergy Clin Immunol 141:1898–1901

Bernstein DI, Epstein TEG (2020) Safety of allergen immunotherapy in North America from 2008–2017: lessons learned from the ACAAI/AAAAI national surveillance study of adverse reactions to allergen immunotherapy. Allergy Asthma Proc 41:108–111. https://doi.org/10.2500/aap.2020.41.200001

Biedermann T, Kuna P, Panzner P, Valovirta E, Andersson M, de Blay F, Thrane D, Jacobsen SH, Stage BS, Winther L (2019) The SQ tree SLIT-tablet is highly effective and well tolerated: results from a randomized, double-blind, placebo-controlled phase III trial. J Allergy Clin Immunol 143:1058–1066

Bundesministerium für Gesundheit (2008) Verordnung über die Ausdehnung der Vorschriften über die Zulassung der Arzneimittel auf Therapieallergene, die für einzelne Personen auf Grund einer Rezeptur hergestellt werden, sowie über Verfahrensregelungen der staatlichen Chargenprüfung. https://www.bgbl.de/xaver/bgbl/start.xav?startbk=Bundesanzeiger_BGBl(Therapieallergene-Verordnung)#/switch/tocPane?_ts=1763460985618 vom 7. November 2008. Bundesgesetzblatt 2008 Teil I Nr. 51, Bonn 13. November 2008, Seite 2177–2178

Calderon M, Mösges R, Hellmich M, Demoly P (2010) Towards evidence-based medicine in specific grass pollen immunotherapy. Allergy 65:420–434

Demoly P, Emminger W, Rehm D, Backer V, Tommerup L, Kleine-Tebbe J (2016a) Effective treatment of house dust mite-induced allergic rhinitis with 2 doses of the SQ HDM SLIT-tablet: results from a randomized, double-blind, placebo-controlled phase III trial. J Allergy Clin Immunol 137:444–451

Demoly P, Passalacqua G, Pfaar O, Sastre J, Wahn U (2016b) Management of the polyallergic patient with allergy immunotherapy: a practice-based approach. Allergy Asthma Clin Immunol 12:2. https://doi.org/10.1186/s13223-015-0109-6

Demoly P, Corren J, Creticos P, De Blay F, Gevaert P, Hellings P, Kowal K, Le Gall M, Nenasheva N, Passalacqua G, Pfaar O, Tortajada-Girbes M, Vidal C, Worm M, Casale TB (2021) A 300 IR sublingual tablet is an effective, safe treatment for house dust mite-induced allergic rhinitis: an international, double-blind, placebo-controlled, randomized phase III clinical trial. J Allergy Clin Immunol 147:1020–1030.e1

Dhami S, Kakourou A, Asamoah F, Agache I, Lau S, Jutel M, Muraro A, Roberts G, Akdis CA, Bonini M, Cavkaytar O, Flood B, Gajdanowicz P, Izuhara K, Kalayci Ö, Mosges R, Palomares O, Pfaar O, Smolinska S, Sokolowska M, Asaria M, Netuveli G, Zaman H, Akhlaq A, Sheikh A (2017a) Allergen immunotherapy for allergic asthma: a systematic review and meta-analysis. Allergy 72:1825–1848

Dhami S, Nurmatov U, Arasi S, Khan T, Asaria M, Zaman H, Agarwal A, Netuveli G, Roberts G, Pfaar O, Muraro A, Ansotegui IJ, Calderon M, Cingi C, Durham S, van Wijk RG, Halken S, Hamelmann E, Hellings P, Jacobsen L, Knol E, Larenas-Linnemann D, Lin S, Maggina P, Mösges R, Elberink OH, Pajno G, Panwankar R, Pastorello E, Penagos M, Pitsios C, Rotiroti G, Timmermans F, Tsilochristou O, Varga EM, Schmidt-Weber C, Wilkinson J, Williams A, Worm M, Zhang L, Sheikh A (2017b) Allergen immunotherapy for allergic rhinoconjunctivitis: a systematic review and meta-analysis. Allergy 72:1597–1631

Dhami S, Zaman H, Varga EM, Sturm GJ, Muraro A, Akdis CA, Antolín-Amérigo D, Bilò MB, Bokanovic D, Calderon MA, Cichocka-Jarosz E, Oude Elberink JN, Gawlik R, Jakob T, Kosnik M, Lange J, Mingomataj E, Mitsias DI, Mosbech H, Ollert M, Pfaar O, Pitsios C, Pravettoni V, Roberts G, Ruëff F, Sin BA, Asaria M, Netuveli G, Sheikh A (2017c) Allergen immunotherapy for insect venom allergy: a systematic review and meta-analysis. Allergy 72:342–365

Englert L, May S, Kaul S, Vieths S (2012) Die Therapieallergene-Verordnung – Hintergrund und Auswirkungen. Bundesgesundheitsblatt Gesundheitsforschung Gesundheitsschutz 55:351–357

Hetland A, Carr DB (2014) Medications and impaired driving. Ann Pharmacother 48:494–506

Jutel M, Agache I, Bonini S, Burks AW, Calderon M, Canonica W, Cox L, Demoly P, Frew AJ, O'Hehir R, Kleine-Tebbe J, Muraro A, Lack G, Larenas D, Levin M, Nelson H, Pawankar R, Pfaar O, van Ree R, Sampson H, Santos AF, Du Toit G, Werfel T, Gerth van Wijk R, Zhang L, Akdis CA (2015) International consensus on allergy immunotherapy. J Allergy Clin Immunol 136:556–568

Kassenärztliche Vereinigung Baden-Württemberg (2015) SCIT und SLIT: Neue S2k-Leitlinie nimmt Präparate in den Fokus. Verordnungsforum 34:8–15

Kiel MA, Röder E, Gerth van Wijk R, Al MJ, Hop WC, Rutten-van Mölken MP (2013) Real-life compliance and persistence among users of subcutaneous and sublingual allergen immunotherapy. J Allergy Clin Immunol 132:353–360

Klimek I, Vogelberg C, Hamelmann E (2015) Allergenspezifische Immuntherapie: interessante Bewertungen und korrekturbedürftige Fehleinschätzungen. Allergo J 24:68–71

Lüderitz-Püchel U, Keller-Stanislawski B, Haustein D (2001) Neubewertung des Risikos von Test- und Therapieallergenen. Eine Analyse der UAW-Meldungen von 1991 bis 2000. Bundesgesundheitsblatt Gesundheitsforschung Gesundheitsschutz 44:709–718

Meadows A, Kaambwa B, Novielli N, Huissoon A, Fry-Smith A, Meads C, Barton P, Dretzke J (2013) A systematic review and economic evaluation of subcutaneous and sublingual allergen immunotherapy in adults and children with seasonal allergic rhinitis. Health Technol Assess 17:1–322

Nelson HS (2009) Multiallergen immunotherapy for allergic rhinitis and asthma. J Allergy Clin Immunol 123:763–769

Nelson HS (2018) Immunotherapy for house-dust mite allergy. Allergy Asthma Proc 39:264–272

O'Neill SM, Forsyth A (1988) Urticaria. Prescr J 28:14–20

Passalacqua G (2014) The use of single versus multiple antigens in specific allergen immunotherapy for allergic rhinitis: review of the evidence. Curr Opin Allergy Clin Immunol 14:20–24

Paul-Ehrlich-Institut (2018) Therapieallergene-Verordnung trägt Früchte. https://www.pei.de/DE/newsroom/pm/jahr/2018/13-therapieallergene-verordnung-traegt-fruechte.html;jsessionid=3E24CC332EE52DBF38A2A4DC0A363C66.intranet241?nn=171132

Paul-Ehrlich-Institut (2023) Allergenspezifische Immuntherapeutika unter der Übergangsvorschrift der Therapieallergene-Verordnung – Aktueller Stand zur Produktentwicklung. https://www.pei.de/SharedDocs/Downloads/DE/newsroom/mitteilungen/231031-stand-produktentwicklung-allergenspezifische-immuntherapeutika.pdf?

Paul-Ehrlich-Institut (2025a) Verkehrsfähige Therapieallergene im Zulassungsverfahren unter der Therapieallergene-Verordnung. https://www.pei.de/DE/arzneimittel/allergene/therapie-verkehrsfaehig/verkehrsfaehig-node.html

Paul-Ehrlich-Institut (2025b) Allergene https://www.pei.de/DE/arzneimittel/allergene/allergene-node.html

Pfaar O, Ankermann T, Augustin M, Bubel P, Böing S, Brehler R, Eng PA, Fischer PJ, Gerstlauer M, Hamelmann E, Jakob T, Kleine-Tebbe J, Kopp MV, Lau S, Mülleneisen N, Müller C, Nemat K, Pfützner W, Saloga J, Strömer K, Schmid-Grendelmeier P, Schuster A, Sturm GJ, Taube C, Szépfalusi Z, Vogelberg C, Wagenmann M, Wehrmann W, Werfel T, Wöhrl S, Worm M, Wedi B (2022) Leitlinie zur Allergen-Immuntherapie bei IgE-vermittelten allergischen Erkrankungen. Allergo J Int 45:643–702

Rietschel E, Hutegger I, Lange L, Urbanek R (2013) Anaphylaxie – Diagnostisches und therapeutisches Vorgehen. Med Klin Intensivmed Notfmed 108:239–249

Ring J, Klimek L, Worm M (2018) Adrenaline in the acute treatment of anaphylaxis. Dtsch Ärztebl Int 115:528–534

Ring J, Beyer K, Biedermann T, Bircher A, Fischer M, Heller A, Huttegger I, Jakob T, Klimek L, Kopp MV, Kugler C, Lange L, Pfaar O, Ritschel E, Rueff F, Schnadt S, Seifert R, Stöcker B, Treudler R, Vogelberg C, Werfel T, Worm M, Sitter H, Brockow K (2021) Leitlinie zu Akuttherapie und Management der Anaphylaxie – Update 2021: S2k-Leitlinie. Allergo J 30:20–49

Roberts G, Pfaar O, Akdis CA, Ansotegui IJ, Durham SR, Gerth van Wijk R, Halken S, Larenas-Linnemann D, Pawankar R, Pitsios C, Sheikh A, Worm M, Arasi S, Calderon MA, Cingi C, Dhami S, Fauquert JL, Hamelmann E, Hellings P, Jacobsen L, Knol EF, Lin SY, Maggina P, Mösges R, Oude Elberink JNG, Pajno GB, Pastorello EA, Penagos M, Rotiroti G, Schmidt-Weber CB, Timmermans F, Tsilochristou O, Varga EM, Wilkinson JN, Williams A, Zhang L, Agache I, Angier E, Fernandez-Rivas M, Jutel M, Lau S, van Ree R, Ryan D, Sturm GJ, Muraro A (2018) EAACI guidelines on allergen immunotherapy: allergic rhinoconjunctivitis. Allergy 73:765–798

Valsecchi R, di Landro A, Pansera B, Cainelli T (1994) Contact dermatitis from a gel containing dimethindene maleate. Contact Derm 30:248–249

Virchow JC, Backer V, Kuna P, Prieto L, Nolte H, Villesen HH, Ljørring C, Riis B, de Blay F (2016) Efficacy of a house dust mite sublingual allergen immunotherapy tablet in adults with allergic asthma: a randomized clinical trial. JAMA 315:1715–1725

Wheatley LM, Togias A (2015) Clinical practice. Allergic rhinitis. N Engl J Med 372:456–463

Hormonsystem

Inhaltsverzeichnis

Schilddrüsenerkrankungen

Roland Seifert

Auf einen Blick

Verordnungsprofil Die häufigste Schilddrüsenerkrankung in Deutschland ist die Hypothyreose (ca. 5 % der Bevölkerung; subklinische und klinisch manifeste Hypothyreose zusammen). Die klinisch manifeste Hypothyreose kann mit dem Schilddrüsenhormon Levothyroxin effektiv und preiswert behandelt werden kann. Ca. 80 % der Verordnungen entfallen auf Levothyroxin, während 20 % der Verordnungen fragwürdige Kombination von Levothyroxin und Liothyronin oder Kaliumiodid betreffen. Es gibt deutliche Hinweise dafür, dass Schilddrüsenhormonpräparate in Deutschland zu häufig verordnet werden; insbesondere bei subklinischer Hypothyreose. Dadurch ergeben sich erhebliche Kosteneinsparpotenziale. Die Prophylaxe des endemischen Iodmangels mit Kaliumiodid spielt nur noch eine kleine Rolle. Die Hyperthyreose wird meist mit den Thyreostatika (Thyreoperoxidase-Inhibitoren) Carbimazol oder Thiamazol behandelt. Insgesamt gehören Schilddrüsentherapeutika in Deutschland zu den am häufigsten verordneten Arzneimitteln. Das Preisniveau für dieses große Indikationsgebiet ist niedrig und erfreulich stabil. *aut-idem*-Substitutionen bei Lieferengpässen führen nicht zu einer Verschlechterung der Therapie.

Trend Leider war 2024 ein pharmakologisch nicht erklärbarer Anstieg der Schilddrüsenhormon-Verordnungen auf einen neuen Höchststand zu beobachten. Verordner müssen die Indikationen für Schilddrüsenhormone kritischer überprüfen.

Die häufigste Schilddrüsenerkrankung in Deutschland ist die Autoimmunthyreoiditis Hashimoto; deutlich seltener ist die Iodmangel-Hypothyreose, die vor allem in Süddeutschland endemisch ist (Pilz et al. 2020). Ca. 5 % der Bevölkerung in Europa leiden unter Hypothyreose (Pilz et al. 2020). Diese Prävalenz umfasst subklinsche und klinisch manifeste Formen der Hypothyreose. Es wird geschätzt, dass ca. 4 % der Bevölkerung eine subklinische Hypothyreose haben und 1 % eine klinisch manifeste Hypothyreose (Herrmann 1981; Mendes et al. 2019). Frauen sind häufiger betroffen als Männer; ältere Menschen sind häufiger betroffen als jüngere Menschen (Mendes et al. 2019). Die Standardtherapie der Hypothyreose besteht in der Supplementierung von Levothyroxin (T4), welches im Körper zum biologisch aktiven Liothyronin (T3) umgewandelt wird (Pilz et al. 2020; Vardarli et al. 2022).

Eine zunehmende Bedeutung hat die durch den antiarrhythmischen Arzneistoff Amiodaron verursache Hypothyreose, die bis zu 14 % aller Amiodaron-behandelten Patienten betrifft (Mohammadi et al. 2023). In Deutschland werden ca. 125.000 Patienten mit Vorhofflimmern oder ventrikulären Arrhythmien mit Amiodaron behandelt (◖ Tab. 7.2), so dass mit ca. 18.000 Patienten mit einer Amiodaron-induzierten Hypothyreose gerechnet werden muss. Diese unerwünschte Wirkung von Amiodaron ist noch immer nicht ausreichend bekannt. Mit den deutlich ansteigenden Amiodaron-Verordnungszahlen wird auch die Amiodaron-induzierte Hypothyreose häufiger, was differenzialdiagnostisch berücksichtigt werden muss. Proteinkinase-inhibitoren und Checkpoint-Inhibitoren (▶ Kap. 2 und 5) sind weitere Ursachen für Arzneistoff-induzierte Hypothyreosen.

Die rationale Therapie des Iodmangels besteht in der Supplementierung von Iod, entweder über iodiertes Speisesalz, eine adäquate Zufuhr von Meeresfrüchten oder die medikamentöse Iodsupplementierung (Lisco et al. 2023).

Ein zunehmendes Problem stellt auch der Missbrauch von Schilddrüsenhormonen als *life-style*-Medikament zur Gewichtsabnahme sowie der Fehleinsatz zur Behandlung der Depression dar (Topliss und Soh 2013; Vardarli et al. 2022; Persani et al. 2023). Verordner sollten auch immer im Blick behalten, dass Schilddrüsenhormone in Überdosierung toxisch wirken: Es wird auch in der aktuellen Literatur immer wieder über Schilddrüsenhormonintoxikationen berichtet, die Folge von Verordnungsfehlern (Valentine et al. 2023) oder Suizidversuchen (Gill et al. 2023) sind. Es ist davon auszugehen, dass mehr oder weniger schwere Schilddrüsenhormonintoxikationen häufiger sind als sie diagnostiziert werden, da die Symptomatik sehr vielfältig sein kann (Gill et al. 2023; Valentine et al. 2023).

Die sehr häufig praktizierte Verordnung von Schilddrüsenhormonen bei der latenten (subklinischen, klinisch nicht manifesten) Hypothyreose ist fragwürdig (Pilz et al. 2020). Letzterer Aspekt wird unter ▶ Abschn. 37.1.1 genauer diskutiert.

In aller Regel werden Schilddrüsenhormone morgens auf nüchternem Magen ca. 30–45 min vor dem Frühstück eingenommen (Bolk et al. 2010; Perez et al. 2013). Dies kann zu Adhärenzproblemen führen. Auch die gleichzeitige Einnahme von Schilddrüsenhormonen mit dem Frühstück stellt eine Option dar, wobei hier die Resorption variabel ist, sodass diese Patienten engmaschiger überprüft werden müssen (Perez et al. 2013). Auch eine abendliche Gabe von Schilddrüsenhormonen ist eine Option für ausgewählte Patienten mit Adhärenzproblemen bei der morgendlichen Gabe (Bolk et al. 2010). Eine Flexibilisierung der starren Einnahmeschemata von Schilddrüsenhormonen ist vor allem für Pateinten mit unregelmäßigem Lebensrhythmus wünschenswert.

Der Goldstandard der Hypothyreosetherapie in Deutschland ist die Gabe von Levothyroxin als alleinigem Arzneistoff in Form von Tabletten (Pilz et al. 2020; Vardarli et al. 2022). Es gibt keine wissenschaftliche Evidenz dafür, dass die Gabe von Kombinationspräparaten von Levothyroxin plus Liothyronin oder Iodsalzen therapeutische Vorteile hätte (Clyde et al. 2003; Sawka et al. 2003; Pilz et al. 2020; Vardarli et al. 2022).

Wenn möglich sollten Patienten aus psychologischen Gründen (Vermeidung von Nocebo-Effekten; Pardo-Cabello et al. 2022) auf ein fixes Levothyroxinpräparat eingestellt werden, was jedoch bei Lieferengpässen nicht immer möglich ist. Am häufigsten werden in Deutschland Levothyroxintabletten verschrieben; andere Formulierungen wie Gele spielen auch international eine nur untergeordnete Rolle (Pilz et al. 2020; Vardarli et al. 2022). Aktuelle Forschungsarbeiten belegen, dass eine gute Stoffwechseleinstellung von Hypothyreosepatienten mit verschiedenen Schilddrüsenpräparaten in der Regel problemlos möglich ist (Brito et al. 2021, 2022). Die gute Austauschbarkeit der Levothyroxinpräparate untereinander muss den Patienten aktiv kommuniziert werden, um allgegenwärtige Ängste und Nocebo-Effekte bei *aut-idem*-Substitutionen zu vermeiden.

Im Vergleich zur Hypothyreose ist die Hyperthyreose, die häufig durch Autoantikörper gegen den TSH-Rezeptor (Morbus Basedow; *Graves' Disease* oder *Graves' Hyperthyroidism*) hervorgerufen wird, vergleichsweise selten. Basierend auf den Verordnungszahlen der Thyreostatika (Thyreoperoxidase-Inhibito-

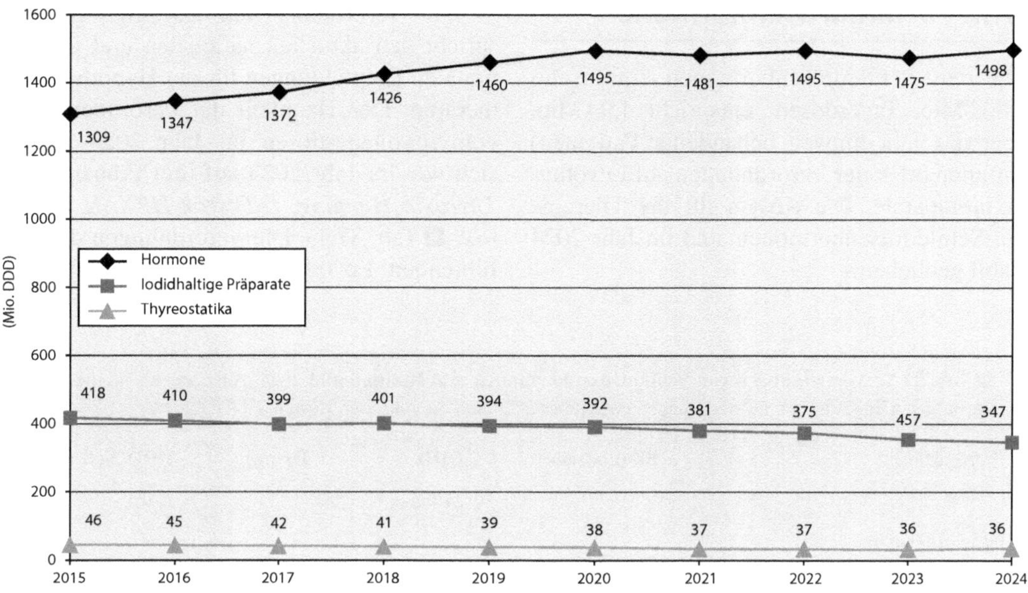

◘ Abb. 37.1 Verordnungen von Schilddrüsentherapeutika 2015 bis 2024. Gesamtverordnungen nach definierten Tagesdosen

ren) beträgt die Häufigkeit der Hyperthyreose lediglich 2 % der Häufigkeit der Hypothyreose (◘ Abb. 37.1). Meist bekommen Patienten mit Hyperthyreose auch gleichzeitig eine kleine Menge Levothyroxin verschrieben, um eine erhöhte Sekretion von Thyreoidea-stimulierenden Hormon (TSH) zu verhindern und damit die Ausbildung einer funktionell und kosmetisch störenden Struma zu verhindern.

37.1 Verordnungsspektrum

Schilddrüsentherapeutika gehören mit einem Verordnungsvolumen von fast 2 Mrd. DDD zu den zehn führenden Indikationsgruppen (siehe ◘ Tab. 1.2). Die Verordnungen für die Hypothyreose (◘ Abb. 37.1) machen ein über 50-mal größeres Volumen aus als die Verordnungen für die Hyperthyreose. Der weitaus größte Teil der Verordnungen (80 %) entfällt mit leicht steigender Tendenz auf Präparate, die ausschließlich Schilddrüsenhormone enthalten, gefolgt von den deutlich weniger verordneten Präparaten, die Levothyroxin plus

Kaliumiodid als Kombination enthalten (17 %; ◘ Tab. 37.1). Nur 2 % aller Verordnungen betreffen reine Kaliumiodidpräparate. Verordnungen von Thyreostatika machen weniger als 2 % der Verordnungen aller Schilddrüsentherapeutika aus (◘ Tab. 37.2).

Für alle Schilddrüsentherapeutika gilt, dass sie sehr kostengünstig sind, d. h. es fallen durchschnittlich Tagestherapiekosten im Bereich von 20 Cent an, was in Anbetracht der sehr großen Patientenpopulation, insbesondere für die Hypothyreosetherapie, aus pharmakoökonomischer Sicht sehr erfreulich ist. Die Kehrseite davon ist jedoch, dass es immer wieder zu Lieferengpässen gerade bei Schilddrüsenhormonpräparaten kommt, was dann zu vor allem psychologisch schwierig zu vermittelnden *aut idem*-Umstellungen führt. Prinzipiell sind Umstellungen von einem Levothyroxinpräparat zu einem anderen unproblematisch (Brito et al. 2021, 2022), führen aber immer wieder zu Irritationen und vermeintlicher „Wirkungslosigkeit" bei den Patienten (Nocebo-Effekt; Pardo-Cabello et al. 2022).

37.1.1 Schilddrüsenhormone

Bei den Schilddrüsenhormonen (insgesamt 1.803 Mio. Tagesdosen; entspricht 4,94 Mio. über das Jahr hinweg behandelter Patienten) entfallen 80 % der Verordnungen auf Levothyroxinpräparate. Die Kosten für die Therapie mit Schilddrüsenhormonen sind im Jahr 2024 stabil geblieben.

Die Verordnung von Levothyroxin entspricht den aktuellen nationalen und internationalen Empfehlungen für die Hypothyreosetherapie. Der Hauptteil der verordneten Levothyroxintagesdosen im Jahr 2024 verteilt sich wie im Jahr 2023 auf drei Präparate (*L-Thyroxin Henning, L-Thyrox HEXAL, Euthyrox;* ❏ Tab. 37.1). Die Verordnungen der drei führenden Levothyroxinpräparate sind rück-

❏ **Tab. 37.1 Verordnungen von Schilddrüsenhormonen und Kaliumiodid 2024.** Angegeben sind die 2024 verordneten Tagesdosen, die Änderungen gegenüber 2023 und die mittleren Kosten je DDD 2024

Präparat	Bestandteile	DDD	Änderung	DDD-Nettokosten
		Mio.	%	Euro
Levothyroxin				
L-Thyroxin Henning	Levothyroxin	518,1	(+0,6)	0,21
L-Thyrox HEXAL	Levothyroxin	372,1	(+2,5)	0,22
Euthyrox	Levothyroxin	188,1	(−0,3)	0,20
L-Thyroxin-1 A Pharma	Levothyroxin	99,9	(+10,8)	0,22
Eferox	Levothyroxin	53,4	(−2,5)	0,22
L-Thyroxin Aristo	Levothyroxin	52,1	(+2,2)	0,25
L-Thyroxin Aventis	Levothyroxin	47,9	(−2,7)	0,25
L-Thyroxin beta	Levothyroxin	43,8	(−2,9)	0,22
L-Thyroxin Winthrop	Levothyroxin	34,1	(−7,5)	0,29
L-Thyroxin-Na-ratiopharm	Levothyroxin	14,7	(+5,0)	0,20
L-Thyroxin AL	Levothyroxin	13,8	(+2,5)	0,27
Levothyroxin Abdi	Levothyroxin	8,6	(+103,5)	0,25
L-Thyroxin Zentiva	Levothyroxin	7,3	(+14,9)	0,23
L-Thyroxin-Na AbZ	Levothyroxin	5,2	(+18,8)	0,22
L-Thyroxin BC	Levothyroxin	4,3	(+13,9)	0,22
		1.463,3	**(+1,6)**	**0,22**
Liothyroninpräparate				
Novothyral	Liothyronin Levothyroxin	22,0	(−2,3)	0,22
Prothyrid	Liothyronin Levothyroxin	9,1	(−1,4)	0,26
Thybon Henning	Liothyronin	2,3	(+2,0)	0,80
		33,4	**(−1,8)**	**0,27**

37

◘ Tab. 37.1 (Fortsetzung)

Präparat	Bestandteile	DDD Mio.	Änderung %	DDD-Nettokosten Euro
Schilddrüsenhormone plus Iodid				
Thyronajod Henning	Levothyroxin Kaliumiodid	192,5	(−1,1)	0,18
L-Thyrox Jod HEXAL	Levothyroxin Kaliumiodid	35,1	(+4,3)	0,14
Eferox Jod	Levothyroxin Kaliumiodid	26,0	(−6,0)	0,14
L-Thyroxin Jod Aristo	Levothyroxin Kaliumiodid	22,0	(−1,8)	0,14
L-Thyroxin Henning plus	Levothyroxin Kaliumiodid	21,0	(−1,3)	0,17
Jodthyrox	Levothyroxin Kaliumiodid	7,2	(−4,3)	0,22
L-Thyroxin Jod Winthrop	Levothyroxin Kaliumiodid	2,7	(−26,1)	0,19
		306,6	**(−1,4)**	**0,17**
Kaliumiodid				
Jodid-ratiopharm	Kaliumiodid	11,6	(+10,0)	0,03
Jodinat Lindopharm	Kaliumiodid	11,5	(−11,5)	0,03
Jodetten	Kaliumiodid	8,5	(−5,7)	0,05
Jodid HEXAL	Kaliumiodid	7,7	(−30,1)	0,03
		39,4	**(−9,8)**	**0,04**
Summe		**1.842,6**	**(+0,8)**	**0,21**

läufig. Bei den übrigen 12 in ◘ Tab. 37.1 gelisteten Levothyroxinpräparaten gibt es teilweise sehr große Verordnungsveränderungen. Es ist zu vermuten, dass dies mit Lieferengpässen einzelner Präparate zu tun hat, was dann zu *aut idem*-Substitutionen führt (Brito et al. 2021, 2022). Veränderungen in der Formulierung bestimmter Levothyroxinpräparate führten zusätzlich zu Irritationen bei Ärzten, Apothekern und Patienten aber keiner nachvollziehbaren Beeinträchtigung der Sicherheit und Wirksamkeit in der Therapie (Gottwald-Hostalek und Tayrouz 2021). Insgesamt sind die Levothyroxinverschreibungen im Jahr 2024 um 1,6 %

gestiegen. Dieser Prozentsatz mag auf den ersten Blick klein erscheinen, aber betrachtet man das hohe Verordnungsvolumen der Schilddrüsenhormone bundesweit (◘ Tab. 37.1), so entspricht dies doch einem Anstieg von 76.000 Patienten bundesweit. Das entspricht in etwa der Einwohnerzahl von Ulm oder Osnabrück.

Wenn man davon ausgeht, dass in Deutschland 5 % der Einwohner eine subklinische oder klinische Hypothyreose haben (Pilz et al. 2020), dann entspricht dies bei 73 Mio. Versicherten in der gesetzlichen Krankenversicherung 3,65 Mio. Personen. Schätzungen besagen, dass die subklinische Hypothyreose ca. 4-mal häufiger ist als die klinisch manifeste Hypothyreose. Das würde bedeuten, dass in Deutschland ca. 0,9–1,0 Mio. Patienten an einer behandlungsbedürftigen klinisch manifesten Hypothyreose erkrankt sind. Die vorliegenden Verordnungszahlen zeigen jedoch, dass fast 5 Mio. Menschen in Deutschland über das gesamte Jahr 2022 mit Schilddrüsenhormonen (alle Präparate berücksichigt) behandelt wurden. Durch die bei der *Hyper*thyreosetherapie durchgeführte Kombinationstherapie von Thyreoperoxidasehemmer plus Levothyroxin zur Suppression der Sekretion von Thyreoideastimulierendem Hormon (TSH) kommen maximal noch 100.000 Patienten hinzu. Somit können die sehr hohen Verordnungszahlen von Schilddrüsenhormonpräparaten klinisch nicht ausreichend erklärt werden. Selbst unter großzügiger Betrachtung der vorliegenden Zahlen muss davon ausgegangen werden, dass Patientenkollektive im 7-stelligen Bereich unnötig mit Schilddrüsenhormonen behandelt werden. Eine Populationsstudie aus dem Rheinland kommt ebenfalls zu dem Schluss, dass viele Menschen, insbesondere ältere, überbehandelt werden und dass eine De-Intensivierung der Behandlung mit Schilddrüsenhormonen hohe Priorität besitzt (Alaeddin et al. 2023). Zur Vermeidung von Übertherapie hat die AWMF eine Leitlinie zur Interpretation erhöhter TSH-Werte herausgegeben, die typischerweise bei subklinischer und klinischer Hypothyreose gefunden werden (▶ https://register. awmf.org/de/leitlinien/detail/053-046). Nicht zu vernachlässigen ist in diesem Zusammenhang auch, dass sich durch eine kritischere Verordnung von Schilddrüsenhormonen in Anbetracht der hohen Verordnungsvolumina erhebliche Einsparpotenziale zu Gunsten der GKV realisieren lassen: Pro 1 Mio. unnötiger Dauerbehandlungen mit Schilddrüsenhormonen lassen sich pro Jahr über 80 Mio. € sparen. Es wird dringend angemahnt, die Anzahl unnötiger Behandlungen subklinischer Hypothyreosen zu reduzieren. Diese erfordert eine flächendeckende Mitarbeit aller Verordner, vor allem im Bereich der Allgemeinmedizin, Endokrinologie und Nuklearmedizin.

Schilddrüsenhormone können speziell bei älteren Menschen gravierende unerwünschte Wirkungen verursachen, insbesondere im kardiovaskulären System (Effraimidis et al. 2021). Dementsprechend sollte die Indikation für eine Levothyroxintherapie bei allen Patienten kritisch überprüft werden.

Verordnungen von Liothyronin (T3)-haltigen Präparaten (entweder alleine oder in Kombination mit Levothyroxin) machen weniger als 2 % aller Schilddrüsenhormonverschreibungen aus. Bei der Langzeittherapie ist eine gleichmäßige Hormonkonzentration im Serum durch das pharmakologisch langlebige Levothyroxin (Halbwertszeit 5 bis 8 Tage) wesentlich besser zu erreichen als durch das kurzlebige Liothyronin (Halbwertszeit 1 bis 2 Tage; Sawka et al. 2003; Clyde et al. 2003). Wenn Patienten mit Hypothyreose auf eine Monotherapie mit Levothyroxin nicht ausreichend ansprechen, ist zu vermuten, dass die Ursache dafür nicht eine unzureichend behandelte Hypothyreose ist, sondern andere Erkrankungen. Insofern gibt es aus pharmakotherapeutischer Sicht keinen nachvollziehbaren Grund, Kombinationspräparate aus Levothyroxin und Liothyronin zu verschreiben. Von führenden Endokrinologen im deutschsprachigen Raum wird der Stellenwert einer Kombinationstherapie von Levothyroxin und Liothyronin ebenfalls als gering angesehen (Pilz et al. 2020; Vardarli et al. 2022). Insofern ist es eine begrüßenswerte Entwicklung, dass die Verordnungen Liothyroninhaltiger Präparate im Jahr 2024 leicht abgenommen haben. Es ist zu hoffen, dass sich dieser Trend in den kommenden Jahren verstärkt. Basierend auf den Erfahrungen mit der Verordnung anderer obsoleter Arzneimittel (Beispiel Reserpin) kann im besten Falle ein exponentieller Abfall der Liothyronin-Verordnungen erwartet werden (Misera und Seifert, 2024).

37.1.2 **Iodidhaltige Präparate**

In Deutschland immer noch recht populär sind Kombinationspräparate aus Levothyroxin und Kaliumiodid. Ca. 17 % aller Verordnungen von Schilddrüsenhormonpräparaten gehen zu Lasten dieser Kombinationspräparate. Zwar sind diese Präparate kostengünstig, aber aus pharmakologischer Sicht ist der Zusatz von Kaliumiodid überflüssig, da die entscheidende klinische Wirkung über das Levothyroxin alleine erreicht wird. Eine toxische Wirkung von Kaliumiodid ist bei den geringen Dosierungen nicht zu erwarten. Erfreulicherweise zeigt sich 2024 ein leichter Rückgang der Verordnungen dieser Kombinationspräparate. Dieser Rückgang wurde aber durch den Anstieg der DDD von Levothyroxin-Monopräparaten mehr als kompensiert, was bedenklich ist.

Kaliumiodid wird vor allem zur Strumaprophylaxe in Iodmangelgebieten eingesetzt (Lisco et al. 2023). Die Therapie mit Kaliumiodid ist sehr kostengünstig und bewegt sich auf einem sehr niedrigen Verordnungsniveau mit deutlich rückläufiger Tendenz (◘ Abb. 37.1). Ein wesentlicher Grund dürfte sein, dass iodiertes Speisesalz inzwischen sehr weit verbreitet ist, was die Häufigkeit des endemischen Iodmangels reduziert. In Deutschland werden ca. 119.000 Patienten mit Iodpräparaten zur Strumaprophylaxe behandelt. Die Tendenz ist deutlich rückläufig. Im Vergleich zu 2023 wurden 2024 9,8 % weniger Patienten mit Iodsalzen behandelt.

37.1.3 **Thyreoperoxidasehemmer (Thyreostatika)**

Für die medikamentöse Therapie der Hyperthyreose (Schilddrüsenüberfunktion) werden vorwiegend Thiamazol und Carbimazol eingesetzt (Sawin und Cooper 2023; ◘ Tab. 37.2). Carbimazol wird im Organismus in seinen aktiven Metaboliten Thiamazol umgewandelt. Um Unregelmäßigkeiten in der pharmakolo-

◘ **Tab. 37.2 Verordnungen von Thyreostatika 2024.** Angegeben sind die 2024 verordneten Tagesdosen, die Änderungen gegenüber 2023 und die mittleren Kosten je DDD 2024

Präparat	Bestandteile	DDD	Änderung	DDD-Nettokosten
		Mio.	%	Euro
Carbimazol				
Carbimazol Aristo	Carbimazol	9,9	(+6,0)	0,31
Carbimazol-1 A Pharma	Carbimazol	1,3	(−36,7)	0,34
		11,2	**(−1,8)**	**0,31**
Thiamazol				
Thiamazol Aristo	Thiamazol	14,9	(+5,0)	0,20
Thiamazol HEXAL	Thiamazol	6,8	(+1,8)	0,18
		21,7	**(+4,0)**	**0,20**
Propylthiouracil				
Propycil	Propylthiouracil	0,97	(−0,7)	0,54
Perchlorat				
Natriumperchlorat Dyckerhoff	Natriumperchlorat	0,36	(neu)	6,52
Summe		**34,3**	**(+2,9)**	**0,31**

gischen Wirkung zu vermeiden, sollte Thiamazol der Vorzug gegeben werden. Diese Empfehlung reflektiert sich auch an einem klar erkennbaren Trend zur Umschichtung der Verordnungen vom Carbimazol hin zum Thiamazol. Grundsätzlich ist es richtig, die Pharmakotherapie zu vereinfachen und sich auf einen Goldstandardarzneistoff (hier Thiamazol) zu fokussieren.

Eine wichtige unerwünschte Wirkung der Thyreoperoxidasehemmer ist die dosisabhängige Agranulozytose, was regelmäßige Blutbildkontrollen erforderlich macht (Tsuboi et al. 2007).

Propylthiouracil und Natriumperchlorat haben nur Nischenindikationen auf sehr niedrigem Verordnungsniveau. Propylthiouracil (*Propycil*), das wegen seiner kurzen Halbwertszeit mehrmals täglich gegeben werden muss, soll bei der Behandlung von Schwangeren Vorteile haben, was aber nicht ausreichend belegt ist (Francis et al. 2020). Die Verordnungen von Propylthiouracil und Natriumperchlorat sind deutlich rückläufig. Es ist begrüßenswert, dass Arzneistoffe mit Nischenindikationen aus der Praxis verschwinden und zu Gunsten von Arzneistoffen (hier Thiamzol) ersetzt werden, für die eine breite Erfahrung in der Ärzteschaft besteht. Die Kosten für Thyreostatika sind im Jahr 2023 leicht gefallen.

Literatur

Alaeddin N, Jogejan RMS, Stingl JC et al (2023) Über- und Unterbehandlung mit Levothyroxin. Dtsch Ärztebl 120:711–718

Bolk N, Visser TJ, Nijman J et al (2010) Effects of evening vs morning levothyroxine intake: a randomized double-blind crossover trial. Arch Intern Med 170:1996–2003

Brito JP, Ross JS, Deng Y et al (2021) Cardiovascular outcomes and rates of fractures and falls among patients with brand-name verus generic L-thyroxine use. Endocrine 74:592–602

Brito JP, Deng Y, Ross JS et al (2022) Association between generic-to-generic levothyroxine switching and thyrotropin levels among US adults. JAMA Intern Med 182:418–425

Clyde PW, Harari AE, Getka EJ et al (2003) Combined levothyroxine plus liothyronine compared with levothyroxine alone in primary hypothyroidism: a randomized clinical trial. JAMA 290:2952–2958

Effraimidis G, Watt T, Feldt-Rasmussen U (2021) Levothyroxine therapy in elderly patients with hypothyroidism. Front Endocrinol 12:641560

Francis T, Francis N, Lazarus JH et al (2020) Safety of antithyroid drugs in pregnancy: update and therapy implications. Expert Opin Drug Saf 19:565–576

Gill AS, Rai HK, Karunakaran A et al (2023) Suicide attempt with levothyroxine overdose. Cureus 15:e36172

Gottwald-Hostalek U, Tayrouz Y (2021) Real world clinical experience with a new formulation of levothyroxine engineered to meet new and stricter regulatory requirements. Curr Med Res Opin 37:2093–2098

Herrmann J (1981) Prevalence of hypothyroidism in the elderly in Germany. A pilot study. J Endocrinol Invest 4:327–330

Lisco G, de Tullio A, Trggiani D et al (2023) Iodine deficiency and iodine prophylaxis: an overview and update. Nutrients 15:1004

Mendes D, Alves C, Silverio N et al (2019) Prevalence of undiagnosed hypothyroidism in Europe: a systematic review and meta-analysis. Eur Thyroid J 8:130–143

Misera N, Seifert R (2024) Presentation of the obsolete drug reserpine in three German-language pharmacology textbooks. Naunyn Schmiedebergs Arch Pharmacol 397:4381–4401

Mohammadi K, Shafie D, Vakhshoori M et al (2023) prevalence of amiodarone-induced hypothyroidism; A systematic review and meta-analysis. Trends Cardiovasc Med 33:252–262

Pardo-Cabello AJ, Manzano-Gamero V, Puche-Canas E (2022) Placebo: a brief updated review. Naunyn Schmiedebergs Arch Pharmacol 395:1343–1356

Perez CLS, Araki FS, Graf H et al (2013) Serum thyrotropin levels following levothyroxine administration at breakfast. Thyroid 23:779–784

Persani L, dell'Acqua M, Ioakim S et al (2023) Factitious thyrotoxicosis and thyroid hormone misuse or abuse. Ann Endocrinol 84:367–369

Pilz S, Theiler-Schwarz V, Malle O et al (2020) Hypothyreose: Guidelines, neue Erkenntnisse und klinische Praxis. J Klin Endokrinol Stoffw 13:88–95

Sawin CT, Cooper DS (2023) The origin of antithyroid drugs. Thyroid 33:1395–1401

Sawka AM, Gerstein HC, Marriott MJ et al (2003) Does a combination regimen of thyroxine (T4) and 3,5,3'-triiodothyronine improve depressive symptoms better than T4 alone in patients with hypothyroidism? Results of a double-blind, randomized, controlled trial. J Clin Endocrinol Metab 88:4551–4555

Topliss DJ, Soh SB (2013) Use and misuse of thyroid hormone. Singapore Med J 54:406–410

Tsuboi K, Ueshiba H, Shimojo M et al (2007) The relation of initial methimazole dose to the incidence of methimazole-induced agranulocytosis in patients with Graves' disease. Endocr J 54:39–43

Valentine MJ, Kramer HD, Kim J et al (2023) Levothyroxine prescription error: a case report. Cureus 15:e44787

Vardarli I, Brandenburg T, Hegedüs L et al (2022) A questionnaire survey of German thyroidologists on the use of thyroid hormones in hypothyroid and euthyroid patients: the THESIS (Treatment of Hypothyroidism in Europe by Specialists: An International Survey) Collaborative. Exp Clin Endocrinol Diabetes 130:577–586

Sexualhormone

Thomas Strowitzki

Verordnungsprofil Die wichtigsten Gruppen der Sexualhormone sind Östrogenpräparate und Kontrazeptiva. Danach folgen mit weitem Abstand Gestagene. Die Verordnungen aller Östrogenpräparate zur Hormontherapie in der Postmenopause (systemische und topische Präparate) sind zunächst seit 1999 stark zurückgegangen und zeigen nach einem stabilen Niveau seit 2021 wieder eine Steigerung der Verordnungszahlen, wenn auch ausschließlich bei Östrogenmonopräparaten. Die Verordnung von Östrogen-/Gestagenkombinationen zur HRT ist im Vergleich zum Vorjahr unverändert. Die Verordnungen der kombinierten hormonalen Kontrazeptiva sind seit 2021 kontinuierlich rückläufig, wogegen Gestagenmonopräparate einen deutlichen Anstieg zeigen. Absolut gesehen sind kombinierte hormonale Kontrazeptiva aber weiterhin die mit Abstand am häufigsten verordneten Kontrazeptiva. Androgenverordnungen steigen im Vergleich zum Vorjahr wieder um mehr als 8 % an.

Bewertung Die Verordnungen zur postmenopausalen Hormontherapie belegen die leitlinienbasierte Beachtung der Indikationsstellung (AWMF-Leitlinie Peri- and Postmenopause – Diagnosis and Interventions 2020). Dem gesellschaftlichen Trend zur hormonfreien Verhütung folgend sind kombinierte Kontrazeptiva rückläufig.

Sexualhormone werden zur Behandlung von Störungen der Sexualfunktion bei Mann und Frau eingesetzt. Sie dienen in erster Linie zur Substitution fehlender oder ungenügender körpereigener Hormonproduktion, aber auch zur Hemmung der Hormonproduktion durch Änderung der zentralen Regulationsvorgänge im Zwischenhirn und der Hypophyse. Neben vielen anderen Anwendungen sind Sexualhormone bei der Therapie von Sexualhormon-abhängigen Tumoren von Bedeutung, wie z. B. in der Therapie mit Antiöstrogenen beim Mammakarzinom (AWMF Peri- and Postmenopause – Diagnosis and Interventions 2020).

Im Einzelnen lassen sich Sexualhormone in Androgene, Anabolika, Antiandrogene, Östrogene, Gestagene und Antiöstrogene einteilen. Antiöstrogene, wie z. B. Letrozol oder Clomifen, werden zwar häufig in der ovariellen Stimulation bei unerfülltem Kinderwunsch eingesetzt, sind aber bis auf das zur hormonellen Stimulation verwendete Clomifen ausschließlich in der Onkologie, z. B. zur Behandlung des Mammakarzinoms zugelassen und werden daher bei den Onkologika (▶ Kap. 5) dargestellt. Letrozol wird in der Kinderwunschbehandlung als off label use verwendet. Östrogen-Gestagen-Kombinationen vor allem ethinylestradiolhaltige Präparate werden in großem Umfang für die hormonale Kontrazeption eingesetzt. Kontrazeptiva sind seit 1992 in dieser Indikationsgruppe vertreten, weil sie seitdem bei Frauen bis zum vollendeten 20. Lebensjahr und seit April 2019 bis zum vollendeten 22. Lebensjahr auf Kassenrezept verordnet werden können.

Das Verordnungsspektrum der Sexualhormone zeigt bei den Östrogenmonopräparaten zur postmenopausalen Hormontherapie einen

© Der/die Autor(en), exklusiv lizenziert an Springer-Verlag GmbH, DE, ein Teil von Springer Nature 2025
W.-D. Ludwig, B. Mühlbauer, R. Seifert (Hrsg.), *Arzneiverordnungs-Report 2025*,
https://doi.org/10.1007/978-3-662-72738-6_38

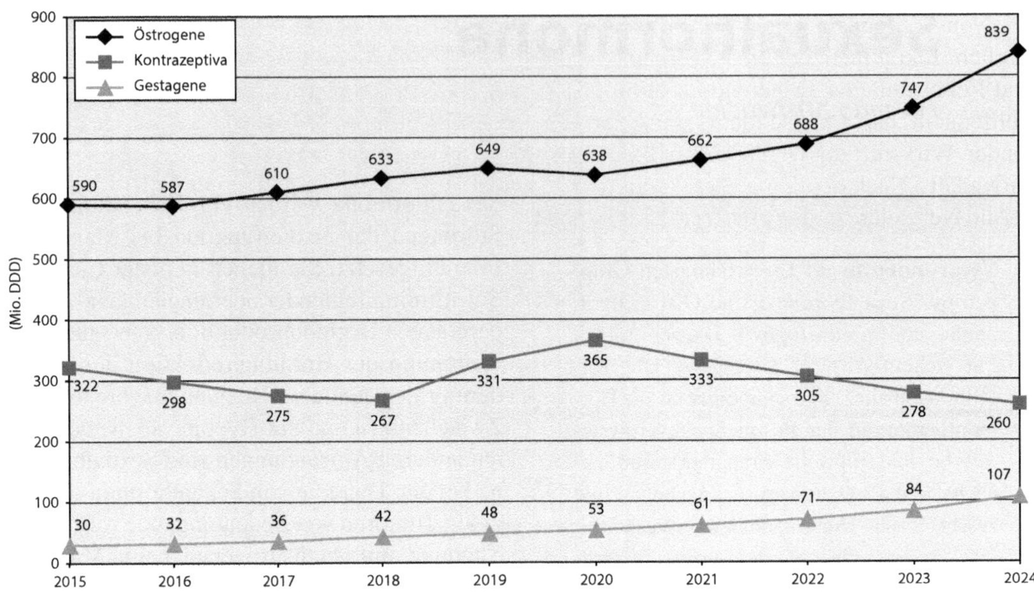

◘ Abb. 38.1   Verordnungen von Sexualhormonen 2015 bis 2024. Gesamtverordnungen nach definierten Tagesdosen

weiteren Anstieg der Verordnungszahlen, wobei die systemisch und topisch (vaginal) applizierten Östrogenpräparate gemeinsam dargestellt werden (◘ Abb. 38.1). Getrennt betrachtet nehmen die Verordnungen sowohl für systemische als auch vaginale Östrogenmonopräparate weiter zu. Östrogen-Gestagen-Kombinationen sind dagegen weiter gering rückläufig. Im Vergleich zu den Vorjahren zeigt sich eine weitere Abnahme der Verordnung der hormonalen Kontrazeptiva mit Ausnahme der Gestagenmonopräparate (◘ Abb. 38.1). Alle übrigen Sexualhormonpräparate spielen bzgl. der Verordnungszahlen nur eine untergeordnete Rolle.

38.1 Androgene

Androgene werden zur Substitutionstherapie bei männlichem Hypogonadismus eingesetzt. Hypogonadale Männer haben u. a. ein erhöhtes Risiko für kardiovaskuläre Erkrankungen (EAU Guidelines 2022). Beim primären Hypogonadismus ist eine Dauertherapie mit Testosteronpräparaten erforderlich. Beim sekundären Hypogonadismus orientiert sich die Be-

handlung an den zugrundeliegenden Ursachen. Studien zur physischen Leistungsstärke sind nicht eindeutig (EAU Guidelines 2022). Eine aktuelle Leitlinie zeigt, dass eine Testosteronsubstitution bei älteren Männern einen geringen verbessernden Einfluss auf die Sexualfunktion hat, aber keine sicher belegte Verbesserung der Physis, einer depressiven Stimmungslage oder der kognitiven Funktionen (Qaseem et al. 2020). Die Qualität der analysierten Studien ist allerdings niedrig.

Es liegen keine eindeutigen Studien vor, die eine Risikoerhöhung kardiovaskulärer Ereignisse durch eine Testosteronsubstitution belegen (EAU Guidelines 2022).

Die Zahl der Testosteronverordnungen ist jetzt stabil, das Verordnungsvolumen lag 2004 bei 6,0 Mio. DDD (Arzneiverordnungs-Report 2005, Kap. 46), stieg 2023 auf 30,9 Mio. DDD 2024 weiter auf 34,0 Mio. Über die Ursache lässt sich nur spekulieren, möglicherweise wird durch umfassende Diagnostik die Diagnose eines LOH (late onset hypogonadism) zunehmend gestellt. Auch die Daten zur nicht eindeutigen Risikoerhöhung kardiovaskulärer Ereignisse könnten hier eine Rolle spielen.

◘ Tab. 38.1　Verordnungen von Androgenen und Antiandrogenen 2024. Angegeben sind die 2024 verordneten Tagesdosen, die Änderungen gegenüber 2023 und die mittleren Kosten je DDD 2024

Präparat	Bestandteile	DDD	Änderung	DDD-Nettokosten
		Mio.	%	Euro
Androgene				
Testogel	Testosteron	12,1	(+14,1)	2,05
Nebido	Testosteronundecanoat	10,5	(−27,7)	1,64
Testosteron-ratiopharm	Testosteronundecanoat	3,9	(+107,3)	1,42
Testotop	Testosteron	2,6	(+7,6)	0,92
Testomed	Testosteronundecanoat	2,0	(+411,6)	1,42
Testosteron GALEN/ Testosteron-Depot GALEN	Testosteronenantat	1,6	(+7,9)	0,52
Testosteron AXiromed	Testosteronundecanoat	1,3	(neu)	1,38
		34,0	**(+8,6)**	**1,63**
Cyproteronacetat				
Androcur	Cyproteron	0,94	(+18,1)	2,35
Cyproteronkombinationen				
Bella HEXAL	Cyproteronacetat Ethinylestradiol	2,5	(+6,2)	0,24
Summe		**37,4**	**(+8,7)**	**1,55**

Das am meisten verordnete Präparat ist Testosteronundecanoat (◘ Tab. 38.1) zur Langzeittherapie (einmal 1.000 mg i. m. alle 10 bis 14 Wochen) mit einem geringen Anstieg im Vergleich zu 2023. Die Verordnungen der topischen Testosteronapplikationen steigen weiter an, wie das transdermale Testosteronpräparat (*Testogel*), das einmal pro Tag mit einer Dosis von 20, 40 oder 50 mg auf die Haut von Schulter, Armen oder Bauch aufgetragen wird und in dieser Form eine Resorptionsquote von 9–14 % hat.

38.2　Antiandrogene

Antiandrogene verdrängen männliche Hormone (Androgene) von ihrem Rezeptor und heben dadurch ihre Wirkung auf. Sie werden hauptsächlich in der antiandrogenen onkologischen Therapie z. B. beim Prostatakarzinom eingesetzt. Cyproteronacetat wurde wiederum häufiger verordnet als im Vorjahr (◘ Tab. 38.1). Cyproteronkombinationen mit Ethinylestradiol finden überwiegend bei Frauen zur Behandlung von Hirsutismus, Akne vulgaris und androgenetischem Haarausfall Verwendung und zeigen gering steigende Verordnungszahlen (◘ Tab. 38.1) trotz der Anwendungsbeschränkungen für CPA aufgrund des Meningeomrisikos bei Langzeittherapie (European Medicines Agency 2020). Weitere Kombinationen mit antiandrogen wirksamen Gestagenen wie Chlormadinonacetat, Dienogest oder Drospirenon finden sich überwiegend in verschiedenen hormonalen oralen Kontrazeptiva und werden unter Kontrazeptiva besprochen.

38.3 Östrogene

Östrogene regeln zusammen mit den Gestagenen die Reproduktionsvorgänge bei der Frau, induzieren die Pubertätsveränderungen und erhalten die Funktion der Sexualorgane. Zu den therapeutisch wichtigen Wirkungen der Östrogene gehört die Proliferation der Schleimhaut in Uterus und Vagina sowie die Förderung der Knochenmineralisation. Hauptindikation für die Verordnung natürlicher Östrogene allein oder in verschiedensten Kombinationen ist die postmenopausale Hormontherapie zur Therapie des klimakterischen Syndroms. Dafür werden Östrogene (Östradiol und Östradiolester) mit einem 10–14-tägigen Gestagenzusatz (Sequenztherapie) oder als kontinuierliche Kombinationstherapie (Östrogen/Gestagen) oral oder als Pflaster, Gel oder Spray transdermal angewendet. Bei hysterektomierten Patientinnen ist eine Östrogentherapie ohne Gestagenzusatz indiziert.

Randomisierte Studien haben Langzeitnebenwirkungen einer postmenopausalen Hormontherapie gezeigt. In der Women's Health Initiative (WHI) an 16.608 Frauen waren die gesundheitlichen Risiken insgesamt gering höher als der Nutzen einer kombinierten Östrogen-Gestagen-Substitution (Writing Group for the Women's Health Initiative Investigators 2002). Die WHI-Studie fand bei postmenopausalen Frauen ein relatives Risiko für ein Mammakarzinom von 1,26 bei einer durchschnittlichen Behandlungsdauer von 3,2 Jahren mit Östrogenen und Gestagenen, entsprechend 8 pro 10.000 Frauen und Anwendungsjahr. Insgesamt lag das Risiko für eine koronare Herzkrankheit 29 %, Brustkrebs 26 %, Schlaganfall 41 % und Lungenembolie 133 % höher. Niedriger lag dagegen das Risiko für kolorektales Karzinom (−37 %), Korpuskarzinom (−17 %) und Oberschenkelfrakturen (−33 %). Der absolute Risikoüberschuss ist mit einem Ereignis pro 100 Frauen in 5 Jahren gering. In einer ersten Nachuntersuchung der WHI-Studie drei Jahre nach der Beendigung der Hormonzufuhr war das kardiovaskuläre Risiko in der ursprünglichen Hormongruppe

nicht mehr erhöht und mit der Kontrollgruppe vergleichbar, das Krebsrisiko lag jedoch in der ursprünglichen Hormongruppe weiterhin um 24 % höher (Heiss et al. 2008). In einer weiteren Nachauswertung der WHI-Studie nach 11 Jahren war die Inzidenz des Brustkrebses und die dadurch bedingte Mortalität auch noch lange nach Abbruch der kombinierten Hormontherapie um 78 bzw. 96 % erhöht (Chlebowski et al. 2010). In einem aktuellen Review zeigt sich bei ansonsten gesunden Frauen, die die Hormontherapie zur Zeit der Menopause begonnen haben, ein Trend, dass die Vorteile einer Hormontherapie die Nachteile überwiegen (Chester et al. 2018).

Der Studienarm der Östrogenmonotherapie wurde in der WHI-Studie wegen fehlenden Nutzens vorzeitig nach 7,1 Jahren vor dem geplanten Studienende durch die National Institutes of Health (NIH) abgebrochen. Bei transdermaler Applikation von natürlichen Östrogenen fanden sich aber im Gegensatz zur WHI-Studie mit equinen Östrogenen keine vermehrten thromboembolischen Erkrankungen (Canonico et al. 2007, ESTHER-Studie). Das Risiko für Hüftfrakturen wurde in der WHI-Mono-Studie um 39 % (102 Fälle) reduziert. Nach 13 Jahren hat eine post-hoc Auswertung der Östrogenmonotherapie bei jüngeren Frauen (50–59 Jahre) sogar günstigere Ergebnisse für Gesamtmortalität und Myokardinfarkte ergeben (Manson et al. 2013).

Transdermal appliziert (Pflaster, Gel, Spray) scheinen die kardiovaskulären Risiken von Östradiol weniger ausgeprägt und bei Dosen bis 50 µg pro Tag nicht mehr messbar (Goldštajn et al. 2023, Rovinski et al. 2018).

Die Risikobewertung der Hormontherapie bzgl. thromboembolischer Ereignisse ist auch in der NICE guideline update von 2024 durch orale Präparate signifikant erhöht, nicht aber durch transdermale Präparate (National Institute for Health and Care Excellence 2015 update 2024). Auch das kardiovaskuläre Risiko wird bei Frauen unter 60 Jahren durch die Hormontherapie nicht erhöht. Das koronare Risiko und das Brustkrebsrisiko werden nur durch Östrogen-Gestagenkombinationen erhöht, jedoch kaum oder gar nicht durch die Östrogenmonotherapie.

Gemäß der deutschen Leitlinie „Peri- and Postmenopause – Diagnosis and Interventions" (2020) soll Frauen mit vasomotorischen Symptomen nach Nutzen-Risiko-Aufklärung eine Hormonersatztherapie angeboten werden. Eine Hormonsubstitution erhöht das kardiovaskuläre Risiko, wenn überhaupt, dann nur gering. Zur Risikokommunikation Mammakarzinom empfiehlt die Leitlinie folgende Formulierung: „Nach 5 Jahren einer sequenziellen kombinierten HT mit Beginn ab dem 50. Lebensjahr ist für die nächsten 20 Jahre pro 1.000 Frauen mit 14 zusätzlichen Fällen von Brustkrebs zu rechnen. Im Falle einer kontinuierlich-kombinierten HT ist mit 20 zusätzlichen Brustkrebsfällen zu rechnen." Vor Beginn der Hormontherapie sollen kardiovaskuläres Risiko und Brustkrebsrisiko der Patientinnen abgeklärt werden. Eine überarbeitete Version der Leitlinie steht kurz vor ihrer Fertigstellung.

38.3.1 Östrogenmonopräparate

Insgesamt betrachtet sind die Verordnungen der Östrogenmonopräparate 2024 im Vergleich zu 2023 weiter deutlich um 24,4 % gestiegen (❏ Tab. 38.2). Östrogenpflaster ermöglichen eine transdermale Resorption von Estradiol in Dosierungen von täglich 25–100 µg bei zweimaliger bzw. einmaliger Gabe pro Woche, Gele und Sprays werden in der Regel täglich appliziert. Transdermal werden infolge der Umgehung der Leber 40fach kleinere Estradioldosen benötigt. In die Leber gelangen auf diesem Wege erheblich geringere Hormonmengen, so dass die östrogenabhängige Synthese von Angiotensinogen, Lipoproteinen und Gerinnungsfaktoren nicht übermäßig stimuliert wird. In einer Fallkontrollstudie wurden bereits 2007 erste Daten erhoben, dass nur die orale, aber nicht die transdermale Östrogentherapie mit einem erhöhten Thromboembolierisiko (4,2-fach versus 0,9-fach) einhergeht (Canonico et al. 2007, ESTHER-Studie). Daher werden transdermale Präparate für die

Hormontherapie empfohlen (American College of Obstetricians and Gynecologists 2013; National Institute for Health and Care Excellence 2015 update 2024; AWMF Peri- and Postmenopause – Diagnosis and Interventions 2020), ebenso in neueren Studien (Goldstajn et al. 2023; Rovinski et al. 2018). Mittlerweile macht die orale Verordnung von Estradiol nur noch 1 % der transdermalen Verordnungen aus mit weiter abnehmenden Verordnungszahlen. Orale Östradiolmonopräparate spielen eine wichtige Rolle zum endometrialen Aufbau in der Reproduktionsmedizin.

Nur sehr geringe Verordnungsmengen entfallen auf orales Östriol, das nur eine schwache östrogene Wirkung hat. Postmenopausale Dysphorien und lokale Befunde im Genitalbereich werden gemindert.

Vaginale Östrogenpräparate hatten 2024 ein weiter um 11,2 % zunehmendes Verordnungsvolumen (❏ Tab. 38.2) und machen den Großteil der DDD aller Östrogenmonopräparate aus (❏ Abb. 38.1), praktisch ausschließlich in Form von Östriol, dem schwächer wirksamen Metaboliten von Östradiol. Indikationen sind Lokaltherapie bei Genitalatrophien, postmenopausale Dysurien und Prophylaxe bei rezidivierenden Harnwegsinfektionen. Östrogene werden nach vaginaler und kutaner Applikation schnell resorbiert und haben im Vergleich zur systemischen Therapie eine bessere symptomatische Wirkung (Long et al. 2006).

38.3.2 Östrogenkombinationen

Die Verordnung von Östrogen-Gestagen-Kombinationen ist 2024 im Vergleich zum Vorjahr unverändert (❏ Tab. 38.3). Marktführer sind weiterhin die Kombinationspräparate mit Dienogest, die mehr als 1/3 der Verordnungen von Östrogen-Gestagen Kombinationen ausmachen, gefolgt von Dydrogesteron.

Die Verordnungsentwicklung der Östrogenpräparate für die postmenopausale Hormonsubstitution entspricht somit wie im Vorjahr den derzeitigen Empfehlungen zur Hormontherapie (siehe oben).

□ Tab. 38.2 Verordnungen von Östrogenen 2024 (Monopräparate). Angegeben sind die 2024 verordneten Tagesdosen, die Änderungen gegenüber 2023 und die mittleren Kosten je DDD 2024

Präparat	Bestandteile	DDD	Änderung	DDD-Nettokosten
		Mio.	%	Euro
Estradiol (transdermal)				
Gynokadin Gel	Estradiol	125,4	(+26,7)	0,26
Lenzetto	Estradiol	44,9	(+23,5)	0,21
Estreva	Estradiol	18,5	(+27,9)	0,20
Estramon	Estradiol	7,7	(+2,3)	0,30
Femoston mono	Estradiol	3,7	(+7,2)	0,24
Sisare Gel	Estradiol	1,1	(−1,6)	0,40
		201,3	**(+24,4)**	**0,25**
Estradiol (oral)				
Estrifam	Estradiol	3,8	(−10,4)	0,26
Estradiol-1 A Pharma	Estradiol	2,6	(+8,1)	0,25
Progynova	Estradiolvalerat	1,2	(−10,8)	0,36
		7,6	**(−4,9)**	**0,27**
Weitere Östrogene (oral)				
Ovestin Tabl.	Estriol	1,8	(−1,0)	0,56
Östrogene (vaginal)				
Oekolp Vaginal	Estriol	337,3	(+59,6)	0,08
Estriol Wolff	Estriol	91,3	(+19,9)	0,05
Ovestin Creme/Ovula	Estriol	69,0	(−60,2)	0,05
Oestro-Gynaedron/M	Estriol	26,3	(+160,5)	0,05
Gynoflor	Estriol L. acidophilus	19,3	(+8,8)	0,44
Linoladiol-H N Creme	Estradiol Prednisolon	3,5	(−1,7)	0,53
Vagirux	Estradiol	1,4	(+116,2)	0,34
Linoladiol N Creme	Estradiol	1,2	(−9,6)	0,45
		549,4	**(+11,2)**	**0,09**
Summe		**760,1**	**(+14,1)**	**0,13**

38

◘ Tab. 38.3 Verordnungen von Östrogen-Gestagen-Kombinationen 2024. Angegeben sind die 2024 verordneten Tagesdosen, die Änderungen gegenüber 2023 und die mittleren Kosten je DDD 2024

Präparat	Bestandteile	DDD	Änderung	DDD-Nettokosten
		Mio.	%	Euro
Estradiol und Norethisteron				
Estramon comp/-Conti	Estradiol Norethisteronacetat	8,4	(+13,8)	0,56
Cliovelle	Estradiolvalerat Norethisteronacetat	3,1	(−24,3)	0,37
Activelle	Estradiol Norethisteronacetat	1,3	(−19,1)	0,40
		12,7	**(−2,0)**	**0,50**
Estradiol und Levonorgestrel				
Fem 7 Conti	Estradiol Levonorgestrel	2,8	(−4,2)	0,46
Cyclo Progynova N	Estradiolvalerat Levonorgestrel	2,5	(+12,4)	0,42
Wellnara	Estradiol Levonorgestrel	2,1	(−10,2)	0,49
		7,4	**(−1,1)**	**0,45**
Estradiol und Dienogest				
Lafamme	Dienogest Estradiolvalerat	13,8	(−1,2)	0,39
Ladivella	Dienogest Estradiolvalerat	4,0	(+9,0)	0,37
Estramon plus Dienogest	Dienogest Estradiolvalerat	3,4	(+7,0)	0,37
Velbienne	Dienogest Estradiolvalerat	1,6	(−31,5)	0,37
Ariora	Dienogest Estradiolvalerat	1,3	(−22,1)	0,36
		24,1	**(−3,0)**	**0,38**
Östrogene und andere Gestagene				
Femoston Conti/-mini	Estradiol Dydrogesteron	12,2	(−5,1)	0,40
Femoston	Estradiol Dydrogesteron	6,8	(−1,0)	0,39
Bijuva	Estradiol Progesteron	4,1	(+73,0)	0,51
		23,1	**(+4,6)**	**0,42**
Summe		**67,3**	**(−0,1)**	**0,43**

38.4 Gestagene und Progesteronantagonisten

Gestagene haben im Gegensatz zu den Östrogenen ein sehr viel kleineres Verordnungsvolumen, mit allerdings stark steigender Tendenz von 83,9 Mio. DDD im Jahre 2023 auf 107,0 Mio. DDD im Jahre 2024 (◘ Abb. 38.1). Gestagene wirken zusammen mit Östrogenen auf nahezu alle weiblichen Reproduktionsvorgänge. Sie hemmen die Östrogen-induzierte Proliferation des Endometriums und induzieren die Sekretionsphase. Alle Gestagene unterdrücken dosisabhängig die Ovulation und hemmen die Tubenmotilität.

Gestagene werden entweder als natürliches Progesteron oder als synthetische Gestagene eingesetzt, die sich von dem natürlichen Gestagen Progesteron oder von Testosteron ableiten. Die meisten Derivate haben unterschiedliche Zusatzeffekte auf androgene und östrogene Hormonwirkungen. Indikation der oralen Progesteronpräparate (z. B. *Famenita*, *Utrogest*) und von Dydrogesteron (*Duphaston*) ist neben der Verwendung in der Reproduktionsmedizin die Endometriumprotektion für die postmenopausale Hormontherapie mit Östrogenen bei nicht hysterektomierten Frauen. Das relativ teure, täglich subkutan zu applizierende Progesteron *Prolutex* wird überwiegend in der assistierten Reproduktion eingesetzt, spielt aber mit einem kleinen Verordnungsvolumen nur eine marginale Rolle (◘ Tab. 38.4). Progesteronpräparate sind die mit Abstand am

◘ Tab. 38.4 Verordnungen von Gestagenen und Progesteronantagonisten 2024. Angegeben sind die 2024 verordneten Tagesdosen, die Änderungen gegenüber 2023 und die mittleren Kosten je DDD 2024

Präparat	Bestandteile	DDD	Änderung	DDD-Nettokosten
		Mio.	%	Euro
Progesteron				
Famenita	Progesteron	39,3	(+25,4)	0,92
Utrogest	Progesteron	20,4	(+59,2)	1,05
Progestan	Progesteron	8,6	(+34,6)	0,90
Progestogel	Progesteron	2,3	(+4,1)	0,67
Cyclogest	Progesteron	0,62	(+26,3)	2,40
Prolutex	Progesteron	0,17	(+4,6)	8,02
		71,4	**(+33,7)**	**0,98**
Weitere Gestagene				
Zafrilla	Dienogest	15,1	(+3,5)	0,50
Endovelle	Dienogest	6,9	(+258,8)	0,41
Duphaston	Dydrogesteron	5,5	(+10,9)	0,38
Chlormadinon JENAPHARM	Chlormadinon	5,0	(−13,6)	0,49
Dienogest Aristo	Dienogest	1,5	(+46,8)	0,48
MPA Gyn HEXAL	Medroxyprogesteronacetat	1,2	(+5,5)	0,47
		35,1	**(+19,7)**	**0,46**
Summe		**106,5**	**(+28,7)**	**0,81**

häufigsten verordneten Gestagenpräparate und werden seit Jahren zunehmend verschrieben mit einem Zuwachs 2024 von 33,7 % im Vergleich zum Vorjahr, sicher bedingt durch den frei kombinierten Einsatz in der HRT mit einem transdermalen Östradiol und die Substitution in der Reproduktionsmedizin bei Maßnahmen der künstlichen Befruchtung.

Chlormadinon ist zusätzlich noch für Gestagenmangelzustände bei sekundärer Amenorrhö, dysfunktionellen Blutungen und unregelmäßigen Zyklen zugelassen. Dienogest als Monopräparat (*Visanne, Zafrilla, Endovelle, Dienogest Aristo*) ist ausschließlich zur Behandlung der Endometriose zugelassen mit einer weiter deutlichen Zunahme der Verschreibungen, insbesondere des Generikums Endovelle (❏ Tab. 38.4). Hier zeigt sich, dass die Gestagentherapie die wichtigste hormonelle Behandlung der Endometriose darstellt.

38.5 Hormonale Kontrazeptiva

Hormonale Kontrazeptiva gehören ganz überwiegend zur Gruppe der Östrogen-Gestagen-Kombinationen. Als Ovulationshemmer supprimieren sie in erster Linie die Ausschüttung des hypothalamischen Gonadotropin-Releasing-Hormons und der hypophysären Gonadotropine. Dadurch hemmen sie Follikelwachstum, Ovulation und Gelbkörperbildung. Die Gestagenkomponente vermindert zusätzlich die Proliferation des Endometriums (Nidationshemmung) und steigert die Viskosität des Zervixschleims (Hemmung der Spermienaszension).

Orale Kontrazeptiva sind seit ihrer Einführung Anfang der 60er Jahre kontinuierlich weiterentwickelt worden, um das Nebenwirkungsrisiko zu reduzieren. Nach der Beobachtung von seltenen, aber gefährlichen kardiovaskulären Komplikationen in Form von Schlaganfällen, Herzinfarkten und Thromboembolien (Royal College of General Practitioners 1981) wurde zunächst Ethinylestradiol von 50 auf 20–35 µg pro Tag reduziert. Mit diesen Präparaten gingen die thromboembolischen Zwischenfälle zurück. In einer dänischen Kohortenstudie an 1,6 Mio. Frauen war das absolute Risiko thromboembolischer Komplikationen (Schlaganfälle, Herzinfarkte) gering, wurde aber durch höher dosiertes Ethinylestradiol (30–40 µg/Tag) stärker als durch niedrig dosierte Präparate (20 µg Tag) erhöht (Lidegaard et al. 2012). Nach der Einführung niedrig dosierter Gestagene aus der Gruppe der Gonangestagene (Desogestrel 1981, Gestoden 1987) wurden im Oktober 1995 drei große Studien bekannt, die ein erhöhtes thromboembolisches Risiko für diese Gestagene zeigten (World Health Organization Collaborative Study 1995; Jick et al. 1995; Spitzer et al. 1996). Eine Metaanalyse von 12 Studien bestätigte, dass orale Kontrazeptiva der dritten Generation (Desogestrel, Gestoden) ein 1,7fach erhöhtes Thromboserisiko im Vergleich zu Kontrazeptiva der zweiten Generation hatten (Kemmeren et al. 2001). Auch für Drospirenon wurde ein erhöhtes thromboembolisches Risiko beschrieben (Wu et al. 2013). Ein Cochrane-Review von 26 Studien zeigte weiterhin ein um 50–100 % erhöhtes Thromboserisiko von Kontrazeptivakombinationen mit Gestoden, Desogestrel, Cyproteronacetat oder Drospirenon im Vergleich zu Levonorgestrelkombinationen (de Bastos et al. 2014). Die LL zur hormonellen Empfängnisverhütung fasst das VTE-Risiko in Abhängigkeit vom Gestagen zusammen. Das erhöhte Risiko gilt auch für transdermale Applikationen (Pflaster, Vaginalring, AWMF Hormonal Contraception 2019). Gestagenmonopräparate dagegen bedingen kein erhöhtes Thromboserisiko (AWMF Hormonal Contraception 2019).

Ein weiteres seit langem diskutiertes Nebenwirkungsrisiko ist die Karzinogenität. Nach Leitlinie ist das Risiko für Mammakarzinom unklar, für Zervixkarzinom erhöht und für Ovarialkarzinom aber reduziert (AWMF Hormonal Contraception 2019).

38.5.1 Einphasen- und Sequenzialpräparate

Die Verordnungen der oralen hormonalen Kontrazeptiva sind seit 2021 kontinuierlich rückläufig (◘ Abb. 38.1) Nach Kontrazeptiva mit Levonorgestrel werden Kontrazeptiva mit Dienogest am zweithäufigsten verordnet. Dienogest ist ein gestagenes Nortestosteronderivat mit antiandrogenen Eigenschaften, das 1995 in Deutschland zur hormonalen Kontrazeption und zur Behandlung von Frauen mit Akne eingeführt wurde. Laut aktueller Fachinformation ist das relative Thromboserisiko von Dienogest um Faktor 1,6 erhöht und somit höher im Vergleich zu Levonorgestrel, Norgestimat oder Norethisteron (siehe auch AWMF Hormonal Contraception 2019). Das Dienogest-haltige Einphasenpräparat *Maxim* ist mit 43,2 Mio. DDD das mit Abstand am häufigsten verordnete orale Kontrazeptivum mit einem geringen Zuwachs im Vergleich zu 2023. Dienogest erzielt ein stabiles Blutungsprofil und wird deshalb häufig im Langzyklus verwendet, zusätzlich entfaltet es günstige Effekte auf Endometriose und Androgenisierungserscheinungen. Erneut gelistet ist mit Drovelis ein estetrolhaltiges Präparat mit einem weiteren Zuwachs um 22,7 % bei aber noch kleinen Verordnungszahlen. Nach bisheriger Studienlage hat Estetrol ein günstiges Risikoprofil.

Zoely ist als einziges Nomegestrol-haltiges Präparat mit erneut rückläufigen Zahlen gelistet (◘ Tab. 38.5). Das Präparat enthält

◘ **Tab. 38.5 Verordnungen von Kontrazeptiva 2024**. Angegeben sind die 2024 verordneten Tagesdosen, die Änderungen gegenüber 2023 und die mittleren Kosten je DDD 2024

Präparat	Bestandteile	DDD	Änderung	DDD-Nettokosten
		Mio.	%	Euro
Mit Levonorgestrel				
Swingo	Ethinylestradiol Levonorgestrel	38,3	(+7,8)	0,21
Maexeni	Ethinylestradiol Levonorgestrel	20,7	(+11,3)	0,19
Asumate	Ethinylestradiol Levonorgestrel	15,4	(−41,4)	0,24
Omsan	Ethinylestradiol Levonorgestrel	5,1	(+1,0)	0,23
Evaluna	Ethinylestradiol Levonorgestrel	3,5	(−23,7)	0,22
Minisiston/-fem	Ethinylestradiol Levonorgestrel	3,5	(−21,4)	0,30
Microgynon	Ethinylestradiol Levonorgestrel	2,7	(+17,8)	0,24
Kleodina	Ethinylestradiol Levonorgestrel	2,6	(−19,6)	0,21
Monostep	Ethinylestradiol Levonorgestrel	2,3	(−13,8)	0,28
		94,2	**(−8,4)**	**0,22**

▫ Tab. 38.5 (Fortsetzung)

Präparat	Bestandteile	DDD Mio.	Änderung %	DDD-Nettokosten Euro
Mit Desogestrel				
Munalea	Ethinylestradiol Desogestrel	1,5	(−21,1)	0,20
Mit Chlormadinonacetat				
Solera	Ethinylestradiol Chlormadinonacetat	6,0	(+116,6)	0,26
Angiletta	Ethinylestradiol Chlormadinonacetat	2,7	(+149,1)	0,21
Belara	Ethinylestradiol Chlormadinonacetat	2,3	(−70,4)	0,40
		11,0	**(−4,7)**	**0,28**
Mit Dienogest				
Maxim	Ethinylestradiol Dienogest	43,2	(+4,2)	0,29
Velafee	Ethinylestradiol Dienogest	13,8	(−6,6)	0,25
Sibilla	Ethinylestradiol Dienogest	4,2	(−43,9)	0,22
Dienovel	Ethinylestradiol Dienogest	3,8	(−45,2)	0,21
Aurovida	Ethinylestradiol Dienogest	2,6	(> 1.000)	0,20
Aristelle	Ethinylestradiol Dienogest	1,6	(−13,3)	0,20
Luvyna	Ethinylestradiol Dienogest	1,5	(−27,5)	0,19
		70,8	**(−5,4)**	**0,26**
Mit Nomegestrol				
Zoely	Estradiol Nomegestrol	3,5	(−7,6)	0,43
Mit Drospirenon				
Drovelis	Drospirenon Estetrol	5,7	(+22,7)	0,48
Yiznell	Ethinylestradiol Drospirenon	2,1	(+13,9)	0,34
		7,8	**(+20,2)**	**0,44**
Summe		**188,8**	**(−6,3)**	**0,25**

◨ Tab. 38.6 Verordnungen von weiteren Kontrazeptiva 2024. Angegeben sind die 2024 verordneten Tagesdosen, die Änderungen gegenüber 2023 und die mittleren Kosten je DDD 2024

Präparat	Bestandteile	DDD	Änderung	DDD-Nettokosten
		Mio.	%	Euro
Sequenzialpräparate				
Qlaira	Estradiolvalerat Dienogest	4,7	(−0,1)	0,49
Gestagenpräparate				
Slinda	Drospirenon	11,7	(+31,2)	0,50
Desogestrel Aristo	Desogestrel	4,5	(−3,3)	0,20
Solgest	Desogestrel	4,3	(−26,1)	0,21
Feanolla	Desogestrel	4,0	(+7,3)	0,19
Desirett	Desogestrel	2,3	(+3,4)	0,25
Depo-Clinovir	Medroxyprogesteron	1,6	(−3,7)	0,32
		28,4	**(+5,2)**	**0,33**
Vaginale Kontrazeptiva				
Ginoring	Ethinylestradiol Etonogestrel	4,2	(−37,8)	0,40
NuvaRing	Ethinylestradiol Etonogestrel	3,5	(+65,4)	0,50
VeRi-Aristo	Ethinylestradiol Etonogestrel	2,9	(−3,3)	0,38
Mycirq	Ethinylestradiol Etonogestrel	1,4	(−6,4)	0,38
		12,0	**(−10,1)**	**0,42**
Transdermale Kontrazeptiva				
Evra transdermales Pflaster	Ethinylestradiol Norelgestromin	1,5	(+10,8)	0,50
Summe		**46,6**	**(+0,4)**	**0,38**

Nomegestrol in fixer Kombination mit natürlichem Estradiol. Im direkten Vergleich mit einer Drospirenonkombination hatte *Zoely* einen sicheren Konzeptionsschutz, verursachte aber häufiger Nebenwirkungen wie Veränderungen der monatlichen Abbruchblutung, Akne und Gewichtszunahme (Übersicht bei Yang und Plosker 2012). Für Nomegestrol und Chlormadinon besteht ein erhöhtes Meningeomrisiko, allerdings in Dosierungen deutlich oberhalb der Konzentrationen in hormonalen Kontrazeptiva. Chlormadinonhaltige Kontrazeptiva verzeichnen einen nur noch geringen weiteren Rückgang um 4,7 %.

Sequenzialpräparate sind nur mit einem Präparat vertreten (◨ Tab. 38.6) bei stabilen Verordnungszahlen. Bei *Qlaira* handelt es sich um ein Dreiphasenpräparat, das wie *Zoely* natürliches Östradiol, aber in größerer Menge, enthält. Es gibt bisher keine zuverlässigen Kriterien für die Entscheidung, ob eine Patientin eher Einphasen- oder Sequenzialpräparate einnehmen sollte.

38.5.2 Gestagenmonopräparate

Die Verordnung von Gestagenmonopräparaten nimmt weiter um 5,2 % zu vor allem wegen der häufigen Verordnung des Drospirenonhaltigen Präparates *Slinda* (◨ Tab. 38.6). Die Einnahme von *Slinda* erfolgt über 24 Tage gefolgt von 4 Tagen Placebo für eine bessere Blutungsstabilität. Orale niedrig dosierte Desogestrelpräparate enthalten eine halb so hoch dosierte Gestagenmenge (75 µg/Tag) wie die Desogestrelkombinationen aus der Gruppe der Einphasenpräparate (z. B. *Lamuna*), weisen aber einen genauso sicheren Konzeptionsschutz wie kombinierte Einphasenpräparate auf.

38.5.3 Vaginale hormonale Kontrazeptiva

Die vaginal anwendbaren Östrogen-Gestagen-Kombinationen enthalten ein vaginales Freisetzungssystem, das pro Tag 15 µg Ethinylestradiol und 120 µg Etonogestrel abgibt. Vorteile sind die einmal monatliche Anwendung sowie die Möglichkeit, Östrogene und Gestagene in niedrigeren Dosen anzuwenden als bei kombinierten oralen Kontrazeptiva. Daraus resultieren konstante Serumhormonspiegel, gute Zyklusstabilität und sichere Kontrazeption bei Magen-Darm-Störungen. Das vaskuläre Risiko ist dem der oralen kombinierten Kontrazeptiva vergleichbar. In einer offenen Einjahresstudie an 1.030 Frauen wurde eine vergleichbare Wirksamkeit und Verträglichkeit wie mit einem oralen Kontrazeptivum festgestellt (Oddsson et al. 2005). Im Vergleich zu 2023 ist die Verordnung um 10 % rückläufig.

Literatur

American College of Obstetricians and Gynecologists (2013) Committee opinion no. 556: Postmenopausal estrogen therapy: route of administration and risk of venous thromboembolism. Obstet Gynecol 121:887–890

AWMF Hormonal contraception. Guideline of the DGGG, SGGG and OEGGG (S3-Level, AW MF Registry No. 015/015, November 2019). http://www.awmf.org/leitlinien/detail/ll/015-015.html

AWMF Peri- and Postmenopause – Diagnosis and Interventions. Guideline of the DGGG, SGGG and OEGGG (S3 Level, AW MF Registry No. 015–062, January 2020). https://www.awmf.org/leitlinien/detail/ll/015-062.html

de Bastos M, Stegeman BH, Rosendaal FR, Van Hylckama Vlieg A, Helmerhorst FM, Stijnen T, Dekkers OM (2014) Combined oral contraceptives: venous thrombosis. Cochrane Database Syst Rev. https://doi.org/10.1002/14651858.CD010813.pub2

Canonico M, Oger E, Plu-Bureau G, Conard J, Meyer G, Lévesque H, Trillot N, Barrellier MT, Wahl D, Emmerich J, Scarabin PY (2007) Hormone therapy and venous thromboembolism among postmenopausal women: impact of the route of estrogen administration and progestogens: the ESTHER study. Circulation 115:840–845

Chester RC, Kling JM, Manson JE (2018) What the Women's Health Initiative has taught us about menopausal hormone therapy. Clin Cardiol 41:247–252

Chlebowski RT, Anderson GL, Gass M, Lane DS, Aragaki AK, Kuller LH, Manson JE, Stefanick ML, Ockene J, Sarto GE, Johnson KC, Wactawski-Wende J, Ravdin PM, Schenken R, Hendrix SL, Rajkovic A, Rohan TE, Yasmeen S, Prentice RL (2010) Estrogen plus progestin and breast cancer incidence and mortality in postmenopausal women. JAMA 304:1684–1692

European Association of Urology https://uroweb.org/guidelines/sexual-and-reproductive-health. Zugegriffen: 25. Aug. 2022

European Medicines Agency (2020) Restrictions in use of cyproterone due to meningioma risk. https://www.ema.europa.eu/en/medicines/human/referrals/cyproterone-containing-medicinal-products (Erstellt: 27. März 2020) (EMA/147755/2020)

Goldštajn MŠ, Mikuš M, Ferrari FA, Bosco M, Uccella S, Noventa M et al (2023) Effects of transdermal versus oral hormone replacement therapy in postmenopause: a systematic review. Arch Gynecol Obstet 307(6):1727–1745

Heiss G, Wallace R, Anderson GL, Aragaki A, Beresford SA, Brzyski R, Chlebowski RT, Gass M, LaCroix A, Manson JE, Prentice RL, Rossouw J, Stefanick ML

(2008) Health risks and benefits 3 years after stopping randomized treatment with estrogen and progestin. JAMA 299:1036–1045

Jick H, Jick SS, Gurewich V, Myers MW, Vasilakis C (1995) Risk of idiopathic cardiovascular death and nonfatal venous thromboembolism in women using oral contraceptives with differing progestagen components. Lancet 346:1589–1593

Kemmeren JM, Algra A, Grobbee DE (2001) Third generation oral contraceptives and risk of venous thrombosis: meta-analysis. Brit Med J 323:1–9

Lidegaard Ø, Løkkegaard E, Jensen A, Skovlund CW, Keiding N (2012) Thrombotic stroke and myocardial infarction with hormonal contraception. N Engl J Med 366:2257–2266

Long CY, Liu CM, Hsu SC, Wu CH, Wang CL, Tsai EM (2006) A randomized comparative study of the effects of oral and topical estrogen therapy on the vaginal vascularization and sexual function in hysterectomized postmenopausal women. Menopause 13:737–743

Manson JE, Chlebowski RT, Stefanick ML, Aragaki AK, Rossouw JE, Prentice RL, Anderson G, Howard BV, Thomson CA, LaCroix AZ, Wactawski-Wende J, Jackson RD, Limacher M, Margolis KL, Wassertheil-Smoller S, Beresford SA, Cauley JA, Eaton CB, Gass M, Hsia J, Johnson KC, Kooperberg C, Kuller LH, Lewis CE, Liu S, Martin LW, Ockene JK, O'Sullivan MJ, Powell LH, Simon MS, Van Horn L, Vitolins MZ, Wallace RB (2013) Menopausal hormone therapy and health outcomes during the intervention and extended poststopping phases of the Women's Health Initiative randomized trials. JAMA 310:1353–1368

National Institute for Health and Care Excellence (2015) Menopause: diagnosis and management. NICE guideline published, update Nov. 2024. https://www.nice.org.uk/guidance/ng23/last. Zugegriffen: 7. Nov. 2024

Oddsson K, Leifels-Fischer B, de Melo NR, Wiel-Masson D, Benedetto C, Verhoeven CH, Dieben TO (2005) Efficacy and safety of a contraceptive vaginal ring (NuvaRing) compared with a combined oral contraceptive: a 1-year randomized trial. Contraception 71:176–182

Qaseem A, Horwitch CA, Vijan S et al (2020) Testosterone treatment in adult men with age-related low testosterone: a clinical guideline from the American College of Physicians. Ann Intern Med 172:126–133

Rovinski D, Ramos RB, Fighera TM, Casanova GK, Spritzer PM (2018) Risk of venous thromboembolism events in postmenopausal women using oral versus non-oral hormone therapy: A systematic review and meta-analysis. Thromb Res 168:83–95.

Royal College of General Practitioners Oral Contraception Study (1981) Further analysis of mortality in oral contraceptive users. Lancet 1:541–546

Spitzer WO, Lewis MA, Heinemann LAJ, Thorogood M, MacRae KD (1996) Third generation oral contraceptives and risk of venous thromboembolic disorders: an international case-control study. Brit Med J 312:83–88

World Health Organization Collaborative Study of Cardiovascular Disease and Steroid Hormone Contraception (1995) Effect of different progestagens in low oestrogen oral contraceptives on venous thromboembolic disease. Lancet 346:1582–1588

Writing Group for the Women's Health Initiative Investigators (2002) Risks and benefits of estrogen plus progestin in healthy postmenopausal women. Principal results from the Women's Health Initiative randomized controlled trial. JAMA 288:321–333

Wu C, Grandi S, Filion K, Abenhaim H, Joseph L, Eisenberg M (2013) Drospirenone-containing oral contraceptive pills and the risk of venous and arterial thrombosis: a systematic review. Br J Obstet Gynaecol 120:801–811

Yang LP, Plosker GL (2012) Nomegestrol acetate/estradiol: in oral contraception. Drugs 72:1917–1928

38

Hypophysen- und Hypothalamushormone

Roland Seifert

Auf einen Blick

Verordnungsprofil. Die herausstechende Entwicklung in diesem kleinen Indikationsgebiet ist das im AVR 2024 vorhergesagte Wachstum der Verordnungen der fixen oral applizierbaren Kombination von Relugolix/Estradioal/Norethindron (*Ryeqo*) zur Behandlung von Beschwerden bei Uterusmyomen und Endometriose. Die DDD-Kosten von *Ryeqo* sind moderat. Bei den Wachstumshormonen fällt ein starker Verordnungsanstieg eines preiswerten Biosimilars *Omnitrope* auf, der aus pharmakoökonomischer Sicht sehr begrüßenswert ist.

Hormone der Hypophyse und des Hypothalamus sind die zentralen Steuerungssignale für endokrine Drüsen und somatische Körperfunktionen. So regeln einige Hypophysenhormone die periphere Hormonproduktion in Schilddrüse, Nebennierenrinde und Gonaden, andere steigern Wachstum, Laktation, peripheren Gefäßtonus und renale Wasserrückresorption. Die Steuerung der hypophysären Hormonfreisetzung erfolgt einerseits zentral durch die übergeordneten Releasinghormone und Hemmstoffe des Hypothalamus, andererseits bei einigen Hypophysenhormonen durch die peripheren Hormone der endokrinen Drüsen über eine inhibitorische Feedbackregulation.

Hypophysen- und Hypothalamushormone wurden ursprünglich als Diagnostika für die Funktionsprüfung endokriner Organe eingesetzt. Seit vielen Jahren steht jedoch ihre therapeutische Bedeutung im Vordergrund. Besonders zu nennen ist die Hemmung gonadotroper Funktionen durch Gonadorelinanaloga bei der hormonsuppressiven Behandlung des Prostatakarzinoms, die Substitution des Wachstumshormonmangels und die ovarielle Stimulation mit Gonadotropinen zur Behandlung der weiblichen Infertilität im Rahmen der In-vitro-Fertilisation.

Konzeptionell von großer Bedeutung ist die Anwendung von Gonadodotropin-Releasing-Hormon (GnRH)-Rezeptorantagonisten in Kombination von synthetischen Estrogen- und Progesteronrezeptoragonisten zur Behandlung von Beschwerden bei Uterusmyomen sowie Endometriose (Syed 2022; Blair 2024).

39.1 Gonadorelin- und Gonadotropinpräparate

Die Gonadotropin-Releasinghormone des Hypothalamus (Gonadoreline, GnRH, LHRH) und die Gonadotropine des Hypophysenvorderlappens werden als gonadale Steuerungshormone für zahlreiche Indikationen eingesetzt. Follitropin (Follikelstimulierungshormon, FSH) stimuliert die Follikelreifung im Ovar und die Spermatogenese im Hoden. Lutropin (Luteinisierungshormon, LH) erhöht die ovarielle Steroidsynthese und induziert in der Zyklusmitte den Eisprung. In den Leydig-Zellen des Hodens stimuliert Lutropin die Androgensynthese. Choriongonadotropin ist ein weiteres Gonadotropin, das in der Plazenta gebildet wird und vorwiegend luteotrope Aktivität hat. Alle drei Gonadotropine werden in aktiver Form über die Niere ausgeschieden und können aus dem Harn durch Aufreinigung gewonnen werden.

39.1.1 Gonadorelinpräparate

Neben den natürlichen Gonadotropin-Releasinghormonen werden synthetische Gonadorelinanaloga eingesetzt, die aufgrund ihrer stärkeren Wirkung und längeren Wirkungsdauer als Rezeptoragonisten die hypophysären GnRH-Rezeptoren desensitisieren und dann als funktionelle GnRH-Rezeptor-Antagonisten die hypophysäre Gonadotropinsekretion und die nachgeschaltete gonadale Steroidsynthese hemmen.

Mit der Einführung der beiden GnRH-Rezeptorantagonisten Cetrorelix und Ganirelix besteht die Möglichkeit einer direkten Blockade hypophysärer GnRH-Rezeptoren. Dieses Behandlungsprinzip wirkt schneller und führt seltener zu ovarieller Überstimulation. Nach einem Cochrane-Review (45 Studien mit 7.511 Frauen) gab es keinen Unterschied in der Lebendgeburtenrate zwischen GnRH-Rezeptoragonisten und GnRH-Rezeptorantagonisten (Al-Inany et al. 2011). Im Jahre 2024 sind die Verordnungen der reinen GnRH-Rezeptor-Antagonisten (also Präparate ohne Kombinationspartner) gestiegen (◘ Tab. 39.1).

Die Verordnungen des Kombinationspräparates aus dem GnRH-Rezeptor-Antagonisten Relugolix sowie dem synthetischen Estrogenrezeptoragonisten Estradiol sowie dem synthetischen Progesteronrezeptoragonisten Norethisteronacetat (*Ryeqo*) haben sich 2024 mehr als verdoppelt. *Ryeqo* wird einmal täglich oral appliziert und zur Behandlung von Beschwerden bei Uterusmyomen und der Endometriose eingesetzt (Syed 2022; Blair 2024). Die Tagesbehandlungskosten sind moderat. Da es sich prinzipiell um eine Langzeitbehandlung handelt, ist dies ein wichtiger pharmakoökonomischer Aspekt. Die Jahres-

behandlungkosten für eine Patientin liegen bei ca. 1.160 €, was in Anbetracht des Leidensdruckes bei diesen Erkrankungen angemessen ist.

Relugolix hemmt über den GnRH-Rezeptorantagonismus die endogene Estrogen- und Progesteronbiosynthese. Endogene Estrogene werden durch Estradiol substituiert, endogenes Progesteron durch Norethisteronacetat. Diese Hormonsubstitution ist wichtig, um hormonelle Entzugserscheinungen wie in den Wechseljahren (insbesondere Osteoporose sowie Hitzewallungen) zu vermeiden. Die Wirksamkeit des Kombinationspräparates aus Relugolix, Estradiol und Norethisteronacetat bei Beschwerden (z. B. Schwere der Menstruation, Schmerzen, Unwohlsein, Anämie) im Zusammenhang mit Uterusmyomen wurde in der LIBERTY-Studie nachgewiesen (Al-Hendy et al. 2021). Die Wirksamkeit des Kombinationspräparates aus Relugolix, Estradiol und Norethisteronacetat bei Beschwerden (z. B. Schmerzen, Analgetikakonsum, Unwohlsein) im Zusammenhang mit Endometriose wurde in der SPIRIT-Studie nachgewiesen (Giudice et al. 2022).

39.1.2 Follitropinpräparate

Das DDD-Volumen der Follitropinpräparate ist im Vergleich zum Vorjahr leicht gestiegen (◘ Tab. 39.1). Ihre Hauptindikation ist die weibliche Infertilität. Dabei werden sie zur Stimulation des Follikelwachstums bei hypo- oder normogonadotroper Ovarialinsuffizienz sowie bei der In-vitro-Fertilisation (IVF) zur kontrollierten ovariellen Überstimulation eingesetzt. Wesentlich seltener werden sie zur Stimulation der Spermiogenese bei hypogonadotropem Hypogonadismus zusammen mit humanem Choriongonadotropin verwendet.

Die Verordnungen der Follitropinpräparate liegen mit 1,1 Mio. DDD (Nettokosten 54 Mio. €) erheblich unter dem Niveau vor der Einführung der 2004 geänderten Kostenregelungen für die künstliche Befruchtung, das damals bei 3,6 Mio. DDD lag (vgl. Arzneiver-

□ Tab. 39.1 Verordnungen von Gonadorelin- und Gonadotropinpräparaten 2024. Angegeben sind die 2024 verordneten Tagesdosen, die Änderungen gegenüber 2023 und die mittleren Kosten je DDD 2024

Präparat	Bestandteile	DDD	Änderung	DDD-Nettokosten
		Mio.	%	Euro
Gonadorelinantagonisten				
Ryeqo	Relugolix Estradiol Norethisteronacetat	4,3	(+112,1)	3,18
Orgalutran	Ganirelix	0,06	(−22,9)	34,79
Ganirelix Theramex	Ganirelix	0,06	(+135,1)	30,08
Ganiran	Ganirelix	0,05	(+43,8)	32,89
		4,5	**(+106,3)**	**4,30**
Choriongonadotropin				
Brevactid	Choriongonadotropin	1,4	(+8,8)	0,68
Ovitrelle	Choriongonadotropin alfa	0,10	(−0,3)	55,69
		1,5	**(+8,1)**	**4,56**
Follitropinpräparate				
Menogon	Menotropin	0,34	(+49,8)	35,93
Ovaleap	Follitropin alfa	0,30	(+1,8)	33,75
Gonal	Follitropin alfa	0,30	(−4,4)	40,89
Pergoveris	Lutropin alfa Follitropin alfa	0,20	(−7,3)	88,27
		1,1	**(+8,3)**	**45,94**
Ovulationsauslöser				
Clomifen-ratiopharm	Clomifen	1,8	(−12,8)	0,58
Summe		**8,8**	**(+34,0)**	**8,99**

ordnungs-Report 2004, ▶ Kap. 31 Hypophysen- und Hypothalamushormone). Bei einer mittleren Tagesdosis von 150–225 I.E. und einer mittleren Behandlungsdauer von 10 Tagen werden für eine ausreichende Follikelreifung 1.875 I.E. (25 WHO-DDD zu 75 I.E.) für einen Behandlungszyklus und für die durchschnittlich 1,66 Behandlungszyklen pro Patientin 3.113 I.E. (41,4 WHO-DDD) benötigt. Aus den Verordnungen von 1,1 Mio. DDD errechnet sich damit, dass 2023 insgesamt ca. 26.600 GKV-Patientinnen mit Follitropinpräparaten für die IVF behandelt wurden. Nach den Daten des Deutschen IVF-Registers (2019) wurden 2017 insgesamt 64.247 Frauen behandelt, wobei in dem Register nicht nur GKV-Versicherte sondern alle behandelten Frauen erfasst werden. Die Zahl der Lebendgeburten nach IVF-Behandlung betrug 2017 21.295 Kinder (Deutsches IVF-Register 2019). Die eindrucksvollen Erfolge der Reproduktionsmedizin sollten Anlass sein, die Beschränkungen der Kostenübernahme für Kinderwunschbehandlung aufzuheben, vor allem vor dem Hintergrund niedriger Geburtenraten und des auch auf dem Arbeitsmarkt immer deutlicher werdenden demografischen Wandels.

Führende Präparate sind *Gonal* und *Ovaleap*, die rekombinantes Follitropin alfa enthalten (◘ Tab. 39.1). Menotropin (*Menogon*) ist ein humanes Menopausengonadotropin, das aus dem Harn postmenopausaler Frauen gewonnen wird und zu gleichen Teilen Follitropin und Lutropin enthält. Ein Cochrane-Review zeigte nur geringe Unterschiede zwischen Menotropin und rekombinantem Follitropin bezüglich Lebendgeburten oder Hyperstimulationssyndrom (Van Wely et al. 2012).

39.1.3 Choriongonadotropin

Ein weiteres häufig verordnetes Gonadotropin ist das aus Schwangerenharn gewonnene humane Choriongonadotropin (*Brevactid*), das wegen seiner LH-Aktivität eingesetzt wird. Trotz unterschiedlicher endogener Funktionen werden Lutropin und das luteotrop wirkende humane Choriongonadotropin in der praktischen Anwendung häufig als austauschbar angesehen. Humanes Choriongonadotropin hat jedoch eine höhere Rezeptoraffinität und eine längere Halbwertszeit als Lutropin (Übersicht bei Choi und Smitz 2014). In der Gynäkologie wird humanes Choriongonadotropin zur Ovulationsauslösung nach eingetretener Follikelreifung im Rahmen der assistierten Fertilisation und in der Kinderheilkunde bei Kryptorchismus und bei verzögerter Pubertätsentwicklung zur Steigerung der Gonadenfunktion eingesetzt.

Die beiden Hauptvertreter haben ein unterschiedliches Indikationsspektrum. Bei *Brevactid* überwiegen die pädiatrischen Indikationen mit geringeren Dosierungen, die entsprechend der WHO-DDD dann auch erheblich geringere DDD-Kosten aufweisen (◘ Tab. 39.1). Das rekombinante humane Choriongonadotropin alfa (*Ovitrelle*) ist ausschließlich zur Stimulation des Follikelwachstums zugelassen. Auch hier hat ein Cochrane-Review gezeigt,

dass es keine überzeugenden Belege für einen Unterschied zwischen dem rekombinanten und dem gereinigtem Choriongonadotropin bezüglich Lebendgeburten, Schwangerschaftsraten oder Hyperstimulationssyndrom gibt (Youssef et al. 2016).

39.1.4 Ovulationsauslöser

Clomifen ist ein oral wirksames Antiestrogen, das durch Blockade inhibitorischer Estrogenrezeptoren in Hypothalamus und Hypophyse die Gonadorelin- und Gonadotropinsekretion steigert und dadurch eine Ovulation bei anovulatorischen Zyklen auslöst. Es gilt allgemein als Mittel der ersten Wahl für die pharmakologische Ovulationsinduktion bei Frauen mit polyzystischen Ovarien (PCO). Mit Clomifen beträgt die Lebendgeburtsrate 23 %, allerdings verbunden mit einem erhöhten Risiko von Mehrlingsschwangerschaften (Übersicht bei Perales-Puchalt und Legro 2013). Clomifen wurde 2024 weniger häufig verordnet als 2023 (◘ Tab. 39.1).

39.2 Wachstumshormonpräparate

39.2.1 Wachstumshormon

Wachstumshormon ist ein weiteres Hormon des Hypophysenvorderlappens. Seine wichtigste Indikation ist die Behandlung des hypophysären Minderwuchses. Die 1985 eingeführten gentechnischen Präparate haben eindrucksvolle Erfolge bei der Steigerung des Längenwachstums von Kindern mit hypophysärem Minderwuchs ermöglicht. Die Behandlung wird für Kinder mit nachgewiesenem Wachstumshormonmangel, Turner-Syndrom, Prader-Willi-Syndrom, chronischer Niereninsuffizienz und Kleinwuchs wegen SHOX-Mangel empfohlen (National Institute for Health and Care Excellence 2010). Nach Erreichen der Zielgröße kann die Somatropinbehandlung normalerweise beendet werden.

Seit 1996 ist Wachstumshormon auch zur Substitution des Wachstumshormonmangels bei Erwachsenen zugelassen. In kontrollierten Studien bei Erwachsenen mit Somatropinmangel gibt es Hinweise auf eine erhöhte Knochendichte, eine verbesserte Leistungsfähigkeit der Muskulatur und eine Senkung des Körperfettgehalts. Eine Substitution von Wachstumshormon kann daher für Erwachsene mit nachgewiesenem Wachstumshormonmangel von Vorteil sein. Jedoch sind weitere kontrollierte Studien erforderlich, um individualisierte Wirksamkeitsmarker zu verfeinern. Da Wachstumshormon bei sonst gesunden Personen mit normaler Hypophysenfunktion inakzeptable Nebenwirkungen haben kann, empfehlen Leitlinien kein Wachstumshormon als Anti-Aging-Therapie (Übersicht bei Melmed 2019).

Die Verordnungen von Somatropin insgesamt sind 2024 deutlich gestiegen (◘ Tab. 39.2). Das preisgünstige Biosimilar (*Omnitrope*) führt sehr deutlich bei den Somatotropin-Verordnungen. Die Verordnungszahlen von *Omnitrope* stiegen sehr viel stärker als beim deutlich teureren Originalpräparat *Genotropin*. Dies zeigt, dass in der Praxis Einsparpotenziale durch Biosimilars zunehmend realisiert werden. Dieser Verordnungstrend ist aus pharmakoökonomischer Perspektive sehr zu begrüßen.

Auch aus pharmakotherapeutischer Sicht gibt es keinen Grund anzunehmen, *Omnitrope* sei „schlechter" wirksam als *Genotropin*. In diesem Zusammenhang sollte der Begriff „Biosimilar" grundsätzlich vermieden werden, weil er im Vergleich zum „Biological" (in diesem Falle *Genotropin*) fälschlicherweise eine geringere Wirksamkeit suggeriert. Dies ist jedoch nichtzutreffend (Borras Perez et al. 2017; Lopez-Siguero et al. 2017; Schiestl et al. 2017). Inzwischen liegen fast 20 Jahre klinische Erfahrung mit *Omnitrope* und *Genotropin* vor, und man kann äquivalente Wirksamkeit und Sicherheit aus der Literatur bescheinigen. Die Bedenken gegenüber „Biosimilars" sind vorwiegend theoretischer und psychologischer Natur (Halimi et al. 2020), und werden, wie am

Beispiel der aktuellen Verordnungszahlen von Somatropin zu sehen ist, langsam, aber sicher aufgehoben.

39.3 Weitere Hypophysenhormone

39.3.1 Somatostatinanaloga

Somatostatin hemmt die Freisetzung anderer Peptidhormone aus dem Hypophysenvorderlappen und dem Gastrointestinaltrakt. Das Somatostatinanalogon Lanreotid (*Somatuline*)wurde 2005 zur Behandlung der Akromegalie eingeführt. Das Präparat wird als Depotpräparat mit einem Injektionsintervall von 28 Tagen angewendet (Übersicht bei Fleseriu 2011). Die Verordnungszahlen von Lanreotid haben leicht abgenommen. Nachteilig bei Lanreotid sind die sehr hohen DDD-Nettokosten (◘ Tab. 39.2). Deshalb ist eine genaue Indikationsstellung erforderlich.

39.3.2 Vasopressinanaloga

Desmopressin ist ein Derivat des Hyopohysenhinterlappenhormons Vasopressin (Adiuretin) mit verstärkter antidiuretischer Wirkung ohne wesentliche blutdrucksteigernde Aktivität. Hauptindikation ist der zentrale Diabetes insipidus. Die Verordnungen stiegen im Jahr 2024 leicht (◘ Tab. 39.2).

39.3.3 Vasopressinantagonist

Tolvaptan (*Samsca*) ist ein selektiver V2-Vasopressinrezeptorantagonist, der 2009 zur Behandlung einer Hyponatriämie als sekundäre Folge des Syndroms der inadäquaten Sekretion des antidiuretischen Hormons zugelassen wurde. Dies ist eine seltene Indikation, weshalb die Verordnungszahlen auch sehr niedrig sind (◘ Tab. 39.2). Die hohen DDD-Kosten von Tolvaptan machen es erforderlich, sehr ge-

◘ Tab. 39.2 Verordnungen von Wachstumshormonen und weiteren Hypophysenhormonen 2024. Angegeben sind die 2024 verordneten Tagesdosen, die Änderungen gegenüber 2023 und die mittleren Kosten je DDD 2024

Präparat	Bestandteile	DDD	Änderung	DDD-Nettokosten
		Mio.	%	Euro
Wachstumshormone				
Omnitrope	Somatropin	2,3	(+13,2)	30,80
Genotropin	Somatropin	0,74	(−7,3)	42,13
		3,1	**(+7,5)**	**33,53**
Somatostatinanaloga				
Somatuline	Lanreotid	1,4	(−3,7)	64,62
Vasopressinanaloga				
Nocutil/-Melt	Desmopressin	2,5	(−16,2)	3,08
Desmopressin TEVA	Desmopressin	0,98	(+118,5)	4,01
Minirin	Desmopressin	0,90	(+1,9)	5,10
Desmogalen	Desmopressin	0,86	(+9,1)	1,51
		5,2	**(+2,7)**	**3,34**
Vasopressinantagonisten				
Samsca	Tolvaptan	0,10	(−14,4)	184,18
Summe		**9,8**	**(+3,0)**	**23,50**

nau die Indikation zu stellen. Die sinkenden Verordnungszahlen von Tolvaptan reflektieren eine kritischere Indikationsstellung der verordnenden Ärzte.

39.3.4 Prolaktinhemmer

Niedrigdosierte Dopaminrezeptoragonisten aus der Gruppe der Secalealkaloide werden in der Gynäkologie bei Hyperprolaktinämie eingesetzt. An erster Stelle der Anwendungsgebiete stehen immer noch primäres und sekundäres Abstillen, obwohl diese Präparate nur bei Versagen anderer Maßnahmen eingesetzt werden sollen (◘ Tab. 39.3). Cabergolin wurde 1995 für primäres Abstillen und die Behandlung der Hyperprolaktinämie zugelassen und wird auch für die Therapie des Prolaktinoms eingesetzt (Castinetti et al. 2021). Regelmäßige internistische Kontrolluntersuchungen unter einer Cabergolin-Therapie sind notwendig, da der Arzneistoff das Risiko für Fibrosen am Herzen, im Retroperitoneum und in der Pleura erhöhen kann (Andrejak und Tribouilloy 2013; Castinetti et al. 2021).

Möglicherweise ergeben sich für Cabergolin in Zukunft neue Indikationen, die mit dem Begriff „Repurposing" bezeichnet werden können. Dazu gehören Methamphetamin-Abhängigkeit (Alipur et al. 2021), das Polyzystische Ovarsyndrom (PCOS; Yanagihara et al. 2021; Hamad et al. 2023), Lakatationshemmung nach Spätabort (Henkel et al. 2023), Cushing-Syndrom (Feelders et al. 2023) sowie verschiedene maligner Erkrankungen einschließlich des Mammakarzinoms (Costa et al. 2017; Lin et al. 2020). Die vergleichsweisen

■ **Tab. 39.3 Verordnungen von Prolaktinhemmern 2024.** Angegeben sind die 2024 verordneten Tagesdosen, die Änderungen gegenüber 2023 und die mittleren Kosten je DDD 2024

Präparat	Bestandteile	DDD	Änderung	DDD-Nettokosten
		Mio.	%	Euro
Cabergolin				
Cabergolin TEVA 0,5 mg	Cabergolin	0,67	(+81,1)	3,52
Summe		**0,67**	**(+81,1)**	**3,52**

geringen DDD-Kosten machen Cabergolin für solch ein Repurposing attraktiv.

Literatur

Al-Hendy A, Lukes AS, Poindexter AN 3rd et al (2021) Treatment of uterine fibroid symptoms with relugolix combination therapy. N Engl J Med 384:630–642

Al-Inany HG, Youssef MA, Aboulghar M, Broekmans F, Sterrenburg M, Smit J, Abou-Setta AM (2011) Gonadotrophin-releasing hormone antagonists for assisted reproductive technology. Cochrane Database Syst Rev. https://doi.org/10.1002/14651858.CD001750.pub3

Alipur M, Jafarian M, Mokri A et al (2021) Cabergoline in treatment of methamphetamine-dependent patients and its effect on serum level of glial cell-derived neurotrophic factor: A randomized, double-bind, placebo-controlled clinical trial. Eur Addict Res 127:457–468

Andrejak M, Tribouilloy C (2013) Drug-induced valvular heart disease: an update. Arch Cardiovasc Dis 106:333–339

Blair HA (2024) Relugolix/estradiol/norethisterone acetate: a review in endometriosis-associated pain. Drugs 84:449–457

Borras Perez MV, Kriström B, Romer T et al (2017) Ten years of clinical experience with biosimilar human growth hormone: a review of safety data. Drug Des Devel Ther 16:1497–1503

Castinetti F, Albarel F, Amodru V, Cuny T, Dufour H, Graillon T, Morange I, Brue T (2021) The risks of medical treatment of prolactinoma. Ann Endocrinol 82:15–19

Choi J, Smitz J (2014) Luteinizing hormone and human chorionic gonadotropin: origins of difference. Mol Cell Endocrinol 383:203–213

Costa R, Santa-Maria CA, Scholtens DM et al (2017) A pilot study of cabergoline for the treatment of metastatic breast cancer. Breast Cancer Res Treat 165:585–592

Deutsches IVF-Register (2019) Jahrbuch 2018. J Reproduktionsmed Endokrinol 16:279–315

Feelders RA, Fleseriu M, Kadioglu P et al (2023) Long-term efficacy and safety of subcutaneous pasireotide alone or in combination with cabergoline in Cushing's disease. Front Endocrinol 14:1165681

Fleseriu M (2011) Clinical efficacy and safety results for dose escalation of somatostatin receptor ligands in patients with acromegaly: a literature review. Pituitary 14:184–193

Giudice LC, As-Sanie S, Ferreira JCA et al (2022) Once daily oral relugolix combination therapy versus placebo in patients with endometriosis-associated pain: two replicate phase 3, randomized, double-bind, studies (SPIRIT 1 and 2). Lancet 399:2267–2279

Halimi V, Daci A, Netkovska KA et al (2020) Clinical and regulatory concerns of biosimilars: a review of literature. Int J Environ Res Public Health 17:5800

Hamad IN, Kadhim SAA, Fawzi HA et al (2023) Effects of combined metformin and cabergoline versus metformin alone in ovarian and hormonal activities in Iraqi patients with POCS and hyperprolactinemia: a randomized clinical trial. J Med Life 16:1615–1621

Henkel A, Johnson SA, Reeves MF et al (2023) Cabergoline for lactation inhibition after second-trimester abortion or pregnancy loss: a randomized controlled trial. Obstet Gynecol 141:1115–1123

Lin S, Zhang A, Zhang X et al (2020) Treatment of pituitary and other tumors with cabergoline: new mechanisms and potential broader applications. Neuroendocrinology 110:477–488

Lopez-Siguero JP, Pfäffle R, Chanson P et al (2017) Ten years' clinical experience with biosimilar human growth hormone: a review of efficacy data. Drug Des Devel Ther 11:1489–1495

Melmed S (2019) Pathogenesis and diagnosis of growth hormone deficiency in adults. N Engl J Med 380:2551–2562

National Institute for Health and Care Excellence (2010) Human growth hormone (somatropin) for the treatment of growth failure in children. NICE technology appraisal guidance 188. http://www.nice.org.uk/guidance/ta188/resources/guidance-human-growth-hormone-somatropin-for-the-treatment-of-growth-failure-in-children-pdf

Perales-Puchalt A, Legro RS (2013) Ovulation induction in women with polycystic ovary syndrome. Steroids 78:767–772

Schiestl M, Zabransky M, Sörgel F (2017) Ten years of biosimilars in Europe: development and evolution of the regulatory pathways. Drug Des Devel Ther 11:1509–1515

Syed YY (2022) Relugolix/estradiol/Norethisterone (Norethindrone) acetate: a review in symptomatic uterine fibroids. Drugs 82:1549–1556

van Wely M, Kwan I, Burt AL, Thomas J, Vail A, Van der Veen F, Al-Inany HG (2012) Recombinant versus urinary gonadotrophin for ovarian stimulation in assisted reproductive technology cycles. A Cochrane review. Hum Reprod Update 18:111

Yanagihara Y, Tanaka A, Nagayoshi M et al (2021) A modified GnRH antagonist method in combination with letrozole, cabergoline, and GnRH antagonist for PCOS: Safe and effective ovarian stimulation to treat PCOS and prevent OHSS. Reprod Med Biol 21:e12429

Youssef MA, Abou-Setta AM, Lam WS (2016) Recombinant versus urinary human chorionic gonadotrophin for final oocyte maturation triggering in IVF and ICSI cycles. Cochrane Database Syst Rev. https://doi.org/10.1002/14651858.CD003719.pub4

Erkrankungen des Mundes und der Zähne

Inhaltsverzeichnis

Oral- und Dentalerkrankungen

Monika Daubländer und Klaus Höcherl

Auf einen Blick

Seit Jahren nehmen zahnärztliche Verordnungen einen Anteil von etwa 1 % an der Gesamtverordnungszahl in Deutschland ein. Dies entsprach 2024 etwa 0,9 % des gesamten Verordnungsvolumens (nach definierten Tagesdosen, DDD) in Deutschland und trug zu 0,2 % an den gesamten Nettokosten in Deutschland bei.

Der Anteil zahnärztlicher Verordnungen an der gesamten Arzneimittelverordnung in Deutschland ist im Jahr 2024 auf einem niedrigen Niveau geblieben. Obwohl 2024 ein Anstieg um etwa 0,5 Mio. Verordnungen zu beobachten war, blieben der Anteil am Gesamtmarkt an Nettokosten und DDD im Vergleich zu 2023 nahezu unverändert.

Zahnärztlich verordnet werden hauptsächlich antibakterielle Arzneistoffe (Antibiotika), gefolgt von den Antiphlogistika und den Fluoridpräparaten. Betrachtet man die DDD, dann handelt es sich dabei hauptsächlich um lokale Fluoridpräparate, welche einen Anteil von ca. 83 % an der DDD ausmachen.

Verordnen dürfen die derzeit aktiv behandelnden 72.767 Zahnärztinnen und Zahnärzte in Deutschland nur im Rahmen ihrer Approbation (BZAEK 2024). Das bedeutet, dass nur solche Arzneimittel verordnet werden dürfen, die zur Behandlung der vorliegenden Zahn-, Mund- und Kiefererkrankung dienen. Hierzu zählen nur Behandlungsmaßnahmen, die einen unmittelbaren Behandlungsansatz haben. Dadurch wird das Spektrum der Medikamentengruppen, die zahnärztlich verordnungsfähig sind, stark eingeschränkt. Es umfasst folgende Gruppen (KZV BW 2019):

- Analgetika
- Sedativa und Hypnotika
- Kreislaufmittel und Mittel zur Schockbehandlung
- Hämostyptika (auch resorbierbar)
- Desinficientia
- Lokalanästhetika und Fungistatika
- Verbandsstoff und Nahtmaterialien
- Arzneimittel zur lokalen Fluoridierung (Nr. IP4)

Das Verordnungsvolumen der 62.869 Kassenzahnärztinnen und -zahnärzte lag 2023 bei 492,2 Mio. DDD, was 7.828,9 DDD und 119,2 Verordnungen pro Zahnärztin/Zahnarzt pro Jahr entspricht (WIdO 2024). Die Nettokosten betrugen 2.100 € pro Zahnärztin/Zahnarzt (WIdO 2024). Gegenüber 2022 haben damit sowohl die Zahl der Zahnärztinnen/Zahnärzte als auch der Verordnungen leicht zugenommen. Die Nettokosten betrugen 132 Mio. €.

Es fällt auf, dass die Gruppe der Sedativa und Hypnotika auch bei den Verordnungen im Jahr 2024 nicht in Erscheinung tritt. Seit dem 01.07.2019 ist Distickstoffmonoxid (Lachgas) verschreibungspflichtig (Bundesgesetzblatt 2019). Dieses Gas wird vor allem in der Kinderzahnheilkunde zur Anxiolyse und minimalen Sedierung der kleinen Patienten eingesetzt. Hierzu wird das Gas in einer Konzentration von 20 bis 50 % verwendet. Die gute analgetische Wirkung von Distickstoffmonoxid wird bei dieser Dosierung nicht ausgeschöpft, daher sollte bei schmerzhaften Manipulationen immer auch eine Lokalanästhesie appliziert werden. Es bleibt abzuwarten, ob die Substanz den *cut point* des AVR von 10.000 Verordnungen erreicht.

Seit dem 01.11.2020 sind auch Zahnärztinnen und Zahnärzte verpflichtet eine Dosierungsanweisung für jedes verschreibungspflichtige Fertigarzneimittel auf der Arzneimittelverordnung anzugeben. Von dieser Änderung der Arzneimittelverordnung darf nur abgewichen werden, wenn der Patient einen Medikationsplan mit schriftlicher Dosierungsanweisung besitzt oder das Arzneimittel von dem verordnenden Zahnarzt verabreicht wird.

krobiellen Arzneistoffe (◘ Tab. 40.1). Im Bereich der zahnärztlichen Verordnungen macht diese Gruppe etwa 52 % der gesamten zahnärztlichen Nettokosten und ca. 7,7 % der gesamten zahnärztlichen DDD aus (◘ Tab. 40.1). Dies entspricht einem Anteil von etwa 10 % an der gesamten DDD antimikrobieller Arzneistoffe in Deutschland, wobei für andere Länder ein ähnlicher Anteil berichtet wird (Buonavoglia et al. 2021; Bunce und Hellyer 2018). Im Bereich der antimikrobiellen Arzneistoffe stellen antibakterielle Arzneistoffe den fast ausschließlichen Anteil der zahnärztlichen DDD aus diesem Bereich dar (◘ Tab. 40.2–40.3). Antimykotische Arzneistoffe und Desinfektionsmittel spielen dementsprechend bei der gesamten zahnärztlichen DDD aus dem Bereich der antimikrobiellen Arzneistoffe nur eine untergeordnete Rolle.

40.1 Arzneistoffe zur Behandlung mikrobieller Erkrankungen

Der Arzneimittelverordnungsreport 2025 führt 97,9 % der gesamten zahnärztlichen DDD für das Jahr 2024 im Detail auf. Etwa 48 % der gesamten zahnärztlichen Verordnungen aus dem Jahr 2024 gehören zu der Gruppe der antimi-

40.1.1 Arzneistoffe zur Behandlung bakterieller Infektionen (Antibiotika)

Antibakterielle Arzneistoffe werden zur Prophylaxe und/oder Therapie bakterieller Infektionen eingesetzt. In der Zahnmedizin können diese bei Infektionen odontogener und nicht-

◘ **Tab. 40.1** **Die verordnungsstärksten Arzneimittelgruppen der zahnärztlichen Arzneiverordnungen 2024.** Angegeben sind die Gesamtmengen der 2024 verordneten Tagesdosen, Verordnungen und Nettokosten

Arzneimittelgruppe	Verordnungen	Nettokosten	DDD
	Mio.	Mio.	Mio.
Analgetika und orale Lokalanästhetika	0,36	3,88	1,66
Antibiotika und Antiinfektiva	3,88	71,82	35,73
Antiphlogistika	2,68	28,45	33,62
Fluoridpräparate	0,71	9,22	384,58
Summe	**7,63**	**113,37**	**455,58**
Anteil	**95,2 %**	**81,4 %**	**97,9 %**
Gesamtzahl zahnärztlicher Verordnungen	**8,02**	**139,29**	**465,40**
Anteil am Gesamtmarkt	**1,0 %**	**0,2 %**	**0,9 %**

Präparat	Bestandteile	DDD	Änderung	DDD-Nettokosten
		Mio.	%	Euro
Oralpenicilline				
Penicillin V STADA	Phenoxymethyl-penicillin	0,16	(+77,8)	1,33
Penicillin V AL	Phenoxymethyl-penicillin	0,11	(+71,7)	1,39
Infectocillin	Phenoxymethyl-penicillin	0,09	(−20,0)	2,89
Unacid PD	Sultamicillin	0,04	(+195,1)	9,77
		0,40	**(+42,8)**	**2,62**
Aminopenicilline				
Amoxi-1 A Pharma	Amoxicillin	9,0	(+133,5)	1,30
Amoxicillin Micro Labs	Amoxicillin	5,0	(+24,9)	1,26
Amoxicillin Aristo	Amoxicillin	2,2	(+24,9)	1,36
Amoxicillin AL	Amoxicillin	2,0	(−53,6)	1,28
Amoxicillin PUREN	Amoxicillin	0,80	(+431,1)	1,18
Amoxicillin-ratiopharm	Amoxicillin	0,50	(−53,3)	1,38
Amoxicillin STADA	Amoxicillin	0,11	(−57,3)	1,25
		19,6	**(+27,4)**	**1,29**
Amoxicillinkombinationen				
Amoxicillin/Clavulansäure Micro Labs	Amoxicillin Clavulansäure	1,8	(+23,9)	3,21
Amoxiclav-1 A Pharma	Amoxicillin Clavulansäure	1,6	(+50,5)	4,66
Amoxi-Clavulan/AmoxiClav Aurobindo	Amoxicillin Clavulansäure	1,0	(−20,8)	4,52
Amoxi-Clavulan PUREN	Amoxicillin Clavulansäure	0,84	(+92,8)	3,41
Amoxicillin/Clavulansäure Zentiva	Amoxicillin Clavulansäure	0,54	(+95,1)	3,65
Amoxiclav BASICS	Amoxicillin Clavulansäure	0,36	(−38,2)	4,60
Amoxicillin/Clavulansäure AAA-Pharma	Amoxicillin Clavulansäure	0,29	(+20,4)	3,86
Amoclav/Amoxclav HEXAL	Amoxicillin Clavulansäure	0,22	(−6,7)	3,43

◨ Tab. 40.2 (Fortsetzung)

Präparat	Bestandteile	DDD	Änderung	DDD-Nettokosten
		Mio.	%	Euro
Amoxicillin/Clavulansäure Devatis	Amoxicillin Clavulansäure	0,13	(−24,5)	3,84
Amoxi Clavulan STADA	Amoxicillin Clavulansäure	0,11	(+16,3)	3,73
Amoxclav Sandoz	Amoxicillin Clavulansäure	0,10	(−13,6)	3,49
		7,1	(+17,7)	3,92
Summe		**27,0**	**(+24,9)**	**2,00**

odontogener Herkunft eingesetzt werden, wobei bei odontogener Herkunft aber immer erst die zahnärztliche Behandlung erfolgen sollte. Therapie der Wahl ist die Trepanation und eine anschließende endodontische Versorgung. Ist keine Ausbreitungstendenz gegeben, ist auch keine antibakterielle Therapie indiziert. Bei Ausbreitungstendenz wird die sofortige chirurgische Therapie mit adjuvanter Antibiotikagabe unter stationärer Überwachung empfohlen. Zudem liegen für die Endokarditisprophylaxe konkrete Empfehlungen der Deutschen Gesellschaft für Kardiologie vor. Ferner ist eine antibakterielle Therapie während und nach Radiatio oder Bisphosphonatgabe erforderlich, und kann bei Augmentation und orthognather Chirurgie empfohlen sein. Im Einzelfall kann bei Implantationen, bei Patienten mit Diabetes mellitus und bei immunsupprimierten Patienten die Gabe antibakterieller Arzneistoffe in Betracht gezogen werden. Der zu häufige, zu lange und damit auch zu unkritische Einsatz dieser Arzneistoffe führte in der Vergangenheit zu einer deutlichen Zunahme antimikrobieller Resistenzen bei Bakterien (Kern 2018). Dies stellt das Gesundheitswesen in Deutschland vor eine große Herausforderung. Eine Zunahme Antibiotika-resistenter Bakterien wird auch in der Zahnmedizin beobachtet (Kern 2018; Halling 2014), wobei die Verwendung antibakterieller Arzneistoffe bei starken Zahnschmerzen im Rahmen einer irreversiblen Pulpitis eine solche unkritische Anwendung in der Zahnmedizin sein könnte (Agnihotry et al. 2019). Die Aufnahme und vor allem die Beachtung antibakterieller Therapien in S3-Leitlinien ist deshalb nur eine von mehreren Maßnahmen, um eine rationale antibakterielle Therapie zu gewährleisten (Kern 2018). Hilfreich dafür könnten auch Antibiotika-Stewardship-Maßnahmen, welche im Detail in ▸ Kap. 3 in dieser Ausgabe besprochen werden, in der ambulanten zahnärztlichen Versorgung sein (Okihata et al. 2023; Thompson et al. 2022; Tolksdorf et al. 2022). Ein mehr evidenzbasierter Einsatz von Antibiotika sowie die Sensibilisierung von Zahnärztinnen und Zahnärzten als auch von Patientinnen und Patienten für das Wissen und das Bewusstsein einer antimikrobiellen Resistenz scheint weltweit notwendig zu sein (Contaldo et al. 2023). Im Bereich der Zahnmedizin findet man antibakterielle Therapien in den S3-Leitlinien zu „Odontogene Infektionen", welche derzeit überarbeitet wird, und der „Leitlinie zur Behandlung der Parodontitis" (Deutsche Gesellschaft für Mund-, Kiefer- und Gesichtschirurgie [DGMKG], Deutsche Gesellschaft für Zahn-, Mund- und Kieferheilkunde [DGZMK] 2016; Deutsche Gesellschaft für Zahn- und Mund- und Kieferheilkunde e.V. [DGZMK], Deutsche Gesellschaft für Parodontologie e.V. [DG PARO] 2020).

◘ Tab. 40.3 Zahnärztliche Verordnungen von weiteren Antibiotika und antiinfektiven Mitteln 2024. Angegeben sind die 2024 verordneten Tagesdosen (DDD), die Änderung gegenüber 2023 und die mittleren DDD-Nettokosten von Arzneimitteln mit mindestens 10.000 zahnärztlichen Verordnungen

Präparat	Bestandteile	DDD	Änderung	DDD-Nettokosten
		Mio.	%	Euro
Oralcephalosporine				
Cefurax	Cefuroximaxetil	0,28	(−10,3)	1,27
Cefuroxim-PUREN	Cefuroximaxetil	0,17	(+48,2)	1,20
Cefurox BASICS	Cefuroximaxetil	0,16	(−17,2)	1,29
		0,61	**(−1,8)**	**1,25**
Doxycyclin				
Doxycyclin-1 A Pharma	Doxycyclin	0,27	(−28,8)	0,69
Doxycyclin AL	Doxycyclin	0,22	(+0,7)	0,58
		0,49	**(−18,0)**	**0,64**
Clindamycin				
Clindasol	Clindamycin	2,5	(−25,0)	2,08
ClindaHEXAL	Clindamycin	1,4	(+104,8)	2,12
Clindamycin-1 A Pharma	Clindamycin	1,00	(+48,9)	2,03
Clindamycin Aristo	Clindamycin	0,72	(−34,5)	2,13
Clinda-saar	Clindamycin	0,43	(−47,2)	2,51
Clindamycin-ratiopharm	Clindamycin	0,09	(−55,2)	2,36
		6,2	**(−9,8)**	**2,12**
Metronidazol				
Metronidazol Aristo	Metronidazol	0,08	(−45,4)	3,40
Metronidazol AL	Metronidazol	0,04	(−26,3)	3,57
		0,12	**(−40,3)**	**3,46**
Weitere Medikamente				
Ampho-Moronal Lutschtabl	Amphotericin B	0,25	(+24,6)	2,18
Chlorhexamed	Chlorhexidin	0,11	(−63,2)	1,21
Azithromycin-1 A Pharma	Azithromycin	0,10	(+73,9)	2,39
Azithromycin-Hecpharm	Azithromycin	0,06	(−45,0)	1,99
		0,52	**(−22,0)**	**1,99**
Summe		**7,9**	**(−11,4)**	**1,97**

Wie in den letzten Jahren werden aus der Gruppe der antibakteriellen Arzneistoffe Amoxicillin und Clindamycin von deutschen Zahnärztinnen und Zahnärzten am häufigsten verschrieben (Cirkel et al. 2025). Erfreulicherweise ist auch für 2024 eine weitere Abnahme von Clindamycin um knapp 10 % zu verzeichnen (Albrecht et al. 2024; Bindel und Seifert 2024a; Bindel und Seifert 2024b). Trotzdem besitzt Clindamycin – entgegen aller Empfehlungen – immer noch einen von Anteil von etwa einem Fünftel an der zahnärztlichen Gesamtverordnung antibakterieller Arzneistoffe (Cirkel et al. 2025). Erste Erkenntnisse lassen vermuten, dass deutsche Zahnärztinnen und Zahnärzte antibakterielle Arzneistoffe auch ohne „echte" Indikation verordnen, wobei folgende Gründe genannt werden: 1. Mangel an zur Verfügung stehender Behandlungszeit und eine eingeschränkte Möglichkeit der Patientenüberwachung bzw. der klinischen Kontrolle vor allem bei Patienten mit akuten starken Schmerzen, die kurzfristig zu bestimmten Zeiten (Feiertage, Wochenende oder Urlaubsbeginn) die/den Zahnärztin/Zahnarzt aufsuchen. 2. Die Erwartungshaltung mancher Patienten. 3. Eine fehlende Kompetenz therapeutische Entscheidungen zu treffen sowie fehlendes pharmakologisches Fachwissen. 4. Die Furcht vor rechtlichen Konsequenzen (Böhmer et al. 2021). Grundsätzlich könnten deshalb die Verordnungszahlen antibakterieller Arzneistoffe (und vor allem die von Clindamycin) noch weiter verringert werden, wenn das Verschreibungsverhalten deutscher Zahnärztinnen und Zahnärzte an die Richtlinien der Fachgesellschaften angepasst wird.

40.1.2 Antibakterielle Arzneistoffe, die die Zellwandbiosynthese hemmen

Zu dieser Gruppe gehören die Penicilline, Cephalosporine, Carbapeneme, Glykopeptide und die Epoxide. Diese Arzneistoffe wirken bakterizid. Penicilline, Cephalosporine und Carbapeneme hemmen die d-Alanin-Transpeptidase. Dadurch wird die Mucopeptidquervernetzung in der Zellwand gehemmt.

▪▪ Penicilline

Aufgrund ihrer guten Wirksamkeit, ihrer geringen Toxizität und ihrer großen therapeutischen Breite sind Penicilline im Allgemeinen Mittel der ersten Wahl in der Zahnmedizin (Anteil am Verordnungsvolumen von etwa 76 % aus der Gruppe der antimikrobiellen Arzneistoffe). Unerwünschte Wirkungen sind bei Penicillinen selten und werden in ihrer Häufigkeit oft überschätzt. Meist treten infolge einer Schädigung der Darmflora gastrointestinale Beschwerden auf. Die wichtigste Nebenwirkung der Penicilline ist eine Arzneistoffallergie, wobei das Auftreten einer tatsächlichen Penicillinallergie deutlich seltener ist, als es die Angabe der Patienten vermuten lässt (Trcka et al. 2004; Zoller et al. 2024). Die in 2024 verordneten Tagesdosen (DDD) an Penicillinen betrugen etwa 27 Mio. Dies entspricht einer Zunahme gegenüber 2023 um etwa 25 % (◘ Tab. 40.2). Bei den Penicillinen wurden fast ausschließlich säurestabile Oral- und Aminopenicilline verordnet, wobei fast ausschließlich das Aminopenicillin Amoxicillin rezeptiert wird (◘ Tab. 40.2). Für Amoxicillin ist eine Zunahme der DDD im Vergleich zu 2023 um ca. 27 % ermittelt worden. Aminopenicilline weisen gegenüber den Oralpenicillinen ein erweitertes Wirkungsspektrum im gramnegativen Bereich auf. Auch bei odontogenen Infektionen zeigen Penicilline eine gute Wirkung. Deswegen ist der Einsatz von Penicillinen dort zur Therapie von Infiltraten und lokalen Infektionen bei Risikopatienten zusätzlich zur chirurgischen Inzision möglich. Als Mittel der Wahl wird in der Leitlinie die Kombination aus Amoxicillin mit Clavulansäure, ein Arzneistoff aus der Gruppe der β-Lactamase-Inhibitoren, empfohlen (Deutsche Gesellschaft für Mund-, Kiefer- und Gesichtschirurgie [DGMKG], Deutsche Gesellschaft für Zahn-, Mund- und Kieferheilkunde [DGZMK] 2016). β-Lactamase-Inhibitoren haben ebenfalls einen sogenannten β-Lactam-Ring, wirken aber nicht antibakteriell. Sie hemmen irreversibel

40

die β-Lactamase und erweitern so das Wirkspektrum ihrer Kombinationspartner. Bei dieser Kombination wurde in 2024 eine Zunahme der DDD gegenüber 2023 um ca. 18 % ermittelt (❑ Tab. 40.2). Eine ähnliche Kombination und somit eine therapeutische Alternative ist Sultamicillin, welches die Esterverbindung von Ampicillin mit dem β-Lactamase-Inhibitor Sulbactam darstellt (Schindler und Stahlmann 2014). Nachteilig sind aber die im Vergleich mit der Kombination aus Amoxicillin mit Clavulansäure deutlich höheren DDD-Kosten. Trotzdem wurde für diese Kombination eine deutliche Zunahme der DDD gegenüber 2023 ermittelt (❑ Tab. 40.2).

▪▪ Cephalosporine

Cephalosporine sind eine gute Alternative zu den Penicillinen. Aus dieser Gruppe hat derzeit nur das oral anwendbare Cefuroximaxetil eine gewisse Bedeutung. Cefuroximaxetil zeigt nur in Einzelfällen eine Kreuzreaktivität mit Penicillinen. Damit wäre eine Anwendung bei Penicillinallergie möglich (Deutsche Gesellschaft für Allergologie und klinische Immunologie e. V. [DGAKI] 2018). Cefuroximaxetil ist aber oft unterdosiert, da es nicht einfach ist tatsächlich wirksame Konzentrationen aufzubauen. Die 2024 rezeptierten Tagesdosen (DDD) an Cefuroximaxetil betrugen 0,61 Mio. Dies entspricht einem Rückgang der DDD gegenüber 2023 um 1,8 % (❑ Tab. 40.3).

40.1.3 Antibakterielle Arzneistoffe, die die Proteinsynthese hemmen

Zu dieser Gruppe gehören die Makrolide, Lincosamide, Tetrazykline und die Aminoglykoside. Diese Arzneistoffe können bakteriostatisch oder bakterizid wirken.

▪▪ Clindamycin

Das bakteriostatisch wirkende Lincosamid Clindamycin ist der zweithäufigste zahnärztlich verordnete antimikrobielle Arzneistoff. Die 2024 rezeptierten Tagesdosen (DDD) an

Clindamycin betrugen etwa 6,2 Mio. Dies entspricht etwa 18 % aller zahnärztlich verschriebenen antimikrobiellen Arzneistoffe und ist ein Rückgang der DDD gegenüber 2023 um etwa 10 % (❑ Tab. 40.3). Clindamycin wird entgegen aller Empfehlungen immer noch relativ häufig in der zahnärztlichen Praxis verordnet (Cirkel et al. 2025). 2024 wurden insgesamt 17,6 Mio. DDD verordnet, was einem Anteil der zahnärztlichen Verordnungen an der deutschen Gesamtverordnung von Clindamycin von etwa 29 % entspricht. Der Clindamycin-Anteil aller ärztlich rezeptierten antimikrobiell wirkenden Arzneistoffe lag nur bei etwa 4 % (❑ Tab. 16.5), während er im zahnärztlichen Bereich bei etwa 18 % liegt. Die weiterhin überdurchschnittliche zahnärztliche Verordnung von Clindamycin ist umso erstaunlicher, da Clindamycin grundsätzlich nur eine Alternative bei Vorliegen einer Penicillinallergie darstellt und im Vergleich zu den anderen zahnärztlich häufig verordneten antibakteriellen Arzneistoffen deutlich mehr Nebenwirkungen wie z. B. Übelkeit, Diarrhö und Erbrechen auftreten (Thornhill et al. 2019). Eine seltene jedoch gefährliche Nebenwirkung von Clindamycin ist die Ausbildung einer pseudomembranösen Enterokolitis, die durch *Clostridioides* (früher: *Clostridium*) *difficile* bedingt ist (Ahmadi et al. 2021; Schindler et al. 2019). Deswegen ist Clindamycin auch in der S3-Leitlinie „Odontogene Infektionen" nur eine Alternative für Penicilline bei Vorliegen einer Penicillinallergie (Deutsche Gesellschaft für Mund-, Kiefer- und Gesichtschirurgie [DGMKG], Deutsche Gesellschaft für Zahn-, Mund- und Kieferheilkunde [DGZMK] 2016). Warum Clindamycin so häufig verordnet wird, obwohl es eine vergleichsweise hohe Resistenzrate aufweist (Heim et al. 2021; Meinen et al. 2021), ist wissenschaftlich nicht nachvollziehbar. Vermutlich beruht es wohl auf veralteten Studien, die suggerierten, dass Clindamycin besonders gut knochen- und speichelgängig sei. Eine vergleichende Studie über die Konzentrationen von Clindamycin in Zähnen zeigt aber, dass die Konzentration eher geringer als bei Amoxicillin ist (Schüssl et al.

2014; Stahlmann et al. 2017). Clindamycin sollte nur bei Penicillinallergie und fehlenden, besser wirkenden Alternativen verordnet werden. Möglicherweise könnte auch die Angst vor einer möglichen allergischen Reaktion auf Penicilline die Verordnung von Clindamycin durch Zahnärztinnen und Zahnärzte fördern (Zoller et al. 2024).

▪▪ Makrolide

Makrolide sind im Grunde sehr gut verträgliche und gut wirksame antibakterielle Arzneistoffe. Sie können bei Penicillinallergie und auch in der Schwangerschaft angewandt werden. Von dem bakteriostatisch wirkenden Makrolid Azithromycin wurden 2024 0,16 Mio. DDD rezeptiert (◘ Tab. 40.3).

▪▪ Tetracycline

Ein Rückgang der DDD um 18 % gegenüber 2023 liegt für das bakteriostatisch wirkende Doxycyclin vor. Von diesem wurden in 2024 0,49 Mio. DDD rezeptiert (◘ Tab. 40.3). Während lokal appliziertes Doxycyclin mit anhaltender Freisetzung bei Parodontitispatienten zusätzlich zur subgingivalen Instrumentierung erwogen werden kann, sollte systemisch wirksames subantimikrobielles Doxycyclin (SDD) zur subgingivalen Instrumentierung aufgrund einer fehlenden langfristigen Wirksamkeit und Sicherheit, sowie der möglichen Resistenzentwicklung, generell nicht verabreicht werden (Donos et al. 2019). Zudem sollten keine subantimikrobiellen Dosen von Doxycyclin zur professionellen mechanischen Plaquereduktion in der unterstützenden Parodontaltherapie eingesetzt werden (Deutsche Gesellschaft für Zahn- und Mund- und Kieferheilkunde e. V. [DGZMK], Deutsche Gesellschaft für Parodontologie e. V. [DG PARO] 2020). Wegen irreversibler Zahnveränderungen (Verfärbungen und Zahnschmelzhypoplasie) sollten Schwangere und Kinder bis zum 8. Lebensjahr nicht mit Tetracyclinen behandelt werden.

40.1.4 Antibakterielle Arzneistoffe, die die DNA-Replikation hemmen

Zu dieser Gruppe gehören die bakterizid wirkenden Fluorchinolone und Metronidazol. Bei odontogenen Infektionen sind Sie allein oder in Kombination Reservemedikamente bei Vorliegen einer Penicillinallergie.

▪▪ Fluorchinolone

Fluorchinolone, wie z. B. Moxifloxacin, zeigen bei odontogenen Infektionen zwar eine gute Wirksamkeit, sollten aber aufgrund ihres UAW-Profils und der erhöhten Gefahr einer Resistenzentwicklung nur noch in Ausnahmefällen angewendet werden. Durch die Zulassungsinhaber fluorchinolonhaltiger Arzneimittel wurden in den letzten Jahren mehrmals daran erinnert (BfArM 2023).

▪▪ Metronidazol

Das Nitroimidazol-Derivat Metronidazol wirkt bakterizid und schädigt die DNA unter anaeroben Bedingungen. Für Metronidazol konnten in klinischen Studien bedeutsame Resistenzraten bei Anaerobiern nachgewiesen werden (Thomas und Gwenin 2021; Halling 2014). Bei odontogenen Infektionen ist die Kombination von Metronidazol mit Ciprofloxacin nur als Reservemedikation bei Vorliegen einer Penicillinallergie vorgesehen. 2024 wurden 0,12 Mio. DDD verordnet, was einem Rückgang der DDD gegenüber 2023 um 40 % entspricht (◘ Tab. 40.3).

40.1.5 Desinfektionsmittel

Das Desinfektionsmittel Chlorhexidin ist u. a. stark antibakteriell wirksam, da es die Zellwand von Bakterien schädigt. Verwendet wird es vor allem in Mundspüllösungen zur Haut- und Schleimhautdesinfektionen. Es wird neben ätherischen Ölen, Cetylpyridiniumchlorid und Triclosan/Copolymer in der S3-Leitlinie „Häusliches chemisches Biofilmmanagement in der Prävention und Therapie der Gingivitis"

40

als Ergänzung zur mechanischen Reinigung oder wenn ein mechanisches Biofilmmanagement nicht möglich ist zu einer Reduktion der Gingivitis empfohlen (Deutsche Gesellschaft für Zahn-, Mund- und Kieferheilkunde e. V. [DGZMK], Deutsche Gesellschaft für Parodontologie e. V. (DG PARO 2018). 2024 wurden 0,11 Mio. DDD verordnet, was einem Rückgang um etwa 63 % gegenüber 2023 entspricht (◧ Tab. 40.3).

40.1.6 Arzneistoffe zur Behandlung von oralen Mykosen (Antimykotika)

Arzneistoffe aus der Gruppe der Polyene haben eine antimykotische Wirkung, werden in der Regel nicht resorbiert und meist zur lokalen Therapie von Candida-Infektionen verordnet. Im Rahmen einer lokalen Anwendung sind diese sehr gut verträglich. Aus dieser Gruppe hat bei der zahnärztlichen Verordnung Amphotericin B eine gewisse Bedeutung. 2024 wurden 0,25 Mio. DDD verordnet, was einem Anstieg um ca. 25 % gegenüber 2023 entspricht (◧ Tab. 40.3).

40.2 Antiphlogistika

Für die Behandlung von akuten und postoperativen Schmerzen in der Zahn-, Mund- und Kieferheilkunde, die häufig vorkommen und in der Regel entzündlicher Genese sind, werden vor allem nicht-steroidale Antiphlogistika (Cyclooxygenase-Inhibitoren) und Analgetika (ohne antiphlogistische Wirkung) eingesetzt. Antiphlogistika stehen daher, wie auch in den Vorjahren nach den Antibiotika an zweiter Stelle der verordnungsstärksten Arzneimittelgruppen der zahnärztlichen Verordnungen mit 2,68 Mio. Verordnungen im Jahr 2024. Die Nettokosten betrugen hierfür 28,45 Mio. €. Die DDD lag bei 33,62 Mio. Dies ist eine Zunahme der Verordnungen um 10 %, der Nettokosten um 4 % und der DDD um 7,2 % gegenüber 2023. Den stärksten Zuwachs der

DDD wies Ibuprofen mit 10 % auf. Bei Dexketoprofen war eine Reduktion von 8 % der DDD festzustellen. Diclofenac ist wieder häufiger verordnet worden und weist mit 0,19 Mio. DDD einen Zuwachs von 3,7 % auf, nachdem es 2023 unter die Zahl von 10.000 Verordnungen gefallen und gar nicht mehr aufgeführt war. Bei der Langzeitbetrachtung ist jedoch erkennbar, dass die Verordnungszahlen seit 2015 rückläufig sind und teilweise deutlich schwanken (Albrecht et al. 2024). Die zusätzliche Verordnung von Pantoprazol als Komedikation ist überproportional um 61 % gestiegen und liegt nun bei 0,75 Mio. DDD. Hier ist eine Abkopplung von den Diclofenacverordnungen festzustellen. Vermutlich wird zunehmend häufiger ein Magenschutz auch bei der Ibuprofenverschreibung zusätzlich verordnet. Zahnärztinnen und Zahnärzte setzen nämlich Ibuprofen sowohl bei akuten als auch chronischen Kiefer- und Gesichtsschmerzen ein, also auch über längere Zeiträume (Heimes et al. 2025). Die topischen Antiphlogistika verzeichnen eine Abnahme um 14,7 %.

Ibuprofen ist in dieser Arzneimittelgruppe mit einer DDD von 26,6 Mio. weiterhin das Medikament mit der höchsten Verschreibungsrate (◧ Tab. 40.4). Im Vergleich zum Jahr 2023 zeigt sich eine Zunahme um 10 %, die DDD-Nettokosten lagen im Mittel bei 888.000 € und sind gesunken. Zwischen den verschiedenen im Handel befindlichen Präparaten zeigen sich teilweise erhebliche Verschiebungen zum Vorjahr. Dies ist allerdings nicht ungewöhnlich. Das am häufigsten verordnete Präparat mit 16,7 Mio. DDD enthält das Salz aus Ibuprofen und der Aminosäure Lysin (Ibuprofen-Lysinat). Dadurch soll die Löslichkeit und die Freisetzungsgeschwindigkeit verbessert werden, was einen schnelleren Wirkungseintritt zur Folge haben müsste. Pharmazeutische Studien konnten hinsichtlich der Löslichkeit keine deutlichen Unterschiede zwischen den beiden Substanzen nachweisen (Kitak et al. 2015). Klinische Studien haben hingegen diese theoretischen Überlegungen bestätigt.

In einem systematischen Review mit 30 Studien und 1.015 untersuchten Personen

Tab. 40.4 Zahnärztliche Verordnungen von Antiphlogistika 2024. Angegeben sind die 2024 verordneten Tagesdosen (DDD), die Änderung gegenüber 2023 und die mittleren DDD-Nettokosten von Arzneimitteln mit mindestens 10.000 zahnärztlichen Verordnungen

Präparat	Bestandteile	DDD	Änderung	DDD-Nettokosten
		Mio.	%	Euro
Ibuprofen				
Ibuflam/-Lysin	Ibuprofen	16,7	(+9,2)	0,86
Ibu-1 A Pharma	Ibuprofen	4,9	(+2,4)	0,90
Ibuprofen AbZ	Ibuprofen	3,2	(+83,2)	0,93
Ibu/Ibu Lysin-ratiopharm	Ibuprofen	0,69	(+21,7)	0,87
Ibuprofen/Ibu-Lysin AL	Ibuprofen	0,50	(−42,6)	0,92
Nurofen	Ibuprofen	0,17	(−37,5)	0,81
Ibuprofen/Ibu-PUREN	Ibuprofen	0,17	(−15,8)	0,77
Ibuprofen/Ibu Atid	Ibuprofen	0,14	(−59,0)	1,06
Ibuprofen/Ibu-Lysin STADA	Ibuprofen	0,12	(+35,1)	0,64
		26,6	**(+10,0)**	**0,88**
Weitere Antiphlogistika und Medikamente zur Komedikation				
Panto/Pantoprazol Aristo	Pantoprazol	0,75	(+61,0)	0,22
Voltaren	Diclofenac	0,19	(+3,7)	0,63
Sympal	Dexketoprofen	0,09	(−8,0)	2,84
		1,0	**(+37,8)**	**0,54**
Topische Antiphlogistika				
Dontisolon D	Prednisolon	3,4	(−19,1)	0,83
Volon A Haftsalbe	Triamcinolonacetonid	0,60	(+23,6)	1,65
		4,0	**(−14,7)**	**0,96**
Summe		**31,6**	**(+6,7)**	**0,88**

konnte gezeigt werden, dass die maximale Plasmakonzentration bei den schnell wirkenden Ibuprofenpräparaten im Median nach etwa 50 min und bei den Standardpräparaten erst nach 90 min erreicht wurde (Moore et al. 2014). Klinische Patientendaten zeigten auch, die Analgesie während der ersten sechs Stunden nach Einnahme besser war und die Patienten weniger zusätzliche Analgetika benötigten. Insbesondere bei den zahnmedizinischen Studien konnte gezeigt werden, dass die Einnahme von schnellwirkendem Ibuprofen 200 mg nicht nur zu einem schnelleren Wirkungseintritt, sondern mit einer NNT (*number needed to treat*) von 2,1 (95 % Konfidenzintervall: 1,9–2,4) in der Effektivität mit 400 mg Standard-Ibuprofen mit einer NNT von 2,4 (95 % Konfidenzintervall: 2,2–2,5) zu einer vergleichbaren Schmerzreduktion geführt hat bei vergleichbarem Nebenwirkungsprofil.

Im Gegensatz dazu erreichte bei Diclofenac nur ein Präparat das Volumen von

40

> 10.000 Verordnungen. Mit einem Zuwachs von 3,7 % werden 0,19 Mio. DDD erreicht mit DDD-Nettokosten von 0,63 Mio. €.

An dritter Stelle steht Dexketoprofen mit 90.000 DDD und DDD-Nettokosten von 2,84 Mio. €. Es weist eine Abnahme der Verordnungen um 8 % auf.

Dexketoprofen ist in zahnärztlichen Studien mit einer NNT von 2,7 besser wirksam als nach Operationen in anderen Fachgebieten (NNT 5,7; Gaskell et al. 2007). Nebenwirkungen traten gleich häufig wie in der Placebogruppe auf, die *risk ratio* liegt bei 1,4 (95 % Konfidenzintervall: 0,89–2,2). Ein aktueller Review mit Metanalyse sieht vor allem Vorteile bei der Schmerztherapie in den ersten sechs Stunden postoperativ (Bhattarai et al. 2024).

Die Daten zeigen, dass die nicht-steroidalen Antiphlogistika sehr häufig in der Zahnmedizin verordnet werden und Ibuprofen als Einzelmedikation der beliebteste Arzneistoff ist. Aufgrund der zugrundeliegenden entzündlichen Komponente der Schmerzen ist dies pharmakologisch sinnvoll, effektiv und wirtschaftlich (Becker 2010; NICE 2020).

Der Einsatz topischer Antiphlogistika erfolgt durch Aufbringen der Medikamente auf die Mundschleimhaut. Indikationen sind nicht infektiöse Entzündungen (z. B. Gingivitis, Aphthen) oder Mundschleimhauterkrankungen wie der orale Lichen planus. Es handelt sich um eine symptomatische Therapie, die kurzzeitig angewendet werden kann und eine Schmerz- und Entzündungsreduktion erzielen soll. Länger als vier Wochen sollte die Applikation nicht erfolgen. Zum einen kann es zu Veränderungen der Mundschleimhaut (z. B. Atrophie) kommen, zum anderen ist durch Veränderung des lokalen Mikrobioms das Risiko für Infektionen gegeben. Bei erstmaligem Auftreten der Mundschleimhautveränderung und fehlendem Ansprechen auf die symptomatische Therapie sollte eine histologische Diagnostik durch Inzisionsbiopsie oder Bürstenbiopsie erfolgen. Eine bakterielle, virale oder fungale Infektion sollte ebenfalls ausgeschlossen sein. Das am häufigsten verordnete topische Antiphlogistikum 2023 war Prednisolon in Pastenform mit 3,4 Mio. DDD. Dies ist eine Abnahme um 19,1 %. Die DDD-Nettokosten lagen bei 830.000 €. Am zweithäufigsten verordnet wurde Triamcinolonacetonid als Haftsalbe mit 600.000 DDD, einer Zunahme von 23,6 % im Vergleich zum Vorjahr und den höchsten DDD-Nettokosten mit 1,65 Mio. €. Insgesamt ergibt sich bei den topischen Antiphlogistika eine Abnahme um 14,7 % im Vergleich zu 2023.

Bei den Analgetika ohne ausgeprägte antiphlogistische Wirkung dominierte auch 2024 ein einzelner Arzneistoff den Verordnungsmarkt, nämlich Metamizol (◘ Tab. 40.5). Der Wirkmechanismus von Metamizol ist nach wie vor nicht vollständig geklärt (Rogosch et al. 2012). Anhand von Metaboliten konnten bislang sowohl eine Cyclooxegenasehemmung (COX 1 und COX 2) als auch eine Beteiligung des endogenen Endocannabinoid-Systems für die analgetische Wirkung identifiziert werden. Durch die spasmolytische Wirkung ergeben sich z. T. spezielle Indikationen hinsichtlich Koliken und Tumorschmerzen. Wahrscheinlich sind auch die vielfältigen Zubereitungsformen (Injektionslösung, Tropfen, Tabletten) ein Grund für die hohe Verordnungszahl. Der Anteil der Metamizolverordnungen lag bei 1,4 Mio. DDD, was einer Zunahme gegenüber dem Vorjahr um 22,2 % entsprach. Die DDD-Nettokosten lagen bei 2,24 Mio. €.

Paracetamol wurde auch 2024 weniger als 10.000 mal von Zahnärzten verordnet und ist daher nicht mehr aufgeführt. Dies war auch in den Jahren 2015–19 der Fall (Albrecht et al. 2024).

Die Arzneimittelkommission der Zahnärzte sieht die hohe Verordnungszahl von Metamizol kritisch (Stahlmann und Daubländer 2018). Aufgrund der möglichen schwerwiegenden UAW sollte es nicht als Mittel der ersten Wahl, sondern als Reserveanalgetikum in der Zahnheilkunde eingesetzt werden. Daher werden vor der Verordnung eine sorgfältige Anamnese, Indikationsstellung und Risikoaufklärung empfohlen (Fehn et al. 2022). Außer dem seit langem bekannten Risiko ei-

◻ Tab. 40.5 Zahnärztliche Verordnungen von Analgetika und topischen Lokalanästhetika 2024. Angegeben sind die 2023 verordneten Tagesdosen (DDD), die Änderung gegenüber 2022 und die mittleren DDD-Nettokosten von Arzneimitteln mit mindestens 10.000 zahnärztlichen Verordnungen

Präparat	Bestandteile	DDD	Änderung	DDD-Nettokosten
		Mio.	%	Euro
Metamizol				
Novaminsulfon Lichtenstein	Metamizol	0,47	(+51,2)	1,97
Metamizol Zentiva	Metamizol	0,47	(+1,8)	2,49
Novaminsulfon-1 A Pharma	Metamizol	0,32	(+49,6)	2,32
Novaminsulfon-ratiopharm	Metamizol	0,14	(−13,5)	2,08
		1,4	**(+22,2)**	**2,24**
Kombinationen				
Dolomo TN	Acetylsalicylsäure Paracetamol Coffein/Codein	0,21	(−11,7)	3,14
Summe		**1,6**	**(+16,5)**	**2,35**

ner Agranulozytose wurde inzwischen auch auf das Risiko für einen arzneimittelbedingten Leberschaden unter der Behandlung mit Metamizol hingewiesen (BfArM 2020). Der Pathomechanismus ist bislang nicht eindeutig geklärt. Vermutet wird ein immunallergischer Mechanismus. Die Häufigkeit wird als sehr selten eingeschätzt, kann jedoch aufgrund des seltenen Auftretens nicht berechnet werden.

Am zweithäufigsten wurde ein Kombinationspräparat verordnet, dass in der Zahnmedizin sehr beliebt, aber pharmakologisch kritisch zu sehen ist. Es handelt sich um die Kombination von Acetylsalicylsäure und Paracetamol entweder kombiniert mit Coffein (Tag) oder Codein (Nacht). Das Verordnungsvolumen lag 2024 bei 210.000 DDD, das bedeutet eine erneute Reduktion, und zwar um 11,7 % im Vergleich zu 2023. Die DDD-Nettokosten betrugen 3,14 Mio. €. Aufgrund seiner thrombozytenaggregationshemmenden Wirkung hat Acetylsalicylsäure in der postoperativen Schmerztherapie keine Berechtigung und sollte im Hinblick auf das erhöhte Nachblutungsrisiko nicht verordnet werden. Wegen der schwachen analgetischen Wirkung (NNT 4,2 (3,8 bis 4,6)) und

der relativ hohen *risk ratio* (2,7 [2,0 bis 3,7]) ist Acetylsalicylsäure anderen zur Verfügung stehenden Substanzen wie z. B. Ibuprofen klar unterlegen (Moore et al. 2015).

Die Reduktion der Verordnungen des aufgrund seiner Nebenwirkungen als kritisch einzustufenden Kombinationspräparates mit Acetylsalicylsäure und Codein ist als positive Entwicklung anzusehen. Es ist zu hoffen, dass sich ein mechanismenorientierter Einsatz antiphlogistischer und analgetischer Substanzen in der Zahnmedizin durchsetzt.

Positiv ist auch, dass kein Trend hin zu einer verstärkten Verordnung von Opioiden in der Zahnmedizin in Deutschland zu verzeichnen ist, wie es in den Vereinigten Staaten von Amerika in den letzten Jahren der Fall war. Es wird davon ausgegangen, dass dort 12 % der Verordnungen von schnell wirksamen Opioiden von Zahnärzten vorgenommen wurden. Damit sind sie die Berufsgruppe mit der vierthöchsten Verordnungszahl mit 18,5 Mio. pro Jahr. Überwiegend handelt es sich dabei um Kombinationspräparate mit Hydrocodon (76 %). In erster Linie erhielten Jugendliche zwischen 14 und 17 Jahren diese Substanzen nach einer Weisheitszahnentfernung. Klinische Studien, die untersuchen, ob Antiphlogistika für die postoperative Schmerztherapie ausreichend sind, sollen in Zukunft die klinische Entscheidungsfindung bei der Verordnung unterstützen (Feldman et al. 2022). Eine aktuelle Studie aus Norwegen konnte zeigen, dass die Kombination von Ibuprofen 400 mg und Paracetamol 1000 mg eine gute Analgesie nach operativer Weisheitszahnentfernung hervorrief und diese durch eine zusätzliche Gabe von Codein 60 mg nicht verbessert werden konnte. Insbesondere bei Frauen war die Schmerzreduktion durch Codein schwächer, die Nebenwirkungsrate allerdings höher (Lyngstad et al. 2023).

2024 erreichte kein topisches Lokalanästhetikum die Zahl von 10.000 Verordnungen. Damit hat sich der Trend der vergangenen Jahre fortgesetzt und entspricht dem der topischen Antiphlogistika. Lidocaingel kann auf der Mundschleimhaut bei schmerzhaften Läsionen wie Infektionen, mechanischen Irritationen oder Mundschleimhautveränderungen eingesetzt werden.

40.3 Fluoridpräparate

Die Verordnung topischer fluoridhaltiger Zahngele ist mit einem Anteil ca. 83 % aller Verordnungen eine Domäne der Zahnmedizin. Auch wenn die S2k-Leitlinie „Fluoridierungsmaßnahmen zur Kariesprophylaxe" gerade auf Aktualität überprüft wird, sind die Kernaussagen weiterhin von Bestand (Deutsche Gesellschaft für Zahn-, Mund- und Kieferheilkunde e. V. (DGZMK) et al. 2024). Da die perorale Fluoridierung über Speisesalz und Tabletten in ihrer Evidenz nicht schlüssig ist, bleibt die lokale Fluoridierung die wesentliche Maßnahme der Kariesprävention im Kindesalter. Diese geschieht im Rahmen der häuslichen Zahnpflege durch fluoridhaltige Zahnpasten und Gele (Berg et al. 2021). Darüber hinaus kommen im Rahmen der zahnärztlichen Behandlung auch Lacke und Versiegelungen zum Einsatz.

Die topisch anzuwendenden Zahngele mit Natriumfluorid oder einer Kombination mit Olaflur und Dectaflour wurden daher sehr häufig verordnet, 366,4 Mio. DDD im Jahr 2024, d. h. 9,5 % weniger als 2023 mit 20.000 € DDD-Nettokosten (◘ Tab. 40.6).

◘ **Tab. 40.6** **Verordnungen von Fluoridpräparaten aller Arztgruppen.** Angegeben sind die 2024 verordneten Tagesdosen (DDD), die Änderung gegenüber 2022 und die mittleren DDD-Nettokosten von Arzneimitteln mit mindestens 10.000 zahnärztlichen Verordnungen

Präparat	Bestandteile	DDD	Änderung	DDD-Nettokosten
		Mio.	%	Euro
Topische fluoridhaltige Zahngele				
Elmex Gelee	Olaflur Dectaflur Natriumfluorid	327,9	(−8,5)	0,03
Sensodyne	Natriumfluorid	38,5	(−17,1)	0,01
		366,4	**(−9,5)**	**0,02**
Summe		**366,4**	**(−9,5)**	**0,02**

Literatur

Agnihotry A, Thompson W, Fedorowicz Z, van Zuuren EJ, Sprakel J (2019) Antibiotic use for irreversible pulpitis. Cochrane Database Syst Rev. https://doi.org/10.1002/14651858.CD004969.pub5

Ahmadi H, Ebrahimi A, Ahmadi F (2021) Antibiotic therapy in dentistry. Int J Dent 2021:6667624. https://doi.org/10.1155/2021/6667624

Albrecht H, Schiegnitz E, Halling F (2024) Facts and trends in dental antibiotic and analgesic prescreptions in Germany, 2012–2021. Clin Oral Invest 28(1):100. https://doi.org/10.1007/s00784-024-05497-6

Becker DE (2010) Pain management: part 1: managing acute and postoperative dental pain. Anesth Prog 57:67–79

Berg B, Cremer M, Flothkötter M, Koletzko B, Krämer N, Krahwinkel M, Lawrenz B, Przyrembel H, Schiffner U, Splieth C, Vetter K, Weißenborn A (2021) Kariesprävention im Säuglings- und frühen Kindesalter, Handlungsempfehlungen des bundesweiten Netzwerks Gesund ins Leben. Monatsschr Kinderheilkd 2021:169

BfArM (2020) Rote-Hand_Brief zu Metamizol: Risiko für arzneimittelbedingten Leberschaden

BfArM (2023) Rote-Hand_Brief zu Rote-Hand-Brief zu systemisch und inhalativ angewendeten fluorchinolonhaltigen Antibiotika: Erinnerung an die Anwendungsbeschränkungen. https://www.bfarm.de/SharedDocs/Risikoinformationen/Pharmakovigilanz/DE/RHB/2023/rhb-fluorchinolone.html

Bhattarai BP, Selvido DI, Rokaya D (2024) Analgesic efficiency of dexketoprofen trometamol in third molar surgery: a systematic review and meta-analysis. J Dent Anesth Pain Med 24(5):305–318. https://doi.org/10.17245/jdapm.2024.24.5.305

Bindel LJ, Seifert R (2024a) Costs are a major driver of antibacterial drug prescriptions in Germany: market analysis from 1985 to 2022. Naunyn Schmiedebergs Arch Pharmacol. https://doi.org/10.1007/s00210-024-03171-y

Bindel LJ, Seifert R (2024b) DDD-costs have a strong influence on antibacterial drug prescription in Germany: a differentiated correlation analysis from 1985 to 2022. Naunyn Schmiedebergs Arch Pharmacol. https://doi.org/10.1007/s00210-024-03288-0

Böhmer F, Hornung A, Burmeister U, Köchling A, Altiner A, Lang H, Löffler C (2021) Factors, perceptions and beliefs associated with inappropriate antibiotic prescribing in German primary dental care: a qualitative study. Antibiotics 10:987. https://doi.org/10.3390/antibiotics10080987

Bunce JT, Hellyer P (2018) Antibiotic resistance and antibiotic prescribing by dentists in England 2007–2016. Br Dent J 225:81–84

Bundesgesetzblatt Jahrgang 2019 Teil I Nr. 9, ausgegeben am 28. März 2019, 17. Verordnung zur Änderung der Arzneimittelverschreibungsverordnung

Bundeszahnärztekammer, Kassenzahnärztliche Bundesvereinigung (2024) Daten & Fakten. https://www.bzaek.de/fileadmin/PDFs/df24/Daten_Fakten_2024.pdf

Buonavoglia A, Leone P, Solimando AG, Fasano R, Malerba E, Prete M, Corrente M, Prati C, Vacca A, Racanelli V (2021) Antibiotics or no antibiotics, that is the question: an update on efficient and effective use of antibiotics in dental practice. Antibiotics 10:550. https://doi.org/10.3390/antibiotics10050550

Cirkel LL, Herrmann JM, Ringel C, Wöstmann B, Kostev K (2025) Antibiotic prescription in dentistry: trends, patient demographics, and drug preferences in Germany. Antibiotics 14(7):676. https://doi.org/10.3390/antibiotics14070676

Contaldo M, D'Ambrosio F, Ferraro GA, Di Stasio D, Di Palo MP, Serpico R, Simeone M (2023) Antibiotics in dentistry: a narrative review of the evidence beyond the myth. Int J Environ Res Public Health 20(11):6025. https://doi.org/10.3390/ijerph20116025

Deutsche Gesellschaft für Allergologie und klinische Immunologie e.V. (DGAKI) (2018) Sk2-Leitlinie: Diagnostik bei Verdacht auf eine Betalaktamantibiotika-Überempfindlichkeit. AWMF Registernummer: 061-032. https://register.awmf.org/de/leitlinien/detail/061-032. Zugegriffen: 3. Sept. 2024

Deutsche Gesellschaft für Mund-, Kiefer- und Gesichtschirurgie (DGMKG), Deutsche Gesellschaft für Zahn-, Mund- und Kieferheilkunde (DGZMK) (2016) S3-Leitlinie: Odontogene Infektionen, AWMF Registernummer: 007-006. https://register.awmf.org/de/leitlinien/detail/007-006. Zugegriffen: 5. Sept. 2025

Deutsche Gesellschaft für Parodontologie (DG PARO), Deutsche Gesellschaft für Zahn-, Mund- und Kieferheilkunde (DGZMK) (2018) S3-Leitlinie: Häusliches chemisches Biofilmmanagement in der Prävention und Therapie der Gingivitis, AWMF-Registernummer: 083-016. https://register.awmf.org/de/leitlinien/detail/083-016. Zugegriffen: 5. Sept. 2025

Deutsche Gesellschaft für Zahn-, Mund- und Kieferheilkunde e.V. (DGZMK), Deutsche Gesellschaft für Zahnerhaltung e.V. (DGZ), Deutsche Gesellschaft für Kinderzahnheilkunde e.V. (DGKiZ) (2024) S2k-Leitlinie Fluoridierungsmaßnahmen zur Kariesprophylaxe, AWMF-Registernummer. 083-001. https://register.awmf.org/de/leitlinien/detail/083-001#anmeldung. Zugegriffen: 5. Sept. 2025

Deutsche Gesellschaft für Zahn- und Mund- und Kieferheilkunde e.V. (DGZMK), Deutsche Gesellschaft für Parodontologie e.V. (DG PARO) (2020) S3-Leitlinie: Die Behandlung von Parodontitis Stadium I bis III – Die deutsche Implementierung der S3-Leitlinie „Treatment of Stage I–III Periodontitis" der European Federation of Periodontology (EFP). AWMF Registernummer: 083-043. https://register.awmf.org/de/leitlinien/detail/083-043. Zugegriffen: 5. Sept. 2025

Donos N, Calciolari E, Brusselaers N, Goldoni M, Bostanci N, Belibasakis GN (2019) The adjunctive use of host modulators in non-surgical periodontal therapy. A systematic review of randomized, placebo-controlled clinical studies. J Clin Periodontol 47(Suppl 22):199–238. https://doi.org/10.1111/jcpe.13232

Fehn K, Hölzle F, Brokmann JC (2022) Metamizol in der postoperativen Analgesie, insbesondere in der Mund-, Kiefer- und Gesichtschirurgie und Zahnheilkunde. MKG-Chirurg 15:31–39. https://doi.org/10.1007/s12285-021-00346-x

Feldman CA, Fredericks-Younger J, Lu S-E, Desjardins PJ, Malmstrom H, Miloro M, Warburton G, Ward B, Ziccardi V, Fine D (2022) The Opioid Analgesic Reduction Study (OARS) – a comparison of opioid vs. non-opioid combination analgesics für management of post-surgical pain: a double-blind randomized clinical trial. Trials 23:160

Gaskell H, Derry S, Wiffen PJ, Moore RA (2007) Single dose oral ketoprofen or dexketoprofen for acute postoperative pain in adults. Cochrane Database Syst Rev. https://doi.org/10.1002/14651858.CD007355.pub3

Halling F (2014) Antibiotika in der Zahnmedizin. Zahnmed Up2date 8:67–82. https://doi.org/10.1055/s-0033-1346918

Heim N, Jürgensen B, Kramer Wiedemeyer FJV (2021) Mapping the microbiological diversity of odontogenic abscess: are we using the right drugs? Clin Oral Invest 25:187–193. https://doi.org/10.1007/s00784-020-03350-0

Heimes D, Holz NV, Pabst A, Becker P, Hollinderbäumer A, Kloss-Brandstätter A, Müller-Winter D, Stephan D, Kämmerer PW (2025) Clin Oral Invest 29(8):383. https://doi.org/10.1007/s00784-025-06403-4

Kassenzahnärztliche Vereinigung Baden-Württemberg (2019) Leitfaden zur Verordnung von Arzneimittel der vertragszahnärztlichen Versorgung 09/2019

Kern WV (2018) Rationale Antibiotikaverordnung in der Humanmedizin. Bundesgesundheitsblatt Gesundheitsforschung Gesundheitsschutz 61:580–588. https://doi.org/10.1007/s00103-018-2727-x

Kitak T, Dumicic A, Planinsek O, Sibanc R, Srcic S (2015) Determination of solubility parameters of Ibuprofen and Ibuprofen lysinate. Molecules 20:21549–21568

Lyngstad G, Skjelbred P, Swanson DM, Skoglund LA (2023) Analgesic effect of oral paracetamol 1000 mg/ibuprofen 400 mg, paracetamol 100 mg/codeine 60 mg, paracetamol 1000 mg/ibuprofen 400 mg/codeine 60 mg, or placebo on acute postoperative pain: a single-dose, randomized, an double-blind study. Eur J Clin Pharmacol 79:1131–1141

Meinen A, Reuss A, Willrich N, Feig M, Noll I, Eckmanns T, Al-Nawas B, Markwart R (2021) Antimicrobial resistance and the spectrum of pathogens in dental and oral-maxillofacial infections in hospitals and dental practices in Germany. Front Microbiol 12:676108. https://doi.org/10.3389/fmicb.2021.676108

Moore RA, Derry S, Straube S, Ireon-Paine J, Wiffen PJ (2014) Faster, higher, stronger? Evidence for formulation and efficacy for ibuprofen in acute pain. Pain 155:14–21

Moore RA, Derry S, Aldington D, Wiffen PJ (2015) Single dose oral analgesics for acute postoperative pain in adults – an overview of Cochrane reviews. Cochrane Database Syst Rev. https://doi.org/10.1002/14651858.CD008659.pub3

National Institute for Health and Care Excellence (2020) Perioperative care in adults, evidence reviews for managing acute postoperative pain. NICE guideline, Bd NG 180

Okihata R, Michi Y, Sunakawa M, Tagashira Y (2023) Pharmacist-led multi-faceted intervention in an antimicrobial stewardship programme at a dental university hospital in Japan. J Hosp Infect 136:30–37. https://doi.org/10.1016/j.jhin.2023.04.006

Rogosch T, Sinning C, Podlewski A, Watzer B, Schlosburg J, Lichtman AH, Cascio MG, Bisogno T, Di Marzzo V, Nüsing R, Imming P (2012) Novel bioactive metabolites of dipyrone (metamizol). Bioorg Med Chem 20:101–107

Schindler C, Stahlmann R (2014) Sultamicillin als therapeutische Alternative zu Amoxicillin und Clavulansäure. zm 104, Nr. 13 A, 01.07.2014, (4). https://www.zm-online.de/archiv/2014/13/zahnmedizin/sultamicillin-als-therapeutische-alternative-zu-amoxicillin-und-clavulansaeure/

Schindler C, Nagaba J, Schumacher C (2019) Adverse event reports on clindamycin on the rise again. https://www.zm-online.de/artikel/2019/z-mvz-jetzt-mit-quote/uaw-meldungen-zu-clindamycin-wieder-zunehmend

Schüssl Y, Pelz K, Kempf J, Otten JE (2014) Concentrations of amoxicillin and clindamycin in teeth following a single dose of oral medication. Clin Oral Invest 18:35–40. https://doi.org/10.1007/s00784-013-0958-7

Stahlmann R, Daubländer M (2018) Metamizol – aktuelle Anmerkungen zu einem „alten" Arzneimittel zm 108, Nr. 20, 16.10.2018, (2376)

Stahlmann R, Schindler C, Gössling J (2017) 50 Jahre Clindamycin. zm 2017–19 vom 01.10.2017. https://www.zm-online.de/archiv/2017/19/zahnmedizin/50-jahre-clindamycin/

Thomas C, Gwenin CD (2021) The role of nitroreductases in resistance to nitroimidazoles. Biology 10:388. https://doi.org/10.3390/biology10050388

Thompson W, Teoh L, Hubbard CC, Marra F, Patrick DM, Mamun A, Campbell A, Suda KJ (2022) Patterns of dental antibiotic prescribing in 2017: Australia, England, United States, and British Columbia (Canada).

Infect Control Hosp Epidemiol 43:191–198. https://doi.org/10.1017/ice.2021.87

Thornhill MH, Dayer MJ, Durkin MJ, Lockhart PB, Baddour LM (2019) Risk of adverse reactions to oral antibiotics prescribed by dentists. J Dent Res 98:1081–1087. https://doi.org/10.1177/0022034519863645

Tolksdorf K, Freytag A, Bleidorn J, Markwart R (2022) Antibiotic use by dentists in Germany: a review of prescriptions, pathogens, antimicrobial resistance and antibiotic stewardship strategies. Community Dent Health 39:275–281

Trcka J, Schäd SG, Pfeuffer P, Raith P, Bröcker EB, Trautmann A (2004) Penicillintherapie trotz Penicillinallergie? Plädoyer für eine allergologische Diagnostik bei Verdacht auf Penicillinallergie. Dtsch Ärztebl 101:A-2888 / B-2444 / C-2331

WidO (2024) https://www.wido.de/fileadmin/Dateien/Dokumente/Forschung_Projekte/Arzneimittel/wido_arz_gkv-arzneimittelmarkt_klassifikation_methodik_ergebnisse_2024.pdf

Zoller M, Weber A, Mehringer L (2024) Penicillinallergie – Wahrheit oder Pflicht? [Penicillin allergy-Truth or duty?]. Anaesthesiologie 73:436–443. https://doi.org/10.1007/s00101-024-01425-1

Serviceteil

Stichwortverzeichnis – 829

Stichwortverzeichnis

Atorvastatin AXiromed   323
Atorvastatin BASICS   323
Atorvastatin beta   323
Atorvastatin Hennig   323
Atorvastatin HEXAL   323
Atorvastatin Micro Labs   323
Atorvastatin STADA   323
Atorvastatin Vivanta   323
Atorvastatin Zentiva   323
Atorvastatin-1 A Pharma   323
Atorvastatin-ratiopharm   323
Atosil   521
Atovaquon/Proguanil-HCl Glenmark   416
Atrauman Ag   747
Atropin-POS   641
Atrovent   671
Attentin   534
Aubagio   552
Augmentan   405
Aureomycin Riemser Salbe   733
Aurovida   796
Autoimmunhepatitis   346
Autoimmunkrankheit   550
Avamys   679
Avodart   706
Avonex   552
Azacitidin betapharm   89
Azacitidin HEXAL   89
Azacitidin Seacross   89
Azacitidin Tillomed   89
Azafalk   488
Azarga   636
Azathioprin   487, 488
Azathioprin AL   488
Azathioprin Heumann   488
Azathioprin HEXAL   488
Azathioprin STADA   488
Azathioprin-1 A Pharma   488
Azelainsäure   734
Azi-TEVA   411
Azithromycin   410, 411, 818
Azithromycin AbZ   411
Azithromycin AL   411
Azithromycin Heumann   411
Azithromycin HEXAL   411
Azithromycin STADA   411
Azithromycin-1 A Pharma   411, 815
Azithromycin-Hecpharm   411, 815
Azithromycin-ratiopharm   411
Azolantimykotika   721
Azopt   636
Azulfidine RA   471
Azur compositum SC   442
Azyter   628

B

B12 Ankermann   392
B12 Asmedic   392
Babylax   361
Baclofen   558, 561
Baclofen AL   558
Baclofen-neuraxpharm   558
Baclofen-ratiopharm   558
Bakterienpräparate   357
Bapiri   639
Barbiturate   571, 576
Basispenicilline   403
Basistherapeutika   749
Batrafen   722
Baumpollenpräparate   768
Bavencio   97
Baycuten HC   724
BCG medac   95
BCL-2-Inhibitoren   95
BCR-ABL-Tyrosinkinaseinhibitoren   95
Beclomet Easyhaler   667
Beclometason   667, 669
Beclometason Glenmark   667
Beclometason-ratiopharm   667
Beclometason-ratiopharm nasal   679
Beclorhinol   679
Belara   796
Belastungsinkontinenz   707
Belatacept   492
Bella HEXAL   789
Beloc   209
Bempedoinsäure   331
Benazepril   186
Bendafolin   89
Bendamustin medac   88
Benepali   474
Benlysta   490
Benperidol-neuraxpharm   521
Benralizumab   662, 674
Benserazid   585, 586
Ben-u-ron   444
Benzodiazepine   571, 576, 596
Benzodiazepinrezeptoragonisten   596, 600
Benzoylperoxid   734
Beovu   641
Bepanthen Antiseptisch   747
Bepanthen Roche Augen- und Nasensalbe   641
Bepanthen Wund- u. Heilsalbe   747
Beriate   281
Berlinsulin H   308
Berlinsulin H Basal   308
Berlinsulin H Normal   308
Berlosin   444
Berodual   665
Berotec   665
Beta1-Rezeptoren   211

F

G

M

O

T